KB135672

개정판

종양학

ONCOLOGY

개정판

종양학

ONCOLOGY

박재갑 · 방영주 · 하성환 편 저
정승용 · 오도연 · 지의규 부편저

일조각

개정판 머리말

외국의 교과서나 저서에서는 결코 접할 수 없는 우리나라의 현실을 반영하여 우리나라 의학도들에게 종양 관련 최신 지식과 정보를 제공하기 위해 국내의 여러 저명한 선생님과 뜻을 모아 『종양학』을 발간한 지 벌써 9년이란 시간이 경과했다. 그사이 암의 발생률과 사망률은 지속적으로 증가하여 우리나라 국민의 건강을 위협하는 가장 중요한 원인으로 대두되었다. 이와 함께 암을 극복하고자 하는 노력은 많은 기초 연구 및 임상연구, 그리고 새로운 치료 방법 및 신약 개발 등을 통해 발전을 지속했다. 나아가 우리나라의 종양학 분야는 외국의 지식과 기술을 도입하고 습득하는 입장에서 세계적 흐름을 선도하는 위치로 격상되고 있는데, 여기에 『종양학』 교과서도 일부 기여했다고 자부하는 바이다.

종양학은 분야가 다양하고 광범위하면서도 각 분야가 고도로 전문화한 가운데 급속히 변화, 발전하고 있다. 『종양학』 개정판은 각 분야의 실질적인 전문가들로 집필진을 새롭게 보강 구성하고 종양학의 기본적 이론, 원리와 함께 첨단의 최신 지견을 최대한 반영하여 종양에 관련된 지식 습득을 위한 교과서 역할뿐 아니라, 실제 임상에서 환자 진료에 유용한 지침서로 활용할 수 있도록 집필되었다.

바쁘신데도 불구하고 귀중한 원고를 집필해주신 여러 선생님께 충심으로 감사드리며, 편집에 많은 도움을 준 보라매병원 신루미 선생님, 그리고 이 책이 출판될 수 있도록 도와주신 일조각의 김시연 사장님과 임직원께도 감사드린다.

2012년 9월

편저자 박재갑, 방영주, 하성환

머리말

최근 우리나라의 질병구조는 눈부신 경제발전에 힘입은 산업화, 서구화에 의한 생활 양식의 변화와 수명연장으로 인한 인구의 노령화로 급속히 변화하고 있다. 특히 암 질환은 국내외를 통하여 그 발생률이 급격히 증가하고 있고, 암으로 인한 사망이 사인의 1위를 점유하게 되면서 사회적으로나 의학적으로 지대한 관심사로 대두하게 되었다.

국내 의학계에서도 종양학은 중요한 부문으로 부각되고 있으며, 종양에 대한 연구와 진료는 세계적 수준에 근접하고 있다. 그러나 우리 의학도들이 종양에 관련된 지식과 정보의 습득을 외국에서 출판된 교과서나 저서에 의존하고 있어 실로 안타까운 실정이다.

이에 우리 편저자들은 국내의 여러 저명한 선생님들과 뜻을 모아 국내의 현실을 반영한 종양학 교과서를 만들기로 했다. 종양학은 그 분야가 너무나 광범위하고 각 분야가 고도로 전문화되어 있기 때문에 관련 영역을 총망라하고자 가능한 한 전국의 많은 종양학 전문가가 집필에 고루 참여하도록 했다.

원고를 수집, 정리하는 데만도 많은 시간이 소비되어, 출판을 계획한 지 5년이라는 세월이 흘러서야 비로소 한글 교과서가 빛을 보게 되었다. 이 책이 의대생, 전공의, 전임의, 연구원, 간호사 등 교육, 연구, 진료에 참여하는 의료 종사자들에게 좋은 지침서가 되기를 바란다.

지난 5년간의 편집기간 중 변화된 최신 지견이 누락된 경우도 있고, 처음의 의도와 계획에 비하면 만족할 만한 체계를 갖추었다고 볼 수 없으나 미비한 점은 다음 개정판에서 보완하고자 하니 독자들의 많은 조언이 있기를 바란다.

끝으로 바쁘신 중에도 훌륭한 원고를 집필해 주신 집필진 여러분께 충심으로 감사드리며, 편집에 많은 도움을 준 서울대병원 이민로, 임석병 선생님, 분당 서울대병원 강성범 선생님, 보라매병원 허승철 선생님, 그리고 이 책이 출판될 수 있도록 도와주신 일조각 한만년 사장님과 임직원께도 감사드린다.

2003년 8월

편저자 박재갑, 박찬일, 김노경

개정판

집필진

편 저 자 **박재갑** / **방영주** / **하성환**

부편저자 **정승용** / **오도연** / **지의규**

강순범(서울대병원 산부인과)
강윤구(서울아산병원 종양내과)
김경원(서울대병원 강남센터 내분비내과)
김규보(서울대병원 방사선종양학과)
김기원(서울대병원 재활의학과)
김대용(국립암센터 대장암센터)
김동완(서울대병원 혈액종양내과)
김병국(서울대병원 혈액종양내과)
김병기(삼성서울병원 산부인과)
김보경(삼성서울병원 방사선종양학과)
김상완(보라매병원 내분비내과)
김선회(서울대병원 간담췌외과)
김 성(삼성서울병원 외과)
김성배(서울아산병원 종양내과)
김성연(서울대병원 내분비내과)
김열홍(고대안암병원 종양내과)
김영우(국립암센터 위암센터)
김영태(서울대병원 흉부외과)
김용태(서울대병원 소화기내과)
김유정(분당서울대병원 혈액종양내과)
김인아(분당서울대병원 방사선종양학과)
김일한(서울대병원 방사선종양학과)
김재성(분당서울대 방사선종양학과)
김종훈(서울아산병원 방사선종양학과)
김주성(서울대병원 소화기내과)
김지현(분당서울대병원 혈액종양내과)
김찬주(성바오로병원 산부인과)
김창민(국립암센터 간암센터)
김철용(고려대병원 방사선종양학과)
김태민(서울대병원 혈액종양내과)
김태용(서울대병원 종양내과센터)
김태유(서울대병원 종양내과센터)
김학재(서울대병원 방사선종양학과)
김한수(서울대병원 정형외과)
김현회(서울대병원 비뇨기과)
김형호(분당서울대병원 외과)
김혜리(보라매병원 소아청소년과)
김희승(서울대병원 산부인과)
노동영(서울대병원 유방암외과)
류민희(서울아산병원 종양내과)
박경덕(서울대병원 소아청소년과)
박근칠(삼성서울병원 종양내과)
박도준(서울대병원 내분비내과)
박선양(서울대병원 혈액종양내과)
박숙련(국립암센터 위암센터)
박은실(경상대병원 소아청소년과)

박재갑(서울대병원 대장항문외과)
박종섭(서울성모병원 산부인과)
박지원(국립암센터 대장암센터)
박철기(서울대병원 신경외과)
박현진(국립암센터 소아암센터)
방수미(분당서울대병원 혈액종양내과)
방영주(서울대병원 혈액종양내과)
서경석(서울대병원 간담췌외과)
서관식(서울대병원 재활의학과)
서창옥(연세대세브란스병원 방사선종양학과)
서홍관(국립암센터 암예방검진센터)
성명훈(서울대병원 이비인후과)
성숙환(분당서울대병원 흉부외과)
성진실(연세대세브란스병원 방사선종양학과)
송용상(서울대병원 산부인과)
송태종(강남차병원 산부인과)
신경환(국립암센터 양성자센터)
신루미(보라매병원 대장항문외과)
신명희(성균관의대 사회의학교실)
신희영(서울대병원 소아청소년과)
심영목(삼성서울병원 흉부외과)
안용찬(삼성서울병원 방사선종양학과)
안윤옥(서울의대 예방의학교실)
양한광(서울대병원 위장관외과)
예성준(서울대병원 방사선종양학과)
오도연(서울대병원 혈액종양내과)
오영택(아주대병원 방사선종양학과)
우홍균(서울대병원 방사선종양학과)
윤성수(서울대병원 혈액종양내과)
윤세철(서울성모병원 방사선종양학과)
윤여규(서울대병원 내분비외과)
윤용범(서울대병원 소화기내과)
이경훈(서울대병원 혈액종양내과)
이규언(서울대병원 내분비외과)
이근욱(분당서울대병원 혈액종양내과)
이근호(서울성모병원 산부인과)
이상은(분당서울대병원 비뇨기과)
이성종(성빈센트병원 산부인과)
이세훈(서울대병원 혈액종양내과)
이은식(서울대병원 비뇨기과)
이재련(서울아산병원 종양내과)
이재훈(가천대길병원 혈액종양내과)
이정훈(서울대병원 소화기내과)
이종석(분당서울대병원 혈액종양내과)
이준아(원자력병원 소아청소년과)
이지원(서울대병원 소아청소년과)
이진수(국립암센터 폐암센터)
이효석(서울대병원 소화기내과)
임도훈(삼성서울병원 방사선종양학과)
임석아(서울대병원 혈액종양내과)
임호영(삼성서울병원 종양내과)
장나영(중앙보훈병원 방사선종양학과)
장진영(서울대병원 간담췌외과)
장홍석(서울성모병원 방사선종양학과)
전용성(서울의대 생화학교실)
정승용(서울대병원 대장항문외과)
정준기(서울대병원 핵의학과)
정창욱(분당서울대병원 비뇨기과)
정희원(서울대병원 신경외과)
조관호(국립암센터 양성자센터)
조광현(서울대병원 피부과)
지의규(서울대병원 방사선종양학과)
최성호(삼성서울병원 외과)
최은경(서울아산병원 방사선종양학과)
최인실(보라매병원 혈액종양내과)
최효성(국립암센터 대장암센터)
하성환(서울대병원 방사선종양학과)
한세원(서울대병원 혈액종양내과)
함봉진(서울대병원 정신건강의학과)
허대석(서울대병원 혈액종양내과)
허수영(서울성모병원 산부인과)
허승재(삼성서울병원 방사선종양학과)
홍세미(건국대병원 방사선종양학과)

조판 집필진

편 저 자 **박재갑** / **박찬일** / **김노경**
부편저자 **방영주** / **하성환**

강순범(서울의대 산부인과학교실)
강원기(성균관의대 내과학교실)
강윤구(울산의대 내과학교실)
권준수(서울의대 신경정신과학교실)
김광현(서울의대 이비인후과학교실)
김노경(서울의대 내과학교실)
김대용(국립암센터 대장암센터)
김미숙(원자력병원 방사선종양학과)
김병국(서울의대 내과학교실)
김삼용(충남의대 내과학교실)
김선진([전] 한양의대 비뇨기과학교실)
김선회(서울의대 외과학교실)
김성록(인제의대 내과학교실)
김성연(서울의대 내과학교실)
김승택(충북의대 내과학교실)
김시영(경희의대 내과학교실)
김영환(서울의대 내과학교실)
김용호(순천향의대 방사선종양학과학교실)
김우호(서울의대 병리학교실)
김원동(울산의대 내과학교실)
김원석(성균관의대 내과학교실)
김일한(서울의대 치료방사선과학교실)
김재성(충남의대 치료방사선과학교실)
김정수(전북의대 치료방사선과학교실)
김주항(연세의대 내과학교실)
김주현(서울의대 흉부외과학교실)
김준석(고려의대 내과학교실)
김창민(국립암센터 간암센터)
김철우(서울의대 병리학교실)
김충배(연세의대 외과학교실)
김태유(서울의대 내과학교실)
김형래(이화의대 생화학교실)
김효진(동아의대 내과학교실)
김훈교(가톨릭의대 내과학교실)
김흥태(원자력병원 내과)
나병식(전남의대 방사선종양학과학교실)
노동영(서울의대 외과학교실)
노재경(연세의대 내과학교실)
류성렬(원자력병원 방사선종양학과)
박귀원(서울의대 외과학교실)
박근칠(성균관의대 내과학교실)
박문수([전] 시립보라매병원 비뇨기과)
박병주(서울의대 예방의학교실)
박상철(서울의대 생화학교실)
박선양(서울의대 내과학교실)
박영석(성균관의대 내과학교실)
박영이(한림의대 내과학교실)
박우윤(충북의대 치료방사선과학교실)

박재갑(서울의대 외과학교실/국립암센터 대장암센터)
박주배(성균관의대 생화학교실)
박찬일(서울의대 치료방사선과학교실)
방영주(서울의대 내과학교실)
배훈식(한림의대 방사선종양학과학교실)
서경석(서울의대 외과학교실)
서창인(국립의료원 내과)
서태석(가톨릭의대 의공학교실)
서현숙(이화의대 방사선종양학과학교실)
성숙환(서울의대 흉부외과학교실)
신경환(국립암센터 유방암센터)
신동복(가천의대 내과학교실)
안용찬(성균관의대 치료방사선과학교실)
안윤옥(서울의대 예방의학교실)
안효섭(서울의대 소아과학교실)
양성현(단국의대 내과학교실)
양한광(서울의대 외과학교실)
오도훈(한림의대 방사선종양학과학교실)
오명돈(서울의대 내과학교실)
오승근(서울의대 외과학교실)
우인숙(가톨릭의대 내과학교실)
유근영(서울의대 예방의학교실)
윤성수(서울의대 내과학교실)
윤여규(서울의대 외과학교실)
윤형근(단국의대 치료방사선과학교실)
이강현(국립암센터 특수암센터 비뇨기종양클리닉)
이건욱(서울의대 외과학교실)
이규형(울산의대 내과학교실)
이기형(충북의대 내과학교실)
이동수(서울의대 핵의학과학교실)
이명자(한양의대 치료방사선과학교실)
이병용(울산의대 방사선종양학과학교실)
이봉화(한림의대 외과학교실)
이상은(서울의대 비뇨기과학교실)
이상재(중앙의대 내과학교실)
이상철(서울의대 마취통증의학과학교실)
이상훈(서울의대 정형외과학교실)
이순남(이화의대 내과학교실)
이영열(한양의대 내과학교실)
이원철(가톨릭의대 예방의학교실)
이은식(서울의대 비뇨기과학교실)
이재용([전] 한일병원 내과)
이재훈(가천의대 내과학교실)
이정신(울산의대 내과학교실)
이정애(한림의대 내과학교실)
이철희(서울의대 이비인후과학교실)
이현무(성균관의대 비뇨기과학교실)
이효석(서울의대 내과학교실)
이효표(서울의대 산부인과학교실)
임영혁(성균관의대 내과학교실)
장혜숙([전] 울산의대 방사선종양학과학교실)
전하정(한양의대 방사선종양학과학교실)
정경해(국립암센터 자궁암센터)
정웅기(전남의대 치료방사선과학교실)
정진수(국립암센터 특수암센터 비뇨기종양클리닉)
정철원(성균관의대 내과학교실)
정태준([전] 한양의대 내과학교실)
정현채(서울의대 내과학교실)
정희원(서울의대 신경외과학교실)
조경삼(경희의대 내과학교실)
조광현(서울의대 피부과학교실)
조문준(충남의대 방사선종양학과학교실)
조보연(서울의대 내과학교실)
조영갑([전] 인하의대 방사선종양학과학교실)
조은경(가천의대 내과학교실)
조철구(원자력병원 방사선종양학과)
조현찬(한림의대 진단방사선과학교실)
채규영(경상의대 치료방사선과학교실)
최국진(서울의대 외과학교실)
최두호(순천향의대 방사선종양학과학 교실)
최은경(울산의대 방사선종양학과학교실)
하성환(서울의대 치료방사선과학교실)
하종원(서울의대 외과학교실)
한성구(서울의대 내과학교실)
한준구(서울의대 방사선과학교실)
한태륜(서울의대 재활의학과학교실)
허대석(서울의대 내과학교실)
허승재(성균관의대 치료방사선과학교실)
홍영선(가톨릭의대 내과학교실)
황태주(전남의대 소아과학교실)

차례

제1부 종양학의 원리

제2절 복강경수술 __ 김형호 125

제3절 로봇수술 __ 최효성 134

제4절 종양내과학의 원칙-항암제 __ 방영주 / 이경훈 139

제15장 중추신경계 종양 __ 정희원 / 박철기 / 김일한 751

제16장 소아 · 청소년의 고형 종양 __ 신희영 / 박현진 / 이지원 / 박은실 / 김혜리 / 박경덕 / 이준아 / 임도훈 776

제17장 악성 림프종 ___ 허대석 / 안용찬 805

제18장 백혈병 815

제1절 급성 백혈병 ___ 박선양 / 홍세미 815

제2절 만성 백혈병 ___ 방수미 831

제23장 치료 부작용의 관리 ___ 박숙련 889

제24장 암환자의 보존적 치료와 삶의 질 ___ 최인실 916

제25장 암 재활 개론 및 응용 ___ 서관식 / 김기원 928

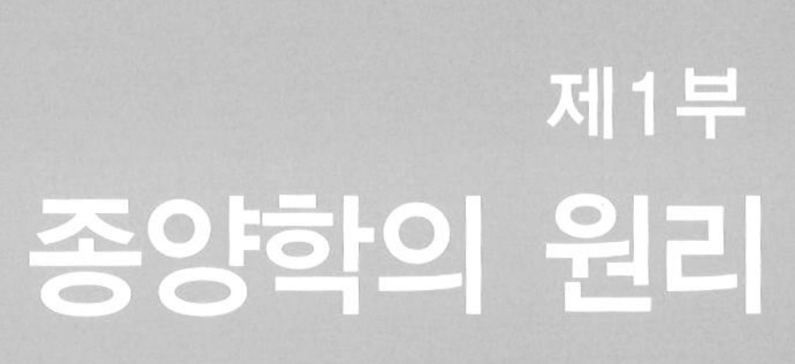

제1부

종양학의 원리

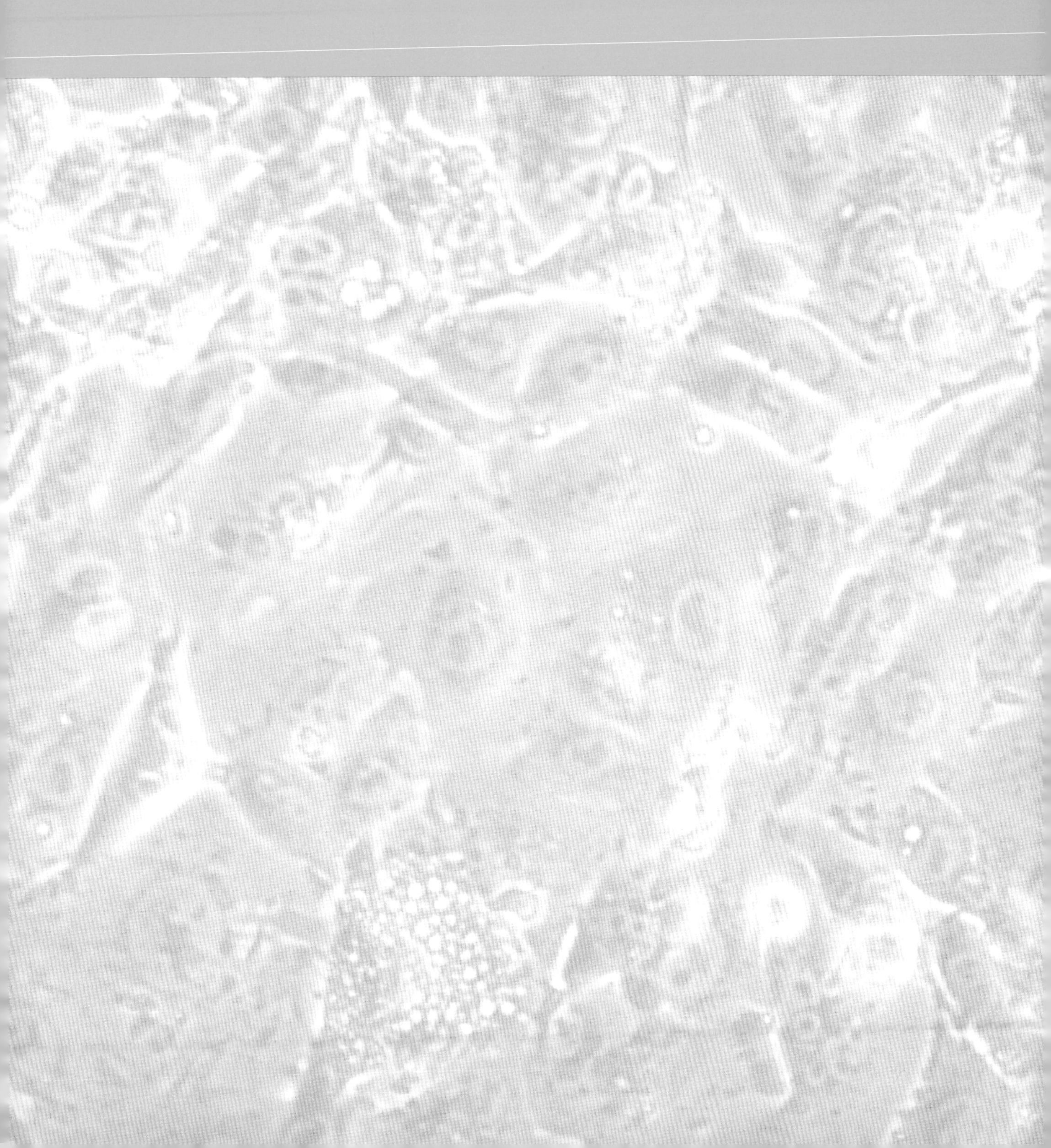

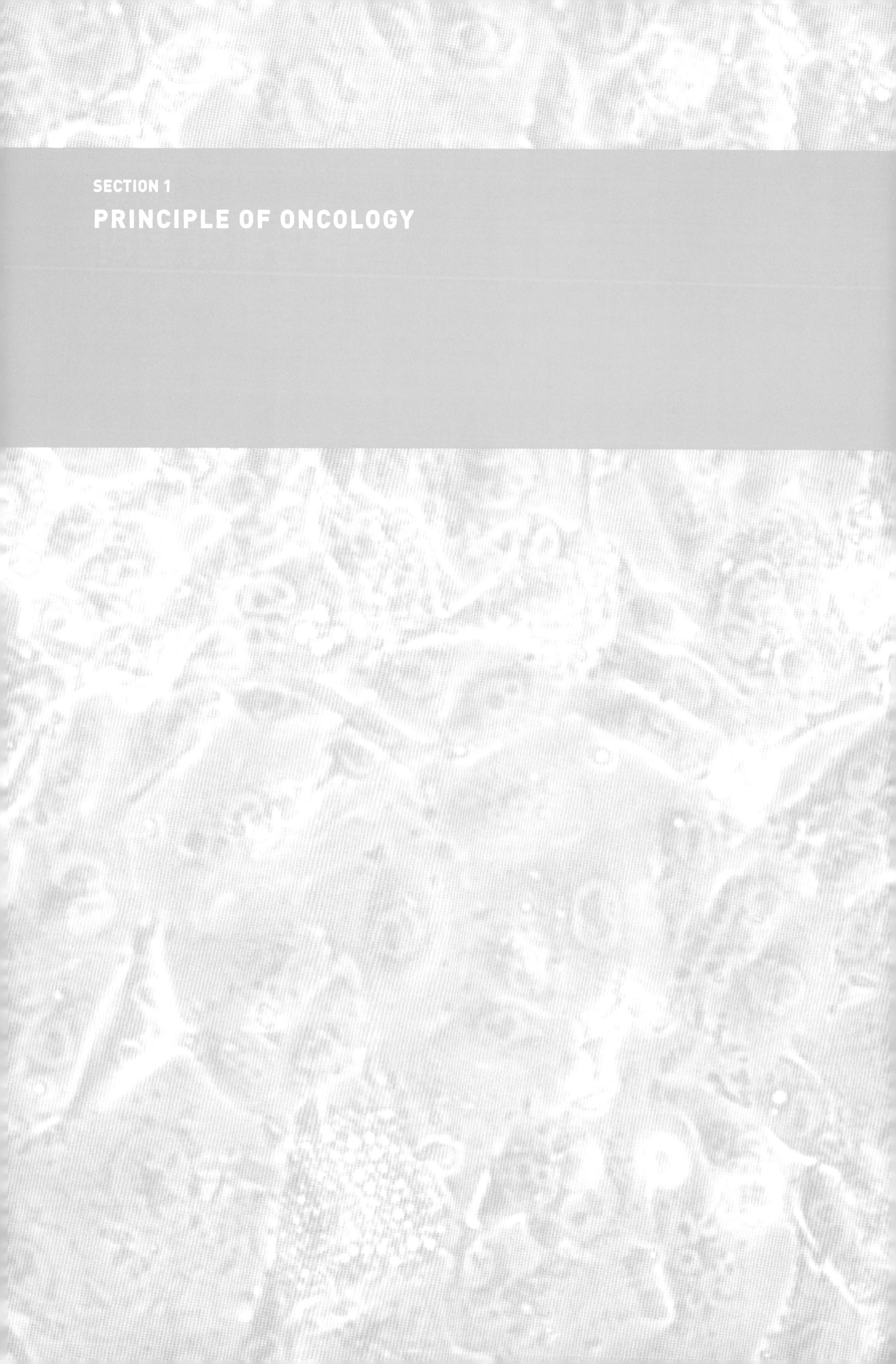

SECTION 1

PRINCIPLE OF ONCOLOGY

01

종양역학

안윤옥 / 신명희

Ⅰ. 서론

암질환의 발생 양상이 지역과 인종에 따라 차이를 나타내는 현상은 잘 알려진 사실이다. 암 발생 수준이 인구집단에 따라 차이를 보이는 현상은 암 발생의 기원에 관한 중요한 실마리를 제공하는 계기가 된다. 예를 들어 일찍이 1770년대에 독일의 라마치니*Ramazzini*는 수녀들의 유방암 발생 수준이 일반 부인들보다 5배나 높다는 사실을 관찰하여 유방암 발병 위험이 독신생활과 관련이 있음을 제기했고, 영국의 포트*Percival Pott*(1775)는 굴뚝청소부들에서 음낭암 발생이 많다는 사실을 보고하며 화학물질에 의한 발암 가능성을 처음 제시했다. 이후에도 이러한 차이를 관찰한 역학적 연구 보고가 계속되었고, 이 연구들은 암 발생 원인의 대부분이 생활환경에 있다는 정설을 확립하는 데 결정적으로 기여했다.

종양역학은 암질환 발생에 관한 인과적 관계를 추구하는 학문으로, 이로부터 얻은 학문적 지식을 암질환 관리, 특히 암 예방에 활용한다. 주로 생활습관과 관련된 요인이나 생활환경적 요인에서 암의 발병 요인을 찾기 위해 많은 노력이 기울여졌다. 최근에는 주요 발병 요인의 하나로 개체의 유전적 감수성이 추가되었고, 이들과 외부의 환경적 요인의 상호작용에 많은 관심이 집중되고 있다.

암질환에 대한 역학적 접근은 크게 두 단계로 나눌 수 있다. 첫 단계는 과거에 소위 지리병리학*geographical pathology*이라고 불린 기술역학적 단계*descriptive approach*이고, 두 번째는 요인과 발생의 인과적 관계를 검정하는 분석역학적 단계*analytic approach*이다. 기술역학적 접근은 암질환의 발생, 유병 및 사망 양상을 인구집단별로 파악, 비교하는 것이 주요 내용이다. 이 기술역학적 지식은 발병 원인 가설에 관한 중요한 실마리를 제공한다.

Ⅱ. 암질환 통계 자료의 출처

암질환의 양상은 크게 세 종류의 통계로 기술한다. 암 발생통계, 암 유병통계, 그리고 암 사망통계이다. 그러나 암질환의 이환 자체는 매우 드문 사건이기 때문에 대단위 인구집단(보통 100만 명 이상이며, 300만 명 정도가 적절한 것으로 본다)을 분모로 하여 자료가 수집되어야 신빙성 있는 암질환 통계가 된다. 현재 여러 나라에서 지역별로 보고되는 암질환 통계는 정부기관이나 공공기관에서 주관하여 작성, 유지하는 것이 통례이다.

암 발생통계는 지역암등록사업을 통해서만 자료가 수집, 작성된다. 일정 지역에 국한하여 지역 주민에서 발생한 모든 암을 파악, 등록하여 암 발생률 통계를 생산하는 방법이다. 통계의 신뢰성과 완전성에 대해 국제암연구소*International Agency for Research on Cancer; IARC*의 검정을 받으면 5년마다 발간되는 세계암발생통계집*Cancer Incidence in Five Continents; CI5*에 수록된다. 2008년 1월에 발간된 제9집에는 주로 1998~2002년의 연평균 발생률 통계가 나와 있는데, 2000년 전후 현재 전 세계 인구 중에서 암 발생 상황을 알 수 있는 인구는 겨우 3억 명 정도이며 60개국의 225개 지역에 한정돼 있다. 나라 전체의 암 발생통계를 생산하는 국가는 북유럽 및 동유럽 국가와 오스트리아, 벨라루스, 몰타, 이스라엘, 싱가포르 등이고, 대부분은 일정 지역 인구에 국한하여 발생통계를 생산하고 있는데, 이는 통계의 신뢰성과 완전성 확보를 우선으로 하기 때문이다. 우리나라는 보건복지부 주관으로 1980년 7월 1일부터 전국의 수련병원에서 진료한 암환자를 대상으로 한국 중앙암등록사업을 시행하고 있으나, 우리나라 전체의 암 발생통계를 생산할 수 있는 지역암등록사업은 아니다. 특정 병원에 온 암환자만을 파악하기 때문이다. 전국 규모의 암 발생통계는 필자 등이 보고한 몇몇 특정 부위 암에 관한 발생률 조사 결과가 있고, 몇 개의 지역암등록 자료를 이용하여 전국 추계치를 산정한 결과(GLOBOCAN 2000, IARC)가 있으며, 2004년 국립암센터 중앙암등록사업본부에서 발표한 1999～2001년의 전국 암 발생통계가 있는데, 이를 2002년까지 확장하여 작성한 전국 암 발생통계가 세계암발생통계집 제9집에 수록되었다.

우리나라의 지역암등록사업은 연세대학교가 1983년부터 당시 인구 약 7만 4,000명의 지역주민(경기도 강화군)을 대상으로 지역암등록사업을 시작한 것이 처음이다. 강화군 지역암등록사업은 1986～1992년의 발생통계가 국제공인을 받아 우리나라 암 발생통계로는 처음으로 세계암발생통계집 제7집에 수록되었다(IARC, 1997). 1990년대부터 대도시를 중심으로 지역암등록사업이 시행되기 시작하였는데, 1991년부터는 서울시 지역암등록사업이 시작되어 1995년에 첫 번째 보고서가 나왔으며, 1998년에는 1992～1995년의 발생통계가 발표되어 국제 비교가 가능한 서울시 암 발생통계가 처음 보고되었다. 1995년에는 부산 지역암등록사업이 시작되었고, 1996년에는 대구와 광주, 그리고 1997년에는 인천, 1998년에 대전, 2000년에는 울산과 제주도, 그리고 2003년에는 강릉의 지역암등록사업이 시작되었다.

암질환 유병 상태에 관한 통계자료는 환자 센서스*census*를 통해 얻을 수 있다. 일정 시점에 동시에 암환자를 파악하여 작성하는데, 그리 쉬운 일이 아니기 때문에 전 세계적으로 암 유병통계를 생산하고 있는 나라나 지역은 많지 않다. 우리나라에서는 1979년 전국 병·의원을 대상으로 1일 센서스를 시행한 적이 있으며 1988년, 1992년, 1998년에 전국 규모의 암 유병률 조사를 했다.

암 사망통계는 사망 원인이 신빙성 있게 기재되는 사망신고에 의해서만 작성될 수 있다. 따라서 생정통계 제도가 잘 시행되고 있는 지역이나 나라에서는 비교적 정확한 암 사망통계가 보고되고 있으나, 이러한 나라가 아직은 많지 않아 전 세계 인구 중 절반 이상의 암 사망통계 자료가 없는 실정이다. 신빙성 있는 암 사망통계는 암 발생통계 작성에 필수적인 전제조건이다.

우리나라의 경우 의사의 사망진단서 첨부율은 2008년의 경우 전국적으로 93.1%이며 지역에 따라 75.4～99.4%의 변동을 보인다. 90%가 넘는 지역은 서울, 부산, 인천, 대구, 대전, 울산, 강원, 충북, 경기도 및 경남 등 10개 지역이며, 충남(86.7%), 전북(82.5%), 전남(75.4%), 제주(66.0%) 지역 등은 아직 부진한 상황이기 때문에 이 지역의 정확한 암 사망통계를 생산하기 위해서는 사망 원인에 대한 추가 조사가 필요하다. 한편 세계암발생통계집 제9집에 수록된 암 발생통계의 작성 시기인 2000년의 경우를 보면 전국 평균 69%, 지역간 변동 폭은 29.0～97.7%, 90% 이상 지역은 서울, 부산, 인천의 3개 지역이었으며, 50% 미만인 지역도 충남, 전북, 전남, 경북, 제주도의 5곳이나 되었다. 그 밖에 특별조사를 통하여 일정 지역(강화군, 경남 지역, 강원 지역 등)의 암 사망률을 추정, 보고한 연구조사 자료도 있다.

Ⅲ. 암 통계 지표

암 통계에서 가장 흔히 사용하는 통계지표는 인구 10만 명(또는 100만 명)당의 비율로 표현되는 발생률, 유병률, 사망률이다. 그러나 국가 간 또는 지역 간의 차이나 시대적 추세 등을 비교하는 경우는 이러한 지표를 비교 가능하도록 가공한 비교지표(연령표준화율, 누적률 등)를 사용한다. 비교지표를 사용하지 않고 실제지표*crude rate*로 비교하면 비뚤어진 비교가 된다.

연령표준화율*age standardized rate; ASR* 또는 연령보정률은 비교하고자 하는 인구집단의 연령 구성을 동일하게 하여 가공, 산출한 전체율이다. 예를 들어 각 연령군의 암 발생률이 두 지역 모두에서 똑같다 하더라도 인구집단의 연령별 구성이 다르면 전체율은 다르게 나타난다. 그리하여 ASR은 그 대상 집단의 연령구조를 같도록 가상하여 산출한 전체율이다. 암 통계의 국제비교를 위한 ASR은 소위 세계표준인구*world standard population*의 연령구조를 사용하여 산출한다. 세계표준인구는 남녀 각각을 10만 명으로 상정했을 때의 각 연령군별 구성을 〈표 1-1〉과 같이 한 것이다. 각 지역의 성별, 연령군별 비율을 세계표준인구의 각 연령군에 적용하면 각 연령군에서 기대되는 가상적인 발생(또는 사망) 수가 산출되는데, 이를 모두 더하면 인구 10만 명에서 발생(또는 사망)할 수 있는 총합이 되고, 이것이 전체율인 표준화율이다. ASR은 전체율이기 때문에 연령군 간의 발생수준 차이가 나타나지 않는 제한점이 있다. 예를 들어 모잠비크에서 연령보정 전체 간암 발생률이 미국에 비하여 약 50배나 높게 나타나고 있으나, 실제 노년층에 국한해보면 2배에 지나지 않는다.

누적률*cumulative rate; CR*은 0세에서부터 일정 연령까지(예: 64세 또는 74세) 각 연령군별 비율(발생률 또는 사망률)을 모두 더하는 것으로, 그 연령에 도달할 때까지의 누적위험도*cumulative risk*를 나타낸다. 예를 들어 0~74세의 누적 암 발생률이 30%라면, 그 인구집단에서는 태어나서 74세가 될 때까지 10명 중 3명이 암에 걸린다는 것을 의미한다. 0~64세와 0~74세의 누적률을 동시에 비교해보면 지역 간의 차이는 물론 65~74세에서의 양상까지도 같이 비교할 수 있어 ASR보다 더 나은 비교지표가 된다.

한편 절대빈도(발생률, 사망률, 유병률 등)가 아닌 상대빈도(점유율 등)로써 지역 간 또는 시대 간 비교를 하는 것은 실제의 차이나 공통점을 반영하지 못하는 비뚤림의 가능성이 높아 비교지표로는 거의 무용하다.

표 1-1 세계표준인구: 연령표준화율을 산출하기 위한 연령별 인구수

연령군	인구수	Truncated
0~4	12,000	-
5~9	10,000	-
10~14	9,000	-
15~19	9,000	-
20~24	8,000	-
25~29	8,000	-
30~34	6,000	-
35~39	6,000	6,000
40~44	6,000	6,000
45~49	6,000	6,000
50~54	5,000	5,000
55~59	4,000	4,000
60~64	4,000	4,000
65~69	3,000	-
70~74	2,000	-
75~79	1,000	-
80~84	500	-
85세 이상	500	-
총계	100,000	31,000

Ⅳ. 세계암발생통계집

세계보건기구의 산하기구로 프랑스 리옹에 있는 IARC는 5년마다 세계암발생통계집을 발간하고 있다. 1966년에 나온 제1집에는 29개국 32개 지역의 1960~1962년 암 발생통계가 수록되었다. 제4집(1982년 발간)에는 32개국 79개 지역의 1973~1977년 암 발생통계가 주로 수록되었는데, 이후부터는 대략 5년 동안의 자료를 연평균으로 환산하여 끝이 7로 끝나는 해와 2로 끝나는 해에 발간하고 있다. 2002년에 제8집이 발간되었으며, 57개국 186개 지역의 1993~1997년 암 발생통계가 주로 수록되었다. 2008년 1월에 제9집이 발간되었는데, 60개국 225개 지역에서 조사된 1998~2002년의 연평균 암 발생통계가 주로 수록되었다.

세계암발생통계집에 수록되기 위해서는 통계자료의 신빙성과 완전성을 검정받아야 한다. IARC는 발간 약 3년 전부터 수록, 등재를 신청받아 암 등록 자료의 세부적 내용의 신빙성과 완전성을 검정하여 최종적으로 수록 여부를 정한다. 수록이 결정된다는 것은 해당 암 발생통계의 신뢰성에 대하여 국제공인을 받았다는 것으로 해석할 수 있다.

한국인의 암 발생통계가 세계암발생통계집에 수록된 것은 제5집(1987년 발간)이 처음이다. 로스앤젤레스에 거주하는 미국 시민권자인 재미동포 약 6만 7,000명을 대상으로 조사한 1978~1982년 암 발생통계이다.

우리나라에 사는 한국인의 암 발생통계가 세계암발생통계집에 처음 실린 것은 제7집(1997년 발간)으로, 인구 약 7만 4,000명을 대상으로 한 1986~1992년의 강화군

암 발생통계이다. 2002년에 발간된 제8집에는 1993~1997년의 로스앤젤레스에 거주하는 재미동포의 암 발생통계와 더불어 1993~1997년의 강화군 암 발생통계, 1993~1997년의 서울시 암 발생통계, 1996~1997년의 부산시 암 발생통계, 1997~1998년의 대구시 암 발생통계가 수록되었다. 4개 지역의 총 인구는 약 1,700만 명이다. 제9집에는 1999~2002년의 전국 암 발생통계와 1998~2002년의 서울, 부산, 대구, 인천, 대전, 광주, 울산의 암 발생통계, 그리고 2000~2002년의 제주도 암 발생통계가 수록되었다. 8개 지역의 2000년 당시 인구는 약 2,277만 명으로 전국 인구의 50%에 해당한다. 지역암등록의 암 발생률이 가장 정확하기 때문에, 이 글에서는 전국 자료 대신 지역암등록 자료를 위주로 기술하였다.

V. 전체 암질환 발생 양상

1. 암 발생수준의 세계적 비교

남자의 경우 암 발생 수준이 가장 높은 인구집단은 미국 흑인이다. 2000년 전후의 ASR은 10만 명당 연간 480~520명 정도이고 74세까지의 누적발생률은 60~65%이다. 이는 5년 전 통계(제8집)에 비하여 약 4~5% 증가한 수치이다. 세계암발생통계집 제9집에서 가장 높은 발생수준을 보이는 인구집단은 미국 디트로이트에 거주하는 흑인으로, ASR이 519.9명이고 74세까지의 누적발생률은 65.5%이다.

여자의 경우 암 발생수준이 높은 집단은 유럽의 백인으로, ASR이 365~380명 정도이고 74세까지의 누적발생률은 41~43%이다. 이 역시 5년 전에 비하여 5% 전후 증가한 수치이다. 가장 높은 발생수준을 보이는 지역 혹은 인구집단은 스위스 제네바 지역으로, ASR은 378.8명이고 74세까지의 누적발생률은 42.6%이다.

한편 가장 낮게 발생하는 지역 또는 인구집단은 남자의 경우 인도인이다. 여자의 경우도 인도인, 오만인이다. 이들의 발생수준은 남녀가 비슷한데, ASR은 남자 90~110, 여자 80~90이고, 74세까지의 누적발생률은 9~10%이다.(〈표 1-2〉)

| 표 1-2 | 모든 암의 발생수준에 관한 세계적 비교(1998~2002)

발생수준	성별	지역 및 종족	ASR (인구 10만 명당)	0~74세 누적발생률(%)
높은 수준	남자	미국 흑인	480~520	60~65
	여자	유럽 백인	365~380	41~42.6
낮은 수준	남자	인도인	90~110	10~12
	여자	인도인, 오만인	80~90	9.2~10.4

IARC. Cancer Incidence in Five Continents Vol IX, Lyon, 2007.

2. 우리나라의 전체 암질환 발생수준

2000년을 전후한 시기에 우리나라의 실제 암 발생수준은 인구 10만 명당 남자는 연평균 220~250명, 여자는 185~210명이었으며, 74세까지의 누적발생률은 남자 31~37%, 여자 15~20% 정도였다. 한편 비교지표 ASR로 본 발생률은 남자의 경우 서울 298.3, 대구 295.9, 광주 301.3 수준으로 비슷하지만, 제주도는 256.8로 다른 지역에 비해 발생수준이 낮다. 여자의 경우는 서울 지역의 ASR이 190.7로 높고, 대구와 광주는 176 전후로 비슷하며, 제주도 지역은 145 정도로 남자의 경우와 같이 다른 지역에 비하여 낮은 수준이다(〈표 1-3〉). 한편 5년 전인 1993~1997 동안의 서울시 발생수준 ASR과 비교하면 남자는 약 1%, 여자는 약 5% 정도 상승하였다.

연령군별 발생 양상을 서울, 광주, 대구의 암 발생통계로 살펴보면(〈표 1-4〉), 20세 이전까지 암 발생은 매우 낮으며(평균 발생률은 10,000명에 1명 전후), 성별 및 지역별 차이는 거의 없다. 20세 이후부터는 연령이 증가하면서

| 표 1-3 | 우리나라의 암 발생수준(모든 부위)

성별	지역	조(실제)발생률 (인구 10만 명당)	연령표준화율 (인구 10만 명당)	0~74세 누적발생률(%)
남자	전국 1999~2002	254.2	284.5	34.6
	서울 1998~2002	242.3	298.3	34.7
	대구 1998~2002	236.6	295.9	35.6
	광주 1998~2002	224.6	301.3	37.0
	제주 2000~2002	232.6	256.8	31.2
여자	전국 1999~2002	195.7	164.7	18.2
	서울 1998~2002	208.2	190.7	21.3
	대구 1998~2002	195.7	176.5	19.6
	광주 1998~2002	184.5	175.7	19.6
	제주 2000~2002	187.5	144.9	15.1

IARC. Cancer Incidence in Five Continents Vol IX, Lyon, 2007.

암 발생도 증가하는데 49세까지는 여자의 암 발생 수준이 남자보다 높다. 이러한 현상은 전 세계 거의 모든 지역에서 공통적으로 나타나는데, 남녀 간의 호발 암 부위가 다르고, 이 연령층에서 호발하는 암이 여성에게 있기 때문이다.

남자의 경우 연령 증가에 따른 암 발생 양상을 보면 30세 이후부터 암 발생이 급격하게 증가하는데, 5살이 많아짐에 따라 1.5~2배씩 증가한다. 30대 남성의 암 발생률은 4~8명/10,000명 정도이고, 40대에서는 15~29명/10,000명, 50대에서는 45~80명/10,000명 정도이며, 60대에서는 120~180명/10,000명이고, 70대 이후에는 250~350명/10,000명 전후이다. 한편 우리나라 남성의 암 발생 양상을 지역별로 비교해보면, 전체적으로 광주 및 대구의 암 발생률이 서울시와 비슷하나, 75세 이상에서는 서울시의 발생률이 높다.

표 1-4 1998~2002년 서울, 광주 및 대구의 성별·연령군별 암 발생률(단위: 10만 명당 연간 발생 수)

연령군	남자			여자		
	서울	광주	대구	서울	광주	대구
0~4	18.9	16.7	15.4	16.6	17.3	15.6
5~9	11.3	9.5	11.8	7.9	12.7	10.2
10~14	12.2	13.7	11.0	10.5	8.6	10.7
15~19	13.9	13.1	12.7	13.9	14.2	13.3
20~24	12.8	15.4	16.4	21.6	22.5	28.7
25~29	21.8	26.2	26.5	43.8	43.3	44.0
30~34	43.2	44.4	41.0	87.8	86.9	82.7
35~39	79.3	84.4	80.6	139.8	140.3	135.2
40~44	143.5	134.4	155.6	218.2	223.4	200.1
45~49	255.5	264.2	291.5	299.3	286.3	274.3
50~54	439.9	473.3	458.8	378.4	363.6	336.3
55~59	745.7	829.5	812.1	496.8	455.9	442.7
60~64	1,155.8	1,199.3	1,191.6	637.1	576.0	557.0
65~69	1,633.9	1,876.5	1,666.0	834.7	736.6	736.2
70~74	2,349.2	2,391.7	2,267.7	1,050.9	936.0	1,025.9
75~79	3,062.9	2,751.3	2,677.9	1,251.1	1,120.2	1,225.2
80~84	3,459.2	2,749.5	2,531.4	1,336.2	1,074.2	1,183.3
85세 이상	3,293.2	2,143.6		1,248.8	774.0	
전체 실제 발생률	242.3	224.6	237.0	208.2	184.5	196.1
ASR	298.3	301.3	293.5	190.7	175.7	175.9

신명희 등, 2007; 최진수 등, 2007.
IARC. Cancer Incidence in Five Continents Vol IX, Lyon, 2007.

여자는 연령에 따른 암 발생 양상이 남자와 차이가 있다. 25세 이후부터 암 발생이 높아지는데, 25~49세까지는 5살이 많아짐에 따라 암 발생이 1.5~2배씩 증가하다가 50세 이후부터 증가세가 현저히 낮아지고, 70세 이후에는 거의 일정한 수준을 보인다. 그리하여 전체적으로 보면 여자의 발생 수준이 남자보다 낮게 나타나는데, 이는 주로 50세 이후의 남녀 간 차이가 반영된 것이다. 25~34세군 여성의 연간 암 발생률은 4.5~8.5명/10,000명 정도이고, 35~49세군은 14~29명/10,000명이 발생하며, 50대 여성에서는 36~46명/10,000명 정도이고, 60대 여성은 70명/10,000명 전후이며, 70대 이후는 100명/10,000명 정도에서 암이 발생한다. 한편 남성과는 달리 우리나라 여성의 암 발생 양상(연령군별 발생수준)은 45세 이전까지는 지역별로 차이를 보이지 않고, 45세 이후의 암 발생률이 서울에서 높아 전체 발생률이 높은 것으로 나타난다.

3. 우리나라 암 발생의 원발 부위별 상대빈도

우리나라에서 발생한 암의 부위별 상대빈도는 〈표 1-5~7〉과 같다. 2000년 전후에 전 연령층에서 나타난 상위 10대 암 발병 부위를 서울, 광주, 대구 지역의 통계로 제시하였고, 연령군에 따라 암의 호발 부위가 다르기 때문에 특정 연령군을 분리하여 발생빈도가 높은 부위를 서울 지역의 통계를 인용하여 제시한다.

(1) 전 연령의 상위 10대 암 발병 부위

우리나라 남성에서 가장 많이 발생하는 암은 위암, 간암, 폐암 및 대장(직장)암으로, 이 4대 암의 발생 점유율은 약 66%에 이르고 있어 전체의 약 2/3을 차지하는 편중현상을 보인다. 이후 5위에서 10위의 암은 지역 간에 순위의 차이가 약간 있으나 방광암, 식도암, 전립선암, 담낭·담관암, 췌장암, 비호지킨림프종 등이며, 이들은 전체 암 발생의 16~17%를 차지하고 있다(〈표 1-5〉).

여성의 경우 호발 암의 발생 순위가 지역에 따라 다소 차이를 보인다. 서울의 경우는 유방암(16.6%), 위암(14.0%), 대장(직장)암(10.8%), 자궁경부암(9.8%), 갑상샘

| 표 1-5 | 전 연령의 상위 10대 암 발병 부위

순위	남자(%)			여자(%)		
	서울	광주	대구	서울	광주	대구
1	위 (21.9)	위 (22.3)	위 (24.5)	유방 (16.6)	위 (15.6)	위 (16.7)
2	간 (16.5)	간 (17.7)	간 (17.3)	위 (14.0)	갑상샘 (12.7)	유방 (15.4)
3	폐 (15.1)	폐 (15.7)	폐 (16.6)	대장(직장) (10.8)	유방 (12.6)	대장(직장) (10.1)
4	대장(직장) (12.2)	대장(직장) (9.0)	대장(직장) (9.9)	자궁경부 (9.8)	대장(직장) (9.7)	자궁경부 (9.7)
5	방광 (3.4)	식도 (3.3)	담낭, 담관 (3.2)	갑상샘 (8.0)	자궁경부 (8.5)	폐 (7.8)
6	전립선 (3.2)	방광 (3.2)	방광 (3.0)	폐 (7.2)	폐 (7.5)	간 (7.2)
7	췌장 (2.8)	담낭, 담관 (3.1)	식도 (2.7)	간 (6.4)	간 (5.9)	갑상샘 (6.3)
8	신장, 요로 (2.5)	비호지킨림프종 (2.6)	췌장 (2.4)	난소 (3.2)	담낭, 담관 (3.3)	담낭, 담관 (4.2)
9	비호지킨 림프종 (2.5)	췌장 (2.5)	비호지킨림프종 (2.1)	담낭, 담관 (3.1)	난소 (2.9)	난소 (2.8)
10	담낭, 담관 (2.5)	전립선 (2.4)	전립선 (2.1)	췌장 (2.4)	췌장 (2.4)	췌장 (2.4)
총 예 수	59,887	7,639	15,093	51,125	6,358	12,268

신명희 등, 2007; 최진수 등, 2007.
IARC, Cancer Incidence in Five Continents Vol IX, Lyon, 2007.

암(8.0%)이 상위 5대 암으로 전체 발생의 59.2%를 차지하고 있으며, 광주의 경우는 위암(15.6%), 갑상샘암(12.7%), 유방암(12.6%), 대장(직장)암(9.7%), 자궁경부암(8.5%)이 5대 암을 이루고 있다(전체 발생의 59.1%). 대구는 위암(16.7%), 유방암(15.4%), 대장(직장)암(10.1%), 자궁암(9.7%), 폐암(7.8%)의 순서를 보이며, 상위 5대 암이 전체 발생의 59.7%를 차지한다. 이후 6~10위는 폐암, 간암, 난소암, 담낭·담관암 및 췌장암이 차지하고 있으며 전체 발생의 23~22%를 차지하여 특정 부위 암 발생의 편중현상이 남성의 경우보다는 심하지 않다.

(2) 특정 연령군의 상위 5대 암 발병 부위

15세 미만 소아의 암 발생은 전체 발생의 1.0% 정도이다. 호발하는 암은 남녀가 거의 동일한데, 림프성백혈병, 뇌·신경계 암, 골수성백혈병, 비호지킨림프종 순이다. 남성의 경우 5위는 골암이다(〈표 1-6〉). 이들 5대 암의 점유율은 2/3 정도이다.

남성 암의 37% 정도가 40~59세 연령층에서 발생하는데, 간암이 가장 많이 발생하며 위암, 대장(직장)암, 폐암의 순으로 4대 암이 전체의 70%를 차지하고 있다.

남성 암의 1/2 이상이 60세 이후에 발생한다. 이 연령층에서 호발하는 부위는 위와 폐가 각각 1, 2위이고, 이어서 간, 대장(직장) 순이며(4대 암의 점유율은 67% 이상), 5위는 전립선이다.

여성에서 호발하는 암 부위는 연령층에 따라 차이가 있다. 여성 암의 1% 정도가 15세 미만에서 발생하는데, 호발하는 부위는 남성 소아와 동일하지만 점유율은 59% 정도로 남성보다는 5대 암의 편중현상이 낮다(〈표 1-7〉).

| 표 1-6 | 우리나라 남성 중 특정 연령군의 상위 5대 암

순위	0~14세군(%)	40~59세군(%)	60~79세군(%)
1	림프성백혈병(24.7)	간암(23.7)	위암(22.0)
2	뇌·신경계 암(14.9)	위암(23.2)	폐암(19.2)
3	골수성백혈병(11.0)	대장(직장)암(12.4)	간암(13.2)
4	비호지킨림프종(10.0)	폐암(11.0)	대장(직장)암(12.6)
5	골육종(5.8)	방광암(2.7)	전립선암(4.6)
총 예 수	672(1.1%)	22,165(37.0%)	29,690(49.6%)

신명희 등, 2007.

| 표 1-7 | 우리나라 여성 중 특정 연령군의 상위 5대 암

순위	0~14세군(%)	25~49세군(%)	50~69세군(%)	70세 이상(%)
1	림프성백혈병(18.8)	유방암(28.3)	유방암(15.4)	위암(18.5)
2	뇌·신경계 암(17.0)	갑상샘암(14.2)	위암(14.3)	대장(직장)암(14.3)
3	골수성백혈병(10.2)	자궁경부암(13.9)	대장(직장)암(12.6)	폐암(13.8)
4	비호지킨림프종(7.6)	위암(11.0)	자궁경부암(9.5)	간암(8.8)
5	안(눈)암(5.0)	대장(직장)암(6.0)	간암(8.0)	담낭암(6.4)
총 예 수	499(0.98%)	16,761(32.8%)	21,616(42.3%)	11,987(23.4%)

신명희 등, 2007.

여성 암의 약 1/3 정도가 25~49세에서 발생하는데, 유방암 발생이 월등하게 높고 갑상샘암, 자궁경부암, 위암, 대장(직장)암의 순이며 상위 5대 암의 점유율은 73% 정도이다.

여성 암의 65% 정도는 50세 이후, 즉 폐경기 이후에 발생한다. 50~69세군의 호발 부위를 보면 유방 및 위가 각각 15.4%, 14.3%로 1, 2위를 차지하고 있으며, 대장(직장)이 12.6%로 3위, 자궁경부와 간이 각각 4위와 5위를 차지한다. 상위 5대 암의 점유율은 약 60%이다. 70세 이후 여성에서는 위암, 대장(직장)암, 폐암, 간암 및 담낭암이 상위 5대 암을 이루고 있다(5대 암 점유율은 약 62%).

VI. 주요 부위별 암 발생 양상

1. 식도암(ICD-10; C15)

발생률은 대부분 남자 3~7명/10만, 여자 1~3명/10만 정도이나 지역적 또는 인종적으로 매우 큰 변동폭을 보인다. 발생률이 유난히 높은 지역으로 중앙아시아 식도암 벨트*Central Asian esophageal cancer belt*라고 불리는 지역이 있다. 이란 카스피 동쪽 해안 지역에서부터 카자흐스탄, 우즈베키스탄 지역을 거쳐 중앙아시아, 몽골, 중국 북부, 시베리아 동북부 지역으로 연결되는 곳이다. 특히 이 지역의 터키계 인종과 몽골계 인종에서 유난히 많이 발생하는데, 남자의 발생률은 40~85명/10만에 달하고 있으며 여자는 남자 발생률의 1/2~1/3 수준이다. 아시아에서는 중국 남자(10~20)와 일본 남자(11~15)의 발생률이 높은 반면 여자는 보통 수준(1~3)이다.

최근에는 미국 흑인 남자들의 발생률이 증가(10~15)하고 있으며, 흑인 여자도 높은 편이다(3~5). 같은 지역의 백인은 남자 4~7, 여자 1~3이다. 유럽에서는 프랑스 남자의 발생률이 높은데(11~15), 특히 칼바도스*Calvados*, 망슈*Manche*, 솜므*Somme* 지역에서 높다(15 전후). 같은 지역의 여자는 1~2 정도이다. 영국 남자(8~9)와 여자(3~5)에서도 약간 높은 편이다.

우리나라 남자의 발생률(ASR)은 8~11 정도로 약간 높은 편이며 여자는 남자의 1/10 수준이다.

2. 위암(ICD-10; C16)

국제공인 통계상으로 일본과 한국의 발생률이 전 세계에서 가장 높다(〈표 1-8〉). 위암 발생률이 가장 높은 지역은 일본의 히로시마와 야마가타 지역이다. 이 지역의 연간 ASR(1998~2002)은 남자 80 전후, 여자는 31 전후이다. 74세까지의 누적발생률로 보면 남자는 10.0%, 여자는 3.5% 전후이다. 다음은 우리나라 대전(남자: 73.8, 여자: 29.1), 대구(남자: 69.2, 여자: 28.8) 지역이다. 일본의 다른 지역과 우리나라 다른 지역의 발생수준은 비슷하여, 남자에서 ASR이 55~67 수준이다. 중등도의 발생수준(남자의 ASR이 25~40 사이)을 보이는 지역은 남미 지역, 중국, 러시아, 이탈리아, 포르투갈, 에스토니아, 리투아니아 등이다. 그 외 아프리카 지역을 포함하여 서유럽, 북미, 서남아시아 지역의 위암 발생률은 낮은 편이며(남자 ASR 15 미만), 미국 백인의 발생률이 가장 낮다(ASR 6~7 정도).

지난 50여 년 동안 위암 사망률 및 발생률은 거의 모든 지역에서 감소하는 역학적 변동을 보이고 있는데, 병리조직학적 소견상 주로 장형*intestinal type*에서 그러한 변동이 있다고 알려졌다.

우리나라 위암 발생 양상을 서울시 암 발생통계(1998~2002)에서 보면 연평균 실제발생률*crude incidence rate*은 남자 53.0, 여자 29.2이며, ASR은 남자 63.7, 여자 27.1이고, 0~74세까지의 누적발생률은 남자 7.7%, 여자 3.2%이다(〈표 1-9〉). 이는 약 5년 전인 1993~1997년 발생률에 비해 5~8% 정도 낮아진 수준이다.

전체 발생률의 남녀 차이는 각 지역에서 거의 일정(남자가 2~2.5배)하지만, 연령군에 따라 차이가 크다. 20세 이전에는 남녀 차이가 거의 없다가, 20~34세에서는 여자의 발생률이 남자보다 약간 높다. 35세 이후부터 남자

표 1-8 위암의 인종·지역별 연령표준화 발생률 및 0~74세 누적발생률

인종	지역	연도	발생률		0~74*	
			남자	여자	남자	여자
한국인	서울	98~02	63.7	27.1	7.7	3.2
	대구	98~02	69.2	28.8	8.4	3.4
	광주	98~02	66.6	27.5	8.3	3.3
	제주	00~02	54.3	19.8	6.8	2.1
	L.A.	98~02	33.0	18.3	4.2	1.9
일본인	미야기	98~02	65.8	24.2	7.9	2.7
	L.A.	98~02	17.2	9.4	1.9	1.1
	하와이	98~02	17.2	7.2	2.1	0.7
중국인	상하이	98~02	34.1	17.2	4.0	1.9
	싱가포르	98~02	21.5	10.8	2.4	1.2
	L.A.	98~02	9.8	7.2	1.1	0.7
백인	미국(SEER)†	98~02	2.5	2.5	0.7	0.3
	스웨덴	98~02	3.7	3.7	0.8	0.4
	이탈리아, 피렌체	98~02	10.8	10.8	2.5	1.1

* 누적률의 단위는 %, 발생률은 세계표준인구에 의한 10만 명당 비율
† SEER 자료는 미국 전체를 나타낸 추계치이다(14 registries 이용)
IARC, Cancer Incidence in Five Continents Vol IX, Lyon, 2007.

표 1-9 1998~2002년 서울, 광주 및 대구의 성별·연령군별 연간 위암 발생률(단위: 10만 명당 연간 발생자 수)

연령군	서울		광주		대구	
	남자	여자	남자	여자	남자	여자
0~4	0.1	0.1	0	0	0	0
5~9	0.1	0.1	0	0	0	0.2
10~14	0	0.1	0	0	0.2	0
15~19	0.2	0.1	0.3	0.3	0.4	0.2
20~24	0.5	1.4	1.6	1.6	1.0	2.1
25~29	3.5	4.5	3.7	7.1	4.2	6.9
30~34	9.1	11.6	9.9	10.4	10.6	14.1
35~39	20.1	18.9	23.9	17.6	25.4	17.0
40~44	35.5	23.0	30.8	23.0	44.7	29.0
45~49	57.9	29.3	54.4	35.5	75.9	32.1
50~54	98.0	43.1	115.5	41.1	120.2	46.2
55~59	176.4	67.6	203.7	71.6	207.1	64.2
60~64	265.3	97.1	264.8	94.4	292.4	105.6
65~69	375.8	144.9	421.3	158.8	403.4	151.4
70~74	499.9	197.2	526.7	201.9	498.3	217.2
75~79	593.8	240.1	615.0	216.8	582.1	252.9
80~84	665.0	241.1	626.3	201.4	540.7	200.5
85세 이상	574.2	201.6	407.3	185.2		
조율	53.0	29.2	50.0	28.7	57.2	32.1
ASR (1993~1997)	63.7 (68.3)	27.1 (28.7)	66.6	27.5	69.2	28.8

신명희 등, 2007; 최진수 등, 2007.
IARC, Cancer Incidence in Five Continents Vol IX, Lyon, 2007.

| 표 1-10 | 서울의 위암 발생 부위별 분포

남자		여자	
분문부(C16.0)	3.9%	분문부(C16.0)	2.7%
위저부(C16.1)	0.5%	위저부(C16.1)	0.6%
체부(C16.2)	21.9%	체부(C16.2)	25.1%
전정부(C16.3)	34.2%	전정부(C16.3)	30.8%
유문부(C16.4)	1.3%	유문부(C16.4)	1.1%
소만(C16.5)	2.9%	소만(C16.5)	2.4%
대만(C16.6)	0.3%	대만(C16.6)	0.2%
기타(C16.8~9)	35.0%	기타(C16.8~9)	37.2%

IARC, Cancer Incidence in Five Continents Vol IX Lyon, 2007.

의 발생률이 급격하게 높아져 남녀 간의 차이가 2.0~3.0배로 높아지고, 50세 이후 남성에서는 연령이 5세 증가할 때마다 발생률이 약 100명/100,000씩 는다.

남자의 위암 발생 부위는 34.2%가 전정부*antrum*이고, 체부*body*는 21.9%이며, 분문부*cardia*는 3.9%, 위저부*fundus*는 0.5%, 유문부*pylorus*는 1.3%이며, 소만*lesser curvature*이 2.9%, 대만*greater curvature*이 0.3%이다. 여자의 위암 발생 부위는 30.8%가 전정부이고, 체부는 25.1%이며, 분문부는 2.7%, 위저부는 0.6%, 유문부는 1.1%이며, 소만이 2.4%, 대만이 0.2%이다(〈표 1-10〉).

3. 대장암(ICD-10; C18-21)

결장암과 직장암을 합하여 대장암이라고 하는데, 소득수준이 높은 집단에서 발생률이 높아 선진국 암이라고 부른다. 45세 이전까지는 남녀 발생수준이 비슷하다가 이후 남자의 발생률이 여자보다 높아져 전체적으로는 남자에서 높게 나타난다.

약 20년 전까지만 해도 미국 백인, 하와이 원주민 등의 발생수준이 가장 높았는데, 1993~1997년 통계에서는 하와이의 일본계 미국인과 일본 지역의 발생률이 가장 높았다. 1998~2002년 통계에서도 일본 미야기, 야마가타, 히로시마 지역의 발생률이 가장 높아 남자 55~59, 여자 31~33 정도였다. 뉴질랜드인, 오스트레일리아인, 하와이 일본계 미국인의 발생률도 높으며(ASR 남자: 50 전후, 여자: 35 전후), 미국 및 캐나다(백인, 흑인 등)에서도 발생률이 높다(ASR 남자: 40~50, 여자: 30~36). 유럽이 그 다음이고(ASR 남자: 35~40, 여자: 25~30), 아시아에서는 일본, 이스라엘, 싱가포르 등을 제외하면 대부분 낮다. 지난 10여 년 동안 일본인의 대장암 발생률이 급격하게 증가하고 있는데, 미국의 일본계 주민의 발생률이 다른 인종보다 높은 현상과 함께 많은 관심을 끌고 있다(〈표 1-11〉). 한국에서도 대장암 발생률이 매년 늘고 있다. 반면 미국 백인에서는 대장(직장)암 발생률이 1985년 이후로 계속 줄고 있다.

결장암의 발생수준이 전반적으로 직장암 발생수준보다 높으나, 대장암 전체 발생수준이 높은 지역에서는 그 차이가 더 현격하여 2~3배 정도가 된다.

우리나라의 경우 1998~2002년 동안 서울 주민의 연평균 발생률은 남자 36.1, 여자 21.4인데, 이는 5년 전인 1993~1997년의 연평균 발생률보다 남자는 32%, 여자는 24.4% 증가한 수준이다. 결장암과 직장암을 구분해보면 결장암의 발생 증가율이 남자 42.8%, 여자 32.2%로, 직장암 발생 증가율인 남자 25.2%, 여자 12.8%보다 월등히 높았다.

한편 1998~2002년 동안의 광주 지역 연평균 발생률은

| 표 1-11 | 대장암의 인종·지역별 연령표준화 발생률 및 0~74세 누적발생률

인종	지역	연도	발생률(ASR)		0~74*	
			남자	여자	남자	여자
한국인	서울	98~02	36.1	21.4	4.3	2.6
	대구	98~02	34.8	18.8	4.3	2.2
	광주	98~02	27.5	17.6	3.4	2.1
	제주	00~02	21.9	14.1	2.8	1.5
	L.A.	98~02	35.9	24.8	4.6	2.7
일본인	미야기	98~02	58.7	32.6	7.2	3.8
	L.A.	98~02	47.5	35.3	5.3	3.9
	하와이	98~02	53.8	32.0	6.7	3.7
중국인	상하이	98~02	27.2	23.2	3.3	2.8
	싱가포르	98~02	46.0	31.7	5.4	3.6
	L.A.	98~02	33.0	23.1	3.8	2.5
백인	미국(SEER)	98~02	39.3	28.7	4.7	3.3
	스웨덴	98~02	30.0	23.4	3.6	2.8
	이탈리아(피렌체)	98~02	47.1	29.5	5.6	3.3
흑인	짐바브웨	98~02	7.4	6.3	-	-
	SEER	98~02	45.8	35.5	5.4	4.2

* 누적률의 단위는 %, 발생률은 세계표준인구에 의한 10만 명당 비율.
IARC, Cancer Incidence in Five Continents Vol IX Lyon, 2007.

남자 27.2, 여자 17.4로 5년 전의 서울 지역 발생수준과 비슷하여, 국내에서도 대장암 발생수준의 지역 간 차이가 있음을 보여준다. 대구 지역의 표준화율은 남자 28.7, 여자 18.0으로 서울과 광주의 중간 정도이다. 지역간 차이를 연령군별로 살펴보면 남자는 45세 이후의 발생률이 차이를 보이며, 여자는 60세 이후의 발생률에서 차이를 보인다(〈표 1-12〉).

4. 간암(ICD-10; C22)

간에 발생하는 암의 대부분은 간세포암이며, 지역 또는 인구집단 간에 발생수준의 차이가 가장 많은 암이다. 세계암발생통계집 제9집을 보면 간암 발생수준은 특정한 지역이나 인구집단을 제외한 대부분에서 매우 낮아 연령표준화 발생률이 10만 명당 5명 이하이다. 간암 발생이 가장 높게 나타난 지역은 우리나라 부산과 광주이다(남자 50: 전후, 여자 15: 전후). 약 5년 전의 통계(제8집)에서는 중국 치둥*Quidong* 지역과 타이의 콘캔*Khon Kaen* 지역이 가장 높았는데, 제9집에는 이 지역의 통계가 수록되지 않았다.

간암의 발생수준을 크게 3등급으로 나누면, 지구상의 대부분 지역은 낮은 발생수준(남자: 10 미만, 여자: 1~5)에 속한다. 중등도 발생수준(남자: 10~25, 여자: 6~10)에 속하는 지역은 그리 많지 않은데, 미국의 아시아계 인종, 프랑스 일부 지역, 북부 이탈리아, 필리핀, 타이, 싱가포르, 하와이, 스위스 일부 지역이 여기에 속한다. 발생수준이 높은 지역(남자: 25 이상, 여자: 10 이상)은 한국, 일본, 중국 등의 극동지역이다(〈표 1-13〉).

서울(1998~2002)의 간암 발생률은 남자 44.1, 여자 13.0로 5년 전(1993~1997)에 비하여 남자는 약 5% 낮아졌고, 여자는 변화가 없다. 남자의 발생률이 여자보다 약

표 1-12 1998~2002년 서울 및 광주의 성별·연령별 대장암 연간 발생률(단위: 10만 명당 연간 발생자 수)

연령군	서울		광주		대구	
	남자	여자	남자	여자	남자	여자
0~4	0	0.1	0	0	0	0
5~9	0	0.1	0	0	0	0.2
10~14	0	0.1	0	0.4	0.2	0
15~19	0.2	0.4	0	0.3	0.2	0
20~24	0.5	0.8	0.6	1.2	1.0	1.3
25~29	1.6	1.1	2.1	0.6	2.5	1.4
30~34	3.7	3.3	3.7	4.4	3.1	3.9
35~39	9.6	7.4	7.8	5.2	8.7	5.7
40~44	17.3	14.0	14.2	14.5	15.8	8.7
45~49	30.3	22.9	22.6	20.0	27.6	19.6
50~54	56.7	38.2	49.1	30.7	47.3	35.8
55~59	92.4	58.1	75.5	55.2	84.3	45.0
60~64	154.3	88.5	117.3	63.8	128.0	75.0
65~69	201.1	124.5	162.4	101.3	150.2	100.4
70~74	293.1	154.9	220.5	126.9	221.3	137.5
75~79	350.2	172.8	238.0	145.9	249.8	162.3
80~84	408.0	213.8	195.7	155.5	280.4	147.6
85세 이상	409.3	167.0	257.3	85.5		
조율	29.3	22.2	20.2	17.9	23.2	19.5
ASR (1993~1997)	36.1 (27.4)	21.4 (17.2)	27.2	28.7	17.4	18.0

신명희 등, 2007; 최진수 등, 2007.
IARC, Cancer Incidence in Five Continents Vol IX, Lyon, 2007.

표 1-13 간암의 인종·지역별 연령표준화 발생률 및 0~74세 누적발생률

인종	지역	연도	발생률(ASR)		0~74*	
			남자	여자	남자	여자
한국인	서울	98~02	44.1	13.0	5.2	1.6
	대구	98~02	44.9	12.0	5.4	1.5
	광주	98~02	50.2	10.8	6.1	1.3
	제주	00~02	44.4	12.0	5.3	1.3
	L.A.	98~02	27.5	10.2	2.3	1.2
일본인	오사카	98~02	35.6	11.2	4.8	1.4
	L.A.	98~02	7.9	7.3	1.6	1.4
중국인	상하이	98~02	25.9	8.3	2.9	1.0
	싱가포르	98~02	21.3	5.0	2.6	0.5
	L.A.	98~02	17.2	6.1	2.0	0.6
백인	SEER	98~02	4.4	1.6	0.5	0.2
	스웨덴	98~02	3.0	1.4	0.3	0.2
	이탈리아(피렌체)	98~02	9.0	3.0	1.1	0.4
흑인	SEER	98~02	8.1	2.4	1.0	0.3
	짐바브웨	98~02	14.4	12.7	-	-

* 누적률의 단위는 %, 발생률은 세계표준인구에 의한 10만 명당 비율
IARC, Cancer Incidence in Five Continents Vol IX, Lyon, 2007.

3.5~5배 높은 것은 30세 이후의 발생률이 현저한 차이를 보이기 때문이다.

남자의 간암 발생수준은 우리나라 안에서도 지역 간 차이를 보인다. 광주와 부산 지역의 경우 다른 지역보다 남자의 간암 발생률이 높게 나타난다. 광주 지역 남자의 연평균 실제 발생률은 39.7이지만, 비교를 위한 ASR은 50.2로 서울의 44.1보다 높다. 74세까지의 누적발생률도 광주 남자는 6.1%로 서울의 5.2%보다 월등히 높다. 이러한 차이는 45세 이후의 발생률이 광주 지역에서 높기 때문이다(〈표 1-14〉). 대구의 간암 발생률은 남자 46.1, 여자 12.9로 광주와 서울의 중간 정도이다.

표 1-14 1998~2002년 서울, 광주 및 대구의 성별·연령별 간암 연간 발생률(단위: 10만 명당 연간 발생자 수)

연령군	서울		광주		대구	
	남자	여자	남자	여자	남자	여자
0~4	1.0	0.8	0.7	0.8	0.4	1.3
5~9	0.2	0.1	0	0	0.4	0.5
10~14	0.4	0.2	0.4	0	0.2	0
15~19	0.3	0.2	0	0	0.4	0.6
20~24	0.4	0.3	0.9	0.3	0.9	0.4
25~29	2.0	0.8	1.2	0.6	2.2	0.5
30~34	5.0	1.0	6.2	1.9	4.4	1.3
35~39	12.7	3.0	14.4	1.7	16.5	3.6
40~44	34.1	5.7	31.9	6.7	40.4	6.9
45~49	70.0	13.0	83.1	8.0	80.3	11.2
50~54	110.1	23.6	117.4	26.4	124.5	27.9
55~59	155.0	38.3	162.0	38.1	159.7	42.8
60~64	191.9	56.0	242.5	44.6	190.6	50.7
65~69	207.3	76.9	270.2	57.6	219.1	69.7
70~74	256.0	97.5	295.8	81.1	224.0	88.5
75~79	302.6	116.4	336.7	107.3	283.8	112.1
80~84	273.9	91.8	293.6	63.6	312.4	111.4
85세 이상	253.8	115.3	171.5	33.2		
조율	40.1	13.3	39.7	10.9	40.6	13.9
ASR (1993~1997)	44.1 (45.6)	13.0 (13.0)	50.2	10.8	46.1	12.9

신명희 등, 2007; 최진수 등, 2007.
IARC, Cancer Incidence in Five Continents Vol IX, Lyon, 2007.

5. 췌장암(ICD-10; C25)

심한 통증과 급격한 임상경과를 거치며 예후가 좋지 않은 암이다. 남자의 발생이 여자보다 약 1.5배 높으며, 미국 흑인 남자의 발생률이 높아(12~15) 같은 지역의 백인 남성에 비하여 1.5배 정도 된다. 발생률이 가장 낮은 지역은 인도, 타이, 남미 등이며, 발생률은 1.0 전후이다.

우리나라의 경우 상대빈도는 남자의 경우 7~9위, 여자는 10위권에 있으며, 서울에서의 실제 발생률(1998~2002)은 남자 6.7, 여자 5.1이며 ASR은 남자 8.7, 여자 5.0이다.

6. 폐암(ICD-10; C33-34)

과거 서양 남성에서 가장 많이 발생하는 암이었으나 1995년 이후 발생률이 감소하고 있다. 미국 흑인 남자의 발생률이 85~95로 가장 높고, 하와이 원주민 및 서양 백인 남자는 50~65 정도이다. 아시아 지역에서는 홍콩 남자(57.9)와 싱가포르 중국계 남자(51.8)에서 높고, 다음이 우리나라 남자(50 전후)이며, 일본 남자는 40 전후로 중등

표 1-15 폐암의 인종·지역별 연령표준화 발생률 및 0~74세 누적발생률

인종	지역	연도	발생률(ASR)		0~74*	
			남자	여자	남자	여자
한국인	서울	98~02	49.7	14.4	5.9	1.7
	대구	98~02	52.8	13.6	6.9	1.6
	광주	98~02	51.4	13.3	6.9	1.6
	제주	00~02	45.0	10.7	5.6	1.4
	L.A.	98~02	36.0	15.2	4.3	1.8
일본인	오사카	98~02	43.3	13.9	4.9	1.5
	L.A.	98~02	29.3	14.2	3.9	1.9
중국인	상하이	98~02	51.5	19.9	6.3	2.4
	싱가포르	98~02	51.8	17.5	6.3	1.9
	L.A.	98~02	29.3	18.9	3.5	2.2
백인	SEER	98~02	55.4	38.5	7.1	5.0
	스웨덴	98~02	20.9	14.5	2.8	1.9
	이탈리아(피렌체)	98~02	52.9	12.1	6.8	1.4
흑인	SEER	98~02	76.5	36.5	9.8	4.7
	미국(켄터키)	98~02	96.6	34.9	12.2	4.4

* 누적률의 단위는 %, 발생률은 세계표준인구에 의한 10만 명당 비율
IARC, Cancer Incidence in Five Continents Vol IX, Lyon, 2007.

표 1-16 1998~2002년 서울, 광주 및 대구의 성별·연령별 폐암 연간 발생률(단위: 10만 명당 연간 발생자 수)

연령군	서울		광주		대구	
	남자	여자	남자	여자	남자	여자
0~4	0.1	0.1	0	0	0	0.3
5~9	0.1	0.1	0	0	0	0
10~14	0.1	0	0	0	0.2	0
15~19	0.2	0.3	0	0	0.4	0.2
20~24	0.2	0.4	0	0.3	0	0.2
25~29	0.9	0.8	1.5	0.9	1.0	0.9
30~34	2.3	1.8	3.1	1.6	1.1	0.9
35~39	4.3	3.2	5.2	3.7	3.3	2.2
40~44	9.8	6.8	10.1	8.1	10.7	4.7
45~49	23.5	9.2	24.1	12.0	24.3	10.3
50~54	47.2	18.4	57.4	19.6	55.9	15.3
55~59	100.5	32.1	118.0	25.4	129.4	30.3
60~64	192.7	54.0	188.0	52.4	215.5	39.0
65~69	305.6	74.8	398.8	80.6	354.1	79.0
70~74	491.4	127.6	578.5	111.7	576.5	127.9
75~79	704.2	175.9	570.1	137.4	664.6	190.9
80~84	765.3	200.4	538.2	205.0	492.7	204.6
85세 이상	644.0	211.0	343.0	99.7		
조율	36.9	14.9	35.3	13.9	39.0	14.9
발생률 (1993~1997)	49.7 (48.8)	14.4 (12.5)	51.4	13.3	52.8	13.6

신명희 등, 2007; 최진수 등, 2007.
IARC, Cancer Incidence in Five Continents Vol IX, Lyon, 2007.

발생수준이다. 발생률이 낮은 지역은 인도와 중미 지역(10 전후)이다.

여자의 발생수준을 보면 미국 켄터키 지역이 ASR 50 정도로 가장 높다. 미국 다른 지역 여자의 ASR은 38~40 정도이고, 중국 하얼빈 지역 여자의 경우 35 정도로 높다. 영국 여성도 20~30 정도로 높은 편이고, 유럽 지역과 한국, 일본 여자는 10~15로 중등도 수준이며 인도와 쿠웨이트의 여자는 1~3 정도이다(〈표 1-15〉).

1998~2002년 서울 지역의 ASR은 남자 49.7, 여자 14.4였으며, 5년 전에 비하여 약간 증가했다. 50세 이후에는 폐암 발생률이 급격하게 높아진다. 74세까지의 누적발생률은 남자 5.9%, 여자 1.7%이다. 상대순위는 남자에서 3위, 여자에서 6위로 다발하는 암에 속한다. 발생률의 지역 간 차이는 보이지 않는다(〈표 1-16〉).

7. 피부암(ICD-10; C43-44)

피부암은 크게 흑색종*melanoma skin cancer; MSC*(C43)과 기타 피부암*nonmelanoma skin cancer; NMSC*(C44)으로 구분하는데, NMSC는 정확한 자료 수집이 어려워서 관련 통계를 구하기가 어렵다. 피부암 발생률은 인종, 특히 피부색에 따라 100배 이상의 차이를 보인다. 백인의 발생률이 유난히 높은데, 특히 앵글로색슨족에서 높다.

MSC는 남자의 경우 몸통에, 여자는 하지에 많이 생기는데 오스트레일리아 백인이 가장 높은 발생률을 보이고(남자: 30~50, 여자: 25~30), 미국 백인의 발생수준(남자: 15 전후, 여자: 10~13)이 같은 지역의 흑인에 비하여 약 20배 높다.

NMSC는 얼굴, 머리, 목 등에 자주 생기는데, 유럽의 백인과 남미의 브라질, 아르헨티나 국민의 발생률이 높아(50~120) 아시아 지역의 약 50~80배 정도이다. 황색 인종의 발생률은 매우 낮아 1~5 정도이다.

우리나라(서울 지역, 1998~2002)의 피부암 ASR은 MSC가 남자 0.6, 여자 0.5이며, NMSC는 남자 2.4, 여자 1.8 정도이다.

8. 유방암(ICD-10; C50)

미국 백인 여자에서 가장 많이 발생하는 암으로, ASR이 90~100 정도이며 74세까지의 누적발생률은 10~13%이다. 다음으로 발생률이 높은 집단은 유럽 백인 및 미국 흑인 여자로 70~90 정도이다. 아시아 지역은 30~40 정도(유대인 제외)이며, 0~74세 누적률은 2~4% 정도이다(〈표 1-17〉). 유방암은 남성에서도 연평균 100만 명당 2~4명 정도 발생한다. 1998~2002년 동안 서울시에서는 76명의 남성 유방암 환자가 발생했는데, 주로 70세 이후에 발병했다. 미국 백인 여성의 경우 1998년 이후 매년 유방암 발생률이 줄고 있는데, 우리나라에서는 발생률이 증가하고 있다.

여성 유방암의 경우 연령에 따른 발생률 곡선은 발생률이 높은 지역과 낮은 지역에서 다른 모양으로 나타난다. 발생률이 높은 지역의 연령별 발생률 곡선은 소위 '이봉성二峰性' 모양을 보이는데, 50세 전후로 한 번 정점을 보이고 약간 정체되다가 이후 연령이 증가하면서 다시 발생

표 1-17 여성 유방암의 인종·지역별 연령표준화 발생률 및 0~74세 누적발생률

인종	지역	연도	발생률	0~74*
한국인	서울	98~02	28.8	3.0
	대구	98~02	24.9	2.2
	광주	98~02	21.2	2.5
	제주	00~02	16.6	1.6
	L.A.	98~02	43.7	4.7
일본인	오사카	98~02	32.0	3.4
	L.A.	98~02	87.7	10.0
중국인	상하이	98~02	35.3	3.8
	싱가포르	98~02	56.4	6.1
	L.A.	98~02	52.1	5.7
백인	SEER	98~02	98.5	11.6
	스웨덴	98~02	78.9	9.1
	이탈리아(피렌체)	98~02	87.0	9.5
흑인	코네티컷	98~02	80.8	9.2
	짐바브웨	98~02	19.0	-

* 누적률의 단위는 %, 발생률은 세계표준인구에 의한 10만 명당 비율
IARC, Cancer Incidence in Five Continents Vol IX, Lyon, 2007.

률이 높아지는 형태이다. 발생수준이 낮은 지역에서는 50세 전후에 정점을 보이고 이후 연령이 증가하면서 발생률은 낮아지는 '일봉성' 모양으로 나타난다. 우리나라와 일본 등지에서는 일봉성을 보이고, 미국과 유럽 등지에서는 이봉성을 보인다.

우리나라의 여성 유방암을 보면, 서울의 경우 1998~2002년 동안의 연평균 발생률이 28.8인데, 이는 5년 전인 1993~1997년의 연평균 발생률 20.9보다 38% 이상 증가한 수준으로, 특히 35~54세 연령의 발생률 증가가 현저했다(약 1.4배 증가). 한편 1998~2002년 동안의 광주 지역 연평균 발생률은 21.2로 5년 전의 서울 지역 발생수준과 비슷하여 유방암 발생수준의 지역 간 차이가 있음을 보여준다. 대구의 발생률은 24.9로 서울과 광주의 중간 정도이다. 지역 간 차이를 연령별로 살펴보면 40세 이후의 발생률에서 차이를 보인다(〈표 1-18〉).

9. 자궁경부암(ICD-10; C53)

중남미(브라질, 페루, 콜롬비아, 칠레 등) 지역과 아프리카 지역의 발생률이 높다(ASR 40~45 정도). 다음이 세르비

표 1-18 1998~2002년 서울, 광주 및 대구의 성별·연령별 유방암 연간 발생률(단위: 10만 명당 연간 발생자 수)

연령군	서울		광주		대구	
	남자	여자	남자	여자	남자	여자
0~4	0	0	0	0	0	0
5~9	0	0	0	0	0	0
10~14	0	0	0	0	0	0
15~19	0	0.3	0	0	0	0
20~24	0	1.2	0	0.6	0	1.4
25~29	0	6.0	0.3	4.3	0	8.2
30~34	0	22.2	0	18.6	0	21.1
35~39	0.1	39.9	0	38.9	0.2	39.3
40~44	0.1	69.1	0	52.8	0.2	63.9
45~49	0.4	93.9	0	73.5	0.5	86.8
50~54	0.4	91.5	0.6	57.0	0.3	77.5
55~59	1.3	87.0	0	63.4	0.8	65.7
60~64	1.2	73.1	0	58.6	1.0	57.8
65~69	1.7	64.1	1.6	39.1	0.7	37.3
70~74	4.0	45.5	2.6	26.0	1.3	39.5
75~79	5.1	43.0	0	25.8	0	35.8
80~84	4.2	40.7	0	10.6	0	33.4
85세 이상	3.2	39.4	0	19.0		
조율	0.3	34.6	0.1	23.3	0.2	29.7
발생률 (1993~1997)	0.4 (0.2)	28.8 (20.9)	0.2	21.2	0.2	24.9

신명희 등, 2007; 최진수 등, 2007.
IARC, Cancer Incidence in Five Continents Vol IX, Lyon, 2007.

아와 인도 지역, 그리고 필리핀, 타이 등의 동남아시아 지역으로 ASR이 20~25 정도이다. 우리나라와 동유럽, 러시아 등은 10~15정도이고, 중국과 이스라엘의 발생률이 가장 낮다(ASR 3~6). 일본은 5~12로 지역에 따라 차이가 있으며, 중국은 홍콩(9.8)을 제외한 다른 지역은 발생률이 매우 낮다. 또한 같은 지역이라도 경제적 수준, 인종, 종교적 배경에 따라 발생률이 많은 차이를 나타낸다(〈표 1-19〉).

자궁경부암은 과거 우리나라 여성에서 위암 다음으로 많이 발생하는 암으로 약 14%의 점유율을 보였으나, 최근에는 유방암, 대장암 및 갑상샘암의 상대적인 증가와 자궁경부암 발생 자체의 감소로 순위는 4~5위가 되었으

표 1-19 자궁경부암의 인종 · 지역별 연령표준화 발생률 및 0~74세 누적발생률

인종	지역	연도	발생률	0~74*
한국인	서울	98~02	17.8	2.0
	대구	98~02	16.0	1.8
	광주	98~02	14.5	1.6
	제주	00~02	13.7	1.5
	L.A.	98~02	9.8	1.2
일본인	오사카	98~02	5.6	0.6
	L.A.	98~02	4.6	0.4
중국인	상하이	98~02	2.8	0.3
	싱가포르	98~02	11.5	1.3
	L.A.	98~02	4.9	0.5
백인	SEER	98~02	6.4	0.6
	스웨덴	98~02	7.0	0.7
	이탈리아(피렌체)	98~02	5.4	0.6
흑인	SEER	98~02	9.4	1.0
	짐바브웨	98~02	47.3	-
	페루(트루히요)	98~02	43.9	5.1
	브라질(고이아니아)	98~02	33.9	3.8

* 누적률의 단위는 %, 발생률은 세계표준인구에 의한 10만 명당 비율
IARC, Cancer Incidence in Five Continents Vol IX, Lyon, 2007.

며 점유율도 9~10% 정도이다. 서울의 표준화 발생률(1998~2002)은 17.8인데, 5년 전(1993~1997)의 22.4에 비하여 감소한 것을 알 수 있다. 자궁경부암은 25세 이후에 발생이 시작하고 60대에서 가장 높은 발생수준을 보인다. 대구의 표준화 발생률은 16.0, 광주의 표준화 발생률은 14.5로 서울보다 낮으나 지역 간 차이로 보기는 힘들다(〈표 1-20〉).

10. 전립선암(ICD-10; C61)

인종과 지역에 따라 변동 폭이 크며, 미국 남성에서 가장 많이 발생하는 암이다. 미국 흑인 남자의 ASR이 180~200 정도로 가장 높고, 같은 지역의 백인은 100~120 정도이다. 유럽 남자는 40~80 정도이고 아프리카 흑인은 40 이하이다. 아시아 지역에서는 이스라엘에서 발생률이 높고(50.2), 터키, 필리핀, 싱가포르, 일본 지역은 15~25 수준이며, 다른 지역은 대부분 10 이하로 발생수준이 낮다(〈표 1-21〉).

표 1-20 서울, 광주 및 대구 지역 여성의 연령별 자궁경부암 연간 발생률(단위: 10만 명당 연간 발생자 수)

연령	서울		광주	대구
	(93~97)	(98~02)	(98~02)	(98~02)
0~4	0	0	0	0
5~9	0	0	0	0
10~14	0	0	0	0
15~19	0	0	0	0
20~24	0.2	0.4	0	0.4
25~29	3.4	3.6	3.4	3.8
30~34	15.1	12.0	9.1	9.1
35~39	27.4	24.1	24.3	25.1
40~44	38.7	33.1	32.6	33.6
45~49	46.2	40.2	36.0	37.1
50~54	56.6	42.6	41.1	32.2
55~59	71.2	49.2	43.3	52.8
60~64	88.7	56.5	43.7	52.0
65~69	91.6	67.1	32.2	46.6
70~74	74.1	69.4	48.9	63.2
75~79	57.1	62.5	51.5	58.5
80~84	41.8	53.4	14.1	32.0
85세 이상	19.4	50.6	0	
조율	22.1	20.5	15.7	18.7
ASR	22.4	17.8	14.5	16.0

신명희 등, 2007; 최진수 등, 2007.
IARC, Cancer Incidence in Five Continents Vol IX, Lyon, 2007.

우리나라 서울의 ASR(1998~2002)은 12.7이고 발생 순위는 6위인데, 약 5년 전(8.4)에 비하여 1.5배 이상 발생률이 증가했다. 광주의 ASR(1998~2002)은 9.0이며 순위는 10위를 차지하고 있다.

11. 방광암(ICD-10; C67)

유럽 지역, 특히 이탈리아와 스페인 남자의 ASR이 30~40 수준으로 가장 높으며, 다른 유럽 지역과 미국 백인 남성의 ASR은 20~25 정도이다. 미국 흑인 남자의 ASR은 10 전후이고, 아시아 지역은 이스라엘 유대인(28 정도)을 제외하고는 10 이하이다(〈표 1-22〉).

여성의 발생수준은 남자의 1/4~1/7 정도로 낮으며 지역적 양상은 남자의 경우와 비슷하다.

| 표 1-21 | 전립선암의 인종 · 지역별 연령표준화 발생률 및 0~74세 누적발생률

인종	지역	연도	발생률	0~74*
한국인	서울	98~02	12.7	1.3
	대구	98~02	7.7	0.9
	광주	98~02	9.0	0.9
	제주	00~02	11.8	1.3
	L.A.	98~02	30.9	4.3
일본인	오사카	98~02	11.3	1.2
	L.A.	98~02	74.7	10.2
중국인	상하이	98~02	6.9	0.7
	싱가포르	98~02	18.6	2.1
	L.A.	98~02	48.7	6.3
백인	미국(SEER)	98~02	112.3	15.2
	스웨덴	98~02	84.6	10.9
	이탈리아(피렌체)	98~02	46.1	5.8
흑인	미국(SEER)	98~02	178.8	23.9
	짐바브웨	98~02	38.1	-

* 누적률의 단위는 %, 발생률은 세계표준인구에 의한 10만 명당 비율
IARC, Cancer Incidence in Five Continents Vol IX, Lyon, 2007.

우리나라에서는 남자에서 5~6번째로 많이 발생하지만 점유율은 전체 발생의 3.4% 정도로 낮다. 서울의 ASR(1998~2002)은 남자 11.0, 여자 2.1으로 5년 전에 비하여 별다른 변동이 없다. 광주 지역의 ASR(1998~2002)도 남자 10.2, 여자 2.1로 서울과 비슷한 수준이다.

| 표 1-22 | 방광암의 인종·지역별 연령표준화 발생률 및 0~74세 누적발생률

인종	지역	연도	발생률		0~74*	
			남자	여자	남자	여자
한국인	서울	98~02	11.0	2.1	1.3	0.3
	대구	98~02	9.2	1.1	2.1	0.3
	광주	98~02	10.2	2.1	1.2	0.3
	제주	00~02	6.8	1.1	0.9	0.1
	L.A.	98~02	8.4	2.7	1.0	0.3
일본인	오사카	98~02	7.9	1.7	0.8	0.2
	L.A.	98~02	11.3	3.6	1.3	0.4
중국인	상하이	98~02	8.1	2.0	0.9	0.2
	싱가포르	98~02	8.0	1.9	0.8	0.2
	L.A.	98~02	9.3	1.9	0.9	0.2
백인	SEER	98~02	24.2	6.3	2.9	0.8
	스웨덴	98~02	17.4	5.0	2.1	0.6
	이탈리아(피렌체)	98~02	37.2	7.0	4.6	0.8
	스페인(바스크)	98~02	31.9	4.7	3.8	0.5
흑인	SEER	98~02	11.4	4.2	1.3	0.5
	짐바브웨	98~02	6.6	4.1	-	-
이스라엘	유대족	98~02	28.1	5.3	3.5	0.6
	비유대족	98~02	18.1	1.7	2.1	0.2

* 누적률의 단위는 %, 발생률은 세계표준인구에 의한 10만 명당 비율
IARC, Cancer Incidence in Five Continents Vol IX, Lyon, 2007.

Ⅶ. 암으로 인한 사망 양상

1. 암 사망률의 국제적 현황

모든 부위의 암에 의한 연령표준화 암 사망률(1988~1992)을 보면 남자의 경우 사망수준이 낮은 편에 속하는 지역은 이스라엘과 스웨덴 등으로, 연 평균 암 사망률이 10만 명당 120명 전후이다. 그리스, 일본, 포르투갈, 핀란드 등이 150 전후로 중간 수준에 있으며, 높은 편에 속하는 서양 대부분의 나라는 암 사망률이 200 전후이다. 여자의 암 사망률은 남자보다 낮아 대부분의 나라에서 80~100 정도를 나타내지만, 영국, 뉴질랜드, 덴마크, 헝가리 등은 120~140으로 약간 높은 편이다.

과거 40년(1953~1992) 동안의 암 사망률 변동추이를 보면, 남자의 경우 대부분의 나라에서 15~20% 정도가 증가했다. 핀란드는 오히려 감소했는데, 스웨덴과 덴마크에서는 1970년대 중반까지 증가하다가 이후부터는 감소하였으며, 이스라엘, 스위스 등은 별다른 변동 없이 일정한 수준을 유지했다. 여자에서는 대부분 암 사망률이 감소하였으나, 영국은 증가하는 양상을 보였고, 오스트레일리아와 미국에서는 별다른 변동이 없었다. 1991년 이후 미국인의 암 사망률은 뚜렷이 감소하고 있다.

2. 우리나라의 암 사망률 현황

통계청에서 발간한 우리나라의 2008년도 사망원인 통계연보를 보면 남자 사망자 총 136,932명 중 암으로 사망한 경우가 43,785명으로 32.0%를 차지하고 있다. 여자는 총 사망자의 23.0%(25,127명/109,181명)가 암으로 인한 사망

자이다. 10만 명당 연간 사망자 수로 본 실제 암 사망률은 남자 176.9, 여자 101.9이다. 국제비교지표인 ASR로는 남자 153.6, 여자 63.4이다(그림 1-1).

ASR을 통해 과거 약 20년간(1987~2008)의 암 사망수준의 변화를 보면 남녀 모두 1994년까지 지속적으로 증가하다가 그 이후에는 감소하는 경향을 보인다. 남자의 경우 1987년 156.0에서 1994년 194.1로 약 24.4% 정도가 지속적으로 증가했고(여자는 64.6에서 77.4으로 19.8% 정도), 이후로는 암 사망률이 감소 추세를 보여 2003년 179.5(여자: 73.6), 2004년 176.2(여자: 71.2), 2005년 169.1(여자: 70.3), 2006년 164.5(여자: 68.2), 2007년 157.9(여자: 65.5), 2008년 153.6(여자: 63.4)이었다.

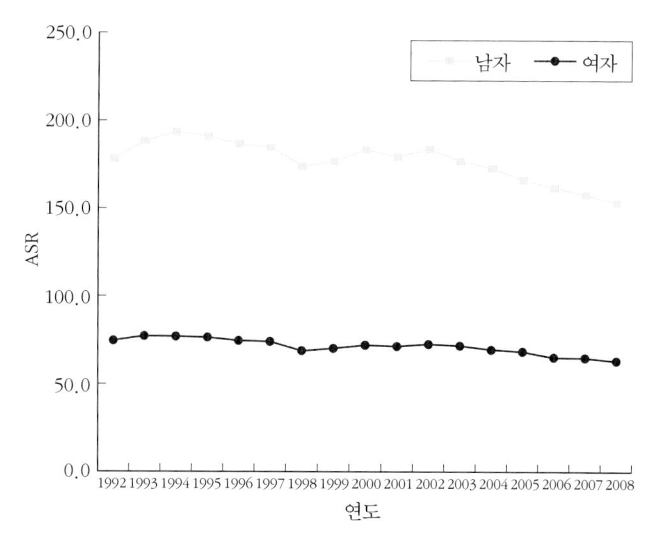

그림 1-1. 우리나라의 암 사망률 추이

(1) 주요 부위별 암 사망 점유율

2008년도 암 사망자의 부위별 상대빈도는 〈표 1-23〉과 같다. 남자에서는 폐암에 의한 사망자가 가장 많아 암 사망자의 24.9%를 차지하고 있고, 다음이 간암으로 19.4%, 3위는 위암(15.3%), 그리고 대장(직장)암이 4위로 8.8% 정도를 차지하고 있다. 이 4대 암이 차지하는 점유율은 전체 암 사망자의 약 70% 정도이다. 1995년 전후의 암 사망 순위는 간암(24%), 위암(22~23%), 폐암(20%) 순이었다. 남성에서 폐암으로 인한 사망이 위암 및 간암으로 인한 사망보다 많아지기 시작한 시점은 1999년 이후이다.

여성에서는 2008년부터 폐암에 의한 사망이 1위로 암 사망자의 15.5% 정도를 차지하고 있으며, 다음은 위암으로 14.3%, 3위와 4위는 대장암과 간암으로 각각 11.5% 전후를 차지하고 있다. 5위는 유방암(6.8%)이며 이들 5대 암의 점유율은 약 60% 정도이다. 6위는 췌장암(6.5%)이고 자궁경부암은 7위로 3.8% 정도의 점유율을 보인다.

표 1-23 우리나라 암 사망자의 부위별 상대 빈도(2008)

순위	남자	여자
1	폐(24.9%)	폐(15.5%)
2	간(19.4%)	위(14.3%)
3	위(15.3%)	대장(12.0%)
4	대장(8.8%)	간(11.1%)
5	췌장(4.9%)	유방(6.8%)
6	식도(2.8%)	췌장(6.5%)
7	전립선(2.7%)	자궁경부(3.8%)

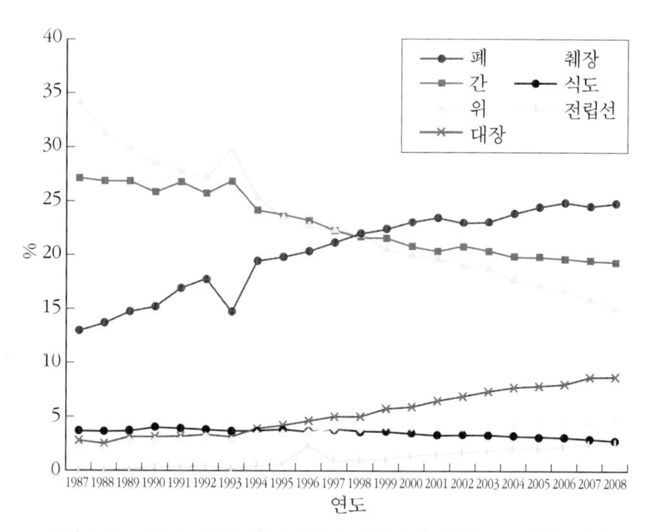

그림 1-2. 1987~2008년 우리나라 남자의 암 사망 상위 7대 암의 상대 빈도 추이

1993~1997년에 비해 1998~2002년도 자궁경부암 발생

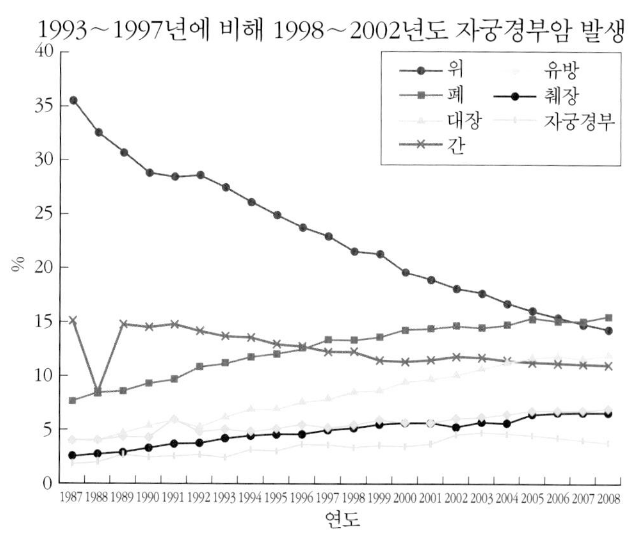

그림 1-3. 1987~2008년 우리나라 여자의 암 사망 상위 7대 암의 상대 빈도 추이

률이 감소한 것에 반해, 같은 기간의 자궁경부암 사망 점유율은 증가한 것을 그림 1-3에서 볼 수 있다.

남녀 모두에서 부위별 암 사망 점유율이 발생 점유율과는 많은 차이를 보이고 있는데, 이는 발생한 암의 예후 또는 치료 효과가 부위에 따라 차이를 보이는 것과 관련 있다.

참고문헌

1. 신명희, 안윤옥. 1998~2002 서울시 암 발생통계. 서울시지역암등록사업단 2007.
2. 신명희, 오현경, 안윤옥. 서울시 암 발생률의 10년간 추이: 1993~2002. 대한예방의학회지 2008; 41(2):92-99.
3. 안윤옥, 신명희. 1993~1997 서울시 암 발생통계. 서울시지역암등록사업단 2003.
4. 안윤옥. 암 등록 사업의 현황과 추진 방향. 대한예방의학회지 2007; 40(4): 265-272.
5. 최진수, 신민호. 1998~2002 광주시 암 발생통계. 광주시지역암등록사업단 2007.
6. 통계청. 사망원인통계연보 1987~2003. 통계청.
7. 한국중앙암등록본부. 한국중앙암등록 사업 연례보고서 1993~1996. 보건복지부.
8. Curado MP, Edwards B, Shin HR, Storm H, Ferlay J, Heanue M, Boyle P, eds. Cancer Incidence in Five Continents. Vol. IX, IARC Scientific Publication No. 160, Lyon, IARC 2007.
9. Parkin DM, Whelan SL, Ferlay J, Teppo L, Thomas DB, eds. IARC Scientific Publication No. 155, Lyon, IARC 2002.
10. Schottenfeld D, Fraumeni JF Jr, eds. Cancer Epidemiology and Prevention. 2nd Edition, New York: Oxford University Press 1996.
11. Shin HR, Won YJ, Jung KW, Kong HJ, Yim SH, Lee JK, et al. Nationwide Cancer Incidence in Korea, 1999-2001; First result Using the National Cancer Incidence Database. Cancer Res Treat 2005;37(6):325-331.
12. Tomatis L, Aitio A, Day NE, Heseltine E, Kaldor J, Miller AB, Parkin DM, Riboli E, eds. Cancer: Cause, Occurrence and Control. IARC Scientific Publication No. 100, Lyon, IARC 1990.
13. Tominaga S, Kuroishi T, Aoki K, eds. Cancer Mortality Statistics in 33 Countries, 1953-1992, International Union Against Cancer(UICC), Japan 1998.

02

종양의 발생 기전

전용성

Ⅰ. 서론

근대 의학이 발전함에 따라 의학자들은 종양을 일으키는 원인을 찾는 연구를 통하여 여러 요인을 밝혀내고 이들이 작용하는 기전을 구명해왔다. 이러한 연구에 힘입어 우리는 암이 발생하는 기전에 대하여 완전하지는 않으나 많은 부분을 이해할 수 있게 되었다. 사람에서 발생하는 암은 불가피한 현상이 아니며 대부분이 외부 요인에 의해 발생하는 것으로 밝혀짐에 따라 암의 상당 부분(50~80%)은 예방이 가능하다고 추정하고 있다. 암을 예방, 진단, 치료하는 방법을 개발하기 위해서는 암이 발생하는 기전을 이해하는 것이 필수이다. 따라서 지금까지 알려진 주요 발암원과, 이들에 의한 발암 기전을 살펴보기로 한다.

Ⅱ. 암을 일으키는 요인의 동정

1. 역학 조사

특정한 종양이 어떤 환경적 요인과 연계되어 많이 발생하는가를 분석하여 발암원을 검색한다. 18세기에는 굴뚝 청소부에서 음낭암*scrotal cancer*이 많이 발생한다는 현상을 영국의 포트*Percival Pott*가 발견했으며, 19세기 말에는 콜타르를 사용하는 산업체의 근로자에서 피부암 발병률이 높은 것이 발견되었다. 여성의 출산력과 유방암의 발생도 연계되어 있음이 알려졌다.

2. 실험적 접근

(1) 돌연변이능 분석

발암원은 돌연변이를 유발하는 능력을 갖고 있으므로, 발암능과 돌연변이능이 비례한다. 따라서 돌연변이를 일으키는 물질을 선별하여 발암원을 찾는다.

미생물을 이용하여 발암원을 검색하는 대표적인 방법이 에임스 시험*Ames' test*이다.

(2) 형질전환 분석

NIH3T3 섬유모세포*fibroblast cell*와 같은 배양세포를 형질전환*transformation*하는 능력을 분석하여 발암원을 선별한다.

(3) 동물실험

발암원으로 의심되는 물질을 동물에 투여하여 발암능을 검증한다.

1915년에는 고환암을 일으킬 것으로 추정된 콜타르를 토끼 귀에 오랫동안 반복하여 칠함으로써 암을 실험적으로 유발하는 데 성공하였다.

3. 물질의 동정

동물실험에 의해 발암능이 증명된 발암물질의 화학적 성상을 동정한다.

1933년에 콜타르에 들어 있는 다방향성 탄화수소*polyaromatic hydrocarbon; PAH*인 벤조피렌*benzo(a)pyrene; BP*이 발암물질임이 처음으로 증명되었다.

Ⅲ. 인체 암의 주요 원인

암은 다양한 성상을 가진 질환이며, 그 원인과 발병 기전 또한 다양하다. 그러나 암을 일으키는 요인, 즉 발암원에는 세포의 성장, 분화, 사멸을 조절하는 기전을 변화시킬 수 있는 모든 물질이 포함되며, 이러한 발암원에 대한 개체의 반응은 궁극적으로 개체의 유전자에 의해 조절된다. 즉, 암은 환경적인 요인과 개체의 유전적인 요인 등이 복합적으로 작용함으로써 발생한다. 발암원은, 암을 일으키기보다는 암이 일어날 확률을 높이는 위험인자라고도 정의된다.

발암원의 종류는 다음과 같이 분류할 수 있다.

① **화학발암원**

i) 환경화학물질

ii) 호르몬

iii) 약물

② **물리발암원**

i) 전리방사선*ionizing radiation*

ii) 석면

③ **생물발암원**

i) **바이러스**: DNA 바이러스, RNA 바이러스

ii) 박테리아

iii) 기생충

④ **유전적 요인**

유전성 종양

Ⅳ. 인체 암의 발암 기전

지금까지 암을 일으키는 다양한 원인들이 알려졌다. 이들은 모두 DNA의 손상을 유발하거나 유전자 발현의 이상을 초래함으로써 세포의 비정상적인 증식을 유발하거나 세포의 정상적인 사멸을 억제하여 암을 유발한다. 암을 일으키는 요인 한 가지만으로는 암이 거의 발생하지 않기 때문에 발암물질 또는 발암요인은 발암의 확률을 증가시키는 위험인자인 것이다.

발암 과정에서는 여러 가지 유전자가 변화하는데, 이들은 암유전자, 암억제유전자, DNA 손상복구 유전자로 분류할 수 있다. 발암원은 이러한 유전자의 발현과 기능을 변화시켜 암을 유발한다.

1. 화학물질에 의한 발암 기전

(1) 발암원의 분류

매우 다양한 종류의 화학물질이 발암원으로 알려져 있으며, 이들은 자연계에 존재하는 물질이거나 인공적으로 만들어진 산업 생산물이다. 어떤 것은 담배를 태우거나 음식을 요리할 때 형성된다.

1) 기원에 따른 분류

환경성*environmental* 발암원, 호르몬*hormonal*, 약품*pharmacologic*, 식이*dietary*

2) 작용 기전에 따른 분류

① Genotoxic: DNA와 반응하여 돌연변이를 유도하는 개시자*initiator*.

② Epigenetic, Non-genotoxic(DNA 서열 변화를 일으키지 않고 유전자 발현 조절을 변화시켜 암을 유발): DNA 메틸화*methylation*, 전사 활성화*transcriptional activation*, 번역조절*translational control*, 번역 후 변형*post-translational modification*, 촉진자*promoter*

3) IARC의 발암원 분류(〈표 2-1〉)

(2) 주요 화학 발암원

① 다환방향족 탄화수소*polycyclic aromatic hydrocarbons*: 벤조피렌

② 방향족 아민*aromatic amines*: 벤지딘*benzidine*

③ N-니트로화합물*N-nitroso compound*: 니트로사민*nitrosamines*, 질산요소제*nitrosoureas*

④ 알킬화제*alkylating agents*: 할로겐화아릴*aryl halides*

⑤ 천연물질: 스테로이드 호르몬, 진균독*mycotoxins*(아플라톡신*aflatoxin*)

⑥ 기타: 중금속(카드뮴, 니켈, 크롬 등), 석면

표 2-1 IARC의 발암원 분류

그룹	종류
1	인체 발암물질*sufficient evidence exists to show carcinogenicity*
2a	인체 발암 추정 물질*evidence suggests probably carcinogenic*
2b	인체 발암 가능 물질*evidence suggests possibly carcinogenic*
3	인체 발암성 미분류 물질*nonclassifiable as to carcinogenicity*
4	인체 비발암성 추정 물질*evidence suggests unlilely to be carcinogenic*

(3) 발암물질의 활성화

1) 발암원의 암 유발 작용

발암원은 매우 다양한 구조를 이루고 있으며 수용성이 낮고 반응성이 낮은 물질이 대부분이다. 이들은 어떻게 DNA에 작용하여 암을 유발할 수 있을까? 이러한 의문은 발암원이 체내에 들어가서 직접 작용하는 직접 발암원과 체내에 흡수된 후 대사되어 극발암물질*ultimate carcinogen*로 활성화되어야 비로소 발암원으로 작용하는 간접 발암원이 있음이 밝혀짐으로써 해소되었다. 지금까지 알려진 대부분의 발암원은 간접 발암원이며, 일부만이 직접 발암원이다.

2) 직접 발암원과 간접 발암원

직접 발암원은 전자에 대한 친화도, 즉 친전자성*electrophilicity*이 커서 반응성이 높은 물질이며, 이들은 DNA나 RNA 그리고 단백질 등 친핵성*nucleophilicity*이 큰 물질과 반응하여 공유결합을 형성하고 이들의 구조와 기능을 변화시킴으로써 암을 유발한다.

간접 발암원은 그 자체로는 반응성이 약한 전 발암원*procarcinogen*이나, 체내에 흡수된 후 간세포 등의 세포질 그물*endoplasmic reticulum*에 존재하는 시토크롬 P450 효소계(또는 microsomal mono-oxygenase system이라고도 부른다)에 의해 대사됨으로써 최종 발암물질로 활성화되어 강한 반응성을 나타낸다.

3) 발암원의 대사

체내에 들어온 발암원들은 일반적인 영양분의 대사경로가 아닌 이물질*異物質, xenobiotics* 대사경로에 의해 대사된다. 이 대사경로를 구성하는 효소는 기질 특이성이 낮고 유도성이 높은 특성을 나타내며, 주로 산화 과정을 통하여 소수성 물질을 친수성으로 변환함으로써 수용성을 증가시켜 체외로 배출되도록 하는 기능을 수행한다. 즉, 이물질 대사경로는 체내에 비수용성 독성물질의 축적을 막고 배출을 촉진시키는 일종의 생체 보호기구로서, 크게 두 단계를 거쳐 진행된다.

① 제1상 반응

제1상*phase I* 반응은 산화, 환원, 가수분해 등을 통해 소수성 화학물질을 수산화*hydroxylation*하여 극성을 높이는 반응 과정이다. 이 과정에서 친전자성이 큰 에폭시드*epoxide* 등의 중간대사 산물이 합성되는데, 이들은 반응성이 높아서 DNA 등에 작용함으로써 발암원으로 작용한다. 따라서 이 과정이 발암원을 활성화하는 문제의 과정이다. 이 반응은 기질에 대한 특이성이 다른 여러 종류의 시토크롬 P450을 비롯한 mixed function oxidase라는 일련의 비특이성 다효소계가 관여하는 것으로 밝혀졌으며, 이들을 제1상 효소*phase I enzyme*라고 부른다.

② 제2상 반응

제2상*phase II* 반응은 접합*conjugation* 또는 생합성 반응으로서 물질의 친수성을 증가시키고 활성화된 발암원을 불활성화함으로써 이들이 DNA 등과 반응하지 못하게 작용한다. 접합되는 물질로는 글루타티온*glutathione*, 황산*sulfuric acid*, 아미노산*amino acid* 등이 있다. 이 과정에 관여하는 효소를 2단계 효소*phase II enzymes*라 하며, 에폭시드 수산화효소*epoxide hydroxylase*, 글루타티온-S-전달효소*glutathione-S-transferase*, 황산기전달효소*sulfotransferase*, UDP-글루쿠론산 전이효소*UDP-glucuronyl transferase*, NADPH 퀴논 환원효소*NADPH quinone reductase* 등이 알려져 있다.

이러한 발암원의 대사 과정, 즉 발암원의 활성화와 불활성화 과정을 연구함으로써 암의 발생을 억제하는 방법을 개발할 수 있을 것으로 기대한다. 이는 일단 체내에 흡수된 발암원의 활성화 과정을 억제하거나, 또는 활성화된 발암원의 불활성화를 촉진함으로써 암을 예방할 수 있음을 말한다. 활성화된 발암원들을 세포 내에서 직접 제거하는 각종 라디칼*radical* 제거제들을 이런 목적에 이용하려는 연구가 진행되고 있다.

(4) 발암원의 돌연변이 유발

발암원은 어디에 작용하여 암을 유발하는가?

발암원은 DNA에 작용하여 돌연변이를 유발함으로써 암을 일으킨다. 발암원이 세포의 유전정보를 보관하고 전달하는 DNA에 변화를 일으킴으로써 암을 유발한다는 체세포 돌연변이설*somatic mutation hypothesis*과, DNA 서열 변화가 아닌 다른 변화에 의해 암이 유발된다는 후성적 가설*epigenetic hypothesis*이 있다. 후성적 기전으로는 유전자의 서열을 변화시키지 않는 DNA 메틸화*methylation*, 신호전달계의 활성 조절, 유전자 발현 조절, 세포 분화와 성장, 클론 확장*clonal expansion*의 조절 등이 제시되었다. 지금까지 체세포 돌연변이 가설을 뒷받침하는 연구결과가 많이 보고되었으나, 두 가지 기전이 모두 발암 과정에 작용하는 것으로 알려지고 있다.

화학발암원에 의해 암화된 세포에서 추출한 DNA는 다

른 배양 세포를 암화시킨다. 이는 발암원이 DNA의 돌연변이를 유발하고, 이 돌연변이 DNA가 다른 세포를 암화시켰음을 시사한다. 실제로 발암원의 대부분이 돌연변이원으로 작용한다.

화학발암원은 DNA 염기의 질소나 산소 원자와 결합하거나, DNA의 형상*conformation*을 변화시킴으로써 정상적인 염기짝짓기*base-pairing* 형성을 방해하여 돌연변이를 유발한다.

화학발암원을 검색하는 데는 미생물에서 물질의 돌연변이능을 측정하는 에임스 시험이 널리 이용되고 있다. 이 방법은 동물실험에 비해 손쉽고 신속하게 결과를 얻을 수 있다.

화학발암원은 DNA의 돌연변이뿐만 아니라 염색체 불안정*chromosomal instability*도 유발한다.

각 발암원은 유발하는 돌연변이의 종류가 서로 다르다.

발암원에 따라 동일한 유전자에서 일으키는 돌연변이 종류가 다르기 때문에, 종양에서 일어난 변이의 특성을 분석함으로써 거꾸로 발암원을 추정할 수도 있다.

(5) 발암원의 표적유전자

발암원은 어떤 유전자의 발현과 기능을 변화시켜 암을 일으키는가? 암의 특성을 나타내는 데 관여하는 모든 유전자가 발암원의 영향을 받을 수 있다. 즉, 세포주기나 세포자멸사*apoptosis* 또는 세포의 성장을 조절하는 신호전달계, 암세포의 전이, DNA 복구에 관여하는 유전자 등이 영향을 받는다.

발암 과정에는 적어도 3가지 종류의 유전자가 관여한다. 즉, ① 세포의 성장과 분열을 촉신하는 유선사에서 기원한 우성 활성 전 암유전자*dominant acting proto-oncogenes*, ② 세포의 성장과 분열을 억제하는 유전자에서 기원한 열성 종양억제유전자*recessive tumor suppressor genes*(gate-keeper), ③ DNA 손상 복구에 관여하는 유전자(care-taker) 등이 이들이다. 이외에도 세포자멸사나 세포주기의 조절에 관여하는 유전자가 발암원의 영향을 받는다.

발암에 관여하는 유전자가 발암원의 영향을 받는 기전으로는 유전자 증폭*gene amplification*, 점돌연변이*point mutation*, 염색체 재배열*chromosomal rearrangement*, 삽입돌연변이 유발*insertional mutagenesis* 등이 알려져 있다.

(6) 발암원만 있으면 암이 유발되는가?

발암원이 암을 유발하는 과정에서는 발암원이 아닌 다른 물질이 발암원에 의한 암 유도를 촉진한다. 이는 발암 기전이 여러 단계를 거쳐서 일어남을 의미한다.

벤조피렌으로 암을 유발하는 과정에는 발암원이 아닌 다른 물질이 필요하며, 이 물질은 나중에 12-0-tetradecanoylphorbol-13 acetate(TPA)임이 밝혀졌다. TPA는 발암원이 아니며, 발암원의 작용을 촉진하는 종양 촉진자*tumor promoter*로 작용한다. 이들은 돌연변이가 일어난 세포의 선택적인 증폭을 유발한다. TPA 외에도 이와 유사한 여러 가지 포볼에스테르*phorbol ester* 유도체들이 종양 촉진자로 작용하는 것이 밝혀졌으며, TPA와는 구조가 다른 non-TPA 촉진 물질들도 발견되었다.

종양 촉진자가 발암 과정에서 작용하는 기전은 잘 알려져 있지 않으나, TPA는 단백질 키나아제 C*protein kinase C*를 활성화시키며, okadaic acid는 인단백질 인산분해효소*phosphoprotein phosphatase*의 저해제로 작용한다. 따라서 종양 촉진자는 세포의 성장을 조절하는 신호전달계에 장기간 작용함으로써 암 유발 촉진작용을 하는 것으로 추정된다.

발암은 발암원에 의한 한 단계 과정이 아니라 여러 단계를 거쳐 일어난다. 이를 다단계 발암*multi-step carcinogenesis*이라 한다.

제1단계인 암 유발 개시 단계*initiation step*에서는 발암원이 DNA를 공격하여 돌연변이를 유발하는 비가역적 반응이 일어난다.

제2단계인 암 유발 촉진 단계*promotion step*에서는 TPA 등 촉진제가 작용하여 양성 임을 유발하며, 이 단계는 후성적 메커니즘이고, 적어도 초기에는 가역적 반응이다.

제3단계는 종양 진행*tumor progression*으로서 양성종양에서 악성종양으로 전환하여 악성종양의 특성이 증대되는 과정이다.

이 단계에서는 암유전자와 암억제유전자의 돌연변이가 점차 증가하며, 염색체의 이상이 분명하게 나타난다. 이 단계에서도 DNA 손상 물질과 유전자의 불안정성이 중요한 역할을 할 것으로 추정되지만, 정확한 기전은 아직 밝혀지지 않았다.

동물실험의 경우에는 발암 기전의 각 단계를 분명하게 구별할 수 있지만, 실제 사람의 발암 과정에는 이러한 단계들에 관여하는 요인들이 동시에 오랫동안 지속되므로 각 단계를 구별하기 어려운 경우가 많다.

결국 발암 과정에는 유전자의 돌연변이와 함께 돌연변이 세포를 증폭할 수 있게 하는 다른 세포 기능의 이상이 수반되어야 함을 시사한다.

(7) 모든 발암원이 동일한 효율로 암을 유발하는가?

발암원에 따라 암을 일으킬 수 있는 농도가 다르며, 암을 일으킬 수 있는 농도에서 암을 일으키는 효율도 각기 다르다. 이러한 효율 차이는 발암원이 시토크롬 P450에 의해 활성화되는 효율과, 활성화된 발암물질의 DNA 친화도에 좌우된다.

발암원의 농도에 따라 어떤 발암원은 낮은 농도에서는 불완전 발암원으로 작용하지만 높은 농도에서는 완전 발암원으로 작용한다.

2. 물리적 자극에 의한 발암 기전

생명체는 끊임없이 여러 방사선을 받고 있으며, 이 중에서 자외선과, 전리방사선*ionizing radiation*인 X선과 소립자*atomic particle*가 암을 유발한다.

피부암은 사람에서 가장 많이 발생하는 암이며, 피부암은 자외선으로 인해 유발된다고 알려졌다. 자외선은 태양광선에서 가시광선보다 짧은 파장을 갖고 있는 전자파이다. 그중 파장이 가장 짧은 UVC는 지구의 오존층에 의해 대부분이 흡수되고, 파장이 긴 UVA는 에너지가 낮기 때문에 오존층에 흡수되지 않으며, 상대적으로 에너지가 큰 UVB(280~325nm)가 주로 암을 유발하는 것으로 알려졌다. 자외선은 DNA에 피리미딘 이합체*pyrimidine dimer*를 형성하여 돌연변이를 유발함으로써 암을 일으키며, DNA가 손상된 세포를 제거하는 p53 단백질의 유전자 돌연변이에 관여한다고 알려져 있다.

전리방사선에 의한 암 발생은, 원자폭탄이 투하된 지역이나 방사선 유출 사고 지역의 주민들에서 백혈병이나 다른 암의 발생이 급증한 사실이 뒷받침하고 있다.

방사선은 화학 발암원과 마찬가지로 DNA에 이중나선 파손*double strand break* 등의 손상을 유발하는데, 이들은 DNA 나선을 직접 손상시키는 기전과 물을 통해 자유 라디칼*free radical*을 형성하고, 이 자유 라디칼들이 DNA에 손상을 일으키는 기전이 모두 작용한다.

전리방사선에 의해 유발된 DNA 손상을 세포가 잘못 복구할 경우에 돌연변이가 일어나 암유전자를 활성화함으로써 암이 발생한다는 가설도 제시되고 있다. 이와 같이 DNA 복구가 암 발생에 중요한 역할을 한다는 사실은, 자외선에 의해 생성된 피리미딘 이합체 등을 복구하는 능력이 저하되어 피부암이 발생하는 색소피부건조증*xeroderma pigmentosum*과 X선에 의한 DNA 교차 연결*cross-link*을 복구하지 못하여 암이 발생하는 모세관확장실조증*ataxia telangiectasia*이라는 질환이 잘 보여주고 있다.

인간이 자연상태에 존재하며 일상생활에서 노출되는 방사선이 X선 검사 등으로 인하여 노출되는 방사선보다 훨씬 많지만, 이런 노출은 소량으로 장기간에 이루어지므로 암을 유발할 가능성이 높지 않은 것으로 추정된다.

휴대전화나 고압선 등이 암 발생을 유의하게 증가시킨다는 확실한 증거는 거의 없다.

3. 감염성 물질에 의한 발암 기전

(1) 감염성 물질에 의해 발생하는 암(〈표 2-2〉)

표 2-2 감염성 물질에 의해 발생하는 암

바이러스	DNA 바이러스	B형간염 바이러스: 간암
		엡스타인-바 바이러스: 버킷림프종*Burkitt's lymphoma*, 호지킨병*Hodgkin's disease*
		사람유두종 바이러스: 자궁경부암
	RNA 바이러스	인체 T세포백혈병 바이러스 1형*Human T-cell lymphotropic virus I; HTLV-I*: T세포 림프종*T-celll lymphoma*
		카포시연관육종헤르페스 바이러스*Kaposi's sarcoma associated herpes virus; KSHV*: 카포시육종*Kaposi's sarcoma*
		C형간염 바이러스: 간암
		사람면역결핍 바이러스*Human immunodeficiency virus; HIV*: 후천성면역결핍증*acquired immunodeficiency syndrome*
박테리아	헬리코박터 필로리*Helicobacter pylori*: 위암	
기생충	주혈흡충*blood fluke*(schistosomiasis): 방광암	
	간흡충*liver fluke*: 담관암종*cholangiocarcinoma*	

(2) 감염성 물질이 암을 일으키는 기전

① 사람의 면역기능 방해를 통한 암 발생 위험 증가: 사람 면역결핍 바이러스, 말라리아

② 만성적인 염증으로 인한 조직 파괴와 재생 유발: B형 간염 바이러스(HBV), C형간염 바이러스(HCV), 헬리코박터 필로리

③ 감염된 세포의 증식 촉진: 사람유두종 바이러스, 레트로바이러스

(3) 바이러스에 의한 발암

1) 발암 바이러스

동물세포에 감염하는 바이러스 중 일부는 암을 일으키는 발암 바이러스*tumor virus*이다. 이러한 발암 바이러스는 감염된 숙주세포에서 바이러스 유전자를 발현시켜 세포를 계속 증식시킴으로써 암을 유발한다. DNA 바이러스와 RNA 바이러스는 생활 주기*life cycle*가 다른 만큼 암을 유발하는 기전도 다르다. 즉 DNA 바이러스가 코드하는 암 유발 단백질*oncoprotein*은 이 바이러스가 감염한 세포에서 번식하는 데 필수적인 단백질이나, RNA 바이러스인 레트로바이러스가 코드하는 암 유발 단백질은 정상 또는 돌연변이 세포 단백질로서 바이러스의 증식과는 직접적인 관계가 없다.

2) DNA 발암 바이러스에 의한 발암 기전

DNA 바이러스는 숙주세포에 감염한 후 바이러스 유전자를 발현시켜 숙주세포 증식을 지속하고 세포 사멸을 방지함으로써 개체 수를 늘리며, 이러한 과정이 암의 발생을 유발한다. 그 예로 사람유두종 바이러스의 E6 단백질은 DNA가 손상된 세포를 제거하는 기능을 수행하는 p53과 결합하여 이 단백질의 분해를 촉진하여 감염된 세포의 사멸을 억제하며, E7 단백질은 세포주기의 진행을 억제하는 pRb 단백질과 결합하여 기능을 억제하여, 결국 감염된 세포가 사멸하지 않고 계속 증식하게 함으로써 바이러스 개체를 증식시키며, 이 과정에서 암이 발생하게 된다.

3) RNA 발암 바이러스에 의한 발암 기전

① 발암 RNA 바이러스들은 형태적으로 유사하며 아마도 단일 선조로부터 유래된 레트로바이러스이다. 레트로바이러스는 약 8,500bp로 구성된 유사한 RNA 2 분자로 이루어진 유전체*genome*와 tRNA, 역전사효소*reverse transcriptase*로 구성되어 있다.

② 생활주기

i) 세포에 감염된 후 tRNA, 역전사효소를 이용하여 단선 RNA 유전체로부터 복선 DNA 유전체가 합성된다

ii) 복사된 DNA는 숙주세포 DNA에 통합된다.

iii) 세포의 RNA 합성계를 이용하여 바이러스 RNA를 합성한다. 바이러스 RNA는 바이러스 단백질 합성을 위한 mRNA로도 쓰인다.

③ 레트로바이러스의 세포 변형 기전

i) 급성 전환 레트로바이러스*acute transforming retroviruses*: 닭에서 육종을 일으키는 Rous 육종 바이러스*Rous sarcoma virus*에는 바이러스 고유의 유전자 외에 세포를 변형시키는 능력을 갖는 유전자(v-src)가 존재하며, 이 src 단백질(pp60 src)은 티로신 키나아제 활성을 가지고 있어서 세포증식을 계속 촉진하여 암을 유발한다. 이렇게 암을 유발하는 바이러스성 암유전자*viral oncogenes; v-onc*를 갖고 있는 발암 레트로바이러스는 현재까지 30종 이상이 알려져 있다.

모든 바이러스성 암유전자는 정상 세포유전자, 즉 전암유전자으로부터 기원했다.

ii) 만성 전환 레트로바이러스*chronic transforming retrovirus, slow acting retrovirus*: 감염 후 발암 과정이 수 개월 또는 수 년에 걸쳐서 일어난다. 이 바이러스는 암 유전자를 갖고 있지 않으며, c-myc 등 세포종양유전자*cellular oncogene*의 촉진자나 증강인자*enhancer*에 삽입되어 이들을 활성화하여 세포를 변형시킨다. 조류백혈증 바이러스*avian leukosis virus*, B형 백혈병이 있다.

(4) 세균과 기생충에 의한 발암

기생충 감염에 의해 암이 유발된다는 것은 비교적 일찍 알려졌으며, 최근에는 위암 발생에 헬리코박터 필로리가 중요한 역할을 한다는 사실이 밝혀졌다. 세균과 기생충이 암을 일으키는 기전으로, 숙주의 면역기능을 저하시키거나 장기간의 염증을 유발하여 지속적인 조직 재생을 유발하는 것이 제시되고 있다.

염증에 의한 발암 여부는 오랫동안 쟁점이 되어왔으나, 최근에는 염증이 암을 일으킬 수 있다는 연구가 보고되면서 염증에 의한 발암 기전을 구명하는 연구가 활발하게 진행되고 있다. 특히 NF-κB 신호전달계가 염증에 의한 발암을 매개한다고 알려져 있다.

V. 암 발생의 개인차

동일한 환경에서 왜 어떤 사람에서는 암이 발생하고 어떤 사람은 암이 발생하지 않는가? 암의 발생에는 여러 인자들이 복합적으로 작용한다. 외적 요인은 환경 요인을, 내적 요인은 유전적 요인, 호르몬, 면역 요인, 발암원의 활성화, 손상된 DNA 복구 등을 들 수 있다. 결국 암의 발생 여부는 외적 요인과 내적 요인 등이 복합적으로 작용하여 결정된다고 설명되고 있다.

VI. 암의 예방

암의 발생을 예방할 수 있는가? 지금까지 밝혀진 역학조사에 의하면 암 위험도의 80~90%가 환경적이고 10~20%가 유전적이다. 이때 환경이라 함은 물리적 환경뿐만 아니라 사회 · 문화적 환경 그리고 생활습관까지를 포함한다. 따라서 현재 발생하고 있는 암의 상당 부분은 예방이 가능한 것으로 판단된다. 지금까지 알려진 발암 기전을 기반으로 하여 암의 발생을 감소시킬 수 있는 여러 가지 방법이 제시되었다.

1. 위험요소 제거

흡연, 감염, 발암원에 과다 노출되는 것을 피한다.

2. 암 발생의 차단

(1) 화학적 예방

자연산 혹은 합성한 제제로 암의 발생을 억제한다. 이들은 다음과 같은 작용을 한다.

① 식이섬유는 발암원의 장내 흡수를 억제한다.

② 체내에서 발암원의 합성을 감소시킨다. 비타민 C는 위에서 발암원인 니트로사민*nitrosamine*의 형성을 억제한다.

③ 발암원의 대사를 변화시키거나 항산화제로 작용한다. 셀레늄*selenium*, β-카로틴*β-carotene* 등이 있다.

④ 발암원과 DNA의 공유 결합을 억제한다. 엘라그산*ellagic acid*, 플라보노이드*flavonoids* 등이 있다.

⑤ 종양의 촉진*tumor promotion*을 억제한다. 레티노이드*retinoids*, β-카로틴, α-토코페롤*α-tocopherol* 등이 있다.

⑥ 정확하게 알려지지 않은 기전으로 발암을 억제하는 물질도 있다. 마늘의 유기황*organosulphur*, 녹차의 폴리페놀*polyphenol* 등이 있다.

(2) 암 예방접종

사람유두종 바이러스를 차단하기 위한 자궁경부암 예방접종 등이 있다.

(3) 예방적 수술

가족력 등으로부터 암이 발생할 확률이 높을 것으로 판정된 경우에 시행하는 예방적 절제 수술의 타당성에 대한 연구가 진행되고 있다.

(4) 규칙적인 운동과 적절한 체중 유지

최근에는 비만이 암의 발생을 증가시킨다는 연구 결과들이 제시되고 있다. 적절한 체중 유지와 규칙적인 운동이 암을 예방하는 데에 도움이 된다. 효율적으로 암을 예방하기 위해서는 위험요소를 회피하거나, 암 발생을 차단하는 방법 여러 가지를 조합하는 것이 바람직하다.

참고문헌

1. DeVita Jr VT, Lawrence TS, Rosenberg SA. Cancer; Principles and Practice of Oncology. 9th edition. Philadelphia: Lippincott Williams & Wilkins; 2011.
2. Kleinsmith LJ. 서영준·나혜경 옮김. 『종양생물학의 원리』. 서울: 라이프사이언스; 2008.
3. Lodish H, Berk A, Kaiser CA, Krieger M, Scott MP, Bretscher A, Ploegh H, Matsudaria P. Cancer. In Molecular Cell Biology. 6th ed. New York: W. H. Freeman and Company; 2008. pp.1107-1118.
4. Loeb LA, Harris CC. Advances in chemical carcinogenesis: a historical review and prospective. Cancer Res 2008; 68(17):6863-72.
5. Martin D, Gutkind JS. Human tumor-associated viruses and new insights into the molecular mechanisms of cancer. Oncogene 2008;27:S31-42.

03

암의 원인

김창민

Ⅰ. 역사적 고찰과 분류

1. 개념의 발전

인류의 역사에서 발견된 최초의 암은 기원전 2000~3000년의 것으로 추정되는 이집트 미라에서 발견된 골종양이다. 기원전 1600년경에 작성된 에버스 파피루스*Ebers papyrus*에서는 유방암으로 짐작되는 질병에 대한 자세한 기술을 찾아볼 수 있다. 이 파피루스에는 이러한 질병은 신이 인간에게 내린 벌이니 저항 없이 받아들이라고 적혀 있는데, 이것이 역사에서 찾아볼 수 있는 암에 대한 최초의 인식이라 할 수 있다.

의학의 시작으로 평가되는 기원전 400년경의 히포크라테스 시대에 암은 "cancer"로 명명되었다. 이 시대에는 모든 질병이 혈액, 점액, 황담즙, 흑담즙으로 구성되는 네 가지 체액의 부조화로 인해 발생한다는 '체액론'이 지배했는데, 암도 흑담즙의 과잉 때문에 발생한다고 설명되었고, 이러한 설은 19세기 초반까지 이어졌다.

오늘날 이해되고 있는 암의 정체가 제대로 밝혀지기 시작한 것은 19세기 후반부터다. 19세기 후반과 20세기 초반에 걸쳐 암세포를 현미경으로 관찰할 수 있게 되면서 암세포에서만 발견되는 비정상적인 세포 구조에 관심이 기울여졌고, 이 물질이 암의 원인일 것으로 추측되었다. 1953년에 DNA 구조가 밝혀지자, DNA로 구성되는 유전자가 생명현상의 기본이며 암도 유전자의 변이에 의해 발생한다고 추론되었다. 시*Shih* 등은 암세포에서 추출한 DNA를 정상세포에 투입하여 암세포의 형질을 만들어내는 데 성공함으로써 암 발생의 근원이 DNA에 있음을 증명하였다. 레디*Reddy* 등은 이러한 악성 형질을 유발하는 유전자가 정상 유전자에 점돌연변이가 생긴 *HRAS* 종양유전자임을 밝힘으로써 종양유전자의 개념을 도입하는 전기를 마련했다. 이후 암을 일으키는 DNA, 즉 종양유전자에 대한 탐색이 활발해지면서 많은 암 관련 유전자들이 속속 밝혀지고 있다.

정상 유전자가 돌연변이를 일으켜 암세포를 유발하기 위해서는 20~30년간의 오랜 기간에 걸쳐 대략 5~7개 이상의 유전자 돌연변이가 축적되어야 한다는 것이, 보편적 발암론으로 인정되고 있는 다단계 발암*multi-step carcinogenesis*론이다. 정상적인 DNA 증식 과정에서 오류가 생기거나 발암물질에 의해 돌연변이가 생기면 일단 DNA 복구 과정을 통해 원상 회복을 시도하지만, 돌연변이가 유지된 채로 살아남는 세포들은 추가적 돌연변이를 획득해가면서 암세포가 가지는 악성 형질을 갖추어간다. 일부 암은 염색체 파열*chromothripsis*과 같은 격변적 변이에 의해 단기간에 발생하는 경우도 있지만, 이러한 경우는 전체적 관점에서 보면 예외적인 현상이라 할 것이다.

유전자의 돌연변이를 일으키는 원인으로는 선천적인 유전적 결함이나 직업적인 발암물질 노출에 우선적인 관심이 모였다. 그러나 돌*Doll* 등은 1981년 역학적 연구를 통해 암 발생이 흡연, 음식, 생식활동, 감염 등 환경적 원인에 의해 크게 좌우된다는 획기적인 견해를 제시하였다. 아울러 이러한 요인들을 회피하거나 조절하면 암 발생을 최대 80% 정도까지 예방할 수 있을 것이라고 전망함으로써 암의 원인과 예방에 관한 연구에 중요한 전기를 마련하였다. 그러나 이러한 견해는 음식의 기여 정도를 지나치게 강조하고 직업상의 발암물질 노출 혹은 대기상의 발암물질 노출에 대한 중요성을 경시했다는 비판을 받기도 했다. 실제로 석면, 벤젠, 방사선 등에 대한 노출의 심각성이 점차 부각되면서 직업 활동, 의료에 의한 발암물질 노출을 보다 강력히 규제해야 한다는 목소리가 높아지고 있다. 최근에는 비만과 신체활동 부족도 암 발생의 중요한 원인으로 인정받고 큰 관심의 대상이 되고 있다.

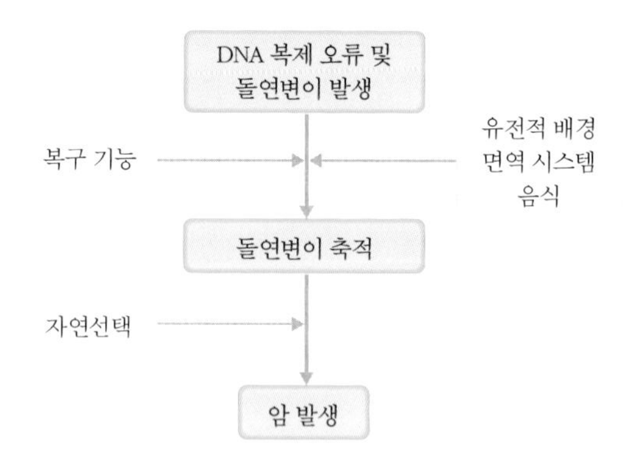

그림 3-1. 암 발생 과정의 전개와 진화론적 개입

2. 진화의학적 관점

위에서 열거한 발암물질들에 의한 다단계 발암론이 암 발생과 관련한 모든 의문점을 설명해주지는 못한다. 왜 가장 발달된 영장동물인 인간이 암이라는 치명적인 질환에 취약하며 암 발생의 빈도도 다른 동물들에 비해 높은지, 개인적인 차이의 원인은 무엇인지 등의 의문점에 답하는 데는 진화의학적 혹은 다윈의학적인 접근이 도움이 된다.

인체의 정상적인 세포 증식과 생식을 위한 DNA 복제 과정에서는 어쩔 수 없이 오류에 의한 돌연변이가 생기는데, 한 번의 증식 사이클에서 하나의 염기 돌연변이가 생길 확률은 10억 분의 1(1×10^{-9}) 정도다. 인체의 23,000여 개 유전자 중 최소 350개 이상의 유전자가 돌연변이에 의해 암을 유발할 수 있는 암 관련 유전자로 알려져 있다. 이러한 자체적인 돌연변이 발생과 함께 외부의 발암물질에 의한 추가적인 돌연변이가 축적되면 암이라는 치명적인 질병이 생기는데, 이러한 사실은 언뜻 적자생존이라는 생물학적 대원칙에 어긋나 보인다. 그러나 진화 과정은 완벽하지 않기 때문에 어쩔 수 없는 불완전성을 동반하는데, 자연선택 과정에서는 암과 같이 나중에 생명을 위협하는 형질을 골라내기보다 당장의 생식능력의 우월성을 우선하여 선택이 이루어지기 때문이다.

인간은 다른 고등동물과 비교하여 암 발생의 위험이 더 높은데, 이는 인간이 처한 환경이 암 발생의 위험인자를 추가하기 때문이다. 피임약을 먹인 고양이나 지속적으로 광선에 노출시킨 암탉 등에서 암 발생이 증가하는 것은 인간이 만든 인위적 조건들이 암 발생의 위험을 증가시킴을 잘 예증하고 있다. 아울러 인간과 같이 활발한 생식기간을 보낸 이후의 추가 생존기간이 긴 동물일수록 암을 유발할 수 있는 유전자 오류의 축적 부담이 증가하여 암 발생의 위험이 높아진다. 암 이외의 원인으로 사망한 사람을 부검했을 때 암을 가지고 있었음이 확인되는 일이 흔하며, 종양유전자의 돌연변이를 동반한 전암 병변들도 자주 발견된다. 이러한 사실은 인간에서는 자체적인 돌연변이와 발암물질에 의한 추가 돌연변이가 매우 빈번하게 발생하며, 불완전한 선택의 결과로 많은 암이 실제 발생하고 있음을 뒷받침한다.

그러나 임상적 증상을 동반한 암으로 진행되기 위해서는 암 관련 유전자들의 타고난 유전적 배경, 면역시스템의 작용, 음식에 의한 영향 등 여러 관문들을 통과해야 하는 과정이 있어 암 발생에서 개인차가 나타나게 된다(그림 3-1). 특히 요즘 전 유전체 연관 분석연구*genome-wide association study*를 통해 밝혀지고 있는 대립유전자*allele*의 다양성은 암 발생 위험의 개인차를 잘 설명해주고 있다.

3. 원인의 분류

지금까지 밝혀진 암의 원인들에 대한 분류는 두 가지의 다른 관점에서 접근할 수 있다. 하나는 발암물질임을 확신할 수 있는 역학적 및 실험적 근거가 어느 정도 충분한지에 초점을 맞추어 결정하는 방법으로, 국제암연구소*International Agency for Research on Cancer; IARC*의 분류가 대표적이다. IARC는 1971년 인체에 암을 발생시킬 위험이 있는 물질이나 조건을 정리한 『인간에 대한 발암성 위험의 평가에 관한 모노그래프*Monographs on the Evaluation of Carcinogenic Risks to Humans*』를 발표하였고, 이후 추가적인 근거가 나올 때마다 재평가하여 갱신하고 있다.

이 자료는 발암물질을 4개의 그룹으로 나누어 1그룹은 인체에서의 발암성에 대한 충분한 근거가 있는 경우(108개 항목), 2그룹은 2A: 발암성이 있을 가능성은 매우 높으나 아직 근거가 충분하지 못한 경우(64개 항목), 2B: 발암

표 3-1 | 각종 암의 원인들과 전체 암 발생에 대한 기여 추정치

원인	전체 암 발생에서 차지하는 기여 추정치	
	IARC(%)*	돌 등(%)†
유전	5	–
흡연	15~30	30
만성 감염	10~25	10
음식	30	35
직업	5	4
생식	5	7
알코올	3	3
환경오염	3	2
방사선	3	3

* IARC. World Cancer Report, 2003.
† Doll R 등, 1981.

성의 가능성이 있으나 근거가 부족한 경우(271개 항목), 3그룹은 발암성의 근거가 불충분한 경우(508개 항목), 4그룹은 발암성을 부정하는 근거가 상당한 경우(1개 항목)로 나누고 있다. 이 장에서는 주로 1그룹으로 분류되는 발암물질을 중심으로 살펴볼 것이다.

또 다른 분류는 IARC와 같은 근거중심적 관점보다는 발암물질 혹은 조건의 상대적 중요성과 예방적 관리 차원에서 접근하는 방법이다. 예를 들어 유전, 흡연, 만성 감염, 음식 및 알코올, 생식, 방사선 노출, 비만과 신체활동 부족 등의 항목으로 나눌 수 있다(〈표 3-1〉). 이 표에 나타나는 각 원인별 기여 추정치는 대강의 추산치일 뿐만 아니라 지역별 편차도 매우 크므로 암 원인의 분포에 대한 개괄적 이해를 돕는 자료로 생각해야 할 것이다.

선천적인 유전자 결함이 발암에 결정적인 영향을 미치는 경우는 암감수성증후군*cancer susceptibility syndrome*으로 분류되며, 전체 암의 5% 정도가 이 범위에 들 것으로 짐작된다. 그러나 암감수성증후군 분류에 들지 않으면서도 유전적 배경이 암 발생에 직접적인 영향을 미치거나 다른 발암물질의 역할에 간접적인 영향을 미쳐 암 발생에 기여할 수도 있을 것이다. 특히 유방암, 대장암 등은 유전적 소인이 크게 작용하기 때문에, 이러한 부분의 기여까지 포함한다면 유전의 기여도는 전체 암 발생의 10~15%에 이를 것이라고 추정되기도 한다.

후천적인 발암물질 중 가장 비중이 큰 것은 단연 담배이다. 담배는 발암물질임이 명확히 입증되었으면서도 오랫동안 기호품으로 인식되어온 사회적 관습과 흡연의 중독성 때문에 제대로 통제되지 못하고 있다. 직장이나 생활환경에서 각종 발암물질에 노출되는 위험에 대한 문제 인식이 점점 강조되고 있으며, 특히 방사선은 자연 상태에서의 노출뿐만 아니라 방사선 사고, 의학적 이용 등을 통한 노출도 상당하여 더욱 철저한 규제가 요청되고 있다. 바이러스, 세균, 기타 기생충으로 인한 만성적 감염도 비중이 높은 원인이며, 적극적인 감염 예방과 치료를 통해 암 발생을 현저히 감소시킬 수 있다는 점에서 중요하다. 비만, 음식 및 알코올은 서구형 암의 주된 원인으로 인식되어왔는데, 근래 식생활의 변화로 인해 서구 이외의 다른 지역에서도 대장암, 유방암 등의 발생이 현저히 증가하고 있다.

Ⅱ. 유전적 암감수성

암이 유전과 관련이 있다는 것은 암환자의 가족 중에서 동일한 암이 잘 발생하는 현상에서 자연스럽게 추정되어 왔다. 이 분야의 초기 연구는 암환자의 가계 분석을 통해 암 발생의 위험을 높이는 유전인자가 어떻게 유전되고 발병할 것인지를 통계학적 모델로 제시하는 것으로부터 시작되었다. 잘 알려진 가족성 망막모세포종*familial retinoblastoma*의 경우, 보통염색체 우성소질*autosomal dominant*의 유전 방식에 의하여 망막모세포종이 발생하는 것이 밝혀졌고, 이를 설명하기 위해 너드슨*Knudson*은 two hit theory를 제시하였다. 나중에 종양억제유전자인 *Rb* 유전자로 밝혀진 원인 유전자의 한 대립유전자가 변이된 상태에서 유전되어 출생한 후 다른 대립유전자의 돌연변이가 추가로 생겨 망막모세포종이 발생한다는 설명이다. 가족성 망막모세포종은 암감수성증후군의 대표적 전형이 되었으며, 이후 대장암, 유방암 등에서도 암감수성증후군 사례가 계속 확인되고 원인 유전자들도 밝혀지고 있다.

그러나 알려진 암감수성증후군 외에도 암 발생에 유전적 소인이 작용한다는 것을 짐작하게 하는 증례가 빈번히 발생한다. 리히텐스타인*Lichtenstein* 등은 일란성 쌍둥이를 이란성 쌍둥이와 비교한 연구에서 전립선암, 대장암, 유방암 발생의 경우 유전적 배경이 상당히 작용한다는 것을 밝혔다. 이러한 유전적 배경의 원인을 밝히기 위해 가족성 망막모세포종의 *Rb* 유전자나 유전성 유방-난소암

증후군*hereditary breast-ovarian cancer syndrome*의 *BRCA1*, *BRCA2* 유전자와 같은 암감수성 유전자를 찾았지만 대부분 실패로 끝났다. 대신 이러한 유전자가 설혹 있다 하더라도 소수의 경우에만 해당될 것이라는 점과, 하나의 유전자 돌연변이가 암 발생으로 직결되는 고침투성 감수성 *high-penetrance susceptibility*보다는 여러 유전자들이 복합적으로 작용한 결과로서 암감수성이 나타나는 저침투성 감수성*low-penetrance susceptibility*이 더 보편적인 유전적 암감수성이라는 것을 알게 되었다. 이에 따라 유전으로 인해 특정 암에 대한 위험이 존재한다 하더라도 대립유전자 몇 개의 역할이 복합적으로 작용하여 일반인에 비해 2~3배 정도의 위험도를 보이는 저침투성 다유전자 모델 *polygenic model*이 유전적 암감수성의 중요한 기전으로 제시되고 있다. 아래에서는 암감수성증후군의 대표적 사례 몇 가지를 살펴보고, 다유전자 모델에 해당되는 유전성 암감수성에 대해서도 알아보기로 한다.

1. 암감수성증후군

한 가지 유전자의 돌연변이에 의해 암 발생 위험이 5~50배 정도로 높게 증가하는 암감수성증후군은 50여 가지가 알려져 있는데, 해당 유전자의 종류와 변이의 병인적 기능의 차이에 따라 세 가지 형태가 나타난다. 가장 전형적인 가족성 망막모세포종의 경우 한 대립유전자의 변이가 있을 때는 종양이 발생하지 않고, 두 대립유전자들의 변이가 다 생기면서 종양억제유전자인 *Rb* 유전자가 비활성화되어 망막모세포종이 발생한다. 유전성 비용종성대장암*hereditary nonpolyposis colon cancer*, 유전성 유방-난소암증후군이 이 범주에 속한다. 이에 비해 한 가지 대립유전자의 변이만 있는 상황에서도 암 발생의 위험성이 증가하는 단배수 결손*haploinsufficiency*의 기전도 가능한데, 종양억제유전자인 *NF1* 유전자와 1형 신경섬유종증*neurofibromatosis Type I*, *APC* 유전자와 가족성 선종용종증*familial adenomatous polyposis*, *PTEN* 유전자와 카우덴증후군 *Cowden syndrome* 등에서 이러한 형태가 나타난다. 마지막으로 생식세포 돌연변이*germline mutation*가 종양억제유전자가 아닌 종양 유전자에 발생하는 경우에는 태아에 치명적일 가능성이 높아 종양억제유전자의 변이 때보다 매우 드물게 암감수성증후군이 나타난다. *RET*, *KIT*, *MET* 종양 유전자의 돌연변이에 의해 각각 암감수성이 증가하는 다발내분비샘종양 2형*multiple endocrine neoplasia type 2*, 유전성 위장관기질종양*hereditary gastrointestinal stromal tumor*, 유전성 유두성신장암*hereditary papillary renal cancer* 등이 있다. 빈도가 높은 암감수성증후군들에 대해 더 살펴본다.

(1) 가족성 망막모세포종

가장 먼저 주목을 받은 암감수성증후군은 우성 유전의 발병 양상을 보이는 가족성 망막모세포종으로 2단계 변이설의 모델이 되었다. 나중에 염색체 13q14에 위치하는 원인 유전자 *Rb*가 클론되어 전형적인 종양억제유전자로 밝혀졌다. 종양억제유전자가 기능적으로 완전히 소실되기 위해서는 두 대립유전자가 다 변이되어야 함에 비추어 볼 때, 한 대립유전자가 결손된 채로 태어나고 추가적인 돌연변이가 출생 후에 일어나 망막모세포종이 발생하는 사실이 two hit theory와 일치한다.

망막모세포종은 약 2만 명의 어린이 중 1명꼴로 생기며 대개 10세 이전에 발병한다. 전체 망막모세포종 환자의 40% 정도가 유전적 배경이 관찰되는 가족성 망막모세포종 환자인데, 산발적으로 발생한 증례에 비해 다발성 및 양측성인 경우가 많고 골육종 등 다른 암의 발생 빈도도 높다.

(2) 유전성 비용종성대장암

유전성 비용종성대장암은 린치증후군*Lynch syndrome*이라고도 하며, 용종증을 동반하지 않으면서 대장암을 유발하는 점에서 가족성 선종용종증과 구분된다. 유전성 비용종성대장암은 보통염색체 우성 형태로 유전되며 90%의 침투율을 보인다. 유전적 배경으로 *MLH1*, *MSH2*, *MSH6*, *PMS1*, *PMS2*의 다섯 유전자 중 하나에서 생식세포 돌연변이가 발견되는데, 이 유전자들은 DNA 불일치 복구에 관여하는 유전자들로서 기능적으로 손상되면 유전적 불안정성이 커진다.

산발성 대장암에 비해 더 젊은 나이에 발생하기 때문에 유전성 비용종성대장암 환자의 가족에게는 20세 정도부터 매년 대장내시경을 하도록 권하고 있다. 또한 자궁내막암, 위암, 난소암, 신장암 등에 대한 위험도 높아 일반인들에 비해 더욱 철저한 암 검진을 요한다.

(3) 유전성 유방-난소암증후군

유전성 유방-난소암증후군은 보통염색체 우성 형태로 유

전되며 85%의 침투율을 보인다. 90% 이상의 증례에서 종양억제유전자 *BRCA1*, *BRCA2*의 생식세포 돌연변이를 가지며, 추후 다른 대립유전자의 이형접합성 소실*loss of heterozygosity*이 생기면 유방암 및 난소암이 유발된다. DNA 손상을 복구하는 기능을 가진 *BRCA1*, *BRCA2*의 돌연변이는 산발성 유방암 및 난소암에서도 30~70%에서 발견되는데, 최소한 한 가지 대립유전자의 소실 소견을 보인다. *BRCA1*, *BRCA2* 유전자의 돌연변이가 확인된 유전성 유방-난소암증후군은 유방암 발생 위험이 56~87%에 이르기 때문에 예방 목적의 유방절제술을 시행하기도 한다.

BRCA 돌연변이 외에도 *TP53* 유전자의 생식세포 돌연변이가 있는 리-프라우메니증후군*Li-Fraumeni syndrome*, *PTEN* 유전자의 카우덴증후군, *STK11* 유전자의 포이츠-제거스증후군*Peutz-Jeghers syndrome*에서도 유방암의 위험이 크게 증가하지만 이 증후군들의 발생 빈도는 매우 낮다.

(4) 신경섬유종증 1형

신경섬유종증 1형은 염색체 17q11.2에 위치하는 *NF1* 유전자의 돌연변이에 의해 유발되며 보통염색체 우성 형태로 유전된다. 폰레클링하우젠병*von Recklinghausen disease*으로도 알려져 있는데, 특징적인 신경섬유종 침투율이 100%에 이르며 담갈색 반점*cafe au lait spot*, 겨드랑이나 서혜부의 주근깨 등을 동반한다. 환자는 유전에 의해 돌연변이가 생긴 대립유전자를 물려받고 나중에 나머지 대립유전자의 이형접합성 소실이 생겨 발병하게 되지만, 단배수 결손에 의한 발병도 가능하다. 신경섬유종증 1형의 50%에서는 신경섬유종증 가족력을 동반하면서 생식세포 돌연변이를 물려받지만 나머지 50%는 새로운 생식세포 돌연변이에 의해 발병하게 된다. 신경섬유종증의 일부는 신경섬유육종으로 진행되기도 하며 아교모세포종*glioblastoma*, 크롬친화세포종*pheochromocytoma*, 골수성백혈병*myeloid leukemia*의 발생 위험도 높다.

(5) 가족성 선종용종증

가족성 선종용종증은 보통염색체 우성 형태로 유전되며 침투율은 100%에 이른다. 다발성의 용종이 대장에 발생한 후 이 중 일부가 대장암으로 진행되는데, 40세에 이르면 100%에서 대장암이 발생하므로 그 전에 예방적 대장절제술을 시행한다. 가족성 선종용종증의 95% 정도는 염색체 5q에 위치한 *APC* 유전자의 생식세포 돌연변이에 의해 발생하는데, 70%는 유전에 의해, 나머지는 새로 발생하는 생식세포 돌연변이에 의해 생긴다. *APC* 유전자는 가족성이 아닌 산발성 대장암의 90%에서도 돌연변이가 발견되고 나머지 10%에서도 촉진자*promoter*의 메틸화*methylation* 등으로 인한 *APC* 비활성화가 관찰되고 있어 대장암의 발생에 핵심적인 역할을 하는 유전자로 생각된다.

2. 다유전자성 유전

암감수성증후군은 가족 내에서 암이 발생하는 형태가 비교적 단순하지만 실제로는 가족 내의 암 발생이 많음에도 불구하고 *APC*나 *BRCA*처럼 침투율이 높은 암감수성 유전자를 발견하지 못하는 경우가 대부분이다. 이러한 경우는 단일 암감수성 유전자보다는 여러 유전자에 의한 위험성이 합쳐져 암 발생에 기여하는 다유전자성 유전을 원인

표 3-2 유전적 암감수성 모델들의 비교

	희귀 빈도의 고침투성 돌연변이 (암감수성증후군)	희귀 빈도의 중간위험도 대립유전자	흔한 빈도의 저침투성 대립유전자
해당 유전자	유방암: *BRCA1*, *BRCA2* 등 대장암: *APC*, *MLH1* 등	유방암: *ATM*, *BRIP1* 등 대장암: *MUTYH*, *APC-I1307K* 등	유방암: *ESR1*, *FGFR2* 등 대장암: 8q24.21, *SMAD7* 등 전립선암: *ITGA6*, *MSMB* 등
모집단에서 나타나는 빈도	희귀함, MAF* ≤0.1%	희귀함, MAF≤2%	흔함, MAF>10%
암 발생 위험 (비교 위험도)	RR† ≥10.0	1.5≤RR<5.0	RR<1.5
기여 위험인구	소규모 집단	소규모 집단	대규모 집단

* minor allele frequency
† relative risk

으로 설명하는 것이 더 합당하다는 견해가 대두되었다. 이 가설은 해당 유전자 각각의 암 발생 침투율은 낮더라도 여러 유전자의 영향이 합쳐지면 암 발생을 초래할 수 있다고 가정하였다. 최근 유전체의 다양성을 전체 유전체 차원에서 분석하는 전 유전체 연관분석 연구 등의 기법을 통해 이 가설에 적합한 두 종류의 다유전자성 암감수성 대립유전자 모델이 밝혀졌다(〈표 3-2〉).

유전자에 존재하는 대립유전자 중 모집단에서 나타나는 빈도가 희귀한 대립유전자의 빈도를 소수대립유전자 빈도*minor allele frequency*라 하고, 위험인자를 가지지 않은 집단에 비해 위험인자를 가진 집단에서 질병의 발생 위험을 상대적으로 나타내는 값을 비교 위험도*relative risk*로 나타낸다. 다유전자성 유전의 첫 모델은 소수대립유전자 빈도가 2% 이하로 드물게 나타나지만 비교 위험도는 1.5 이상이면서 암감수성증후군의 정도에는 이르지 못하는 중간위험도 대립유전자 모델*moderate-risk allele model*이다. 또 다른 모델은 소수대립유전자 빈도는 10% 이상으로 높게 나타나지만 비교 위험도는 1.5 이하로 낮게 나타나는 저침투성 대립유전자 모델*low-penetrance allele model*이다. 암감수성증후군까지 포함한 〈표 3-2〉의 세 모델은 지금까지의 연구 결과를 이해하기 쉽게 분류했지만, 이 분야의 새로운 성과들이 계속 추가되고 있는 점을 감안할 때 이러한 분류는 개념적으로 계속 발전해나갈 것으로 예상된다. 이미 모집단에서 나타나는 빈도나 암 발생 위험의 관점에서 기존 모델의 중간에 위치하는 형태의 대립유전자들이 발견되고 있어 세 모델 간의 경계는 매우 유동적인 것으로 이해해야 한다.

(1) 중간위험도 대립유전자 모델

이 범위에 속하는 대립유전자는 모집단에서 비교적 드물게 나타나지만 해당 대립유전자가 나타났을 때 암이 발생하는 위험도인 침투율은 중간에 속하는 경우다. 모세관확장실조증*ataxia telangiectasia*은 *ATM* 유전자의 돌연변이에 의해 보통염색체 열성 형태로 유전되는 병으로, 소뇌기능저하에 의한 운동실조, 피부의 모세혈관 확장 등의 증세를 나타낸다. 이 가계에서 열성 유전된 보인자*carrier* 상태의 여성에서 유방암 발생의 위험이 증가하는데, 렌윅*Renwick* 등은 *ATM* 유전자의 돌연변이가 양 대립유전자에 모두 일어나는 경우에는 모세관확장실조증을 일으키는 데 비해 단일 대립유전자에만 일어나는 경우에는 유방암의 발생 위험을 2.37배 높이는 역할을 한다는 것을 밝혔다.

ATM 대립유전자 외에도 *BRIP1*, *CHEK2*, *PALB2* 대립유전자에 의한 유방암, *MUTYH*, *APC-I1307K* 대립유전자에 의한 대장암의 위험 증가 등이 중간위험도 대립유전자 모델의 범위에 속한다. 이러한 경우들은 대체로 비교위험도가 1.5 이상이나 암감수성증후군의 정도에는 이르지 못하며, 대립유전자의 변종 단백질 발현이 암 발생에 직접적으로 관여하는 것으로 생각된다.

(2) 저침투성 대립유전자 모델

암감수성에 관여하는 유전자 중에는, 모집단에서 나타나는 대립유전자의 빈도는 높지만 암 발생 위험으로 연결되는 침투성은 낮은 대립유전자가 존재할 것이라는 예측이 오랫동안 제기되어왔다. 이 모델은 가족 내에서 암 발생 증례가 모이는 정도가 암감수성증후군에 비해 훨씬 적기 때문에 결정적 근거를 갖춘 경우를 제시하기가 무척 힘들었다. 그러나 전 유전체 연관분석 연구의 도움으로, 저침투성을 보이지만 빈도가 높은 암감수성 대립유전자가 90여 개 이상 밝혀졌고, 또한 이들이 유방암, 대장암, 전립선암, 폐암 등의 각종 암 발생에 관계한다는 사실이 밝혀지고 있다. 예를 들어 *FGFR2* 대립유전자가 유방암의 비교 위험도를 1.26배 증가시키며, 8q24.21, *SMAD7* 등이 대장암, *ITGA6*, *MSMB* 등은 전립선암의 위험을 증가시킨다. 그러나 전체 대장암의 35% 정도에서 유전적 암감수성이 관여할 것으로 예상되는데, 대장암의 위험이 증가하는 각종 암감수성증후군과 다유전자성 유전을 모두 합하더라도 절반 이상의 경우는 아직 원인을 찾아내지 못하고 있다. 다른 암의 경우도 사정이 비슷하여 앞으로 찾아내야 할 암감수성 유전자가 많이 남아 있다고 하겠다.

저침투성 대립유전자들이 암 발생에 관여함에 있어 하나의 대립유전자가 단백질 발현을 통해 나타내는 기능적 역할은 매우 적고 독립적이므로 이러한 위험 대립유전자를 많이 가져야 암 발생 위험도가 증가하는 다유전자성 현상이 나타난다. 흔하게 나타나는 대립유전자의 차이에 의해 발암의 위험성이 달라질 수 있는 저침투성 대립유전자 모델은, 강력한 발암물질인 담배를 오랫동안 피운 사람들 중 일부에서만 암이 생기는 원인을 부분적으로 설명할 수 있는 근거가 될 수도 있다.

최근 개인 맞춤형 의학이 미래 의학의 새로운 발전 방

향으로 크게 부각되면서 암감수성 유전자검사를 암 예방과 진단, 치료에 적용하려는 노력이 매우 활발히 진행되고 있다. 그러나 암감수성 유전자검사의 성급한 상품화와 적절한 적용 기준 미비로 인한 혼란이 매우 우려되는 징후가 감지되고 있다. 향후 전향적이고 타당성 있는 검증 연구 등을 통해 암감수성 유전자검사의 유용성에 대한 근거를 더 확실하게 확보하는 노력이 절실히 요구된다.

Ⅲ. 흡연

담배는 아메리카 대륙의 인디언들이 주로 종교적 의식에 사용하였으며, 콜럼버스가 이를 유럽으로 전파했다고 한다. 유럽으로 전해진 담배는 진통제, 기호품 등의 다양한 용도로 쓰이기 시작했다. 또한 식민지에서 대량 재배되고 인기 있는 무역 품목으로 보편화되면서 19세기 말부터 20세기 초에 걸쳐 세계적으로 보급되었다. 이후 제1·2차 세계대전을 거치면서 궐련*cigarette* 형태의 흡연이 급격히 증가했다.

흡연이 폐암을 비롯한 각종 암의 원인임을 시사하는 연구 결과는 1950년대 초부터 발표되기 시작했다. 1954년 돌 등은 영국의 의사들을 대상으로 한 전향적 코호트 연구를 통해 흡연이 폐암을 용량 의존적으로 유발시킴을 보임으로써 담배가 폐암을 비롯한 여러 암의 중요한 원인임을 확고히 했다.

미국은 1964년부터 강력한 금연정책을 펼치기 시작하여 1990년부터 폐암을 비롯한 각종 암의 발생 빈도가 계속 감소하고 있으나, 대부분의 국가에서는 금연정책의 부진과 사회 인식의 부족으로 흡연 문제에 대한 해결 전망이 그리 밝지 않은 실정이다. 현재 세계적으로 13억여 명이 흡연을 계속하고 있으며 한 해 500만 명이 흡연으로 사망하고 있으나 흡연 인구는 줄어들지 않고 있다. 이러한 흡연 상태가 지속되면 향후 50년간 4억 5천만 명이 흡연으로 인한 질병 때문에 사망할 것으로 추정된다.

1. 흡연과 암 발생

(1) 흡연과 암 발생의 역학

흡연이 폐암과 연관성이 있음이 처음 증명된 이후 다른 장기에서 발생하는 암과의 연관성도 속속 증명되었다. 현재 폐암, 구강암, 후두암, 식도암, 췌장암, 위암, 대장암, 간암, 신장암, 자궁경부암 등 최소 19종류의 암 발생이 흡연과 관련 있다고 인정되고 있다(〈표 3-3〉). 흡연과 관련된 암은 전체 암의 30% 정도이며, 회피 가능한 암의 원인으로서 가장 중요한 위치를 차지하고 있다.

폐암은 모든 병리학적 형태에서 흡연과 관련 있으며, 전체 폐암의 90%가 흡연과 연관성을 지니고 있다. 흡연 기간과 흡연량은 암 발생의 위험과 직접적인 상관관계를 나타내는데, 통상 20~30년간의 흡연이 폐암 발생으로 이어지는 양상을 보인다. 미국이 적극적인 금연정책을 시작한 1964년 이후 약 30년이 지난 1990년대 초부터 암 발생이 줄어들기 시작한 사실은 이러한 연대학적 관계를 그대로 나타내고 있다.

우리나라는 남성 흡연율이 1990년대 초반에 75%를 상회할 정도로 높았으나, 2000년까지 완만한 감소 추세를 보이다가 2000년 이후에 빠르게 줄어 2008년에는 40.4%

| 표 3-3 | 흡연의 형태에 따른 유발 암종*

흡연 방법	충분한 근거를 갖춘 암	유발 가능성이 있는 암
담배 흡연	구강암, 구인두암, 비인두암, 하인두암, 식도암, 위암, 대장암, 간암, 췌장암, 비강암, 후두암, 폐암, 자궁경부암, 난소암, 방광암, 신장암, 요관암, 골수성백혈병	여성 유방암
부모의 흡연에 의한 자녀의 발암	간모세포종	소아 백혈병
간접흡연	폐암	후두암, 인두암
무연 담배	구강암, 식도암, 췌장암	

* Secretan B 등, 2009.

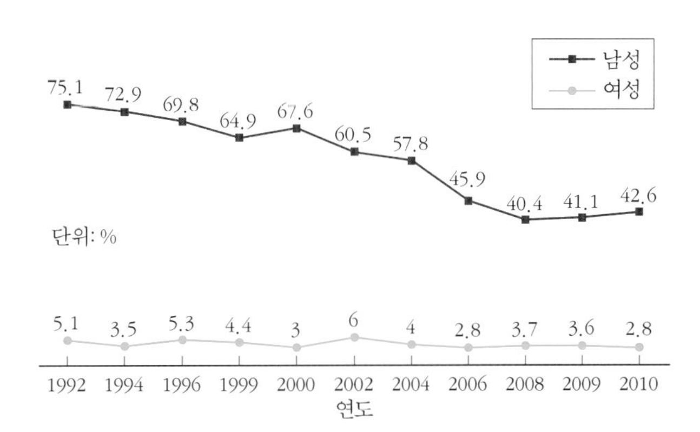

그림 3-2. 우리나라 성인 흡연율의 추이(한국금연운동협의회, 2010)

로 감소하였다. 이후 정체 양상을 보이다가 최근에는 오히려 다시 상승하는 경향을 보이고 있다(그림 3-2).

담배는 궐련 형태의 소비가 85% 이상으로 가장 많고 시가, 파이프의 형태도 있다. 연기가 나지 않는 코담배, 씹는 담배, 인도에서 유행하는 비디 흡연 등 다양한 형태의 흡연이 있으나 모든 흡연이 암의 원인이 된다는 점에서는 차이가 없다.

(2) 간접흡연

간접흡연은 비흡연자가 본인의 의지와 관계없이 담배 연기를 마시게 되는 문제로, 수동적 흡연, 환경 흡연이라고도 한다. 특히 부모의 흡연에 의한 아동의 간접흡연, 직장·식당·공공장소에서의 간접흡연 등은 중요한 사회문제와 연결되기 때문에 발암성을 포함한 흡연의 해악이 인정된 이후에도 한동안 간접흡연의 폐해에 대한 논쟁이 계속되었다.

2004년 IARC는 역학적 분석을 통해 간접흡연을 한 배우자는 폐암 발생 위험이 20~30% 증가하고 직장에서의 간접흡연도 폐암 발생 위험이 12~19% 증가한다고 밝히고 간접흡연도 확실한 발암물질임을 강조하였다. 흡연과 관련된 특이적 니트로사민인 4-메틸니트로사미노-1-3-피리딜-1-부타논*4-(methylnitrosamino)-1-(3-pyridyl)-1-butanone*의 대사물질과 발암성 DNA 부가물이 간접흡연자의 검체에서 확인되는 등 실험적 근거들도 추가되어, 이제 간접흡연의 발암성 여부에 대한 학술적 논쟁은 마무리되었다.

2. 흡연의 발암 기전

(1) 담배 속의 발암물질

담배에는 62개의 발암물질이 포함되어 있는데 이 중 15개가 IARC에 의해 1그룹 발암물질로 규정되어 있다(〈표 3-4〉). 다환식방향족탄화수소*polycyclic aromatic hydrocarbons*는 콜타르에 포함된 발암물질로 처음 알려졌는데, 이 중 벤조피렌*benzo[a]pyrene*은 담배에 포함된 발암물질로서 가장 먼저 발견되었으며 *TP53* 유전자의 돌연변이를 일으키는 원인으로 알려져 있다. N-니트로사민 중에서는 4-메틸니트로사미노-1-3-피리딜-1-부타논과 N-니트로소노니코틴*N'-nitrosonornicotine*이 강력한 발암물질이며, 방향족아민, 알데히드, 비소, 베릴륨 등의 무기화합물도 강력한 발암물질 그룹이다.

표 3-4 담배에 포함된 발암물질들

화학적 분류	대표적 발암물질
다환식방향족탄화수소	벤조피렌*benzo[a]pyrene* * 디벤잔트라센*dibenz[a, h]anthracene*
N-니트로사민	4-메틸니트로사미노-1-3피리딜-1-부타논* N-니트로소노니코틴*
방향족아민	4-아미노비페닐*4-aminobiphenyl* * 2-나프틸아민*2-naphthylamine* *
알데히드	포름알데히드*formaldehyde* *
페놀	카테콜*catechol*
휘발성 탄화수소	벤젠*benzen* *
니트로 화합물	니트로메탄*nitromethane*
기타 유기화합물	비닐클로라이드*vinyl chloride* * 에틸렌옥사이드*ethylene oxide* *
무기화합물	비소*arsenic* * 베릴륨*beryllium* * 니켈*nickel* * 크로뮴*chromium* * 카드뮴*cadmium* * 폴로늄-210 동위원소 *radio-isotope polonium-210* *

* IARC 분류 1그룹 발암물질

유발되는 암종에 따라 주로 작용하는 발암물질도 차이가 있는데, 폐암은 다환식방향족탄화수소와 4-메틸니트로사미노-1-3-피리딜-1-부타논, 후두암은 다환식방향족탄화수소, 식도암은 N-니트로소노니코틴, 백혈병은 벤젠 등이 강력한 발암물질로 작용한다. 간접흡연에서는 흡연자가 내뿜는 연기와 자체 연소에 의해 공기 중에 노출되는 물질들이 섞이는데 벤젠, 1, 3-부타디엔, 벤조피렌, 4-메틸니트로사미노-1-3-피리딜-1-부타논 등이 주된 발암물질이다.

(2) 분자적 발암 기전

흡연과 연관된 발암 과정에서는 니코틴과 담배에 함유된 발암물질의 역할이 가장 중요하다(그림 3-3). 니코틴은 직접적인 발암물질로서보다 중독성을 일으켜 계속적인 흡연을 조장하는 역할이 더 중요하다. 홍*Hung* 등은 염색체 15q25 부위의 니코틴성 아세틸콜린 수용체 유전자의 단일 뉴클레오티드 다형태*single nucleotide polymorphism*가 폐암의 위험에 대한 개인적인 차이를 초래할 수 있음을 보

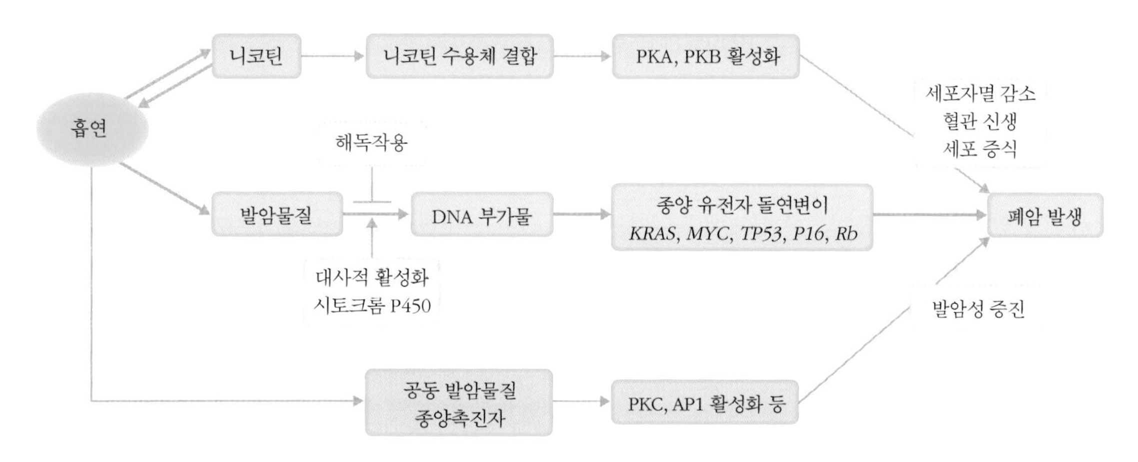

그림 3-3. 흡연에 의한 폐암의 분자적 발암 기전 PKA: 단백질 키나아제 A, PKB: 단백질키나아제 B, PKC: 단백질 키나아제 C, AP1: 활성단백질 1

고하였다. 아울러 니코틴성 아세틸콜린 수용체 유전자가 대립유전자의 차이에 의해 니코틴에 대한 중독성의 차이를 만들 뿐만 아니라, 니코틴이 니코틴 수용체와 결합하여 폐암의 발암 과정을 촉진하는 직접적인 역할을 할 수도 있음이 제시되었다. 니코틴이 세포의 수용체에 작용하여 단백질 키나아제 A, 단백질 키나아제 B 등을 활성화하면 세포자멸*apoptosis*을 억제하고 혈관 신생을 촉진하여 악성 형질전환을 유발할 수 있다는 기전이다.

그러나 보다 결정적인 발암 기전은 담배에 포함된 발암물질들이 DNA 부가물을 형성하여 각종 암 관련 유전자의 돌연변이를 유발하는 것이다. 폐암에서는 주로 *KRAS* 종양유전자와 *TP53* 종양억제유전자의 변이가 많이 발견된다. *KRAS* 변이의 경우 선암의 10~30%에서 엑손 12번 위치에 GT 전환*transversion*이 특징적으로 생기며, *TP53* 변이는 편평세포암과 선암 모두에서 70%까지 발견된다. 발암물질이 부가물을 형성하기 전에는 시토크롬*cytochrome* P450 등에 의해 활성화되는데, P450-1A1, 1B1 등이 발암물질을 활성화시키는 중요 효소이며 이에 대한 경쟁적 대사 과정으로서 해독작용에 관계하는 글루타티온황전이효소*glutathione S transferase* 및 이인산 우리딘글루쿠로노실전이효소*uridine diphosphate glucuronosyl transferase* 등이 작용한다. 상반된 두 방향의 대사 결과에 따라 활성화되는 발암물질의 강도가 결정되며, 따라서 여기에 관여하는 효소의 유전자적 다형성이 암감수성을 결정하는 중요한 인자가 될 수도 있다.

담배에 포함되어 있는 카테콜*catechol*, DCS와 같은 물질은 종양 형성을 주도하지는 못하지만 공동 발암물질 혹은 종양촉진자로서 발암성을 촉진하는 역할을 한다. 이러한 성분들은 단백질 키나아제 C, AP1 등을 활성화시키는 기전으로 발암 과정에 기여하는 것으로 보인다.

폐암의 발암 과정에는 후성 유전학적 경로*epigenetic route*를 통한 기전도 관여하는 것으로 보인다. 니트로사민 등이 세포의 수용체에 작용하여 단백질 키나아제 A, 단백질 키나아제 B 등을 활성화하여 형질전환을 촉진할 수 있으며, 중요 유전자의 촉진자 부위를 메틸화시켜 종양억제유전자의 비활성화를 초래할 수도 있다.

폐암의 10~25%는 비흡연자에서 생기는데, 이 경우는 여성에게 잘 생기고 선암의 병리학적 소견을 주로 나타낸다. 간접흡연 등 기왕에 알려진 발암물질과의 환경적 연관성이나 다른 유전·바이러스성 인자에 대한 가능성 등을 찾아보았지만 아직 분명한 위험인자를 발견하지 못하고 있다. *EGFR*, *KRAS*, *TP53* 유전자의 돌연변이 양상이 흡연과 연관된 폐암과는 확연한 차이를 보이는데, 비흡연자의 폐암에서 상대적으로 *EGFR* 변이가 많고 *KRAS* 변이는 적다. *TP53*의 돌연변이도 흡연자에서는 GT 전환, AG 전이*transition*가 많고 비흡연자에서는 GA 전이가 많은 등 분자적 병인에서도 분명한 차이를 보이고 있어 별도의 발암 기전이 존재할 가능성이 높다.

Ⅳ. 화학물질, 금속, 약물

1. 화학물질

화학물질이 발암물질로 작용할 것이라는 가설은 굴뚝청소부에서 음낭암이 흔히 발병하는 것에 착안하여 제기되었다. 야마기와*Yamagiwa* 등이 토끼에 콜타르를 발라 피부암을 유발시킴으로써 이를 확인하였고, 1930년에는 콜타르에 포함된 화학물질 중 벤조피렌이 처음 분리되어 화학적 발암물질로 인정받게 되었다.

IARC에 의하면 현재 200종류 이상의 화학물질이 발암물질로 분류되고 있다. 이 화학물질들은 인체에 들어가면 시토크롬 P450이나 다른 효소에 의해 대사, 활성화된 후 DNA에 결합하여 돌연변이를 일으킴으로써 발암물질로 작용한다. 아래에서는 대표적인 발암성 화학물질에 대해 살펴본다.

(1) 방향족아민

벤지딘*benzidine*, 오르토톨루이딘*ortho-toluidine*, 4-아미노바이페닐*4-aminobiphenyl* 등은 대표적인 방향족아민으로 인체에서 방광암을 일으키는 발암물질로 인정되고 있다. 벤지딘을 기반으로 하는 염색소는 종이, 직물, 가죽 등을 염색하는 데 쓰이며, 오르토톨루이딘은 염색, 색소, 고무화학산업 등의 직업적인 환경에서 노출되며 발암물질로 작용한다.

(2) 다환식방향족탄화수소

벤조피렌으로 대표되는 다환식방향족탄화수소는 인체에서 피부암과 폐암을 일으킨다. 담배의 주된 발암물질이며, 굴뚝 청소, 석탄가스 발생, 콜타르 증류 및 작업, 콜라 생산, 알루미늄 생산과정 등의 작업 환경에서도 노출의 위험이 크다.

(3) 아플라톡신 B_1

아플라톡신 B_1은 아스페르길루스 진균독소*Aspergillus mycotoxin*로 오염된 옥수수, 땅콩 등의 섭취를 통해 인체에 들어가게 된다. 인체에 들어간 아플라톡신 B_1은 시토크롬 P450에 의해 8, 9 에폭사이드*epoxide*로 전환되어 N-7 구아닌과 DNA 부가물을 형성함으로써 유전자 돌연변이를 일으킨다. 아플라톡신 B_1에 오염되어 발생한 모잠비크와 중국 치둥 지역 환자의 간세포암 조직에서 *TP53* 코돈 249번의 3번째 염기가 돌연변이되어 있음이 확인됨으로써 아플라톡신 B_1이 *TP53*의 특이적 변이를 유발함이 밝혀졌다. 다행히 우리나라에서는 아플라톡신 B_1의 오염 정도가 심각하지 않은 것으로 보고되고 있다.

(4) 다이옥신

다이옥신*2, 3, 7, 8-tetrachlorodibenzo-para-dioxin*은 인체에서의 발암성 증거는 불충분하지만 동물에 대한 실험적 증거가 충분하고 아릴탄화수소 수용체에 작용하는 발암 기전이 분명한 것을 근거로 1997년에 그룹 발암물질로 분류되었다. 다이옥신은 원래 폐기물의 연소 과정이나 여러 산업현장에서 많이 발생하여 동물의 생식기나 내분비계통의 기형 등에 관련하는 것으로 널리 알려졌으며, 근래 인체의 암 발생에도 관여하는 것이 입증되어 발암물질로서도 중요성이 인정되고 있다.

(5) 포름알데히드

포름알데히드*formaldehyde*는 비인두암*nasopharyngeal cancer*의 원인으로 알려져 있었으며, 최근에는 방부처리 종사자들의 골수성백혈병 발병과의 연관이 입증되었다. 관련 종사자들의 말초혈액과 골수계통 원조세포에서 염색체 이상이 발견되고, 특히 산모가 임신 전후에 포름알데히드에 노출되는 경우 자손에서 골수성백혈병의 발생이 증가하는 것이 확인되고 있다.

(6) 직업적 노출

몇 가지의 직업적인 환경이 각종 암 발생의 위험과 연관되어 있음이 확실시되고 있다. 고무 생산공장에서 백혈병, 림프종, 방광암, 폐암, 위암 등의 발생이 증가하고, 도색작업에서도 폐암, 방광암, 흉막중피종 등의 발생이 증가함이 알려져 있다. 특히 산모가 도색작업에 노출되었을 때는 자손에서 백혈병 발생이 증가한다. 철과 강철 주조작업에서는 폐암 발생이 증가하며, 강한 산성용액을 사용하는 이소프로필알코올 제조과정에서는 비강암 등이 많이 발생한다. 그러나 이러한 작업들의 과정에 사용되는 어떤 물질이 직접적인 발암물질인지는 아직 밝혀지지 않고 있다.

2. 금속

(1) 석면

석면*asbestos*의 폐해는 널리 알려져 있어 선진국에서는 철저한 규제 조치가 시행되고 있으나 아시아, 남미, 러시아 지역에서는 아직도 석면이 적절히 규제되지 않고 있다. 자연 발생, 자동차 브레이크 라이닝, 석면 함유 물질의 퇴화, 건축 자재 등이 주된 석면 노출의 원인이 되고 있다. 석면은 온석면, 청석면, 아모사석면 등 다양한 형태가 있으며, 발암물질로서의 강도 면에서 형태에 따라 차이가 있다는 의견도 있지만 모든 형태가 폐암과 중피종의 원인이 될 수 있다. 근래에는 석면이 후두암 및 난소암의 원인도 된다는 충분한 근거가 제시되었으며 대장암, 인두암, 위암과의 연관 가능성도 제시되고 있다.

(2) 비소

비소*arsenic*에 대한 노출은 비철금속 제련, 비소 생산, 목재 보존, 유리 가공, 살충제 및 전자제품 생산 등의 직업적인 환경과 음식이나 식수의 오염 등 비직업적인 원인에 의해서 이루어진다. 비소는 주로 흡입의 형태로 흡수되어 폐암, 피부암, 방광암을 유발시키며, 신장암, 간암, 전립선암의 유발 가능성도 제시되고 있다.

(3) 기타 금속들

베릴륨*beryllium*, 카드뮴*cadmium*, 크로뮴*chromium*, 니켈*nickel*은 주로 폐암의 원인이며, 니켈은 비강암, 부비강암의 원인으로도 분류된다. 이러한 금속물질들은 대부분 복합물의 형태로서 직업적으로 노출되기 때문에 따로 분리하여 평가하기가 어렵다.

3. 약물

질병의 치료를 위해 처방되는 약물인 호르몬제제 및 기타 약제들도 암을 유발할 수 있다. 현재 20여 개의 호르몬제제 및 항암제를 비롯한 약제들이 발암물질로 작용할 수 있다는 것이 알려져 있다(〈표 3-5〉).

(1) 호르몬제제

1) 호르몬치료와 암 발생

호르몬제제 중 IARC가 1그룹 발암물질로 분류한 것은 5가지 여성 호르몬제제다. 피임제나 폐경후증후군의 치료제로 사용되는 에스트로겐 혹은 에스트로겐과 프로게스틴의 복합 호르몬제제가 유방암의 위험을 증가시킨다는 1996년의 연구 결과는 이 호르몬제제들이 널리 사용되고 있는 상황 때문에 엄청난 반향을 불러일으켰다. 54개 역학연구에 대한 메타분석에서 호르몬제제를 투여했던 그룹은 대조군에 비해 유방암 발생의 상대 위험도가 1.35배 높은 것으로 보고되었으며, 이러한 결과는 전향적 연구에서도 확인되었다. 그러나 전향적 연구에서 에스트로겐 단독 투여군에서는 유방암의 위험 증가가 관찰되지 않음으로써 에스트로겐 단독 투여에 의한 유방암 발생에 대해서는 지속적인 연구가 필요하다. 하지만 에스트로겐 단독 투여가 자궁내막암 및 난소암의 위험인자라는 사실은 전향적 연구에서도 충분히 입증되었다. 호르몬제제 중 디에틸스틸베스트롤은 유방암과 질암, 자궁경부암의 위험을 증가시키는 것이 확실하며, 태내 노출에 의해 고

표 3-5 발암물질로 분류되는 호르몬제제, 항암제 및 기타 약제들

약제	유발 암종	암 발생 감소 암종
디에틸스틸베스트롤	유방암(임신 중 노출), 질암 및 자궁경부암(태내 노출)	
폐경기 치료: 에스트로겐 단독	자궁내막암, 난소암	
폐경기 치료: 에스트로겐과 프로게스타겐	자궁내막암, 유방암	
경구피임약: 에스트로겐과 프로게스타겐	유방암, 자궁경부암, 간암	자궁내막암, 난소암
타목시펜	자궁내막암	유방암
항암제*	급성 골수성백혈병	
클로르나파진	방광암	
아자티오프린	비호지킨림프종, 피부암	
시클로스포린	비호지킨림프종, 피부암 등	
메톡살렌+자외선	피부암	
아리스톨로칙산 함유 식물	신우암, 요관암	
페나세틴 및 함유 진통제	신우암, 요관암	

* 부설판, 클로람부실, 사이클로포스파마이드, 멜팔란, 세무스틴, 티오테파, 트레오설판, MOPP 병합요법, 에토포시드(시스플라틴과 블레오마이신의 병합요법 시)

환암 및 자궁내막암의 위험성도 증가시킬 가능성이 제시되고 있다.

호르몬제제의 투여를 종료한 후 5년 이상이 경과하면 암 발생 위험도가 유의하게 감소하는 것으로 보아 호르몬제제의 발암성은 투여 중단 후 상당 기간이 경과하면 가역적으로 회복되는 것으로 판단된다.

2) 에스트로겐의 분자적 발암 기전

피임과 폐경후증후군의 치료를 위해 투여되는 호르몬제제는 다양한 형태의 호르몬 물질을 포함하고 있는데, 유방암의 위험을 증가시키는 주된 물질은 에스트로겐 성분인 것으로 보인다. 에스트로겐에 의한 발암 기전은 매우 복잡하나, 주로 유전자 독성과 호르몬 수용체 경로를 통한 작용으로 나눌 수 있다(그림 3-4).

유전자 독성 기전은 에스트로겐의 체내 대사물이 DNA 부가물을 형성하여 돌연변이를 유발하는 것이다. 에스트로겐은 시토크롬 P450 효소의 작용으로 여러 형태의 산화성 중간 산물을 형성하고 다시 퀴논 산물로 전환된다. 퀴논 산물은 DNA와 부가물을 형성하여 돌연변이를 유발하거나 대사 과정을 통해 산화성 DNA 손상을 유발함으로써 발암에 기여한다.

에스트로겐이 세포의 핵, 세포막, 미토콘드리아 등에 존재하는 에스트로겐 수용체와 결합하면 그 효과는 두 가지 방향으로 나타난다. 하나는 Ap-1, c-jun과 같은 전사인자*transcription factor*에 작용하여 유전자 발현에 직접 관여하는 방법이며, 다른 경로는 비유전자적 방법으로 cAMP, MAPK와 같은 2차적 메신저를 통해 유전자의 발현을 조절하는 것이다. 이러한 작용의 결과는 세포자멸을 억제하고 세포 증식을 초래하는 방향으로 나타난다.

호르몬 투여 시 에스트로겐과 동반 투여되는 프로게스틴 성분도 발암 기전에 일정한 역할을 할 것으로 짐작되며, 에스트로겐 대사나 세포 신호전달에 관여하는 유전자의 다형성과 환경적인 기타 요인들도 발암 과정에 영향을 미칠 것으로 생각되나 이를 정확히 이해하기 위해서는 더 많은 연구가 필요하다. 그러나 타목시펜*tamoxifen*이나 방향화효소 억제제*aromatase inhibitor* 같은 에스트로겐 조절 약물들이 이미 유방암의 예방과 치료에 활용되고 있는 상황이므로 에스트로겐의 발암 기전에 대한 더 정확한 파악을 통해 새로운 개입 방법을 개발할 수 있을 것으로 기대된다.

(2) 항암제 및 기타 약제

암 치료를 위해 사용되는 항암제에 의해 백혈병과 고형암 등의 2차성 암이 암 생존자들에서 발생할 수 있음이 잘 알려져 있다(〈표 3-5〉). 고형암보다는 백혈병과의 연관성이 더 주목을 받는데, 이는 암 치료 후 2차성 암의 발생까지 잠복기간이 짧고 상대적 발생 빈도도 더 높은 데서 기

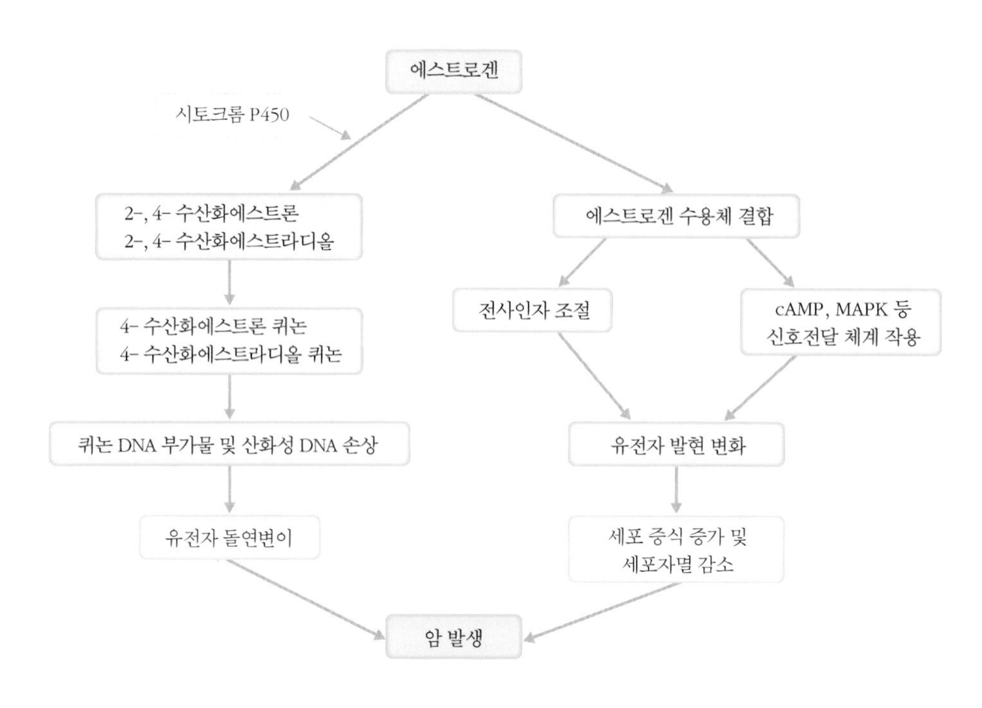

그림 3-4. 에스트로겐에 의한 분자적 발암 기전

인한다.

2차성 암으로 급성 골수성백혈병을 유발하는 항암제로는 부설판*busulfan*, 클로람부실*chlorambucil*, 멜팔란*melphalan* 등의 알킬화제제와 캄토테신*camptothecin*, 안트라사이클린*anthracycline* 등의 국소이성화효소 억제제*topoisomerase inhibitor*가 있다. 알킬화제제에 의한 백혈병은 1차성 암의 치료 후 2~10년 사이에 주로 발병하는 데 비해 국소이성화효소 억제제의 경우 수 개월 내지 5년 내에 일찍 발생한다. 백혈병 암세포의 분석에 의하면 알킬화제제의 경우 여러 암 관련 유전자들의 이상이 관찰되는 반면, 국소이성화효소 억제제의 경우 대개 한 가지 유전자의 이상이 나타난다. 이러한 사실은 전자의 경우 항암제가 비특이적으로 여러 유전자의 돌연변이를 유발하지만, 후자의 경우 결정적인 특정 유전자에 돌연변이를 일으켜 단기간에 2차성 암을 유발하는 것으로 이해된다.

장기이식 후에 거부반응을 억제하기 위해 사용되는 아자티오프린*azathioprine*, 시클로스포린*ciclosporin*은 비호지킨림프종과 피부암의 원인이 될 수 있다. 이 약제들에서는 투약의 목적인 면역억제가 주된 발암 기전으로 작용한다. 과거에 2A그룹으로 분류되었던 페나세틴*phenacetin*은 근래 1그룹으로 바뀌었으며, 벨기에 등지에서 주로 체중감소의 목적으로 복용되는 아리스톨로칙산*aristolochic acid* 함유 식물은 신우암과 요관암의 원인으로 인정되고 있다.

V. 방사선

방사선은 전자기 스펙트럼*electromagnetic spectrum*에 속하는 여러 전자 에너지를 포함하며, 전리방사선*ionized radiation*과 비전리방사선*nonionized radiation*으로 나뉜다. 전리방사선은 원자나 분자의 가장 외각에 있는 전자를 궤도로부터 이탈시킬 수 있는 충분한 에너지를 가진 방사선을 의미하는데, 다시 X선, 감마γ선과 같은 전자파 방사선과 중성자, 양성자 등과 같은 입자 방사선으로 나뉜다. 비전리방사선은 자외선, 가시광선, 적외선, 고주파 등 낮은 에너지를 가진 방사선들을 포함한다. 의학적 목적으로는 주로 전리방사선이 이용되므로 통상 방사선이라 할 때는 전리방사선의 의미로 널리 쓰인다.

인체는 자연상태에서도 흙, 바위, 식물 등에 존재하는 방사성동위원소와 우주로부터 오는 방사선으로 인해 늘 소량의 방사선에 노출되어 있다. 1895년 뢴트겐이 X선을 발견한 이후, 방사선은 진단 영상기기 및 방사선치료 등 의학적 목적이나 원자력발전의 에너지 생산 용도로 널리 쓰이고 있다.

방사선의 생물학적 의미는 전리화 과정이나 DNA 변이 작용을 통해 생체의 중요한 화학적 결합을 교란함으로써 인체에 중대한 변화를 초래할 수 있다는 점이다. 따라서 방사선이 우리 생활에 유익한 역할을 많이 함에도 불구하고 암 발생을 초래할 수도 있다는 점에서 더욱 조심스런

표 3-6 방사선 노출에 의해 발생하는 암종들*

방사선의 형태		주된 대상 집단	발생 암종
α 및 β 입자 방사선	라돈-222	일반인, 광부	폐암
	라듐-224	환자	골종양
	라듐-226 및 228	페인트공	골종양, 부비강암
	토륨-232	환자	간암, 담관암, 담낭암, 백혈병
	플루토늄	플루토늄 생산자	폐암, 간암, 골종양
	포스포러스-32	환자	급성 백혈병
	스트론튬-90 등 핵분열 산물들	원자력 사고 후의 일반인	고형암, 백혈병
	요오드-131 등 방사성 요오드들	원자력 사고 후의 소아, 청년	갑상샘암
X선 및 감마선		원자폭탄 생존자, 임신 중 태내 노출	침샘암, 식도암, 위암, 폐암 등
태양광선		일반인	피부암
자외선 발생 선탠 장비		일반인	피부암(흑색종)

* Ghissassi FE 등, 2009.

접근이 요구된다. 암 발생을 유발할 수 있는 방사선으로는 X선, 감마선, α 및 β 입자 방사체 등 전리방사선과 태양방사선, 자외선이 포함된다(〈표 3-6〉).

1. 전리방사선

(1) 생체에 대한 전리방사선의 영향

방사선 노출의 위험을 정확히 평가하고, 직업적 혹은 의학적 목적의 방사선 사용에 대한 적절한 규정을 설정하는 것은 매우 중요한 일이다. 방사선이 인체에서 어떤 변화를 유발하는지를 정확히 알기 위해서는 방사선을 정량적으로 측정하는 단위와 일정량의 방사선이 생체에 어떤 영향을 미치는지를 예측할 수 있는 모델 시스템이 필요하다.

1) 방사선의 정량적 평가

방사선의 단위는 흡수 용량의 개념에서 그레이*Gray; Gy* (joule/kg)로 표시하며, 방사선의 종류에 따른 효과가 다양한 점을 고려하여 표준화한 단위로 시버트*Sievert; Sv*를 같이 사용한다. 자연상태에서 일반 대중이 우주로부터 오는 태양방사선과 지구상에 존재하는 방사선물질로부터 받는 방사선 노출은 연간 3～4mSv 정도이다. 이 중 자연환경으로부터 받는 방사선 노출이 82%를 차지하며, 그중에서도 라돈에 의한 방사선량이 55%로 제일 큰 비중을 차지한다. 진단 목적의 의료기기 사용에 따른 방사선 노출의 정도를 보면 1회 촬영 시 흉부 X선은 0.1mSv, 유방촬영은 2～5mSv, 두부 CT 촬영에서는 50mSv 정도의 방사선에 노출된다. 통상 방사선에 대한 노출을 설명할 때 저선량 방사선*low-dose radiation*이라 함은 100mSv 이하를 의미한다.

방사선이 생체 조직을 통과하면서 생기는 전리화 현상의 밀도는 생물학적 효과 면에서 매우 중요한데, X선 같은 경우는 전리화 현상이 드물게 발생하므로 저선형 에너지 전달*low linear energy transfer: LET* 방사선이라 하고, 중성자와 같은 경우는 전리화 현상이 조밀하게 일어나므로 고선형 에너지 전달 방사선이라 한다. 전리화 현상은 조직 내 DNA의 전리화를 일으켜 DNA 변이를 유발할 수 있고, 간접적으로 자유라디칼*free radical*의 생산을 거쳐 DNA 손상을 유발할 수도 있다. 전리화 현상의 밀도 차이는 방사선에 의한 생물학적 효과 면에서 정성적 및 정량적 차이를 보이는데, 중성자는 X선에 비해 훨씬 높은 상대적 생물학적 효과비*relative biological effectiveness*를 나타낸다. 예를 들어, 방사선에 의한 세포사*cell death* 정도를 평가할 때, 중성자 1 Gy에 의한 세포사 정도는 X선 5 Gy에 의한 효과와 비슷할 수 있다.

2) 선량-반응 관계의 모델

일정량의 전리방사선에 노출되었을 때 생체가 어떻게 반응하는지는 방사선의 용량과 노출 속도에 크게 좌우된다. 방사선 노출 후 나타나는 생체의 반응을 정확히 예상하기는 매우 어렵지만, 대체로 선형 비한계치모델*linear non-threshold model*과 선형 2차식모델*linear quadratic model*의 두 가지 선량-반응 모델로 설명한다. 선형 비한계치모델에서는 방사선량과 생체반응이 직선상의 비례 관계로 상승하지만, 선형 2차식모델에서는 일정량 이상의 고용량에서 생체반응이 더욱 커져 2차함수적으로 곡선을 그리면서 증가하게 된다. 고용량의 방사선 노출에서는 용량과 암 발생의 위험 사이에 직선적인 상관관계가 대체로 인정되지만 100mSv 이하의 저선량에서 어떤 양상을 보이는지에 대해서는 이론이 있다. 대체로 방사선 노출로 인한 암 발생의 위험을 다룰 때는 선형 비한계치모델로 많이 설명한다. 이 모델에서는 안전한 노출 수위라는 것은 없으며 방사선량이 증가함에 따라 세포 살해나 암 발생과 같은 방사선에 의한 위해*hazard*가 1차함수적으로 증가한다. 선형 비한계치모델은 저선량의 생물학적 효과가 과대평가될 수 있고, 또한 저선량의 방사선 노출은 세포의 회복기능에 의해 상쇄될 수 있다는 주장도 있다. 그러나 신뢰할 수 있는 자료들이 부족한 경우 저선량 효과들을 예측하기 위하여 보수적인 선형 비한계치모델을 택해야 한다는 주장이 우세하다.

3) 방사선 노출과 생체반응

방사선 노출에 의해 급성 반응을 일으킬 수 있는 용량은 0.5 Gy 정도로서, 전신 노출 후 오심, 구토 등의 증세를 일으키며 용량이 증가할수록 손상의 정도도 커진다. 대체로 4 Gy 정도를 인체의 반수치사량LD_{50}으로 보며, 이 정도 용량에 노출되면 뇌, 소화기, 골수 손상에 의해 수 주 내에 사망하게 된다. 방사선치료에서는 부위를 한정시키고 여러 분획으로 나누어 일정 기간에 걸쳐 40～70 Gy를 조사하게 된다.

전체 축적된 조사량이 200 mGy 이하인 경우는 이 용량이 한꺼번에 조사되거나 나누어 조사되어도 그 영향이 비슷하지만, 2～3 Gy의 양이 조사된 경우에는 선형 2차식모델을 따라 조사받은 기간에 따라 그 영향이 다르게 나타난다.

국제방사선방호위원회*International Commission on Radiological Protection*는 선형 비한계치모델을 적용하여 직업적인 방사선 노출의 한계를 5년 동안에 걸쳐 연간 평균 20mSv 이하이면서 50mSv 이상인 해는 없는 정도를 기준으로 제안하고 있다. 그러나 이 기준은 고용량에서 나타난 직선적 선형관계를 그대로 적용하기 때문에 저선량에서 지나치게 방어적인 입장을 취하게 된다는 비판도 있다.

(2) 암 발생의 역학

방사선이 발암물질로 작용한다는 사실은 방사선 관련 종사자들에서 피부암과 백혈병이 빈번히 발생하면서 인지되기 시작하였다. 1928년 방사선을 조사한 초파리에서 돌연변이가 생겼다는 실험적 근거가 제시되었고, 히로시마 원폭 피해자나 체르노빌 원전사고 피해자에서 백혈병 및 고형암의 발생이 확인되면서 방사선 노출에 의한 암 발생 사실이 확고히 인정되었다. 일본 히로시마와 나가사키 지역에 거주했던 원폭 생존자들은 원자폭탄에 의해 일시적이고 전신적으로 감마선 및 중성자선에 노출된 후 여러 암종의 발생을 경험하게 되었다. 급·만성 골수성백혈병, 갑상샘암, 유방암, 폐암 등이 가장 흔히 발생했고 침샘암, 식도암, 위암, 대장암, 골육종, 피부암, 방광암, 뇌암, 신장암 등도 자주 발생했다. 이들에 대한 앞으로의 추적 결과는 저선량 방사선 노출의 영향을 연구하는 자료로서도 의미가 클 것이다.

α 및 β 입자에 의한 방사선 노출은 주거 환경 혹은 의학적 동위원소 사용, 직업적 노출 등에 의해 발생하는데, 폐암을 비롯한 다양한 암종을 발생시키며 태내에서 X선에 노출되는 경우도 다수의 암종 발생의 위험이 높아진다. 특히 라돈은 지표로부터 나오는 방사성 기체로서 집 안에서 반감기가 짧은 방사성물질로 자연 붕괴하여 연무제 형태의 입자인 α입자 폴로늄 218 혹은 214가 된 후 인체의 기관지에 축적된다. 축적된 폴로늄은 고선형 에너지 전달 방사성물질에 의한 폐암 발생의 중요한 유발 요인으로 작용하기 때문에 주거 환경에서 라돈에 대한 철저한 규제가 필요하다. 한편 체르노빌 원전 사고는 방사성동위원소 누출에 의해 주로 β입자 및 감마선 노출을 야기했는데, 피해자들에서 갑상샘암과 유방암의 발생 증가가 관찰되고 있다.

(3) 방사선의 의학적 이용과 암 발생의 위험

1) 진단적 노출

암 치료를 목적으로 하는 방사선치료는 상당량의 방사선 조사가 합리화되지만 진단적 분야에서는 상당한 논란이 제기되고 있다. 특히 첨단 의료기기 사용이 늘면서 진단 목적의 방사선 노출에 의한 암 발생 증가에 대한 우려가 커지고 있다. 통상 CT 촬영에서는 일반 X선 촬영에 비해 100～500배에 이르는 대량의 방사선에 노출되며, 한 번의 검사에 의해 조사량이 50mSv에까지 이를 수도 있다. 스미스-빈만*Smith-Bindman* 등은 40세에 CT 관상동맥혈관조영술을 시행하는 경우 270명 중 1명이 이 촬영으로 인해 암에 걸릴 수 있다고 보고하고 있다. 진단 목적으로 방사선에 자주 노출된 대표적인 경우는 폐결핵으로 치료받은 환자들인데, 이들을 대상으로 한 연구에서는 예상했던 폐암의 증가는 관찰되지 않았지만 대신 유방암의 증가가 관찰되어, 진단 목적의 흉부 X선 촬영이 암 발생의 위험을 증가시킬 위험성을 제시하고 있다.

유방암에 대한 검진 목적의 유방조영술에서는 1.6 mGy의 저선량에 노출되는데, 평생 동안 축적된다고 해도 저선량이기 때문에 이 정도의 저선량 방사선에 의한 암 유발 위험도를 평가하는 것은 어렵다. 따라서 방사선에 의한 2차성 암 발생에 대한 실험적, 역학적 연구를 토대로 한 선량-반응모델에 근거해서 결론을 내릴 수밖에 없다. 논란이 있는 가운데서도 발암 위험을 최소화하기 위해 몇 세에 검진을 시작하여 어떤 프로토콜로 하는 것이 가장 안전한지에 대한 검토가 계속되고 있다.

2) 방사선치료

방사선치료는 주로 자궁경부암, 유방암, 호지킨림프종, 고환암 등에 많이 사용되지만 과거에는 강직성척추염, 양성 유방질환 등에 이용되기도 했다. 2차적인 암 발생의 위험은 치료받은 나이, 장기, 분획 정도 등에 따라 차이를 보이지만, 대체로 백혈병, 유방암, 폐암, 갑상샘암 등의 발생이 증가하는 것이 인정되고 있다.

방사선치료 후의 암 발생은 유방조영술이나 CT촬영에서와는 달리 고선량의 방사선에 대한 위험으로 선량-반응의 모양이 어떤 식으로 나타나는지가 중요한 관심사이다. 고용량에 노출된 경우 세포가 죽게 되어 암 유발 효과는 오히려 감소할 것이라고 예상되었고, 자궁경부암, 강직성척추염 코호트에서는 이러한 예상대로 방사선량이 일정 용량 이상으로 증가하였을 때 암 유발 효과가 감소했다. 그러나 유방암 및 고환암 치료 코호트에서는 용량이 증가하면서 암 발생의 위험도 계속 증가하는 상반된 결과를 보이고 있어 지속적인 연구가 필요하다.

(4) 방사선에 의한 암 발생의 위험인자들

방사선에 의해 암이 유발되는 과정에는 방사선에 노출된 개인의 인자도 관여한다. 우선 방사선에 노출됐을 때의 나이가 중요한데, 갑상샘암의 경우 아이 때 노출되면 성인의 경우보다 현저히 위험도가 높아 10~15배에 이른다. 임신 중에 진단 목적으로 방사선에 노출된 어머니에게서 태어난 소아의 암 발생 위험은 Sv당 6% 정도로 파악되고 있다. 소아 환자가 두 차례 이상의 CT촬영을 시행받으면 백혈병의 위험이 증가하는 등 어린 나이에 방사선에 노출될수록 암 발생의 위험이 선형반응의 형태를 보이며 증가한다.

또 다른 개인적 위험인자는 암 발생에 대한 유전적 감수성인데, 전체 암의 5% 정도는 유전적 암감수성을 결정하는 유전자의 변이에 의해 발생하는 것으로 알려져 있다. 방사선에 대한 노출과 관련해서도 방사선에 의한 염색체 손상의 회복기능에 관여하는 유전자들의 변이가 암 발생에 중요한 결정인자가 될 수도 있다. 예를 들어 가족성 망막모세포종과 리-프라우메니증후군에서는 *Rb*와 *TP53*의 이상이 방사선 노출에 대한 암감수성을 높여 암 발생의 위험을 높이는 것으로 알려져 있다.

전리방사선은 이론적으로 모든 조직과 장기의 발암에 관여할 수 있지만, 특정한 장기와 조직이 방사선에 의한 발암에 더 취약하다는 것이 잘 알려져 있다. 같은 혈액계통의 조직이지만 급성 및 만성 골수성백혈병이나 급성 림프구성백혈병은 방사선 노출에 의해 흔히 발생하며, 만성 림프구성백혈병이나 호지킨림프종은 방사선 노출과 연관하여 발생한다는 근거가 약하다. 고형암 중에서도 갑상샘암, 유방암, 폐암 등이 방사선 노출과의 연관성이 높고 췌장암, 전립선암, 자궁경부암 등은 연관성이 낮다.

방사선에 노출된 시점과 암 발생 시기 사이에는 잠복기가 존재한다. 방사선치료 후 생긴 백혈병의 경우, 발생 시기가 2년 정도에 시작되어 4~8년에 정점에 이르며 이후에는 현저히 줄어들고 있어 방사선 노출에 의한 암 발생에는 일정한 위험 시기가 있는 것을 알 수 있다. 고형암의 경우 최소 5~10년의 잠복기가 있으며 개인의 차이가 크기 때문에 방사선 노출과 암 발생과의 연관성이 백혈병에서처럼 분명하지 않다.

(5) 방사선에 의한 분자적 발암 기전

고용량의 방사선에 노출된 후에는 급성 반응을 일으켜 단기간에 사망할 수도 있지만, 비교적 저용량의 방사선에 노출된 경우는 급성 반응이 생기지 않고 직접적인 DNA 손상이 생기면서 여기에 대한 생체반응이 뒤따르게 된다. 이 과정에서 중요한 DNA 손상이 복구되지 않고 축적되는 경우 암 발생이 초래된다. 아래에서는 저선량 방사선에 의한 생체반응과 발암 기전에 대해 살펴본다.

1) 직접적인 DNA 손상

방사선 노출에 의해 생기는 염기 손상*base damage*과 가닥 절단*strand breaks*은 대부분 염기 절단 복구*base excision repair* 과정을 통해 회복이 가능하다. 하지만 노출량이 증가하면 DNA 두 가닥 절단이 생기면서 회복이 되지 않고 염기쌍 치환*substitution*, 틀이동*frame shift* 돌연변이, 염색체 결손*deletion* 등의 고정적인 돌연변이가 초래되어 발암성 변화를 일으킨다. 전리방사선에 의한 DNA 손상은 DNA 복제 과정에서 자체적으로 생겨나는 손상에 비해 무리를 지어 나타나는 특징을 보인다. 이러한 특징 때문에 DNA 손상이 적은 방사선 용량에 의한 것이라 할지라도 자체적인 DNA 손상 때보다 회복이 어려워 발암 가능성이 더 높아지게 된다.

체르노빌 원전사고의 경우 요오드 131 동위원소 누출에 의해 피해자들에서 유두모양갑상샘암이 많이 발생하고 있다. 이 갑상샘암 조직을 분석한 결과는 매우 특징적인 DNA 돌연변이 양상을 보여주는데, 사고 후 4년 정도의 짧은 잠복기를 나타낸 경우는 *RET-PTC3* 유전자의 재조합이 나타나고, 7년 이상의 잠복기를 가진 경우는 *RET-PTC1* 유전자의 재조합이 주로 관찰된다. 이러한 분자적 이상의 차이는 방사선 노출에 의한 발암 과정에 관계하는 분자적 병인에 따라 서로 다르게 나타나는 임상적 특징의 중요한 보기가 되고 있다.

2) DNA 손상반응

방사선에 노출된 인체에서는 DNA 손상을 회복하기 위해 DNA 손상반응 시스템이 작동한다. 이러한 반응은 DNA 손상에 대한 특수한 감지기능에 의해 시작되는데, 최초의 변화는 ATM 단백질의 인산화에 의해 이루어지며 H2AX 단백질의 인산화로 연결된다. ATM의 인산화 정도는 전리방사선에 의해 DNA 손상반응이 작동되었는지를 검색하는 예민한 감시 방법이다. ATM은 동시에 p53, CHK1, CHK2의 인산화를 통해 DNA 복구, 세포주기 조절, 세포자멸 유발, 전사 조절, 염색질 재형성*chromatin remodeling* 등의 유전체 방어 프로그램을 작동시킨다. 이러한 일련의 DNA 손상반응은 방사선의 양에 따라 분자적 반응이 직선적인 용량-반응 형태를 보이는 경우도 있고 그렇지 않은 경우도 있으며, 반응에 참여하는 유전자의 종류도 차이를 보인다.

DNA 손상반응이 차질 없이 진행되고 방사선에 의한 손상이 심각하지 않은 경우는 심각한 후유증 없이 회복되지만, DNA 손상반응 후에도 지속적으로 문제점이 남으면 암 발생을 유발하는 쪽으로 진행될 수 있다. *ATM* 유전자의 돌연변이가 있는 경우에는 DNA 손상반응이 원만히 이루어지지 않아 방사선에 대한 감수성이 증가하여 암 발생으로 이어지는 것이 좋은 예이다.

방사선에 대한 생체반응에서는 방관자효과*bystander effect*와 적응반응*adaptive response*의 특징적 현상들이 나타난다. 방관자효과는 방사선에 노출된 세포의 주변에 있는 노출되지 않은 세포에서도 DNA 손상반응이 일어나는 것이다. 적응반응은 방사선에 한 번 노출된 후 다시 더 강한 양에 노출되더라도 생물학적 반응은 오히려 적게 나타나는 현상이다. 방관자효과는 방사선에 의한 발암 효과를 상승시키는 방향으로, 또한 적응반응은 완화시키는 방향으로 진행될 것으로 이해되지만 인체 발암 과정에서의 정확한 역할은 분명하지 않다.

2. 태양광선 및 자외선

태양광선은 파장의 크기에 따라 가시광선(400~700nm), 적외선(>700nm) 및 자외선(100~400nm)으로 나뉘고, 자외선은 다시 UVA(315~400nm), UVB(280~315nm), UVC(100~280nm)로 세분화된다. 이 중 자외선이 암 발생과 주로 연관되는데, IARC는 태양광선과 자외선 발생장치의 두 가지 형태를 피부암을 유발시키는 발암물질로 분류하고 있다(〈표 3-6〉). 태양광선으로부터 유래하는 자외선은 지구 표면에서는 95%가 UVA, 5%가 UVB이며 UVC는 오존층에 의해 차단된다. 태양광선 외에 선탠 목적으로 사용하는 자외선 발생장치에서 발생하는 자외선은 또 다른 피부암의 원인이 된다.

(1) 태양광선 및 자외선과 피부암의 역학

태양광선에 의해 피부암이 발생한다는 1907년의 첫 역학적 보고 이래로 태양광선 및 자외선은 피부암의 중요한 원인으로 인정되어왔다. 피부암은 크게 비흑색종 피부암과 흑색종으로 분류할 수 있는데, 비흑색종 피부암의 80%는 기저세포암*basal cell carcinoma*이며 나머지 20%가 편평세포암*squamous cell carcinoma*이다. 비흑색종 피부암이 사망에까지 이르는 경우는 드물지만, 근래 발생이 증가하고 있는 흑색종은 4기 병기의 경우 5년 생존율이 20% 이하로서 비흑색종 피부암과는 사뭇 다른 예후를 보인다. 중앙암등록본부의 자료에 의하면 우리나라에서 발생하는 피부암의 조직학적 형태는 기저세포암 38.3%, 편평세포암 27.8% 및 흑색종 17.6%의 분포를 보인다.

피부암의 발생은 지구상의 위도와 상관관계가 높은데, 적도에 가까워질수록 발생 위험이 높아진다. 태양광선의 노출 형태에 따른 차이도 나타나는데, 비의도적 태양광 노출*non-intentional sun exposure*은 일상생활, 산업 현장, 질병 치료의 목적 등으로 노출되는 형태로서 피부암이 주로 머리, 목, 손 등에 발생하며 편평세포암이 주된 암종이다. 이에 비해 의도적 태양광 노출*intentional sun exposure*은 일광욕이나 자외선 발생장치를 이용하여 피부 선탠을 목적으로 자외선을 쪼이는 형태로서 피부암이 주로 몸통, 어깨 등에 발생하며 흑색종이 주된 암종이다. 기저세포암의 발생은 두 가지 형태에 공히 해당된다.

(2) 피부암에 대한 개인적 감수성

피부암의 발생에는 개인적인 차이가 많이 나타나는데, 태양광선과 자외선에 예민하게 반응하는 사람들이 발생 위험이 높다. 피부색이 밝은 인종, 태양광선에 노출된 후 그을리기보다는 화상을 입는 경우, 적색 모발, 많은 주근깨 등을 보이는 경우가 특히 피부암에 취약하다. 이런 개인들은 *MC1R* 유전자의 변형*variant*을 가지고 있는 경우가 많아 통상적으로 *MC1R* 유전자에 의해 생산되는 유멜라닌*eumelanin* 대신 페오멜라닌*pheomelanin*이 많이 생산된다. 또한 자외선치료를 받은 건선 환자, 흑인이 백색증에 걸린 경우, 면역억제제를 복용하는 경우 등도 피부암에 걸리기 쉽다.

한때 젊은 여성층에서 자외선을 발산하는 선탠 장치를 이용한 실내 일광욕이 유행한 이후로 흑색종 및 비흑색종 피부암의 발생이 증가했다. 30세 이전에 선탠을 자주 한 경우 피부 흑색종의 위험이 75% 정도 증가했으며 안구 흑색종의 위험도 증가했다.

(3) 자외선에 의한 분자적 발암 기전

자외선에 포함되는 UVA, UVB, UVC 중 UVB가 가장 대표적인 발암물질로 알려져왔으며, 근래에는 UVA의 발암성에 대한 연구 결과도 보고되고 있다. 생체가 UVB에 노출되면 특이적인 피리미딘이중체 광합성물*dipyrimidine photoproduct*이 표적세포의 DNA에 만들어진다. 이들 피리미딘이중체 광합성물은 뉴클레오티드 절단 복구*nucleotide excision repair*시스템에 의해 복구되는데, 이 과정이 제대로 이루어지지 않으면 시티딘 염기를 티미딘 염기로 전이시키는 특징적인 유전자의 변이가 생기는 것이 UVB의 발암 기전으로 알려져 있다. 그러나 같은 종류의 염기 전이가 UVA에 의한 피부암 동물모델에서도 관찰되고 있어 UVA도 UVB와 일부 유사한 기전을 통해 발암성을 가지는 것으로 이해되고 있다. 보통염색체 열성으로 유전되는 질병인 색소피부건조증*xeroderma pigmentosum* 환자는 피부암 발생의 위험도가 매우 높은데, 뉴클레오티드 절단 복구에 관여하는 유전자인 *XP* 유전자들의 돌연변이가 원인이다.

악성 형질전환을 위한 개시 과정에 이어 지속적인 자외선 노출은 각 암종마다 특징적인 유전자 돌연변이를 축적시키게 된다. 편평세포암에서는 *TP53*의 변이가 특징적이며, 종양 생성을 억제하는 면역기능이 억제되는 현상도 나타난다. 기저세포암에서는 *PTCH* 유전자의 돌연변이나 이 유전자가 위치하는 염색체 9q22 부위의 이형접합성 소실이 초기 병변에서 대부분 발견되고 있어 기저세포암의 초기 발암 과정에서 *PTCH* 유전자의 기능 소실이 결정적인 역할을 하는 것으로 판단된다.

만성적인 태양광선 노출이 중요한 비흑색종 피부암과는 달리 흑색종의 발생에는 급성의 태양광선 노출이 더 중요하다는 사실이 역학적으로 제시되고 있는데, 자외선 중에서도 UVA 노출이 더 연관성이 높다는 주장이 있다. 이러한 사실은 DNA 손상의 형태가 피리미딘이중체 광합성물의 축적보다는 활성산소물질*reactive oxygen species; ROS*이 더 현저한 것에서도 뒷받침된다. 흑색종에서의 유전자 변이는 Raf-MAPKK-ERK와 p13-AKT를 포함하는 RAS 경로에 관여하는 종양유전자의 변이에 의한 것이 많다. Raf와 p13을 활성화시키는 *NRAS* 돌연변이와 Raf-MAPKK-ERK 경로에 관여하는 *BRAF* 유전자의 특징적인 V600E 돌연변이가 보이는 한편, p13-AKT 경로에 관여하는 *PTEN*의 소실이 나타나기도 한다. 종양억제유전자의 경우에는 p16INK4A나 p14ARF를 포함하는 *CDKN2A*의 결손이나 변이가 자주 관찰된다.

VI. 생물학적 병원체

바이러스나 세균과 같은 감염성 병원체가 암을 발생시킬 수 있으리라는 생각은, 전염성 물질을 이용하여 동물에서 암을 유발시킬 수 있었던 20세기 초반의 실험에 근거를 두었다. 그러나 동물에서 발견된 종양 발생 바이러스*oncogenic virus*의 역할이 사람에서는 적용되지 않자, 바이러스가 대부분 암의 원인일 것이라고 믿은 연구자들은 크게 실망했다. 그러나 계속된 연구에서 종양유전자가 발견되어 분자생물학의 획기적인 발전을 가져왔고, 인체에서 암을 일으킬 수 있는 새로운 바이러스들이 속속 밝혀지게 되었다.

사람유두종 바이러스 감염에 의해 자궁경부암이 발생한다는 역학적 연구에 이어 B형 및 C형 간염 바이러스, 엡스타인-바 바이러스, 인체T세포백혈병 바이러스 1형 등이 각각 간세포암, 버킷림프종, 성인T세포백혈병 등을 유발하는 것이 인정되었고 발암 기전도 계속 밝혀지고 있다. 현재 인체에서 암을 유발하는 11종류의 감염성 병원체가 IARC에 의해 1그룹 발암물질로 인정되고 있으며(〈표 3-7〉), 이들 병원체가 유발하는 암들이 전체 암의 10~25% 정도로 추정된다. 이제 각 병원체별로 암 발생의 근거와 기전을 살펴보기로 한다.

1. 사람유두종 바이러스

사람유두종 바이러스*human papilloma virus; HPV*와 연관된 암 중 가장 중요한 자궁경부암과 병원체의 관련성은 이 종양이 난잡한 성생활, 성 위생의 불결, 이른 나이에 시작한 성생활 등과 관련이 있음을 보고한 역학적 연구에서 제기되었다. 자궁경부암이 성적인 접촉에 의해 발생할 것이라는 가정하에 많은 감염원들에 대한 연구가 진행되던 중 자궁경부암의 전 단계인 자궁경부상피내종양*cervical intraepithelial neoplasia*에서 HPV 유전자가 발견됨으로써 중요한 전기가 마련되었다. 이후 종양조직에서 HPV의

표 3-7 발암물질로 분류되는 감염성 병원체들

병원체	유발 암종	암 발생 점유율(%)*
사람유두종 바이러스	자궁경부암, 음문암, 질암, 음경암, 항문암, 구강암, 구인두암, 편도암	6.1
B형간염 바이러스	간세포암	4.3†
C형간염 바이러스	간세포암, 비호지킨림프종	-
엡스타인-바 바이러스	비인두암, 버킷림프종, 비호지킨림프종, 자연살해세포/T세포 림프종, 호지킨림프종	1.1
카포시육종헤르페스 바이러스	카포시육종, 원발성삼출액림프종	0.6
사람면역결핍 바이러스, 1형	카포시육종, 비호지킨림프종, 호지킨림프종 자궁경부암, 항문암, 결막암	-
사람T세포림프친화성 바이러스, 1형	성인T세포백혈병, 림프종	0.1
헬리코박터 필로리	위암, 점막연관 림프조직림프종	5.4
간흡충	담관암	-
타이간흡충	담관암	-
방광주혈흡충	방광암	0.1

* 전 세계의 암 발생에서 해당 병원체가 차지하는 비중(World Cancer Report 2008 참고)
† C형간염 바이러스 부분까지 포함

바이러스성 단백질이 발현되고 이들이 악성 형질전환 기능을 가지고 있다는 것이 증명되는 등 HPV가 자궁경부암의 결정적인 원인임이 입증되었다. 이어서 음문암, 질암, 음경암, 항문암 등도 HPV가 원인으로 작용한다는 것이 속속 밝혀짐으로써 주로 성적인 접촉에 의해 전염되는 HPV가 회음부의 각종 암 발생에 핵심적인 역할을 하는 것이 밝혀졌다.

HPV가 구강암, 비인두암, 편도암 등 구강 부위의 두경부암 발생과도 연관성이 있다는 견해가 20년 이상 제기되어오다가 근래에는 인과관계가 분명한 것으로 인정되고 있다. 두경부암은 흡연 및 알코올이 주된 발암물질로 작용하는데, 두경부암 중 26% 정도는 이들과의 관련성이 희박하고 대신 HPV가 종양 발생 바이러스 역할을 한다는 것이 역학적 및 실험적 연구에 의해 밝혀졌다. 구인두암, 구강암 환자에서 HPV의 전염 경로는 아직 모두 밝혀지지는 않았지만 구강성교를 비롯한 성적 접촉이 중요 경로인 것은 분명해 보인다.

현재 140가지 이상의 HPV 유형이 알려져 있고, 이 중 1/3 정도가 생식기 주변의 편평세포에 감염되어 암을 유발하는데, 관련 암조직의 99% 이상에서 HPV 염기서열이 관찰된다. 이 중 16형이 가장 발암성이 강력하고 18, 31, 33, 35, 45, 52, 58형 등도 빈번히 발견되며, 39, 51, 56, 59형은 상대적으로 빈도는 떨어지나 1그룹으로 분류될 정도의 충분한 발암 근거를 갖추고 있다. 근래 개발된 HPV 백신은 16형 및 18형에 대한 백신으로, 이 형에 의해 발생하는 자궁경부암의 70% 정도를 예방하는 역할을 할 것으로 기대되고 있으나, 고위험성 HPV 중 30%에 해당하는 나머지 형에 대한 추가적 대책이 필요하다.

우리나라를 포함한 선진국에서는 파파니콜로퍼바른 표본검사*Papanicolaou's smear*를 통한 검진과 HPV 백신의 실용화로 자궁경부암의 심각성이 현저히 줄어들 것으로 예상되지만, 아직 이러한 혜택을 보지 못하는 많은 개발도상국에서는 자궁경부암이 여전히 심각한 암종으로 남아 있다.

(1) HPV의 구조와 기능

HPV는 8kb 크기의 작은 DNA 바이러스로서 유전체 구조는 크게 두 구역으로 나뉜다. 최소 6가지 이상의 기능이 알려진 조기 유전자*early gene; E*는 DNA 증식, 전사 조절, 세포의 형질전환과 관련되며, 두 가지의 후기 유전자*late gene; L*는 바이러스를 구성하는 캡시드 단백질을 합성한다(〈표 3-8〉). HPV는 DNA 중합효소 등 증식에 필요한 효소를 스스로 만들지 못하기 때문에 활발히 증식하는 기저 상피세포에서만 감염이 성립되고, 바이러스의 증식은

표 3-8 사람유두종 바이러스에 의해 생산되는 바이러스성 단백질의 기능

바이러스성 단백질	기능
E1	바이러스 증식 조절
E2	전사 조절(HPV 6, 11, 16)
E3	미상
E4	세포질 내 단백질(HPV-1 유발 사마귀)
E5	형질전환(HPV-6)
E6	형질전환 및 E7과의 협조 기능(HPV-16, 18)
E7	형질전환 및 E6과의 협조 기능(HPV-16, 18)
E8	미상
L1	주캡시드 단백질
L2	주캡시드 단백질

HPV: human papilloma virus

분화가 끝난 각질세포에서 이루어진다.

(2) HPV의 분자적 발암 기전

종양 발생 바이러스가 암을 일으키는 기전은 바이러스성 종양단백질*oncoprotein*을 생산하여 정상세포를 악성 전환시키거나 바이러스가 직접 세포의 염색체에 끼어들어 통합*integration* 되는 등의 기전으로 숙주세포 유전자의 구조적 변이를 일으키는 직접적인 역할이 대표적이다(〈표 3-9〉). 또한 바이러스는 표적 장기에 만성적인 염증을 일으킴으로써 유전자 변이가 생기기 쉬운 비특이적 세포증식 환경을 만들어 암 발생의 기회를 높이는 간접적인 역할을 할 수도 있다. 면역세포에 영향을 미쳐 암 발생을 억제하는 인체의 면역반응을 약화시키는 것도 일부 바이러스에서 관찰되는 발암 기전이다. HPV는 이러한 기전들 중 바이러스성 종양단백질의 기능이 가장 두드러진 역할을 하는 경우다.

표 3-9 바이러스에 의한 암 발생 기전

기전	종양 발생 바이러스						
	HPV	HBV	HCV	EBV	KSHV	HIV-1	HTLV-1
종양단백질 생산	+	+	+	+	+	+?	+
염색체 통합	+?	+	−	−	−	−	+
비특이적 세포 증식	−	+	+	−	−	−	−
면역 억제	−	−	−?	+?	+?	+	−?

HPV: human papilloma virus, HBV: hepatitis B virus, HCV: hepatitis C virus, EBV: Epstein-Barr virus, KSHV: Kaposi's sarcoma herpes virus, HIV-1: human immunodeficiency virus type 1, HTLV-1: human T-cell lymphotropic virus type 1

HPV는 세포의 염색체에 통합될 수 있는데 대부분 무작위적인 부위에서 이루어지며, 통합 시 E1, E2 유전자의 기능이 소실되고 E6, E7 유전자의 발현이 증가하게 된다. E6나 E7 유전자를 인체 각질세포에 투입하여 발현시키면 악성 형질전환이 일어나는 것을 관찰할 수 있어 이들이 종양단백질의 기능을 가지고 있음을 확인할 수 있다.

E7은 종양억제유전자인 Rb, p21 등과 결합하여 그 기능을 억제함으로써 결과적으로 종양유전자의 활성화를 초래하게 된다. 정상적인 Rb는 전사조절인자인 E2F의 기능을 억제하는데, E7이 Rb와 결합함으로써 E2F의 기능을 활성화시키게 된다. 활성화된 E2F는 사이클린 A 및 사이클린 E의 발현을 증가시켜 세포 증식을 촉진시키게 되는 것이다.

암 발생을 억제하는 방어적 입장에서는 E7의 이러한 기능을 상쇄하기 위해 TP53의 기능을 촉진시켜야 할 필요가 있는데 E6는 TP53의 기능을 억제함으로써 E7과 상호 보완적인 역할을 하게 된다. E6는 아연*zinc* 결합 부위를 가지고 있는데, 이 부위를 통해 TP53과 결합함으로써 TP53의 기능을 억제한다. TP53은 유전자의 불안정성을 교정하고 유전자 변이가 일어난 세포의 세포자멸을 유발하여 유전자적 감시자의 역할을 하는데, E6가 이 기능을 저해함으로써 악성 형질전환을 유도하는 것이다(그림 3-5). E6는 TP53에 대한 역할 외에도 중요 단백질의 PDZ 도메인과의 결합, 텔로머레이스의 기능 활성화 등을 통해서도 형질전환을 촉진시키는 기전을 가지고 있다.

E6와 E7은 TP53을 통한 세포자멸 외에 FAK 경로, 염증성 시토카인, 인터페론을 통한 세포자멸 기능도 억제하는 역할을 하며, 중심체*centrosome* 이상과 DNA 손상을 유발하여 유전체의 불안정성을 유지함으로써 악성 형질 유지에 기여하는 기능도 가지고 있다.

HPV는 감염 후 주로 E6와 E7의 보완적인 협조기능에 의해 암 발생을 초래하는 것으로 판단되지만, 자체적으로는 약한 형질전환 능력을 가지고 있는 E5도 E6, E7의 기능을 증강시키는 역할을 함으로써 악성 형질전환에 기여하는 것으로 보인다. 그러나 HPV에 감염된 사람의 일부에서만 암이 발생하고 감염에서 발암까지의 기간이 수십 년인 점 등으로 보아 HPV 감염이 암 발생의 필요충분조건은 아닌 것으로 판단된다. 공동 발암물질로서 흡연, 헤르페스

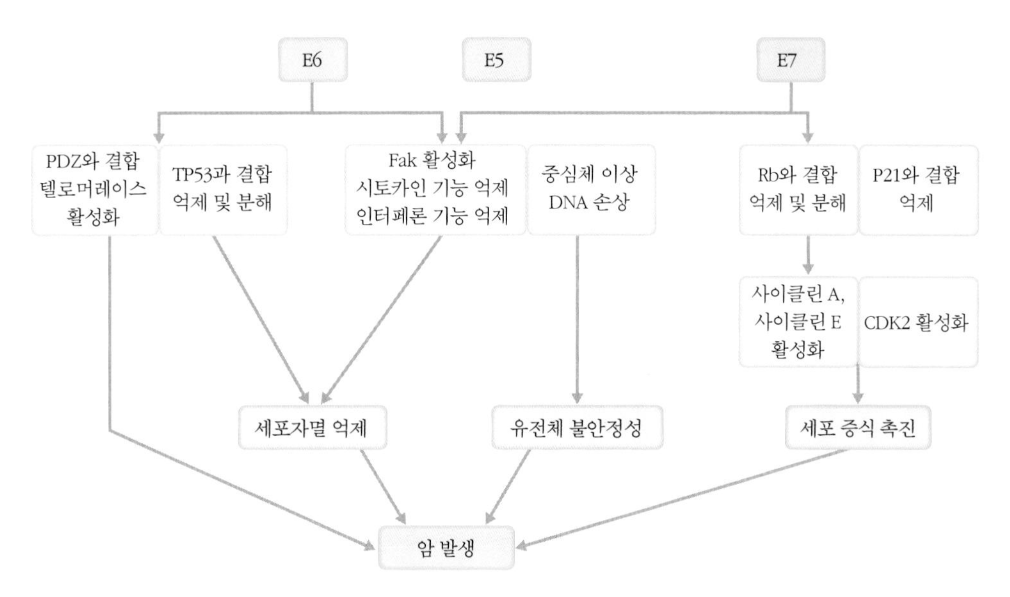

그림 3-5. 사람유두종 바이러스 종양단백질의 분자적 발암 기전

바이러스 감염 등이 같이 기여할 것으로 생각된다.

2. B형간염 바이러스

현재 3억 명 이상의 B형간염 바이러스*hepatitis B virus; HBV* 보유자가 있는 것으로 추산될 정도로 HBV는 전 세계적으로 만연된 바이러스다. HBV의 유행 지역인 아시아, 아프리카에서 간세포암 발생률이 높다는 점에서 일찍이 HBV는 간세포암의 원인일 것으로 의심되었다. 유행 지역에서는 HBV의 감염지표인 HBsAg 양성률이 인구의 10% 정도까지 보고되는데, 이 지역에서 발생한 간암 환자의 70~90%가 HBsAg 양성을 보인다. 또한 HBV 보유자를 추적, 관찰하였을 때 대조군에 비해 100배 이상의 높은 간암 발생 위험을 보인다는 사실로부터 HBV는 간암의 확실한 원인으로 인정되었다.

근래 우리나라의 HBsAg 보유자는 남성 4.2%, 여성 3.1% 정도인데, 실제 간암 발생의 남녀 비는 약 4:1로 남성의 발생률이 훨씬 높다. 이는 간암 발생에 관여하는 위험인자가 HBV 감염 이외에도 존재하는 것을 의미하며, 이미 알려진 발암물질인 알코올, 흡연 등이 상당 부분 관여할 것임을 시사한다.

최근에는 HBV가 비호지킨림프종 및 담관암의 발생에도 관여한다는 연구 결과들이 계속 보고되고 있다. 한국에서 이루어진 한 코호트 연구에서 HBV 보유자는 B세포 림프종의 위험이 대조군에 비해 1.74배 높다는 보고가 있었으며, 담관암 특히 간내 담관암의 발생에 HBV가 위험인자로 작용한다는 보고들도 있으나 아직 근거가 충분하지 않은 상황이다.

(1) HBV의 구조와 기능

HBV는 헤파드나 바이러스과에 속하며 3.2kb의 아주 작은 DNA 바이러스로서 그 유전체는 S, P, C, X 네 개의 단백질 해독틀*open reading frame*로 구성되어 각각 HBsAg, DNA 중합효소, HBcAg, HBxAg를 생산한다. HBsAg과 HBcAg는 바이러스의 표면과 중심 부분을 구성하며 DNA 중합효소는 바이러스의 증식에 필요한 효소의 역할을 하고 HBxAg는 트랜스 활성인자*transactivator*로서 바이러스 및 숙주세포 유전자의 발현을 조절하는 기능을 가지고 있다.

(2) HBV의 분자적 발암 기전

종양 발생 바이러스의 암 발생 기전 중 HBV는 바이러스성 종양단백질 생산, 바이러스의 염색체 통합, 표적 장기의 만성적 염증 유발 등 다양한 기전을 동원하여 간세포암을 발생시키는 것으로 밝혀지고 있다(〈표 3-9〉).

1) HBx의 종양단백질로서의 역할

HBV가 직접 암세포를 만들 수 있는 종양단백질을 생산하는지는 오랫동안 논란거리였다. HBV가 만드는 바이러스성 단백질 중 종양단백질의 가능성이 가장 높은 것이 트랜스 활성인자 기능을 가지고 있는 HBx다. 트랜스 활성인자는 스스로를 생산하는 유전자 부위에서 멀리 떨어진 곳에 위치한 유전자의 발현을 조절할 수 있는 능력이 있는데, 이러한 활성인자가 세포의 증식, 분화에 중요한 숙주세포 유전자의 발현을 교란시키면 암이 발생할 수 있다. HBx는 SRC 티로신 키나아제, Ras, Raf, MAPK, ERK, JNK 등 다양한 성장 조절 관련 유전자들을 활성화시킬 수 있으며, 이 기능을 통해 간세포의 정상적인 유전자 발현을 교란시켜 악성 형질전환을 일으킬 수 있다는 것이 HBx를 종양단백질로 주장하는 이론적 배경이다. 또한 HBx는 트랜스 활성인자 역할 외에도 종양억제유전자인 TP53과 결합하여 그 기능을 억제하는 등 다양한 발암 기전을 가지고 있다.

HBx의 발암성은 HBx 형질전환 생쥐에서 잘 입증되었는데, HBx 유전자를 투입하여 만든 HBx 형질전환 생쥐에서는 만성 염증의 과정이 없이도 전암 병변을 거쳐 75%에서 간종양이 발생하였다. 이는 HBx의 직접적인 작용에 의해 간세포암이 생길 수 있음을 보여준 것으로, 만성적 염증의 반복이 발암에 필수적인 중간 단계가 아님을 의미한다.

2) 삽입성 변이유발

또 다른 HBV의 발암 기전으로 바이러스성 유전자에 의한 삽입성 변이유발*insertional mutagenesis*이 제시되고 있는데, 레트로바이러스인 HTLV-1에서도 그 예를 찾아볼 수 있다.

HBV는 DNA 바이러스이면서도 RNA 염기배열을 주형으로 DNA를 만들어내는 역전사*reverse transcription* 기능과 염색체로의 통합 기능을 가지고 있다. HBV 감염이 장기화되면 HBV 유전자가 간세포의 염색체에 통합되는데, 이 과정에서 종양유전자나 종양억제유전자가 존재하는 부위에 삽입, 통합되면 이들의 기능을 교란시킴으로써 암을 유발한다는 것이 삽입성 변이유발 기전이다.

HBV 유전자가 간세포암 세포주와 간세포암 조직의 80% 정도에서 염색체에 통합되어 있음이 처음 발견되었을 때는 삽입성 변이유발이 HBV의 발암 과정에 결정적으로 관여할 것이라는 기대가 매우 컸다. 그러나 통합된 주변의 유전자 염기서열을 분석했을 때, 사이클린 A나 레티노산 수용체*retinoic acid receptor*와 같은 암 관련 유전자가 존재하는 경우는 매우 드물었고, 일관되게 특이한 유전자 부위에 삽입되는 경우도 증명되지 않아 이 기전은 드물게 작용할 것으로 여겨졌다. 그러나 최근 HBV 유전자가 삽입된 주변에 *hTERT*, *PDGF* 등 새로이 알려진 암 관련 유전자가 의외로 많다는 보고가 나오고 있어 삽입성 변이유발에 의한 간세포암 발암 기전은 재조명을 받고 있다.

3) 만성적인 염증의 반복 과정에서 유전자 변이 증가

간세포암 환자의 80~90%에서 만성 간염이나 간경변증이 동반되며, 알코올성 간경변증, α1항트립신결핍증*α1 anti-trypsin deficiency*, 혈색소증*hemochromatosis* 등의 만성 간질환에서 HBV의 감염 없이도 간세포암이 유발되는 것으로 보아 발암 과정에서 HBV가 하는 역할은 간의 염증을 일으키는 간접적인 것이라는 견해도 제기되었다. 간염이 반복되면서 2차적으로 생기는 간세포의 재생 과정 중 유전자의 돌연변이나 재조합의 기회가 많아져 간세포암이 유발된다는 설명으로, HBV에 감염된 후 간세포암이 발생할 때까지 대체로 20년 이상의 오랜 기간이 필요한 사실과도 일치되는 해석이다. 이 기전도 HBsAg 형질전환 생쥐에 의해 실험적으로 잘 뒷받침되었다. HBsAg를 다량 생산하는 형질전환 생쥐에서 만성 염증, 재생성 과

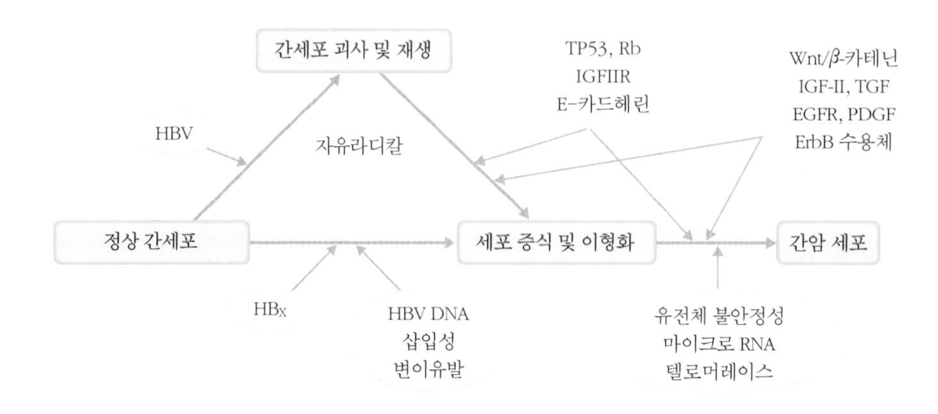

그림 3-6. B형간염 바이러스에 의한 간세포암의 분자적 발암 기전

형성*regenerative hyperplasia* 등의 중간 단계를 거쳐 간세포암이 발생하였다. 염증성 변화가 만성적으로 반복될 때 암세포가 생기는 기전은 아직 정확히 밝혀지지 않았으나 산소 자유라디칼과 시토카인에 의한 돌연변이 유발 등이 중요할 것으로 제시되고 있다. 자유라디칼이 발암물질로 작용할 수 있다는 것은 이미 다른 발암 모델을 통해서도 알려져 있으며, 간세포암에서도 자유라디칼의 산물인 8-히드록시-데옥시구아노신*8-hydroxy-deoxyguanosine*이 증가한다는 사실 등이 이를 뒷받침하고 있다.

이상에서 살펴본 HBV의 발암 기전은 만성 염증을 반복시켜 2차적으로 유전자 변이의 기회를 제공하는 간접적 역할과 HBx의 트랜스 활성인자 역할 및 삽입성 변이 유발을 통한 직접적 역할로서 이루어진다. 이 기전들이 어느 정도의 상대적 비중을 가지는지, 기전들 상호간의 작용이 어떠한지는 분명하지 않으나 이들이 발암 과정의 초기에 중요한 역할을 하고 2차적으로 종양유전자, 종양억제유전자의 돌연변이가 추가되면서 단계적으로 악성 형질전환을 완성해가는 것으로 이해되고 있다(그림 3-6). 간세포암 발생의 후반기에 역할을 할 것으로 생각되는 종양유전자는 Wnt/β-카테닌*catenin*, IGF-II, TGF, EGFR, PDGF, ErbB 수용체 등, 종양억제유전자로는 TP53, Rb, IGFIIR, E-카드헤린 등이 알려져 있으며 최근 마이크로 RNA, 텔로머레이스의 역할도 강조되고 있다.

3. C형간염 바이러스

C형간염 바이러스*hepatitis C virus; HCV*는 오랫동안 non-A, non-B형 간염의 원인으로 알려져오다가 1989년 바이러스가 분리되고 진단 기법이 개발되었다. 이후 HCV 보유자가 정상인에 비해 17배 이상의 간세포암 발생 위험을 나타내는 사실이 밝혀지고 HCV가 간세포암 발생에 관여한다는 것도 역학적으로 계속 확인되었다. HBV와 HCV가 동시 감염되면 간세포암 발생에 상승적인 효과를 나타낼 수 있으며, 알코올 중독, 당뇨병, 비만 등 다른 간세포암의 위험인자와 동반되는 경우가 많다.

현재 세계적으로 1억 7천만 명 정도의 HCV 보유자들이 있는 것으로 추산되는데, 유럽에서는 27~75%의 간세포암이 HCV와 연관되어 있으며 일본은 80% 이상의 간세포암이 HCV와 연관되어 발생한다. 우리나라에서는 8~10% 정도에서 HCV가 연관되어 있으나 향후 HBV에 의한 간세포암이 줄어들면 HCV의 상대적 비중이 증가할 것으로 예상된다. HCV 보유자에서 간암이 발생할 위험은 연간 1~3% 정도인데, 수혈에 의한 전염일수록 위험도가 높고, 기본 간질환이 만성 간염에서 간경변증으로 진행할수록 위험은 현저히 높아진다.

HCV 감염은 주로 수혈, 오염된 주사침 등 의인성 감염이 중요한 경로였는데, HCV 감염 빈도가 매우 높은 일본은 제2차 세계대전 전후에 늘어난 수혈, 오염된 주사침 사용 등이 원인이 되어 1970년대 이후 간암 발생률이 계속 증가하는 것으로 보고 있다.

최근 HCV가 간암 이외에 비호지킨림프종, 특히 B세포 림프종의 원인으로도 작용하는 현상이 확인되었다. HCV 보유자에서 비호지킨림프종의 발생 위험이 2.5배 정도 증가한다는 역학적 근거와 더불어 HCV에 대한 항바이러스 치료제인 인터페론과 리바비린 치료 후 림프종의 호전이 관찰되기도 하여, 2009년 IARC는 HCV 감염이 비호지킨림프종의 1급 발암물질임을 인정하였다.

(1) HCV의 구조와 기능

HCV는 플라비비리대과에 속하는 9.4kb의 RNA 바이러스로서 우선 3,000여 개의 아미노산으로 구성된 다단백질을 만들고, 이어 숙주세포와 바이러스 자체로부터 유래한 단백질 분해효소에 의해 여러 개의 단백질로 나뉜다. 바이러스의 핵 부분을 구성하는 중심 단백질과 여러 개의 외피 단백질이 구조 단백질이며, 비구조 단백질로는 NS2, NS3, NS4A, NS4B, NS5A, NS5B가 있다. 중심 단백질은 뉴클레오캡시드 조립, 외피 단백질은 바이러스 형태 형성과 세포 내 침입을 위한 역할을 수행한다. NS2는 다단백질의 처리 및 바이러스 조립에 관여하며, NS3는 세린 단백질분해효소 및 헬리케이즈의 기능을 가지고 있다. NS4A는 NS4B 및 NS5A의 보조인자, NS4B는 막 구조의 형성에 관여한다. NS5A는 바이러스 증식을 위한 복합체의 일부로서 역할을 하며 NS5B는 RNA를 주형으로 RNA를 중합하는 기능을 가진 효소이다.

(2) HCV의 분자적 발암 기전

HCV는 같은 간염 바이러스인 HBV와는 달리 역전사, 통합되지 않고 증식하므로 발암 기전도 상당히 다를 것으로 판단된다. HCV는 주로 세포질에 머무르기 때문에 암 발생에 미치는 영향도 간접적인 기전이 주된 역할일 것이다(〈표 3-9〉). 만성 C형간염에서 흔히 발견되는 지방증

steatosis, 인슐린 저항성, 산화성 스트레스 등이 만성 간염 상태를 지속시켜 간경변증, 간세포암으로 발전시킬 것으로 짐작되나, 이 과정의 정확한 분자적 기전은 아직 분명히 밝혀지지 않았다.

HCV의 여러 구조 및 비구조 단백질들이 악성 형질전환에서 일정한 역할을 할 것으로 생각되며, 그중 중심 단백질과 NS5A의 역할이 가장 많이 알려져 있다(〈표 3-10〉). 바이러스의 중심 단백질 유전자로 만든 형질전환 생쥐에서 간세포암이 발생되는데, 간지방증, 만성 간염의 중간 단계를 거쳐 매우 늦게 발생하는 특징을 보인다. 이런 사실로 보아 HCV 중심 단백질에 의한 발암성은 만성 염증을 반복시키는 간접적인 역할이 우선적일 것으로 판단된다. 그러나 중심 단백질은 TP53, Rb 등 종양억제유전자와 결합하여 이들을 비활성화시키거나 Raf-1/MAPK 및 Wnt/β-카테닌 신호전달 체계를 활성화시킬 수도 있어 종양단백질로서의 역할을 완전히 부정하기는 어렵다. NS5A 등 다른 바이러스성 단백질들도 유비퀴틴화 억제, PKR 활성도 방해, 산화성 스트레스 유발, STAT-3, NF-κB 신호전달 체계의 활성화 등 악성 형질전환과 관련 있는 생물학적 능력을 나타내고 있어 종양단백질로서의 가능성이 있다.

HCV가 비호지킨림프종을 유발하는 과정에서는 HCV 외피 단백질을 항원으로 인식한 만성적인 면역 자극, CD81의 관여, HCV의 직접적인 B세포 감염 등이 가능한 발암 기전으로 제시되고 있으나 아직 명확한 결론을 내리기에는 근거가 부족하다.

표 3-10 C형간염 바이러스에 의해 생산되는 바이러스성 단백질의 악성 형질전환 기능

바이러스성 단백질	가능한 형질전환 기능
중심 단백질	지방증, 인슐린 저항성, 산화성 스트레스
	TP53, Rb 등 종양억제유전자와 결합
	Raf-1/MAPK 및 Wnt/β-카테닌 신호전달 체계의 활성화
	숙주세포 유전자의 전사 조절
	세포자멸
외피 단백질	PKR 활성도 방해
NS2	세포자멸
NS3 N-말단 부위	NF-κB, TP53 억제
NS4A	소포체 스트레스
NS4B	소포체 스트레스
NS5A	단백질 유비퀴틴화 억제
	PKR 활성도 방해
	산화성 스트레스
	STAT-3, NF-κB 신호전달 체계활성화
	β-카테닌 축적

4. 엡스타인-바 바이러스

엡스타인-바 바이러스*Epstein-Barr virus; EBV*는 1964년 아프리카의 버킷림프종*Burkitt's lymphoma* 세포에서 처음 발견되어 종양 발생 바이러스로 주목받기 시작했다. EBV는 거의 모든 사람에게 감염되는데, 1차 감염 시에는 무증상이거나 감염단핵구증*infectious mononucleosis*을 일으키고 오랜 잠복기 후 극히 일부에서만 종양 발생에 관여한다. EBV의 종양 발생은 종양을 가진 환자에서 EBV의 역가가 높은 점, 종양조직에서 EBV DNA가 검출되는 점, EBV에 의해 B림프구가 불멸화되는 점 등에서 입증되고 있다.

EBV는 전형적인 림프계 친화성 바이러스로서 아프리카 지역의 소아에서 발생하는 버킷림프종의 원인으로 잘 알려져 있지만, T림프구나 자연살해세포*natural killer cell*에서의 림프종, 면역억제 관련 비호지킨림프종, 호지킨림프종 및 동남아시아에서 많이 발생하는 비인두암의 원인으로도 인정된다. 뿐만 아니라 위암의 5~10%에서 단클론 형태의 EBV 유전체가 발견되고 있으며 EBV의 종양단백질이 위암 조직에서 발현되는 등의 관련 근거가 제시되고 있어 EBV가 일부 위암의 발생에 관여할 가능성이 상당히 높다.

(1) EBV의 구조와 기능

EBV는 헤르페스 바이러스에 속하며 172kb 크기의 유전자로 구성된다. 유전자의 양 끝에 말단 반복이 있으며 100여 가지의 단백질을 생산한다. 감염 후 초기에 생산되는 단백질은 DNA 합성에 관여하며, 후기의 단백질은 바이리온*virion*을 구성한다. EBV에 감염되어 형질전환된 세포에서는 6가지의 EBV 암호화 핵항원 RNA*EBV encoded nuclear antigen; EBNA*, 3가지의 잠복 감염 관련 막단백질 *latent infection-associated membrane protein; LMP*, 2가지의 EBV 암호화*EBV-encoded RNA; EBER*가 생산되는데, 이들이 종양 발생 기전을 규명하기 위한 연구의 대상이 되고

있다(〈표 3-11〉).

EBV의 1차 감염은 구강 및 인두의 상피세포에서 시작하여 감염단핵구증을 일으키며 이후 B림프구로 옮겨져 자연살해세포 반응과 EBV 특이성 세포독성 T세포 반응을 일으킨다. 1차 감염에서 회복되면 EBV에 감염된 B림프구의 수는 현저히 감소된 상태로 오랜 잠복기 상태를 유지한다.

(2) EBV의 분자적 발암 기전

장기간의 잠복기 후 EBV에 감염된 인체에서는 림프구 계통의 종양과 비인두암, 위암, 육종 등이 발생한다. 각 종양의 발생은 잠복기 중의 종양단백질의 발현에 따라 독특한 양상을 보이므로 이에 따라 분류하고 있다(〈표 3-11〉). EBV에 의한 발암 기전으로는 바이러스에서 생산된 종양단백질의 역할이 가장 유력하며, 이에 면역기능 억제 등의 보완적인 역할도 필요한 것으로 생각된다(〈표 3-9〉).

1) 바이러스성 종양단백질의 발현

EBV의 단백질 중 LMP, EBNA-1, EBNA-2 등이 종양단백질 역할을 하는 것으로 생각되나 각 종양의 바이러스성 단백질 발현의 차이 등은 아직 명확히 설명되지 않고 있다. 이 중 LMP1은 가장 뚜렷한 종양단백질로 작용하는데, *LMP1* 유전자를 세포주에 전달시켰을 때 종양유전자로서 작용하여 전형적인 악성 형질전환을 유발하며, 세포자멸 억제유전자인 *bcl-2*의 활성화를 통해 형질전환된 세포의 증식을 유지하게 한다. EBNA-1, EBNA-2는 트랜스 활성인자로서의 기능 등을 통해 형질전환에 관여하는 것으로 생각된다.

2) 보완적 종양 발생 기전의 필요성

EBV에 의해 종양이 발생하려면 LMP1 등 종양단백질의 발현만으로는 충분하지 않으며 이를 보완하는 기전이 필요하다. 면역기능의 억제, 염색체 전위에 의한 *c-myc* 유전자의 과발현, 세포자멸을 억제하는 TNF 유사물질 생산의 억제 등이 EBV의 발암 과정에서 보완적 역할을 하는 것으로 생각된다. 면역기능이 억제되는 상황으로는 말라리아 감염, HIV-1 감염, 장기간의 면역억제제 투여 등이 EBV가 관련된 종양의 발생과 연관된다. 이를 종합해볼 때 EBV는 모든 사람에게 감염되어 B림프구의 기억 속에 남아 있다가 모종의 종양 발생 요건이 발생했을 때 B림프구의 증식이 초래되면서 림프 증식성 종양이 유발되는 것으로 정리된다.

5. 카포시육종헤르페스 바이러스

카포시육종헤르페스 바이러스*Kaposi's sarcoma herpes virus; KSHV*는 EBV와 함께 γ-헤르페스 바이러스에 속하는 DNA 바이러스로서 사람헤르페스 바이러스 8*human herpes virus 8*로도 알려져 있다. 이 바이러스는 1994년 후천성면역결핍증후군(AIDS) 환자에서 발생한 카포시육종으로부터 처음 분리되었으며, 남성 동성애자들의 성적 접촉을 통해 널리 전염된다. 주로 이식 환자와 사람면역결핍 바이러스 1형*human immunodeficiency virus type 1; HIV-1*에 전염된 환자들을 대상으로 한 연구에서 KSHV에 감염된 환자들은 카포시육종의 발생 위험이 10배 이상으로 나타나고 있다. 카포시육종의 조직, 특히 육종과 같은 세포 계열인 방추세포*spindle cell*에서 KSHV DNA가 일관되게 발견되는 등 KSHV가 카포시육종의 원인임을 입증할 만한 충분한 근거를 갖추게 됨에 따라, 최근 KSHV는 카포시육종과 원발성 삼출액림프종*primary effusion lymphoma*의 발암물질로 인정되었다.

KSHV가 종양 발생 바이러스 역할을 수행하는 기전에는 바이러스성 종양단백질 생산이 가장 중요한데, 다른 종양 발생 바이러스의 경우와는 달리 잠복기의 바이러스성 단백질과 용해기의 단백질 생산이 같이 필요하다는 특

표 3-11 엡스타인-바 바이러스의 잠복형에 따른 바이러스성 단백질의 발현 양상과 암종

잠복형	EBERs	EBNA						LMP		암종의 형태
		1	2	3A	3B	3C	LP	1	2	
I	+	+	−	−	−	−	−	−	−	버킷림프종
II	+	+	−	−	−	−	−	+	+	비인두암, 호지킨림프종, 위암
II	+	+	+	+	+	+	+	+	+	이식 후 림프 증식

EBER: EBV encoded RNA, EBNA: EBV encoded nuclear antigen, LMP: latent infection-associated membrane protein.

징이 있다. 잠복기의 종양단백질로는 잠복기 관련 핵항원-1*latency-associated nuclear antigen-1; LANA-1*, v-사이클린, v-FLIP, 카포신*kaposin* 등이 각각 TP53 및 Rb 종양억제단백질과의 결합, 세포 주기 촉진, 세포자멸 억제효과, 신호전달 체계 촉진 등의 기전을 통해 작용한다. 용해기의 종양단백질로는 v-IL-6, v-GPCR, 케모카인 등이 주로 혈관 형성에 기여하는 기전을 통해 악성 형질전환에 기여하는 것으로 생각된다.

KSHV에 전염된 사람들 중에서 카포시육종이 발생하는 경우는 극히 일부이기 때문에 KSHV 감염 이외의 별도 조건이 필요한 것으로 보인다. AIDS 환자에서는 HIV-1이 그 역할을 하는 것으로 생각되는데, 주된 문제인 면역결핍 상태가 카포시육종 발생에 일정한 역할을 할 것으로 판단된다. 또한 HIV-1에 의해 생산되는 Tat 단백질이나 인터페론-γ 및 온코스타틴 M과 같은 시토카인이 주변 분비 경로*paracrine pathway*를 통해 카포시육종의 발생을 지원할 수 있다는 실험적 근거도 있다.

6. 사람면역결핍 바이러스 1형

AIDS의 원인 바이러스인 HIV-1에 감염된 환자에서는 카포시육종, 비호지킨림프종, 호지킨림프종, 자궁경부암, 항문암, 결막암 등의 암 발생이 빈번한데, 이러한 암 발생에는 단일 원인보다는 여러 인자가 복합적으로 작용하는 것으로 보인다. HIV-1의 바이러스성 단백질 중 종양단백질의 가능성이 가장 높은 것은 Tat이다. Tat은 트랜스 활성인자로서 IL-6, IL-10 등의 숙주세포 단백질 발현을 조절함으로써 악성 형질전환에 관여할 수 있는 기능을 가지고 있다. 그러나 HIV-1은 이러한 직접적인 발암 기전을 통한 역할보다는 림프구 감염에 의해 면역 저하 상태를 초래함으로써 다른 직접적인 원인에 의한 발암 과정을 억제하는 면역감시 기능을 차단하는 간접적인 역할을 하는 것이 큰 비중을 차지한다고 여겨진다. 아울러 EBV, KSHV 등과 같은 종양 발생 바이러스들의 추가 감염이 AIDS로 인한 암 발생에 중요할 것으로 판단된다.

7. 사람T세포림프친화성 바이러스 1형

성인T세포백혈병/림프종은 일본과 카리브해 지역에서 주로 발생하는 종양으로, 75% 정도는 백혈병으로 발병하고 나머지는 림프종으로 발병한다. 특징적인 종양세포의 형태와 임상 징후들로 다른 백혈병이나 림프종과 감별되며 항암제 치료에 반응하지 않아 예후가 매우 불량하다. 1978년 환자의 조직에서 인체T세포림프친화성 바이러스 1형*human T-cell lymphotropic virus type 1; HTLV-1*이 처음 분리되었고, 곧 성인T세포백혈병과의 연관성이 증명되었다. 많은 레트로바이러스가 동물에서 종양 발생 바이러스로 작용하지만 인체에서는 HTLV-1이 직접적인 종양 발생 바이러스 역할을 하는 유일한 레트로바이러스다. HTLV-1에 감염된 일본 환자들의 중간 연령은 57.5세로서 HTLV-1이 장기간에 걸쳐 감염세포를 형질전환시킴을 알 수 있다. 집단적으로 HTLV-1에 감염되지만 이 중에서 성인T세포백혈병이 발병하는 경우는 평생 동안 6.6% 정도로 낮다.

(1) HTLV-1의 구조와 기능

HTLV-1은 인체 레트로바이러스로서 처음 분리된 바이러스인데, 구조 단백질을 구성하는 *gag*, *pol*, *env* 유전자를 중심으로 양 끝에 긴말단반복*long terminal repeat; LTR*이라는 특이한 유전자 영역을 가지고 있다. LTR은 바이러스 자체 및 숙주세포 유전자의 발현을 조절하는 촉진자와 증강인자*enhancer*의 기능을 가지고 있다. *env*와 3' LTR 사이에 *tax*라는 독특한 단백질 해독틀이 있는데 *tax*는 *HBx*, *tat*와 같이 트랜스 활성인자의 역할을 할 수 있다.

(2) HTLV-1의 분자적 발암 기전

가장 뚜렷한 HTLV-1의 발암 기전은 Tax의 종양단백질 역할이며, DNA 통합에 의한 삽입성 변이 유발도 종양 발생에 기여할 가능성이 있다.

1) Tax의 역할

HBV의 HBx와 같이 HIV-1의 Tax도 트랜스 활성인자 역할을 통해 종양단백질 역할을 한다. Tax는 NF-κB, AP-1, CREB/ATF, NFAT 등 중요한 전사인자들을 활성화시키는데, 이들에 의해 활성화되는 표적 중 발암 과정에 관여하는 대표적인 유전자가 IL-2, IL-2 수용체, 사이클린 D2 등이다. 또한 Tax는 종양억제단백질인 TP53 및 Rb를 비활성화시킬 뿐만 아니라 DNA 중합효소를 억제하여 DNA 손상 복구 시스템의 기능을 저하시킴으로써 HTLV-1에 감염된 T림프구의 비정상적 증식을 일으킨다(그림 3-7). 한편 HTLV-1은 Tax의 역할 외에 Jak-STAT 경로와 p12를 활성화시키는 방법으로도 형질전환에 관여하는 것으로 생각된다.

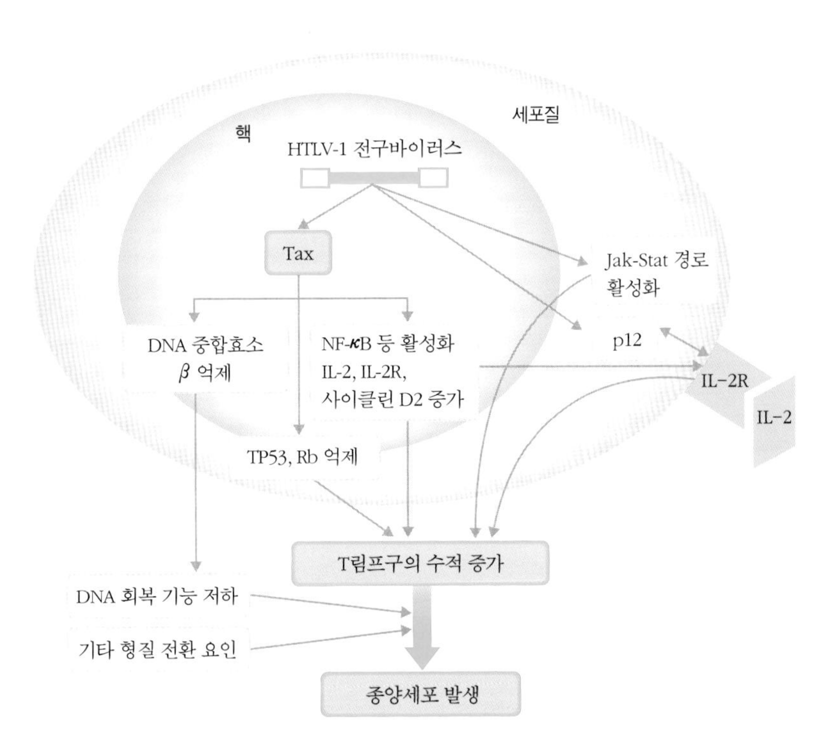

그림 3-7. 인체T세포림프친화성 바이러스 1형에 감염된 T림프구의 분자적 발암 기전

2) 삽입성 변이 유발

HTLV-1과 같은 레트로바이러스는 표적세포에 감염된 후 역전사효소에 의해 RNA를 DNA로 바꾸고 통합효소*integrase*에 의해 염색체에 통합되어 프로바이러스*provirus*로 존재하게 된다. 통합은 레트로바이러스뿐만 아니라 DNA 바이러스에서도 일어나지만, DNA 바이러스의 경우 매 감염 사이클당 1만 분의 1(1×10^{-4}) 이하의 빈도로 일어나고 무작위적인 재조합 현상을 보이는 데 비해 레트로바이러스는 매 증식 사이클당 한 번의 높은 빈도로 효율적인 재조합 현상을 일으켜 종양 발생에 결정적인 역할을 할 수 있다. 조류백혈증 바이러스와 같은 동물 레트로바이러스의 경우 숙주세포의 *c-myc* 유전자 주변에 통합되어 바이러스의 LTR이 *c-myc* 발현을 증가시킴으로써 B림프구를 형질전환시키는 것이 잘 알려져 있으나 인체 레트로바이러스인 HTLV-1의 경우 삽입성 변이 유발이 어떤 분자적 기전을 통해 이루어지는지는 아직 밝혀지지 않았다.

8. 헬리코박터 필로리

(1) 헬리코박터 필로리의 역학

헬리코박터 필로리*helicobacter pylori; H. pylori*는 위 점막에 살면서 위염과 위궤양을 일으키는 그람 음성균으로서 1983년에 처음 분리되었다. 전 세계적으로 널리 감염되는 세균으로 전체 인구의 50% 정도에서 감염이 확인되며 세 가지의 중요한 소화기 질환과 연관된다. 전체 감염 중 1~10%에서 십이지장궤양 및 위궤양, 0.1~3%에서 위암, 0.01% 이하에서 점막연관림프조직림프종*mucosa-associated lymphoid tissue lymphoma*이 발생한다. 여러 코호트 연구에서 나타난 비분문부 위암에서의 상대 위험도는 비감염자에 비해 3배 정도다. 한동안 분문부 위암에서는 *H. pylori*가 위험인자가 아니라는 의견도 있었으나, 위암의 발생 위험이 높은 지역에서는 분문부 위암에서도 관련성이 있다는 보고들이 많다. 우리나라에서도 조*Cho* 등의 보고에 의하면 *H. pylori* 감염에 의한 대응 위험도가 비분문부 위암에서 3.17, 분문부 위암에서 2.98로서 분문부 위암에서도 연관성이 있는 것으로 판단된다. *H. pylori* 감염과 위암 발생의 연관성에 대한 역학적 연구들이 충분히 축적되자 1994년 IARC는 이를 1급 발암물질로 인정했다.

H. pylori 감염이 지속되면 위 점막에서는 만성 표재성 위염이 발생하고 이어 위축성위염 및 창자 화생*intestinal metaplasia*으로 발전하여 이형성증*dysplasia*과 선암으로 진행된다. 그러나 *H. pylori* 감염자 중 매우 적은 수에서만 위암이 발생하는데, 이는 감염된 인체에서 작용하는 세균

성 독성인자와 인체 반응의 차이 때문인 것으로 짐작된다. 위에 발생하는 선암은 미만형*diffuse-type*과 장형*intestinal-type*으로 나뉘며 *H. pylori*는 양쪽 다 관여하지만 미만형에서는 만성 위염이 요구되지 않으므로 조직형에 따라 *H. pylori*의 발암 기전에 차이가 있을 것으로 생각된다.

(2) H. pylori의 분자적 발암 기전

*H. pylori*가 위암을 일으키는 기전에는 세균의 독성인자에서 출발하는 분자적 신호들이 가장 중요한 역할을 하는 것으로 생각되지만 인체의 유전적 및 환경적 인자들도 상당히 기여하는 것으로 보인다(그림 3-8).

1) 세균성 독성인자

*H. pylori*의 유전체는 1,500여 가지의 유전자들로 구성되어 있다. 진화적으로 잘 보존된 유전자들의 염기서열은 균주 상호간에 92~99% 정도의 동일성을 보이지만, 25% 정도의 유전자들은 균주에 따라 결손되기도 하는 등 매우 다양한 유전자적 구성을 보인다. 세균성 단백질 중 암 발생과의 연관성이 높은 단백질은 CagA와 VacA이며 BabA, OipA와 같은 외부 막단백질도 발암 기전에 관여하는 것으로 생각된다.

*H. pylori*는 인테그린 및 CagL과의 결합을 통해 CagA 및 펩티도글리칸*peptidoglycan*을 위 상피세포에 분비한다. 이 과정에서 cagPAI는 IV형 분비 시스템이라는 일종의 주사기 형태의 단백질 구조를 생산하여 이를 통해 cagA를 숙주세포 내로 주입시킨다. 세포 내로 들어간 CagA는 다양한 작용을 통해 발암성을 나타내는데, 우선 SRC 및 ABL의 인산화 기능을 통해 SHP2를 활성화시켜 세포 골격의 변화를 초래한다. 또한 NF-κB를 활성화시켜 세포의 유사분열 및 염증 촉진을 위한 신호전달 관련 유전자들의 전사를 활성화하고, PAR1β와 결합하여 세포 극성*cell polarity*을 교란시킨다. 이러한 생물학적 기전의 바탕하에 CagA 유전자로 만든 형질전환 생쥐에서 위 상피세포의 증식에 이어 선암의 발생이 관찰되어 CagA는 *H. pylori*의 가장 중요한 종양단백질로 인정받고 있다.

VacA는 감염된 상피세포에서 공포형성*vacuolation*을 하는 특징이 있으며, 유전자형은 위치에 따라 시그널*signal* 구역의 s1, s2, 중간*intermediate* 구역의 i1, i2, 중앙*mid* 구역의 m1, m2 대립유전자들로 구분된다. VacA 활성도가 높은 균주에 의한 감염에서 위암 발생의 위험이 더 높은데, 위암 발생률이 높은 콜롬비아나 일본에서는 VacA 활성도가 높은 s1, m1 대립유전자가 대부분을 차지한다. 우리나라에서 분리된 *H. pylori*의 경우도 s1, i1, m1 대립유전자의 빈도가 92% 정도로 매우 높아 가장 독성이 강

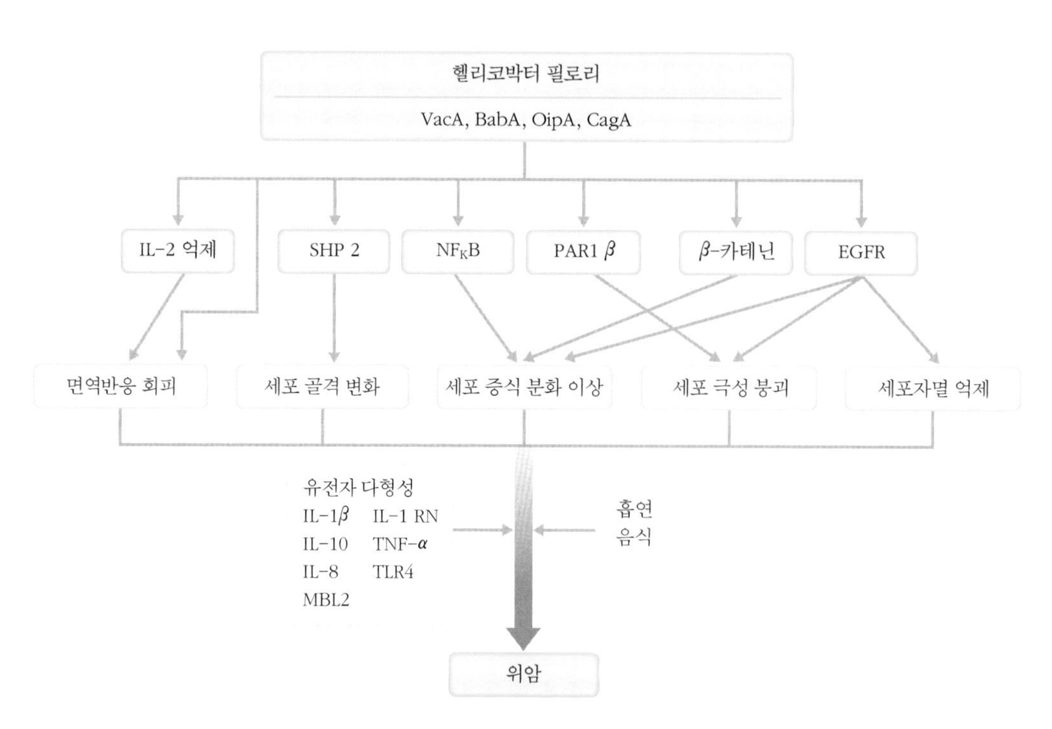

그림 3-8. 헬리코박터 필로리에 의한 위암의 분자적 발암 기전

한 균주에 의한 감염이 위암 발생률을 높임을 잘 설명해 주고 있다. VacA는 세균성 항원에 대응하기 위해 활성화되는 인체 T세포의 확장을 IL-2 경로를 방해하는 기전을 통해 억제함으로써 *H. pylori*가 인체의 면역반응으로부터 회피할 수 있도록 돕는다.

H. pylori 중 일부는 세균의 외막을 구성하는 단백질인 BabA, OipA 단백질의 발현을 통해 상피세포와 결합한다. BabA와 OipA을 발현하는 균주와 암 발생과의 연관성이 높은 것으로 보아 이들이 상피세포와 직접 결합함으로써 발암 기전에 관여하는 것으로 보인다. 특히 BabA는 위 상피세포에 존재하는 루이스*Lewis* 항원에 부착하는 기능을 통해 인체의 면역반응을 피해가도록 돕는 역할을 하는 것으로 보인다.

또한 *H. pylori*는 다양한 기전을 통해 *β*-카테닌을 활성화시킨다. E-카드헤린과 결합하여 *β*-카테닌을 유리시키거나 PI3K 경로의 활성화를 통해 *β*-카테닌을 핵으로 이동시켜 세포 증식을 촉진하는 유전자의 발현을 증강시킨다. *H. pylori* 감염에서는 EGFR의 활성화도 흔히 관찰되는데, EGFR은 세포 증식, 세포 극성 붕괴, 세포자멸 억제 및 세포 이동성 증가 등의 다양한 기능을 통해 악성 형질전환에 기여하는 것으로 보인다.

2) 인체의 유전적 및 환경적 인자

많은 *H. pylori* 감염자들 중에서 소수에서만 암이 발생하는 이유에는 인체의 유전자 다형성도 포함되는 것으로 보인다. *H. pylori*에 의한 위암 발생에 있어 *IL-1β* 및 *IL-1RN*, *IL-10*, *TNF-α*, *IL-8*, *TLR4*, *MBL2*, *HLA* 등의 유전자 다형성이 암 발생의 위험을 증가시킨다. *IL-1β*의 발현이 증가하는 다형성을 가진 그룹에서 보이는 위암의 증가 현상은 *H. pylori* 감염이 있는 서양인에서 주로 나타나고 우리나라를 비롯한 동양인에서는 나타나지 않고 있어 인체의 유전적 인자와 환경적 인자의 상호작용이 매우 복잡함을 보여주고 있다. *TNF-α*는 *IL-1β*와 같은 또 다른 염증 촉진 시토카인인데, *TNF-α* 308*A 유전자형에서 위암 발생의 위험이 증가한다.

인간의 생활환경 중에서 흡연은 위암 발생의 위험을 높이는 확실한 발암물질이며, 음식 중에서는 짠 음식, 그을리거나 태운 음식, 저장육 등이 위암의 위험을 높이는 것으로 보이지만, 정확한 기전이나 *H. pylori*와의 상호작용 등에 대해서는 지속적인 연구가 필요하다.

9. 기생충

타이간흡충*opisthorchis viverrini*과 간흡충*clonorchis sinensis*은 각각 타이 북동부와 동남아시아 지역 주민들의 간에 주로 기생하는 간흡충이다. 이 지역에서 담관암 발생 빈도와 이 기생충들의 감염 빈도의 상관관계가 높다는 것이 보고되었고 충분한 역학적 근거도 축적되어 타이간흡충과 간흡충은 1그룹 발암물질로 인정되고 있다. 또한 방광주혈흡충*schistosoma haematobium*은 아프리카와 동부 지중해 지역에 기생하는 흡충으로 방광암의 발암물질로 인정되고 있다.

(1) 간흡충과 담관암의 역학

간흡충은 민물고기를 날것으로 먹는 습관에 의해 감염되어 간 및 담도계에 장기간 기생하면서 담관암을 유발한다. 담관암의 다른 원인들로 간내 담석, 담도계 기형, 1차 성경화성담관염 등이 있지만 지역에 따라 주된 원인의 차이가 크며, 간흡충은 주로 아시아인들에서 발생하는 담관암의 중요한 원인으로 작용한다.

타이간흡충과 담관암의 연관성을 처음 제시한 연구는 담관암 발생 빈도가 매우 높은 타이의 북동 지역에서 시행되었다. 타이간흡충에 감염되지 않은 경우 간세포암과 담관암의 비율이 5:1인 데 비해 타이간흡충에 감염된 경우에는 1:2의 비율을 보이는 점에서 타이간흡충이 담관암의 원인일 것으로 강력히 제시되었다. 간흡충은 일본의 가추라다 지역과 한국의 부산 등 경남 지역, 홍콩 등지에서 널리 유행하는 것으로 보고되었고, 이 지역의 담관암 발생률이 높은 것과 관련이 있음이 알려졌다.

(2) 간흡충에 의한 분자적 발암 기전

간흡충에 의한 담관암의 발암 기전으로는 담관에 장기간 기생하는 간흡충이 유발하는 담관염이 가장 중요한 인자로 생각된다. 담관세포에 만성적인 자극이 가해지고 담즙산이 정체되면 다양한 시토카인이 분비되면서 담관 내에 과형성 및 선종성 조직 변화가 일어난다. 이때 산화질소*nitric oxide*와 반응성 질소산화물*reactive nitrogen oxide species* 생산도 증가되어 DNA 돌연변이를 초래하고 세포자멸을 억제하게 된다.

담관암에서도 다른 암과 마찬가지로 다양한 종양유전자 및 종양억제유전자의 변이가 발견된다. 암세포의 증식을 유발하는 변이로는 IL-6, ErbB-2, COX-2의 발현 증가가 중요하며 *K-ras*와 *TGFβ*의 돌연변이도 자주 관찰된다. 이 중 IL-6 시토카인의 역할이 특히 주목을 받고 있는데, IL-6는 담관세포의 수용체에 결합하여 JAK/STAT, PI3K/Akt, MAPK 신호전달 체계 등 여러 경로를 활성화시킨다. JAK/STAT 경로의 활성화는 세포자멸 저해 작용을 하는 Mcl-1의 발현과 세포 증식을 촉진시키는 EGFR의 발현을 증가시킨다. PI3K/Akt와 MAPK의 활성화도 각각 세포자멸 촉진 작용을 억제하고 세포 증식을 증가시킴으로써 담관암을 유발하는 신호전달 체계를 이어나가는데, 이들 신호전달 체계를 차단하는 표적치료제들이 유망한 담관암 치료제로 개발되고 있다.

담관암의 발암 기전으로 세포자멸 과정을 교란하는 현상도 널리 발견되는데 *TP53*, *p16*, *p21* 등 종양억제유전자의 변화와 Bcl-2, Mcl-1의 발현 증가가 중요하다. 종양의 진행 단계에서 침습, 전이 및 신생혈관 생성에 관여하는 유전자들의 변이도 빈번히 나타나는데 *β*-카테닌 및 E-카드헤린의 감소, MMP, VEGF의 증가가 대표적이다. 이러한 암 관련 유전자들의 기능은 단순 기능에 그치지 않고 상호 연계되어 다양한 네트워크를 구성하면서 악성 형질전환을 유발하게 된다.

Ⅶ. 비만과 신체활동 부족

1. 비만

(1) 비만과 암 발생의 역학

인체는 지방을 피하 및 내장에 에너지원으로 저장하는데, 이러한 지방조직이 과다하게 축적되는 현상이 비만*obesity*이다. 통상 비만의 척도로 가장 널리 쓰이는 체질량지수로 30kg/m² 이상인 경우를 비만으로 정의하고, 체질량지수 25~29.9kg/m² 범위를 과체중으로 분류하지만, 우리나라를 포함한 아시아 국가에서는 25kg/m² 이상을 비만으로, 23~24.9kg/m² 범위를 과체중으로 분류한다.

비만은 세계적으로 중요한 건강 문제로서, 현재 세계인구 중 13억여 명이 과체중 및 비만이라는 추계가 있을 정도로 심각한 상황이다. 2009년 국민건강영양조사에 의하면 우리나라의 비만 유병률(만 19세 이상, 표준화, 체질량지수 25kg/m² 이상)은 31.9%로서 1998년의 26.0%에 비해 뚜렷이 늘어난 상태이며, 특히 남성 40~50대는 10명 중 4명이 비만에 속할 정도로 문제가 심각하다(그림 3-9).

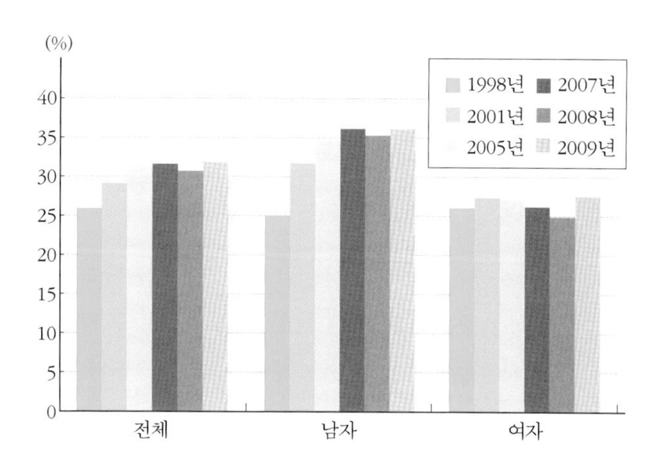

그림 3-9. 우리나라의 비만 유병률 추이 보건복지부, 질병관리본부. 국민건강영양통계(2009년 국민건강영양조사), 2010.
주: 2005년 추계 인구로 연령표준화, 비만 기준은 체질량지수 25kg/m² 이상.

비만은 오랫동안 당뇨병과 심혈관질환의 원인으로 알려져왔으나 근래 암 발생의 위험도 증가시키는 중요한 인자라는 사실이 밝혀져 많은 관심과 연구의 대상이 되고 있다. IARC는 2002년에 비만과 신체활동 부족*physical inactivity*을 대장암, 유방암(폐경 후), 자궁체부암, 신장암, 식도암(선암)의 원인으로 인정했다. 여러 역학적 연구 결과 비만이 있는 경우 정상 체중에 비해 대장암이 남성에서 2.0배, 여성에서 1.5배 정도의 상대적 위험도를 보이고 유방암은 폐경 후 여성에서 위험도가 1.5배 증가한다. 대장암이나 유방암의 위험은 과체중에서도 여전히 나타나며 자궁체부암, 신장암, 식도암(선암)도 2.5~3.5배 정도의 높은 상대 위험도를 나타낸다.

우리나라 국민을 대상으로 한 지*Jee* 등의 연구에서도 체질량지수가 26kg/m²을 넘어서면서 암 사망의 위험이 현저히 증가하고 있다. 미국도 전체 암 사망의 14%(남성) 및 20%(여성)가 비만 때문으로 추정될 정도로 비만에 의한 암 문제는 심각하다. 앞에서 열거한 암종들 외에 자궁경부암, 분문부 위암, 췌장암, 담낭암, 간암 등도 비만과의 연관성이 제기되고 있어 비만 해결은 이제 암 관리 프로그램의 중요한 의제로 자리잡고 있다.

(2) 비만의 분자적 발암 기전

지방조직은 지방세포뿐만 아니라 전 지방세포, 섬유모세포, 대식세포, 내피세포 등 다양한 세포들로 구성되어 에너지 저장소 기능을 한다. 신체의 필요에 따라 유리 지방

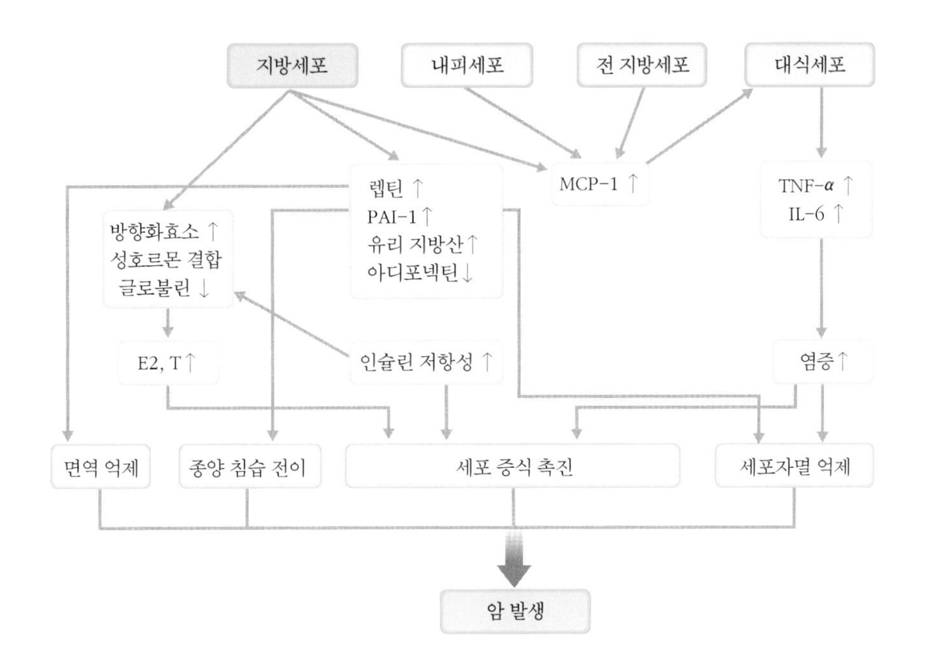

그림 3-10. 비만의 분자적 발암 기전 E2: estradiol, T: testosterone, PAI-1: plasminogen activator inhibitor-1, MCP-1: monocyte chemotactant-1, TNF-a: tumor necrosis factor-a, IL: interleukin-6

산*free fatty acid*을 공급함으로써 에너지 균형의 조절 및 지방대사에 관여하는데, 이 과정에는 렙틴*leptin*, 아디포넥틴*adiponectin*, 레지스틴*resistin*, TNF-α 등의 호르몬 분비가 중요한 조절 기능을 한다.

지방조직이 늘어나게 되면 지방세포가 커지면서 단핵구 화학주성단백질-1*monocyte chemotactant protein-1: MCP-1*이 분비되어 대식세포를 끌어들이는 한편, 렙틴, 레지스틴, TNF-α, IL-6 등의 지방 조절 호르몬과 염증성 시토카인 생산은 증가하고, 아디포넥틴은 감소하면서 인슐린 저항성이 나타나게 된다(그림 3-10).

1) 인슐린 저항성

인슐린 저항성이 만성적으로 지속되면 인슐린 분비가 상승하면서 고인슐린혈증 상태가 되고, 과다하게 분비된 인슐린은 직접 표적세포의 인슐린 수용체에 작용하여 세포증식의 증가를 초래한다. 고인슐린혈증 상태에서는 인슐린 유사성장인자 결합단백질의 생산이 억제되고 결국 IGF1의 활성도가 높아져서 역시 세포 증식과 종양 성장을 촉진할 것으로 생각된다. 인슐린 저항성은 간의 성호르몬 결합 글로불린 생산을 감소시켜 궁극적으로 성호르몬의 활용도를 증가시켜 암 발생에 기여한다. 비만과 같이 만성 고인슐린혈증 상태를 초래하는 2형 당뇨병에서도 대장암, 자궁체부암, 신장암, 췌장암 발생률이 높은 것도 인슐린 저항성의 발암성을 뒷받침하는 사실이다.

2) 만성 염증

만성적인 염증 상태의 지속이 발암으로 연결되는 것은 만성 간염 및 염증성 장질환이 간세포암과 대장암의 발생으로 이어지는 사실에서 잘 알려져 있다. 비만의 지속은 전신적으로 약한 염증 상태를 초래하는데, 과다 축적된 지방조직에서 염증 촉진인자인 TNF-α 및 IL-6 등의 분비가 촉진된다. 이러한 염증성 시토카인들이 세포 증식 및 세포자멸 과정에 영향을 미쳐 발암에 관여할 것으로 생각된다. 산화성 스트레스나 기질금속 단백질분해효소 등의 다른 염증 촉진인자도 관여할 가능성이 있으나 아직 그 역할이 분명하지 않다.

3) 스테로이드 호르몬 증가

비만은 남성 및 여성 성호르몬의 생산을 촉진하거나 생체 내 이용도를 증진시키는 효과를 나타낸다. 비만상태에서는 지방조직, 난소, 부신 등에서 방향화효소 활성도가 증가하여 에스트라디올과 테스토스테론 생산을 촉진한다. 고인슐린혈증에 의해 난소의 남성호르몬 생산이 증가하고 간의 성호르몬 결합 글로불린 생산은 감소하기 때문에 에스트라디올과 테스토스테론의 생체 이용률이 증가하게 되어 세포 증식을 증가시킨다. 이러한 기전은 특히 폐경 후 유방암과 자궁체부암의 발생에 더 중요하게 작용할 것으로 생각된다. 비만인 경우에도 폐경 전 여성에서는 암 발생이 적은 이유는 월경의 부조화가 일어나는 경우가 많아 호르몬의 영향을 덜 받기 때문인 것으로 설명된다. 폐경이 되면 난소의 여성호르몬 분비가 정지되고 지방조직이 주된 호르몬 생산조직이 된다. 이미 호르몬치료를 받고 있는 환자에서는 비만이 추가적인 위험인자가 되지 않는데, 이는 고용량의 호르몬을 복용하는 경우에는 지방조직에서 자체 생산되는 호르몬이 상대적으로 적어 영향이 미미하기 때문인 것으로 해석된다.

한편 비만에 의해 상승하는 렙틴은 항암 면역기능을 억제하고, 플라스미노겐 활성인자 억제자-1*plasminogen activator inhibitor-1*의 상승은 종양의 침습 및 전이에 관여할 것으로 예상된다. 이외에도 비만과 관련하여 발생하는 각종 암의 특성에 따른 기전이 작용할 수 있는데, 식도암에서는 비만에 흔히 동반되는 위산역류현상이 보완적 역할을 할 수 있다.

2. 신체활동 부족

비만과 신체활동 부족이 역학적 연구를 통해 암의 위험인자로 인정된 이후 신체활동 부족은 비만을 초래하는 중요한 원인으로 이해되고 있다. 그러나 비만과는 관계없이 장시간에 걸쳐 눕거나 앉아 있으면서 에너지를 거의 소비하지 않는 습관상태가 독립적으로 암과 연관된다는 견해도 있다.

신체활동 부족과 연관성이 높은 암은 비만에 의한 암과 중복되는 경향이 있는데, 유방암과 대장암이 신체활동 부족과 가장 뚜렷한 연관성을 보이며 전립선암, 자궁체부암, 폐암과도 연관 가능성이 있다. 일정한 강도 이상의 신체활동을 꾸준히 하는 경우 유방암과 대장암의 발생이 줄어든다는 것은 잘 증명되어 있다. 한 예로 하루에 45~60분 정도의 걷기운동을 주 5~6회 하면 암 발생 위험이 20% 정도 감소한다는 보고가 있다. 유방암 중에서 폐경 후에 발생하는 유방암은 운동과의 연관성이 높으나 폐경 전 유방암은 연관성이 낮은데 이는 여성 호르몬의 변화에 주된 기전이 있기 때문으로 생각된다. 운동에 의한 대장암 발생 감소는 남성에서 더 뚜렷하며, 여성에서는 폐경후증후군으로 인한 호르몬치료를 받지 않은 경우 운동에 의한 대장암 발생의 위험 감소 효과가 더 뚜렷하다.

암 치료를 받은 후에도 적절한 운동을 계속하면 암 재발률을 낮출 수 있다는 연구 결과가 주로 유방암과 대장암 분야에서 보고되고 있다. 유방암 환자가 유방암 진단 후 주당 2~3시간 이상 활발한 걷기운동을 하면 재발률과 사망률이 운동을 하지 않은 환자에 비해 감소하며, 이러한 효과는 폐경 전후의 모든 암에서 체질량지수와는 무관하게 관찰되었다.

이러한 신체활동을 통한 암 예방 및 치료 효과는 비만의 동반 여부와는 관계없이 나타나고 있어 비만과 암의 관계와는 별도로 신체활동이 암 발생이나 진행에 미치는 영향이 있음을 다시 한 번 확인시켜준다. 신체활동에 의한 효과의 기전으로 거론되는 인슐린 저항성 감소, 성호르몬 생산 감소, 렙틴의 감소 등은 비만과도 연계되는 사항이며, 이외에도 항암 면역기능 향상, 발암성 프로스타글란딘 생산 감소, DNA 손상 회복기능 향상, 대장 운동의 증진으로 인한 발암물질 조기 배출 등이 제시되고 있으나 아직 정확한 역할에 대해서는 알지 못한다.

2009년 국민건강영양조사 자료를 보면 우리나라 국민의 주 3회 이상, 1회 20분 이상의 격렬한 신체활동 실천율이 2005년 15.2%에서 2009년 17.8%로 약간 증가하였다. 하지만 주 5회 이상, 1회 30분 이상의 걷기 실천율은 2005년 60.7%에서 2009년 46.1%로 오히려 감소하는 등 아직도 우리 국민들의 운동 실천율은 전반적으로 저조한 수준이다. 특히 비만 유병률도 심각한 수준인 것을 고려하면 암을 포함한 국민 건강 개선을 위해서는 운동 실천율을 대폭 높이기 위한 노력이 시급하다.

Ⅷ. 음식 및 알코올

돌 등은 1981년에, 주로 환자-대조군 연구에 기반하여 음식이 암 발생의 중요한 원인이며, 암 사망의 1/3 정도는 음식을 조절함으로써 막을 수 있을 것이라는 획기적인 견해를 제시했다. 지역에 따른 음식문화의 차이 때문에 음식이 암 발생에 차지하는 비중은 매우 다양하고, 돌 등이 평가한 음식의 비중이 지나치게 높게 설정되었다는 비판도 있지만 그 동안 암의 원인으로 별로 관심의 대상이 되지 못했던 음식의 중요성을 강조한 점은 평가를 받고 있다.

음식과 암의 연관성은 비만, 신체적 비활동성, 특정 음식에 의한 위험성 증가 등의 문제와 복합되어 있다. 또한 음식이 암 발생에 미치는 영향은 음식의 종류와 관련 암종에 따라 다양하기 때문에 제대로 평가하기가 매우 어려워 많은 혼란을 야기하기도 한다. 예를 들어 암 발생의 감소 효과를 기대하며 β-카로틴을 투여한 연구에서 정반대의 결과가 나왔던 경험이 그 대표적 사례이다. 이제 개별 음식들과 알코올에 대해 자세히 살펴보기로 한다.

1. 지방 및 붉은 육류

음식과 암 발생을 연관시킨 초기의 연구는 식습관이 판이하게 다른 국가로 이민을 간 사람들의 암 발생 형태에 주목했다. 대장암과 유방암이 드문 국가에서 살던 사람들이 이 암들의 발생률이 높은 국가로 이민을 간 후, 새로운 식생활에 적응해가면서 암 발생이 증가하는 현상이 관찰되었다. 또한 육류 소비와 대장암 발생이 용량 의존적인 상관관계가 있는 것도 보고되어, 식습관이 암 발생에 기여할 것이라는 인식이 증가하면서 이들의 상관관계가 집중적으로 연구되었다.

고지방식의 발암 연관성은 동물 모델에서 처음 시사되었으며 전체 에너지에 대한 영향과 별도로 지방 자체가 독립적인 발암성이 있는지에 대한 관심이 높았다. 환자-대조군 연구들에서 고지방식과 폐경 후 유방암 발생의 연관성이 제시되었으나 전향적 연구에서는 이러한 연관성이 입증되지 않았다. 간호사 건강 연구 코호트*Nurses' Health Study Cohort*에서는 동물성 지방을 많이 섭취한 군에서 유방암의 위험이 50% 증가하였으나 식물성 지방의 경우에는 관련성이 없었다. 유방암의 위험인자인 혈청 에스트로겐치가 저지방 식이로 인해 감소할 수 있다는 보고도 있으나 이 역시 확인이 필요하다.

국가별 지방 및 육류 소비량과 대장암의 발생이 관련이 있다는 관찰에서 고지방식과 대장암의 연관성이 제시되었고, 이는 각종 동물실험 결과와, 지방이 분비를 촉진시키는 담즙산이 발암물질을 증가시킨다는 연구 결과들로 뒷받침되었다. 한 메타분석 결과에서는 하루 120g의 붉은 육류 섭취가 대장암의 발생 위험을 24% 증가시키는 것으로 나타났으며, 가공육의 경우 하루 30g의 소비만으로도 대장암의 상대 위험도를 1.36배 증가시켰다. 붉은 육류가 암 발생을 증가시키는 기전은 육류 생산에 사용되는 합성 호르몬, 고온 조리 과정에서 생겨나는 헤테로고리아민*heterocyclic amines*, 다환식방향족탄화수소, 고용량의 헴철*heme iron*, 훈제 및 염장 육류의 질산염 성분 등과 관계가 있을 것으로 생각된다.

전립선암 발생도 지방, 특히 동물성 지방 및 붉은 육류 소비와 관련성이 높다. 특히 악성도가 높은 전립선암과의 연관성이 높은데, 진행이 느린 전립선암이 더 치명적인 형태로 전환하는 데 이 음식들이 영향을 미칠 가능성에 대해서도 연구자들은 주목하고 있다.

초창기의 소규모 역학연구와 동물실험 결과에 바탕하여, 총지방 섭취량을 줄이면 유방암, 대장암, 전립선암의 발생을 감소시킬 수 있으리라는 기대가 생겨났다. 그러나 대규모 역학연구에서 동물성 지방, 붉은 육류와의 연관성은 이어졌지만 전체 지방량과의 연관성은 부정되는 결과가 나타났다. 이를 통해, 지방 섭취와 암 발생의 관련이 단순히 지방 그 자체에만 있지는 않을 가능성이 신중히 제기되고 있다.

2. 소금 및 염장 음식

소금은 신체기능에 절대적으로 필요한 필수 영양소이며 음식을 장기간 보존하기 위한 방부제로도 쓰인다. 성인에게 필요한 하루 섭취량은 500mg 정도이나, 세계보건기구(WHO)에서는 현실성을 감안하여 하루 섭취량을 5g 이하로 권장하고 있다. 섭취하는 소금의 양은 지역에 따라 하루 6~18g 정도로 큰 차이를 보이는데, 포르투갈, 브라질, 한국, 일본 등은 육류, 생선, 채소 등을 저장하는 데 소금을 많이 사용하는 등 섭취량이 높은 국가에 속한다. 이 지역들에서 위암이 많이 발생하는 것에서 짐작되듯이 역학연구에서도 소금 섭취와 위암 발생 위험도의 상관관계가 제시되고 있다.

소금은 직접적인 발암 기전은 가지고 있지 않고 상대위험도도 낮은 점 등으로 보아 직접적인 발암물질은 아니지만 다른 위암 위험인자와 협력하여 발암에 기여하는 것으로 생각된다. 동물모델 등의 연구에서 소금이 위벽 손상을 증가시키고, N-니트로소 물질 형성을 촉진시키며, *H. pylori*를 비롯한 다른 발암물질과 상승적인 역할을 한다는 소견도 이러한 견해를 뒷받침한다.

중국 광둥 지역에서는 생선을 말릴 때 소금을 상대적으로 적게 쓰고 발효가 상당히 많이 일어나게 한다. 이러한 독특한 방법으로 만든 염장 생선은 N-니트로사민 용량이 매우 높기 때문에, 이 지역에서 비인두암 발생률이 매우 높은 원인으로 생각되고 있다.

3. 암 예방 효과가 제시된 음식과 영양소들

앞에서 살펴본 발암 관련 음식들이 아닌 특정 음식을 충분히 섭취하면 암 발생을 감소시킬 수 있다는 주장도 계속되고 있다. 이 계통의 음식들에 의한 암 예방 효과는 초기의 코호트 연구에서 주로 제시되었으나 전향적 연구에서는 대체로 부정되는 결과들이 나타나고 있다. 음식과 관련한 연구는 신뢰도 높은 표지자가 없기 때문에 정확도가 떨어지는 개인의 기억에 의존하는 후향적 조사에 의해 진행되는 경우가 많다는 점이 항상 지적된다. 그러나 음식이 생존에 필수적인 만큼 최선의 연구모델 개발을 통한 지속적인 연구로 올바른 결론을 내릴 필요성이 절실히 요구된다.

(1) 채소와 과일

채소와 과일 섭취가 암 예방에 도움이 될 것이라는 가설은, 이 음식들이 항산화제, 미네랄 등을 많이 함유하고 있고 섬유소, 각종 비타민 등의 좋은 섭취원이 되기 때문이다. 1997년에 국제암연구기금*World Cancer Research Fund*과 미국암연구소*American Institute for Cancer Research*가, 채소와 과일 섭취를 늘리면 상당한 암 예방 효과를 거둘 수 있을 것이라고 보고하였으나 이후 대장암, 위암, 유방암 등을 추적한 전향적 연구에서 과일과 채소 섭취가 암 발생을 감소시키는 효과에 대한 추가적인 근거를 얻지는 못했다. 하지만 전문가들은 2007년의 보고서에서도 암 예방을 위해 하루 600g 이상의 과일과 채소를 섭취할 것을 권장하고 있으며, 근거 수준을 높이기 위한 연구도 계속 진행하고 있다.

(2) 식이섬유

식이섬유는 소화효소에 의해 가수분해되지 않는 식물성 다당류 및 리그닌*lignin*으로서 장내에서 팽창성 효과*bulking effect*를 통해 암 발생을 예방한다고 여겨지고 있다. 많은 코호트 연구에서 섬유소 섭취와 대장암 발생의 역상관성이 제시되었으나 전향적 연구에서는 관련성이 뚜렷하지 않은 것으로 보고되고 있다. 유방암, 위암과 관련된 연구에서도 식이섬유와 암 발생의 연관성은 나타나지 않았다.

(3) 비타민 D

비타민 D를 고용량으로 섭취하면 대장암, 유방암, 전립선암을 감소시킬 수 있다는 보고들이 그동안 많이 제시되었다. 실험적 연구에서 비타민 D를 투여하여 비타민 D 수용체를 활성화시키면 세포 분화를 촉진하고 세포 증식 및 혈관 형성을 억제하는 효과를 관찰할 수 있으며, 이러한 기전을 통해 암 발생을 억제할 수 있을 것으로 기대된다. 그러나 많은 전향적 연구에도 불구하고 아직 암 예방 효과에 대해 긍정적으로 판단할 만한 근거는 제한적이다.

(4) 엽산

엽산은 과일 및 채소에 포함된 미세 영양분으로서 DNA의 메틸화, 합성 및 복구에 관여하는 기전을 통해 암 억제 효과를 나타낼 것으로 기대되었다. 엽산은 음식물에 포함된 양이 적고 조리 과정에서 잘 파괴되며 흡수도 잘 되지 않기 때문에 결핍증이 발생하는 빈도가 높다. 엽산결핍증과 관련하여 대장암의 발생 증가가 보고되기도 했다. 그러나 대장암, 췌장암, 식도암에서 예방 효과를 시사하는 제한적인 결과가 있지만, 아직 확실한 효과를 인정받지 못하고 있는 상태다.

(5) 콩류

콩에는 이소플라본, 식물에스트로겐 등 에스트로겐과 경쟁하는 물질들이 함유되어 있기 때문에, 섭취를 늘리면 유방암 등의 발생을 예방할 수 있을 것으로 기대된다. 콩을 많이 섭취하여 유방암, 위암, 전립선암 등의 발생을 억제할 수 있다는 보고들이 있으나 아직은 제한된 근거뿐이다.

(6) 카로티노이드

카로티노이드는 채소 및 과일류에 풍부한 항산화물질로서, 세포 분화를 촉진하고 면역체계를 조절하는 기전을 통해 암 발생을 억제하는 것으로 기대되었다. 그러나 β-카로틴을 투여한 전향적 연구에서는, 기대되었던 암 발생 억제 효과 대신에 흡연자군에서 오히려 폐암 발생을 증가시키는 결과가 나왔다. 이러한 연구 결과는, 인체에서 일어나는 복잡한 생물학적 반응에 대해 예측과 판단을 할 때 매우 신중할 필요가 있음을 가르쳐준 좋은 교훈이 되었다.

4. 알코올

(1) 알코올과 암 발생의 역학

알코올은 오랫동안 인류의 생활에 중요한 위치를 차지해 온 음료로서, 세계적으로 20억 명 정도가 하루 평균 13g의 알코올을 규칙적으로 마시고 있다. 알코올은 다양한 생물학적 효과를 나타내며 적절한 음주는 건강에 도움이 되기도 하지만, 지나친 음주는 발암물질로 작용할 수도

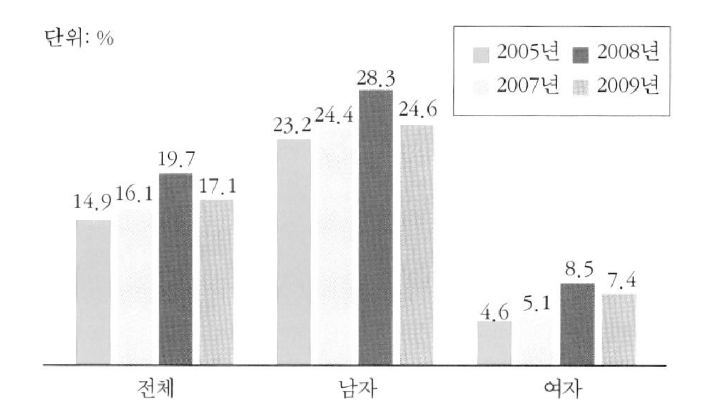

그림 3-11. 우리나라 성인 음주자의 고위험 음주율 추이 고위험 음주율: 연간 1회 평균 음주량이 7잔(여자 5잔) 이상이며, 주 2회 이상 음주하는 분율

보건복지부, 질병관리본부. 국민건강영양통계(2009년 국민건강영양조사), 2010.

비음주나 하루 40g 이하의 음주에 비해 간암 발생의 상대위험도가 4.5~7.3배 정도 높다. 특히 B형 및 C형간염 바이러스에 의한 만성 간질환이 있는 환자에서 알코올은 간암 발생의 위험을 현저히 증가시킨다.

우리나라는 세계적으로 알코올 소비량이 많은 국가 중 하나이며, 특히 고위험 음주율이 높은 것이 문제가 되고 있다. 연간 음주자 중 1회 평균 음주량이 7잔(여자 5잔) 이상이며 주 2회 이상 음주하는 분율, 즉 고위험 음주율이 2005년 14.9%에서 2008년은 19.7%로 계속 증가하다가 최근에는 약간 감소하고 있다(그림 3-11). 암 이외의 알코올성 간질환도 늘어나는 추세여서, 사회적 음주의 범위를 넘어서는 고위험 음주율을 낮추기 위한 노력이 절실히 요구된다.

있어 IARC의 발암물질 목록에 등재되었다. 만성적 음주는 간암, 구강암, 식도암, 인두암, 후두암, 유방암, 대장암의 위험을 증가시키는데, 전체 암 중 3% 정도가 알코올에 의한 것으로 추정되고 있다. 하루 50g의 알코올을 섭취하는 경우 비음주자에 비해 구강암, 식도암, 인두암 및 후두암의 위험이 2~3배 증가하며, 이러한 위험은 용량 의존적으로 나타난다. 만성적 음주는 여성 유방암과 대장암의 발생 위험을 각각 1.5배, 1.4배 증가시킨다.

알코올은 간에서는 알코올성 간염, 간경변증을 거쳐 간암의 중요한 원인으로 작용한다. 하루 80g 이상의 음주는

(2) 알코올의 분자적 발암 기전

알코올은 알코올탈수소효소, 시토크롬 P450 2E1; *CYP2E1*에 의해 아세트알데히드가 되며, 아세트알데히드는 아세트알데히드탈수소효소에 의해 아세테이트가 된다. 이 중에서 발암에 가장 중요한 역할을 하는 아세트알데히드는 DNA와 부가물을 형성하여 DNA 돌연변이를 유발할 수 있고 DNA 생성과 복구를 억제하거나 위장관 점막에 직접 작용하여 세포 증식을 유발할 수 있다(그림 3-12).

알코올 섭취에 의해 유발되는 CYP2E1 효소 활성화는

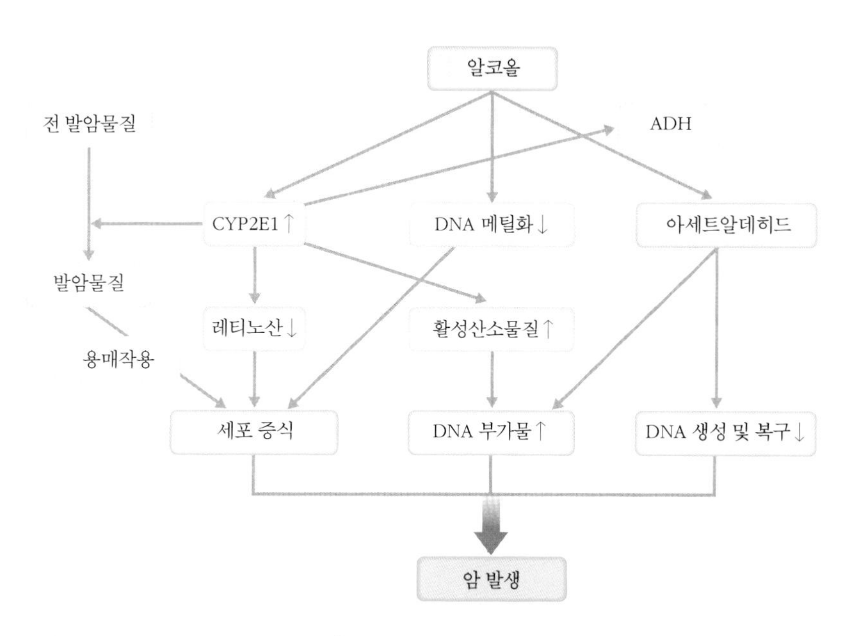

그림 3-12. 알코올의 분자적 발암 기전 ADH: 알코올탈수소효소*alcohol dehydrogenase*, CYP2E1: 시토크롬 P450 2E1

다양한 발암 기전을 나타낸다. 우선 CYP2E1 효소는 활성산소물질들이 생산되는 것을 촉진하여 DNA 부가물 발생을 증가시키며, 조직 내 레티노산치를 감소시켜 결과적으로 세포 증식을 초래하고 정상적인 세포 분화를 교란시킨다. 또한 CYP2E1은 전 발암물질을 발암물질로 전환시켜 작용하게 하는데, 이 과정에서 알코올은 발암물질의 세포 내 유입을 용이하게 하는 용매 역할을 할 수도 있다. 한편 알코올은 DNA 메틸화의 감소를 초래하여 세포 증식을 촉진하는 종양유전자들을 활성화함으로써 암 발생에 기여할 수 있다.

알코올에 의한 발암 과정은 해당 장기에 따라 특성을 보이는데, 만성적인 음주가 초래하는 위식도역류병과 에스트로겐 증가는 각각 식도암과 유방암 발생에 중요한 역할을 한다. 식도암 발생 과정에서는 구강 내 미생물인 이스트나 그람 양성 세균이 아세트알데히드 생산에 참여함으로써 침의 아세트알데히드 농도를 혈중 농도보다 10~100배까지 증가시킬 수 있다. 간에서는 자체적으로 아세트알데히드가 활발히 대사되어 아세트알데히드의 농도가 낮게 유지되므로, 알코올에 의한 간암의 발암 과정에서는 아세트알데히드의 역할보다는 간경변증과 활성산소물질의 역할이 더 중요할 것으로 생각된다.

발암 과정에 관계하는 아세트알데히드의 농도는 섭취 알코올의 양뿐만 아니라 알코올을 대사시키는 ADH 및 ALDH의 유전자형에 따라서도 의미 있는 차이를 보인다. 아시아인은 ALDH2 유전자의 단일 뉴클레오티드 다형태에 있어 활성도가 높은 ALDH2*1에 비해 상대적으로 기능이 비활성화된 ALDH2*2를 가지는 경우가 많다. 우리나라 국민의 ALDH2*1/1, ALDH2*1/2, ALDH2*2/2 빈도는 각각 71.5%, 26.6%, 1.9%로 보고되고 있다. 극소량의 알코올도 견디지 못하는 ALDH2*2/2 동형접합체 보유자에 비해 ALDH2*1/2 이형접합체 보유자는 ALDH2*1/1의 10% 정도의 효소 기능을 가지므로 약간의 음주가 가능하다. 그러나 고농도의 아세트알데히드에 노출될 위험이 높아 특히 식도암과 두경부암의 위험이 높다. 요코야마 *Yokoyama* 등의 연구에 의하면 알코올 섭취를 하는 ALDH2*1/2 보유자는 ALDH2*1/1 보유자에 비해 식도암의 위험도가 10~15배 정도 높다.

알코올에 대한 반응은 개인적, 인종적 차이가 현저하여 암 예방의 관점에서 어느 정도의 음주가 안전한지에 대한 일관된 기준을 제시하기가 어렵다. 유럽 및 북・남미에서는 대체로 남성의 경우 하루 20~30g 이내의 음주를 권하며 여성에게는 남성의 절반을 권한다. 상대적으로 ALDH2*1/2 이형접합체가 많은 우리나라나 일본의 경우 하루 20g 이내의 음주가 적합할 것으로 생각되며, ALDH2*1/2 이형접합체 및 ALDH2*2/2 동형접합체를 가진 개인에 대한 고려가 동반되어야 할 것이다.

참고문헌

1. 김창민. 간세포암의 역학 및 병인. 김정룡 편저. 소화기계질환. 제3판. 서울: 일조각; 2011. p.718-725.
2. 대한암협회, 한국영양학회, 대한암예방협회. 암 예방을 위한 국민 식생활 지침에 관한 연구. 2006.
3. 박재갑, 서홍관. 담배 없는 세상. 박재갑, 강윤구, 송재성 편저. 보건복지정책: 과제와 전망. 개정판. 고양: 국립암센터; 2006. p.287-306.
4. 보건복지가족부, 질병관리본부. 2009 국민건강통계. 국민건강영양조사 제4기 3차년도(2009). 2010.
5. 보건복지부, 국립암센터. 통계로 본 암 현황. 2011.
6. Allan JM, Travis LB. Mechanisms of therapy-related carcinogenesis. Nature Rev Cancer 2005;5:943-55.
7. Baan R, Grosse Y, Straif K, Secretan B, Ghissassi FE, Bouvard V, et al. A review of human carcinogens-part F: chemical agents and related occupations. Lancet Oncol 2009;10:1143-4.
8. Baan R, Straif K, Grosse Y, Secretan B, Ghissassi FE, Bouvard V, et al. Carcinogenicity of some aromatic amines, organic dyes, and related exposures. Lancet Oncol 2008;9:322-3.
9. Bartosch B, Thimme R, Blum HE, Zoulim F. Hepatitis C virus-induced hepatocarcinogenesis. J Hepatol 2009;51:810-20.
10. Bianchini F, Kaaks R, Vainio H. Overweight, obesity and cancer risk. Lancet Oncol 2002;3:565-74.
11. Bouvard V, Baan R, Straif K, Grosse Y, Secretan B, Ghissassi FE, et al. A review of human carcinogens-part B: biological agents. Lancet Oncol 2009;10:321-2.
12. Brems H, Beert E, de Ravel T, Legius E. Mechanisms in the pathogenesis of malignant tumours in neurofibromatosis type 1. Lancet Oncol 2009;10:508-15.
13. Brennan P, Buffler PA, Reynolds P, Wu AH, Wichmann HE, Agudo A, et al. Secondhand smoke exposure in adulthood and risk of lung cancer among never smokers: a pooled analysis of two large studies. Int J Cancer 2004;109:125-31.
14. Calle EE, Kaaks R. Overweight, obesity and cancer: epidemiological evidence and proposed mechanisms. Nature Rev Cancer 2004;4:579-91.
15. Carbone A, Cesarman E, Spina M, Gloghini A, Schulz TF. HIV-associated lymphomas and gamma-herpesviruses. Blood 2009;113:1213-24.

16. Cardinal CG, Yabro JW. A conceptual history of cancer. Semin Oncol 1979;6:396-408.
17. Chlebowski RT, Anderson GL, Gass M, Lane DS, Aragaki AK, Kuller LH, et al. Estrogen plus progestin and breast cancer incidence and mortality in postmenopausal women. JAMA 2010;304(15):1684-92.
18. Cho SJ, Choi IJ, Kim CG, Lee JY, Kook MC, Seong MW, et al. Helicobacter pylori seropositivity is associated with gastric cancer regardless of tumor subtype in Korea. Gut and Liver 2010;4:466-74.
19. Colditz GA, Sellers TA, Trapido E. Epidemiology-identifying the causes and preventability of cancer? Nature Rev Cancer 2006;6:75-83.
20. Collaborative Group on Hormonal Factors in Breast Cancer. Breast cancer and hormonal contraceptives: collaborative reanalysis of individual data on 53,297 women with breast cancer and 100,239 women without breast cancer from 54 epidemiological studies. Lancet 1996;347:1713-27.
21. Delecluse HJ, Feederle R, O' Sullivan B, Taniere P. Epstein-Barr virus-associated tumors: an update for the attention of the working pathologist. J Clin Pathol 2007;60:1358-64.
22. Doll R, Hill AB. The mortality of doctors in relation to their smoking habits. Br Med J 1954;1452-5.
23. Doll R, Peto R. The causes of cancer: quantitative estimates of avoidable risks of cancer in the United States today. J Natl Cancer Inst 1981;66:1191-308.
24. Druesne-Pecollo N, Tehard B, Mallet Y, Gerber M, Narat T, Hercberg S, et al. Alcohol and genetic polymorphisms: effect on risk of alcohol-related cancer. Lancet Oncol 2009;10:173-80.
25. Farazi PA, DePinho RA. Hepatocellular carcinoma pathogenesis: from genes to environment. Nature Rev Cancer 2006;6:674-87.
26. Fletcher O, Houlston RS. Architecture of inherited susceptibility to common cancer. Nature Rev Cancer 2010;10:353-61.
27. Fukayama M, Hino R, Uozaki H. Epstein-Barr virus and gastric carcinoma: virus-host interactions leading to carcinoma. Cancer Sci 2008;99:1726-33.
28. Ganem D. KSHV and the pathogenesis of Kaposi sarcoma: listening to human biology and medicine. J Clin Invest 2010;120:939-49.
29. Garber JE, Offit K. Hereditary cancer predisposition syndromes. J Clin Oncol 2005;23:276-92.
30. Ghissassi FE, Baan R, Straif K, Grosse Y, Secretan B, Bouvard V, et al. A review of human carcinogens-part D: radiation. Lancet Oncol 2009;10:751-2.
31. Gilbert ES. Ionizing radiation and cancer risks: what have we learned from epidemiology? Int J Radiat Biol 2009;85(6):467-82.
32. Gores GJ, Blechacz B. Cholangiocarcinoma: advances in pathogenesis, diagnosis, and treatment. Hepatology 2008;48(1):308-21.
33. Greaves M. Darwinian medicine: a case for cancer. Nature Rev Cancer 2007;7:213-21.
34. Grosse Y, Baan R, Straif K, Secretan B, Ghissassi FE, Bouvard V, et al. A review of human carcinogens-part A: pharmaceuticals. Lancet Oncol 2009;10:13-4.
35. Hawley AT, Pandolfi PP. Etiology of cancer: cancer susceptibility syndromes. In: DeVita VT, Lawrence TS, Rosenberg SA, eds. Cancer: Principles and Practice of Oncology. 8th ed. Philadelphia: Wolters Kluwer/Lippincott Williams & Wilkins: 2008. pp.157-68.
36. Heber D, Blackburn GL, Go VLW, Milner J, eds. Nutritional Oncology. 2nd edition. Burlington. Academic Press, 2006.
37. Hecht SS. Tobacco carcinogens, their biomarkers and tobacco-induced cancer. Nature Rev Cancer 2003;3:733-44.
38. Herbst RS, Heymach JV, Lippman SM. Lung cancer. N Engl J Med 2008;359:1367-80.
39. Hung RJ, McKay JD, Gaborieau V, Boffetta P, Hashibe M, Zaridze D, et al. A susceptibility locus for lung cancer maps to nicotinic acetylcholine receptor subunit genes on 15q25. Nature 2008;452:633-7.
40. IARC. IARC monographs on the evaluation of carcinogenic risks to humans. Available from: http://monographs.iarc.fr/ ENG/Classification/crthalllist.php.
41. IARC. IARC monographs on the evaluation of carcinogenic risks to humans. volume 83, tobacco smoke and involuntary smoking. Lyon, France. Available from: http://monographs.iarc.fr/ENG/Monographs/vol83/index.php.
42. IARC. World Cancer Report 2008. Lyon: IARC; 2008.
43. Jang S, Jones KR, Olsen CH, Joo YM, Yoo YJ, Chung IS, et al. Epidemiological link between gastric disease and polymorphisms in VacA and CagA. J Clin Microbiol 2010;48(2):559-67.
44. Jee SH, Sull JW, Park J, Lee SY, Ohrr H, Guallar E, et al. Body-mass index and mortality in Korean men and women. N Engl J Med 2006;355:779-87.
45. Knudson AG. Mutation and cancer: statistical study of retinoblastoma. Proc Natl Acad Sci USA 1971;68:820-3.
46. Lichtenstein P, Holm NV, Verkasalo PK, Iliadou A, Kaprio J, Koskenvuo M, et al. Environmental and heritable factors in the causation of cancer. N Engl J Med 2000;343:78-85.
47. Loeb LA, Harris CC. Advances in chemical carcinogenesis: a historical review and prospective. Cancer Res 2008;68:6863-72.
48. Lynch BM. Sedentary behavior and cancer: a systematic review of the literature and proposed biological mechanisms. Cancer Epidemiol Biomarkers Prev 2010;19(11);2691-709.
49. Madan V, Lear JT, Szeimies RM. Non-melanoma skin cancer. Lancet 2010;375:673-85.
50. Markowitz SD, Bertagnolli MM. Molecular basis of colorectal cancer. N Engl J Med 2009;361:2449-60.
51. Marques-Vidal P, Ravasco P, Camilo ME. Foodstuffs and colorectal cancer risk: a review. Clinical Nutrition 2006;

25:14-36.
52. McCredie M, Williams S, Coates M. Cancer mortality in east and southeast Asian migrants to New South Wales, Australia, 1975-1995. Br J Cancer 1999;79:1277-82.
53. McTiernan A. Mechanisms linking physical activity with cancer. Nature Rev Cancer 2008;8:205-11.
54. Moody CA, Laimins LA. Human papillomavirus oncoproteins: pathways to transformation. Nature Rev Cancer 2010;10;550-60.
55. Moor PS, Chang Y. Why do viruses cause cancer? Highlights of the first century of human tumour virology. Nature Rev Cancer 2010;10:878-89.
56. Mullenders L, Atkinson M, Paretzke H, Sabatier L, Bouffler S. Assessing cancer risks of low-dose radiation. Nature Rev Cancer 2009;9:596-604.
57. National Cancer Institute. Closing in on cancer: solving a 5000-year-old mystery. 1998.
58. Neuveut C, Wei Y, Buendia MA. Mechanisms of HBV-related hepatocarcinogenesis. J Hepatol 2010;52:594-604.
59. Polk DB, Peek RM. Helicobacter pylori: gastric cancer and beyond. Nature Rev Cancer 2010;10:403-14.
60. Popkin BM. Understanding global nutrition dynamics as a step towards controlling cancer incidence. Nature Rev Cancer 2007;7:61-7.
61. Reddy EP, Reynolds RK, Santos E, Barbacid M. A point mutation is responsible for the acquisition of transforming properties by the T24 human bladder carcinoma oncogene. Nature 1982;300:149-52.
62. Renwick A, Thompson D, Seal S, Kelly P, Chagtai T, Ahmed M, et al. ATM mutations that cause ataxia-telangiectasia are breast cancer susceptibility alleles. Nature Genet 2006;38:873-5.
63. Ricotti C, Bouzari N, Agadi A, Cockerell CJ. Malignant skin neoplasms. Med Clin N Am 2009;93:1241-64.
64. Robson ME, Storm CD, Weitzel J, Wollins DS, Offit K; American Society of Clinical Oncology. American Society of Clinical Oncology policy statement update: genetic and genomic testing for cancer susceptibility. J Clin Oncol 2010;28:893-901.
65. Schiffman MH, Bauer HM, Hoover RN, Glass AG, Cadell DM, Rush BB, et al. Epidemiologic evidence showing that human papillomavirus infection causes most cervical intraepithelial neoplasia. J Natl Cancer Inst 1993;85:958-64.
66. Secretan B, Straif K, Baan R, Grosse Y, Ghissassi FE, Bouvard V, et al. A review of human carcinogens-part E: tobacco, areca nut, alcohol, coal smoke, and salted fish. Lancet Oncol 2009;10:1033-4.
67. Seitz HK, Stickel F. Molecular mechanisms of alcohol-mediated carcinogenesis. Nature Rev Cancer 2007;7:599-612.
68. Shih C, Padhy LC, Murray M, Weinberg RA. Transforming genes of carcinomas and neuroblastomas introduced into mouse fibroblasts. Nature 1981;290:261-4.
69. Smith-Bindman R, Lipson J, Marcus R, Kim KP, Mahesh M, Gould R, et al. Radiation dose associated with common computed tomography examinations and the associated lifetime attributable risk of cancer. Arch Intern Med 2009;169(22):2078-86.
70. Stadler ZK, Thom P, Robson ME, Weitzel JN, Kauff ND, Hurley KE. Genome-wide association studies of cancer. J Clin Oncol 2010;28:4255-67.
71. Stephenes PJ, Greenman CD, Fu B, Yang F, Bignell GR, Mudie LJ, et al. Massive genomic rearrangement acquired in a single catastrophic event during cancer development. Cell 2011;144:27-40.
72. Straif K, Benbrahim-Tallaa L, Baan R, Grosse Y, Secretan B, Ghissassi FE, et al. A review of human carcinogens-part C: metals, arsenic, dusts, and fibres. Lancet Oncol 2009;10:453-4.
73. Stratton MR, Campbell PJ, Futreal PA. The cancer genome. Nature 2009;458:719-24.
74. Stratton MR, Rahman N. The emerging landscape of breast cancer susceptibility. Nat Genet 2008;40:17-22.
75. Sun S, Schiller JH, Gazdar AF. Lung cancer in never smokers-a different disease. Nature Rev Cancer 2007;7:778-90.
76. Taylor G. Molecular aspects of HTLV-1 infection and adult T-cell leukemia/lymphoma. J Clin Pathol 2007;60:1392-6.
77. Tsai WL, Chung RT. Viral hepatocarcinogenesis. Oncogene 2010;29:2309-24.
78. Ullrich RL. Etiology of cancer: physical factors. In: DeVita VT, Lawrence TS, Rosenberg SA. eds. Cancer: Principles and Practice of Oncology. 8th ed. Philadelphia: Wolters Kluwer/Lippincott Williams & Wilkins; 2008. pp.211-26.
79. van Kruijsdijk RC, van der Wall E, Visseren FL. Obesity and cancer: the role of dysfunctional adipose tissue. Cancer Epidemiol Biomarkers Prev 2009;18(10);2569-78.
80. Williams D. Radiation carcinogenesis: lessons from Chernobyl. Oncogene 2009;27:S9-S18.
81. World Cancer Research Fund/American Institute for Cancer Research. Food, nutrition, physical activity, and the prevention of cancer: a global perspective. Washington DC: AICR; 2007.
82. Yager JD, Davidson NE. Estrogen carcinogenesis in breast cancer. N Engl J Med 2006;354:270-82.
83. Yamagiwa K, Ichikawa K. Experimental study of the pathogenesis of carcinoma. J Cancer Res 1918;3:1-21.
84. Yokoyama A, Omori T. Genetic polymorphisms of alcohol and aldehyde dehydrogenases and risk for esophageal and head and neck cancers. Alcohol 2005;35:175-85.
85. zur Hausen H. Papillomaviruses causing cancer: evasion from host-cell control in early events in carcinogenesis. J Natl Cancer Inst 2000;92(9):690-8.

04

암 예방과 검진

서홍관

I. 암 예방

1. 흡연

(1) 흡연과 암

폐암은 100년 전만 해도 부검 시 발견되는 전체 암환자의 1% 정도를 차지하는 매우 드문 암이었다. 그러나 흡연이 점차 대중화되면서 1920년대에는 그 비율이 14배 이상으로 증가했다. 폐암과 흡연의 관련성은 1930년대부터 제시되었는데, 독일의 뮐러*Müller*가 1940년에 환자-대조군 연구를 통해 흡연이 폐암의 가장 중요한 원인임을 밝히게 되었다.

흡연이 폐암을 일으킨다는 증거는 1950년대 초반에 본격적으로 제시되었다. 환자-대조군 연구를 통해 흡연이 폐암의 중요한 원인이라는 사실이 알려졌고, 돌*Doll*이 영국의 의사들을 대상으로 시행한 코호트 연구를 통해 흡연이 일으키는 질병들이 속속들이 밝혀졌다.

1985년 IARC(International Agency for Research on Canser) 특별조사위원회는 세계 여러 나라의 역학적 연구를 바탕으로 흡연이 폐암, 구강암, 인두암, 후두암, 식도암, 췌장암, 방광암, 신우암*renal pelvis tumor* 등의 발생에 관여한다고 발표했다. 이후 특별조사위원회는 2002년에 새로운 역학적 증거들을 바탕으로 기존에 흡연과 관련 있다고 알려진 암들 외에도 비강암, 부비동암, 비인두암, 간암, 위암, 신장암, 자궁경부암 등이 흡연과 관련된다는 것을 발표했다(〈표 4-1〉).

특별조사위원회는 평가 가능한 환자-대조군 연구와 코호트 연구들을 분석했는데, 20가지의 각종 암에 대해 흡연량과 흡연 기간, 흡연 시작 연령의 연관성을 평가하는 한편, 금연자와 계속 흡연하는 사람들과 비교하여 금연으로 생기는 이익을 평가하고 금연 기간에 따른 경향 또한 분석했다. 이러한 연구를 통해 암과 흡연의 연관성이 각

표 4-1 IARC 특별조사위원회가 발표한 흡연과 암의 관련성

발병 부위		위원회의 연구평가 건수		평균 위험도
		Case-control	Cohort	
1985년	폐	>100	37	15~30
	요로	50	24	3
	구강	16	3	4~5
	하인두	12	3	4~5
	식도	35	19	2~5
	후두	25	5	10
	췌장	38	27	2~4
2002년	비강, 부비동	9	1	1.5~2.5
	식도(선암종)	10	-	1.5~2.5
	비인두	19	2	1.5~2.0
	위	44	27	1.5~2.0
	간	29	29	1.5~2.5
	신장	13	8	1.5~2.0
	자궁경부	49	14	1.5~2.5
	골수성백혈병	-	12	1.5~2.0

각의 장기에 따라, 혹은 식도의 선암이나 골수성백혈병 등 한 장기의 암 중에서도 각각의 조직학적 유형에 따라 제시될 수 있었다. 1985년, 흡연과 관련 있는 것으로 확인된 모든 암에 대한 흡연자의 위험도는 평생 비흡연자에 비해 3~5배 정도였고, 최근에 확인된 암들을 포함하면 1.5~2배 정도로 추산된다. 남성에서 발생하는 모든 암 중에서 25%, 여성의 경우는 모든 암 중에서 4%가 흡연으로 인한 것이며, 남녀 모두 합해 선진국에서 발생하는 모든 암의 16%, 저개발국의 경우는 10% 정도가 흡연 때문에 발생하는 것으로 추정된다. 유럽, 북미, 일본 등에서 시행된 연구를 보면, 폐암의 경우 남성에서는 91%, 여성에서는 69%가 흡연 때문에 발생하며, 남녀를 합해 식도암, 후두암, 구강암의 43~60% 정도가 흡연 때문에 발생하는 것으로 추정되었다. 개발도상국에서는 위암의 경우 남성에서는 11%, 여성에서는 4%가 흡연과 관련 있으며, 선진국에서는 남성에서 17%, 여성에서 11%가 흡연과 관련 있다. 기존에 잘 알려진 벤젠의 발암성을 생각해볼 때, 담배에 존재하는 벤젠의 양은 흡연 유발성 급성 골수성백혈병의 35% 정도를 일으킨다고 추정된다. 최근 유럽에서 시행된 한 연구에서는, 흡연과 연관된 방광암의 비율이 흡연 여성(현재 및 과거 흡연자)에서는 30%, 남성에서는 66%인 것으로 추정되었다.

2004년도 미국 보건총감 보고서*Surgeon General Report*에 따르면, 흡연과의 인과관계가 뚜렷한 암으로 폐암, 후두암, 구강암, 인두암, 식도암, 췌장암, 방광암, 신장암, 자궁경부암, 위암, 급성 백혈병 등이 있으며, 대장(직장)암, 간암은 인과관계가 의심되나 아직 증거가 충분하지 않다고 하였다. 그러나 전립선암, 성인의 악성 뇌종양, 유방암은 흡연과 연관성이 없을 가능성이 높으며, 난소암의 경우는 인과관계를 따지기에는 증거가 부족한 상태이고, 자궁내막암은 흡연이 오히려 발생을 줄인다고 보고했다. 이런 흡연과 각종 암의 관련성은 다른 위험인자들의 영향을 고려해야 한다. 궐련 외에도 시가, 파이프담배, 비디스*bidis*(인도산 담배), 구강 담배 등의 담배 종류에 따라, 또한 직접흡연이냐 간접흡연이냐에 따라서도 결과가 다를 수 있다.

폐암은 가장 흔한 암 중 하나로서, 전 세계적으로 대략 매년 120만 명의 새로운 환자가 발생한다. 이처럼 새로이 진단된 환자들의 5년 생존율이 15% 정도에 그치고, 또한 매년 110만 명이 사망할 정도로 폐암은 사망률이 높은 질환이다.

폐암의 위험요인으로 여러 가지 인자들이 제시되어왔는데, 그중 흡연과의 연관성이 가장 잘 알려져 있다. 흡연으로부터 폐암 발생까지는 20~30년의 간격이 존재하는 것으로 알려져 있다.

실제적으로 폐암 환자의 85~90%가 흡연을 하고 있거나 과거에 흡연을 한 적이 있는 사람으로 알려져 있으며, 모든 폐암 환자의 90% 정도가 흡연에 의해 사망하는 것으로 생각된다. 흡연자는 비흡연자에 비해 폐암에 걸릴 위험이 15~80배까지 증가하는 것으로 알려져 있다. 하지만 다른 한편으로는 흡연자의 20% 미만에서만 폐암이 발생하므로 흡연 이외의 다른 인자들이 폐암 발생에 기여할 것이라는 예측도 제기되어왔다. 석면 같은 직업성 발암물질이나 연소와 관련된 발암물질, 라돈 같은 환경방사능, 만성 폐쇄성폐질환이나 폐섬유화증 같은 기존 폐질환, 유전적 소인 등이 이처럼 폐암의 또 다른 원인으로 제기되고 있다.

간접흡연은 비흡연자가 흡연자의 담배 연기에 노출되는 것을 말한다. 간접흡연자가 들이마시는 연기는 흡연자가 내뿜는 주류연과 담배가 타면서 나오는 부류연으로 구성된다. 간접흡연자가 마시는 연기에 들어 있는 화학물질은 직접흡연자가 마시는 연기에 비하면 양적으로는 적으나, 그래도 몇 가지 발암물질과 니코틴, 다른 독소들이 존재한다. 1986년 미국 공중위생국의 보고는, 직접흡연뿐만 아니라 비흡연자가 간접흡연을 하는 경우도 위험하다는 결론을 내렸다. 간접흡연에 대한 여러 연구에 의하면 암 발생의 상대위험도는 1.41~2.01배에 이른다.

(2) 담배 연기 속의 발암물질

발암물질*carcinogen*이란 암을 일으키거나 암의 빈도를 올리는 화학적, 물리적 또는 바이러스성 물질을 말한다. 담배 연기에서 확인된 4,000개의 화학물질 중 60개 이상이 발암물질로 확인되었다. 이들 중 폐암과 관련하여 가장 중요한 발암물질은 벤조피렌*benzopyrene* 같은 다환식방향족탄화수소*polycyclic aromatic hydrocarbon; PAH*와 니코틴 유도성 니트로사미노케톤*nicotine-derived nitrosaminoketone; NNK* 등이 있다(〈표 4-2〉).

니코틴은 중독성이 강한 물질로, 유해한 사실을 알면서도 사람들이 계속 담배를 피울 수밖에 없도록 만드는 원인이다. 니코틴은 과산소 상태 같은 특수한 경우에는 종

표 4-2 담배 연기에 존재하는 발암물질

PAH	방향족 아민화합물*Aromatic amines*	기타 유기 화합물
Benz[*a*]anthracene	2-Toluidine	Acetamide
Benzo[*b*]fluoranthene	2, 6-Dimethylaniline	Acrylamide
Benzo[*j*]fluoranthene	2-Naphthylamine	Acrylonitrile
Benzo[*k*]fluoranthene	4-Aminobiphenyl	Vinyl chloride
Benzo[*a*]pyrene	Heterocyclic aromatic amines	1, 1-Dimethylhydrazine
Dibenz[*a, h*]anthracene	A-α-C	Ethylene oxide
Dibenzo[*a, i*]pyrene	MeA-α-c	Propylene oxide
Dibenzo[*a, e*]pyrene	IQ	Urethane
Indeno[*1, 2, 3-aI*]pyrene	Trp-P-1	Metals and inorganic compounds
5-Methylchrysene	Trp-P-2	Arsenic
Heterocyclic compounds	Glu-P-1	Beryllium
Furan	Glu-P-2	Nickel
Dibenz[*a, h*]acridine PhIP	PhIP	Cadmium
Dibenzo[*a, j*]acridine	Aldehydes	Cobalt
Dibenzo[*c, g*]carbazole	Formaldehyde	Lcad(inorgaric)
Benzo[*b*]furan	Acetaldehyde	Hydrazine
N-Nitrosamines	Phenolic compounds	Radio-isotope Polonium-210
N-Nitrosodimethylamine	Catechol	
N-Nitrosoethylmethylamine	Caffeic acid	
N-Nitrosodiethylamine	Volatile hydrocarbons	
N-Nitrosopyrrolidine	1, 3-Betadiene	
N-Nitrosopiperidine	Isoprene	
N-Nitrosodiethanolamine	Benzene	
N-Nitrosonornicotine	Nitrohydrocarbons	
4-(Methylnitrosamino)-1-	Nitromethane	
(3-pyridyl)-1-butanone	2-Nitropropane	
	Nitrobenzene	

양을 유발할 수 있지만 일반적으로는 발암물질로 분류되지 않는다. 하지만 니코틴은 체내에서 니코틴 유도성 니트로사미노케톤 같은 발암물질로 전환될 수 있다. 이처럼 담배는 다환식방향족탄화수소와 니코틴 유도성 니트로사미노케톤 같은 60개 이상의 발암물질을 니코틴과 함께 운반하는 끔찍한 니코틴 운반 장치이다. 담배 한 개비에 있는 각각의 발암물질의 양이 아주 적다고 할지라도 이를 평생 흡입할 경우 총누적량은 상당히 많아질 수 있다.

발암물질에 대한 우리 몸의 해독작용은 다른 이물질이나 약제에 대한 반응과 비슷하다. 시토크롬*cytochrome* P450과 몇몇 효소는 담배 연기에 있는 발암물질의 수용성을 증가시켜 빨리 몸에서 배출시킴으로써 발암물질에 대한 해독 작용을 담당하는데, 이런 과정을 통해 생명체는 암으로부터 보호되는 것이다. 그러나 시토크롬 P450 효소와 발암물질의 상호작용에 의해 생성되는 중간산물 중 어떤 것들은 활성이 있기 때문에 DNA와 공유결합을 일으켜 발암 과정에서 가장 중요한 것으로 알려진 DNA 부가물과 같은 산물을 생성할 수 있다. 이런 대사 활성화와 해독작용 사이의 균형은 사람마다 다를 수 있기 때문에 암 발생에도 영향을 미칠 것으로 생각된다.

세포들은 DNA 부가물을 제거하고 DNA를 정상 구조로 돌릴 수 있는 DNA 복구 능력을 가지고 있는데, 이런 능력은 사람마다 차이가 있다. 더구나 이 복구 시스템은 완전한 것은 아니어서, 어떤 DNA 부가물은 복구 과정을 피하여 DNA 안에 존재하게 된다. 이런 DNA 부가물이 잘못된 유전정보를 넘겨줌으로써 종양유전자가 활성화되고 종양억제유전자는 불활성화되어 암이 발생할 수 있다. 흡연자는 활성화된 발암물질에 만성적으로 노출되는데, 이로 인해 세포의 성장을 조절하는 유전자에 심각한 비가역적 손상이 일어나기 때문에 암이 발생하게 되는 것

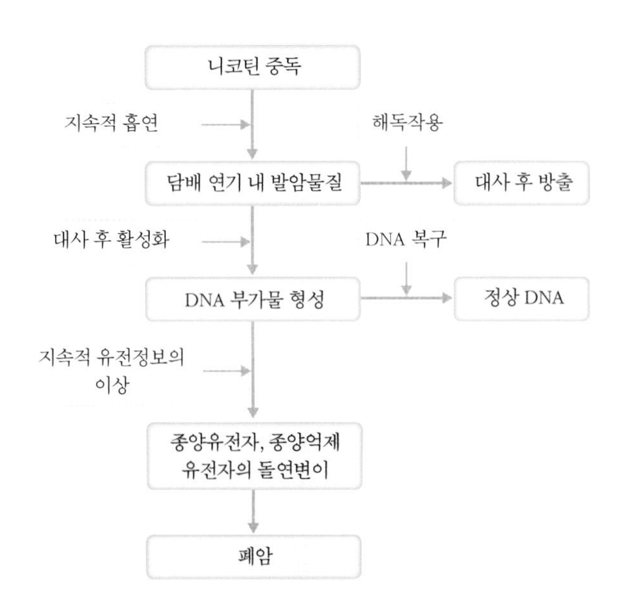

그림 4-1. 담배 연기의 발암물질에 의한 폐암 발생 과정
보건복지부, 질병관리본부. 국민건강영양통계(2009년 국민건강영양조사), 2010.

이다(그림 4-1).

(3) 금연을 통한 암 예방

세계보건기구*World Health Organization; WHO*의 보고에 의하면 전 세계적으로 총 11억 명의 흡연자가 있으며 이들은 매년 6조 개비의 담배를 소모한다고 한다. 또한 매년 3천만 명의 젊은 성인들이 흡연을 시작한다. 현재 미국이나 캐나다, 유럽 등은 모두 흡연율이 감소하고 있지만, 중국 등 여러 개발도상국에서는 흡연율이 증가하고 있는 추세이다. 이처럼 미국이나 캐나다, 유럽 등에 흡연자와 과거 흡연을 했던 사람들이 아직도 상당수 존재하고, 또한 개발도상국에서 계속 흡연자가 늘고 있는 사실을 고려하면 폐암은 25~50년 이후까지 세계적으로 중요한 암 사망원인으로 남을 것이다.

폐암을 줄이려는 노력은 폐암 자체에 대한 치료나 조기 발견 외에도 예방을 통해 이루어지고 있다. 현재 폐암 예방법은 금연 이외에는 확실한 것이 없으며, 약 90%의 폐암이 금연을 함으로써 예방이 가능하다고 알려져 있다. 흡연자가 금연을 할 경우 폐암 발생 위험도가 천천히 줄어들긴 하지만, 15년간 금연한 이후에도 폐암 위험은 비흡연자에 비해 높은 것으로 알려져 있다. 또한 금연을 함으로써 얻는 이익은 흡연 기간이 짧을수록 더 많다고 한다. 따라서 비흡연자들이 흡연을 시작하는 것을 예방하는 것*primary smoking prevention*과 흡연자들을 금연하도록 하는 것*secondary smoking prevention*이 폐암 발생과 이로 인한 사망률을 줄일 수 있는 가장 효과적인 방법이다. 특히 청소년 시기에 흡연을 시작하지 않도록 교육하는 것이 무엇보다 중요하다. 이런 대중 계몽 외에 지난 10년 넘게 니코틴 중독에 대한 이해가 높아진 결과, 최근에는 금연을 위해 부프로피온*bupropion*이나 바레니클린*varenicline* 같은 금연보조제나 니코틴 대체제*nicotine replacement therapy*를 이용한 시도가 가능해졌다.

2. 식이

암의 발생에는 식이 요인이 중요한 역할을 하는 것으로 여겨진다. 이민 집단의 암 발생률이 이민간 국가의 발생 수준으로 변화한다는 역학적 소견부터, 동양인의 식이가 점차 서구화됨에 따라 유방암, 대장암, 직장암, 전립선암과 같이 서구인에서 많이 발생하는 암종에 의한 사망률이 동양인에서도 증가하는 경향이 있다는 사실 등이 이 가설을 뒷받침한다. 1981년 돌과 피토*Peto*는 모든 암의 1/3은 건강한 식이로 예방이 가능하다고 주장했다. 그후 이 주장을 지지하는 연구들뿐만 아니라 반박하는 여러 연구 결과들도 발표되었다. 최근에는 개인을 대상으로 식이 습관을 바꾸도록 적절한 방법으로 개입하는 것이 암 발생 위험을 감소시킬 수 있을 것인지에 관심이 모이고 있다.

(1) 지방

고지방식은 암의 발생에서 중요한 역할을 하는 것으로 여겨지고 있다. 유방암, 대장암, 전립선암과 자궁내막암의 발생률이 개인의 지방 소비량과 강한 상관성이 있는 사실이 이 가설을 뒷받침한다. 하지만, 지방 섭취량과 유방암에 관한 전향적 연구의 통합 분석에서는 상관성이 없다는 결론이 나왔으며, 환자-대조군 연구와 코호트 연구에서는 지방 섭취량이 아닌 총 섭취 에너지량이 암과 관련성을 보였다. 대장암에 관한 13개의 환자-대조군 연구 메타분석에서도 총 섭취 에너지량과의 연관성은 관찰되었으나 지방 섭취량과 대장암 발생 사이의 연관성은 관찰되지 않았다. 전립선암에 대한 환자-대조군 연구와 코호트 연구에서도 지방 섭취량과의 연관성은 보이지 않았고, 자궁내막암에 관한 연구에서도 연관성이 나타나지 않았다. 이런 연구 결과들을 종합해보면, 지방 섭취량 자체보다는 지방 섭취량 증가에 따른 총 섭취 에너지량의 증가가 암의 발생에 큰 역할을 하는 것으로 생각된다. 또한 역학적으로 지방 섭취량이 많은 지역의 경우 활동량이 적은 생활 습관으로 인하여 총 섭취 에너지량의 증가와 함께 암 발생의 한 원인으로 생각되는 비만이 증가하여 암 발생률이 증가하는 것으로 보인다. 따라서 적절한 에너지 섭취가 암 예방에 중요한 역할을 할 것으로 생각된다.

(2) 붉은 육류와 가공육

지방과 함께 붉은 육류*red meat*와 가공육*processed meat*은 암 발생에 관여하는 중요한 식이 요인으로 판단된다. 여러 전향적 코호트 연구에서 붉은 육류와 가공육은 대장암의 위험 요인으로 밝혀졌다. 오히려 지방 섭취보다도 붉은 육류와 가공육 섭취가 더 명확한 상관성을 보여, 특정 지방산이나 헴철*hem iron* 혹은 가공 시 발생하는 발암물질이 중요한 역할을 하는 것으로 생각된다. 유방암에 관한 환자-대조군 연구에서도 고기 섭취와 암 발생은 유의한 상관관계를 보였다. 5,100여 명을 대상으로 한 Health Professionals Follow-up 연구에서는 붉은 육류 섭취량과 전립선암의 상관성이 밝혀졌다. 따라서 붉은 육류와 가공육 섭취를 제한하고 닭고기나 생선 같은 하얀 고기*white meat*로 대체하는 식습관이 암 예방에 도움을 줄 것으로 생각된다.

(3) 채소, 과일, 식이섬유

채소와 과일을 섭취하면 암 발생률이 낮아지는 것으로 여러 역학적 연구에서 보고되었다. 채소와 과일의 어떤 성분이 이러한 효과를 유발하는지는 명확히 규명되지 않았다. 평균 8.7년간 추적 관찰을 시행한 European Prospective Investigation into Cancer and Nutrition 연구에서는 200g 이상의 채소와 과일 섭취가 암 위험도를 줄이는 것으로 나타났다. 특히 폐암과 식도암에서 이러한 효과가 뚜렷한데, 비흡연자나 저위험군인 경우에는 효과가 다소 줄어드는 것으로 나타났다.

식이섬유*dietary fiber*는 대장 내 발암물질의 농도를 희석하고 대장 내 잔류 시간을 줄임으로써 대장암 발생률을 줄이고, 에스트로겐의 장간 순환을 방해하여 유방암 발생률을 줄일 것으로 생각된다. 실제로 역학 연구에서 섬유소 섭취가 많은 지역의 대장암과 유방암 발생률이 낮게 나타났다. 하지만 섬유소 섭취가 많은 지역의 경우 고기 섭취와 비만의 빈도가 낮고 신체 활동량이 많아 이러한 요인들이 역학 연구에서 혼란 변수로 작용했을 가능성이 있다. 실제로 이러한 혼란 변수들을 보정한 여러 대규모 전향적 연구에서는 섬유소 섭취와 대장암, 유방암 발생률의 상관관계가 관찰되지 않았다.

위의 결과들을 종합하면, 암 예방을 위해 하루 5회 이상의 채소와 과일 섭취가 권장된다.

(4) 비타민, 항산화제, 기타 미세영양소 보충제

비타민과 항산화제*antioxidants* 보충제 섭취와 암의 관계에 대한 여러 연구 결과에 따르면 비타민과 항산화 보충제, 기타 미세영양소*micronutrients* 보충제 섭취는 암 예방에 큰 이득을 주지 못했다. Women's Anti-oxidants Cardiovascular Trial에서 조사한 비타민 C와 비타민 E, β-카로틴 보충제 섭취군과 비섭취군 사이의 암 발생률에는 차이가 없었다. 코크런 리뷰에서도 비타민과 항산화제 보충제는 소화기계 암 발생을 줄이지 못하는 것으로 나타났다. 뿐만 아니라, 대장암 환자에 관한 연구에서도 종합비타민 보충제는 환자의 생존율과 재발률에 영향을 미치지 못했다. 오히려 β-카로틴이 흡연자와 석면을 다루는 직업군의 폐암과 위암 발생 위험을 높인다는 연구 결과도 있었다. 몇몇 환자-대조군 연구와 코호트 연구 결과 엽산 보충제가 대장암의 위험을 낮춘다고 보고되었으나, 최소 15년 이상 섭취한 군에 한하여 효과가 관찰되었다. 흡연자나 과음주군처럼 엽산이 부족한 상황에서는 엽산 보충제가 도움을 줄 수 있을 것으로 생각되나, 한 메타분석에서는 혈중 엽산의 농도가 높을수록 전립선암 위험도도 높아지는 것으로 나타났다. 셀레늄 보충제도 SELECT (Selenium and Vitamin E Cancer Prevention Trial) 연구 결과 암 예방과 관련이 없었다.

(5) 녹차와 커피

녹차는 암 예방에 좋은 식품으로 알려져 있다. 동물실험 결과 녹차의 폴리페놀*polyphenolic* 화합물이 종양을 억제했고, 일본과 중국에서 시행된 환자-대조군 연구에서도 녹차의 섭취량과 위암 발생률이 역상관 관계를 보였다. 하지만 녹차 섭취량이 적은 미국의 위암 발생률은 세계에서 가장 낮으며, 최근 코크런 리뷰 결과에서는 녹차 섭취량과 암 예방 사이에 상관관계가 관찰되지 않았다. 커피에 대한 메타분석과 환자-대조군 연구, 코호트 연구에서는 규칙적인 커피 섭취가 간세포암의 위험도를 낮추는 것으로 보고되었다. 하루 3잔 이상의 커피를 섭취한 경우

페그인터페론*peginterferon*과 라이바비린*ribavirin*을 사용하는 C형간염 환자에서 바이러스 반응이 개선되었으며, 이로 인하여 간세포암의 위험도가 감소하는 것으로 생각된다. 하지만 이에 대한 무작위-대조군 연구 결과는 아직 보고되지 않았으며, 코호트 연구에 대한 메타분석 결과에서는 하루 6잔 이상의 커피 섭취와 대장암 위험도의 연관성이 보이지 않았다. 오히려 커피의 여러 돌연변이 발생*mutagenic* 물질로 인하여 암 발생이 높아질 수도 있을 것으로 판단된다.

(6) 술

음주는 여러 암의 원인으로 잘 알려져 있다. 하루 80g 이상의 알코올을 10년 이상 섭취하는 경우 간암의 위험도는 5배로 증가하며, 하루 60g 이상 음주를 하는 경우에는 구강암이나 하인두 편평세포암의 위험도가 3.2~9.2배 증가한다. 식도암의 경우는 하루 12.5g 이상 섭취하는 경우 1.4배, 12.5~50g인 경우 2.6배, 50g 이상인 경우는 5.5배 증가한다. 또한 대장암은 하루 4잔 이상 음주하는 경우 위험도가 1.52배 증가하는 것으로 나타났다. 환자-대조군 연구와 코호트 연구 결과 하루 12g의 음주는 유방암의 위험도를 13% 증가시키는 것으로 나타났다. 뿐만 아니라 일주일에 3잔 이상 음주를 하는 경우 유방암 환자의 재발률과 사망률이 증가하는 것으로 보고되었다.

암 예방을 위해서는 여성의 경우 하루 한 잔, 남성의 경우는 하루 두 잔 미만의 적정한 음주 습관이 권장된다.

3. 비만

과체중 혹은 비만이 여러 암의 위험인자로 밝혀지고 있다. 대표적으로 식도선암, 췌장암, 대장암, 폐경 여성의 유방암, 자궁내막암과 신장암이 비만과 관련이 있는 것으로 알려져 있다. 한 메타분석에서는 체질량 지수가 5kg/m² 증가할수록 직장암, 갑상샘암, 담낭암, 악성 흑색종, 백혈병, 다발성골수종, 비호지킨림프종, 난소암이 증가하였다. 특히 아시아-태평양 인구군에서는 폐경 여성뿐만 아니라 폐경 전 여성의 유방암 발병률도 증가했다.

과체중이나 비만인 경우 인체 내의 인슐린, 인슐린 유사 성장인자*insulin-like growh factor; IGFs*, 성호르몬과 adipokine의 농도가 변화되어 암의 위험도를 높이는 것으로 보인다. 과체중이나 비만인 경우 오랫동안 고인슐린혈증 상태가 되며 이는 IGF binding protein-1과 IGF binding protein-2의 농도를 감소시켜 혈중 인슐린 유사 성장인자의 농도를 증가시킨다. 이는 세포의 mitogenesis와 항세포자멸사*anti-apoptosis* 환경을 변화시켜 대장암, 전립선암, 폐경 전 유방암의 발생률을 증가시킨다. 또한 고인슐린혈증은 성호르몬 결합 글로불린의 농도를 감소시켜 혈중 에스트로겐의 농도를 높이고, 지방 내 아로마테이즈 효소*aromatase enzyme*가 말초에서 많은 남성호르몬 전구체를 에스트라디올*estradiol*로 변환시키게 함으로써 자궁내막암의 위험도를 증가시킨다. 내장 지방의 지방세포에서 분비되는 아디포넥틴*adiponectin*은 체질량지수와 반비례 관계이다. 아디포넥틴은 anti-angiogenic, 항염증 작용을 하며 종양의 성장을 억제한다. 따라서 암 예방을 위해서는 적절한 체중 관리가 필요하다.

4. 신체 활동

최근 신체 활동의 암 예방 효과에 대한 관심이 높아지고 있다. 신체 활동은 식이 습관이나 금연과 같이 암 예방을 위한 교정 가능한 생활 습관 중 하나로 생각된다. 신체 활동을 통해 암 위험도가 감소하는 것으로 알려진 암종은 대장암, 유방암, 전립선암, 자궁내막암과 폐암이 있다. 운동은 인체의 성호르몬, 성장인자, 인슐린 등의 양을 변화시키고 비만을 억제하는 작용을 통해 암 예방 효과를 일으키는 것으로 생각된다. 운동은 성호르몬의 농도뿐만 아니라 성호르몬 결합 글로불린의 농도를 낮추고 표적기관에서 성호르몬의 작용을 억제하여 유방암, 자궁내막암, 전립선암 등 성호르몬과 관련된 암의 위험도를 낮추는 것으로 보고되고 있다. 또한 운동은 체내 인슐린 농도와 인슐린 유사 성장인자의 농도를 낮추는데, 높은 인슐린 유사 성장인자 농도는 대장암, 유방암, 전립선암과 폐암의 위험도를 증가시키는 것으로 알려져 있다. 운동은 비만과 중심 지방 축적도*central adiposity*를 억제함으로써 2차적으로 암 위험도를 감소시키는 작용을 하는 것으로 생각된다. 이러한 암 예방 효과를 근거로 최소 30분간 심박수가 오르거나 땀이 흐를 정도의 강도로 일주일에 5번 이상 운동하는 것이 권장되고 있다.

5. 감염

WHO 산하 국제암연구소*International Agency for Research on Cancer; IARC*에서 제시하고 있는 감염성 발암 원인은 B

형간염 및 C형간염 바이러스, 사람유두종 바이러스*human papilloma virus; HPV*, 인간면역결핍 바이러스, 인간 T세포 바이러스 type1과 type2, 엡스타인-바 바이러스, 헬리코박터 필로리*H. pylori*, 방광주혈흡충, 간흡충 등이 있다.

세계적 수준에서 암 발생의 원인을 분석한 결과에 따르면 17.8%(약 1,900만 명)가 감염에 의해 발생한다고 추산되며, 그 중 *H. pylori*가 5.5%, HPV가 5.2%, B형간염 및 C형간염 바이러스가 4.9% 수준으로 평가되고 있다. 국내의 한 연구는 감염에 의한 암 발생 분율을 남성은 25.1%, 여성은 16.8%로 계산했으며, 암 사망에서는 남녀 각각 25.8%와 22.7%로 계산했다. 감염에 의한 암 중에서는 HPV가 암 발생의 56.5%, 암 사망의 45.1%를 차지했으며, B형간염 바이러스는 23.9%와 37.5%, HPV는 11.3%와 6%였으며, C형간염 바이러스는 6%, 9%였다.

이 중 우리나라에서 중요한 요인으로는 간암을 일으키는 B형간염 바이러스와 C형간염 바이러스, 자궁경부암을 일으키는 HPV, 위암을 일으키는 *H. pylori*, 담관암을 일으키는 간흡충이 있다.

(1) B형간염 바이러스와 C형간염 바이러스

우리나라에서 간암의 80~90%는 B형간염 및 C형간염 바이러스 감염에 의해 발생한다. 그중에서도 B형간염이 주된 원인인데, B형간염 항원 만성 보유자는 정상인에 비해 간암 발생률이 100배 정도 높다. 또한 C형간염 바이러스는 간암의 위험을 10배 정도 증가시킨다.

B형간염 바이러스는 황달, 피로, 구역, 구토, 복통 등의 급성 간염을 일으키며, 일부는 만성 감염으로 진행하여 만성 간질환과 간암을 유발한다. 국내 연구 결과에서는 간세포암종 환자의 74.2%가 B형간염 표면항원 양성인 것으로 보고되었다. WHO의 자료에 의하면 출생 시에 수직감염된 경우는 거의 90%, 1~4살 사이에 감염된 경우는 30~50%가 만성 감염으로 진행되며, 유년기에 만성 감염된 사람 중 25%는 B형간염과 관련된 간암이나 간경화로 사망한다.

국내의 C형간염 감염률은 1% 미만으로 추정되고 있어 감염률 자체는 높지 않으나 만성 감염으로 진행되는 비율이 약 70%로 높다. 만성 C형간염 환자의 20~50%는 간경화나 간암으로 진행한다. C형간염의 주된 감염 경로는 혈액을 통한 감염이기 때문에 혈액제제를 수혈받은 사람, 불결한 주사기를 사용하는 마약 사용자, 혈액 투석을 하는 사람 등이 고위험군으로 분류된다.

예방접종이 널리 시행된 결과 B형간염 바이러스 보균자가 현저히 줄었으며, B형 간염으로 인한 간암이 감소하는 데 크게 기여하고 있다. 과거에는 수직감염이 문제가 되었으나, B형간염을 보유한 산모에서 태어나는 아기에게는 출생 즉시 간염 예방접종과 면역글로불린 투여를 시행함으로써 감염을 차단할 수 있다. 그러나 C형간염 백신은 아직 개발되지 않았기 때문에 수혈 혈액에 대한 철저한 관리가 필요하며, 마약 사용자나 혈액 투석을 하는 환자, 혈우병 환자 등이 사용하는 주사기에 대해서도 철저한 위생 관리가 필요하다.

(2) 사람유두종 바이러스

HPV는 정상적으로 성생활을 하는 남녀의 50~80%가 일생 동안 한 번은 감염될 정도로 흔하다. 대부분 성접촉을 통해 감염되나 드물게 간접적 성접촉이나 성생활 이외의 경로를 통해 감염된다. 지금까지 알려진 HPV의 종류는 대략 130여 종이다. HPV는 암 발생 기전과 관련하여 고위험군(대표적으로 16형, 18형)과 저위험군(대표적으로 6형, 11형)으로 나뉘는데, 저위험군은 인체 표피에 사마귀를 만들고 지나가는 일시적 감염으로서 시간이 지나면 소실되는 경우가 많다. 고위험군 바이러스 역시 일시적인 감염이 대부분이나, 여러 원인으로 인해 지속적인 감염 상태가 유지되면 자궁경부암의 전 단계인 자궁경부이형성증으로 발전하고 이 중 일부는 자궁경부암으로 진행한다. IARC가 22개국에서 1,000여 명의 자궁경부암 환자를 조사한 결과 환자의 99.7%에서 HPV가 확인되었다. 그러나 HPV에 감염되었다고 해서 모두 자궁경부암이 발생하는 것은 아니며 다른 요인(다출산, 흡연, 경구피임약 복용 등)이 함께 작용하는 것으로 보인다. HPV는 자궁경부암 외에 구강암, 인후두암, 피부암을 유발하기도 한다.

HPV 감염은 예방접종을 통해 막을 수 있으나, 예방접종을 한다고 해서 자궁경부암을 완벽하게 예방하지는 못한다. 예방접종은 수많은 HPV 중 자궁경부암을 유발하는 대표적인 고위험 바이러스 2종 혹은 4종에 대한 감염을 예방하는 것으로, 전체 자궁경부암의 원인 중 80% 정도를 차단한다. 백신으로 해결되지 않는 나머지 20%의 요인이 있으므로 정기적인 자궁경부암 조기진단과 치료를 통한 2차 예방이 권장된다. 예방접종은 성경험이 없는 청소년기에 시행하는 것이 가장 효과적이며, 현재 권장되는 접종 연령은 9~26세이다. 성경험이 있거나 나이가 많은 경우의 예방 효과에 대해서는 아직 많은 증거가 필요하다.

(3) 헬리코박터 필로리

외국의 연구에 따르면 *H. pylori*에 감염된 사람의 위암 발생 위험은 감염되지 않은 사람에 비해 3배 높다. 그러나 국내의 연구에 의하면 *H. pylori* 감염자의 위암 발생 위험은 비감염자보다 1.6~1.7배 높다고 보고되었다. 우리나라에서 이처럼 *H. pylori* 감염에 의한 위암 발생 위험이 외국보다 낮게 나타나는 것은 *H. pylori* 감염 외에도 짜거나 탄 음식, 흡연 등의 다른 요인이 외국에 비해 더 중요하다는 것을 시사한다.

우리나라의 *H. pylori* 유병률에 관한 대표적인 문헌으로는 1998년 대한 Helicobacter 및 상부위장관 연구학회에서 0~15세 2,336명, 16~79세 3,396명, 총 5,732명을 대상으로 조사한 무증상 한국인의 헬리코박터 감염 유병률 보고와 2005년 전국 규모로 성인 15,916명의 *H. pylori* 감염 유병률을 조사한 보고가 있다. 두 연구에 의하면 1998년도 16세 이상 한국인의 *H. pylori* 감염 유병률은 66.9%였고, 2005년도에는 59.6%로 의미 있는 감소를 보였다.

*H. pylori*는 적어도 10만 년 이상 사람의 위 속에 존재해온 세균으로 사람과 함께 생존할 수 있도록 진화해왔다. 감염 자체는 흔하며, 감염되더라도 증상이 없거나 경미하다. *H. pylori*는 경구 전파 또는 오염된 물을 통하여 비교적 어린 시절에 감염된다. *H. pylori*의 만성 감염은 위염, 소화성 궤양을 유발한다. 감염 후 숙주의 감수성, 고염식, 또는 질산염이 포함된 식사 습관과 같은 요인이 함께 작용할 때 위암으로 진행하는 것으로 보인다.

대한상부위장관 · 헬리코박터 학회에서는 *H. pylori* 양성이라고 해서 모두 제균요법을 권고하지는 않으나, 2009년 반흔을 포함한 소화성 궤양 및 변연부 B세포림프종(MALT type) 환자, 조기 위암 환자, 위암 환자의 직계가족, 설명되지 않는 철분 결핍 빈혈을 앓는 환자나 만성 특발혈소판감소증 환자의 경우는 고위험군으로 판단하여 제균치료를 권고하였다.

*H. pylori*의 1차 표준치료로는 프로톤 펌프 억제제*proton pump inhibitor; PPI*와 아목시실린*amoxicillin*, 클라리스로마이신*clarithromycin*을 1~2주 투여하는 3제요법이 권고된다. 3제요법 치료의 제균 성공률이 70~80%로 나타나고 있기 때문에 제균 성공 여부를 확인하는 것이 필요하며, 치료가 종료된 지 최소 2주 후에 시행해야 한다. 초치료에 실패한 경우에는 1~2주 동안 프로톤 펌프 억제제, 메트로니다졸*metronidazole*, 비스무스*bismuth*, 테트라사이클린*tetracycline* 4제요법을 시행하는 것이 권고된다.

(4) 간흡충

담도암을 유발하는 간흡충(간디스토마)은 잉어, 참붕어, 붕어와 같은 민물고기를 생식하는 경우 감염된다. 1970년대 이후 전국적인 기생충 박멸사업을 전개하고 민물고기 생식을 하지 않도록 보건교육을 시행하여 어느 정도 감염률을 낮추는 데 성공했지만, 일부 지역에서는 아직도 간흡충 감염률이 40%에 이를 정도로 높다.

민물고기를 익혀서 먹으면 간흡충 감염을 예방할 수 있고 나아가 담도암도 예방할 수 있다. 또한 간흡충에 감염되더라도 효과적인 치료제인 프라지콴텔*praziquantel*이 개발되었기 때문에 하루 복용으로 치료가 가능하다.

6. 호르몬

유방암과 자궁내막암 발생에 여성호르몬이 작용한다는 것은 잘 알려진 사실이다. 과다한 호르몬의 자극으로 표적 장기에서 세포분열이 증가되면 유전적 변이의 발현 가능성이 높아지고 결과적으로 암 발생이 높아질 수 있다. 따라서 암 발생을 촉진하는 호르몬을 억제하는 항호르몬 제제를 이용한 화학적 예방법이 개발되었다.

항호르몬 제제의 전형적인 예는 자궁내막세포의 증식에 대해 항에스트로겐 작용을 하는 프로게스테론이다.

폐경기 여성에게 여성호르몬 대체요법을 사용할 때 에스트로겐만을 사용하는 경우 유방암과 자궁내막암이 증가하는데, 예방을 위해 에스트로겐-프로게스테론 복합형 경구피임제를 사용하면 자궁내막암 증가를 막을 수 있었다.

에스트로겐 단독형 경구피임제는 환자-대조군 연구 결과 자궁내막암의 위험을 2배나 증가시키는 것으로 확인되었다. 그러나 에스트로겐-프로게스테론 복합형 경구피임제는 자궁내막암 위험을 50% 정도 감소시키는 것이 환자-대조군 연구와 전향적 코호트 연구 모두에서 일관되게 관찰되고 있다. 또한 복합 경구피임제는 성선자극 호르몬*gonadotropin*과 배란을 억제하여 난소의 상피세포암*epithelial ovarian cancer* 위험을 40% 정도나 감소시킬 수 있었다.

유방암 발생에 있어서는 에스트로겐과 프로게스테론 모두 발암 과정에 중요한 역할을 한다고 알려져 있다. 복합 경구피임제에는 에스트로겐과 프로게스테론이 동시에 포함돼 있기 때문에 유방암에 대한 보호 효과를 보이지는 않는다. 초경 직후나 폐경 직후에는 자연적으로 체내에서 생성되는 에스트로겐과 프로게스테론 농도가 낮기 때문에 복합 경구피임제를 복용하면 오히려 유방암 위험을 증가시킬 수 있다.

유방암 환자의 조직에서 발견되는 에스트로겐이 유방암 발생에 중요한 요소라는 것이 확인된 후 에스트로겐을 억제하는 약제, 즉 선택적 에스트로겐 수용체 조절제*selective estrogen receptor modulators; SERMs*를 사용하여 유방암을 억제하는 방법이 시도되었다.

SERMs는 타목시펜과 랄록시펜을 포함하는데, 이들을 5년 이상 복용하면 유방암 위험을 절반으로 줄일 수 있다. 이 약제들은 암세포든 정상세포이든 유방조직에 있는 에스트로겐 수용체에 길항작용을 하기 때문에 암 예방에 효과적이다. 이러한 길항작용은 에스트로겐이 에스트로겐 수용체에 결합하지 못하도록 만들어 세포의 분열과 성장을 억제한다. 타목시펜과 랄록시펜은 골다공증 위험을 현저히 줄이는 장점도 있다. 그러나 타목시펜은 자궁내막암을 증가시키기 때문에 반드시 유방암과 관련된 목적으로 유방암 고위험군에게만 투여되어야 하며 일반인에게 사용하는 것은 권고되지 않는다. 타목시펜과 달리 랄록시펜은 자궁내막암을 증가시키지 않는 것으로 알려졌다.

7. 화학적 암 예방

(1) NSAID

비스테로이드 소염제(NSAID)는 아스피린*aspirin*, 이부프로펜*ibuprofen*, 나프록센*naproxen* 등의 약제인데, 통증 조절 목적으로 사용된다. 이 약제들은 특히 대장암 예방에 효과가 있다. 그러나 심혈관 질환에 대한 부작용 때문에 대장암에 대한 유전적 소질이 높은 고위험군을 제외하면 조심해야 한다.

(2) Statins

이 약제들은 콜레스테롤 생성에 필수적인 HMG-CoA reductase라는 효소를 억제하여 고지혈증을 치료하는데, 많은 스타틴*statin* 제제가 강한 항염작용을 가지고 있어 암 예방에도 효과가 있을 것으로 기대된다. 스타틴의 암 예방 효과에 대해서는 아직 논란이 많다. 대장암으로 진단된 1,953명의 환자와 대장암이 없는 2,015명의 대조군에서 장기간 스타틴을 사용한 결과 대장암의 위험이 47%나 낮아졌다는 연구 결과가 보고되었다. 한편 핀란드에서는 1백만 명의 환자를 대상으로 시행했는데, 절반은 스타틴 약물을 복용했고 절반은 대조군이었다. 9년간 추적관찰한 결과 두 군 간에 특별한 차이가 보이지 않았다.

프랑스에서는 8,000명의 남성을 대상으로 10년간 스타틴을 사용한 결과 암으로 인한 사망을 59%나 낮출 수 있었다. 그러나 아직 스타틴의 항암 효과에 대한 결론을 내리기에는 증거가 불충분하다.

(3) 메트포르민

당뇨는 몇 가지 암의 위험요인이다. 당뇨 치료제 메트포르민*metformin*은 간에서의 포도당 생성을 억제한다. 메트포르민이 암 발생과 그로 인한 사망을 억제한다는 주장이 있다. 한 연구에서 1,353명의 당뇨병 환자를 관찰한 결과 10년 후 암으로 사망할 위험이 일반인보다 47%나 높았다. 그러나 메트포르민을 복용한 군은 그렇지 않은 군에 비해 암 사망의 위험이 57%나 낮아졌다. 이 효과에 관해서는 아직 더 많은 증거가 필요하다.

Ⅱ. 암 검진

1. 암 검진의 대두

질병의 조기 진단을 위한 검진의 등장은, 질병이 증상을 나타내기 전인 전 임상 단계*preclinical stage*에서 질병을 찾아내는 선별 검사*secreening test*가 발달한 데서 비롯되었다. 검진은, 선별 검사를 비롯한 의학적 평가*evaluation*를 일정한 간격으로 실시함으로써 질병의 조기 진단과 조기 치료를 통해 질병의 발전을 막거나 늦춰 유병률과 사망률을 낮추고자 하는 것을 뜻한다.

그러나 무증상 상태에서의 검진이 보건의료계에 도입된 이래, 검진의 근거와 검사 방법, 포함되어야 하는 항목, 시행 간격에서 많은 논란과 변화가 일어났다.

1976년에 캐나다 정부는 Canadian Task Force on the Periodic Health Examination을 만들고 78종류의 질병 또는 병적 상태를 분석하여, 특정 질병의 유병률과 사망률에 영향을 미치는 선별 검사가 갖는 효과의 근거의 정도를 확인했다. 이 그룹은 선별 검사의 근거에 따라 등급을 나누고, 뒷받침하는 근거의 정도에 따라 권유의 등급grade을 나누었다. 이 그룹은 1979년에 처음 지침서를 출간했고, 이후 계속 개정해왔다.

1984년에 U.S. Department of Health and Human Services에서도 United States Preventive Services Task Force를 결성하여 작업을 해왔다. 이들은 1989년에 지침서를 발간했고, 이후 개정을 거듭하고 있다.

암을 조기에 검진하려는 노력도, 암을 조기에 찾아내면 완치율을 높일 수 있다는 근거에서 시작되었다. 새로운 진단법과 치료법이 발견되면서 암을 조기에 찾아내는 방법도 계속 변하고 있다.

2. 선별 검사의 조건

선별 검사는 다음 조건이 갖추어졌을 때 정당화될 수 있다. 첫째, 발견하고자 하는 질병 자체가 비교적 흔한 것이어야 하며, 둘째, 조기 발견에 따른 효과적인 치료 방법이 있어야 하고, 셋째 치료에 의해 생명과 주요 기능에 지장이 없고 조기에 진단이 가능한 검사 방법이 있어야 하며, 넷째, 검사 방법이 정확하여 민감도, 특이도, 예측도 등이 모두 높아야 하고, 다섯째 비용이 낮으며, 여섯째 일반인이 그 검사를 받아들일 수 있는 방법이어야 한다.

(1) 타당도와 신뢰도

타당도*validity*는 질병과 정상 사이를 바르게 구별하는 정확도를 말한다. 신뢰도*reliability*는 같은 결과를 얻을 수 있는 재현성*repeatability*을 말한다.

(2) 검사 방법 평가*assessment of test effectiveness*

정책 입안자들은 질병이 있을 때 검사에서 양성으로 나오는 비율인 민감도*senstitivity*와, 질병이 없을 때 음성으로 나오는 비율인 특이도*specificity*를 중시하지만, 임상의사들은 검사에서 양성으로 나왔을 때 질병이 있을 확률인 양성예측도*positive predictive value*와, 검사에서 음성으로 나왔을 때 질병이 없을 확률인 음성예측도*negative predictive value*를 중시한다.

이상적인 검사는 병과 건강상태를 완전히 나누어야 한다. 하지만 실제로는 질병과 건강 상태의 검사 결과가 중복되기 마련이다. 따라서 기준치*cut-off value*에 따라 민감도와 특이도가 달라지는데, 검사 목적에 따라 민감도와 특이도의 어느 한쪽을 희생해야 한다. 치명적인 질병을 찾아내는 것이 중요하다면 민감도를 높이고 특이도를 희생해야 한다.

(3) 질병 유병률이 양성예측도에 미치는 영향

유병률은 양성예측도에 큰 영향을 미친다. 예를 들어 난소암에서 민감도가 높은 표지자인 CA-125는 난소암에서 민감도가 80%이고 특이도가 99%지만, 검진에서 CA-125가 나왔을 때 실제로 그 환자가 난소암을 가지고 있을 확률, 즉 양성기대치는 10%에 불과하다. 그 이유는 일반인에서 유병률이 0.03%에 불과하기 때문이다. 그렇다면 CA-125가 나온 사람 중 90%는 불필요한 검사 과정을 겪게 되어 불쾌감과 걱정에 빠지거나 의료비를 낭비하게 된다.

(4) 선별 검사를 효과적이라고 오해하게 하는 오류들

1) 선택오류*self-selection bias*

선별 검사를 받는 계층에는 건강한 생활습관을 유지하는 사람이 많다. 따라서 선별 검사를 받는 계층이 더 건강하다고 해서 그것이 곧 선별 검사의 효과는 아니다.

2) 진단 선행기간 오류*lead-time bias*

진단 선행기간 오류는 검진을 통해 질병을 찾아내더라도 효과적인 치료법이 존재하지 않아, 검진이 암의 사망률을 줄이는 데 아무런 도움이 되지 않은 경우에도 마치 검진이 암환자의 생존기간을 연장하는 데 도움이 되는 것처럼 보이는 것을 말한다.

만약 췌장암이 발병에서 사망까지 2년이 걸린다고 가정했을 때, 검진을 받게 되면 발병 6개월 후에 진단된다고 가정해보자. 그렇다면 그 환자는 1년 반 동안 생존하게 된다. 그러나 검진을 전혀 받지 않은 췌장암 환자가 발병한 지 1년 반 후에야 증상이 나타나서 그때 진단을 했다면 평균 생존기간은 6개월이 된다. 그 결과만 놓고 보면 검진을 받은 췌장암군은 1년을 더 산 것처럼 나타난다. 그러나 실제로는 그 검진을 통해 얻은 이익은 전혀 없다. 뿐만 아니라 질병의 경과는 좋아지지 않으면서 암환자로서 살게 되는 기간만 1년이 더 길어지는 셈이고 그동안 진료비와 암환자로서의 정신적 고통도 늘어난다.

3) 평균 생존기간 오류*length bias*

평균 생존기간 오류는 진단 선행기간 오류에 비해서는 작은 영향을 나타낸다. 같은 암에도 경과가 좋은 암과 나쁜 암이 있을 때 발생한다. 대장암 경우, 평균 생존기간이 3년인 경과가 좋은 암과 평균 생존기간이 3개월인 경과가 나쁜 암이 있다고 가정해보자. 2년에 한 번씩 대장암 검진을 한다면, 3개월 만에 사망하는 경과가 나쁜 암종은 검진에서 잘 진단되지 않게 된다. 그리고 평균 생존기간이 3년인 암종은 검진에서 진단된다. 그 경우 검진을 통해 암이 발견된 사람들은 검진을 받지 않은 환자군에 비해 생존기간이 길어진 것처럼 오해가 발생한다.

3. 암 검진의 과제와 미래

암 검진은 무증상 상태에서 시행될 경우 합당한 의학적, 경제적 고려가 필요하다.

검진의 근거를 논할 때 비용*expense*, 손상*injury*, 딱지붙임*stigmatization*의 세 측면을 중시해야 한다.

첫째, 검사받는 사람이 비용을 지불하기 때문에, 건강한 사람에게 근거 없는 검사를 받도록 유도했다면 의료인에게 그 책임이 돌아간다. 둘째, 만약 검사 과정이나 검사 결과를 확인하는 과정에서 손상과 불편을 초래했다면 이러한 검사 방법은 모두 의원성*iatrogenic*이기 때문에 막을 수 있었다는 점에서 역시 책임을 피할 수 없다. 위양성이 높은 검사는 불필요한 진단 목적의 검사가 이어지기 때문에 추가적 비용과 신체적, 정신적 고통을 초래한다. 셋째, 딱지붙임의 위험성이다. 어떤 암은 매우 서서히 자라기 때문에 환자의 기대여명에 따라 치료가 불필요한 경우도 있는데, 암을 진단하여 암환자 딱지를 붙이면 불필요한 고통을 초래할 수도 있다. 2009년 암 통계에 의하면 한국 여성에서 가장 흔한 암종이 갑상선암으로 집계되었는데, 갑상선암의 일부는 굳이 진단할 필요가 없는 암이라는 것이 지적되고 있다. 따라서 이러한 문제를 충분히 감안하여 확실한 이득이 있는 검사 방법만 실시하는 것이 바람직하다.

선별 검사의 이득이 증명되었더라도, 이득은 암이 진단된 소수에게만 돌아가는 데 비해, 검진을 받았지만 대부분 암이 발견되지 않은 사람들이 비용, 손상, 불편함 등 검진의 해로움에 노출되어 있다는 점을 잊어서는 안 된다.

근거 중심 의학*evidence-based medicine*을 강조하는 현대의 추세에서 검진의 목표를 상병별 유병률과 사망률을 얼마나 감소시키는가를 기준으로 정하고 확실한 근거 위에서 효과를 판정해야 한다. 현재 사용되는 기준에는 위험요인 감소*risk reduction*, 평균 여명 증가*gain in life expectancy*, 1예 발견 비용*cost per case detected*, 1명 구명 비용*cost per life saved*, 건강수명 1년 연장 비용*gain in quality-adjusted life years; QALYs*, 1예 발견당 검진 필요건수*number needed to screeen; NNS* 등을 사용한다.

우리나라에는 검진의 이득과 손실, 검진 방법, 검진 간격, 검진 대상자 선정, 검진의 비용효과 분석을 위한 근거가 될 만한 연구가 없어 외국의 자료와 간접적인 증거를 중심으로 전문가들이 합의하여 검진 가이드라인을 만들고 있다. 앞으로는 우리나라 국민을 대상으로 시행된 검진의 효과와 비용-효과에 관한 연구가 필요하다. 또한 개별 특성을 고려한 위험 요인별 암 검진 가이드라인도 만들어져야 한다.

4. 국가암검진사업

우리나라 정부는 암을 조기에 발견하여 치료함으로써 암으로 인한 사망을 줄이기 위해, 의료 접근도가 상대적으로 취약한 저소득층에게 무료로 암 검진을 해주는 국가암검진사업을 1999년부터 실시하고 있다. 이에 따라 의료급여 수급자를 대상으로 위암, 유방암, 자궁경부암을 무료로 검진해왔으며, 2002년에는 검진 대상자를 의료급여 수급자에서 국민건강보험 가입자 가운데 보험료 부과 기준 하위 20%에 해당하는 저소득층으로 확대했다. 2003년에는 검진 암종에 간암을 추가했고, 검진 대상자도 건강보험 가입자 보험료 부과 기준 하위 20%에서 하위 30%로 확대했다. 2004년에는 대장암을 추가함으로써 전 국민 5대암 검진체계를 구축했으며, 2005년에는 검진 대상자를 보험료 부과 기준 하위 50%로 확대했다. 국가암검진사업의 대상에 포함되지 않는 상위 50%의 건강보험 가입자의 경우는 검진 비용의 일부를 본인이 부담하면 암 검진을 받을 수 있다.

표 4-3 국가암검진사업의 암 발견율

연도	수검 건수 (1천 건)	수검률 (%)	암 발견율 (수검자 1천 명)
2006	4,136	21.4	1.05
2007	4,754	25.2	1.01
2008	5,752	29.0	-
2009	6,494	32.5	-
2010	7,121	35.7	-

표 4-4 국가암검진사업의 5대암 검진 프로그램

암종	검진 대상	검진 주기	검진 방법
위암	40세 이상 남녀	2년	위장조영촬영 또는 위내시경검사
간암	40세 이상 남녀로 간경변증이나 B형간염 바이러스 항원 또는 C형간염 바이러스 항체 양성으로 확인된 자	1년	간초음파검사+혈청 α-태아단백검사
대장암	50세 이상 남녀	1년	대변잠혈반응검사: 이상 소견 시 대장내시경검사 또는 이중조영 바륨검사
유방암	40세 이상 여성	2년	유방촬영술(유방 임상진찰 권장)
자궁경부암	30세 이상 여성	2년	자궁경부세포검사

국가암검진사업에 투입되는 사업비는 중앙정부, 지방자치단체 그리고 국민건강보험공단에서 부담하고 있다. 의료급여 수급자의 경우 국비에서 50%를 부담하고 나머지 50%는 지방비에서 충당하며, 국민건강보험 가입자의 경우는 공단에서 90%를 부담하고 나머지는 국비와 지방비에서 각각 5%씩 부담하고 있다. 상위 50%의 건강보험 가입자의 경우는 국비와 지방비에서 부담하고 있는 검진 비용의 10%를 본인이 부담하도록 하고 있다.

검진 건수는 2002년 한 해 국가암검진사업을 통하여 약 77만 건이 실시된 이후 지속적으로 증가하여 2010년 현재 약 712만 건이 시행되었다. 암 발견율(수검자 1천 명당)은 2002년 0.92, 2003년 0.97, 2004년 1.02, 2005년 1.09건으로 보고되고 있다(〈표 4-3〉).

국가암검진사업의 5대암 검진프로그램은 기본적으로 2001년 국립암센터와 관련 전문학회가 공동으로 개발한 5대암 검진 권고안을 근간으로 하고 있다(〈표 4-4〉).

그러나 5대암 검진 권고안은 개인에게 검진을 권고하기 위하여 검진 대상과 검진 주기, 검진 방법을 제안한 것으로, 이를 국가사업에 그대로 적용하기 위해서는 국가예산, 행정력, 의료인력 및 시설 등이 뒷받침되는지가 검토되어야 할 것이다.

5. 6대암의 조기 진단

(1) 위암

어떤 암에 대한 조기 진단이 효과가 있다고 말하기 위해서는 먼저 사망률 감소가 확인되어야 한다. 위암 조기 진단의 효과에 대해서는 위암 발생률이 높은 일본에서 많은 연구가 시행되었다. 마쓰쿠마*Matsukuma* 등은 검진을 통해 진단받은 위암 환자와 외래에서 진단받은 위암 환자의 조기 위암 비율과 5년 생존율을 비교했다. 조기 위암 비율이 검진군은 75%인데 대조군은 33%에 불과했고, 림프절전이가 없는 비율이 검진군은 84%였으나 대조군은 43%였다. 또한 5년 생존율과 10년 생존율이 검진군은 각각 85.2%, 72.2%였으나, 대조군은 66.8%, 55.4%에 불과했다. 하나자키*Hanazaki* 등은 조기 위암 비율이 검진군은 73%인데 비검진군은 48%였다고 보고했다. 5년 생존율은 검진군이 86%였고 비검진군은 61%였다. 국립암센터에서 시행한 연구 결과에서도 18,414명의 건강검진 대상자 중 81명(0.44%)에서 위암이 발견되었는데, 이 중 80%가 조기 위암이었다.

위암의 조기 진단을 위해 위내시경(GFS)과 위장조영술(UGIS) 중 어느 것을 사용할 것인지도 논란의 대상이다. 위내시경과 위장조영술의 민감도와 특이도를 비교하면, 위장조영술의 민감도는 60.7~90.8%, 특이도는 81.2~90.1%이고, 위내시경은 민감도 85.4~98.8%, 특이도는 100%이다(〈표 4-5〉).

위내시경은 민감도와 특이도에서도 우월하고, 검사와 동시에 조직검사가 가능하기 때문에 널리 이용되고 있다. 과거에는 수검자의 불편 때문에 이용에 제한이 많았으나 수면내시경 도입으로 환자의 불편이 적어졌기 때문에 앞으로 더욱 널리 이용될 것으로 전망된다.

위암 조기 진단을 위해 검진 간격을 정하는 것도 중요하다. 검진 주기를 정하기 위해서는 위암의 진행 과정을 이해해야 한다. 위암의 임상증상이 발현되기 전 단계인

| 표 4-5 | 위암의 발견율 비교

발견율	GFS	UGIS
조기 위암	99%	92%
진행성 위암	98%	99%
종합	99%	96%

전 임상기*preclinical phase*에 진단하는 것을 목표로 해야 하는데, 전암 병변이 위암으로 이행되는 데 상당한 시간이 걸리는 것으로 보고되고 있다. 예를 들어 장화생*intestinal metaplasia*을 동반한 위축성 위염의 경우 위암으로 이행되는 데 수 년의 시간이 필요한 것으로 알려져 있으며, 후지타*Fujita*는 crypt epitehlium에서 암세포가 발생해도 몇 mm의 크기에 이르려면 약 6년이 필요하다고 보고했다. 그러나 일단 위암이 진행되어 위벽을 침윤하기 시작하면 암세포의 성장은 급속히 빨라져 조기 위암보다 약 30배까지 빠른 성장을 보이며, 전이암의 배가시간은 17~90일 정도로 매우 짧아진다. 츠쿠마*Tsukuma* 등은 56예의 조기 위암에 대한 6~137개월에 걸친 자연경과 관찰 결과, 36예가 진행성 위암으로 진행했는데, 조기 위암으로 남아 있는 중앙기간이 44개월이었으며, 진행성 위암으로 발전할 5년 누적 위험률은 63%였다고 보고했다.

검진 간격에 대한 충분한 근거는 없으나, 일본의 연구에서 2년 이내에 내시경검사를 받은 적이 있는 위암 환자는 모두 조기 위암이었으며 5년 생존율이 96.5%로 나타나, 2년 이상 된 군의 71.0%에 비해 높다는 것을 근거로 2년 간격이 제안되었다.

시라토리*Shiratori* 등은 39,250예의 위암 집단검진 보고에서 0.123%의 위암을 진단했으며, 이중 조기 위암이 0.064%, 진행성 위암이 0.059%라고 보고했다. 보고자들은 검진을 받은 경험이 있는 사람들 중 1년 반 이내에 검진 경력이 있는 경우, 진행성 위암에 비해 조기 위암의 진단율이 유의하게 높았기 때문에 검진 주기를 1년 반으로 정할 것을 제안했다.

국립암센터의 연구에서는 2년 이내에 검진을 받고 나서 재검을 한 경우는 96%(25/26)에서 조기 위암이었던 반면, 2년 이내에 위암 검진을 받지 않은 경우는 71% (34/48)만 내시경치료가 가능했다. 내시경 절제로 위암 치료가 가능했던 경우도 2년 간격에서는 54%(14/26)였는데, 그렇지 않은 경우는 검진으로 발견되더라도 23%(11/48)만 가능했다.

유는 한국인의 위암 발생률이 40세부터 급격히 증가하기 시작하여 60세 전후에 정점을 이루다 감소한다는 점과, 조기 위암에서 진행성 위암으로 진행하는 자연경과가 6~88개월(중앙값 37개월)로 추정되는 점을 감안하여 증상이 없는 일반인에서는 40세부터 위내시경검사 혹은 위장관조영술을 시행하고, 고위험군의 경우는 40세 이전(35세)부터 매년 위내시경검사 또는 위장관조영술을 시행할 수 있다고 했다.

국립암센터와 대한위암학회는 2001년 1월 5일 세미나를 열고, 위암의 조기 검진에 대해 다음과 같이 합의하여 발표했다.

시작연령: 만 40세 이상(남녀 공통)

상한 연령: 제한 없음

검진 방법: 위내시경 또는 위장조영술

검진 주기: 매 2년

이 조기 검진안을 바꿔야 할 만한 새로운 연구 결과가 제시되지 않는 한 이 방법을 따르는 것이 합리적이라고 판단된다.

(2) 폐암

폐암은 5년 생존율이 극히 불량하여 15%대에 그치고 있다.

NCI는 과거에 3개의 연구를 지원했고, 유사한 연구가 체코슬로바키아에서도 시행되었다. 이 4개의 연구에는 3만 7,000명이 참여했는데, 45세 이상의 남성 흡연자가 연구 대상이었다. JHLP(Johns Hopkins Lung Project) 연구와 MSKLP(Memorial Sloan-Kettering Lung Project) 연구는 실험군에게 흉부 X선촬영(CXR)을 매년 시행하고 객담세포검사를 4개월마다 했으며, 대조군은 매년 CXR만 하도록 했다. JHLP에서는 암 발견율, 절제율, 사망률 모두에서 두 군 간에 차이가 없었다. 암 사망률은 1천 명당 실험군 3.4명, 대조군 3.8명으로 의미있는 차이가 없었다. MSKLP 역시 암 발견율, 절제율, 사망률 모두 차이가 없었으며, 사망률은 1천 명당 2.7명으로 동일했다. 결과적으로 객담세포검사를 추가하더라도 효과가 없다는 결론이 내려졌다. 더구나 절반 가까운 환자들은 정기검진이 아니라 증상이 발현된 후 폐암으로 진단되었다. 이 점 때문에 CXR을 매년 시행하는 것을 조기 진단이라고 하기는 어렵다는 주장이 제기되었다.

Mayo Lung Project는 실험군에게 CXR과 객담세포검사를 4개월마다 시행하고, 대조군에게는 CXR과 객담세포검사를 매년 시행했다. 암 발견율은 0.83%였는데, 59명은 CXR, 17명은 객담세포검사, 15명은 두 검사 모두에서 양성이었다. 암 발생률이 실험군에서 22% 높았으며, 조기 폐암의 비율과 절제율도 실험군에서 의미 있게 높았고, 5년 생존율 역시 33%와 15%로 실험군에서 높았다. 그러나 폐암 사망률은 1천 명당 3.2명과 3.0명으로 의미 있는 차이가 없었다. 체코슬로바키아의 연구는 실험군에게 CXR을 6개월마다 시행했고, 대조군에게는 아무런 검사를 하지 않고 3년간 추적 조사했다. 이후 4년, 5년, 6년째에 매년 CXR을 촬영했다. 처음 3년간의 실험 기간에 실험군에서는 36명의 폐암 환자, 대조군에서는 19명의 폐암 환자가 발견되었다. MLP와 유사하게 조기 폐암 비율, 절제술, 5년 생존율은 실험군에서 높았다. 그러나 실험군에서 폐암 사망률이 더 높게 나타났으며 의미 있는 차이는 없었다. MLP와 체코슬로바키아의 연구는 CXR의 효용에 대한 연구였으나, 사망률을 낮추는 데는 아무런 효과가 없었다.

그러나 최근 몇 년간 저선량 CT*low-dose CT*를 통해 크기가 작은 폐암을 진단할 수 있게 되면서 이를 이용한 폐암의 조기 검진 가능성에 대한 논란이 일고 있다. 소네*Sone* 등의 연구에 의하면 40세 이상 고위험군(흡연자) 대상자 10,049명이 참여한 결과 CXR는 2cm 미만 암의 79%를 확인하지 못했다. 그리고 저선량 CT에서 찾아낸 44예의 폐암 중 11예만 CXR에서 확인할 수 있었다.

ELCAP(Early Lung Cancer Action Project)는 저선량 CT가 아주 작은 폐암을 고위험군에서 찾아낼 수 있음을 확인해주었다. 이 연구는 60세 이상이면서 무증상인 10갑년*pack-year* 이상의 고위험군 1천 명을 대상으로 시행되었다. 저선량 CT를 촬영하여 233명(23%)에서 비석회화 결절*non-calcified nodule*을 찾았는데, CXR은 7%에서만 찾아냈다. CT로 결절을 찾아낸 233명 중 28명에게 조직검사가 시행되었고, 그중 27명에서 암을 확인했다. 이는 CT를 통해 2.7%, CXR을 통해 0.7%에서 암을 발견했음을 의미한다. CT에서는 I기 암의 비율이 85%였고, CXR에서는 60%였다. CT에서 보인 I기 암의 83%는 CXR에서는 보이지 않았다. 저선량 CT는 20.6%의 양성종양(위양성)을 찾아냈고, CXR은 6.1%였다. 그러나 이 때문에 개흉술*thoracotomy*를 받은 사람은 없었다.

저선량 CT를 모두에게 적용할 때 가장 어려운 문제는 위양성률이 너무 높다는 점이었다. 메이요 클리닉에서 2년간 연구한 결과에 의하면 저선량 CT를 시행한 1,520명 중 69%가 비석회화 폐결절을 가지고 있었으나 그중 3%만이 암이었다.

파스토리노*Pastorino* 등의 연구에서는 29%에서만 비석회화 병변*uncalcified lesion*이 발견되었고, 그중 7%에서만 암이 발견되었다. 양성종양의 특징은 크기가 아주 작았다. 5mm 이하의 종양을 1년 후 추적 검사한 결과 그중 9%만이 조직검사를 시행할 필요가 있었고, 23%만이 암을 가진 것으로 밝혀졌다.

얀켈레비츠*Yankelevitz*는 가장 작은 결절들을 무시한다면 위양성률을 현저히 낮출 수 있다고 보고했다. 헨슈케*Henschke* 등은 378예에서 5mm 이내의 결절에서는 암이 발견되지 않았다고 보고했다. 리비*Libby* 등은 screening CT를 통해 폐결절을 찾아낸 ELCAP를 검토한 결과 5mm 이하의 결절 또는 5~9mm의 비고형*non-solid* 결절은 암이 있을 확률이 극히 낮기 때문에 1년 후 검진하도록 권하고, 부분적으로 고형*solid*인 결절이나 5~10mm의 고형 결절, 또는 비고형인 10mm 이상의 결절은 암을 의심해야 하므로 6주 후에 CT를 재시행하고, 만약 폐암이 많이 의심될 경우 수술이 가능하다고 판단되면 조직검사를 하는 방안을 제안했다.

우리나라에서도 45세 이상의 무증상 성인 6,406명을 대상으로 저선량 CT를 시행한 결과가 보고되었다. CT에서 35%는 하나 이상의 비석회화 결절을 가지고 있었다. 폐암 발견율은 0.36%였다. 21개의 비소세포폐암(NSCLC)은 14예가 고형 형태를 보였고, 7예가 ground-glass opacity로 보였다.

저선량 CT를 이용한 폐암 조기 진단이 좋은 결과를 얻음에 따라, 2002년부터 NCI의 지원하에 NLST(National Lung Screening Trial)의 대규모 전향적 연구가 진행되었다. 30갑년 이상 흡연한 53,454명을 모집한 후 26,722명은 저선량 CT를 해마다 1회씩 3회 찍도록 하고, 대조군 26,732명은 단순 흉부 X선 촬영(흉부 PA)을 같은 방식으로 시행하도록 했다. 저선량 CT군은 24.2%의 양성 소견을 보였는데 이 중 96.4%가 위양성이었고, 흉부 PA군은 6.9%의 양성 소견을 보였는데 이 중 94.5%가 위양성이었다. 저선량 CT군은 폐암이 10만 인년*person-year*당 645명이 발견되었고, 흉부 PA군은 10만 인년당 572명이 발견되었다. 저선량 CT군은 10만 인년당 247명이 폐암으로 사망하였고, 흉부 PA군은 10만 인년당 309명이 폐암으로 사망하여 저선량 CT군의 사망률이 20.0% 낮았으며 통계적으로 유의한 차이를 보였다(95% CI, 6.8～26.7; P=0.02). 그러나 NLST 연구는 위양성률이 높았기 때문에, 불필요하게 시행된 검사와 그로 인한 해로움과 비용을 감안할 때도 사망률 감소가 이득인지에 대해서는 충분한 검토가 필요하다.

또한 이 연구는 30갑년이 안 된 흡연자에게도 이득이 되는지에 대해서는 해답을 주지 못하고 있다.

DANTE 연구와 DLCST 연구에서도 5년간 매년 저선량 CT를 시행한 군과 통상적 진료만 시행한 군을 비교하여 각각 중앙값 34개월과 58개월을 추적 조사했지만 폐암 사망률은 차이가 없었다.

따라서 현재까지 폐암의 조기 진단을 위한 검진을 권하는 것은 한계가 있다. 특히 폐암 진단을 위한 저선량 CT와, 이상 소견이 나타났을 때 진단 목적으로 방사선에 노출되는 위험을 고려하면 비흡연자와 42세 이전의 젊은 연령은 해로움이 높을 것으로 결론이 내려졌다.

American College of Chest Physicians와 American Society of Clinical Oncology에서는 NLST 연구에 근거하여, 30갑년 이상의 흡연자로서 금연한 지 15년이 안 되었으며 나이가 55～74세 사이라면 매년 저선량 CT를 시행할 것을 권하였으며, 다만 30갑년이 안 되었거나, 55세 이전 혹은 74세 이상이거나, 금연한 지 15년이 넘는다면 이러한 검진을 권고하지 않는다고 발표했다.

우리나라 국가암검진사업에는 폐암에 대한 조기 검진 사업이 빠져 있다. 현재까지 알려진 사실은 폐암의 위험으로부터 벗어나기를 원한다면 금연이 가장 중요한 해결책이라는 것이다. 폐암의 검진에 대해서는 더 많은 근거에 입각한 논의가 필요하다.

(3) 간암

현재 잘 알려져 있는 간세포암의 고위험군으로는 B형간염 바이러스(HBV) 보유자, C형간염 바이러스(HCV)로 인한 간경변증 환자, 알코올성 간경변증 환자, 혹은 어떤 원인에서든 간경변증으로 이행된 환자 등이 있다.

일본의 전향적 연구에 의하면 남성 HBV 만성 보유자의 연간 간세포암 발생률은 각각 0.4%이며, 남성 비보유자에 비해 간세포암 위험도가 50배 높은 것으로 보고되었다. 타이완의 전향적 연구에 의하면 남성 HBV 만성 보유자의 연간 간세포암 발생률은 각각 0.5%이며, 남성 비보유자에 비해 간세포암 위험도가 각각 100배 높은 것으로 보고되었다. 특히 간경변증이 동반된 환자는 남성 비보유자에 비해 간세포암 발생 확률이 960배 높은 것으로 보고되었다.

간암은 고위험군과 저위험군의 발생률이 이처럼 차이가 크기 때문에, 저위험군의 일반인이 대상인 조기 진단보다는 고위험군 대상의 조기 진단 방법이 연구 검토되고 있다.

간암의 조기 진단을 위한 도구로는 초음파와 AFP가 이용되고 있다. 간암 조기 진단에는 혈청학적 표지자로 AFP가 사용된다. AFP의 민감도와 특이도는 cut-off치에 따라 변화한다. 오카*Oka* 등은 cut-off치를 20ng/mL에서 100ng/mL로 올려 설정하면 민감도는 39%에서 13%로 감소하는 반면, 특이도는 76%에서 97%로 상승한다고 보고했다. 현재로서는 간경변이 있으면서 200ng/mL 이상인 경우에는 매우 높은 양성예측도를 보여주기 때문에 초음파와 함께 사용할 경우 유용한 검진 방법이 될 수 있다.

AFP를 통해 간암을 조기 진단할 경우 간암 사망률에 미치는 영향을 알아보기 위해 1989～1995년 사이에 HBV 양성인 30～69세의 중국 치둥*Qidong* 지역 주민 5,581명을 대상으로 무작위 대조군 연구가 시행되었다. 3,712명의 실험군은 AFP 검사를 6개월마다 시행했고, 1,869명의 대조군은 통상적인 진료만 시행했다. 1995년까지 간암 여부를 추적 조사한 결과, 검사의 민감도와 특이도는 55.3%와 86.5%였다. 374명에서 간암이 발견되었는데, 실험군에서는 1기 간암이 29.6%였고, 대조군에서는 6.0%로서 실험군에서 의미 있게 조기 간암이 높았다. 1년, 3년, 5년 생존율을 비교한 결과 실험군은 23.7%, 7.0%, 4.0%였고, 대조군에서는 9.7%, 4.0%, 4.1%였다. 5년 생존율은 10만 명당 실험군 1,138명, 대조군 1,114명으로 차이가 없었다. 결론적으로 AFP를 통한 조기 진단은 조기 간암을 진단하는 것으로 나타났지만, 사망률을 낮추는 데는 실패했다.

초음파검사에 대한 평가는 지역에 따라 약간 차이를 보여 서구의 연구는 민감도가 71～78%, 특이도가 93%, 양성예측도는 15～73%였고, 일본이나 타이완의 연구는 민감도 92～95%, 특이도는 85～98%, 양성예측도는 18～73%였다.

국내에서 한 등이 간암으로 진단된 환자 603명 중 생사가 확인된 419명을 분석한 결과 1년 생존율이 38.8%였고, 중앙 생존기간은 7개월로 예후가 불량했다고 보고했다. 또한 혈청 AFP 수치는 진행성 간암 환자의 약 60%에서 400ng/mL 이상으로 상승했으나, 간염이 활동성인 경우에도 높아져 위양성으로 나타날 수 있으며, 효과적인 치료가 가능한 소간암(3cm 이하)의 경우는 민감도가 더욱 낮아 30% 미만에서만 400ng/mL 이상으로 상승하여 혈청검사 단독의 조기 간암 진단은 의의가 적으며 초음파검사와 함께 실시하여 보완적 역할을 할 수 있는 정도라고 보고했다.

또한 1990~1998년까지 간암 진단에 사용된 초음파의 효과를 분석한 결과, 9년간 간종양을 제외한 간질환으로 총 14,529명이 28,719회의 초음파검사를 받았으며, 이 중 4,339명이 평균 2년 9개월 간격의 추적 관찰 기간 동안 초음파검사를 2회 이상 평균 4.2회 정기적으로 시행받았다. 간암 조기 진단을 위한 초음파검사는 민감도 76.3%, 특이도 91.0%, 양성예측도 27.5%, 음성예측도 98.8%였다고 보고되었다.

비록 고위험군에서 간암을 조기 진단하려는 노력이 생존율을 높인다는 근거는 없지만, 많은 의사들은 고위험군에 대해 AFP와 초음파를 광범위하게 이용한다. AFP의 민감도와 특이도는 cut-off치에 따라 달라지는데, 그 수치를 20ng/mL로 하면 민감도는 고작 대략 60%에 이르고, 양성예측도는 그 인구집단의 간암 유병률에 따라 9~50%에 이른다. HBV 보유자의 경우 민감도와 특이도는 94.1%와 99.9%로 훨씬 높아지지만 양성예측도는 고작 5%에 불과하다. 초음파는 검사자의 경험에 좌우되는 검사 도구이다. 최근 연구에 의하면 민감도는 약 60% 이상이며, 특이도는 90% 이상, 양성예측도는 70%이다. 간암의 배가 시간에 입각할 경우 조기 검진 간격은 6개월이 적당하지만, 1년 간격도 효과가 있다고 한다. AFP만을 검사하는 것은 권장되지 않는다.

다른 연구는 간암을 조기 진단하기 위해 AFP와 초음파를 이용하는 것의 효과와 비용 효과를 분석했다. 35세에서 59세에 이르는 HBV 보유자 또는 만성 B형간염 환자 9,373명을 대상으로 암 발견율, 위양성률, 양성예측도를 측정하고 간암 환자 한 사람을 찾는 데 드는 비용을 측정했다. 20,294검사가 시행되었는데, 51명에서 간암이 발견되었고 그중 36명은 소간암*small hepatocellular carcinoma*이었다. AFP와 초음파가 동시에 사용되었을 때는 간암 발견율, 위양성률, 양성예측도가 각각 92%, 7.5%, 3.0%였고, 간암 환자 한 사람을 찾아내는 데 드는 비용은 3,639달러였다. 초음파만 사용되었을 때는 간암 발견율, 위양성률, 양성예측도가 각각 84%, 2.9%, 6.6%였고, 간암 환자 한 사람을 찾는 데 드는 비용은 1,982달러였다. AFP만 사용되었을 때는 69%, 5.0%, 3.3%였으며 비용은 3,029달러였다. 결론적으로 두 가지 방법을 병용할 때 발견율이 높아졌으나, 위양성과 비용도 높아졌다. 따라서 경제적 여유가 있다면 병합하여 시행하는 것이 최선이지만, 비용 문제가 있을 때는 초음파 시행만 선택할 수도 있다고 결론이 내려졌다.

김은 국립암센터와 대한간학회가 공동주최한 간암 조기 검진 권고안 개발을 위한 워크숍에서, 간암을 2cm 이내에 발견하는 것을 목표로 하고, 종양 배가시간*dlubling time*을 120일로 정한다면 6개월 주기가 적당하다고 주장했다. 또한 고위험군이 아닌 경우에는 초음파검사만 권하지만, HBV 및 HCV 보균자 중 간경변이 있는 경우는 정기적 초음파검사와 더불어 CT를 반드시 1년에 한 번 이상 시행하도록 권했다.

(4) 대장암

대장암*colorectal cancer*이 정상 점막에서 양성 선종을 거쳐 암으로 발전한다는 선종-대장암 연속성 이론*adenoma-carcinoma sequence hypothesis*은 학계에서 널리 인정받고 있다. 양성 용종의 일부는 비정형성*atypia* 또는 이형성*dysplasia*으로 발전하게 되며, 특히 1cm 이상의 크기일 때 흔히 발견되는데, 1cm 이하의 용종에 암이 있을 확률은 1%도 되지 않는다. 이러한 관찰 결과 다음과 같은 결론을 내릴 수 있다. 첫째, 모든 대장암은 선종에서 출발한다. 둘째, 선종에서 암이 되기까지의 진행 속도는 매우 느리다(10년 이상). 셋째, 10~30%의 대장암은 가족력이 있으며, 5~10%는 유전성 증후군*hereditary syndrome*이고, 나머지 60%가 일반 위험군에서 나타난다.

대장암을 조기 진단하여 사망률을 낮출 수 있는지에 대한 무작위 대조군 연구 결과, 대변잠혈검사*fecal occult blood test; FOBT*가 대장암 사망률을 낮출 수 있다고 발표되었다. 매년 FOBT를 시행하는 경우 대장암 사망률이 33% 낮아졌고, 유럽의 2개 연구에서는 2년마다 FOBT를 시행하여 15%의 사망률 감소를 가져왔다. 그 밖에 미국 뉴욕, 덴마크, 영국에서 진행된 다른 전향적 대조 연구는

15~43%의 대장암 사망률 감소를 보고했으며, 미국과 유럽에서 시행된 연구에서도 대장암 사망률이 31~60% 감소한 것으로 나타났다.

FOBT는 대장암 진단에 가장 널리 이용되는 검사 방법이다. FOBT는 그 자체로는 대장경에 비해 뒤떨어지지만, 반복하여 시행함으로써 좋은 성과를 거둘 수 있다. 대장암의 2/3는 1주일에 한 번씩 출혈을 나타내기 때문에 여러 해 동안 매년 검사하면 90% 이상에서 대변의 혈액을 검출할 수 있다. FOBT는 매년 시행하는 것이 권고되는데, 출혈이 간헐적으로 나타나며, 혈액이 대변에 균일하게 퍼져 있지 않으므로 어느 한 부분에서 음성으로 나타났다고 해서 대장암을 배제하기가 어렵기 때문이다.

최근 잠혈검사*guaiac test*의 위양성률을 감소시키면서 민감도와 특이도를 높이기 위해 여러 면역화학적 기법을 이용한 대변잠혈검사법이 개발되었다. 이 면역화학적 잠혈검사법*fecal immunochemical test; FIT*은 인간의 헤모글로빈을 찾아내기 때문에 불필요한 위양성을 줄이고 잠혈검사에 비해 높은 80~97%의 민감도를 보인다.

FOBT만으로는 제한된 대장암 검출률이 나타나지만, 다른 검사법과 병합하면 더 좋은 효과를 얻을 수 있다. 예를 들어 FOBT와 에스결장경을 5년마다 시행하면 10년마다 대장경을 하는 것과 암 발견율에서 큰 차이가 없다.

최근에는 대변 DNA 검사를 통해 대변에서 종양세포의 DNA를 검출하여 PCR 기법을 통해 암세포를 찾아내는 검사 방법이 연구되고 있다. 한 대규모 연구에서 대장암 환자에 대한 이 검사의 민감도는 51%였으나, 선종에서는 민감도가 18%로 낮았다.

에스결장경은 대장암 검진 방법 중 하나이다. 에스결장경은 안정제를 투여하지 않고도 검사를 시행할 수 있으며 직장암의 사망률을 60~70% 감소시켰으나, 대장의 왼쪽만 볼 수 있기 때문에 대장암의 40%는 찾을 수 없다. FOBT와 에스결장경을 결합하면 암 발견율이 70~76%로 높아진다.

이중조영 바륨관장검사*double contrast barium enema; DCBE*는 증상이 있거나 질환이 의심되어 검사를 시행한 경우 용종 발견의 민감도를 85~95%까지 보고하고 있다. 기존의 5개 연구들을 종합해보면 5~7mm보다 큰 용종에 대한 DCBE의 민감도는 70%를 웃돈다. 1cm 이상의 용종에 대해서는 민감도 75~90%, 특이도 90% 이상으로 나타난다. 선별 검사로서 DCBE의 목표를 1cm 이상의 용종 또는 대장암 발견에 두고, 민감도 80%, 특이도 90%, 용종이 암종으로 이행하는 시간을 3년 이상으로 간주하여 비용 효과를 분석한 연구에 의하면 5년 주기의 DCBE 검사가 매년 FOBT보다 10년 주기의 비용 효과가 훨씬 높다고 한다. 그러나 10mm 이하의 용종이 DCBE에서 발견되었을 때 대장경 용종절제술을 추가로 시술하지 않고 5년 후 추적 DCBE를 시행한다는 것은 현실적으로 어렵다.

선별 검사로서 DCBE의 장점은, 대장경이 5~15% 정도에서 맹장까지 도달하지 못하는 데 비해 95% 이상에서 전체 대장을 검사할 수 있고, 장천공 등 심각한 합병증의 위험도가 매우 낮으며(1/25,000), 임상적으로 중요한 1cm 이상 용종의 대부분을 비교적 낮은 비용으로 발견할 수 있다는 데 있다. 그러나 5mm 이하 용종에 대해서는 35~50% 정도로 민감도가 급격히 떨어지며, 게실이 많거나 분변이 남아 있는 경우 용종과 감별이 어렵고, 에스결장 부위의 진단 정확도가 상대적으로 낮다. 대장내시경이 용종 진단과 치료를 동시에 할 수 있는 데 비해 DCBE는 용종을 발견했을 때 절제술을 위해 대장경을 추가로 시행해야 한다는 점도 제한점이다. 더구나 DCBE 소견이 위양성일 경우 환자에게는 불필요한 불편과 비용이 발생한다.

CT 대장조영술*CT colonography*은 장을 비운 후 대장을 공기로 팽창시키고 컴퓨터를 이용하여 영상을 얻는 방식인데, 5mm 이상의 용종에 대한 성적은 민감도가 75~100%, 특이도가 85~100%이며, 그중 가장 대규모의 성적은 민감도 88%와 특이도 72%로 나타났다. 검사 시간이 짧고 간편하다는 장점이 있는 반면, 역시 용종 절제나 조직검사가 필요할 때 대장경이 필요하다는 점이 DCBE와 유사한 약점이다. 그러나 바륨이 도포되지 않기 때문에 필요한 경우 추가 전 처치 없이 바로 대장경을 시행할 수 있다는 것을 장점으로 꼽을 수 있다.

대장내시경은 가장 정확한 대장암 검사 방법이다. 리버만*Lieberman* 등은 13개 재향군인병원의 환자 약 1만 6천 명을 대상으로 연구를 진행했는데, 대장암 저위험군에 대한 3,121예의 대장검사로 1.0%의 암과 10.7%의 암 위험이 높은 선종 등을 발견했으며, 총 37.5%에서 암으로 변할 가능성이 있는 용종을 발견했다고 보고했다.

대장내시경 시 발생하는 합병증은 주로 출혈 및 장천공 등이다. 처치*Church* 등은 연구 보고에서, 용종 절제를 실시하지 않은 경우 출혈 빈도는 0.04%, 천공 위험은 0.08%이며, 용종 절제의 경우도 출혈이 2%, 천공은 0.1%

로서 위험도가 높지 않다고 보고했다.

국립암센터와 대한대장항문학회는 대장암을 조기 진단하기 위한 안을 다음과 같이 제안했다.

〈대장암 저위험군에 대한 집단 검진 지침에 대한 제언〉

검진 대상

대장암 증상이 없고, 대장암의 위험인자가 없는 40세 이후의 모든 남녀

선택 검진

매년 직장수지검사를 시행하고, 아래 중 하나를 선택한다.

- 매년 대변잠혈검사 및 5년마다 굴곡성 에스결장검사
- 5～10년마다 이중조영 바륨관장검사 및 굴곡성 에스결장경검사
- 10년마다 대장내시경

특별히 새로운 자료가 제시되거나 새로운 합의가 이루어지기 전까지는 위의 가이드라인을 따르는 것이 무리가 없을 듯하다.

(5) 유방암

유방암의 경우 유방촬영술*mammography*을 시행한 군과 특별 검사를 시행하지 않은 군을 비교한 결과 50세 이상에서 일관된 효과가 나타났다. 메타분석에 따르면 유방촬영술의 경우 50～69세 여성에서 20～35%의 유방암 사망률 감소가 나타나 유의한 차이를 보였다. 나이에 따른 사망률 감소를 보면, 50대에서는 14%의 사망률 감소가 나타났으며, 60대에서는 32%의 사망률 감소가 나타났다.

40대의 조기 진단이 이득이 되는지에 대해서는 논란이 있는데, 유방암 발생이 적고, 유방조직이 치밀*dense*하기 때문에 유방촬영에서 잘 나타나지 않는 경우가 있기 때문이다. 그러나 유방촬영을 시행한 여성에서 이상이 나타난다 하더라도 대부분(약 95%)은 유방암을 가지고 있지 않다. 2009년 미국 US Preventive Services Task Force에서는 40～49세 사이의 여성에 대해 유방촬영을 권고하던 수준에서 스스로의 이득과 손실에 따라 각자 판단하여 검진하도록 권고 수준을 하향 조정했다. Age Trial에서는 16만 1,000명의 39～41세 여성을 대상으로 48세까지 매년 유방촬영을 시행하고(중앙값 10.7년) 관찰하여 효과를 봤으나 사망률 감소는 나타나지 않았다. 상대적으로 50세 이하의 여성은 유방암 발병율도 낮고, 민감도도 낮으며, 위양성률도 높아 비용 효과적 측면에서 권고할 만한 근거가 불충분하다.

70～74세를 대상으로 시행된 유방촬영에서도 사망률 감소가 나타나지 않았다. NCI에서 시행한 연구에 따르면 70～74세 연령군에서 유방암과 관련된 2명의 생명을 살리기 위해서는 1천 명이 검진을 받아야 한다. 결국 74세 이상 연령에서 검진을 시행하는 것은 불필요하다는 결론이 내려졌다.

7개의 지역사회 유방암검진 프로그램에서 463,372명에 대해 유방촬영을 시행한 결과 75%의 민감도와 92.3%의 특이도가 나타났다. 유방의 밀도*density*와 나이는 정확도에 영향을 미친다. 유방의 밀도가 매우 높으면 민감도가 63%로 낮아지며, 지방이 많은 유방은 민감도가 87%로 높아진다. 40～49세는 69%이지만, 80～89세는 83%로 높아진다. 우리나라 여성의 유방조직은 밀도가 높은 편이다.

유방 자가검진*breast self-examination*은 미국 여성의 1/3이 실시하고 있으나, 민감도는 20～30%에 불과하다. 중국 상하이에서 266,064명을 대상으로 10년간 추적한 결과 유방 자가검진은 유방암 사망률을 낮추는 데 효과가 없었다. 도리어 위음성으로 인하여 조직검사를 하는 비율이 연구군은 1.8%, 대조군은 1.0%로 두 배 가까이 늘었다. 유방암의 자가검진에 대한 메타분석에서 20개의 관찰적 연구와 3개의 임상시험을 분석한 결과, 유방암 사망률을 낮추지 못한 것으로 나타났다. 따라서 유방 자가검진을 조기 검진 목적으로 사용하는 것은 신중할 필요가 있다.

유방초음파는 유방의 낭종성 질환과 고형물을 구별하고 암과 양성종양을 감별하는 데 도움이 된다. 유방초음파 자료는 주로 고위험군이나 유방 밀도가 높은 경우에 얻을 수 있다. 초음파검진은 고위험군에서 1천 명당 3～4명의 유방암을 찾아낼 수 있다고 알려졌지만, 일반인에 대한 역할에 관해서는 자료가 없는 형편이다. 일반적으로 위양성률은 초음파검사가 유방촬영에 비해 높다고 한다. 한 연구에서는 유방촬영의 위양성률이 0.7～6%에 불과했으나, 초음파검사는 2.4～12.9%였다고 한다.

현재 대다수의 국가적 유방암 조기진단 프로그램들은 유방 자가진단을 포함하지 않고 있으며, 일반인에 대한 초음파 MRI와 같은 검사도 추천하지 않는다.

2005년에는 Digital Mammographic Imaging Screening Trial이 발표되었다. 이 연구의 목적은, 디지털 유방촬영술*digital mammogram*이 기존의 유방촬영술보다 진단 정확도를 높이는지 전향적 연구를 통해 확인하는 데

있었다. 미국과 캐나다의 33개소에서 연구가 수행되었는데, 49,528명의 무증상 여성을 검사하고 두 가지 사진을 모두 촬영한 후 두 명의 방사선과 의사가 독립적으로 판독했다. 그리고 1년 후에 다시 검사하도록 했다. 그 결과 두 검사의 암 발견율에는 아무런 차이가 없었다. 다만 디지털 방식이 양성 소견에 대해 정밀검사를 받도록 하는 비율이 낮았는데, 그 이유는 디지털 기술이 이미지의 콘트라스트*contrast*를 조절하고 부분별로 확대할 수 있기 때문이었다. 첫 번째 보고에서 피사노*Pisano* 등은 진단 정확도에는 두 검사 사이에 차이가 없다고 발표했다. 그러나 디지털 방식이 세 가지 그룹에서 장점을 나타냈다. 첫째는 50세 이전 그룹, 둘째는 폐경 전*peri-menopausal* 여성 그룹, 셋째는 유방조직이 치밀한 그룹이었다. 따라서 젊은 여성과 유방 밀도가 높은 여성은 디지털 방식이 도움이 될 수 있다.

현재 우리나라 국가암검진 가이드라인은 40세 이상 여성에게 2년마다 유방촬영술을 시행받도록 권고하고 있다. 유방암 검진에 있어 우리나라 여성들의 유방이 치밀한 점을 감안하여 검진의 연령 문제, 초음파검사의 도입 여부 등이 논의되어야 할 것이다. 현재 사용되는 외국 학회나 기관의 유방암 검진 기준을 표로 제시한다(〈표 4-6〉).

(6) 자궁경부암

자궁경부*cervix*의 편평상피암은 오랜 임상 전기를 갖기 때문에 조기 진단에 유리하다. 파파니콜로펴바른표본*Pap smear*검사는 지난 50년간 사용되어왔으며 매우 저렴하고 간편하다. 1940년대에는 10만 명당 14명이 자궁경부암으로 사망했으나, 광범위한 파파니콜로펴바른표본검사에 힘입어 1989년에는 10만 명당 4명에 그치게 되었다.

ACS 자궁암 조기 검진 지침은 대략 성관계*vaginal intercourse* 이후 약 3년 후부터 검진을 시작하라고 권하고 있으나, 21세를 넘기 전에 시작해야 한다. 30세까지는 매년 기존의 cervical cytology smear 또는 2년마다 liquid-based cytology를 사용하는 것을 권한다. 30세 이후에는 3회 연속 검사 결과가 정상이라면 이후에는 2~3년마다 conventional 또는 liquid-based cytology를 사용한다. 다른 대안으로는 30세 이후에 3년 연속 정상이라면 HPV DNA 검사와 conventional or liquid-based cytology를 3년마다 시행한다. 언제까지 검사를 지속할 것인지에 대해서는 논의가 필요하다. 평균적 위험도의 70세 여성이 정상적인 자궁경부를 가지고 있고, 지난 10년간 정상이었으며, 최근 3번의 검사에서 모두 정상이었다면 검진을 중단할 수 있다. 그러나 과거에 검사를 시행하지 않았거나, 과거의 검사 결과가 불확실한 경우에는 검사를 해야 한다.

Oncogenic HPV DNA 검사는 자궁경부암 검진의 새로운 방법으로 등장하였다. 쿠직*Cuzick* 등이 30~60세 사이의 유럽과 미국 여성 6만 명을 대상으로 HPV DNA 검사와 세포검사를 비교한 결과, CIN2+(cervical intraepithelian neoplasia grade 2 or 3)를 찾는 민감도가 HPV DNA 검사의 경우 96.1%로 세포검사의 53.0%에 비해 좋았으나, 특이도는 90.7%와 96.3%로 뒤떨어졌다. 30~69세의 캐나다 여성 10,154명을 비교한 결과, CIN2의 경우 HPV DNA 검사의 민감도가 94.6%, 특이도는 94.1%인 데 비해 세포검

표 4-6 유방암검사의 가이드라인

기관이나 학회	제정 연도	유방촬영술
USPSTF	2009	50~74세: 매 2년 40~49세: 개별적으로 결정(한다면 2년 간격) 75세 이상: 개별적으로 결정(한다면 2년 간격)
American Cancer Society	2010	40세 이상: 매년
National Cancer Institute	2010	40세 이상: 매 1~2년
Canadian Task Force on Preventive Health Care	1998~2001	50~69세: 매 1~2년 40~49세: 개별적으로 결정(한다면 매 1~2년 간격)
National Health Service United Kingdom	2011	47~73세: 매 3년

사는 각각 55.4%와 96.8%였다. 두 가지 검사를 동시에 시행한다면 민감도는 100%, 특이도는 92.5%였다.

자궁경부암 검진 항목과 검진 주기에 대해 김은 자궁암의 첫 2회 검진은 1년 간격으로, 3회 연속 정상일 경우는 2년 간격으로 시행할 것을 제안했다. 새로운 정보가 제시되거나 논의가 이루어지기 전까지 이 기준을 따르는 것은 큰 문제가 없을 것으로 판단된다.

6. 암 검진의 과제

우리나라에서 발생과 사망에서 가장 중요한 6대암의 검진에 관하여 대상, 방법, 간격 등을 알아보았다. 올바른 검진 프로그램을 만들기 위해서는 각 암종에 대한 연령별, 성별 유병률과 사망률 자료가 필요하며, 또한 그 암의 위험요인별로 사망률과 유병률 자료가 필요하다. 모든 재원에는 한계가 있기 때문에 비용 효과 분석이 뒷받침되지 않으면 재정적 측면에서 어려움을 겪게 된다.

2001~2002년에 걸쳐 국립암센터는 각 해당 학회들과 암종별 조기 검진을 위한 연구 모임을 가졌다. 합의가 이루어진 경우도 있고, 그렇지 못한 경우도 있었다. 하지만 합의가 이루어졌다 하더라도 더 많은 근거가 필요하다. 또한 새로운 진단 방법이 개발되거나, 진단 및 치료 비용이 저렴해지거나, 새로운 치료 방법 개발에 의해 생존율이 높아지면 암 검진 가이드라인은 언제든 바뀌어야 한다. 누구에게나 똑같은 검진 가이드라인을 적용하기보다 각 개인의 암 위험 요인에 따라 개별화된 가이드라인을 적용할 수 있도록 특성에 따른 개별 검진 가이드라인을 개발하는 것이 우리의 과제가 될 것이다.

참고문헌

1. 김나영, 김재준, 최연호, 김현수, 김진일, 정인식, 헬리코박터 파일로리 감염의 진단 및 치료 가이드라인. 대한소화기학회지 2009;54:269-278.
2. 김영탁. 자궁경부암 검진주기. 제1회 자궁경부암 조기검진 지침 개발 자료집. 2001.
3. 김윤환. 간암의 조기 발견을 위한 영상적 검진주기. 국내 간암 조기검진의 현황. 제1회 간암 조기검진 권고안 개발 자료집. 2001.
4. 박은철, 곽민선, 이지영, 최귀선, 신해림. 국가 암조기검진사업의 현황 및 발전방향. 한국건강관리협회지 2005;3(2):280-287.
5. 보건복지부, 국립암센터. 2005 국가 암조기검진사업 정보시스템. 2005.
6. 유종선. 한국인 위암 검진대상의 연령. 제1회 위암 표준검진 프로그램 개발을 위한 세미나 자료집. 2002.
7. 장현정. 대장조영술. 제1회 대장암조기검진 지침개발. 자료집. 2001.
8. 최효성. 대장암 저위험군에 대한 선별검사. 제1회 대장암 조기검진 지침개발 자료집. 2001.
9. 통계청. 2011 사망통계연보. 2012.
10. 한광협, 안상훈, 김동기, 송기준, 정정일, 이관식, 정재복, 전재윤, 문영명, 서일, 남정모. 간암 고위험군 조기 진단을 위한 선별검사 방안 수립 및 효과 평가 연구. 대한암학회지 2000;32(6):1084-1092.
11. 한광협. 국내 간암 조기검진의 현황. 제1회 간암 조기검진 권고안 개발 자료집. 2001.
12. Aberle DR, Adams AM, Berg CD, Black WC, Clapp JD, Fagerstrom RM, et al; National Lung Screening Trial Research Team. Reduced lung-cancer mortality with low-dose computed tomographic screening. N Engl J Med 2011;365(5):395-409.
13. American Cancer Society. Infectious Agents and Cancer. Available from: hppt://www.cancer.org/docroot/PED/contact/PED_1_3X_Infectious_Agents_and_Cancer.asprite area=PED. Accessed 13 April 2007.
14. Bates SE. Clinical applications of serum tumor markers. Ann of Int Med 1991;115:623-38.
15. Beasley RP. Hepatitis B virus. Cancer 1988;61:1942-1956.
16. Berrington De Gonzalez A, Kim KP, Berg CD. Low-dose lung computed tomography screening bfore age 55: estimates of the mortality reduction required to outweigh the radiation-induced cancer risk. J Med Screen 2008;15(3):153-158.
17. Bertagnolli MM, Eagle CJ, Zauber AG, Redston M, Breazna A, Kim K, et al. Five-year efficacy and safety analysis of the Adenoma Prevention with Celecoxib Trial. Cancer Prev Res 2009;2:310-321.
18. Bilello KS, Murin S, Matthay RA. Epidemiology, etiology, and prevention of lung cancer. Clinics in chest medicine 2002;23(1):1-25.
19. Black WC, Welch HG. Screening for disease. AJR Am J Roentgenot 1997;168:3-11.
20. Boyle P, Autier P. European Code Against Cancer and scientific justification: third version(2003). Ann Oncol 2003;14:973-1005.
21. Brennan P, Bogillot O. Cigarette smoking and bladder cancer in men: a pooled analysis of 11 case control studies. Int J Cancer 2000;86:289-94.
22. Brennan P, Bogillot O. The contribution of cigarette smoking to bladder cancer in women(pooled European data). Cancer Causes Control 2001;12:411-7.
23. Cardenas VM, Thun MJ, Austin H, Lally CA, Clark WS, Greenberg RS, et al. Environmental tobacco smoke and lung cancer mortality in the American Cancer Society's Cancer Prevention Study. II. Cancer Causes Control 1997;8(1):57-64.
24. Chen JG, Parkin DM, Chen QG, Lu JH, Shen QJ, Zhang BC, et al. Screening for liver cancer: results of a randomised

controlled trial in Qidong, China. J Med Screen 2003;10(4): 204-9.
25. Chong SM, Lee KS, Chung MJ, Kim TS, Kim HJ, Kwon OJ, et al. Lung cancer screening with low-dose helical CT in Korea: experiences at Samsung Medical Center. J Korean Med Sci 2005;20:402-8.
26. Church JM. Endoscopy of the colon, rectum, and anus. New York; Igaku-Shoin, 1995.
27. Cole P, Rodu B. Declining cancer mortality in the United States. Cancer 1996;78(10):2045-8.
28. Cuzick J, Clavel C, Petry KU, Meijer CJ, Hoyer H, Ratnam S, et al. Overview of the European and North American studies on HPV testing in primary cervical cancer screening. Int J Cancer 2006;119:1095-1101.
29. Dachman AH, Glick S, Yoshida H. Computed tomography colonography and colon cancer screening. Seminars in Roentgenology 2003;38(1):54-64.
30. Daniele B, Bencivenga A, Megna AS, Tinessa V. α-fetoprotein and ultrasonography screening for hepatocellular carcinoma. Gastroenterology 2004;127(5 Suppl 1):S108-12.
31. Divisi D, Di Tommaso S, Salvemini S, Garramone M, Crisci R. Diet and cancer. Acta Biomed 2006;77(2):118-23.
32. Doll R, Hill AB. Smoking and carcinoma of the lung. Preliminary report. Br Med J 1950;2:739.
33. Doll R. The first reports on smoking and lung cancer. Clio Med 1998;46:130-142.
34. Feightner JW, Battista RN, Dingle JL. Periodic health examination. ed by Rakel RE. Textbook of Family Medicine. 5th ed. Philadelphia; Saunders; 1995. pp. 165-191.
35. Fletcher SW, Elmore JG. Clinical practice: mammographic screening for breast cancer. N Engl J Med 2003; 348:1672-1680.
36. Fontana RS, Sanderson DR, Taylor WF, Woolner LB, Miller WE, Muhm JR, et al. Early lung cancer detection results of the initial (prevalence) radiological and cytological screening in the Mayo Clinic study. Am Rev Respir Dis 1984;130:561-5.
37. Friedenreich CM, Orenstein MR. Physical activity and cancer prevention: Etiologic evidence and biological mechanisms. J Nutr 2002;132:3456S-64S.
38. Frost JK, Ball WC Jr, Levin ML, Tockman MS, Baker RR, Carter D, et al. Early lung cancer detection: results of the initial (prevalence) radiologic and cytologic screening in the Johns Hopkins study. Am Rev Respir Dis 1984;130: 549-54.
39. Fujita S. Kinetics of cancer cell proliferation and cancer growth. In: Modern biological sciences, vol 15 (ed.) Sugimura J, Yamanura Y. Tokyo, Iwanami; 1970. pp.248-261.
40. Gardette V, Bongard V, Dallongeville J, Arveiler D, Bingham A, Ruidavets JB, et al. Ten-year all-cause mortality in presumably healthy subjects on lipid-lowering drugs (from the Prospective Epidemiological Study of Myocardial Infarction [PRIME] prospective cohort). Am J Cardiol 2009;103:381-386.
41. Gates TJ. Screening for cancer:evaluating the evidence. Am Fam Physician 2001;63:513-22.
42. Grimes DA, Schulz KF. Uses and abuses of screening tests. Lancet 2002;359:881-84.
43. Halpern MT, Gillespie BW, Warner KE. Patterns of absolute risk of lung cancer mortality in former smokers. Journal of the National Cancer Institute 1993;85(6):457-64.
44. Hanawalt PC. Controlling the efficiency of excision repair. Mutation research 2001;485(1):3-13.
45. Hanazaki K, Sodeyama H, Wakabayashi M, Miyazawa M, Yokoyama S, Sode Y, et al. Surgical treatment of gastric cancer detected by mass screening. Hepato Gastenterology 1997;44(16):1126-32.
46. Hardcastel JD, Chamberlain JO, Robinson MHE, Moss SM, Amar SS, Balfour TW, et al. Rondomised controlled trial of faecal occult-blood screening for colorectal cancer. Lancet 1996;348:1472-1477.
47. Haukka J, Sankila R, Klaukka T, Lonnqvist J, Niskanen L, Tanskanen A, et al. Incidence of cancer and statin usage-record link-age study. Int J Cancer 2010;126:279-284.
48. Hecht SS, Hochalter JB, Villalta PW, Murphy SE. 2'-Hydroxylation of nicotine by cytochrome P450 2A6 and human liver microsomes: formation of a lung carcinogen precursor. Proceedings of the National Academy of Sciences of the United States of America 2000;97(23): 12493-7.
49. Hecht SS. Tobacco smoke carcinogens and lung cancer. Journal of the National Cancer Institute 1999;91(14):1194-210.
50. Henschke CI, McCauley DI, Yankelevitz DF, Naidich DP, McGuinness G, Miettinen OS, et al. Early lung cancer action project: overall design and findings from baseline screening. Lancet 1999;354:99-105.
51. Henschke CI, Yankelevitz DF, Naidich DP, McCauley DI, McGuinness G, Libby DM, et al. CT screening for lung Cancer: suspiciousness of nodules according to size on baseline scans. Radiology 2004;231:164-168.
52. Hoffmann D, Hoffmann I, El-Bayoumy K. The less harmful cigarette: a controversial issue. a tribute to Ernst L. Wynder. Chemical research in toxicology 2001;14(7): 767-90.
53. Hovinen E, Kekki M, Kuukka S. A theory to the stochastic dynamic model building for chronic progressive disease processes with an application to chronic gastritis. J Theo Biol 1976;57:131-152.
54. IARC. IARC Monographs on the evaluation of the carcinogenic risk of chemicals to humans, Vol. 38, Tobacco Smoking. Lyon, France: IARC; 1986.
55. IARC. IARC Monographs on the evaluation of the carcinogenic risk of chemicals to humans, Vol. 83, Tobacco Smoke and Involuntary Smoking. Lyon, France: IARCPress; 2004.
56. Infante M, Cavuto S, Lutman FR, Brambilla G, Chiesa G, Ceresoli G, et al. DANTE study Group. A randomised study of lung cancer screening with spiral computed

tomography: three-year results from the DANTE trial. Am J Respir Crit Care Med 2009;180(5):445-453.
57. International Agency for Research on Cancer. IARC monographs on the evaluation of carcinogenic Risks to Humans, Hepatitis viruses. Vol 59. Lyon: IARCPress; 1995.
58. International Agency for Research on Cancer. IARC monographs on the evaluation of carcinogenic Risks to Humans, Human papillomaviruses. Vol 64. Lyon: IARC-Press; 1995.
59. International Agency for Research on Cancer. IARC Monographs on the evaluation of carcinogenic Risks to Humans, Human Papillomaviruses. Vol 90. Lyon: IARC-Press; 2005.
60. International Agency for Research on Cancer. IARC monographs on the evaluation of carcinogenic Risks to Humans, Liver fluke and Helicobacter pylori. Vol 61. Lyon: IARCPress; 1994.
61. Irwig L, Houssami N, van Vliet C. New technologies in screening for breast cancer: a systematic review of their accuracy. Br J Cancer 2004;90:2118-2122.
62. Jemal A, Tiwari RC, Murray T, Ghafoor A, Samuels A, Ward E, et al. Cancer statistics, 2004. CA Cancer J. Clin 2004;54:8-29.
63. Jonsson H, Bordas P, Wallin H, Nystroem L, Lenner P. Service screening with mammography in northern Sweden: effects on breast cancer mortality-an update. J Med Screen 2007;14:87-93.
64. Kelloff GJ, Sigman CC, Greenwald P. Cancer chemoprevention: progress and promise. Eur J Cancer 1999; 35(14):2031-8.
65. Korte JE, Hertz-Picciotto I. The contribution of benzene to smoking-induced leukemia. Environ Health Perspect 2000;108:333-339.
66. Kronborg O, Fenger C, Olsen J, Jorgensen OD, Sondergaard O. Randomised study of screening for colorectal cancer with faecal occult-blood test. Lancet 1996;348:1467-1471.
67. Kubic A, Pllak J. lung cancer detection. Results of a randomized prospective study in Czechoslovakia. Cancer 1986;57:2427-37.
68. Libby DM, Smigh JP, Altorki NK, Pasmantier MW, Yankelevitz D, Henschke CI. Managing the small pulmonary nodule discovered by CT. Chest 2004;125: 1522-1529.
69. Lieberman DA, Weiss DG. Veterans Affairs Cooperative Study Group 380:One-time screening for colorectal cancer with combined fecal occult-blood testing and examination of the distal colon. N Engl J Med 2001;345: 555-560.
70. Ma BB, Chan AT. Infection and cancer: biology, therapeutics and prevention. Future Oncol 2009;5(2):149-151.
71. Mandel JS, Bond JH, Church TR, Snover DC, Braadley GM, Schuman LM, Et al. Reducing mortality form colorectal cancer by screening for fecal occult blood. N Eng J Med 1993;328:1365-1371.
72. Mandelblatt JS, Cronin KA, Bailey S, Berry DA, de Koning HJ, Draisma G, et al. Effects of mammography screening under different screening schedules: model estimates of potential benefits and harms. Ann Intern Med 2009;151: 738-747.
73. Marshall KG. Prevention. How much harm? How much benefit? 4. The ethics of informed consent for preventive secreening programs. Can Med Assoc J 1996;155:377-82.
74. Matsukuma A, Furusawa M, Tomoda H, Seo Y. A clinicopathological study of asymptomatic gastric cancer. British Journal of Cancer 1996;74(10):1647-50.
75. Mayrand MH, Duarte-Franco E, Rodrigues I, Walter SD, Hanley J, Ferenczy A, et al. Human papillomavirus DNA versus Papanicolaou screening tests for cervical cancer. N Engl J Med 2007;357:1579-1588.
76. Melamed MR, Flehinger BJ, Zaman MB, Heelan RT, Perchick WA, Martini N. Screening for early lung cancer. Results of the Memorial Sloan-Kettering study in New York. Chest 1984;86:44-53.
77. Memisoglu A, Samson L. Base excision repair in yeast and mammals. Mutation research 2000;451(1-2):39-51.
78. Michalas SP. The pap test: George N. Papanicolaou (1883-1962): A screening test for the prevention of cancer of uterine cervix. European Journal of Obstetrics & Gynecology and Reproductive Biology 2000;90:135-138.
79. Mori Y, Arita T, Shimoda K, Yasuda K, Yoshida T, Kitano S. Effect of periodic endoscopy for gastric on early detection and improvement of survival. Gastric Cancer 2001;4:132-136.
80. Nam SY, Choi IJ, Park KW, Kim CG, Lee JY, Kook MC, et al. Effect of repeated endoscopic screening on the incidence and treatment of gastric cancer in health screenees. Eur J Gastroenterol Hepatol 2009;21:855-860.
81. Norbury CJ, Hickson ID. Cellular responses to DNA damage. Annual review of pharmacology and toxicology 2001;41:367-401.
82. Oka H, Tamori A, Kuroki T, Kobayashi K, Yamamoto S. Prospective study of alpha-fetoprotein in cirrhotic patients monitored for development of hepatocellular carcinoma. Hepatology 1994;19:61-66.
83. Parkin DM. Global cancer statistics in the year 2000. The Lancet Oncology 2001;2(9):533-43.
84. Pastorino U, Bellomi M, Landoni C, De Fiori E, Arnaldi P, Picchio M. Early lung-cancer detection with spiral CT and positromemission tomography in heavy smokers: 2-year results. Lancet 2003;362:593-97.
85. Pateron D, Ganne N, Trinchet JC, Aurousseau MH, Mal F, Meicler C, et al. Prospective study of screening for hepatocellular carcinoma in Caucasian patients with cirrhosis. Journal of Hepatology 1994;20:65-71.
86. Pegg AE. Repair of O(6)-alkylguanine by alkyltransferases. Mutation research 2000;462(2-3):83-100.
87. Pisano ED, Gatsonis C, Hendrick E, Yaffe M, Baum JK,

Acharyya S, et al. Diagnostic performance of digital versus film mammography for breast-cancer screening. N Engl J Med 2005;353:1773-1783.
88. Poynter JN, Gruber SB, Higgins PD, Almog R, Bonner JD, Rennert HS, et al. Statins and the risk of colorectal cancer. N Engl J Med 2005;352:184-2192.
89. Reeves GK, Pirie K, Beral V, Green J, Spencer E, Bull D. Cancer incidence and mortality in relation to body mass index in the Million Women Study: cohort study. BMJ 2007;335(7630):1134.
90. Renehan AG, Tyson M, Egger M, Heller RF, Zwahlen M. Body-mass index and incidence of cancer: a systematic review and meta-analysis of prospective observational studies. Lancet 2009;371(9612):569-78.
91. Saghir Z, Dirksen A, Ashraf H, Bach KS, Brodersen J, Clementsen PF, et al. CT screening for lung cancer brings forward early disease: the randomised Danish Lung Cancer Screening trial: status after five annual screening rounds with low-dose CT. Thorax 2012;67(4):296-301.
92. Sakuma K, Saitoh N, Kasai M, Jitsukawa H, Yoshino I, Yamaguchi M, et al. Relative risks of death due to liver disease among Japanese male adults having various statuses for hepatitis B S and e antigen/antibody in serum: a prospective study. Hepatology 1988;8:1642-1646.
93. Schuller HM, McGavin MD, Orloff M, Riechert A, Porter B. Simultaneous exposure to nicotine and hyperoxia causes tumors in hamsters. Laboratory investigation; a journal of technical methods and pathology 1995;73(3): 448-56.
94. Sherman M, Peltekian KM, Lee C, Screening for hepatocellular carcinoma in chronic carriers of Hepatitis B virus: incidence and prevalence of hepatocellular carcinoma in a North American urban population. Hepatology 1995;22:432-438.
95. Sheu JC, Sung JL, Chen DS, Lai MY, Wang TH, Yu JY, et al. Early detection of hepatoellular carcinomaby real-time ultrasonography. A prospective study. Cancer 1985;56: 660-666.
96. Shin A, Park S, Shin HR, Park EH, Park SK, Oh JK, et al. Population attributable fraction of infection-related cancers in Korea. Ann Oncol 2011;22(6):1435-42.
97. Shin HR, Kim JY, Jung KY, Kim WS, Hong YS, Kim BG, et al. Prevalence of hepatitis B and C virus infection among adults in Korea, Hepatol Res 1997;7:213-35.
98. Shiratori Y, Nakagawa S, Kikuchi A, Ishii M, Ueno M, Miyashita T, et al. Significance of gastric mass screening survey. Am J Gastroenterol 1985;80(11):831-834.
99. Shopland DR. Tobacco use and its contribution to early cancer mortality with a special emphasis on cigarette smoking. Environmental health perspectives 1995;103 Suppl 8:131-42.
100. Sobue T, Yamaguchi N, Suzuki T, Fujimoto I, Matsuda M, Doi O, et al. Lung cancer incidence rate for male ex-smokers according to age at cessation of smoking. Jpn J Cancer Res 1993;84(6):601-7.
101. Sone S, Li F, Yang ZG, Honda T, Maruyama Y, et al. Results of three-year maass screening programme for lung cancer using mobile low dose spiral computed otmography scanner. Br. J. Cancer 2001;84:25-32.
102. Spitzer WO, Lawrence V, Dales R, Hill G, Archer MC, Clark P, et al. Links between passive smoking and disease: a best-evidence synthesis. A report of the Working Group on Passive Smoking. Clinical and investigative medicine 1990;13(1):17-42; discussion 3-6.
103. Stewart BW, Kleihues P. World Cancer Report. Lyon, France: IARCPress; 2003.
104. Swensen SJ, Jett JR, Hartman TE, Midthun DE, Sloan JA, Sykes AM, et al. Lung cancer screening with CT: Mayo Clinic experience. Radiology 2003;226:756-61.
105. Tanaka S, Kitamura T, Nakanishi K, Okuda S, Yamazaki H, Hiyama T, et al. Effectiveness of periodic chekup by ultrasonography for the early diagnosis of hepatoellular carcinoma. Cancer 1990;66:2210-2214.
106. Tang D, Phillips DH, Stampfer M, Mooney LA, Hsu Y, Cho S, et al. Association between carcinogen-DNA adducts in white blood cells and lung cancer risk in the physicians health study. Cancer research 2001;61(18):6708-12.
107. The periodic health examination. Canadian Task Force on the Periodic Health Examination. Can Med Assoc J 1979;121:1193-1254.
108. Tsukuma H, Oshima A, Narahara H, Morii T. Natural history of early gastric cancer: a non-concurrent, long-term follow up study. Gut 2000;47:618-621.
109. U.S. Preventive Services Task Force. Guide to Clinical Preventive Services. An Assessment of the Effectiveness of 169 interventions: Report of the U.S. Preventive Services Task Force. Baltimore: Williams & Wilkins; 1989.
110. USDHHS. The health consequences of smoking: a report of the surgeon general 2004.
111. Wald NJ, Nanchahal K, Thompson SG, Cuckle HS. Does breathing other people's tobacco smoke cause lung cancer? British medical journal (Clinical research ed) 1986;293(6556):1217-22.
112. Wei Q, Cheng L, Amos CI, Wang LE, Guo Z, Hong WK, et al. Repair of tobacco carcinogen-induced DNA adducts and lung cancer risk: a molecular epidemiologic study. Journal of the National Cancer Institute 2000;92(21):1764-72.
113. Wicki A, Hagmann J. Diet and cancer. Swiss Med Skly 2011;141:w13250.
114. Willett WC. Diet and cancer. Oncologist 2000;5(5):393-404.
115. Wingo PA, Ries LA, Giovino GA, Miller DS, Rosenberg HM, Shopland DR, et al. Annual report to the nation on the status of cancer, 1973-1996, with a special section on lung cancer and tobacco smoking. Journal of the National Cancer Institute 1999;91(8):675-90.
116. Witschi H. A short history of lung cancer. Toxicol Sci 2001;64(1):4-6.
117. Wright GS, Gruidl ME. Early detection and prevention

of lung cancer. Current opinion in oncology 2000;12(2):143-8.

118. Wynder EL, Graham EA. Tobacco smoking as a possible etiologic factor in bronchogenic carcinoma. J Am Med Assoc 1950;143:329-36.

119. Yankelevitz D. CT screening for lung cancer. Am J. Roentgenol 2003;180:1736-1737.

120. Zhang B, Yang B. Combined alpha fetoprotein testing and ultrasonography as a screening test for primary liver cancer. J Med Screen 1999;6(2):108-10.

외과종양학의 원칙

박재갑/박지원

Ⅰ. 서론

역사적으로 암을 치료하는 방법으로 가장 오랫동안 사용되어온 것은 수술적 방법이다. 현재까지도 수술은 암을 완치할 수 있는 유일한 방법 중 하나이다. 수술 기법이 발달하는 한편 각종 종양의 진행이나 전이 방식에 대한 이해와 지식이 증가하면서 더 많은 환자들의 종양을 성공적으로 절제할 수 있게 되었다. 하지만 방사선치료가 도입되고 항암제들이 개발되면서 이제 여러 암 치료 방법이 통합되었다. 그 결과 종양외과 의사는 대부분의 고형 암을 홀로 치료하는 데서 벗어나 여러 통합치료 팀의 일원이 되었다. 그러나 악성종양을 치료하는 외과 의사는 각 종양의 자연력, 수술 원칙과 잠재력을 숙지하는 것은 물론이고, 방사선치료, 화학적 요법, 면역학적 요법 및 다른 여러 치료 방법에 대한 지식을 갖고 있어야 하며, 종양에 대한 예방과 진단, 근본적·고식적 치료와 재활에서 중심적인 역할을 수행해야 한다.

Ⅱ. 역사적 고찰

종양에 대한 외과적 절제는 고대 이집트의 파피루스에 기록되어 있을 정도로 오랜 역사를 갖고 있지만, 근대적 의미의 체강 내 장기에 대한 선택적인 수술은 1809년 맥스웰이 성공적으로 시행한 난소종양 절제가 효시이다. 그 후 종양외과학은 전신마취술과, 리스터에 의해 소개된 멸균소독법의 두 가지 이정표적인 발견에 힘입어 비약적으로 발전했다. 이후 외과 의사는 종양을 치료하는 과정에서 환자가 수술 시와 수술 후에 느끼는 극심한 통증과 치명적인 패혈증으로부터 어느 정도 자유로워질 수 있었다. 1890년대 빌로스가 처음 시행한 위절제술, 홀스테드가 유방절제술에서 적용시킨 일괄*en bloc*절제술 등이 초기의 큰 발전 사례이며, 이후 개발된 근치적 전립선절제술, 근치적 자궁절제술, 복회음수술, 폐절제술 등도 기억할 만

표 5-1 외과종양학 분야의 이정표적 사건들

연도	수술자	사건
1809	맥스웰	선택적 복강내 수술(난소종양 제거)
1846	워런	에테르 마취제 사용
1867	리스터	소독법 도입
1860~1890	빌로스	위, 후두, 식도의 절제법을 처음으로 시행
1880	코커	갑상샘수술을 발전시킴
1890	홀스테드	근치적 유방절제술
1904	영	근치적 전립선절제술
1906	벨타임	근치적 자궁절제술
1908	마일스	복회음수술
1910~1930	쿠싱	뇌종양수술법의 정립
1933	그레이엄	폐절제술
1935	휘플	췌-십이지장절제술
1958	피셔	전향적 연구를 위한 NSABP 조직
1985	뮈헤	복강경을 이용한 담낭절제술

한 역사적 사건이다(〈표 5-1〉).

최근에는 현미경적 미세수술의 발전으로 조직의 재건에 자유피판술을 적용할 수 있게 되었고, 각종 자동문합기구와 정교한 내시경적 조작이 가능한 여러 기구들이 발전하여 피부 절개를 최소화하고 주위 장기의 손상이 적은 수술 방법들이 고안되었으며 새로운 방법들도 시도되고 있다. 수술 후의 환자 관리, 특히 중환자 관리의 발달로 큰 수술을 받은 환자의 안전 측면에서도 큰 발전을 이루었다.

Ⅲ. 종양외과 의사

악성종양의 특성이나 치료 방법은 일반 외과 의사들이 주로 치료하는 질환과 다른 점이 많다. 이 때문에 종양외과 의사만을 위한 교육이 필요하고 더 나아가서는 분과의 필요성까지 대두되고 있으나 내과나 치료방사선과 등에 비해 아직까지는 전문화가 늦은 실정이다.

오늘날 종양외과 의사는, 암을 치료하는 다학제 팀을 이루는 여러 분야의 의료진과 상호 관계를 맺는 암 전문의이다. 이러한 암 전문의로서 종양외과 의사는 수술에 관한 정보를 다학제 팀 모임들을 통해 컨설팅하거나, 교육 프로그램을 통해 다른 의료진과 일반인을 대상으로 교육하고 임상연구에 참여하여 암 연구자로서의 역할들을 감당할 수 있다. 이러한 역할을 수행하기 위해서는 암에 대한 생물학적 지식뿐 아니라 각종 영상진단 방법에 대한 이해, 화학 항암치료 및 방사선치료에 대한 이해가 필요하다.

메모리얼 슬로언-케터링 암센터의 머레이 브레넌 *Murray Brennan*은 암을 치료하는 종양외과 의사의 역할을 규정할 때 적어도 7가지의 중요한 영역이 있음을 명시했다. 브레넌은 육종 치료 경험을 바탕으로 종양외과 의사의 활동 분야를 다음과 같이 제시했다. ① 암의 원인인자와 유전적인 성향에 대한 이해, ② 예후인자와 암의 자연경과에 대한 이해, ③ 비용-효과적인 치료 수행, ④ 임상시험 개발, ⑤ 진행된 질환의 관리에 대한 방향 제시, ⑥ 정서적 지지에 대한 도움, ⑦ 치료 결과에 대한 평가. 이러한 종양외과 의사의 역할들은 실제 임상의 진료 상황을 잘 반영하고 있다.

종양외과 의사는 암 진단과 치료에 대한 새로운 정보를 각 지역병원에 소개할 의무가 있다. 또한 암의 조기 진단에 참여하며, 암 예방을 위해 검진과 조기 진단을 시행하는 데 중요한 역할을 할 수 있다.

종양외과 의사는 또한 국가적인 임상시험을 이끌어가는 데 있어 중요한 리더십을 발휘할 수 있다. 미국의 경우 역사적으로 여러 큰 임상시험을 진행할 때 외과 의사가 리더십을 발휘하며 중요한 역할을 해왔다. 버나드 피셔가 지휘하였던 NSABP(National Surgical Adjuvant Breast and Bowel Project)와 새뮤얼 웰즈가 이끌었던 ACOSOG(American College of Surgeons Oncology Group)가 가장 대표적인 예라고 할 수 있다. 이외에도 종양외과 의사는 다른 임상시험에서 적극적인 참여자로서 중요한 역할을 할 수 있다. 임상시험 계획에 참여하고 임상시험의 일부로서 수술의 질을 유지하며 표준화하는 일은 특히 보조요법에 관한 연구를 시행할 때 중요하다. 국내에서도 임상시험이 활성화되면 종양외과 의사의 역할이 더 중요해질 것이다.

1. 종양외과 의사의 외과적 임상연구

적절한 근거가 없이 새로운 수술 방법이나 기구를 도입하면 환자들에게 다소 악영향을 끼칠 수 있다. 대개 외과 영역의 경우 반복된 술기를 통한 경험으로부터 환자들에게 도움을 줄 수 있는 새로운 아이디어를 얻게 된다. 종양 제거를 위한 새로운 수술 기법 혹은 수술 범위를 축소하는 수술이나 최소침습수술과 같은 치료 방법을 환자들에게 적용하기 위해서는 근거에 기반하는 임상연구를 수행해야 한다. 그 결과를 바탕으로 하여 환자들에게 새로운 치료 방법을 적용할 수 있다.

2. 종양외과 영역의 훈련

1992년 세계종양외과연합 *World Federation of Surgical Oncology Societies*은 종양외과 영역의 교육과 훈련 및 실습의 표준화를 위한 가이드라인을 만들었다. 이 가이드라인에서 제시하고 있는 항목은 다음과 같다. ① 기술적으로 높은 완성도를 갖도록 훈련받아야 하며, 흔하고 복잡한 암을 치료하기 위한 임상적 기술을 획득해야 한다. ② 종양생물학적 특징, 병의 진행 과정의 메커니즘과 종양학적 원칙을 이해하도록 훈련받아야 한다. ③ 방사선치료의 원리와 제한점을 이해해야 한다. ④ 항암화학치료의 이론적, 실제적 적용에 친숙해야 한다. ⑤ 임상연구로부터 나온 증거들을 공부하고 평가할 수 있도록 준비해야 한다. 임상과 연구실에서 새로운 연구 방안을 제안할 수 있는 위치에 있어야 한다. ⑥ 악성 질환의 진단과 치료를 위한 새로운 기술들을 적용하는 데 있어 판단력을 갖추도록 훈련받아야 한다. ⑦ 환자를 돌보기 위한 전략을 계획하는 각 의사결정 과정에 팀의 일원으로 참여해야 한다.

모든 종양외과 의사들은 위와 같은 항목을 교육할 의무가 있다. 효과적인 훈련 프로그램과 실험실 연구 프로그램, 임상시험 및 프로토콜을 개발할 수 있는 능력도 키워야 한다. 병원 직원, 학생, 전공의, 전임의, 지역사회, 동료들도 교육해야 한다. 특히 전공의, 전임의, 다른 외과 의사들을 교육함으로써 종양학적 원칙들을 잘 적용할 수 있도록 해야 한다.

Ⅳ. 종양 예방 및 치료에 필요한 종양외과 의사의 역할

1. 예방과 검진

암에 대항하는 가장 효과적인 무기는 예방과 조기 검진이다. 예방에 관해서는 비용과 적절히 교육받은 인력 확보 등의 문제를 해결해야 한다. 특히 적절한 검진 방법을 선택하는 것은 복잡한 일이다. 검진 방법은 적절한 때에 적절한 집단에게 시행되어야 효과적이기 때문이다. 검진 방법 자체는 더 심화된 진단이 필요한 환자들을 찾는 데 중점을 두고 있다. 이때 외과 의사는 검진의 효과와 비용을 잘 이해하고 있어야 적절한 검진 방법을 선택할 수 있다.

선천적으로 유전자에 이상이 있는 환자들은 특정한 암에 걸릴 위험이 높다. 유전자검사는 특정 암의 발생 위험을 높일 수 있는 돌연변이의 보인자들을 찾는 데 유용하다. 예를 들면 다발내분비샘종양2형*multiple endocrine neoplasia type 2*에서 *RET* 원발암유전자, 유전성 미만성위암에서 *CDH1* 돌연변이, 대장암에서 *APC* 유전자, 유방암 및 난소암에서 *BRCA1*, *BRCA2* 돌연변이를 찾는 유전자검사를 시행할 수 있다. 이러한 유전적 이상을 가진 환자들에서 암이 생길 가능성이 있다면 해당 장기를 제거함으로써 암을 예방할 수 있다. 이 경우 종양외과 의사는 이러한 상황에 대해 환자들을 교육하고 환자의 가족에게 질환의 유전적 특성에 관한 주의를 환기할 의무가 있다. 또한 위험성이 있는 가족들에게는 유전자검사에 관해 상담할 수 있어야 한다. 한 예로, *BRCA1* 또는 *BRCA2* 유전자와 관련된 가족력이 있는 환자에 대해서는 *BRCA* 검사를 받도록 추천한다. 일반적인 여성의 경우 유방암에 걸릴 평생 위험은 13.2%인 데 비해 *BRCA* 돌연변이가 있는 여성의 경우는 35∼85%이다. 일반적인 여성의 경우 난소암에 걸릴 평생 위험은 1.7%이지만, *BRCA* 돌연변이가 있는 여성의 경우는 10∼50%이다. 예방적인 난소절제술은 *BRCA* 돌연변이가 있는 여성이 난소암과 유방암에 걸릴 위험을 각각 83%, 70% 감소시킨다. 예방적인 유방절제술 단독으로는 유방암의 위험을 90% 낮추고, 난소절제술과 같이 시행한 경우에는 95%까지 낮출 수 있다. 각 환자들이 이러한 득과 실을 고려할 때 선택할 수 있는 치료 방법은 여러 가지가 있다. 종양외과 의사는 이러한 위험이 있는 여성들이 치료를 선택할 때 적절한 정보를 제공하며 중요한 역할을 한다. 병의 위중도, 암의 위험도, 검진 방법의 효용성 등을 고려하여 예방적 수술을 결정해야 한다.

2. 진단

수술적 치료의 가능성은, 국소적으로 국한된 치료 가능한 암의 조직학적 진단에서 시작된다. 암은 조직 생검으로 진단이 가능하므로, 진단이 의심스러울 때는 여러 번의 생검이 필요하다. 근래에는 영상 기술이 발달하여 더욱 정확한 생검이 가능해졌다. 특히 3차원의 정위적 전산화단층촬영(CT)을 통한 생검이 진단 방법의 하나로서 사용이 증가하고 있다. 또한 뇌간이나, 만져지지 않는 유방 내 이상 소견에 대해서는 정위적 조직 생검이 시행되고 있다. 종양외과 의사는 이러한 진단 방법에 친숙해야 한다.

진단을 위한 조직을 얻는 방법에는 4가지가 있다.

① 세포흡인법: 병이 의심되는 부위에 바늘을 삽입하여 조직의 일부를 흡인하는 방법이다. 대개 국소마취를 하거나 마취 없이 시행한다. CT, 초음파 등과 같은 다른 영상 기구를 이용하여 시행할 수 있다. 단점으로는 병리학적 검사를 하기에 충분한 양의 조직을 얻기 어려울 수도 있다는 것이다.

② 주사침 생검: 특별히 고안된 주사침을 통해 종양세포 조직을 얻는 방법이다. 대부분의 경우 진단에 필요한 충분한 조직을 얻을 수 있으나, 뼈의 종양, 연조직 종양 등에서는 불충분하여 더 많은 조직을 얻을 수 있는 다른 방법이 필요할 수도 있다.

③ 절개 생검: 절개 생검은 진단을 위해 큰 종양의 일부를 외과적으로 얻는 방법이다. 이러한 생검은 종양표지

자를 분석할 만큼 충분한 양의 조직을 얻을 수 있으며, 국소마취하에 외래로 시행할 수 있다는 장점이 있다. 단점으로는 샘플의 오류, 종양으로부터의 출혈, 종양의 전파 위험 등이 있다.

④ 절제 생검: 절제 생검은 의심되는 종양조직을 모두 절제하는 방법이다. 이러한 생검을 위해서는 국소 또는 전신마취가 필요할 수 있다. 절제 생검은 4가지 방법 중 가장 확실한 진단 방법이다. 단점은 일반적으로 작은 종양에 대해서만 시행할 수 있으며, 깊은 부분을 박리해야 할 수도 있다는 것이다.

생검을 위해서는 적절한 절개 부위를 선택하는 것이 중요하다. 잘못된 절개 부위는 이후 근치적 수술을 어렵게 만들 수 있다. 근치적 수술은 대개 이전에 절개 생검이나 절제 생검을 시행한 부위를 포함하기 때문이다. 절개 생검 또는 절제 생검으로부터 종양이 전파된다는 주장에 관한 증거는 명확한 결론이 내려지지 않았다. 하지만 외과 의사는 기구를 통한 종양의 오염을 막는 데 주의를 기울여야 하며, 종양의 전파를 막기 위해 생검 부위를 적절히 지혈해야 한다.

적절하고 조직학적인 진단을 위해서는 의심되는 부위에서 충분한 양을 얻을 수 있는 생검 방법을 선택해야 한다. 또한 필요하다면 조직의 방향을 명확히 표시하여 추후 조직학적 판단에 도움을 줄 수 있어야 한다. 절제된 조직을 적절히 다루는 것은 외과 의사의 책임이다. 조직은행을 위한 목적으로 적절한 조직을 제공하기 위해서는 종양외과 의사가 가이드라인을 숙지하는 것이 필요하다. 미국 국립암연구소*National Cancer Institute*에서는 적절한 조직 보관을 위한 가이드라인들을 제시하고 있다.

이러한 가이드라인을 숙지하는 것 외에도 종양외과 의사는 병리의사와 긴밀한 관계를 유지하는 것이 중요하다. 병리의사는 병기 설정과 관련하여 조직이 얼마나 필요한지 방향을 제시해줄 수 있다. 특히 외부에서 시행한 병리학적 진단에 관해서 병리의사가 확인해주는 과정이 필수적이다. 때로는 더욱 명확한 진단을 위해 추가적인 병리 슬라이드가 필요할 수 있으며, 필요 시 추가적인 생검을 시행할 수도 있다.

3. 병기 설정

병기 설정은 암의 해부학적 진행 범위를 분류해주는 것으로서, 암의 예후 및 경과를 이해하고 치료 과정을 결정하는 데 필수적이다. 현재 병기 설정에는 종양-림프절-전이*tumor-node-metastasis; TNM* 분류가 표준 방법으로서 전세계적으로 쓰이고 있다.

지난 10년에 걸쳐 암의 병기 설정은 덜 침습적인 방법들을 사용하는 방향으로 바뀌고 있다. 예를 들면 췌장암의 병기 설정은 전통적으로 CT를 통해 시행했지만 복막전이를 알기는 어려웠다. 최소 침습 방법 중 하나인 복강경은 복막전이를 확인 가능하게 했고, 수술이 불가능한 환자를 찾아내는 데도 도움을 주었다.

유방암에서는 관습적으로 시행돼오던 액와부 박리술 대신 감시림프절 생검이 표준치료를 대치하게 되었다. 이러한 시술을 검증한 결과 정확도는 95~100%에 이르렀다. 감시림프절에서 악성이 나온 경우에만 좀더 침습적인 시술을 시행하고 있는 상황이다. 감시림프절 생검은 현재 흑색종을 진단할 때 시행되고 있으며, 대장암에서 향후 사용 가능성이 보고되고 있다.

최근에는 획득된 림프절의 분자적인 특성을 분석함으로써 종양의 다른 특성들도 추가로 알 수 있게 되었다. 그러한 발견은 향후 치료 방향을 결정하는 데 도움을 줄 수 있을 것이다.

4. 다학제 치료

그 동안 대부분의 고형암 치료에서 수술이 중요한 역할을 해왔지만, 이제는 대개 한 가지 이상의 치료 방법이 암 치료를 위해 쓰이고 있다. 이처럼 여러 치료 방법을 시행하게 됨에 따라 자연히 여러 전문의사들의 협력이 필요해졌다. 병의 상황이 복잡해질수록 하나 이상의 치료 방법이 필요하므로 적절한 치료 방법을 선택하기 위해서는 여러 전문가들이 협의해야 하기 때문이다.

다양한 치료 방법이 발달하여 암 진단과 치료에 필요한 외과 의사의 역할이 바뀌기는 했지만, 여전히 외과 의사는 암환자의 주요 치료에 관여하며 방사선종양 의사와 화학항암내과 의사를 포함한 종양 전문가들과 함께 치료 방향을 결정하는 중요한 역할을 하고 있다. 방사선종양 의사도 외과 의사와 같이 국소 치료에 관해 중요한 치료 방법들을 제공하고 있다. 방사선치료는 수술 전후에 치료 효과를 향상시키기 위해 국소적으로 사용할 수 있다. 방사선치료와 함께 방사선 민감제로서 화학항암치료를 동시에 시행하기도 한다. 화학항암종양 의사는 화학치료와 호르몬치료 및 생물학적 치료를 시행하고 그 경과를 관찰하는 데 책임이 있다. 종양내과 의사는 혈관내 · 경구 화학항암치료를 시행하는 동시에 약제로 인한 부작용(오심, 구토 등)을 조절해야 한다.

최상의 치료 결과를 위해서는 여러 의료 관련자들의 협력이 필요하다. 이러한 다학제적 방법을 사용하였을 때 생존이 증가한다는 증거가 있다. 두경부암에 관해 영국에서 시행한 연구에서는 다학제 기관에서 치료받은 환자의 경우 2년 생존율이 증가했다고 보고되었다.

종양외과 의사는 종양내과 의사, 방사선종양 의사와 함께 치료 계획을 세우는 것 외에도 다른 암을 다루는 종양외과 전문의들(흉부외과, 비뇨기과, 성형외과, 두경부외과, 부인과, 정형외과)의 도움이 필요함을 인식하고 적절히 환자를 의뢰하는 것이 필요하다.

5. 외과적인 암 치료

(1) 수술의 위험

다른 모든 수술과 마찬가지로 암환자를 수술할 때도 이로 인해 생기는 이득과 위험도를 비교해야 한다. 일반적으로 수술의 위험도는 수술 그 자체, 마취기법, 수술 후 합병증, 환자의 전신상태 등을 포함하는 여러 요소에 의해 결정된다. 환자의 전반적인 상태와 병의 진행으로 인한 쇠약은 수술 결과에 영향을 미칠 수 있다. 그러므로 수술 전에 환자의 상태에 대한 평가가 필요하며, 심장, 호흡기, 간, 신장에 관한 과거 병력을 조사할 필요가 있다. 환자의 나이보다도 환자의 신체적 기능이 더 중요하다. 1989년에 메이요 클리닉에서 시행한 연구는 90세 이상의 환자들도 수술적인 스트레스를 잘 견딘다고 보고했다. 따라서 미국마취의사협회에서 사용하는 환자의 신체적 상태에 대한 평가(ASA Classification)를 수술 전에 확인해야 한다.

종양의사들이 많이 사용하는 수행척도로는 ECOG-PS(Eastern Cooperative Oncology Group Performance Scale)와 KPS(Karnofsky Performance Status)가 있다. 이 척도들은 외과 의사와 마취과 의사 들이 수술의 위험성을 결정하는 데 유용하게 사용된다. 두 척도 모두 기능적인 상태에 대한 예후적 지침으로 유용한데, ECOG-PS가 약간 우위에 있는 듯하다. 필요하면 두 척도는 변환이 가능하다.

마취의 합병증으로 유발된 사망은 대개 환자의 신체적 상태와 연관되어 있다. 정교한 마취는 종양 수술의 안정성을 높여준다. 이러한 마취 기술의 진보는 심장 수술과 이식 수술에 기반을 두고 있다. 수술의 종류와 환자에 따라 적절한 마취 방법과 약제를 선택해야 한다. 하복부, 하지, 골반 부위의 수술에서는 환자의 건강 상태에 따라 전신마취나 척추마취를 시행할 수 있다. 울혈성 심부전이 있는 환자의 경우는 척추마취와 달리 전신마취를 시행하면 위험성이 증가할 수 있다. 그러나 허혈성 심질환이 있는 환자는 깨어 있을 경우 수술 도중 불안해질 수 있고 이로 인해 심장의 스트레스가 유발될 수 있다. 외과 의사는 마취과 의사와 긴밀히 협력하여 적절한 마취 방법을 선택해야 한다. 경막 외 마취와 함께 전신마취를 복부 수술에 시행하면 수술 후 회복 과정에서 통증을 완화하는 데 도움이 된다.

수술적 치료법의 위험도를 예측하는 방법으로는 수술 후 30일 내에 환자가 사망하는 비율인 수술사망률 비교가 유용하다. 암환자는 특별히 어려운 수술의 대상자가 될 수 있으며, 특히 암의 진행 상태가 결정적으로 영향을 미친다. 예를 들어 이미 광범위하게 진행된 암을 가진 환자의 경우는 단순한 고식적 수술이라도 전신상태가 좋은 환자에 대한 광범위한 절제술보다 높은 사망률을 보인다. 종양외과 의사는 수술의 위험성과 합병증을 고려하여 수술이 안전하게 시행되도록 힘써야 할 책임이 있다.

(2) 1차 암에 대한 수술

종양외과 의사가 혼자서 환자의 치료 결과를 책임질 수도 있지만, 다른 치료 방법들과 병합하면 치료 결과와 환자의 삶의 질을 더욱 향상시킬 수 있다. 수술은 상황에 따라 확대되거나 축소될 수 있으므로 종양외과 의사는 암의 전체 진행 과정을 염두에 두어야 한다. 환자에 대한 치료를 결정할 때는 임상연구 결과를 기초로 합의된 다학제 협의가 중요하다. 수술은 가장 좋은 치료 방법으로 생각될 때 시행되어야 한다.

환자에 대한 적절한 치료 방법은 암종의 종류에 따라 달라진다. 수술적 치료의 원칙은 종양을 완전히 절제하는 것이다. 수술 중 암세포의 착상을 방지하기 위해 종양으로부터 충분한 절제연을 확보하고 림프관 또는 혈관을 통한 암세포의 파종을 최소화하는 것이 필요하다. 충분한 절제연을 확보하기 위해서는 원발암 주변의 정상조직을 완전히 절제하고, 절제연에 암 침범이 의심되는 상황에서는 동결절편검사를 해야 하며, 주변 림프절을 완전히 절제할 뿐 아니라 필요 시 인접 기관 절제도 시행해야 하며,

이전에 생검을 시행하였다면 생검 시행 경로도 종양 절제 시 포함시켜야 한다.

일부 암에 대해서는 최소침습수술을 시행할 수 있다. 복강경수술의 주요 장점은 수술 전후로 외상이 적고 재원 기간이 짧으며 더 빨리 회복할 수 있다는 것이다. 복강경수술이 개복수술만큼 효과적으로 알려진 암종으로는 원위 췌장암, 식도암, 간암, 부인암, 대장암 등이 있다. 대장암의 경우 복강경수술을 도입할 때 투관침 부위 전이로 인해 논란이 일었으나, 이후 여러 무작위 임상연구를 통해 복강경수술의 재발율이 더 높지 않다는 것이 증명되었다.

복강경수술은 로봇이 도입됨에 따라 더욱 진보하고 있다. 수술용 로봇은 3차원 시야를 제공하고 수술 기구의 자유도가 더 크다는 장점을 가지고 있다. 몇 개의 암종에서 로봇 활용이 시도되고 있으나 아직 분명한 이점이 정립되어 있지는 않다.

수술적 치료는 다른 치료 방법과 병합할 때 그 결과를 향상시킬 수 있다. 그러므로 외과 의사는 화학항암치료 및 방사선치료 등 다른 치료에 대한 적응증, 위험도, 이점들도 숙지하고 있어야 한다.

(3) 전이에 대한 수술

전이 병변이 하나인 환자는 많은 경우 수술적인 절제로 큰 도움을 받을 수 있다. 간, 뇌 또는 폐와 같은 부위에 한정된 수의 전이를 가지고 있는 환자의 경우 수술로 완치될 수도 있다. 예를 들어, 대장암의 간전이에 관한 문헌들을 살펴보면, 간전이가 4개보다 적고 간 외 전이가 없으며 적어도 10mm 이상의 절제연을 확보할 때 5년 생존율은 30~50%이다. 전이성 대장암을 치료할 때 절제뿐 아니라 소작 기법을 추가하면 더 적극적인 치료가 가능해진다. 연조직육종 및 골육종의 폐전이를 가진 환자들의 경우 수술적 치료를 시행하면 30%가 완치될 수 있다. 전이성 암에 대한 수술을 시행할 때는 종양의 조직학적 특성, 무병기간, 종양의 증가 속도, 위치, 크기, 병의 진행 정도 등을 고려해야 한다.

(4) 종양 축소를 위한 수술

실험적인 연구 결과들은 종양 축소를 위한 수술이 잠재적인 이득을 줄 수 있음을 제시하고 있다. 보고에 따르면, 실험실 환경에서 종양의 축소는 증식하는 종양세포의 분획을 증가시키고, 종양을 없애기 위한 치료의 횟수를 줄이며, 종양세포 내의 산소와 영양분의 분포를 증가시키고, 치료 저항 암세포 클론이 생길 가능성을 줄임으로써 남은 종양에 대한 화학항암치료와 방사선치료의 감수성을 증가시킨다.

그러나 임상에서는 그 이점에 대한 증거가 부족하다. 종양축소술은 화학항암치료 또는 방사선치료와 동반될 때 효과가 더 크다. 종양축소술의 가치는 소아 고형암, 림프종, 난소암 등의 경우에서 이미 잘 알려져 있다. 종양축소술을 광범위하게 일반 암종에 적용하는 것은 아직 확실한 임상적 지지를 받지 못하고 있다.

고주파 소작치료는 간전이를 가진 환자들의 종양 축소를 위해 사용될 수 있으며, 대장암, 유방암, 신경내분비종양을 가진 환자들의 경우도 적절한 기준에 합당할 때 시행할 수 있다. 전이 병변에 대해 고주파 소작치료를 받은 환자들은 화학항암치료만을 받은 환자들에 비해 생존기간이 길다는 보고가 있다. 고주파 소작치료는 간세포암, 신장암, 폐종양에도 가능성이 있는 치료 방법이 될 것으로 보인다.

(5) 고식적 수술

고식적 수술은 완치를 기대할 수 없는 상황에서 증상을 완화시키고 환자의 삶의 질을 향상시키기 위해 시행한다. 장폐색을 완화시키거나, 통증 또는 출혈을 줄이기 위해 종양을 제거하거나, 영양 공급을 위해 경공장루 식이법을 위한 공장루를 만드는 수술 등이 고식적 수술에 속한다.

(6) 재건 및 재활을 위한 수술

삶의 질은 암환자를 관리할 때 중요하게 고려되어야 하는 사항이다. 종양외과 의사는 완치를 위한 수술적 절제뿐 아니라 환자의 미용에 관한 부분에도 관여할 책임이 있다. 유방절제 후의 유방 재건, 두경부 수술 이후의 조직이식, 방사선치료 이후의 근육기능 회복을 위한 근육치환술 등이 암환자의 삶의 질을 향상시키는 데 기여한다. 재건수술의 결과를 향상시키기 위해 치료 계획과 치료 과정에 재건 수술의가 참여하는 것이 필수적이다.

(7) 혈관 접근

단기간 또는 장기간 중심정맥 카테터를 유치하는 것은 암환자에서 흔히 시행하는 외과적인 술기이다. 이러한 카테터는 화학항암제를 주입하는 혈관 접근 경로로 많이 쓰인다. 외래로 시행하는 것이 가능한 카테터삽입술이 발달하여 수술시간이 감소되었다.

(8) 종양학적 응급 수술

암환자들은 특수한 수술적 위험을 가지고 있다. 이러한 환자들은 종종 백혈구 감소나 혈소판 감소를 동반하며 출혈과 패혈증의 위험도가 높다. 가장 흔한 응급상황은 출혈, 천공, 장폐색, 감염, 주요 장기 부전 등이다. 따라서 종양외과 의사는 종양학적 응급 상황에서 면밀하게 상황 분석을 할 필요가 있다.

Ⅴ. 요약

암을 치료하는 데 필요한 종양외과의 역할은 점점 변화하며 커지고 있다. 암 치료의 진보로 인해, 전문적으로 훈련된 종양외과 의사들에 대한 필요성도 더욱 커지고 있다. 이러한 요구를 제대로 감당하기 위해서는 암의 생물학적 특성과 자연력을 포함하는 기초 과학에 대한 지식이 필요하다. 아울러 암의 원인과 유전적 소인에 대해서도 숙지하고 있어야 한다. 일부 암들은 특정 유전적 결함과 관련되어 있다는 것이 알려져 있으며, 특정 유전적 변이에 따라 치료에 대한 반응도 달라지기 때문이다. 이러한 지식은 환자 개개인에 대한 맞춤 치료에 쓰일 수 있다. 또한 암이 시작하고 전이되고 재발하는 부분에 관여하는 종양 줄기세포뿐 아니라 종양 미세 환경에 대한 세심한 이해는 치료의 지경을 넓히는 데 유용할 것이다.

종양외과 의사는 우선적으로 종양에 대한 수술 술기에 능숙해야 한다. 더불어 암환자를 관리할 때는 다학제적인 접근을 통해 다른 종양의사들과 협력할 필요가 있다. 암의 위험도를 사정하고 유전적인 선별검사를 시행하며 암 예방에 기여하는 데 필요한 종양외과 의사의 역할이 더욱 커지고 있다. 종양외과 의사는 임상연구를 진행하는 데 필요한 기술과 지식도 갖추어야 한다. 교육과 연구에서 리더십을 발휘하고, 환자에 대한 치료에서 최선의 결과를 제공하기 위해 중요한 역할을 해야 하기 때문이다.

참고문헌

1. Arbeit JM. Molecules, cancer, and the surgeon: a review of molecular biology and its implications for surgical oncology. Ann Surg 1990;212:3-13.
2. Balch CM, Bland KI, Brennan MF, Cameron JL, Chabner BA, Copeland EM 3rd, et al. What is a surgical oncologist? Ann Surg Oncol 1994;1:2-4.
3. Bilchik AJ, Nora DT, Saha S, Turner R, Wiese D, Kuo C, et al. The use of molecular profiling of early colorectal cancer to predict micrometastases. Arch Surg 2002;137:1377-83.
4. Birchall M, Bailey D, King P. Effects of process standards on survival of patients with head and neck cancer in the south and west of England. Br J Can 2004;91:1477-81.
5. Brennan MF. The surgeon as a leader in cancer care: lessons learned from the study of soft tissue sarcoma. J Am Coll Surg 1996;182:520-29.
6. Clinical Outcomes of Surgical Therapy Study Group. A comparison of laparoscopically assisted and open colectomy for colon cancer. N Engl J Med 2004;350:2050-59.
7. Cochran AJ, Roberts AA, Saida T. The place of lymphatic mapping and sentinel lymph node biopsy in oncology. Int J Clin Oncol 2003;8:139-50.
8. Codignola C, Zorzi F, Zaniboni A, Mutti S, Rizzi A, Padolecchia E, et al. Is there any role for sentinel lymph node mapping in colorectal cancer staging? Personal experience and review of the literature. Jpn J Clin Oncol 2005;35:645-650.
9. Ferrari A, Rovera F, Dionigi P, Limonta G, Marelli M, Besana Ciani I, et al. Sentinel lymph node biopsy as the new standard of care in the surgical treatment for breast cancer. Exp Rev Anticancer Ther 2006;6:1503-15.
10. Gillams A. The use of radiofrequency in cancer. Br J Cancer 2005;92:1825-29.
11. Guillou PJ, Quirke P, Thorpe H, Walker J, Jayne DG, Smith AM, et al; MRC CLASICC trial group. Short-term endpoints of conventional versus laparoscopic-assisted surgery in patients with colorectal cancer(MRC CLASICC trial): multicentre, randomised controlled trial. Lancet 2005;365:1718-26.
12. Hashizume M, Tsugawa K. Robotic surgery and cancer: the present state, problems and future vision. Jpn J Clin Oncol 2004;34:227-37.
13. Hede K. New biorepository guidelines raise concerns. J Natl Cancer Inst 2006;98:952-54.
14. Hill GJ. Historic milestones in cancer surgery. Semin Oncol 1979;6:409.
15. Melvin WS. Minimally invasive pancreatic surgery. Am J Surg 2003;186:274-78.
16. National Cancer Institute. National Cancer Institute Best Practices for Biospecimen(website). Bethesda: National Cancer Institute; 2006(cited 2011 May 5). Available from: http://biospecimens.cancer.gov/global/pdfs/NCI_Best_Pr

actices_060507.pdf.

17. O' Higgins N. Towards a high standard of surgical oncology throughout Europe. Eur J Cancer 1995;31A (Suppl 6):S22-4.
18. Rebbeck TR, Friebel T, Lynch HT, Neuhausen SL, van 't Veer L, Garber JE, et al. Bilateral prophylactic mastectomy reduces breast cancer risk in BRCA1 and BRCA2 mutation carriers: the PROSE Study Group. J Clin Oncol 2004;22: 1055-62.
19. Robinson TN, Stiegmann GV. Minimally invasive surgery. Endoscopy 2004;36:48-51.
20. Schlaerth AD, Abu-Rustum NR. Role of minimally invasive surgery in gynecologic cancers. Oncologist 2006;11:895-901.
21. Temple WJ, Morton DI, Mattheiem W, Kulakowski A, Guimaraes dos Santos J, Oldhoff J. World Federation of Surgical Oncology Societies. Surgical Oncology training programme guidelines. Eur J Surg Oncol 1996;22:538.
22. Tranberg K, Bengmark S. Metastatic tumours of the liver. In Blumgart LH, ed. Surgery of the Liver and Biliary Tract, Edinburgh: Churchill Livingstone; 1994. pp.1385-98.
23. U.S. Preventive Services Task Force. Genetic risk assessment and BRCA mutation testing for breast and ovarian cancer susceptibility: recommendation statement. Ann Intern Med 2005;143:355-61.
24. Vanchieri C. Risk reduction works for BRCA mutation carriers-with heavy costs. J Natl Cancer Inst 2005;97:1032-33.
25. Wong RJ, DeCosse JJ. Cytoreductive surgery. Surg Gynecol Obstet 1990;170:276-81.

05-2

임상종양학의 원칙

복강경수술

김형호

복강경수술로 대변되는 최소침습수술*minimally invasive surgery; MIS*은 기존의 개복수술과 달리 작은 절개창을 통해 소형화된 하이테크 이미지 시스템을 이용하여 수술 시야를 확보하고 다양한 기구로 수술하는 방법을 말한다. 외과의 한 분야로 시작된 최소침습수술은 오늘날에는 신경외과에 이르는 전 영역으로 확대되었으며, 외과 의사의 철학과 사고를 바꿔놓았다.

어떤 연구자들은 수술의 범위가 기존의 수술과 다르지 않고 수술의 원칙 또한 같으며, 단지 몇 개의 작은 절개창으로 기존의 큰 수술창을 대신했기 때문에 최소접근수술*minimal access surgery*이 적절한 의미의 명칭이라고 주장한다. 그러나 최첨단 하이테크 수술, 즉 작은 구멍을 통해 큰 수술을 시행한다는 점과 최소 접근으로 침습적 수술을 한다는 역설적 의미가 살아 있는 최소침습수술이 더 광범위한 지지를 받고 있다.

기구와 기술의 지속적인 발전은 최소침습수술의 장을 로봇수술*robotic surgery*, 무흉터수술(Natural orifice transluminal endoscopic surgery), 단일공수술*single port surgery* 등으로 확대하였다. 이런 신기술의 개념, 용어, 이론적 장점 등은 앞으로 정리되고 확인되어야 할 것이다.

Ⅰ. 역사적 배경

최소침습수술의 개념은 비교적 최근에 정립되었지만, 부분적으로는 이미 100년의 역사적 배경을 갖고 있다. 1901년 켈링*Kelling*은 팽창시킨 복강 내로 방광경을 삽입하여 원시적인 복강경을 시행하였는데, 복강 내 조명으로 사용한 내시경 광원이 매우 뜨거워서 위험했다. 1950년대 후반에 이르러 홉킨스*Hopkins*가 rod lens를 소개하였는데, 고체 석영막대*solid quartz rod*에 빛을 투과함으로써 열이 발생하지 않고 빛의 소실을 최소화할 수 있었다. 비슷한 시기에 얇은 석영섬유가 개발됨으로써 광학섬유의 시대가 열렸고 연성내시경의 시대가 가능해졌다.

1970년대에 이르러서는 진단적 목적으로만 쓰이던 경성·연성내시경이 치료적 목적으로도 이용되기 시작했다. 지난 20년간 폭발적으로 증가한 비디오 보조수술*video-assisted surgery*은 소형 고해상도 전하결합소자*charge coupled devices; CCD*가 발전한 결과이다. CCD를 연성내시경의 내부 끝 혹은 홉킨스 텔레스코프*Hopkins telescope*의 외부 끝에 장착하면 비디오 영상을 얻을 수 있다. 밝은 광원, 광학섬유 케이블, 고해상도 비디오 모니터와 비디오 내시경의 조합은 외과 의사들의 해부에 대한 이해를 바꾸어놓았고 수술을 새롭게 만들었다.

최초의 내시경수술은 뉴욕 출신의 외과 의사인 신야*Shinya*와 울프*Wolff*가 대장내시경을 이용하여 시행한 폴립절제술*colonoscopic polypectomy*이었다. 아마도 최초의 무흉터수술은 가우더러*Gauderer*와 폰스키*Ponsky*가 1981년에 보고한 경피적 내시경 위조루술*percutaneous endoscopic gastrostomy*이라고 할 수 있다.

광학 이미지를 이용한 시술 외에 전통적인 이미지 기술—방사선 이미지—을 이용한 시술도 1970년대에 급속히 개발되었다. 형광투시법*fluoroscopic imaging*을 경피적 혈관시술*percutaneous vascular procedures*에 적용한 획기적인 풍선혈관성형술*balloon angioplasty*이 개발되어 의학 전 분야로 확산되었고, 이후 개발된 스텐트*stent*와 접목되어 복부 대동맥류수술 등을 대체할 만한 수준에 이르렀다. 진단 목적으로 사용되던 초음파, 전산화단층촬영, 자기공명촬영기기 들에 접목된 최소침습기법은 이제 수술 후 생긴 합병증 해결, 과거에는 접근하기 어려워 수술을 해야 했던 곳의 조직 생검, CT 유도하의 고주파*radiofrequency*를 이용한 전이성 간종양 제거 등의 무침습*noninvasive* 시술기법으로 발전했다.

복강경수술은 초기에 부인과 영역에서 시작되어 발전했다. 1970년대에 등장한 전기소작기 및 복강경 기구를 이용하여 1980년 셈*Semm*이 최초로 복강경 충수절제술을 시행했다. 최초의 복강경 담낭절제술은 1987년경 독일의 뮈헤*Mühe*, 프랑스의 무레*Mouret* 등이 시행한 이후 1990년대 초에 표준 수술로 정착되어 복강경수술의 혁명을 이끌었다.

Ⅱ. 생리학과 병태생리학

1. 이산화탄소 기복의 영향

(1) 심혈관계

복강경수술 시 저혈량 상태의 환자가 복압 상승에 의해 하대정맥이 압박을 받고 이와 함께 하지 근육 긴장도가 소실되거나 역트렌델렌버그 자세*reverse trendelenburg position*와 같이 자세가 변화하면 복귀 정맥혈*venous return*을 감소시켜 심박출량의 저하와 함께 저혈압을 일으킬 수 있다. 또한 마비된 횡격막을 통해 복압이 흉강에 직접 전달되어 CVP의 증가나 좌·우측 심장의 충만압*filling pressures of the right and left sides of the heart* 증가를 일으키게 된다. 복압 증가에 따른 또 다른 영향은 부정맥 발생이다. 복강경에 의해 발생하는 가장 일반적인 부정맥은 서맥으로, 복막의 빠른 신전은 미주신경반사를 일으키게 되고, 이 역시 종종 서맥과 함께 저혈압을 일으킨다. 기복형성에 사용하는 이산화탄소(CO_2)는 복막을 통해 빠르게 혈액으로 흡수되는 성질을 가지고 있는데, 이로 인해 유발된 고탄산혈증*hypercarbia*이 빈맥이나 전신 말초 저항을 증가시켜 혈압을 상승시키거나 심근의 산소 요구량을 증가시키는 경우가 발생하게 된다.

(2) 호흡기계

복강경수술 시 혈액으로 이산화탄소가 흡수되면 탄산가스*carbonic acid; H_2CO_3*가 생성되는데, 이 때문에 호흡성 산증이 유발될 수 있다. 몸에 존재하는 완충계*buffer system*는 이산화탄소를 흡수함으로써 호흡성 산증이나 고탄산혈증의 발달을 최소화하지만, 완충계의 기능을 넘어서게 되는 경우 호흡성산증이 빠르게 진행된다. 경증의 호흡성 산증은 큰 문제가 되지 않지만 심한 호흡성 산증은 간혹 심장부정맥을 일으키는 경우도 있다. 또한 복압 증가에 의해 흉강내압과 최고흡기압이 증가하여 압력 손상이 일어날 가능성 역시 높아진다.

(3) 혈액응고계

복압 증가로 인한 하대정맥 압박, 역트렌델렌버그 자세로 인해 유발된 하지로부터의 복귀 정맥혈 감소는 하지정맥혈전증이나 폐색전증이 발생할 가능성을 높인다. 이와 같은 합병증은 압박스타킹*sequential compression stocking*, 경피적 헤파린 주입*subcutaneous heparin*, 저분자량 헤파린 *lower molecular weight heparin* 적용으로 예방할 수 있다.

(4) 면역계

세포 매개 면역억제*cell-mediated immunosuppression*는 개복이나 복강경 등의 수술 방법과 상관없이 모두 일어나지만, 지연형 과민반응*delayed type hypersensitivity; DTH*이나 림프구 증식검사*lymphocyte proliferative assay; LPA*에서 확인할 수 있듯이 복강경수술에 비해 개복수술에서 면역억제가 더 많이 일어난다는 다수의 보고가 존재한다. 하지만 이산화탄소를 이용한 기복 형성이 대식세포 기능을 억제하는지에 대해서는 아직 논쟁이 있는 것이 사실이다.

2. 기복증이 종양에 미치는 영향

복강경수술을 위해 사용되는 기복 형성과 암세포 전이 증가의 연관성은 아직 정확히 밝혀지지 않았다. 쉬*She* 등은 이산화탄소와 헬륨을 사용하여 기복을 만든 쥐 모델 *murine model*에서 복강 내에 자유암세포*free tumor cell*가 존재할 경우 복강 내 전이를 발생시키는 데 중요한 역할을 할 수 있음을 보고하였다. 하지만 현재 진행되고 있는 실험의 대부분이 동물실험이기 때문에, 아직까지는 사람에 적용하여 연관성을 증명하는 데 한계가 있는 것이 사실이다.

3. 수술 후 급성기 호르몬과 시토카인의 변화

복강경수술 후 내분비 반응이 항상 일정하게 나타나는 것은 아니다. 복강경수술 후 측정된 혈중 코티솔 수치가 개복수술을 동일하게 시행했을 때보다 종종 더 높게 나타나기도 하지만, 개복술과 복강경수술의 가장 큰 차이점은 복강경수술 후 스트레스와 연관된 대부분의 호르몬들이 개복술에 비해 더 빠르게 정상화되는 경향이 있다는 것이다. 면역저하 또한 개복수술보다 복강경수술에서 더 적게 일어나며, 시토카인*cytokine* 수치 역시 빠르게 정상으로 돌아오는 경향이 있다.

Ⅲ. 이미지 체계

1980년대 들어 CCD가 발달한 결과, 카메라를 렌즈의 끝에 장착하여 촬영한 화상을 TV 수신기와 같은 모니터 장치를 통해 보면서 수술하는 방법이 가능해졌다. CCD는 빛을 전하로 변환시켜 화상을 얻어내는 센서이다. 이 CCD는 픽셀*pixels*이라는 수평 수직의 사각형 그리드*grid*로 구성되며, CCD의 해상도는 픽셀의 수에 따라 결정된다. 싱글 칩*single-chip* 카메라는 싱글 CCD 칩에 400,000～440,000개의 픽셀을 가지며, 적·녹·청색(RGB＝red, green, blue)으로 구성되어 있다. 스리 칩*three-chip*(3-CCD) 카메라는 싱글 칩 카메라보다 해상도가 좋다. CCD 칩으로 전달된 정보는 카메라 제어기*camera control unit; CCU*에 의해 다시 모니터로 전달된다.

현재 사용되고 있는 대부분의 경성 복강경*rigid laparoscopes*은 1952년에 개발된 홉킨스형 rod 모양 렌즈 시스템이다. 현대에 쓰이는 것은 rod 모양 렌즈, 렌즈 사이에 공기가 채워지는 공간, 주변 산란을 보상하는 부가 렌즈로 구성된다. 복강경은 5, 10mm 직경과 0, 30, 45, 70° 의 앵글을 갖는 경성 복강경과 5, 10mm 직경의 연성 복강경*flexible laparoscope*이 있다. 직경이 클수록 시야가 넓고 밝으며 해상도가 좋다. 각진 복강경은 더 넓은 수술 시야를 제공하며, 회전시킴으로써 시야를 바꿀 수 있는 장점이 있다. 각 용도와 목적에 따라 여러 복강경이 사용된다.

인체의 내부를 밝게 비춰주는 광원은 광섬유 라이트 케이블*fiber-optic light cable*을 통해 내시경으로 전달된다. 실제로 광원으로부터 전달된 빛의 90% 이상은 소실되기 때문에 적절한 밝기를 위해서는 300watts 이상의 광원이 필요하다. 광원은 초기에는 할로겐 전구가 쓰였으나 현재는 제논 광원이 사용되고 있다. 하지만 이러한 광원은 수명이 400～500시간으로 한정돼 있다. 광섬유가 절단되면 화질과 밝기에 문제가 생기기 때문에 사용 시 관리에 신경을 써야 수술의 완성도를 높일 수 있다.

좋은 화질을 얻기 위해서는 카메라만큼이나 해상도가 좋은 모니터를 사용하는 것이 중요하다. 모니터 스크린의 해상도는 라인의 수에 의해 결정된다. 표준 아날로그 음극관 광선 튜브*cathode ray tube; CRT* 비디오 스크린은 450에서 600개의 수평선을 갖는다. 스리 칩 카메라는 700개의 수평선 해상도를 제공하고, 고해상도 영상을 얻기 위한 LCD 모니터는 1,100개의 수평선 해상도를 제공한다. 또 다른 것으로는, 복강경을 통해 얻은 영상과 환자를 동시에 볼 수 있는 전방 표시 장치*head-up display*가 있다.

영상기록은 복강경수술에서 중요한 부분 중 하나다. 전달되는 비디오의 신호는, 5가지 신호 성분이 모두 분리되어 신호를 보내기 위해 신호 라인이 많이 필요한 RGB 비디오 신호*video signal*, 단일의 저화질 신호로 화상 정보를 전달하는 컴포지트 비디오*composite video*, Y/C로도 알려져 있으며 영상 데이터를 두 개의 구분된 신호(빛의 밝기를 위한 루마, 색을 위한 크로마)로 전달하는 S-video, 세 개의 구별된 고화질 신호로 화상 정보를 전달하는 컴포넌트 비디오*component video* 등의 아날로그 영상 신호와 디지털 영상 신호가 있다. 이렇게 카메라를 통해 받아들여진 영상은 저장 장치로 보내져 실시간 저장된다. 이 동영상 저장 방식으로는 테이프를 이용하여 기록을 저장하는 VHS 혹은 S-VHS, CD-ROM, DVD가 쓰이며, 최근에는 HDD(hard disk drive)가 장착된 레코더도 이용된다. 복강경 동영상의 압축 포맷은 MPEG-1, MPEG-2가 널리 사용되고 있다. MPEG-1은 VHS 수준의 영상을 CD-ROM에 저장하고 재생할 목적으로 제정되었다. MPEG-2는 디지털 TV, DVD 수준의 영상을 위해 제정되었다. MPEG-2는 MPEG-1보다 향상된 압축률을 보이며, 원래 MPEG-3로 개발되려던 HDTV(고선명 텔레비전) 전송 표준 또한 포함한다.

Ⅳ. 접근 방식

1. 복강경수술을 위한 환자의 자세

복강경하 수술은 기본적으로 전신마취 후 오랜 수술 시간을 요한다. 수술 시에는 환자의 몸이 닿는 모든 부위에 거품패드*foam pad* 또는 젤리패드 등을 사용하여 압박을 받지 않도록 해야 하고, 환자의 상체는 가급적 워밍 시스템 *warming system* 등을 이용하여 장시간의 수술에도 체온이 유지되도록 해야 한다. 또한 오랫동안 환자의 무릎이 굽혀진 자세가 이어지거나 역트렌델렌버그 자세가 수 분 이상 지속될 경우 반드시 정맥혈전증 예방을 시행해야 한다.

일반적인 복강경수술 자세는 바로 누운*supine* 자세이다. 수술 범위가 위-식도 접합부이거나 간의 좌엽인 경우에는 결석제거술*lithotomy* 자세에서 수술자가 다리 사이에서 수술을 시행하는 것이 좋다. 골반강이 수술의 범위인 경우는 결석제거술 자세에서 트렌델렌버그*Trendelenburg* 자세를 취한다. 신장절제나 부신절제를 위해 후복막강 접근이 필요한 경우는 옆으로 눕는 자세*lateral decubitus position*에서 수술 침대를 굽히는 것이 가장 좋은 접근 방법이다. 복강경 비장절제술을 시행할 때는 수술 침대를 45° 기울이면 시야 확보에 도움이 된다.

2. 기복을 만드는 방법

(1) 직접 천자 방법

베레스*Veress* 침을 이용한 직접 천자 방법*direct puncture method*은 1938년에 처음 소개되었다. 완화된 복벽을 두 개의 타월 클립*towel clip*이나 손으로 들어올려 복강 내 장기와 분리시킨 후 배꼽의 상단이나 하단에 작은 절개를 가하고 절개 부위의 피부를 고정시킨 후 베레스 침을 찌른다. 배꼽이 복벽에서 가장 얇기 때문에 첫 번째 투관침 *trocar* 삽입 부위로 적절하지만 복벽의 어느 부위든 가능하다. 베레스 침이 배 안에 잘 위치해 있는지 확인하는 방법으로는 네 가지가 있다. 첫째, 10ml 주사기에 5ml의 생리식염수를 채워 베레스 침에 연결하고 흡입하였을 때 혈액이나 장 내용물이 나오지 않아야 한다. 둘째, 생리 식염수를 주사하였을 때 저항감이 없어야 한다. 셋째, 주사기를 다시 흡입했을 때 생리식염수가 되돌아오지 않아야 하고, 주사기를 침에서 분리시키면 침에 남아 있던 소량의 생리식염수가 배 안으로 쉽게 흘러 들어가야 한다. 마지막으로, 침을 1~2cm 정도 진입시켰을 때 저항감이 없어야 한다. 복강 내에 적절히 위치했음을 확인한 후 베레스 침 상단에 insufflator를 연결하여 이산화탄소를 복강 내에 삽입한다. 이때 모니터를 통해 적절한 이산화탄소 유입 속도와 복강 내 압력을 확인해야 한다. 이후 베레스 침을 제거한 위치에 5mm 또는 10mm 투관침을 삽입한다.

(2) 하슨 술식

1974년에 처음 소개된 하슨 술식*Hasson's technique*(Open-access technique)은 보다 안전한 방법으로 여겨지고 있다. 직접 절개를 가하여 눈으로 복막을 확인한 후 두 개의 코허 클램프*Kocher clamp*로 근막을 잡고 근막과 복막에 절제를 가한 후 손가락을 복강 내에 넣어 주변에 장이 붙어 있는지 확인한다. 이후 복막에 고정봉합을 시행하고 견인하면서 투관침을 삽입한 후 15mmHg까지 빠르게 기복을 형성할 수 있다. 환자가 복부 수술력이 있는 경우 유용한 방법이다.

(3) 광학 투관침*optical trocars*

투관침에 직접 내시경을 부착하여 복강까지 눈으로 확인하면서 삽입할 수 있다(그림 5-1). 복강 삽입 시 작은 절개창과 복강 진입까지 눈으로 직접 확인할 수 있으며, 투관침 삽입 시 발생할 수 있는 손상을 즉각 알 수 있는 장점이 있다. 단점은 최초 투관침 삽입 시 투관침을 제거할 경우 계획했던 삽입 위치가 바뀔 수 있고 복막 위치를 확인하기가 어렵다는 점이다.

3. 투관침 제거와 근막봉합

지름 10mm 이상의 투관침에 의해 근막이 절개되면 열개와 탈장 발생 위험이 증가하므로 5mm가 넘는 포트는 근막을 봉합한다. 그러나 복벽의 중앙선 바깥에 위치하면서 횡행결장 위쪽에 위치하는 10mm 포트는 근막을 봉합할 필요가 없다. 작은 절개창으로 인해 근막봉합이 힘들기 때문에 복벽 전체를 복강경 시야에서 확인하며 포트 부위

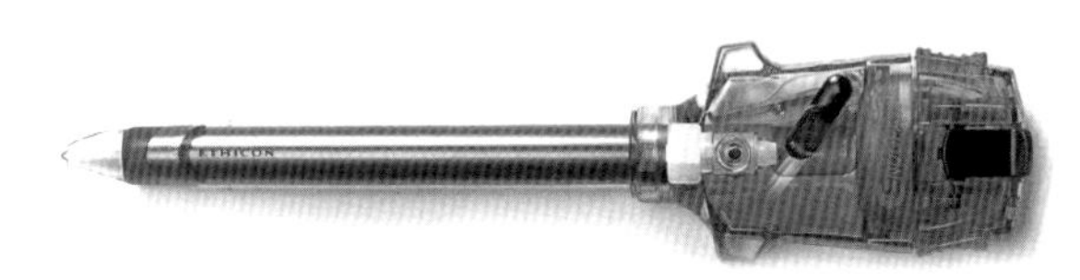

그림 5-1. 광학 투관침(Covidien, Mansfield, MA, USA[S1])

를 봉합할 수 있는 여러 기구들이 개발되었다. 이는 특히 비만 환자에서 용이하게 사용되고 있다. 근막봉합 때 장이나 장간막이 끼지 않도록, 또한 탈장이 생기지 않도록 주의한다. 5mm 포트 삽입 부위는 근막봉합은 필요없으나 출혈이 있는지 확인해야 한다.

4. 수부 보조 접근법

수부 보조 접근법*hand-assisted laparoscopic surgery; HALS*은 복강경과 개복수술의 장점을 동시에 가지고 있기 때문에 최소 침습성을 유지할 수 있으며 개복술의 장점인 손의 감각도 유지할 수 있다. 또한 순수 복강경수술보다 술기 습득이 쉽고, 개복수술과 동일하게 절제한 조직이 크더라도 손상 없이 복강에서 제거할 수 있으며, 필요한 경우 개복수술로 전환하는 것도 용이하다는 장점이 있다. 그러나 정해진 부위에 7cm 정도의 절개가 필요하고, 수술 중 기복 유지가 상대적으로 어려우며, 미용 면에서 전 복강경수술보다는 못하고, 무엇보다도 수술자의 손이 쉽게 피로해지는 단점이 있다. 이 방법은 수술자의 왼손*non-dominant hand*을 복강 내에 위치시키면서 기복을 유지하여 복강경 시야를 확보할 수 있도록 특별 제작된 핸드 포트 디바이스*hand port device*가 필요하다. 이 방법은 현재까지 주로 비장, 신장, 췌장 등의 고형 장기나 대장 수술에 적용되었다. 순수 복강경수술보다 술기 습득이 용이하기 때문에 개복수술과 복강경수술 사이에 다리 역할을 할 수 있을 것이다.

5. 무기복 복강경수술

이산화탄소를 이용한 기복은 일부 환자들에서 심혈관질환 악화, 저체온증, 가스혈전증 등의 문제를 일으킬 수 있고, 일부 실험에서는 종양세포 증식이나 파종을 일으켜 포트 부위 재발이나 복막파종의 위험을 불러올 수 있다고 보고되었다. 이런 우려 속에서 다양한 기구를 이용하여 복벽을 들어올려 수술을 시행하는 무기복 복강경수술*gasless laparoscopic surgery*이 연구자들에 의해 주창되어왔다. 그러나 복벽을 들어올리는 적절한 방법이 없고, 복벽을 들어올리는 시스템이 복강경 기구의 움직임을 방해하기 때문에 일반화되어 사용되지는 못하고 있다. 그러나 산모나 중증 심혈관질환 환자에도 적용할 수 있다는 장점이 있기 때문에 앞으로 더 많은 연구가 필요하다.

6. 포트 위치 선정의 기본 개념

스트레스가 많은 복강경수술의 가장 흔한 원인은 잘못된 포트 위치 선정이다. 적절한 포트 선정을 위해서는 수술자의 두 기구의 각도가 60°를 유지해야 하며, 포트 사이의 적절한 거리를 유지하고, 수술 부위에 대한 접근의 용이성을 생각해야 한다. 수술자의 양 손은 10~15cm 거리를 유지해야 하며, 이 사이에 카메라 포트가 위치하고 그 반대편 정점에 수술 부위가 위치하여 이 네 점이 다이아몬드를 형성하는 것이 기본 개념이다(그림 5-2). 그러나 보다 진보적인 복강경 술기가 활발히 시행되면서 이 개념을 일괄 적용하기가 힘들어졌다. 수술 시 좀더 나은 시야 확보와 기구들 사이의 충돌을 막기 위해 포트 사이의 거리는 최소 5cm를 유지하고 필요에 따라 수술 침대를 기울이거나 환자의 자세를 바꾸는 것이 도움이 된다.

복강경 기구들은 일반적으로 개복 시에 사용하는 기구들과 유사하며, 단지 더 길고 얇으며 기구의 팁*tip* 부위가 더 작다는 점이 다르다. 복강경 기구를 이용하여 조직을 잡을 경우, 적은 면적에 더 큰 힘이 가해지므로 조직에 손상을 일으킬 가능성이 높아진다는 점을 주의해야 한다.

(1) 전기외과 유닛의 개념: 단극과 양극

일반적으로 사용하는 RF 전기외과술*electrosurgery*은 500,000cycles/s(Hz)의 교류전류*alternating current*를 이용한다. RF 전기외과술을 수행하는 가장 일반적인 두 가지 방법으로는 활성 전극에서 라디오주파가 나와 인접 조직을 열변화시킨 다음 하체의 접지판*grounding pad*으로 흘

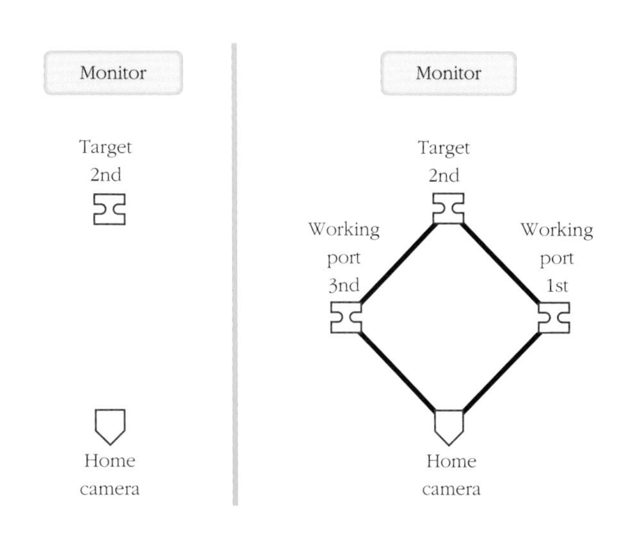

그림 5-2. 다이아몬드형 포트 위치

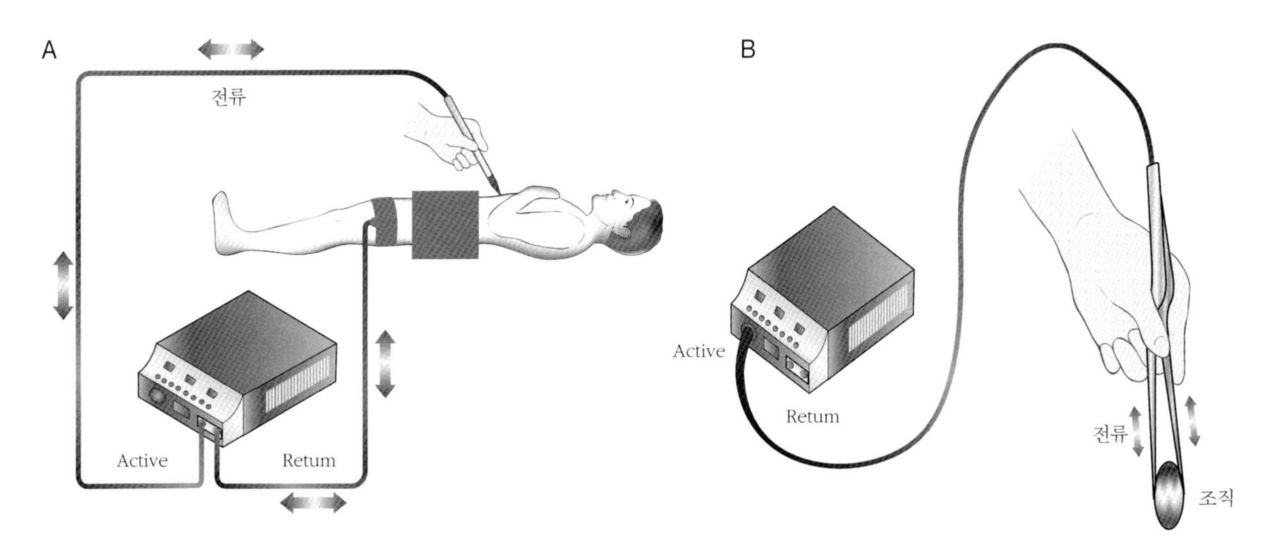

그림 5-3. 단극(A)과 양극(B)

러가는 단극*monopolar* 방식과, 두 개의 전극을 인접 사용하여 활성 전극에서 나온 라디오주파가 접지 전극으로 흐르면서 두 개의 전극 사이의 조직을 열변성시키는 양극*bipolar* 방식이 있다(그림 5-3). 단극 방식의 경우 생체에 접촉하는 팁 부위에 전류가 집중되는데, 여기서 발생한 열로 절개, 응고, 지혈을 할 수 있다. 비용 면에서 우수하고 조직에 따라 여러 모드로 쉽게 적용시킬 수 있다는 장점이 있다. 또한 양극 방식의 경우는 주위 조직의 열손상을 최소화하면서 작은 혈관을 응고시키기가 용이하다는 장점을 가지고 있다.

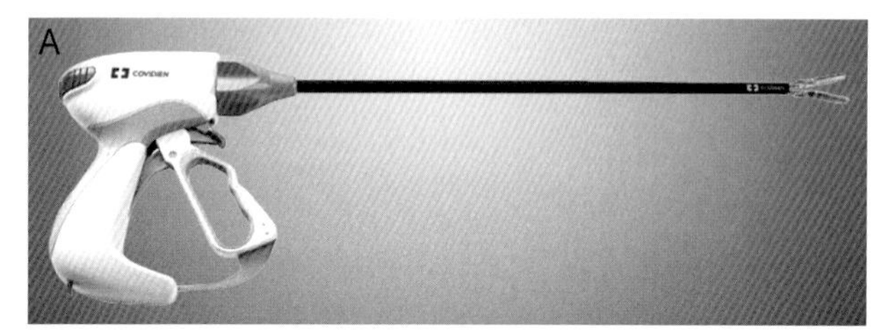

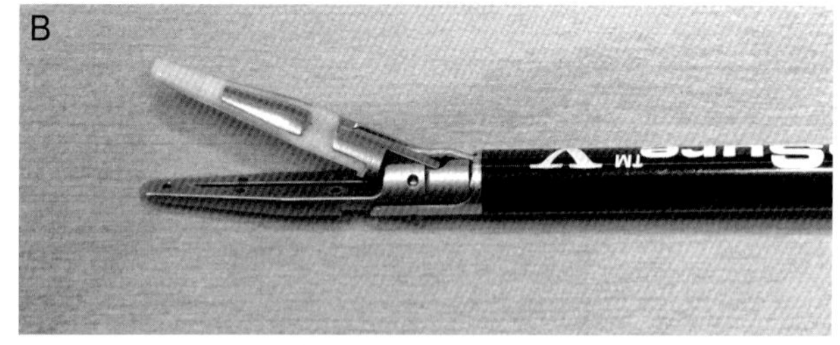

그림 5-4. 리가슈어(Covidien, Mansfield, MA)

(2) 혈관봉합기기*vessel sealing system*

초음파에너지를 이용하여 55,500cycles/s(Hz)로 기구의 금속성 외과 팁*surgical tip*을 급격히 기계적으로 진동시키면 마찰에 의해 조직에 열이 가해져 절단과 지혈 효과를 발생시킨다. 이와 같은 비전기적 방식*nonelectric method*을 사용할 경우 환자를 통해 지나가는 전류가 없어 주위 조직 손상을 감소시킬 수 있다. 이 방식은 중간 굵기 혈관의 출혈을 조절하는 데 특히 유용하다. 리가슈어*Ligasure*는 양극 전기응고법*bipolar electrocoagulation*을 사용하며, 주위 결합조직과 혈관벽에 존재하는 콜라겐*collagen*이나 엘라스틴*elastin*을 변성시킴으로써 지름이 7mm인 혈관까지 막을 수 있다(그림 5-4, 5-5).

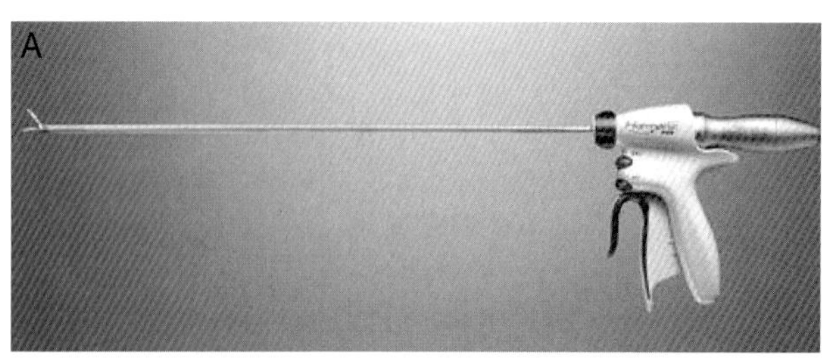

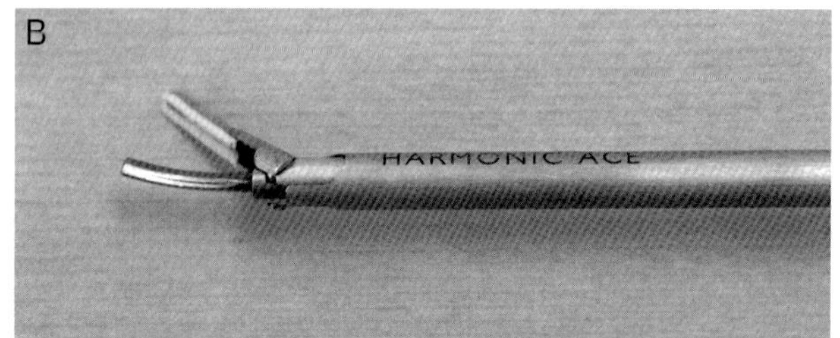

그림 5-5. 하모닉 스칼펠(Ethicon Endo-Surgery, Cincinnati, OH)

(3) 클립

현재 복강경수술에서 주로 사용하는 클립*clip*은 메탈 클립

*metal clip*과 웩 클립*Weck clip*이다. 수술 중 주로 혈관이나 조직을 결찰할 때 사용하며 5~12mm까지 사용된다. 메탈 클립은 오래 전부터 사용되었고 가격 면에서 저렴한 편이지만, 간혹 빠지는 경우가 있어 연속적인 결찰이 필요할 때 유용하다. 웩 클립은 중합체*polymer*로 만들어졌으며, 메탈 클립에 비해 안정적으로 혈관이나 조직을 결찰할 수 있다는 장점을 가지고 있다.

(4) 스테이플러

외과 스테이플러*surgical stapler*는 문합에 의해 발생할 수 있는 문합부 유출과 같은 문제를 다루기 위해 개발되었다. 최근 연구에 의하면 외과 스테이플러를 이용한 수술은 시간이 절약되며, 수기 봉합*hand suture*과 비교 시 수술 결과 면에서 차이가 없음이 확인되었다. 외과 스테이플러의 장점으로는, 가장자리의 경우 압박과 혈관의 봉합에 의해 지혈 효과를 나타낸다는 점과 스테이플러에 주로 사용되는 티타늄 재질이 기존의 봉합실에 비해 감염이나 면역반응을 적게 일으킨다는 점을 들 수 있다. 스테이플러는 다관절*articulated*형과 비다관절*non-articulated*형으로 나눌 수 있으며, 주로 혈관이나 조직의 절단, 봉합에 유용하다.

(5) 그래스퍼와 박리기*dissector*

복강경수술에 사용하는 그래스퍼*grasper*는 개복술에 사용되는 기구들을 적절히 변형하여 만들어졌다. 복강경 기구 사용 시 공간이 제약되고 촉감을 느낄 수 없는 단점을 극복하기 위해 인체공학적 설계를 통해 좀더 움직임이 자유롭고 그래스퍼의 팁에 적절한 힘을 전달하기 위한 연구가 진행되었다. 잡는 기구의 표면에 따라 비외상성*atraumatic*과 외상성*traumatic* 형태로 나뉜다. 팁의 형태에 따라 다

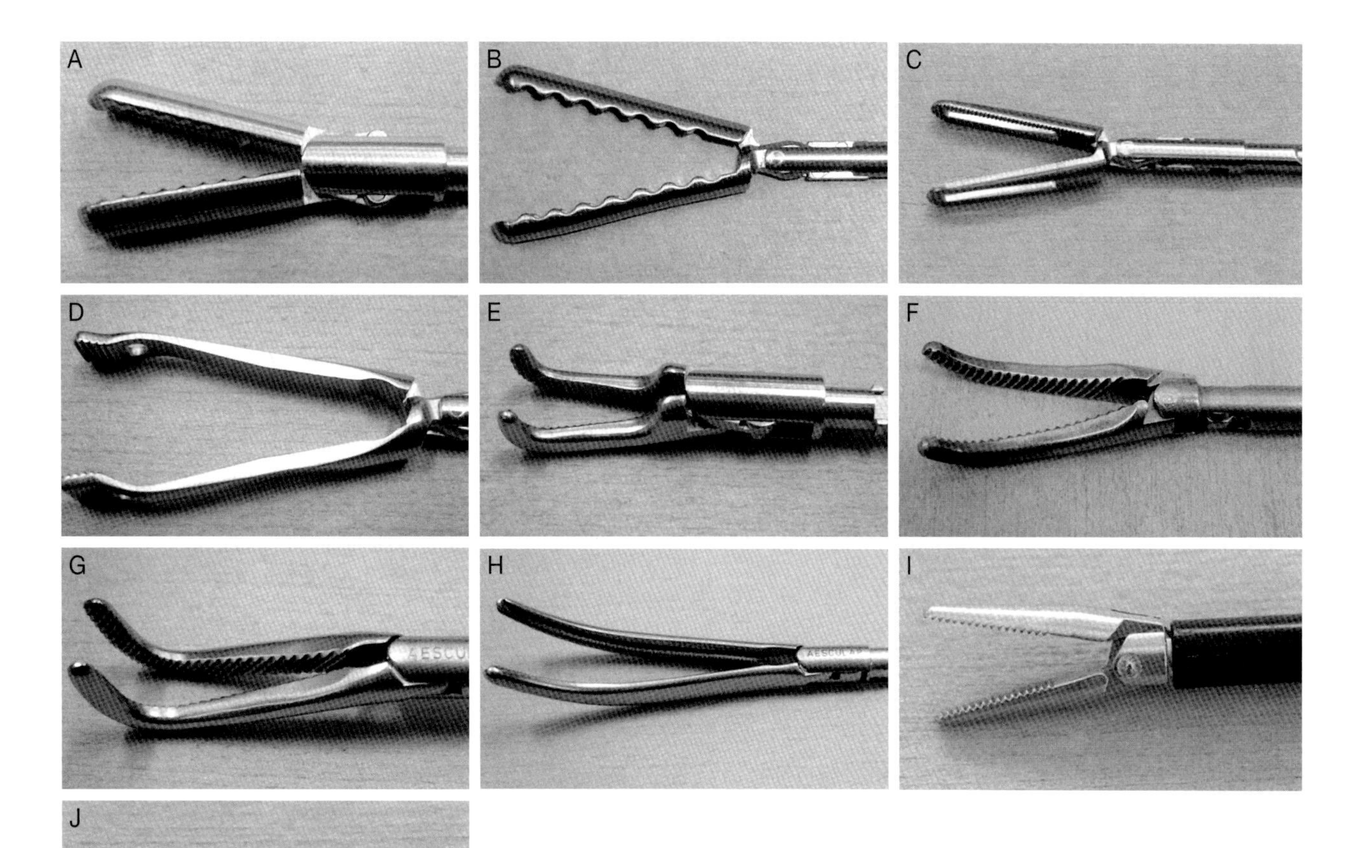

그림 5-6. 그래스퍼와 박리기 A. 스탠더드 그래스퍼*standard grasper*, B. 비외상성 그래스퍼*atraumatic grasper*, C. 요하네스 유창 쇼트 그래스퍼*Johannes fenestrated short grasper*, D. 배브콕 그래스퍼*Babcock grasper*, E. 라이트 앵글 쇼트 박리기*right angle short dissector*, F. 메릴랜드 쇼트 박리기*Maryland short dissector*, G. 메릴랜드 롱 박리기*Maryland, long dissector*, H. 오버홀트 박리기*Overholt dissector*, I. 스트레이트 박리기*straight dissector*, J. 비외상성 박리기*atraumatic dissector*

양한 용도로 사용할 수 있고, 기구의 방향을 손목의 움직임이 아닌 기구의 축(샤프트*shaft*)에 따라 돌릴 수 있도록 변형시켜 더욱 안정적으로 수술을 할 수 있게 되었다(그림 5-6).

V. 최소침습수술과 암 치료

최소침습수술 기법은 암으로 인한 폐색 증상 치료를 위해 이미 10여 년 전부터 사용되었다. 레이저치료, 강내 방사선치료*intracavitary radiation*, 스텐트치료, 풍선확장술 등의 기술은 암으로 인한 식도, 담도, 요관, 기도 등의 폐색을 완화시키는 데 이용되어왔고, 외래에서도 사용 가능하다. 또한 최소침습기법은 암의 병기 결정에도 이용된다. 종격동내시경은 종격동 림프절의 상태를 알아내는 데 유용하여 여전히 시행되며, 복강경 역시 췌장암, 위암, 간암의 절제 가능성을 확인하기 위해 시행된다. 이 방법들은 진단 목적으로 시도했더라도, 절제가 불가능하다고 판단되면 치료 목적으로 시행할 수도 있다. 복강경 위-공장문합술이 대표적 예다.

근치적 수술에 대한 최소침습수술의 역할에 관하여는 논란이 있다. 최소침습수술법 역시 개복수술에서 준수하는 종양학적 원칙을 따라야 한다. 즉, 육안적, 현미경적으로 종양을 완벽히 제거하고 정확한 병기의 확인을 위한 적절한 수의 림프절 절제를 동반해야 한다는 점이다. 현재 대부분의 복부 암종에서 근치적 목적의 최소침습수술이 적용되고 있으나, 그 종양학적 안정성에 대한 근거를 다기관 전향적 무작위 임상시험을 통해 확인한 종양수술법은 복강경 결장절제술뿐이다. 하지만 많은 연구자들이 다른 복부 암종에서도 다양한 임상시험을 하고 있기 때문에 그 유용성에 대한 확인은 먼 미래의 일은 아니다.

참고문헌

1. Agresta F, De Simone P, Ciardo LF, Bedin N. Direct trocar insertion vs Veress needle in nonobese patients undergoing laparoscopic procedures: A randomized, prospective single-center study. Surg Endosc 2004;18:1778-1781.
2. Akira S, Abe T, Igarashi K, Nishi Y, Kurose K, Watanabe M, et al. Gasless laparoscopic surgery using a new intra-abdominal fan retractor system: an experience of 500 cases. J Nippon Med Sch 2005;72:213-216.
3. Alijani A, Cuschieri A. Abdominal wall lift systems in laparoscopic surgery: gasless and low-pressure systems. Semin Laparosc Surg 2001;8(1):53-62.
4. Bossotti M, Bona A, Borroni R, Mattio R, Coda A, Ferri F, et al. Gasless laparoscopic-assisted ileostomy or colostomy closure using an abdominal wall-lifting device. Surg Endosc 2001;15:597-599.
5. Burpee SE, Kurian M, Murakame Y, Benevides S, Gagner M. The metabolic and immune response to laparoscopic versus open liver resection. Surg Endosc. 2002;16(6):899-904.
6. Callery MP, Soper NJ. Physiology of the pneumoperitoneum. Baillieres Clin Gastroenterol 1993;7(4):757-77.
7. Carter JJ, Whelan RL. The immunologic consequences of laparoscopy in oncology. Surg Oncol Clin N Am 2001;10(3):655-677.
8. Catena F, La Donna M, Gagliardi S, Avanzolini A, Taffurelli M. Stapled versus hand-sewn anastomoses in emergency intestinal surgery: results of a prospective randomized study. Surgery Today 2004.34(2);123-6.
9. Cullen DJ, Eger EI. Cardiovascular effects of carbon dioxide in man. Anesthesiology 1974;41(4):345-349.
10. Cunningham AJ, Turner J, Rosenbaum S, Rafferty T. Transoesophageal echocardiographic assessment of haemodynamic function during laparoscopic cholecystectomy. Br J Anaesth 1993;70(6):621-5.
11. Diamantis T, Kontos M, Arvelakis A, Syroukis S, Koronarchis D, Papalois A, et al. Comparison of monopolar electrocoagulation, bipolar electrocoagulation, ultracision and ligasure. Surg Today 2006;36:908-913.
12. Di Lorenzo N, Coscarella G, Lirosi F, Gaspari A. Port-site closure: a new problem, an old device. JSLS 2002;6:181-183.
13. Gunenc MZ, Yesildaglar N, Bingol B, Onalan G, Tabak S, Gokmen B. The safety and efficacy of direct trocar insertion with elevation of the rectus sheath instead of the skin for pneumoperitoneum. Surg Laparosc Endosc Percutan Tech 2005;15:80-81.
14. Gutt CN, Kim ZG, Hollander D, Bruttel T, Lorenz M. CO_2 environment influences the growth of cultured human cancer cells dependent on insufflation pressure. Surg Endosc 2001;15:314-318.
15. Harris MN, Plantevin OM, Crowther A. Cardiac arrhythmias during anaesthesia for laparoscopy. Br J Anaesth 1984;56:1213-1217.
16. Hasson H. Open laparoscopy: A report of 150 cases. J Reprod Med 1974;12:234-238.
17. Ho HS, Wolfe BM. The physiology and immunology of endosurgery, in Toouli JG, Gossot D, Hunter JG, eds. Endosurgery. New York/London: Churchill-Livingstone; 1996. p.163.
18. Horvath KD, Whelan RL, Lier B, Viscomi S, Barry L, Buck

K, et al. The effects of elevated intraabdominal pressure, hypercarbia, and positioning on the hemodynamic responses to laparoscopic colectomy in pigs. Surg Endosc 1998;12:107-114.

19. Ishida H, Hashimoto D, Inokuma S, Nakada H, Ohsawa T, Hoshino T. Gasless laparoscopic surgery for ulcerative colitis and familial adenomatous polyposis: initial experience of 7 cases. Surg Endosc 2003;17:899-902.
20. Jacobson MT, Osias J, Bizhang R, Tsang M, Lata S, Helmy M, et al. The direct trocar technique: An alternative approach to abdominal entry for laparoscopy. JSLS 2002;6:169-174.
21. Kashtan J, Green JF, Parsons EQ, Holcroft JW. Hemodynamic effect of increased abdominal pressure. J Surg Res 1981;30:249-255.
22. Ogihara Y, Isshiki A, Kindscher JD, Goto H. Abdominal wall lift versus carbon dioxide insufflation for laparoscopic resection of ovarian tumors. J Clin Anesth 1999;11:406-412.
23. Oguri H, Taniguchi K, Fukaya T. Gasless laparoscopic management of ovarian cysts during pregnancy. Int J Gynaecol Obstet 2005;91(3):258-259.
24. Ozawa A, Konishi F, Nagai H, Okada M, Kanazawa K. Cytokine and hormonal responses in laparoscopic-assisted colectomy and conventional open colectomy. Surg Today 2000;30(2):107-11.
25. Ridgway PF, Smith A, Ziprin P, Jones TL, Paraskeva PA, Peck DH, et al. Pneumoperitoneum augmented tumor invasiveness is abolished by matrix metalloproteinase blockade. Surg Endosc 2002;16:533-536.
26. Sackier JM, Nibhanupudy B. The pneumoperitoneum-physiology and complications, in Toouli JG, Gossot D, Hunter JG, eds. Endosurgery. New York/London: Churchill-Livingstone; 1996. p.155.
27. Shen MY, Huang IP, Chen WS, Chang JT, Lin JK. Influence of pneumoperitoneum on tumor growth and pattern of intra-abdominal tumor spreading: in vivo study of a murine model. Hepatogastroenterology. 200;55(84):947-51.
28. Takagi S. Hepatic and portal vein blood flow during carbon dioxide pneumoperitoneum for laparoscopic hepatectomy. Surg Endosc 1998;12:427-431.
29. Veress J. Neues Instrument Zur Ausfuhrung von brustoder Bachpunktionen und Pneumonthoraybehundlung. Deutsch Med Wochescr 1938;64:1480-1481.
30. Woolley DS, Puglisi RN, Bilgrami S, Quinn JV, Slotman GJ. Comparison of the hemodynamic effects of gasless abdominal distention and CO_2 pneumoperitoneum during incremental positive end-expiratory pressure. J Surg Res 1995;58:75-80.

로봇수술

최효성

Ⅰ. 서론

현재까지 외과 영역의 로봇은 수동적이다. 로봇이 스스로 수술을 능동적으로 하는 것이 아니기 때문에, 로봇수술이란 용어는 사실 제대로 된 명칭으로 볼 수 없다. 로봇수술은, 잘 훈련된 외과 의사가 컴퓨터를 이용한 모듈 조작을 통해 전기적 공학도구를 사용하여 인체를 대상으로 수술을 하는 것이다.

로봇수술의 큰 흐름은 최소침습수술과 원격조종을 통한 원거리 수술 두 가지인데, 최근에는 최소침습수술에 관한 부분이 더욱 각광받기 시작하여 현재의 로봇시스템에 이르게 되었다.

1980년대 들어 연구자들은 사람이 직접 작업하기 어려운 위험한 환경(심해 등)에서 이용했던 마스터*master*/슬레이브*slave* 방식의 로봇을 의학에 접목하기 시작했다.

1987년 프랑스인 의사 필리페 무레*Philippe Mouret*가 최초로 시행한 복강경 담낭절제술은 기존의 개복수술에 비해 개방창의 크기가 작아서 최소침습수술의 효시가 되었다.

1990년대 이후부터는 복강경을 이용한 수술 시도가 다양해지고 횟수도 많아졌다. 이 과정에서 지적된 복강경수술의 한계를 극복하기 위해 여러 연구자들이 로봇을 이용한 최소침습수술에 관한 연구를 시작했다.

1980년대, IBM의 러셀*Russell*이 LARS(laparoscopic assistant robotic system)를 개발하였고, 1987년에는 필*Phil*과 보어속스*Bowersox* 등이 원격현존 수술체계*telepresence surgery system*를, 하리 다스*Hari Das* 등은 로봇 보조 미세수술*robot assisted microsurgery; RAMS*을 개발했다.

1991년대 초반에 이르러, 영국의 브라이언 데이비스*Brian Davis*는 전립선수술에 사용되는 I.C. 프로봇*probot*을 개발했다. 1992년에는 미국의 율란*Yulan*이 AESOP(automated endoscopic system for optical positioning) 시스템을 발명했으며, MIT의 케네스*Kenneth* 등은 햅틱*haptic*에 관한 연구를 진행했다.

이러한 연구를 바탕으로 다빈치 로봇시스템*da Vinch robot surgical system*이 개발되어 1997년도에 처음으로 담낭절제술에 이용되었으며, 2000년에는 복강경수술에 대해 미국 식품의약국(FDA)의 승인을 받았다. 이후 다방면에 사용되기 시작한 다빈치 로봇시스템은 현재 소아, 심장, 폐, 복강 내 장기, 두경부 등의 수술에 쓰이고 있다. 2009년 말 기준으로 1,187대가 전 세계에 보급되었는데, 미국에 가장 많은 1,028대가, 다음으로 이탈리아에 45대, 독일과 프랑스에 각각 33대, 한국에 26대, 중국 15대, 일본 7대 순으로 보급되어 가동 중이다.

국내에서는 1996년에 AESOP를 이용한 수술이 처음으로 시도되었고, 2005년 7월에 연세의료원에서 다빈치 로봇시스템을 처음으로 이용하여 수술을 시행한 이후 5년 만에 누적 건수가 2011년 1월 현재 5,000건을 돌파하는 등 로봇수술이 활발하게 진행되고 있다. 2010년 현재를 기준으로 우리나라는 전 세계에서 4번째, 아시아에서는 가장 많은 33대(27개 병원)의 다빈치 로봇시스템을 보유하고 있다.

Ⅱ. 로봇수술의 장단점

1. 장점

전 세계적으로 로봇을 이용한 다양한 수술이 시도되고 있고, 각 질환별로 시술 가능성과 안전성을 입증하기 위한 여러 연구들이 진행 중이며, 최근 그 결과가 속속 발표되고 있다.

로봇수술의 이점으로는 손떨림 감소*tremor reduction*, 동작 축소*motion scaling*, 3차원 입체시와 자유도 증가 등이 있다. 특히 로봇을 이용한 복강 내 수술의 경우, 기존 복강경수술과 같이 수술 창상이 작기 때문에 수술 후 통증이 적고 회복이 빠르며 입원 기간이 짧은데다 전반적으로 합병증이 적다.

기존 복강경수술의 제한점을 극복하기 위해 개발된 로봇수술은 수술 비용이 고가이기 때문에 복강경수술과의 가격 대비 효과적인 부분에서는 비교가 필요하다. 로봇수술이 단기 성적이 좋다는 보고도 있지만, 기존의 복강경 수술에 비해 장기 임상 성적이 더 좋다는 보고는 아직 없다. 현재 로봇수술이 전 세계적으로 많이 시행되고 있지만, 이전부터 시행되었던 기존 수술에 비해 상대적으로 수술 건수가 적고 기존 복강경수술과 비교하여 이점을 검증할 수 있는 레벨 1의 증거가 없기 때문에 이를 뒷받침할 만한 전향적인 비교 연구가 필요한 시점이다.

2. 단점

로봇시스템은 부피가 너무 크기 때문에 수술 중 환자를 처치해야 하는 마취과 의사나 보조 의사들이 업무에 지장을 받게 된다. 수술실의 크기가 작은 경우에는 로봇시스템 자체가 들어가기 어려워 적합하지 않다. 게다가 수술 도중 환자의 자세를 변경할 경우에는 로봇팔을 인체로부터 분리한 후 자세 변경을 하고, 다시 도킹을 해야 한다. 또한 촉감에 대한 피드백을 느낄 수 없어 조직에 손상을 끼칠 수 있으며, 콘솔에 나타나는 시야 밖의 로봇팔의 움직임을 알 수 없다는 문제점이 있다. 좁은 부위를 수술할 때, 특히 갑상샘수술 또는 입을 통한 두경부수술의 경우에 로봇팔 자체의 부피가 커서 적절한 움직임을 방해받기 쉽다.

Ⅲ. 암종별 로봇수술

1. 복강 내 질환

① 위

세계적으로 시도되고 있으나, 아직 다른 수술 방법에 비해 시도 횟수가 적으며 복강경과 로봇을 제대로 비교한 연구가 없다. 복강경수술과 마찬가지로 조기 위암 병변을 대상으로 시도되고 있다.

② 간과 췌장

간절제를 로봇수술로 시행하고, 췌십이지장절제술을 하이브리드 기법을 이용하여 시술했다는 보고들이 있다. 그러나 시도 자체가 많지 않고 복강경과의 비교도 힘든 상태이다.

③ 결장

결장의 경우 로봇으로 수술을 시행한 예가 보고된 바 있으나, 활발하게 연구되지는 않는다. 그 이유는 첫째, 복강경 또는 로봇으로 결장암수술을 시행할 경우 환자의 위치를 자주 변경하면서 중력을 이용하여 박리 면을 확보해야 하는데, 로봇은 복강경에 비해 환자의 체위 변경이 쉽지 않고, 둘째, 로봇에서 사용할 수 있는 기구가 다양하게 개발되지 못해 혈관 결찰용 기구들이 부족하고, 혈관 기시부나 대망*omentum*을 로봇 단독으로 처리하기 힘들기 때문이다. 셋째, 기존 복강경 술식에 익숙한 외과 의사들이 로봇수술이라는 새로운 수술 기법을 받아들이기 어렵기 때문이다. 드소자*deSouza* 등이 연구한 바에 의하면, 로봇수술은 기존 복강경수술에 비해 개복 전환율, 수술 후 결과 및 종양학적 성적이 우월하다는 결과를 아직 보여주지 못했다. 또한 로봇수술은 비용이 더 높게 나타났는데, 미국은 로봇 우결장절제술의 경우 대략 3,000달러 정도가 더 비싸게 책정되어 있다. 게다가 크론병처럼 정상적인 해부학적 구조가 아닌 경우에는 로봇수술을 하기가 힘들다. 결국 로봇을 이용한 결장암수술은 위험도가 높진 않으나 로봇수술만의 독특한 이득을 입증하기가 어렵기 때문에 최근에는 연구 빈도가 감소하고 있다.

2. 골반강 내 질환

① 직장

결장암수술과 달리 직장암수술 분야에서는 로봇수술의 역할을 찾기 위한 노력이 지속되고 있으며, 상대적으로 큰 관심 속에서 많은 연구가 진행되고 있다. 그 이유로는 로봇수술에서는 3차원 수술 시야가 구현되며 좁은 골반강에서도 비교적 원활한 움직임이 확보된다는 점, 미세한 기구 조작을 통해 골반신경 손상을 줄일 수 있다는 점 등이 있다. 김 등이 최근 보고한 바에 의하면 로봇수술과 복강경수술 시 소요되는 시간은 각각 평균 270분, 228분으로 유의한 차이가 있었고, 그 밖에 원위부 절제연, 측위부 절제연(CRM), 절제 림프절 수 등은 차이가 없었다. 종양학적 결과는 중앙 추적 관찰 기간이 길지 않기 때문에(로봇수술 17개월, 복강경수술 13개월) 최종 장기 성적을 기다려야 하는 상황인데, 각 군에서 국소재발은 1예, 원위부 전이는 2예가 확인되었다.

피가지*Pigazzi* 등의 보고에 의하면 로봇을 이용한 직장암수술의 3년 전체 생존율은 97%이고 국소재발은 없었다. 단 이 연구는 대조군이 없는 등의 상황 때문에 명확한 결론을 내기는 어렵지만, 보고자들은 로봇수술이 골반 내 재발을 방지하는 데 도움을 줄 것으로 예상하고 있다.

② 전립선

특화된 기술을 다른 분야보다 먼저 받아들이고 적용시켜 로봇수술 분야의 발전을 이룬 진료 분야로 비뇨기과를 들 수 있다. 관련된 기술은 크게 두 부류로 나눌 수 있다. 하나는 AESOP으로 대표되는 카메라 지지 시스템(EndoAssist, AESOP, LapMan)과 다빈치 로봇시스템으로 대표되는 마스터-슬레이브 원격관리 시스템*master-slave telemonitoring system*(ZEUS, da Vinci)이다. 최근 비뇨기과 수술 분야에서 급속도로 발전하고 있는 분야는 바로 로봇 전립선절제술이다. 2007년 기준으로 미국 내에서는 5만여 건 정도의 근치적 복강경 전립선절제술이 다빈치 로봇시스템을 이용하여 시행되었는데, 이는 전체 수술의 약 60%를 차지한다. 이에 비해 기존 개복하 근치적 절제술은 감소하는 추세를 보이고 있으며, 다빈치 로봇시스템이 널리 보급될수록 급감할 것으로 예상된다. 로봇을 이용한 신장절제, 방광절제술 등도 시도되고 있으나, 전립선절제술보다는 그 수가 적다. 최근에는 지하드*Jihad* 등이 로봇과 싱글 포트를 결합하여 신장절제술 등의 수술을 시행한 사례를 보고했다.

③ 자궁

부인과 종양수술의 주요 대상은 자궁암과 경부암이며, 술식은 근치적 자궁절제술이다. 개복수술과 복강경수술을 비교한 기존 연구는, 복강경수술이 종양학적 결과와 합병증에서 개복수술과 비슷하거나 더 나은 결과를 보여주었으나, 수술 시간이 길고 수술 방법이 어려우며 훈련도 쉽지 않은 점들이 복강경수술의 확산을 방해하고 있다고 보고했다. 부인과 영역에서도 복강경수술을 로봇수술로 대체하려는 시도가 점진적으로 일고 있으며, 앞에서 언급한 바와 같이 로봇수술이 가진 장점을 바탕으로 그 영역을 넓혀가고 있다. 최근 에스테이프*Estape* 등이 개복술과 복강경수술, 로봇수술을 비교한 연구에 의하면, 로봇수술과 복강경수술을 비교했을 때 확연히 드러나는 장점은 없었다. 또한 생존율의 경우도 세 군 간에 차이가 나타나지 않았다. 단, 림프절의 수에서는 로봇수술이 다른 군보다 많았는데, 이는 손떨림 감소, 동작 축소, 3차원 입체시, 자유도 증가로 인해 림프절절제술을 더 세밀하게 진행할 수 있었기 때문인 듯하다.

그러나 아직까지는 소수의 환자를 대상으로 한 연구가 많고, 이 중에는 로봇수술이 더 나은 결과를 보였다는 연구도 있으나 수술 비용 등에 대한 언급이 없는 것이 취약점이다.

일부 부인종양학자들은 로봇수술이 현재 환자들에게 큰 이점을 보여주지는 못하지만, 조만간 더 나은 결과를 보여줄 것이라고 예상하고 있다.

3. 복강 · 골반강수술에서 로봇수술이 복강경수술보다 나은가?

복강경이 발명되기 전에는 복강과 골반강 내에 위치한 장기를 수술할 때 반드시 개복을 해야 했다. 그러나 복강경이 발명된 후에는 1cm 내외의 작은 구멍 4~5개를 뚫고 기구를 이용하여 수술을 성공적으로 마무리할 수 있었다. 결장암의 경우 어느 술식이 종양학적 우월성을 보이는가 하는 질문에, 세계의 의과학자들은 대단위의 무작위 연구 끝에 복강경수술이 기존 개복술을 대체할 수 있는 술식이라는 결론을 발표한 바 있다. 2000년대 초반, 다빈치 로봇시스템으로 대표되는 로봇수술이 새로이 소개되면서 빠른 속도로 여러 분야의 수술에 사용되기 시작했다. 사실, 복강 및 골반강에 적용되는 복강경수술과 로봇수술은 유사한 점이 많다. 복강 및 골반강은 이산화탄소를 이용하여 공간을 확보해야 하며, 기구 삽입을 위한 투관침이 필요하다. 그에 따라 합병증도 비슷하여, 베레스침에 의한 장 손상, 하복벽동맥의 손상, 전기소작에 의한 알아보기 힘든 열손상, 투관침 삽입 부위의 탈장 등 특유의 합병증들이 나타난다. 이러한 점은 로봇수술이 기존의 복강경수술과 완전히 다른 수술이라고 보기 어렵게 한다. 또한 기존의 복강경수술에 비해 고비용임에 불구하고 로봇수술을 해야 하는 명분을 세우기 위해서는 로봇수술이 복강경수술에 비해 이점을 보일 수 있는 엄격한 적응증을 발굴하기 위한 노력이 절실히 필요하다. 그러나 최근 영국 리즈*Leeds* 대학의 제인*Jayne* 등이 ROLARR(robotic versus laparoscopic resection for rectal cancer) 연구를 시작했다. 이 연구는 국제 다기관 전향적 무작위 임상시험으로, 개복 전환율, 병리학적 둘레 절제연(CRM) 양성률, 3년 국소 재발률의 차이를 분석하는 것이 주요 목적이다. 향후 결과가 기대되는 바이다.

4. 흉강 내 질환

조기 폐암에서 흉강경 폐엽절제술*video-assisted thoracic lobectomy; VATS*은 안전하고 효과적인 방법으로 사용되었다. 그러나 폐혈관 및 중격동 림프절 박리가 어려웠기 때문에, 로봇의 장점인 3차원 영상과 자유도가 높은 기구를 사용하면 수술이 더욱 쉬워질 것이라는 발상으로 로봇을 흉강수술에 적용하기 시작했다. 그러나 여러 연구에서 로봇수술의 추가적 장점이 밝혀지지는 못했다. 흉강수술의 경우 로봇의 단점은, 첫째, 로봇 기구로 폐실질을 만지면 폐가 찢어지거나 출혈이 발생하기 쉬우며, 둘째, 광각의 시야를 보여주지 못하고, 셋째, 로봇 자체만으로는 수술을 마무리할 수 없어서 잘 훈련된 보조*assistant*가 필요하며, 넷째, 응급상황에 대한 대처가 늦다는 점이다. 로봇 폐엽절제술*robot-assisted thoracic lobectomy; RATS*과 흉강경 폐엽절제술(VATS)을 비교해보면, 결과가 유사하거나 로봇수술이 오히려 좋지 않은 결과를 보였다. 또한 로봇수술이 중격동 림프절 박리 시 더욱 유리하다는 점은 증명된 사실이 없으며, 종양학적 장기 추적 결과도 보고된 바 없다.

5. 두경부 질환

로봇 갑상샘수술도 내시경수술로부터 시작되었다. 1996년 가니에*Gagner* 등이 내시경 갑상샘절제술*endoscopic thyroidectomy*을 시작했고, 1997년 허셔*Huscher* 등이 비디오 갑상샘절제술*video-assisted thyroid lobectomy*을 시행했다. 처음에는 양성종양을 대상으로 시작되었으나, 차츰 분화가 좋은 조기 갑상샘암 위주로 영역이 확대되었다. 그러나 내시경수술을 할수록 두드러지는 단점인 2D 이미지와 수술 도구의 단순함으로 인한 어려움을 극복하기 위해 로봇수술이 시도되었다. 수술 범위는 갑상샘절제술과 림프절박리술이었다. 강*Kang* 등은 연구에 의하면 수술시간은 개방창을 통한 수술보다 유의하게 긴 것으로 나타났고, 수술 후 합병증 등은 적었다. 로봇을 이용하여 수술이 용이했다고 보고되었지만, 로봇수술의 공통적인 문제점인 고비용 문제, 종양학적 결과를 비교할 만한 증거는 없다. 현재 보고되고 있는 연구들의 주된 내용은 안정성과 가능성에 치우친 상태이다.

2003년에 돼지를 이용하여 시행된 동물실험이 두경부에 다빈치 시스템을 적용한 첫 수술이었고, 비슷한 시기에 사체에 대한 연구도 진행되었다. 다빈치 로봇시스템을 인체에 적용한 첫 번째 사례는 2005년에 맥러드*McLeod* 등이 시행한 후두개곡낭종 절제*vallecular cyst excision*였다. 한편 종양수술에 적용된 첫 사례는 2006년에 오말리*O'Malley* 등이 돼지와 사체를 대상으로 실험한 것을 바탕으로 설저종양*tongue base tumor*에 시행한 3예이다. 2007년에 동일한 연구자들이 성문상부종양*supraglottic carcinoma*으로 인해 성문상부 부분후두절제술*supraglottic partial laryngectomy*을 시행한 3건에 대해 발표했는데, 현미경적 경계*microscopically margin*가 양성으로 나온 점을 통해 로봇수술이 아직은 완전하지 못하다는 것을 알 수 있다.

Ⅳ. 결론

현재 로봇수술의 다기관 전향적 무작위 연구에 큰 걸림돌이 되고 있는 것은 로봇수술의 큰 단점으로 지적되는 고비용 문제이다. 한편 소그룹에서는 케이스 매칭*case-matching*을 통한 연구 결과가 발표되고 있으며, 로봇수술의 안전성과, 기존 수술을 대체하는 수술로서의 가능성에 대해 긍정적인 결과가 보고되고 있다. 지금까지 로봇수술의 안전성과 가능성이 입증되었다면, 이제부터는 본격적으로 증거의학에 근거하여 환자 입장에서의 진정한 이점을 증명하기 위한 다기관 전향적 무작위 연구 결과를 기다려야 할 시점이다. 그러나 이러한 연구도 로봇수술의 고비용 문제가 해결되어야 가능하리라고 본다.

또한 로봇수술을 시행하는 과정에서 나타난 문제점들을 보완해야 하는데, 이를 위해서는 주로 로봇 자체의 기능이 발전해야 할 것이다. 결론적으로 로봇수술이 기존 복강경 내시경수술을 대체할 수 있는 기술로 인정받기 위해서는 기술적 측면에서 기능이 더 발전하고, 수술 비용이 보다 현실화되어야 할 필요가 있으며, 무작위 연구를 통한 종양학적 결과가 기존 수술 방법과 비교했을 때 유의한 우월성을 보여야 할 것이다.

참고문헌

1. Alqahtani A, Albassam A, Zamakhshary M, Shoukri M, Altokhais T, Aljazairi A, et al. Robot-Assisted Pediatric Surgery: How Far Can We Go? World J Surg 2010;34(5):975-8.
2. Barocas DA, Salem S, Kordan Y, Herrell SD, Chang SS, Clark PE, et al. Robotic assisted laparoscopic prostatectomy versus radical retropubic prostatectomy for clinically localized prostate cancer: comparison of short-term biochemical recurrence-free survival. J Urol 2010;183(3):990-6.
3. Berryhill R Jr, Jhaveri J, Yadav R, Leung R, Rao S, El-Hakim A, et al. Robotic prostatectomy: a review of outcomes compared with laparoscopic and open approaches. Urology 2008;72(1):15-23.
4. Bodner J, Schmid T, Wykypiel H, Augustin F. Robotic surgery in thoracic cancer. memo-Magazine of European Medical Oncology 2010;3(3):103-105.
5. Drouin SJ, Vaessen C, Misrai V, Ferhi K, Bitker MO, Chartier-Kastler E, et al. Oncologic and functional outcomes after robot-assisted laparoscopic radical prostatectomy. Progres en urologie: journal de l' Association francaise d' urologie et de la Societe francaise d' urologie 2009;19(3):158.
6. Estape R, Lambrou N, Diaz R, Estape E, Dunkin N, Rivera A, et al. A case matched analysis of robotic radical hysterectomy with lymphadenectomy compared with laparoscopy and laparotomy. Gynecol Oncol 2009;113(3):357-361.
7. Gharagozloo F, Margolis M, Tempesta B, Strother E, Najam F. Robot-assisted lobectomy for early-stage lung cancer: report of 100 consecutive cases. Ann Thorac Surg 2009;88(2):380.
8. Giulianotti PC, Coratti A, Sbrana F, Addeo P, Bianco FM, Buchs NC, et al. Robotic liver surgery: Results for 70 resections. Surgery 2011;149:29-39.
9. Hanisch E, Ziogas D. Robotic versus laparoscopic gastrectomy. Surg Endosc 2010;24(1):239-241.
10. Kang SW, Jeong JJ, Yun JS, Sung TY, Lee SC, Lee YS, et al. Robot-assisted endoscopic surgery for thyroid cancer: experience with the first 100 patients. Surgi Endosc 2009;23(11):2399-2406.
11. Kang SW, Lee SH, Ryu HR, Lee KY, Jeong JJ, Nam KH, et al. Initial experience with robot-assisted modified radical neck dissection for the management of thyroid carcinoma with lateral neck node metastasis. Surgery 2010;148(6):1214-21.
12. Kaouk JH, Goel RK, Haber GP, Crouzet S, Stein RJ. Robotic single port transumbilical surgery in humans: initial report. BJU Int 2009;103(3):366-369.
13. Kwak JM, Kim SH, Kim J, Son DN, Baek SJ, Cho JS, et al. Robotic vs Laparoscopic Resection of Rectal Cancer: Short-Term Outcomes of a Case-Control Study. Dis Colon Rectum 2011;54(2):151-6.
14. Leddy LS, Lendvay TS, Satava RM. Robotic surgery: applications and cost effectiveness. Open Access Surgery 2010;3:99-107
15. Lee WJ, Hyung WJ, Chung WY, Rha KH, Kim YT, Song HJ, et al. Current experiences with robotic surgery at Severance Hospital, Yonsei University in Korea. Asian Journal of Endoscopic Surgery 2010;3(1):8-13.
16. Lewis CM, Chung WY, Holsinger FC. Feasibility and surgical approach of transaxillary robotic thyroidectomy without CO2 insufflation. Head & neck 2010;32(1):121-126.
17. Maeso S, Reza M, Mayol JA, Blasco JA, Guerra M, Andradas E, et al. Efficacy of the Da Vinci Surgical System in Abdominal Surgery Compared With That of Laparoscopy: A Systematic Review and Meta-Analysis. Ann Surg 2010;252(2):254-262.
18. Narula VK, Mikami DJ, Melvin WS. Robotic and Laparoscopic Pancreaticoduodenectomy: A Hybrid Approach. Pancreas 2010;39(2):160.
19. O' Malley BW Jr, Weinstein GS, Snyder W, Hockstein NG. Transoral robotic surgery (TORS) for base of tongue neoplasms. Laryngoscope 2006;116(8):1465-72.
20. Parmar A, Grant DG, Loizou P. Robotic surgery in ear nose and throat. European Archives of Oto-Rhino-Laryngology 2010;267(4):625-633.
21. Patel VR, Thaly R, Shah K. Robotic radical prostatectomy: outcomes of 500 cases. BJU Int 2007;99(5):1109-12.
22. Pigazzi A, Garcia-Aguilar J. Robotic Colorectal Surgery: For Whom and for What? Dis Colon Rectum 2010;53(7):969.
23. Roukos D. The Era of Robotic Surgery for Colorectal Cancer. Ann Surg Oncol 2010;17(1):338-339.
24. Swan K, Advincula AP. Role of robotic surgery in urogynecologic surgery and radical hysterectomy: how far can we go? Curr Opin Urol 2011;21(1):78.
25. Weinstein GS, O' Malley BW Jr, Snyder W, Sherman E, Quon H. Transoral robotic surgery: radical tonsillectomy. Archives of Otolaryngology-Head and Neck Surgery 2007;133(12):1220.
26. Wexner SD, Bergamaschi R, Lacy A, Udo J, Brölmann H, Kennedy RH, et al. The current status of robotic pelvic surgery: results of a multinational interdisciplinary consensus conference. Surg Endosc 2009;23(2):438 -443.

05-4

임상종양학의 원칙

종양내과학의 원칙 I 항암제

방영주 / 이경훈

I. 알킬화제

알킬화제는 유기물질의 수소원자를 알킬기(예: R-CH_2-CH_2^+)로 치환시키는 능력을 가진 물질을 말한다. 핵산, 특히 DNA의 알킬화 여부가 세포독성에 가장 중요하며 DNA의 알킬화는 DNA의 파괴 혹은 DNA 가닥의 교차결합*cross-linking*을 유발하여 DNA 복제와 전사를 방해한다. 이와 비슷한 효과가 전리방사선에 의해 일어날 수 있는데, 이로 인해 알킬화제를 'radiomimetic'이라고 부르기도 한다. 이러한 알킬화제의 효과는 현미경상에서 확인이 가능하므로 염색체 구조의 이상 소견을 눈으로 확인할 수 있다. 알킬화제는 돌연변이 유발적이고, 기형 발생적이며, 발암적이고, 세포주기 비특이적 항암제이다. 전쟁에서 사용하기 위해 개발된 독가스인 메클로레타민(니트로겐 머스타드)가 알킬화제로 작용하여 사람의 림프종에 효과가 있음을 확인한 것으로부터 항암화학요법의 역사가 시작되었다.

1. 사이클로포스파마이드

사이클로포스파마이드*cyclophosphamide*는 독일에서 1958년에 합성된 메클로레타민의 유도체이다(그림 5-7).

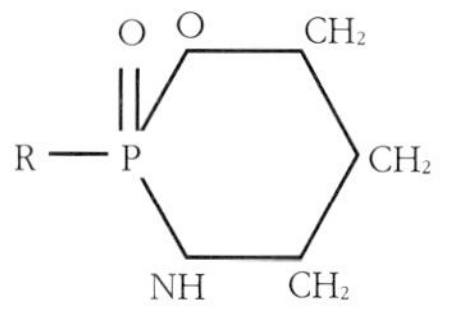

그림 5-7. 사이클로포스파마이드의 구조식

(1) 효능

버킷림프종, 다발성골수종, 난소암에서 단일 약제로 쓰이기도 하지만 대부분 복합요법으로 많이 쓰인다. 대표적인 것으로 악성 림프종, 유방암, 소세포폐암, 신경모세포종, 망막모세포종, 연조직 육종, 유잉육종, 일부 백혈병 등에 쓰인다. 양성 질환 일부에서 면역억제제로 쓰이기도 한다.

(2) 작용 기전

체내에서 여러 활성 혹은 비활성 대사물질로 변화되며, 활성체로는 포스파마이드 머스타드와 아크롤레인이 있고, 항암효과는 포스파마이드 머스타드가 갖고 있는 것으로 알려져 있다. 아크롤레인은 사이클로포스파마이드의 비뇨기 상피세포에 대한 독성을 나타내는데, 이 중 대표적인 것이 출혈성방광염이며, 자유라디칼 제거 물질*free radical scavenger*인 메스나*mesna*를 사용하면 출혈성방광염을 예방할 수 있다.

사이클로포스파마이드에 대한 약제 내성은 글루타티온 대사와 관련이 있는 것으로 알려져 있다. 동물에서 사이클로포스파마이드에 대한 내성은 글루타티온 S-전이효소 그룹의 활성 증가와 관련이 있으며, 인체 백혈병세포의 사이클로포스파마이드에 대한 감수성은 글루타티온 결핍과 관련이 있는 것으로 알려져 있다.

체외 배설은 주로 신장을 통하여 일어나며 전체의 30%가 변화되지 않고 소변으로 배설된다.

(3) 독성

골수기능 억제가 용량 제한 독성이며, 그 밖에 지연성 구토, 오심 등이 고용량 투여 시에 나타날 수 있고 설사, 출혈성대장염, 점막 자극 증상, 구강 궤양 등이 나타날 수 있다. 탈모가 흔히 나타나며, 약 15%에서 출혈성방광염이 나타나 미세 혈뇨에서부터 다량의 육안 혈뇨와 피떡 *blood clot*으로 인한 요도폐쇄까지 다양하게 나타난다. 방광 부위에 방사선치료를 받은 경우는 더욱 흔하게 나타난다. 스틸웰 등은, 100명의 출혈성방광염 환자의 주요 증상이 육안적 혈뇨(78%)와 자극성 배뇨증상(45%)이었으며, 9명에서 방광절제술이 필요하였고 5명에서 방광암이 발생하였음을 보고하였다. 탈수는 출혈성방광염의 발생을 증가시킨다. 드물지만 치명적인 결과를 초래할 수 있으며 포르말린의 방광 내 투여나 수술이 필요할 수도 있다. 그 밖에 방광 섬유화나 방광암을 일으킬 수도 있다. 고용량이 사용되는 골수이식 환자에서는 메스나가 출혈성방광염을 예방할 수 있으나 표준 용량 사용 시에도 효과가 있는지는 확실하지 않다. 다른 부작용으로는 중등도 혹은 중증의 면역억제가 일어날 수 있으며, 또한 면역증강이 일어날 수도 있다. 고용량(50mg/kg 이상)으로 다량의 수분과 같이 투여했을 때, 특히 소아에서 수분독성 *water toxicity*이 나타날 수 있다. 이는 사이클로포스파마이드와 그 대사물질이 신세뇨관에서 직접적인 항이뇨 효과를 나타내기 때문이며 푸로세미드의 동시 투여로 예방할 수 있다. 이 경우 소변을 알칼리화하면 사이클로포스파마이드의 방광에 대한 독성이 증가하게 되므로 주의해야 한다. 불임, 태아독성, 지연성 발암 등의 독성도 있다. 장기간 알킬화제 치료를 받는 환자에서 백혈병 발생의 위험도는 치료 시작 2~9년 후부터 1~1.5%/년의 발생 위험도가 있다. 고용량(180mg/kg을 4일 이내 투여, 1.55g/m^2/일 이상을 4회 투여 등)에서는 심장독성이 나타날 수 있다. 표준 용량에서도 드물게 심전도의 이상이 나타날 수 있으며 폐 섬유화도 나타날 수 있다.

매우 드물지만 발열, 정맥 자극, 아나필락시스, 피부와 손발톱의 착색, 간독성 등이 나타날 수도 있다. 가벼운 간독성의 경우 아자티오프린을 같이 투여하면 간 괴사가 일어날 수 있다. 그 밖에 안면부 작열감, 시각장애, 즉각적인 구강 인두의 감각 이상, 일시적인 중추신경 증상 등이 나타날 수 있다. 만성 림프구성백혈병 환자에서는 드물지만 용혈성빈혈이 일어날 수 있다.

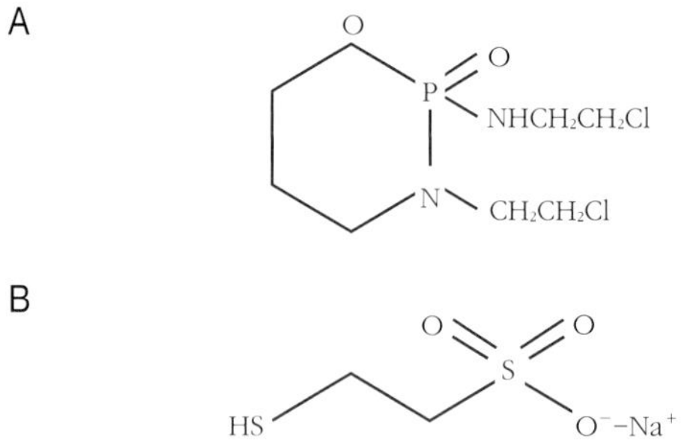

그림 5-8. 이포스파마이드(A)와 메스나의 구조식(B)

2. 이포스파마이드

이포스파마이드*ifosfamide*는 1960년대 중반에 독일에서 사이클로포스파마이드의 이성체로 합성되었다. 초기에는 심한 요로독성으로 인해 사용이 제한되었으나 메스나의 사용으로 다시 쓰이게 되었다(그림 5-8).

(1) 효능

사이클로포스파마이드의 효능과 비슷하지만 일부 다른 부분도 있다. 특히 고환암과 육종에 대해서 사이클로포스파마이드보다 우수하며, 그 밖에 악성 림프종과 췌장암, 자궁경부암, 난소암, 유방암 등에도 항암효과가 있다.

(2) 작용 기전

사이클로포스파마이드와 거의 같지만 구조상의 차이와 특히 대사 과정의 차이에 의해 작용 기전에도 약간의 차이가 있다. 이포스파마이드는 간에서 사이클로포스파마이드보다 천천히 히드록실화*hydroxylation*되며 알킬화 주변 사슬의 탈염화에틸화*dechloroethylation*가 보다 많이 일어나기 때문에 알킬화능이 크게 감소된다.

(3) 독성

출혈성방광염은 이포스파마이드의 대표적 독성이나, 메스나 사용으로 거의 예방할 수 있게 되었다. 메스나는 별다른 부작용이 없으나 고용량 투여 시 위장관계 증상이 나타날 수 있다. 이포스파마이드는 메스나와 함께 쓰일 경우 독성이 사이클로포스파마이드와 비슷하다. 고용량의 이포스파마이드를 지속적으로 주입하면 메스나 사용에도 불구하고 신부전이 발생할 수 있으며, 표준 용량 사용 시에도 임상적으로 뚜렷하지 않은 신장독성이 나타날 수 있다. 시스플라틴과 같은 신장독성 제제들과 함께 사용할 때에는 신장독성이 증가한다. 중추신경계 독성이 0~50% 보고되고 있으며 대개 의식수준의 저하로 나타나지만 심한 경우 혼수, 사망에 이를 수도 있다. 그 밖에 경련, 환각, 기억력 감퇴, 소뇌기능장애, 근력 저하, 실금, 착란 등이 올 수 있다. 중추신경계 독성은 약물 투여 후 2시간 이내에 나타나며 투약 중지 후 1~3일 후에는 저절로 사라지고 특별한 치료법은 없다. 이는 용량과 연관이 있다는 보고도 있으나 아직 확실하지는 않다. 그 밖에 골수기능 억제, 오심, 구토, 탈모, 일시적인 간 효소 상승, 두드러기, 무증상의 대사성 산증, 말초신경염 등이 일어날 수 있다. 심장독성은 보고된 바 없다.

3. 부설판

영국에서 1953년에 합성된 부설판*busulfan*은 메클로레타민과 화학적 연관성이 없으며 알킬 설포네이트의 일종이다(그림 5-9).

(1) 효능

만성 골수성백혈병, 적혈구증가증, 골수화생*myeloid metaplasia*, 증상이 있거나 빨리 진행하는 특발성 혈소판증가증*essential thrombocytosis* 등에 쓰인다.

(2) 약리학적 특성

경구 투여로 흡수가 잘 되며 혈중 농도는 투여량과 직선상으로 비례한다. 1일 1회 투여 시 체내 축적 효과는 없으며 체내에서 혈중단백질에 32%, 혈액세포에 47%가 결합한다. 골수이식술에서 고용량 투여 시 뇌척수액에 침투하여 혈중 농도에 가까운 뇌척수액 내 농도를 나타낸다.

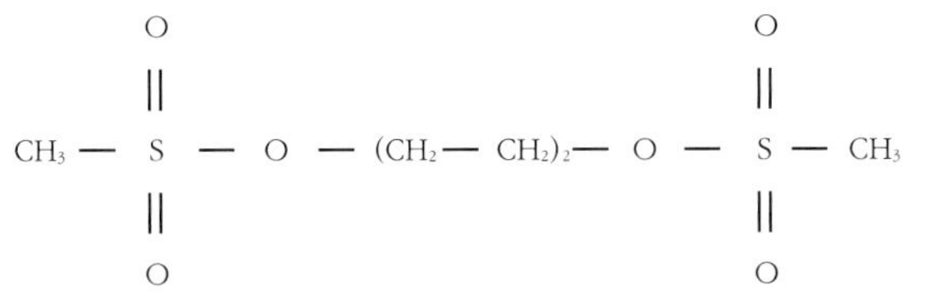

그림 5-9. 부설판의 구조식

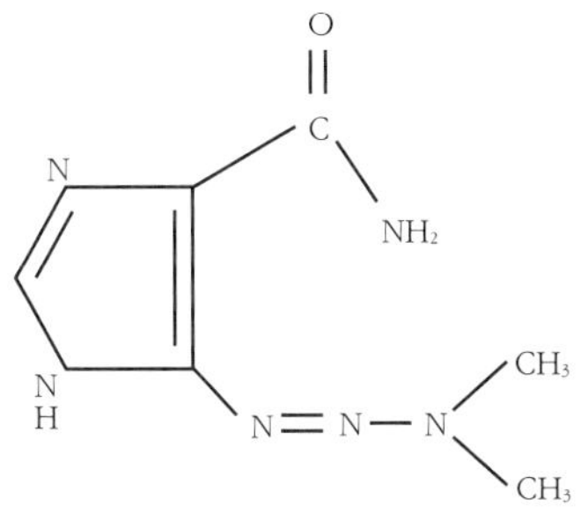

(3) 독성

경구 표준 용량 사용 시 주요 독성은 골수기능 억제이다. 간혹 불가역적으로 백혈구와 혈소판을 감소시키는 경우도 있다. 지연성 골수기능 억제도 있어 용량 조절이 어려울 수도 있다. 때로 소화기계 증상이 있을 수 있으며(오심, 구토, 설사, 미각 소실, 체중 감소) 매우 드물지만 출혈성방광염도 나타날 수 있다. 장기간 투여 시에는 피부 색소침착, 폐 섬유화, 심내막 섬유화, 백내장, 남성 유방비대증, 담즙정체성 황달, 피로, 피부 발진(결절홍반, 두드러기, 대수포진), 2차성 폐암 등이 올 수 있다. 골수이식술에서 고용량 사용 시는 중추신경계 독성과 방사선상기 피부반응이 있을 수 있다.

4. 다카바진(DTIC)

이미다졸 카르복사마이드*imidazole-carboxamide* 유도체의 일종이다(그림 5-10).

(1) 효능

악성 흑색종과 림프종에 쓰인다. 일부 내분비종양과 육종에서도 쓰인다.

(2) 약리학적 특성

다카바진은 세포주기 비특이적이며 스케줄에 따른 의존성이나 용량 반응 관계는 없다. 면역억제 효과는 미미하다. 반감기는 5시간이며 약 20%가 혈중단백질이나 조직에 결합하며 주로 신장으로 배설된다. 혈뇌장벽은 잘 통과하지 않는다.

(3) 독성

급성 독성으로 미각 소실, 심한 오심, 구토 등이 대부분에

그림 5-10. 다카바진의 구조식

서 나타나지만, 2~3번 반복 투여하면 이런 증상들은 감소한다. 농도가 진하면 정맥을 자극하고, 혈관 밖으로 샜을 때 심한 조직 괴사를 일으킨다. 또한 광과민성을 일으킬 수 있으므로 투여 후 며칠 동안 햇빛을 피하는 것이 좋다. 용량 제한 독성은 골수기능 억제이며 심한 경우는 드물다. 임상적으로는 간독성이 문제가 될 수 있는데, 소간정맥의 혈전증을 동반한 치명적인 광범위 간 괴사를 일으킬 수 있다. 발생률은 0.01~3% 정도로 보고되고 있다. 드물게 유행성독감증후군*flu like syndrome*, 오한, 피로감, 어지러움, 안면홍조, 감각의 이상, 탈모, 아나필락시스, 뇌기능장애, 말초신경증, 호산구증, 심근병증 등을 일으킬 수 있다. 다카바진은 돌연변이 유발적이고 기형 발생적이며 발암적이다.

5. 니트로소우레아: 카르무스틴(BCNU), 로무스틴(CCNU), 세무스틴(MeCCNU)

니트로소우레아*nitrosourea*는 1960년대에 개발된 친지방성 알킬화제의 일종이다(그림 5-11).

(1) 효능

뇌종양(BCNU)과 악성 림프종(CCNU)에 쓰이며, 폐암(CCNU), 흑색종(BCNU), 다발성골수종(BCNU), 대장암(MeCCNU, BCNU)에도 항암효과가 있다.

BCNU; 1, 3-Bis(2-클로로에틸)-1-니트로소우레아

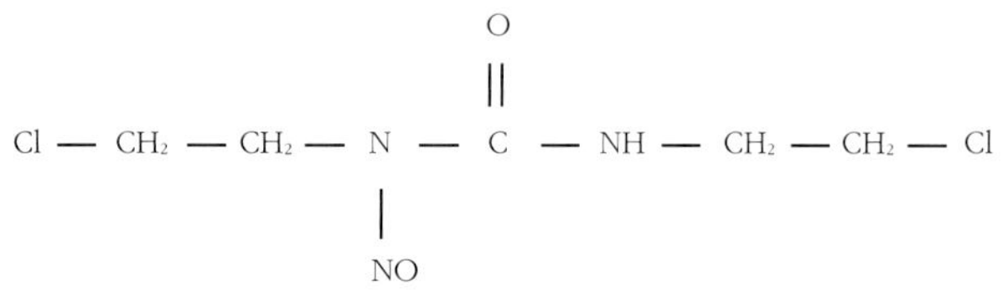

$$Cl-CH_2-CH_2-N(NO)-C(=O)-NH-CH_2-CH_2-Cl$$

CCNU; 1-(2-클로로에틸)-3-사이클로헥실-1-니트로소우레아

$$Cl-CH_2-CH_2-N(NO)-C(=O)-NH-C_6H_{11}$$

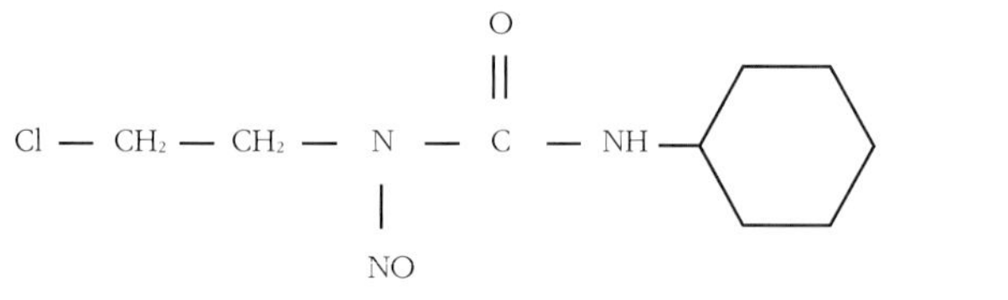

MeCCNU; 1-(2-클로로에틸)-3-(4-메틸사이클로헥실)-1-니트로소우레아

$$Cl-CH_2-CH_2-N(NO)-C(=O)-NH-C_6H_{10}-CH_3$$

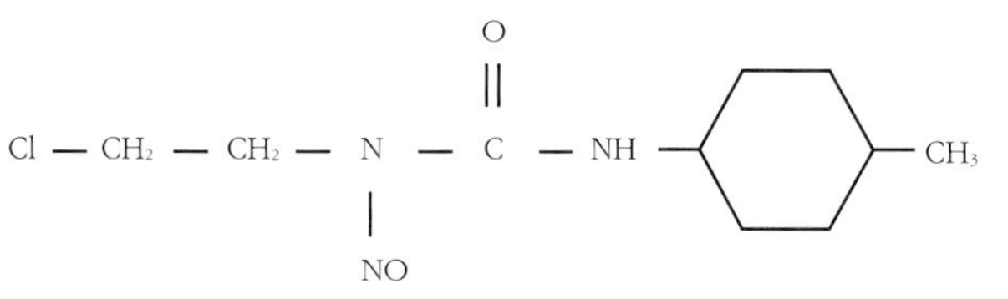

그림 5-11. 니트로소우레아의 구조식

(2) 작용 기전

대사 과정을 거쳐 다양한 효과를 나타낸다. 그중 하나가 가수분해*hydrolysis*에 의해 염화에틸디아조늄 이온을 형성하고, 이는 DNA를 알킬화시켜 교차결합을 형성한다. DNA에 대한 알킬화와 교차결합의 형성은 구아노신 잔류물을 포함하고 있는 DNA 가닥에 특이적이다. 다른 작용으로는 DNA 교정을 방해하며 약간의 세포주기 특이적인 효과도 있다. 이처럼 다양한 작용 기전으로 다른 알킬화제제와 교차내성이 없다.

지용성 성질이 강하며 혈뇌장벽을 쉽게 통과하므로 뇌종양 치료에 사용된다.

(3) 독성

주요 독성은 오심, 구토이다. 투여 후 3~6시간 후 나타나며 하루 이상 지속되지는 않는다. 공복에 투여하면 이를 줄일 수 있다. 다른 독성으로는 지연성 골수기능 억제가 있어 투여 후 4~6주 후에 골수기능 저하가 나타날 수 있다. 면역억제 효과는 미미하다. 장기간 투여 시 폐독성이 나타날 가능성이 많다. BCNU 고용량 투여 시 약 9%에서 폐 섬유화가 나타나며 1,400mg/m^2 이상이면 발생 위험도가 급격히 증가한다. 드물지만 구내염, 탈모, 신장기능장애(축적 용량이 CCNU, MeCCNU 1,400mg/m^2 이상), 간기능장애(총담관의 상피세포 소실에 의한 담즙저류), BCNU와 접촉한 피부의 색소침착, 남성 유방비대증, 신경독성(시신경염, 지남력장애, 기면, 운동실조, 구음장애 등) 등의 독성과 두부 방사선치료와 병행 시에는 시신경염*optic neuritis*으로 인해 갑자기 시력이 소실될 수도 있다. BCNU는 주사 시에 주사 부위에 통증을 유발할 수 있으며 투여 속도나 농도를 감소시켜도 통증이 가라앉지 않을 수 있다. MeCCNU는 실온에서 매우 불안정하여 실온보관 시 폭발을 일으킬 수도 있다. 자가골수이식에서 고용량으로 사용하면 간의 정맥폐색질환, 폐독성, 뇌척수신경병증, 심장독성 등이 나타날 수 있다. 균상식육종*mycosis fungoides*에서 국소치료제로 쓰이기도 하며 접촉성 피부염, 색소침착, 모세혈관확장증, 소양감, 니콜스키양 피부박리증이 나타날 수 있다. 다른 알킬화제와 마찬가지로 돌연변이 유발적이고 기형 발생적이며 발암적이다. 메틸 CCNU는 백혈병을 일으킬 수 있

으며 다른 니트로소우레아도 마찬가지이다. 또한 척수형성이상*myelodysplasia*을 유발할 수 있으며 발암원*carcinogen*이므로 다루는 데 주의를 요한다.

6. 멜팔란(알케란, L-PAM)

멜팔란*melphalan*은 메클로레타민의 페닐알라닌 유도체로 1953년에 합성되었다. 경구용 혹은 주사용 제제가 있다(그림 5-12).

(1) 효능

다발성골수종, 유방암, 난소암 등에 쓰인다.

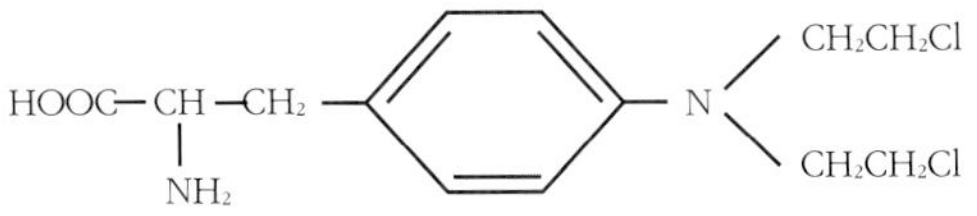

그림 5-12. 멜팔란의 구조식

(2) 독성

다른 알킬화제와 비슷한 독성을 보인다(골수기능 억제, 오심, 면역기능 저하, 불임, 폐 섬유화, 발암현상 등). 드물게 용혈성 빈혈을 일으킬 수 있다. 고용량 요법 시에는 과민성 반응과 SIADH 등이 나타날 수 있다. 사춘기 여성에서 난소기능부전을 일으킬 수 있다.

(3) 용량 및 투여 방법

매일 투여하는 경우 골수기능 억제가 심하게, 그리고 예측 불가능하게 올 수 있어 간헐적 '박동*pulse*' 용법이 선호된다. 보통 4일간 0.25mg/kg/일을 투여하고 이를 4~6주 간격으로 반복한다. 하루 중 투여 시간에 따라서 골수기능 억제 정도가 달라진다는 동물실험 결과가 있어 아침에 투여하는 것이 권장되며 공복 시에 투여한다. 신장기능 저하 시에는 용량을 감소하여 투여하는 것이 좋다.

7. 시스플라틴

1965년에 로젠버그 등은 백금 전극을 통하여 전류를 흘리면 대장균*E. coli*의 복제가 억제됨을 발견하였고, 이는 곧 백금 복합체의 방출 때문인 것으로 알려졌다. 이러한 백금 복합물 중 대표적인 것이 시스플라틴*cisplatin*〔cis-디클로로디아민플라티늄(II)〕이다(그림 5-13).

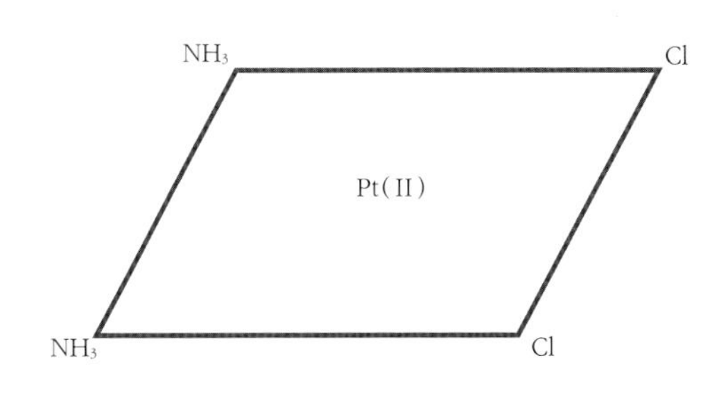

그림 5-13. 시스플라틴의 구조식

(1) 효능

시스플라틴은 종양 치료에 가장 광범위하게 쓰이는 약제 중 하나이다. 난소암과 고환암에서 다른 약제들과 함께 완치 목적으로 쓰이며, 방광암, 두경부암, 자궁경부암, 폐암(특히 소세포폐암), 골육종, 신경모세포종 등에서 쓰인다.

(2) 작용 기전 및 특성

DNA에서 가닥 내 교차결합을 형성하고 그 밖에 여러 다른 형태의 결합을 일으켜 DNA 가닥 간 교차결합, DNA-단백질 교차결합, mRNA와의 결합 등을 일으켜 DNA의 합성을 방해한다. 시스플라틴은 강력한 돌연변이 유발제이며 발암제이다. 초기에는 시스플라틴이 세포주기 비특이적이고 스케줄에 비의존적인 것으로 알려져 왔으나, 이후 세포주기에 다양한 영향을 미치는 것으로 알려졌다. 시스플라틴에 대한 약제 내성 기전도 다양하다. ① 세포내로의 섭취의 감소, ② 금속성티오닌*metallothioneines*의 증가, ③ 글루타티온과 글루타티온-S-전환효소의 증가, ④ DNA 교정의 증가, ⑤ 교정되지 않은 DNA 부위에 대한 내성의 증가 등이 있다.

(3) 독성

오심, 구토 등이 거의 모든 환자에서 나타나며, 신장기능 장애는 25%에서 나타난다. 이명 혹은 고주파 영역의 청력 소실이 30%에서 나타난다. 드물지만 천명이나 심박수 증가, 저혈압, 안면부종 등을 동반한 아나필락시스가 나타날 수 있다. 골수기능 저하는 일시적이며, 경미하다. 거의 모든 환자에서 감각 이상이 나타나며, 그 밖에 미각 소실, 주변시의 감소, 전정계 장애, 레미떼 징후*Lhermitte sign*, 경련 등의 신경독성이 나타날 수 있다. 면역기능은 억제 혹은 증강될 수 있으며 다른 알킬화제와 마찬가지로 방사선치료 효과를 증강시킬 수 있다. 고용량 투여 시에는 골수기능 억제와 심한 신경독성이 용량 제한 독성이며 망막손상과 이독성이 일어날 수 있다.

만니톨 이뇨작용으로 신장독성을 감소시킬 수 있다는 것이 알려지기 전까지는 신장독성 때문에 시스플라틴 사용이 저조했다. 이러한 신장독성은 시스플라틴 자체가 아니라 비활성 대사물질에 의한 것으로 알려져 있다. 신장독성의 결과 세뇨관기능장애에 의한 심한 저칼슘혈증, 저칼륨혈증, 저마그네슘혈증, 염분 소실에 의한 저나트륨혈증, 체액 감소 등과 드물지만 SIADH 등이 나타날 수 있다. 지연성 독성으로는 가임 능력의 감소, 2차 악성종양(주로 급성 백혈병), 레이노드 현상, 영구적인 감각이상(40%)과 영구적인 사구체 여과율의 감소 등이 있다.

8. 카보플라틴

시스플라틴의 독성을 줄이면서 항암효과는 같게 하기 위하여 여러 연구들이 시행되었고, 이를 통해 카보플라틴 *carboplatin*이 개발되었다(그림 5-14).

(1) 효능

카보플라틴은 시스플라틴과 같은 항암능력을 갖고 있으나 그 독성은 매우 달라 신장기능이 감소되어 있거나 시스플라틴과 같이 투여하는 수분량을 견디기 어려운 경우 또는 신경독성이나 청력이상이 발생할 위험성이 높은 경우에 시스플라틴 대신 사용할 수 있다. 또한 난소암에서 시스플라틴이 포함된 항암화학요법에 실패한 경우에 구제 화학요법으로 사용할 수 있다.

(2) 독성

용량 제한 독성은 골수기능 억제이며, 특히 혈소판감소증이 문제가 된다. 혈소판감소증은 투약 후 17~21일에 최저치에 이르고 28일이 되어야 회복이 된다. 그러나 약 반수의 환자에서는 5~6주가 걸려야 회복이 된다. 신장독성은 25%의 환자에서 나타나며 시스플라틴에 비하여 매우 경미하고 많은 양의 수분이나 만니톨의 투여는 불필요하다. 약 75%의 환자가 구토를 경험하지만 시스플라틴에 비해 경미하다. 신경독성(6%)과 청력장애(1%)는 드물다. 그 밖에 간독성(1/3에서 알칼라인 인산분해효소 증가, 이보다는 드물지만 아미노전달효소의 증가), 탈모(2%), 알레르기 반응(2%), 감기 같은 증상(1%)과 투여 부위의 통증(1%) 등이 나타날 수 있다. 카보플라틴은 돌연변이 유발적이고 발암적이지만 시스플라틴에 비해서는 약하다.

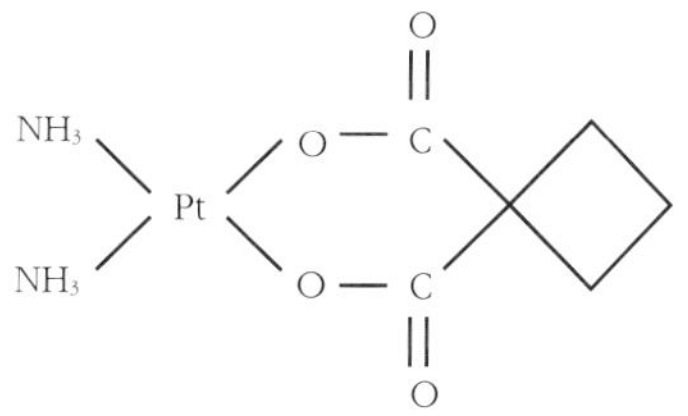

$$\begin{array}{l} NH_3 \\ \quad\;\; \backslash \\ \quad\;\; Pt \\ \quad\;\; / \\ NH_3 \end{array} \; \begin{array}{l} O-C(=O) \\ \\ O-C(=O) \end{array} \text{(cyclobutane)}$$

그림 5-14. 카보플라틴의 구조식

9. 옥살리플라틴

(1) 효능

전이성 대장암, 위암 등에서 5-플루오로우라실과 폴리닌산*folinic acid*과 병합하여 쓰인다.

(2) 독성

용량 제한적 독성은 말초 신경병증으로 85~95%에서 나타난다. 수족 말단, 드물게 입 주위, 식도, 기도관의 신경이상이 나타나며 추위에 의해 악화된다. 한 주기당 용량이 100mg/m^2 이상일 때부터 발현되고, 용량이 증가할수록 빈도가 증가하며 대부분 투약 중단 시 회복된다. 이외에 임상연구에서 보고된 다른 부작용은 과민 반응(0.5%), 신장기능장애(3%), 중등도의 탈모(2%), 호중구감소성 발열(2% 미만)이다. 골수기능 억제는 흔하지 않으나 다른 제제와 병합했을 때 나타나고 신장독성은 연관되어 있지 않다. 옥살리플라틴의 주된 독성은 신경독성이므로 시스플라틴의 경우와 달리 전 처치의 수액 공급은 필요하지 않다.

10. 테모졸로마이드

테모졸로마이드*temozolomide*는 1984년에 새로이 개발된 2세대 알킬화제로, 경구복용 후 생체 내 이용률이 100%에 달하는 이미다조테트라진*imidazotetrazine* 유도체이다.

(1) 효능

주로 원발성 뇌종양인 악성 신경교종의 치료에 사용된다.

(2) 작용 기전

그 자체로는 세포독성이 없으나 생리적 pH에서 MTIC〔3-methyl-(triazen-1-yl)imidazole-4-carboxamide〕로 빠르게 변환되어 활성을 가지게 된다. MTIC는 다시 5-amino-imidazole-4-carboxamide(AIC)와 methylhydrazine으로 수화되는데, AIC는 퓨린과 핵산의 합성과정에서 중간대사체로 작용하고 methylhydrazine은 알킬화제로 작용한다. 주된 항암작용은 DNA의 알킬화에 의하여 일어나는데, 알킬화는 구아닌의 O6와 N7 위치에서 일어난다.

(3) 독성

가장 흔한 독성은 오심, 구토, 두통, 피로감이다. 부작용은 NCI 기준으로 1도나 2도에 그치는 것이 대부분이고 저절로 회복되나, 3도 또는 4도의 오심, 구토가 각각 10%, 6%에서 발생했다. 골수독성이 용량을 제한하는 부작용으로 첫 수 회에 발생하나 축적되지는 않는다. 골수독성은 치료 주기 중 후반부에 발생하여 혈소판감소증은 치료 주기 중 26일째에, 과립구감소증은 28일째에 발생했다. 대부분은 최저 수치로부터 14일 내에 정상까지 회복하는데, 다음 주기를 지연시키는 골수 부작용은 혈소판감소증이 20%에서, 과립구감소증이 14%에서 발생했다. 그 외에 발열, 요통, 부종, 현기증, 불면증, 변비, 설사, 복통, 식욕 감퇴 등이 5% 이상에서 발생할 수 있는 부작용이다.

Ⅱ. 항생제

임상에서 사용되는 항암효과를 갖고 있는 항생제는 주로 토양에 있는 진균인 스트렙토미세스*streptpmyces*의 여러 균주들에서 추출한 물질들이다. 이들은 여러 기전으로 종양세포를 죽이는 효과를 나타낸다. 모든 항생제들은 대개 개재*intercalation*과정이라 불리는 염기쌍 간의 간치*interposition*에 의해 DNA에 결합할 수 있고, 결과적으로 DNA 헬릭스의 코일을 풀게 된다. 이러한 변형은 DNA 혹은 RNA의 합성을 저해한다. 이들 약물들은 또한 자유라디칼*free radical*을 형성하여 DNA에 손상을 입히기도 하며, 중요한 금속 이온들을 킬레이트할 수도 있으며, 세포 내로 들어가지 않고도 세포막에 직접적인 영향을 미쳐 세포독성 효과를 나타낼 수도 있다. 이들 약물들은 세포주기 비특이적이다.

이들 군의 약물에는 독소루비신, 다우노루비신, 닥티노마이신, 블레오마이신, 플리카마이신(미스라마이신), 마이토마이신 C, 스트렙토조신, 미톡산트론 등이 있다.

1. 독소루비신(아드리아마이신)과 다우노루비신

독소루비신*doxorubicin*과 다우노루비신*daunorubicin*은 서로 밀접한 관계를 갖고 있는 안트라사이클린 항생제이다. 화학적으로 이들은 14번 탄소의 수산화기 그룹 하나만이 다르며(그림 5-15), 따라서 독소루비신을 수산화다우노루비신이라 부르기도 한다.

(1) 효능

다우노루비신은 주로 급성 백혈병 치료에 쓰이며, 독소루비신은 악성 림프종, 백혈병, 연조직 육종 및 여러 암종에서 광범위 항종양 효과를 가지고 있어 가장 널리 이용되는 항암제 중 하나이다.

(2) 작용 기전

독소루비신과 다우노루비신은 종양세포 내로의 유입 없이 직접적인 세포살해 효과를 나타낼 수 있으며, 개재, 금속 이온 킬레이션, 자유라디칼의 생성에 의해 DNA에 손상을 입힐 수 있다. 독소루비신은 DNA 기능에 중요한 효소인 DNA 국소이성화효소 II의 작용을 방해하며, 다우노루비신은 DNA 중합효소의 작용을 방해하고 유전자 표현 조절에 영향을 미칠 수 있다.

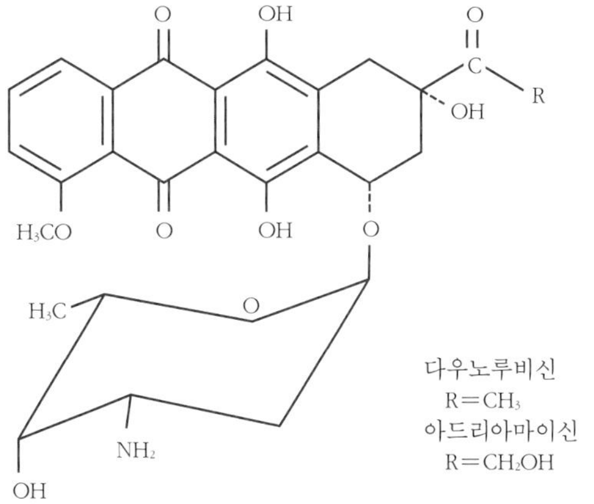

다우노루비신 R=CH_3
아드리아마이신 R=CH_2OH

그림 5-15. 독소루비신(아드리아마이신)과 다우노루비신의 구조식

이 약물들은 다양한 세포 파괴 기전 외에 독특한 심장독성을 나타내는데, 이러한 심장독성의 기전으로 여러 가설들이 제시되었다(① 자유라디칼-의존 지방 손상, ② 효소기능 억제, ③ 미토콘드리아 효과, ④ 심장세포에서의 칼슘 이동의 변화, ⑤ 혈관작용 물질의 방출, ⑥ 심장 내에서의 포스포리파제 작용 증가, ⑦ 혈액 관류의 변화 등). 이러한 변화들은 독소루비신 자체에 의하여 유발될 수도 있으며, 주요 대사산물인 독소루비시놀*doxorubicinol*에 의해 유발될 수도 있다. 그러나 아직까지 심장독성의 정확한 기전은 밝혀지지 않았다.

(3) 독성

독소루비신과 다우노루비신 모두 심한 골수기능 억제, 탈모, 구내염, 오심, 구토 그리고 혈관 외 유출 시 심한 조직괴사를 유발할 수 있다. 특히 손에서의 혈관 외 유출은 매우 위험하므로 손에서의 정맥주사는 피해야 한다. 유출이 확인된 환자에게는 즉시 냉습포를 하고 피부이식을 고려해야 하는 경우도 있다. 현재까지는 독소루비신의 혈관외 유출을 치료할 수 있는 효과적인 해독제는 없다. 이외에도 수술 후 상처 회복이 지연되거나 약물을 동맥 내로 투여받은 환자에서 피하조직 궤양 등이 나타날 수도 있다. 매우 드물지만 독소루비신은 신부전, 색소 과다침착, 피부발진, 표피박리증을 동반한 손발톱박리증, 안면홍조, 발열, 오한, 결막염, 아나필락시스 등과 같은 부작용을 야기할 수도 있다. 약물 투여 후 환자들의 소변이 붉은색으로 변화할 수 있지만 아무런 해가 없음을 미리 설명해주는 것이 좋다.

안트라사이클린은 면역억제 효과는 적으며 돌연변이 유발적이고 기형 발생적이며 발암적이다. 독소루비신은 방사선감작제로 작용할 수 있으므로 이 두 가지 치료법을 병행할 때는 주의가 필요하다. 평상시보다 적은 용량의 방사선치료에도 식도염이 나타날 수 있으며, 방사선치료가 끝난 후에 독소루비신 투여로 인한 '면역회상현상*recall phenomenon*'이 나타날 수도 있다. 독소루비신으로 인한 독성은 다른 항암제와 함께 투여할 때 증가될 수 있다. 예를 들어 급성 백혈병에서 시타라빈을 지속적으로 주입하면서 독소루비신을 투여하면 치명적인 괴사성 장염이 발생할 수 있다.

독소루비신과 다우노루비신의 가장 중요한 용량 제한 독성은 심장독성이다. 심장 손상은 크게 두 가지 형태로 나타난다. 하나는 용량에 상관없이 약물 주입 후 언제라도 발생할 수 있는 급성 독성으로, 이는 주로 부정맥의 형태로 나타나며 임상적으로 문제가 되는 경우는 드물다. 드물게 심근심낭염이 발생할 수도 있는데 치명적일 수 있다. 심장독성의 두 번째 유형은 지연성 심근병증과 이로 인한 울혈성 심부전으로 치료 중단 후 7년이 경과한 후에도 발병할 수 있다. 이것은 근섬유의 분절*fragmentation*과 소실, 미토콘드리아의 부종과 세포내 봉입*inclusion* 등의 특징적인 조직학적 변화를 나타낸다. 이와 같은 조직학적 변화는 초기에는 국소적으로 나타나지만 약물투여를 계속하면 범위가 확산된다.

심장독성이 발생하지 않는 독소루비신과 다우노루비신의 안전한 용량은 없지만, 축적 용량이 400mg/m² 이하인 경우에는 임상적으로 문제가 되는 심장독성이 드물며, 따라서 독소루비신과 다우노루비신의 축적 용량을 550mg/m² 이하로 제한하여 사용하는 것이 심장독성을 피할 수 있는 가장 실제적이고 유용한 방법이다. 이전에 종격동이나 심장에 방사선을 조사받은 환자, 알킬화제제 치료를 받은 환자에서의 최대 축적 용량은 450mg/m²이다. 그 밖에 5년 이상 된 고혈압 환자, 관상동맥이나 판막, 심근질환을 앓고 있는 환자, 그리고 70세 이상의 환자 등에서도 축적 용량을 450mg/m²로 제한한다.

심장독성을 임상적으로 예측하기 위한 많은 시도들이 이루어졌으나 아직까지 효과적인 방법은 없으며, 울혈성 심부전의 증상을 주의 깊게 관찰하고 안트라사이클린 제제의 투여 총량에 대한 지침을 고수하는 것이 최선의 방법이다. 그러나 현재 심장질환이 의심되는 환자는 좌심실의 박출계수*basal LVEF*를 측정하는 것이 필요하다.

LVEF가 30% 이하인 경우에는 독소루비신을 투여해서는 안 된다. basal LVEF가 30~50%인 경우에는 LVEF가 10% 이상 감소하거나 LVEF가 30% 이하가 되면 독소루비신 투여를 중단한다.

2. 블레오마이신

블레오마이신*bleomycin*은 1962년에 일본 광산에서 채집된 토양 속에서 발견된 Streptomyces verticillus에서 추출된 항생물질 복합체로 최소 13개의 분획으로 나누어진다. 분획 A_2가 가장 활성도가 높은 것으로 알려져 있으나, 혼합물별로 각 분획의 조성이 달라도 임상적 효능에는 차이가 없다(그림 5-16).

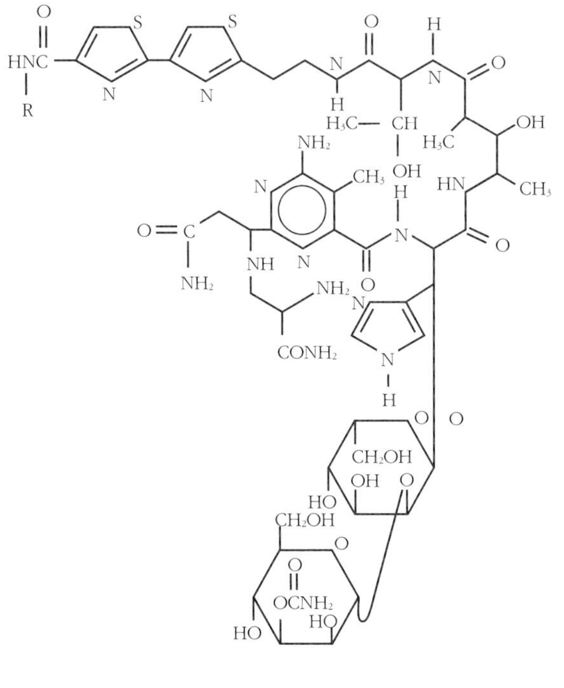

그림 5-16. 블레오마이신의 구조식

(1) 효능

림프종과 생식세포종양에 가장 많이 쓰인다. 두경부암, 자궁경부암, 피부암, 외음부암 등의 상피세포암과 고환암 등에 중등도의 항암효과가 있다. 단독 요법으로는 잘 쓰이지 않는다.

(2) 작용 기전

DNA에 결합하는 부위와 활성산화환원자리*active redox site*를 갖고 있다. 활성산화환원자리는 철의 제일철형 *ferrous form*과 결합한 후 〔블레오마이신-Fe(II)-O2〕 DNA와 결합하여 제일철 이온에서 산소가 전자를 공급하면 DNA가 파괴된다. 이러한 DNA 분절*fragmentation*로 외가닥 혹은 이중가닥 DNA 파편이 생성된다. 세포에 따라서 세포주기에 다양한 영향을 미친다. 예를 들면 어떤 세포에서는 분열 증식하는 세포보다 분열하지 않는 세포에 대한 독성이 더 크고, 다른 세포에 대해서는 G_2 특이성을 나타내기도 한다. 약제 내성 기전은 세포 내로의 흡수 정도의 변화, DNA 파괴력의 감소, DNA 복구의 증가 등 여러 인자들이 관여하는 것으로 알려져 있다. 동물실험에서는 암세포와 간, 신장에 있는 블레오마이신 가수분해효소가 블레오마이신을 분해하는 것으로 밝혀졌는데 피부와 폐, 골수에는 이 효소가 없다. 따라서 임상적으로 피부와 폐에 생기는 암에 항암효과가 있는 것과 관련이 있을 것으로 생각된다.

(3) 독성

블레오마이신의 독성은 다른 항암제와는 매우 다르다. 골수기능 억제는 매우 드물고 폐독성이 약 10%에서 나타난다. 전체 환자의 1~2%에서 치명적인 폐 섬유화가 나타나며, 2~3%에서는 치명적이지는 않지만 폐 섬유화가 나타난다. 이러한 폐 섬유화의 위험인자로는 이전에 방사선 치료를 받은 적이 있거나 치료 전에 폐질환이 있던 경우, 마취시의 고농도 산소 투여, 70세 이상의 고령, 1회 투여 용량이 26units/m^2 이상, 축적 용량 400units 이상, 다른 항암제와 같이 투여하는 경우 등이다. 드물지만 과민성 반응에 의해서 폐기능 이상이 나타날 수 있으며 이 경우에는 발열, 미만성 폐실질 침윤의 소견, 고호산구혈증 등이 나타나며 부신피질스테로이드에 반응한다. 심한 경우는 수 개월간의 스테로이드 치료가 필요할 수도 있다. 그러나 폐 섬유화로 진행하는 경우 뚜렷한 치료법은 없다. 폐 섬유화에 따른 사망원인으로는 호흡부전에 의한 경우가 가장 많고, 드물게 자발성 기흉으로 사망할 수도 있다. 폐기능의 이상을 일찍 발견하는 것이 중요한데, 이는 진단 당시의 폐기능 감소의 정도와 경미한 폐기능 이상이 있을 때 블레오마이신 계속 투여 여부가 예후를 결정하기 때문이다. 정기적으로 폐기능 검사를 하는 것이 효용성이 있는지에 대해 논란이 있으나, 대개는 정기적으로 폐기능 검사를 시행하여 폐확산능(DLCO)이 치료 전보다 40% 이하로 감소하면 약물 투여를 중지한다. 매번 투약 전마다 호흡곤란 유무와 청진상 미세한 염발음의 유무 등을 확인해야 한다. 약 50%의 환자에서 점막피부병변이 나타나는데, 이에는 홍반, 색소침착, 전신 경화, 조갑소실, 피부궤양 등과 점막의 염증, 탈모 등이 있다. 이러한 피부-점막 병변은 투여 용량과 관련이 있고 가역적이다. 그러나 드물지만 레이노드 현상이 나타날 수 있고 괴저로 진행할 수 있다. 다른 독성으로는 오심, 구토, 투여 부위의 정맥혈전염, 미각 소실, 체중감소, 쇠약감, 발열, 연조직 석회화 등이 나타날 수 있다. 면역억제 효과는 없으며 돌연변이 유발적이고, 기형 발생적이다. 또한 드물게 지남력 소실, 공격적 행동, 혈뇨, 방광염 등이 나타날 수 있다. 급성 흉통증후군이 약 3%에서 나타나는데, 이 때문에 약물 투여를 중단할 필요는 없다. 블레오마이신을 다른 항암제나 방사선치료, 온열요법 등과 함께 투여하면 피부독성, 폐독성이 증가한다. 예를 들면 고환암 환자에서 복합 항암요법으로 다른 약물과 같이 투여하면 레이노드 현상이 40%의 환자에서 나타나며, 니페디핀의 투여로 증상을 감소시킬 수 있다. 그러나 혈전성 미세혈관병증이나 다른 허혈성 혈관 부작용의 경우 효과적인 치료법이 없다. 이러한 병변의 하나로 폐의 정맥폐쇄 질환*veno-occlusive disease*이 나타날 수 있다. 또한 블레오마이신을 투여받은 적이 있는 환자는 마취 시에 폐부종이 올 가능성이 있으므로 투여 산소 농도를 최소화하고 수액 공급을 필요 최소량으로 한다.

드물게 전격성 반응이 올 수도 있는데, 고열, 저혈압, 심폐기능의 저하 등이 나타나며 사망에 이를 수 있다. 이러한 반응은 일종의 아나필락시스로 생각되나, 정확한 기전은 아직 알려져 있지 않으며 주로 림프종 환자에서 나타난다.

3. 마이토마이신

마이토마이신*mitomycin*은 1958년에 Streptomyces caespitosus에서 추출된 항암 항생제이다(그림 5-17).

(1) 효능

표재성 방광암에서 단일 요법으로 방광 내로 투여한다. 그 외는 단일 약제로는 쓰이지 않으며 위암과 췌장암에서 다른 항암제들과 같이 사용된다.

(2) 작용 기전

다른 항암 항생제와는 달리 체내에서 활성화되어 알킬화제로 작용한다. 활성화된 후 DNA의 구아닌이나 사이토신에 결합하여 DNA의 교차결합을 유발하여 DNA의 합성과 기능을 억제한다. 마이토마이신은 체내에서 분해되기도 하며 약제 내성이 있는 세포는 이러한 분해 능력이 더 큰 것으로 알려져 있다. 마이토마이신에 내성을 갖는 세포는 다른 알킬화제들에도 내성을 갖고 있으며, 이는 다중약제 내성과 관련이 있다. 마이토마이신은 세포주기 비특이적이며 면역억제 효과는 경미하다. 저산소성세포에 대해 세포독성이 더 크며 이에 따라 방사선치료와 함께 투여하는 시도들이 이루어지고 있다.

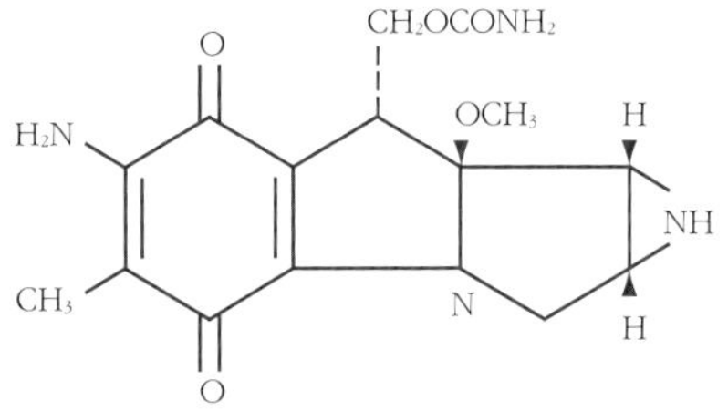

그림 5-17. 마이토마이신의 구조식

(3) 독성

주요 독성은 골수기능 억제이다. 주로 지연성으로 나타나며 축적 효과가 있어 때로 치명적일 수 있다. 이전에 항암화학요법을 여러 번 받았거나 방사선치료를 받은 경우 골수기능 억제가 심하게 나타날 수 있다. 가장 흔한 부작용으로는 오심, 구토이며 투여한 지 1~2시간 후에 나타난다. 대개 경미하지만 오심은 수 일간 지속될 수 있다. 발열과 미각 소실도 있을 수 있다. 투여 부위에 혈관 외 유출 없이 통증, 혈전정맥염, 조직 괴사 등이 올 수 있는데, 이때 피리독신이 국소적 해독제로 사용될 수 있으며 얼음찜질을 한다. 그 밖에 점막 피부반응으로 구내염, 탈모, 피부박리, 소양감 등이 4% 정도에서 나타나며, 심각한 폐, 간, 신장기능 이상이 나타날 수도 있다. 심한 폐독성은 약 10%에서 올 수 있으며, 이 경우 부신피질스테로이드를 투여하고 투약을 중지한다. 지연성 신장독성이 10% 미만에서 나타나며 임상적으로 용혈성 요독증후군*hemolytic-uremic syndrome*과 유사한 양상으로 나타날 수 있다. 이 경우 효과적인 치료법은 아직 없으며 부신피질스테로이드와 집중적인 혈장 교환, 포도상구균 단백 A를 이용한 면역관류*immunoperfusion*, 빈크리스틴 등이 일부 효과가 있다는 보고가 있다. 고용량 투여 시에는 간의 정맥폐쇄 질환이 발생할 수 있다. 독소루비신과 같이 투여하는 경우 심장독성이 증가한다. 마이토마이신은 돌연변이 유발적이고 기형 발생적이며 발암적이다.

4. 미톡산트론

미톡산트론*mitoxantrone*은 심장독성이 없으면서 안트라사이클린의 항암효과를 갖고 있는 아미노안트라퀴논을 합성하는 과정에서 개발되었다(그림 5-18).

(1) 효능

급성 골수성백혈병의 치료에 쓰인다. 그 밖에 유방암, 난

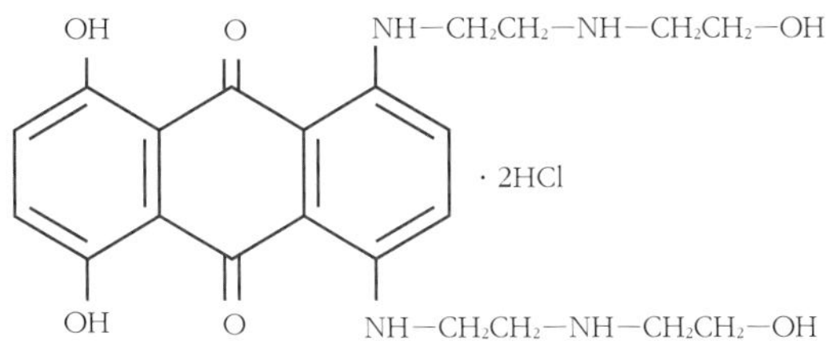

그림 5-18. 미톡산트론의 구조식

소암, 림프종, 전립선암 등에 항암효과가 있다.

(2) 작용 기전

DNA에 결합하여 가닥 간, 가닥 내 교차결합을 일으킨다. DNA의 인산 골격에도 결합하여 DNA 가닥을 파괴한다. 결과적으로 DNA와 RNA의 합성을 강력하게 억제하며 염색체의 분산*scattering*을 일으키고, 세포주기 비특이적이다. 방사선치료와 온열치료의 세포독성을 증가시키며 시타라빈과 상승작용을 보인다.

(3) 독성

다우노루비신의 독성과 매우 유사하지만 탈모가 적으며 혈관 외 유출 시에 조직에 대한 자극이 별로 없다. 백혈병 치료 시에 골수기능 억제가 심하게 나타나며 급성 혹은 만성 울혈성심부전을 유발할 수 있는데, 이는 축적 용량과 관련되어 있기 때문이다. 축적 용량이 140mg/m^{2}에 달하면 2.6%의 환자에서 울혈성심부전이 나타난다. 이전에 독소루비신이나 다우노루비신에 노출된 경우 그 위험성은 증가한다. 소변과 공막이 일시적으로 청색 혹은 청녹색으로 변색할 수 있으며 손발톱의 색깔도 청색으로 변색할 수 있다.

Ⅲ. 식물유도체

항암효과를 갖는 물질 중 식물에서 추출한 것으로는 크게 빈카 알칼로이드와 에피포도필로톡신이라는 두 가지 계열의 약물이 있다.

현재 쓰이고 있는 빈카 알칼로이드에는 빈크리스틴과 빈블라스틴이 있다. 이 두 가지 약물은 유럽 원산의 협죽도과 식물(Catharanthus roseus라 알려져 있는 Vinca rosea Lin)로부터 추출된 알칼로이드이다. 화학적 구조와 작용면에서의 많은 유사점에도 불구하고 이 약물들 간의 항암효과와 독성은 서로 다르고 교차내성도 없다.

포도필린은 Podophyllum peltatur, 일반적으로 메이애플*May apple* 또는 맨드레이크로 알려져 있는 식물의 뿌리에서 추출한 것이다. 1963년에 산도즈는 VP-16-213(에토포시드)과 VM-26(테니포시드)으로 알려진 두 가지 유도체를 합성했는데, 이 두 가지 약제 중에서 에토포시드가 항암제로 사용되기 시작했다.

1. 빈블라스틴

(1) 효능

빈블라스틴(그림 5-19)은 주로 호지킨병과 고환암에서 다른 약제들과 함께 사용된다. 또한 비호지킨림프종, 카포시육종과 조직구증 X, 약제 내성인 융모막암종과 유방암의 치료에도 사용된다. 경우에 따라 폐암, 신장암, 두경부종양의 치료에도 사용된다. 때때로 출산이 임박한 호지킨병 임부에서 고식적 치료로 이용되기도 한다.

(2) 작용 기전

빈블라스틴과 빈크리스틴은 세포 내에서 미세관 단백질들과 결합하여 세포분열 시 이들의 기능을 방해하고 세포분열 중지를 유발하여 항종양 효과를 나타낸다. 또한 고농도의 빈카 알칼로이드는 분열하지 않는 세포를 죽일 수 있고 RNA와 단백질 합성에 다양한 효과를 나타낸다.

빈블라스틴은 또한 세포의 글루타믹산 이용을 차단하여 결과적으로 퓨린 합성, 구연산회로*citric acid cycle*, 요산 합성을 방해하는 것으로 보고되고 있다. 이러한 다양한 작용 기전 때문에 빈카 알칼로이드는 세포주기 특이적 또

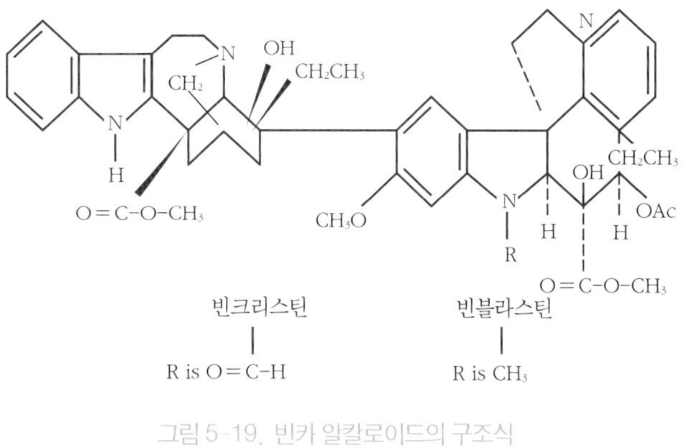

빈크리스틴 R is O=C-H
빈블라스틴 R is CH_3

그림 5-19. 빈카 알칼로이드의 구조식

는 비특이적으로 분류하기가 매우 어렵지만 세포주기 특이적인 것으로 분류한다. 빈블라스틴에 대한 약제 내성은 대개 MOR 유전자에 의한 다중약제 내성 기전에 의한 것으로 생각된다.

(3) 독성

골수기능 억제가 가장 흔하고 위험한 독성이다. 이는 투여 용량과 관련이 있으며, 과립구의 최솟값은 약물 투여 후 5~9일에 나타나고 14~21일쯤 회복된다. 이 외에 보다 드문 독성으로 일시적인 소화기계 증상들(오심, 구토, 변비, 복통), 구내염, 인후염, 탈모, 쇠약감, 광과민성, 피부수포 형성 그리고 드물게 신경학적 문제들이 나타날 수 있다. 심한 국소 자극을 일으켜 정맥혈전염과 국소적인 조직 괴사가 나타날 수도 있다. 동물실험에서 돌연변이 유발적이고 기형 발생적인 것으로 알려졌지만, 사람에서는 보고되지 않았다.

2. 빈크리스틴

(1) 효능

빈크리스틴(그림 5-19)은 대개 급성 림프구성백혈병, 호지킨병, 비호지킨림프종 그리고 윌름스종양의 복합 항암화학요법에 사용된다. 또한 유방암, 일부 뇌종양, 연조직육종, 신경모세포종, 유잉육종, 카포시육종, 자궁경부암, 소세포폐암 치료에도 사용된다.

(2) 독성

빈크리스틴의 가장 중요한 독성은 신경계에서 튜불린 결합으로 인한 혼합 운동 감각신경과 자율신경의 신경병증이다. 초기 증상으로 제일 먼저 아킬레스건 반사가 감소하고, 그 다음에 손가락과 발가락의 감각 이상이 나타난다. 약을 계속 투여하면 근력 감소, 근육통, 감각 이상이 나타나며 심한 경우 드물게 사지마비가 생길 수도 있다. 또한 매우 드물지만 경련이 발생할 수도 있다. 자율신경계의 이상으로 변비, 장 마비 또는 장 폐색 등이 나타날 수 있다. 또한 척수압박증후군과 비슷한 양상으로 요실금이나 배변장애가 나타날 수도 있다. 이러한 변화들은 약물을 끊으면 회복되지만, 근력 감소는 비가역적일 수 있다.

치료를 위해서는 경증 혹은 중등도의 신경계 부작용이 어쩔 수 없이 나타나지만 심각한 신경독성을 피하기 위해 주의를 기울여야 한다. 만약 손가락의 원위부 지골간관절(DIP)보다 근위부에 감각 이상이 있거나 근력 감소가 발생한다면 약물 투여를 중단한다. 이것은 환자를 발뒤꿈치로 걷게 해봄으로써 쉽게 검사할 수 있다. 빈크리스틴으로 인한 배변문제들은 대변연화제나 하제를 사용하면 대개 치료할 수 있다. 만약 이것으로 조절이 되지 않는다면 약물 투여를 중단한다.

다른 부작용으로는 탈모(20~70%)가 있으며, 드물게 골수기능 억제, 구내염, 오심, 국소적 정맥염이나 혈관 외 유출로 인한 괴사 그리고 SIADH 등이 발생할 수 있다. 기형 발생적이지만 돌연변이 유발적이고 발암적인지는 확실하지 않다.

3. 비노렐빈

(1) 효능

비소세포폐암, 유방암, 난소암, 호지킨병에 효능을 나타낸다.

(2) 작용 기전

빈카 알칼로이드의 일종으로 세포 내 단백질인 튜불린에 결합하여 미세관의 중합화를 막아 방추사의 형성을 억제하여 유사분열을 중단시킴으로써 항암작용을 나타낸다.

(3) 독성

빈크리스틴과 비슷한 양상의 신경독성을 일으킬 수 있으나 신경 엑손*exon*에 대한 친화성이 낮으므로 빈도가 적고 정도도 덜하다. 경증에서 중등도의 말초신경병이 7~31%에서 나타나고 변비 등의 자율신경계 증상이 30%에서 나타나며 심한 독성은 2~3%에서 나타난다. 호중구감소증은 비노렐빈의 용량 제한 독성이며 혈소판감소증이나 빈혈은 덜 흔하며 덜 심하다. 호중구감소증은 약물 주입 7~11일 후에 나타나며 14~21일 후에 회복된다. 점막염은 빈블라스틴보다는 빈도가 낮고 빈크리스틴보다는 빈도가 높다. 독성으로 췌장염이 보고된 바 있다. 다른 빈카 알칼로이드와 마찬가지로 잠재적인 베지컨트로 혈관 외 유출 시 심한 조직 괴사를 일으킬 수 있다. 경증의 가역적인 모발 소실이 10~20% 정도 발생한다.

(4) 용량 및 투여 방법

비노렐빈은 흔히 25~30mg/m^{2}를 매주 혹은 2주일에 한 번씩 투여하며, 수액이 들어가고 있는 라인의 사이드 포트를 통하여 정맥으로 6～10분간 주입한다. 또는 천천히 한꺼번에 주입 후 5% 포도당이나 생리식염수로 세척하거나 20분에 걸쳐 주입한다. 빨리 주입할수록 국소적인 정맥 독성은 감소한다.

4. 에토포시드(VP-16)

(1) 효능

에토포시드(그림 5-20)는 불응성 고환암과 소세포폐암의 치료에 쓰이며 생식세포종양, 급성 골수성백혈병, 카포시육종, 호지킨병 그리고 일부 비호지킨림프종에도 효과가 있다. 또한 신경모세포종, 유잉육종, 윌름스종양 그리고 아동기의 횡문근육종에도 일부 효과가 있다.

(2) 작용 기전

에토포시드는 모성분인 포도필린과는 달리 튜불린에 결합되지 않고, 세포분열에서 방추기관*spindle apparatus* 형성을 저해하지 않는다. DNA의 외가닥*single-strand*을 파괴하고 그 밖에 다른 기전으로 DNA 손상을 유발하는 것으로 알려져 있다. 에토포시드로 인하여 발생할 수 있는 DNA 손상은 적어도 두 가지 기전이 알려져 있는데, 첫째는 국소이성화효소의 기능을 방해하는 것이고, 둘째는 DNA에 직접 결합할 수 있는 유도체*derivatives*에 의한 기전이 있다. 국소이성화효소 II는 DNA에 결합하여 이중나선 구조를 일시적으로 풀어줌으로써 DNA의 복제, 전사, 복구 등이 일어날 수 있도록 하는 효소인데, 에토포시드는 국소이성화효소-DNA 복합체에 결합하여 이 복합체를 안정화시킴으로써 이러한 DNA의 복제, 전사, 복구를 방해한다.

에토포시드는 스케줄 의존적이며, 주로 늦은 S기와 G2기에 영향을 미친다. 에토포시드는 일부 다른 약물들, 특히 시타라빈, 시스플라틴, 수산화요소와 함께 사용할 때 상승효과를 나타낸다.

약제 내성 기전은 여러 기전이 관여하며, 여기에는 DNA 국소이성화효소 II의 양과 특성의 변화, 약물 흡수의 변화 등이 포함된다.

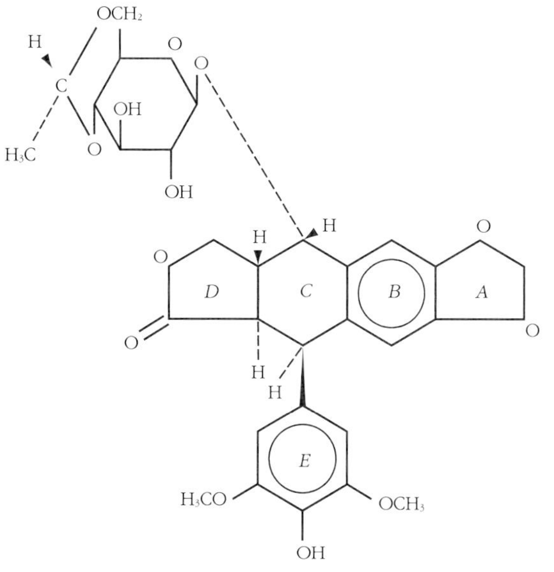

(3) 독성

용량 제한 독성은 골수기능 억제로, 환자의 60～91%가 가벼운 백혈구감소증을, 3～17%가 심한 백혈구감소증을 경험한다. 백혈구 수가 최하점에 도달하는 시간은 10～14일이며, 16～21일에 회복된다. 이전에 화학요법이나 방사선치료를 받은 경우에는 골수기능 억제가 증가하며, 따라서 감량 투여해야 한다. 이외에 오심 및 구토(31～43%), 식욕부진(10～13%), 탈모(8～66%), 설사(1～13%), 구내염(1～6%), 간기능 이상(0～3%), 말초신경병증(1～2%), 저혈압(1～2%), 알레르기 반응(1～2%) 등이 나타날 수 있다.

그림 5-20. 에토포시드의 구조식

5. 파클리탁셀

Taxus brevifolia라는 태평양의 주목에서 얻은 주목 추출 항암제이다.

(1) 효능

전이성 난소암, 유방암, 폐암의 치료에 단독 혹은 병용하여 사용하고, 일반적인 치료에 불응성인 림프종, 소세포폐암, 두경부암, 방광암 등에서도 임상적 항암효과를 보인다.

(2) 작용 기전

세포주기에 선택적으로 작용하고 분열기*mitosis; M* 시에 작용한다. 미세관에 강한 친화력이 있어 미세관의 중합작용*tubule polymerization*을 향상시키고, 미세관 연결의 정상적 과정이 방해되면 비정상적인 형태의 미세관을 형성함으로써 방추*spindle*의 극성을 상실시키고 이에 따라 미성숙한 염색체가 생성되어 항암효과를 나타낸다.

(3) 독성

골수기능 억제가 흔하며, 3시간 주입이 24시간 주입과 동등한 효과를 보이며, 골수 억제 및 점막염은 보다 적게 나타났다고 보고되었다. 시스플라틴을 먼저 투여한 후 파클리탁셀을 투약할 경우 제거율이 33% 정도 감소하고 골수 억제도 증가된다. 말초신경 독성은 62%에서 관찰되고 190mg/m² 투여 시 감각이상, 작열감이 나타나며 심한 경우는 감량이 필요하다. 기타 근육통이나 관절통도 55%에서 관찰된다.

42%에서 과민반응이 나타나는데, 심각한 과민반응을 감소시키기 위해서 주입 시간을 6시간 이상 길게 하거나 덱사메타손, 제산제, 항히스타민제로 전처치할 경우 과민반응 발생 빈도를 1% 정도로 상당히 감소시킬 수 있다.

라인 내에 필터가 장착된 정맥 투여 튜브를 사용해야 하며, 중증의 과민반응 발현을 최소화하기 위해 모든 환자는 약 투여 전에 전처치를 받아야 한다. 파클리탁셀 투여 30~60분 전에 디펜히드라진 50mg(그에 상응하는 요법)과 라니티딘(50mg) 정맥 투여, 스테로이드 투여를 해야 한다.

6. 도세탁셀

Taxus bacata에서 유래된 taxoid 유도체이다.

(1) 효능

파클리탁셀과 효능이 비슷하며 유방암, 비소세포폐암에 쓰인다. 파클리탁셀과 마찬가지로 임상적인 항암효과는 일반적인 치료에 불응성인 림프종, 소세포폐암, 두경부암, 방광암 등에서도 나타난다.

(2) 작용 기전

파클리탁셀보다 미세관에 대한 친화력은 더 강력하나 독성은 낮다. 미세관의 중합작용을 촉진하고 해중합*depolymerization*을 억제하여 미세관의 다발*bundle*을 형성하게 되고 세포주기의 분열기에 세포를 억류하여 세포분열을 억제한다.

(3) 독성

조혈계의 골수기능 저하가 있으나 가역적이며 축적성은 아니다. 30~45mg/m²를 매주마다 주입하면 골수독성의 빈도가 줄어든다는 보고가 있다. 파클리탁셀에서 나타나는 심혈관계 부작용인 부정맥은 나타나지 않으며, 여러 가지 피부 반응과 수액 저류(말초 부종, 흉막삼출, 복수, 체중 증가)가 나타날 수 있으나 덱사메타손의 병용 투여로 예방이 가능하다.

이 독성은 축적량과 관련되며, 모세혈관 투과성의 변화와 부족한 림프액 유입으로 설명할 수 있다. 호흡곤란, 혈압 저하 등의 과민반응은 심하게 나타나지 않으나, 이것 역시 덱사메타손 전 처치가 필요하고, 이외에 발적, 건조감, 손톱 변화, 각질, 피부 건조 등의 변화가 있다. 가용화제로 폴리소베이트 80*polysorbate 80*을 사용한 약물에 과민성 경력이 있는 환자는 금기이다.

Ⅳ. 항대사제

항대사제들은 세포 기능과 복제에 필요한 정상적인 대사물질들의 구조적 유사체들이다. 이들은 세포 내 효소들과 상호작용하여 항암효과를 나타낸다.

1. 메토트렉세이트

1948년 파버 등이 엽산 길항제를 소개한 이후 많은 엽산 유사체들이 개발되어 임상적으로 사용되었으나 초기 합

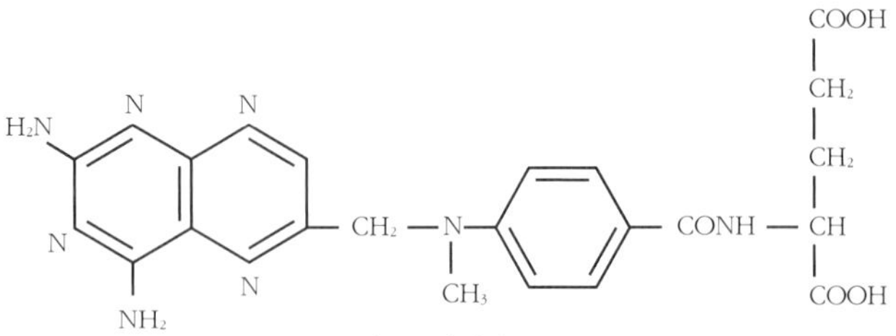

메토트렉세이트

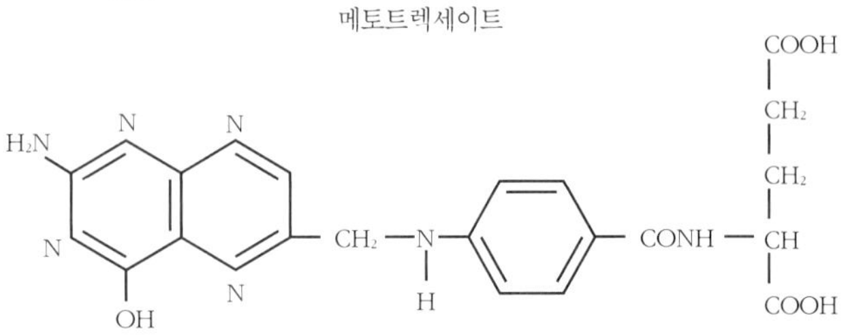

엽산

그림 5-21. 메토트렉세이트, 엽산의 구조식

성물인 메토트렉세이트(MTX)만이 현재 사용되고 있다. 메토트렉세이트의 화학적 구조는 그림 5-21과 같다.

(1) 효능

메토트렉세이트의 사용 방법은 ① 경구나 비경구로 표준 용량을 사용하는 것, ② 척수강 내 주입, ③ 고용량을 류코보린과 함께 사용하는 것 등 크게 세 가지가 있다.

1) 표준 용량 치료

급성 백혈병, 임신융모종양*gestational trophoblastic neoplasia*, 균상식육종, 두경부암, 유방암 등의 치료에 쓰인다. 그 외에 건선, 원발성 경화성 담관염, 류마티스 관절염, 원발성 담즙성 간경변, 코르티코스테로이드 의존성 천식과 같은 양성 질환에서도 사용된다.

2) 척수강 내 투여

메토트렉세이트는 표준 용량을 투여했을 때 혈뇌장벽을 통과할 수 없다. 그러므로 MTX에 반응하는 백혈병세포들이 뇌척수액 내에서 생존할 수 있다. 이 때문에 일부 백혈병에서 치료 혹은 예방적 목적으로 척수강 내로 투여한다. 또한 뇌막암종증*meningeal carcinomatosis*의 치료에도 사용된다.

3) 고용량 요법

이는 골육종의 수술 후 보조적 항암요법, 소아의 급성 백혈병, 진행된 비호지킨성림프종의 복합 화학요법 등에서 쓰인다.

(2) 작용 기전

메토트렉세이트와 그 대사물질들은 디히드로폴레이트 환원효소(DHFR)의 엽산 결합 부위에 엽산과 경쟁적으로 결합한다. DHFR에의 가역적인 결합은 사히드로폴레이트(FH4) 합성을 방해하고 세포 내에서 환원된 엽산조효소의 고갈을 유도하여 결과적으로 티미딘과 퓨린 뉴클레오티드 합성의 저하를 초래한다(그림 5-22). 또한 메토트렉세이트의 폴리글루타메이트 형태는 세포 내 다른 효소들, 특히 아미노이미다졸 카르복사마이드 리보뉴클레오티드(AICAR) 트랜스포미라제*transformylase*와 티미딜레이트 합성효소의 기능을 억제한다. 메토트렉세이트는 세포주기 특이적이며 스케줄 의존성을 나타낸다.

메토트렉세이트에 대한 약제 내성 기전은 매우 다양하다. 첫째, MTX의 세포 내 유입의 감소와 세포 외로의 유출 증가, 둘째, MTX의 폴리글루타메이트로의 전환 감소(세포 내 MTX는 직접 작용하거나 폴리글루타메이트 형태로 전환되어 세포살해능을 나타내는데 폴리글루타메이트형은 더 오랜 시간 동안 세포 내에 머무를 수 있다), 셋째, 목적분자인 디히드로폴레이트 환원효소(DHFR)와의 친화력 변화 혹은 유전자 증폭에 의한 효소 수의 변화 등의 기전이 관여하는 것으로 알려져 있다. 그 밖의 다른 약제 내성 기전에는 세포 내 티미딜레이트 합성효소 활성의 감소, 세포 성장의 감소 등이 있다.

MTX의 세포독성은 류코보린(시트로보룸 인자, L-류코보린 칼슘)에 의해 중화될 수 있음은 잘 알려진 사실이다. 류

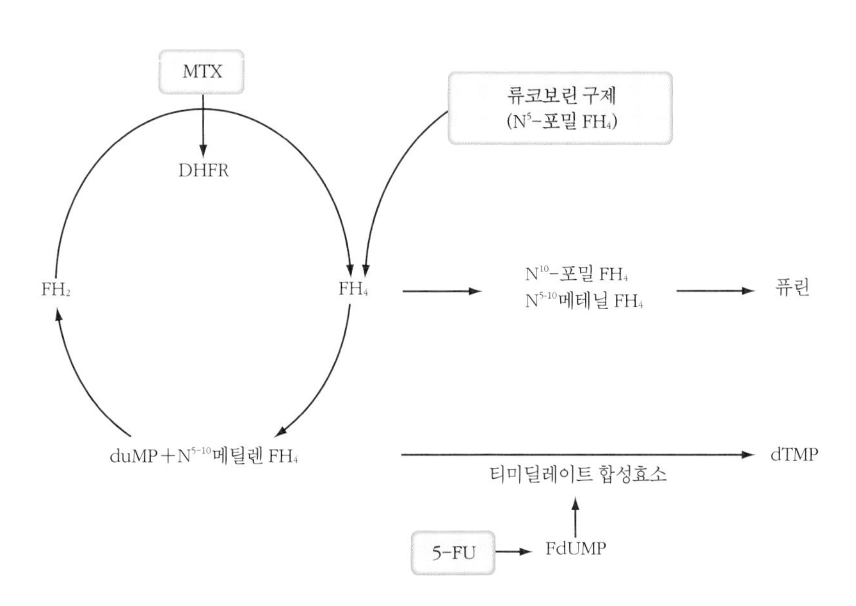

그림 5-22. 메토트렉세이트의 작용 기전

코보린은 세포 내에서 환원된 엽산의 다른 형태들로 쉽게 전환되는데, 여기에는 많은 생화학적 반응들을 위한 메틸 공여자로 기능할 수 있는 폴리글루타메이트 형태가 포함된다. MTX의 세포독성을 극복하기 위한 류코보린의 사용을 일반적으로 '류코보린 구제'라고 부른다.

(3) 독성

1) 표준 용량

증식하는 골수세포와 소화기계 표피세포에서 주로 독성이 나타난다. 구강 점막은 특히 취약한 부분이며, 구내염이나 설사가 MTX 투여를 중단해야 하는 주요 원인 중 하나이다. 골수기능 억제 또한 치료를 연기해야 하는 원인이 된다. 저용량을 투여하는 경우에도 골수기능 억제가 오래 지속될 수 있다. 장기간 저용량의 치료를 받은 환자에서 간기능 이상이 발생할 수 있으며 이는 간경변으로 진행할 수 있다. 다른 독성들로는 폐실질염, 골다공증에 의한 골절, 면역억제, 선천성 기형 유발, 면역성 용혈성 빈혈 등이 포함되며, 신장독성은 표준 용량에서는 드물다. MTX는 발암적이지 않다.

2) 척수강 내 투여

급성·아급성·지연성 신경계 독성이 나타날 수 있다. 급성 독성으로는 약물 투여 후 12시간 내에 5~40%의 환자에서 화학성 지주막염*chemical arachnoiditis*이 발생할 수 있다. 이때 뇌수막염과 비슷한 증상이 나타나는데, 대개는 저절로 좋아진다. 아급성 독성은 대개 약물 투여 후 수일에서 수 주 후 진행되는 척수병증이나 뇌증으로 나타난다. 이러한 반응은 총 90~192mg을 5~11회에 걸쳐 투여받은 환자에서 가장 흔하게 나타난다. 아급성 독성의 주요 증상은 뇌나 척수에서 기인하는 운동장애로, 드물게는 하반신 마비로 진행하기도 한다. 이러한 척수병증이나 뇌증은 영구적일 수 있으나, 대부분의 경우 MTX 용량을 줄이거나 약물 투여를 중단하면 회복된다. 또한 아급성 독성으로 경련이 발생할 수도 있다. 지연성 신경계 독성은 척수강 내 MTX 투여만 받은 환자에서는 발생 빈도가 낮지만, 두부 방사선치료나 다른 약물들을 척수강 내로 같이 투여한 경우에는 발생 위험도가 증가한다. 이런 지연성 독성은 정신적 혹은 지적 기능에 동시에 이상이 생기는 뇌 위축의 형태로 나타날 수 있다.

이러한 신경계 독성의 원인으로는 약물에 포함된 첨가제에 의한 독성, 신경전달물질 합성 방해, 뇌척수액에서의 약물 배출 속도의 개인차 등이 거론되고 있다.

3) 고용량요법

4시간 이내에 500mg/m^2 이상을 투여하거나 1g/m^{2}을 4시간 이상에 걸쳐 투여하는 것을 고용량 MTX요법이라 하며 이때 류코보린 구제를 시행한다. 대부분의 경우 심한 부작용은 나타나지 않지만 표준 용량 투여 시 나타날 수 있는 모든 부작용이 나타날 수 있으며 그 밖에 몇몇 독특한 독성이 나타날 수 있다. 고용량 MTX 투여로 인한 신부전은 신상 내에서 MTX가 직접적으로 축적되기 때문인 것으로 생각되고 있다. 이 경우 MTX 제거를 위한 투석은 효과가 없으며, 차콜 혈액관류*charcoal hemoperfusion* 단독 치료나 투석과의 병합 치료가 꽤 효과가 있는 것으로 알려져 있다. 이미 조직 손상이 나타난 환자에서 류코보린은 구제*rescuing*효과를 발휘할 수 없다. 이외에 드문 독성으로는 늑막염, 피부발진과 피부박리, 안구 자극 증상, 일시적인 간기능 이상, 아나필락시스, 일시적 뇌기능 장애 등이 있는데 이 때문에 치료를 중단할 필요는 없다. 고용량 MTX 치료를 받은 남성의 1/2에서 일시적인 생식기능장애가 나타나지만 여성의 난소 기능에는 뚜렷한 영향을 미치지 않는 것으로 알려져 있다. 대부분의 환자에서 고용량 MTX의 부작용은 경미하게 나타나지만, 고용량 메토트렉세이트 치료의 잠재적 위험성은 강조되어야 한다. 미국 NCI 연구에 의하면 치료와 연관된 사망이 6%인 것으로 보고되었다.

2. 5-플루오로우라실

5-플루오로우라실*5-fluorouracil; 5-FU*은 헤이델베르거와

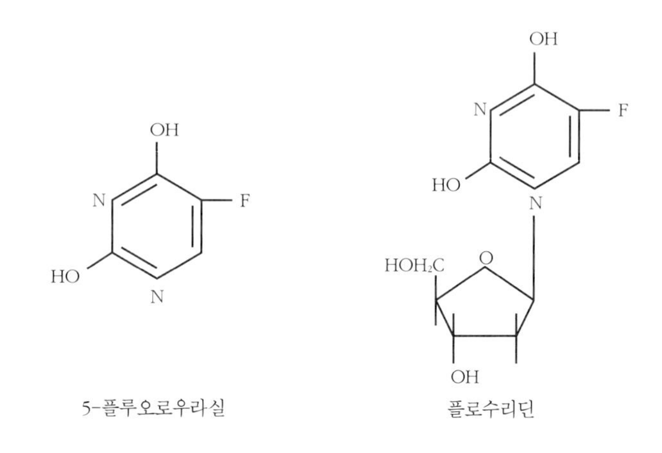

그림 5-23. 5-플루오로우라실의 구조식

안스필드에 의하여 1957년에 DNA 전구물질인 티민의 구조적 유사체로 개발되었다. 이후 플로수리딘(FUDR)을 포함한 수많은 다른 불소화피리미딘이 합성되었다(그림 5-23).

(1) 효능

주로 유방암과 소화기계 악성종양에서 사용된다.

(2) 작용 기전

5-FU와 FUDR은 세포 내에서 5-플루오로디옥시우리딜레이트(5-FdUMP)로 전환되어 N5, N10-메틸렌 사수소화엽산(mTHF)과 함께 티미딜레이트 합성효소에 결합하고 삼원복합체*ternary complex*를 형성하여 항암효과를 나타낸다. 이러한 공유 결합은 mTHF가 적절하게 존재할 때만 발생하므로 mTHF는 5-FU와 FUDR의 항암효과를 결정하는 중요 인자임을 알 수 있다. mTHF 농도가 낮을 때 티미딜레이트 환원효소 활동의 저해는 불완전하고 일시적이다. 두 번째 작용 기전은 5-FU의 대사물질이 RNA에 결합하여 RNA의 기능을 억제하는 것이다. 그 밖에 5-FU가 DNA에 결합하여 DNA 복제를 방해하고 가닥분해를 유발, 5-FU 뉴클레오타이드 사카라이드 형성 등을 일으키고 우라실 인산분해효소를 차단함으로써 RNA 합성에 필요한 우라실의 이용을 저해하는 것 등이 포함된다.

정상 혹은 악성 종양세포에서 세포주기들에 미치는 5-FU의 효과는 세포에 따라 다양하게 나타나며, 현재 다음과 같은 사실들이 알려져 있다. ① 5-FU는 세포주기 중에서 주로 G1, S기를 통해 세포의 증식에 현저한 영향을 미친다. ② 5-FU는 세포주기의 S기, 비S기 모두에서 세포들을 죽인다. ③ 5-FU는 증식 의존성 약제이다. ④ 세포가 5-FU에 노출된 시간이 증가할수록 살세포능이 증가하는데, 단기간 동안의 약제 노출에 내성을 보이는 세포들도 노출 시간이 길어지면 약제에 반응할 수 있다.

플루오로피리미딘에 대한 약제 내성은 여러 기전이 관여한다. 대부분의 경우에서 내성은 5-FU의 대사 과정에 변화가 있거나 5-FU의 대사물질들의 효과가 변화하기 때문이다. 예를 들면, 5-FU에 대한 내성은 5-FU 운송의 변화, 필수적인 보조 기질의 고갈, 5-FU의 분해 증가, 세포 내 우리딘 농도의 증가, 그리고 디옥시티미딘 트리포스페이트의 세포 내 농도의 변화 등에 의한다. 내성의 또 다른 기전은 주요 목표 효소인 티미딜레이트 합성효소에서의 변화를 통해 이루어진다. 여기에서도 여러 변화들이 가능한데, 여기에는 효소 동력학의 변화, 기질인 dUMP의 증가, 5-FdUMP의 저하, 새로운 효소 합성의 증가, 유전자 증폭, 3차 복합물의 안전성 저하, 엽산조효소의 고갈, 그리고 엽산의 폴리글루타밀화의 저하 등이 포함된다.

(3) 독성

5-FU의 독성은 사용된 용량과 약물 투여 경로와 투여 시간의 영향을 받는다. 5-FU를 매주마다 단시간 주사하는 경우 골수기능 저하가 주요 독성이다. 정맥으로 지속적으로 주입하거나 류코보린과 함께 투여할 경우에는 구내염과 설사가 주요 독성이다.

소화기계 독성으로는 구강 점막의 궤양, 식욕부진, 오심, 설사 등이 발생할 수 있으며 지속적으로 주입하거나 류코보린과 함께 투여할 경우 더 잘 나타난다. 구내염이나 설사가 심한 경우 치료를 중단해야 하는 경우도 있다.

그 밖에 가역적 탈모, 반점구진발진*maculopapular rash*, 광민감성, 색소의 과다침착, 피부 위축, 결막염과 손발 적색이상감각증후군*palmar-plantar erythrodysesthesia syndrome*도 생길 수 있다. 비록 손발증후군*hand foot syndrome*의 대부분은 지속 정주하는 경우에 생기지만 매주 단시간 정주하는 경우에서도 보고되고 있다.

신경병증(가역적인 졸음, 소뇌성 운동실조, 피라미달 트랙 징후 등)이 2%의 환자에서 나타난다. 급성으로 시신경에 이상이 나타날 수도 있다. 심허혈성 부작용의 보고도 많은데, 특히 이전에 심장질환이 있고 지속 정주하는 경우에 나타날 수 있다. 아나필락시스를 포함한 알레르기 반응이나 면역억제도 나타날 수 있으며, 드물지만 면역성 용혈성 빈혈이 올 수도 있다.

3. 시타라빈

다양한 뉴클레오시드 유도체들이 합성되어 항암제와 항바이러스제로 사용되고 있다. 이러한 유도체들은 빠르게 분열 증식하는 세포에 쉽게 흡수되고 한 단계의 대사 과정*phosphorylation to a nucleotide*만 거치면 뉴클레오시드 삼인산화 합성 과정에 끼어들 수 있는 장점이 있다. 이 중에서 사이토신의 유도체인 시타라빈*cytarabine*(사이토신 아라비노사이드, ara C)은 디옥시시티딘의 한 유도체로서 항암제로 쓰이고 있다(그림 5-24).

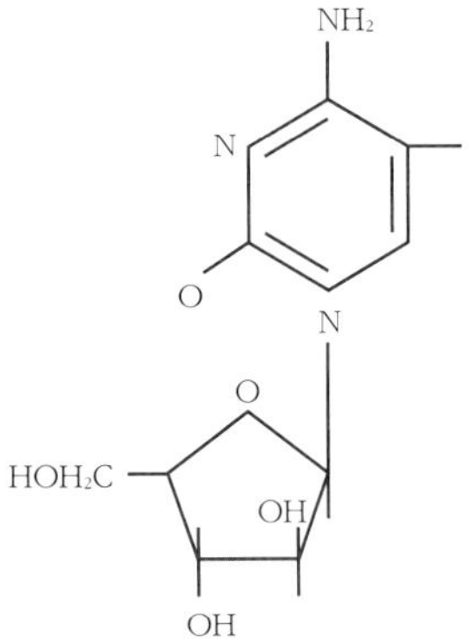

사이토신 아라비노사이드

그림 5-24. 시타라빈의 구조식

(1) 효능

급성 골수성백혈병에 쓰인다. 표준 용량에서는 고형암에 대한 항암효과가 없으나, 고용량으로 일부 고형암에서 쓰이기도 한다.

(2) 작용 기전

세포 내에서 5'-트리포스페이트 ara C(ara CTP)로 대사된 후 세포독성을 나타낸다. ara CTP는 여러 기전으로 DNA를 파괴하며, 이에는 α-DNA 복제효소의 기능 억제, β-DNA 복제효소에 의한 DNA 복구의 억제, DNA로의 ara CTP의 직접적인 결합 등이 있다. 이 중에서 ara CTP가 DNA에 직접 결합하는 것이 가장 중요한 기전으로 생각되고 있다. 그 밖에 리보뉴클레오티드 환원효소에 대한 영향, 당지질과 당단백의 합성 억제 등의 기전도 있다.

시타라빈은 세포주기 S기 특이적이며 스케줄 의존적이다.

(3) 독성

주로 골수와 위장관에서 빠르게 분열 증식하는 세포들에 대한 독성이 나타난다. 오심, 구토, 설사, 복통 등이 나타날 수 있다. 이전에 L-아스파라기나아제를 투여받은 경우 급성 췌장염이 올 수 있다. 과립구감소증은 약물 투여 시작 후 12~14일경에 가장 심하고 3주 정도 지나면 회복된다. 혈전정맥염(8%), 간기능 이상(7%), 구내염(9%) 등이 올 수 있으며, 모세혈관 투과성 증가로 치명적인 폐부종이 올 수도 있다. 드물게 손바닥, 발바닥의 피부에 변화가 올 수도 있으며(손발증후군), 아나필락시스를 동반한 알레르기 반응도 나타날 수 있다. ara C는 돌연변이 유발적이고 기형 발생적이며 발암적이다.

고용량으로 ara C를 사용할 때는 위에서 언급한 독성 외에 신경독성이 나타날 수 있다. 특히 소뇌실조*cerebellar ataxia*가 문제될 수 있는데, 고령에서 나타나며 불가역적이고 치명적일 수 있다. 다른 신경독성으로는 실어증, 말초신경염, 상완신경총 신경병증, 폐부전을 동반한 급성 탈수초성 다발성 신경병증 등이 나타날 수 있다. 진행성 상행성마비가 정맥 내와 척수강 내 투여 시 나타날 수 있다. 소아에서는 1/3에서 발열, 근육통, 뼈의 통증, 흉통, 피부 발진, 결막염 등이 나타나는 'ara C 증후군'이 나타난다. 드물지만 성인에서 나타날 수도 있으며, 이는 과민반응에 의한 것으로 생각된다. 또한 급성 췌장염과 안구독성(시력저하, 광선공포증, 안구통, 과도한 눈물 분비, 각막염) 등이 나타날 수 있다.

4. 카페시타빈

카페시타빈*capecitabine*은 5-FU 지속 정맥주사와 같은 효과를 보기 위한 목적으로 개발된 경구복용 불소화 피리미딘 카바메이트계 약물로, 종양에서만 활성화되어 종양세포에서의 독성을 극대화시키고 환자에 대한 부작용은 최소화하기 위해 개발되었다.

(1) 효능

주로 유방암과 직장, 대장암 등의 소화기계 악성종양에서 사용된다.

(2) 작용 기전

카페시타빈은 경구복용 후 1차적으로 간에서 카르복실 에스테르분해효소*carboxyl esterase*에 의하여 중간 대사물인 5-DFCR(5-deoxy-5fluorocytidine)로 수화된 뒤, 간이나 종양조직에 풍부한 사이티딘 디미나제에 의하여 2차 대사물인 5-DFUR(5-deoxy-fluorouridine)로 변환된다. 카페시타빈과 그 중간 대사물인 5-DFCR, 5-DFUR은 그 자체로는 세포독성은 없고, 티미딘 인산화효소*thymidine phosphorylase; TP*에 의하여 5-FU로 변환될 때 비로소 세포독성을 갖게 된다. 장에서 분해되지 않고 완전한 미립자 상태로 흡수되므로 다른 경구용 불소화 피리미딘과 달리 위장관에서 5-FU가 방출되지 않으므로 위장관계 부작용이 적다. 티미딘 인산화효소는 구조와 작용이 종양 연관 혈관 신생인자와 혈소판 생성 내피세포 성장인자와 동일하다. 티미딘 인산화효소는 대부분의 고형 종양에서 활성도가 매우 높으며, 그 활성도는 종양의 악성 성장과 공격적인 주변 조직 침범 능력과 연관성이 좋아, 빨리 자라는 악성 종양에 그 분포가 더 높다. 티미딘 인산화효소는 또한 악성 세포를 세포자멸사*apoptosis*에 빠지지 못하도록 막는 특성을 가지고 있다. 이러한 티미딘 인산화효소는 주로 유방암, 대장암, 위암, 방광암, 난소암, 신장암에 높은 농도로 존재하며, 혈관신생의 증가와 나쁜 예후와 관련이 있다. 여러 시험관 내 실험에서 티미딘 인산화효소가 정상조직에 비해 악성 종양조직에서 그 농도가 높음이 증명되었고, 따라서 카페시타빈은 종양조직에서 선택적으로 5-FU로 변환될 수 있다. 카페시타빈이 티미딘 인산화효소에 의하여 5-FU로 변환된 후 5-FU는 세포 내에서 활성화가 되어야 세포독성을 갖게 되는데, 이는 여러 경로를 통하여 일어난다. 먼저, 5-FU는 PRPP(phosphoribosyl pyrophosphate)에 의하여 FUMP로 변환된 후 순차적으로 FdUDP, FdUMP로 변환되고, FdUMP가 환원된 엽산의 존재하에서 티미딜레이트 신타아제*thymidylate synthase; TS*에 공유결합하여 그 활동을 저하시킴으로써 항암작용을 나타낸다. TS의 활동 저하로 인하여 피리미딘 핵산 생성이 억제되고, 또한 그 전구물질인 디옥시뉴클레오티드 삼인산*deoxynucleotide triphosphate*이 비균형적으로 축적되어 DNA 가닥의 분열을 증가시킨다. FdUMP는 인산화를 거쳐 삼인산염*triphosphate* 형태로 전환되어 DNA에 잘못 삽입되고, FUTP의 형태는 RNA에 잘못 삽입되어 단백질 생성을 저하시킴으로써 항암작용을 나타낸다.

(3) 독성

대부분의 부작용은 가역적인 것들로서 투약을 종료할 필요는 없으나, 복용을 보류하거나 용량 감소가 필요할 수도 있다. 손발증후군은 무감각, 이감각증, 지각 이상, 따끔거림, 무통성 또는 동통성 부종, 홍반, 박리, 수포 및 심한 동통을 나타낼 수 있고, 급에 따라 용량을 중단, 조정해야 한다. 혈액학적 독성으로 호중구감소증, 혈소판감소증이 나타나나 3~4도의 혈액학적 독성은 드문 편이다. 설사를 제외한 오심, 구토, 복통 등의 위장관계 부작용은 5-FU 정주에 비하여 드문 편이다. 그 외에 구내염, 피부염, 피로, 발열, 과빌리루빈 혈증, 식욕부진 등이 5% 이상에서 발생할 수 있는 부작용이다.

5. 젬시타빈

뉴클레오시드 유도체 중 젬시타빈(dFdC)은 디옥시시티딘의 이불소화 유사체이다.

(1) 효능

시타라빈과 비교하여 항암효과의 범위가 넓어서 췌장암, 소세포폐암, 비소세포폐암, 방광암 등의 다양한 종양에 대해 활성을 가지고 있다.

(2) 작용 기전

젬시타빈은 뉴클레오시드 운반 시스템을 통해서 세포 내로 들어간다. 세포 내 아데노신 삼인산(ATP)의 농도가 높은 세포에서는 젬시타빈의 능동적인 배출 증가로 젬시타빈의 농도가 감소하여 내성 기전으로 작용한다. 젬시타빈은 시타라빈에 비해 지질 친화성이 5배 정도 높으며, 따라서 시타라빈에 비해 세포 내에 65% 더 많이 축적된다. 시타라빈과 마찬가지로 세포 내 활성화(인산화) 과정을 거쳐 5-삼인산 dFdC(dFdCTP)로 대사되어 세포독성을 나타낸다. 세포 내 dFdCTP의 농도가 상당 부분 이후의 대사를 결정한다. 농도가 100mol/L 미만인 경우 주대사 경로는 탈아민화 과정이 되며, 100mol/L 이상인 경우 주대사 경로는 탈인산화와 소변으로 배설된다. 또한 dFdCTP는 dCMP 탈아미노효소를 억제함으로써 자가 증강 효과를 나타내어 최종 반감기를 3.6시간에서 19시간으로 증가시킨다. 이 현상은 젬시타빈이 시타라빈과 달리 다양한 종양에 대해서 효과를 나타낼 수 있는 한 기전이 됨을 나타낸다. dFdCTP는 DNA 폴리머레이스(중합효소)를 저해하여 DNA 사슬의 연장을 막음으로써 세포독성을 나타낸다. 젬시타빈은 세포주기 특이적이며 G1과 S주기 사이에서 세포가 정지된다. 스케줄 의존적이며 노출의 기간이 증가할수록 작용이 증가한다.

(3) 독성

젬시타빈은 단독 요법 시 비교적 잘 견딜 수 있지만, 주입 스케줄에 따라 독성이 달라질 수 있다. 가장 흔한 스케줄은 1주일마다 800~1,250mg/m^2를 30분에 걸쳐 3주일 동안 주입하고 1주 쉬는 것이다. 이 스케줄에서는 골수억제가 용량 제한 독성이며 세 가지 조혈계가 모두 영향을 받을 수 있다. 비혈액학적 독성으로는 발열(7.3%), 통증(6.8%), 물무력증(6.0%), 복부통증(5.5%), 호흡곤란

(5.0%), 구토(3.9%), 식욕부진(3.6%), 심부정맥혈전증(3.2%) 등이 있다. 흔하지 않은 부작용으로 항문 부위 소양감이 있다. 이는 코르티코스테로이드를 사용하여 예방할 수 있다. 호흡 곤란은 드문 부작용이기는 하지만, 발생하면 치료를 중단해야 한다. 좌심실 부전의 증거가 없이 저산소증과 폐침윤의 소견과 더불어 급성 호흡곤란증후군에 상응하는 임상적 양상을 보인다. 이런 증상은 약물의 첫 주입으로부터 2~40일 사이에 발생할 수 있다. 드물지만 치명적일 수 있는 합병증으로 용혈요독증후군이 있는데, 빈도는 1% 정도로 알려져 있다.

V. 호르몬과 호르몬 길항제

내분비적인 치료는 일부 종양에서 효과적인 치료법으로, 다양한 호르몬과 호르몬 길항제들이 종양 치료에 사용되고 있다.

1. 타목시펜

1966년에 영국의 하퍼와 왈폴이 피임약으로 개발하였으며, 항에스트로겐 효과가 있음이 알려진 1970년대 이후 유방암 치료에 쓰이기 시작하여 현재 널리 쓰이고 있다(그림 5-25).

(1) 효능

폐경기 후 여성의 유방암에서 수술 후 보조요법 혹은 전이성 유방암에 쓰인다. 또한 폐경기 전 여성의 유방암에서도 쓰인다.

(2) 작용 기전

타목시펜*tamoxifen*은 세포질 내 에스트로겐 수용체에 경쟁적으로 결합할 수 있는 약한 에스트로겐 같은 물질이다. 따라서 폐경기 후 여성에서 자궁 출혈이나 질의 각질화 작용을 유발하는 에스트로겐 같은 효과를 나타낼 수 있다. 또한 고전적인 고친화 에스트로겐 수용체가 아닌 세포 내 II형 수용체에 결합을 한다. 타목시펜과 그 대사물질들은 세포 성장 조절에 관여하는 단백 키나아제 C와 반응한다. 타목시펜은 칼슘채널 길항제의 성질을 갖고 있으며, 시험관 내에서 TGF-α, TGF-β에 다양한 영향을 미쳐 유방암세포의 성장을 저해한다. 특히 타목시펜은 TGF-α의 분비를 감소시키고 유방암세포의 성장 억제인자인 TGF-β 분비를 증가시킨다. 또한 NK cells을 자극하는 것으로 보인다. 타목시펜에 대한 저항성은 아직까지 그 기전을 잘 알 수 없으나, 대부분의 경우 호르몬 수용체 소실에 의한 감수성의 감소와 관련 있다고 생각된다.

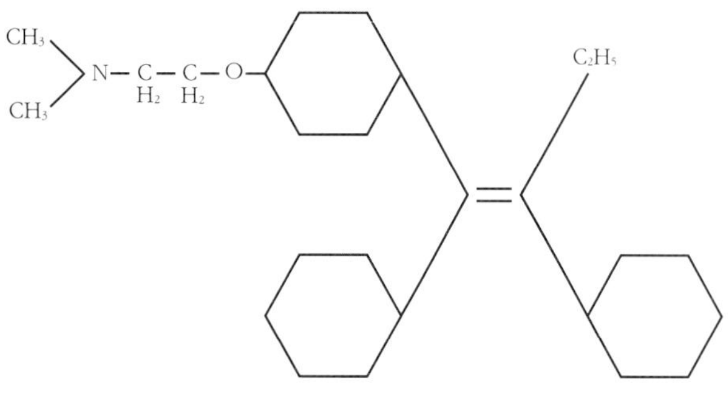

그림 5-25. 타목시펜의 구조식

(3) 독성

대부분의 경우 별다른 독성이 없다. 가장 흔한 독성은 홍조*hot flush*인데 이로 인해 투약을 중지해야 하는 경우는 거의 없다. 일시적인 혈소판감소증과 백혈구감소증이 있을 수 있으나 대개 경미하다. 골전이가 있는 경우 통증과 고칼슘혈증이 심해질 수 있다. 한 연구에 의하면 골전이가 있는 환자의 2.3%에서 이러한 '플레어*flare*' 반응이 투여 후 7일(중앙값)(범위: 4~11일)에 나타났다. 그러나 이러한 플레어 반응은 향후 치료 효과에 영향을 미치지 않는다. 플레어 반응에 대한 치료는 보존적 요법으로 일시적으로 투약을 중단한 후 저용량으로 다시 투약을 시작한다. 그 기전은 아직 잘 모르나 인간 유방암세포주에서 타목시펜이 골흡수 능력을 증가시키는 것으로 알려져 있다. 다른 가역적인 부작용으로는, 드물지만 질출혈, 피부발진, 부종, 미각 이상, 우울증, 어지러움, 두통, 안구독성 등이 나타날 수 있다. 안구독성은 각막의 변화, 망막 이상, 시신경염 등으로 나타나며, 이는 투약 후 어느 시기에도 나타날 수 있다. 정맥혈전염이 생길 수도 있으나 아직 뚜렷한 연관관계가 밝혀지지 않았다. 아주 드문 합병증으로는 피부근염, 양성 간낭종, 가역적인 중추신경계 기능 이상, 플레어 반응 후의 종양용해증후군 등이 있다. 한편, 동물실험에서는 돌연변이 유발적이고 기형 발생적이며 발암적이었으나, 사람에서도 그러한지는 밝혀지지 않았다. 타목시펜은 혈청 티록신*thyroxine* 결합 글로불린을 높이지만 갑상샘기능에 영향을 미치지는 않는다. 장기간 사용할 때에는 폐경 후 골다공증을 일부 예방할 수 있음이 보고되고 있다.

2. 메게스트롤 아세테이트

주로 프로게스테론의 효능을 갖고 있으며 안드로겐 효과나 수분저류 효과가 적은 여러 호르몬제제들이 있는데, 메드록시프로게스테론 아세테이트(프로베라), 히드록시프로게스테론 카프로에이트(디라루틴), 메게스트롤 아세테이트(메가스) 등이다. 이 중 메가스는 부작용이 가장 적은 경구용 항암 프로게스틴이다(그림 5-26).

(1) 효능

주로 유방암이나 자궁내막암에서 고식적 치료에 쓰인다. 일부 연구에 의하면 전립선암에서도 효과가 있다고 알려졌다. 또한 AIDS와 암환자의 악액질에서 동화 스테로이드로서 이용되기도 한다.

(2) 작용 기전

에스트로겐, 안드로겐, 성선자극호르몬에 대한 길항효과는 잘 알려져 있지만, 어떤 기전으로 항암효과를 나타내는지는 알려져 있지 않다.

(3) 독성

부작용은 거의 없다. 수분저류나 체중 증가 등이 나타날 수 있으나 문제가 되는 경우는 거의 없다.

(4) 용량 및 투여 방법

자궁내막암에서는 40～320mg/일을 경구 투여하며, 유방암에서는 160mg/일(4회 분할)을 투여한다. 악액질의 동화 스테로이드로는 40mg/일을 경구투여한다.

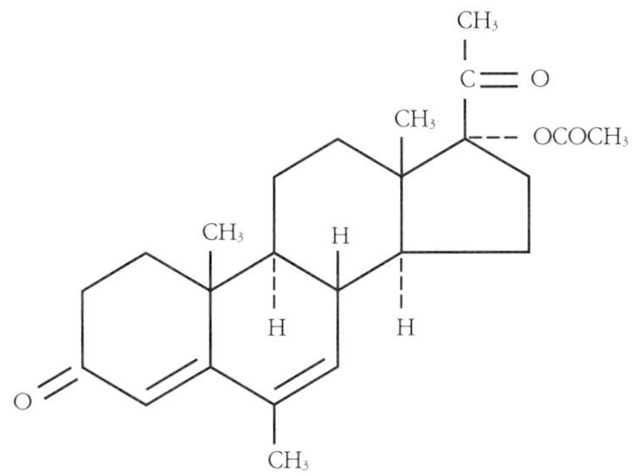

그림 5-26. 메게스트롤 아세테이트의 구조식

Ⅵ. 기타 항암제

1. 프로카바진

프로카바진*procarbazine*은 원래 모노아민 산화효소 억제제로 개발되었다(그림 5-27).

(1) 효능

주로 진행성 호지킨병에서 다른 약제들과 함께 쓰인다. 비호지킨림프종에서도 쓰이며, 뇌종양이나 폐암에 대해서도 약하지만 항암효과를 나타낸다.

(2) 작용 기전

프로카바진은 DNA의 전구물질들이 DNA에 결합하는 것을 방해하며 RNA와 단백질의 합성도 방해한다. 또한 DNA에 직접 손상을 줄 수도 있다. DNA 손상의 기전으로는 프로카바진이 아족시 대사물질로 변환되어 알킬화제로 작용하며, 이것이 가장 중요한 것으로 알려졌다. 이러한 대사과정에 필요한 N-산화는 간의 시토크롬 P-450에도 영향을 미치기 때문에 이 효소계가 관여하는 다른 약물들과 상호작용을 일으킬 수 있다. 가장 중요한 대사물질은 아족시 2-프로카바진으로, 직접 DNA 가닥을 끊거나 메틸화 DNA의 탈퓨린화를 일으켜 DNA 외가닥 파손을 일으킨다.

또한 프로카바진은 메티오닌의 메틸그룹이 t-RNA로 트랜스메틸레이션되는 것을 방해하며 자동산화 과정 동안 hydrogen peroxidase를 방출하여 DNA에 결합되어 있는 단백질의 설프히드릴 그룹을 공격할 수 있다. 프로카바진에 대한 약제 내성 기전은 잘 알려지지 않았으나 단일 약제로 사용할 때 약제 내성이 빠르게 나타난다. 다른 알킬화제제와는 교차내성이 없으며 세포주기 비특이적 약제이다.

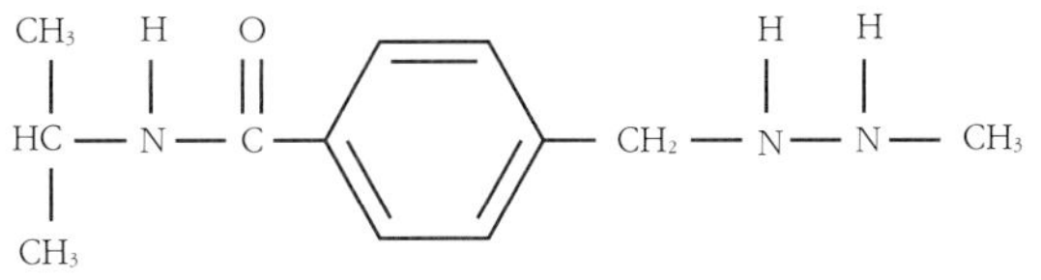

그림 5-27. 프로카바진의 구조식

(3) 독성

오심, 구토, 미각 소실 등이 비교적 흔하게 나타나지만, 계속 투여하면 감소한다. 경미한 혹은 중등도의 골수억제가 흔하고 신경독성도 비교적 흔하다. 투약 환자의 1/3에서 의식의 장애(졸음, 우울, 초조함, 정신병) 등이 나타나며, 17%에서 말초신경장애가 나타난다. 이와 같은 신경독성 때문에 용량을 제한해야 하는 경우는 드물다. 이러한 신경독성은 약하지만 모노아민 산화효소 저해제의 작용과 피리독살 5-인산염이 감소하기 때문에 나타나는 것으로 생각된다. 운동실조, 기립성 저혈압, 알레르기성 피부발진, 발열을 동반한 흉막-폐 반응, 간효소의 이상 등도 나타날 수 있다. 용혈성 빈혈을 일으킬 수 있으며 적혈구에서 헤모글로빈을 변성시켜 하인즈 소체*Heinz body*가 나타날 수 있다. 면역억제제이며 돌연변이 유발적이고 기형유발적이며 잠재적인 발암제이다. 또한 심한 무정자증을 일으킬 수 있다.

2. L-아스파라기나아제

키드는 1953년에 기니아 돼지 혈청이 일부 야생동물의 신생물을 억제하는 것을 발견하였다. 후에 이 혈청에 들어 있는 항암물질이 L-아스파라기나아제라는 것이 밝혀졌고 이와 유사한 효소들이 미생물에서도 발견되었다. 현재 쓰이고 있는 L-아스파라기나아제는 대장균에서 추출된 것이다.

(1) 효능

급성 림프구성백혈병 치료와 림프모구성림프종에 쓰인다. 그러나 관해지속요법에는 잘 쓰이지 않으며 단일 약제로도 쓰이지 않는다.

(2) 작용 기전

세포 외적 기전에 의해 항암효과를 나타낸다는 점에서 매우 독특한 항암제이다. 정맥주사 후 세포 외의 L-아스파라긴을 탈아민화시켜 항암효과를 나타낸다. 일부 세포는 아스파라긴 합성효소가 없어 세포 외의 L-아스파라긴이 감소할 경우 단백질 합성이 감소한다. L-아스파라기나아제는 L-글루타미나제의 기능도 갖고 있어 일부 독성은 L-글루타민이 감소함으로써 나타난다. L-아스파라기나아제는 세포주기 비특이적이다.

(3) 독성

알레르기 반응, 혈액 응고인자의 감소, 간기능장애, 발열, 중추신경계 장애, 오심, 구토, 포도당 대사의 이상, 면역억제 등이 나타날 수 있다. 가장 위험한 독성으로 아나필락시스가 있다. 대장균에서 추출한 L-아스파라기나아제에 아나필락시스를 일으킨 경우는 다른 미생물(예: Erwinia caratovora)에서 추출한 L-아스파라기나아제를 사용해볼 수 있다. L-아스파라기나아제를 사용할 때에는 아나필락시스에 대한 대비를 갖추고 투약해야 한다.

단백질 합성의 저하에 따라 여러 독성들이 나타날 수 있는데, 간독성(지질단백질 합성 저하, 저알부민혈증, 콜레스테롤 증가, 지방간)과 혈액 응고인자의 감소(II, V, VII, VIII, IX, X, 피브리노겐, 안티트롬빈 III) 등이 나타난다. 독성이 나타나는 또 다른 기전으로 L-아스파라기나아제의 글루탐산분해효소*glutaminase* 활성에 의한 것도 일부 있다. 혈액응고인자 감소에 따른 혈전증이나 출혈 등은 드문데, 이는 응고인자와 안티트롬빈 III가 같이 감소하기 때문인 것으로 생각된다. 일부에서 혈청 아밀라아제 수치가 올라가는데, 이는 침샘에서 기원하는 것으로 치료를 중단할 필요는 없다.

3. 이리노테칸

국소이성화효소 I 억제제 중 한 가지이며 작용 기전은 토포테칸과 거의 같으나, 효능, 약리학적 특성, 독성 등에서 차이가 있다.

(1) 효능

위암, 직장결장암에 대한 효능이 잘 알려져 있으며, 비소세포폐암, 소세포폐암, 난소암, 비호지킨림프종, 유방암에도 효능이 있다고 알려져 있다.

(2) 작용 기전

토포테칸과 마찬가지로 국소이성화효소 I 억제 작용을 통하여 세포독성 작용을 일으킨다.

이리노테칸 자체는 세포독성이 거의 없으며, 생체 내에서 카르복실에스테라아제에 의해 7-에틸-10-히드록시캄토테신(SN-38)으로 전환이 되어야 세포독성 작용을 나타낸다. SN-38은 글루쿠로나이드 결합형으로 대사가 이루어지거나 담즙 배설을 통해서 배설이 일어난다. 따라서 SN-38의 글루쿠로나이드 대사물의 양과 설사의 정도는 반비례 관계에 있다.

(3) 독성

이리노테칸의 용량 제한 독성은 골수 억제와 설사이다. 이리노테칸에 의한 설사는 두 가지 양상으로 나누어볼 수 있다. 첫째는 이리노테칸 주입 중 또는 주입 직후 나타나는 설사인데, 안면홍조와 복부 경련이 동반되며 항콜린제에 반응한다. 둘째는 콜레라 같은 양상의 설사로, 로페라마이드나 코데인에 반응하지 않으며 흔히 용량 제한 독성이 된다. SN-38의 담즙 배설을 억제하는 물질이나 SN-38의 글루쿠로나이드화를 증진시키는 물질을 이용하는 방법이 연구 중에 있다.

Ⅶ. 항체 제제

19세기 말에 에를리히*Paul Ehrlich*가 "마법 탄환"으로 종양세포를 공격하는 개념을 주창한 이래, 항체를 암 치료에 사용하려는 시도가 계속되었다. 초기 항체제제는 쥐의 항체를 사용하여 면역원성*immunogenecity*이 강하고 표적에 대한 효과가 약하였으나, 최근 하이브리도마*hybridoma* 기술과 유전공학의 발달로 다양한 재조합(chimeric, humanized, fully human) 항체가 개발되면서 새로운 전기를 맞게 되었다. 현재 미국 식품의약국(FDA)에서 암 질환의 치료에 공인한 항체 치료제만도 10여 가지에 이른다. 항체제제의 작용 기전은 종양세포에 대한 면역체계를 활성화시키거나, 종양의 진행에 필요한 신호전달체계를 저해하거나, 방사성동위원소나 항암제 등을 종양 부위에만 선택적으로 전달하여 세포독성을 유도하는 것 등이다.

1. 리툭시맙

(1) 작용 기전

리툭시맙*rituximab*은 비호지킨림프종 중 80%와 정상 B림프구의 세포 표면에 발현되는 CD20 항원에 대한 chimeric 쥐/인간 IgG1 항체로서, 악성종양에 대한 항체 치료제로 가장 먼저 공인되었다. 리툭시맙이 종양세포를 억제하는 기전은 아직 불분명하나, 항체의존 세포매개 독성(ADCC), 보체를 통한 세포독성, CD20에 대한 직접 작용 등이 제시되고 있다. 항체의존 세포매개 독성에서는 자연살해세포*natural killer cell*와 호중구가 중요한 역할을 하며, IL-2와 리툭시맙으로 처리한 자연살해세포의 살세포능이 현저히 증가한다. 보체 경로의 첫 구성 요소인 C1q를 발현하지 않는 쥐에서 항체의존 세포매개 독성은 유지되어 있으나, 리툭시맙의 효과가 감소한다는 사실이 보체를 통한 세포독성 경로가 관여한다는 증거가 된다. 또한 리툭시맙에 대한 저항성은 대개 CD20 항원의 소실 때문이 아니라, 보체 경로에 대한 저항성을 유도하는 CD55와 CD59 항원의 과발현에 의한다는 보고도 있다. 한편, 종양세포에서 CD20의 상호 결합*cross-linking*은 세포주기 정지, DNA 합성의 저해, 세포자멸사 등을 유도한다고 알려져 있으며, 리툭시맙이 이러한 효과를 유도한다.

(2) 효과 및 예측 인자

CD20에 대한 항체로서 세포 표면에 CD20을 발현하는 소포*follicular*림프종, 광대역미만림프종, 외투세포*mantle cell*림프종, 만성 림프구성백혈병 등에 사용된다. 일부 연구에서는 환자 면역세포에서 항체 인지에 관여하는 Fcγ RIII 부위의 유전자 다형성(158 v/v)이 리툭시맙에 대한 반응성과 관련된다고 보고하여, 항체의 Fc 부위와 환자 면역세포의 Fc 수용체 사이의 상호작용이 항체의존 세포매개 독성에서 중요한 역할을 할 가능성을 시사한다.

(3) 독성

리툭시맙 요법의 부작용은 비교적 경미하며, 정맥 주입 시 처음 수 시간 이내에 발생하는 경우가 대부분이다. 오한, 발열, 오심, 구토, 피로감, 두통, 가려움증, 목구멍이 붓는 느낌 등이 수 초 내지 수 분간 지속된다. 70~80%에 달하는 많은 환자가 이러한 부작용을 경험하나, 심각한 경우는 10% 미만이다. 치료 후 정상 B-세포 수치가 0까지 감소할 수 있으며, 약 6개월 후에 회복되기 시작하여 9~12개월에 정상 수치를 회복한다. 성숙한 형질세포는 CD20을 발현하지 않으므로 면역글로불린 생성에는 지장이 없으며, 입원을 요하는 중증 감염이 동반된 경우는 1년 내에 2% 정도에 불과하다. 1997년 승인 이후 2002년까지 12만 명 이상의 환자가 리툭시맙을 투여받았으나, 치료와 관련된 사망은 주입 반응, 부종양성증후군, 스티븐-존슨증후군, 독성 표피 탈락 등을 포함하여 8예에 불과했다.

2. 세툭시맙

(1) 작용 기전

EGFR(HER-1)은 세포 표면에 존재하는 170kDa의 성장인자 수용체이며, 비소세포폐암, 두경부암, 췌장암, 대장암 등에서 EGFR 과발현이 관찰된다. 세툭시맙*Cetuximab*은 EGFR에 결합하여 리간드의 결합을 방해함으로써 수용체 활성화를 저해하고, 세포 내부로의 함입을 증대시키며, 수용체의 발현을 감소시킨다. 그 결과 세포주기를 G0 ~G1에서 정지시키며, Rb 유전자의 탈인산화를 유도하고, 세포 증식을 저해하며, 세포자멸사를 유도하고, VEGF와 같은 혈관 신생인자의 생성을 억제한다. 또한 항체의존 세포매개 독성을 통하여 종양세포를 사멸시키고, 독소루비신, 파클리탁셀, 토포테칸, 이리노테칸 등 다양한 항암제에 대한 종양세포의 감수성을 향상시킨다.

(2) 효과 및 예측인자

항암제에 내성을 가진 대장암에서 단독 요법으로, 또는 이리노테칸 등 항암제와 병용하는 요법으로 효과를 보였다. 이리노테칸을 포함한 항암제에 내성인 대장암에서 이리노테칸과 병용 투여하여 내성을 극복할 수 있으며, 이전에 항암제를 투약하지 않은 대장암의 치료를 위해 항암제와 병용 투여하였을 때 반응률이 향상되었다. 한편, 두경부암에서 시스플라틴 등의 항암제와 병용 투여하거나, 방사선치료와 동시 사용할 때 성적이 향상되었다.

K-ras는 세포 내 신호전달 체계에서 EGFR의 하방에 위치하는 단백질인데, 대장암에서 K-ras 유전자의 돌연변이가 있으면 세툭시맙의 효과를 볼 수 없으므로 K-ras 유전자의 돌연변이를 미리 조사하여 돌연변이가 없는 경우에만 세툭시맙을 사용해야 한다. 그러나 EGFR의 발현, EGFR의 돌연변이 등은 세툭시맙의 효과와 직접 관련되지 않았고, 일부 연구에서는 세툭시맙의 독성인 피부발진이 세툭시맙의 효과와 관련되었다고 하나, 추가 연구가 필요한 실정이다.

(3) 독성

가장 흔한 독성은 피부발진이며, 여드름과 비슷한 모양의 피부발진이 주로 얼굴과 상체에 생긴다. 무기력, 피로감 등을 동반하기도 하며, 국소 항생제를 도포하면 발진을 경감할 수 있다. 원위신세관에도 EGFR에 발현되며, 세툭시맙이 이를 차단하여 마그네슘 소모를 촉진하여 저마그네슘혈증이 발생하기도 한다. 드물지만 세툭시맙 중쇄의 Fab 부분에 대한 IgE 항체가 생성되어 반복 투여 시 아나필락시스가 생길 수 있으므로 주의를 요한다.

3. 트라스투주맙

(1) 작용 기전

HER-2는 세포 표면에 존재하는 분자량 185kDa의 티로신 인산화 성장인자 수용체이며, HER-2 분자 내에 리간드와 결합하는 부위를 가지고 있지는 않으나, EGFR, HER-3, HER-4와 같은 다른 수용체와 쉽게 이합체를 이루어 활성화된다. HER-2/HER-2 동종이합체, 또는 HER-2/EGFR, HER-2/HER-3 이종이합체 등으로 활성화되면, PLC-1, Ras-Raf-MEK-MAPK, PI3K-Akt, Src, PAK-JNNK-JNK, STAT 등의 다양한 세포 내 신호전달 경로를 통하여 세포 증식, 세포 생존, 전이, 혈관 신생 등의 작용을 나타낸다. 유방암의 20~30%, 위암, 난소암, 폐암, 전립선암 등 다양한 암종에서 과발현된다. 림프절 양성 유방암에서 HER-2 과발현이 있는 경우 예후가 불량하고, 여러 가지 항암제나 타목시펜에 대한 저항성을 가지나, 독소루비신에 대한 반응은 좋다고 알려져 있다.

트라스투주맙*trastuzumab*은 c-erbB2(HER-2)를 표적으로 하는 재조합 인간 단클론 항체이다. 이는 HER-2 과발현 종양세포의 성장을 억제할 뿐 아니라, 백금 제제, 탁산, 독소루비신, 사이클로포스파마이드 등의 항암제에 대한 감수성을 증가시킨다. 또한 HER-2의 세포 바깥 영역에 항체가 결합되면 HER-2 수용체가 감소되며, 생체 내에서는 혈관 신생을 억제하고 항체의존 세포매개 독성을 유도하는 것으로 생각된다.

(2) 효과 및 예측인자

HER-2를 과발현하는 전이성 유방암에서 단독으로, 또는 탁산이나 비노렐빈 등의 항암제와 병용하는 요법으로 항종양 효과를 보이며, 수술 후 보조 항암요법에 추가하여 사용하는 경우에도 무병 생존기간의 향상을 보였다. 또한 HER-2 양성 위암에서도 1차 치료 항암제에 병용 투여한 경우 생존기간의 향상을 보여, 현재 트라스투주맙은 유방암과 위암에서 사용되고 있다.

대부분의 연구에서 유전자 증폭*amplification*에 의해 HER-2 단백이 강한 과발현을 보이는 경우에만 트라스투주맙 단독 요법, 또는 항암제와 병용 요법이 효과를 보였다. HER-2 단백에 대한 면역조직 화학염색법으로 HER-2 과발현을 1차 검사하며, 여기에서 3+이면 과발현이 있다고 판정하고, 2+이면 HER-2 제자리부합법*in situ hybridization*(FISH, CISH, SISH 등)을 추가 시행하여 과발현 여부를 판정하는 방법이 널리 쓰이고 있다. 이는 유방암뿐 아니라 위암에서도 해당된다. 유방암이 진행하면서 HER-2 과발현이 새로 생길 수 있으므로, 재발 시나 질병의 진행 시에 재생검을 시행하여 HER-2에 대한 검사를 시행하는 것이 추천된다. HER-2의 과발현이 있는 경우라도 일부 환자는 트라스투주맙에 반응하지 않으며, 이는 HER-2의 세포 내 신호전달 체계 중 PI3K를 탈인산화하여 AKT를 통한 신호 전달을 저해하는 PTEN 효소의 소실과 관련된 경우가 있다.

(3) 부작용

전반적으로 트라스투주맙의 부작용은 경미한 편이며, 미열, 오한, 피로감이 첫 주입 시에 생길 수 있다. 많은 연구에서 매주 주입하는 일정을 사용하였으나, 3주 만에 고용량을 주입해도 독성과 혈중 최저 농도가 유지되었다.

트라스투주맙의 가장 중요한 부작용은 심장독성이며, 이는 특히 독소루비신 등과 병용 투여할 때 더욱 심하게 발생한다. 전이성 유방암에서 트라스투주맙을 투약한 연구에서 미국심장협회 III 또는 IV도의 심부전이 독소루비신/사이클로포스파마이드 투약군에서는 8%였으나, 트라스투주맙 병용 투약군에서는 27%로 증가했다. 이후 독소루비신과 트라스투주맙의 병용 투여는 가급적 기피되고 있다. 트라스투주맙을 수술 후 보조 항암요법으로 파클리탁셀, 카보플라틴과 순차적으로, 또는 동시에 투여한 연구들에서는 III 또는 IV도의 심장독성이 0.5～4.1%에서 발생하여, 독소루비신과 병용 투여를 피할 경우 상당수의 환자에서 심장독성을 피할 수 있음을 확인할 수 있다. 또한 심장독성이 발생한 경우라도 트라스투주맙 투여를 중지하고 적절한 심혈관계 약제를 처방하면 회복되는 경우가 대부분이므로, 전이성·재발성 유방암이나 보조 항암제로 트라스투주맙의 대상이 되는 경우에는 좌심실 박출률의 이상이 없다면 일반적으로 트라스투주맙 투여가 권장된다.

트라스투주맙에 의한 심장독성의 기전은 분명하지 않다. 심근세포에서의 HER-2 발현은 미미하나, 트라스투주맙이 심근세포에 결합할 수 있으며, 또한 HER 수용체군의 중요한 리간드 중 하나인 히레귤린*heregulin*이 태아의 심장 발달에 중요하다고 알려져 있다.

4. 베바시주맙

(1) 작용 기전

혈관신생은 종양이 성장하고 전이하는 데 매우 중요하다. 따라서 혈관신생을 억제하여 종양을 억제할 수 있으리라는 주장이 이미 1970년대 초에 제기되었다. 종양 주위 혈관이나 종양세포 자체에서 발현된 VEGF가 혈관신생에 중요한 역할을 하며, 혈관 내피세포뿐 아니라 종양세포 자체에서도 VEGF 수용체의 발현이 관찰되기도 한다. 베바시주맙*bevacizumab*은 VEGF에 대한 인간화 단클론 항체이며, VEGF가 수용체에 결합하는 것을 방해한다.

(2) 효과 및 예측인자

전이성 대장암의 1차 치료로 이리노테칸, 5-FU, 류코보린과 병용 투여한 경우와, 2차 치료로 옥살리플라틴, 5-FU, 류코보린과 병용 투여한 경우에 반응률과 생존 기간의 향상이 나타났다. 전이성 비소세포폐암의 1차 치료로 항암제와 병용 투여하였을 때 반응률과 생존기간의 유의한 향상이 나타났다. 현재까지 베바시주맙으로 생존기간의 향상을 가져온 암종은 대장암과 비소세포폐암 등 두 가지이다.

재발성 또는 전이성 유방암의 1차 치료로 파클리탁셀 또는 도세탁셀과 베바시주맙을 병용 투여하면 무진행 생존 기간의 향상을 가져왔으며, 2차 치료로 카페시타빈과 병용 투여했을 때는 반응률은 향상되었으나 생존기간의 증가를 보이지는 못했다.

신장암에서는 폰 히펠 린다우*von Hippel Lindau*(VHL) 유전자가 비활성화되어 VEGF의 과발현이 관찰되는 경우가 흔하다. 전이성 신장암의 1차 치료로 인터페론-α에 베바시주맙을 병용 투여한 경우와, 이전에 치료받은 적이 있는 신장암에서 고용량(10mg/kg)의 베바시주맙을 단독 투여한 경우에 무진행 생존기간의 향상을 보였다.

전이성 난소암에서 2차 치료로 젬시타빈, 카보플라틴과 베바시주맙을 병용 투여하자 종양의 진행이 억제되었으며, 1차 치료로 파클리탁셀, 카보플라틴과 병용 투여하였을 때에도 무진행 생존기간의 향상을 보였다.

그러나 베바시주맙의 효과를 예측할 수 있는 예측인자는 아직까지 밝혀지지 않았다.

(3) 부작용

베바시주맙의 부작용은 대개 경미하나, 중요한 부작용은 다음과 같다. 고혈압이 생길 수 있으나 대개 약물치료로 호전되며, 중증의 고혈압은 드물다. 약 2%의 환자에서 동맥 혈전색전증이 발생하였고, 단백뇨 및 비강 출혈 등이 생길 수 있다. 비소세포폐암, 특히 편평상피암에서 심각한 객혈이 발생한 경우가 있어 이러한 경우에는 주의를 요한다. 상처 치유가 지연될 수 있으므로 중대한 수술 전후 30~60일 이내에는 사용하지 않아야 한다. 난소암이나 대장암에서 부분적인 장폐색이 있었던 경우에 장천공이 생기는 경우가 1~5% 내외로 보고되고 있다.

Ⅷ. 분자표적 항암제

첫 분자표적 항암제인 이마티닙*imatinib*이 만성 골수성백혈병의 치료에 도입된 이후 지난 10여 년간 기존의 세포독성 항암제보다는 주로 분자표적 항암제에서 괄목할 만한 발전이 이루어졌다. 특히 신호전달 체계에서 티로신 *tyrosine* 키나아제는 세포 성장, 증식, 이동, 생합성, 세포자멸사 등 다양한 효과를 보이며, 암세포에서는 점돌연변이, 과발현, 유전자 증폭 등의 다양한 기전에 의해 다양한 티로신 키나아제들이 비정상적으로 활성화되어 있어 치료제 개발의 표적이 된다. 이들에 대해 선택적으로 작용하는 저분자량 티로신 키나아제 억제제들이 개발되어 임상에 적용되었다.

1. 이마티닙

(1) 작용 기전

이마티닙은 bcr-abl, c-kit, 혈소판 유래 성장인자-β(PDGFR-β) 등의 ATP 결합 부위에 가역적으로 결합하여 활성을 저해하는 저분자량 티로신 키나아제 억제제이다.

(2) 효과 및 예측인자

필라델피아 유전자 양성인 만성 골수성백혈병이나, 필라델피아 유전자 양성 급성 림프구성백혈병, c-kit을 발현하는 위장관기질종양 등에 효과적이다. 그 외에도 특발성 호산구증다증이나 dermatofibrosarcoma protuberans, 척삭종*chordoma* 등에서도 효과를 보인다. 초기 용량으로 하루 한 번 400mg을 경구 투여하는 것이 일반적이나, 만성 골수성백혈병의 가속기나 위장관기질종양에서 400mg 투여에도 불구하고 질병이 진행할 때는 600~800mg을 투여하여 효과를 볼 수 있다.

위장관기질종양에서 c-kit 엑손 11에 돌연변이가 있는 경우에 엑손 9의 돌연변이보다 반응이 좋으며, 그 외에도 PDGFR의 돌연변이 등에 따라 약제에 대한 반응이 다른 것으로 이해된다. 이마티닙에 대한 내성 기전으로는 T315I 돌연변이 등 추가 변이의 발생, c-kit의 증폭에 의한 과발현 등이 알려져 있다. 최근에는 이러한 내성 기전을 극복하는 다양한 약제들이 개발되고 있으며, 대표적인 것으로는 다사티닙*dasatinib*, 닐로티닙*nilotinib* 등을 들 수 있다.

(3) 부작용

이마티닙의 부작용은 다른 세포독성 항암제에 비해 경미하나, 경증 또는 중등도의 혈액학적 독성(혈구 수의 저하)과 체액 저류, 부종, 오심, 구토, 설사, 피로감, 피부 독성 등이 발생할 수 있다. 그 외에 드문 부작용으로는 심부전, 저인산혈증 등을 들 수 있다.

2. 표피성장인자 수용체 억제제: 제피티닙과 얼로티닙

(1) 작용 기전

표피성장인자 수용체(EGFR 또는 HER-1)는 HER-2, HER-3, HER-4 등과 함께 인간 표피 성장인자 수용체군에 속하는 세포막의 단백질이며, 다양한 암종에서 발현된다. 제피티닙*gefitinib*(상품명 이레사)과 얼로티닙*erlotinib*(상품명 타세바)은 EGFR의 ATP 결합 부위에 ATP와 경쟁적으로 결합하여 Ras-Raf-MAPK, PI3K-Akt-mTOR 경로 등을 통한 신호전달 체계의 활성도를 저하시킨다.

(2) 효과 및 예측인자

제피티닙과 얼로티닙은 진행성 비소세포폐암의 2차 또는 3차 치료제로서 단독 요법으로 사용되며, EGFR 유전자 돌연변이가 있는 경우 단독 1차 치료제로 사용할 수 있다. 얼로티닙은 전이성 췌장암에서 젬시타빈과 병용하여 1차 치료로 사용할 경우, 경미하지만 생존기간의 유의한 향상을 보였다.

제피티닙과 얼로티닙은 EGFR의 돌연변이가 있는 경우에 선택적으로 강력한 항암효과를 보이며, 이는 분자표적 치료제에서 표적을 발굴하고 적절한 치료 대상을 선택하는 과정의 중요성을 보여주는 대표적인 사례이다. 제피티닙은 애초에 특정 돌연변이에 따른 치료 대상을 규정하지 않고 발매되었으나, 이후 선암, 여성, 비흡연자, 동아시아 인종 등의 임상적 특징을 가진 경우 더 반응이 좋다는 사실이 알려졌고, 이후 EGFR의 활성화 돌연변이가 있는 경우 제피티닙과 얼로티닙에 대한 반응이 좋으며, 기존에 알려진 임상적 특징 역시 이러한 돌연변이와 연관된다는 사실이 정립되었다. 제피티닙을 아시아인 폐선암 환자에서 1차 치료제로 사용한 최근 연구에서, EGFR 돌연변이가 있는 경우에 제피티닙이 기존의 항암제보다 효과적이었으나 EGFR 돌연변이가 없는 경우에는 효과가 없음이 확인되었다.

(3) 부작용

가장 흔한 독성은 피부발진이며, 여드름과 비슷한 모양의 피부발진이 주로 얼굴과 상체에 생긴다. 국소 항생제 및 보습제를 도포하면 발진을 경감할 수 있다. 일부의 환자에서 설사가 생길 수 있으며, 드물지만 간질성폐렴이 발생했다는 보고가 있다.

3. 라파티닙

(1) 작용 기전

EGFR과 HER-2 두 가지 성장인자 수용체를 억제하는 저분자량 티로신 키나아제 억제제이다.

(2) 효과 및 예측인자

이전에 트라스투주맙 치료에 저항성을 보인 전이성 유방암 환자를 대상으로 카페시타빈에 라파티닙*lapatinib*을 추가했을 때 카페시타빈 단독 치료에 비해 무병 생존기간이 향상되었다(8.5개월 대 4.5개월). 트라스투주맙과 마찬가지로 HER-2 양성종양에만 선택적인 효과를 보인다.

(3) 부작용

설사가 주된 용량 제한 부작용이며, 여드름과 비슷한 피부발진이 흔하게 생긴다. HER-2를 억제하므로 심장독성이 발생할 것이라는 우려가 있었으나, 좌심실 박출률이 기저치에 비하여 20% 이상 감소한 환자는 약 1%에 불과하여, 심장독성은 트라스투주맙에 비해 경미한 것으로 생각된다.

4. 수니티닙

(1) 작용 기전

VEGFR, PDGFR, c-KIT, and FLT-3 등을 억제하는 다중표적 티로신 키나아제 억제제이다.

(2) 효과 및 예측인자

전이성 신장세포암에서 1차 치료로 인터페론-α 치료와 비교하여 무진행 생존기간(47.3주 대 24.9주)과 반응률(24.8% 대 4.9%)이 유의하게 우월하여 전이성 신장세포암의 1차 치료로 사용될 수 있다. 한편 이마티닙 저항성이거나 이마티닙 불내성 위장관기질종양에서 위약에 비교하여 무진행 생존기간(27.3주 대 6.4주)을 유의하게 연장했다. 또한 진행성 췌장 신경내분비종양에서 위약에 비교하여 무진행 생존기간(11.4개월 대 5.5개월)을 유의하게 연장했다.

수니티닙*sunitinib*의 반응을 예측할 수 있는 예측인자는 밝혀지지 않았다.

(3) 부작용

중증 부작용으로 무기력, 구내염, 고혈압, 피부염, 모발과 피부의 변색, 손톱 변화 및 손톱 밑의 출혈, 코피 등 출혈, 오심이나 설사 등 위장 증상 등을 호소하는 경우가 많다. 또한 호중구·혈소판·혈색소의 저하, 혈장 지방분해효소의 증가 등 검사 수치의 이상이 생길 수 있다. 이러한 부작용은 초기 용량인 하루 50mg(4주 복용, 2주 휴약)을 감량하여 37.5mg이나 25mg으로 복용하면 호전될 수 있다. 또한 갑상샘저하증이 발생할 수 있으므로 2～3개월에 한 번씩은 혈중 갑상샘자극호르몬 수치를 검사하는 것이 추천된다.

5. 소라페닙

(1) 작용 기전

c-RAF, b-RAF, VEGFR-2, VEGFR-3, FLT-3, c-kit, PDGFR 등을 억제하는 다중표적 티로신 키나아제 억제제이다.

(2) 효과 및 예측인자

이전에 치료받은 전이성 투명세포신장암에서 위약과 비교하여 무진행 생존기간의 유의한 향상(5.5개월 대 2.8개월)을 보였다. 또한 Child 분류 A 등급의 진행성 간세포암에서 1차 치료로 위약과 비교하여 생존기간의 유의한 향상(10.7개월 대 7.9개월)을 보였다.

소라페닙*sorafenib*의 반응을 예측할 수 있는 예측인자는 밝혀지지 않았다.

(3) 부작용

손발증후군, 고혈압, 심장 허혈, 설사, 빈혈, 피로감, 저인산혈증 등이 발생할 수 있다. 특히 고혈압은 20% 이상의 환자에서 생기며, 약 5%에서는 중증 고혈압이 생긴다고 알려져 있다. 갑상샘저하증이 발생할 수 있으나, 빈도는 수니티닙에 비하여 낮은 편이다.

참고문헌

1. 김노경. 항암화학요법의 원리. 서울대학교의과대학 편: 종양학. 서울: 서울대학교출판부; 1995. p.149.
2. 방영주. 항암화학요법의 원칙. 서울대학교병원 내과 편: 항암화학요법의 최신동향. 서울: 함춘한학; 1996. p.1.
3. DeVita VT, Lawrence TS, Rosenberg SA, DePinho RA, Weinberg RA. Cancer: Principles and Practice of Oncology, 9th ed., Lippincott Williams & Wilkins, 2011.
4. Hong WK, Bast RC Jr, Hait WN, Kufe DW. Pollock RE, Weichselbaum RR, et al. Holland-Frei Cancer Medicine, 8th ed., PMPH-USA; Shelton, CT, 2010.

방사선치료의 원칙

하성환

치료방사선과학 또는 방사선종양학은 방사선을 이용하여 악성종양을 치료하는 분야를 말한다. 방사선종양학을 알기 위해서는 ① 사용하는 방사선에 관한 지식, ② 방사선이 인체를 구성하는 세포 및 조직, 기관에 미치는 영향에 관한 지식, ③ 종양의 자연 경과 등 종양에 관한 지식, 외과적 치료 또는 항암화학요법 등의 치료 방법에 대한 이해가 필요하다.

방사선물리학은 방사선의 물리학적 특성을 기본으로 하고, 인체에 방사선이 조사될 때 방사선의 에너지가 흡수되는 기전 및 종양에 필요한 방사선이 효과적으로 조사되도록 하기 위한 기술적 요소들을 포함한다. 방사선생물학은 인체에 조사된 방사선의 에너지가 흡수된 후 일어나는 일련의 과정에 대한 기본적 지식과 암에 대한 방사선의 효과를 증진시키기 위한 연구, 정상조직에 대한 영향을 최소화하기 위한 연구 등을 포함한다.

방사선치료의 원리를 이해하기 위해서는 방사선물리학, 방사선생물학 및 임상방사선종양학에 대한 기본적 지식이 필요하다. 이 글에서는 이상의 세 부분을 설명하기로 한다.

Ⅰ. 방사선물리학의 개요

방사선은 매체를 필요로 하지 않고 공간을 통하여 에너지가 전달되는 것을 말하며, 여기에는 적외선, 가시광선, 자외선, 마이크로웨이브, 라디오파, X선, 감마선 등이 있다. 방사선은 에너지 크기에 따라 비전리방사선*non-ionizing radiation*과 전리방사선*ionizing radiation*으로 구분한다. 전리방사선은 에너지가 충분히 커서 원자의 궤도에 있는 전자를 이탈시킬 수 있는 방사선으로, 위의 예 중 X선과 감마선이 해당한다. 전리방사선은 다시 전자기선電磁氣線, *electromagnetic radiation*과 입자선粒子線, *particulate radiation*으로 나뉜다. 전자에 속하는 것은 광자*photon*이며, 후자에 속하는 것으로는 전자, 양성자, 중성자, α입자, 파이중간자*negative pi meson*, 기타 원자핵들이 있다.

1. 전자기선

광자, 즉 X선과 감마선이 여기에 속한다. X선은 원자의 핵 외에서 전기적 장치를 이용하여 생성되는 것을 말하며, 예외적으로 동위원소의 일부에서 전자궤도의 재배치*re-arrangement*에 의해 생성되기도 한다. 감마선은 원자의 핵 내에서 방사성동위원소의 붕괴에 의하여 생성되며 X선과 동일한 성질을 가지고 있다.

전자기선의 에너지가 생체 또는 물체에 흡수되는 과정은 세 가지로 구분된다. 첫째, 입사되는 방사선의 에너지가 낮은 경우 원자핵 주변의 궤도전자가 방사선에 의하여 이탈되는 것으로 이를 광전효과*photoelectric effect*라고 한다. 이때 방사선의 에너지 모두가 소실되어 전자의 결합에너지를 제한 만큼의 에너지가 이탈된 전자의 운동에너지로 변환된다. 둘째, 방사선의 에너지가 이보다 높은 경우에는 최외곽 궤도의 전자가 이탈된다. 이때 결합에너지를 제외한 에너지의 일부가 전자의 운동에너지로 변환되고 상당

부분의 에너지는 2차광자, 즉 산란선*scattered radiation*으로 방출된다. 이를 콤프턴 산란*compton scattering*이라 한다. 셋째, 쌍생성*pair production*으로, 이는 에너지가 1.02MeV 이상일 경우 핵 주변에서 광자가 전자와 양전자로 나뉘는 것을 말한다.

방사선치료 시 사용하는 방사선량은 인체에 흡수된 방사선량, 즉 흡수선량으로 나타내며 kg당 1joule의 에너지가 흡수되는 경우를 1 Gray(=100 cGy)의 단위로 표시한다. 일반적으로 방사선의 에너지가 10～125KeV인 경우 표재방사선*superficial radiation*, 125～400KeV인 경우 관용전압방사선*orthovoltage radiation*, 400KeV 이상인 경우 초고압방사선*supervoltage radiation*이라고 표현한다. 방사선의 에너지가 낮은 경우에는 피부의 방사선량이 많고 인체 내로 투과되는 깊이는 얕으며 연조직에 비하여 뼈에 흡수되는 방사선량이 많다. 에너지가 높은 경우에는 피부의 선량이 적고(피부 보호 효과) 깊이 투과되며, 뼈와 연조직에 흡수되는 방사선량의 차이가 거의 없다.

2. 방사선 조사 방법

방사선원과 인체 종양 사이의 거리에 따라 원격치료*teletherapy*와 근접치료*brachytherapy*로 구분된다. 원격치료는 외부 조사라고도 하며, 코발트 60 원격치료기의 감마선이나 선형가속기에서 발생되는 X선 및 전자선을 이용한 치료가 여기에 해당되는데, 실제로 방사선원에서 인체까지의 거리는 100cm 전후이다. 현재 외부 조사에 사용되는 방사선의 에너지는 특수한 경우를 제외하면 1MeV 이상이다. 선형가속기는 360° 회전할 수 있어 원하는 방향에서 방사선을 조사할 수 있다(그림 5-28).

종양이 신체 표면에서 깊은 곳에 위치한 경우에는 투과력이 높은 X선 또는 감마선을 사용하며, 종양이 신체 표면 가까운 곳에 위치하는 경우에는 투과력이 낮은 방사선을 사용한다. 에너지가 높은 X선은 그림 5-29에 나타난 것과 같이 표면으로부터 20cm 이상의 깊이까지 도달할 수 있다.

방사선을 조사하고자 하는 인체 내의 부위를 육안 종양 부위*gross tumor volume; GTV*, 임상적 종양 부위*clinical tumor volume; CTV*, 치료계획 표적 부위*planning target volume; PTV*로 구분한다. GTV는 모든 진단 방법을 통하여 종양이 나타나는 부분을 말하고 CTV는 GTV와 현미경적 침윤의 가능성이 있는 주변 부위를 합한 부분을 말한다. PTV는 호흡 등에 의한 이동 및 치료 시의 오차를 감안한 방사선치료 범위를 말한다.

외부 방사선치료 시 PTV에 필요한 양의 방사선이 균일하게 조사되도록 해야 하며, 방사선이 PTV에 도달하기 위하여 통과하는 정상조직 부위*transit volume*의 방사선량을 정상조직이 감내할 수 있는 방사선량 이하로 제한하고 가능한 한 최소화해야 한다. 실제로 흔히 사용되는 방사선 조사법의 예를 보면 그림 5-30과 같다.

환자에게 방사선치료를 시행하기로 결정한 후에는 이학적 소견, 각종 방사선검사 등을 이용하여 GTV를 결정하고, 종양의 자연경과 및 침윤 양상을 고려하여 CTV를 결정한다. 다음으로 PTV에 원하는 양의 방사선을 균일하게 조사하고 정상조직의 방사선량을 최소화할 수 있는 치료계획을 환자의 단면에서 일단 세운 후 방사선 모의치료

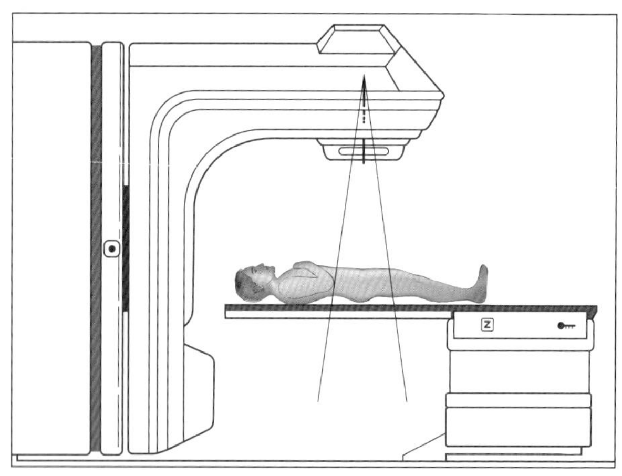

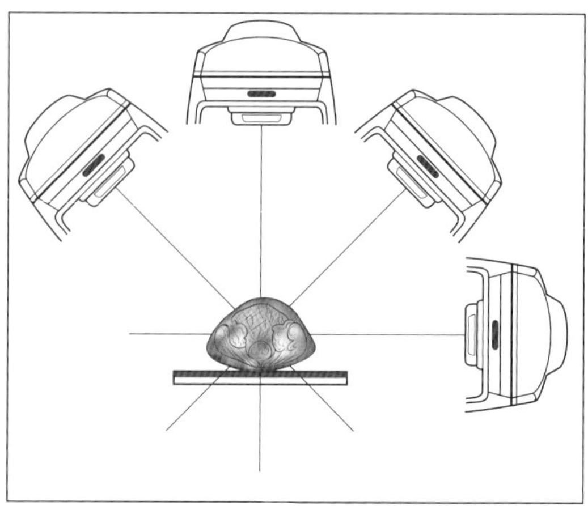

그림 5-28. 선형가속기를 이용한 방사선치료의 모형도

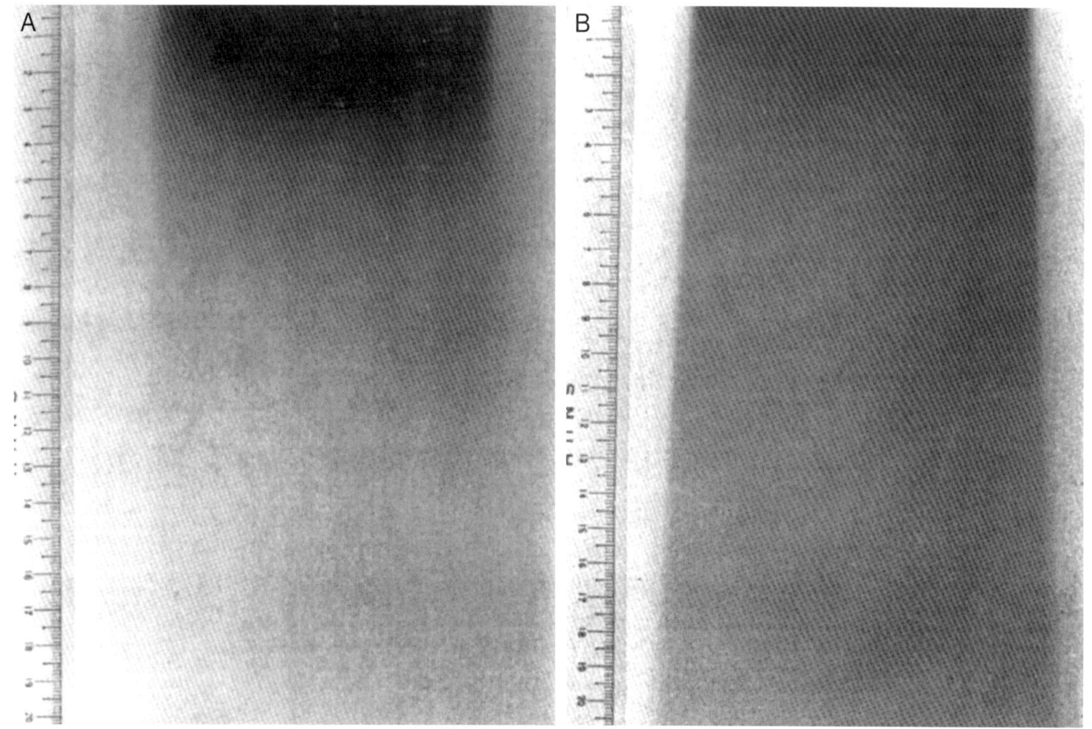

그림 5-29. 저에너지 X선과 고에너지 X선의 투과력 A. 100kVp X선 B. 10MV X선

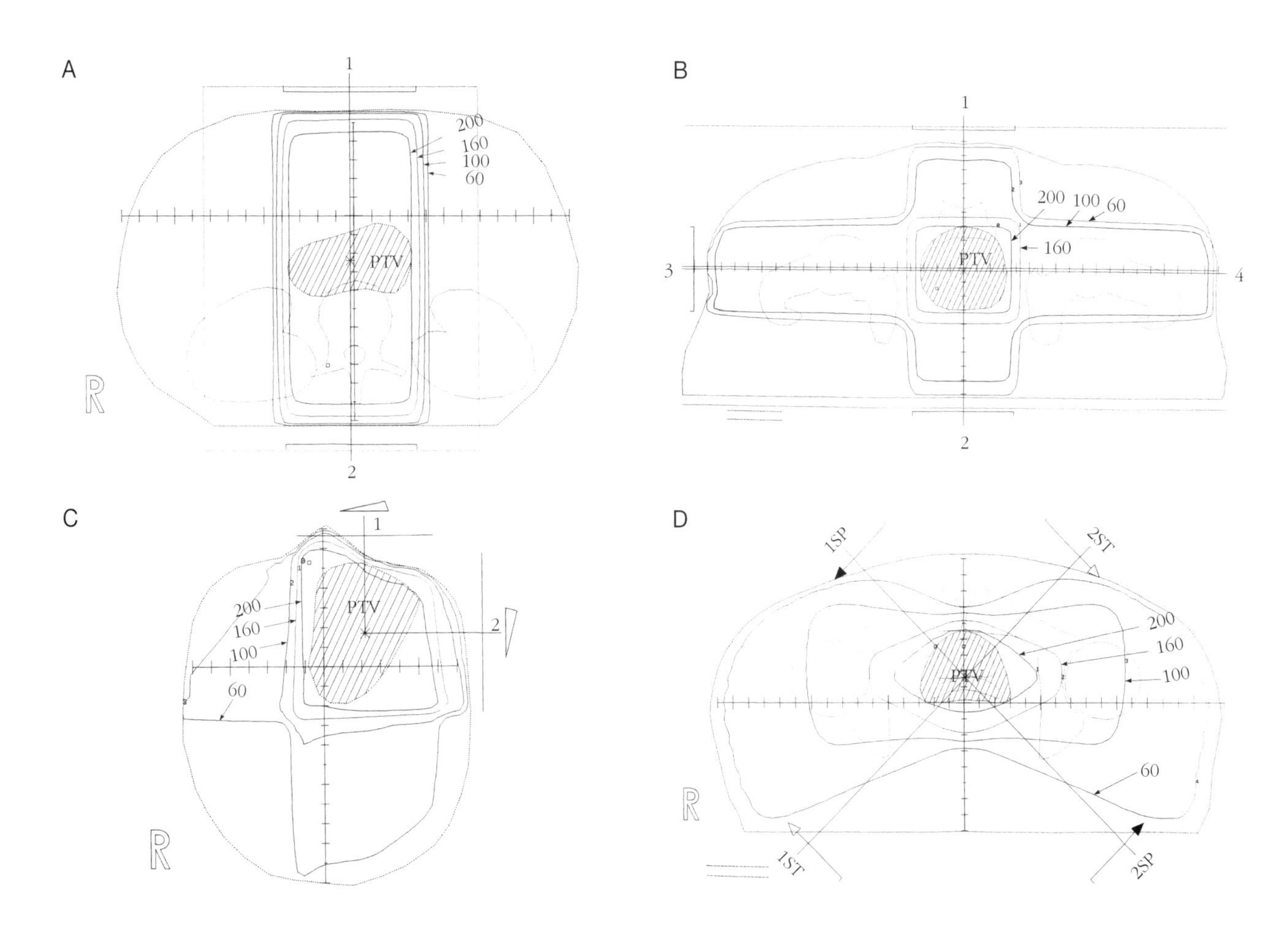

그림 5-30. 통상적 외부 조사 방사선치료 계획 A. 평행대향 조사법*parallel opposing field technique* B. 사방향 조사법*four field box technique* C. 쌍쐐기법*paired wedge technique* D. 회전 조사법*rotation technique*

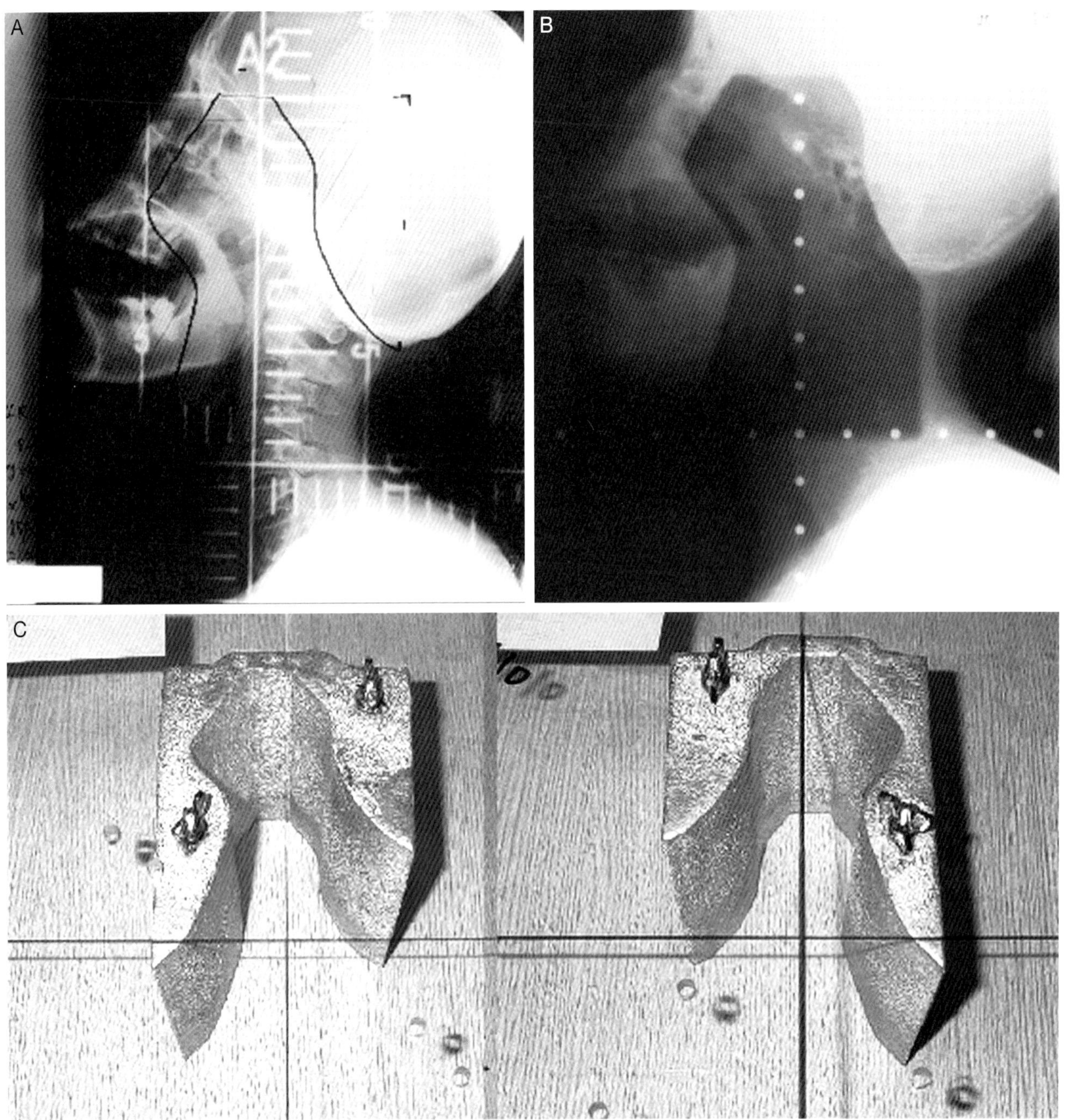

그림 5-31. 통상적 방사선치료 과정 A.비인두암 환자의 모의촬영사진 B.방사선 조사야 사진*port film* C.차폐물

기*radiotherapy simulator*를 사용하여 X선 투시하에서 방사선이 조사될 위치와 범위를 확인하고 X선촬영을 한다. 매일 치료할 때마다 환자의 자세가 재현되고 동일한 부위에 방사선이 조사될 수 있도록 고정장치를 제작하고, 조사 위치를 확인하는 데 필요한 지점을 환자의 신체에 표시한다. 전후 또는 좌우 평행대향 조사*parallel opposing field*가 아닌 경우에는 CT 영상을 이용하여 치료계획용 컴퓨터로 치료계획을 수립한다. 근래에는 CT 모의치료기*CT simulator*를 사용할 수 있다. 이 경우에는 방사선치료를 시행하고자 하는 자세에서 CT를 촬영하고 여기서 얻은 영상 자료를 네트워크를 이용하여 치료계획용 컴퓨터로 전달한다. 치료계획이 완성된 후에는 CT 모의치료기에서 환자의 신체에 필요한 부위를 표시할 수 있다.

선형가속기에서 방출되는 방사선의 범위는 사각형 형태이므로 원하는 방사선 조사 범위 외의 정상조직을 보호하기 위하여 방사선을 차폐할 수 있는 차폐물을 제작한다. 이상의 과정이 끝나면 치료실에서 환자를 치료하기 전 방사선 조사야 사진*port film*을 촬영하여 방사선이 필

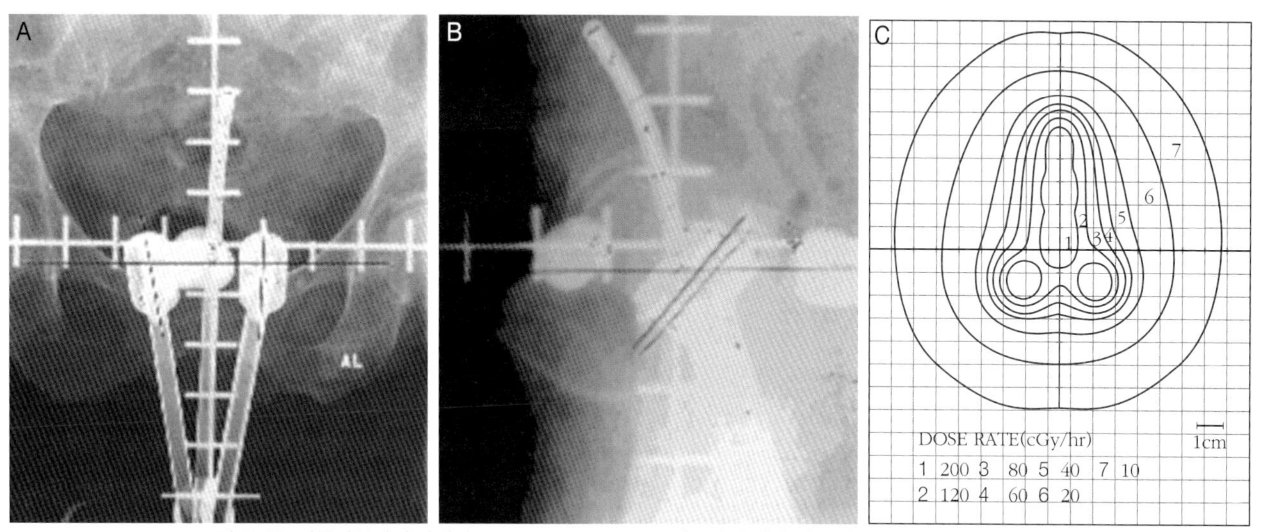

그림 5-32. 자궁경부암의 강내치료 A, B. Fletcher-Suit 치료기의 정면 및 측면 사진 C. 방사선량 분포도

요 부위에 정확히 조사되는지 확인하고 방사선치료를 시행한다. 이 과정의 예가 그림 5-31이다. 근래에는 방사선 조사야를 사진으로 확인하는 대신, 디지털 사진과 유사한 방법을 사용하는 전자적 조사야 확인장치*electronic portal imaging system*를 이용하기도 한다. 이 경우에는 방사선치료 시 즉시 확인할 수 있는 장점이 있다.

근접치료는 방사선원이 종양 내에 있거나 또는 매우 가까이 있는 경우를 말하며, 체강 내에 방사선원을 삽입하여 치료하는 강내치료*intracavitary radiation*와 암조직 내에 방사선원을 삽입하여 치료하는 조직내치료*interstitial radiation*가 있다. 과거에는 ^{226}Ra이 주로 사용되었으나 근래에는 ^{137}Cs, ^{60}Co, ^{192}Ir, ^{198}Au, ^{125}I 등이 많이 사용된다. 근접치료는 치료 범위가 방사선원 주변에 국한되므로 주로 작은 종양의 치료나 외부 조사 후 종양에 방사선을 추가하기 위한 목적으로 사용된다. 현재 가장 흔히 사용되는 근접치료는 자궁경부암의 치료로서 그림 5-32와 같다.

전자선은 X선이나 감마선과는 전혀 다른 물리학적 특성을 가지고 있다. 투과력은 피부 표면에서 수 cm 이내로 제한되는데, 이 깊이는 전자선의 에너지에 따라 달라진다(그림 5-33). 또한 고에너지의 X선이나 감마선과는 달리 피부 표면 보호 효과가 거의 없으며 조직 내의 골조직에 더 많이 흡수된다. 따라서 피부암과 같이 피부 표면

그림 5-33. 전자선의 투과력 좌: 6MeV 전자선 우: 12MeV 전자선

에 위치한 암의 치료나 유방암 수술 후 흉곽의 피부 및 연조직을 치료하고 동시에 폐에 방사선이 도달하는 것을 피하려 할 경우에 이용된다.

Ⅱ. 방사선생물학의 개요

1. 방사선의 생물학적 효과

방사선이 세포에 조사되면 방사선 자체가 세포 내 표적에 작용하거나 광전효과 또는 콤프턴 산란에 의하여 발생된 고속의 전자가 직접 세포 내 표적에 작용할 수 있는데, 이를 방사선의 직접작용이라고 한다. 임상에서 흔히 사용되는 X선이나 감마선의 경우에는 이러한 부분의 기여도가 낮다. 대신 고속의 전자가 세포 내의 물 분자에 작용하여 수산화 자유라디칼*free radical*을 생성하고, 이 자유라디칼이 세포 내 표적에 작용하는 간접작용의 기여도가 높다. 세포 내의 표적은 DNA가 가장 중요한 것으로 간주되고 있다. 방사선에 의해 발생하는 DNA 손상에는 DNA 배면결합*back-bond*의 화학결합 분리, 당*sugar*의 손상, 염기*base*의 손상, 교차결합*cross-link* 및 이합체*dimer* 형성 등이 있

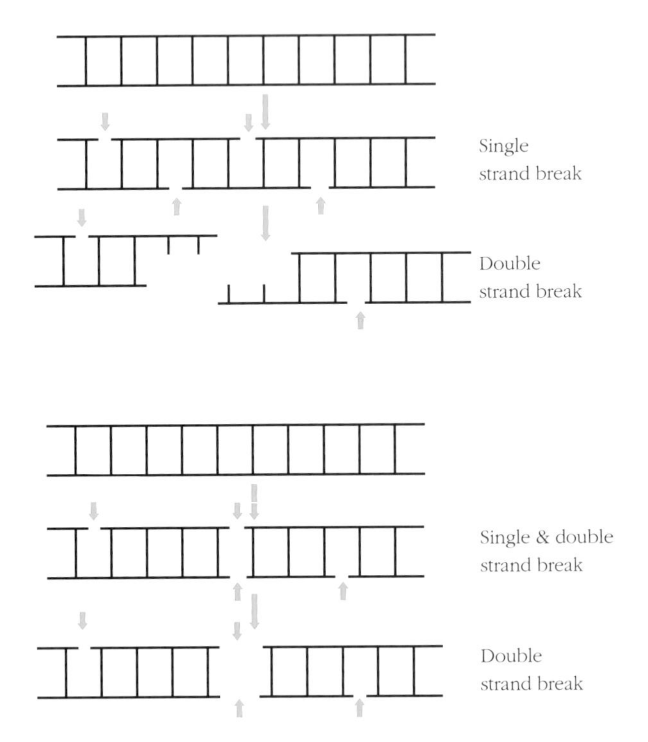

그림 5-34. 외가닥분리와 이중가닥분리의 형성 **위**: 외가닥분리의 형성과 이중가닥분리로의 진행(2단계) **아래**: 이중가닥분리의 형성(1단계)

| 표 5-2 | 250 cGy의 감마선 조사 후 발생한 세포당 가닥분리*strand break*의 수

	총 발생 수	회복되지 않는 수
외가닥분리	1,000	7.5
이중가닥분리	20	2.0

Cole 등, 1979.

으며, 나중의 세 가지도 결국 DNA 배면결합의 화학결합 분리로 진행된다. DNA 배면결합의 화학결합이 분리된 것을 가닥분리*strand break*라 하며 DNA의 두 가닥 중 하나가 분리된 경우를 외가닥분리*single strand break*라 한다. 두 개의 가닥이 모두 분리된 경우는 이중가닥분리*double strand break*라고 한다(그림 5-34). 방사선에 의하여 생성된 외가닥분리는 99% 이상 정상으로 회복되며 이중가닥분리의 경우는 90% 이상 회복된다(〈표 5-2〉).

회복되지 않은 이중가닥분리는 DNA의 긴 사슬이 끊어진 상태가 되며 세포의 핵분열기에 염색체의 이상 형태로 나타날 수 있다. 방사선에 의하여 일어나는 염색체 이상은 염색체이상*chromosomal aberration*과 염색분체이상*chromatid aberration*으로 분류된다. 염색체이상 중 비대칭 염색체이상은 형태학적으로 쉽게 정상 염색체와 구분된다. 여기에 속하는 것으로는 이동원염색체*dicentric chromosome*(그림 5-35A), 환형염색체*ring chromosome*(그림 5-35B) 및 염색체결손*chromosomal deletion*(그림 5-35C)이 있다. 이동원염색체 및 환형염색체가 형성될 때에는 무동원염색체*acentric chromosome*가 동반된다. 염색체이상 중 대칭 염색체이상에 속하는 것으로는 염색체전좌*chromosomal translocation*(그림 5-35D)와 염색체역위*chromosomal inversion*(그림 5-35E)가 있으며, 이는 형태학적으로 정상 염색체와 동일하다. 그러나 염색체전좌의 경우 FISH(fluorescence in situ hybridization) 기술을 이용하면 정상 염색체와 구분이 가능하다.

비대칭 염색체의 경우 무동원염색체는 세포분열 시 두 개의 자세포 중 하나로 모두 가게 되므로 자세포에 전달되는 유전물질이 하나의 자세포는 부족하고 다른 하나의 자세포는 과잉이 되며, 이 세포들은 정상적인 세포분열을 할 수 없어 사멸한다.

대칭 염색체의 경우는 세포분열 시 자세포에 전달되는 유전물질이 정상이므로 세포는 죽지 않고 계속 분열할 수 있다. 그러나 이 경우 암유전자가 활성화되어 오랜 시간

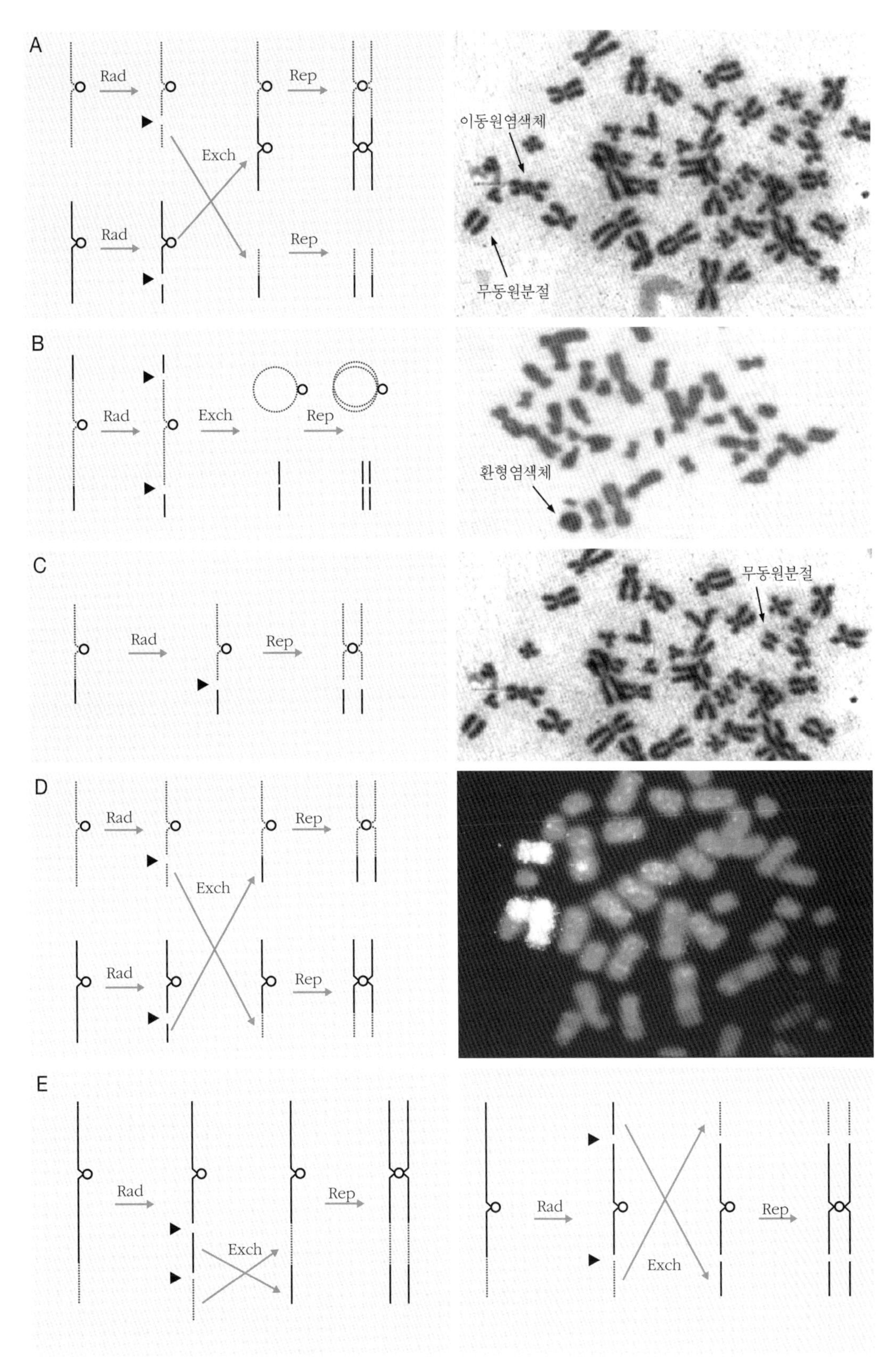

그림 5-35. 대칭 염색체이상의 형성 과정과 현미경사진 A. 이동원염색체*dicentric chromosome* B. 환형염색체*ring chromosome* C. 염색체결손*chromosomal deletion* D. 염색체전좌*chromosomal translocation*(FISH technique) E. 염색체역위*chromosomal inversion*(형태학적으로는 정상적으로 나타남)

이 지난 후 암으로 발달할 수 있으며, 이러한 이상이 생식세포*germ cell*에 발생한 경우에는 자손에서 기형으로 나타날 수 있다.

암 치료를 위한 방사선치료에서 관심의 대상은 세포의 증식 능력이다. 즉, 암세포 또는 정상세포가 계속 세포분열을 하면서 증식할 수 있는 능력에 어떠한 변화가 오는가 하는 것이다. 세포에 방사선을 조사하고 나면 세포의 운명이 여러 갈래로 나뉜다. 즉, ① 세포자멸사*apoptosis*에 의하여 조속히 사멸하거나, ② 세포분열 시도중 사멸할 수 있으며, ③ 비정상적인 세포분열에 의해 비정상적 형태(거대 세포 등)로 변하거나, ④ 1~4회 정도의 세포분열 후 더 이상 분열하지 못하는 상태에 도달할 수도 있다. 또한 ⑤ 세포분열을 하지 못하나 정상적인 세포 기능과 형태를 유지하면서 생존할 수도 있으며, ⑥ 정상적으로 지속적인 세포분열을 유지하며 살아남을 수도 있다. 지속적으로 분열해야 하는 세포, 즉 암세포나 골수세포는 마지막의 경우를 제외하면 세포로서의 역할이 없어진 것으로 간주되는데, 이를 증식불능화*reproductive death*라고 한다. 정상적으로 지속적인 세포분열을 유지하는 경우에만 세포가 생존한 것으로 간주된다.

2. 세포생존곡선

다수의 세포에 방사선을 조사한 후 세포의 생존 가능성, 즉 살아남은 세포의 분획을 방사선량에 따라 도시한 것을 세포생존곡선이라고 한다. 방사선에 의한 세포의 손상은 무작위적으로 일어난다. 다수의 세포에 평균적으로 하나의 치명적 손상이 일어날 만큼 방사선이 조사된 경우 방사선 손상의 분포는 포아송*Poison* 분포를 따르게 되어, 일부의 세포에는 두 개 또는 그 이상의 치명적 손상이 발생하고 일부의 세포에는 하나씩의 치명적 손상이 발생하며 일부의 세포에는 손상이 발생하지 않는다. 이 경우 치명적 손상이 발생하지 않은 세포의 분획은 e^{-1}로서 약 0.37이 된다. 이에 해당하는 방사선량을 Do라고 한다.

박테리아의 경우에는 위의 현상이 정확히 일어나기 때문에 세포생존분획은 지수적으로 감소하게 되고, 이를 그래프로 표시하면 반대수 단위*scale*에서 직선 형태의 세포생존곡선을 나타낸다(그림 5-36A). 이 경우 곡선의 수식은 $SF = e^{-D/Do}$로 나타나게 된다(단일표적 단일파괴 모델 *single target single hit model, exponential model*).

그러나 대부분의 포유동물 세포의 경우는 방사선량이 낮은 부위에서 어깨*shoulder*를 나타내며 방사선량이 높은 경우 지수적으로 감소한다(그림 5-36B). 이렇게 어깨를 가지는 것은 낮은 선량의 경우 높은 선량에 비하여 상대

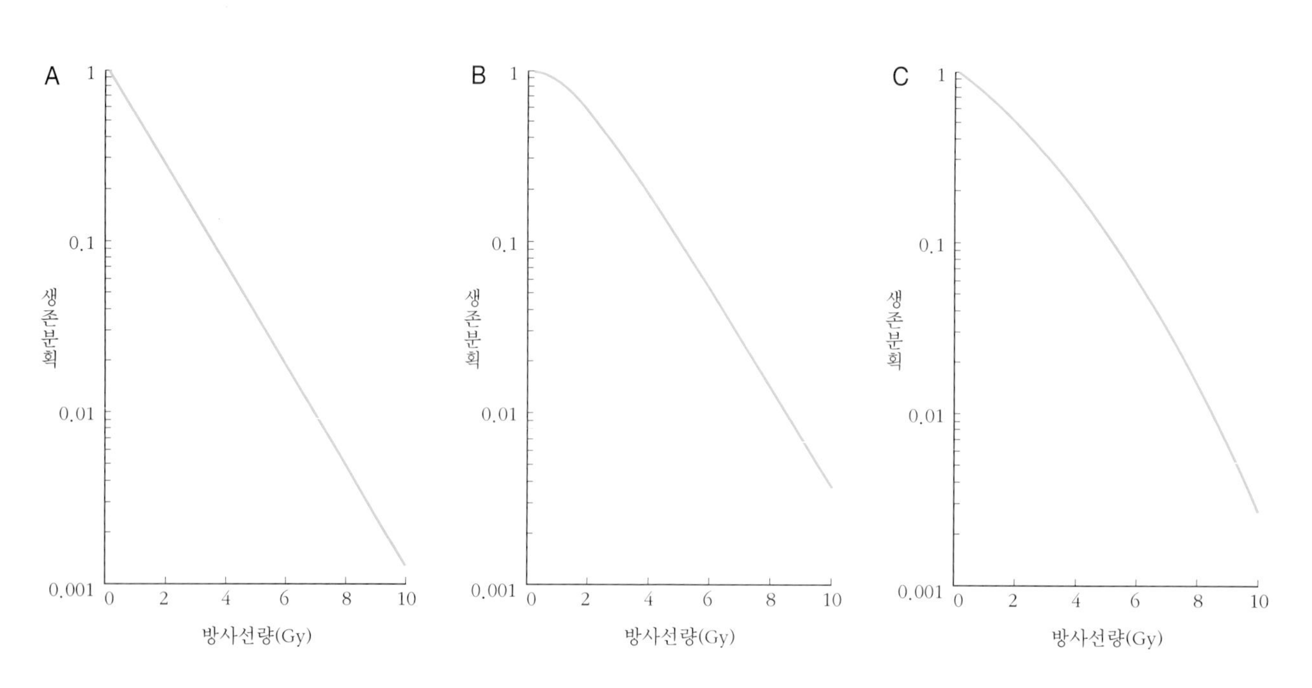

그림 5-36. 세포생존곡선 A. 단일표적 단일파괴 모델($SF = e^{-D/Do}$, Do = 1.5 Gy) B. 다수표적 단일파괴 모델($SF = 1-(1-e^{-D/Do})^n$, Do = 1.5 Gy, n = 3) C. 선형 2차곡선 모델($SF = e^{-(\alpha D + \beta D^2)}$) 단 $\alpha = 0.3$, $\beta = 0.03$)

적으로 방사선의 세포 치사 효과가 낮다는 것을 의미한다. 이 경우에 곡선의 수식은 $SF = 1-(1-e^{-D/Do})^n$으로 나타낼 수 있다(다수표적 단일파괴 모델*multitarget single hit model*).

실제 실험 결과에서는 선량이 높은 경우에도 지수적으로 감소하지 않고 그래프 상에서 지속적으로 기울기가 증가하는 양상을 보일 수 있으며(그림 5-36C), 이러한 경우 수식은 $SF = e^{-(\alpha D + \beta D^2)}$으로 나타낼 수 있다(선형 2차 곡선 모델*linear quadratic model*).

세포의 종류에 따라 세포생존곡선의 형태와 기울기에 차이가 나타난다. 동일한 방사선량을 조사해도 생존하는 세포의 분획에 차이가 있으며, 이는 세포의 방사선 감수성에 차이가 있음을 나타낸다. 방사선 감수성의 비교는 동일한 세포생존 분획에 해당하는 방사선량의 비교를 이용한다. 예를 들어 0.1의 생존 분획에 필요한 방사선량이 하나의 세포에서는 5 Gy이고 다른 세포에서는 10 Gy인 경우 방사선 감수성에 2배의 차이가 있는 것을 나타낸다. 현재까지의 실험 자료를 보면 암세포와 정상세포 간에 세포생존곡선의 형태나 기울기에 특이한 차이는 없는 것으로 알려져 있다.

3. 산소의 영향

방사선의 생물학적 효과에 가장 큰 영향을 미치는 것은 산소이다. 1920년대에 최초로 알려졌으나 1950년대에 와서야 산소의 중요성이 인식되었다. 산소가 충분한 경우에 비해 산소가 전혀 없을 경우 동일한 방사선 효과를 얻는 데에는 2.5 내지 3배의 방사선량이 필요하다(그림 5-37). 이를 산소증강률*oxygen enhancement ratio; OER*이라고 한다.

산소의 작용 기전은 명확히 알려져 있지 않으나 방사선 조사 후 생성된 자유라디칼이 DNA 등 표적에 작용하여 생긴 손상을 비가역적인 상태로 변환시키는 역할, 즉 방사선에 의한 손상을 고정시키는 역할을 하는 것으로 이해되고 있다. SH기는 산소와는 반대로 손상을 회복시키는 역할을 하며, 따라서 산소가 부족하거나 농도가 높은 SH기가 존재하는 경우 방사선의 생물학적 효과는 감소한다. 산소의 분압에 따라 세포의 방사선 감수성이 달라진다.

톰린슨*Thomlinson*과 그레이*Gray*는 산소의 중요한 역할을 인식하고 조직 내에서 모세혈관으로부터 산소가 확산*diffusion*되는 거리를 계산하여 모세혈관으로부터 150㎛의 거리에서는 산소 분압이 0이 됨을 예상하였으며, 실제 조직 소견에서 종양 중심*tumor cord*의 폭이 이와 일치함을

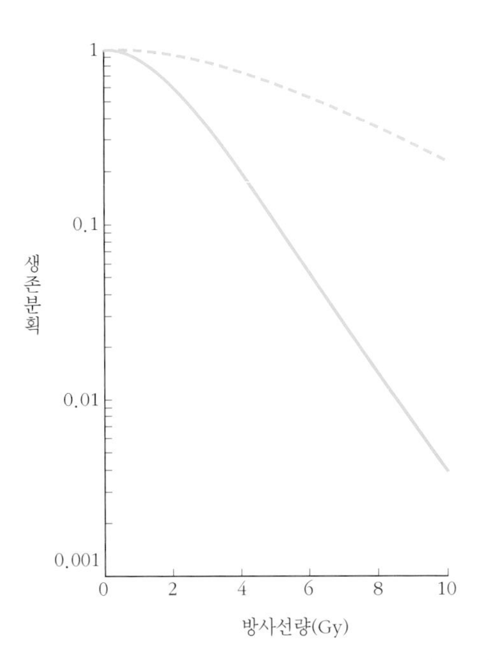

그림 5-37. 정상 산소 분압세포와 저산소세포의 세포생존곡선 실선: 정상 산소 분압세포: $SF=1-(1-e^{-D/Do})^n$, Do=1.5 Gy, n=3 점선: 저산소 분압세포: $SF=1-(1-e^{-D/Do})^n$, Do=1.5 Gy, n=4

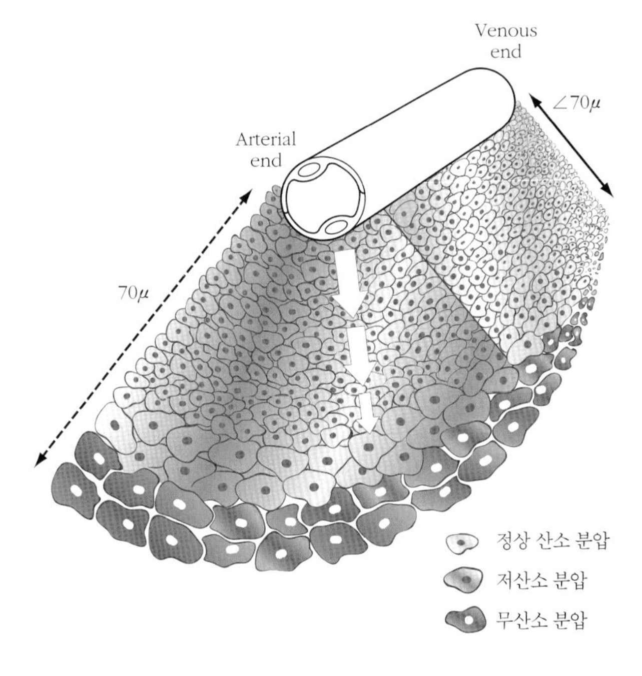

그림 5-38. 모세혈관에서부터의 거리에 따른 산소 농도 분포

확인했다. 이 모델에 의하면 모세혈관에서 100μm 이내에 있는 세포는 산소 분압이 높은 상태*oxic state*이고, 100 내지 150μm 범위의 세포는 저산소상태*hypoxic state*에 있으며, 150μm 이상 떨어진 세포는 무산소상태*anoxic state*가 되어 괴사*necrosis*하는 것으로 판단되었는데, 최근 산소의 확산 및 소모 모델을 사용하여 계산한 거리는 70μm 정도로 인정된다(그림 5-38). 따라서 거시적으로 종양 내에는 항상 저산소 암세포가 존재하며, 이 세포들은 방사선에 대한 감수성이 낮아 방사선치료 시 문제가 된다.

4. 저산소세포의 문제를 극복하기 위한 노력

빈혈이 있는 자궁암 환자에게 방사선치료를 적용하면 재발율이 높다는 사실을 미루어보면, 저산소세포가 종양 내에 존재하고 빈혈 환자에서는 저산소세포의 비율이 높으므로 방사선치료의 효과가 감소되어 결국 환자의 방사선치료 성적에 영향을 미친다고 해석된다.

고압산소 상태에서 방사선치료를 시행하면 혈장에 용해된 산소의 분압이 증가함에 따라 모세혈관에 도달하는 산소의 양도 증가한다. 산소 공급이 증가하여 산소가 확산되고 도달하는 거리가 증가하여 저산소세포의 분획이 감소하게 된다. 실제로 환자에게 적용한 결과 국소 치유율이 증가했다는 점도 이러한 사실을 뒷받침한다.

저산소 상태의 세포에 산소 대신 산소의 역할, 즉 전자공여체*donor*로 작용할 수 있는 약제의 개발과 이용도 시도되고 있다. 고압산소의 경우는 산소의 확산이 약간 증가하는 정도지만, 약제의 경우는 세포에서 대사*metabolize*되지 않으므로 더 멀리 확산되어 모든 종양세포에 도달할 수 있다. 이는 이론적으로 매우 효과가 큰 방법인데, 이러한 용도로 개발된 것으로는 미소니다졸*misonidazole*, 피모니다졸*pimonidazole*, 에타니다졸*ethanidazole*(SR-2508), 니모라졸*nimorazole* 등이 있다. 이러한 약제들은 실험동물에서는 유효했으나 인체 적용 시에는 효과적이지 못했다. 이후에 개발된 티라파자민*tyrapazamine*과 포피로마이신*porfiromycin*은 실험실 및 인체 적용의 초기 단계에서 효과를 나타내고 있다.

방사선치료 시 다량의 방사선을 1회에 조사할 경우 산소 분압이 높은 세포는 대부분 사멸하지만 저산소세포는 많은 수가 살아남을 것이므로 1회의 다량 방사선 조사의 임상적 효과는 낮다. 그러나 통상적으로 방사선치료는 1회에 2 Gy 전후씩, 1일 1회, 주 5회 실시하며 6~8주간에 걸쳐 시행한다. 이를 분할 방사선 조사라고 부르는데, 이때 산소화된 암세포는 많이 사멸하고 저산소세포는 소수만이 사멸한다. 즉, 상대적으로 저산소세포의 분획이 증가되어 암세포 전체로는 방사선 감수성이 저하된다. 그러나 다음 방사선치료까지의 기간 중에 저산소세포의 일부가 산소 공급을 받게 되기 때문에 저산소세포 분획은 방사선치료 이전의 수준에 가깝게 회복되고 전반적인 방사선 감수성도 회복된다. 이러한 현상을 분할 조사에 따른 재산소화*reoxygenation*라고 한다.

5. 분할 방사선 조사의 생물학적 측면

방사선을 장기간에 걸쳐 분할 조사하면 이에 따라 몇 가지 생물학적 현상이 일어난다.

첫째는 방사선 손상의 회복*repair*이다. 이는 방사선 조사에 의한 준치사 손상*sublethal damage*이 다음 치료까지의 기간 중에 회복되는 것을 말한다. 준치사 손상은 1회의 방사선 조사에 의하여 세포가 손상을 입었으나 사멸하지는 않은 상태로서, 방사선이 추가로 조사되어 준치사 손상이 추가되면 치사손상*lethal damage*으로 진행되어 세포가 사멸하지만 더 이상의 방사선 손상 없이 시간이 주어지면 회복될 수 있는 손상을 말한다.

둘째는 저산소세포의 재산소화이다. 재산소화가 일어나는 기전은 ① 암세포의 수가 감소하여 상대적으로 혈류가 증가함에 따라 산소 공급이 상대적으로 증가하며, ② 동시에 전반적인 산소 요구량이 감소하고, ③ 산소 분압이 높은 세포가 사멸한 후 모세혈관과 저산소세포 간의 거리가 감소되어 저산소세포에 대한 산소 확산이 증가되며, ④ 종양 내 조직압이 감소되어 압박되었던 혈관이 열리면서 혈류가 증가된다는 것이다.

셋째는 세포주기의 재분포*redistribution*이다. 세포는 주기에 따라 방사선 감수성에 차이가 있다. M 및 G2기에 가장 방사선 감수성이 높고, 다음으로는 G2기이며, S기에 방사선 감수성이 가장 낮다. 방사선이 1회 조사되면 감수성이 높은 주기의 세포가 많이 사멸한다. 방사선 조사 후에는 상대적으로 방사선 감수성이 낮은 주기의 세포가 증가하여 방사선 감수성이 감소한다. 그러나 다음 방사선 치료까지의 기간 중에 세포 주기의 분포가 변화하며 방사선치료 전의 원상에 가깝게 회복되고, 따라서 방사선 감수성이 유지된다.

넷째는 세포의 재증식*repopulation*이다. 방사선 조사에 의하여 세포 수가 감소하면 암세포와 정상세포 모두 증식 속도가 빨라진다. 정상세포인 경우에는 방사선을 받지 않은 부위의 세포가 증식하여 빈 자리에 들어오기도 한다.

이상의 네 가지 현상 중 재산소화는 암세포에서만 일어나고, 나머지는 암세포와 정상세포 모두에서 일어난다.

Ⅲ. 임상방사선종양학의 개요

1. 방사선치료의 적용

방사선치료는 수술과 함께 국소치료에 해당한다. 수술이 수술을 시행한 부위에 대해서만 효과가 있는 것처럼 방사선치료 역시 치료한 부위에 효과가 국한되는데, 이는 항암화학요법이 전신적인 효과를 갖는 것과 다른 점이다. 수술이나 방사선치료는 종양이 원발 부위에 국한되어 있는 경우에 효과적이다. 따라서 방사선치료의 효과는 국소 치유*local control* 여부로 판단한다.

악성종양 환자를 방사선으로 치료할 때 최선의 목표는 부작용 없이 종양을 치료하는 것이다. 이를 위해서는 적절한 양의 방사선을 조사하는 것이 필수적이다. 종양이 재발하지 않고 국소 치유될 가능성이 가장 높은 방사선량이 적절한 방사선량이라고 할 수 있다. 방사선량과 국소 치유 확률의 관계를 도시하면 S형의 곡선*sigmoid curve*(그림 5-39A)으로 나타난다. 방사선치료 시에는 주변 정상조직의 일부에도 방사선이 조사되기 때문에 정상조직이 손상되어 합병증이 발생할 수 있다. 합병증의 발생 빈도 역시 S형 곡선으로 나타나는데, 종양의 국소 치유 확률과 합병증 발생 확률을 동시에 도시하면 그림 5-39B와 같다. 이러한 경우 합병증 없이 종양이 국소 치유될 가능성을 함께 나타낸 것이 그림 5-39C 및 5-39D이다. 합병증 없이 국소 치유될 확률이 가장 높은 지점에 해당하는 방사선량이 적절한 방사선량에 해당한다.

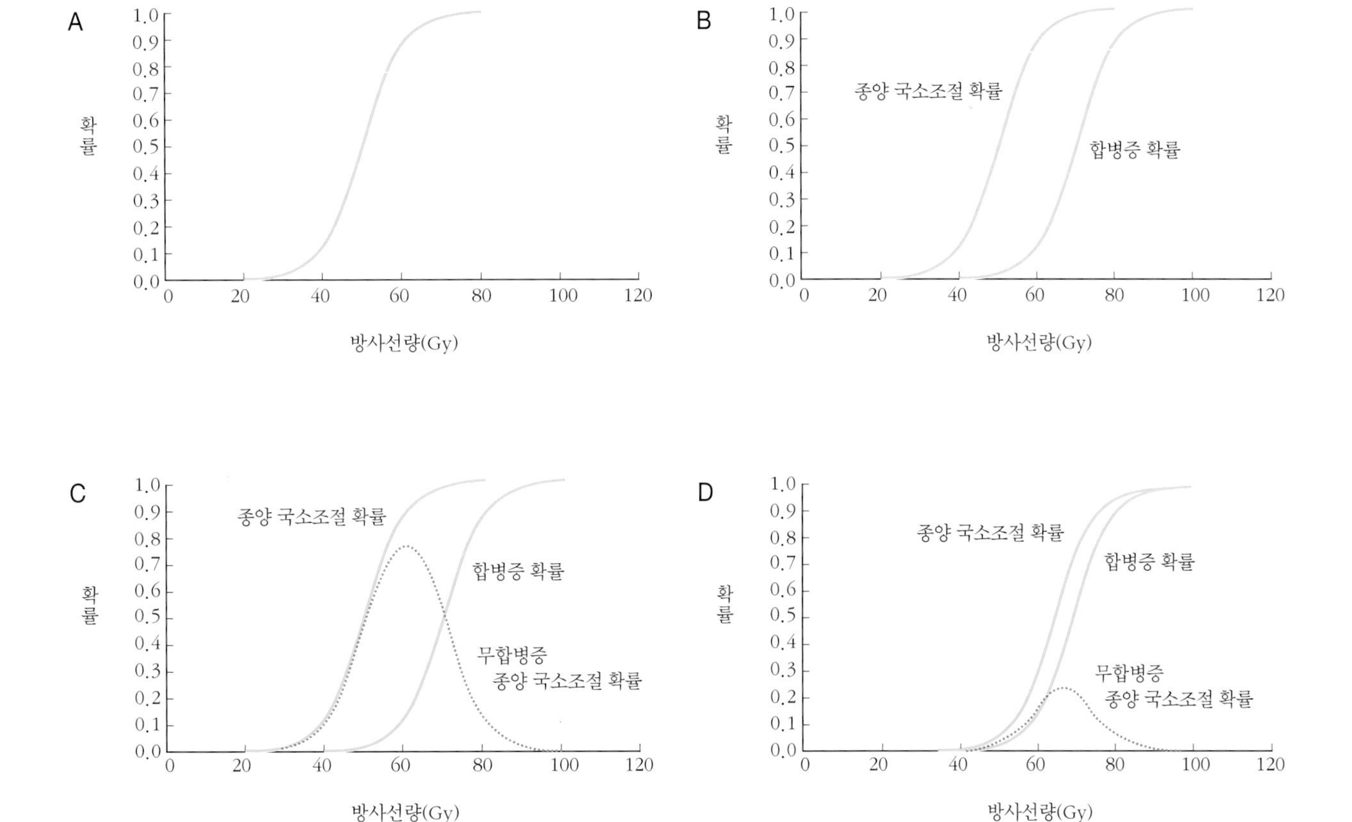

그림 5-39. 방사선량에 따른 종양 국소조절 및 정상조직 합병증의 S형 곡선 A. 방사선량-반응 곡선의 일반적 형태 B. 종양 치유와 정상조직 부작용의 방사선량-반응 곡선 C. 종양 치유와 정상조직 부작용 및 부작용 없는 치유의 방사선량-반응 곡선. 최대 확률은 75%에 달한다. D. 종양 치유와 정상조직 부작용 및 부작용 없는 치유의 방사선량-반응 곡선. 최대 확률은 25%에 미치지 못한다.

그러나 이러한 이론이 절대적인 것은 아니다. 방사선치료가 실패했을 때 수술이나 다른 치료로 치유될 가능성의 여부 및 합병증이 어느 정도 심각하며 치료가 가능한가의 여부에 따라 적절한 방사선량이 달라질 수 있다. 방사선치료가 실패하더라도 수술로 치유할 수 있는 가능성이 높고 부작용이 심각하며 오래 가고 치료하기 어렵다면, 국소 치유율이 낮더라도 부작용이 발생하지 않도록 낮은 양의 방사선을 조사하는 것이 현명하다. 그러나 반대로 국소 치료가 실패할 경우 치명적이고 부작용이 심각하지 않으며 치료가 가능하다면 많은 양의 방사선을 조사하는 것이 현명하다 하겠다.

종양의 종류, 발생 장소 및 병기에 따라 종양 국소 치유 곡선 및 합병증 곡선의 위치가 다르다. 두 곡선 사이의 간격이 큰 경우에는 합병증 없이 종양이 국소 치유될 최대 확률이 높다. 이를 나타내는 것이 치유확률비*theraeutic ratio*이다. 치유확률비는 종양 치유에 필요한 방사선량을 정상조직이 합병증 없이 감내할 수 있는 방사선량으로 나눈 값을 말하는데, 1보다 큰 경우(합병증 곡선이 오른쪽에 위치)는 방사선치료 시행이 가능하며 1보다 작은 경우(합병증 곡선이 왼쪽에 위치)는 방사선치료가 적합하지 않음을 나타낸다. 1보다 큰 경우 수치가 크면 클수록, 즉 두 개의 S 곡선이 멀리 떨어져 있을수록 방사선치료로 후유증 없이 국소 치유될 가능성이 높음을 나타낸다. 최대 확률은 그림 5-39C의 경우 75%에 달하나, D의 경우에는 25%밖에 되지 않는다.

2. 수술과 방사선치료의 병용

방사선치료만을 시행하는 경우 외에 수술이나 항암화학요법과 병용하는 경우도 많다. 수술과 방사선치료를 병용하는 경우의 일반적 이론은 다음과 같다. 방사선치료를 하면 악성종양의 주변부에서 재발되는 경우가 많지 않은데, 이는 이 부위에 암세포의 수가 많지 않고 혈류가 좋은 상태로 암세포의 산소 분압이 높아 방사선 감수성이 높기 때문이다. 종양의 중심부에는 암세포의 수가 많고 저산소세포가 많기 때문에 국소 재발이 이 부위에서 일어난다. 반면 수술은 큰 종양이 있는 종양의 중심부는 완전한 절제가 가능하나 종양 주위의 정상조직 절제가 제한되므로 종양 주변부의 정상조직 내로 침윤된 현미경적 침윤*microscopic invasion*을 완전히 제거하기 어렵다. 따라서 수술과 방사선치료를 결합하면 종양의 국소 치유 가능성이 향상되는 것이다.

수술과 방사선치료를 병용하는 방법은 순서에 따라 두 가지가 있다. 즉, 수술을 시행하기 이전에 방사선치료를 시행하는 방법과, 수술 후에 방사선치료를 시행하는 방법이다. 수술 전 방사선치료*preoperative radiotherapy*를 시행하면 주변에 침윤된 암세포를 수술 전에 미리 사멸시킴으로써 수술 시 시야 내에 전파*seeding*되는 것을 방지할 수 있으며 수술 시 조작에 의하여 혈관 내로 암세포가 떨어져 나가 원격전이되는 것을 막을 수 있다. 방사선치료로 종양이 축소되면 수술이 용이해지며, 수술이 불가능할 정도로 진행된 경우에도 방사선치료 후 수술이 가능해질 수도 있다. 수술 전 방사선치료의 단점은 수술만으로 완치 가능한 환자에게도 방사선치료를 시행하는 경우가 있으며, 수술 시 확인할 수 있는 원격전이가 이미 존재하는 환자에서 사전에 이를 진단하지 못하여 불필요한 방사선치료를 시행하는 경우가 생길 수 있는 점이다. 방사선치료의 효과가 없는 경우에는 수술이 지연되어 종양이 진행될 가능성이 있으며, 반대로 방사선치료의 효과가 좋은 경우에는 증상이 호전되어 환자가 수술을 거부함으로써 치유의 기회를 상실할 수도 있다.

수술 후 방사선치료*postoperative radiotherapy*는 수술 시의 소견과 병리조직학적 소견을 평가하여 방사선치료의 이득이 예상되는 환자만을 선택할 수 있다는 점과, 수술 후 남은 병변의 위치에 따라 방사선 조사 범위를 정확히 할 수 있다는 것이 장점이다. 그러나 수술 시의 전파를 전부 치료하지 못할 수 있다는 점과 수술 후 혈류의 변화로 암세포의 산소 분압이 낮아져 방사선 감수성이 저하될 수 있다는 것이 단점이다. 또한 복부수술 후 장관의 유착으로 위치가 고정되어 소장의 방사선 손상 가능성이 증가한다는 것 역시 수술 후 방사선치료의 단점 중 하나다.

수술과 방사선치료를 병용하면 수술의 범위를 종양 제거 또는 최소한의 정상조직 절제로 국한하고 방사선치료를 시행함으로써 기능과 형태를 유지하는 데 기여할 수 있다. 근래에 이러한 보존적 치료 방법의 중요성이 강조되고 있다.

3. 항암화학요법과 방사선치료의 병용

항암화학요법과 방사선치료를 병용하는 목적은 방사선량을 감소시키면서 동일한 효과를 얻기 위해서가 아니라, 동일한 양의 방사선을 조사하고 더 높은 효과를 얻기 위해서이다. 병용의 기전은 몇 가지로 나눌 수 있다. 첫째는 상호간의 공간적 협조이다. 방사선치료는 국소적으로 작용하여 거시적 종양을 치유하고, 항암제는 전신적으로 작용하여 미세전이를 치유하고자 하는 것이다. 둘째는 항암제와 방사선치료가 각각 독립적으로, 즉 부가적으로 작용하는 것이다. 방사선치료와 항암제 치료가 작용 기전상의 동일함이 없이 각각 암세포를 사멸시킴으로써 효과가 증가하기 때문에 순차적으로 사용하거나 동시에 사용할 수 있다. 셋째는 항암제가 암세포의 방사선에 대한 감수성을 증가시키는 것으로 소아의 횡문근육종*rhabdomyosarcoma*이나 윌름스*Wilms*종양에 사용하는 악티노마이신 D*actinomycin D*가 있다. 넷째는 항암제가 특이적으로 암세포의 방사선 감수성에 영향을 주는 것으로, 저산소세포 민감제가 이에 해당한다.

참고문헌

1. 이춘자, 하성환. 저선량방사선에 의한 염색체 이상 빈도. 대한치료방사선과학회지 1993;11:233-240.
2. 정해원, 손은희, 기혜성, 하성환. FISH(Fluorescence in situ hybridization)을 이용하여 분석한 방사선에 의해 유발된 림프구의 염색체 이상. 한국환경성돌연변이발암원학회지 1996;16:88-96.
3. Hall EJ. Radiobiology for the Radiologist. Philadelphia: Lippincott Williams & Wilkins; 2000.
4. Thomlinson RH, Gray LH. The histological structure of some human lung cancers and the possible implications for radiotherapy. Br J Cancer 1955;9:539-549.

방사선치료의 기술 발전

예성준

1. 방사선이란?

방사선은 광자*photon*나 입자*particle*의 형태로 에너지를 방출하거나 전달하는 것을 말한다. 넓은 의미의 방사선에는 적외선, 가시광선, 사외선, 마이크로파, 라디오파, X선, 감마γ선, 중성자, 양성자, 전자선 등이 있다. 물질과 반응하여 전리화*ionization* 또는 여기화*excitation*를 통해 자신의 에너지를 전달하는 방사선을 전리방사선*ionizing radiation*이라 하는데, 흔히 방사선이라 함은 이 전리방사선들을 말한다. 비전리방사선*non-ionizing radiation*은 적외선, 가시광선, 자외선, 마이크로파, 라디오파 등을 가리키는데, 에너지가 충분하지 못하기 때문에 물질과 반응하여 이온화 또는 여기화 과정을 일으키지 못한다. 따라서 방사선 치료 및 진단에서는, 인체 내부를 투과하여 그 구성 성분인 원자와 이온화 및 여기화하는 과정을 통해 에너지를 전달하는 전리방사선을 사용한다. 앞으로 방사선이라 함은 이들 전리방사선만을 일컫는 것이다.

방사선은 다시 광자와 입자로 나뉜다. 전자에 속하는 광자선은 X선, 감마선, 가속기 광원*synchrotron light* 등이며, 입자선에 속하는 것으로는 전자, 베타β선, 양전자(β^+) 양성자, 중성자, 파이중간자*pi meson*, 기타 원자핵들이 있다. 전하를 가지는 방사선(전자, 양성자, β선 등)을 직접전리방사선*directly-ionizing radiation*이라 하는데, 직접 원자의 외각 전자와 전자기력*coulomb force*을 주고 받으며 이온화(또는 여기화)를 통해 에너지를 전달하는 방사선을 말한다. 전하를 갖지 않은 방사선(광자, 즉 X선, 감마선; indirectly-ionizing radiation)은 그 스스로는 이온화(또는 여기화)를 통해 에너지를 전달할 수 없다. 이 방사선은 반드시 원자의 외각 전자 또는 원자핵과 반응하여 2차 전자 혹은 양전자를 방출하는데, 이때 전달된 에너지를 통해

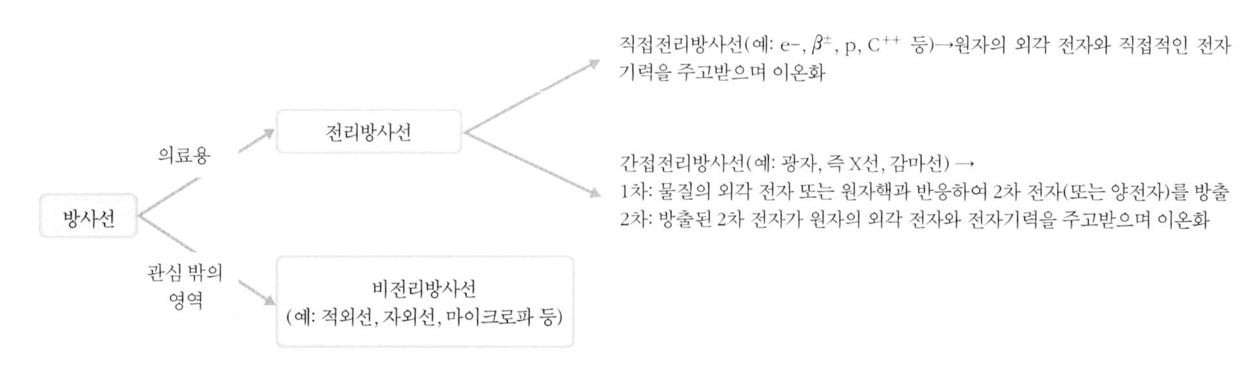

그림 5-40. 방사선의 종류와 에너지 전달 메커니즘에 따른 분류

이 2차 전자 혹은 양전자가 이온화(또는 여기화)를 일으킴으로써 에너지를 간접적으로 전달하게 된다. 그림 5-40은 앞에서 서술한 방사선의 종류와, 물질에 에너지를 전달하는 메커니즘인 이온화 과정에 따른 분류를 보여주고 있다.

방사선치료 시 사용하는 방사선량은 반드시 이온화(또는 여기화) 과정을 통해 흡수된 에너지만을 흡수선량으로 나타내며, 1kg당 1J(줄*joule*)의 에너지가 흡수되는 경우를 1 Gy(=100 cGy) 단위로 표시한다. 방사선의 에너지가 낮은 경우에는 피부에 방사선량이 많이 전달되고 인체 내로 투과되는 깊이는 얕으며 연조직에 비하여 뼈에 흡수되는 방사선량이 많다. 에너지가 높은 경우에는 피부에 전달되는 선량이 적고(피부 보호 효과) 깊이 투과되며 뼈와 연조직에 흡수되는 방사선량에 차이가 거의 없다.

1. 광자

광자는 전자기파*electromagnetic wave*의 일종이며, 전리방사선으로는 X선과 감마선이 있다. X선은 가속된 하전입자(주로 전자)가 원자핵 주위에 존재하는 외각 전자와 전자기력에 의한 반응으로 생성되며, 예외적으로 동위원소의 일부에서 전자궤도의 재배치*re-arrangement*에 의해 생성되기도 한다. 감마선은 불안정한 에너지 상태에 놓인 방사성동위원소의 원자핵이 안정된 에너지 준위로 붕괴되는 과정에서 생성된다. X선과 감마선은 광자로서 물질과 반응하는 특성 면에서 성질이 동일하다.

광자, 즉 X선과 감마선의 에너지가 생체 또는 물체에 흡수되는 과정은 크게 세 가지 반응을 통해 진행된다. 첫째, 입사되는 광자의 에너지가 낮은 경우(<100keV)에 주로 일어나는 반응으로서, 원자핵 주변의 외각 전자에 입사 에너지를 모두 전달하고 자신(광자)은 소멸하면서 외각 전자가 이탈되는 현상이다. 이를 흔히 광전효과光電效果, *photoelectric effect*라고 하는데, 이때 광자의 에너지 전부가 소실되고 외각 전자의 결합 에너지를 제외한 만큼의 에너지가 이탈된 외각 전자의 운동에너지로 변환된다. 둘째, 광자의 에너지가 이보다 높은 경우에 주로 일어나는 반응으로서, 낮은 에너지로 결합한 최외곽 궤도의 전자와 주로 반응하게 된다. 이때 광자는 작은 결합 에너지를 제외한 에너지의 일부를 외각 전자의 운동에너지로 전달하고 나머지의 에너지를 가지고 산란되어 물질 속을 진행하면서 다음 반응을 하게 된다. 이 반응을 콤프턴 산란*Compton scattering*이라 하는데, 방사선치료용 X선의 에너지 영역에서 가장 활발히 일어나는 반응이다. 셋째, 입사하는 광자의 에너지가 두 전자의 정지질량 에너지(0.511MeV×2=1.022MeV)보다 큰 경우 원자핵의 주변을 통과하면서 쌍생성*pair production*이라는 반응을 통하여 자신은 소멸되고 전자와 양전자(β^+)가 생성되는 현상이다. 이렇듯 광자가 물질과 반응하여 자신의 에너지를 이온화(또는 여기화) 과정을 통하여 전달하는 과정은 반드시 외각에서 이탈된 2차 전자(또는 양전자)라는 매개체를 통해 이루어지며, 이러한 반응을 통하지 않으면 아무런 에너지의 전달 없이 투과하게 된다. 그림 5-41은 광자의 반응으로 이탈된 2차 전자에 의한 에너지가 DNA 구조를 파괴하는 과정을 설명하고 있다. 2차 전자가 직접 DNA의 2중나선구조를 파괴하기도 하지만, 대부분은 몸 속의 물과 먼저 반응하여 자유라디칼을 만들고, 이들이 확산되어 DNA의 토대와 화학 결합하여 그 구조를 파괴하는 과정에서 세포가 괴멸된다. 이렇듯 고에너지(>1MeV) 광자의 투과성과 투과 후 물질과 반응하여 생성된 2차 전자를

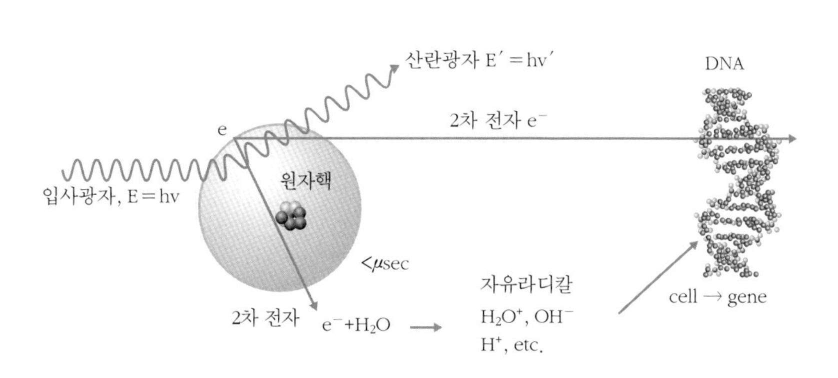

그림 5-41 광자의 반응으로 이탈된 2차 전자에 의한 세포의 DNA 파괴 과정

매개로 한 이온화를 통해 전달된 에너지로 인해 인체 깊숙이 위치한 종양을 치료하는 일이 가능하다.

2. 입자

입자의 형태를 띤 대표적인 방사선은 전자, 양전자, 양성자 등이 있다. 흔히 방사선치료에 사용되는 입자방사선은 전자가 대표적이며, 최근에는 양성자를 이용한 방사선치료가 국내에서도 시작되었다. 전하를 띤 입자방사선은 원자의 외각 전자와 원거리에서도 전자기력을 주고받으므로 입사 시 바로 에너지를 잃기 시작함으로써 에너지의 크기에 따라 증가하는 유효 거리*range*를 가지게 된다. 그림 5-42는 12MeV의 전자선이 20cm의 물속을 왼쪽에서부터 입사하여 물을 구성하는 원자와 반응하면서 에너지를 잃고 일정한 유효 거리(이 경우 6cm)를 투과한 후 사라지는 것을 보여준다. 또한 강한 측면 산란의 현상도 볼 수 있다. 고에너지(4~20MeV)로 가속된 전자는 전술한 전자기력을 통해 물질을 구성하는 원자의 외각 전자에 에너지를 직접 전달하며, 이때 일어난 이온화(또는 여기화)를 통해 인제에 흡수선량을 전달하게 된다. 전자는 물속에서 에너지를 전달할 수 있는 깊이가 광자보다 얕기 때문에 주로 표면에 위치한 깊지 않은 종양의 치료에 이용된다. 따라서 피부암처럼 피부 표면에 위치한 암을 치료하거나, 유방암 수술 후 흉곽의 피부와 연조직을 치료하는 동시에 폐에 방사선이 도달하는 것을 피하려 할 경우에 이용된다. 양전자는 전자와 동일한 입자이나 (+)전하를 가지는 전자이며, 광자의 쌍생성의 결과 또는 원자핵 붕괴 과정에서 생성된다. 특히 양전자단층촬영기에 사용되는 동위원소에서 방출된 양전자는 전자를 만나 쌍소멸*annihilation* 과정을 거치고 두 개의 광자(0.511MeV)를 180°로 방출하여 인체 내부의 영상 정보를 제공하게 된다. 양성자를 이용한 방사선치료는 중이온 입자 에너지 전달 시 나타나는 브래그 피크*Bragg peak* 생성이라는 고유의 성질을 이용한다. 이는 양성자가 에너지의 대부분을 유효 거리 부근에서 집중적으로 방출하는 특성을 가리키는데, 부근에 위치한 종양에 집중적으로 흡수선량을 집중할 수 있는 것이 장점이다.

3. 방사선 조사 방법

방사선원과 인체 내 종양의 거리에 따라 원격치료*teletherapy*와 근접치료*brachytherapy*로 구분된다. 외부 조사*external beam radiotherapy*라고도 하는 원격치료는 코발트*Cobalt* 60 원격치료기의 감마선이나 선형가속기에서 발생되는 X선 및 전자선을 이용한 치료를 가리키는데, 실제로 방사선원에서 인체까지의 거리는 선형가속기의 경우 100cm 전후이다. 현재 외부 조사에 사용되는 방사선의 에너지는 특수한 경우를 제외하면 1MeV 이상이다. 선형가속기는 방사선의 통로인 갠트리*gantry*, 방사선 빔의 크기와 모양을 조절하는 콜리메이터*collimator*, 환자를 눕히는 테이블*couch*이 0~360°로 회전할 수 있어 원하는 방향에서 방사선을 조사할 수 있다. 이렇듯 방사선치료용 선형가속기의 세 가지 주요 구성 요소가 한 중심점*isocenter*을 공유하고 회전이 가능하기 때문에 이곳에 환자의 종양이 위치하면 어느 방향에서든지 방사선이 종양을 향하게 되어 효과적인 치료가 가능하다(그림 5-43).

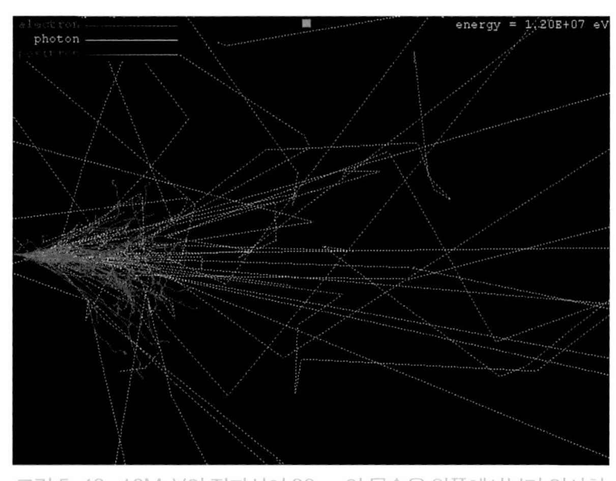

그림 5-42. 12MeV의 전자선이 20cm의 물속을 왼쪽에서부터 입사하여 투과하는 현상

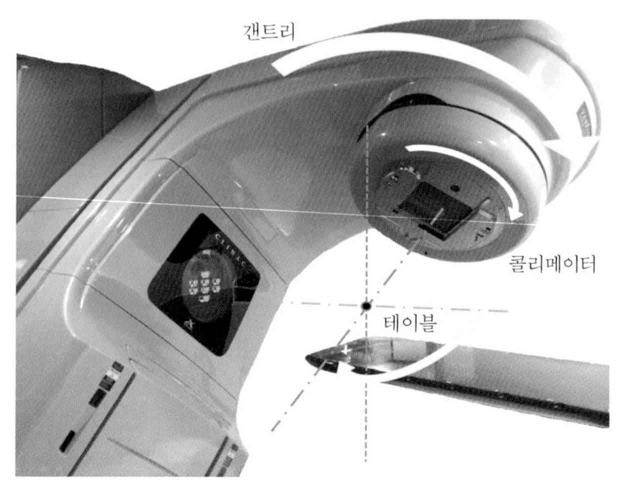

그림 5-43. 회전하는 방사선치료용 선형가속기의 세 주요 구성 요소

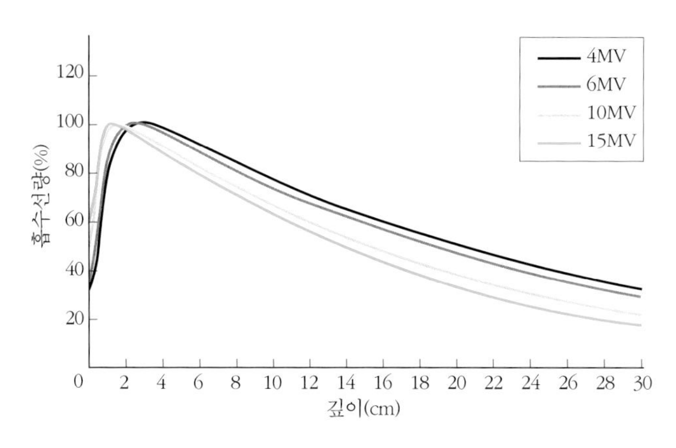

그림 5-44. 깊이에 따라 다양한 X선의 흡수선량 곡선

종양이 인체 표면에서 깊은 곳에 위치한 경우에는 에너지가 높아 투과력이 높은 X선이나 감마선을 사용하며, 종양이 인체 표면 가까운 곳에 위치한 경우에는 투과력이 낮은 방사선을 사용한다. 또한 여러 방향에서 다수의 방사선 빔을 입사하여 종양에 전달하는 흡수선량을 높이고 정상조직에 흡수되는 선량을 최소화한다. 그림 5-44은 X선의 에너지가 높을수록 표면에는 상대적으로 적은 흡수선량을 전달하고(흔히 skin sparing effect), 깊은 위치에는 상대적으로 더 많은 흡수선량을 전달하는 현상을 보여주고 있다.

Ⅱ. 첨단 방사선치료기기 및 기술

의료용 선형가속기는 1945~1958년에 처음 개발되어 설치된 이래 기술적으로 눈부시게 발전하고 있다. 이를 통해 종양조직에는 정밀한 방사선을 조사하면서 정상조직에는 최소한의 방사선을 조사하는 치료가 가능해지고 있다. 이러한 발전의 대표적인 사례로는 ① 토모테라피*tomotherapy*, 사이버나이프*cyberknife*로 대표되는 기계공학적 발전, ② 정밀한 방사선량 조사를 가능하게 한 세기조절 방사선치료*intensity modulated radiotherapy; IMRT*, ③ 방사선치료에 영상기술을 도입하여 치료의 정확도를 향상시킨 영상유도 방사선치료*image-guided radiation therapy; IGRT*, ④ 동위원소를 이용한 근접치료*brachytherapy*, ⑤ 하전입자빔을 이용한 방사선치료 등이 있다.

1. 의료용 선형가속기의 기계공학적 발전

토모테라피는 기존의 의료용 선형가속기 형태에서 벗어나 소형 선형가속기를 CT 형태의 원형 갠트리에 부착한 장비이다. 이 장비를 이용하면 방사선을 360° 방향에서 연속적으로 조사할 수 있기 때문에 정밀한 방사선치료가 가능하다(그림 5-45). 사이버나이프는 선형가속기를 정밀한 제어가 가능한 로봇팔*robotic arm*에 부착하여 방사선치료를 구현한 장비로서, 자유자재로 빔의 방향을 조절할 수 있기 때문에 치료의 정확도와 정밀도를 높일 수 있다(그림 5-46).

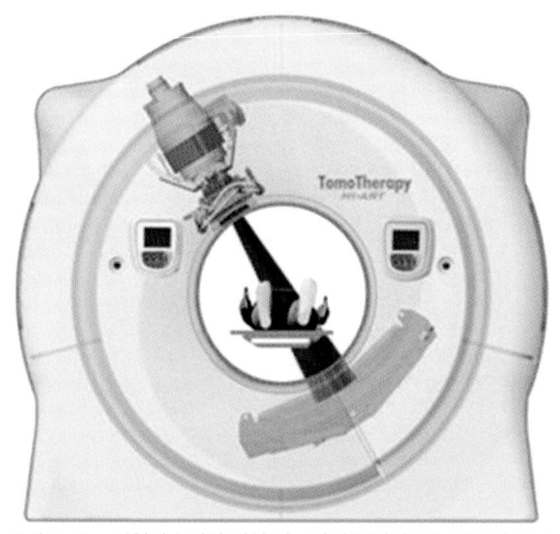

그림 5-45. 선형가속기가 원형 갠트리에 부착된 토모테라피 기기

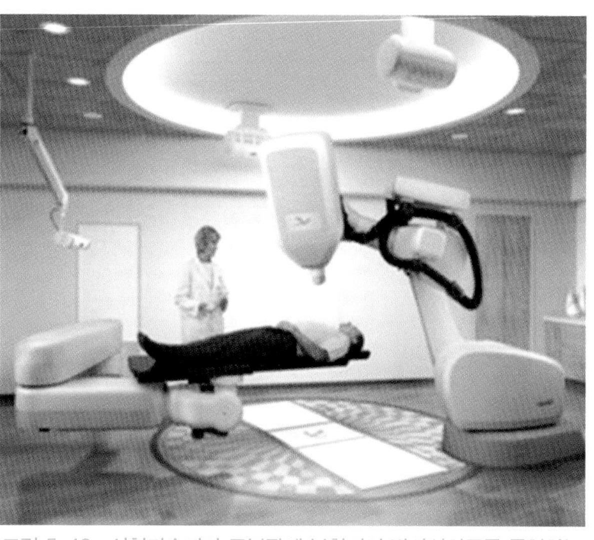

그림 5-46. 선형가속기가 로봇팔에 부착되어 방사선치료를 구현하는 사이버나이프

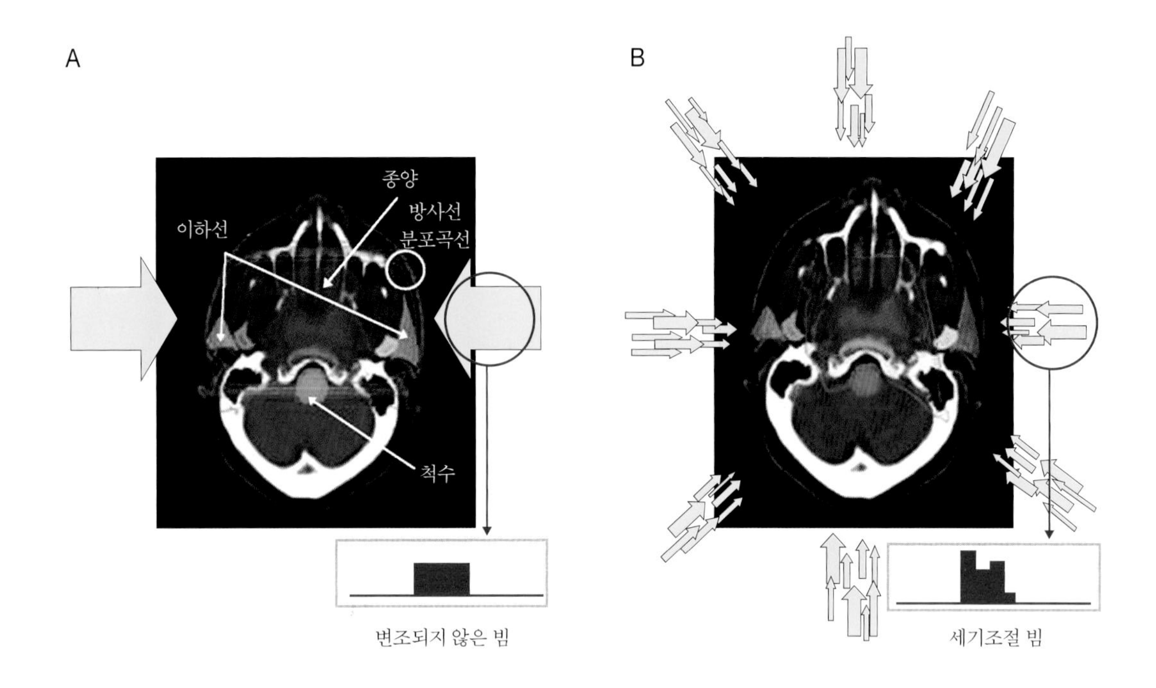

그림 5-47. 2차원 방사선치료 기법(A)과 IMRT기법(B)의 방사선 분포 비교

2. 세기조절 방사선치료

기존의 방사선치료에서는 빔의 모양이 결정되면 조사야*field*를 통해 균일한 방사선 빔이 환자에게 전달된다. 그러나 종양의 모양이 불규칙하고 방사선에 치명적인 기관이 종양에 근접해 있는 경우에는 기존의 방법으로 정밀한 방사선 분포를 구현하기 어렵다. 세기조절 방사선치료는 그림 5-47B에 나타난 것과 같이 치료 조사야를 여러 개의 작은 구획*segment*으로 나누어 방사선의 세기를 변조하여 치료하는 기법으로서, 종양에는 충분한 방사선량을 조사하면서도 정상조직의 피해를 최소화할 수 있다.

3. 영상유도 방사선치료

방사선치료는 일반적으로 수 주에 걸쳐 진행되기 때문에 치료 기간 중 환자의 체적이나 종양 주위 장기의 변화에 따라 종양의 위치가 다소 변할 수 있다. 영상유도 방사선치료는 이러한 문제점을 극복하기 위한 치료법으로, 방사선치료 직전 환자의 영상을 획득하여 치료 계획 당시의 영상과 비교하고 종양의 위치 차이를 보정한 후 치료한다. 치료실 내의 환자 위치 영상을 획득하기 위해 기존의 의료용 선형가속기에 영상 장치를 부착한 형태의 다양한 최신 장비가 개발되었다(그림 5-48).

4. 근접치료

1896년 베크렐*Becquerel*이 방사능을 처음으로 발견한 후 많은 연구들이 진행되던 중 방사선이 종양의 크기를 줄어들게 한다는 사실이 발견되었다. 이 사실을 바탕으로 퀴리*Pierre Curie*가 1901년에 방사성동위원소*radioactive source*를 종양에 삽입하면 효과를 볼 수 있을 것이라고 언

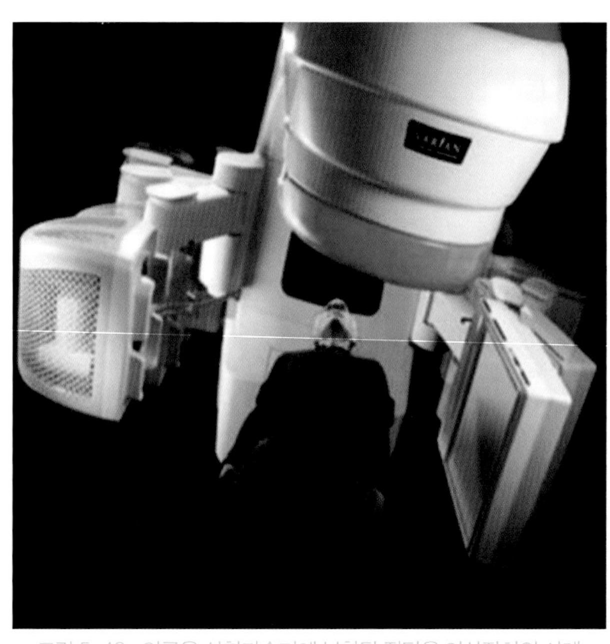

그림 5-48. 의료용 선형가속기에 부착된 진단용 영상장치의 사례

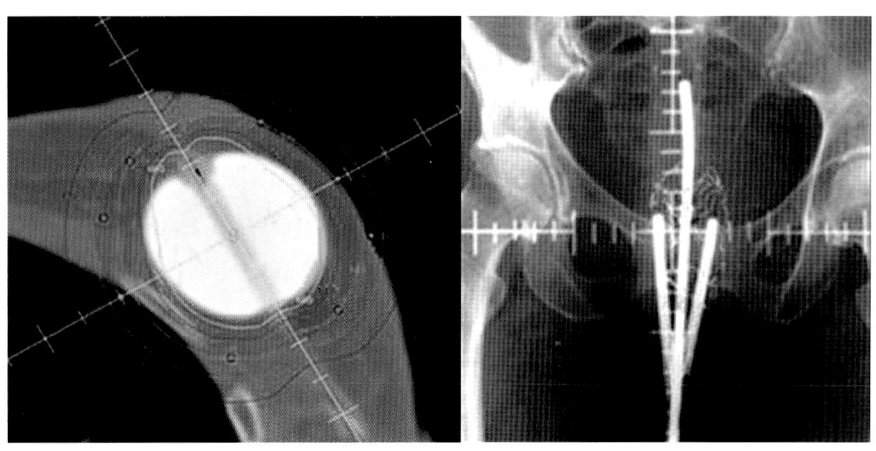
그림 5-49. 밀봉 방사성동위원소를 이용한 다양한 근접치료방법

급했다. 이에 미국과 유럽은 관련 기술 개발에 착수했다. 처음에는 방사선 노출 시간 조절이 힘들었기 때문에 원하는 위치에 정확한 선량을 주기 힘들었고, 시술자 역시 방사선에 노출되는 문제들로 인해 거의 사용되지 않았다. 하지만 20세기 중반 들어 동위원소를 정확한 위치에 원격으로 보내는 기술이 개발되고, 동위원소 차폐 기술이 발전했으며, 치료에 적합한 선원인 동위원소를 발견하여 피해를 최소화하면서 정확히 치료할 수 있게 되었다. 특히 73.83일의 반감기를 가지는 강한 선원인 Ir-192를 사용하여 고선량 근접치료*high-dose-rate brachytherapy*로 해당 부위를 단기간에 집중적으로 치료할 수 있는 기술이 등장했다. 이 기술은 시간당 12 Gy 이상의 선량을 치료 부위에 전달하며 자궁경부*cervix*, 식도*esophagus*, 폐*lungs*, 가슴*breasts*, 전립선*prostate* 치료에 주로 사용되는 것으로 알려져 있다. 더불어 영상기술이 향상되어 좀 더 정밀하게 종양의 위치를 파악할 수 있게 되었으며, 계산 알고리즘을 통한 정확한 선량 계산을 바탕으로 안전하고 효율적으로 암 치료에 사용되고 있다. 그림 5-49는 이러한 최신 근접치료시술을 보여주고 있다.

5. 입자빔 방사선치료

입자빔은 인체를 통과하다가 그 비정의 끝부분에서 에너지 전달 상승에 의해 흡수 방사선량이 높은 브래그 피크가 발생하는 특이성이 있어, 인체 표면 부위에서 최대의 에너지 흡수 지점이 형성된 후 계속 감소하는 양상을 나타내는 X선과는 극히 대조적인 방사선량 분포를 갖는다.

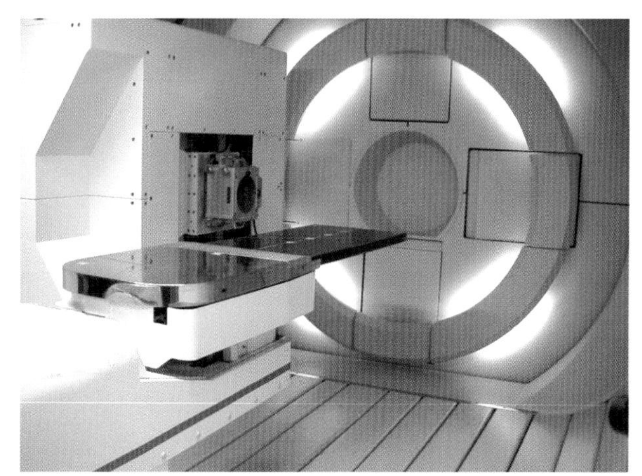
그림 5-50. 국립암센터에서 운영 중인 양성자치료기의 갠트리와 환자용 테이블

일정 깊이에 종양이 존재할 경우, X선을 사용하면 그 전후의 조직에 동일하거나 더 많은 방사선 에너지가 흡수되는 것이 불가피하다. 그러나 입자/빔을 사용하는 경우 브래그 피크에 종양을 일치시키면 앞뒤 정상조직에는 소량의 방사선량이 흡수되고 종양조직에는 고선량의 방사선이 흡수됨으로써 피부 또는 종양 부위 정상조직 대비 종양조직 선량의 비율이 X선에 비해 매우 높고 효율적인 특유의 장점을 나타낸다. 이를 통해 암조직에 더 많은 방사선량을 전달함으로써 암세포 치료율을 더욱 향상시킬 수 있다. 최근 이러한 방사선량 분포의 물리적 장점을 이용하여 양성자나 탄소 빔을 사용하는 방사선치료 시설들이 전 세계적으로 활발히 건립되고 있다(그림 5-50).

참고문헌

1. Khan FM. The Physics of radiation therapy. 3rd ed, Philadelphia, PA: Lippincott Williams & Wilkins; 2003.
2. Khan FM. Treatment planning in radiation oncology. 2nd ed, Philadelphia, PA: Lippincott Williams & Wilkins; 2007.
3. Memorial Sloan-Kettering Cancer Center, Department of Medical Physics. A Practical Guide To Intensity-Modulated Radiation Therapy. Madison, WI: Medical Physics Publishing; 2003.

제2부
종양학의 실제

SECTION 2

PRACTICE OF ONCOLOGY

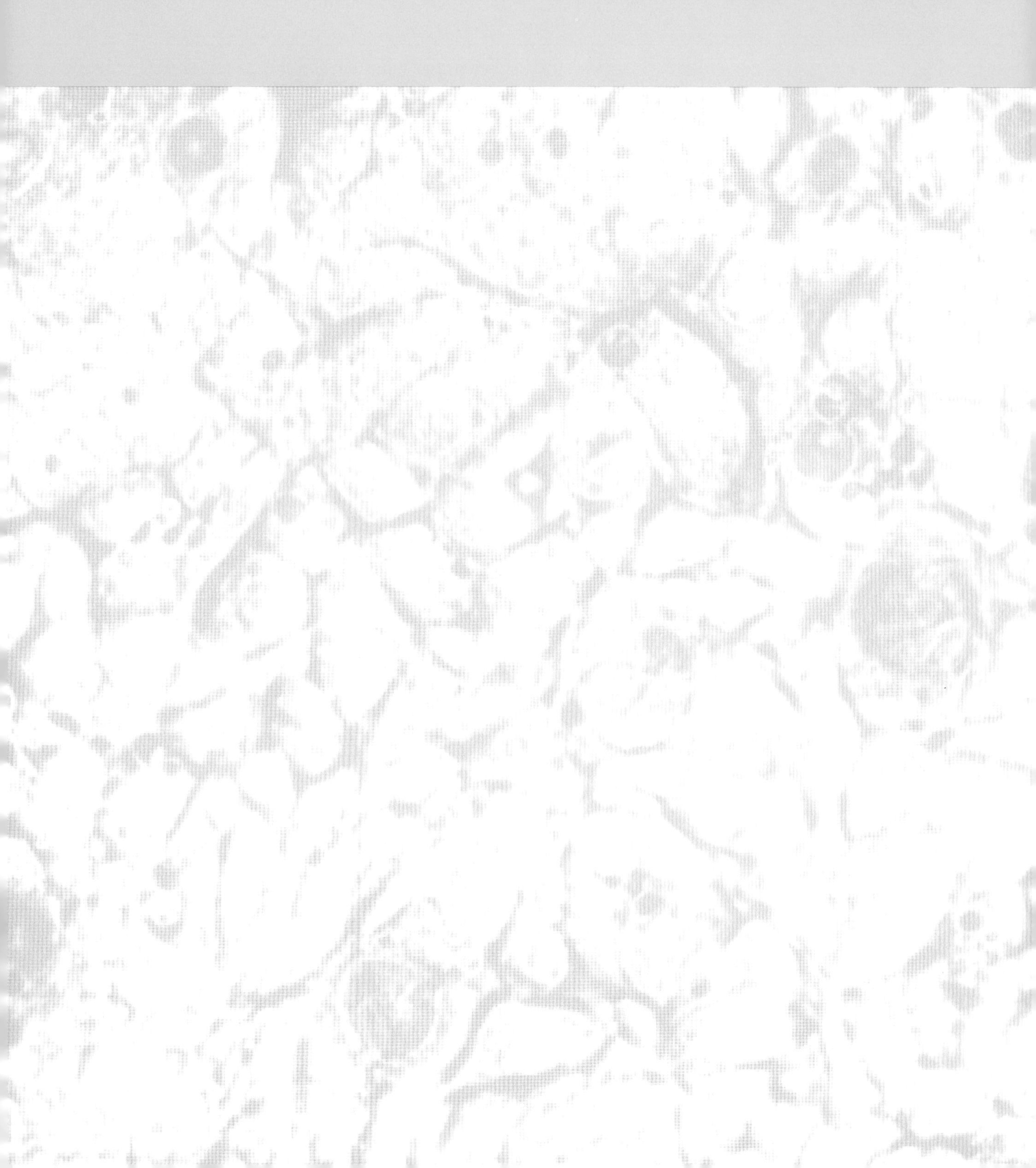

두경부암의 개괄

성명훈 / 우홍균 / 김동완

Ⅰ. 역학

두경부암은 상기도와 상부 소화기관에 생기는 암을 지칭한다. 2009년 미국의 경우, 새로 발병한 전체 암의 3.2%를 두경부암이 차지했고, 암으로 인한 사망의 2.0%를 차지했다. 우리나라의 국가암등록사업 연례보고서(2009)에 따르면 2009년에 입술과 구강, 인두의 암이 2,511명에서 발생했고, 후두암은 1,148명에서 발생하여 총 3,659명의 두경부암 환자가 발생했다. 전체암에서 두경부암의 조발생률은 약 7.4%였으며, 연령표준화발생률은 약 5.6%였다. 세계적으로는 매년 64만 4,000건의 새로운 두경부암이 진단되고 있는데, 개발도상국 지역의 비율이 그중 2/3를 차지한다. 진단 당시의 평균 연령은 60대이며, 여성에 비해 남성에서 3배 많이 발병한다. 이렇게 많은 발병에도 불구하고 두경부암은 다른 암에 비해 의학적인 연구기록은 적은 편이다. 모든 종류의 조직에서 두경부암이 생길 수 있다. 피부에서부터 부비동, 침샘, 림프조직, 후두의 연골조직, 관절, 인두 표피 모두가 암의 기원이 될 수 있다. 두경부암의 90% 이상은 편평세포암종*squamous cell carcinoma*인데, 이것은 입술과 구강, 비강, 구인두, 하인두, 후두의 점막에서 발생한다. 이들은 각각 발생 과정과 조직학적 기원이 다르며, 치료 방법도 다르다. 두경부의 편평세포암종은 상당히 진행된 병기에 발견되는 경우가 많으므로 이비인후과 의사와 종양내과, 치료방사선과, 언어치료사, 병리학자, 치과, 영상의학과 의사가 함께 협력하여 치료해야 한다.

Ⅱ. 병인 및 병리

두경부암 환자의 발병 원인은 대부분 확실히 밝혀진 것이 없다. 그러나 두경부 편평세포암종의 80～90%는 전통적으로 흡연과 음주와 관계가 있다. 흡연자에서 두경부 편평세포암이 발생할 확률은 비흡연자에 비해 5～25배가 넘는다고 알려져 있다. 흡연의 기간과 양에 따라 암의 발생률은 정량적으로 증가한다. 하루에 담배를 40개비 이상 피운 흡연자는 비흡연자에 비해 일반적으로 두경부암의 발병 빈도가 24배 높고, 후두암은 32배, 구강암은 12배나 높다고 한다. 음주를 과도하게 해도 구강, 인두, 후두, 식도에 암이 발생할 확률이 높다는 근거도 많이 발표되고 있다. 술과 담배는 서로 상승작용*synergistic*을 일으켜 상부식도암이나 상기도암의 75%에서 연관인자로 작용한다고 한다. 금연을 할 경우 암 발병률은 점진적으로 감소하지만 정상으로 돌아오지는 않는다. 75세의 노인들을 대상으로 조사한 한 연구에서는, 흡연하는 75세 남성의 경우 두경부암 발병률이 6.3%이며, 50세 정도에 금연한 남성은 3.1%, 30세경에 금연을 한 남성은 1.2%였으며, 한 번도 흡연한 적이 없는 남성은 0.8%를 나타냈다. 흡연이 두경부암의 중요 위험인자인 것처럼, 간접흡연도 암의 발병률을 증가시킨다. 국제적 연구에 의하면, 15년 이상 간접흡연을 하는 경우 특히 인두암이나 후두암 발병률이 증가하였다.

비인두암*nasopharyngeal cancer*의 원인으로 엡스타인-바 바이러스*Ebstein-Barr virus; EBV*가 거론되는 것은 잘 알려진 사실이다. 비인두암 환자의 경우 EBV 캡시드항원*capsid antigen*(VCA), 초기항원*early antigen*(RA)과 nuclear antigen(EBNA)에 대한 항체(IgG, IgA)가 매우 많다. 미분화암종*undifferentiated carcinoma* 환자의 세포는 항상 EBV 유전체*genome*을 가지고 있다. 암조직으로부터 채취된 생검 표본은 누드 마우스*nude mouse*에 잘 이식되고, 이식된 종양세포에서도 EBV 유전체가 발견된다. VCA, EA와 EBNA는 병이 진전되면 그 역치도 높아진다. EA와 VCA에 대한 항체가 높아지는 것은 EBV의 감염과 증식을 의미한다.

최근에는 사람유두종 바이러스*human papillomavirus; HPV*가 구인두암의 병인에 중요한 역할을 하며 예후에 관여하는 독립적인 인자라는 것도 밝혀졌다. 구인두암과 관련된 HPV의 존재는 다양하게 보고되고 있지만 HPV DNA의 검출률은 50% 혹은 그 이상으로 알려져 있으며, 주로 16형과 18형의 고위험군이 검출된다. HPV 양성 구인두암은 젊은 나이에 발병하고 방사선 감수성이 고전적 구인두암에 비해 좋으며 치료 성적이 양호하여 구인두암 중에서도 독립적인 질환군으로 인식된다.

암의 발생에는 영양소도 많은 관련이 있다. 심한 음주자의 경우 영양결핍이 더 쉽게 올 수 있다. 영양결핍은 점막을 손상시키고, 효소와 대사에 장애를 일으키기 때문에 특수기관에 형태학적 변화를 일으킨다. 비타민 A와 C를 적당히 섭취하면 상기도를 보호하고 구강암을 예방할 수 있다는 역학조사도 있다. 담배와 술의 영향을 배제할 경우 비타민 A와 C가 부족한 사람은 구강암과 후두암의 발생 빈도가 두 배로 높다.

직업에 따라서도 후두암 발생 비율에 차이가 있다고 하는데, 직업과 후두암의 연관을 나타내는 물질들은 석면*asbestos*, 디에틸 황산염*diethyl sulfate*, 머스타드 가스*mustard gas*와 이소프로필 알코올*isopropyl alcohol*이다. 그러나 10년 이상 이러한 물질에 노출되어야 비교 위험율이 높아진다고 한다.

두경부암 환자는 식도나 기도에 동시*synchronous*에 또는 다른 시기*metachronous*에 제2의 종양이 발생할 수 있다. 1차 병소를 가진 환자는 산재한 부위에 독립적으로 침습 전 병소*preinvasive lesion*를 나타내는 것이 특징이다. 영역 암화*field cancerization*란 용어는, 영역의 많은 부위에 표피세포의 독립적인 변형*transformation*이 생기는 것을 의미한다. 두경부암에서도 조직병리적 이상이 있는 병변 주위에서 유전자 이상을 직접 확인할 수 있는 종양 진행 모델을 통해 볼 때 주위의 모든 점막에서 원발 종양에서와 동일한 유전자 변화가 나타난다. 이는 한 개의 변형된 세포가 그 영역 내로 퍼져서 독립적이고 건너뛴 지역*skip areas*에 병소를 발생시킨다는 것을 암시한다.

Ⅲ. 임상 특징

대부분의 두경부암은 주변이 단단하고 아래쪽에는 침습이 있는 융기인 궤양이 점막 표면에 나타난다. 내장성*endophytic* 성장은 조직 속으로 침습하는 형태이고 외장성*exophytic*은 바깥 쪽으로 성장하는 형태인데, 더 공격적인 형태인 내장성이 외장성보다 흔히 나타난다. 내장성은 육안으로 보이지 않는 경우가 가끔 있기 때문에 촉진이나 다른 검사법으로 찾아내기도 한다. 암의 침습이 심해지거나 부피가 커지게 되면 증상을 일으키는데, 암이 발생한 부위와 크기에 따라 증상과 징후는 다르지만 기도와 음식 통로의 협착이나 폐쇄, 2차적 감염, 신경장애, 누공형성*fistulization*, 통증, 출혈 등을 일으킬 수 있다. 그 상태에서 시간이 더 경과하면 경부 림프절전이를 일으킨다. 전이 림프절도 커지게 되면 원발 부위와 같은 증상을 일으킬 수 있다. 때로는 경부 림프절 비대만이 주증상으로 나타나기도 한다. 두경부암 환자의 대부분은 원발 부위나 국소전이가 커져서 사망하게 된다. 일부 환자에서는 원격전이를 볼 수 있는데, 이 경우는 폐가 가장 많고 그 외에 근골격계, 간과 뇌의 순으로 나타난다.

Ⅳ. 예후

두경부암에서 생존율을 측정하는 매개변수로 가장 일반적인 것은 5년 생존율이며, 암의 치료율에 대한 지침이 된다. 매우 단순하고 편리한 매개변수지만 많은 인자들의 복잡한 상호작용에 기반을 두었기 때문에 암의 접근, 암이 발견됐을 때의 병기, 치료 효과, 그리고 암을 가진 숙주의 형태에 따라 결과가 달라진다.

불현성 전이를 나타내는 예후인자로는 암 침습의 두께가 중요하다. 종양의 두께보다 암 침습의 깊이가 불현성 전이를 예측하는 데 더욱 정확한 예후인자이다. 임상적으로 두경부암의 예후를 나타내는 인자는 암의 위치와 크기, 림프절의 상태이다. 조직학적으로는 분화도의 정도가 가장 중요하다. 최근 분자학적 연구가 발달함에 따라, EGFR의 과발현이 나쁜 예후와 관계되어 있음이 밝혀졌다. P53의 변이와 사이클린*cyclin* D1의 증폭에 관하여 현재 많은 연구들이 진행되고 있다. HPV 감염이 있는 종양들은 예후가 더 좋다. 수술과 항암요법의 발전, 새로운 방사선치료법 개발로 인해 국소적*locoregional* 제어율도 향상된 상태이다.

참고문헌

1. Bosetti C, Gallus S, Peto R, Negri E, Talamini R, Tavani A, et al. Tobacco smoking, smoking cessation, and cumulative risk of upper aerodigestive tract cancers. Am J Epidemiol 2008;167(4):468-73.
2. Curado MP, Hashibe M. Recent changes in the epidemiology of head and neck cancer. Curr Opin Oncol 2009;21(3):194-200.
3. Hart GB, Mainous EG. The treatment of radiation necrosis with hyperbaric oxygen(OHP). Cancer 1976;37(6):2580-5.
4. Henderson BE, Louie E, SooHoo Jing J, Buell P, Gardner MB. Risk factors associated with nasopharyngeal carcinoma. N Engl J Med 1976;295(20):1101-6.
5. Hoffman HT, Porter K, Karnell LH, Cooper JS, Weber RS, Langer CJ. Laryngeal cancer in the United States: changes in demographics, patterns of care, and survival. Laryngoscope 2006;116(9 Pt 2 Suppl 111):1-13.
6. Jemal A, Siegel R, Ward E, Hao Y, Xu J, Thun MJ. Cancer statistics, 2009. CA Cancer J Clin 2009;59(4):225-49.
7. Lee YC, Boffetta P, Sturgis EM, Wei Q, Zhang ZF, Muscat J. Involuntary smoking and head and neck cancer risk: pooled analysis in the International Head and Neck Cancer Epidemiology Consortium. Cancer Epidemiol Biomarkers Prev 2008;17(8):1974-81.
8. Marur S, Forastiere AA. Head and neck cancer: changing epidemiology, diagnosis, and treatment. Mayo Clin Proc 2008;83(4):489-501.
9. Sturgis EM, Cinciripini PM. Trends in head and neck cancer incidence in relation to smoking prevalence: an emerging epidemic of human papillomavirus-associated cancers? Cancer 2007;110(7):1429-35.
10. The Department of Veterans Affairs Laryngeal Cancer Study Group. Induction chemotherapy plus radiation compared with surgery plus radiation in patients with advanced laryngeal cancer. N Engl J Med 1991;324(24):1685-90.

06-2

두경부암의 수술적 치료

성명훈

두경부암의 표준적인 치료는 수술적으로 절제하고 방사선치료를 추가하는 방식이 오랫동안 사용되었다. 그러나 1991년, 후두전적출술이 필요한 후두암 환자에게 항암화학방사선요법을 시행하여 후두 보존이 가능했다는 유명한 연구 결과가 발표된 이래 두경부암의 첫 치료로 수술 대신 항암화학방사선요법을 선택하는 경우가 점점 많아지고 있다. 그러나 기존 임상연구에서 항암화학방사선요법의 효과가 입증된 적응증보다 더 많은 경우에 대해 다소 무분별하게 적용되는 경향이 나타나고 있다. 이는 미국의 국가암정보를 분석한 결과, 지난 수 년간 항암화학방사선요법이 더 많이 적용되는 동안 환자의 생존율은 오히려 감소한 것을 통해 알 수 있다.

기능적으로 중요한 장기를 보존하는 데 있어 항암화학방사선요법이 큰 역할을 하는 것은 사실이지만, 장·단기 부작용도 고려해야 한다. 즉, 장기는 보존하였으나 제 기능을 발휘하지 못할 수도 있는 점, 재발암 및 2차암 치료에는 방사선요법을 다시 사용할 수 없는 점, 장기 보존 치료 후 시행하는 구제수술은 합병증의 빈도가 높고 생존율은 낮은 점 등을 고려해야 한다.

두경부암의 수술적 치료 방법도 지속적으로 발전해왔다. 구강을 통해 절제 가능한 구강 및 인후두의 암은 경구강*transoral* 레이저 미세수술*transoral laser microsurgery*을 이용하여 기능을 보존하면서 종양을 충분히 적출할 수 있다. 진행된 암에서도 연조직과 골조직을 전신의 다양한 부위에서 가져와 유리피판으로 재건할 수 있을 정도로 기법들이 발달했고, 상당한 조직을 제거해도 기능적, 미용적으로 수용 가능한 결과를 얻을 수 있게 되었다. 재건이 성공적으로 이루어지면 치과보철물과 인공대치물의 사용과 선택의 폭이 넓어진다. 음성 및 연하의 재활 기법도 향상되어 수술 후 삶의 질도 향상되었다.

이러한 수술적 접근법과 기법의 발달, 그리고 수술 후에도 기능을 보존할 수 있는 기술이 향상됨에 따라 수술, 항암화학요법 및 방사선요법을 포함한 다양한 치료 방법을 이용한 맞춤형 치료가 가능해졌다. 즉, 종양의 병기, 병리, 환자의 전신 상태뿐만 아니라 치료자의 경험, 병원의 시설 및 여건 등 다양한 요소들을 조합하여 환자에게 최선의 치료 방법을 제시할 수 있는 것이다.

I. 수술 전 평가

신체검사를 면밀히 하고 수술 전 영상을 적절히 얻는 것은 두경부암의 병기 판정과 치료를 계획하는 데 근간이 된다. 입안 바닥이나 혀뿌리는 육안뿐만 아니라 양 손을 이용하여 촉진하는 것이 바람직하며, 비인두, 하인두 및 후두는 내시경을 이용하여 검진한다. 대부분의 두경부 편평세포암종은 조영증강 CT를 기본적인 영상으로 하고, 갑상샘암의 경우는 초음파를 초기 평가에 사용한다. 두개저의 종양이나 설암을 포함한 두경부의 암은 MRI가 연조직 침윤을 더 잘 확인할 수 있으므로 이를 통해 추가 영상을 얻기도 한다. 두경부암의 경부 및 전신 전이 여부를 확인하기 위해서는 PET 혹은 PET-CT 결합 영상을 얻는다. 하악골 침윤이 의심되는 경우는 치아의 파노라마 영상 혹은 치과적 CT를 시행하면 도움이 된다. 경동맥 침윤이 의심되거나 수술 중 경동맥을 결찰해야 하는 경우에는 수술 전에 경동맥 혈관조영술과 풍선폐쇄검사*balloon occlusion test*를 시행하는 것이 좋다.

Ⅱ. 맞춤 치료

두경부암 치료는 종양뿐만 아니라 환자, 치료자와 관련된 요인을 포괄적으로 감안하여 시행해야 한다. 종양에 관련된 인자는 국소침윤, 신경침윤, 혈관침윤, 림프절 파종, 연조직으로의 확산 등이 있다. 환자 요인으로는 연령, 전신적 건강 상태 및 수행 능력, 의료시설에 대한 접근 용이성, 그리고 환자 스스로의 치료에 대한 견해 등을 들 수 있다. 치료자 요인으로는 두경부외과의의 수술 경험 정도, 기관 보존 치료에 따른 장·단기 부작용을 관리할 수 있는 능력 및 시설의 여부, 그리고 협동 치료 팀 구성 및 원활한 교류 여부 등을 들 수 있다.

두경부암의 수술 목표는 다음과 같다. ① 암종을 제거하면서 이환율을 최소화하는 것, ② 기능을 보존하거나 복원하는 것, ③ 환자의 수명을 연장하고 삶의 질을 향상시키는 것. 이러한 목표는 이비인후-두경부외과, 재건성형외과, 방사선종양학과, 종양내과, 치과 및 보철과, 영상의학과, 병리과, 재활의학과 등을 망라하는 협동 치료 팀을 통하여 달성이 가능하다.

Ⅲ. 수술적 치료의 원칙

암종에 대한 수술적 치료의 목적은 충분한 절제연을 확보하여 종양을 적출하는 데 있다. 구강과 침샘에서 기원하는 종양은 접근이 용이하고 상대적으로 방사선 감수성이 떨어지기 때문에 수술적 절제가 원칙이다. 원격전이가 발견된 환자의 경우 원칙적으로는 수술을 시행하지 않지만, 선낭암종*adenoid cystic carcinoma*과 고분화갑상샘암*well-differentiated thyroid carcinoma*은 예외적으로 원발 종양에 대해 수술을 하기도 한다. 종양을 절제할 때는 가능한 한 일괄 적출하여 종양세포의 유출 가능성을 차단하고 종양이 없는 절제연을 얻는 것이 바람직하다. 1.5~2cm의 절제연을 얻는 것이 종양학적으로 안전하다. 일반적으로 구강이나 침샘에서는 충분한 절제연을 얻을 수 있지만, 해부학적 구조가 복잡한 후두나 두개저의 종양에서 절제연을 확보하기 위해 수술을 시행하면 기능의 손상을 초래하므로 무분별한 광범위 절제는 피하는 것이 좋다.

일반적으로 조기 두경부암은 단독 치료법으로 치료가 가능하지만, 진행된 병기에서는 둘 이상의 치료 요법을 병용한다. 대체로 침샘이나 구강, 부비강에서 기원하는 종양은 수술적 절제가 초치료로 사용된다. 갑상샘의 다양한 병리의 암종들에 대해서는 모두 수술적 절제를 시행한다.

구강암 치료의 원칙은 수술적 절제이며, 수술 후 방사선치료가 필요한 경우가 종종 있다. 구강의 조기 병변에 대한 치료 방법으로는 수술이 가장 선호된다. 접근이 용이하고 수술 후 재건 방법이 다양하며 치료 시간이 짧기 때문이다. 진행된 병기의 경우는 여러 과의 협동적인 접근이 필요하다. 구강암에 대한 수술 방법은 병변의 크기와 위치에 따라 다양하게 적용된다. 작은 T1과 T2 종양에 대하여는 입을 통해 부분혀절제*partial glossectomy*를 시행한다. 조금 더 큰 병변에 대해서는 완전혀절제*total glossectomy* 혹은 아전설절제*near-total glossectomy*를 시행하며, 이 경우 하악골절개*mandibulotomy* 혹은 pull-through법이 종종 필요하다. 하악골을 침범한 T4 병변에 대해서는 병변을 포함한 하악골의 가장자리*marginal* 절제 또는 분절*segmental* 절제가 요구된다.

구인두암 치료에서는 방사선치료가 더 중요한 역할을 하지만, 진행된 암에서는 수술과 방사선치료를 병용하는 요법이 종종 필요하다. 병변의 위치에 따라 다르지만, 일반적으로 일부 T1 병변은 경구강으로 접근이 가능하다. 특히 최근에는 경구강 로봇수술*transoral robotic surgery; TORS*을 통해 해부학적으로 접근이 힘든 부위로 접근하여 충분한 절제연을 얻을 수 있게 되었다. 하지만 병변의 크기가 큰 경우에는 입안으로 접근하여 종양을 안전하게 모두 절제하는 것이 쉽지 않으므로 하악골절개를 시행하여 시야를 확보하고 종양을 절제하여 적출할 수 있는 공간을 확보한다. 구인두암이 하악골을 침범했을 때도 역시 하악골의 가장자리 절제 또는 분절 절제를 시행한다.

조기 성문상부암의 수술적 치료는 성문상부 내에서의 위치에 따라 다양한 방식이 적용된다. 후두개의 설골 상부에 발생한 T1 종양은 내시경을 이용하여 CO_2 레이저로 절제할 수 있다. 반대로 후두개의 설골 하부에 발생한 종양은 전후두개 공간*pre-epiglottic space*을 침범했을 가능성이 상존하므로 개방절제술을 시행하는 것이 바람직하다. 가성대*false vocal folds*에 발생한 조기 성문상부암은 성문상후두절제술*supraglottic partial laryngectomy*로 치료할 수 있으며, 이때 발성에 필요한 진성대*true vocal folds*는 보존된다. 성문상부암이 진성대를 침윤하면 진성대를 절제하면서 하나의 피열연골을 보존하는 상윤상연골후두절제술*supracricoid partial laryngectomy*의 적응증이 된다. 이러한 부분 후두절제술을 시행한 환자에서도 음성과 연하기능은 잘 보존된다. T4 성문상부암은 대부분 후두전적출술*total laryngectomy*을 요한다. 이 수술법은 후두개, 진성대와 가성대, 갑상샘의 1엽과 갑상연골 등을 포함하는 후두 전체를 적출한 후에도 인두 점막을 1차 봉합하거나 유리피판이나 회전피판에 봉합한다. 후두전적출술 후에도 연하기능은 양호하며, 인두를 1차 봉합한 경우에 특히 그렇다. 식도 발성법, 전기 후두, 기관식도루 등 다양한 방법이 음성 재활을 위해 사용된다. 재발하는 경우 시행되는 구제치료 때에도 대개 후두전적출술이 이용된다.

진성대에 발생한 조기 성문암에 대해서는 수술을 우선적으로 시행한다. 제자리암종*carcinoma in situ*은 내시경이나 현미경을 이용하여 성대의 점막을 벗겨내거나 stripping CO_2 레이저를 이용해 절제한다. 진성대의 T1 병변은 성대절제술 또는 레이저 절제술로 치료한다. T2 병변은 개방 수술법을 요하는 경우가 많고 방사선치료 단독 요법의 치료 결과도 수술과 비슷하다. 개방 수술로는 수직반쪽후두절제술*vertical partial hemilaryngectomy*이나 상윤상연골후두절제술을 먼저 시도해볼 수 있다. 진행된 성문암에 대한 수술적 치료 방법은, 일부 T3 병기의 환자에게 상윤상연골후두절제술을 시도해볼 수 있는 경우를 제외하고는 후두전절제술이 거의 유일하다.

하인두암은 하인두의 점막이 연하와 직접 관련되어 있기 때문에 수술적 치료가 특히 힘들다. 큰 종양을 절제한 후 연하곤란을 최소화하기 위해 복잡한 재건술이 필요한 경우가 많다. 일부 이상와*piriform sinus*의 작은 종양에 대해 부분후두인두절제술*partial laryngopharyngectomy*과 상윤상연골반쪽후두인두절제술*supracricoid partial hemilaryngopharyngectomy* 적용이 가능한 경우 후두의 기능을 보존하면서 종양을 제거하는 것이 가능하다. 이 수술을 적용하기 위해서는 주변 구조물을 침윤하지 않으면서 성대의 움직임이 정상이어야 하고, 폐기능도 정상이어야 한다. T2 이상의 이상와 병변은 후두전적출술과 부분인두절제술이 필요하다. 이 술기는 이환율이 높은데, 특히 방사선치료가 실패한 후 구제수술로 시행한 경우 더욱 그렇다. 인두후벽의 종양은 해부학적으로 좀더 접근이 용이하므로 설골상*suprahyoid* 접근이나 외측 인두절개술을 통한 절제가 가능하다. 하인두암의 예후는 전반적으로 불량하여 수술적 치료와 방사선치료의 우월을 가리기 힘들며, 특히 진행된 하인두암의 치료는 개인에 맞추어 진행해야 한다.

앞서 언급했듯이, 진행되었으나 절제 가능한 두경부암은 여러 과의 협동 치료를 요한다. 순서에 따라 수술 후 화학방사선요법을 시행하거나, 화학방사선요법 시행 후 구제수술을 시행하기도 한다. 초치료의 방법은 부위에 따라 결정된다. 구강 내 종양의 경우 접근이 용이하고, 구강에 대한 방사선치료가 골괴사를 초래하는 경우가 많으므로 일반적으로 수술을 먼저 시행한 후 근치적 용량보다 낮은 방사선을 조사하여 방사선과 연관된 부작용의 빈도를 낮추는 방법을 사용한다.

인두와 후두에서 진행된 종양의 경우 수술적 절제를 시행했을 때 상당한 연하곤란, 발음 장애, 흡인이나 기도의 폐쇄 등을 초래할 수 있다. 따라서 이러한 부위의 진행된 종양은 비수술적 치료를 시행하는 것이 원칙이다. 하지만 후두의 골격을 이루는 연골이 침윤되어 비수술적 치료 후에도 후두의 기능이 회복되지 않아 치료 종료 후에도 기관절개술이나 경피적 위조루술*percutaneous gastrostomy*이 지속적으로 필요한 경우에는 기능이 없는 후두를 보존하는 것보다 후두적출 후 음성 및 연하 재활을 하는 것이 환자의 삶의 질을 위해 바람직할 수 있다.

Ⅳ. 경부의 수술적 치료

경부전이의 위험도는 원발 종양의 종류, 분화도, 위치, 병기 등에 따라 다르며, 그에 따라 치료 방법도 달라진다. 예를 들어, 설암의 경부전이는 침윤의 깊이와 밀접한 관계가 있다. 경부 림프절로의 전이 양상은 원발 종양의 위치에 따라 어느 정도 예측 가능하다. 따라서 임상적으로 경부의 전이가 발견되지 않더라도 원발부의 위치, T 병기 등 원발 종양의 특성을 종합하여 경부전이의 가능성을 예측하고 경부절제술이 필요한지의 여부를 미리 결정할 수 있다. 경부 림프절전이가 수술 전에 명확하게 의심되지 않더라도 전이 가능성이 15~20% 이상이면 예방적 경부절제술*elective neck dissection*을 시행하는데, 이는 보조 치료가 필요한지의 여부를 결정하는 데에도 중요한 정보를 제공한다. 선택적 경부절제술은 림프절전이의 가능성이 가장 높은 경부 부위를 중심으로 시행한다. 구강암은 경부 레벨*level* I~III에서 예방적 경부절제술을 시행하고, 후두와 하인두의 암은 레벨 II~IV에서 시행하는 것이 일반적이다.

임상적으로 경부에 림프절이 촉지되거나 CT 등의 영상학적 검사에서 림프절전이가 의심될 때는 치료적 경부절제술*therapeutic neck dissection*을 시행한다. 원발암의 위치 및 병기, 경부 전이의 위치 및 병기에 따라 일측 혹은 양측 경부의 모든 림프절을 절제하고, 필요한 경우 흉쇄유돌근, 내경정맥, 척수부신경 등을 절제할 수 있다. 하지만 림프절을 제외한 경부의 중요한 구조들을 제거하는 경우 미용적, 기능적으로 후유증이 남고 삶의 질이 저하될 수 있으므로, 가능하면 이러한 주요 구조물을 보존하는 기능적 경부절제술*functional neck dissection*을 먼저 고려한다.

V. 두경부 재건 수술

수술 후 결손을 재건하는 목적은 기능을 보존하고 미용적으로 받아들일 만한 외형을 만들어내는 데 있다. 두경부 재건은 그 해부학적 특성 및 아래에 기술된 이유들 때문에 기술적으로 난이도가 높은 것이 사실이다. 그 이유는 첫째, 주변에서 결손을 메울 수 있는 조직이 불충분하기 때문이다. 둘째, 기왕에 방사선치료를 받은 조직은 혈액관류가 적어 창상 치유가 지연되기 때문이다. 이전에 수술을 받은 환자들 역시 복잡한 해부학적 특성에 더하여 반흔조직으로 인해 조직 내 혈액관류가 줄어들어 재건에 어려움이 따른다. 하지만 두경부 재건 기술은 지속적으로 발전했고, 현재는 과거보다 더 큰 결손을 메울 수 있게 되었으며, 수술의 결과가 기능 및 외관상으로도 과거에 비해 많이 향상되었다.

조기 설암, 협부암, 입안바닥암 등의 작은 결손을 재건하는 데는 1차 봉합으로 충분한 경우가 많다. 입술이나 피부의 재건을 위해서는 국소피판이 종종 사용된다. 결손 부위가 큰 경우에는 대흉근피판이나 광배근피판*pecto-ralis major myocutaneous flap; PMMC*과 같은 유경피판*pedicled flaps*이 유용하다.

미세혈관수술을 이용한 유리피판*free flap*은 두경부 재건 수술에 획기적인 발전을 가져왔다. 이 방법은 팔, 다리, 등, 복부에서 혈관이 연결된 피부, 근육, 근막, 지방, 장, 뼈 등의 다양한 조직을 완전히 분리하여 두경부 결손 부위로 가져올 수 있다. 따라서 종양을 절제할 때 재건에 대한 걱정 없이 충분히 종양을 절제할 수 있게 되었고, 결손 부위의 특성과 복원을 요하는 기능에 맞게 다양한 종류의 피판을 제작할 수 있게 되었다. 예를 들어 하악골의 절제 후 재건이나 하악골 골괴사의 치료에 혈관이 연결된 유리골피부피판을 이용할 수 있고, 필요한 경우 치아 임플란트 이식도 가능하다.

VI. 수술 후의 보조적 치료

일반적으로 조기 두경부암은 수술 단독으로 완치가 가능하지만, 진행된 암의 경우는 수술 후에 보조적인 방사선치료를 추가해야 한다. 최근에는 항암화학방사선요법을 보조적 치료로 추가하기도 한다. 수술 후 보조 치료의 필요 여부는 초치료의 종류와 종양의 병리학적 특성, 병기 등에 따라 결정된다. 특히 종양의 종류, 크기, 분화도, 침윤 깊이, 골조직이나 신경 침윤 여부, 경부 림프절전이, 피막외 침윤*extracapsular spread*, 절제연의 침윤 여부 등을 고려하여 종합적으로 판단해야 한다.

VII. 치료 후의 추적 관찰

암 치료를 시행한 이후에는 재발 여부를 추적 관찰해야 한다. 두경부암 환자를 추적 관찰하는 목적은 원발종양의 재발, 경부전이 및 원격전이, 그리고 2차 원발암을 찾아내는 것이다. 두경부암은 원발 부위에서 국소 재발하거나 경부 림프절에서 재발하는 경우가 흔하므로 원발 부위와 경부에 대해 내시경 검사, 촉진 등의 이학적 검사를 시행하고, 흉부 단순촬영, CT 혹은 MRI, PET-CT 등의 영상학적 검사를 정기적으로 시행한다. 두경부암 환자는 2차 원발암이 발생할 위험이 일반인에 비해 높고, 이 위험도는 매년 4%씩 증가한다. 흡연과 음주를 절제하도록 하여 재발 및 2차암을 예방하는 것이 수술 후 환자의 관리에 매우 중요하다.

Ⅷ. 결론

두경부암에 대한 수술적 치료의 목적은 암종 제거와 동시에 이환율을 최소화하고 기능과 외형을 보존하는 것이다. 수술의 치료 효과를 높이고 기능을 보존하기 위해 항암화학요법, 방사선치료 등이 적절히 병합되어야 하는 것은 물론, 적절한 재건 수술, 재활 치료 등 협동적인 치료 접근이 필요하다.

참고문헌

1. Andry G, Hamoir M, Leemans CR. The evolving role of surgery in the management of head and neck tumors. Curr Opin Oncol 2005;17(3):241-248.
2. Argiris A, Karamouzis MV, Raben D, Ferris RL. Head and neck cancer. Lancet 2008;371(9625):1695-1709.
3. Bogdanov-Berezovsky A, Rosenberg L, Cagniano E, Silberstein E. The role of frozen section histological analysis in the treatment of head and neck skin basal and squamous cell carcinomas. Isr Med Assoc J 2008;10(5):344-345.
4. Gilbert RW. Innovation in the surgical management of head and neck tumors. Hematol Oncol Clin North Am 2008; 22(6):1181-1191, viii-ix.
5. Goh HK, Ng YH, Teo DT. Minimally invasive surgery for head and neck cancer. Lancet Oncol 2010;11(3):281-286.
6. Gourin CG, Johnson JT. A contemporary review of indications for primary surgical care of patients with squamous cell carcinoma of the head and neck. Laryngoscope 2009;119(11):2124-2134.
7. Hoffman HT, Porter K, Karnell LH, Cooper JS, Weber RS, Langer CJ, et al. Laryngeal cancer in the United States: changes in demographics, patterns of care, and survival. Laryngoscope 2006;116(9 Pt 2 Suppl 111):1-13.
8. Jeong HS, Baek CH, Son YI, Cho DY, Chung MK, Min JY, et al. Sentinel lymph node radiolocalization with 99mTc filtered tin colloid in clinically node-negative squamous cell carcinomas of the oral cavity. J Korean Med Sci 2006;21(5):865-870.
9. Pfister DG, Laurie SA, Weinstein GS, Mendenhall WM, Adelstein DJ, Ang KK, et al. American Society of Clinical Oncology clinical practice guideline for the use of larynx-preservation strategies in the treatment of laryngeal cancer. J Clin Oncol 2006;24(22):3693-3704.
10. Plinkert P, Lowenheim H. Trends and perspectives in minimally invasive surgery in otorhinolaryngology-head and neck surgery. Laryngoscope 1997;107(11 Pt 1):1483-1489.
11. Sanderson RJ, Montague ML. Surgical management of head and neck malignancy. Surgeon 2004;2(1):7-14.
12. Scarpa R. Surgical management of head and neck carcinoma. Semin Oncol Nurs 2009;25(3):172-182.
13. Shah JP, Gil Z. Current concepts in management of oral cancer-surgery. Oral Oncol 2009;45(4-5):394-401.
14. Shingaki S, Takada M, Sasai K, Bibi R, Kobayashi T, Nomura T, et al. Impact of lymph node metastasis on the pattern of failure and survival in oral carcinomas. Am J Surg 2003;185(3):278-284.
15. Spiro RH, Huvos AG, Wong GY, Spiro JD, Gnecco CA, Strong EW. Predictive value of tumor thickness in squamous carcinoma confined to the tongue and floor of the mouth. Am J Surg 1986;152(4):345-350.
16. The Department of Veterans Affairs Laryngeal Cancer Study Group. Induction chemotherapy plus radiation compared with surgery plus radiation in patients with advanced laryngeal cancer. N Engl J Med 1991;324(24):1685-1690.
17. Yao M, Epstein JB, Modi BJ, Pytynia KB, Mundt AJ, Feldman LE. Current surgical treatment of squamous cell carcinoma of the head and neck. Oral Oncol 2007;43(3):213-223.

두경부암의 방사선치료

우홍균

I. 두경부암 치료에서 방사선치료의 역할

두경부암에 대한 방사선치료의 역할은 근치적 방사선치료, 보조적 방사선치료 그리고 고식적 방사선치료의 세 가지로 구분할 수 있다.

1. 근치적 방사선치료

근치적 방사선치료*curative radiation therapy*는 완치*cure*가 되어 생존기간을 연장하는 것을 목표로 한다. 이 목표를 위해서는 7~8주에 걸쳐 선량이 높은 방사선을 조사하는 과정이 필요하며, 치료 후에도 적절한 지지적 요법*supportive care* 시행이 매우 중요하다. 방사선치료는 수술과 마찬가지로 국소적으로 제한된 병변에 효과적이다. 수술과 비교한 방사선치료의 장점은 ① 마취사고에 의한 사망 등 중대한 급성 부작용이 없고, ② 기능적 또는 미용적으로 지장을 초래할 발생 확률이 훨씬 적으며, ③ 추가적인 부담 없이 예방적 림프절 조사를 시행할 수 있고, ④ 수술 후 재발하여 방사선치료를 시행하는 경우보다 방사선치료 후 재발하여 수술을 시행하는 경우에 성공률이 더 높으며, ⑤ 동시다발암인 경우 방사선치료의 경우에 더 넓은 범위를 포함하여 치료할 수 있다는 점이다.

두경부암에서 국소적으로 진행된 편평세포암종*squamous cell carcinoma*은 방사선치료와 항암화학요법의 병용 요법이 주요 치료 방법이다.

(1) 비인두암을 제외한 두경부암의 방사선-항암 병용 요법

비인두암을 제외하고 두경부에 국소적으로 진행된 편평세포암종의 경우, 근치적 목적의 전통적인 치료는 수술이 가능한 경우는 수술 및 보조적 방사선치료를, 수술이 불가능한 경우는 방사선치료를 단독으로 시행해왔다. 최근에는 국소적으로 진행된 두경부암에서 생존율 및 국소제어율*local control rate*을 높이고 원격전이를 낮추며, 일부 두경부암(후두암, 하인두암)에서 성대를 보존하기 위해 방사선치료와 항암화학요법을 병용하는 치료가 시도되고 있다.

1) 동시병용요법

동시병용요법*concomitant chemoradiotherapy*은 방사선치료와 항암화학요법을 동시에 시작하는 방법이다. 항암제를 사용하는 주요 목적은 방사선치료의 효과를 높이는 방사선 민감제*radiosensitizer* 역할을 얻기 위해서다. 방사선 민감제로 주로 쓰이는 항암제는 시스플라틴*cisplatin*과 5-플루오로우라실*5-fluorouracil*로, 이들은 방사선치료 후 발생되는 DNA의 손상을 회복시키는 세포의 고유기능*sublethal damage repair*을 억제하여 종양세포의 세포사를 초래하며, 또한 방사선의 효과가 적은 G1이나 S세포 주기의 종양세포에 직접 작용하여 방사선치료의 효과를 증대시킨다. 동시 화학방사선요법의 단점은, 부작용이 크기 때문에 도중에 치료를 중단하거나 충분한 양의 방사선이나 항암제를 투여하지 못할 가능성이 높아 치료 효과가 감소할 수도 있다는 것이다.

2) 교차병용요법

교차병용요법*alternating chemoradiotherapy*은 방사선치료와 항암화학요법을 번갈아 시행하는 방법이다. 동시병용요법 시 발생할 수 있는 부작용을 줄일 수 있고, 치료 중간에 휴식 기간을 두어 환자가 부작용에서 회복할 시간적 여유가 있기 때문에 충분한 양의 방사선과 항암제를 투여할 수 있다. 이 방법의 단점은 치료 기간이 길어짐으로써 종양세포의 가속재증식*accelerated repopulation*이 유발되어 종양의 국소제어율을 감소시킬 수 있다는 것이다.

3) 순차적 화학방사선요법

순차적 화학방사선요법*sequential chemoradiotherapy*은 보조적 치료인 항암화학요법을 먼저 시행한 후 주치료인 수술이나 방사선치료를 시행하는 방법이다. 항암화학요법으로 미리 종양의 크기를 줄임으로써 완전절제가 불가능한 종양을 절제가 가능한 상태로 만들거나, 후두 부위를 절제해야 하는 후두암 혹은 하인두암의 경우 환자의 성대를 보전하여 환자의 삶의 질을 높일 수 있다는 장점이 있다. 그러나 항암화학요법을 먼저 시행할 경우 주치료인 수술 혹은 방사선치료가 연기될 수 있으며, 항암화학요법에 좋은 반응을 보이는 환자의 일부가 주치료를 거부하여 완치 기회를 놓치거나, 항암화학요법에 반응하지 않은 경우 종양세포의 가속재증식을 유발할 수 있다는 단점이 있다.

(2) 비인두암의 방사선-항암 병용요법

비인두암은 다른 두경부암과 달리 수술보다는 방사선치료를 시행하여왔다. 최근 세기조절 방사선치료 등 기술이 발전한 결과, 국소적으로 진행된 비인두암의 경우 방사선치료 후 5년 생존율이 80~90%라는 결과가 보고되고 있다.

비인두암에서 항암화학요법으로 75~100%의 높은 반응을 보인 여러 연구 보고가 발표된 후 선행화학요법 후 방사선치료를 하거나, 혹은 동시 화학방사선요법을 사용하여 전통적인 방사선 단독 치료와 비교한 제3상 연구가 시도되어 좋은 결과들이 보고되었다.

Intergroup Study에서 동시 화학방사선요법에 의한 생존율 증가를 보고한 이후, 국소적으로 진행한 비인두암에 대한 표준치료는 시스플라틴과 방사선치료의 동시 시행으로 알려져 있다.

그러나 조기 비인두암에서 항암화학요법이 기본적인 치료라고 단정 짓기에는 아직까지 실험적인 측면이 강하며, 더 많은 연구가 필요하다.

2. 보조적 방사선치료

(1) 수술 후 방사선치료

수술 후 방사선치료*postoperative radiation therapy*는 진행된 병기에서 시행하며, 수술 후 3~4주가 지나서 실시한다. 수술 후 방사선치료는 절제연*resection margin*의 잔류 병소와 상처 또는 림프절의 미세병소*microscopic disease*를 근절하며, 수술 시에 확인한 재발 고위험 부분에 고선량*high dose radiation*을 조사할 수 있다는 장점이 있다. 수술이 근치적으로 시행된 경우 6~7주에 걸쳐 55~60 Gy의 방사선량이 필요하고, 육안적으로 병소가 남아 있는 경우 7~8주에 걸쳐 65~70 Gy의 방사선량이 필요하다.

반면에 수술로 인하여 저산소 분획이 증가하여 방사선치료의 효과가 떨어질 수 있으며, 방사선치료만으로 완치될 수 있는 경우에도 불필요한 수술이 시행될 수 있고, 수술 시 방사선을 받지 않은 종양세포의 국소전이로 인하여 원격전이의 빈도가 증가한다는 단점이 있다.

(2) 수술 전 방사선치료

수술 전 방사선치료*preoperative radiation therapy*는 2주에서 1개월에 걸쳐 약 30~45 Gy의 방사선을 조사하고 1개월 정도 지난 후에 수술을 시행하는 방법이다. 이런 방법은 주로 중등도 크기의 구강암에 사용되며 대개 수술 후 합병증이 크게 증가하지 않는다. 그러나 우리나라의 경우 수술 전 방사선치료보다는 수술 후 방사선치료가 더 선호되는 편이며, 또한 수술 후 방사선치료 성적이 수술 전 방사선치료 성적보다 좋다고 알려져 있다.

수술 전 방사선치료의 장점은 다음과 같다. 첫째, 임상적으로 발견할 수 없는 병소 가장자리의 종양세포를 제거하여 가장자리 재발을 방지한다. 둘째, 원발 병소와 주위 림프절의 미세병소를 제거한다. 셋째, 기술적으로 수술이 불가능한 병소를 수술 가능하게 한다. 넷째, 수술 시 수술 부위와 상처로의 전이를 방지한다.

단점은 다음과 같다. 첫째, 방사선치료에 의해 수술 시에 병소를 정확히 구별하는 것이 어려울 수 있다. 둘째, 수술이 지연됨으로써 환자에게 정신적인 불안감을 줄 수 있다. 셋째, 수술 후 합병증의 빈도가 증가한다.

3. 고식적 방사선치료

고식적 방사선치료*palliative radiation therapy*는, 어떤 치료 방법을 사용해도 완치를 기대할 수 없는 경우 생명의 연장을 기대하지 않고 단순히 증상 완화를 목표로 시행하는 방사선치료를 뜻한다. 통증, 출혈, 궤양 및 인후부의 폐색 등의 증상은 방사선치료로 완화될 수 있다. 그러나 증상 완화를 위해서도 2~5주에 걸쳐 중등도의 방사선량 조사가 필요하며, 환자의 잔여 생존기간 등을 고려하여 방사선치료 여부를 결정해야 한다.

Ⅱ. 방사선의 종류

1. 방사선치료에 이용되는 방사선이란?

방사선이란 입자 또는 파동의 성질을 가지며 에너지가 방출되는 과정, 또는 어떤 물체에서 에너지가 방출될 때 중간에 개재하는 매체를 통하여 전파되고 다른 물체에 흡수되는 에너지로 정의되는데, 방사선치료에서 말하는 방사선이란 후자를 뜻한다. 방사선은 크게 전리방사선*ionizing radiation*과 비전리방사선*non-ionizing radiation*으로 나뉜다. 전리방사선은 에너지가 높아서 국소적으로 많은 에너지를 전달할 수 있기 때문에 질병의 치료에 이용된다. 방사선치료에 이용되는 방사선은 모두 전리방사선이며, 이후 방사선으로 기술한다.

2. 방사선의 종류

두경부종양 치료에 가장 흔히 이용되는 방사선은 X선과 감마γ선이다. X선은 선형가속기*linear accelerator*, 사이버나이프*cyberknife*, 토모테라피*tomotherapy* 등의 장비가 있고, 방사성동위원소*radioisotope*가 붕괴*decay*하면서 발생하는 감마선은 감마나이프*gammaknife*라는 장비가 있다. X선과 감마선은 발생하는 원리가 다를 뿐 물리적 성질과 생물학적 성질은 동일하다.

표재성 종양 치료에 주로 사용되는 것은 전자선*electron*이며, X선과 마찬가지로 선형가속기에서 만들어진다. 중성자선*neutron*의 물리적 특성은 전자기선과 비슷하나 생물학적 특성이 달라 주로 분열 속도가 느린 이하선암, 전립선암, 뇌종양에서 연구되었으나, 부작용 발생이 높아서 현재는 임상에서 거의 사용되지 않는다. 양성자선*proton* 및 중입자선*heavy particle radiation*은 물리학적 특성이 뛰어나기 때문에 주위 정상조직의 방사선 감수성이 예민한 부위(전립선암, 포도막의 흑색종 등)의 치료에 이용된다.

Ⅲ. 방사선치료 방법

1. 방사선치료의 대상

두경부 영역은 기능과 미용 양쪽을 고려할 때 방사선치료가 중요한 역할을 차지한다. 근치적 목적 또는 수술 후 보조적 목적으로 대부분의 두경부종양에 방사선치료가 이용되고 있다. 사실상 절대적 금기사항은 없으나, 동일한 부위에 방사선치료의 과거력이 있는 경우 특별한 주의가 필요한다.

2. 방사선치료의 조사 부위

대부분의 두경부종양은 림프절전이가 쉽기 때문에 몇몇 부위를 제외하고는 원발 병소와 함께 국소 림프절을 포함하여 치료한다. 국소 림프절을 포함할 때는 쇄골상부 림프절까지 고려해야 한다. 안와종양*orbital tumor*, 부비동종양 및 일부 조기암 등 림프절전이의 확률이 낮은 경우에는 원발 병소만을 대상으로 치료한다.

3. 방사선량 처방

통상적인 분할 방사선치료 시의 1회 방사선량은 나라 및 치료기관에 따라 차이가 있다. 우리나라 및 미국 등에서는 완치를 목표로 치료하는 경우 대개 1회에 1.8~2 Gy를 조사하며, 고식적 목적으로 치료하는 경우에는 3 Gy를 조사한다. 통상적인 치료는 하루에 1회, 일주일에 5회 시행한다.

총방사선량은 치료 목적, 치료 부위 및 조직학적 진단에 따라 달라진다. 림프종과 같이 방사선에 민감한 종양은 저선량으로도 충분하지만, 근치적 목적으로 방사선 단독으로 치료하는 편평세포암종이나 선암종*adenocarcinoma*의 경우 7~8주에 걸친 고선량 조사가 필요하다. 수술 후 미세병소 제거를 목적으로 치료하는 경우에도 중등도 이상의 선량이 필요하다. 출혈, 폐색, 통증 등의 증상 완화를 위한 고식적 치료의 경우 저선량으로 2주 정도면 충분하다.

4. 방사선 조사 방법

방사선 조사 방법은 방사선원이 환자의 몸에서 멀리 떨어져 있는 체외조사(원격치료)*teletherapy*와 방사선원이 체표면 내지 체내에 위치하는 근접치료*brachytherapy, interstitial therapy*로 분류한다. 통상적 방사선치료인 체외조사는 방사성동위원소인 코발트를 이용하기도 하나 선형가속기를 주로 사용하며, 그 밖에 중성자가속기, 양성자가속기, 중이온가속기 등도 사용한다.

근접치료는 체외조사에 비하여 에너지가 비교적 낮은 방사성동위원소를 이용하여 종양조직에 높은 선량을 조사하고 주위의 정상조직에는 낮은 선량을 조사하는 치료 방법으로, 두경부종양 치료에서 중요한 역할을 차지한다. 두경부암의 근접치료는 주로 자입치료이며, 방사성동위원소는 ^{137}Cs, ^{192}Ir, ^{125}I, ^{198}Au 등을 사용한다.

5. 정위적 방사선치료

3차원 또는 시간을 고려하는 4차원적, 정위적으로 방사선을 조사하여 병소 주위의 정상조직에는 최소한의 방사선이 들어가는 최첨단 치료 방법이 정위적 방사선치료*stereotactic radiation therapy*이다. 주로 뇌의 병소에 이용되지만, 최근에는 두경부종양, 전립선암, 폐암 및 췌장암에서도 활발히 이용되고 있다. 방사성동위원소인 코발트(^{60}Co)를 사용하는 감마나이프는 정확도에서 약간 우수하지만 분할치료가 어렵기 때문에 주로 두개강내 종양에만 이용되며, 분할정위적 방사선치료는 선형가속기를 이용한 시스템을 이용한다. 두경부종양에서는 주로 치료의 후반부에 추가조사를 하는 경우나 국소재발 시 재치료를 위해 사용된다. 조기에 발견된 두경부종양의 경우는 정위적 방사선치료를 시행함으로써 타액선을 조사야에서 제외하여 구강건조증을 줄일 수 있다.

Ⅳ. 방사선치료의 부작용

1. 전신적 증상

방사선이 우리 몸에 조사되면 전신 쇠약감, 식욕감퇴, 오심, 구토, 2차적 체중감소 등 여러 전신적 증상이 나타날 수 있다. 이런 전신적 증상은 대부분 치료 도중이나 치료 종료 후 사라진다. 부작용 치료는 특별한 방법이 없으며 대증적 치료가 원칙이다. 중증의 식욕감퇴에는 메게스테롤 아세트산염*megesterol acetate*이 도움이 된다. 오심 및 구토에는 메토클로프로파미드*metoclopropamide*를 사용하고, 심하면 항세로토닌 제제를 사용한다.

2. 급성 부작용

방사선치료 시작부터 치료 종료 후 3~6개월까지 나타나는 부작용을 급성 부작용으로 정의한다. 방사선의 영향은 방사선이 조사된 부위에만 나타난다. 예를 들어 경부림프절을 치료할 때 탈모가 일어나지는 않는다. 그러나 방사선이 정상 두경부 조직에 미치는 영향은 모두 부작용으로 나타난다. 방사선치료 시작 후 2~3일 내에 환자가 이하선 부위의 종창과 통증을 호소할 수 있다. 이는 방사선에 의한 급성 이하선염 관련 증상이며, 며칠 내에 저절로 사라진다. 통증이 심한 경우 진통제를 처방한다. 구강건조증은 방사선치료 시작 직후부터 나타나며 진행적으로 심해진다. 점막염은 대개 치료 시작 후 2~3주가 지나면 나타나기 시작하여 정도가 심해지므로 진통제 투여 등의 대증적 치료가 필요하다.

3. 만성 부작용

방사선치료가 종료되고 6개월 후에 발생하는 부작용이다. 구강건조증은 치료 도중에 나타나서 점차 진행하다가 치료 이후 부분적으로 회복되지만, 치료 전 수준으로 돌아가지는 않는다. 약 45 Gy 이상의 선량이 조사되면 피하조직의 섬유화가 일어날 수 있다. 주로 통증을 증상으로 호소하게 되지만 특별한 치료법은 없으며, 심한 경우 물리치료 등을 시행한다. 또한 림프관의 폐색에 의하여 턱밑 부위에 종창*submental edema*이 나타날 수 있다. 증상이 가벼우면 치료가 필요 없으나, 증상이 심해서 호흡곤란을 호소하면 스테로이드(덱사메타손*dexamethasone*)를 처방한다.

참고문헌

1. Adelstein DJ, Saxton JP, Lavertu P, Tuason L, Wood BG, Wanamaker JR, et al. A phase III randomized trial comparing concurrent chemotherapy and radiotherapy with radiotherapy alone in resectable stage III and IV squamous cell head and neck cancer: preliminary results. Head & Neck 1997;19:567-575.
2. Al-Sarraf M, LeBlanc M, Giri PG, Fu KK, Cooper J, Vuong T, et al. Chemoradiotherapy versus radiotherapy in patients with advanced nasopharyngeal cancer: phase III randomized intergroup study 0099. J Clin Oncol 1998;16:

1310-1317.
3. Bessell EM, Catterall M. The regression of tumors of the head and neck treated with neutrons. Int J Radiat Oncol Biol Phys 1983;9:799-807.
4. Byers RM, Krueger WW, Saxton J. Use of surgery and postoperative radiation in the treatment of advanced squamous cell carcinoma of the pyriform sinus. Am J Surg 1979;138:597-9.
5. Byhardt RW, Cox JD. Patterns of failure and results of preoperative irradiation vs. radiation alone in carcinoma of the pyriform sinus. Int J Radiat Oncol Biol Phys 1980;6: 1135-41.
6. Chen HC, Leung SW, Wang CJ, Sun LM, Fang FM, Hsu JH. Effect of megestrol acetate and prepulsid on nutritional improvement in patients with head and neck cancers undergoing radiotherapy. Radiother Oncol 1997; 43:75-79.
7. Curran AJ, Gullane PJ, Waldron J, Irish J, Brown D, O' Sullivan B, Surgical salvage after failed radiation for paranasal sinus malignancy. Laryngoscope 1998;108: 1618-22.
8. Dearnaley DP, Dardoufas C, A' Hearn RP, Henk JM. Interstitial irradiation for carcinoma of the tongue and floor of mouth: Royal Marsden Hospital Experience 1970-1986. Radiother Oncol 1991;21:183-192.
9. Dewit L. Combined treatment of radiation and cis-diamminedichloroplatinum(II): a review of experimental and clinical data. Int J Radiat Oncol Biol Phys 1987;13:403-426.
10. Dimery IW, Hong WK. Overview of combined modality therapies for head and neck cancer. J Natl Cancer Inst 1993;85:95-111.
11. Dische S, Saunders M, Barrett A, Harvey A, Gibson D, Parmar M. A randomisedmulticentre trial of CHART versus conventional radiotherapy in head and neck cancer. Radiother Oncol 1997;44:123-136.
12. Dixit S, Vyas RK, Toparani RB, Baboo HA, Patel DD. Surgery versus surgery and postoperative radiotherapy in squamous cell carcinoma of the buccal mucosa: a comparative study. Ann Surg Oncol 1998;5:502-510.
13. Duncan W, Orr JA, Arnott SJ, Jack WJ. Neutron therapy for malignant tumours of the salivary glands. A report of the Edinburgh experience. Radiother Oncol 1987;8:97-104.
14. Epstein JB, Emerton S, Kolbinson DA, Le ND, Phillips N, Stevenson-Moore P, et al. Quality of life and oral function following radiotherapy for head and neck cancer. Head Neck 1999;21:1-11.
15. Feyer P, Zimmermann JS, Titlbach OJ, Buchali A, Hinkelbein M, Budach V. Radiotherapy-induced emesis. An overview. Strahlenther Onkol 1998;174 Suppl 3:56-61.
16. Fietkau R, Riepl M, Kettner H, Hinke A, Sauer R. Supportive use of megestrol acetate in patients with head and neck cancer during radio(chemo)therapy. Eur J Cancer 1997;33:75-79.
17. Frank JL, Garb JL, Kay S, McClish DK, Bethke KP, Lind DS, et al. Postoperative radiotherapy improves survival in squamous cell carcinoma of the hypopharynx. Am J Surg 1994;168:476-480.
18. Franzen L, Nyman J, Hagberg H, Jakobsson M, Sorbe B, Nyth AL, et al. A randomised placebo controlled study with ondansetron in patients undergoing fractionated radiotherapy. Ann Oncol 1996;7:587-592.
19. Fu KK, Philips TL, Silverberg IJ, Jacobs C, Goffinet DR, Chun C, et al. Combined radiotherapy and chemotherapy with bleomycin and methotrexate for advanced inoperable head and neck cancer: update of a Northern California Oncology Group randomized trial. J Clin Oncol 1987;5: 1410-1418.
20. Garg AK, Malo M. Manifestations and treatment of xerostomia and associated oral effects secondary to head and neck radiation therapy. J Am Dent Assoc 1997;128: 1128-1133.
21. Gragoudas ES. The Bragg peak of proton beams for treatment of uveal melanoma. Int Ophthalmol Clin 1980; 20:123-133.
22. Guchelaar HJ, Vermes A, Meerwaldt JH. Radiation-induced xerostomia: pathophysiology, clinical course and supportive treatment. Support Care Cancer 1997;5:281-288.
23. Haffty BG, Son YH, Sasaki CT, Papac R, Fischer D, Rockwell S, et al. Mitomycin C as an adjunct to postoperative radiation therapy in squamous cell carcinoma of the head and neck: results from two randomized clinical trials. Int J Radiat Oncol Biol Phys 1993;27:241-250.
24. Head and Neck Contracts Program. Adjuvant chemotherapy for advanced head and neck squamous carcinoma. Final report of the Head and Neck Contracts Program. Cancer 1987;60:301-311.
25. Hillman RE, Walsh MJ, Wolf GT, Fisher SG, Hong WK. Functional outcomes following treatment for advanced laryngeal cancer. Part I-Voice preservation in advanced laryngeal cancer. Part II-Laryngectomy rehabilitation: the state of the art in the VA System. Research Speech-Language Pathologists. Department of Veterans Affairs Laryngeal Cancer Study Group. Ann Otol Rhinol Laryngol Suppl 1998;172:1-27.
26. Inoue T, Inoue T, Yamazaki H, Koizumi M, Kagawa K, Yoshida K, et al. High dose rate versus low dose rate interstitial radiotherapy for carcinoma of the floor of mouth. Int J Radiat Oncol Biol Phys 1998;41:53-58.
27. International nasopharynx cancer study group. Preliminary results of a randomized trial comparing neo-adjuvant chemotherapy(bleomycin, epirubicin, cisplatin) plus radiotherapy versus radiotherapy alone in stage IV undifferentiated nasopharyngeal carcinoma: A positive effect on progression-free survival. Int J Radiat Oncol Biol Phys 1996;35:463-469.
28. Jaulerry C, Rodriguez J, Brunin F, Jouve M, Mosseri V, Point D, et al. Induction chemotherapy in advanced head

and neck tumors: results of two randomized trials. Int J Radiat Oncol Biol Phys 1992;23:483-489.
29. Kramer S, Gelber RD, Snow JB, Marcial VA, Lowry LD, Davis LW, et al. Combined radiation therapy and surgery in the management of advanced head and neck cancer: final report of study 73-03 of the Radiation Therapy Oncology Group. Head Neck Surg 1987;10:19-30.
30. Laccourreye O, Brasnu D, Bassot V, Menard M, Khayat D, Laccourreye H. Cisplatin-fluorouracil exclusive chemotherapy for T1-T3N0 glottic squamous cell carcinoma complete clinical responders: five-year results. J Clin Oncol 1996;14:2331-2336.
31. Laskus Z, Szutkowski Z. Results of palliative treatment of advanced regional oropharyngeal cancer. Otolaryngol Pol 1998;52:41-44.
32. Lawrence W Jr, Terz JJ, Rogers C, King RE, Wolf JS, King ER. Preoperative irradiation for head and neck cancer: a prospective study. Cancer 1974;33:318-323.
33. Lefebvre JL, Chevalier D, Luboinski B, Kirkpatrick A, Collette L, Sahmoud T. Larynx preservation in pyriform sinus cancer: preliminary results of a European Organization for Research and Treatment of Cancer phase III trial. EORTC Head and Neck Cancer Cooperative Group. Natl Cancer Inst 1996;88:890-899.
34. Lewin F, Damber L, Jonsson H, Andersson T, Berthelsen A, Biorklund A, et al. Neoadjuvant chemotherapy with cisplatin and 5-fluorouracil in advanced squamous cell carcinoma of the head and neck: a randomized phase III study. Radiother Oncol 1997;43:23-28.
35. Llewelyn J, Mitchell R. Survival of patients who needed salvage surgery for recurrence after radiotherapy for oral carcinoma. Br J Oral Maxillofac Surg 1997;35:424-8.
36. Miller TP, Dahlberg S, Cassady JR, Adelstein DJ, Spier CM, Grogan TM, et al. Chemotherapy alone compared with chemotherapy plus radiotherapy for localized intermediate and high-grade non-Hodgkin' s lymphoma. N Engl J Med 1998;339:21-26.
37. Minatel E, Gigante M, Franchin G, Gobitti C, Mascarin M, Bujor L, et al: Combined radiotherapy and bleomycin in patients with inoperable head and neck cancer with unfavourable prognostic factors and severe symptoms. Oral Oncol 1998;34:119-122.
38. Paccagnella A, Orlando A, Marchiori C, Zorat PL, Cavaniglia G, Sileni VC, et al. Phase III trial of initial chemotherapy in stage III or IV head and neck cancers: a study by the Gruppo di Studio sui Tumoridella Testa e del Collo. J Natl Cancer Inst 1994;86:265-272.
39. Peters LJ, Goepfert H, Ang KK, Byers RM, Maor MH, Guillamondegui O, et al. Evaluation of the dose for postoperative radiation therapy of head and neck cancer: first report of a prospective randomized trial. Int J Radiat Oncol Biol Phys 1993;26:3-11.
40. Phillips MH, Stelzer KJ, Griffin TW, Mayberg MR, Winn HR. Stereotactic radiosurgery: a review and comparison of methods. J Clin Oncol 1994;12:1085-1099.
41. Powes WE, Palmer LA. Biologic basis of preoperative radiation treatment. ARJ 1968;102:176-192.
42. Pradhan SA, Rajpal RM, Kothary PM. Surgical management of postradiation residual/recurrent cancer of the base of the tongue. J Surg Oncol 1980;14:201-206
43. Sagerman RH, Chung CT, King GA, Yu WS, Cummings CW, Johnson JT. High dose preoperative irradiation for advanced laryngeal-hypopharyngeal cancer. Ann Otol 1979;88:178-182.
44. Sannazzari GL, Ruo Redda MG, Rampino M, Verna R. Brachytherapy and local control. Rays 1998;23:427-438.
45. Schwachofer JH, Crooijmans RP, Hoogenhout J, Kal HB, Theeuwes AG. Effectiveness in inhibition of recovery of cell survival by cisplatin and carboplatin: influence of treatment sequence. Int J Radiat Oncol Biol Phys 1991;20:1235-1241.
46. Treatment of Cancer phase III trial. J Natl Cancer Inst 1996;88:890-899.
47. Schuller DE, Metch B, Stein DW, Mattox D, McCracken JD. Preoperative chemotherapy in advanced resectable head and neck cancer: final report of the Southwest Oncology Group. Laryngoscope 1988;98:1205-1211.
48. Shasha D, Harrison LB, Chiu-Tsao ST. The role of brachytherapy in head and neck cancer. Semin Radiat Oncol 1998;8:270-281.
49. Solberg TD, Selch MT, Smathers JB, DeSalles AA. Fractionated stereotactic radiotherapy: rationale and methods. Med Dosim 1998;23:209-219.
50. Vandenbrouck C, Sancho H, Le Fur R, et al. Results of a randomized clinical trial of preoperative irradiation versus postoperative in treatment of tumors of the hypopharynx. Cancer 1977;39:1445-1449.
51. Wang CC, Kelly J, August M, Donoff B. Early carcinoma of the oral cavity: a conservative approach with radiation therapy. J Oral Maxillofac Surg 1995;53:687-690.
52. Wax MK, Touma BJ. Management of the N0 neck during salvage laryngectomy. Laryngoscope 1999;109:4-7.
53. Wendt CD, Peters LJ, Delclos L, Ang KK, Morrison WH, Maor MH, et al. Primary radiotherapy in the treatment of stage I and II oral tongue cancers: importance of the proportion of therapy delivered with interstitial therapy. Int J Radiat Oncol Biol Phys 1990;18:1287-1292.
54. Zupi A, Califano L, Mangone GM, Longo F, Piombino P. Surgical management of the neck in squamous cell carcinoma of the floor of the mouth. Oral Oncol 1998;34:472-475.

두경부암의 항암화학요법

김동완

두경부암 치료는 다학제적 치료가 원칙이며, 수술, 방사선요법, 항암화학요법 등의 치료법을 질병 진행 상태와 전신 상태에 따라 적절히 병합하여 적용함으로써 최선의 치료 성적을 얻을 수 있다. 항암화학요법은 전통적으로 재발성·전이성암 환자의 증상 완화를 위해 사용되었으나, 현재는 국소진행성 환자의 생존 향상, 장기 보존 목적의 치료에도 효과가 입증되었으며, 새로운 치료제 개발에 힘입어 중요성이 더욱 강조되고 있다.

Ⅰ. 조기 두경부암에서 항암화학요법의 역할

조기(1, 2기) 두경부암 치료는 수술 또는 방사선치료가 원칙이며 항암화학요법의 역할은 증명되지 않았다.

Ⅱ. 국소진행성 두경부암에서 항암화학요법의 역할

전통적인 국소진행 두경부암 치료법은 근치적 수술 후 보조 방사선치료를 시행하는 것이다. 그러나 수술 후 방사선치료만을 시행하는 경우 국소재발 또는 원격재발이 흔히 발생하고, 설암이나 후두암의 경우 정상적인 연하기능 혹은 발성기능을 잃게 되는 경우가 많다. 이에 항암화학요법을 치료에 포함시켜 재발을 낮추고 정상적인 기능을 보존하려는 시도가 지속적으로 이루어지고 있다. 현재 항암화학요법은 선행 항암화학요법 후 수술, 선행 항암화학요법 후 항암방사선요법, 수술 후 항암방사선요법, 항암방사선 동시요법 등의 다양한 방식을 통해 임상에 적용되고 있다.

1. 장기 기능 보존을 위한 선행 항암화학요법 또는 항암방사선 동시요법

선행 항암화학요법은 수술 또는 방사선치료 전에 항암제를 투여하는 것을 가리킨다. 기대되는 장점은, 종양의 크기를 줄임으로써 수술이나 방사선치료의 효과를 높이고, 독성을 감소시킬 수 있으며, 원격전이를 막고, 수술이나 방사선치료로 혈관이 손상되기 전에 항암제를 투여하여 종양 부위에 효과적으로 항암제가 침투할 수 있도록 하며, 개별 환자에서 항암제의 치료 효과를 확인하여 향후 치료 계획에 반영할 수 있다는 것이다. 선행 항암화학요법의 후두기능 보존 효과는 잘 입증되어 있는데, 332명의 3·4기 후두암환자를 대상으로 세 주기의 시스플라틴 *cisplatin*+플루오로우라실*fluorouracil* 선행 항암화학요법 후 방사선치료를 받는 경우와 당시의 표준요법이었던 수술(후두전절제술) 후 방사선치료를 받는 경우를 비교한 결과 2년 생존기간은 동일하나 선행 항암화학요법군의 경우 64%의 환자가 후두기능을 보존할 수 있었음이 보고되었다. 그러나 이 연구의 제한점은 방사선치료 단독군 또는 항암방사선 동시요법과의 비교가 없었다는 것이다. 이후 시행된 RTOG 91-11 연구에서는 시스플라틴+플루오로우라실 선행 항암화학요법 이후 방사선요법과 시스플라틴 병용 항암방사선 동시요법, 방사선치료 단독요법을 비교했다. 그 결과, 후두 보존율은 항암방사선 동시요법군에서 88%, 선행 항암화학요법군에서 75%, 방사선치료 단독군에서 70%였고, 국소재발률도 항암방사선 동시요법군에서 가장 낮았다. 이 연구들을 근간으로 하면, 국소진행성 후두암에서는 수술보다 항암화학요법과 방사선요법을 이용한 장기 보존 치료가 표준치료법이라고 할 수 있다.

2. 절제 불가능한 두경부암에 대한 항암방사선 동시요법

항암방사선 동시요법의 이론적 근거는 종양 크기를 줄이고 종양의 DNA 수복과 재증식을 억제하여 방사선치료의 효과를 높일 수 있다는 것인데, 많은 연구에서 절제 불가능한 두경부암의 치료에 항암방사선 동시요법이 방사선치료 단독요법에 비해 효과적이라고 보고되고 있다. 어느 항암화학요법제가 가장 효과적인지에 대해서는 연구가 진행 중인데, 현재는 시스플라틴 병용 항암화학요법이 가장 흔히 사용되고 있다. 2006년 국소진행성 두경부편평세포암종에 대한 방사선치료 시 세툭시맙*cetuximab*을 병용하면 방사선치료 단독군에 비해 생존율이 증가했다고 보고되었으나, 이러한 세툭시맙 병용 방사선치료가 표준요법으로 자리 잡기 위해서는 기존의 시스플라틴 병용 방사선치료와의 비교연구가 필요하다.

3. 수술 후의 보조 항암방사선 동시요법

T3 또는 T4 병기, 절제 가장자리에 종양이 존재하거나 근접한 경우, N2 또는 N3 병기, 림프절 피막 외 종양 침윤이 있는 경우, 뼈나 연골 침범이 있는 경우, 신경이나 림프혈관 침범이 있는 경우의 고위험군에 수술 후 보조 방사선요법을 시행할 때 시스플라틴 병용 항암방사선 동시요법을 시행함으로써 재발률을 낮추려는 연구가 진행되었다. 이 연구들의 결과를 종합하면, 절제 가장자리에 종양이 존재하거나 림프절 피막 외 종양 침윤이 있는 경우 항암방사선 동시요법이 이득이 있을 것으로 생각된다.

Ⅲ. 전이성 · 재발성 두경부암의 항암화학요법

전이성 · 재발성 두경부암 환자의 예후는 일반적으로 불량하다. 전신 상태가 양호한 국소재발 두경부암 환자에서는 수술이나 방사선치료가 도움이 될 수 있으나, 그 외의 경우에는 증상 완화와 생존기간 연장을 목적으로 항암화학요법이 시도될 수 있다. 다양한 단독 항암화학요법 및 복합 항암화학요법이 시도됐지만 각 치료법 간의 비교연구는 드물고 주로 단일군 2상 연구들이 대부분인데, 이 경우 연구의 대상 환자 선택에 따라 치료 효과가 차이를 나타낼 수 있으므로 결과 해석에 주의가 필요하다. 두경부암에 효과를 보이는 것으로 보고된 세포독성 항암화학요법제로는 시스플라틴, 카보플라틴*carboplatin*, 플루오로우라실, 카페시타빈*capecitabine*, 도세탁셀*docetaxel*, 파클리탁셀*paclitaxel*, 메토트렉세이트*methotrexate* 등이 있는데, 반응률은 대개 15~30% 사이로 보고되고 있다. 최근 개발된 표적치료제로는 세툭시맙, 얼로티닙*erlotinib*, 제피티닙*gefitinib* 등이 있는데, 단일요법제로서의 반응률은 높지 않아 1~13% 정도이다. 단일요법제 간의 비교연구는 제한적이어서, 생존기간이 특별히 우월한 제제는 보고되지 않았다. 복합요법제로는 백금 화합물인 시스플라틴 또는 카보플라틴과 플루오로우라실 병용요법, 백금화합물과 탁산 병용요법, 혹은 백금 화합물, 탁산, 플루오로우라실 3제 요법 등이 시도되어왔고, 반응률은 단독 치료에 비해 다소 높은 30~40%로 보고되었다. 그러나 복합요법제와 단일요법제 간의 비교연구에서 생존기간의 차이는 증명되지 않았다. 그러나 최근 세툭시맙을 포함한 요법의 경우 생존기간이 연장되었다고 보고되었는데, 시스플라틴 또는 카보플라틴과 플루오로우라실 복합요법에 세툭시맙을 추가하는 경우, 중앙생존값이 3.3개월에서 7.4개월로 증가한다고 보고되었다. 그러나 세툭시맙을 투여하지 않은 대조군은 진행 시 세툭시맙이 투여되지 않았기 때문에, 진행 시 세툭시맙을 순차적으로 투여한 경우에 비해 우월한지에 대해서는 결론이 명확하지 않다.

참고문헌

1. Adelstein DJ, Li Y, Adams GL, Wagner H Jr, Kish JA, Ensley JF, et al. An intergroup phase III comparison of standard radiation therapy and two schedules of concurrent chemoradiotherapy in patients with unresectable squamous cell head and neck cancer. J Clin Oncol 2003;21:92-8.
2. Bernier J, Cooper JS, Pajak TF, van Glabbeke M, Bourhis J, Forastiere A, et al. Defining risk levels in locally advanced head and neck cancers: a comparative analysis of concurrent postoperative radiation plus chemotherapy trials of the EORTC (#22931) and RTOG (#9501). Head Neck 2005;27:843-50.
3. Bernier J, Domenge C, Ozsahin M, Matuszewska K, Lefebvre JL, Greiner RH, et al. Postoperative irradiation with or without concomitant chemotherapy for locally advanced head and neck cancer. N Engl J Med 2004;350:1945-52.
4. Bonner JA, Harari PM, Giralt J, Azarnia N, Shin DM, Cohen RB, et al. Radiotherapy plus cetuximab for squamous-cell carcinoma of the head and neck. N Engl J Med 2006;354:567-78.
5. Cooper JS, Pajak TF, Forastiere AA, Jacobs J, Campbell BH, Saxman SB, et al. Postoperative concurrent radiotherapy and chemotherapy for high-risk squamous-cell carcinoma of the head and neck. N Engl J Med 2004;350:1937-44.
6. Forastiere AA, Goepfert H, Maor M, Pajak TF, Weber R, Morrison W, et al. Concurrent chemotherapy and radiotherapy for organ preservation in advanced laryngeal cancer. N Engl J Med 2003;349:2091-8.
7. Induction chemotherapy plus radiation compared with surgery plus radiation in patients with advanced laryngeal cancer. The Department of Veterans Affairs Laryngeal Cancer Study Group. N Engl J Med 1991;324:1685-90.
8. Pignon JP, Bourhis J, Domenge C, Designe L. Chemotherapy added to locoregional treatment for head and neck squamous-cell carcinoma: three meta-analyses of updated individual data. MACH-NC Collaborative Group. Meta-Analysis of Chemotherapy on Head and Neck Cancer. Lancet 2000;355:949-55.
9. Vermorken JB, Mesia R, Rivera F, Remenar E, Kawecki A, Rottey S, et al. Platinum-based chemotherapy plus cetuximab in head and neck cancer. N Engl J Med 2008;359:1116-27.

비소세포폐암

성숙환 / 김영태 / 이진수 / 김재성

Ⅰ. 비소세포폐암의 외과적 치료

폐의 비소세포암을 가장 효과적으로 치료하는 방법은 외과적 절제이다. 그러나 실제로 폐암 환자의 1/4 이하만 수술 적응이 된다. 한 예로 영국 스코틀랜드 지역의 자료는 1년에 새로 생긴 폐암의 17.8%만이 외과적 절제가 가능하였다고 보고하고 있다. 외과적 절제는 제Ⅰ, Ⅱ병기 환자들과 제ⅢA병기의 일부 환자들에게만 해당된다. 제ⅢB병기 환자와 제Ⅳ병기 환자는 아주 예외적인 경우에만 외과적 치료가 고려된다.

폐암의 외과적 절제에서 가장 중요한 목표는 완전절제이다. 불완전절제를 하면 폐암 치료에 전혀 도움이 되지 않을 뿐 아니라 오히려 삶의 질을 저하시키게 된다. 특히 육안적으로 암조직을 남기는 경우에는 방사선치료나 항암치료를 지연시키게 되고, 이에 따라 이 치료들의 잠재적 효과를 감소시키게 되며 환자를 불필요한 통증으로 고통받게 할 수도 있다. 따라서 현재의 폐암 병기 진단법을 적절히 사용하여 시험적 개흉술이나 육안적 불완전절제를 최소한으로 해야 한다. 그러나 한편으로는 전이 여부가 확실하지 않은 환자에서 전이 가능성이 있다는 소견만 가지고 수술을 시행하지 않으면 완치할 기회를 놓치게 되므로 주의해야 한다. 수술 절제가 가능한지 여부는 반드시 경험 있는 흉부외과 의사가 평가한 후 결정해야 한다.

1. 폐암의 병기(AJCC/UICC 7판)

(1) 원발 장소

폐암은 보통 기관지 점막에서 발생한다. 모두 종격동에 위치한 기관은 좌우 기관지로 분지되고 각각 좌우 폐로 연결된다. 이 기관지는 우측으로는 상·중·하 폐엽 기관지가 되고 좌측으로는 상 · 하엽 기관지가 된다. 폐는 장흉막*visceral pleura*에 싸여 있고 흉강은 벽측흉막*parietal pleura*에 싸여 있다.

미국암연합위원회*American Joint Committee on Cancer; AJCC*/국제암연합*Union for International Cancer Control; UICC* 7판의 폐암 병기는 비소세포 폐암, 소세포암, 기관지폐카르시노이드에 적용된다. 해부학적으로는 주기관지, 상엽, 중엽, 하엽으로 나누어 적용한다.

(2) 국소 림프절

비소세포폐암 수술 후 가장 중요한 예후인자는 종격동 림프절전이 여부이다. 따라서 모든 국소 림프절, 쇄골상부 림프절 등을 평가해야 한다.

림프절의 병기 결정에 포함되는 흉부 내 림프절은 다음과 같다. 종격동 림프절은 기관 주위 림프절, 기관기관지 림프절, 대동맥 림프절(대동맥하 림프절, 대동맥폐동맥창 림프절, 대동맥 주위 림프절 포함), 기관지분지하 림프절, 식도 주위 림프절, 폐인대 림프절이 포함되며, 폐내 림프절은 폐문 림프절, 기관지 주위 림프절, 폐내 림프절(폐엽간 림프절, 폐엽 림프절, 폐구역 림프절)이 포함된다.

(3) 원격전이

비소세포폐암의 원격전이는 경부 림프절, 간, 뇌, 뼈, 부신 그리고 폐에 흔하며 어떤 장기도 안전하지 못하다.

(4) 병기 분류를 위한 규칙

1) 임상적 병기

폐암의 임상적 병기는 수술하기 전의 해부학적 범위에 기초를 둔다. 여기에는 병력 조사, 이학적 검사, 각종 X선 검사 그리고 몇 가지 특수 검사(기관지경검사, 기관지경 초음파검사, 식도경검사, 식도경 초음파검사, 종격동경검사, 종격동 절개검사, 흉강천자 그리고 흉강경검사) 등이 포함된다.

정확한 병기 판정을 위한 T병기 판정에는 단순 흉부촬영 및 흉부 전산화단층촬영(CT), 기관지경검사가 필수적이다. 그리고 단순 흉부촬영상에서 보이는 음영이 종양 때문인지 혈관 때문인지에 대한 감별과, 종양이 대동맥, 폐동맥 등 흉곽 내 대혈관에 침습했는지를 밝히는 데 자기공명영상(MRI)이 이용되기도 한다.

N병기 판정을 위해서는 흉부 CT가 필수적이다. 형태만으로 악성에 의한 것인지 양성 질환에 의한 것인지를 감별할 수 없기 때문에 흉부 CT에서 림프절의 크기로 판

표 7-1 비소세포폐암의 TNM 병기(7판)

원발성 암종(T)	정의
TX	객담이나 기관지경검사 후 세포검사에서 암세포가 발견되나 기관지경이나 방사선검사에서 발견되지 않는 경우
T0	원발성 암의 증거가 없는 경우
Tis	제자리암종*carcinoma in situ*
T1	최장 직경이 3cm 이하이고 폐나 장흉막에 싸여 있으며 폐엽기관지를 벗어나지 않은 경우(즉, 주기관지 내에 침습되지 않은 경우)
T1a/T1b	최장 직경이 2cm 이하인 경우/최장 직경이 2~3cm인 경우
T2	최장 직경이 3cm보다 큰 경우와 기관지 분지부에서 2cm 이상 떨어진 주기관지를 침범한 경우, 장흉막까지 침습된 경우, 폐문까지 확산된 무기폐 혹은 폐쇄성 폐암(단, 전 폐를 포함하지는 않았을 것)
T2a	최장 직경이 3cm 이상, 5cm 미만인 경우
T2b	최장 직경이 5cm 이상, 7cm 미만인 경우
T3	최장 직경이 7cm 이상인 경우 또는 어떤 크기의 암종이든 흉벽, 횡격막, 종격동 흉막, 벽측 심낭을 침습한 경우, 또는 기관분지부로부터 2cm 이내의 주기관지가 침습된 경우, 또는 전 폐에 확산된 무기폐 혹은 폐쇄성 폐암이 있는 경우, 또는 동일 폐의 같은 엽에 별도의 암결절이 있는 경우
T4	어떤 크기의 암종이든 종격동, 심장, 대혈관, 기관, 식도, 척추체, 기관 분지부에 침범한 경우 또는 동일 폐의 다른 폐엽 내 별도의 암결절이 있을 때,
국소 림프절(N)	
NX	국소 림프절전이 여부를 판단할 수 없는 경우
N0	국소 림프절에 전이가 없는 경우
N1	동측의 기관지 주위 림프절, 동측의 폐문 림프절, 그리고 폐내 림프절로 전이된 경우
N2	동측의 종격동 림프절 또는 기관분지부하 림프절로 전이된 경우
N3	반대쪽 종격동, 반대쪽 폐문, 동측 혹은 반대쪽 사각근 림프절, 쇄골 상부 림프절에 전이된 경우
원격전이(M)	
MX	원격전이를 판단할 수 없는 경우
M0	원격전이가 없는 경우
M1	원격전이가 있는 경우
M1a	반대쪽 폐의 폐엽 내 별도의 암결절이 있을 때, 악성 흉막, 심막 삼출이 있는 경우, 흉막 내 전이성 결절
M1b	전신전이가 있는 경우

정하는 경우가 대부분인데, 단경이 1cm 또는 1.5cm 이상이면 양성으로 판단한다. 그러나 위양성 또는 위음성인 경우가 많아, 경우에 따라서는 경기관지침흡인이나 종격동경으로 확인을 해야 한다.

M병기 판정을 위해서는 철저한 신체검진, 뼈스캔, 뇌 CT 등이 필요하다. 폐암은 뼈, 뇌, 간, 부신 등으로 전이가 잘 되므로 이에 대한 검사가 필요하며, 흉부 CT를 할 때 간과 부신을 포함하는 경우 부가적인 검사는 필요하지 않다. 뼈의 통증이 있거나 일반 화학검사에서 알칼리 포스파타아제*alkaline phosphatase*가 증가한 경우, 고칼슘혈증이 있는 경우에는 반드시 골전이를 확인하기 위하여 뼈스캔을 시행한다. 그러나 뼈스캔은 매우 예민하여 위양성인 경우가 많기 때문에, 양성으로 나온 경우 해석에 주의해야 하며 확인을 위한 부가적 검사가 필요한 경우도 많다. 폐암에서 뇌전이 여부를 확인하기 위해서는 뇌 CT 또는 뇌 MRI를 시행하는데, 뇌전이를 의심할 만한 증상이 있는 경우 반드시 실시한다. 증상이 없더라도 수술을 계획하고 있는 폐암 환자의 경우, 특히 선암의 경우 병변이 중심성 병변이거나 림프절전이가 의심되면 병기 판정을 위해 뇌 CT 또는 뇌 MRI 촬영을 한다.

PET는 원발 종양의 악성 여부 판정에 이용할 수 있다. 흉부 CT에서 악성인지 양성인지 판정이 중간 정도로 애매한 종괴에서 PET 검사가 유용하게 사용될 수 있다. 또한 종격동 림프절의 전이 여부 판정이 흉부 CT보다 우월하고, 동시에 원격전이 여부도 알 수 있다는 장점이 있다. 그러나 비용이 비싸며, 감염성 또는 염증성 병변인 경우에도 PET 양성인 경우가 있고, 특히 결핵에 의한 병변이 PET 양성으로 나오는 경우가 많아 해석에 주의를 요한다. 즉, PET 검사에서 양성으로 암전이가 의심된다고 해도 위양성일 경우가 많으므로 반드시 조직학적 확진을 해야 한다(〈표 7-1〉).

2) 병리적 병기

병리적 병기는 임상적 병기에 추가하여 개흉술로 얻은 결과와 절제된 표본을 검색하여 얻은 정보를 기초로 하여 결정된다. 동시다발적으로 생긴 다른 세포 형태의 폐암은 별도의 폐암으로 취급하여 각각의 병기를 따로 기술해야 한다.

2. 절제술의 금기증

흉곽을 벗어난 모든 폐암은 매우 예외적인 경우를 제외하고 모두 수술의 금기가 된다.

흉곽 내에서 폐를 벗어난 전이가 있거나 림프절 벽을 벗어난 N2 또는 N3 병소가 있는 환자의 경우 절제를 금기하는 것이 원칙이다.

병기 IIIA의 많은 환자들이 커다란 림프절 침윤*bulky nodal involvement* 또는 절제 불가능한 상태로 발현된다. 'bulky' 림프절 병변은 흉부 CT 단경이 2cm 이상이며 피막 외 침윤*extra nodal involvement*, 다구역 림프절 병변 *multistation nodal disease*, 다량의 작은 악성 림프절 집단인 상태를 말한다. 이처럼 절제가 불가능한 IIIA 또는 IIIB 병기에서는 동시 항암화학방사선치료*concurrent chemo-radiation therapy; CCRT* 또는 순차적 항암화학방사선치료 *sequential chemo-radiation therapy; SCRT*가 권장된다.

개흉술 전에 발견된 N2 병소에 대하여 절제를 해야 하는지에 대해서는 이론이 많다. 대동맥하 림프절에 전이된 폐암에서 적극적으로 절제술을 시행함으로써 좋은 결과를 볼 수 있었다는 보고도 있다. 개흉술 전의 종격동경검사 등으로 확인된 N2 병소 중 오직 한 곳의 림프절에서만 발견되고 림프절 벽을 벗어나지 않은 병소들, 예를 들면 하부종격동(4번 림프절), 대동맥하 림프절(5번 림프절), 기관분지부하 림프절(6, 7번 림프절) 등에만 전이된 폐암은 절제를 시도하는 것이 합리적인 접근일 수 있으나, 아직까지 이러한 환자를 적절히 치료하는 방법에 관한 전향적 무작위 임상시험 결과는 없는 형편이다. 따라서 이러한 환자에 대해서는 동시 항암화학방사선치료를 시행하거나 일부 제한된 환자에서 동시 항암화학방사선치료 또는 항암화학치료를 시행하고 나서 선택적으로 수술을 시행하는 것을 추천하고 있다.

기관분지부에서 2cm 이내의 주기관지를 침범한 T3 병변이나 기관의 일부를 침범한 T4 병변도, 외과의사가 완전절제를 할 수 있고 종격동 림프절전이가 없는 경우라면 기관지성형술이나 소매폐엽절제술*sleeve lobectomy*로 절제가 가능하다. 또한 폐암이나 기관분지부를 직접 침범한 T4 병변에서도, 종격동 림프절전이가 없는 경우 외과의의 술기 능력에 따라 소매전폐적출술*sleeve pneumonectomy*을 시행하여 절제할 수 있고 장기 성적도 우수하다.

악성 흉수는 M1a가 되고, 또한 절제의 금기이다. 악성 흉수가 증명되면 근치 목적의 방사선치료도 적응이 되지 않는다.

일반적으로 흉곽을 벗어난 전이, 혈행성 원격전이, 한쪽 흉강을 벗어난 림프절전이 등은 절대적 금기 사항이다. 그러나 고립성 뇌전이 혹은 고립성 부신전이가 있는 경우 전이 병소가 절제 가능하다면 수술을 시도할 수 있다.

폐암 치료를 위한 수술은 환자가 심폐질환이나 다른 동반 질환이 있는 경우 위험도가 증가할 수 있으므로 수술 위험을 예측하기 위하여 수술 전에 생리학적 평가를 시행해야 한다.

환자의 나이가 많다고 해서 폐암 수술을 시행하지 않을 이유는 없다. 보고에 따르면 70세 이상의 환자에서 폐절제술 후 사망률은 4~7%이며 전폐절제술 후 사망률은 평균 14%로서 70세 미만의 환자보다는 높지만, 이는 나이 자체보다는 동반 질환에 따른 결과로 보인다고 한다. 80세 이상 환자도 폐엽절제술에 견딜 수는 있는 것으로 알려져 있다.

관상동맥질환이 있으면 수술 후 30일 이내에 심근경색이나 사망의 위험이 증가하기 때문에, 특히 흡연 등 동맥경화성 심혈관질환의 소인이 있는 환자에게는 수술 전 심혈관 위험도 평가를 반드시 시행해야 한다.

폐암 절제를 고려하는 환자는 폐기능 검사를 실시한다. 폐기능과 관계된 위험도를 평가하는 데 있어 1초간 강제호기량*forced expiratory volume 1 second; FEV1*과 일산화탄소 폐확산능*diffusing capacity of the lung for carbon monoxide; DLCO*을 측정하는 것이 중요하다. 만약 FEV1이 2L 이상이거나 예측된 정상 값의 80% 이상인 경우 추가적 검사 없이 전폐절제술을 포함한 폐절제수술을 시행하고, FEV1이 1.5L 이상인 경우는 추가적 검사 없이 폐엽절제술을 시행할 수 있다. 그러나 흉부 방사선검사상 간질성 폐질환의 증거가 있을 경우에는 FEV1이 적절하더라도 노력성 호흡곤란이 있는 경우 DLCO 측정이 필요하며, FEV1 또는 DLCO가 80% 미만인 경우 추가적 생리학적 검사를 해야 한다. 수술 전에 측정한 FEV1, DLCO가 비정상적인 환자에서는 절제 후 폐기능*predicted post-operative-ppo-lung function; %ppo* 평가가 필수적이다. %ppo FEV1이 40% 미만 또는 %ppo DLCO가 40% 미만인 경우는 수술 주변기*perioperative* 사망 및 심폐합병증 발생의 고위험군이기 때문에 수술 전에 운동부하 검사를 시행해야 한다. %ppo FEV1이 30% 미만 또는 %ppo DLCO가 40% 미만인 경우는 초고위험군*very high risk*이므로 비수술적 치료를 권장한다. 운동부하 검사 결과 VO_2max가 10mL/kg/min 미만인 경우 수술 후 사망과 심폐합병증 발생이 높은 초고위험군이므로 비수술적 치료를 권장하며, VO_2max가 15mL/kg/min 미만이고 %ppo FEV1와 %ppo DLCO가 40% 미만인 경우 역시 초고위험군이므로 비수술적 치료를 권장한다. 또한 환자가 1층 높이의 계단을 못 올라갈 때도 수술 후 합병증의 고위험군이므로 비수술적 치료를 권장한다. 동맥혈 이산화탄소 분압이 45mmHg 이상인 경우는 수술 주변기 합병증 증가의 독립적인 위험인자는 아니나 추가적인 생리학적인 검사를 하여야 하며, SaO_2가 90% 미만인 경우는 수술 주변기 합병증의 위험성이 증가하므로 추가적인 생리학적 검사를 권장한다. 폐기능이 매우 좋지 않은 환자에서, 폐기종이 있으나 균등하지 않고 암이 위치하여 제거할 폐엽을 주로 침범한 경우에는 폐용적 감소 수술과 폐암절제를 같이 시행할 수 있다.

심장 문제에 의한 수술 금기는 최근에 발생한 심근경색증, 조절이 안 되는 심부전증 또는 조절이 안 되는 심부정맥 등이다. 일반적으로 심근경색증 후 3개월은 지나야 개흉술이 안전하다고 생각된다. 그러나 디피리다몰 탈륨-201 스캔이나 심초음파검사 결과 심근기능이 충분하다고 판단된다면 수술 시기가 3개월보다 단축될 수도 있다. 이 경우 수술 후 집중적인 심장 감시가 요구된다. 어떤 보고에 의하면 이 경우 심장 이외의 수술로 심근경색이 재발되는 예는 5.7%에 불과하다고 한다. 수술 전 검사에서 교정이 가능한 심장장애가 발견되었다면 폐수술과 심장수술을 동시에 시행할 수도 있다. 흉부외과 전문의가 절제가 어려울 것으로 판단한 임상병기 I, II 환자는 근치적 방사선치료를 받아야 한다.

3. 개흉술의 소견

다양한 수술 전 검사를 시행함에도 불구하고 개흉 후 절제를 할 수 없는 경우가 있다. 수술 전 검사로 발견되지 않은 전이가 흉막에 파종되어 있는 경우가 있는데, 이러한 흉막 파종이 있으면 수술은 금기이다. 이러한 흉막 파종 여부는 개흉 전에 비디오 흉강경으로 흉강을 관찰하고 조직검사를 시행함으로써 진단할 수 있기 때문에 불필요한 개흉술을 피할 수 있다.

폐암이 주위 장기, 즉 식도, 대정맥, 척추체 등을 침범한 경우에도 완전한 절제가 어렵다. 광범위한 종격동 림프절전이가 있는 경우나 주위 조직에 고정되어 있는 경우에도 완전절제가 어렵고 수술 금기가 된다. 그러나 종격동 림프절전이(N2)는 그 자체가 완전절제의 금기가 되지는 않는다. 림프절전이가 수술 전 종격동경검사 등에서 발견되지 않았고 개흉하여 수술 중에 발견된 림프절의 크기가 정상이라면, 수술 전 종격동검사 시에 발견된 림프절을 가진 폐암보다 예후가 좋다. 또한 CT상에는 크기가 큰 림프절이 확인되지 않아 수술 전 종격동경검사를 하지 않고 수술을 바로 시행할 수도 있는데, 이와 같이 암이 림프절막을 벗어나지 않고 주위 조직에 고정되지 않은 경우라면 수술로 절제한다. 그러나 폐문 부위에 발생한 암종이 대혈관이나 주기관지부에 분리가 불가능할 정도로 침범했다면 절제의 금기 사항이다.

수술 전 검사 결과 오직 폐엽절제술 정도에 견딜 수 있는 정도의 폐기능을 가진 환자의 경우, 소매폐엽절제수술이 불가능하여 전폐적출술을 시행해야 한다면 절제를 포기할 수밖에 없다. 개흉 시 절제 불가능한 비율은 보고자에 따라 다르며, 각 외과의사의 판단에도 차이가 있다. 과거 보고에 따르면 20~25% 정도의 비절제율을 보였으나 수술 전 종격동검사를 적극적으로 활용하는 경우 비절제율이 5%로 낮아졌고, 최근에는 수술 전 검사가 발전하여 절제하지 못하고 수술을 종료하는 경우는 매우 드물다.

1970년대에는 수술 후 30일 내에 사망하는 병원 사망률이 8~10%라고 보고되었으나 최근에는 사망률이 1~3%로 극히 낮아지고 있다.

일단 종양이 절제 가능하다고 생각되면 적절한 수술 범위를 결정해야 한다. 수술 전 진단이 되지 않은 경우 예상되는 수술 범위가 폐엽절제 이상이 될 때에는 개흉 후 생검부터 시행하여 동결검사로 확인한 후 수술을 진행하며, 확신 없이 단지 추정 진단만으로 전폐절제술 등 광범위한 절제를 하는 것은 가능한 한 피한다.

4. 외과적 절제술

(1) 외과적 완전절제

완전절제 수술을 할 수 있을지를 판단하는 것은 환자의 생존에 가장 중요한 과정이고 전문적인 판단을 요하기 때문에 반드시 흉부외과 전문의가 판단한다. 폐암 수술 치료의 목표는 완전절제(R0)이다. 불완전절제(육안적으로 불완전 절제된 경우: R2)는 폐암 치료에 아무 도움을 줄 수 없을 뿐만 아니라 오히려 환자의 삶의 질을 저하시키게 된다. R2 절제가 된 경우에는 방사선치료나 항암치료를 일시 지연시켜 그러한 치료들로 얻을 수 있는 잠재적인 이점을 감소시키며, 환자도 불필요한 통증으로 고통받게 된다. 따라서 현재 가용한 폐암 병기 진단을 위한 진단 방법을 적절히 사용하여, 시험적 개흉술이나 육안적 불안전 절제를 하는 경우를 최소화하여야 한다.

대부분의 경우 폐암의 조직학적 진단은 수술 전에 기관지내시경 또는 경피침생검, 종격동경검사 또는 흉강경을 통한 조직검사를 통하여 시행된다. 그러나 수술 전까지 조직학적 진단이 시행되지 않은 경우에는 수술 중에 조직학적 진단을 내린 후 해부학적 폐절제를 시행할 것을 권장한다. 대부분의 경우 스테이플러를 이용한 폐쐐기절제를 한 후, 동결절편검사를 통해 확진할 수 있다. 병변이 폐 중앙부에 위치하여 폐를 일부 포함한 병변의 절제 조직검사가 불가능한 경우에는 침생검(세침생검 또는 코어 생검)을 통한 진단을 추천한다. 절개 조직검사*incisional biopsy*나 종양을 통과하여 자르는 방식으로 쐐기절제를 하게 되면 종괴가 암일 경우 주변으로 파종될 위험이 높기 때문에 시행하지 않도록 한다. 만일 침생검 검사 결과로 진단을 할 수 없으면 폐엽절제술을 시행하도록 한다. 그러나 폐전절제술은 암이라는 상당한 확신 없이는 시행하지 않아야 한다.

폐암 수술은 ① 폐암의 확진 및 수술 중 병기 확인, ② 폐암의 완전절제, ③ 동측 림프절의 체계적인 샘플링 또는 완전절제의 3가지 단계를 거치게 된다.

1) 폐암의 확진 및 수술 중 병기 확인

환자가 수술을 받을 수 있는 상태면, 수술 시에 폐암이 흉강 내에 국한된 병변임을 반드시 확인한다. 개흉을 한 후에는 수술 전 흉강 내에 다른 병변이 의심되지 않았다 할지라도 모든 폐를 잘 촉지하여 추가 병변이 있는지를 확인한다. 폐암 종괴가 다른 장기를 침범하여 붙어 있는지 여부를 확인하고 흉강 내 흉수, 흉막의 암 파종 여부도 확인한다.

2) 폐암의 완전절제

현재 폐암의 표준수술은 폐기능이 적절한 환자의 병변의 범위에 따라 폐엽절제술, 폐엽소매절제술, 폐이엽절제술 및 폐전절제술이 포함된다. 폐암이 매우 작고 주변부에 위치한 경우 해부학적 폐구역절제술로도 적절히 치료할 수 있다는 주장도 있는데, 현재 2cm 이하의 폐암에 대하여 폐엽절제술과 폐구역절제술을 비교하는 3상 임상시험이 미국과 일본에서 진행 중이다. 그러나 현재까지는 폐구역절제술 또는 쐐기절제술은 환자의 심폐기능이 불량하여 폐실질을 최대한 보전해야 하는 경우나 이소성·동시성 다발성 폐암 환자에서만 예외적으로 적용할 수 있다.

보편적인 폐엽절제술이 불가능하고 폐전절제술을 해야 하는 경우에도 기관지 또는 폐동맥을 해부학적으로 잘 절제한 후 문합함으로써 절제면에 잔존 암이 없도록 수술할 수 있다면 폐전절제술보다는 폐 보존 술식인 소매절제술을 시행하는 것이 좋다.

개흉수술 대신 흉강경을 이용한 비디오 흉부수술은, 통상적인 폐암수술과 동일한 암수술 원칙을 적용할 수 있다면 임상병기 1기 또는 2기 환자에서 실시할 수 있다.

3) 동측 림프절의 체계적인 샘플링 또는 완전절제

비소세포폐암의 수술 후 가장 중요한 예후인자는 종격동 림프절전이 여부이다. 따라서 수술 전부터 종격동 림프절을 평가하는 것이 매우 중요하다. 모든 환자에서 종격동경검사를 시행하는 데는 이견이 많지만, 적어도 흉부 CT에서 증대되어 있으면서 조직검사가 가능한 종격동 림프절은 개흉수술 전에 조직검사를 시행하는 것을 추천한다. PET에서 의심되는 종격동 림프절이 있는 경우에는 CT 결과의 림프절 크기와는 상관없이 조직검사를 시행하여 전이가 있는지 또는 가양성인지를 확인해야 한다. 또한 폐암이 폐 중심부에 위치하거나 림프절전이의 위험이 높은 환자에서는 개흉수술 전 종격동경검사를 고려해야 한다. 단순 종격동경 외에도 확장 종격동경*extended mediastinoscopy*, 전종격동절개*anterior mediastinotomy* 또는 기관지내시경 초음파나 식도내시경 초음파를 이용하여 다양한 위치의 종격동 림프절을 검사할 수 있다.

수술을 하면서 절제된 표본에 붙어 있는 림프절만 검사하거나 비정상적으로 보이는 림프절만 샘플링하는 것으로는 불충분하기 때문에 항상 N1과 N2 림프절 완전절제술을 시행해야 한다. 최소한 편측 림프절 구역에 대한 림프절 샘플링은 시행해야 한다. 즉, 오른쪽의 경우 2, 3, 4, 7, 8, 9번 림프절 구역과 기관-기관지 앵글(10번) 폐엽간 림프절(11번)을 절제해야 하고, 왼쪽의 경우에는 5, 6, 7, 8, 9번 림프절 구역과 10, 11번 림프절을 포함해야 한다. 각 림프절을 체계적으로 생검하는 경우 임상병기 cN0~1 환자의 24%에서 N2 병변이 증명되기 때문에 림프절 완전절제는 치료를 위해서뿐만 아니라 수술 후 치료 환자를 가려내는 데도 매우 중요하다. 림프절전이가 있는 환자의 경우 수술 후 보조 항암화학치료를 시행해야 하기 때문이다.

(2) 병기별 치료

1) 방사선 검사로 보이지 않는 초기 폐암의 치료

방사선 검사로 보이지 않는 초기 폐암은 대부분 편평세포암으로 표면이 2cm 이내로 작고 내시경적으로 기관지 표면에 존재하며 명확한 육안적 경계를 보이거나 HRCT 및 병리소견상으로도 기관지 연골을 벗어나지 않은 경우를 말한다.

초기의 표면부 편평세포암의 경우 환자가 수술을 받기 어려운 상황이면 광역동치료를 시도해볼 수 있다. 그러나 수술을 받을 수 있는 환자의 경우 광역동치료군과 수술적 치료를 한 군과의 비교를 위해서는 더 많은 경험이 필요하다. 또한 초기의 표면부 편평세포암이 있는 환자에서는 광역동치료 대신 전기소작*electrocautery*, 냉동치료*cryotherapy*, 근접치료*brachytherapy*를 시도해볼 수 있다. 그러나 Nd-YAG 레이저 치료는 천공 가능성이 아주 높으므로 치료 목적으로는 시행되지 않는다.

2) 병기 I(IA; T1a, bN0M0, Ib: T2aN0M0)

임상적 병기 I이면서 수술적 치료를 받는 데 지장이 없는 경우, 수술만 하는 것이 가장 좋은 방법이며 수술은 가능한 한 완전한 수술적 절제가 되어야 한다.

해부학적 절제*full anatomic resection*는 비해부학적 절제*subanatomic resection*에 비해 높은 생존율과 낮은 국소재발률을 나타낸다. 따라서 수술을 받는 데 지장이 없는 환자에서는 쐐기절제 또는 폐구역절제보다는 폐엽절제 또는 전폐절제를 하는 것이 좋다. 그러나 폐기능이 나쁘거나 다른 이유 등으로 폐엽절제나 전폐절제술을 받기에 지장이 있는 환자에서는 쐐기절제 또는 폐구역절제를 하는 것이 좋다. 흉강경수술로 폐엽절제 또는 그 이상의 수술을 시행하는 경우는 수술 후 통증이 적고 회복이 빠르며 그 외에도 많은 장점이 있어 권할 만하다. 종격동 림프절 박리는 샘플링, 체계적 샘플링*systemic sampling*, 보편적 림프절 박리*conventional dissection*, 근치적 림프절 절제*radical en bloc resection* 등의 방법이 있는데, II기와 III기의 비소세포폐암에서 보편적 림프절 박리를 시행한 경우가 샘플링보다 생존율이 더 높다고 알려져 있다. 비록 I기 비소세포폐암에서는 생존율의 차이는 없으나 정확한 병기를 위해 수술 중에 종격동 림프절에 대한 완전한 평가 및 절제가 필요하다.

수술 후 보조적 치료는, 완전절제(R0)가 이루어진 경우에는 경과를 관찰한다. 그러나 종양이 3cm보다 큰 환자에서 혈관 침범이 있거나 미분화암인 경우, 쐐기절제술을 한 경우, 수술 절단면 여백이 적은 근접 절연면을 남긴 경우, 종양의 크기가 4cm보다 큰 경우, 장측 흉막 침범이 있는 경우 또는 림프절전이 여부를 판단할 수 없는 경우 등과 같은 고위험군 환자에서는 항암화학치료를 시행하는 것이 좋다. 수술 절단면이 양성(R1, R2)인 IA 병기는 재절제수술 또는 항암화학방사선치료, 방사선치료를 고려한다. IB 병기이면서 수술 절단면이 양성(R1, R2)인 경우에는 재절제수술 후 항암화학치료 또는 항암화학방사선치료 후 항암화학치료를 시행해야 한다. 수술 전 방사선치료나 수술 후 방사선치료의 효과에 대하여 확인된 바는 아직 없다.

내과적 질환 때문에 수술이 불가능하거나 수술을 거부할 경우에는 근치적 방사선치료를 시행한다. 내과적으로 수술이 불가능한 이유가 잔존 폐기능이 부족하기 때문인 경우는 쐐기절제 또는 구역절제술을 고려할 수 있다.

3) 병기 IIA

① N0(T2bN0M0)

T2bN0 환자는 수술을 시행하고 절제면이 깨끗한 경우에는 항암화학치료를 시행한다. 수술 절단면이 양성(R1, R2)이면 재절제수술과 항암화학치료를 동시에 시행하거나 또는 항암화학방사선치료 후 항암화학치료를 시행하여야 한다.

② N1(T1a, bN1M0, T2aN1M0)

N1 폐암은 소구역*subsegmental*, 구역*segmental*, 엽*lobar* 림프절(14, 13, 12번)이나 엽간*interlobar*(11번), 폐문부*hilar*(10번) 림프절로의 전이 또는 직접적 전파를 나타낸다. 수술적 완전절제를 시행받은 N1 폐암의 5년 생존율은 49.2%인데, 엽림프절전이군이 엽 외 및 폐문부*extralobar/hilar* 림프절전이군보다 5년 생존율은 높은 것으로 알려져 있다. 엽림프절전이 또는 엽 외 및 폐문부 림프절전이 여부 외에 T 병기, 절제수술법의 종류, 림프절 침범의 수, 림프절 침범의 종류(직접적 침범 또는 전이)는 생존율에 영향을 주지 않는 것으로 알려져 있다.

N1 림프절의 전이가 있는 II기 암의 수술적 치료에 있어서 소매폐엽절제술과 전폐절제술을 비교한 무작위 실험은 보고된 바 없으나 각 수술을 시행받은 군을 비교한 연구 결과들을 보면, 전폐절제술을 시행한 경우 폐엽절제술에 비해 생존율 및 국소재발률은 차이가 없는 반면 수술 중 사망률과 합병증은 높으므로 완전절제가 두 방법으로 모두 가능한 경우에는 전폐절제술보다 소매폐엽절제술을 권장한다.

병기 IIA 폐암은 수술이 가능한 경우 폐절제수술이 우선 고려된다. 완전절제가 가능하면 수술 후 보조 항암화학치료를 추천한다. 그러나 림프절 절제가 불충분한 경우, 림프절막 밖으로 침윤이 있는 경우, 폐문부 림프절이 여러 개 전이된 경우나 절단면이 암과 가까운 경우 등 위험 요인이 있으면 보조항암화학치료를 하거나 항암화학방사선치료를 먼저 한 후 항암화학치료 시행을 고려할 수 있다. 수술 절단면이 양성(R1, R2)인 경우에는 재절제수술을 시행한 후 항암화학치료 또는 항암화학방사선치료 후 항암화학치료를 시행해야 한다.

수술 전 항암화학치료는 수술 후 시행하는 경우보다 환자들이 정해진 과정을 다 마칠 가능성이 더 크고, 원발 종양에 대한 혈액공급이 손상되지 않은 상태에서 시행되므로 종양에 미치는 효과가 클 수 있다는 점, 잠재 원격전이*occult distant metastasis*를 더 빨리 치료할 수 있다는 점, 수술 전 하향 병기 조정*downstaging*이 되어 수술적 절제를 용이하게 할 수 있다는 점에서 고려되고 있다. 그러나 생존율을 향상시킨다는 보고도 있으나 항암화학요법의 유독성에 따른 결과에 대해 논란이 있는 상태여서 병기 II 비소세포폐암환자에 대한 수술 전 항암화학치료는 임상시험에 한하여 시행한다.

4) 병기 IIB

① N0(T3N0M0)

상구*superior sulcus*종양은 치료 시작 전에 조직학적 진단을 얻어야 하며 종격동 림프절전이 혹은 원격전이의 증거가 없는 상구 폐암은 경험 있는 흉부외과의사가 절제 가능성을 평가해야 한다. 수술을 고려하는 경우 흉부 CT 이외에 MRI로 thoracic inlet과 상완총*brachial plexus*을 평가해야 한다. 쇄골하 혈관이나 척추체를 침범하고 있는 경우 과거에는 절제가 불가능한 것으로 알려져 있었으나, 최근 많은 경험을 쌓은 일부 센터에서는 만족할 만한 생존을 보고하고 있으므로 경험이 많은 센터에서는 시도할 것을 추천한다. 근치절제를 목적으로 수술이 계획된 상구종양 환자는 CT 또는 PET의 소견과 관계없이 경부 종격동내시경을 시행받아야 하고, 종격동 림프절전이가 있는 경우는 절제의 금기이다. 상구종양을 절제하는 경우 완전절제를 하는데, 폐엽절제 이상의 수술을 한 경우 우수한 장기생존을 기대할 수 있다고 보고되고 있다. 상구

종양은 가능한 한 완전절제를 하며 폐쐐기절제가 아니라 폐엽절제술을 하고 이와 더불어 암이 침범된 흉벽 구조물을 절제해야 한다. 상구종양으로 T3N0인 IIB 환자와 T3N1인 IIIA 환자는 수술 전 동시 항암화학방사선치료를 시행하고 절제 수술을 시행한 다음 항암화학치료를 추천한다. 수술 전 동시 항암화학방사선치료를 시행하고 수술을 한 상구종양 환자의 2년 생존율은 50~70%이다.

상구종양 이외에 흉벽에 침윤한 T3 폐암의 경우, 장기 생존율을 결정하는 가장 중요한 요인은 수술적 절제의 완전성 및 완벽성이다. 따라서 수술 당시 흉막 외로의 침범을 완전히 배제하지 못할 경우 흉벽을 포함하여 일괄절제 *en bloc resection*해야 한다. 그러나 벽측 흉막 밖으로는 침범해 있지 않은 경우 완벽하게 절제가 되었다면 흉막 외 절제*extrapleural resection*를 한 후와 일괄절제를 한 후의 생존율이 비슷하므로 흉막 외 절제를 시행해도 된다는 의견도 있다. 수술 시에 흉벽을 침범한 폐암이 벽측 흉막을 지나서까지 침범해 있다고 생각되면 종양과 흉벽을 분리하여 따로 제거하는 것은 가급적 지양하는 것이 좋다. 흉벽을 절제할 때는 한 늑간 위쪽과 아래쪽의 늑골을 함께 제거해야 하며, 또한 좌우로는 육안으로 암이 침범된 곳보다 4~5cm 떨어진 곳까지 절단해야 한다. 잘라내고 난 흉벽 결손 부위는 역행성 운동*paradoxical movement*을 막기 위해 반드시 재건되어야 한다. 전폐적출술의 경우와 마찬가지로 비정상적 호흡운동은 기침을 충분히 뱉지 못하게 막아서 호흡곤란의 원인이 될 수 있기 때문이다. 흉벽을 고정하는 데는 여러 가지 방법이 사용된다. 상부 후벽이 결손된 경우 종격동 흉벽으로 결손의 하부를 막으면 주위 근육이나 견갑골이 있어 고정이 되며, 전흉벽이나 측흉벽은 대퇴근막이나, 메틸 메타크릴레이트를 입히거나 입히지 않은 말렉스체*Marlex mesh*, 고어텍스*Gore-tex soft tissue patch* 등 인조물질을 사용한다. 하부 흉벽은 횡격막을 결손 부위 상부로 붙여 막을 수 있다.

흉벽을 침범한 T3 폐암을 완전절제(R0)한 경우에는 수술 후 보조적 치료로 항암화학치료만 시행한다. 완전하게 절제된 부위에 수술 후 방사선치료를 하는 것이 생존을 증가시킨다는 보고는 없다. 수술 절단면이 양성인 경우(R1, R2)에는 재절제수술 후 항암화학치료 또는 항암화학방사선치료 후 항암화학치료를 시행하여야 한다.

근위부 기관지 침범에 의한 T3N0 환자인 IIB 환자와 T3N1 IIIA 환자, 종격동 침범으로 인한 T4N0, T4N1 IIIA 환자는 가능하면 수술적 절제를 시행하는 것이 바람직하다. 완전절제가 되면 수술 후 보조 항암화학치료를 시행한다. 처음에 수술을 시행하지 못하는 경우에는 수술 전 동시 항암화학방사선치료 또는 수술 전 항암화학치료를 먼저 시행한 다음 수술을 하고, 완전절제가 되었다면 더 이상의 항암치료 없이 관찰한다. 수술 절제면에 암이 남아 있는 경우(R1, R2)에는 재절제를 하고, 수술 전 항암화학치료를 하지 않았으면 보조 항암화학치료를 시행한다. 만일 재절제가 불가능하면 항암화학방사선치료를 시행하고, 수술 전 항암화학치료를 시행하지 않은 경우에는 항암화학치료를 추가로 시행한다.

동일 폐엽에서 발견된 추가 결절은 많은 경우 양성 병변이고, 위성 폐암*satellite cancer*인 경우에도 림프절전이가 없으면 5년 생존율이 우수하며 병기별로 봤을 때 위성 폐암이 없는 경우와 비교하여 생존율 감소가 크지 않기 때문에, 발견된 추가 병변에 대한 진단검사는 필요하지 않다. 마찬가지로 다른 장기로의 원격전이나 종격동 림프절 상태에 대한 검사는 일반적 원발 폐암에 따른 범위에서 시행하면 충분하며, 위성 병변이 있다는 사실 때문에 종격동내시경, 뇌 CT, 뼈스캔 등의 추가 검사를 시행할 필요는 없다. 수술은 폐엽절제술을 추천한다. 동일 폐엽에 별도의 암결절이 있는 T3N01 환자는 수술 절제로 20%의 5년 생존을 기대할 수 있다. 따라서 이 환자들은 수술 절제를 시행하고, 완전절제가 된 경우는 보조 항암화학치료를 시행하며 불완전절제가 된 경우에는 동시 항암화학치료를 시행한다.

횡격막이나 종격동을 침범하는 T3 폐암은 흉벽 및 상구를 침범하는 경우보다 생존율이 낮다. 종격동 흉막을 침범한 T3 폐암의 경우 수술적 절제만으로 치료하였을 경우 예후가 불량하다. 이것은 불완전한 절제의 가능성이 높기 때문인데, 마티니*Martini* 등의 보고에 따르면 58명의 환자 중 20명(34%)이 불완전한 절제를 받았다. 횡격막 결손은 단순 봉합으로 교정되며, 횡격막을 흉벽 위로 옮겨 교정할 수도 있다. 심낭 결손은 좌측이라면 넓게 개방된 채로 둘 수 있으나 작은 부위의 결손은 봉합해야 하며, 우측의 심낭 결손은 크기에 상관없이 심장의 탈출을 방지하기 위해 전부 봉합해야 한다. 만약 크기가 크면 심낭 지방편이나 유리늑막편 또는 인조물질을 이용하여 봉합하게 된다.

종양의 크기가 7cm 이상인 T3 폐암은 수술을 시행하고, 절제면이 깨끗한 경우에는 항암화학치료를 시행한다. 수술 절단면이 양성(R1, R2)인 경우에는 재절제수술과 항암화학치료를 병용하거나 항암화학방사선치료 후 항암화학치료를 시행해야 한다.

② N1(T2bN1M0)

N1 림프절전이가 있어서 병기 IIB인 폐암은 수술이 가능한 경우 폐절제수술이 우선 고려된다. 완전절제가 가능한 경우에는 수술 후 보조 항암화학치료를 추천한다. 그러나 림프절 절제가 불충분한 경우, 림프절막 밖으로 침윤이 있는 경우, 폐문부 림프절전이가 여러 개 있는 경우나 절단면이 암과 가까운 경우 등 위험 요인이 있는 경우에는 보조 항암화학치료를 하거나 항암화학방사선치료를 먼저 한 후 항암화학치료를 시행하는 것을 고려할 수 있다. 수술 절단면이 양성(R1, R2)이면 재절제수술을 시행한 후 항암화학치료를 하거나 항암화학방사선치료 후 항암화학치료를 시행해야 한다.

5) 병기 IIIA

IIIA 병기에서 약물치료, 방사선치료 및 수술을 병행해서 치료한 여러 논문들이 있지만 무작위 비교 연구가 되어 있지 않기 때문에 비교하기가 어렵다. 그러나 병기 판정과 치료는 관계가 밀접하기 때문에 병기 판정을 위하여 수술 중에 체계적으로 림프절 샘플링 또는 림프절 절제를 하는 것이 중요하다. 수술 중에 종격동 림프절의 조직 진단이 정확하게 되지 않았다면 수술 후 병기의 정확성이 떨어지고, 권유할 수 있는 치료도 달라지며, 예후를 예측할 수도 없게 된다. 따라서 모든 폐암 환자의 경우 수술 중에 종격동 림프절의 정확한 샘플을 얻거나, 또는 절제를 해야 한다.

① 수술 전 발견하지 못한 N2

수술 전에 종격동경검사를 포함한 여러 가지 검사를 하는데도 불구하고 개흉 시 약 1/4의 환자에서 N2 전이가 발견된다. IIIA 병기(N2) 환자를 수술만으로 치료한다면 5년 생존율은 14~30% 정도인데, minimal N2 병변이면서 완전절제한 환자에서 가장 좋은 생존율을 보인다. 따라서 개흉 후에 하나의 림프절 구역에 국한되어 종격동 림프절전이가 발견된 환자의 경우 폐암과 림프절의 완전 절제가 가능하다고 판단된다면 계획대로 폐절제수술을 진행하고 종격동 림프절 박리를 시행하는 것이 좋다. N2 병변의 환자들 중 27~36%는 N1 림프절의 전이가 없기 때문에 철저하게 림프절을 제거하지 않으면 정확한 병기 설정이 어렵다. 일반적으로는 모든 림프절 제거가 정확한 병기 설정에 도움이 된다고 알려져 있으나, 이것이 생존율 증가에 도움이 될지에 관하여는 논란이 있다. 또한 최근 림프절전이가 있는 환자에서 수술 후 보조 항암화학치료가 효과가 있음이 밝혀졌다. 비소세포폐암에서 림프절전이 여부에 대한 정확한 판단은 수술 후 항암화학치료 여부를 결정하는 데 매우 중요한 판단 기준이 되기 때문에 수술을 시행하는 모든 환자에서 체계적인 종격동 림프절 절제나 샘플링이 필수적으로 시행되어야 한다.

완치 목적의 IIIA 수술 후 가장 큰 문제는 전신으로 전이되는 것인데, 수술 후에 항암제치료의 독성으로 인하여 계획된 약물치료를 마치지 못하는 경우가 많다. 비非시스플라틴*non-cisplatin-based* 약제 투여는 생존에는 도움이 안 되며, 시스플라틴*cisplatin-based* 약제를 투여하면 3년 생존율에 약 3%의 도움이 되며 5년 생존율에는 5%의 도움이 된다고 보고되었으나 통계적으로는 의의가 없다. 일반적으로 항암제는 독성 때문에, 계획된 양의 약 65% 정도만 투여된다. 일본에서 주로 발표된 UFT(uracil-tegafur)의 보고 이후에는 항암주사제 이외의 다른 약제도 대안이 될 수 있다고 인식되었다. 결론적으로, 완전절제된 병기 IIIA 폐암에서 수술 후에 단독 약물치료*monotherapy*를 하는 것은 생존에 아주 작은 효과가 있으나, 임상시험 목적 이외에는 일상적으로 시행하지 않는 것이 좋다.

최근 IALT(International Adjuvant Lung Cancer Trial)에서는, 완전절제한 I, II, III 병기 비소세포폐암 환자를 대상으로 수술 후 시스플라틴 근간 제제로 화학요법을 시행한 결과 통계학적으로 유의한 생존율 향상이 있었음을 보고하였다. 수술 후 관찰군과 비교하여 항암화학치료군에서 유의한 5년 생존율 증가(5년 생존율 44.5% 대 40.4%, HR 0.86, 95% CI 0.76~0.98, p<0.03)와, 5년 무병 생존기간 증가(5년 무병 생존기간 39.4% 대 34.3%, HR 0.83, 95% CI 0.74~0.94, p<0.003)가 관찰되었다.

ANITA 연구는 840명의 IB, II, IIIA병기 환자를 대상으로 수술 후 시스플라틴+나벨빈*navelbine* 치료군과 관찰군으로 무작위 배정하여 비교하였다(중앙 추적 기간 70개월). 2년, 5년, 7년 생존율은 각각 치료군에서 65%, 51%, 45%, 관찰군에서 63%, 43%, 37%였다. 5년 생존율은 I병기, II병기, IIIA병기에서 각각 치료군에서 62%, 52%, 42%, 관찰군에서 63%, 39%, 26%였다. 수술 후 항암치료는 I병기에서는 이점이 없었으나 II, IIIA 병기에서 유의하게 5년 생존율을 향상시켰으며, 이에 따라 개흉하에 우연히 발견된 N2 환자의 경우는 수술 후 보조 항암화학치료를 권장한다.

수술 후에 시행하는 방사선치료에 대해서는 논란이 많다. 수술 후에 약 4,500~5,500 cGy의 방사선을 투여하면 현미경적 잔존 암세포를 없앰으로써 국소적 재발을 줄인다는 보고가 있으나, 국소적 재발을 줄인다고 해서 생존율이 증가하는가에 대하여는 논란이 많으며, 방사선치료가 심장 및 폐에 미치는 악영향으로 인하여 생존율이 더 떨어진다는 일부 연구 보고도 있다. 따라서 현재는 완전절제된 병기 IIIA 폐암에서 수술 후 방사선치료는 생존에 크게 도움이 되지 않기 때문에 권장하지 않고 있다. 그러나 여러 부위의 림프절전이가 있거나, 피막 외 침범 *extracapsular invasion*이 있거나, 절단면에 암세포가 있거나, 아니면 아주 근접해 있는 경우에는 국소재발률을 감소시키기 위해 일부 선택된 환자에 시행할 수 있다. 수술 후에 보편적으로 방사선치료를 시행하는 것은 심장 및 폐에 나타날 수 있는 악영향을 항상 고려하여 신중하게 결정해야 한다.

② 수술 전 진단한 N2

대부분의 IIIA 환자들은 흉부 CT에서 N2 림프절이 커져 있는 소견을 보이는데, 이들의 약 40%는 림프절이 커져 있어도 음성이기 때문에 반드시 종격동경 조직검사 또는 기관지경 초음파 생검으로 확인해야 한다. 수술 전 항암화학치료에 대하여 긍정적인 소규모 환자 대상의 보고들이 많이 있으나, 드피에르*Depierre* 등의 대규모 연구에서는 수술 단독과 비교하여 유의한 차이를 보이지 않았다. 수술 전 항암화학치료에 대한 NATCH, ChEST와 IFCT-02의 연구 결과가 어느 정도의 효과가 있을 것으로 추정되었으나, 수술 후 보조 항암화학치료의 효과가 발표되면서 수술 전 항암화학치료 연구들이 모두 조기 종결되어 객관적인 결과를 도출하지 못하였다. 현재는 수술 전 N2 병변으로 확인되는 경우 최대 용량의 항암화학방사선치료가 추천되며, T1-2N2 환자와 크기가 7cm 이상인 T3N2 일부 환자에서 수술 전 항암화학치료(±방사선치료) 후 병변이 진행하지 않는 경우 선택적으로 수술을 시행하고 보조 항암화학치료와 방사선치료(수술 전 시행하지 않은 경우)를 할 것을 권고하고 있다. 만일 병변이 진행하면, 국소진행인 경우에는 방사선치료 후 항암화학치료, 원격전이인 경우에는 항암화학치료를 한다.

그러나 주변 조직으로의 침범에 의한 T3병변과 N2병변이 있는 경우에는 동시 항암화학방사선치료를 최대량으로 시행한다.

③ T3, T4

기관분기부*carinal* 침범이 있는 임상병기 T4N0-1 환자에서 기관분기부 절제를 시행하면 약 10~15%의 수술 사망률이 나타나고 국소재발률도 높으나, 약 20% 이상의 5년 생존을 얻을 수 있다. 따라서 흉벽이나 근위부 기관지 또는 종격동을 침범한 T3~4N0~1 IIIA의 환자는 병기 IIB에서 기술한 바와 같이 가능하면 수술적 절제를 우선적으로 고려해야 한다.

상구종양 T3N0~1 환자에게는 병기 II에서 기술한 것처럼 동시 항암화학방사선치료 후 수술을 추천한다. T4N0~1으로 IIIA인 환자는 수술이 가능할 듯하면 수술 전 동시 항암화학방사선치료를 시행하고 다시 평가한 다음 절제 가능한 경우는 수술을 시행한 후 항암화학치료를 하며, 수술이 불가능하면 최대 용량으로 방사선치료를 시행하고 항암화학치료를 시행한다. 처음부터 수술이 불가능할 것으로 생각되는 환자는 처음부터 최대 용량의 동시 항암화학방선치료를 시행한다.

상대정맥을 침범한 경우, 대개 N1이나 N2로 림프절이 전이되며, 상대정맥증후군이 없더라도 아주 예외적인 예를 제외하고는 18개월 이내에 환자가 사망하는 것으로 보고되고 있다. 그러나 드물게 종격동 림프절전이가 없는 환자는 상대정맥을 제거하고 인조혈관을 사용하여 대치할 수 있다. 또한 대동맥이나 대동맥에서 나오는 대분지 혈관들을 절단하는 수술도 보고되며, 때로는 장기 생존의 경우도 보고되고 있으나, N2 전이를 가진 경우에는 그런 수술을 제외해야 한다.

척추에 침범한 폐암이 척추체를 싸고 있는 흉막에 고정되어 있다면 이때는 벽측흉막만 벗겨내는 것이 불가피하다. 그러나 척추체를 싸고 있는 척추체 주위 근막까지, 또는 그 이상으로 폐암이 침범한 경우 척추체 일부의 제거 수술을 할 수 있으나 경험이 많은 의료진만 시행할 것을 추천한다.

두 개의 동시성 원발 폐암이 있는 환자는 두 병변이 다른 흉부 외 원격 장기암으로부터 전이됐는지 감별하기 위하여 흉부 외 원격 장기암의 유무를 주의 깊게 검사해야 한다. 동시성 원발 폐암 환자의 예후는 두 폐암의 세포형이 다른 경우에도 장기생존율이 단독보다는 조금 낮으므로, 원격 장기로의 전이 여부를 주의 깊게 검사하고 수술 적 절제 전에 미리 종격동경검사로 종격동 림프절전이 여부를 검사해야 한다. 검사 결과 다른 장기로의 원격전이나 종격동 림프절전이가 없는 경우에는 두 폐암을 모두 절제하는 것이 합리적이다. 수술 전 또 다른 암이 있으리라 예측하지 않았는데 수술 도중 다른 폐엽에서 동시성 폐암이 발견되면, 환자가 충분한 폐기능을 가지고 있고 N2 림프절이 음성인 경우, 또한 두 병변 모두 완전절제가 가능한 경우, 두 병변을 각각 절제할 것을 추천한다.

동측의 다른 폐엽에 별개의 암결절이 있으면 수술을 시행하고, 완전절제된 경우에는 보조 항암화학치료를, 불완전절제가 된 경우에는 동시 항암화학치료를 시행한다.

5) 병기 IIIB, IV

IIIB 병기에서는 동시 항암화학방사선치료 후 경화*consolidation* 항암화학치료가 권장된다. IV 병기에서는 악성 흉수 또는 악성 심낭액이 있는 경우 그에 대해 흉막유착술이나 흉수배액 치료를 시행하고 환자의 전신상태에 따른 항암화학치료를 시행한다.

다음과 같은 환자에서는 선택적으로 수술을 시행할 수 있다.

① 고립성 뇌전이

다른 원격전이는 없고 뇌에만 고립성 전이가 있는 비소세포폐암 환자에 대해서는 근치적 치료를 계획할 수 있는데, 그러한 경우에는 먼저 다른 장기로 원격전이되었는지의 여부를 영상검사로 주의 깊게 살펴야 한다. 또한 N2, N3 병변의 경우는 근치적 치료의 대상이라고 하기 어렵기 때문에 종격동경 검사를 하여 N2, N3 전이 여부를 감별해야 한다. 즉, 다른 장기에 원격전이가 없고 절제 가능하면서 N0, N1인 원발성 비소세포폐암에서 동시성 고립성 뇌전이가 있는 경우 선택적으로 뇌전이에 대한 절제 또는 뇌정위적 방사선수술 및 전뇌 방사선치료를 시행하고, 폐병변이 T1~2N0-1 또는 T3N0인 경우에는 원발 폐암의 절제를 시행하거나 항암화학치료를 시행한 후 폐절제를 시행한다. 고립성 뇌전이 환자의 근치적 치료 성적에 따르면 약 14%의 생존율을 기대할 수 있는데, 특히 완전절제가 가능했던 환자에서는 21%(16~30%)의 5년 생존율이 보고되었으며 수술 사망률은 2%로 낮은 것으로 알려져 있다. T1~2N2, T3N1~2, N3, T4인 경우에는 항암화학치료를 시행한다.

② 고립성 부신전이

비소세포폐암 환자에서 고립성 부신전이가 있는 경우 5년 생존율은 약 10~23%로 보고되고 있으므로 근치적 치료를 고려해야 하는데, 치료 전에 다른 장기로 원격전이 됐는지의 여부를 영상검사로 주의 깊게 살펴야 한다. 특히 종격동 림프절전이가 없는 경우 원발 폐암과 부신전이 병소를 절제하면 생존율이 우수하다고 알려져 있으므로 수술 전에 종격동경 검사를 하여 N2, N3 전이 여부를 감별해야 한다. 즉, 다른 장기에 원격전이가 없고 절제 가능하면서 N0, N1인 원발성 비소세포폐암에서 동시성 고립성 부신전이가 있는 경우에는 잘 선택된 환자에서 부신전이 절제와 원발 폐암 절제를 시행해야 한다.

③ 기타 장기로의 전이

고립성 비장전이의 경우, 비장절제 보고 사례들은 추적검사 결과가 보고되지 않았거나 환자가 수술 1개월 후에 광범위한 전이로 사망하였음이 보고되고 있다. 비장전이는 고립성이라도 수술의 금기로 알려져 있다.

간으로 전이된 고립성 병소를 절제한 보고도 있으나 한 예도 5년 생존을 하지 못하여 수술 적응이 되지 못한다.

6) 외과적 불완전절제

폐암에서 흔히 고식적 수술로 잘못 표기되는 불완전절제는 엄격히 정의되어야 한다. 불완전절제는 소수의 예외적인 경우를 제외하고는 환자에게 이익이 없다.

다만 기관지 절제면에 현미경으로만 관찰될 정도의 잔존 암이 있었던 경우는 비교적 예후가 좋다. 그러나 동측의 흉강 내에 1차암이건 전이암이건 간에 잔존 암이 있는 대부분의 환자는 종양을 절제하지 못하고 시험 개흉술로만 끝낸 환자와 예후가 다르지 않다. 일부 학자는 이런 환자들의 삶의 질은 수술을 시행하지 않은 환자들보다 오히려 만족스럽지 못하다고 주장하고 있다. 즉, 불완전절제가 수술을 하지 않은 경우보다 예후가 나을 것이라고 믿을 만한 증거가 없다. 동통이나 출혈, 염증 등은 방사선치료, 항암치료, 항생제 그리고 마약 성분의 진통제 등을 적절히 사용하면 비교적 잘 치료될 수 있다. 다량의 각혈을 막기 위하여 기관지동맥색전술을 고려할 수도 있다. 완치가 목표가 아닌 불완전절제는 그에 따르는 합병증이나 사망률을 감안하고 또한 환자의 폐기능이 저하된다는 점을 고려하면 결코 정당화될 수 없다. 하라 등은 고식적 수술은 시험 개흉술이나 비수술적 고식적 방법과 비교했을 때 생존율에 아무런 이익이 없다고 주장하였다. 와타나베 등도

T4병소나 N2병소의 경우 불완전절제 시도는 전혀 고려할 가치가 없다고 주장하였다.

특수한 경우에 불완전절제 후 방사선 근접조사로 예후를 개선하려고 시도한 그룹도 있다. 버트 등은 불완전절제된 종격동이 침범당한 폐암 환자 33명에게 방사선 근접조사를 추가하여 22%의 5년 생존율을 얻었다고 주장하였다.

같은 보고에서 방사선 근접조사 없이 불완전절제만을 시도한 그룹에서는 5년 생존자가 없었다. 보조치료 추가로 인해 일부 장기 생존자가 나온다 하더라도, 나이나 환자의 전신상태를 불문하고 불완전절제는 전혀 가치가 없는 시도이다. 불행히도 때때로 육안으로 보이는 암종이나 현미경에 의해서만 관찰되는 암종이 기관지 절단면에서 발견되는데, 이것도 예후가 나쁨을 시사하는 소견이 된다. 다만 편평세포암종이 점막하 혹은 점막 내에 국한되어 있으면 암이 재발하지 않고 생존하는데, 그 이유를 설명하기는 쉽지 않다. 쉴드 등은 기관지 절단면에 암이 존재하는 경우를 세 그룹으로 나누었다.

첫째 그룹은 육안으로 확인되는 암종으로 조직검사에서 확인된 그룹, 둘째 그룹은 육안으로는 정상이었으나 조직검사상 기관지 주위에서 암세포가 발견된 그룹, 셋째 그룹은 육안으로 정상으로 보이고 현미경적으로도 점막하 혹은 점막 내에 국한되어 암세포가 발견된 경우이다.

첫째 그룹은 예후가 불량하고 방사선치료가 적응이 되며, 두 번째 그룹도 실제는 예후가 위의 경우와 같이 불량하므로 절단을 좀더 위쪽에서 시행하도록 고려해야 한다. 그러나 이 경우 종격동 림프절에 전이가 있는(N2) 병소라면 더 절제를 해도 이익이 없다. 점막 내 혹은 점막 하에 현미경으로 관찰되는 잔존 암이 있는 경우는 추가 치료 없이 약 1/4의 환자가 장기 생존이 가능하다고 보고되고 있다. 추가로 수술 후 방사선치료를 하는 경우 34%의 5년 생존율이 보고되고 있다. 제 I 병기나 제 II 병기 환자에서 기관지내시경검사 결과나 환자의 상태에 따라 추가 절제를 시도할 수도 있다. 또 다른 경우 육안으로는 정상적으로 보이는 기관지 절단 부위의 기관지벽에 림프액 내 암세포가 존재할 수도 있다. 이 경우는 추가 절제는 금기이고 추후 방사선치료가 고려될 수 있는데, 예후가 불량하다.

5. 외과적 치료 결과

절제 후 예후는 병리학적 TNM 분류에 주로 좌우된다. 2009년에 개정된 제7판 AJCC TNM 분류를 준비하기 위하여 국제폐암연구회*International Association for the Study of Lung Cancer; IASLC*는 1998년 폐암 병기프로젝트를 시작하여 19개국의 46센터로부터 1990～2000년까지 다양하게 치료받은 67,725예의 비소세포폐암 환자 자료를 분석하고 생존율에 따른 통계 분석 결과를 기반으로 하여 제7판 TNM 병기를 만들었다.

(1) T병소의 영향

2009년에 개정된 제7판 AJCC/UICC 폐암 병기는 T병소를 기존의 분류에 비해 더욱 세분화하였다. 총 100,869명의 환자 데이터 중 N0, M0이고 완전절제된 T병소 분석에 적합한 18,198명의 환자를 선택하여 주로 병변의 크기에 따라 예후를 분석하고 새로운 기준을 제시했다. 기존의 제6판 T병기와의 차이는 T1을 장경 2cm를 기준으로 T1a 및 T1b로, T2를 5cm, 7cm를 기준으로 T2a, T2b, T3로 재분류했고, 같은 폐엽에 추가 병변이 있는 경우를 T3, 동측 다른 폐엽에 추가 병변이 있는 경우를 T4로, 그리고 과거 T4로 정의되었던 악성 흉수 또는 악성 심낭액을 M1a로 재분류했다. 또한 새로운 기준은 기존의 분류에 비하여 예후 예측력이 우수함을 증명했다.

(2) N병소의 영향

폐암 절제 후 생존에 영향을 미치는 가장 중요한 요인은 림프절전이 여부이다. 마운틴 등이 보고한 N요소의 평가에서 N0을 가진 환자를 종합해보면 5년 생존율은 53.8%이고, N1은 26.3%, N2는 20.8%였다. 폐엽 혹은 폐문 림프절에 전이된 T1N1M0나 T2N1M0의 경우 3년 생존율은 각각 37%와 40%로 보고하고 있다. 마티니 등이 보고한 뉴욕의 메모리얼 슬로언-케터링 암센터의 자료를 보면 N1병소 환자들의 5년 생존율은 39%이다. 1개의 림프절에만 전이되면 45%였고, 여러 군데의 N1 림프절로 전이되면 31%로 떨어졌다.

2009년의 제7판 AJCC/UICC 폐암 병기에서 기존의 N 분류는 그대로 유지하기로 결정되었다. IASLC 폐암 병기 프로젝트에서는 림프절을 6개의 림프구역(N1을 말초 구역 및 폐문부 구역, N2를 상부종격동, 하부종격동, 기관문부하, 대동맥-폐동맥부 구역)으로 재분류하려 했으나 기존의 N 병기를 세분해야 하는 충분한 증거를 찾지 못했다.

와타나베는 근치적 절제가 된 N2 환자들의 경우는 5년 생존율이 20%임을 보고했고, 마티니나 피어슨, 패터슨 등은 좀더 선택된 그룹의 환자의 5년 생존율을 29%까지 보고했다. 간단히 정리하면 표준 X선검사에서 임상적으로 나타나는 N2병소를 가진 환자들은 낮은 절제율을 보이고, 완전절제가 된 소수의 사람만이 10% 이하의 생존율을 보인다. 기본스나 포스버그 등은 수술 전에 증명된 N2병소를 가진 경우, 절제가 되었더라도 5년 이상 생존자가 없었다고 보고했다. 개흉 시까지 N2병소가 발견되지 않았다가 개흉 후에 발견된 경우는 완전절제가 되었다면 5년 생존율이 19%에서 45%까지, 즉 평균 30%가 됨을 여러 학자들이 보고하고 있다.

이들은 T상태, 전이된 림프절 구역의 수, 전이된 림프절 수 모두가 예후에 관계된다고 보고하고 있다. 반면 암종의 종류, 전이된 림프절 구역, 전이된 림프절의 크기, N1에 전이가 있는지 여부 등은 생존율에 영향을 미치지 않는다고 보고하고 있다. 실제 N1 부위의 림프절전이 없이 곧바로 N2 림프절로 전이되는 소위 '도약전이*skip metastasis*'도 27%에 달한다. 와타나베 등은 전이된 림프절 구역의 수가 예후에 관계된다고 보고했는데, 1구역에만 전이가 있는 경우는 5년 생존율이 34.8%인 데 반해 두 구역 이상이 전이되었을 때는 9.4%로 생존율이 크게 떨어졌다. 특히 기관분지하 구역(구역 7)에 전이되면 기관 주위 구역(구역 4)이나 대동맥하 구역(구역 5)에 비해 예후가 좋지 않았다. 와타나베는 특히 전 기관 구역(구역 3)의 림프절에 전이가 있으면 예후가 좋지 않으며, 림프절전이가 있더라도 CT 크기가 작은 경우, 즉 정상 림프절 크기라면 크기가 큰 림프절보다 예후가 양호하다고 보고했다. 이시다 등도 종격동 림프절에 현미경적 전이만 있는 경우는 5년 생존율이 41%라고 보고하고 상기 주장에 동조하고 있다. 또한 림프절 벽의 침범 유무도 중요한 예후인자여서, 림프절 벽에 침범이 있는 경우는 5년 생존율이 9%에 지나지 않으나 침범이 없다면 34%까지 나타난다고 한다.

(3) 예후에 관여하는 기타 인자들

폐암의 예후에 영향을 미치는 인자로는 암 자체의 특징, 환자의 특징, 그리고 환경적 요인 등 100가지 이상의 많은 요소들이 제시되고 있다. 가장 중요한 예후인자는 물론 소세포암인지 비소세포암인지의 여부이고 그 다음이 암이 퍼진 범위, 즉 병기이다.

1) 폐암 자체 인자

편평세포암종, 선암, 대세포 미분화암 등 세포의 조직형에 따른 폐암의 예후는 많이 연구되었으나 아직 세포 형태는 예후에 별 영향이 없는 것으로 알려져 있다. 단 기관지폐포암과 카르시노이드는 다른 세포형과 달리 매우 우수한 예후를 보인다.

세포형 이외에 폐암의 조직학적 특징, 혈액 종양표지자, 종양 증식 표지자, 여러 가지 유전자 표지자(kRAS, RB, EGFR, erb-b2, MRP-1, HGF, TPA, Cyclin D-1, cathepsin, p53, bcl-2) 등도 독립적인 예후인자임이 밝혀졌으나 아직 치료 방침 결정에 널리 사용되지 못하고 있다. 다만 최근 EGFR 유전자 돌연변이 여부를 통해 EGFR TKI 약제에 대한 감수성을, ERCC-1 등을 통해 백금계 항암제에 대한 감수성을 예측할 수 있다는 보고가 나오는 등 이러한 예후 표지자들의 중요성이 대두되고 있다.

2) 환자 관련 인자

환자의 전신상태 및 임상상 등 환자 관련 예후인자는 수술이나 방사선치료를 견딜 수 있는지를 판정하는 데 매우 중요하다. 그러나 일단 완전절제수술이 시행된 환자에서는 그 중요성이 낮아지며, 오히려 진행성 암환자의 치료 방침을 결정할 때 환자의 상태를 잘 평가해야 한다. 예를 들어 전신상태가 양호한 환자들의 경우 동시 항암화학치료나 항암화학치료 후 방사선치료를 했을 때의 생존율이 그렇지 않은 환자에 비해 우수하다고 알려져 있다.

3) 수술 술식

수술 술식 선택에 예후가 어떤 영향을 주는지는 전향적 연구가 거의 없어 결정하기가 쉽지 않다. 북미폐암연구그룹은 폐엽절제와 그보다 작은 부위의 절제를 비교한 바 있다. 보고에 의하면 암종만 충분히 제거된다면 폐엽절제술이나 폐구역절제술 혹은 소매폐엽절제술 사이의 생존율에 차이가 없었다고 한다. 긴즈버그와 루빈스타인은 구역절제술을 받은 환자의 경우 폐엽절제술을 받은 환자보다 재발률이 높으나, 양 그룹 간의 5년 생존율은 실제로 같다고 보고했다. 전향적 보고는 아니나, 리드 등은 폐구역절제술을 받은 환자 그룹이 폐엽절제술을 받은 환자 그룹보다 예후가 조금 좋다고 보고하기도 했다. 최근에는 건강검진에서 우연히 발견되는 작은 초기 폐암이 많아지면서 장경 2cm 이하의 작은 말초부 폐암의 경우 림프절 전이가 없으면 폐구역절제술로도 우수한 성적이 보고되고 있어 아폐엽절제술에 대한 관심이 높아지고 있다. 현재 미국(CALGB140503-Intergroup trial) 및 일본(JCO0802/WJOG4607L)을 중심으로 이러한 작은 폐암에 대한 폐엽절제술과 폐구역절제술 또는 쐐기절제술을 비교하는 전향적 다기관 무작위 3상 임상시험이 진행되고 있다. 그러나 아직까지 이러한 아폐엽절제술이 폐엽절제술과 대등하다는 증거가 부족하기 때문에 현재로서는 임상시험 외에는 폐암의 표준치료로 폐엽절제수술 및 종격동 림프절절제술이 추천된다. 아폐엽절제술은 폐엽절제수술을 시행하기 어려운 환자나 또는 임상시험에서만 시행되어야 한다.

비디오 흉부수술의 발달로 흉강경을 이용한 폐엽절제술도 많이 시행되고 있다. 임상병기 1기 환자를 주요 대상으로 시행한 경우 사망률이 0～4%로 기존의 개흉 폐엽절제술보다 우수하고, 특히 고령 환자에서 보다 안전하게 수술할 수 있을 것으로 보고되고 있다. 그 밖의 장점으로는 합병증이 적고, 수술 후 통증이 적으며, 수술 후 삶의 질, 폐기능, 폐렴 발생률, 회복률 등의 면에서 우수하다고 보고되고 있다. 미국 흉부학회에서 발간한 2판 가이드라인에서는 병기 I 및 II기 비소세포폐암에서 숙련된 외과의가 시행하는 경우 비디오 흉부수술이 개흉수술을 대치할 수 있다고 추천하고 있으며, 2009년 미국 NCCN에서 발행한 임상지침서에서도 암수술의 원칙이 유지되는 경우 흉강경수술을 인정하고 있다.

병소의 완전 제거를 위하여 전폐절제술이 요구되는 경우에는 5년 생존율이 20～45% 범위로 저하된다. 이는 술식 자체보다 병의 범위와 관계 있다고 생각된다. 그러나 일부 학자는 이론적으로 수술 후 호흡기능이 충분하더라도 IIIA병기 환자에서는 호흡기능 저하가 생존율을 저하시키는 데 영향을 주리라고 주장하고 있다. 또한 전폐절제술 후 예상 FVC가 1.31L거나 FEV1이 0.89L인 환자에서는 암 재발이 없었음에도 3년 이상 생존자가 없었다고 보고했다. 전폐절제술 자체가 환자의 생존에 영향을 줄 수 있기 때문에 최근에는 완전절제가 가능한 경우에는 전폐절제술보다 소매절제술을 통한 폐엽절제수술이 추천되고 있다. 그러나 소매폐엽절제술로 완전절제가 어려운데도 무리하게 시행하면 국소재발률이 증가하기 때문에 환자의 폐활량과 수술장에서 드러난 폐암의 위치 및 림프절 상태를 잘 고려하여 적절한 수술을 결정해야 한다.

6. 2차적 원발성 폐종양

폐암으로 절제 수술을 받고 생존한 환자에서 2차적 원발성암이 자주 발현되는 경향은 특히 1차 암이 세포검사상 양성이고 X선 검사에서는 나타나지 않은, 즉 잠재 암이었을 경우 더욱 뚜렷하다.

마티니 등은 38%의 빈도를 보고하였고, 리갈과 바우어 등은 30개월 이상 생존한 환자의 6.4%에서 새로이 암이 발생했다고 보고했다. 쉴드 등은 5년 이상 생존한 환자에서 약 10%의 빈도로 새로이 암이 발생한다고 보고했다. 파이로레로 등은 제 I 병기 환자의 25.6%에서 2차성 원발암이 생긴다고 했다. 마티니 등은 제 I 병기에서는 71%의 빈도가 나타남을 보고했다. 북미폐암연구그룹의 피안타도시는 연간 3%까지의 비율로 발생한다고 보고했다. 새로이 생기는 병소는 1차 수술이 폐엽절제술이었던 경우 대부분 반대편에 발생한다. 동측이건 반대측이건 새로 생긴 병소는 재발이나 전이된 경우와 감별되어야 한다. 새로 생긴 병소의 경계가 명확하고 1차 병소와 떨어진 장소라면 2차성 원발암을 고려해야 한다. 이 병소의 전이 가능성을 배제하기는 쉽지 않다. 1차 병소와 시간적 차이, 2차 병소의 위치, 각 병소의 병리조직학적 소견, 다른 부위의 재발, 특히 림프절의 재발 유무, 다른 부위 원격전이 등이 합리적인 임상적 판단의 근거가 된다. 이치노스 등은 DNA 배수성이 재발과 새로 생긴 암을 구분하는 데 도움이 된다고 주장했다. 2차 암이 새로이 발생한 원발암으로 판단되면 가능한 한 외과적 절제를 고려해야 한다. 젠식 등은 환자 그룹 중 20%에서 2차적 절제 수술을 시행했다고 보고했고, 5년 누적 생존율은 33%, 10년 누적 생존율은 20%, 15년 누적 생존율은 13%로 발표했다.

어느 정도 절제할 것인지는 1차 수술 시 절제된 범위, 새로 생긴 병소의 부위, 환자의 상태에 따라 결정된다. 가능하면 폐암 수술의 표준 절제에 준해야 하지만, 많은 병원이 새로 생긴 병소의 국소절제도 용납하고 있다. 맥거번 등은 잔여 전폐절제술*completion pneumonectomy* 시행 시 사망률이 낮았다고 보고한 바 있다. 그러나 일단 1차 수술 시 전폐절제술이 시행되었다면 2차 수술 시에 선택할 만한 술식은 제한될 수밖에 없다. 키틀 등은 1차 전폐절제술 후 15명의 제한된 절제에 관하여 기술했는데, 15명 중 14명이 2차 원발암에 의한 것이었고 수술 후 사망은 1명이었다. 30개월 후 장기생존은 6명에서 가능했다. 절제수술이 금기가 될 경우라면 적절한 방사선치료를 시행해야 할 것이다. 폐암으로 인한 1차 수술 후 다른 종류의 암이 생기거나 폐에 2차 원발암이 생길 가능성이 있기 때문에 수술 후 환자의 경과 관찰에 주의가 필요하다. 과거에는 3년이 지나면 1년에 한 차례 병원에서 진료받는 정도가 적절하다고 여겨졌으나, 환자의 여명 기간 동안 1년에 적어도 3~4회씩 임상적 검사 혹은 방사선검사를 시행하는 것이 적절한 조치로 생각된다. 객담세포검사나 기관지경검사는 특별한 소견이 나타나지 않는 한 매번 필요한 것은 아니다. 그러나 토크만 등은 고위험도 환자와 수술 후 제 I 병기였던 환자에서 2차 원발암을 임상적으로 명백해지기 전에 발견하고자 한다면 주기적인 쌍을 이룬 단클론성 항체 면역염색이 필요하다고 주장했다. 그러나 이 염색의 효용성 여부는 좀더 주시할 필요가 있다고 생각된다.

7. 외과적 수술이 실패하는 형태

모든 치료 실패는 절제 후 3년 내에 나타난다. 대부분 사망은 1년과 2년 내에 발생하고 사망률은 3년이 될 때까지 서서히 떨어진다. 4년째에는 거의 사망이 없다가 5년째에는 약간 사망 숫자가 늘어난다. 쉴드와 로비네트 등은 5년 후에는 본래의 병으로 인한 사망은 거의 없으며 특히 선암에서 그러한 경과를 보인다고 보고했으나, 벨처와 레한, 아베이 스미스 등은 수술 후 5년이나 10년이 지나도 일반 인구에 비해 높은 재발률을 보인다고 보고했다. 외과적 절제 후 6년 이내에 사망한 환자를 부검한 결과, 암의 흔적이 없는 경우는 15~17%라는 보고가 있다. 앞에서 언급한 쉴드 등은 5년 내에 사망한 환자에서 암의 흔적이 없는 경우가 22.3%라고 보고했다. 다른 보고에서는 적게는 10~15%, 많게는 23~25%까지 다양하게 언급되고 있는데, 이는 여자 환자의 수, 사회경제적 요인, 보고된 환자들의 연령 분포 등의 차이로 설명될 수 있을 것이다.

5년 내에 사망한 환자 중 암 때문에 사망하지 않은 환자를 제외해야 진짜 치료 실패의 수를 결정할 수 있다. 진짜 치료 실패에는 또 다른 범주의 사람들을 고려해야 한다. 눈에 보이는 암이 치료 실패에 포함되는 것은 물론이나, 수술 시에 발견되지 않은 잠재암이나 전이암이 있는 경우에는 치료 실패 그룹에 포함되더라도 실제로는 환자 선택이 잘못된 경우가 될 것이다. 이 그룹의 환자 수는 30일 이내에 사망한 환자의 부검 결과에 의하면 10%에서 30%에 달한다. 1964년 라스무센은 발견되지 않은 잠재암의 빈도는 14%라고 보고했다.

이 빈도는 예상한 대로 세포 형태나 질병의 침범 정도에 따라 차이가 많다. 록만 등에 의하면 N0인 경우 이런 환자의 빈도는 10% 이내이나, N1이나 N2가 되면 30% 이상이라고 한다. 마트휴 등에 의하면 T1의 비소세포암 환자에서 원격전이의 빈도는 11%였다. 이때 편평세포암인 경우 9%이나, 선암인 경우 27%가 된다. T2 병소인 경우 원격전이는 15%이다. 이 경우도 편평세포암은 12.6%이고 선암인 경우 40%가 된다. 각 그룹에서 림프절전이가 있거나 선암인 경우 원격전이의 빈도가 높다.

이러한 발견되지 않은 거시전이*macrometastasis*와 발견되지 않은 미세전이*micrometastasis*의 1차 실패 장소에는 흥미로운 점이 있다. 실패의 장소가 질병의 병기에 따라 차이가 있다는 점이다. 1950년대와 1960년대의 부검 결과는 성공적인 1차 절제 후 많은 원격전이와 함께 많은 국소재발이 있는 것으로 보고하고 있다. 처음 재발된 장소에 대한 기록은 분명하지 않지만, 최근의 연구는 이러한 의문에 답변을 시도하고 있는데 그 결과가 항상 일치하는 것은 아니다. 그러나 과거 보고와 달리 최근 보고에 의하면 초기 실패 장소는 국소재발보다는 원격전이인 경우가 많다. T1N0에 속하는 환자에서 국소적 재발(쇄골상부 림프절전이 포함)이나 원격전이에 의하여 치료가 실패하는 비율이 28%이고, T2N0에서는 원격전이에 의하여 재발하는 경우가 50%이다. 제 II 병기에서는 64%가 재발하게 된다. 파이로레로 그룹의 보고에 의하면 T1N0에서 재발률은 28.8%이고, T2N0는 40.5%, T1N1은 66.7%에 이르렀다. 또 다른 폐암연구그룹의 보고는 T1N0에서 재발률이 49%, T2N0에서 55.6%, 그리고 제 II 병기가 되면 67%가 된다고 한다. 첫 치료 실패 장소는 원격전이가 되는 뇌, 뼈, 간, 다른 부위의 폐 등이다. 여러 보고는 뇌가 가장 호발하는 원격전이 장소라고 밝히고 있다. 루드위그 폐암외과그룹의 보고에 의하면 제 I 병기 환자에서 첫 실패 장소는 동측의 흉강이었는데, 이러한 차이의 이유는 분명하지 않다. 제 IIIA병기에서는 제 I 병기와 다르다. N2 병소에서 추가 방사선치료를 하지 않은 경우에는 국소재발이 흔하다. 마티니 등은 국소적 방사선치료를 하면 N2 병소에서 국소재발이 드문 대신 원격전이가 흔하다고 보고했고, 이아손 등도 N2 병소가 있는 폐암에서 원격전이 비율이 높음을 보고했다.

Ⅱ. 비소세포폐암의 항암치료

중앙암등록본부에서 발표한 우리나라의 2007년 암 발생 현황을 보면 폐암은 주요 암 발생분율에서 4번째였으며 (11%), 남자에서는 2위(15.1%), 여자에서는 5위(6.5%)를 차지하였다. 유방암, 대장암, 갑상샘암과는 달리 최근 10여 년간 발생률에서는 큰 변화를 보이지 않고 있으나, 5년 생존율은 10년 전에 비해 11.3%에서 16.7%로 약간 개선된 결과를 보여주고 있다. 하지만 아직도 다른 암에 비해 5년 생존율이 낮은 것을 알 수 있다. 조직학적으로는 편평세포암종*squamous cell carcinoma*의 빈도가 줄고 선암 *adenocarcinoma*이 증가하고 있다.

비소세포폐암 환자의 50%는 이미 폐 이외의 부위로 전이된 상태에서 진단되고, 10~15%의 환자는 국소적으로 진행되어 절제가 불가능한 상태이다. 또한 근치적 절제술을 시행받더라도 일반적으로 약 50%의 환자는 재발하게 된다. 이러한 관점에서 볼 때 비소세포폐암 환자의 약 80%는 병의 경과 과정 중 어떠한 때에라도 항암제치료가 필요하게 된다. 전이성 비소세포폐암 환자에 대한 항암제치료의 효과는 지난 6~7년 동안 많이 향상되었다. 국소진행성 비소세포폐암 치료에서 유도 항암요법 및 수술 후 보조 항암요법의 효과는 수술 후 보조 항암요법이 병기 II기 이상에서는 수술에 비해 생존율을 향상시키는 것으로 알려졌다. 비소세포폐암 연구그룹*Non-Small Cell Lung Cancer Collaborative Group*에서 정리한 메타분석 결과, 수술 후 시스플라틴 근간의 항암요법을 시행한 환자의 경우 수술만을 시행한 환자에 비해 사망 위험이 13% 감소했고, 방사선요법과 병용하여 투여한 경우 방사선요법만을 시행한 군에 비하여 사망 위험이 13% 감소했으며, 항암요법과 보조요법을 병용한 경우 보조요법만을 시행한 군에 비하여 사망 위험이 27% 감소했다는 결론에 도달했다. 이러한 결론을 바탕으로 시스플라틴 근간의 병용 항암요법이 비소세포폐암 환자들의 표준치료로 널리 사용되고 있는 실정이다.

비소세포폐암(NSCLC) 환자에 대한 항암제치료는 과거의 증상 완화 목적에서 현재는 국소적으로 진행된 병변을 가진 환자의 근치가 목적인 병합치료*combined modality*에 함께 이용되는 방안으로 발전하고 있다. 과거의 항암제치료는 병기 IV 암환자나 악성 흉막액 저류 또는 쇄골상부 림프절전이로 인하여 수술이 불가능한 병기 IIIB로 진단된 환자에서 주된 치료로 이용되었는데, 이러한 상황하의 치료는 생존기간의 연장과 임상 증상의 완화가 주된 목표이다. 국소적으로 진행된 병기 IIIA 또는 IIIB인 환자에게는 전통적으로 수술 및 수술 후 방사선요법을 시행했고, 절제 불가능한 경우 방사선 단독치료가 시행되어왔다. 그러나 현재 이러한 환자들에서 항암제치료는 완치율 향상을 목적으로 한 병합치료의 일부분으로도 이용되고 있는데, 이는 항암제치료의 병합으로 전체 중앙 생존기간의 증가뿐만 아니라 장기생존 환자의 비율도 높아질 것으로 기대되고 있기 때문이다. 이런 항암제치료 전략은 폐암을 수술적으로 완전절제한 환자에 대한 전통적인 보조 화학요법*adjuvant chemotherapy*과 수술이나 방사선 단독치료 혹은 이 두 가지 치료 방법 이전에 항암제치료를 시행하는 관해유도요법(또는 선행 보조항암제치료*neo-adjuvant chemotherapy*)을 포함한다. 이론적으로 보조 항암제치료와 관해유도요법은 전신적으로 퍼져 있을 수 있는 현미경적 전이암세포를 죽이기 위한 목적으로 시행되며, 항암제-방사선 동시치료는 방사능의 활동도를 증가시켜 종양에 대한 국소적 조절을 향상시키는 장점을 갖는다.

1. 새로운 항암제

최근에 개발되어 사용되기 시작한 비노렐빈*vinorelbine*, 파클리탁셀*paclitaxel* 및 도세탁셀*docetaxel*의 탁산*taxane*, 젬시타빈*gemcitabine*, 토포테칸 및 이리노테칸의 국소이성화효소 I 억제제 등은 단독요법으로 약 20~30%의 반응률을 보인다. 이러한 새로운 약제들의 효과는 기존의 항암제들을 단독으로 사용하였을 때에 비해 획기적인 결과들이다. 또한 새로운 약제들과 기존 약제들을 병용하거나, 새로운 약제 두 가지나 세 가지를 병용하는 등의 다양한 임상연구들이 시행되었는데, 연구 결과 50% 내외의 높은 반응률과 제IV기 진행 비소세포암의 1년 생존율의 향상을 보여 비소세포폐암의 항암요법에 새로운 전기를 맞게 되었다. 2002년 발표된 결과에 의하면 신약과 시스플라틴을 병용 사용한 경우 각 병용요법군 간에 반응률과 생존율의 차이는 없었다. 하지만 기존의 항암치료만으로는 중앙 생존기간이 8~9개월이어서, 새로운 약제 개발을 통한 치료 성적의 향상이 필요하다고 할 수 있다.

2. 수술 후 보조적 항암치료

1995년에 처음 발표된 14개의 연구를 함께 분석한 메타분석에서는 시스플라틴을 포함한 8개의 무작위 연구에서 13%의 사망 위험도를 감소시킨 것으로 나타나 보조 항암요법의 가능성을 제시하였다. 그러나 이후 발표된 무작위 연구들은 보조 항암치료의 효과를 충분히 증명하지 못하여 표준치료로 인정받지 못했지만, 시스플라틴을 근간으로 보조 항암치료를 적용하는 임상시험은 관심을 모았다. 이후 2004년 IALT 등의 여러 연구에서 수술 후 보조 항암요법에 대한 생존율의 증가가 보고되었고, 현재는 근치적 절제술을 시행한 비소세포폐암 환자에서 보조 항암치료를 시행하는 것이 표준치료로 받아들여지고 있다. 각 연구에 등재된 환자를 보면 대부분의 연구에서 IB~IIIA병기, 수행능력 0~1 또는 0~2의 환자가 등록되었다. 먼저 병기를 보면 II~IIIA병기에서는 보조 항암치료의 효과를 확인할 수 있었고, 반면 IA, IB병기에서는 보조 항암치료는 도움이 되지 않았다. 환자의 활동도에 따른 분석에서는 ECOG 2에 해당하는 환자의 경우 보조 항암치료는 오히려 해가 되므로 역시 보조 항암치료는 추천되지 않는다. 한편 수행능력이 좋고 동반 질환이 없는 70~75세의 환자에서는 시스플라틴을 포함한 보조 항암치료를 고려해볼 수 있다. 2010년 NCCN 진료 지침을 보면 병기 I기에서는 보조 항암요법을 시행하지 않는 것을 추천하고 있으며, II기와 IIIA기에서는 보조 항암치료를 권유하고 있다(카테고리*category* 1). 주로 비노렐빈+시스플라틴 요법이 많이 사용되며, 그 외에 젬시타빈+시스플라틴, 파클리탁셀+카보플라틴*carboplatin* 등의 항암제를 사용해볼 수 있다. 치료는 4주기 시행을 원칙으로 하며, 수술 후 병리 결과상 IIIA(pN2)인 경우 보조 항암치료 후 방사선치료를 추가할 수도 있다. IALT에 등록된 환자의 조직분석 결과 생존기간의 연장은 ERCC1이 발현되지 않은 환자군에서 관찰되었다. 또한 보조 항암치료를 받지 않은 환자군에서는 ERCC1 양성인 환자가 ERCC1 음성인 환자에 비해 생존기간이 길었다. 즉, ERCC1 음성 환자가 시스플라틴을 이용한 항암치료에 의해 향상된 생존 결과를 보인 것은 향후 생체표지자*biomarker*를 이용한 개인별 보조 항암치료에 대한 기대를 가지게 한다. 수술 후 보조 항암치료에 대한 주요 임상연구를 〈표 7-2〉에 정리하였다.

3. 관해유도 항암제치료

수술 전 유도항암요법을 시행한 후에 수술을 시행하는 방법은 많은 이론적 장점이 있다. 수술 전 유도항암요법에 관한 연구는 대부분 제2상 시험으로 유도항암요법의 효과에 대한 결론을 내리는 데 어려운 점이 있으나, 다음과 같은 결론을 얻을 수 있었다. 첫째, 반응률이 약 50~75%로 높은 항암효과를 보였다. 둘째, 약 15%의 환자에서 병리학적으로 완전 반응이 유도되었다. 셋째, 이러한 수술 전 유도항암요법이 비교적 안전하였다. 이러한 결론을 바탕으로 두 개의 제3상 임상시험이 시행되어 매우 고무적인 결과를 얻을 수 있었다.

표 7-2 비소세포폐암에서 시행된 주요 보조 항암치료 임상시험의 성적

임상시험	환자 등록 기준	항암제	방사선치료	환자 등록 시기	환자 수	HR(95% CI), p-value
JBR10	pT2N0, pT1-2N1	비노렐빈/시스플라틴 4주기	시행하지 않음	1994~2001	482	0.70(0.53~0.92), 0.01
ALPI	병기 I, II, IIIA	빈데신*vindesine*/ 마이토마이신*mitomycin*/ 시스플라틴 3주기	선택적으로 시행	1994~1999	1,088	0.96(0.81~1.13), 0.58
ANITA	병기 I, II, IIIA	비노렐빈/ 시스플라틴 4주기	pN+인 환자에게 선택적으로 시행	1994~2000	840	0.79(0.66~0.95), 0.01
IALT	병기 I, II, III	빈카*vinca*/ 시스플라딘, VP-16	선택적으로 시행	1995~2001	1,867	0.86(0.86~0.98), <0.03
BLT	병기 I, II, III	시스플라틴/빈카 시스플라틴/마이토마이신/ 이포스파마이드*ifosfamide* 시스플라틴/마이토마이신/ 빈블라스틴	선택적으로 시행	1995~2001	381	1.02(0.77~1.35), 0.90

JBR10: National Cancer Institute of Canada Clinical Trial Group trial JBR10, ALPI: Adjuvant Lung Cancer Project Italy, ANITA: Adjuvant Navelbine International Trialist Association, IALT: International Adjuvant Lung Trial, BLT: Big Lung Trial, HR: hazard ratio, CI: Confidence Interval

러셀 등은 종격내시경술*mediastinoscopy* 또는 종격절개술*mediastinotomy*로 확인된 N2 또는 T3 병기를 가진 병기 IIIA 환자 60예를 수술 전에 MIC(마이토마이신+이포스파마이드+시스플라틴) 복합항암제치료 후 수술을 시행한 환자군과, 항암제치료를 받지 않고 바로 수술을 시행한 환자군으로 각각 30예씩 무작위 설정하여 치료를 시행한 결과, 중앙 생존기간은 항암제치료군에서 26개월, 대조군에서 8개월($p<0.001$)로, 중앙 무병 생존기간은 항암제치료군 20개월, 대조군 5개월($P<0.001$)로 유의한 차이가 있음을 보고하였다. 그리고 로스 등은 병기 IIIA 환자 60예를 대상으로 무작위 설정하여 수술 전 사이톡산, 에토포시드 그리고 시스플라틴의 복합항암제치료 후 수술을 시행한 환자군(28예)과 항암제치료 없이 수술을 시행한 대조군(32예)으로 나누어 치료 효과를 비교한 결과, 중앙 생존기간은 항암제치료군 64개월, 대조군 11개월($P<0.008$) 그리고 2년 및 3년 생존율은 항암제치료군에서 60%와 56%를, 대조군에서 25%와 15%로 보고했다. 이러한 결과들을 토대로 이들은 병기 IIIA 비소세포폐암 환자에서 항암제치료 후에 수술을 시행함으로써 수술을 바로 시행하는 경우에 비하여 치료 효과가 훨씬 개선될 수 있다고 결론짓고 있다.

딜만 등은 T3 또는 N2의 병기 IIIA 비소세포폐암 환자를 대상으로 시스플라틴과 빈블라스틴*vinblastine*의 복합항암제치료를 시행하고 방사선치료를 시행한 군(78예)과, 방사선치료만을 단독으로 시행한 군(77예)으로 나누어 치료 성적을 비교했는데, 중앙 생존기간은 항암제치료군에서 13.8개월, 방사선 단독치료군에서 9.7개월($P=0.0066$)로, 1년, 2년, 3년 생존율은 각각 항암제치료군에서 55%, 26%, 23%로, 방사선 단독 치료군에서는 40%, 13%, 11%로 보고한 바 있다. 하지만 IIIA병기에서 시행한 여러 수술 전 항암치료 임상연구는 ① 환자 수가 적고, ② 양 군간에 예후인자의 차이가 있는 연구도 있으며, ③ 종격동 림프절전이에 대해 현재와 같은 EBUS-TBNA, EUS 등을 시행하지 않아 이에 대해 정확한 병기 결정이 되지 않았고, ④ 수술 후 항암치료나 방사선치료가 어떤 정해진 기준에 의해 시행되지 않았으며, ⑤ 모든 연구에서 최근 사용되는 3세대 항암제를 사용하지 않았다는 점이 한계라고 할 수 있다.

2006년 항암치료 후 수술을 시행한 군과 수술만 시행한 군의 연구를 메타분석한 결과가 발표되었는데, HR=0.82(0.69~0.97, $p=0.02$)로 항암치료 후에 수술을 시행하는 군에서 수술 단독군에 비해 생존율 향상이 있음을 보였다.

따라서 국소 진행성 비소세포폐암에서 수술 전 항암치료 시행 후 수술을 시행하는 것이 수술 단독보다 성적이 우월한 것으로 알려지자, 미국 SWOG(Southwest Oncology Group)에서는 1999년부터 2004년까지 임상적 병기 IB, II, IIIA(N2 환자는 제외)를 대상으로 수술군과, 파클리탁셀+카보플라틴 항암치료 3회 후 수술하는 군으로 무작위 배정하여 연구를 진행했다. 총 600명을 모집할 예정이었으나, 2004년 수술 후 보조 항암치료가 생존기간을 향상시킨다는 보고가 있어서 조기 중단되었다. 등록된 환자는 총 354명이었으며, 수술 단독군의 중앙 생존기간은 41개월이었고, 항암치료 3회 후 수술을 시행한 군은 62개월로(HR 0.79; 95% CI, 0.60 to 1.06; $P=0.11$) 나타났다. 환자 수가 적어 통계적 유의성은 입증하지 못했으나, 수술 가능한 비소세포폐암 환자에서 수술 전 항암치료의 효과를 보여주었다고 할 수 있다. 그렇다면 수술 가능한 비소세포폐암에서 항암치료 후 수술하는 전략과 수술 이후 보조 항암치료를 시행하는 전략 2가지 중 어느 것이 좋은지에 관한 의문이 생긴다. 2009년 발표된 NATCH 연구를 보면 수술 전 항암치료군에서는 90% 이상의 환자들이 항암치료를 3회 시행받았으며, 수술 후 보조 항암치료군에서는 단지 66%만이 예정된 항암치료를 받았다. 따라서 수술 전에 항암치료를 시행하는 것이 더 좋을 듯하나, 이러한 두 가지 방법을 비교하는 임상연구는 환자 모집에 실패하여 아직 이에 대한 확실한 정답은 없다. NATCH 연구에서는 5년 생존율이 수술 전 항암치료군의 경우 47%, 수술 후 항암치료군은 46%로 큰 차이가 없었다. 따라서 현재까지는 수술이 가능한 조기 폐암에서는 수술을 먼저 시행하고 이후 보조 항암치료를 시행하는 것이 근거가 더 확실하다고 할 수 있다.

4. 절제 가능한 III기에서 수술 전 동시 항암방사선치료

2005년 미국 임상종양학회에서 발표된 Intergroup 0139 연구에서는 절제 가능한 IIIA병기 환자를 대상으로 VP-16+시스플라틴 항암치료와 방사선치료(45 Gy)를 동시에 시행한 후 수술을 시행하고 수술 후 VP-16+시스플라틴 항암치료를 2회 시행하는 군(arm 1)과, VP-16+시스플라틴 항암치료와 방사선치료(61 Gy)를 동시에 시행한 후 수술을 하지 않고 VP-16+시스플라틴 항암치료를 2회 시행하는 군(arm 2)으로 나누어 치료하였다. 수술을 시행한 군은 중앙 생존기간이 23.6개월이었고, 수술을 하지 않은 군은 22.2개월의 중앙 생존기간을 보여 차이가 없었다. 하지만 수술 중에서 엽절제술*lobectomy*을 시행한 환자는 34개월의 중앙 생존기간을 보여, 수술을 하지 않은 환자의 22개월(matched control)보다 우월함을 보였다.

또 다른 연구가 유럽에서 진행되었다. EORTC 08941 연구에서는 절제 불가능한 IIIA(N2)병기 환자를 대상으로 항암치료를 먼저 3회 시행하고(induction chemotherapy) 반응이 있는 환자를 대상으로 무작위 배정하여 수술 후 방사선치료(선택)를 하는 군과 방사선치료(60~62.5 Gy)만 시행하는 군으로 나누어 임상연구를 진행하였다. 연구 결과 중앙 생존기간이 방사선치료군에서는 17.5개월이었고 수술을 시행한 군에서는 16.4개월로 차이가 없었다. 수술 시행군의 수술로 인한 사망률은 4%였으며, 50%에서 완전절제가 가능하였다. 이 연구에서도 엽절제술을 시행한 환자의 생존기간이 전폐절제술을 시행한 경우보다 우수했다.

2010년 NCCN 진료 지침을 보면 절제 가능한 T3N1의 경우 수술을 먼저 시행하고 보조 항암치료를 하며, N2(+)인 경우(T1~3) 근치 목적의 동시 항암방사선치료를 시행 후 진행하지 않으면 수술을 고려할 수 있다. 또는 관해유도 항암치료나 관해유도 동시 항암방사선치료 후 진행하지 않을 경우 수술을 고려할 수 있다. T3(invasion) N2 환자의 경우 근치적 동시 항암방사선치료 시행이 추천된다.

5. 절제 불가능한 Ⅲ기 비소세포폐암의 치료

절제 불가능한 3기의 경우 완치가 어려우며, 현재 동시 항암방사선치료가 표준치료이다.

많은 임상연구에서 방사선치료 단독보다 항암치료를 먼저 시행한 후 60 Gy 이상의 방사선치료를 하면 생존율이 향상되었다. 2000년에 발표된 Intergroup 연구에서는 방사선치료 단독군의 경우 중앙 생존기간 11.4개월, 2년 생존율 11%였으며, 빈블라스틴+시스플라틴 항암치료 후 방사선치료를 시행한 군에서는 중앙 생존기간 13.2개월, 2년 생존율 32%를 보여 순차적 항암요법 이후 방사선치료를 시행했을 때 방사선치료만 시행한 경우에 비해 우월한 결과를 보여주었다. 또한 순차적 항암치료 후 방사선치료를 시행한 방법과 동시 항암방사선치료를 비교한 연구 결과를 보면, 많은 경우에서 동시 항암방사선치료가 우월함을 보였다. 2007년 발표된 CALGB 39801 연구에서는 파클리탁셀+카보플라틴 관해유도 항암치료 2회 후 동시항암방사선(XRT 66 Gy, 파클리탁셀50mg/m^2/wk, 카보플라틴 AUC 2/wk) 치료를 시행한 군과 바로 동시 항암방사선치료를 시행한 군을 비교했는데, 중앙 생존기간이 동시 항암방사선치료군은 12개월, 관해유도 항암제 2회 시행 후에 동시 항암방사선치료를 시행한 군은 14개월로 양쪽 간에 차이가 없었다. 따라서 절제 불가능한 3기 비소세포폐암 치료에서 관해유도 항암치료는 이득은 없고 부작용만 증가시키는 것으로 나타났다. 하지만 이 연구에서는 양 군 모두 생존기간이 불량하여 파클리탁셀+카보플라틴 항암치료가 과연 효과적인지 의문을 갖게 된다. 향후 다른 항암치료를 이용한 동시 항암방사선치료가 요구된다고 할 수 있다(페메트렉세드*pemetrexed*+카보플라틴, 이리노테칸+시스플라틴을 방사선치료와 같이 시행하는 임상연구가 진행 중이다).

반대로 동시 항암방사선치료 후에 공고항암요법*consolidation chemotherapy*을 시행한 HOG 연구 결과에서도 도세탁셀 공고화학요법이 관찰군과 비교하여 생존기간에 차이가 없었다. 따라서 일반적으로 동시 항암방사선치료 후 공고항암치료는 하지 않고 경과를 관찰하는 것이 적절한 방법이며, 공고요법은 임상시험의 범위 내에서 시행되어야 한다.

현재 세툭시맙*cetuximab*, 베바시주맙*bevacizumab*을 동시 항암방사선치료와 같이 투여하는 임상시험이 진행되고 있지만, 특히 혈관신생 억제제인 베바시주맙의 경우 기관식도누공*tracheo-esophageal fistula; TEF* 발생으로 인한 합병증으로 임상시험이 조기에 중단되기도 했다.

6. 전신전이를 보이는 비소세포폐암의 항암제치료

대부분의 항암제들이 비소세포폐암에서 중등도 정도의 활성을 보이는데, 단일 약제의 투여로 15% 정도의 치료 반응률을 보이면 효과적인 항암제로 인정되고 있다. 단일 항암제치료에 의한 완전관해는 극히 드물고, 단일 항암제치료 시의 치료 반응 기간은 평균 2~3개월로 짧으며 장기 생존자가 없어 중앙 생존기간은 6~8개월에 불과하다.

복합항암제치료를 위한 대부분의 임상 시도에는 많은 연구자들이 비소세포폐암의 단일 약제로는 가장 유효하다고 생각하고 있는 시스플라틴이 포함되었는데, 새로운 약제와 시스플라틴 항암제 조합의 제2상 임상연구들은 보통 30~50% 정도의 반응률을 보이고 있다. 2002년 NEJM에 보고된 ECOG 1594 연구에서 파클리탁셀+시스플라틴, 파클리탁셀+카보플라틴, 젬시타빈+시스플라틴, 도세탁셀+시스플라틴을 이용한 비소세포폐암의 1차 항암요법에 대한 3상 연구 결과가 발표되었는데, 4군 간에 생존율의 차이가 보이지 않았다. 비소세포폐암에 대한 표준적인 항암제 조합은 중앙 생존기간이 7~9개월 사이로 성적이 비슷하여 어느 요법을 사용해도 무방하다. 따라서 각 환자마다 약제의 부작용을 고려하여 항암제를 선택하는 것이 중요하다.

또한 2003년에 TAX 326 연구 결과가 발표되었는데, 진행성 비소세포폐암 환자들을 도세탁셀+시스플라틴군, 도세탁셀+카보플라틴군, 비노렐빈+시스플라틴군으로 나누어 1차 요법으로 치료한 결과, 도세탁셀+시스플라틴군의 중앙 생존기간이 11.3개월로 비노렐빈+시스플라틴군의 10.1개월보다 약간 우월하다고 보고되었다. 이 연구에는 IIIB병기 환자가 30% 이상 포함되었는데, 이전 ECOG 1594 연구보다 조금 향상된 생존기간을 보였다. 하지만 여기서 주목할 점은 기존 항암제치료로는 진행성 비소세포폐암 환자의 중앙 생존기간이 1년을 넘지 못한다는 점이다. 이에 따라 다음에 설명하는 분자표적치료에 대한 연구 결과가 2004년 이후 많이 발표되었으며, 치료 성적도 많이 향상되었다.

7. 비소세포폐암의 표적치료

(1) EGFR 차단제

1) 1세대 EGFR TKI

① 제피티닙*gefitinib*

크리스*Kris* 등과 네고로*Negoro* 등은 각각 임상 1상 연구를 시행하였는데, 용량 제한 독성 700mg/day에서 3도의 설사와 피부발진 등을 보고하였으나 골수 억제 소견은 없었다. 제피티닙 단독요법으로 관해율과 안전성을 검증하기 위한 2상 연구인 IDEAL(Iressa Dose Evaluation in Advanced Lung Cancer)-1, IDEAL-2 임상시험도 시행되었다. 모두 이전에 항암치료에 실패한 환자를 대상으로 하였으며, 무작위적으로 250mg/day, 500mg/day로 배정하여 치료했다. 반응률은 제피티닙 250mg/day, 500mg/day에서 각각 IDEAL-1에서는 18%, 19%, IDEAL-2에서는 12%와 9%로 보고되었다. 이로부터 과거 치료받은 적이 있는 재발 환자, 진행된 비소세포폐암 환자에서 제피티닙 250mg/day 용량으로 의미 있는 관해율과 증상 호전을 얻을 수 있었다.

항암화학요법을 받지 않은 진행된 비소세포폐암 환자를 대상으로 항암제와 제피티닙을 병용하는 요법과 항암치료 단독군을 비교하는 INTACT-1, 2 연구도 진행되었다. INTACT-1은 젬시타빈 1,250mg/m^2/day 1, 8+시스플라틴 80mg/m^2/day 1의 치료를 3주 간격으로 6주기까지 시행하였고, INTACT-2는 파클리탁셀 225mg/m^2/day 1+카보플라틴 AUC 6 day 1에 주입하여 3주 간격으로 6주기까지 치료하였다. 제피티닙 250mg/day, 제피티닙 500mg/day, 위약이 각각 투여되었다. 하지만 병용요법군에서 생존율의 연장을 보여주지는 못했다(〈표 7-3〉).

또한 백금*platinum* 화합물을 기반으로 항암치료를 시행한 환자를 대상으로 제피티닙과 도세탁셀을 비교한 연구 결과도 발표되었다. 총 1,433명의 환자를 무작위 배정하여 제피티닙(n=723)군과 도세탁셀(n=710)군으로 치료하였는데, 중앙 생존기간이 제피티닙군의 경우 7.6개월, 도세탁셀군의 경우 8.0개월로 제피티닙의 비열등성을 입증하였다(HR=1.020 96% CI: 0.905~1.150). 하위그룹 분석에서는 조직학적 진단, 활동능력, 흡연력, 성별, 나이에 따른 양 군 간의 차이는 없었으며, EGFR 유전자 복제 수*gene copy number*, EGFR 돌연변이, K-Ras 돌연변이에 따른 차이도 없었다. 하지만 EGFR 돌연변이가 있는 경우 중앙 생존기간이 제피티닙군의 경우 14.2개월, 도세탁셀군의 경우 16.6개월로 보고되었으며, EGFR 돌연변이가 없는 경우 중앙 생존기간이 제피티닙군의 경우 6.4개월, 도세탁셀군의 경우 6.0개월로 나와, EGFR 유전자의 돌연변이가 있는 경우 치료와 관계없이 좋은 예후를 보여주었다(INTEREST 연구).

아시아에서 비흡연자, 선암 환자를 대상으로 제피티닙과 파클리탁셀+카보플라틴을 1차요법으로 진행하여 비교한 연구 결과도 보고되었는데, 여기서도 EGFR 유전자의 돌연변이가 있는 경우 제피티닙의 성적이 좋았으며, EGFR 돌연변이가 없는 환자의 경우 파클리탁셀+카보플라틴 항암치료의 성적이 제피티닙군보다 높게 나왔다(IPASS 연구).

표 7-3 진행성 비소세포폐암에서 항암치료와 EGFR TKI를 동시에 사용한 3상 임상시험의 성적

연구	치료 요법	비율(%)	진행 기간(months)	생존기간(months)
TALENT	젬시타빈+시스플라틴+얼로티닙	31.5	5.9[a]	10.7[b]
	젬시타빈+시스플라틴+placebo	29.9	6.1	11.0
TRIBUTE	파클리탁셀+카보플라틴+얼로티닙	21.5	5.1[c]	10.6[d]
	파클리탁셀+카보플라틴+placebo	19.3	4.9	10.5
INTACT1	젬시타빈+시스플라틴+제피티닙	51.2(G:250)	5.8[e](G:250)	9.9[f](G:250)
		50.3(G:500)	5.5(G:500)	9.9(G:500)
	젬시타빈+시스플라틴+placebo	47.2	6.0	10.9
INTACT2	파클리탁셀+카보플라틴+제피티닙	30.4(G:250)	5.3[g](G:250)	9.8[h](G:250)
		30.0(G:500)	4.6(G:500)	8.7(G:500)
	파클리탁셀+카보플라틴+placebo	28.7	5.0	9.9

G: 250: Gefitinib 250mg, G: 500: Gefitinib 500mg
[a] Hazard ratio for progression = 0.98, 95% CI 0.86～1.11; p = 0.74
[b] Hazard ratio for death = 1.06, 95% CI 0.90～1.23; p = 0.49
[c] Hazard ratio for progression = 0.937, p = 0.36
[d] Hazard ratio for death = 0.995, p = 0.95
[e] p = 0.76
[f] p = 0.45
[g] p = 0.056
[h] p = 0.64

② 얼로티닙*erlotinib*

셰퍼드*Shepherd* 등은 BR21 연구에서 표준치료에 실패한 비소세포폐암 환자에서 위약과 비교한 무작위 3상 연구 결과를 발표했는데, 중앙 생존기간이 6.7개월로 위약군의 4.7개월에 비해 의미 있는 기간의 연장을 보여 FDA의 승인을 얻었으며, 현재 서구에서 2차 요법제로 널리 사용되고 있다. 또한 항암화학요법을 받지 않은 진행된 비소세포폐암 환자를 대상으로 항암제와 얼로티닙을 병용하는 요법과 항암치료 단독군을 비교하는 TALENT/TRIBUTE 연구가 진행되었다. TALENT 연구는 젬시타빈 1,250mg/m^2/day 1, 8 + 시스플라틴 80mg/m^2/day 1의 치료를 3주 간격으로 6주기까지 시행했고, TRIBUTE 연구는 파클리탁셀 225mg/m^2/day 1 + 카보플라틴 AUC 6 day 1에 주입하여 3주 간격으로 6주기까지 치료했다. 얼로티닙 150mg/day, 위약이 각각 투여되었다. 하지만 얼로티닙을 이용한 3상 임상연구에서도 병용요법군에서 생존율의 연장을 보여주지는 못했다(〈표 7-3〉). 이러한 EGFR TKI(Epidermal Growth Factor Receptor Tyrosine Kinase Inhibitor) 약물치료에 대해 반응을 잘 하는 환자군은 임상적으로 선암 환자, 여자, 비흡연자, 동양인으로 알려져 있으며, 분자표지자로는 EGFR 돌연변이, EGFR 유전자 복제 수, EGFR 유전자 다형태*gene polymorphism* 등이 알려져 있다.

이러한 제피티닙 또는 얼로티닙에 반응을 잘 하는 환자군을 선별할 수 있는 분자생물학적 표지자 중 대표적인 것은 EGFR 유전자의 돌연변이인데, 이러한 돌연변이가 있는 환자의 경우 EGFR TKI에 대한 반응률이 78%(210/268)이며, 돌연변이가 없는 환자의 경우 10%(68/659)인 것으로 보고되었다. 따라서 EGFR TKI를 사용하는 환자에서 반응을 비교적 정확히 예측할 수 있는 생물학적 표지자로 널리 사용되고 있다.

2) 2세대 EGFR TKI

2004년 미국 하버드대학의 연구진이 제피티닙과 얼로티닙에 민감하게 반응하는 환자들에서 EGFR TK domain에 돌연변이가 있음을 발견했는데, 이는 동양에서는 약 30%, 서양에서는 약 10%의 환자에게서 발견된다. 또한 비흡연자, 여성, 선암 환자에서 특히 많이 나타나는 것으로 알려졌다. 주로 발견되는 돌연변이는 EGFR TK domain의 exon 19 결손과 exon 21의 L858R로서 모든 돌연변이의 90% 이상을 차지한다. 그러나 이들 약제를 사용했을 때 약 8～10개월 후에는 많은 환자들에서 약제 내성이 나타나게 되고, 이들에서 T790M이라는 새로운 돌연변이가 발견된다. 이러한 환자에게 사용할 수 있는 것이 2세대 EGFR TKI이다. 기존의 제피티닙이나 얼로티

닙이 EGFR TK domain에 가역적*reversible*으로 결합하는 데 비하여 2세대 약제들은 비가역적*irreversible*으로 결합하여 효과를 나타낸다. 전 임상시험에서 wild type EGFR 및 exon 19 결손, L858R 돌연변이 세포주에서 기존의 TKI보다 강력한 억제력을 보였다. 이를 근거로 현재 제피티닙, 얼로티닙 내성 환자를 대상으로 3상 임상연구가 진행 중이다. 여기에 속하는 약으로는 EKB-569, HKI-272, CI-1033, BIBW-2992 등이 있다.

3) EGFR 단클론 항체

비소세포폐암의 약 50~80%에서 EGFR 발현이 증가하는 것으로 알려져 있기 때문에 EGFR에 대한 항체를 이용한 치료 효과를 보기 위한 노력으로 세툭시맙*cetuximab*과 파니투무맙*panitumumab*, 마투주맙*matuzumab*이 개발되었다. 이미 세툭시맙과 파니투무맙 약제는 대장암, 두경부암에서 치료 효과가 입증된 바 있다. 세툭시맙은 EGFR의 세포 외 수용성 부위에 결합하는 murine/human chimeric 단클론 항체*monoclonal-antibody*로서 EGFR의 이합체화*dimerization*를 차단한다. 이 새로운 단클론 항체들의 경우 비소세포폐암에서 젬시타빈+시스플라티닌 대 젬시타빈+시스플라틴+세툭시맙 병행요법을 비교하는 무작위 2상 연구가 발표되었으나 생존기간의 연장을 보이지는 못했다.

세툭시맙과 비노렐빈+시스플라틴(VP; vinorelbine 25mg/m^2/day 1, 8, CDDP 80mg/m^2/day 1)을 같이 사용하는 군과 VP 항암치료군의 성적을 비교한 3상 연구 결과도 발표되었다(FLEX 연구). 2004년 10월부터 2006년 1월까지 총 1,125명의 진행성 비소세포폐암 환자가 등록되었으며, 세툭시맙과 비노렐빈+시스플라틴군의 경우 중앙 생존기간이 11.3개월, 비노렐빈+시스플라틴군은 10.1개월의 중앙 생존기간을 보였다(HR=0.871; 95% CI 0.762~0.996; p=0.044). 과거 항암치료와 EGFR TKI를 같이 사용한 3상 연구에서 생존율의 증가를 보이지 못한 것과 비교하면 상당히 고무적인 결과다. 이는 세툭시맙과 제피티닙, 얼로티닙의 작용 기전이 다르고, 세툭시맙의 경우 ADCC(antibody-dependent cell-mediated cytotoxicity)와 보체에 의한 세포 독성기전을 가지고 있기 때문으로 해석할 수 있다. 그리고 세툭시맙의 경우 EGF 수용체의 수를 감소시키는 역할을 하기 때문에 생존율 향상 결과를 보이지 않았나 추측되고 있다.

또 다른 3상 임상시험(BMS 099) 결과도 발표되었는데, 세툭시맙과 파클리탁셀+카보플라틴(TC; 파클리탁셀 225mg/m^2 또는 도세탁셀 75mg/m^2/day 1, 카보플라틴 AUC=6day 1)을 같이 사용하는 군과 TC 항암치료 단독군의 성적을 비교한 3상 연구에서, 중앙 생존기간이 세툭시맙과 파클리탁셀+카보플라틴군은 9.69개월, 항암치료 단독군은 8.38개월로(HR=0.890; p=0.169) 보고되어 두 군 간의 생존율의 차이를 보이지 못했다. 이 연구에서는 조직학적 유형이나 종양의 분자유전학적 특성에 따른 소그룹 분석에서 유용한 바이오 표지자가 발굴되지 않았다. 따라서 아직까지는 일반적으로 비소세포폐암의 1차 요법으로서 항암제치료와 세툭시맙 병용요법은 추천되지 않는다(2010년 NCCN: category 2B).

(2) 베바시주맙

베바시주맙은 강력한 혈관신생물질인 VEGF(Vascular Endothelial Growth Factor)에 대한 단클론 항체이며, VEGFR에 의한 신호전달을 차단한다. 또한 종양혈관의 축소, 신생혈관 생성 억제 등을 통해 종양의 성장을 억제한다. 베바시주맙은 이미 대장암, 신장암 등에서 기존 항암제와 같이 널리 사용되고 있으며, 항암치료 단독에 비해 생존기간의 연장을 증명하였다. 비소세포폐암에서는 먼저 베바시주맙을 이용한 무작위배정 2상연구가 진행되었다. 한 군은 파클리탁셀, 카보플라틴 항암치료를 시행하였으며(n=32), 다른 군은 파클리탁셀, 카보플라틴과 베바시주맙(7.5mg/kg 3주 간격, n=32)을 같이 투여하였고, 또 다른 군은 파클리탁셀, 카보플라틴과 베바시주맙(15mg/kg 3주 간격, n=35)을 같이 투여했다. 고용량 베바시주맙의 반응률은 31.5%로 대조군의 18.8%보다 높았으며, 무진행 생존기간도 고용량 베바시주맙군에서 7.4개월로 대조군의 4.2개월보다 높았다. 중앙 생존기간의 연장도 관찰되었지만(17.7개월 대 14.9개월) 통계적으로 유의한 차이는 없었다. 하지만 이 연구에서는 6명의 환자에서 심각한 폐출혈이 동반되었는데, 주로 종양이 대혈관 주위에 인접해 있는 경우였다. 또한 이 환자들의 경우 조직학적으로 편평세포암으로 진단된 환자였으며, 베바시주맙의 효과는 비편평세포암종*non-squamous cell carcinoma* 환자에서 더 높은 것으로 나타났다.

이러한 고무적인 결과로부터 대규모 3상연구가 진행되었으며, 2006년 NEJM에 결과가 발표되었다(ECOG 4599). 이 연구는 진행성 비소세포폐암이 대상이었으며, 비편평세포암종 환자로 뇌전이가 없는 총 878명의 환자를 대상으로 진행되었다. 대조군에게 파클리탁셀, 카보플라틴 항암치료를 시행하였으며, 또 다른 군에게는 파클리탁셀, 카보플라틴과 베바시주맙(15mg/kg 3주 간격)을 같이 투여하였다. 항암치료는 최대한 6주기 시행하였으며, 베바시주맙은 병의 진행 또는 심각한 부작용이 있을 때까지 투여하였다. 이 연구에서 고용량 베바시주맙군의 중앙 생존기간이 12.3개월로 대조군의 10.3개월보다 향상되었다. 이는 대규모 3상 임상연구에서 최초로 진행성 비소세포폐암 환자의 중앙 생존기간이 1년을 초과한 결과를 보여준 것이다(〈표 7-4〉).

부작용면에서는 베바시주맙의 대표적인 부작용으로 알려진 고혈압, 단백뇨, 출혈 등이 베바시주맙 치료군에서 더 높았다. 하지만 심각한 출혈은 3.0%의 환자에서 관찰되었다. 이로부터 베바시주맙 사용이 비편평세포암종 환자 중 뇌전이가 없는 비소세포폐암 환자의 1차치료로 미국 FDA의 승인을 받았으며, 현재 국내에서도 사용이 증가하고 있다.

또한 유럽에서도 비슷한 임상연구가 진행되었다(AVAiL; BO17704). 이 연구에서 한 군은 젬시타빈, 시스플라틴 항암치료를 시행하였으며(n=347), 다른 군은 젬시타빈, 시스플라틴과 베바시주맙(7.5mg/kg 3주 간격, n=345)을 같이 투여하였고, 또 다른 군에도 젬시타빈, 시스플라틴과 베바시주맙(15mg/kg 3주 간격, n=351)을 같이 투여하였다.

AVAiL 연구 결과를 보면 중앙 무진행 생존기간이 항암단독치료군에서 6.1개월, 베바시주맙 7.5mg/kg 치료군에서 6.7개월, 베바시주맙 15mg/kg군에서는 6.5개월이었다. 또한 세 군 모두 중앙 생존기간은 13개월 이상으로 보고되어 고무적인 결과를 보였다. 이로써 AVAiL 연구는 이전의 ECOG 4599 연구 결과를 다시 한 번 확인했으며, 비편평세포암종, 뇌전이가 없는 비소세포폐암의 치료에서 기존의 백금 기반의 항암치료와 베바시주맙 투여를 결합하면 더 좋은 성적을 보여주고 있어 향후 생존율 향상에 기여할 것으로 보인다. 이와 같은 연구의 결과로 파클리탁셀, 카보플라틴+베바시주맙은 비편평세포 비소세포폐암 *non-squamous NSCLC*의 1차 치료제로 FDA의 승인을 받았으며, 유럽에서도 AVAiL 연구를 기반으로 백금 기반 항암치료와 베바시주맙의 병용이 1차 치료제로 승인받았다. 기존 3상 임상연구에서 뇌전이가 있는 환자는 출혈 위험 때문에 제외되었으나, 이후 보고된 PASSPORT, ATLAS 임상연구에 등록된 환자 중에서 뇌전이가 있었으나 치료한 환자 85명을 대상으로 베바시주맙을 투여했는데, 뇌출혈이 나타난 경우는 한 건도 없었으며, 치료 후 단 1건의 grade 2 CNS 출혈이 보고됐다. 이에 따라 뇌전이가 동반된 환자의 경우도 적절한 치료를 시행하면 베바시주맙 치료를 고려할 수 있는 것으로 보인다.

표 7-4 진행성 비소세포폐암에서 베바시주맙과 항암치료를 같이 적용한 임상시험 성적

연구	치료 요법	환자 수	진행 기간(months)	비율(%)	생존기간(months)
AVF0757g	CP[a]	32	4.2	18.8	14.9
	CP[a]+B 7.5mg/kg	32	4.3	28.1	11.6
	CP[a]+B 15mg/kg	35	7.4[b]	31.5	17.7
ECOG 4599	CP[a]	433	4.5	15	10.3
	CP[a]+B 15mg/kg	417	6.2[d]	35[e]	12.3[c]
AVAiL	CG+Placebo[f]	347	6.1	20	>12
	CG[f]+B 7.5mg/kg	345	6.7[g]	34	>12
	CG[f]+B 15mg/kg	351	6.5[h]	30	>12

B: bevacizumab, CP: carboplatin+paclitaxel, CG: cisplatin+gemcitabine
[a] Carboplatin(AUC of 6) and paclitaxel(200mg/m^2) every 3 weeks for up to six cycles or until disease progression
[b] $P=0.023$ versus CP
[c] Hazard ratio for death=0.79, 95% CI 0.67~0.92; $p=0.003$
[d] Hazard ratio for progression=0.66, 95% CI 0.57~0.77; $p<0.001$
[e] $p<0.001$
[f] Cisplatin 80mg/m^2 on day 1 and gemcitabine 1,250mg/m^2 on days 1 and 8 every 3 weeks for up to six cycles or until disease progression
[g] Hazard ratio=0.75, 95% CI 0.62~0.91; $p=0.003$ versus CG
[h] Hazard ratio=0.82, 95% CI 0.68~0.98; $p=0.03$ versus CG

(3) 다중표적치료제*multi-targeted agents*

1) 소라페닙

소라페닙*sorafenib*은 Raf-1의 강력한 키나아제*kinase* 억제제*inhibitor*이며 그 외에도 VEGFR-2, VEGFR-3, PDGFβ 및 c-kit를 동시에 억제한다. 따라서 Raf/MEK/ERK 경로를 차단함으로써 종양의 성장을 억제함과 동시에 VEGFR2, PDGFRβ의 경로를 억제함으로써 신생혈관 억제 효과도 보인다. 이미 전이성 신장세포암에서 효능이 입증되어 있으며, 최근에 진행된 2상 연구에 의하면 치료에 불응한 비소세포폐암 환자 52명이 400mg을 하루 2번 경구 복용하였을 때 59%의 환자가 stable disease 상태였고 일반적인 치료 반응에 따른 부분 반응은 없었다. 또한 무진행기간은 11.9주였고 중앙 생존기간도 29.3주로 매우 고무적인 결과를 보여주었다. 하지만 파클리탁셀+카보플라틴 항암치료와 소라페닙(400mg po bid; D2-19)을 같이 사용하는 군과 파클리탁셀+카보플라틴 항암치료와 위약을 사용하는 군을 비교한 3상 연구에서는 생존율의 증가를 보이지 못했고, 편평세포암에서는 오히려 소라페닙군의 생존기간이 짧았다(ESCAPE study).

2) 수니티닙

수니티닙*sunitinib*은 매우 다양한 신호전달 경로를 억제하여 VEGFR-1, 2, 3, c-kit, PDGFRα, β를 억제한다. 최근 발표된 2상 연구에서 과거 치료에 불응한 환자 64명을 대상으로 수니티닙 50mg을 경구로 4주간 매일 투여하고 2주간 휴약하는 6주 요법으로 치료했는데, 대부분의 환자에서 1/2도의 독성으로 피로감, 식욕부진 등이 나타났고 3/4도의 독성은 21%에서 피로감, 5%에서 고혈압이 보고되었다. 63명 중 6명이 부분반응(반응률 9.5%)을 보였고 43%에서 무진행, 약 3개월의 중앙 무진행기간을 보여 고무적인 결과를 나타냈다.

3) ZD6474(반데타닙*vandetanib*)

ZD6474(Zactima)는 aniloquinazoline 계열로 내피세포의 VEGFR-2 TKI, EGFR-TK를 동시에 억제한다. 과거 치료받은 환자에서 ZD6474와 제피티닙을 비교하는 무작위 임상연구에서 ZD6474 투여군의 무진행기간이 11.9주로 제피티닙의 8.1주와 비교하여 58%의 향상을 보였으나, 병의 진행 시 교차 투여가 가능하여 두 군 사이에서는 생존율의 차이가 없었다. 또한 2차 치료로서 백금 화합물에서 실패한 환자에서 ZD6474 100mg+도세탁셀 대 ZD6474 300mg+도세탁셀 대 도세탁셀 단독요법을 비교하는 연구에서는 무진행기간이 ZD6474 100mg+도세탁셀군에서 19주(HR=0.64; p=0.0074), ZD6474 300mg+도세탁셀군에서는 17주, 도세탁셀 단독요법에서는 12주로 고무적인 결과를 보여 현재 2차 요법에서 ZD6474+도세탁셀의 3상 임상연구가 진행 중이다. 2009년 미국임상종양학회에서 이에 대한 3상 연구 결과를 발표했는데, 도세탁셀+반데타닙군에서 도세탁셀+위약군에 비해 무진행 생존기간(PFS)이 증가하였으나(HR=0.79, 97.58% CI 0.70~0.90; P<0.001), 전체 생존기간의 경우 통계적으로 의미 있는 연장은 관찰되지 않았다(HR=0.91, 97.52% CI 0.78~1.07; P=0.196, ZODIAC Study). 현재 많은 ZD6474 연구에서 심각한 출혈이 관찰되지 않았으며, 편평세포암, 비편평세포암 등의 모든 조직학적 유형의 환자들이 치료를 받았다. 이는 대표적 혈관신생 억제제인 베바시주맙의 경우 편평세포암에서 심각한 출혈을 유발한 것과 대조적이다.

(4) Anti-IGF-1R 항체

인슐린유사 성장인자*insulin-like growth factor; IGF* 신호전달 시스템은 뇌하수체에서 성장호르몬 분비를 조절하는 역할을 한다. IGF는 티로신 키나아제*tyrosine kinase* 활성을 가진 수용체인 IGF-1 수용체(IGF-1R)를 통해 세포 증식을 자극하는 것으로 알려져 있다. IGF-1R은 여러 종양에서 과발현되는데, 역시 비소세포폐암에서도 과발현되고 동물실험에서도 IGF-1R을 억제하면 항암효과가 증가되는 것이 관찰되었다.

최근 단클론 항체인 CP-751, 871(피지투무맙*figitumumab*)을 이용한 무작위 2상 연구 결과가 보고되었다. 이 연구에서는 156명의 진행성 비소세포폐암 환자를 파클리탁셀+카보플라틴군, 파클리탁셀+카보플라틴 항암치료+CP-751, 871 10mg/kg 투여군, 파클리탁셀+카보플라틴 항암치료+CP-751, 871 20mg/kg 투여군으로 무작위 배정하여 치료했다. 그 결과 CP-751, 871 병용투여군에서 치료 반응이 좋았으며, 조직학적으로는 편평세포암에서 선암보다 좋은 성적을 보였다(파클리탁셀+카보플라틴 항암치료+CP=751, 871 20mg/kg 투여군의 경우, 편평세포암 78%, 선암 57%의 반응률을 보였다). 이를 근거로 편평세포비소세포폐암 환자를 대상으로 한 3상 임상연구가 진행 중이다.

(5) 새로운 분자표적

최근 비소세포폐암 환자의 일부에서 염색체 2p 내부의 small inversion에 의한 EML4(echinoderm microtubule-associated protein kinase 4) 유전자와 ALK(anaplastic lymphoma kinase) 유전자의 전좌*translocation*가 관찰되며, 이러한 EML4-ALK 융합 티로신 키나아제가 강력한 종양 형성 능력을 가진다는 것이 보고되었다. 환자 검체에서 RT-PCR, FISH, IHC 등의 방법으로 검사할 수 있으며, 전체 비소세포폐암 환자의 5% 이하에서 발현되는 것으로 알려져 있다. 주로 EGFR 유전자의 돌연변이가 없는 선암 환자에서 발현되는 것으로 알려져 있다.

(6) 비소세포폐암의 조직학적 유형에 따른 항암제치료 성적

기존의 탁산, 젬시타빈, 백금 등의 항암제는 조직학적 유형에 따른 효과에서 큰 차이가 없는 것으로 알려져 있으나, 페메트렉세드*pemetrexed*의 경우 주로 비편평세포폐암에 효과적임이 확인되었다. 페메트렉세드는 TS(thymidylate synthase), dihydrofolate reductase, glycinamide ribonucleotide formyltransferase 등 엽산의 대사 및 DNA 합성에 관여하는 여러 효소를 억제하는 대표적인 항대사 항암제이다. 소세포폐암과 편평세포암에서 TS유전자/단백질의 발현이 높고 선암에서는 TS의 발현이 낮아서 페메트렉세드에 대한 반응률이 다른 것으로 이해되고 있다. 비소세포폐암의 2차 요법으로 도세탁셀과 페메트렉세드의 효능을 비교한 대규모 연구에서 전체 생존기간의 차이가 나타나지 않았다. 그러나 조직학적 유형에 따른 분석에서 비편평상피폐암의 경우 페메트렉세드군과 도세탁셀 치료군의 생존기간이 각각 9.3개월, 8.0개월로 페메트렉세드가 효과적이었던 반면, 편평세포암에서는 각각 6.2개월, 7.4개월로 도세탁셀이 보다 효과적이었다. 또한 1차치료로 페메트렉세드+시스플라틴(CP)과 젬시타빈+시스플라틴(CG)요법을 비교한 연구에서, 비편평세포폐암의 경우 전체 생존기간이 CP군 11.8개월, CG군 10.4개월로 CP군의 성적이 우월하였다. 반면 편평세포암의 경우 전체 생존기간이 CP군 9.4개월, CG군 10.8개월로 CG군의 성적이 우월하였다. 이 같은 연구 결과를 통해 페메트렉세드는 편평세포암보다는 비편평세포암에 효과적임이 확인되었다(〈표 7-5〉). 향후 페메트렉세드를 이용한 임상시험을 계획할 때 조직학적 유형을 반드시 고려해야 할 것으로 보이는데, 이는 항암제에 대한 반응 예측인자로서의 조직학적 유형의 역할을 보여주는 것이다. 앞서 소개한 많은 표적치료제도 조직학적 유형에 따른 치료 성적의 차이가 보고되고 있다. EGFR TKIs인 제피티닙, 얼로티닙은 선암에서 좋은 효과를 보이는데, 이는 선암에서 EGFR 돌연변이의 빈도가 30~40% 정도로 편평세포암의 발현 빈도인 5%보다 높기 때문이다. 신생혈관 생성 억제제인 베바시주맙의 경우 폐출혈로 인하여 편평세포암에 대한 임상연구가 아직 진행되지 않아 비편평세포암에서만 사용이 가능하다. 하지만 수니티닙, 반데타닙을 이용한 연구에서는 편평세포암도 포함하여 연구가 진행되고 있다. IGF-1R 억제제인 CP-751, 871의 경우 편평세포암에서 우월한 효과를 입증하여 현재 3상 임상연구가 진행 중이다. 따라서 진행성 비소세포폐암으로 진단된 환자는 반드시 조직학적 유형을 구분해야 하고, 선암의 경우 1차치료로 백금을 기반으로 하는 항암치료가 표준

표 7-5 조직학적 유형에 따른 페메트렉세드의 치료 성적

Efficacy	Pemetrexed vs. docetaxel (n=571)		Cisplatin+pemetrexed vs cisplatin+gemcitabine (n=1,725)	
	Non-squamous (n=399)	Squamous (n=172)	Non-squamous (n=1,252)	Squamous (n=473)
OS adjusted HR*(95% CI)	0.78(0.61~1.00)	1.56(1.08~2.26)	0.84(0.74~0.96)	1.23(1.00~1.51)
p-value	0.047	0.018	0.011	0.050
PFS adjusted HR*(95% CI)	0.82(0.66~1.02)	1.40(1.01~1.96)	0.95(0.84~1.06)	1.36(1.12~1.65)
P-value	0.076	0.046	0.349	0.002

HR: hazard ratio, OS: overall survival, PFS: progression free survival, CI: confidence interval
* HR <1.0 favors pemetrexed arm; HR>1.0 favors comparator

치료이며, 뇌전이가 없는 경우 베바시주맙을 같이 사용할 수 있다. 이후 2차 요법으로 얼로티닙, 제피티닙 같은 EGFR TKIs, 또는 페메트렉세드를 고려해볼 수 있다. 편평세포암의 경우는 1차치료로 역시 백금 기반의 항암치료 시행이 표준치료이며, 폐출혈의 위험성 때문에 아직까지는 베바시주맙을 같이 사용할 수 없다. 페메트렉세드의 경우 현재 편평세포암에는 사용할 수 없으며, 비편평세포암에서는 페메트렉세드+시스플라틴이 1차 요법으로 사용 가능하며, 2차 이상 요법은 페메트렉세드 단독요법 사용이 가능하다.

(7) 비소세포폐암의 유지 요법

현재까지 전이성 비소세포폐암의 일반적인 치료 방법은 4~6회의 항암치료 후 안정 병변 이상의 반응이 관찰되면 치료 없이 관찰하고, 질병 확인이 되면 2차 항암화학요법을 시작하는 것이었다. 그러나 최근 이러한 개념에서 벗어나 1차 항암화학요법 후 비교적 독성이 낮은 항암제를 지속적으로 투여하는 유지 요법에 대한 결과가 발표되어 주목을 받았다. 페메트렉세드 유지 요법은 비편평세포암 환자에서 무진행 생존기간(중앙값 4.3개월 대 2.6개월, $p<0.0001$)과 전체 생존기간(중앙값 13.4개월 대 10.6개월, $p<0.012$)이 위약군에 비해 향상되었으며, 특히 비편평세포암에서는 중앙 생존기간이 15.5개월로 위약군의 10.3개월에 비해 우월하였으나, 편평세포암에서는 무진행 생존기간(중앙값 2.8개월 대 2.6개월)과 전체 생존기간(중앙값 9.9개월 대 10.8개월)이 양쪽에 차이가 없었다. 또한 얼로티닙은 SATURN 연구에서 무진행 생존기간(중앙값 2.9개월 대 2.6개월, $p<0.0001$)과 전체 생존기간(12개월 대 11개월, $p<0.009$)을 향상시키는 것으로 나타났다. 그러나 유지 요법의 연구 결과를 해석할 때 주의해야 할 점은, 유지 요법을 시행하지 않은 군에서 2차 치료의 불균형이 있어 유지 요법 제제를 1차 항암치료가 종료된 후 바로 사용하는 경우와 질병 진행 후 사용하는 경우에 있어서 정말로 차이가 있는지에 대한 답을 주지는 못한다는 것이다. 위약군에서 페메트렉세드 치료를 받은 환자가 19%, SATURN 연구에서는 21%의 환자가 이후 얼로티닙 치료를 받은 것을 고려해보면 2차 치료에 대한 불균형을 알 수 있다.

Ⅲ. 비소세포폐암의 방사선치료

1. 근치적 방사선치료

(1) I~II기

I~II기의 치료는 근치적 절제술이 우선적 치료법이나, 내과적 합병 질환으로 수술이 불가능한 환자나 수술을 거부하는 환자에게는 근치적 목적으로 방사선치료를 시행한다. 과거에 60~66 Gy 정도를 통상적인 방법으로 조사했을 때는 5년 생존율이 20% 정도로 환자들의 합병 질환을 고려하더라도 성적이 좋지 않았다. 방사선치료 후의 재발은 39~70%가 국소재발이고, 원발 병소가 완치된 경우에는 종격동 림프절의 재발률이 10% 미만이므로, I~II기의 근치 여부는 국소제어율에 크게 좌우된다. 최근 MD 앤더슨 암센터에서 시행한 연구에 따르면, 비슷한 용량의 방사선을 조사하더라도 과거의 2차원적인 방법에 비해 3차원 입체조형치료를 시행한 경우가 국소제어율은 물론 생존율도 더 높았다. 국소제어율을 높이기 위한 방사선 용량의 증가에 대한 필요성에 대해서는, 2000년도 이전의 여러 문헌들을 재검토한 연구들이 65 Gy 이상의 고용량 방사선 조사가 필요하다는 결론을 내린 바 있다. 종양의 크기가 작고 폐의 바깥쪽에 위치한 경우는 큰 부작용 없이 고용량의 방사선을 조사할 수 있지만, 크기가 크거나 종격동에 가까이 위치한 경우, 림프절에 전이가 있는 경우 고용량을 조사하면 통상적인 방법으로는 부작용이 크기 때문에 다양한 방법들이 시도되고 있다. 최근에 메모리얼 슬로언-케터링 암센터에서 3차원 입체조형치료법으로 방사선 용량을 올리는 연구를 시행했는데, 80 Gy 이상 조사받은 환자들과 80 Gy 미만을 조사받은 환자들의 중앙생존값과 2년 국소제어율이 각각 54개월과 25개월, 88%와 14%로 유의하게 차이를 나타냈다. RTOG(Radiation Therapy Oncology Group)에서도 3차원 입체 조형치료법을 이용해 방사선 용량을 올리는 1, 2상 임상연구들을 진행 중이며, 방사선 조사야에 포함되는 폐의 용적과 종양의 크기, 동시 항암요법의 사용 여부에 따라 접근 방법을 달리하여 적정 용량을 구하고 있다. 통상적인 분할치료법 외에 변형분할치료법을 통해 국소제어율을 높이려는 시도도 있는데, 최근 CALGB(The Cancer and Leukemia Group B)에서 폐기능이 나빠 수술이 불가능한 I기 환자들만을 대상으로 저분할 3차원 입체치료법을 통해 용량을 올린 1상 임상연구 결과를 발표했다. 총 70 Gy를 17회에 나누어 조사하는 단계

까지 큰 부작용 없이 가능하였으며 국소제어율은 92%, 중앙생존값 3.2년의 좋은 성적을 보고했다. 최근에는 이전에 두개강내 종양에 쓰이던 방사선수술 기법을 체부의 종양에도 적용한 정위체부 방사선치료법이 활발하게 연구되고 있다. 여러 고정 기구를 사용하고 환자의 호흡에 의한 종양의 움직임까지 고려하여 종양의 위치를 정확하게 파악하고, 방사선을 다양한 방향으로 나누어 조사함으로써 종양에는 최대한의 방사선이, 주위 정상조직에는 최소한의 방사선이 조사되도록 하는 기술이다. 보통 45~60 Gy를 3~5번에 나누어 조사하여 한 번에 조사되는 방사선량이 12~20 Gy 정도로 매우 크다. 최근 림프절전이가 없는 7cm 이하의 종양을 가졌으나 내과적 합병 질환으로 수술이 불가능한 70명의 환자들을 대상으로 정위체부 방사선치료를 시행한 2상 임상연구 결과에 따르면 3년 국소제어율이 88%, 종양특이적 생존율이 82%, 전체 생존율은 43%였다. 전향적 연구 외에도 여러 후향적 연구에서 90% 이상의 국소제어율과 60~90%의 2~3년 생존율이 보고되고 있다. 이 치료법은 도입된 지 얼마 되지 않아 장기 성적에 대한 자료가 많지 않으나 단기 성적이 고무적이고 몇몇 후향적 연구 결과에서 5년 생존율을 30~83%까지 보고하여, 최근에는 수술이 가능한 I기 비소세포성 폐암에서 수술과 정위체부 방사선치료를 비교하는 3상 연구까지도 진행 중이다.

(2) III기

비소세포성 폐암 III기는 우리나라에서 발생하는 비소세포성 폐암의 40% 이상을 차지한다. 전통적으로 대부분의 III기 폐암은 수술이 불가능하다고 여겨져서 1990년대 이전에는 방사선치료만을 시행하기도 하였으나, III기는 매우 다양한 환자군들로 이루어져 있기 때문에 수술을 병용하려는 시도들도 계속되고 있다. 비소세포성 폐암은 크게 수술로 모든 육안적 질병의 절제가 가능한 경우와 그렇지 않은 경우로 나눌 수 있는데, 보통 IIIA기는 경우에 따라 수술적 절제가 가능하기 때문에 치료법에 대한 논란이 있으나 IIIB기의 경우는 수술이 불가능하다고 받아들여지고 있다.

개정된 AJCC 7판의 IIIA 중 동측 폐의 원발 부위와 다른 엽에 또 다른 종양이 있는 T4N0의 경우와 T3N1 중 수술이 가능한 경우는 수술을 먼저 하는 것이 추천된다. N2인 경우 현재까지 표준치료법은 근치적 방사선치료를 항암화학요법과 함께 시행하는 것이나, 유도항암요법 또는 항암방사선요법 후 수술을 하는 방법에 대한 연구가 최근까지도 계속되고 있다.

2007년 EORTC(European Organization for Research and Treatment of Cancer)에서 579명의 N2 환자들을 대상으로 백금 제제를 포함하는 2개 이상의 약제를 이용한 유도항암요법에 반응이 있는 경우 수술 또는 방사선치료로 나누어 치료한 무작위 3상 연구 결과를 발표했다. 항암치료에 반응이 있는 경우는 61%였으며, 방사선 선량은 방사선치료군에서는 60~62.5 Gy였고, 수술을 시행한 군에서 완전히 절제가 되지 않은 경우(절제연이 양성이거나 절제된 가장 고위의 종격동 림프절에 전이가 있는 경우)는 수술 후 56 Gy의 방사선치료가 권장되어 수술군의 40%가 수술 후 방사선치료를 받았다. 수술군과 방사선치료군의 5년 생존율과 2년 무진행 생존율은 각각 15.7%와 14%, 27%와 24%로 통계적으로 유의한 차이가 없었다. 수술군에 대한 하위집단 분석 결과 전폐절제술을 실시한 경우가 전체의 47%였는데, 폐엽절제술을 시행한 군에 비해 5년 생존율이 12% 대 27%로 유의하게 성적이 좋지 않았으며 수술 후 30일 이내에 사망한 경우도 전폐절제술에서는 7%, 폐엽절제술에서는 0%였다.

RTOG와 SWOG가 함께한 INT 0139 연구에서도 N2 환자에 대한 수술의 역할을 연구한 결과를 2009년 발표하였다. 이 연구는 조직학적으로 확인된 369명의 N2 환자를 대상으로 유도항암방사선요법을 시행한 후 질병이 진행하지 않은 경우 수술을 받는 군과 계속해서 근치적 항암방사선치료를 받는 군으로 나누고, 치료 이후 양쪽 모두 두 차례의 추가 항암치료를 시행했다. 항암제는 시스플라틴과 에토포시드를 같이 사용했고, 방사선치료는 유도요법일 때 45 Gy, 근치적 목적일 때는 총 61 Gy를 시행했다. 치료 결과 무진행 생존기간의 중앙값이 수술군에서 12.8개월, 방사선치료군에서 10.5개월로 통계적으로 유의하게 수술군에서 좋았으나 중앙 전체 생존값은 각각 24개월과 22개월로 차이가 없었다. 분석 당시 질병의 진행 없이 살아 있는 환자 수는 수술군에서 더 많았으나(21% 대 11%), 질병의 진행 없이 사망한 경우 역시 수술군에서 더 많았다(18% 대 10%). 전폐절제술을 시행한 환자들에서 예상치 못한 높은 수술 직후 사망률이 보고되자 수술을 시행한 군을 폐엽절제술을 시행한 경우와 전폐절제술을 시행한 경우로 나누어 각각 비슷한 특성을 지닌 방사선치료군의 환자들과 1:1로 맞추어 분석한 결과, 폐엽절제술을 시행한 경우는 수술을 시행한 군이 방사선치료를 시행한 군에 비해 중앙생존값이 각각 33.6개월과 21.7개월로 유의하게 높았으며, 전폐절제술을 시행한 경우는 18.9개월 대 29.4개월로 오히려 수술을 시행한 군이 더 낮았으나 통계적으로 유의한 차이는 아니었다.

이 두 연구 모두 N2 환자에서 수술이 방사선치료보다 유의한 이점이 있다는 것을 증명하는 데 실패했다. 유도 항암화학요법 후 전폐절제술은 수술 직후 사망률이 높기 때문에 피해야 하며, 하위집단 분석에서 폐엽절제술을 시행한 경우에는 수술이 더 좋은 성적을 보인다는 결과에 대해서는, 처음부터 이런 분석을 의도하고 연구 계획을 시행한 것이 아니기 때문에 통계적 신뢰성이 떨어지므로 결과 해석에 주의해야 한다. 따라서 N2 환자에서 현재까지의 표준치료법은 근치적 항암방사선치료이다.

수술이 불가능한 III기 환자에 대해서는 초기에는 방사선치료 단독요법이 많이 사용되었고, 주로 방사선치료 중간에 2주 정도 계획된 휴식기간을 가지는 방법(split course)이 많이 사용되었다. 1970년대에 RTOG에서 수술이 불가능한 III기 비소세포성폐암 환자를 대상으로 방사선치료를 40 Gy/4주(split course), 40 Gy/4주, 50 Gy/5주, 60 Gy/6주군으로 치료한 결과, 선량이 증가할수록 조사야 내의 국소재발률[40 Gy(split): 44%, 40 Gy: 52%, 50 Gy: 42%, 60 Gy: 33%]이 감소하여, 60 Gy/6주, 즉 하루 2 Gy씩 주 5회(월~금)로 6주 내에 조사하는 60 Gy의 선량을 비소세포폐암의 적정 치료선량으로 사용했다. 그러나 선량 증가 효과는 2~3년까지는 지속되나, 5년 생존율은 각 군 모두 6%로 차이가 없었다. 60 Gy/6~7주의 통상적 분할 방사선치료 단독에 의한 III기 폐암의 장기 국소제어율이 15%에 불과하고 평균 생존기간은 10개월 미만, 3년 생존율은 10% 미만이어서, 이러한 낮은 생존율을 향상시키기 위해 변형분할 방사선치료, 항암방사선 병용치료 또는 새로운 방사선치료 기법 개발 등이 시도되었다.

1) 변형분할 방사선치료

임상 및 동물모델 연구 결과 편평세포암의 잠재적 배가시간*potential doubling time*은 2~7일이고, 방사선치료에 의한 암세포의 재증식이 방사선치료 시작 후 약 3~4주부터 가속화된다고 보고되고 있으며, 방사선치료 기간 중 발현되는 암세포의 재증식이 국소재발의 원인 중 하나로 인정되면서, 변형분할 방사선치료가 임상치료에 도입되었다. 변형분할 방사선치료는 가속분할*accelerated fractionation* 방법과 다분할*hyperfractionation* 방법이 있다. 다분할 방법은 통상적 분할 선량인 1.8~2.0 Gy보다 적은 1.1~1.5 Gy로 하루에 2~3회 치료하여, 같은 치료 기간 내에서 총선량을 10~12% 증가시켜 치료 기간 동안 증식된 암세포를 치료하는 방법이다. 가속분할 방법은 1.5~1.8 Gy로 하루에 2회 치료하여 치료 기간을 단축시켜 암세포가 재증식할 수 있는 기간을 줄이는 방법이다. 변형분할 방사선치료 시 정상조직의 손상을 최소화하기 위하여 통상 6~8시간의 치료 간격을 둔다.

RTOG 8311 1, 2상 임상연구는 국소적으로 진행되어 수술이 불가능한 폐암 환자 848명을 대상으로 1.2 Gy를 하루에 2회, 4~8시간 간격으로, 60.0, 64.8, 69.6, 74.4, 79.6 Gy로 용량을 올려가며 다분할 방사선치료를 시행한 연구이다. 이 중 69.6 Gy 치료군의 성적이 가장 좋았으며, 특히 체중 감소가 적고 카르노프스키 활동척도가 80 이상으로 예후가 좋은 환자만을 대상으로 한 치료 성적은 중앙 생존기간이 13.0개월, 2년 생존율이 29%로 60 Gy/6주의 통상적 분할 방사선치료군에 비하여 단기 생존율이 약 2배로 증가되었으나, 5년 생존율은 10%로 장기 생존율에는 차이가 없었다.

동시추가 조사*concomitant boost* 방법은 가속분할의 한 방법이다. 서울대학교병원에서 80명의 폐암 환자를 대상으로 1일 1.8 Gy로 종격동에 54 Gy를 조사하고, 치료 시작 후 5주부터 종격동 조사 뒤 6시간 후에 원발병소만을 포함하는 축소 조사야에 1.3 Gy를 2주간 추가 치료함으로써 원발 병소부를 67 Gy/6주로 치료하였고, 18개월의 평균 생존기간과 33%의 2년 생존율이 관찰되었다. RTOG 8312 1, 2상 임상연구도 1일 1.8 Gy로 50.4 Gy 조사 후에 동시추가 조사 방법을 사용하여 원발 종양 부위에는 1일 2.68 Gy가 조사되게 하여 총 75 Gy/5.5주 동안 치료했다. 그 결과 2년과 3년 생존율이 각각 25%와 18%로 통상적 분할 방사선치료법에 비해 성적이 향상된 듯했으나 5년 생존율은 4%에 그쳐 장기생존율 향상에는 실패했다.

CHART(Continuous, Hyperfractionated, Accelerated Radiotherapy)는 이론적으로 다분할 방법과 가속분할 방법을 혼합한 방법으로, 영국 MRC(Medical Research Council)에서 563명을 대상으로 통상적 분할 방법으로 60

Gy를 하루에 2 Gy씩 조사한 환자군과 1.5 Gy를 하루에 3회씩 12일간에 걸쳐 54 Gy를 조사한 CHART군으로 나누어 비교하는 무작위 3상 연구를 시행했다. 2년과 3년 생존율은 CHART군과 통상분할 방사선치료군이 각각 30% 대 21%, 20% 대 13%로 통계적으로 유의하게 CHART군이 높았으며, 2년과 3년 국소제어율 역시 각각 23% 대 6%, 17% 대 12%로 CHART군이 좋았고, 만성 부작용의 경우는 양 군 간에 차이가 없었다. 하지만 하루에 3번씩 중간에 휴일도 없이 12일간 연속으로 치료하는 방법은 현실적으로 널리 적용되기 힘들기 때문에 실제로는 많이 이용되지 못하고 있다.

2) 방사선치료와 항암제의 병용

III기 환자들의 생존율을 높이기 위한 다른 노력으로 방사선과 항암제를 병용하는 방법에 대한 연구가 1980년대부터 많이 진행되었고, 1990년대 이후로는 국소진행된 비소세포성폐암 치료의 흐름이 방사선치료 단독에서 항암방사선치료법으로 변화했다. 방사선치료에 항암제를 병용하는 방법은 방사선치료 전에 항암제를 투여하는 방법과 방사선치료와 동시에 투여하는 방법이 있다.

방사선치료 전에 유도 항암요법을 시행하는 방법에 관한 무작위 3상 연구 결과는 〈표 7-6〉과 같다. 처음으로 유도 항암요법이 방사선치료 단독에 비해 생존율을 높인다고 보고한 연구는 CALGB 8433 연구이다. III기 비소세포폐암 중 ECOG 0~1의 운동 수행 능력, 5% 미만의 체중감소, 쇄골상부 림프절전이와 악성 흉막삼출이 없는 환자를 대상으로 60 Gy/6주 방사선치료만을 시행한 군과, 2회의 시스플라틴+빈블라스틴 복합항암제치료를 시행한 후 60 Gy/6주의 방사선치료를 시행한 군으로 나누어 치료하였다. 연구 결과 중앙생존율 9.6개월 대 13.7개월, 2년 생존율 13% 대 26%, 5년 생존율 6% 대 17%로 항암제와 방사선치료를 병용할 경우 생존율이 2배로 증가함을 보고하였으며 심각한 부작용의 증가는 없었다. 이후 프랑스에서 시행한 르 슈발리에*Le Chevalier* 등의 연구에서도 3회 VCPC(빈데신*vindesine*, 로무스틴*lomustine*, 시스플라틴, 사이클로포스파마이드*cyclophosphamide*) 항암제치료 후 65 Gy/6.5주의 방사선치료를 시행한 군의 2년과 5년 생존율이 각각 21%, 6%로, 65 Gy/6.5주 방사선치료만 시행한 군의 14%, 3%에 비해 현저한 생존율 증가를 보고

표 7-6 국소진행된 비소세포성 폐암의 항암방사선치료: 순차적 병용요법 무작위 연구 성적

연구	치료	환자 수	중앙생존값 (months)	생존율(%)	
				2년	5년
Mattson 등	RT 55 Gy	119	10.3	15	
	CAP 2 → RT → CAP 6	119	11.0	20	
Dillman 등	RT 60 Gy	77	9.6	13	6
(CALGB 8433)	PV 2 → RT	79	13.7*	26*	17*
Morton 등	RT 60 Gy	58	9.6	16	7
	MACC 2 → RT → MACC 2	26	10.4	21	5
Le Chevalier 등	RT 65 Gy	177	10.0	14	3
	VCPV 3 → RT → VCPV 3	176	12.0*	21*	6*
Sause 등	RT 60 Gy	153	11.4	21	5
(RTOG 8808)	HRT 69.6 Gy	157	12.0	24	6
	PV 2 → RT 60 Gy	152	13.7*	32*	8*
Cullen 등	RT 50 Gy	223	9.7	16	
(MIC-1)	MIC 4 → RT	223	11.7	20	
Kim 등	RT 60~65 Gy	46	8.5	19	
	PEV 3 → RT	43	13.8	18	

RT: radiotherapy, CAP: cyclophosphamide, adriamycin, cisplatin, PV: cisplatin, vinblastine, MACC: methotrexate, doxorubicin, cyclophosphamide, lomustine, VCPV: vindesine, lomustine, cisplatin, cyclophosphamide, HRT: hyperfractionated radiotherapy, MIC: mitomycin, ifosfamide, cisplatin, PEV: cisplatin, etoposide, vinblastine

* $p<0.05$

하였다. 치료 후 완전관해율이 양 군 모두 18%에 불과했으나, 5년 원격전이율은 방사선 단독군에서 70%, 병용치료군에서 49%로 감소했다. 그 후 RTOG 8808에서도 수술이 불가능한 비소세포폐암을 대상으로 60 Gy/6주 방사선치료, 69.6 Gy(1.2 Gy씩 하루 2회) 다분할 방사선치료, 2회 시스플라틴, 빈블라스틴 치료 후 60 Gy/6주 방사선치료의 3가지 방법에 대한 제3상 연구 결과를 발표했는데, 2년 생존율이 각 군에서 21%, 24%, 32%, 5년 생존율이 5%, 6%, 8%로 유도 항암치료를 시행한 군에서 유의하게 향상된 생존율을 보였으나 다분할치료군과 통상분할치료군 간에는 유의한 차이가 없었다. 재발 양상 분석 결과 편평세포암의 경우는 항암제 병용군에서 원격전이가 현저히 감소하였으나 다른 조직형에서는 재발 양상에 차이가 없었다. 여러 연구들을 종합해보면, 유도 항암요법은 방사선치료 단독에 비하여 비록 길지는 않으나 2~4개월의 평균 생존기간 연장 효과가 있으며, 이러한 효과는 국소제어율 향상이 아니라 원격전이의 감소 효과에서 기인하는 것으로 추론된다.

비슷한 시기에 유도 항암요법이 아닌 방사선치료와 동시에 시행되는 동시 항암요법도 연구되었으며, 결과는 〈표 7-7〉에 정리되어 있다. 통상적 분할방사선치료와 비교한 4가지 3상 연구 중에서 EORTC의 연구만이 생존율 향상을 보고하였으며, 이들 모두에서 항암제는 시스플라틴 단독 제제만이 사용되었다. 초기에 이탈리아에서 시행된 소레시*Soresi* 등의 연구에 따르면 95명의 III기 환자를 50 Gy 방사선치료 단독군과, 방사선치료 기간 동안 일주일에 한 번씩 15mg/m^{2}의 시스플라틴을 병용하는 동시 항암병용군으로 나누어 무작위 임상시험을 실시한 결과 국소재발률은 46% 대 27%로 항암병용군이 유의하게 높았으나 생존율 향상에는 실패하였다. 이후 EORTC의 연구에서는 환자를 30 Gy/10회 이후 3주 휴식기 후에 다시 25 Gy/10회로 치료하는 방사선치료 단독군, 같은 방사선치료에 매주 30mg/m^{2}의 시스플라틴을 투여하는 군, 같은 방사선치료에 매일 6mg/m^{2}의 시스플라틴을 투여하는 군으로 나누어 치료하였다. 연구 결과 2년 국소제어율이 매일 항암제를 투여한 군에서 31%, 매주 투여한 군에서 30%, 방사선치료 단독군에서 19%로 항암제 투여군에서 유의하게 향상되었고 2년 생존율은 각각 26%, 19%, 13%로 항암제를 매일 투여한 군에서 유의하게 향상되었다. 통상적 분할 방사선치료법이 아닌 다분할 방사선치료법의 경우 유고슬라비아에서 시행한 2회의 3상 연구에서 모두 동시 항암요법을 시행한 결과 통계적으로 유의한

표 7-7 국소진행된 비소세포성 폐암의 항암방사선치료: 동시 병용요법 무작위 연구성적

연구	치료	환자 수	중앙생존값 (months)	생존율(%)	
				2년	5년
Soresi 등	RT 50 Gy	50	11		
	RT 50 Gy + wCDDP	45	16		
Trovo 등	RT 45 Gy	173	10.3		
	RT + dCDDP		10.0		
Schaake-Koning 등 (EORTC)	RT 55 Gy	108	12	13	
	RT + wCDDP	98	12	19	
	RT + dCDDP	102	12	26*	
Blanke 등	RT 60~65 Gy	215	10.7	13	2
	RT + CDDP 3	240	11.5	18	5
Jeremic 등	HRT 64.8 Gy	61	8	25	5
	HRT + wEC	52	18*	35*	21*
	HRT + bwEC	56	13	27	16
Jeremic 등	HRT 69.6 Gy	66	14		9(4년)
	HRT + dEC	35	22*		23*(4년)

RT: radiotherapy, w: weekly, CDDP: cisplatin, d: daily, HRT: hyperfractionated radiotherapy, EC: etoposide, carboplatin, bw: biweekly
* $p<0.05$

생존율 향상을 얻을 수 있었다. 이 2회의 연구는 앞의 통상적 분할치료법과 달리 백금 제제 기본의 두 가지 항암제를 같이 사용한 것이 특징이다. 제레믹*Jeremic* 등은 III기 비소세포성 폐암 환자를 대상으로 1.2 Gy씩 하루 두 번 치료하여 64.8 Gy를 조사하는 방사선치료 단독군과, 같은 방사선치료에 매주 카보플라틴과 에토포시드 투여를 병행하는 군, 그리고 같은 항암제 투여를 2주에 한 번씩 병행하는 군으로 나누어 무작위 연구를 시행하였고, 연구 결과 매주 두 가지 항암제 투여를 병행한 군의 5년 생존율이 21%로 다른 군에 비해 유의하게 높았다. 또한 1.2 Gy씩 하루 두 번 치료하여 총 69.6 Gy를 조사하는 방사선 단독군과, 같은 방사선치료에 카보플라틴, 에토포시드를 매일 투여하는 동시요법군으로 나누어 시행한 다른 무작위 연구에서도 4년 생존율이 각각 9%와 23%로 병용치료군에서 유의하게 향상되었다. 재발 양상 분석 결과 원격전이 정도는 비슷하였으나 국소재발률이 19% 대 42%로 유의하게 감소하는 양상을 보여, 동시 항암요법은 국소제어율 향상을 통해 생존율을 높이는 것으로 추론된다. 2006년 백금 제제 기반의 동시 항암방사선치료법의 효용성에 대한 메타분석 결과가 발표되었는데, 2년 생존율이 4%(절대수치) 향상되었고, 항암 제제는 에토포시드와 백금 제제 두 가지를 사용하는 것이 백금 제제 단독 사용보다 효과적이었다.

유도 항암요법과 동시 항암요법 모두에서 생존율의 향상을 보이는 연구 결과들이 발표된 가운데, 두 방법 중 어느 것이 더 효과적인지도 연구되었는데, 그 결과가 〈표 7-8〉에 정리되어 있다. 가장 먼저 발표된 것은 일본에서 시행한 연구인데, 방사선치료는 28 Gy 이후에 10일의 휴식기를 가지고 다시 28 Gy를 시행하는 방법을 사용했으며 항암제는 시스플라틴, 빈데신, 마이토마이신 C *mitomycin C*를 함께 사용하여 방사선치료 전에 투여하거나 동시에 투여했다. 결과는 〈표 7-8〉에 나타난 것과 같이 유의하게 동시 병용요법이 좋았다. RTOG 9410 연구는 유도 항암요법 뒤에 통상적 분할방사선치료를 하는 군, 같은 방사선치료에 동시 항암요법을 시행하는 군, 다분할 방사선치료와 동시 항암요법을 사용하는 군으로 나누어 시행한 무작위 연구이다. 통상적 분할조사와 동시 항암요법을 시행한 군이 나머지 두 군에 비해 성적이 좋았으나, 3등급 이상의 부작용 또한 55%로 유도 항암요법 군에 비해 높았다. 그 외에 체코에서 시행된 자틀루칼 *Zatloukal* 등의 연구에서도 역시 동시 항암요법이 생존율이 높았으나 3등급 이상의 부작용 또한 동시요법군에서 높았다. 2005년에 발표된 NPC 9501 연구에서는 앞의 세 연구와 달리 양 군 간의 차이가 없었는데, 중앙생존값이 14.5개월 대 16.3개월, 4년 생존율이 14% 대 21%로 숫자상으로는 동시병용군에서 생존율이 더 높았지만 통계적으로는 의미가 없었으며, 식도의 부작용은 3% 대 32%로 동시병용군에서 유의하게 높았다.

이상의 연구 결과를 바탕으로 할 때, 현재 수술이 불가능한 III기 비소세포성폐암의 표준치료법은 백금 제제를 포함한 두 가지의 항암제 투여와, 통상적 분할조사방법을 통한 총 60~70 Gy의 방사선치료를 동시에 시행하는 방

표 7-8 국소진행된 비소세포성 폐암의 항암방사선치료: 순차적요법 대 동시 병용요법의 무작위 연구성적

연구	치료	환자 수	중앙생존값(months)	생존율(%)
Furuse 등	MVP→RT 56 Gy	158	13.3	8.9(5년)
	RT+MVP	156	16.5*	15.8*(5년)
Curran 등	PV→RT 63 Gy	201	14.6	12(4년)
(RTOG 9410)	RT 63 Gy+PV	201	17.0*	21*(4년)
	HRT 69.6 Gy+EP	193	15.2	17(4년)
Zatloukal 등	NP→RT 60 Gy	52	12.9	9.5(3년)
	RT+NP	50	16.6*	18.6*(3년)
Fournel 등	NP→RT 66 Gy	101	14.5	14(4년)
(NPC 9501)	RT+EP→NP	100	16.3	21(4년)

MVP: mitomycin, vindesine, cisplatin, RT: radiotherapy, PV: cisplatin, vinblastine, HRT: hyperfractionated radiotherapy, EP: etoposide, cisplatin, NP: vinorelbine, cisplatin
* $p<0.05$

법이라 하겠다.

2. 수술 후 방사선치료

비소세포폐암의 수술 후 방사선치료는 여전히 논의의 쟁점이 되고 있다. 특정한 환자군에서 완전절제 후 국소재발을 억제하는 기능은 밝혀져 있지만, 비소세포폐암은 국소제어에 관계없이 많은 원격전이를 보이기 때문에 생존율에는 변화가 없다.

재발 양상을 분석한 결과, 완전절제된 T1~2N0 병기는 수술 후 방사선치료가 필요 없는 것으로 나타났다. 수술 후 폐문 림프절이 양성(N1)인 경우 역시 과거에는 수술 후 방사선치료를 시행하였으나 여러 연구에서 생존율에 영향을 미치지 못한다는 결과가 발표되어 현재는 사용되지 않는다. 폐암연구그룹(LCSG 773)은 210명의 II~III기 편평세포암 환자를 대상으로 근치적 수술 후 방사선치료(50 Gy/25fraction, 2 Gy/fraction)를 시행한 군의 국소재발은 1/108, 수술 후 방사선치료를 시행하지 않은 군은 20/102으로, 수술 후 방사선치료는 국소재발률을 현저하게 감소시키지만($p<0.001$), 5년 생존율은 각각 35%로 차이가 없음을 보고하였다. 대상 환자는 대부분 II기이나, N2가 25%, T3N0가 10% 포함되었다. N2 이상의 경우 수술 후 방사선치료로 국소재발률은 감소하고 장기생존율은 증가한다는 보고가 있으나, 전향적 연구 결과로는 입증되지 않았다. 1998년 9건의 수술 후 방사선치료에 대한 무작위 연구들을 함께 메타분석한 결과가 발표되었는데, 전체 환자를 대상으로 했을 때 국소재발률이 24% 감소했으나 사망률은 오히려 21% 증가하였으며, 병기별로 분석한 결과 이렇게 오히려 생존율을 감소시키는 효과는 I~II기에 국한되고 III기에서는 생존율에 차이가 없었다. 2005년과 2010년에도 그 사이에 발표된 무작위 연구를 하나씩 추가하여 다시 메타분석한 결과들이 발표되었는데, 결론에는 큰 차이가 없었다. 그러나 수술 후의 방사선치료가 생존율을 저하시킨다는 결론을 내린 이 메타분석들은 여러 가지 비판을 받고 있다. T1N0의 매우 초기인 환자들이 1/4까지도 포함되어 있고, 병기 설정 검사들도 불충분하며, 오래된 방사선치료 기법과 고용량의 방사선치료로 인해 현재와 달리 방사선의 부작용이 심한 점 등을 그 원인으로 들 수 있다. 수술 후 절제연이 양성인 경우에도 전향적 연구 결과가 없으나, 전통적으로 국소재발을 막기 위해 원발병소 부위에 60 Gy/6~7주 방사선치료를 시행해왔다. 최근에는 수술 후에 항암제를 많이 사용하게 되면서, 항암제를 사용할 경우의 방사선치료의 역할에 대한 연구도 시행되었는데 ANITA(Adjuvant Navelbine International Trialist Association) 연구를 후향적으로 재분석한 결과에 따르면, 수술 후 방사선치료는 pN2에서는 항암제 여부와 상관없이 생존율 향상을 보였으며, pN1에서는 항암제를 사용한 경우 방사선치료를 시행하면 오히려 생존율이 떨어지는 결과를 보였다.

따라서 비소세포폐암의 수술 후 방사선치료는 환자 선정 기준, 균일한 병기, 적정 선량(50~55 Gy), 폐기능과 수술 후 6주 내의 방사선치료 시행 등 중요한 예후인자들을 고려한 전향적 연구가 진행되어야만 국소재발률과 장기생존율에 미치는 영향이 규명될 수 있다고 하겠다. 현재는 수술 후 절제연이 양성인 경우나 N2인 경우에 방사선치료가 추천된다.

3. 방사선치료 기법

현재 폐암의 방사선치료는 CT를 이용한 3차원 입체조형 치료법이 표준이다. 3차원 입체조형 치료는 과거에 2차원 평면적으로 종양 및 인근 정상 장기들에 대한 방사선 조사 치료 계획을 세울 때와 달리 치료 대상 종양 및 이에 인접한 중요한 정상 장기들을 3차원으로 재구성하여 실제 종양의 모양에 맞게 치료 계획을 세움으로써 종양 주변의 정상 장기에 조사되는 방사선을 최소화하고 종양에는 더 정확하고 많은 방사선을 조사할 수 있기 때문에 결과적으로 국소제어율을 높이는 데 도움을 준다(그림 7-1, 7-2).

2차원적 치료 방법을 사용하던 시절에는 근치적 방사선치료 시에 원발 병소는 2cm 정도의 여유를 두고, 동측 폐문과 흉골상절흔부터 카리나*carina*의 5cm 하방까지 양측 종격동을 모두 포함하여 매우 큰 범위를 치료했기 때문에 부작용이 크고 방사선 용량을 높이는 데 많은 제한이 있었다. 3차원 입체조형 치료가 도입되면서 이러한 예방적 림프절 방사선치료의 효용성에 대한 의문이 제기되었다. 종양의 침범이 없는 림프절에 예방적 림프절 방사선치료를 시행하지 않는 경우 종양에 많은 방사선 선량을 비교적 안전하게 조사할 수 있으며, 이렇게 치료한 경우 방사선치료 범위 밖의 림프절에서 단독으로 재발하는 경우가 적다는 보고들이 있다. 이제는 모든 환자에게 이러한 예방적 림프절 방사선치료를 시행하지 않아도 된다는

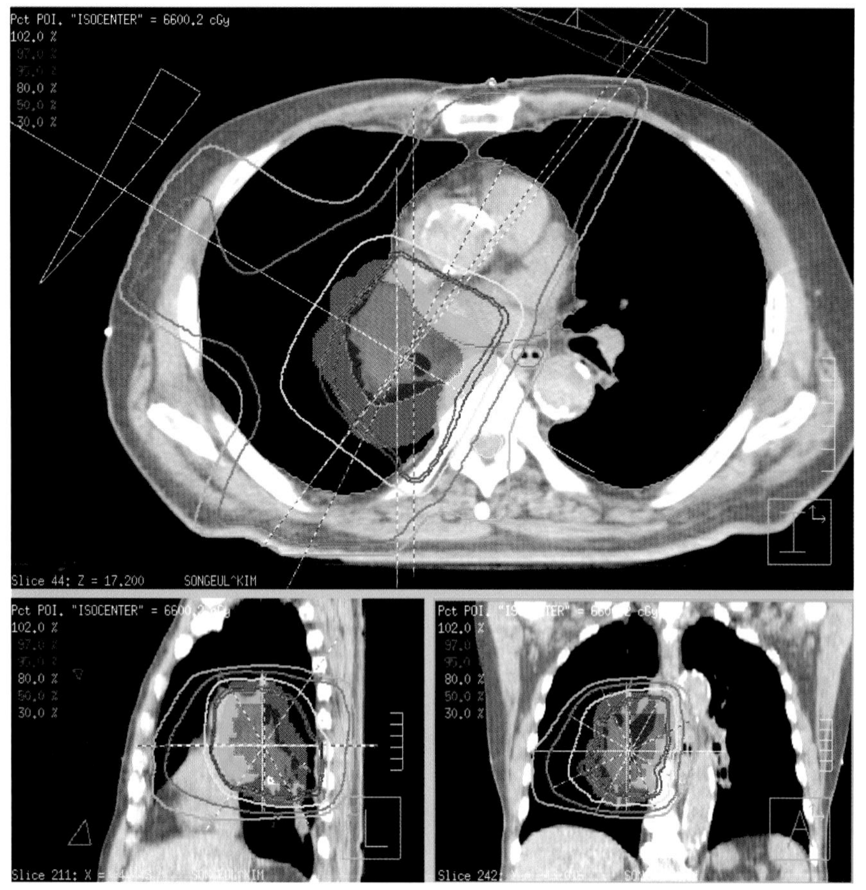

그림 7-1. 3차원 입체조형 치료계획

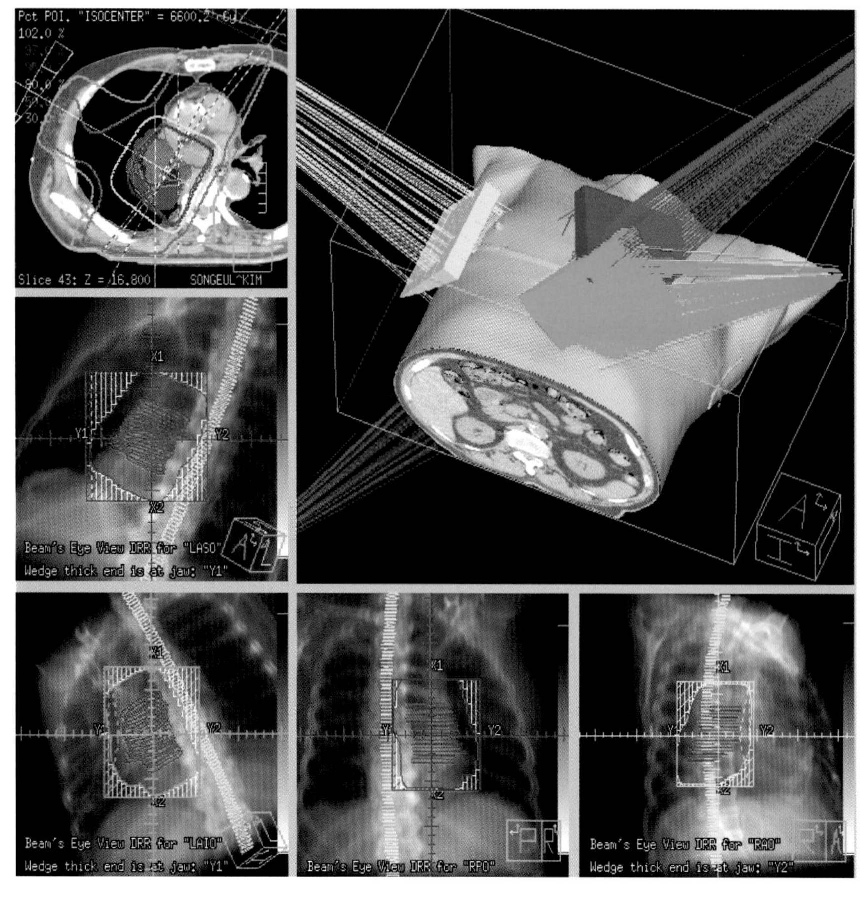

그림 7-2. 3차원 입체조형 치료(beam's eye view)

주장이 받아들여지고 있다. 최근에는 모든 환자에서 이와 같은 예방적 림프절 방사선치료를 시행하는 것은 권장되지 않으며, 환자별로 병기와 종양의 크기, 주변 장기와의 근접도, 환자의 합병 질환 등을 종합적으로 고려하여 치료 범위를 정하고 있다.

3차원 입체 방사선치료 시에 영상학적 검사에서 병변으로 확인된 원발 병소와 림프절을 GTV(gross tumor volume)로 하고, 원발 병소 주위로의 현미경적 침윤과 전이 위험도가 높은 림프절 부위를 고려하여 GTV에서 확장된 범위를 CTV(clinical target volume)라고 한다. 여기에 치료 시 환자의 자세 오차와 여러 방사선의 물리학적 특성을 고려하여 CTV에서 확장하여 PTV(planning target volume)를 정하며, 실제 치료 선량은 PTV를 기준으로 처방하게 된다.

이외에 세기조절 방사선치료나 종양의 움직임까지 고려한 영상유도 방사선치료, 앞서 소개한 정위체부 방사선치료 등 다양하고 새로운 기법의 방사선치료들이 개발되어 사용되고 있다. 이 모두의 궁극적인 목표는 주위 정상조직에는 최소한을, 종양에는 최대한의 방사선을 조사함으로써 국소제어율을 높이고 나아가 생존율을 높이는 것이라고 하겠다.

4. 합병증

치료 시작 후 2~3주부터 약 50%의 환자에서 일과성 식도염이 발생하며, 치료 종료 후 1~2주까지 지속되다가 소실된다. 방사선치료를 항암제와 동시 병용할 때에는 발생 빈도와 정도가 더욱 심하다. 증세 완화를 위한 치료제로 2% 리도카인 용액 또는 점막보호제 등을 사용한다.

방사선폐렴은 치료 종료 후 1~4개월의 잠복기간을 거쳐 흉부 X선 사진상으로는 거의 100%에서 발생하나, 치료를 필요로 하는 임상 증세는 약 5~10%에서만 발현된다. 폐렴 증세의 정도는 치료 선량, 분할 선량, 조사야의 크기 등에 좌우된다. 급성 방사선폐렴은 프레드니손 40~60mg/일을 10~14일 투여한 후 증세 호전에 따라 점진적으로 감량하여 치료한다.

나타나는 빈도가 매우 낮지만 치명적인 합병증은 척수염이다. 일과성 척수염인 레미트 징후*Lhermitte sign*의 발생 기전은 척수의 일과성 탈수초*demyelinization* 현상으로 치료 종료 후 수 개월이 지나 발생하는데, 2~3개월 지속되다가 합병증 없이 치유된다. 방사선치료 종료 후 1~2년의 잠복기간 이후 발생하는 비가역성 척수염의 역치선량은 50 Gy/5주이다. 임상 증세는 브라운-세쿼드증후군과 유사하므로 방사선치료 계획 시에 이러한 역치선량을 넘지 않도록 주의해야 한다.

5. 고식적 방사선치료

고식적 방사선치료는 20~40 Gy/2~4주의 단기 치료가 원칙이나, 치료 선량과 치료 기간은 병기, 운동 수행 능력과 기대 생존기간 등을 고려하여 결정한다.

다른 장기로 전이된 경우에는 증세가 국소화할수록 방사선치료가 효과적이다. 골전이의 경우 90% 이상에서 통증 완화가 기대되고, 이 중 50%는 완전히 소실된다. 뇌전이의 경우에는 다발성일 때는 20~40 Gy/2~4주의 방사선치료로 65~85%에서 증세 완화가 기대되고, 단일성일 경우에는 20~40/2~4주 전뇌 방사선치료 또는 뇌정위 방사선치료로 90% 이상에서 증세의 완전 소실이 기대된다.

경막 외 전이 또는 척추체 전이로 인한 척수압박 증세는 CT 또는 MRI 검사를 시행하여 병소의 위치를 파악한 후 가능한 한 조기에 방사선치료를 시행해야 하며, 치료 전에 스테로이드를 사용하여 방사선치료로 인한 급성 부종의 악화를 방지한다. 통상적으로 약 60~70%에서 증세 완화가 기대되며, 20~40 Gy/2~4주의 단기 치료가 원칙이다.

참고문헌

1. AJCC, Cancer Staging Manual. 7ed. New York: Springer; 2010.
2. Albain KS, Swann RS, Rusch VW, Turrisi AT 3rd, Shepherd FA, Smith C, et al. Radiotherapy plus chemotherapy with or without surgical resection for stage III non-small-cell lung cancer: a phase III randomised controlled trial. Lancet 2009;374:379-86.
3. Albertucci M, DeMeester TR, Rothberg M, Hagen JA, Santoscoy R, Smyrk TC, et al. Surgery and the management of peripheral lung tumors adherent to the parietal pleura. J Thorac Cardiovasc Surg 1992;103(1):8-12; discussion 12-3.
4. Arriagada R, Bergman B, Dunant A, Le Chevalier T, Pignon JP, Vansteenkiste J, et al. Cisplatin-based adjuvant chemotherapy in patients with completely resected non-small-cell lung cancer. N Engl J Med 2004;350(4):351-60.
5. Aupérin A, Le Péchoux C, Pignon JP, Koning C, Jeremic

B, Clamon G, et al. Concomitant radio-chemotherapy based on platin compounds in patients with locally advanced non-small cell lung cancer(NSCLC): a meta-analysis of individual data from 1764 patients. Ann Oncol 2006;17:473-83.
6. Aupérin A, Le Péchoux C, Rolland E, Curran WJ, Furuse K, Fournel P, et al. Meta-analysis of concomitant versus sequential radiochemotherapy in locally advanced non-small-cell lung cancer. J Clin Oncol 2010;28(13):2181-90.
7. Blumenschein G Jr. Sorafenib in lung cancer: clinical developments and future directions. J Thorac Oncol 2008;3(6 Suppl 2):S124-7.
8. Bolliger CT, Wyser C, Roser H, Solér M, Perruchoud AP. Lung scanning and exercise testing for the prediction of postoperative performance in lung resection candidates at increased risk for complications. Chest 1995;108(2):341-8.
9. Bradley J, Graham MV, Winter K, Purdy JA, Komaki R, Roa WH, et al. Toxicity and outcome results of RTOG 9311: a phase I-II dose-escalation study using three-dimensional conformal radiotherapy in patients with inoperable non-small-cell lung carcinoma. Int J Radiat Oncol Biol Phys 2005;61:318-28.
10. British Thoracic Society; Society of Cardiothoracic Surgeons of Great Britain and Ireland Working Party. BTS guidelines: guidelines on the selection of patients with lung cancer for surgery. Thorax 2001;56(2):89-108.
11. Chemotherapyin non-small cell lung cancer: a meta-analysis using updated data on individual patients from 52 randomised clinical trials. Non-small Cell Lung Cancer Collaborative Group. BMJ 1995;311(7010):899-909.
12. Choi NC, Grillo HC, Gardiello M, Scannell JG, Wilkins EW Jr. Basis for new strategies in postoperative radiotherapy of bronchogenic carcinoma. Int J Radiat Oncol Biol Phys 1980;6(1):31-5.
13. Cobo M, Isla D, Massuti B, Montes A, Sanchez JM, Provencio M, et al. Customizing cisplatin based on quantitative excision repair cross-complementing 1 mRNA expression: a phase III trial in non-small-cell lung cancer. J Clin Oncol 2007;25(19):2747-54.
14. Cox JD, Azarnia N, Byhardt RW, Shin KH, Emami B, Pajak TF. et al. A randomized phase I/II trial of hyper-fractionated radiation therapy with total doses of 60.0 Gy to 79.2 Gy: possible survival benefit with greater than or equal to 69.6 Gy in favorable patients with Radiation Therapy Oncology Group stage III non-small-cell lung carcinoma: report of Radiation Therapy Oncology Group 83-11. J Clin Oncol 1990;8:1543-55.
15. Damhuis RA, Schutte PR. Resection rates and post-operative mortality in 7,899 patients with lung cancer. Eur Respir J 1996;9(1):7-10.
16. Dartevelle PG, Chapelier AR, Macchiarini P, Lenot B, Cerrina J, Ladurie FL, et al. Anterior transcervical-thoracic approach for radical resection of lung tumors invading the thoracic inlet. J Thorac Cardiovasc Surg 1993;105(6):1025-34.
17. Dautzenberg B, Arriagada R, Chammard AB, Jarema A, Mezzetti M, Mattson K, et al. A controlled study of postoperative radiotherapy for patients with completely resected nonsmall cell lung carcinoma. Groupe d' Etude et de Traitement des Cancers Bronchiques. Cancer 1999;86(2):265-73.
18. de Perrot M, Fadel E, Mercier O, Mussot S, Chapelier A, Dartevelle P. Long-term results after carinal resection for carcinoma: does the benefit warrant the risk? J Thorac Cardiovasc Surg 2006;131(1):81-9.
19. Demmy TL, Curtis JJ. Minimally invasive lobectomy directed toward frail and high-risk patients: a case-control study. Ann Thorac Surg 1999;68(1):194-200.
20. Depierre A, Milleron B, Moro-Sibilot D, Chevret S, Quoix E, Lebeau B, et al. Preoperative chemotherapy followed by surgery compared with primary surgery in resectable stage I(except T1N0), II, and IIIa non-small-cell lung cancer. J Clin Oncol 2002;20(1):247-53.
21. Deschamps C, Pairolero PC, Trastek VF, Payne WS. Multiple primary lung cancers. Results of surgical treatment. J Thorac Cardiovasc Surg 1990;99(5):769-77; discussion 777-8.
22. Deslauriers J, Brisson J, Cartier R, Fournier M, Gagnon D, Piraux M, et al. Carcinoma of the lung. Evaluation of satellite nodules as a factor influencing prognosis after resection. J Thorac Cardiovasc Surg 1989;97(4):504-12.
23. Deygas N, Froudarakis M, Ozenne G, Vergnon JM. Cryotherapy in early superficial bronchogenic carcinoma. Chest 2001;120(1):26-31.
24. Dillman RO, Seagren SL, Propert KJ, Guerra J, Eaton WL, Perry MC, et al. A randomized trial of induction chemo-therapy plus high-dose radiation versus radiation alone in stage III non-small-cell lung cancer. N Engl J Med 1990;323:940-5.
25. Douillard JY, Rosell R, De Lena M, Riggi M, Hurteloup P, Mahe MA; Adjuvant Navelbine International Trialist Association. Impact of postoperative radiation therapy on survival in patients with complete resection and stage I, II, or IIIA non-small-cell lung cancer treated with adjuvant chemotherapy: the adjuvant Navelbine International Trialist Association (ANITA) Randomized Trial. Int J Radiat Oncol Biol Phys 2008;72:695-701.
26. Downey RJ, Martini N, Rusch VW, Bains MS, Korst RJ, Ginsberg RJ. Extent of chest wall invasion and survival in patients with lung cancer. Ann Thorac Surg, 1999;68(1):188-93.
27. Edwards JG, Duthie DJ, Waller DA. Lobar volume reduction surgery: a method of increasing the lung cancer resection rate in patients with emphysema. Thorax 2001;56(10):791-5.
28. Engelman JA, Zejnullahu K, Mitsudomi T, Song Y, Hyland C, Park JO, et al. MET amplification leads to gefitinib resistance in lung cancer by activating ERBB3 signaling. Science 2007;316(5827):1039-43.
29. Fakiris AJ, McGarry RC, Yiannoutsos CT, Papiez L,

Williams M, Henderson MA, et al. Stereotactic body radiation therapy for early-stage non-small-cell lung carcinoma: four-year results of a prospective phase II study. Int J Radiat Oncol Biol Phys 2009;75:677-82.
30. Ferguson MK, Little L, Rizzo L, Popovich KJ, Glonek GF, Leff A, et al. Diffusing capacity predicts morbidity and mortality after pulmonary resection. J Thorac Cardiovasc Surg 1988;96(6):894-900.
31. Fernando HC, Goldstraw P. The accuracy of clinical evaluative intrathoracic staging in lung cancer as assessed by postsurgical pathologic staging. Cancer 1990;65(11): 2503-6.
32. Fleisher LA, Beckman JA, Brown KA, Calkins H, Chaikof E, Fleischmann KE, et al; American College of Cardiology/American Heart Association Task Force on Practice Guidelines Writing Committee to Update the 2002 Guidelines on Perioperative Cardiovascular Evaluation for Noncardiac Surgery; American Society of Echocardiography; American Society of Nuclear Cardiology; Heart Rhythm Society; Society of Cardiovascular Anesthesiologists; Society for Cardiovascular Angiography and Interventions; Society for Vascular Medicine and Biology. ACC/AHA 2006 guideline update on perioperative cardiovascular evaluation for noncardiac surgery: focused update on perioperative beta-blocker therapy: a report of the American College of Cardiology/American Heart Association Task Force on Practice Guidelines(Writing Committee to Update the 2002 Guidelines on Perioperative Cardiovascular Evaluation for Noncardiac Surgery): developed in collaboration with the American Society of Echocardiography, American Society of Nuclear Cardiology, Heart Rhythm Society, Society of Cardiovascular Anesthesiologists, Society for Cardiovascular Angiography and Interventions, and Society for Vascular Medicine and Biology. Circulation 2006;113(22):2662-74.
33. Fujimura S, Sakurada A, Sagawa M, Saito Y, Takahashi H, Tanita T, et al. A therapeutic approach to roentgenographically occult squamous cell carcinoma of the lung. Cancer 2000;89(11 Suppl):2445-8.
34. Fukuoka M, Yano S, Giaccone G, Tamura T, Nakagawa K, Douillard JY, et al. Multi-institutional randomized phase II trial of gefitinib for previously treated patients with advanced non-small-cell lung cancer(The IDEAL 1 Trial)[corrected]. J Clin Oncol 2003;21(12):2237-46.
35. Furuse K, Fukuoka M, Kawahara M, Nishikawa H, Takada Y, Kudoh S, et al. Phase III study of concurrent versus sequential thoracic radiotherapy in combination with mitomycin, vindesine, and cisplatin in unresectable stage III non-small-cell lung cancer. J Clin Oncol 1999;17: 2692-9.
36. Gaissert HA, Mathisen DJ, Moncure AC, Hilgenberg AD, Grillo HC, Wain JC. Survival and function after sleeve lobectomy for lung cancer. J Thorac Cardiovasc Surg 1996;111(5):948-53.
37. Gandhi S, Walsh GL, Komaki R, Gokaslan ZL, Nesbitt JC, Putnam JB Jr, et al. A multidisciplinary surgical approach to superior sulcus tumors with vertebral invasion. Ann Thorac Surg 1999;68(5):1778-84; discussion 1784-5.
38. Gatzemeier U, Pluzanska A, Szczesna A, Kaukel E, Roubec J, De Rosa F, et al. Phase III study of erlotinib in combination with cisplatin and gemcitabine in advanced non-small-cell lung cancer: the Tarceva Lung Cancer Investigation Trial. J Clin Oncol 2007;25(12):1545-52.
39. Giaccone G, Herbst RS, Manegold C, Scagliotti G, Rosell R, Miller V, et al. Gefitinib in combination with gemcitabine and cisplatin in advanced non-small-cell lung cancer: a phase III trial-INTACT 1. J Clin Oncol 2004;22 (5):777-84.
40. Ginsberg RJ, Martini N, Zaman M, Armstrong JG, Bains MS, Burt ME, et al. Influence of surgical resection and brachytherapy in the management of superior sulcus tumor. Ann Thorac Surg 1994;57(6):1440-5.
41. Ginsberg RJ, Rubinstein LV. Randomized trial of lobectomy versus limited resection for T1 N0 non-small cell lung cancer. Lung Cancer Study Group. Ann Thorac Surg 1995;60(3):615-22; discussion 622-3.
42. Goldstraw P, Crowley J, Chansky K, Giroux DJ, Groome PA, Rami-Porta R, et al. The IASLC Lung Cancer Staging Project: proposals for the revision of the TNM stage groupings in the forthcoming (seventh) edition of the TNM Classification of malignant tumours. J Thorac Oncol 2007;2(8):706-14.
43. Goldstraw P, Mannam GC, Kaplan DK, Michail P. Surgical management of non-small-cell lung cancer with ipsilateral mediastinal node metastasis(N2 disease). J Thorac Cardiovasc Surg 1994;107(1):19-27; discussion 27-8.
44. Graham MV, Pajak TE, Herskovic AM, Emami B, Perez CA. Phase I/II study of treatment of locally advanced (T3/T4) non-oat cell lung cancer with concomitant boost radiotherapy by the Radiation Therapy Oncology Group (RTOG 83-12): long-term results. Int J Radiat Oncol Biol Phys 1995;31:819-25.
45. Graham PH, Gebski VJ, Langlands AO. Radical radiotherapy for early nonsmall cell lung cancer. Int J Radiat Oncol Biol Phys 1995;31(2):261-6.
46. Green N, Kurohara SS, George FW 3rd, Crews QE Jr. Postresection irradiation for primary lung cancer. Radiology 1975;116(02):405-7.
47. Gridelli C, Maione P, Del Gaizo F, Colantuoni G, Guerriero C, Ferrara C, et al. Sorafenib and sunitinib in the treatment of advanced non-small cell lung cancer. The oncologist 2007;12(2):191-200.
48. Hanna N, Shepherd FA, Fossella FV, Pereira JR, De Marinis F, von Pawel J, et al. Randomized phase III trial of pemetrexed versus docetaxel in patients with non-small-cell lung cancer previously treated with chemotherapy. J Clin Oncol 2004;22(9):1589-97.
49. Harpole DH Jr, Healey EA, DeCamp MM Jr, Mentzer SJ, Strauss GM, Sugarbaker DJ. Chest wall invasive non-small cell lung cancer: patterns of failure and implications for a revised staging system. Ann Surg Oncol 1996;3(3):

261-9.

50. Herbst RS, Giaccone G, Schiller JH, Natale RB, Miller V, Manegold C, et al. Gefitinib in combination with paclitaxel and carboplatin in advanced non-small-cell lung cancer: a phase III trial--INTACT 2. J Clin Oncol 2004;22(5):785-94.
51. Herbst RS, Prager D, Hermann R, Fehrenbacher L, Johnson BE, Sandler A, et al. TRIBUTE: a phase III trial of erlotinib hydrochloride (OSI-774) combined with carboplatin and paclitaxel chemotherapy in advanced non-small-cell lung cancer. J Clin Oncol 2005;23(25):5892-9.
52. Herbst RS, Sun Y, Eberhardt WE, Germonpré P, Saijo N, Zhou C, et al. Vandetanib plus docetaxel versus docetaxel as second-line treatment for patients with advanced non-small-cell lung cancer (ZODIAC): a double-blind, randomised, phase 3 trial. Lancet Oncol 2010;11(7):619-26.
53. Heymach JV, Johnson BE, Prager D, Csada E, Roubec J, Pesek M, et al. Randomized, placebo-controlled phase II study of vandetanib plus docetaxel in previously treated non small-cell lung cancer. J Clin Oncol 2007;25(27):4270-7.
54. Hirsch FR, Varella-Garcia M, Bunn PA Jr, Franklin WA, Dziadziuszko R, Thatcher N, et al. Molecular predictors of outcome with gefitinib in a phase III placebo-controlled study in advanced non-small-cell lung cancer. J Clin Oncol 2006;24(31):5034-42.
55. Hoksch B, Ablassmaier B, Walter M, et al. Complication rate after thoracoscopic and conventional lobectomy. Zentralbl Chir 2003;128(2):106-10.
56. Imamura S, Kusunoki Y, Takifuji N, Kudo S, Matsui K, Masuda N, et al. Photodynamic therapy and/or external beam radiation therapy for roentgenologically occult lung cancer. Cancer 1994;73(6):1608-14.
57. Jeremic B, Shibamoto Y, Acimovic L, Milisavljevic S. Hyperfractionated radiation therapy with or without concurrent low-dose daily carboplatin/etoposide for stage III non-small-cell lung cancer: a randomized study. J Clin Oncol 1996;14:1065-70.
58. Jeremic B, Shibamoto Y, Acimovic L, Djuric L. Randomized trial of hyperfractionated radiation therapy with or without concurrent chemotherapy for stage III non-small-cell lung cancer. J Clin Oncol 1995;13:452-8.
59. Johnson BE. Second lung cancers in patients after treatment for an initial lung cancer. J Natl Cancer Inst 1998;90(18):1335-45.
60. Karp DD, Paz-Ares LG, Novello S, Haluska P, Garland L, Cardenal F, et al. Phase II Study of the Anti-Insulin-Like Growth Factor Type 1 Receptor Antibody CP-751,871 in Combination With Paclitaxel and Carboplatin in Previously Untreated, Locally Advanced, or Metastatic Non-Small-Cell Lung Cancer. J Clin Oncol 2009;27:2516-22.
61. Kato H. Photodynamic therapy for lung cancer-a review of 19 years' experience. J Photochem Photobiol B 1998;42(2):96-9.
62. Keller SM, Adak S, Wagner H, Herskovic A, Komaki R, Brooks BJ, et al. A randomized trial of postoperative adjuvant therapy in patients with completely resected stage II or IIIA non-small-cell lung cancer. Eastern Cooperative Oncology Group. N Engl J Med 2000;343(17):1217-22.
63. Keller SM, Adak S, Wagner H, Johnson DH. Mediastinal lymph node dissection improves survival in patients with stages II and IIIa non-small cell lung cancer. Eastern Cooperative Oncology Group. Ann Thorac Surg 2000;70(2):358-65; discussion 365-6.
64. Kim ES, Hirsh V, Mok T, Socinski MA, Gervais R, Wu YL, et al. Gefitinib versus docetaxel in previously treated non-small-cell lung cancer(INTEREST): a randomised phase III trial. Lancet 2008;372(9652):1809-18.
65. Kim TY, Han SW, Bang YJ. Chasing targets for EGFR tyrosine kinase inhibitors in non-small-cell lung cancer: Asian perspectives. Expert review of molecular diagnostics 2007;7(6):821-36.
66. Kim YT, Kang CH, Sung SW, Kim JH. Local control of disease related to lymph node involvement in non-small cell lung cancer after sleeve lobectomy compared with pneumonectomy. Ann Thorac Surg 2005;79(4):1153-61; discussion 1153.
67. Kirsh MM, Sloan H. Mediastinal metastases in bronchogenic carcinoma: influence of postoperative irradiation, cell type, and location. Ann Thorac Surg 1982;33(5):459-63.
68. Kris MG, Natale RB, Herbst RS, Lynch TJ Jr, Prager D, Belani CP, et al. Efficacy of gefitinib, an inhibitor of the epidermal growth factor receptor tyrosine kinase, in symptomatic patients with non-small cell lung cancer: a randomized trial. JAMA 2003;290(16):2149-58.
69. Kupelian PA, Komaki R, Allen P. Prognostic factors in the treatment of node-negative nonsmall cell lung carcinoma with radiotherapy alone. Int J Radiat Oncol Biol Phys 1996;36(3):607-13.
70. Le Chevalier T, Arriagada R, Quoix E, Ruffie P, Martin M, Tarayre M, et al. Radiotherapy alone versus combined chemotherapy and radiotherapy in nonresectable non-small-cell lung cancer: first analysis of a randomized trial in 353 patients. J Natl Cancer Inst 1991;83:417-23.
71. Le Chevalier T. Adjuvant chemotherapy in non-small cell lung cancer. Semin Oncol 1998;25(4 Suppl 9):62-5.
72. Lynch TJ, Bell DW, Sordella R, Gurubhagavatula S, Okimoto RA, Brannigan BW, et al. Activating mutations in the epidermal growth factor receptor underlying responsiveness of non-small-cell lung cancer to gefitinib. The New England journal of medicine 2004;350(21):2129-39.
73. Magdeleinat P, Alifano M, Benbrahem C, Spaggiari L, Porrello C, Puyo P, et al. Surgical treatment of lung cancer invading the chest wall: results and prognostic factors. Ann Thorac Surg 2001;71(4):1094-9.
74. Maggi G, Casadio C, Mancuso M, Oliaro A, Cianci R,

Ruffini E. Resection and radical lymphadenectomy for lung cancer: prognostic significance of lymphatic metastases. Int Surg 1990;75(1):17-21.

75. Martini N, Bains MS, Burt ME, Zakowski MF, McCormack P, Rusch VW, et al. Incidence of local recurrence and second primary tumors in resected stage I lung cancer. J Thorac Cardiovasc Surg 1995;109(1):120-9.
76. Martini N, Flehinger BJ. The role of surgery in N2 lung cancer. Surg Clin North Am 1987;67(5):1037-49.
77. Martini N, Kris MG, Flehinger BJ, Gralla RJ, Bains MS, Burt ME, et al. Preoperative chemotherapy for stage IIIa(N2) lung cancer: the Sloan-Kettering experience with 136 patients. Ann Thorac Surg 1993;55(6):1365-73; discussion 1373-4.
78. Martini N, Yellin A, Ginsberg RJ, Bains MS, Burt ME, McCormack PM, et al. Management of non-small cell lung cancer with direct mediastinal involvement. Ann Thorac Surg 1994;58(5):1447-51.
79. McVay CL, Pickens A, Fuller C, Houck W, McKenna R Jr. VATS anatomic pulmonary resection in octogenarians. Am Surg 2005;71(9):791-3.
80. Nakahara K, Ohno K, Hashimoto J, Miyoshi S, Maeda H, Matsumura A, et al. Prediction of postoperative respiratory failure in patients undergoing lung resection for lung cancer. Ann Thorac Surg 1988;46(5):549-52.
81. Nakata M, Saeki H, Yokoyama N, Kurita A, Takiyama W, Takashima S. Pulmonary function after lobectomy: video-assisted thoracic surgery versus thoracotomy. Ann Thorac Surg 2000;70(3):938-41.
82. Natale RB, Bodkin D, Govindan R, Sleckman BG, Rizvi NA, Capó A, et al. Vandetanib Versus Gefitinib in Patients With Advanced Non-Small-Cell Lung Cancer: Results From a Two-Part, Double-Blind, Randomized Phase II Study. J Clin Oncol 2009;27:2523-9.
83. Ninan M, Sommers KE, Landreneau RJ, Weyant RJ, Tobias J, Luketich JD, et al. Standardized exercise oximetry predicts postpneumonectomy outcome. Ann Thorac Surg 1997;64(2):328-32; discussion 332-3.
84. Okada M, Koike T, Higashiyama M, Yamato Y, Kodama K, Tsubota N. Radical sublobar resection for small-sized non-small cell lung cancer: a multicenter study. J Thorac Cardiovasc Surg 2006;132(4):769-75.
85. Olaussen KA, Dunant A, Fouret P, Brambilla E, André F, Haddad V, et al. DNA repair by ERCC1 in non-small-cell lung cancer and cisplatin-based adjuvant chemotherapy. The New England journal of medicine 2006;355(10):983-91.
86. Olsen GN, Weiman DS, Bolton JW, Hornung CA. Submaximal invasive exercise testing and quantitative lung scanning in the evaluation for tolerance of lung resection. Chest 1989;95(2):267-73.
87. Ono R, Ikeda S, Suemasu K. Hematoporphyrin derivative photodynamic therapy in roentgenographically occult carcinoma of the tracheobronchial tree. Cancer 1992;69 (7):1696-701.
88. Parkin DM, Bray F, Ferlay J, Pisani P. Global cancer statistics, 2002. CA Cancer J Clin 2005;55(2):74-108.
89. Patterson GA, Ilves R, Ginsberg RJ, Cooper JD, Todd TR, Pearson FG. The value of adjuvant radiotherapy in pulmonary and chest wall resection for bronchogenic carcinoma. Ann Thorac Surg 1982;34(6):692-7.
90. Perez CA, Pajak TF, Rubin P, Simpson JR, Mohiuddin M, Brady LW, et al. Long-term observations of the patterns of failure in patients with unresectable non-oat cell carcinoma of the lung treated with definitive radiotherapy. Report by the Radiation Therapy Oncology Group. Cancer 1987;59:1874-81.
91. Piehler JM, Pairolero PC, Weiland LH, Offord KP, Payne WS, Bernatz PE. Bronchogenic carcinoma with chest wall invasion: factors affecting survival following en bloc resection. Ann Thorac Surg 1982;34(6):684-91.
92. Pignon JP, Tribodet H, Scagliotti GV, Douillard JY, Shepherd FA, Stephens RJ, et al. Lung adjuvant cisplatin evaluation: a pooled analysis by the LACE Collaborative Group. J Clin Oncol 2008;26(21):3552-9.
93. Pirker R, Pereira JR, Szczesna A, von Pawel J, Krzakowski M, Ramlau R, et al. Cetuximab plus chemotherapy in patients with advanced non-small-cell lung cancer (FLEX): an open-label randomised phase III trial. Lancet 2009;373(9674):1525-31.
94. Pitz CC, Brutel de la Rivière A, Elbers HR, Westermann CJ, van den Bosch JM. Surgical treatment of 125 patients with non-small cell lung cancer and chest wall involvement. Thorax 1996;51(8):846-50.
95. PORT Meta-analysis Trialists Group. Postoperative radiotherapy for non-small cell lung cancer. Cochrane Database Syst Rev 2005:CD002142.
96. Porte H, Siat J, Guibert B, Lepimpec-Barthes F, Jancovici R, Bernard A, et al. Resection of adrenal metastases from non-small cell lung cancer: a multicenter study. Ann Thorac Surg 2001;71(3):981-5.
97. Postoperative radiotherapy in non-small-cell lung cancer: systematic review and meta-analysis of individual patient data from nine randomised controlled trials. PORT Meta-analysis Trialists Group. Lancet 1998;352(9124):257-63.
98. Rami-Porta R, Ball D, Crowley J, Giroux DJ, Jett J, Travis WD, et al. The IASLC Lung Cancer Staging Project: proposals for the revision of the T descriptors in the forthcoming (seventh) edition of the TNM classification for lung cancer. J Thorac Oncol 2007;2(7):593-602.
99. Ratto GB, Piacenza G, Frola C, Musante F, Serrano I, Giua R, et al. Chest wall involvement by lung cancer: computed tomographic detection and results of operation. Ann Thorac Surg 1991;51(2):182-8.
100. Reck M, von Pawel J, Zatloukal P, Ramlau R, Gorbounova V, Hirsh V, et al. Phase III trial of cisplatin plus gemcitabine with either placebo or bevacizumab as first-line therapy for nonsquamous non-small-cell lung cancer: AVAil. J Clin Oncol 2009;27(8):1227-34.
101. Riquet M, Manac' h D, Le Pimpec-Barthes F, Dujon A,

Chehab A. Prognostic significance of surgical-pathologic N1 disease in non-small cell carcinoma of the lung. Ann Thorac Surg 1999;67(6):1572-6.
102. Roberts JR, Eustis C, Devore R, Carbone D, Choy H, Johnson D. Induction chemotherapy increases perioperative complications in patients undergoing resection for non-small cell lung cancer. Ann Thorac Surg 2001;72(3):885-8.
103. Rosenzweig KE, Fox JL, Yorke E, Amols H, Jackson A, Rusch V, et al. Results of a phase I dose-escalation study using three-dimensional conformal radiotherapy in the treatment of inoperable nonsmall cell lung carcinoma. Cancer 2005;103:2118-27.
104. Rusch VW, Crowley J, Giroux DJ, Goldstraw P, Im JG, Tsuboi M, et al. The IASLC Lung Cancer Staging Project: proposals for the revision of the N descriptors in the forthcoming seventh edition of the TNM classification for lung cancer. J Thorac Oncol 2007;2(7):603-12.
105. Rusch VW. Surgery for Stage III Non-Small Cell Lung Cancer. Cancer Control 1994;1(5):455-466.
106. Sandler A, Gray R, Perry MC, Brahmer J, Schiller JH, Dowlati A, et al. Paclitaxel-carboplatin alone or with bevacizumab for non-small-cell lung cancer. The New England journal of medicine 2006;355(24):2542-50.
107. Saunders M, Dische S, Barrett A, Harvey A, Griffiths G, Palmar M. Continuous, hyperfractionated, accelerated radiotherapy (CHART) versus conventional radiotherapy in non-small cell lung cancer: mature data from the randomised multicentre trial. CHART Steering committee. Radiother Oncol 1999;52:137-48.
108. Sause W, Kolesar P, Taylor S IV, Johnson D, Livingston R, Komaki R, et al. Final results of phase III trial in regionally advanced unresectable non-small cell lung cancer: Radiation Therapy Oncology Group, Eastern Cooperative Oncology Group, and Southwest Oncology Group. Chest 2000;117:358-64.
109. Scagliotti G, Hanna N, Fossella F, Sugarman K, Blatter J, Peterson P, et al. The differential efficacy of pemetrexed according to NSCLC histology: a review of two Phase III studies. Oncologist 2009;14(3):253-63.
110. Scagliotti GV, Parikh P, von Pawel J, Biesma B, Vansteenkiste J, Manegold C, et al. Phase III study comparing cisplatin plus gemcitabine with cisplatin plus pemetrexed in chemotherapy-naive patients with advanced-stage non-small-cell lung cancer. J Clin Oncol 2008;26(21):3543-51.
111. Schaake-Koning C, van den Bogaert W, Dalesio O, Festen J, Hoogenhout J, van Houtte P, et al. Effects of concomitant cisplatin and radiotherapy on inoperable non-small-cell lung cancer. N Engl J Med 1992;326: 524-30.
112. Schiller JH, Harrington D, Belani CP, Langer C, Sandler A, Krook J, et al. Comparison of four chemotherapy regimens for advanced non-small-cell lung cancer. The New England journal of medicine 2002;346(2):92-8.
113. Sequist LV, Bell DW, Lynch TJ. Molecular predictors of response to epidermal growth factor receptor antagonists in non-small-cell lung cancer. J Clin Oncol 2007; 25(5):587-95.
114. Shepherd FA, Rodrigues Pereira J, Ciuleanu T, Tan EH, Hirsh V, Thongprasert S, et al. Erlotinib in previously treated non-small-cell lung cancer. The New England journal of medicine 2005;353(2):123-32.
115. Socinski MA, Novello S, Brahmer JR, Rosell R, Sanchez JM, Belani CP, et al. Multicenter, phase II trial of sunitinib in previously treated, advanced non-small-cell lung cancer. J Clin Oncol 2008;26(4):650-6.
116. Strauss GM, Herndon JE 2nd, Maddaus MA, Johnstone DW, Johnson EA, Harpole DH, et al. Adjuvant paclitaxel plus carboplatin compared with observation in stage IB non-small-cell lung cancer: CALGB 9633 with the Cancer and Leukemia Group B, Radiation Therapy Oncology Group, and North Central Cancer Treatment Group Study Groups. J Clin Oncol 2008;26(31):5043-51.
117. Urschel JD, Urschel DM, Anderson TM, Antkowiak JG, Takita H. Prognostic implications of pulmonary satellite nodules: are the 1997 staging revisions appropriate? Lung Cancer 1998;21(2):83-7; discussion 89-91.
118. van Klaveren RJ, Festen J, Otten HJ, Cox AL, de Graaf R, Lacquet LK. Prognosis of unsuspected but completely resectable N2 non-small cell lung cancer. Ann Thorac Surg 1993;56(2):300-4.
119. van Meerbeeck JP, Kramer GW, Van Schil PE, Legrand C, Smit EF, Schramel F, et al. Randomized controlled trial of resection versus radiotherapy after induction chemotherapy in stage IIIA-N2 non-small-cell lung cancer. J Natl Cancer Inst 2007;99:442-50.
120. Wada H, Hitomi S, Teramatsu T. Adjuvant chemotherapy after complete resection in non-small-cell lung cancer. West Japan Study Group for Lung Cancer Surgery. J Clin Oncol 1996;14(4):1048-54.
121. Walker WS. Video-assisted thoracic surgery (VATS) lobectomy: the Edinburgh experience. Semin Thorac Cardiovasc Surg 1998;10(4):291-9.
122. Warren WH, Faber LP. Segmentectomy versus lobectomy in patients with stage I pulmonary carcinoma. Five-year survival and patterns of intra-thoracic recurrence.J Thorac Cardiovasc Surg 1994; 107(4):1087-93;discussion 1093-4.
123. Watanabe Y, Shimizu J, Oda M, Hayashi Y, Watanabe S, Iwa T. Results of surgical treatment in patients with stage IIIA non-small-cell lung cancer. Thorac Cardiovasc Surg 1991;39(1):44-9.
124. Whitehouse M. A policy framework for commissioning cancer services. BMJ 1995;310(6992):1425-6.
125. Whitson BA, Andrade RS, Boettcher A, Bardales R, Kratzke RA, Dahlberg PS, et al. Video-assisted thoracoscopic surgery is more favorable than thoracotomy for resection of clinical stage I non-small cell lung cancer. Ann Thorac Surg 2007;83(6):1965-70.
126. Wyser C, Stulz P, Solér M, Tamm M, Muller-Brand J,

Habicht J, et al. Prospective evaluation of an algorithm for the functional assessment of lung resection candidates. Am J Respir Crit Care Med 1999;159(5 Pt 1):1450-6.

127. Yano T, Yokoyama H, Inoue T, Asoh H, Tayama K, Ichinose Y. Surgical results and prognostic factors of pathologic N1 disease in non-small-cell carcinoma of the lung. Significance of N1 level: lobar or hilar nodes. J Thorac Cardiovasc Surg 1994;107(6):1398-402.

128. Yellin A, Simansky D. Physiologic evaluation of pulmonary function in the candidate for lung resection. J Thorac Cardiovasc Surg 1994;108(3):595.

129. Yoshino I, Yokoyama H, Yano T, Ueda T, Takai E, Mizutani K, et al. Comparison of the surgical results of lobectomy with bronchoplasty and pneumonectomy for lung cancer. J Surg Oncol 1997;64(1):32-5.

130. Zatloukal P, Petruzelka L, Zemanova M, Havel L, Janku F, Judas L, et al. Concurrent versus sequential chemoradiotherapy with cisplatin and vinorelbine in locally advanced non-small cell lung cancer: a randomized study. Lung Cancer 2004;46:87-98.

소세포폐암

박근칠/성숙환/최은경

Ⅰ. 역학과 병인

소세포폐암은 전 세계적으로 발생률이 감소하는 추세인데, 미국의 통계를 보면 1986년의 경우 전체 폐암의 17%를 차지하였으나 2002년에는 13%로 감소했다. 이러한 변화는 환경적, 직업적 요인 외에도 담배 제형의 변화, 혹은 흡연 습관의 변화, 그리고 병리학적 분류 체계의 변화 등에 기인한다고 추측된다. 한편 병기 I을 제외하면 국소치료법인 폐절제술이 치료를 하지 않은 경우에 비해 생존율의 향상을 가져온다는 증거가 없어 소세포폐암은 전신질환*systemic disease*으로 평가되고 있다.

소세포폐암 발생은 대부분 흡연과 직접적인 연관이 있어서, 환자의 95% 이상이 흡연의 과거력이 있다. 그래서 소세포암으로 진단받은 환자가 비흡연자라면, 진단이 정확한지(림프종 혹은 비소세포암과 혼동하지 않았는지) 다시 확인해볼 필요가 있다. 선진국에서 흡연률이 감소하고 있다는 사실과, 국내와 서구권의 소세포폐암 발생이 감소하는 현상을 연관지어 소세포폐암과 흡연의 강한 연관성을 설명할 수 있다.

Ⅱ. 임상증상

소세포폐암은 종양이 빨리 성장하며, 병의 발생 초기에 원격전이를 하는 것이 특징이다. 그래서 무증상인 상태에서 진단되는 경우는 매우 드물다.

소세포폐암의 징후와 증상들은 원발종양의 크기와 장소 그리고 국소 혹은 원격전이의 존재 여부에 따라 좌우된다. 흔하지 않은 몇몇 부종양증후군을 제외하면 소세포폐암의 임상징후 대부분은 비소세포폐암과 비교하여 그리 다르지 않다. 소세포폐암은 대부분 흉부 중앙의 기관지 내에서 발생하므로, 환자들은 대개 기침, 호흡곤란, 천명*wheezing*, 객혈, 흉부통 혹은 폐쇄후폐렴 등의 증상을 호소한다. 흉부사진을 찍어보면 비소세포폐암과 비교해서 폐문 및 종격 림프선병증, 무기폐 그리고 폐렴이 더 자주 나타나며, 폐 주변의 종양 발생, 흉막삼출 그리고 흉부벽 침범 등은 비소세포폐암의 경우보다 드물게 나타난다. 객혈은 비소세포폐암보다 낮은 빈도를 보이는데, 그 이유는 소세포폐암의 점막하 발생 때문이라고 생각된다.

소세포폐암은 거의 대부분 종격동으로 퍼지기 때문에 상대정맥증후군, 반회후두 신경마비에 의한 쉰 목소리, 그리고 연하곤란 등과 같은 국소전이에 의한 증상들이 일어난다. 진단 당시 거의 10%의 환자에서 상대정맥증후군이 나타나며, 생존율은 이 증후군이 없는 같은 병기의 환자들과 비슷하다.

70% 정도의 환자는 소세포폐암으로 진단받을 때 이미 원격전이가 발생하는 것으로 추정되는데, 이로 인한 증상들이 나타날 수도 있지만 증상이 없는 경우도 많다. 병기검사 도중 방사선진단에 의해 발견된 중추신경계 전이는 90% 이상에서 증상이 없다. 골전이 또한 통증이 없는 경우가 많고 병리성 골절 역시 드물다. 부신전이도 자주 나타나는데, 이 경우에도 증상이 없는 경우가 흔하다. 간전

이는 50~60%의 환자에서 간기능검사상 약간의 비정상치를 보이는 경우가 대부분이며 예외적으로 심하게 간기능이 손상된 경우도 있다. 황달이 온 경우는 간 자체가 종양으로 대치된 경우보다는 췌장전이 혹은 림프절전이에 의한 간외담도 폐쇄 때문인 경우가 대부분이다. 골수 침범에 의한 백혈구감소증 혹은 혈소판감소증은 흔하지 않다.

소세포폐암에서 보이는 부종양증후군은 비소세포폐암에서 보이는 것들과 구별되는 점이 있다. 비대허파골관절병증*hypertrophic pulmonary osteoarthropathy*과 고칼슘혈증은 비소세포암에 비해 드물게 나타난다. 대신 항이뇨호르몬 부적합분비증후군(SIADH), 이소성쿠싱증후군, 그리고 이튼-램버트*Eaton-Lambert*증후군, 즉 근무력증유사증후군 같은 부종양증후군이 특별히 소세포폐암과 연관되어 있다. 일반적으로 내분비성부종양증후군은 항암제치료로 증세가 없어지지만, 신경성 증세들은 쉽게 없어지지 않는다.

Ⅲ. 병리학적 소견

소세포폐암은 기관지내시경, 객담세포검사, 세침흡인술 등으로 얻은 소량의 조직으로도 진단이 가능하다. 진단은 주로 광학현미경적 소견을 바탕으로 내려지며, 일부의 경우에는 면역조직화학의 도움을 받는다. 종양세포는 원형 혹은 방추형인데, 세포질이 드물고 염색질이 과립 모양으로 염색된다. 수술적인 절제를 한 경우에는 소세포폐암 이외에 비소세포폐암이 함께 있는 경우도 볼 수 있다.

소세포암의 기원은 신경내분비세포이므로, 광학현미경적 소견으로만 진단이 되지 않는 경우에는 신경내분비세포에서 나타나는 면역조직 화학염색의 결과가 도움이 된다. 신경내분비 분화를 나타내는 세포에서 보이는 CD56, 크로모그라닌*chromogranin* A와 시냅토파이신*synaptophysin*이 양성이다.

Ⅳ. 병기

1. 병기 결정

소세포암에서 병기는 예후와 치료 방법 결정에 매우 중요하다. 다른 종양과 달리 소세포폐암은 전통적으로 Veterans Administration(VA) Lung Cancer Study Group의 2병기로 분류되었다. 즉, 제한기*limited disease*와 확장기*extensive disease*로 나뉘는데, 제한기는 종양이 한쪽 흉곽과 영역 림프절에 국한되어 있어서 단일 방사선치료 범위 내에 포함할 수 있는 경우이며, 확장기는 이 경계선을 넘는 경우를 말한다. 그래서 제한기의 환자는 항암화학요법과 방사선치료를 동시에 받게 되고, 확장기 환자는 항암화학요법을 주로 받는다. 약 3분의 2의 환자가 진단 당시 확장기에 해당된다.

두 가지 병기 시스템에서 논란이 되는 부분은, 동측 흉수, 쇄골상 림프절(동측 혹은 반대측)과 반대측 종격동 림프절이다. 동측 흉수는 환자의 예후에 영향을 준다고 알려져 있기 때문에, 동측 흉수가 악성인지 양성인지의 구별이 중요하다. 그러나 모든 악성 흉수에서 종양세포를 검출할 수 있는 것은 아니어서, 실제 임상에서는 몇 가지 기준으로 악성 흉수를 판가름한다. 양이 적어서 흉수를 채취할 수 없는 경우이거나 3가지의 경우(① 누출액*transudate*, ② 비출혈성*nonhemorrhagic*, ③ 반복적인 검사에서 종양세포가 검출되지 않은 경우)를 모두 만족하면 양성 흉수로 판단하게 된다. 만약 악성 흉수로 판단되면, 전체 흉막 모두에 방사선을 조사하는 것은 현실적으로 불가능하다는 판단하에 확장기로 간주되어 항암치료만 받게 된다. 동측 혹은 반대측 쇄골상 림프절과 반대측 종격동 림프절은 방사선의 조사 범위가 무리 없이 걸쳐진다는 점에 근거하여 대개 제한기로 분류된다.

최근 세계폐암학회가 소세포폐암에도 TNM 병기 체계를 제안했는데, 제한 병기는 I, II, III기에 해당한다.

근래에는 종양이 폐실질에만 국한되는 경우(TNM병기로 T1~2N0에 해당) 수술적 완전절제를 했을 때 생존율이 향상되었다고 보고됨으로써, 이러한 제한기의 질환을 새로이 '초제한기*very limited*'라고 명명하기도 한다. 이러한 병기에 수술적 절제 후 보조적 약물요법을 사용한 경우 50% 이상의 5년 생존율이 나타났다.

2. 병기 결정과 치료 전에 필요한 검사 및 권고 사항

집중적 화학요법과 방사선치료를 병용한 경우의 치료 관련 사망률은 5% 이상이다. 가장 중요한 위험인자는 환자의 운동능력이다. 집중적인 치료는 활동능력(ECOG)이 1 이하이고 심폐기능과 콩팥, 간기능이 좋은 환자에게만 시행하는 것이 원칙이다.

만일 환자가 흡연 중이면 강력히 금연을 권고해야 하며, 치료 시에도 흡연을 지속하는 환자는 금연을 한 환자들보다 치료 반응이 불량하다.

치료 전 병기 결정 과정에서 흔히 나타나는 흉곽 외 전이 부위는 뼈, 간, 골수, 중추신경계 등이다. 소세포폐암으로 진단받은 환자의 병기 결정과 치료 전에 필요한 검사는 〈표 7-9〉와 같다. 일반혈액검사, 전해질, 칼슘, 크레아티닌, 혈액요소질소, 간기능, LDH 등의 혈액검사를 기본적으로 시행해야 한다. 흉부 CT촬영은 흉곽 내 병변을 정확히 나타내며 방사선치료 방향 결정에 가장 유용하다. 뇌의 자기공명영상(MRI)은 무증상의 미세한 뇌전이를 진단하는 데 유용하기 때문에 CT보다 선호된다. 뼈스캔을 통하여 골전이를 발견할 수 있고, 양전자단층촬영기(PET)는 발견되지 않는 부위의 전이를 찾는 데 사용할 수 있으며, 뼈스캔을 대치할 수도 있다.

제한기로 판정된 환자는 위의 검사 외에 추가적인 검사가 필요하다. 제한기에 속하면서 일반 혈액검사에서 유핵적혈구, 백혈구감소증 혹은 혈소판감소증 등을 보이는 경우에는 골수검사를 시행한다. 골수검사는 대개 단측 생검을 하나, 단측 생검보다 양측 생검을 시행하면 10%의 환자가 추가로 양성으로 진단된다. 확장기 환자의 5% 미만이 골수검사에서만 양성으로 나타난다.

종양표지자로는 신경원특이에놀라제(NSE), 크레아틴키나아제-BB(CK-BB), 크로모그라닌 A(CGA), CEA가 있고, 그중 NSE와 CEA가 종양의 크기 및 항암제치료 반응과 상관관계가 높다.

표 7-9 소세포폐암으로 진단된 환자의 병기 결정과 치료 전 필요한 검사 및 권고 사항

모든 환자
병력 청취와 신체검사
일반 혈액검사
전해질, 칼슘
크레아티닌, 혈액요소질소
간기능, LDH
흉부 CT(부신 포함)
뇌 MRI 혹은 뇌 CT(증상이 없는 경우 뇌 MRI를 선호)
PET(선택 사항)
뼈스캔(PET를 한 경우 생략 가능)
종양표지 검사(선택 사항)
금연
제한기 환자에서 추가 검사
골수검사(유핵적혈구, 백혈구감소증 혹은 혈소판감소증 등을 보이는 경우)
흉수 천자(양성 흉수로 증명되면 제한기에 속할 수 있는 경우에 시행)

V. 소세포폐암의 항암화학요법

소세포폐암 환자는 치료를 받지 않을 경우 평균 여명이 수 개월에 불과하나, 항암화학요법을 시행하면 보존 요법에 비해 유의한 생존기간 연장이 가능하다. 또한 항암화학요법의 유용성은 고령이거나 여러 장기기능이 저하된 환자에서도 기대할 수 있다.

1. 1차 항암화학요법

소세포폐암의 빠른 증식과 전이는, 수술과 방사선치료가 주를 이루었던 1960년대의 불량한 치료 성적을 설명해준다. 소세포폐암은 방사선요법뿐만 아니라 다수의 항암제에도 감수성이 좋아서 제한 병기의 경우 완전관해 50～60%를 포함하여 80～90%의 반응률을 나타내며, 확장 병기의 경우 15～20%의 완전관해를 포함하여 60～80%의 환자에서 반응을 기대할 수 있다. 그러나 관해 지속 기간이 6～8개월에 불과하며, 재발 혹은 진행될 경우 평균 생존기간이 4개월에 불과하다.

다수의 항암제가 유효하다고 알려져 있는데 백금 약물(시스플라틴, 카보플라틴), 포도필로톡신(에토포시드), 캄토테신 유도체(토포테칸, 이리노테칸), 알킬화 약물(이포스파마이드, 사이클로포스파마이드), 안트라사이클린*anthracyclines*(독소루비신, 에피루비신), 탁산계 약물(파클리탁셀, 도세탁셀), 빈크리스틴, 비노렐빈, 젬시타빈이 포함된다.

초기 연구에서는 제한기의 환자에 사이클로포스파마이드를 방사선치료와 함께 사용하자 방사선치료만 시행한 경우보다 생존율이 증가했고, 이후 독소루비신, 빈크리스틴, 사이클로포스파마이드 등의 단독 사용 시 50%에 달하는 종양 반응률을 보였다.

단일 약물 제제의 효과가 증명된 후에는 복합화학요법의 효과가 연구되었다. 초기 연구에서 CAV 복합요법(사이클로포스파마이드, 독소루비신, 빈크리스틴)을 사용한 후 방사선치료를 순차적으로 시행한 경우, 확장기 환자에서

표 7-10 | 소세포폐암에 대한 1차 복합화학요법 제제의 용량 및 투여 간격

약제		용량/m²(mg)	투여일	주기
EP	에토포시드	100	1~3	3주
	시스플라틴	70~80	1	
EC	에토포시드	100	1~3	3주
	카보플라틴	AUC 5~6	1	
IP(4주기)	이리노테칸	60	1, 8, 15	4주
	시스플라틴	60	1	
IP(3주기)	이리노테칸	65	1, 8	3주
	시스플라틴	60	1	
CAV	사이클로포스파마이드	1,000	1	3주
	독소루비신	45	1	
	빈크리스틴	2	1	

는 57%의 반응률과 26주의 중앙생존값이 나타났고, 제한기 환자에서는 75%의 반응률과 52주의 중앙생존값이 나타났다. 이러한 우수한 연구 결과를 바탕으로 CAV 복합요법이 당시 소세포폐암의 표준치료 요법이 되었다. 그러나 이후 에토포시드의 발견은 소세포폐암 치료에 중요한 변화를 가져왔고, 에토포시드를 포함한 여러 복합요법들이 당시 표준요법이던 CAV 복합요법과 비교 연구되었다. 그중에서도 에토포시드+시스플라틴(EP) 복합요법이 가장 우수한 성적을 보여주었다. 제한기 환자들에게 EP 복합요법과 CAV 복합요법을 시행하고 비교했을 때, EP 복합요법이 CAV에 비하여 중앙생존값(14.5 대 9.7개월)과 5년 생존율(10% 대 3%)에서 향상된 결과를 보여주었다. 그래서 현재까지 EP 복합요법은 소세포폐암의 1차 항암화학요법의 표준치료로 자리하고 있다.

카보플라틴은 시스플라틴과 같은 백금 약물로, 시스플라틴 사용 시 보이는 비혈액학적 독성(구토, 신장·신경 독성 등)이 적기 때문에 여러 항암요법에서 시스플라틴을 대체하고 있다. 소세포폐암에서도 시스플라틴을 대체한 에토포시드+카보플라틴(EC) 요법의 효과와 안정성이 연구되었고, 몇 가지 비교 연구 결과, EP 복합요법에 비하여 비슷한 효과와 적은 부작용을 증명했다. 이러한 연구 결과를 바탕으로, 특히 확장기 소세포폐암 혹은 시스플라틴의 독성을 견디기 힘든 환자에서는 EC 복합요법도 사용 가능한 표준요법으로 인정되고 있다.

최근 여러 약물들이 에토포시드를 대체하기 위해 시도되고 있으나, 아직 우월성을 증명한 약물은 없는 상황이다(〈표 7-10〉, 〈표 7-11〉). 첫번째로 이리노테칸+시스플라틴(IP) 복합요법이 EP 복합요법과 비교되었다. 일본에서 확장기 환자를 대상으로 시행된 3상 연구에서는 IP 복합요법이 EP 복합요법보다 우월한 성적을 보였는데, 중앙생존값이 12.8개월 대 9.4개월이었고, 2년 생존율이 19.5% 대 5.2%를 나타냈다. 독성면에서는 EP 복합요법 시 골수기능 저하가 더 자주 일어나지만, 3단계 이상의 심한 설사는 IP 복합요법 사용 시에서만 일어나 16%의 환자가 심한 설사를 겪었다. 이상의 연구 결과를 확인하기 위해 미국에서 2건의 연구가 시행되었다. 첫 번째 연구는 이리노테칸과 관련된 부작용을 줄이기 위해 이리노테칸 15일째 투여를 없애고(1, 8일째 투여) 3주마다 투여하도록 용법을 변경하여 진행되었다. 결과는 IP 복합요법과 EP 복합요법의 중앙생존값이 9.3개월 대 10.2개월로 나타남으로써 IP 복합요법의 우월성을 증명하는 것은 실패했다. 두 번째 발표된 연구에서는 일본에서 시행된 연구와 동일하게 IP 복합요법을 시행했으나(이리노테칸 1, 8, 15일째 투여), 이 연구도 IP 복합요법의 우월성을 증명하는 데는 실패했다(중앙생존값: 9.9개월 대 9.1개월). 이 연구에서도 예전의 연구 결과와 같이 IP 복합요법 시 19%의 환자에서 심한 설사가 발생했다. 특이하게도 이리노테칸 사용과 관련한 약리유전학적 분석에서 ABCB1 T/T 유전자를 가진 환자에서 심한 설사가 자주 발생했고, UGT1A1 A/A 유전자를 가진 환자에서는 심한 백혈구감소증이 자주 발생했다. IP 복합요법을 EP 복합요법과 비교하는 비열등성 연구는 아직까지 시행되지 않았으나, IP 복합요법은 EP 복합요법에 비해 다른 부작용 양상을 보이며 비슷한 효과를 나타내는 요법으로 인정된다.

이리노테칸과 같은 국소이성화효소 1 억제제인 토포테칸에 대해서는 시스플라틴과 함께 사용하는 복합요법에 관한 몇 가지 연구가 진행되었다. 경구 토포테칸+시스플라틴(TP) 복합요법을 EP 복합요법과 비교한 비열등연구에서는 반응률과 전체 생존율, 1년 생존율 등에서 동등한 효과가 나타났다. 부작용은 백혈구감소증이 EP 복합요법에서 자주 나타났고, 빈혈과 혈소판감소증은 TP 복합요법에서 더욱 자주 발생했다.

한편 페메트렉세드와 카보플라틴 복합요법도 EC 복합요법과 비교되었으나, 기대에 못 미치는 효과를 보였기

| 표 7-11 | 에토포시드+시스플라틴 복합요법과 비교 연구된 1차 복합요법의 치료 성적

저자	병기	약제	환자 수	반응률(%)	중앙 생존기간(개월)	1년 생존율(%)
후쿠오카 등	제한기와	EP	97	78	9.9	보고 안 됨
	확장기	CAV	97	55	9.9	보고 안 됨
		CAV/EP 교대치료	94	76	11.8(P=0.056)	보고 안 됨
로스 등	확장기	EP	159	61	8.6	보고 안 됨
		CAV	156	51	8.3	보고 안 됨
		CAV/EP 교대치료	162	59	8.1	보고 안 됨
스칼로스 등	제한기와	EP	71	69	12.5	보고 안 됨
	확장기	EC	72	78	11.8	보고 안 됨
노다 등	확장기	EP	77	52	9.4	58
		IP	77	65	12.8(P=0.002)	38
한나 등	확장기	EP	110	44	10.2	35
		IP	221	48	9.3	35
라라 등	확장기	EP	335	57	9.1	34
		IP	336	60	9.9	41
에카트 등	확장기	EP	395	69	9.4	31
		TP	389	63	9.2	31
로러 등	확장기	EP	84	67	7.3	27
		IEP	87	73	9.1(P=0.045)	36
닐 등	확장기	EP	282	68	9.9	37
		PEC	283	75	10.6	38
소신스키 등	확장기	EC	455	52	10.6	40
		PC	453	31	8.1	26

EP: 에토포시드+시스플라틴, CAV: 사이클로포스파마이드+독소루비신+빈크리스틴, EC: 에토포시드+카보플라틴, IP:이리노테칸+시스플라틴, TP: 경구 토포테칸+시스플라틴, IEP: 이포스파마이드+에토포시드+시스플라틴, PEC: 파클리탁셀+에토포시드+시스플라틴, PC: 페메트렉세드+카보플라틴

때문에 도중에 연구가 종료되었다.

2. 항암화학요법의 효과를 향상시키는 방법

(1) 주기적 교대 복합요법

소세포폐암은 빨리 자라므로 치료 반응도 빠르다. 증상은 첫 번째 치료 후 대개 좋아지는데, 12주 후까지 계속 종양이 작아지는 경우는 흔하지 않다. 그러므로 골디-콜드만 가설에 따라 교차내성이 없는 여러 가지 항암제를 병용하여 약제 내성을 가진 종양세포로 변이되는 가능성을 줄이는 것이 좋다고 생각되었지만, 골수 독성으로 인하여 모든 가능한 약제를 동시에 사용하기는 어려우므로 두 가지 복합요법을 교대로 병용하는 방법이 시험되었다.

대부분의 약제가 효과는 비슷하나 모두 교차내성이 없다고는 할 수 없다. 여러 무작위연구 결과 교대 복합요법이 생존율을 높인다고는 하지만 큰 차이가 없거나 사용하는 복합요법의 효과가 서로 다른 것이었다. EP가 CAV 치료에 실패한 환자의 구제요법에 효과가 있다고 밝혀진 후 여러 연구가 시행되었는데, 많은 환자를 대상으로 한 미국의 한 연구에서는 확장기 질환에서 CAV/EP 교대요법이 CAV 단독보다 반응률과 반응 기간은 더 좋았으나 생존기간의 차이는 없었고, 국한성 질환을 대상으로 한 일본의 연구에서는 교대치료가 EP나 CAV 단독에 비해 생존율 향상을 가져왔다. 그러므로 종양이 작을 때에는 두 가지 이상의 화학요법이 더 효과적일 수 있다.

그러나 현재로서는 두 복합요법의 교대치료가 EP 복합요법으로만 치료하는 것에 추가적인 효과를 주지는 않는다.

(2) 연장 혹은 유지요법

1970년대 이래로 항암제에 감수성이 있는 종양에 대해서는 항암요법을 지속하는 것이 관례였다. 그래서 거의 모든 소세포폐암 환자는 사망 혹은 병의 진행 때까지 항암치료를 지속적으로 받아야 하는 경우가 많았다. 그러나 치료 기간에 관한 1984년의 연구에서는, 국한성 질환에서 CAV 요법과 방사선치료를 시행했을 때, 화학요법 기간의 경우 3~4개월군과 24개월군 사이의 성적이 비슷했다. 확장기 환자를 대상으로 한 연구에서도 6회와 12회의 항암치료군 간에 생존기간의 차이가 나타나지 않았다. 또 다른 연구의 경우, EP 복합요법으로 관해요법을 시행한 후 토포테칸 유지요법을 시행한 군은 관찰군에 비하여 보다 연장된 무진행 생존기간을 보였으나 전체 생존율은 차이를 보이지 않았다.

요약하면, 4회 혹은 6회의 1차 항암화학요법이 제한기 혹은 확장기의 표준치료 기간이며, 1차 항암화학요법 종료 후 적절한 관찰을 통해 병의 진행이 발생할 때 추가적인 항암치료가 필요하다고 할 수 있다.

(3) 용량 증강 요법

EP 요법은 예외지만, 대부분의 치료 방법은 중등도로 골수기능을 억제하도록 고안되어 1,000~2,000/μL의 백혈구감소증을 가져온다. 이러한 방법은 입원을 요하지는 않지만, 감염이나 출혈을 조심해야 한다. 종양의 약제 내성을 극복하는 방법 중 하나로 약의 용량을 올리는 방법이 있는데, 특히 항암제에 잘 반응하는 종양에서 용량을 증가시키는 것이 종양세포 살해에 매우 중요하기 때문이다. 이 방법은 치료 반응과 반응 기간을 높이지만, 정상 숙주세포에 대한 독성 때문에 한계가 있다.

한 무작위 시험에서 사이클로포스파마이드, 메토트렉세이트, 로무스틴(CMC)을 2배의 용량으로 투여하자 반응률과 생존기간이 상당히 호전되었다. 다른 비교 시험에서는 첫 6주 동안 사이클로포스파마이드만 증량한 결과, 특히 제한기 폐암에서 크지는 않지만 유의한 반응률과 생존율의 향상이 나타났다. 한 비무작위 시험에서도 고용량의 사이클로포스파마이드(4.8~8g/m^2)를 투여하자 제한기와 확장기 모두에서 완전관해율이 상당히 향상되었다.

다른 표준적인 화학요법은 용량을 올려도 결과가 더 좋지는 않았다. CAV 요법에서 사이클로포스파마이드와 독소루비신의 용량을 올렸더니 완전관해율은 증가하였으나 관해 유지 기간과 생존기간에는 영향이 없었다. EP 요법에서도 고용량의 이득이 더 이상 나타나지 않았다. 또한 CAV 요법에 고용량 메토트렉세이트와 류코보린 구제요법을 추가했으나 더욱 큰 효과는 없었다. 아마도 같은 독성의 용량에서는 CMC가 CAV나 EP보다 효과가 적은 것 같다. 이에 따라 CMC요법에서는 고용량 투여가 더욱 효과적이라고 생각된다.

과립구집락자극인자*granulocyte colony-stimulating factor; CSF*를 이용한 고용량 치료는 몇 가지 연구에서 유의한 반응률이나 생존율의 향상이 나타나지 않았다. 한 연구에서는 백혈구 수가 증가했는데도 불구하고 심각한 혈소판감소와 사망을 가져왔는데, 이는 G-CSF와 흉부 방사선치료의 누적 작용 때문으로 여겨졌다. 그러므로 현재까지는 G-CSF 보조요법이 치료 결과를 크게 호전시킨다고 할 수는 없다.

현재로서는 CAV, CAVE 또는 EP의 고용량 투여 방법이 확실히 효과적인 결과를 가져오지는 않는다는 것이 결론이다.

3. 구제치료*salvage therapy*

거의 모든 확장기 환자와 대부분의 제한기 환자는 결국 병의 진행 혹은 재발을 겪게 된다. 병의 진행 시 가장 중요한 예후 예측인자는 무진행 생존기간*time to progression*이다. 1차 항암약물요법이 종료되면 환자는 무진행 생존기간이 3개월 이상인지 미만인지에 따라 민감군*sensitive*과 불응군*refractory*으로 나뉜다. 민감군은 2차 항암약물요법에 반응을 보일 가능성이 높으며, 이들의 생존기간은 그때부터 약 6개월 정도이다. 불응군은 1차 약물요법에 반응이 없거나 반응이 있었더라도 3개월 이내에 병이 진행한 환자들로서, 2차 약물요법에 반응할 확률이 약 10% 미만이고 생존기간도 3~4개월로 예측된다. 그러나 1차 약물요법 이후 6개월 이상의 무진행 생존기간을 보인 환자의 경우 다시 1차 요법을 시도하는 것도 인정되는 치료 방법이다.

1차 항암화학요법에 대한 연구와 달리, 2차 항암화학요법에 대한 연구는 규모가 작으며 민감군과 불응군의 구별

[표 7-12] 소세포폐암에서 사용할 수 있는 구제요법과 치료 성적

약제	용량(m^2)	투여일	주기	환자 수	민감군/불응군	반응률	중앙생존기간(개월)
토포테칸	1.5mg	1~5일	3주	45	민감군	38%	6.9
				47	불응군	6%	4.7
토포테칸	1.5mg	1~5일	3주	107	민감군(60일)	24%	6
경구 토포테칸	2.3mg	1~5일	3주	52	민감군	23%	7.5
이리노테칸	100mg	1일	1주	16	민감군	47%	6.2
파클리탁셀	175mg	1일	3주	24	불응군	29%	3
도세탁셀	100mg	1일	3주	34	명시 안 됨	25%	보고 안 됨
젬시타빈	1,000mg	1, 8, 15일	4주	46	민감군과 불응군	12%	7.1
비노렐빈	25mg	1일	1주	24	민감군과 불응군	13%	5
암루비신	40mg	1~3일	3주	44	민감군	52%	10.3
				10	불응군	50%	11.6

을 명확히 명시하지 않은 경우가 많다. 그러나 몇 가지 약물과 연구 결과를 소개하면 다음과 같다.

(1) 토포테칸

가장 많이 연구된 약물이며, 미국 식품의약국(FDA)에서 유일하게 공인한 소세포폐암의 2차 약물요법 제제이다. 1차 약물요법 종료 후 60일 이상이 경과한 상태에서 재발한 소세포폐암을 대상으로 CAV 복합요법과 비교한 연구에서는 비슷한 반응률(24% 대 18%)과 생존율(양 군 모두 6개월)을 보여주었으나, 삶의 질 향상에서는 토포테칸이 우월한 성적을 보였다. 또한 재발한 환자를 경구용 토포테칸으로 치료했을 때, 항암화학요법을 받지 않은 군은 14주의 중앙 생존값을 보여주는 데 비해 26주의 중앙 생존값을 보임으로써 효과를 다시 한 번 입증했다.

(2) 이리노테칸

1차 요법에서 증명된 효과와, 토포테칸과 같은 캄토테신 유도체라는 사실로 유추해볼 때, 1차 항암화학요법으로 EP 요법을 사용한 환자에서 유용하게 쓰일 수 있다. 민감군을 대상으로 2차 요법으로 사용되었을 때 47%의 반응률을 보였다고 보고되었다.

(3) 암루비신

암루비신*amrubicin*은 3세대 안트라사이클린*anthracycline*으로서 일본에서 개발되어 활발하게 연구, 사용되고 있으나, 2010년 현재 국내에서는 사용할 수 없다. 2008년에 발표된 일본의 2상 연구 결과, 토포테칸에 비하여 우수한 반응률(38% 대 13%)과 무진행 생존기간(3.5개월 대 2.2 개월)을 보여주었다. 이 약물에서 가장 흔하고 심각하게 나타나는 부작용은 과립구감소증(65%), 혈소판감소증(39%)이다.

(4) 기타 약물

파클리탁셀, 도세탁셀, 젬시타빈과 비노렐빈 등의 약물이 소세포폐암의 2차 항암약물요법으로 연구되었고, 그 결과는 〈표 7-12〉와 같다.

4. 고령 환자의 항암치료

소세포폐암으로 진단받는 환자 중 70세 이상의 고령 환자는 약 3분의 1을 차지한다. 이러한 분포는 전 사회적으로 고령 인구가 늘어난다는 사실을 감안하면 더욱 증가할 것으로 예상된다. 비록 나이 자체가 치료의 방향을 결정하는 것은 아니지만, 고령의 환자일수록 다른 동반 질환의 가능성이 많고, 이러한 사실은 최적의 치료를 어렵게 할 수 있다. 그러나 고령의 소세포폐암 환자를 대상으로 경구용 에토포시드 단독요법과 표준 복합화학요법을 비교한 연구에서, 복합화학요법이 경구용 에토포시드 단독요법보다 생존기간의 연장뿐 아니라 부작용 발생률의 감소도 보였다. 고령 환자에서는 EP 복합요법 대신 에토포시드+카보플라틴 복합요법을 고려할 수 있으며, 용량의

감소와 함께 보다 적극적인 지지요법이 필요할 것이다.

5. 새로운 약물의 개발

많은 노력에도 불구하고, 지난 30년간 소세포폐암 치료 분야는 획기적인 발전을 이루지는 못했다. 혈관내피성장인자 억제제(베바시주맙*bevacizumab*, 반데타닙*vandetanib*, 아플리버셉트*aflibercept*), mTOR(Mammalian target of rapamycin) 억제제, 티로신 키나아제 억제제(이마티닙*imatinib*), 백신 치료제, 안티센스올리고핵산염(오블리머센*oblimersen*) 등의 약제에 대한 연구가 시행되었으나 아직까지 효과를 증명하지는 못하였다.

그나마 앞에서 언급한 암루비신이 우수한 효과를 보여 기대를 받고 있으며, 구제 치료로서 토포테칸과의 비교 연구가 활발히 진행되고 있다.

Ⅵ. 소세포폐암의 방사선치료

1. 제한기 환자의 흉부 방사선치료

소세포폐암은 제한기라 하더라도 전신적 질환으로 간주되므로 국소적 치료방법에만 전적으로 의지하지 않고 전신요법을 시행하는 것이 원칙이다. 1970년대에 복합항암제요법이 시작되면서 높은 반응률과 함께 생존율의 증가가 확인되었으나, 방사선치료는 그 효과 및 독성에 관해 많은 논란이 이어졌다. 최근 2,000명 이상의 환자를 포함한 대규모 메타분석에서는 제한기 환자에 흉부 방사선치료를 추가하는 경우 항암화학요법만 시행하는 경우에 비해 약 25~30%의 국소 실패율 감소와 더불어 약 5~7%의 2년 생존율 향상이 보고되었다. 현재 제한기 환자의 표준요법은 항암화학요법 및 병용 방사선요법이라 하겠다.

그러나 제한기 환자의 장기 생존에 어떠한 항암화학방사선요법*chemoradiotherapy*이 최선의 치료 방법인지에 대해서는 아직까지 여러 논란이 있다. 그 대표적인 쟁점은 첫째, 항암화학요법과 방사선치료의 순서(동시 치료 대 순차적 치료), 둘째, 방사선치료의 시기(조기*early* 대 후기*late*), 셋째, 방사선 조사 영역의 범위(진단 당시의 종양의 범위 대 방사선치료 시작 시점의 종양의 범위), 넷째, 방사선 조사량과 분할치료 등이다.

(1) 방사선치료와 항암화학요법의 순서

동시 치료*concurrent therapy*는 같은 시기에 항암화학요법과 방사선치료를 시행하는 방법을 말하고, 순차적 치료*sequential therapy*는 방사선치료 혹은 항암화학요법 중 한 가지 치료 방법이 일단락되고 환자의 전신 상태가 회복된 후 다른 치료 방법을 시행하는 경우를 가리킨다.

JCOG(Japanese Clinical Oncology Group)에서는 231명의 제한기 환자를 대상으로 EP 복합요법을 바탕으로 한 동시 치료와 순차적 치료를 비교하였다. 비록 p값이 0.097로서 통계적 의미를 얻지는 못했으나 동시 치료의 우월성을 보여주었는데, 동시 치료와 순차적 치료를 받은 환자들의 중앙 생존기간이 각각 27.2개월과 19.7개월로 나타났다.

(2) 방사선치료의 시기

항암화학요법 및 병용 방사선요법이 제한기 소세포폐암의 표준치료로 확립되고 난 이후, 방사선치료의 시작 시점에 관하여 여러 연구가 진행되었다. 캐나다 연구 팀의 3상 연구는 항암화학요법 2주기째와 6주기째에 방사선치료를 시작하고 그 결과를 비교했다. 조기에 방사선치료를 시작한 군이 후기에 방사선치료를 시작한 군에 비하여 무진행 생존기간과 전체 생존기간 모두에서 통계적으로 우월한 성적을 보여주었다. 대규모 메타분석에서도 조기에 방사선치료를 시작하는 쪽이 보다 우월한 2년 생존율을 보였는데, 이 연구에서는 항암화학요법을 시작하고 9주 이내에 방사선치료를 시작하는 방법을 '조기 방사선치료'로 분류했다. 그러므로 현재 조기 방사선치료는 3주기의 EP 복합요법을 기준으로 할 때, 3주기째의 EP 복합요법이 종료되기 이전에 방사선치료를 시작하는 것을 가리킨다.

(3) 방사선 조사 영역의 범위

그간 방사선 조사 영역의 범위를 정할 때 항암화학요법 이전 또는 이후 중에서 어느 상태를 포함할 것인지가 논란이 되어왔다. 1980년대까지는 항암화학요법 후 종양이 감소하더라도 처음 종양이 있었던 부위 모두를 포함하는 것을 당연시하였으나, 이후 두 가지 방사선 조사 영역을 비교한 연구에서 생존율에 차이가 없음이 보고되어, 현재는 많은 기관에서 항암화학요법 후 방사선치료 시작 당시 줄어든 종양의 범위를 방사선 조사 영역으로 정하고 있다. 방사선치료에 CT 영상을 이용한 모의치료와 정확한 치료가 가능한 3차원 입체조형 치료가 보편화되어 방사선폐렴 등의 부작용을 최소화할 수 있게 됨으로써 더욱 방사선 조사 영역을 줄여가고 있는 추세이다. 다만 방사선 조사 영역을 결정할 때 초기에 침범되어 있던 림프절 영역을 효과적으로 치료하고 확인하기 위해 항암화학요법 이전 최초에 검사한 흉부 CT 등의 영상을 반드시 참고하도록 권고된다.

(4) 방사선 조사량과 분할치료

비소세포폐암의 방사선치료는 높은 선량의 방사선을 조사하여 종양의 국소제어율을 높이는 방법이 많이 연구되고 있는 반면, 소세포폐암의 방사선 조사량이나 분할치료 방법은 아직 확립되어 있지 않다. 몇몇 전향적 연구에 따르면 분할치료 방법으로 항암화학요법을 병용할 때 1일 1회 1.8 Gy씩 조사하기보다는 1일 2회 1.5 Gy씩 조사하는 과분할 조사*hyperfractionated radiation therapy*법이, 급성 식도염*acute esophagitis* 발생을 증가시키기는 하지만 심각한 부작용 증가 없이 생존율을 증가시킬 수 있었다. 이에 근거하여 1.5 Gy씩 1일 2회 총 45 Gy를 시행하는 과분할 조사법이 NCCN(National Comprehensive Cancer Network) 지침에서 권유되고 있으나, 1일 2회 치료하는 방식은 현실적으로 적용이 쉽지 않은 점이 보편화에 걸림돌이 되고 있다. 최근 RTOG(Radiation Therapy Oncology Group)는 소세포폐암의 경우 항암화학요법을 병용한 1일 1회 1.8 Gy 방사선 조사법에서 급성 식도염의 급증 없이 61.2 Gy까지 방사선을 조사할 수 있다는 1상 연구를 발표하여 소세포폐암에서 가능한 방사선 조사량에 대한 결과를 제시했으나, 방사선 조사 증강에 따른 임상적인 이득에 관해서는 보고하지 못한 상태이다. 현재까지 정립된 방사선 조사량이나 분할치료법은 제시되어 있지 않으나, 많은 기관에서는 일반적으로 1.8~2.0 Gy씩 1일 1회 일반분할 조사법으로 총 60 Gy 내외의 방사선 조사를 시행하고 있으며, 종양관해율을 높이는 최적의 방사선치료법을 개발하기 위해 전향적 연구를 진행하고 있다.

2. 예방적 전뇌 방사선치료

제한적 병기의 소세포폐암 환자에서 적절한 항암화학요법과 방사선치료를 병용하여 완전관해를 얻은 경우, 예방적 전뇌 방사선치료*prophylactic cranial irradiation; PCI*가 뇌전이의 위험성을 줄이기 위해 반드시 필요한 치료로 받아들여지고 있다. 1999년 오퍼린*Auperin* 등이 보고한 바에 따르면 완전관해를 얻은 987명의 소세포폐암 환자를 대상으로 한 메타분석에서 PCI를 시행한 그룹이 PCI를 받지 않은 대조군에 비하여 전체 생존율(20.7% 대 15.3%, p=0.01, 3년 기준), 무병생존율(22.3% 대 13.5%, p<0.001, 3년 기준)은 물론 뇌전이의 위험성을 확연하게 줄여줄 수 있음(RR=0.46, p<0.001)을 보여주었다. 유럽에서 여러 전향적 연구를 통합하여 분석한 당시의 보고 이후 완전관해를 얻은 소세포폐암 환자에서 PCI는 세계적으로 표준치료로 채택되고 있다. 당시 분석에 따르면 PCI의 방사선 조사량을 증가시킬수록 뇌전이의 위험성이 줄어들기는 하지만, 전뇌 방사선 조사량과 생존율의 연관성까지는 입증되지 못하였다. 이에 따라 최근까지 PCI의 방사선 조사량을 증가시키는 연구가 활발하게 진행되었다. 2009년 르페슈*Le Péchoux* 등이 보고한 바에 따르면 현재 표준 방사선 조사량인 25 Gy/10fx과 36 Gy/20fx를 비교하였을 때 뇌전이의 위험성은 감소하지 않고 치료에 따른 부작용만 증가했다고 한다. 현재까지 PCI의 방사선치료 방법으로는 10회에 걸친 25 Gy의 전뇌 방사선치료가 널리 채택되고 있다. 또한 최근 파텔*Patel* 등이 SEER 자료를 이용하여, 완전관해를 얻은 670명의 소세포폐암 환자에서 PCI의 역할을 분석한 결과, 오퍼린 등이 보고한 결과와 마찬가지로 PCI가 전체 생존율과 질병-특이 생존율 모두를 향상시키는 것을 발견하여 PCI의 역할을 다시 한 번 확인했다. 전뇌 방사선치료를 시행하고 나면 신경독성*neurotoxicity*이 발생할 우려가 있는 것은 사실이지만, 여러 연구에 따르면 표준치료인 25 Gy의 방사선 조사에서는 신경독성 발생이 의미 있게 증가하지 않는다. PCI는 완전관해를 얻은 후 가능한 한 빠른 시기에 시행하는 것이 원칙이다.

Ⅶ. 소세포폐암의 수술

소세포폐암은 수술만으로는 치료할 수 없으며, 이러한 인식은 이미 항암화학요법이 도입되기 이전부터 공통적이었다. 1973년에 발표된 연구는 제한기의 환자에서 수술보다 방사선치료가 우수한 성적을 보임을 밝혔다. 또한 1975년에 시행된 소세포폐암의 수술적 치료에 대한 연구는, 수술적 절제가 가능한 경우는 전체의 7% 정도이며 생존율은 극히 불량하다고 보고했다. 소세포폐암에서 수술적 치료의 역할은 최근까지 확립되어 있지 않았다.

그러나 여러 후향적 연구에서, 매우 초기(T1-2N0)의 소세포폐암, 특히 고립폐결절*solitary pulmonary nodule*로 출현하는 환자들을 대상으로 수술적 절제 후 보조적 항암화학요법을 시행하였을 때 생존율이 높음이 보고되었다. 이상의 결과를 바탕으로, 종양이 폐실질로 완전히 둘러싸여 있으며 종격동내시경검사 결과 종격동 림프절의 전이가 없다고 밝혀진 환자들을 대상으로 수술적인 치료와 보조적인 항암요법이 시도되고 있다. 그러나 이는 대규모 비교 연구를 통해 증명될 필요가 있는 치료 방법이며, 의료진과 환자가 충분히 대화하고 정보를 교환한 후에 결정해야 할 사항이다.

또한 제한기의 환자를 항암화학요법과 방사선요법으로 치료한 후 남아 있는 종양을 수술적 치료로 근치적 절제하여 생존율을 향상시켜보려는 연구가 진행되었으나, 아직까지는 추가적인 절제가 치료에 도움이 되지 않는 것으로 알려져 있으며 권고되지도 않는다.

요약하면, 소세포폐암에서 근치적 절제를 목적으로 시행되는 수술은 TNM 병기 1기에 해당되는 환자에만 국한된다.

참고문헌

1. Auperin A, Arriagada R, Pignon JP, Le Pechoux C, Gregor A, Stephens RJ, et al. Prophylactic cranial irradiation for patients with small-cell lung cancer in complete remission. prophylactic cranial irradiation overview collaborative group. N Engl J Med 1999;341:476-484.
2. Bogart JA, Masters GA. Komaki RU, Heymach J. Three different radiation therapy regimens in treating patients with limited-stage small cell lung cancer receiving cisplatin and etoposide. (NCT00632853, Clinicaltrials.gov).
3. Bishop JF, Raghavan D, Stuart-Harris R, Morstyn G, Aroney R, Kefford R, et al. carboplatin(CBDCA, JM-8) and VP-16-213 in previously untreated patients with small-cell lung cancer. J Clin Oncol 1987;5:1574-1578.
4. Brock MV, Hooker CM, Syphard JE, Westra W, Xu L, Alberg AJ, et al. Surgical resection of limited disease small cell lung cancer in the new era of cisplatin chemotherapy: Its time has come. J Thorac Cardiovasc Surg 2005;129:64-72.
5. Eckardt JR, von Pawel J, Papai Z, Tomova A, Tzekova V, Crofts TE, et al. Open-Label, Multicenter, Randomized, Phase III Study Comparing Oral topotecan/cisplatin Versus etoposide/cisplatin As Treatment for Chemotherapy-Naive Patients With Extensive-Disease Small-Cell Lung Cancer. J Clin Oncol 2006;24:2044-2051.
6. Evans WK, Feld R, Murray N, Willan A, Coy P, Osoba D, et al. Superiority of Alternating Non-Cross-Resistant Chemotherapy in Extensive Small Cell Lung Cancer. Annals of Internal Medicine 1987;107:451-458.
7. Feld R, Evans WK, DeBoer G, Quirt IC, Shepherd FA, Yeoh JL, et al. Combined modality induction therapy without maintenance chemotherapy for small cell carcinoma of the lung. J Clin Oncol 1984;2:294-304.
8. Fox W, Scadding JG. Medical Research Council comparative trial of surgery and radiotherapy for primary treatment of small-celled or oat-celled carcinoma of bronchus. Ten-year follow-up. Lancet 1973;2:63-65.
9. Fried DB, Morris DE, Poole C, Rosenman JG, Halle JS, Detterbeck FC, et al. Systematic Review Evaluating the Timing of Thoracic Radiation Therapy in Combined Modality Therapy for Limited-Stage Small-Cell Lung Cancer. J Clin Oncol 2004;22:4837-4845.
10. Fukuoka M, Furuse K, Saijo N, Nishiwaki Y, Ikegami H, Tamura T, et al. Randomized trial of cyclophosphamide, doxorubicin, and vincristine versus cisplatin and etoposide versus alternation of these regimens in small-cell lung cancer. J Natl Cancer Inst 1991;83:855-861.
11. Fukuoka M, Niitani H, Suzuki A, Motomiya M, Hasegawa K, Nishiwaki Y, et al. A phase II study of CPT-11, a new derivative of camptothecin, for previously untreated non-small-cell lung cancer. J Clin Oncol 1992;10:16-20.
12. Furuse K, Kubota K, Kawahara M, Takada M, Kimura I, Fujii M, et al. Phase II study of vinorelbine in heavily previously treated small cell lung cancer. Japan Lung Cancer Vinorelbine Study Group. Oncology 1996;53:169-172.
13. Garling DJ. Comparison of oral etoposide and standard intravenous multidrug chemotherapy for small-cell lung cancer: a stopped multicentrerandomised trial. Medical Research Council Lung Cancer Working Party. Lancet 1996;348:563-566.
14. Hanna N, Bunn PA Jr, Langer C, Einhorn L, Guthrie T Jr, Beck T, et al. Randomized Phase III Trial Comparing Irinotecan/cisplatin With etoposide/cisplatin in Patients With Previously Untreated Extensive-Stage Disease Small-Cell Lung Cancer. J Clin Oncol 2006;24:2038-2043.
15. Inoue A, Sugawara S, Yamazaki K, Maemondo M, Suzuki T, Gomi K, et al. Randomized phase II trial comparing amrubicin with topotecan in patients with previously treated small-cell lung cancer: North Japan Lung Cancer Study Group Trial 0402. J Clin Oncol 2008;26:5401-5406.
16. Kies MS, Mira JG, Crowley JJ, Chen TT, Pazdur R, Grozea PN, et al. Multimodal therapy for limited small-cell lung cancer: a randomized study of induction combination chemotherapy with or without thoracic radiation in

complete responders; and with wide-field versus reduced-field radiation in partial responders: a Southwest Oncology Group Study. J Clin Oncol 1987;5(4):592-600.

17. Komaki R, Swann RS, Ettinger DS, Glisson BS, Sandler AB, Movsas B, et al. Phase I study of thoracic radiation dose escalation with concurrent chemotherapy for patients with limited small-cell lung cancer: Report of Radiation Therapy Oncology Group (RTOG) protocol 97-12. Int J Radiat Oncol Biol Phys 2005;62(2):342-350.
18. Lad T, Piantadosi S, Thomas P, Payne D, Ruckdeschel J, Giaccone G. A prospective randomized trial to determine the benefit of surgical resection of residual disease following response of small cell lung cancer to combination chemotherapy. Chest 1994;106:320S-323S.
19. Lara PN Jr, Natale R, Crowley J, Lenz HJ, Redman MW, Carleton JE, et al. Phase III Trial of Irinotecan/cisplatin Compared With etoposide/cisplatin in Extensive Stage Small-Cell Lung Cancer: Clinical and Pharmacogenomic Results From SWOG S0124. J Clin Oncol 2009;27:2530-2535.
20. Le Péchoux C, Dunant A, Senan S, Wolfson A, Quoix E, Faivre-Finn C, et al. Standard-dose versus higher-dose prophylactic cranial irradiation(PCI) in patients with limited-stage small-cell lung cancer in complete remission after chemotherapy and thoracic radiotherapy (PCI 99-01, EORTC 22003-08004, RTOG 0212, and IFCT 99-01): a randomised clinical trial. Lancet Oncol 2009; 10(5):467-474.
21. Liengswangwong V, Bonner JA, Shaw EG, Foote RL, Frytak S, Eagan RT, et al. Limited-stage small-cell lung cancer: patterns of intrathoracic recurrence and the implications for thoracic radiotherapy. J Clin Oncol 1994;12(3):496-502.
22. Martini N, Wittes RE, Hilaris BS, Hajdu SI, Beattie EJ Jr, Golbey RB. Oat cell carcinoma of the lung. Clin Bull 1975;5:144-148.
23. Masters GA, Declerck L, Blanke C, Sandler A, DeVore R, Miller K, et al. Phase II trial of gemcitabine in refractory or relapsed small-cell lung cancer: Eastern Cooperative Oncology Group Trial 1597. J Clin Oncol 2003;21:1550-1555.
24. Matsui K, Masuda N, Takada M, Kusunoki Y, Fukuoka M. A randomized trial comparing imipenem/cilastatine alone with latamoxef plus tobramycin in febrile neutropenic patients with lung cancer. Jpn J Clin Oncol 1991;21:428-434.
25. Murray N, Coy P, Pater JL, Hodson I, Arnold A, Zee BC, et al. Importance of timing for thoracic irradiation in the combined modality treatment of limited-stage small-cell lung cancer. The National Cancer Institute of Canada Clinical Trials Group. J ClinOncol 1993;11:336-344.
26. Niell HB, Herndon JE 2nd, Miller AA, Watson DM, Sandler AB, Kelly K, et al. Randomized Phase III Intergroup Trial of etoposide and cisplatin With or Without Paclitaxel and Granulocyte Colony-Stimulating Factor in Patients With Extensive-Stage Small-Cell Lung Cancer: Cancer and Leukemia Group B Trial 9732. J Clin Oncol 2005;23:3752-3759.
27. Noda K, Nishiwaki Y, Kawahara M, Negoro S, Sugiura T, Yokoyama A, et al. Irinotecan plus cisplatin Compared with etoposide plus cisplatin for Extensive Small-Cell Lung Cancer. N Engl J Med 2002;346:85-91.
28. O' Brien ME, Ciuleanu TE, Tsekov H, Shparyk Y, Cucevia B, Juhasz G, et al. Phase III Trial Comparing Supportive Care Alone With Supportive Care With Oral topotecan in Patients With Relapsed Small-Cell Lung Cancer. J Clin Oncol 2006;24:5441-5447.
29. Onoda S, Masuda N, Seto T, Eguchi K, Takiguchi Y, Isobe H, et al. Phase II Trial of Amrubicin for Treatment of Refractory or Relapsed Small-Cell Lung Cancer: Thoracic Oncology Research Group Study 0301. J Clin Oncol 2006;24:5448-5453.
30. Patel S, Macdonald OK, Suntharalingam M. Evaluation of the use of prophylactic irradiation in small cell lung cacner. Cancer 2009;115(4):842-850.
31. Pignon JP, Arriagada R. Role of thoracic radiotherapy in limited-stage small-cell lung cancer: quantitative review based on the literature versus meta-analysis based on individual data. J Clin Oncol 1992;10:1819-1820.
32. Pignon JP, Arriagada R, Ihde DC, Johnson DH, Perry MC, Souhami RL, et al. A meta-analysis of thoracic radiotherapy for small-cell lung cancer. N Engl J Med 1992; 327:1618-1624.
33. Renschler M, et al. AMR PH GL 2007 CL 001 phase 3 trial in patients with small cell lung cancer after failure of first-line chemotherapy.(NCT00547651, Clinicaltrials.gov)
34. Roth B, Johnson DH, Einhorn LH, Schacter LP, Cherng NC, Cohen HJ, et al. Randomized study of cyclophosphamide, doxorubicin, and vincristine versus etoposide and cisplatin versus alternation of these two regimens in extensive small-cell lung cancer: a phase III trial of the Southeastern Cancer Study Group. J Clin Oncol 1992;10:282-291.
35. Schiller JH, Adak S, Cella D, DeVore RF 3rd, Johnson DH. Topotecan Versus Observation After cisplatin Plus etoposide in Extensive-Stage Small-Cell Lung Cancer: E7593-A Phase III Trial of the Eastern Cooperative Oncology Group. J Clin Oncol 2001;19:2114-2122.
36. Shepherd FA, Crowley J, Van Houtte P, Postmus PE, Carney D, Chansky K, et al. The International Association for the Study of Lung Cancer. Lung Cancer Staging Project: Proposals Regarding the Clinical Staging of Small Cell Lung Cancer in the Forthcoming (Seventh) Edition of the Tumor, Node, Metastasis Classification for Lung Cancer. J Thorac Oncol 2007;2:1067-77.
37. Skarlos DV, Samantas E, Kosmidis P, Fountzilas G, Angelidou M, Palamidas P, et al. Randomized comparison of etoposide-cisplatin vs. etoposide-carboplatin and irradiation in small-cell lung cancer: A Hellenic Co-operative Oncology Group study. Ann Oncol 1994;5:601-

607.
38. Smit EF, Fokkema E, Biesma B, Groen HJ, Snoek W, Postmus PE. A phase II study of paclitaxel in heavily pretreated patients with small-cell lung cancer. Br J Cancer 1998;77:347-351.
39. Smyth JF, Smith IE, Sessa C, Schoffski P, Wanders J, Franklin H, et al. Activity of docetaxel(Taxotere) in small cell lung cancer. The Early Clinical Trials Group of the EORTC. Eur J Cancer 1994;30A:1058-1060.
40. Socinski MA, Smit EF, Lorigan P, Konduri K, Reck M, Szczesna A, et al. Phase III study of pemetrexed plus carboplatin compared with etoposide plus carboplatin in chemotherapy-naive patients with extensive-stage small-cell lung cancer. Journal of Clinical Oncology 2009;27: 4787-4792.
41. Socinski MA, Weissman C, Hart LL, Beck JT, Choksi JK, Hanson JP, et al. Randomized Phase II Trial of Pemetrexed Combined With Either cisplatin or carboplatin in Untreated Extensive-Stage Small-Cell Lung Cancer. J Clin Oncol 2006;24:4840-4847.
42. Takada M, Fukuoka M, Kawahara M, Sugiura T, Yokoyama A, Yokota S, et al. Phase III Study of Concurrent Versus Sequential Thoracic Radiotherapy in Combination With cisplatin and etoposide for Limited-Stage Small-Cell Lung Cancer: Results of the Japan Clinical Oncology Group Study 9104. J Clin Oncol 2002;20:3054-3060.
43. Tsuchiya R, Suzuki K, Ichinose Y, Watanabe Y, Yasumitsu T, Ishizuka N, et al. Phase II trial of postoperative adjuvant cisplatin and etoposide in patients with completely resected stage I-IIIa small cell lung cancer: the Japan Clinical Oncology Lung Cancer Study Group Trial (JCOG9101). J Thorac Cardiovasc Surg 2005;129:977-983.
44. Turrisi AT 3rd, Kim K, Blum R, Sause WT, Livingston RB, Komaki R, et al. Twice-daily compared with once-daily thoracic radiotherapy in limited small-cell lung cancer treated concurrently with cisplatin and etoposide. N Engl J Med 1999;340(4):265-271.
45. von Pawel J, Gatzemeier U, Pujol JL, Moreau L, Bildat S, Ranson M, et al. Phase II Comparator Study of Oral Versus Intravenous topotecan in Patients With Chemosensitive Small-Cell Lung Cancer. J Clin Oncol 2001;19: 1743-1749.
46. Wolf M, Pritsch M, Drings P, Hans K, Schroeder M, Flechtner H, et al. Cyclic-alternating versus response-oriented chemotherapy in small-cell lung cancer: a German multicenter randomized trial of 321 patients. J Clin Oncol 1991;9:614-624.

07-3

종격동 신생물

이종석 / 성숙환 / 김철용

종격동의 종양은 종격동에서 원발한 1차성과, 다른 장기로부터 전이된 2차성으로 대별된다. 1차성 종양은 종격동의 모든 조직에서 기원할 수 있는데, 대부분 가슴샘(흉선)과 신경 혹은 림프관, 중간엽 조직에서 기원한다. 모든 1차성 종격동 종양은 가슴샘에서 기원한 종양을 제외하고는 인체의 다른 기관에서도 발생할 수 있다. 2차성(전이성) 종격동 종양은 1차성보다 흔하며, 폐나 횡격막 이하의 위장관, 췌장, 고환 등의 암이 림프계의 침범으로 나타난다.

Ⅰ. 해부학

종격동은 흉간의 중앙부를 차지한다. 종격동은 양 외측으로는 흉막강, 상방으로는 흉곽 아래 입구, 전방으로는 흉골, 후방으로는 흉벽과 연접해 있다. 종격동은 3가지 구획으로 나뉘며 각각 전·중·후종격동으로 구분한다. 전종격동은 흉골의 후방, 심낭과 대혈관의 전방에 위치한 공간이며 흉곽 아래 입구부터 횡격막까지를 차지한다. 전종격동에는 가슴샘, 림프절, 드물게는 이소성 갑상샘과 부갑상샘이 위치한다. 중종격동은 심장, 심낭, 대혈관 기시부와 중심기도, 횡격막신경과 림프절을 포함하는 공간을 말하며, 후종격동은 앞으로는 심장 및 대혈관, 위로는 흉곽 아래 입구, 아래로는 횡격막, 뒤로는 흉벽과 마주한다. 후종격동에는 식도와 하행대동맥, 교감신경줄기와 미주신경, 기정맥, 흉관, 림프절이 위치한다.

Ⅱ. 유병률 및 병리학

종격동 종양은 비교적 드문 종양이며 모든 연령에서 발생할 수 있으나 주로 40~60대의 연령에서 호발한다. 〈표 7-13〉은 종격동 종양의 분류이다. 전종격동 종양 중에서는 가슴샘종양이 가장 흔하며, 다음으로 림프종, 생식세포종, 악성종양이 뒤를 따른다. 중종격동의 종양에는 기관지, 장 및 심낭의 낭종이 가장 흔하며, 그 밖에 림프종, 중간엽종양, 악성종양 등이 호발한다. 후종격동에서는 신경원성종양과 식도암이 가장 흔하고 다음으로 장낭종, 중간엽종양, 내분비종양이 호발한다.

Ⅲ. 진단 시 고려할 점

종격동 종양은 자세한 병력 청취와 신체검진, 그리고 영상 혈청검사 및 관혈적 검사를 통하여 대부분의 경우 확진이 가능하다. 영상 기법과 세침 생검 및 병리학적 기법의 발달로 최근에는 대부분의 경우 외과적 생검 없이 진단이 가능하다.

1. 증상 및 징후

약 40%의 종격동 종양은 증세가 없는 상태에서 흉부방사선학적 검사를 통하여 우연히 발견된다. 나머지 60%의 경우는 주변 종격동의 구조물을 누르거나 침범하여 증상이 나타나거나 부종양증후군을 통하여 나타난다. 무증상

| 표 7-13 | 종격동 종양의 분류

신경원성종양(후종격동)
말초신경 기원
신경섬유종*Neurofibroma*
청신경초종*Neurilemoma*(슈바세포종*schwannoma*)
신경육종*Neurosarcoma*
교감신경절 기원
곁신경절 기원
크롬친화세포종*Pheochromocytoma*
화학감소체종*Chemodectoma*

생식세포종(전종격동-원발성, 중종격동 및 후종격동-전이성)
고환종*Seminoma*
비정상피성*Nonseminomatous*
혼합 생식세포종*Mixed embryonal cell*
기형종, 양성*Teratoma, benign*

탈장(3구획 모두 발생)

낭종(3구획 모두 발생)

가슴샘종양(전종격동)
가슴샘종
유암종
가슴샘지방종
가슴샘암

동맥류(중종격동 및 후종격동)

중간엽종양(3구획 모두 발생)

림프절병증(3구획 모두 발생)

림프종(전종격동 및 중종격동, 드물게 후종격동)

내분비종양(전종격동 및 후종격동)
갑상샘
부갑상샘

인 환자는 양성종양일 가능성이 높으며, 증상이 있는 경우 종종 악성종양이다. 가장 흔한 증상은 흉통, 기침, 호흡곤란이며, 상대정맥증후군이나 호너증후군, 쉰 소리, 신경학적 이상 등의 증세는 드물게 나타나지만 악성종양의 징후일 수 있다. 종격동 종양에 관련된 전신 증상 중 호르몬 생성으로 인한 것은 〈표 7-14〉에 요약되어 있다.

2. 영상학적 검사

영상검사를 통하여 우선 종격동 종양의 위치를 확인할 수 있다. 전-후 흉부방사선영상과 측부 흉부방사선영상으로 위치와 크기, 밀도와 석회화 여부를 알 수 있다. 조영제를 사용한 전산화단층촬영(CT)은 가장 유용한 검사로, 종양의 성질(낭성 또는 고형, 지방 및 석회질 포함)을 확인하고 주변 해부학적 구조물과의 위치 관계를 알 수 있으며 종종 침윤 여부에 대해서도 정보를 제공한다.

최근에 개발된 심전도 게이팅 및 실시간 자기공명영상(MRI) 기술을 이용한 혈관조영술(MRA)은 종격동 종양을 평가하는 데 매우 유용하다. MRA는 CT보다 정확히 혈관 침범을 확인할 수 있다. 또한 종양의 경계와 피막의 성질, 종양 내의 신호 차이를 발견할 수 있으며, 이는 가슴샘 종양의 WHO 분류와 연관성이 높다.

양전자단층촬영(PET)은 종격동 림프종 평가에 유용할 뿐만 아니라 가슴샘암의 침범성 여부를 구분할 수 있어 흔히 사용되고 있다. 그 밖에 후종격동 종양의 침윤 여부를 확인할 수 있는 경식도 초음파 이외의 다른 영상검사들은 유용성이 제한적이다.

3. 혈청 및 화학검사

많은 생식세포종양들은 혈청 내에 화학적 표지자들을 방출하기 때문에, 이를 측정하면 진단 및 치료 반응 예측에 도움을 얻을 수 있으며 종양 재발의 표지자로 사용할 수도 있다. α-태아단백, 사람융모성선자극호르몬, 젖산탈수소

| 표 7-14 | 호르몬 생성으로 생기는 종격동 종양의 전신 증상

증상	호르몬	종양
고혈압	Catecholamines	크롬친화세포종, 화학감소체종*chemodectoma*, 신경모세포종, 신경절신경종*ganglioneuroma*
고칼슘혈증	Parathyroid hormone	부갑상샘선종
갑상샘중독증	Thyroxine	갑상샘종
쿠싱증후군	ACTH	카르시노이드종양
여성형유방증	HCG	배아세포종양
저혈당증	Insulin	중간엽종양*mesenchymal tumors*
설사	VIP	신경절신경종, 신경모세포종, 신경섬유종

효소는 흔히 사용되는 종양표지자이기 때문에 전종격동 종양을 가진 남자 환자는 반드시 검사해야 한다. 이와 함께 부신피질호르몬이나 갑상샘호르몬, 부갑상샘호르몬도 일부 종격동 종양을 감별 진단하는 데 유용하다.

4. 관혈적 진단검사

종격동 종양의 치료 방침을 결정하는 데는 정확한 조직학적 진단이 중요하다. 일부 환자는 여전히 외과적 생검이 필요하지만, CT 및 초음파 유도하 경피적 침생검이 현재 종격동 종양 확진을 위한 표준적 검사이다. 일부의 경우는 흡인세포검사만으로도 진단이 가능하나, 대부분의 경우는 침생검을 통한 조직학적 진단이 권장된다. 최근 보고되고 있는 침생검의 진단적 정확도는 90%를 상회한다.

침생검의 합병증으로는 단순 기흉(25%), 객혈(7~15%) 등이 있을 수 있으며, 흉관 삽입을 필요로 하는 정도의 기흉은 5%에 불과하다. 일부 후종격동 혹은 중종격동 종괴에 대한 생검은 경식도 초음파를 이용하여 내시경적으로 시행하기도 하며, 드물게는 진단을 위하여 외과적 시술이 필요하다. 종격동경은 비교적 간단하면서도 전종격동과 중앙종격동의 종양에 대한 진단적 정확성이 90%를 상회하는 방법이다. 체임벌린법에 의한 종격동절개술은 전종격동 종양을 진단할 때 95%의 정확성을 보이는데, 국소마취하에서도 시행이 가능하다는 장점이 있다. 흉강경은 거의 모든 종격동 종양에서 100% 가까운 진단적 정확성을 보인다. 현재 개흉술은 진단적 목적으로는 거의 사용되지 않고 있다.

Ⅳ. 가슴샘종양

T림프구의 성숙을 담당하는 기관인 가슴샘은 아직 완전하게 기능이 밝혀져 있지 않다. 가슴샘은 가슴샘세포, 림프구, 상피 간질로 구성되어 있다. 림프종, 유암종, 생식세포종양 모두 가슴샘 내부에서 발생할 수 있지만 진정한 가슴샘조직에서 기인하는 것은 가슴샘종, 가슴샘암 그리고 가슴샘지방종이라고 할 수 있다.

1. 가슴샘의 해부학과 생리학

가슴샘은 제3인두낭의 복측에 있는 상피 원기로부터 발생하며, 부갑상샘과 밀접한 관계를 가진다. 가슴샘 상피 간질세포들은 외배엽과 내배엽 모두에서 기인한다. 발생 7주와 8주차에서 가슴샘은 길이가 연장되면서 미부를 향하고 복측, 내측으로 이동, 전종격동에 이른다. 림프계의 세포들은 9주차에 도달하며 혈관 주위 공간으로부터 분리되어 편평한 상피세포층을 형성하고 혈관-가슴샘 장벽을 형성한다. 림프계세포의 성숙과 분화는 이러한 항원 없는 환경에서 일어나며, 태령 4개월경부터 림프구들은 말초 림프조직으로 순환하기 시작한다.

6가지 아형의 상피세포가 성숙한 가슴샘조직에서 발견된다. 4가지는 피질에 위치하며, 2가지는 수질에 위치한다. 6형 세포들은 하살 소체*Hassall's corpuscles*를 형성하며, 이는 가슴샘조직의 특징이다. 외배엽 기원의 이 세포들은 가슴샘 수질로 이동하여 증식하고, 당김미세섬유를 만들며, 핵이 없는 동심의 세포를 이룬다.

성숙한 가슴샘은 불규칙적인 모양의 엽상 기관이다. 상대적 중량은 출생 시 가장 높으며, 절대적 중량은 사춘기경에 30~40g 정도에 이른다. 이후 성인기 동안 점차 퇴화하며 지방조직으로 대체된다. 이소성 가슴샘조직은 종격동 전체와 경부에서 광범위하게 발견되어왔으며 대동맥폐동맥창과 용골 후방에서 특히 자주 관찰되는데, 종종 종격동 지방조직과 구분하기 어려울 수 있다. 이들 이소성조직은 전종격동이 아닌 곳에서 발생하는 가슴샘종의 원인이 되며, 일부 중증근무력증 환자가 가슴샘절제술 후 호전되지 않는 이유가 되기도 한다.

2. 가슴샘종

가슴샘종이 대부분을 차지하는 가슴샘의 종양은 성인 전종격동 종양의 30%, 아동 전종격동 종양의 15%를 차지한다. 미국의 통계에 따르면 10만 명당 연간 약 15건의 가슴샘종이 발생하는데, 남성에서 흔하며 70대에 빈도가 증가한다. 거의 절반의 가슴샘종은 증세 없이 우연히 발견된다. 유증상성 환자의 40%는 중증 근무력증이 나타나며, 다른 증상으로는 흉통 혹은 출혈에 의한 증상, 종격동의 구조물에 대한 압박 증상 등이 있다.

(1) 병리학, 분류 및 병기

90%의 가슴샘종은 전종격동에서 발생하며 나머지는 경부 혹은 종격동의 다른 공간, 매우 드물게는 심장에서 발생한다. 정상적인 가슴샘의 경계는 양쪽으로 오목하거나 납작한 모습이다. 질환을 가진 가슴샘은 모양이 다소 볼

록하다. 가슴샘종은 육안적으로 엽상이고 단단한 성질을 가지며, 그을린 분홍색에서 회색에 이르는 색깔의 종괴이다. 내부에 낭성 공간이나 석회화, 출혈을 동반하기도 한다. 피막이 있는 경우가 있고, 인근 조직에 유착되며 침윤성을 띠기도 한다. 가슴샘종은 가슴샘 상피세포에서 기원하지만 조직검사상 가슴샘세포나 림프구가 현저히 관찰되기도 한다. 순수한 가슴샘종은 세포학적으로 양성의 세포로 구성되며, 세포학적으로 악성의 특성을 보이는 가슴샘암과는 구별된다. 1976년 로사이*Rosai*와 레바인*Levine*은 가슴샘종을 림프구성, 상피성, 림프상피성의 3가지 형으로 구분하는 방법을 제시하였다. 1985년 마리노*Marino*와 뮐러-헤르멜링크*Müller-Hermelink*는 기원한 위치에 따른 조직학적 분류법을 제안하여 피질가슴샘종, 수질가슴샘종, 혼합가슴샘종으로 구분하였다. 가슴샘 종양의 병리학적 분류 방법을 통합하기 위해 세계보건기구(WHO)는 새로운 가슴샘종 분류 기준을 도입하였다(〈표 7-15〉). WHO의 분류의 A~B2 종양은 B3~C 종양에 비하여 국소질환으로 발견되는 경향을 보인다.

현재는 비침습-침습의 구분이 양성-악성의 구분보다 흔히 사용된다. 비침습적 가슴샘종은 피막이 온전하며 움직여지고 쉽게 절제된다. 반면 침습적 가슴샘종은 세포병리학적으로는 악성이 아닐지라도, 주변 조직을 침범하고 있어 일괄절제술 없이는 완전한 제거가 어렵다. 종종 전이성병변을 동반하며, 가장 흔한 형태는 흉막의 병변이나 폐결절이다. 흉곽 밖으로의 전이는 드물다.

표 7-16 마사오카의 가슴샘종 병기 분류

병기	설명	생존율(%)
I	육안으로 볼 때 완전히 피막화되었고, 현미경적으로 피막 침범이 없음	96
II	육안으로 볼 때 주변 지방조직 또는 종격동 흉막에 침범이 있음	86
	현미경적으로 피막 침범이 있음	69
III	육안으로 볼 때 주변 장기 침범이 있음 (심장막, 큰 혈관, 폐)	50
IVa	흉막 또는 심장막 파종	
IVb	림프 형성 또는 혈액정 전이가 있음	

1981년 마사오카*Masaoka* 등은 〈표 7-16〉에 나타난 수술적 병기 체계를 정립하였다. 마사오카 분류법은 가슴샘암의 병기 분류에도 사용된다.

(2) 관련 전신 증후군

최대 71%의 환자에서 다양한 전신적 이상이 보고되고 있다. 자가면역질환으로는 중증근무력증, 전신홍반루푸스, 다발근육염, 심근염, 쇼그렌증후군, 궤양성대장염, 하시모토갑상샘염, 류마티스관절염, 사르코이드증, 경피증이 보고된다. 내분비질환으로는 갑상샘항진증, 부갑상샘항진증, 강직증후군, 애디슨병, 범뇌하수체기능저하증 등이 있다. 혈액 질환으로는 적혈구무형성증, 저감마글로불린혈증, T세포소실증후군, 적혈구증다증, 범혈구감소증, 거

표 7-15 가슴샘상피종양의 WHO 분류

구분	세포	임상병리학적 분류	조직학 용어
A	방추형*spindle* 또는 난원형*oval*	양성 가슴샘종	Medullary
B	상피 모양*epitheloid* 또는 가지 모양*dendritic*	악성형 I	Cortical; organoid
B1			Lymphocyte-rich; predominantly cortical
B2			Cortical
B3			Well-differentiated thymic carcinoma
AB		양성 가슴샘종	Mixed
C		악성형 II	Nonorganotypic; epidermoid keratinizing and nonkeratinizing carcinoma, lymphoepitheliomalike carcinoma, sarcomatoid carcinoma, clear cell carcinoma, basaloid carcinoma, mucoepidermoid carcinoma, undifferentiated carcinoma

대핵세포감소증, T세포증다증, 악성빈혈 등이 보고되며, 신경근질환으로는 근육긴장 퇴행위축, 근염, 이튼-램버트증후군이 보고된다. 이외에도 비후성폐골관절병증, 신증후군, 미세변화신증, 천포창, 만성 점막피부칸디다증 등이 보고된다. 이들 질환의 하나 이상의 증상은 원인이 되는 종격동 종양을 발견하는 단서가 된다. 거의 15%의 가슴샘종 환자에서 2차적인 악성 질환이 발생한다. 그 예로는 카포시육종, 화학수용체종, 다발성골수종, 급성 백혈병, 비호지킨림프종, 육종, 다양한 암(폐암, 대장암 등)이 있다.

1) 적혈구무형성증

적혈구무형성증은 가슴샘종 환자의 약 5%에서 발생하는 자가면역질환이다. 적혈구무형성증 환자의 30~50%는 가슴샘종과 관련이 있다. 대부분 40세 이상에서 발생하며 골수검사상 적혈구계 모세포의 소실이 관찰된다. 또한 30%의 경우에서 혈소판과 백혈구 수의 감소도 동반된다. 가슴샘절제술은 38%의 환자에서 관해를 가져오며, 재발성 질환에 대해서는 면역억제 치료가 효과적이다.

2) 저감마글로불린혈증

저감마글로불린혈증은 가슴샘종을 가진 환자의 약 5~10%에서 관찰된다. 또한 저감마글로불린혈증을 가진 환자 중 10%에서 가슴샘종이 발견된다. 세포면역의 이상과 체액면역의 이상 모두 기술되어 있으며, 많은 환자들이 진성 적혈구 빈혈을 동시에 가지고 있다. 가슴샘절제술의 효과는 증명되어 있지 않다.

(3) 치료

가슴샘종은 느리게 자라는 종양이지만, 악성일 가능성을 반드시 고려해야 한다. 수술, 방사선치료, 항암화학요법 모두 치료에 중요한 역할을 한다.

1) 수술

완전한 수술적 절제가 가슴샘종 치료에 가장 중요하며, 장기 생존을 위한 가장 중요한 예측인자이다. 정중흉골절개술이 흔히 사용되지만, 진행성이거나 혹은 바깥쪽으로 전위된 대형 종양에 대해서는 양측전측방개흉술이 사용될 수 있다. 최근에는 비디오 흉강경술과 로봇수술도 개흉술과 대등한 결과를 보인다고 보고되지만, 장기적인 결과는 아직 확실하지 않다. 수술 중에는 침윤과 유착의 가능성을 항상 염두에 둬야 한다. 심낭의 전방으로 횡격막부터 경부에 이르기까지, 측방으로는 횡격신경에서 횡격신경까지 모두 절제하는 확장 전가슴샘절제술이 모든 경우에 추천된다. 수술적으로 완전절제에 성공한 경우 7년 생존율이 82%에 이르며, 불완전절제가 시행된 경우에는 71%, 생검만 시행된 경우에는 26%로 보고되고 있다. 수술적 완전절제가 달성된 후의 생존율은 비침습성가슴샘종과 침습성가슴샘종 모두 비슷하다. 중증근무력증이 있는 가슴샘종 환자의 경우 10년 생존율이 56~78%이며 재발률은 3%, 수술 관련 사망 가능성이 4.8%(1980년 이후 1.7%)로 보고되고 있다. 경우에 따라서는 폐, 횡격신경, 심낭, 흉막 등을 포함하는 적극적인 절제가 도움이 된다. 드물게는 수술 이후에 중증근무력증의 일시적 급성 악화가 발생하며, 이 경우 수술 후 사망률에 영향을 미칠 수 있다. III기 혹은 IV기의 가슴샘종에 대한 불완전절제술의 역할은 여전히 논란의 대상이다. 몇몇 연구 결과에서는 불완전절제술 이후 5년 생존율 60~75%, 생검만 시행한 경우 24~40% 정도의 생존율이 보고되지만, 다른 연구에서는 불완전절제술 후 방사선치료를 시행한 경우와 방사선치료만 시행한 경우 간에 생존율의 차이가 없는 것으로 보고되었다. 재발성 병변에 대한 수술의 역할에 대해서도 규명이 필요하다. 마기*Maggi* 등은 수술을 시행한 12명의 환자에서는 5년 생존율이 71%, 방사선치료와 항암화학요법을 시행한 11명의 환자에서는 5년 생존율이 41%였다고 보고하였다. 그러나 키르슈너*Kirschner* 등은 수술과 방사선치료를 시행한 11명의 환자에서는 5년 생존율 74%를, 방사선치료만 시행한 환자에서는 5년 생존율 65%를 보고하여, 이들 간에 통계적으로 의미 있는 차이가 없었다.

2) 방사선치료

가슴샘종은 방사선치료에 비교적 잘 반응하기 때문에 재발성 가슴샘종뿐만 아니라 다양한 병기의 치료에 방사선치료가 사용되어왔다. 현대적인 영상 기법과 3차원의 치료 계획 및 치료 기술은, 지난 세기의 방사선치료에 비하여 더욱 안전한 방사선치료를 가능케 했다. 한 예로, I기 가슴샘종에 대한 보조 방사선치료는 이전부터 시행되었으나 수술만 시행한 것에 비하여 그다지 큰 이득이 없는 것으로 나타난다. 하지만 II기와 III기의 가슴샘종에서는 수술 후 방사선치료가 완전관해 이후 재발률을 28%에서 5%로 줄이는 것으로 보고되었다. 이와 함께 폴락*Pollack* 등은 II기에서 IV기에 이르는 가슴샘종에서 수술 후 방사선치료를 통하여 5년 무병생존율이 18%에서 62%로 증가함을 보고하였다. 피질에 종양을 가진 II기 가슴샘종과 더불어, 흉막 혹은 심낭에 침범이 있는 경우, 특히 수술 후 보조 방사선치료가 효과적이다. 또한 진행된 종양의 경우는 수술 전 방사선치료가 종양의 크기를 줄이고 파종 가능성도 줄일 수 있음이 몇몇 연구에서 보고되었다. 현재 북미에서는 주변 조직으로 침윤된 환자 대부분에게 수술 후 흉부 방사선치료를 시행하고 있다.

방사선치료는 또한 진행된 종양에서 효과적임이 증명되어 있다. 불완전한 수술적 절제 이후의 방사선치료는 국소조절률을 35%에서 74%로 호전시키며, III기 가슴샘종의 5년 생존율을 50%에서 70%로, IV기 가슴샘종의 경우 20%에서 50%로 호전시킨다. 이와 함께 시어닉*Ciernik* 등은 III기와 IV기 및 흉강 내에 재발한 가슴샘종 환자에게 방사선치료만 시행한 경우와, 수술과 방사선치료를 병행한 경우에 생존율의 차이가 없음을 보고했지만(5년 생존율 87%, 7년 70%), 치료군의 다양성과 방사선 조사량의 차이로 인해 이 결과를 해석하는 데 어려움이 있다.

방사선치료는 일반적으로 30~60 Gy를 조사하는데, 1.8~2.0 cGy로 분할하여 3~6주간 치료한다. 일부 환자들에서 용량-반응 상관관계가 있음이 보고되었지만, 60 Gy 이상의 방사선량이 도움이 되는지는 확실하지 않다. 그러나 완전절제 이후나 현미경적 병변만 남은 경우, 40~45 Gy만으로도 충분한 효과를 기대할 수 있다.

방사선치료 시 종양의 표적용적은 CT상에서 보이는 종양의 크기와 수술용 클립의 위치로 정의된다. 임상적인 표적용적을 결정할 때는 현미경적 질환의 가능성과 호흡에 따른 움직임 등이 고려된다. 게이팅 방식은 호흡으로 인한 움직임 때문에 생기는 손실을 최소화하며, 세기조절 방사선치료는 용량의 불균질성을 해소하고 총조사량을 증가시키면서 독성은 최소화할 수 있는 방법이다. 예방적으로 쇄골 상부나 반측 흉곽에 방사선치료를 시행하는 것은 폐섬유화증, 심낭염, 골수염의 위험을 높이기 때문에 추천되지 않는다.

3) 전신적 치료

스테로이드는 가슴샘종의 치료에 효과적이라고 알려져 있다. 세포독성 화학요법은 침습성 가슴샘종에서 점차 사용이 증가하고 있다. 단독 또는 복합 화학요법이 수술 후 또는 수술 전 보조요법으로 효과를 인정받고 있다. 독소루비신, 시스플라틴, 이포스파마이드, 부신피질스테로이드, 사이클로포스파마이드 등이 단독 사용 시 효과를 인정받고 있다. 가장 효과적인 것으로 알려진 약제는 시스플라틴, 이포스파마이드, 부신피질스테로이드이지만, 시스플라틴과 이포스파마이드 복합 화합요법만이 제2상 임상연구에서 효과가 확인되었다. 100mg/m^2 용량의 시스플라틴은 30개월에 이르기까지 완전관해가 보고되었으나, 50mg/m^{2}의 저용량은 단지 11%의 관해율이 보고되었다. 이포스파마이드는 7.5g/m^{2}의 1회 투여와 1.5g/m^{2}의 5일간 투여 용법이 사용되며, 3주마다 이와 같은 치료를 반복할 때 50%의 완전관해와 57%의 반응률을 보인다. 완전관해의 기간은 6~66개월로 다양하게 보고되고 있다. 부신피질스테로이드는 가슴샘종의 모든 조직학적 아형에 대하여(중증근무력증의 동반 유무에 관계 없이) 효과를 나타낸다. 소수의 환자를 대상으로 한 연구 결과 77%의 전체 반응률을 보였고 항암화학요법에 반응하지 않는 환자에서도 효과가 보고되고 있지만, 스테로이드의 실제 효과는 림프구 독성에 기인하며, 종양의 악성 상피조직에 대해서는 효과를 보이지 못한다.

다제항암화학요법은 침습성·전이성·재발성 가슴샘종을 치료할 때 수술 후와 수술 전 모두 효과를 인정받고 있다. 시스플라틴을 포함한 약제의 조합이 가장 효과적이다. 포나시에로*Fornasiero* 등은 III기 혹은 IV기의 침습성 가슴샘종에서 제1일차에 시스플라틴 50mg/m^2, 독소루비신 40mg/m^{2}을 투여하고 3일차에 빈크리스틴 0.6mg/m^{2}과 4일차에 사이클로포스파마이드 700mg/m^{2}을 투여하는 병합요법으로 43%의 완전관해를, 91.8%의 전체 반응률을 이끌었음을 보고했고 중앙생존값은 15개월로 보고했다. 로흐러*Loehrer* 등은 시스플라틴 50mg/m^2, 독소루비신 50mg/m^2, 사이클로포스파마이드 500mg/m^{2}으로 29명의 국소진행성 가슴샘종을 치료한 결과, 10%의 완전관해, 50%의 전체 반응률, 37.7개월의 중앙생존값이 나타났다고 보고했다. 이외에도 박*Park* 등은 시스플라틴, 독소루비신, 사이클로포스파마이드의 병합요법으로 II기에서 IV기의 가슴샘종 환자 17명을 치료하여 35%의 완전관해, 64%의 전체 반응률, 중앙생존값 67개월에 이른 결과를 보고했다. EORTC에서는 시스플라틴과 에토포시드의 병합요법을 통하여 31%의 완전관해와 56%의 전체 반응률, 4.3년의 중앙생존값을 얻었다고 보고했다.

4) 다제병합요법

III기 혹은 IV기의 가슴샘종에 대한 다중적 치료로 수술 전 항암화학요법을 사용한 6건의 연구는 총 61명의 환자를 대상으로 31%의 완전관해와 89%의 전체반응률을 얻었다고 보고하였다. 80%는 백금 화합물을 이용한 항암화학요법이었고, 22명(36%)의 환자가 수술을 시행받았으며, 결과적으로 완전관해에 이르렀다. 19명의 환자는 방사선치료를 받았으나, 단 5명만이 5년 이상 장기생존한 것으로 보고되었다. 레아*Rea* 등은 16명의 III기 혹은 IVa기의 가슴샘종 환자를 대상으로 시스플라틴, 독소루비신, 빈크리스틴, 사이클로포스파마이드를 이용한 병합 항암화학요법 이후 수술을 시행함으로써 43%의 완전관해, 100%의 반응률과 3년 생존율 70%를 기록했다. 수술 시에 69%는 완전히 절제되었고, 이외의 31%에 대해서는 수술 후 방사선치료를 시행했다. 최근 암스테르담 그룹은, 16명의 국소진행성 종양에 있어 RECIST 원칙에 따른 50%의 전체반응률 결과를 보고했다. MD 앤더슨 그룹에서는 시스플라틴, 독소루비신, 사이클로포스파마이드와 프레드니손을 이용한 관해유도요법에 이어 수술, 방사선치료를 시행한 치료를 통해 25%의 완전관해, 92%의 전체반응률, 83%의 7년 생존율을 보고했다. 항암화학요법에 의한 종양 괴사의 정도는 Ki-67의 발현과 관련된다.

1건의 다기관 전향적 연구의 결과 보고에 따르면, 국소진행성 가슴샘종 및 가슴샘암에 대하여 시스플라틴, 독소루비신, 사이클로포스파마이드 항암화학요법 이후 54 Gy의 방사선치료를 시행하자 22%의 완전관해, 70%의 전체반응률, 카플란-마이어 생존분석을 통한 중앙생존값 93개월을 보였고, 54.3%가 5년간 치료 실패 없이 생존했다고 한다. 25%에서 2명 많은 환자가 중증근무력증을 가지고 있었다. 비록 이 연구들이 수술 전 항암화학요법 이후 수술 혹은 방사선치료를 시행한 결과에 비하여 좋은 결과를 보이긴 했으나, 추가적 연구가 필요하다.

5) 분자적 표적치료

몇 가지 분자적 표적이 가슴샘조직에서 밝혀져 있다. 체표성장인자 수용체의 과발현이 2/3의 환자에서 보고되고 있으며, 대부분은 WHO 기준 B2~3 아형을 가진다. c-kit의 과발현이 가슴샘암에서 흔하나, c-kit 돌연변이는 드물다. 이와 함께 HER-2/new 유전자의 증폭이 CAP(사이클로포스파마이드+아드리아마이신+시스플라틴) 항암화학요법에 대한 반응과 연관된다는 보고가 있다. 가슴샘 조직에 특이적인 치료가 작은 임상시험에서 가능성을 보였는데, 소마토스타틴 유도체는 가슴샘종에 효과를 나타낸다. 비록 약제의 작동 기전은 불명확하나, 인슐린 유사 성장인자의 억제 혹은 체표성장인자 수용체에 관련된 경로가 가능성을 나타낸다. 옥트레오타이드와 프레드니손을 병합한 치료법의 경우 항암화학요법에 반응이 불량하던 환자의 1/3에서 반응이 관찰된다. 무진행 생존기간의 중앙값은 15개월과 14개월로 보고되었다. 북미의 데이터에 따르면, 12.5%의 환자가 옥트레오타이드 단독치료에 부분 반응을 보였고, 프레드니손을 추가한 경우 반응률은 1/3에 이르는 결과를 보였다. 이와 함께 다양한 인산화효소에 대한 길항제인 다사티닙에 대한 반응이 관찰된다. 향후 분자적 표적치료가 현재의 전신적 항암화학요법의 기조에 추가될 것으로 예상된다.

6) 치료 성적

다양한 후향적 연구에 따르면, I, III, IV기의 환자는 5년과 10년 생존율이 각각 89~95%, 78~90%, 70~80%로, 21~80%, 50~60%, 30~40%로 확인되었다. 10년 무병생존율은 I~IV기의 환자에서 각각 74%, 71%, 50%, 29%로 확인되었다. 마기 등의 연구에 따르면 10%의 전체 재발률이 관찰되었지만, 비침습성 가슴샘종의 경우는 단지 5%만이 재발하였고 침습성 가슴샘종에서는 20%의 재발이 관찰되었다. 최근 일본의 다기관 연구의 결과 1,320명의 환자에서 5년 생존율은 I~IV기가 100%, 98.4%, 88.7%, 70.6%, 52.8%로 확인되었다. 비록 중증근무력증이 과거에는 불량한 예후인자로 간주되었으나, 최근에는 수술 후 진료의 개선으로 인하여 더 이상 불량한 예후인자가 아니며, 오히려 조기에 종양을 발견하게 하여 생존기간을 증가시키는 인자로 확인되었다.

3. 가슴샘암

가슴샘암은 드물고 매우 공격적인 가슴샘 종양으로서 예후가 불량하다. 가슴샘종과 같이 상피 기원의 종양이지만 세포검사상 악성 소견을 보인다. 가슴샘종과 가슴샘암이 같은 줄기세포를 기원으로 하는지는 확실하지 않다. 가슴샘암은 주로 전종격동에 위치하며, 가슴샘종과 마찬가지로 다른 위치에서 발생하는 현상도 보고되고 있다. 광범위한 국소침윤 및 전이가 흔하다. 거의 70%의 환자가 기침, 흉통 혹은 상대정맥증후군 등의 증상을 보이지만, 중증근무력증이나 가슴샘종과 관련된 전신 증후는 드물다.

가슴샘암은 조직학적으로 저등급*low grade*과 고등급*high grade*으로 분류된다. 저등급의 종양으로는 편평세포암, 점막표피모양암, 기저양암 등이 있고, 고등급으로는 림프상피종양암과 소세포암, 미분화암, 육종양암, 투명세포암 등이 있다. 비록 조직학적 분류가 기술적 용도로 고안되었으나, 예후와의 연관성이 보고된다. 예를 들면 저등급 종양은 보다 좋은 임상적 경과를 보이며(중앙생존값 25.4개월, 긴 경우 6.6년 보고됨) 국소 및 전신적 재발이 드물다. 고등급 종양의 경우는 예후가 불량하다(중앙생존값 11.3~15.0개월). 마사오카의 가슴샘종 병기 분류법과 TNM 분류법이 사용되지만 실용성은 아직 검증된 바 없다.

가슴샘암의 치료는 아직 정립되지 않았지만 수술, 수술 후 방사선치료, 항암화학요법 등을 포함한 다각도의 접근이 현재 추천된다. 대부분 수술적 치료 후에 방사선치료가 사용된다. 완전절제가 필요하며, 많은 환자에서 가능하다. 한 연구에서는 수술적 절제 및 수술 후 전자방사선치료를 통하여 9.5개월의 중앙생존을 보고한 바 있다. 가슴샘종과 같이 백금 화합물에 기반한 항암화학요법으로 일부 부분관해가 나타났다고 보고되고 있다. 독소루비신, 사이클로포스파마이드, 빈크리스틴 복합화합요법이나 5-플루오로우라실과 류코보린 등에 의한 부분관해도 보고되고 있다. 소수를 대상으로 한 수술 전 항암화학요법도 보고되고 있다.

가슴샘암의 예후는 조기에 흉막, 폐, 종격동, 경부, 액와부, 뇌, 골, 간으로 전이하는 성질로 인하여 불량하며, 5년 생존율은 35% 정도이다. 최근 일본에서 보고된 바에 따르면 I/II기, III기, IV기의 환자들은 5년 생존율이 각각 88.2%, 51.7%, 37.6%였다. 피막화된 종양, 엽상 성장을 보이는 경우, 분열 활성도가 낮은 경우, 병기가 낮거나 조직학적으로 저등급이거나, 림프상피모양 종양을 보이는 경우, 완전한 수술적 절제가 이뤄진 경우는 생존율이 좋은 것으로 보고된다. 더불어 IVa기의 환자들은 전신전이가 있는 IVb 환자들에 비하여 치료에 의한 이득이 큰 것으로 보고된다.

4. 가슴샘카르시노이드

가슴샘카르시노이드는 주로 남성에서 발병하는 드문 종양으로, 쿠싱증후군, 복합내분비선신생물, 그리고 드물게는 카르시노이드증후군과 연관되어 나타난다. 종양이 부분절제만 된 경우 완전절제술을 시행하고 수술 후 보조적 방사선치료를 하는 것이 추천된다. 항암치료는 거의 사용되지 않는다. 수술적으로 완전절제한 경우 5년 생존율이 60%에 이른다는 보고도 있지만 장기적으로는 예후가 나쁘다. 예후는 종양의 침범 정도 및 분화도와 상관관계가 있다.

5. 가슴샘지방종

가슴샘지방종*thymolipoma*은 성숙한 지방조직과 가슴샘조직으로 구성되어 있으며, 가슴샘 종양의 1~5%를 차지하는 드문 양성종양이다. 이 종양은 지방가슴샘종*lipothymomas*, 가슴샘 잔재를 포함한 종격동 지방종*mediastinal lipomas with thymic remnants*, 그리고 가슴샘지방종성과오종*thymolipomatous hamartomas*이라고도 불린다. 로사도 드크리스텐슨*Rosado-de-Christenson* 등이 27명의 가슴샘지방종 환자를 대상으로 연구한 결과에 따르면 평균 발병 연령은 27세이며 남녀의 발생률 차이는 없었다. 약 50%의 환자에서 비특이적인 흉통, 호흡곤란, 빈호흡의 증상이 나타났다. 성인만을 대상으로 한 다른 연구에서 가슴샘종보다는 덜하지만 가슴샘지방종의 발생과 중증근무력증, 적혈구무형성, 저감마글로불린혈증, 편평태선, 그리고 그레이브스씨병과 관련이 있음이 보고되었다.

가슴샘지방종은 전종격동에서 유래한 캡슐에 둘러싸인 종양으로, 부드럽고 소엽으로 이루어져 있다. 이들은 증상을 나타내기 전에 크기가 매우 커지는 경우가 있다. 이들은 종종 심장이나 다른 종격동 구조물과 모양이 같은데, 전종격동의 아래쪽에서 발견되는 경우에는 위쪽이 가는 줄기로 가슴샘과 연결되어 있고 아래쪽은 횡격막을 덮고 있는 경우도 있다. 현미경적으로 종양의 50% 이상은 지방조직으로 되어 있으며 나머지는 가슴샘 조직으로 되어 있는데, 종종 석회화된 하살 소체를 동반한다. 조직학적으로 가슴샘지방종은 악성이 아니며 암으로 진행하지 않는다. 수술적 완전절제가 치료 방법이며, 장기간의 추적 관찰 결과는 없으나 현재까지 재발이 보고된 경우는 없다.

V. 생식세포종

대부분의 생식세포종*germ cell tumors*은 생식선에서 발생하지만, 생식선 외 생식세포종의 경우 종격동에서 가장 많이 발생한다. 이들은 1차성 종격동 종양의 10~15%를 차지하며 대개 전종격동에서 발생한다.

1. 원인

생식기관외 생식세포종은 두개골 내의 송과체에서부터 천골 전부에 이르기까지 우리 몸의 중앙선을 따라 발생한다. 이 중앙선은 배아기 때의 비뇨생식능선에 해당한다. 생식기관외 생식세포종은 태아 발달 시 원시 생식세포들이 이동하는 과정에서 문제가 생기고 이들이 악성화되어 발생하는 것으로 추정된다. 종격동 생식세포종은 전체 생식세포종의 2~5%에 불과하지만 생식기외 생식세포종의 50~70%를 차지한다.

2. 분류

종격동 생식세포종은 크게 양성과 악성으로 나눌 수 있다. 양성종양은 성숙기형종*mature teratoma*과 미성숙 조성이 50% 미만으로 섞여 있는 성숙기형종으로 구성된다. 악성 생식세포종은 정상피종(고환종)*seminoma*과 비정상피종*non-seminomatous tumor*으로 나뉜다. 비정상피종은 배아암종*embryonal carcinomas*, 융모막암종*choriocarcinomas*, 난황 낭종양*yolk sac tumors* 및 미성숙기형종*immature teratomas*을 포함한다. 정상피종은 순수하게 정상피종으로 이루어진 경우도 있지만 AFP가 올라간 경우에는 비정상피종의 요소도 함께 존재한다는 것을 시사한다. 또한 종격동 생식세포종은 종양 내부에 비생식세포의 요소(예를 들어 횡문근육종, 선암종, 침습성의 신경외배엽종양*permeative neuroectodermal tumor*)를 함께 갖는 경향이 있으며, 때로는 이들이 조직학적으로 더 많은 부분을 차지하기도 한다.

3. 빈도 및 임상적 증상

성인에서는 양성 생식세포종의 경우 성별에 따른 발생률의 차이가 없으나 악성 생식세포종의 경우는 90%가 남성에서 발생한다. 소아의 경우에는 양성 및 악성 생식기관외 생식세포종 모두 남녀의 차이 없이 발생하는 것으로 알려져 있다. 종격동 생식세포종의 경우 20대에 호발하는 것으로 알려져 있지만, 60세 이상에서도 발생한 사례가 보고된 적이 있다. 이 종양들은 인종 간의 발생 빈도의 차이는 없는 것으로 알려져 있다. 기형종 환자의 50%를 포함한 대부분의 양성 생식세포종 환자가 무증상인 경우가 많지만, 악성종양의 경우 90~100%에서 흉통과 호흡곤란, 기침, 발열을 비롯하여 종양이 종격동의 인접 구조물을 압박하거나 침범함으로써 나타날 수 있는 증상을 보인다.

4. 진단

종격동 생식세포종은 다수에서 단순 흉부 X선 촬영으로 발견된다. 95% 이상의 환자에서 단순 흉부촬영 결과에 이상이 있으며, 대부분은 전종격동에 위치한다. 후종격동에서 생식세포종이 유래하는 경우는 3~8% 정도로 보고된다. 흉부 단층촬영은 종양의 범위 및 주변 구조물과의 위치 관계, 그리고 종양 내부에 낭성조직이나 석회화된 부분이 존재하는지 여부를 알 수 있게 한다. 최근에는 종격동 초음파가 종격동 기형종*mediastinal teratomas*의 진단 정확도를 올릴 수 있는 방법으로 제시되고 있다. 간전이 여부를 판단하기 위해서는 복부영상을 반드시 시행해야 한다. 고환 초음파를 포함하여 고환에 대한 검진도 병행되어야 하지만 후복강을 침범하지 않은 전종격동에 국한된 종양의 경우 원발성 고환종양일 가능성은 적다. 신체검진상 정상 소견이고 초음파에서 특이 소견이 없는 경우 고환절제술이나 생검을 시행할 필요는 없다.

혈중 종양표지자 검사는 종격동 생식세포종의 진단 및 추적 관찰에 중요하다. β-HCG 및 AFP에 대한 면역 측정은 생식세포종이 의심되는 종격동 종양이 있는 모든 환자에서 시행해야 한다. β-HCG와 AFP의 상승은 종양에 악성 조성이 있다는 것을 나타낸다. 비정상피종성생식세포종*nonseminomatous germ cell tumor*의 80~85%에서 AFP 또는 β-HCG, 혹은 둘 모두의 상승이 있다. 이 종양들의 60~80%에서 AFP의 상승이 있으며 30~50%가 β-HCG 상승을 동반한다. 양성 기형종 환자에서는 혈중 종양표지자가 정상 범위 내에 있으며, 순수정상피종*pure seminoma* 환자의 경우 간혹 저농도의 β-HCG 상승은 있으나 AFP의 상승은 동반하지 않는다.

5. 기형종

양성 기형종*teratomas*은 종격종 생식세포종 중 가장 흔한 종양으로 소아 종격동 생식세포종의 70%, 성인에서는 60%를 차지한다. 어느 나이에서도 발생할 수 있지만 20~40세 사이의 성인에서 호발하는 것으로 알려져 있다. 성별에 따른 발생률의 차이는 없다.

기형종은 고형 혹은 낭성으로 나타날 수 있으며, 단일 소엽*unilocular*으로 이루어진 경우 유피낭*dermoid cysts*이라고 부른다. 기형종은 세 개의 배세포층*germ cell layer* 중에서 유래한 어떤 조직도 포함할 수 있지만, 대개는 외배엽*ectodermal layer*에서 유래한 것이 높은 비중을 차지하며, 피부, 머리카락, 땀샘, 지방샘, 치아를 포함하는 경우가 많다. 중배엽*mesoderm*의 경우에는 지방조직, 평활근, 골 및 연골조직으로 나타나며, 내배엽*endodermal* 성분은 대개 호흡상피 혹은 장 상피조직으로 나타난다. 대부분의 종격동 기형종은 세 배세포층에서 유래한 성숙한 조직으로 이루어져 있으며 양성 경과를 보인다. 미성숙 기형종의 경우 표현형은 이 세 개의 배세포층에서 유래한 악성종양으로 나타난다. 이들은 공격적으로 진행하며 항암치료에 잘 반응하지 않는 것으로 알려져 있다.

양성 종격동 기형종의 경우 수술적으로 완전절제하는 것이 최선이며, 절제 이후 장기간 재발 없이 예후가 좋은 것으로 알려져 있다. 방사선치료나 항암화학치료는 양성 종격동 치료에 사용되지 않는다. 만약 종양이 주변 종격동 구조물과 유착되어 있을 때는 심낭막, 흉막, 혹은 폐의 일부를 함께 절제해야 하는 경우도 있다. 기형종의 완전절제가 치료의 목표이며, 완전절제한 경우 재발이 거의 없고 장기 생존을 기대할 수 있다. 미성숙 기형종은 잠재적으로 악성종양이며, 종양의 해부학적 위치, 환자의 나이, 미성숙한 종양의 분율에 따라 예후가 달라진다. 15세 미만 환자에서는 미성숙 기형종도 성숙 기형종과 마찬가지의 특성을 보이는 반면 나이가 많은 환자에서는 악성도가 굉장히 높은 종양의 특성을 보인다. 현재 시스플라틴을 기본으로 한 항암화학치료(시스플라틴 + 에토포시드 + 블레오마이신 혹은 시스플라틴 + 이포스파마이드 + 빈블라스틴을 사용하며, 반응이 있는 경우 4주기까지 시행하는 치료)를 수술적 절제 전에 흔히 사용한다.

6. 정상피종

원발성 순수 종격동 정상피종*primary pure mediastinal seminoma*은 악성 종격동 생식세포종의 35%를 차지하며, 대개 20~40세 남자에서 발생한다. 정상피종은 비정상피종*nonseminomatous germ cell tumor*에 비해 천천히 진행하며 전이도 늦게 일어나기 때문에 크기가 커진 상태에서 진단되는 경우가 많다. 증상은 대개 주변의 종격동 구조물을 압박하거나 침범함으로써 나타난다. 진단 시에 증상이 있는 경우는 20~30%에 불과하지만, 60~70%의 환자에서 전이가 있는 상태로 발견된다. 폐전이를 비롯한 흉곽 내 전이가 가장 흔하게 나타나며 흉곽 외 전이는 대개 골전이인 경우가 많다.

종격동 정상피종의 치료는 1970년대부터 발전해왔다. 정상피종은 방사선치료에 매우 민감한 종양으로 수십 년 동안 종격동에 대한 고용량 방사선치료가 초기 치료로 시행되어 왔는데, 장기 생존율은 60~80%에 이른다. 하인스워스*Hainsworth*와 그레코*Greco*는 현재까지 시행된 생식기관 외 정상피종의 방사선치료에 대한 고찰을 보고했다. 방사선치료 용량은 35~40 Gy 정도가 가장 흔하며, 20 Gy 정도의 낮은 용량에서도 완치되었다는 보고가 있지만, 대부분의 연구에서 45 Gy 이하의 선량은 국소 재발률이 높았다. 또한 방사선 조사 범위에는 종격동 및 양측 쇄골 상부가 포함되어야 한다.

종격동 정상피종은 종종 크기가 크고 병의 범위가 넓으며 국소적으로 인접 기관을 침범한 상태로 진단되어 방사선 조사 범위를 넓혀야 하는 경우가 많다. 이 때문에 정상 폐, 심장을 비롯한 다른 종격동 기관이 방사선 조사 범위에 포함되는 경우가 있다. 게다가 방사선치료로 국소적 종양 억제가 된 경우의 20~40%에서 원격전이가 보고되고 있다. 이러한 방사선치료의 제한점들 때문에, 이전에는 진행성 생식기관 정상피종에서만 시행되었던 시스플라틴 근간의 항암화학치료가 비교적 이른 병기에서도 시도되어왔다. 르마리*Lemarie* 등이 보고한 바에 따르면 항암화학치료를 시행한 환자 13명 중 12명에서 완전관해가 이루어졌으며 이 중 두 명이 치료 후 재발하였다. 보크마이어*Bokemeyer* 등은 전 세계적으로 51명의 종격동 정상피종 환자에 대한 치료 결과를 분석, 보고하였다. 항암화학치료는 시스플라틴을 근간으로 한 경우가 대부분(45명, 88%)이었으나 카보플라틴을 사용한 경우도 있었으며(3명, 5.9%), 이 경우 반응률이 낮았다(80% 대 93%). 이 연구에 따르면 항암화학치료를 받은 경우는 38명(74.5%), 항암치료와 방사선치료를 함께 받은 경우가 10명(19.6%), 방사선치료만을 받은 경우는 3명(5.9%)이었다. 무진행 생존 및 전체 생존은 각각 77%와 88%였다. 흉곽외 전이가 있었던 환자들(6명, 11.8%)은 더 불량한 예후를 보였다. 하인스워스와 그레코가 52명의 환자에 대한 자료를 수집, 분석하여 보고한 바에 따르면, 14명의 환자가 이전에 방사선치료를 받은 병력이 있었고, 환자 모두 시스플라틴을 근간으로 하여 사이클로포스파마이드, 빈블라스틴, 블레오마이신 또는 에토포시드의 병합 화학요법을 받았다. 그 결과 85%의 환자에서 완전관해가 보고되었고

83%의 환자들에서 재발 없는 장기간 생존이 보고되었다.

순수 정상피종의 경우 비록 다른 장기로의 전이가 있더라도 New International Staging System for Germ Cell Tumors 분류에서 중등도의 위험군*intermediate-risk category*으로 분류되며, 모든 환자들을 치료하는 데 있어 완치를 목표로 해야 한다. 현재 종격동에만 국한된 작은 정상피종의 경우는 방사선치료 단독으로도 치료 성적이 좋기 때문에 장기 생존이 가능하다. 국소진행성으로 크기가 큰 정상피종의 경우는 우선 시스플라틴을 근간으로 4주기의 병합 항암화학요법(대개 시스플라틴+에토포시드)을 시행하고 횡격막 상부에 방사선치료를 추가할지 여부를 결정한다. 원격전이가 있는 경우에는 초치료로 항암화학요법이 추천된다. 초치료에 효과가 없거나 재발한 경우에는 구제요법*salvage chemotherapy*으로 빈블라스틴, 이포스파마이드 및 시스플라틴 병합요법을 시행한다.

수술적 절제 후 보조적 치료를 시행한 경우에도 76.9%의 장기생존율을 보였다는 최근의 보고도 있지만, 전문가들 대부분은 정상피종 치료에서 수술이 차지하는 비중이 높지 않다고 생각한다. 게다가 크기가 큰 종양의 경우 크기를 줄이기 위한 부분절제는 종양의 국소 억제나 생존에 큰 도움이 되지 않는다고 알려져 있다.

항암화학치료 후 영상으로 남아 있는 비정상적인 소견에 대한 치료 여부에 대해서는 아직 의견이 분분하다. 여러 연구에 따르면 85~90%의 환자에서 치료 후 남아 있는 종양의 대부분은 밀도가 높고 섬유화된 조직이며, 분열 능력이 있는 정상피종이 남아 있는 경우는 드물다고 알려져 있다. 다른 연구에서는 항암화학치료를 시행한 후 수술적 절제를 시행하였고, 이때 남아 있는 종양의 크기가 3cm 이상인 경우 25%에서 분열 능력이 있는 정상피종 조직이 발견되었다고 한다. 현재까지는 종양의 크기가 더 커지지 않으면 항암화학치료 이후 수술 없이 주의 깊은 추적 관찰이 추천된다. 양전자단층촬영(PET)은 도움이 되지 않는다고 알려져 있으며, 경험적인 방사선치료는 권고되지 않는다.

7. 비정상피종성 생식세포종

비정상피종성 생식세포종*nonseminomatous germ cell tumors*에는 융모막암종, 배아암종, 기형종 및 난황낭종양이 포함된다. 순수한 단독 형태로도 나타나지만 1/3 정도의 경우에는 여러 세포 유형이 함께 존재한다. 미성숙 기형종과 마찬가지로 선암종*adenocarcinomas*, 편평세포암종*squamous cell carcinomas* 및 육종 등의 다른 악성 종양조직이 포함되어 있거나 심지어는 더 많은 부분을 차지하는 경우도 있다.

비정상피종성 생식세포종은 약 85%가 남성에서 발생하며, 평균 발생 연령은 29세이다. 염색체 핵형 분석에서 약 20%의 환자가 클라인펠터증후군*Klinefelter's syndrome*에서와 같이 47XXY의 핵형을 보인다. 종격동 비정상피종성 생식세포종은 대부분 전종격동에서 발견되며, 소엽으로 구성된 덩어리가 얇은 피막으로 둘러싸여 있다. 대개는 진단 시에 주변 조직을 침범하고 있으며 90%의 환자에서 증상을 나타낸다. 내부에 출혈 및 괴사 조직이 포함되어 있기 때문에 CT에서는 여러 음영이 섞여 있는 큰 덩어리로 보인다. 약 30~50%의 환자에서 β-HCG의 상승을 보이며 60~80%의 경우에 AFP 상승을 동반한다.

이 종양들은 순수 생식기관 외 정상피종이나 생식기관에서 발생한 비정상피종에 비해 예후가 나쁘며, 모든 원발성 종격동 비정상피종은 새로운 International Germ Cell Consensus Classification에서 고위험군으로 분류된다. 85~95%의 환자는 진단 시점에 이미 명백한 원격전이가 동반되어 있다. 폐, 흉막, 림프절 전이가 흔하며, 흔하지는 않지만 골전이도 나타난다.

다수의 비생식세포 악성종양이 비정상피종성 생식세포종과 함께 나타날 수도 있다. 가장 흥미로운 경우 중 한 가지가 급성 거핵구백혈병*acute megakaryocytic leukemia*과 동반된 경우이다. 급성 골수성백혈병*acute myeloid leukemia*, 급성 비림프구성백혈병*acute nonlymphocytic leukemia*, 적백혈병*erythroleukemia*, 골수이형성증후군*myelodysplastic syndrome*, 악성 조직구증*malignant histiocytosis*, 그리고 혈소판증가증*thrombocytosis*을 포함하여 다른 혈액종양과 동반된 경우도 보고되었다. 이러한 악성종양은 생식세포종보다 선행하여 발견된 경우도 있었고 동시에 발견되는 경우도 있다. 배아형 횡문근육종*embryonal rhabdomyosarcoma*, 소세포 미분화암종*small cell undifferentiated carcinoma*, 신경모세포종*neuroblastoma* 및 선암종과 같은 고형 종양은 생식기관 내 생식세포종보다 원발성 종격동 내 종양에서 자주 동반되는 것으로 알려져 있다.

비정상피종성 생식세포종은 종종 조직생검 없이도 진단이 가능하다. 많은 기관이, 젊은 남성에서 전종격동 종양이 있고 혈중 종양표지자(AFP 및 β-HCG)의 상승을 동반한 경우 치료를 시작하기에 충분하다고 판단한다. 만일 조직검사가 필요하면 세침 흡인검사 혹은 중심침 흡인을 시행하고 종양표지자 염색을 하여 확진하기도 한다. 필요한 경우에는 조직검사를 위해 전종격종 절개*anterior mediastinotomy*를 시행하기도 한다.

비정상피종성 생식세포종의 치료는 생식기관 내 비정상피종성 생식세포종과 같이 시스플라틴을 포함한 항암화학치료를 시행하며, 자세한 내용은 생식기관에 발생한 비정상피종성 생식세포종의 치료를 참고하면 된다. 대부분의 연구에서 전반적인 완전관해율은 40～64%에 이른다. 재발한 종격동 비정상피종성 생식세포종 환자의 경우 빈블라스틴, 이포스파마이드 및 시스플라틴을 포함한 구제치료를 시행해도 극히 불량한 예후를 보이며, 한 연구에 의하면 79명의 환자 중 단 9명(11%)만 무병생존을 보였다. 종양표지자의 지속적인 상승에도 불구하고 잔여 종양의 수술적 절제는 간혹 효과를 나타내기도 한다.

Ⅵ. 중간엽종양

종격동 중간엽종양은 종격동의 결체조직 성분으로부터 발생한다. 중간엽종양은 원발성 종격동 종양의 약 6%를 차지하며, 지방종/지방육종, 섬유종/섬유육종, 평활근종/평활근육종, 횡문근종/횡문근육종, 윤활세포육종, 혈관종, 혈관내피종, 양성/악성 혈관외피세포종, 림프관종(낭성 하이그로마), 림프관육종, 림프관외피세포종 등이 있다. 약 55%가 악성이며, 일반적으로 악성 중간엽종양의 치료는 수술적 절제와 방사선치료, 항암치료를 포함한다.

Ⅶ. 신경원성종양

전체 종격동 종양의 19～39%를 차지하는 신경원성종양은 후종격동 종양의 75%를 차지하며 간혹 전종격동 및 다른 부위에서도 발생한다. 대부분 말초신경, 교감신경절에서 기원하며 드물게 미주신경에서 기원하기도 한다. 전종격동의 신경원성종양은 부신경절종*chemoreceptor paraganglioma*에서 기원한다.

영·유아에서 발생하는 신경원성종양은 악성일 가능성이 높아 발현 당시 전이가 동반되어 있는 경우도 있지만, 성인에서 발생하는 신경원성종양의 대부분은 양성종양이다. 신경원성종양은 성별에 상관 없이 발생하며, 젊은 성인에서 호발한다. 또한 증상이 없는 경우가 많아 흉부방사선촬영에서 우연히 발견되는 경우가 많다.

신경원성종양은 흔히 중추 미엘린이 말초 미엘린으로 이행하는 지역인 척추신경 뒤 뿌리의 척추 옆 고랑에서 발생한다. 이 외에 척추관 내의 척수신경근 후방에서도 발생하여 추간공을 따라 척추 주위에 자라는데, 이 경우에는 종양이 아령 또는 모래시계 모양이다. 종양의 위치나 크기에 따라 척수압박, 통증, 이상감각, 호너증후군, 근위축 등을 일으킬 수 있다. 상대정맥증후군, 호흡곤란, 기침, 뼈 침식 등의 소견은 악성일 가능성을 시사한다.

1. 진단

후종격동 종양은 대부분 신경원성종양이지만, 감별 진단에서 갑상샘종, 식도평활근종, 고립성섬유종, 기관/식도 중복낭 등의 다른 종양일 가능성을 반드시 고려해야 한다. 일단 후종격동 종양이 확인되면, 병변의 특성, 다른 구조물과의 관계, 원격 부위 전이의 확인을 위해 단층촬영을 할 수 있다. 또한 MRI는 혈관 침습 여부를 확인하는데 도움이 되며, 척추 곁구멍으로의 종양 진행 여부를 평가하는 데 중요한 다면 영상을 얻을 수 있다. I-131 영상은 갑상샘종이 의심될 때 도움이 된다.

수술 전 조직학적 진단이 필수적이지는 않지만, 수술적 절제 시도가 불가능한 경우에는 추후의 치료 계획 수립을 위해 정확한 진단이 필요하다. 이를 위해 보통 수술적 혹은 CT 유도 중심부 바늘 생검이 필요하다.

2. 치료

모든 신경원성종양은 금기만 없다면 수술적 절제가 권장된다. 신경원성종양은 크기가 커지면서 생명을 위협하는 증상을 일으킬 수 있는데, 이는 종양의 크기와 위치에 달려 있다. 따라서 신경원성종양을 경과 관찰하는 경우는 종양이 안정적이고, 증상이 없으며, 양성이고, 수술적 치료를 고려하기 어려운 경우에만 정당화될 수 있다. 표준적인 접근은 뒤가쪽 개흉술*posterior lateral thoracotomy* 절개로 종양을 정상조직 경계와 함께 제거한다. 최근에는 작은 크기에서 중간 크기의 종양을 흉강경 및 로봇수술로 제거한 경우도 보고되고 있다. 아령 모양 종양의 경우에는 척추 내 부위를 먼저 제거해야 한다. 수술적 절제의 사망률은 1% 미만이며, 호너증후군, 유미흉 등의 부작용이 있을 수 있다. 척주관 침범이 있는 종양을 수술하는 경우 직접적인 척수 손상 및 척수동맥 손상으로 인한 허혈, 드물게 경막외혈종으로 인한 척수 압박이 발생할 수 있다.

3. 분류

(1) 신경초종

신경초종은 척추 옆 고랑에 발생하는 종양 중 가장 흔한 종양으로, 늑간신경초에서 발생하여 피막이 잘 형성되어 있고, 석회화와 낭성변성이 동반되어 있다. 조직학적으로 길게 꼬인 모양의 핵을 가진 방추 형태의 단일 세포로 구성되어 있고, 줄지어 나열되어 있거나 울타리 모양의 배열을 이룬다. 신경초종은 큰 혈관을 내포할 수도 있는데 이 경우 수술 중 다량의 출혈이 발생할 수 있다.

(2) 신경섬유종

신경섬유종은 대부분 양성종양이며 대개의 경우 증상이 없지만, 경막 내부 또는 경막 외에서 발생하여 척수압박을 일으킬 수 있다. 신경섬유종은 피막으로 싸여 있지 않고, 그물 모양으로 나타날 수 있다. 신경섬유종은 현미경 소견에서 다양한 세포 구성을 보이는데, 슈반세포의 분화가 항상 관찰되지는 않는다. 신경원성종양은 면역조직화학 염색으로 S100 단백질을 확인함으로써 평활근종, 뇌막수종, 섬유성 조직구종 등과 구별할 수 있다. 고립성 신경섬유종은 수술적 절제로 완치될 수 있다.

폰레클링하우젠병에서는 다발성으로 신경섬유종이 발생할 수 있다. 신경섬유종증*neurofibromatosis*은 상염색체 우성으로 유전되는 질환으로 남녀 모두에서 동일하게 발생하지만, 약 절반은 산발적으로 발생한다. 신경섬유종증은 담갈색 반점*cafe au lait skin spot*, 피부와 피하조직의 다발성 신경섬유종, 척추측만증, 장골의 휨, 성분화의 이상, 악성 신경초종과 같은 다발성 신경원성종양 등의 다양한 임상 양상을 보인다. 조직학적으로 큰 신경섬유와 슈반세포와 섬유모세포를 포함하는 결체조직 간질이 혼재하는 소견을 보인다. 수술적 치료는 척수강 내에 위치하여 척수압박을 일으키는 경우에 시행할 수 있으나, 일반적으로 예후가 불량하다.

(3) 악성 신경초종

악성 신경초종은 신경집종과 신경섬유종의 악성 대응점에 있는 질환이다. 그러나 조직학적으로 항상 슈반세포가 관찰되지는 않는다. 이 종양은 신경집에서 기원하기 때문에 악성 신경다발막종양, 신경원성육종, 신경섬유육종이라는 용어로 불리기도 한다. 악성 신경다발막종양은 흔히 크기가 크며, 통증이 심하고, 상대정맥 폐쇄를 일으키기도 한다. 발생 위치와 크기에 따라 호너증후군, 호흡곤란, 연하곤란, 쉰 소리 등을 일으키기도 한다.

악성 신경다발막종양의 진단 기준은 논란이 있는데, 주요 신경에서의 기원, 슈반세포와 S100 단백질의 존재, 신경섬유종증 진단, 울타리 모양의 핵 배열이 중요한 특징이다. 조직학적으로는 세포과다성, 다양한 형태의 치밀한 핵, 비정상적인 유사분열, 주변 조직으로의 침습 등을 관찰할 수 있다. 악성 신경다발막종양은 대개 크기가 크고(직경 5cm 이상), 부분적으로 피막에 싸여 있으며, 부드럽고 회색을 띠고, 출혈과 괴사가 동반된다. 조직학적으로 이 종양은 방추세포와 불규칙적인 핵으로 구성되어 있으며, 신경 및 신경 주변 침습, 연골·뼈·평활근·편평세포로의 분화, 점액 분비샘도 관찰된 바 있다.

임상적으로 악성 신경초종은 공격적이고 국소 침습적이며 쉽게 전이된다. 수술적 절제 후 종종 재발하며 5년 생존율은 75%에 달한다. 신경섬유종증 환자에서 악성 신경다발막종양이 생긴 경우는 5년 생존율이 15~30% 정도이다. III기 및 IV기 환자에서는 복합 항암치료가 권장된다.

(4) 교감신경절종양

종격동의 신경절신경종은 후종격동의 교감신경 줄기를 따라 발생하며, 4세 이상의 유아부터 20~30대 성인에서 호발한다. 때때로 신경모세포종이 양성 신경절신경종으로 성숙할 수 있다. 이 종양은 대개 증상이 없지만 일부에서는 국소 압박으로 호너증후군을 일으킬 수 있으며, 드물게 혈관 작용 소장펩티드의 생산으로 인해 설사로 발현될 수도 있다. 신경절신경종은 부드러운 윤곽을 가지고 있고, 점상의 석회화가 관찰되기도 한다. 신경절신경종은 늑골 미란을 일으키는 다른 양성 신경원성종양과 비슷할 수 있다. 현미경적으로 신경섬유종처럼 방추세포의 증식이 관찰되지만, 신경절신경종에는 큰 신경절세포가 존재한다는 것이 차이점이다. 신경절신경종은 부위 림프절에 종양 세포를 포함할 수 있지만 양성종양이며, 완전 절제를 요한다.

(5) 신경모세포종

신경모세포종은 주로 부신 및 신경 얼기를 따라 발생하지만 신경능선으로부터 배아 신경모세포가 이동하는 곳 어디에서나 발생할 수 있다. 흉부에서는 척추 주변 고랑의 교감신경 줄기를 따라 발생한다. 이 종양은 유아기에 가장 흔히 발생하며, 대부분 2세 이하에서 발생한다. 종격동 신경모세포종 환자는 증상을 동반하는 경우가 흔하고, 발견 당시 전이되어 있는 경우가 많다. 증상은 호너증후군이나 홍채얼룩증 같은 국소 압박에 의한 증상, 카테콜아민, 바닐릴만델산, 호모바닐산, MHPG 같은 혈관 작용 펩티드의 방출로 인한 전신 증상이 있다. 뇌증, 근육무력증, 쿠싱증후군도 발생할 수 있다. 방사선학적으로 후종격동에 점상 석회화를 종반한 종괴, 골미란이 관찰되며, 척수강 내로의 확장도 때때로 관찰된다.

신경모세포종은 육안 소견으로 출혈을 동반한 소엽 모양의 회색 혹은 붉은 종양으로, 현미경적으로는 세포질이 거의 없는 작은 세포와 다양한 정도의 분화를 보이는 다각형 핵을 관찰할 수 있다. 전자현미경에서 관찰되는 세포질 내 신경 미세섬유, 신경 분비 과립, 세포 외 물질이 신경모세포종을 림프종, 유잉육종, 횡문근육종과 구별해 준다.

신경모세포종은 굉장히 공격적인 종양으로, 생존율은 환자의 연령, 병기, 종양의 위치, 조직학적 분화도에 영향을 받는다. 예후는 1세 미만의 환자와, 잘 분화된 종양에서 좋다. 신경모세포종은 저절로 퇴행하거나 신경절신경종으로 성숙하기도 한다. 신경절신경종의 경우 신경모세포종에 비해 예후가 좋다. 신경모세포종의 병기는 〈표 7-17〉과 같다. I기와 II기는 수술적 절제로 치료하며, II기의 경우에만 수술 후 보조 방사선치료가 권장된다. III기와 IV기에는 항암화학요법과 방사선치료의 복합치료가 권장된다.

| 표 7-17 | 신경모세포종 병기 분류

병기	설명
I	종양이 발생 부위에 국한됨
II	종양이 발생 부위를 넘어 확장되었거나, 또는 발생 부위에 국한되었으나 같은 측면 국소전이 림프절이 있음
III	종양이 반대 측면으로 확장되어 있음
IV	국소 림프절을 넘어선 전이가 존재함

VIII. 원발성 심장종양

심장이나 심낭과 연관된 종양은 대부분 전이성 암이다. 원발성 심장종양의 대부분은 양성 점액종*myxoma*으로 75~80%는 우심방에서 발생한다. 다른 양성 원발성 심장종양으로는 횡문근종, 섬유종, 지방종, 혈관종, 기형종, 유탄력종 등이 있다. 원발성 심장암은 원발성 심장종양의 약 1/4로 대부분 심방에서 기원하는 육종들이 대부분이며, 혈관육종, 횡문근육종, 평활근육종, 섬유육종, 림프종, 지방종, 악성 섬유성 조직구증, 심낭의 경피종 등이 있다.

심장종양은 심부전, 심박압전 등의 일반적인 심장질환 증상들을 나타내기 때문에, 진단을 확정하기 위해서는 심장종양의 가능성을 염두에 두는 것이 필수적이다. 전신 갈륨 스캔, 심초음파, CT, MRI 등이 모두 유용하지만, 가장 중요한 검사는 심전도 게이팅 및 실시간 MRI 기술을 이용한 혈관조영술이다. 완치를 위하여는 외과적인 완전 절제가 필요하지만 대부분의 경우 불가능하며, 원발성 심장암 환자의 약 80%는 원격전이를 동반하고 있다. 보조 항암화학치료나 방사선치료가 시도되지만 역할은 분명하지 않다. 자가 또는 정위 심장이식술과 같은 새로운 외과수술법이나 정위 방사선치료와 비슷하게 표적을 정확히 조준하는 정교한 외부 방사선치료가 개발되고 있다. 현재 원발성 심장암 환자의 장기 생존은 매우 드물다.

참고문헌

1. Cameron RB, Loehrer PJ, Thomas CR Jr. Neoplasms of the mediastinum. In: Cancer: Principles and Practice of Oncology, Devita VJ, Hellman S, Rosenberg S (Eds), Lippincott, Williams and Wilkins, Philadelphia 2008.
2. Falkson CB, Bezjak A, Darling G, Gregg R, Malthaner R, Maziak DE, et al: The management of thymoma: A systematic review and practice guideline. J Thorac Oncol 2009;4:911-919.
3. Kesler KA, Einhorn LH. Multimodality treatment of germ cell tumors of the mediastinum. Thorac Surg Clin 2009;19:63-69.
4. Kim ES, Putnam JB, Komaki R, Walsh GL, Ro JY, Shin HJ, et al: Phase II study of a multidisciplinary approach with induction chemotherapy, followed by surgical resection, radiation therapy, and consolidation chemotherapy for unresectable malignant thymomas: Final report. Lung Cancer 2004;44:369-379.

5. Walsh GL, Taylor GD, Nesbitt JC, Amato RJ. Intensive chemotherapy and radical resections for primary non-seminomatous mediastinal germ cell tumors. Ann Thorac Surg 2000;69:337-343.
6. Wright CD. Extended resections for thymic malignancies. J Thorac Oncol 2010;5:S344-S347.

소화기계암

식도암

심영목/김종훈/김성배

식도암은 소화기관에 발생하는 다른 암과 달리 조직학적으로 선암 이외에 편평세포암으로도 나타나는 것이 특징이며, 지역, 개인의 생활양식, 환경적 요인에 따라 우세한 조직형이 다르다.

식도암은 대개 증상이 나타난 후에 진단되고, 암의 초기 단계에서부터 주변 조직을 침범하며, 진단 시 이미 풍부한 점막하 림프조직을 통하여 림프절전이뿐 아니라 원격전이를 하는 경우가 흔하여 예후가 불량하다. 전이성 식도암은 중앙 생존기간이 6개월에 불과하고, 항암화학요법에 반응을 나타낸다고 하더라도 일시적이다. 그러나 국소적 식도암 환자는 장기생존을 기대할 수 있어 전신상태가 양호한 국소적 식도암 환자의 경우 완치 목적의 적극적인 치료를 고려해야 하는데, 특히 조기 발견이 중요하다(김, 2004). 식도암 표적치료제의 도입, 편평세포암과 선암 조직형에 따른 병태 생리에 대한 이해, 항암화학요법과 방사선치료에 대한 반응 여부에 관한 초기 예측, 환자 개개인의 특성을 반영한 치료 등은 식도암 치료 성적을 향상시키기 위한 중요한 전략이 될 것이다.

Ⅰ. 역학

식도암은 전 세계적으로 8번째로 흔히 발생하는 암이다. 남자에게 주로 발생하며, 지역적인 차이가 있다. 중국, 인도, 이란, 카스피해, 프랑스 북부 지역, 남아프리카가 호발 지역에 속한다. 우리나라의 경우 2009년 중앙암등록사업 보고서에 따르면 성인 남자의 암에서 12번째로 흔하며, 연간 2,000여 명의 환자가 새로 발생하는 것으로 알려져 있다. 또한 최근 20여 년 사이 점진적으로 발생빈도가 증가하고 있다. 서양에서는 선암 발생이 급증하여 주된 식도암이 되었으나, 우리나라를 포함한 동아시아권에서는 여전히 편평세포암이 대부분을 차지하고 있다.

편평세포암과 선암을 제외한 기타 드문 식도암 중 소세포암이 식도암의 1%를 차지하는데, 편평상피 기저세포층의 은친화*argyrophyllic*세포로부터 발생하는 것으로 알려져 있다. 식도암 환자는 2차암으로 두경부암이나 폐암이 발생할 가능성이 높다.

Ⅱ. 원인

흡연과 음주가 식도 편평세포암의 주된 원인으로 알려져 있고, 비타민과 미네랄 결핍도 위험인자로 알려져 있다. 식도 편평세포암의 경우 금연하면 암 발생이 감소하는 것으로 알려져 있으나, 식도 선암은 금연하더라도 암 발생의 위험도가 감소하지 않는다. 역류성식도염은 체지표*body mass index*가 높아지는 것과 상관이 있으며, 위식도역류성질환*gastroesophageal reflux*과 바레트 식도는 식도선암 발생에 가장 중요한 인자이다.

최근 경구용 비스포스포네이트*bisphosphonate*가 식도 선암, 편평세포암 발생과 연관성이 있는 것으로 알려졌는데, 분명한 이유는 밝혀지지 않았으나 미란성식도염

erosive esophagitis 환자의 생검에서 알렌드로네이트*alendronate*와 유사한 결정형*crystalline* 물질이 발견되어 식도암의 원인인자로 추정되고 있다. 이에 따라 미국 식품의약국(FDA)은 바레트 식도 환자의 경구용 비스포스포네이트 사용을 금하고 있다.

Ⅲ. 증상

식도암 초기에는 특이한 증상이 없는 경우가 대부분이나, 종양이 커짐에 따라 연하곤란 또는 식이 시 통증이 발생한다. 오심, 구토, 토혈이 발생할 수 있고, 연하곤란에 따른 영양결핍으로 체중이 감소한다. 식도암이 주위 조직을 침범함에 따라 기침, 음성 변화, 골통증이 발생할 수 있다. 흡인성 폐렴 또는 식도-기관지루 발생 시 기침, 호흡곤란이 동반될 수 있다.

Ⅳ. 진단

국소적 식도암의 진단 검사로 병력, 식도·위·십이지장 내시경*esophagogastroduodenoscopy*, 경구·주사 조영제를 이용한 흉부·복부 CT, PET-CT가 포함된다. 정확한 병기를 알기 위해서는 원격전이가 없는 경우 내시경이 통과한다면 식도 초음파*endoscopic ultrasound*를, 종양이 기관 용골*carina* 상방에 위치할 때는 기관지 검사를, 종양이 위-식도 경계 부위에 위치할 때는 선택적으로 복강경*laparoscopy*을 추가하는 것이 도움이 된다. 전이가 의심되는 곳은 가능하면 조직검사를 시행해서 확인할 필요가 있다. 내시경은 상부위장관조영술에 비해 표재성인 조기암을 발견할 확률이 높고, 동시에 조직검사도 할 수 있다는 장점이 있다.

내시경 소견상 조기 식도암은 표피층*superficial*만을 침범하며 궤양, 판*plaque*, 작은 용종 모양*polypoid* 등 다양한 양상을 보인다. 조기 식도암과 주변 정상조직의 구별은 색소내시경을 이용하면 도움이 된다. 식도 색소내시경이란 1.5~2% 루골 용액을 식도 점막에 도포하면 상피세포에서 분비하는 글리코겐*glycogen* 과립이 짙은 갈색으로 염색되는 특성을 이용한 것인데, 식도염, 이형성증 및 식도암 부위에서는 글리코겐 과립 부위가 감소하거나 소실되어 염색되지 않거나 염색성이 저하된다. 루골 용액은 극히 일부에서 과민반응이 발생하는 것을 제외하면 심각한 부작용이 거의 없다. 한편 진행성 식도암은 돌출형*fungating*, 궤양성, 때로는 원형*annular*으로 보이며, 점막 하 부위를 침범할 경우 결절을 형성하거나 식도 협착을 유발할 수 있다.

수술 후 병리학적 병기가 치료 성적을 가장 정확히 예측하는 것으로 알려져 있으나, 선행 항암화학요법 시에는 식도내시경 초음파를 통해 보다 정확한 병기 진단을 얻을 수 있다. FDG-PET은 림프관이나 혈관을 통한 원격성 전이를 발견하는 데 도움이 된다. PET-CT는 특히 병기를 결정하거나 치료 반응을 평가하는 데 유용하다.

Ⅴ. 식도암의 병기

식도암의 병기는 환자의 생존을 예측하는 중요 인자이다.

현재 적용되는 AJCC(American Joint Committee on Cancer) 2010년 7판 식도암 병기 설정체계는 Japanese Committee for Registration of Esophageal Cancer에 등록된 자료들을 바탕으로 만들어졌다. 이 체계는 점점 증가하고 있는 식도 하부와 위-식도 접합부 선암보다는 식도 상부 및 중간 부위의 편평상피암 환자들에게 가장 잘 적용된다. 그러나 수술 전 선행 항암요법 또는 항암화학방사선요법을 받은 경우 이러한 병기를 그대로 적용하는 것은 제한이 있다. 국소전이 또는 총동맥 림프절전이가 있는 환자들은 종종 장기 생존이 가능한 경우가 있기 때문에, 전이가 있다고 해서 수술적 치료를 배제해서는 안 된다는 주장이 제기되었고, 이로 인해 AJCC 7판에서는 원발 병소의 위치에 따른 M1 림프절의 구분이 없어졌다. 즉, 6판에서는 원발 종양의 위치에 따라 총동맥 림프절이나 경부 림프절이 M1 림프절로 분류되었으나, 7판부터는 M1a와 M1b의 구분이 없어졌다. 식도암 병기의 주된 변화는 아래와 같다.

① 종양의 위치가 간단히 분류되었고 위-식도 접합부와 위의 근위부 5cm가 포함되었다.
② Tis가 재정의되었다.: 고도이형성증, 상피내암
③ T4가 재분류되었다.: T4a(절제 가능), T4b(절제 불가능)
④ 영역 림프절 및 림프절이 재분류되었다.

표 8-1 식도암의 TNM 병기

원발종양	
T0	원발성 종양의 증거가 없을 경우
Tis	고도이형성증*high-grade dysplasia*, 상피내암
T1	종양이 점막 혹은 점막하층에 침윤
T2	종양이 고유근*muscularis proper*층까지 침윤
T3	종양이 외막*adventitia*까지 침윤
T4a	늑막, 심막, 횡격막과 같은 주변 장기를 침범한 절제 가능한 종양
T4b	대동맥, 척추, 기도와 같은 주변 장기를 침범한 절제 불가능한 종양
영역 림프절전이	
경부부터 복강동맥 림프절까지의 모든 식도 주변 림프절	
N0	영역 림프절전이 없음
N1	1~2개의 양성 영역 림프절전이
N2	3~6개의 양성 영역 림프절전이
N3	7개 이상의 양성 영역 림프절전이
원격전이	
M0	원격전이 없음
M1	원격전이 있음
조직병리적 세포형	
선암	
편평세포암	
조직 분화 정도	
G1	잘 분화됨*well differentiated*
G2	중등도 분화*moderately differentiated*
G3	약하게 분화됨*poorly differentiated*
G4	분화가 거의 안 됨*undifferentiated*
암의 위치	
상흉부	전치로부터 20~25cm
중흉부	전치로부터 25~30cm
하흉부	전치로부터 30~40cm

식도-위 접합부 암의 중심점이 하흉부 식도, 식도-위 접합부인 경우 또는 위의 근위부 5cm 이내이면서 식도-위 접합부나 하흉부 식도를 침범한 경우(Siewert III) 이 위암들은 식도의 선암과 비슷하게 분류된다.

⑤ M 분류가 재정의되었다.

⑥ 편평세포암과 선암이 따로 분류되었다.

과거 주변 구조 침범으로 분류되었던 T4가 절제 가능한 T4a와 절제 불가능한 T4b로 나뉘었다. 6판에서 림프절 양성 여부에 따라서 N0와 N1으로 나뉘었으나 7판부터는 N1이 림프절의 개수에 따라 N1(1, 2개), N2(3~6개), N3(7개 이상)으로 나뉘었다. 병기 분류에서 선암과 편평세포암이 서로 다른 분류를 따르게 되었다. 편평세포암은 병기 분류에서 조직학적 분화 정도와 종양의 위치가

표 8-2 선암의 병기 분류

병기	T	N	M	G
0	is(HGD)	0	0	1
IA	1	0	0	1~2
IB	1	0	0	3
	2	0	0	1~2
IIA	2	0	0	3
IIB	3	0	0	Any
	1~2	1	0	Any
IIIA	1~2	2	0	Any
	3	1	0	Any
	4a	0	0	Any
IIIB	3	2	0	Any
IIIC	4a	1~2	0	Any
	4b	Any	0	Any
	Any	N3	0	Any
IV	Any	Any	1	Any

표 8-3 편평세포암의 병기 분류

병기	T	N	M	G	위치
0	is(HGD)	0	0	1	Any
IA	1	0	0	1	Any
IB	1	0	0	2~3	Any
	2~3	0	0	1	Lower
IIA	2~3	0	0	1	Upper, middle
	2~3	0	0	2~3	Lower
IIB	2~3	0	0	2~3	Upper, middle
	1~2	1	0	Any	Any
IIIA	1~2	2	0	Any	Any
	3	1	0	Any	Any
	4a	0	0	Any	Any
IIIB	3	2	0	Any	Any
IIIC	4a	1~2	0	Any	Any
	4b	Any	0	Any	Any
	Any	N3	0	Any	Any
IV	Any	Any	1	Any	Any

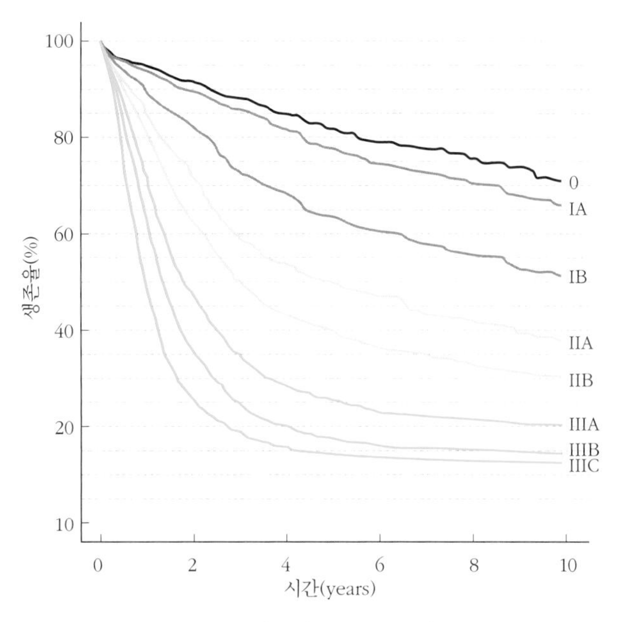

그림 8-1. 선암의 병기에 따른 생존율 곡선(AJCC 7판)

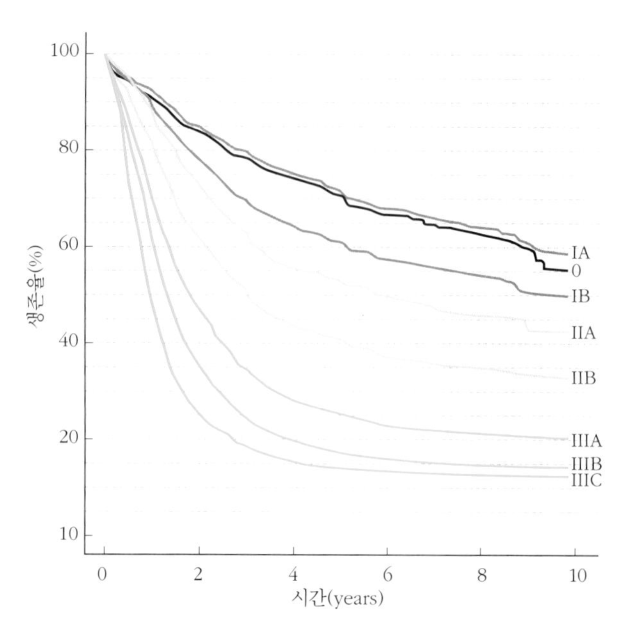

그림 8-2. 편평세포암의 병기에 따른 생존율 곡선(AJCC 7판)

추가된다.

개정판에서는 조직병리학적 세포 형태, 조직학적 분화도 그리고 종양의 위치가 병기 분류에 포함되었다(〈표 8-1〉). 선암과 편평세포암 사이의 생존율의 차이는 병기 I, II기에 대한 세분화된 병기 분류에서 잘 나타난다. 초기암에서는 조직학적 분화도가 나쁠수록 명확하게 생존율이 감소한다. 선암의 병기 I과 IIA에서는 G1과 G2가 G3에 비해 명확히 차이가 나고 편평세포암에서는 병기 I과 II에서 G1가 G2와 G3에 비해 명확히 차이가 난다. 종양의 위치는(상·중흉부 식도암 대 하흉부 식도암) T2-3N0M0의 편평세포암 분류에서 중요하다.

병기 분류와, 해당 위험도를 보정한 생존율 곡선이 〈표 8-2〉, 〈표 8-3〉과 그림 8-1, 8-2에 각각 나타나 있다.

Ⅵ. 치료

식도암 치료는 완치 목적의 근치적 치료와 증상 완화 목적의 고식적 치료로 크게 구분할 수 있다. 수술 단독 치료가 국소적 식도암의 표준치료로 알려져 있으나, 종양 완전절제와 림프절절제술을 시행하더라도 결국 전신재발 또는 국소재발로 인하여 5년 생존율이 15~39%에 불과할 정도로 예후가 불량하다.

국소적 식도암의 치료는 지난 15~20년간 많은 발전을 이루었다. 국소치료만으로는 치료 성적이 불량하여 전신 항암제를 포함하게 되었는데, 원격 미세전이 조절 및 국소 방사선효과를 증강시키는 이점이 있다. 또한 치료 성적을 향상시키기 위해 수술 이외에 항암화학요법, 방사선요법을 병용하는 복합치료*combined-modality therapy* 연구가 진행되어왔다. 복합치료에 대한 수많은 제2상, 제3상 임상연구가 진행되었는데도 국소적 식도암에서 복합치료의 효과가 아직도 논란의 대상이 되는 것은 대부분 연구에 포함된 환자의 수가 적고, 보고마다 종양 병기와 치료 계획 면에서 차이가 있어 치료 성적을 직접 비교하기 어렵기 때문이다.

식도암의 전통적 치료법인 수술, 방사선, 항암화학요법 단독 치료 시의 성적을 먼저 알아보고, 여러 복합치료 중 ① 근치적 항암화학방사선 동시치료*definitive chemoradiotherapy*, ② 수술 전 선행 항암화학치료*preoperative chemotherapy*, ③ 수술 전 항암화학방사선 동시치료*preoperative chemoradiotherapy*, ④ 수술 후 보조 항암화학요법*postoperative adjuvant chemotherapy* 4가지 복합치료에 관한 무작위 비교 임상연구를 중심으로 치료 성적과 문제점을 살펴보고자 한다.

1. 수술

조기 식도암과 절제 가능한 식도암에서는 수술이 표준치료로 인정된다. 선별 검사 프로그램*surveillance program*을 활성화하여 조기에 식도암을 진단하는 것이 필요하다. 수술 방법과 수술 후 관리의 발달로 과거에 비해 식도암 수술에 따른 이환율, 사망률이 감소하였다. 병기 I, II, III인 경우 대체로 수술 절제가 가능하다. 식도암 수술에서는 완전절제 여부가 중요하며, 완전절제가 어려우면 수술적 시도보다는 비수술적 치료가 권장된다.

수술을 견딜 수 있을 정도의 환자의 신체 활동 능력과 식도암의 범위*extent of cancer*가 수술을 결정하는 중요한 요인이다. 절제 가능한 식도암의 수술에서는 다음과 같은 접근법이 흔히 인정된다.

수술 절제 방법은 외과의사의 경험과 선호도, 환자의 선호도에 의해 결정된다. T1~3 종양은 주위 림프절*regional lymph node*을 침범해도 절제 가능하며, T4 식도암이라도 심낭, 흉막, 횡격막만 침범한 경우는 수술이 가능하다. 하부 식도암의 경우 총동맥*celiac* 림프절 침범이 있어도, 총동맥 혈관 혹은 다른 장기의 침범이 없다면 수술이 가능하다. 국소적으로 진행된 식도암에서 적절한 치료 방법은 대부분 진단 시의 병기와 환자의 활동 능력에 의해 결정된다. 국소적 식도암이라도 식도 주위 기관 침범으로 인해 호너*Horner*증후군, 반회신경 마비에 따른 쉰 소리, 쇄골상부 림프절 침범, 기관지 식도루가 발생하면 일반적으로 수술 절제가 불가능하다.

식도암 수술 치료 성적은 1년간 시행되는 수술 건수*hospital volume*와 밀접한 관계가 있는 것으로 알려져, 수술 사망률 면에서 3배까지 차이를 보이기도 한다. 최소침습수술은 개흉술에 비해 이환율을 감소시키고 회복 시간을 단축시키는 장점이 있어 고령의 환자에게 유용할 수 있으나 이로 인해 생존기간이 향상된다는 비교 연구는 없다.

식도암 절제 이후의 재건에 관하여 재건 장기, 재건 경로, 문합 방법이 오랫동안 논의되었지만 아직도 통일된 견해는 없다. 또한 같은 용어를 사용하더라도 세부적으로는 다른 술식이 되어 있는 경우도 있다. 어떠한 술식에도 일장일단이 있으므로 수술자가 더 친숙한 술식을 바탕으로 목적에 맞게 선택해야 한다.

(1) 위를 이용한 식도재건술(후종격 경로, Ivor Lewis수술)

1) 위관의 제작

앙와위 상복부 정중절개로 개복하며, 거상위의 제작은 다른 술식과 같다. 사토가 예시한 위의 각 동맥 분포를 참고로 소만 측은 좌위동맥, 우취동맥의 합류점부터 좌위동맥의 마지막 가지를 2개 남긴다. 대만 측은 단위동맥계를 결찰 절개하고 위대망동맥계는 혈관으로부터 3cm 떨어뜨리고 대망을 분리한다. 문합부는 위저부의 가장 늘어나는 부분*highest point*을 우선 고려한다. 위의 분리는 highest point를 당기면서 GIA75로 소만 측부터 분리하고 대만측을 일부 남긴다. 위관 측은 장막근층 봉합을 추가한다. 소만 측과 분문 측에 걸어둔 실을 결찰하여 흉강 내로 거상할 때 위관의 뒤틀림을 방지한다(그림 8-3). 유문륜은 근층을 절제하거나 근육의 일부를 절제한다. 경우에 따라서는 손으로 파쇄할 수도 있다(finger fracture method). 검지와 중지의 2개가 통과할 정도의 넓이로 한다. 위의 혈류 분포는 좌위동맥이 제일 넓게 분포한다. 츠루마루에 의하면 림프절전이는 좌위동맥의 4번째 분지에는 없고 3번째 분지에는 아주 가끔 있으므로 3, 4번째 가지를 절제하는 것이 중요하다.

중요한 점은, 위의 혈류는 좌위동맥 지배가 큰 부분을 차지하고 있기 때문에 좌위동맥의 마지막 2가지는 남긴다는 점이다.

2) 흉부 조작

우제4늑간 후 측방절개로 개흉, 식도를 유리한 후 위를 복강 내로 거상한다. 식도 구멍은 검지, 중지, 약지의 3개가 들어갈 정도로 확장시킨다. 경부 조작 없이 흉강 내 고위 문합인 경우에는 식도-위 접합의 높이는 증례에 따라 다르다. 림프절절제에 관해서는 3영역 절제와 거의 같은 상종격 절제가 가능하다. 경부 조작을 하려면 수술 전 CT, EUS로 경부, 상종격 림프절 종대의 유무에 대한 검

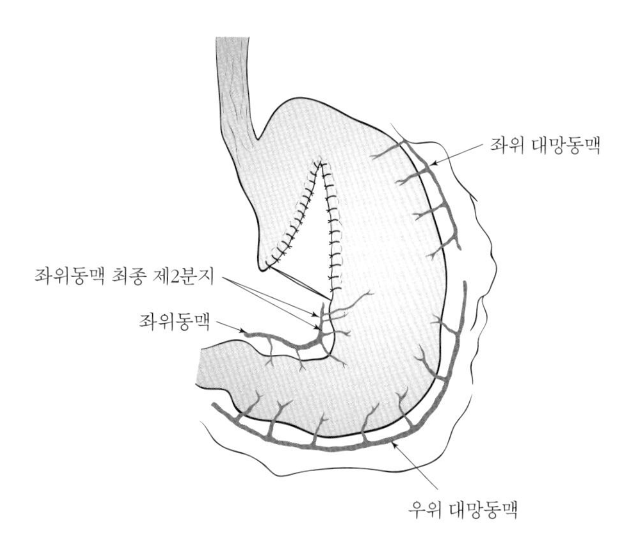

그림 8-3. 위관의 제작

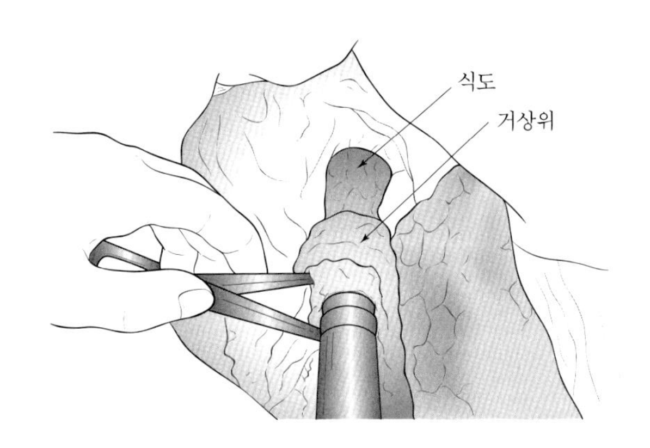

그림 8-4. 식도의 거상

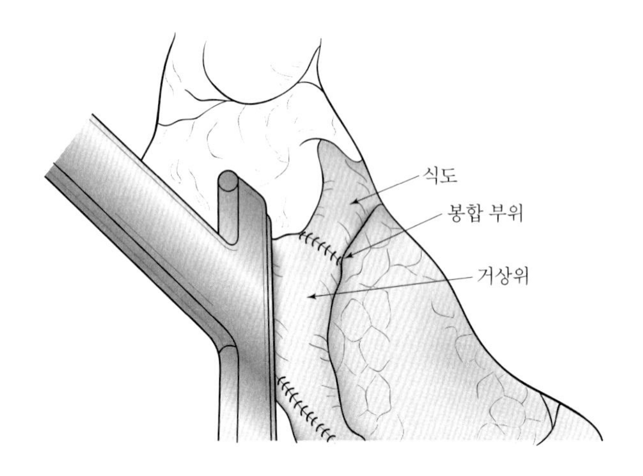

그림 8-5. 식도 문합

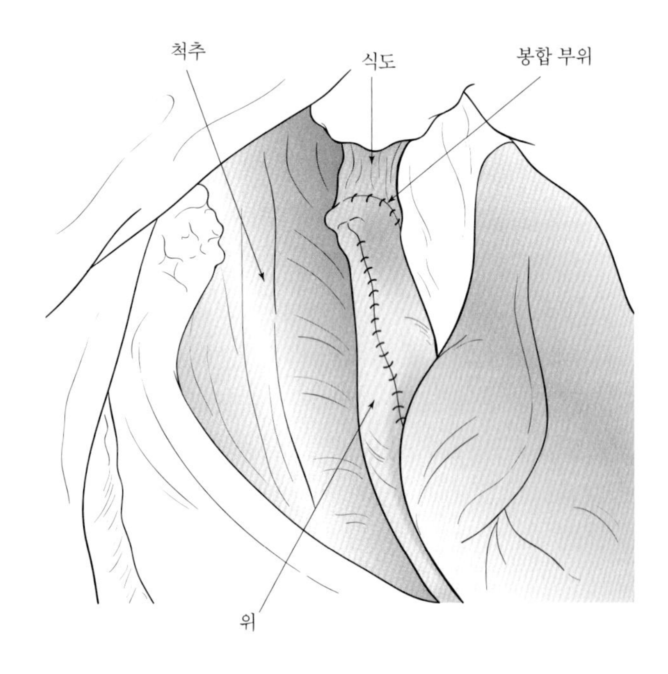

그림 8-6. 장막 봉합

사가 필요하며 상종격 림프절전이가 의심되면 경부 절제를 시행한다. 중요한 점은 상종격 림프절전이가 있으면 경부 림프절절제를 시행해야 한다는 점이다.

문합 부위는 식도의 절제 범위에 따라 결정되는데 3영역 절제술, 흉강 내 고위 문합에서는 흉부 식도가 2~3cm 남는 정도이다. 거상위의 문합 부위는 highest point보다는 대만 측의 약간 아래가 좋다.

문합은 기계문합을 한다. 구경은 체형, 협착의 유무에 따라서 다른데, 대부분 28mm가 가능하지만 25mm를 사용해도 문제는 없다. 근위 식도의 처리를 경부 조작으로 할지 흉강 내에서 할지는 경부 절제의 유무에 따라 다르다.

식도의 봉합 시에는 전층을 확실히 실로 통과시켜야 한다. 3mm 간격의 매트리스 또는 연속 봉합을 시행한다. 앤빌 삽입의 경우 비스듬히 삽입하면 쉽게 들어간다. 흉강 내에서 남은 식도가 짧은 경우에는 식도의 확장이 특히 중요하다. 어려운 경우에는 무리하지 말고 작은 앤빌로 바꾸거나 아니면 좌경부를 열고 남은 식도에 앤빌을 넣고 이 경부 식도를 흉강 내로 되돌린다. 협착이 심해서 근위 식도의 확장이 심하거나 벽비후가 심한 경우에는 식도 점막, 위전층의 문합을 기계문합으로 시행하고 식도근층, 위장근막층을 수봉합으로 봉합한다.

여기서 중요한 점은, 근위 식도는 충분히 확장시켜야 한다는 점이다. 거상위는 소만 측이 상방으로 보이게 하여 뒤틀림이 없도록 조심한다. 거상 위 선단의 소만 측을 절개하여 3개의 포셉으로 잡는다. 이 부분으로부터 자동문합기의 본체를 삽입하여 대만 측으로 나오게 하고 문합한다(그림 8-4).

위가 조금 긴장되게끔 거상하고 삽입부는 문합부보다 2cm 떨어져 문합 우측의 혈류를 보호하도록 TA90으로 폐쇄한다. 장막 봉합을 추가한다(그림 8-5, 8-6).

위 선단의 폐쇄는 문합부로부터 2cm 떨어져서 시행하는 것이 포인트다. 거상위는 흉강 내에서 늘어지지 않도록 한다.

문합 종료 후 위가 늘어지지 않도록 위를 흉막에 고정시킨다. 식도 구멍의 크기는 검지, 중지, 약지 3개가 들어갈 정도의 크기로 거상한 위관에 큰 잘록함이 생기지 않는 정도로 한다. 코로 감압 튜브(레빈 튜브)를 넣어 횡격막 위에 선단을 둔다.

흉강 드레인을 제7늑간으로 삽입하여 거치하고 흉곽을

봉합한다. 드레인의 선단은 폐첨부에 두고 문합부 근처에 두는 것은 아니다.

흉강 드레인은 수술 일주일 후, 식도조영술 후 문합 부위가 이상 없음을 확인한 후 제거한다. 만일 봉합부전이 일어나면 심초음파, CT로 침출액 저류를 확인하고 적절한 배출을 시도한다. 흉강 드레인의 제거 시점을 흉강 내 문합을 이유로 늦출 필요는 없다.

후종격 경로의 문제점 중 하나는 역류이다. 문합부가 기관 분기부보다 원위 측에 있는 경우 문합 후 역류 방지 조작을 추가할 수 있지만 분기부보다 근위 측이 되면 문합만으로 끝나는 경우가 대부분이다. 역류 증상이 생기면 24시간 pH 모니터로 역류 상태를 파악할 필요가 있다. H2 브로커 투여로 개선되지 않을 때는 알칼리 역류도 고려해야 한다.

후종격 경로의 장점은 다음과 같다. ① 거리가 짧아, 재건을 위한 새로운 경로를 만들 필요가 없다(흉벽 전, 흉골하와 비교 시). ② 후종격 경로로 거상된 위는 기관, 기관지를 보호한다. ③ 연하에 있어서 흉골 후, 흉벽 전 경로에 비해 경부 식도의 편위가 없어서 좋다. ④ 문합부 협착이 생겼을 때 1자 경로이므로 확장이 쉽다.

한편 단점은 다음과 같다. ① 위액, 십이지장액의 역류가 일어나기 쉽다. ② 문합부 봉합부전이 생기면 종격동염, 농흉이 된다. ③ 거상위에 저류가 발생하는 경우, 자연적으로 내려가기를 기다릴 수밖에 없다. 흉벽 전이면 손으로 복강 내로 밀어 넣을 수 있다. ④ 거상위에 암이 발생하는 경우, 재수술이 비교적 어렵다(식도암과 위암의 다중암 조합이 많다). ⑤ 상종격으로의 수술 후 방사선 치료 시 위가 포함된다. 수술 후 위관 출혈의 가능성이 높아진다. ⑥ 보조 영양루를 만드는 경우 공장루를 시행해야 한다.

후종격 경로의 위관에 의한 식도재건술은 술식의 안전성이 높아지고 있다. 산이나 알칼리의 역류, 누워 있는 노인인 경우 오염성 폐렴 등의 결점도 있으므로 충분히 술식에 익숙해져야 한다. 여기서 중요한 점은 후종격 경로 재건은 역류가 문제이며, 산 또는 알칼리 어느 쪽이든 역류성식도염 증상이 생긴다는 것이다.

(2) 위를 이용한 식도재건술(흉골 하 경로)

이 술식의 이점은 흉벽 전 경로보다 재건 거리가 수 cm 짧고, 봉합부전이 발생하더라도 경부창을 개방하여 배액이 가능하여 치명적이 되는 경우가 적으며, 미용상 위가 보이지 않는 것 등을 들 수 있다. 한편 결점으로는 기계 문합 조작을 시행하기 힘들고, 흉골 후면의 박리 조작 시 양측 흉막이 열리기도 하며, 식도나 재건 장기의 굴곡에 따른 통과 장애가 생기고, 재건 장기의 팽만에 의해 심장이 압박받아 부정맥이나 빈맥이 생길 수 있으며, 흉쇄 관절에 의한 전방으로부터의 압박 때문에 재건 장기가 괴사하는 경우가 있다는 점이다.

수술 조작은 다음과 같다.

1) 위의 박리

재건에 있어서 위의 박리나 복부 림프절절제는 상복부 정중절개술이나 복강경하에서 조작한다. 어떤 방법이든 위대망동맥으로부터 수 cm 떨어져서 대망과 종주하는 혈관을 분리한다. 좌위대망동맥은 가능한 한 비동맥에 가까운 근부에서 분리한다. 단위동정맥은 위와 비장 사이에서 충분한 폭을 남기고 분리한다. 비장 상연에서 복막을 절개하여 림프절을 절제하면서 후위동맥과 좌위정맥, 좌위동맥을 분리한다. 복강동맥이나 식도 구멍 횡격막각 전면을 박리하고 소망, 좌우의 복막, 횡격막-식도간막을 분리하면 식도를 구멍으로부터 당겨낼 수 있다. 식도 구멍은 봉합 폐쇄한다. 위관의 경부로의 거상을 촉진하기 위해 십이지장 박리(Kocher maneuver)를 추가한다.

2) 대만 측 성형위관의 작성

대만 측 성형위관은 음식물 저류 능력이 없기에 음식물의 통과가 양호하고 소화액의 역류가 적다. 또 흉골 하 경로로 아전위위관을 이용해 재건해도 식후에 심장을 압박하는 문제는 거의 없다.

좌우의 위동정맥 합류부 근방에서 소만의 혈관을 분리하고 근위부의 혈관 2~3가지를 위벽에 가까운 데서 처리한다. 위 만곡부를 손가락으로 잡고 경부로 잡아 올리며 가장 고위에 오는 부분을 문합부로 한다. 위를 늘린 상태에서 GIA 또는 linear cutter를 이용하여 5~6cm 폭의 위관을 작성한다. 절단면은 장막근층 봉합을 추가하고 위의 가장 높은 부분에 실 3~4개를 견인용으로 남겨둔 후 유문성형술을 시행한다(그림 8-7).

3) 경부 식도의 확보

좌측의 흉쇄유돌근을 따라 비스듬히 피부 절개를 하고 흉쇄유돌근의 흉골 부착부를 절단한 후 좌전경근군의 외측 반을 절단하고 기관과 총경동맥 사이를 벌려 경부 식도에 도달한다. 기관과 식도 사이를 주행하고 있는 반회신경

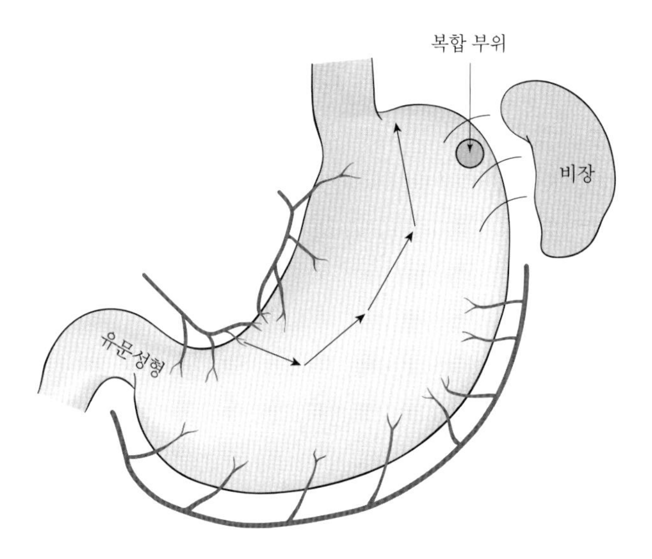

그림 8-7. 유문성형술

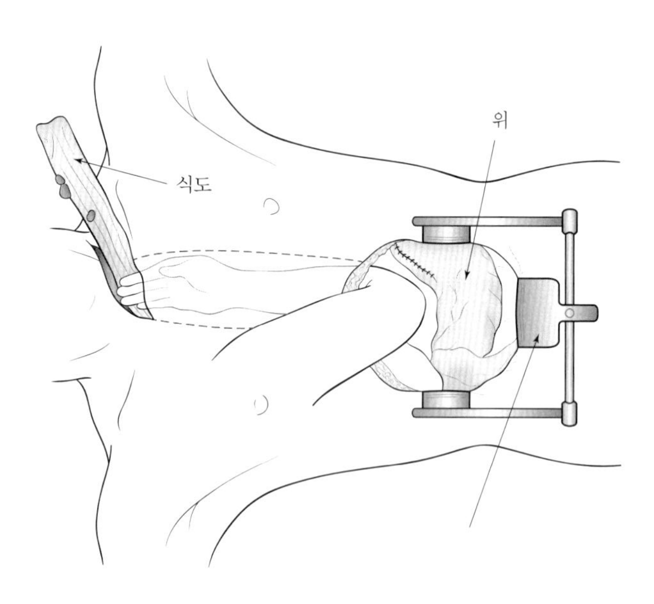

그림 8-8. 흉골 후면의 박리

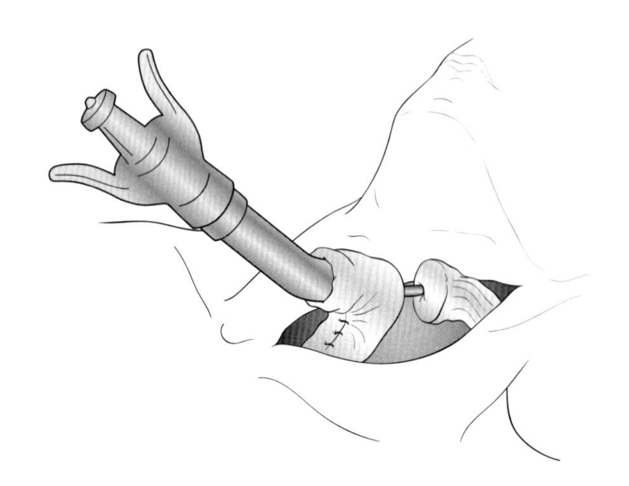

그림 8-9. 식도 위관 문합

을 손상시키지 않도록 주의한다. 상흉부 식도암의 경우는 원칙적으로 양측 경부절제를 시행한다.

4) 흉골 후면의 박리

경부와 복부로부터 흉막을 손상시키지 않고 흉골 후면을 박리한다. 경부로부터는 손가락을, 복부로부터는 손을 삽입하여 박리를 진행한다. 깊은 곳은 좌우로 넓히면서 박리강을 확장해나간다. 마지막으로 복부로부터 삽입한 손끝이 경부로 나오면 박리의 폭은 충분하다. 또 검상돌기의 약 5cm 상방은 흉막 손상을 입기 쉬운데, 흉막이 열린 경우에도 방치해도 문제는 없다(그림 8-8).

5) 위의 거상

위를 비닐주머니로 싸고 굵은 실로 위관을 주머니째 결찰한다. 이 결찰실을 테이프에 묶고 한쪽 손으로 테이프를 당기면서 다른 손으로 위관을 흉골 후면으로 밀어 넣어 위 선단이 경부창으로 나올 때까지 거상한다.

6) 식도-위 문합

경부 식도의 문합부 근위부에 염주 봉합을 하고 식도를 분리한다. 식도 절단면을 3개의 알리스감자로 잡고 점막 근층의 미끄러움을 방지하기 위해 3-0 견사로 3~4군데 전층고정한다. 자동봉합기의 앤빌을 식도 절단면에 삽입하여 염주 봉합사를 결찰한다. 위 소만 측 분리단을 약 3cm 열고 본체를 위관 내로 삽입하여 위관의 대만 측 제일 높은 곳에서 앤빌과 연결한다. 본체와 앤빌을 조여서 결합한다(그림 8-9). 문합부로부터 3~4cm 떨어진 부위에서 위 선단을 잘라내고 장막근층 봉합을 추가한다.

7) 창의 폐쇄

경부창을 따뜻한 식염수로 세정하고 폐쇄식 드레인을 문합부 근방에 유치한 후 경부창은 한 층으로 폐쇄한다.

(3) 비개흉식도절제술

비개흉식도절제술은 넓게는 개흉술이나 흉강경을 사용하지 않고 흉부 식도의 일부 또는 전부를 눈으로 보지 않고 박리하여 행하는 식도절제술이라고 정의할 수 있다. 비개흉절제술*blunt finger dissection*과 stripping이 있는데 여기서는 비개흉절제술에 대해 이야기하고자 한다.

1) 근치술로서의 적응

절제를 하지 않는 발거술의 근치술로서의 적응은 점막절제술과 마찬가지로 심달도 m2까지의 병변에서 적용된다. 심달도의 조건을 만족하고 EMR이 어려운 광범위한 병변 또는 다발 병변, 반흔을 동반하기 때문에 EMR의 적응이 되지 않는 병변 등이 적응이 되는데 EMR의 기술적인 발전과 화학 방사선치료의 등장과 함께 이 의미에서의 적응은 상당히 좁아지고 있다.

2) 침습 경감, 준근치술로서의 적응

고위험 증례에서 침습 경감을 목적으로 발거술을 선택하는 경우가 있다. 이 경우에도 완전한 고식술이 아니라 준근치적 수술을 목표로 할 수 있다. 좌흉복 연속 절개나 경열공적인 접근으로 중·하종격 절제가 가능하고 상부흉골종 절개를 가하면 대동맥궁 근처까지의 상종격 절제가 가능하다. 암종의 점거 부위에 따라 이 두 가지를 조합하면 절제가 되지 않는 부위가 남지만 어느 정도 근치성이 기대되는 술식이 된다.

3) 고식술로서의 적응

고식술로서 논란이 되는 점이 있지만 다음과 같은 경우에는 적용이 가능하다. 원격전이 등으로 근치 절제가 불가능하지만 암의 크기를 줄이거나 협착 해제를 목적으로 선택되는 경우가 있다.

4) 금기

이 술식의 금기는 종양의 박리를 필요로 하는 부위에서 T3 이상의 심달도가 예상되는 경우와 출혈 경향이 있는 경우이다. 특히 간경변 증례에서는 출혈 경향에 측부혈행로의 발달까지 있어서 매우 위험하다. 이 경우에는 개흉하에서 확실한 지혈을 하면서 식도절제를 하는 편이 안전하다. 또한 과거의 결핵에 의해 기관지 주위의 림프절이 식도에 심하게 유착되어 있는 경우에도 발거를 피하는 것이 좋다.

5) 비개흉절제술 술기상의 요점

① 식도 구멍의 확대

식도 구멍의 확대는 우선 중앙부를 구멍에서 복측으로 절개하면서 시작된다. 충분한 확대를 위해서는 삼각인대를 절개하여 간좌엽 외측 구역을 젖혀둔다(그림 8-10). 구멍에서부터 2~3cm 복측에 하횡격정맥이 주행하고 있으므로 필요에 따라 결찰 분리한다. 절개가 복측으로 진행됨에 따라 건중심과 심외막의 밀착도가 높아진다. 박리를 조심스럽게 진행하지 않으면 심막이 열리기 쉽다. 건중심의 절개만으로 불충분한 경우에는 좌우의 횡격막각을 절개한다. 혈관을 만나지 않는다면 전기메스로 절개하는 것도 가능하지만 겸자로 잡고 분리 결찰해나가는 것이 안전하다. 불필요한 개흉을 막기 위해 미리 종격흉막을 확인하여 박리를 해나가면서 확실히 근속만을 절개한다.

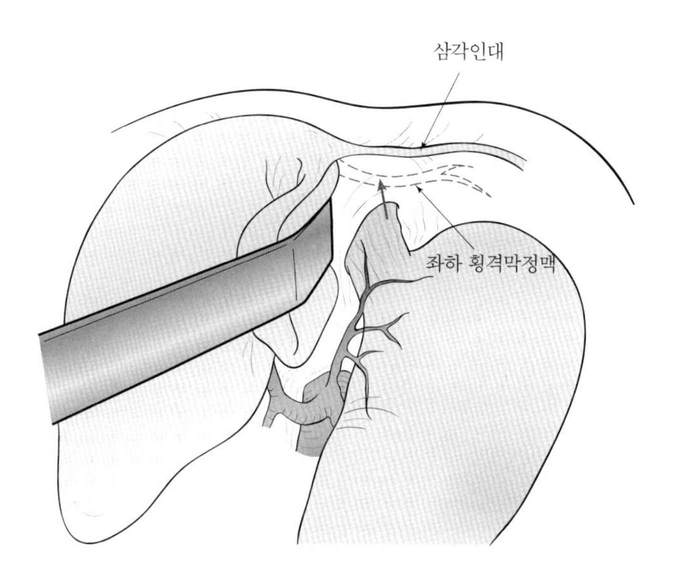

그림 8-10. 식도 구멍의 확대

비개흉절제술을 위해서는 움켜쥔 한쪽 손이 통과하면 충분하다.

② 식도의 박리

ⅰ) 흉관, 기정맥

하종격에서 절제를 하려는 경우 흉관, 기정맥의 주행에 유의할 필요가 있다. 이들 구조는 추체골 우측에서 종격흉막의 바로 내측에 있다. 결찰을 하고 절제를 하는 것도 가능하지만, 손상시키지 않으려면 특히 흉관에 가깝게 절제를 진행하지 않는 편이 안전하다. 기정맥은 쉽게 발견할 수 있으므로 그 내측을 찾으면 흉관을 볼 수 있다. 흉관 손상이 걱정되면 가장 아래 부위(횡격막각의 내측)에서 결찰해두는 것이 좋다(그림 8-11).

ⅱ) 미주신경

미주신경은 암 침윤이 없다면 보존도 가능하지만, 식도 전층의 확실한 제거를 원한다면 적절한 위치에서 절제해 버리는 것이 좋다. 미주신경은 상종격에서는 식도에서 떨어져서 주행하고 있고 폐가지가 나온 후 식도로 근접하므로, 식도를 미주신경이 붙은 채로 구멍에서 근위부로 박리해나가면 기관분기부 조금 아래에서 좌우 양측으로 식도에서 떨어져서 상행하는 띠 형태로 만져진다. 이것을 검지로 걸고 조금 잡아당기면 식도벽으로부터 미주신경이 떨어져 나온다. 너무 무리하게 당기면 식도 근층이 손상되므로 검지와 중지가 걸릴 정도의 여유가 생기면 이 두 손가락을 가이드로 하여 구멍으로 가위를 삽입하여 신경을 절단한다(그림 8-12). 이 조작은 복강경용 스코프와

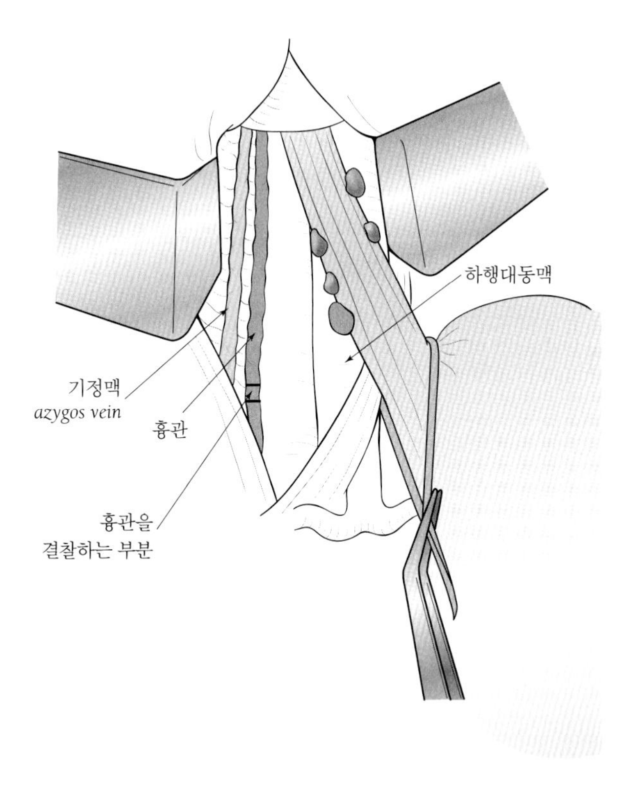

그림 8-11. 횡격막각 내측의 결찰

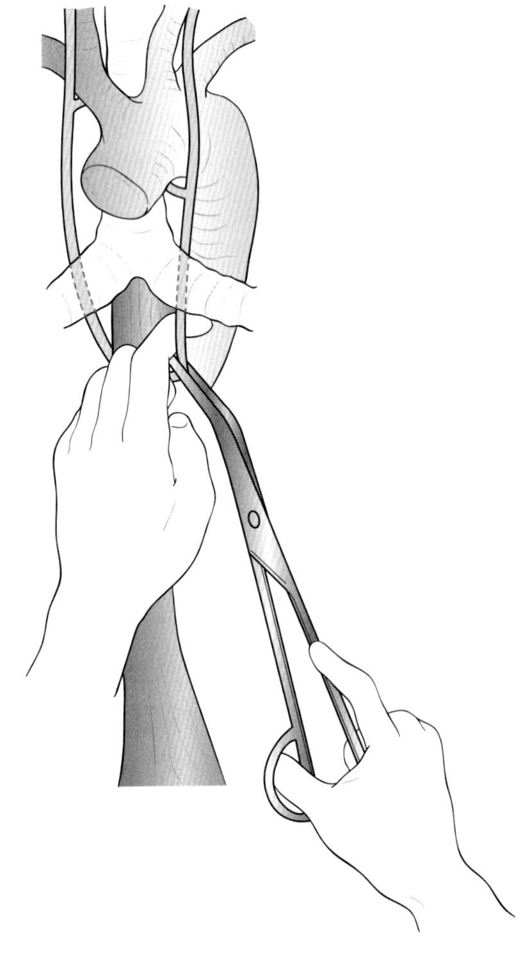

그림 8-12. 미주신경 절제

가위를 이용하면 화상으로 확인하면서 시행할 수 있다. 내시경하에서라면 식도로 들어가는 신경만을 깨끗하게 박리하여 미주신경 본간을 남기는 조작도 식도 근층을 손상시키지 않고 할 수 있지만 위험이 크다. 비개흉 식도절제술을 선택한 경우라면 무리해가며 미주신경의 보존을 신경써서 수술 시간이 길어진다든지 종격동경 조작으로 인해 심장을 강하게 압박하는 것은 목적에 맞지 않는다.

iii) 식도 동맥

식도 동맥은 보통 중종격에 집중되어 있다. 하종격에 있는 경우 구멍으로부터 결찰 분리하는 것이 가능하다. 종격동경과 초음파 진동 메스를 사용하면 중종격에서도 확실히 지혈하면서 식도를 박리할 수 있지만, 종래의 제거술에서도 동반되는 출혈은 많아야 200mL 정도이고 실제로 비개흉 박리가 문제가 된다고 생각하지 않는다. 다만 너무 단단한 띠가 대동맥과의 사이에서 만져지는 경우에는 결찰이나 클리핑 또는 초음파 진동 메스에 의한 응고를 고려해야 한다. 초음파 진동 메스를 사용하는 경우 진동 부분의 끝이 대동맥 벽에 닿아 있다면 그 부분에서 대동맥에 구멍이 나므로 눈으로 확인하거나 종격동경의 보조가 필요하다. 식도의 박리는 식도 벽을 따라서 식도만 시행하는 것이 원칙이다. 식도 동맥을 대동맥으로부터 떼어내는 것이 아니라 어느 정도의 길이를 대동맥 쪽에 남기면 식도 동맥의 중막이 수축하여 내강이 좁아지면서 지혈이 촉진된다. 또한, 재건 장기의 준비를 마쳐놓고 식도 제거 후 바로 재건 장기를 후종격 경로로 거상하는 것도 출혈을 줄이기 위한 중요한 주의점이다.

iv) 흉막

비개흉절제술은 주의한다 하더라도 때때로 종격 흉막이 손상된다. 마취과 의사는 수술 시작부터 마칠 때까지 자발 호흡을 억제하여 조절 호흡으로 관리하고 수술 직후 반드시 흉부 단순 사진을 확인한다.

v) 기관분기부, 기관막 양부

기관분기부 림프절, 기관 주위 림프절은 자주 결핵 등에 의해 식도, 기도 양측에 염증성으로 유착되어 있다. 이것을 무리하게 제거하면 기관, 기관지의 막 양부에 열상이 생길 위험이 있다. 구멍을 통해 삽입한 손가락으로 기관분기부를 촉지하여 기관막 양부와 식도 사이를 주의 깊게 박리하여 박리가 올바르게 되는지를 확인한다. 유착이 심해서 박리가 안 되는 경우 이 부분의 식도 근층을 종격 내에 남기더라도 기도 측의 손상을 피해야 한다.

vi) 심압박

비개흉절제술을 위해 후종격에 한 손을 삽입한다든지, 머리 측으로 더 절제하기 위해 식도 열공으로 긴 당김기 *retractor*를 삽입하여 시야를 확보하면 심장 압박에 의한 문제가 종종 발생한다. 체격, 연령 등과 관련이 깊어 증례에 따른 차이가 크지만, 경도의 혈압 저하는 반드시 생긴다. 이 술식이 선택되는 증례에는 고령자나 합병증이 있는 환자가 많아, 심장 압박으로 인해 고도의 혈압 저하나 빈맥부정맥이 생기는 경우도 적지 않다. 수술 중 혈량 저하*hypovolemia*나 저환기, 저산소증 등이 없는 것을 확인하고 심전도, 혈압 등을 지속적으로 모니터링하면서 박리는 재빠르게 짧은 시간으로 나누어 시행해야 한다.

③ 경부의 준비

i) 경부 식도의 테이핑(반회신경 보존과 경부 식도 근층 보호)

경부 식도의 준비에서 가장 중요한 것은 반회신경마비를 피하는 것이다. 보통 좌경부를 비스듬히 절개하고 흉쇄유돌근의 내측연을 노출하여 필요에 따라서 견갑설골근을 절단하고 좌총경동맥 내측의 결합조직을 배측으로 박리해나가며 척추전근막 전면에 다다른다. 내측 최심부에서 식도 좌측벽을 찾고 이것을 기준으로 식도 좌측면의 전면, 기관 좌측면의 후면에 있는 지방조직을 찾는다. 이 지방조직 내에 좌반회신경이 주행하고 있지만 노출하여 확인을 할 필요는 없다. 지방조직과 함께 식도 표면에서 기관 측으로 박리하여 식도 근층과 기관막 양부 사이의 층으로 들어간다. 배 측에서도 식도 근층을 추전근막으로부터 박리한다. 기관을 살짝 우측 전방으로 당기면서 (당김기를 걸어 무리하게 강하게 당기면 좌반회신경이 압박되어 마비된다. 갑상샘을 피막째 겸자로 잡고 당기면 좋다) 작은 peanut 면구 등으로 식도 전후벽의 박리를 진행하고 우측연에 다다른다. 식도 자체를 좌측으로 당기면서 조작을 하는데, 코를 통해 식도 내에 삽입된 N-G 튜브를 만지면서 이것을 기준으로 식도를 좌측으로 당기면 쉽다. 다음으로 식도 우측으로 테이프를 감는데 아직 식도 우측의 근층이 남아 있는 부분에서 겸자를 걸면 근층에 손상이 일어나며, 식도 벽에서 너무 떨어져서 겸자를 걸면 우반회신경을 걸어서 마비시킬 가능성이 있다. 식도와 기관막 양부 사이로 넣은 손가락으로 배측의 식도를 촉지하면 식도의 우측에서 식도 근층이 없어지고 바로 추전근막을 만지는 감각을 느낄 수 있으므로 여기가 겸자를 거는 위치의 목표 지점이 된다(그림 8-13).

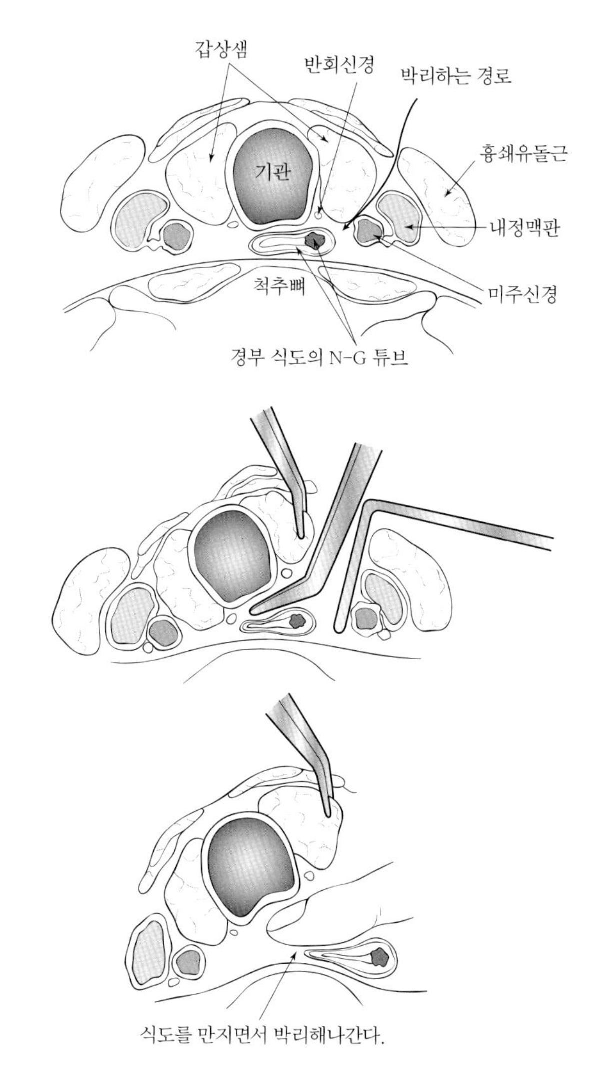

그림 8-13. 경부 식도의 테이핑

ii) 흉부 상부 식도의 박리

다음으로 식도를 감은 테이프를 가볍게 당기면서 손가락으로 종격 측의 식도 주위를 박리하는데, 이때의 유의점은 무엇보다 식도 벽으로부터 손가락을 떼지 않는 것이다. 특히 기관 좌측의 지방조직(그 안에 반회신경이 있다)을 조심스럽게 식도로부터 분리한다. 결코 띠 같은 것을 손가락으로 걸면 안 된다. 식도로 직접 들어가는 미세한 신경이나 혈관만을 손가락으로 살짝 누르면서 잘라나간다. 식도를 절단할 때는 근위부에 충분한 길이를 확보한다.

최근에는 근치술로서의 비개흉식도제거술 적응은 점점 적어지고 있다. 이 술식의 대부분은 합병증을 가진 환자에 대한 고식술로서 시행된다. 침습 경감을 위해 선택한 술식이 새로운 합병증의 원인이 되지 않도록 각 단계에서 신중히 조작해야 한다.

2. 방사선치료

방사선치료는 대개 수술을 시행할 수 없는 경우에 제한적으로 시행되었기에 그 결과는 수술을 시행한 것보다 불량하여 2년 생존율이 20%를 넘지 못하는 경우가 대부분이었다. 그러나 1980년대 중반 이후 방사선과 항암제를 병용하는 연구들이 발표되면서 성적이 의미 있게 향상되어 2년 생존율이 30%를 넘어서게 되었고, 방사선 단독치료보다 항암제를 함께 사용하는 것이 권장할 만한 치료의 하나로 자리 잡았다

식도암의 방사선치료는 식도의 원발 병소를 중심으로 5cm의 상하 여유를 두며 인접한 종격동 내 림프절을 모두 포함하여 치료하며, 원발 병소가 용골보다 상방에 위치한 경우 쇄골상 림프절로 전이할 위험성이 높으므로 방사선 조사야에 포함하여 치료하고, 원위부 식도의 병변인 경우 복강 림프절*celiac node* 부위를 포함하여 치료한다. 치료는 1일 1.8~2 Gy씩 주 5회 시행하며 총선량은 수술 전 치료인 경우 45~50 Gy 내외, 근치적 치료인 경우 50 Gy 이상을 조사하는데, 아직까지 50 Gy 이상의 범위에서는 선량-반응 관계가 확립되지 않았다.

치료 시작 후 2~3주 경과 시 방사선에 의한 방사선식도염이 발생한다. 점막이 침식되어 환자가 통증을 느끼게 되기 때문에 이 시기에는 고온의 음식이나 자극적인 음식을 피하는 것이 좋으며 통증 완화에 진통제가 도움이 되기도 한다. 이러한 증상은 치료 종료 후 1~2주 경과 시 자연적으로 회복되지만 환자에 따라서는 좀 더 지속되는 경우도 있다.

50 Gy 이상의 방사선을 쇄골상 림프절 부위에 조사하는 경우 방사선피부염이 발생할 수도 있는데, 대개 건성 비늘벗음*dry desquamation* 형태로 나타나며 일반적인 화상 연고 및 드레싱 등으로 조절이 가능하다.

방사선-항암제 치료의 반응에 대한 판단은 치료 종료 후 약 1개월 경과 시 시행하며 내시경과 흉부 CT 스캔, FDG-PET 등을 이용하는데, 환자에 따라서는 방사선식도염이 가라앉지 않아 판단하기가 어려운 경우도 있다. 이런 경우 3개월 경과 시점에서 다시 검사를 시행하면 보다 정확하게 반응을 나타내기도 한다.

3. 진행성 식도암에 대한 항암화학요법

진행성 식도암에 대한 항암제의 효과는 대부분 편평세포암을 대상으로 하였다. 시스플라틴*cisplatin*이 가장 많이 사용되어온 항암제이고, 단독 투여 시 20%의 반응률을 보였다. 오래 전부터 사용된 항암제로는 5-플루오로우라실(5-FU), 마이토마이신*mitomycin*, 블레오마이신*bleomycin*, 메토트렉세이트*methotrexate*, 미토구아존*mitoguazone*, 독소루비신*doxorubicin*, 빈데신*vindesine*이 있고, 최근 사용되는 항암제로는 파클리탁셀*paclitaxel*, 도세탁셀*docetaxel*, 비노렐빈*vinorelbine*, 옥살리플라틴*oxaliplatin*, 이리노테칸*irinotecan*이 있다.

병합 투여 시에는 5-FU와 시스플라틴이 가장 많이 사용되어왔는데, 반응률이 20~50%를 나타냈다. 식도 선암에 비해 편평세포암이 항암화학요법, 항암화학방사선병용치료 또는 방사선치료 시 반응이 높지만, 장기적인 치료 결과는 선암과 편평세포암에 차이가 없는 것으로 받아들여지고 있다. 파클리탁셀+5-FU+시스플라틴 3제, 이리노테칸+시스플라틴 2제 병합요법도 편평세포암에서 효과가 있는 것으로 보고되었다. 진행성 식도암에 도세탁셀+시스플라틴+이리노테칸 3제 요법 적용 시 63%의 반응을 보였는데, 병합 요법으로 반응률을 높일 수 있으나 부작용도 커질 수 있음을 간과해서는 안 된다. 카페시타빈*capecitabine*은 경구로 투여되는 플루오로피리미딘*fluoropyrimidine*으로서 암조직에서 선택적으로 5-FU로 전환되는데, 5-FU 대신 임상에서 많이 사용되고 있다. 전이성 또는 절제 불가능한 식도암에서는 삶의 질을 높이고 생존기간을 연장한다는 치료 목표와 치료에 따르는 독성의 정도, 독성의 중첩 여부를 살펴 약제를 선택해야 한다.

4. 다학제 간 복합치료

(1) 근치적 항암화학방사선치료

1992년 RTOG(Radiation Therapy Oncology Group) 8501 연구와 7년 후 발표된 최종 보고에 따르면 항암화학방사선 동시치료(RT 50 Gy, 5-FU, 시스플라틴 4회)와 방사선 단독치료(64 Gy)를 비교하였을 때, 중앙 생존기간, 5년 생존율 면에서 항암화학방사선 동시치료가 성적이 우월했다. 일반적으로 국소적 식도암에서 수술적 절제가 어렵거나 수술을 거부할 때 근치적 항암화학방사선치료*definitive chemoradiotherapy*를 시행한다. 그러나 복합치료 시 3/4등급의 부작용도 증가하므로 환자의 전신 상태가 항암화학방사선 동시치료를 견디기 어려운 상황에서는 방사선 단독치료만을 권할 수도 있다(Herskovic, 1992;

Cooper, 1997). 이후 근치적 항암화학방사선요법의 성적을 향상시키고자 방사선 조사량도 64 Gy로 늘리고, 항암제 투여도 증강하며, 방사선 근접치료*brachytherapy*도 추가하였으나, 기존 RTOG 8501 결과보다 나은 것이 없어, 방사선 50.4 Gy와 5-FU, 시스플라틴을 포함하는 복합요법이 근치적 항암화학방사선 요법의 표준치료로 받아들여지고 있다.

(2) 수술 전 선행 항암화학요법

수술 전 선행 항암화학요법*preoperative chemotherapy*에 관한 대표적인 2가지 무작위 비교연구 중 하나인 RTOG 8911(INT 0113)은 467명을 대상으로 5-FU, 시스플라틴을 수술 전 4주 간격으로 3회, 수술 후 2회 투여하였다. 이 연구에서 선행 항암화학요법에 따른 수술 유병률, 사망률은 증가하지 않았으나, 절제연 종양이 양성인 경우(R1 resection)는 선행 항암화학요법군에서 수술 단독군에 비해 유의하게 적었다(4%, 15%, p=0.001). 원격전이는 선행 항암화학요법군이 수술 단독군에 비해 적은 경향을 보였으나(41%, 50%, p=0.21), 중앙 생존기간의 차이는 없었다. 장기 추적 관찰 보고에서도 두 군 간에 전체 생존기간의 차이는 없었으나, 선행 항암화학요법 시 R0 절제된 예가 R1, R2 절제된 예보다 생존기간이 길었다(Kelsen, 1998; Kelsen, 2007).

현재까지 가장 규모가 큰 선행 화학요법 연구는 2002년 영국에서 클라크*Clark* 등이 보고한 것이다. 802명의 대상 환자가 5-FU, 시스플라틴을 매 3주마다 2회 투여받은 후 수술을 받았는데, 선행 항암화학요법으로 인한 수술 유병률, 사망률은 증가하지 않았다. 중앙 추적기간이 2년일 때 선행 항암화학요법군과 수술 단독군의 중앙 생존기간은 각각 16.8개월과 13.3개월, 2년 생존율은 각각 43%와 34%로 선행 항암화학요법군의 치료 성적이 우월하였다. 수술 시 완전절제(R0 resection)율도 선행 항암화학요법군에서 높았다. 2009년 장기 추적 보고에서, 중앙 추적기간 6년일 때 무질병기간과 생존기간의 차이가 계속 유지되었다(Allum, 2009).

앞의 두 대규모 비교연구의 결과 보고가 달라서 혼란스러우나, 메타분석인 코크런 리뷰*Cochrane review*를 바탕으로 하면 선행 항암화학요법이 수술 단독치료보다는 작은 차이지만 생존 효과가 높은 것으로 판단된다(Malthaner, 2010).

식도암 또는 하부 식도암과 위선암을 대상으로 수술 전 선행 항암요법과 수술 후 항암요법을 비교한 연구에서는 수술 전 선행 항암요법이 우수함을 보고하여, 항암화학 투여만을 할 때는 수술 전에 시행하는 것이 바람직하다(〈표 8-4〉).

(3) 수술 전 항암화학방사선 동시치료

근치적 항암화학방사선치료로 생존율은 향상되었지만 식도에서 병이 다시 재발할 가능성이 여전히 50%에 이르자, 이 환자들에게 수술을 추가함으로써 주요 재발 부위인 식도를 제거하여 국소완치율을 높이고, 동시에 수술 전에 항암화학-방사선치료를 병행함으로써 수술 후 잔류하게 될 미세 암세포들을 사전에 박멸하여 재발을 줄이고, 수술에 의한 완전절제를 보다 용이하게 하여 성적을 향상시키려는 연구들이 이어졌다. 그러나 다른 암에 비하여 발생 빈도가 상대적으로 낮은 식도암 환자를 대상으로 하는 대규모 3상 임상연구는 여러 가지 제약이 있다.

수술 전 항암화학방사선 동시치료*preoperative chemo-*

표 8-4 식도암 수술 전후의 항암화학요법

	환자 수	조직	항암요법	생존율
FNLCC	224	위와 하부 식도의 선암	수술 전 5-FU+시스플라틴	5년 38%
ACCORD07-FFCD9703			수술 후 5-FU+시스플라틴	5년 24%
Japanese Clinical	330	편평세포암	수술 전 5-FU+시스플라틴	5년 60.1%
Oncology Group 9907			수술 후 5-FU+시스플라틴	5년 38.4%
UK Magic Trial	500	위의 선암	수술 전 에피루비신+시스플라틴+5-FU	5년 36%
		위-식도 접합부와 식도 원위부	수술 후 에피루비신+시스플라틴+5-FU	5년 23%

Boige, 2007; Igaki H, 2008; Cunningham, 2006.

*radiotherapy*는 절제 가능한 식도암에서 흔히 사용되고 있고 1상, 2상 연구에서는 괄목할 만한 결과를 보고하지만 3상 비교 임상 결과는 상반된 결과를 보여 세 가지 다학제 치료*trimodality*의 효과 해석이 쉽지 않다. 그러나 최근 10건의 비교 임상연구가 포함된 메타분석인 코크런 리뷰에서는 수술 전 항암화학방사선 동시치료가 수술 단독치료에 비해 2년 생존율 면에서 13%의 절대이익*absolute benefit*이 있음을 보고하였다.

최근 판 더르 하스트*van der Gaast* 등은 매주 카보플라틴*carboplatin*과 파클리탁셀을 방사선 41.4 Gy와 동시치료 후 수술한 복합치료군(n=188)과 수술 단독군(n=175)을 비교한 3상 연구에서 복합치료군의 전체 생존기간이 의미 있게 향상되었고, 편평세포군에서 HR 0.34(95% CI, 0.17~0.68)로 치료 효과가 컸다고 보고했다(van der Gaast, 2010).

이 치료에서 주목할 만한 것은 항암화학방사선치료를 수술 전에 시행하고 수술로 제거된 식도조직에서 암세포가 완전히 소멸되는, 즉 병리학적 완전관해율이 40~50%에 육박하고, 이렇게 좋은 반응을 보인 환자들의 생존율이 과거와는 비교되지 않을 만큼 월등히 높다는 것이다. 이에 항암화학방사선 병용 치료 시 반응이 좋은 환자들에서는 수술을 시행하지 않아도 좋은 성적을 얻을 수 있는지 알아보기 위한 연구 중 하나인 FFCD 연구가 진행되었다. 보고에 따르면 방사선-항암제 치료를 수술 전에 시행하여 반응을 보인 환자를 대상으로 수술을 시행하거나 추가 항암화학방사선치료를 시행한 두 개의 군으로 나누어 비교한 결과, 추가 항암화학방사선치료군이 수술을 시행한 환자군보다 국소재발률은 높았지만, 2년 생존율이 대등했으며 3개월 이내의 단기 사망률은 감소했다고 한다(Bedenne, 2007). 또한 독일의 슈탈*Stahl* 등도 환자를 두 군으로 나누어 항암화학방사선치료만 시행한 환자군과 항암화학방사선치료에 수술을 추가한 환자군을 비교한 결과, 대등한 2년 생존율 및 치료 관련 사망률의 감소를 보고하였고, 항암화학방사선치료에 대한 반응이 없었던 환자군에서는 수술을 시행하는 것이 생존율을 향상시킨다는 결과도 보고하였다(Stahl, 2005).

수술 전 항암화학방사선 동시치료는 병리학적 완전 반응률이 25~30%로 선행 항암화학 요법 시의 5~15%에 비해 높으나, 치료에 따른 부작용이 크기 때문에 진단 시 식도암 병기와 환자의 활동 능력, 의료진의 경험, 복합치료에 대한 환자의 적극적인 태도 등을 종합적으로 고려하여 선택적으로 시행하는 것이 바람직하다.

암 자체의 내적 요인과 외적 요인에 의해 치료 약제에 대한 내성을 가질 수 있으며, 같은 조직형, 같은 병기의 식도암이라도 치료 결과 면에서 개인적인 차이가 있으므로 환자의 위험인자와 종양 예측인자에 근거하여 환자 개개인의 특성에 맞춘 치료법을 개발하는 것이 앞으로의 과제이다.

(4) 수술 후 보조 항암화학요법

식도암 절제수술 후 이환으로 인해 대부분의 환자가 적절한 기간 내에 보조 항암화학요법을 받는 것은 쉬운 일이 아니다. 현재까지의 자료는 수술 후 통상적인 보조 항암화학요법을 권하지 않는다. 보조 항암화학요법에 관한 6건의 무작위 비교 연구가 포함된 메타분석에서는 보조 항암화학요법이 생존 향상을 나타내지 않았다(Gardner-Thorpe 등, 2007).

(5) 항암화학방사선치료 후 구제 수술

근치적 항암화학방사선치료 후 1년 이내에 10~30%에서 국소재발이 발생한다. 이 경우 구제 요법으로 식도절제술을 고려할 수 있으나, 이러한 고위험도 수술은 경험 있는 다학제 팀의 신중한 결정에 따라야 한다. 구제 수술은 결정 전에 PET-CT 반복 검사가 필요하다. 수술은 전문가 팀이 진행해야 하는데, 최근 결과는 구제 수술 후 원내 사망률이 17%까지 이르고 이환율이 증가한다(Anderson, 2007). 생존 향상 효과는 제한적이다. 잠재적으로 수술의 위험성이 높고 성적이 매우 불량함을 충분히 환자에게 알린 후 치료 결정을 해야 한다. 이러한 구제 수술의 역할에 대해서는 추가적인 평가가 필요하다.

(6) 내시경적 치료

식도내시경적 점막절제술은 위장관질환의 최소침습 치료 분야 중 커다란 발전으로 간주된다. T1 종양에서 고유판*lamina propria* 이내까지 침범한 경우 식도내시경적 점막절제술의 적응증이 된다. 식도내시경적 점막절제술은 조기 식도암의 치료뿐 아니라 수술 전 암의 깊이 정도를 평가하는 데도 유용하여 병기 결정에 중요하다. 식도내시경적 점막절제술은 특히 고유판 내에 국한되어 있고, 림프절 침범이 없으며, 조직 분화도가 좋은 편평세포암에

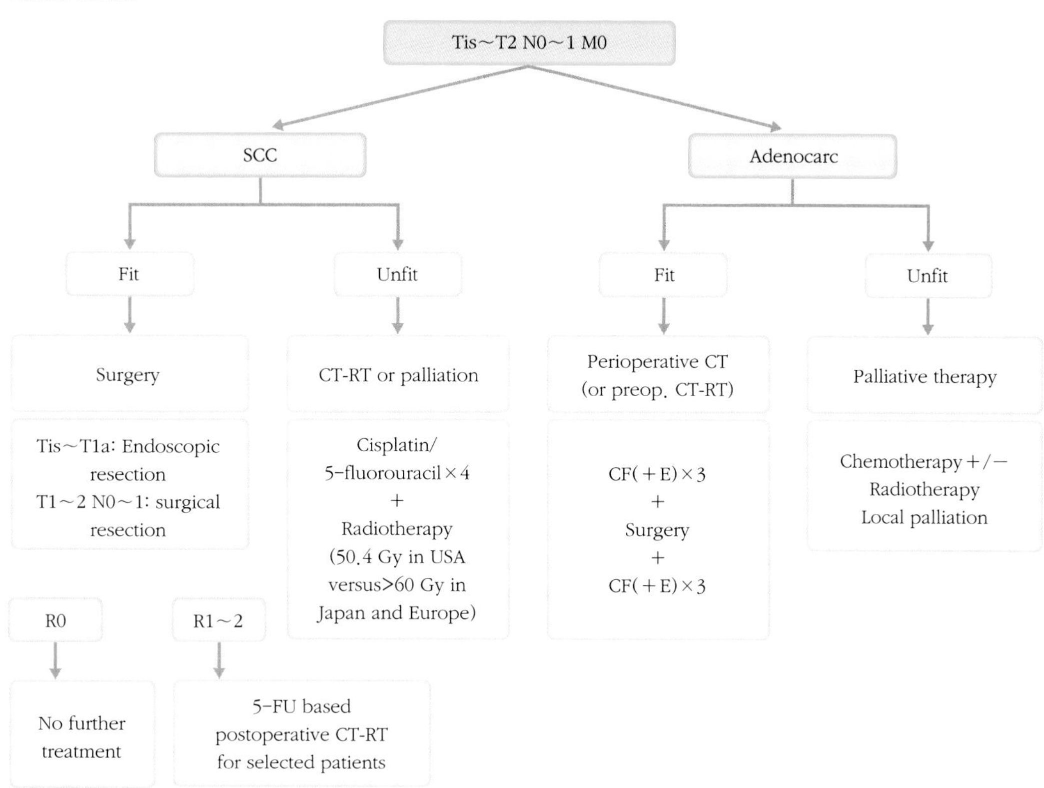

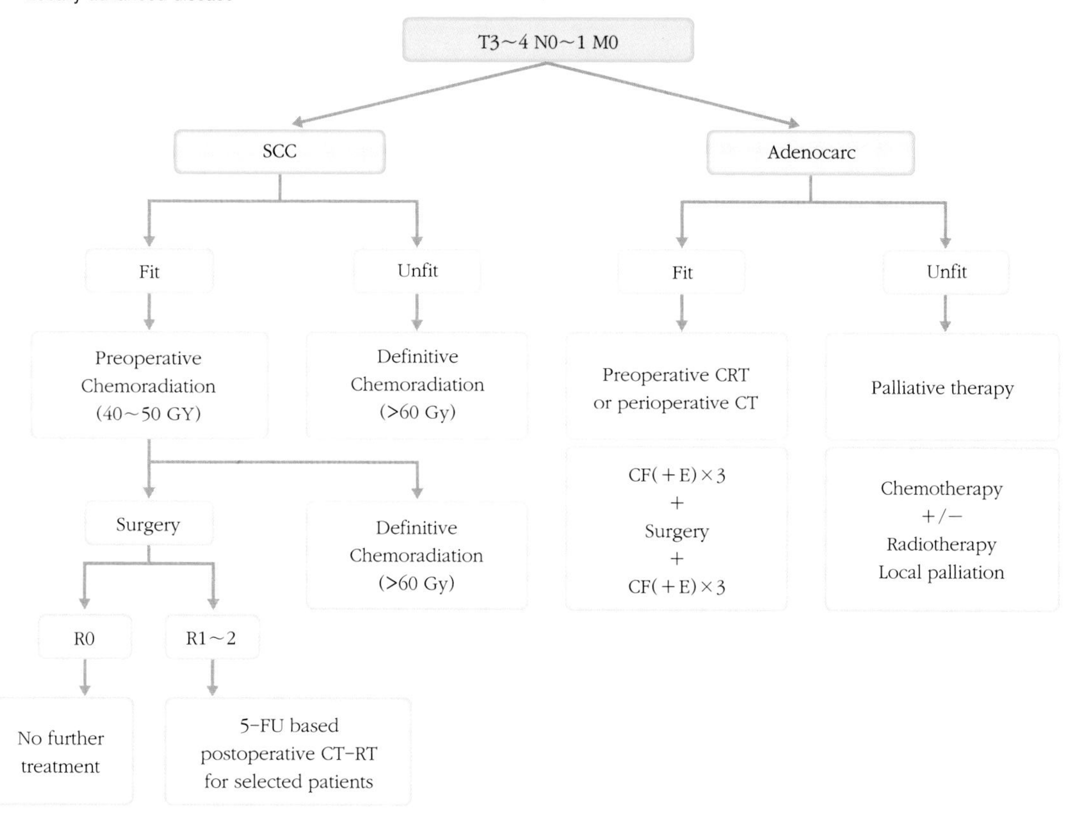

그림 8-14. 병기에 따른 식도암 치료 Stahl M 등, 2010.

| 표 8-5 | 식도암의 표준치료법

병기	표준치료	선택 치료
I(T1a)	식도점막절제술 또는 식도점막하 절개술 또는 수술	수술 근치적 항암화학방사선치료
I(T1b)	수술	근치적 항암화학방사선치료
II, III(T4b는 제외)	수술, 수술 전 선행 항암화학치료 또는 수술 전 선행 항암화학방사선치료	수술 후 방사선+/−항암화학요법 근치적 항암화학방사선치료
T4/M1a 림프절 침범	근치적 항암화학방사선치료	
IV/recurrent	수술 단독치료 후 국소재발 시 근치적 항암화학방사선치료, 고식적 항암화학치료	지지요법

효과적이다.

(7) 표적치료제

EGFR(epidermal growth factor receptor) 억제제는 항암화학방사선치료와 병용 시 상승작용이 있는 것으로 알려져 있다. EGFR 단독 치료도 효과는 있으나 미미한 정도여서 주로 방사선이나 항암화학요법과 병용하는 연구가 활발히 진행되고 있다. EFGR 억제제는 방사선에 의한 세포 손상과 방사선치료에 따른 손상 후 회복 시에 여러 세포 전달 경로에 영향을 주어 단순히 세포 독성 작용뿐 아니라 세포 생성과 혈관 생성에도 관여하며, 세포 사멸 및 방사선치료 도중에 종양이 다시 자라는 것을 막는 등 여러 효과가 있다. 진행성 식도암과 위-식도 경계암을 대상으로 세툭시맙*cetuximab*, 제피티닙*gefitinib*, 베바시주맙*bevacizumab* 약제와 항암제를 병용 투여하는 연구가 진행되고 있다.

(8) 증상 완화

식도암으로 폐색, 연하곤란, 기관-식도루, 위장관 출혈이 동반된 경우 비침습적 방법이 도움이 된다. 근치적 치료가 어려운 경우 또는 근치적 치료 전 연하곤란을 해소하기 위해 과거에는 내시경을 이용한 삽관술이 시도되었으나, 현재는 스스로 확장 가능한 금속성 스텐트*self-expandable metallic stent*가 많이 사용되고 있다. 연하곤란이 있는 절제 불가능한 식도암이나, 항암치료가 어려운 식도암에서는 증상 완화*palliation*와 영양 상태 호전을 위해 풍선확장술, 식도확장*bougieage*, 레이저치료, 광역동치료, 식도강 내 방사선치료, 스텐트 삽입을 한다.

Ⅶ. 요약

이상의 내용을 요약하면, 현 단계에서 국소진행된 식도암에 대한 방사선치료는 단독으로 시행되는 경우가 거의 없으며, 항암제 투여와 병행하는 것이 바람직하다. 현재 수술 전 항암화학-방사선 병용 치료가 가장 보편적으로 사용된다. 편평세포암의 경우 항암화학-방사선 병용 치료 후 임상적으로 완전 반응을 이룬 일부 환자에서는 수술을 시행하지 않을 수 있다. 진단 시 병기에 따른 식도암 치료를 요약하면 〈표 8-5〉, 그림 8-14와 같다.

치료 시작 전 식도암 환자의 병기를 정확히 평가하는 것이 무엇보다 복합치료의 효과를 비교 판정하는 데 중요하다. 식도암의 치료 성적을 향상시키기 위해서는 치료와 관련된 구성원 간의 팀을 통한 치료적 접근과 새로운 약제를 사용한 비교 임상연구가 필요하다.

향후 과제로는 복합치료에 따른 불필요한 독성을 피하고 수술이 지연되는 것을 막기 위해 어떤 환자가 항암화학방사선치료에 반응 또는 불응하는지를 초기에 예측하는 것이 필요하다. 분자생물학적 영상*functional imaging*, 분자생물학적 표지자*molecular markers*, 유전자 발현*gene expression profile* 연구들이 도움을 줄 것으로 기대된다.

참고문헌

1. 김성배. 국소적 식도암에서 복합치료. 대한소화기학회지 2004;44:179-185.
2. Allum WH, Stenning SP, Bancewicz J, Clark PI, Langley RE. Long-term results of a randomized trial of surgery with or without preoperative chemotherapy in esophageal cancer. J Clin Oncol 2009;27(30):5062-7.
3. Anderson SE, Minsky BD, Bains M, Hummer A, Kelsen D, Ilson DH. Combined modality chemoradiation in elderly oesophageal cancer patients. Br J Cancer 2007;96:1823-7.
4. Bedenne L, Michel P, Bouche O, Milan C, Mariette C, Conroy T, et al. Chemoradiation Followed by Surgery Compared With Chemoradiation Alone in Squamous Cancer of the Esophagus: FFCD 9102. J Clin Oncol 2007;25:1160-1168.
5. Boige V, Pignon J, Saint-Aubert B, Lasser P, Conroy T, Bouche O, et al. Final results of a randomized trial comparing preoperative 5-fluorouracil (F)/cisplatin (P) to surgery alone in adenocarcinoma of stomach and lower esophagus(ASLE): FNLCC ACCORD07-FFCD 9703 trial. J Clin Oncology 2007:25: abst 4510.
6. Cooper JS, Guo MD, Herskovic A, Macdonald JS, Martenson JA Jr, Al-Sarraf M, et al. Chemoradiotherapy of locally advanced esophageal cancer: long-term follow-up of a prospective randomized trial(RTOG 85-01). Radiation Therapy Oncology Group. JAMA 1999;281(17):1623-7.
7. Cunningham D, Allum WH, Stenning SP, Thompson JN, Van de Velde CJ, Nicolson M, et al; MAGIC Trial Participants. Perioperative chemotherapy versus surgery alone for resectable gastroesophageal cancer. N Engl J Med 2006;355(1):11-20.
8. Gardner-Thorpe J, Hardwick RH, Dwerryhouse SJ. Salvage oesophagectomy after local failure of definitive chemoradiotherapy. Br J Surg 2007;94:1059-66.
9. Herskovic A, Martz K, al-Sarraf M, Leichman L, Brindle J, Vaitkevicius V, et al. Combined chemotherapy and radiotherapy compared with radiotherapy alone in patients with cancer of the esophagus. N Engl J Med 1992;326(24):1593-8.
10. IgakiH, Kato H, Ando N, Shinoda M, Ozawa S, Shimizu H, et al. A randomized trial of postoperative adjuvant chemotherapy with cisplatin and 5-fluorouracil versus neoadjuvant chemotherapy for clinical stage II/III squamous cell carcinoma of the thoracic esophagus(JCOG 9907). J Clin Oncol 2008;26;abst 4510.
11. Kelsen DP, Ginsberg R, Pajak TF, Sheahan DG, Gunderson L, Mortimer J, et al. Chemotherapy followed by surgery compared with surgery alone for localized esophageal cancer. N Engl J Med. 1998;339(27):1979-84.
12. Kelsen DP, Winter KA, Gunderson LL, Mortimer J, Estes NC, Haller DG, et al; Radiation Therapy Oncology Group; USA Intergroup. Long-term results of RTOG trial 8911 (USA Intergroup 113): a random assignment trial comparison of chemotherapy followed by surgery compared with surgery alone for esophageal cancer 2007;25(24):3719-25.
13. Kim MK, Kim SB, Ahn JH, Kim YH, Kim JH, Jung HY, et al. Treatment outcome and recursive partitioning analysis-based prognostic factors in patients with esophageal squamous cell carcinoma receiving preoperative chemoradiotherapy. Int J Radiat Oncol Biol Phys 2008; 71(3):-34.
14. Lee JL, Park SI, Kim SB, Jung HY, Lee GH, Kim JH, et al. A single institutional phase III trial of preoperative chemotherapy with hyperfractionation radiotherapy plus surgery versus surgery alone for resectable esophageal squamous cell carcinoma. Ann Oncol 2004;15(6):947-54.
15. Malthaner R, Wong RK, Spithoff K. Gastrointestinal Cancer Disease Site Group of Cancer Care Ontario's Program in Evidence-based Care. Preoperative or postoperative therapy for resectableoesophageal cancer: an updated practice guideline. Clin Oncol(R Coll Radiol) 2010;22(4):250-6.
16. Medical research council oesophageal cancer working party. Surgical resection with or without preoperative chemoradiotherapy in esophageal cancer: a randomized controlled trial. Lancet 2002;359:1727-1733.
17. Stahl M, Stuschke M, Lehmann N, Meyer HJ, Walz MK, Seeber S, et al. Chemoradiation With and Without Surgery in Patients With Locally Advanced Squamous Cell Carcinoma of the Esophagus. J Clin Oncol 2005;23:2310-2317. http://www.nccn.org/professionals/physician_gls/PDF/esophageal.pdf.
18. van der Gaast A, van Hagen P, Hulshof M, Richel D, van Berge Henegouwen MI, Nieuwenhuijzen GA, et al. Effect of preoperative concurrent chemoradiotherapy on survival of patients with resectable esophageal or esophagogastric junction cancer. Results from a multi-center randomized phase III study. J Clin Oncol 2010;28:abst 4004.

08-2

소화기계암

위암

방영주 / 양한광 / 김주성

미국은 위암의 발생 빈도가 감소하고 있으나, 우리나라를 포함하여 일본, 동유럽, 남미 등지에서는 그 빈도가 아직도 높으며, 사망률도 모든 암 사망률 중 가장 높다. 서양의 경우 위암 진단 당시 많은 환자가 이미 상당히 진행된 병을 가지고 있으며, 이 경우 5~15%의 매우 낮은 5년 생존율을 보인다. 반면 한국이나 일본은 건강검진 내시경검사 도입으로 인해 조기에 진단되는 환자의 비율이 높아져 50% 이상의 환자들이 1기에 발견되고 있으며, 이런 환자들은 95% 이상의 5년 생존율을 보인다.

Ⅰ. 역학 및 생물학적 특성

1. 역학

미국의 경우 남녀비가 2:1이고, 특히 흑인 남성에서 가장 빈도가 높다. 30대부터 발생하여 60대가 가장 많으며, 여자에서는 약간 나이가 늦어지는 경향이 있다. 앞서 언급한 바와 같이 빈도는 감소했으나, 5년 생존율의 증가는 이루어지지 않고 있다.

위암의 원발 병소는 주로 위체부나 유문 등의 원위부이다. 그러나 과거 10년에서 15년 사이의 미국의 자료를 기초로 살펴보면, 근위부 위암의 빈도가 전체 위암의 3.6~5.6%에서 47%까지 증가했다. 비슷한 결과가 유럽에서도 보고되었으며, 이와 함께 바레트 식도의 빈도도 증가하고 있다.

한국에서는 안 등의 연구 결과에 의하면 남녀비가 1.8:1로 남성에서 빈도가 높았고, 연령별로는 50~69세 사이가 전체 환자의 반 이상을 차지했다. 발생 부위별로는 전정부와 유문부가 48.7%로 주요 호발 부위였다.

일본도 위암 발생률이 매우 높았으나 과거 25년간의 집단 조기검진의 결과로 사망률이 감소했다. 일본 본토의 주민과 하와이 이주 1세대 및 2세대의 위암 발생 빈도를 조사해본 결과 서양식 식이를 시행한 이민 2세에서 발생 빈도가 감소함을 알 수 있었으며, 이러한 사실은 생후 초기의 식생활 습관이 중요한 위험인자임을 시사한다.

2. 원인

1965년 로런은 위선암을 장형과 미만형의 두 가지 특징적인 조직학적 세부형으로 나누어 기술하였다. 장형은 위 위축이나 장형 이형성 등의 전암성 병변에서 발생하며

표 8-6 위암 발생의 위험인자

식이	저지방, 저단백 식이 염장 육류 및 어류 고질소산화물 식이 저비타민 식이(A, C)
환경	훈제 등의 조리 방법 냉장 등 보관법의 미비 우물 등의 식수시설 미비 직업(광부, 고무 처리직) 흡연
사회계층	저소득층
의학적 측면	위 수술의 과거력 헬리코박터 필로리 감염 위 위축이나 위염

남성과 노인에서 더 흔하다. 미만형은 여성과 약년층에서 더 흔하고 가족력과 A형 혈액형 등과 관련되어 있다. 원인인자로 장형은 환경적인 요인이 많이 관여된 반면, 미만형은 유전적인 요인이 우세할 것으로 생각된다.

그동안 위암의 원인과 관계된 많은 연구가 진행되어왔는데 그 결과를 요약하면 〈표 8-6〉과 같다.

3. 해부학적 고려

위는 위-식도 접합부에서 시작하여 궁륭에서 끝나며, 주위 인접 장기들은 종양의 직접 침범이나 복막전이에 의해 2차적으로 침범될 수 있다. 인접 장기에는 위상부의 횡격막과 간좌엽, 전방의 복벽, 하방의 횡행결장과 결장간막, 망, 후측방의 비장, 췌장, 좌신, 좌부신 등이 있다. 위내 병소의 위치별로 전파의 경로가 다른데, 위 대만의 중간 부분에 생긴 위암인 경우 비문과 췌장 미부를 침범할 수 있고 원위부 암인 경우 횡행결장을 침범할 수 있다.

위의 혈액 공급은 복강축*celiac axis*으로부터 분지되는 여러 혈관들에서 이루어지며 점막하층에서 매우 풍부하게 구성되어 수술 후 회복이나 문합부의 파열을 막는 데 중요하다. 예를 들어 아전절제 후 근위부의 몇 cm는 식도 하부의 혈관들로부터 형성된 혈류에서 충분히 혈액 공급을 받는다. 위의 정맥 혈류는 모두 문맥계로 가는데, 이것은 간이 가장 빈번한 전이 장소라는 사실을 설명해준다.

위의 림프계는 크게 6개의 군으로 나눌 수 있는데 궁륭상부, 궁륭하부, 소만부, 대만부, 좌분문 주위부, 우분문 주위부이다. 이 6개군에서 2차적으로 가는 림프절은 총간동맥, 좌위동맥, 비동맥과 비문을 따라 분포하고 이들은 복강축과 대동맥 주위의 림프관으로 배액된다. 위암의 림프절 전이가 흉곽내 흉부 림프절들을 타고 이루어지면 왼쪽 쇄골상부 림프절*Virchow node*이나 액와부 림프절 *Irish's node*의 종대가 관찰될 수 있다. 종양세포가 간십이지장간막의 림프절을 통해 간겸상간막*falcifarum ligament*을 타고 퍼지면 배꼽 주위 피하층의 종양 침착*Sister Mary Joseph's node*을 일으킨다.

4. 종양의 생물학적 특성

위에서 기원하는 악성 종양의 95%가 선암이고, 보통 위암이라 하면 선암을 일컫는다. 이 장에서도 위선암을 위암으로 기술했다. 보우만은 위암을 육안 소견에 따라 다섯 가지로 분류했는데 제1형은 용종의 형태, 제2형은 융기된 병변을 갖는 궤양성 병변, 제3형은 위벽을 침윤하여 들어가는 궤양성 병변, 제4형은 미만성 침윤 병변, 제5형은 위 4가지 중 어느 것으로도 분류할 수 없는 경우이다.

(1) 종양의 유전학적 특성

타무라 등은 24명의 위암 환자에서 9명이 p53 변이가 있음을 보고했고, 7%의 위암 환자에서 Her-2/Neu(ERBB2) 유전자의 증폭을 보였다. 요무라 등은 ERBB2 유전자 산물인 단백의 과발현은 11.9%로 좀더 흔히 관찰되고 나쁜 예후와 연관성이 있다고 보고했다. 야우시 등은 121명의 위암 환자의 위절제술 후 EGF 수용체 단백의 과발현과 병기를 비교하여 진행성 위암에서 그 발현이 증가됨을 보고했다. 그 밖에 c-MYC, c-RAF, RAF1, c-MOS, c-FOS, c-ERBB, c-YES1 등의 암유전자에 대한 연구가 진행되었으나 임상적인 경과와의 연관성이 아직 밝혀지지 않았다.

(2) 위암의 전이 경로

다른 소화기의 선암처럼 위암은 국소침범을 통해 주위 장기로 퍼지거나 림프관성 혹은 혈행성 전파를 통해 복막전이와 원격전이를 일으킬 수 있다. 이런 종양 전이의 호발 부위를 염두에 두고 치료 방침을 세우거나, 기존의 치료 방법으로 실패한 경우 그 재발 형태를 숙지하여 새로운 치료법을 적용하는 것이 매우 중요하다. 수술 후의 높은 국소재발률을 감안하여 방사선치료를 고려하거나 비교적 복강내 전이가 흔한 점을 염두에 둔 복강내 항암치료, 전신전이를 고려한 전신 항암화학요법 등이 그 예이다.

위암의 국소전이는 위암세포가 위벽을 뚫고 범위를 확장하면서 시작되며, 장막의 침범은 인접 장기의 전이를 일으키는 위험인자이다. 이와 아울러 진넌거는 위벽 내 림프관을 통해 점막하층, 고유근층, 장막하층에서 종양이 퍼질 수 있음을 관찰하였다. 이는 십이지장이나 식도로 전파되는 경로도 된다. 전정부나 유문의 위암인 경우 51명 환자 중 63%에서 십이지장으로의 전파가 관찰되었고 39명의 분문부 위암에서는 28%의 식도 전파가 관찰되었다. 세린의 보고에 의하면 903명의 환자 중 67%에서 장막의 침범이 있었고 62%에서 림프관의 침범이 관찰되었다. 메모리얼 슬로언-케터링 암센터의 경험으로는 213명의 위체부암 환자에서 23%의 인접 장기 전이가 관찰되었는데 횡행결장, 간, 췌장, 신장, 부신, 횡격막 일부, 담낭 등을 위절제 시 함께 절제하였다.

표 8-7 전이 장소에 따른 빈도

전이병소	왈워	두폰트	클라크
간	38	54	40
복막	20	24	17
망*omentum*	13	21	
폐	12	22	19
장간막	9		
췌장	7	29	
부신	5	15	12

두폰트는 423명의 위암 환자에서 11%만이 위에 국한된 병변이었고, 11%는 림프절의 침범이 관찰되었으며, 27%는 인접 장기의 침범, 31%에서는 원격전이가 관찰되었다고 보고하였다. 조직학적으로 확진된 림프절 양성의 소견은 52%에서 관찰되었다. AJCC 병기 결정을 위해 케네디 등이 조사한 바에 따르면, 34%만이 위벽에 국한된 병변을 가지고 있었고 59%는 인접 장기의 침범에 상관없이 장막의 침범이 있었으며 7%는 위 전체를 침범한 미만성 병변이었다.

앞에서도 언급했지만 위절제 시 림프관의 침범률은 최소한 50% 이상이다. 케네디 등이 조사한 1,241명의 환자 중 76.5%는 양성 림프절 소견을 보였다. 이런 림프절 전이의 양상은 원발 병소의 위치에 따라 좌우되며, 원발 병소에 근접한 림프절(N1)의 경우에는 원거리 림프절(N2)에 비해 양성률이 높다. 선더랜드 등은 위의 근위부가 원발 병소인 경우 위상부의 림프절은 88%가 양성이었고 궁륭 하부의 림프절은 12%가 양성이라고 보고하였다. 반면 원위부 위암에서는 유문 주위의 림프절은 8.5%에서 양성 소견을 보였고 비문 주위의 림프절은 모두 음성이었다. 복막이나 원격으로의 전이는 매우 흔하게 발생하며, 그 빈도를 〈표 8-7〉에 요약하였다.

Ⅱ. 임상양상 및 진단

1. 증상, 징후

대부분의 위암 환자들이 체중 감소, 식욕부진, 피로감, 상복부 불쾌감 등의 비특이적인 증상만을 호소하므로 증상이 나타난 후에 진단할 때는 이미 병이 상당히 진행되어 있는 경우가 많다. 그러나 위암에서 체중 감소는 임상적으로 지니는 의미가 매우 크다. 한 연구에서 179명의 진행된 위암 환자 중 80%에서 10% 이상의 체중 감소가 관찰되었다. 게다가 체중 감소가 있는 환자들은 그렇지 않은 환자들에 비해 생존율이 유의하게 짧았다. 병소 부위에 따른 특이적 증상이 나타날 수도 있다. 예를 들어, 위-식도 접합부를 침범하는 분문에 위치한 위암의 경우 연하곤란 증상이 나타나고, 궁륭을 침범한 유문부 위암의 경우 지속적인 구토 증상이 나타날 수 있다. 10~15%의 위암 환자에서 토혈이 발생하지만 대량 출혈은 드물다. 최근에는 건강검진 시행 확대로 조기 위암의 발견률이 높아졌으나 아직도 많은 환자들이 병이 상당히 진행되어 복수나 황달, 복부 종괴 등의 증세가 나타난 후에 진단을 받게 된다. 이 외에 횡행결장의 침범이나 복막전이로 인해 위장관 폐색이 올 수 있고, 난소전이로 인한 골반 종괴*Krugen-berg's tumor*나 복막전이로 인한 직장 외의 종괴*Blumer's shelf*로 인하여 직장폐색 증상을 일으킬 수도 있다. 단단하고 매끄러우며 커진 간이 만져지거나 간종괴가 있으면 간전이를 시사하며, 상복부 종괴는 간으로 직접 침범하거나 혹은 위암이 매우 커진 결과로 인한 간좌엽의 전방 이동을 의미한다. 표재성 림프절의 전이가 있을 수 있으므로 특히 왼쪽 쇄골상부 림프절과 액와 림프절의 검진을 빼놓지 않아야 한다. 배꼽 주위의 피하조직에 종괴성 전이가 있을 때에는 간단하게 이 부위의 조직을 검사함으로써 진단할 수 있다.

2. 검사

임상적으로 위암이 의심될 경우 위내시경을 시행한다. 위내시경과 조직검사를 통하여 위암이 진단된 후에는 병기를 결정하기 위하여 세심한 이학적 검사, 일반 혈액검사, 단순 흉부방사선검사, 복부 전산화단층촬영(CT), 필요시에 내시경초음파와 전신 뼈스캔, 전신 ^{18}F-FDG-PET, 간자기공명영상(MRI) 등을 시행한다. CT는 주위 기관이나 림프절로의 침범 정도나 전신의 전이 여부를 평가하는 데 매우 유용하다. 그러나 일부 환자는 개복술 시 수술 전 CT로 평가된 것보다 더욱 진행된 병변을 가지고 있다.

위장에서 발생하는 악성종양의 병기 결정에 있어 내시경초음파는 매우 유용하게 이용되고 있다. 주로 높은 주파수를 이용하여 병변의 침윤 깊이(T 병기)를 결정하게 되며, 낮은 주파수를 이용하여 림프절 전이(N 병기)를 결정한다. 위암의 병기 결정에 있어 내시경초음파는 기존의 병기 결정 방법인 CT에 비해 유사하거나 높은 정확도를 보인다. 내시경초음파의 T 병기의 진단 정확도는 63~80.4%이며, 이는 특히 CT로 T 병기의 구별이 어려운 조기 위암에서 유용하다. N 병기의 경우 진단적 정확도는 30~77.7%로 만족할 만한 결과를 보이지는 않았으나, 내시경적 절제술의 대상이 될 가능성이 있는 N0 병기에서는 비교적 높은 정확도를 나타내었다. 최근 조기 위암의 내시경적 절제술 및 복강경수술이 활발히 이루어지면서 수술 전 병기 평가의 중요성이 증대되고 있다. 즉, 수술 전 평가를 통해 T 병기와 N 병기를 정확히 예측함으로써 향후 치료 방침을 결정하는 데 유용한 정보를 얻을 수 있다. 특히 조기 위암의 경우 CT는 점막암과 점막하암을 구별할 수 없으며, N 병기에서의 역할이 제한적임을 고려할 때 내시경초음파는 내시경적 절제술 또는 복강경수술 등의 조기 위암의 치료 방침을 결정하는 데 매우 유용할 것으로 생각된다. CT는 간, 부신, 난소 등과 같은 다른 장기의 원격전이 유무를 확인할 수 있으므로 내시경초음파와 상호보완성이 있는 검사이다.

최근 종양의 병기 결정에 많이 사용되고 있는 ^{18}F-FDG-PET은 위암에서의 역할에 관한 문헌 보고가 충분하지는 않다. 위암의 병기 중 N 병기 결정에 있어 PET, CT 모두 낮은 예민도와 높은 특이도를 보인다. 특히 PET의 특이도가 CT에 비해 더 높은 경향이 있다. 따라서 CT 혹은 PET에서 전이성 림프절이 보이지 않는 경우 현미경학적 전이 여부를 예측할 수 없어 림프절 절제의 범위를 결정하는 데 도움을 줄 수는 없으나 PET에서 N3 group, 특히 paraaortic 림프절 양성인 경우에는 높은 특이도를 고려해볼 때 수술 정도를 결정하는 데 기여할 것으로 여겨진다. 또한 그 빈도는 약 10% 내외이나 CT에서는 8mm 미만의 작은 크기이면서 PET에서만 보이는 림프절 전이도 있어 이러한 경우 PET이 CT에 비해 추가적인 정보를 제공할 수 있다. 원격전이 평가 시에 PET가 유용하나 폐, 뼈 전이를 보는 데 취약하여 폐전이는 흉부 CT의 역할이 중요하고 뼈전이의 경우 전신 뼈스캔의 역할이 여전히 중요하다. 흉막이나 복막 전이를 평가하는 데 있어서도 PET만으로는 특이도는 높으나 예민도가 아주 낮은데, CT에서 예민도를 보완할 수 있다. 복막전이의 경우 CT에서 의심되는 소견이 있는 경우 복강경 확인이 필요하다. 원발 종양의 FDG 섭취가 낮은 경우 원격 전이 부위 또한 낮은 FDG 섭취를 보여 잘 발견되지 않을 수 있다. 이밖에 재발 평가 및 재발 시에 병기 결정에 있어서도 PET은 원발암의 FDG 섭취가 낮은 경우에는 역시 도움이 되지 않을 수 있다. FDG PET은 다른 영상 검사에 비해 상대적으로 고가 장비로, 위에서 언급한 위암 진단과 치료에 연관된 임상 문제를 해결하는 데 있어 검사의 비용 대비 효과에 대한 연구가 필수적이나 이에 대한 보고는 아직 거의 없다.

3. 조기 검진

위암의 조기 검진제도는 위암의 발생 빈도가 높은 지역, 특히 일본에서 성공적인 결과를 가져왔다. 우리나라에서는 1999년도부터 국가 암조기검진사업으로 위암 검진을 시작하였다. 현재 위암 검진은 40세 이상 성인에 대하여 내시경 검사 또는 상부 위장관 조영술을 2년 간격으로 시행하는 것을 추천하고 있다. 위암 검진에서 가장 많이 이용되는 검사 방법은 위내시경과 상부 위장관 조영술이다. 상부 위장관 공기-바륨 이중조영술은 5~10mm 정도의 병변을 가진 환자의 75%에서 병변을 찾을 수 있는 정확성을 가지며 위내시경보다 비침습적이다. 하지만 내시경보다 위암 발견율이 떨어지고, 병변이 의심될 경우 다시 내시경을 통하여 조직검사를 시행해야 한다는 번거로움이 있어 그 역할이 점차 줄어들고 있는 추세이다. 조기 위암의 경우 PET과 CT에서 발견율이 각각 약 50% 미만이므로 검진 목적으로는 이용하지 않는다.

서울대학교병원의 보고에 의하면 아무런 증상이 없는 상태에서 위내시경 등의 검사로 위암을 진단받는 경우 조기 위암 상태로 발견되는 비율이 78%인 데 비해, 일단 증상이 생기고 난 이후에 검사를 시행해서 위암을 진단받은 경우에는 조기 위암이 35%로, 무증상 상태에서 위암을 진단받은 경우에 비해 절반도 되지 않았다. 또한 무증상 상태에서 위암을 진단받은 환자들의 5년 생존율은 87.7%인 데 반해 증상이 생긴 이후에 진단받은 위암 환자들의 5년 생존율은 51.6%로 차이를 보였다. 최근 우리나라 국립암센터에서 위암 검진을 받은 18,411명을 '최근 2년 이내에 규칙적으로 위암 검진을 받은 8,038명'과 '규칙적으로 위암 검진을 받지 않은 9,098명'으로 나누어 분석한 또 다른 논문에 의하면, 규칙적으로 위암 검진을 받은 사람들에서 위암 발생률이 50% 가량 유의하게 낮았을 뿐 아니라, 규칙적 검진을 받은 경우 위암이 진단되더라도 96%가 조기 위암이었으나, 규칙적으로 받지 않았던 환자들은 71%만이 조기 위암인 단계에서 진단되었다. 결론적으로 규칙적으로 내시경 위암 검진을 받으면 조기 위암 상태에서 진단될 가능성이 높고 완치될 가능성도 높으므로 조기 검진이 매우 중요하다.

4. 병기 및 예후

다른 종양과 마찬가지로 통일되고 정확한 병기가 예후를 결정하고 치료에 대한 반응을 평가하는 데 필수적이다. 위암의 병기 결정은 TNM 체계를 이용하고 있으며, UICC(Union for International Cancer Control) 및 AJCC(American Joint Committee on Cancer)의 병기 체계를 사용한다. 최근 2010년도에 새로 개정된 UICC/AJCC 7판이 발표되었다. 7판에서 기존의 분류와 다른 점들은 식도-위 경계부로부터 5cm 이내에 발생한 위암을 식도선암의 TNM 병기에 따라 분류했다는 점이다. 또한 T 병기를 식도, 소장, 대장의 T 병기와 조화를 이루도록 수정했는데, 즉 기존의 T1 병변을 T1a와 T1b로 분류했고, T2는 고유근층을, T3는 장막하 결체조직을 침범한 종양으로 정의했으며, T4는 장막을 침범하거나 인접 장기를 침범한 경우로 정의했다. AJCC 5판과 6판의 N병기 분류에서는 림프절 전이의 개수를 기준으로 N1은 1~6개, N2는 7~15개, N3 는 16개 이상으로 전이되어 있는 경우로 분류했는데, 개정된 7판에서는 1~2개의 전이 림프절인 경우를 N1, 3~6개가 전이인 경우를 N2, 7개 이상 전이인 경우를 N3로 분류했다. 또한 M 병기에서 복막 세포검사에서 양성인 경우를 M1으로 분류하고, 기존의 MX라는 용어를 삭제했다. 이렇게 바뀐 TNM 병기를 바탕으로 병기의 그룹도 바뀌었다(〈표 8-8〉).

표 8-8 위암의 병기(UICC/AJCC 7판)

Stage	T	N	M
Stage 0	Tis	N0	M0
Stage IA	T1	N0	M0
Stage IB	T2	N0	M0
	T1	N1	M0
Stage IIA	T3	N0	M0
	T2	N1	M0
	T1	N2	M0
Stage IIB	T4a	N0	M0
	T3	N1	M0
	T2	N2	M0
	T1	N3	M0
Stage IIIA	T4a	N1	M0
	T3	N2	M0
	T2	N3	M0
Stage IIIB	T4b	N0	M0
	T4b	N1	M0
	T4a	N2	M0
	T3	N3	M0
Stage IIIC	T4b	N2	M0
	T4b	N3	M0
	T4a	N3	M0
Stage IV	Any T	Any N	M1

위암의 TNM 병기 그룹(UICC/AJCC 7판)

원발종양*primary tumor*(T)	
TX	원발종양의 침윤 정도 평가 불능
T0	원발종양 존재 증거 없음
Tis	상피내암종: 고유판을 침윤하지 않은 상피내암
T1	종양이 고유판, 점막근층 혹은 점막하층 침윤
T1a	종양이 고유판 혹은 점막근층 침윤
T1b	종양이 점막하층 침윤
T2	종양이 고유근층 침윤
T3	종양이 장막하조직까지 침윤하고 장측 복막 혹은 주위 장기에 침윤하지 않음
T4	종양이 장막(장측 복막)과 주위 장기 침윤
T4a	종양이 장막(장측 복막) 침윤
T4b	종양이 주위 장기 침윤
부위 림프절*regional lymph nodes*(N)	
NX	부위 림프절전이 유무 평가 불능
N0	부위 림프절전이 없음
N1	부위 림프절전이가 1~2개
N2	부위 림프절전이가 3~6개
N3	부위 림프절전이가 7개 이상
N3a	부위 림프절전이가 7~15개
N3b	부위 림프절전이가 16개 이상
원격전이*distant metastasis*(M)	
M0	원격전이 없음
M1	원격전이 있음

Ⅲ. 치료

1. 외과적 치료

(1) 근치적 수술

최근 위암을 치료하는 방법이 많이 발전했음에도 불구하고 외과적 절제가 가장 중요하며, 외과적 방법을 포함하지 않은 치료 방침은 위암을 치유하는 데 실패하는 것으로 알려져 있다. 위암에 대한 외과적 치료는 다른 종양 치료와 마찬가지로 모든 암세포를 제거하는 것이 목표이므로 일반적으로 종양을 포함한 원발장기인 위와 주변 림프절의 절제를 포함한다.

수술 전에는 위암의 조직 진단 및 병기 판정이 필수이며, 병소의 위치 등과 같은 해부학적 정보는 수술 방식 결정에 중요한 영향을 주게 된다. 타장기 전이 등의 금기사항이 없는 한 절제 여부 판단은 개복하 평가*exploratory laparotomy*에 의하여 결정된다. 이를 위하여 복강경시술을 시행하기도 한다. 개복하에 종양의 침윤 정도, 주위 림프절의 전이 여부, 복막전이 여부, 간전이 여부 등에 따라 수술병기*operative staging*를 판정하고 종양이 위 및 주위 림프절에 국한되어 있는 경우에만 근치적 절제술을 시행한다. 주위 장기(간, 췌장, 비장, 대장) 등에 직접적인 침범이 있을 경우에는 원발 장기와 함께 동반 절제를 시행할 수도 있다. 위절제 시 종양으로부터의 절제연은 조기 위암의 경우 2cm, 진행 위암의 경우 5cm 이상으로 추천되며, 동결결절병리검사를 하여 종양세포가 없음을 확인해야 한다.

그러나 외과의사에 따라 절제 범위에 의견 일치를 보지 못하고 있는 분야가 있는데, 하부 1/3 위암에서 상장간맥정맥 림프절 절제의 여부나 예방적 비장 절제 여부 등이 그것이다.

1) 확대 림프절절제술

위암의 전이 경로에 있어서 림프계는 매우 중요한 것으로 알려져 왔다. 림프절은 일본위암학회의 분류에 따라 위 주변의 림프절은 그룹 1, 간동맥과 췌상연, 비장동맥 주위의 림프절은 그룹 2로 분류한다. 그룹 3인 췌장 후면, 대동맥 주위, 중간대장동맥의 림프절에 전이가 있으면 원격전이로 여겨지고 있다. 일본위암학회에서는 그림 8-15와 같이 위치에 따라 번호를 제안하여 사용하고 있으며, 이는 우리나라를 비롯하여 많은 나라에서 사용되고 있다. 림프절 절제 범위에 대하여는 수술 방법에 따라 D0, D1, D1+, D2, D3 등으로 규정하였다.

D2 림프절절제술 등 확대 림프절절제술의 기술적 어려움 때문에 전이가 의심되는 림프절만 선택적으로 절제하는 것을 제안할 수도 있겠으나, 문제는 육안적으로 전이 여부를 판단했을 때 림프절의 크기와 전이 여부는 상관관계가 있으나 림프절전이의 30%가 3mm 미만의 림프절에 있으며, 림프절 크기가 15mm 이하에서는 20% 미만의 진단율을 보고하고 있어 육안적 소견에 따른 선택적 림프

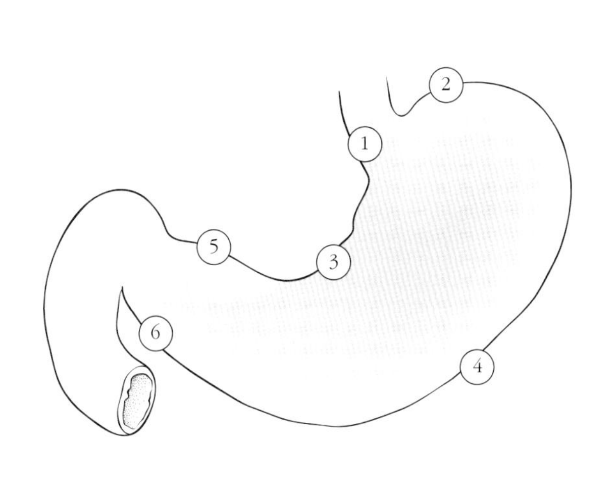

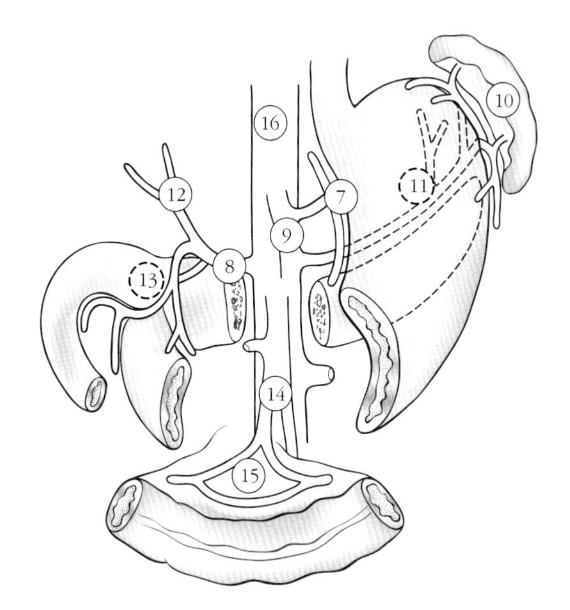

그림 8-15. 위 주변 림프절의 분류 1. 우분문부 2. 좌분문부 3. 소만부 4. 대만부 5. 유문상부 6. 유문하부 7. 좌위동맥간 8. 총간동맥간 9. 복강동맥 주변 10. 비문부 11. 비동맥간 12. 간십이지장간막내 13. 췌두후부 14. 상장간막정맥 15. 중결장동맥주변 16. 대동맥 주변

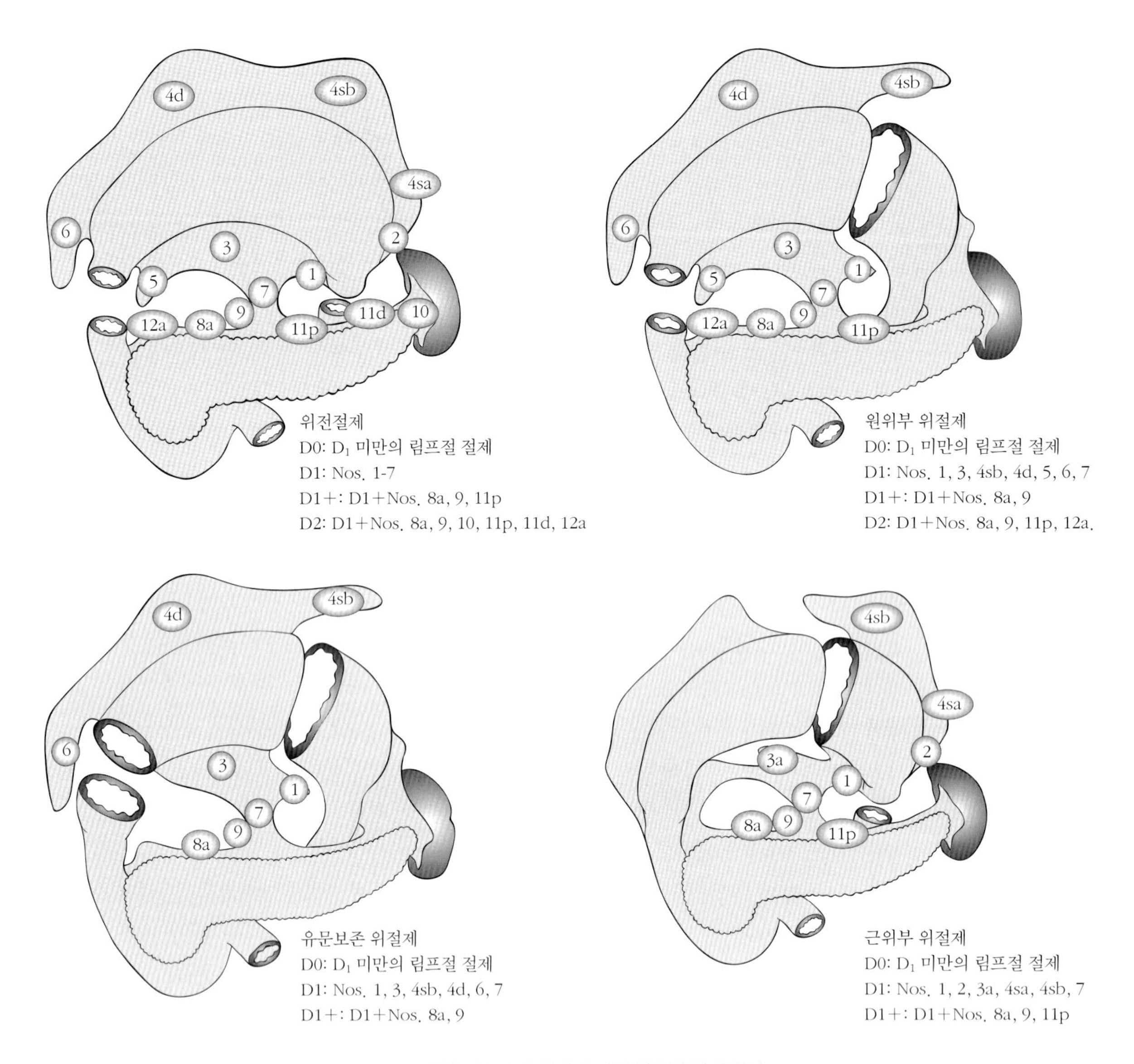

그림 8-16. 수술 방법에 따른 림프절 절제 범위

절절제술은 부적절하다 하겠다.

우리나라 및 일본 등에서는 확대 림프절절제술(D2)이 위암수술에서 표준술식으로 시행되고 있다. 여러 후향적 조사에서는 확대 림프절절제술을 시행받은 환자군이 보다 나은 생존율을 보인다고 보고하고 있다. 진나이 등은 일찍이 수술적 치료의 결과를 개선하기 위하여 확대 림프절 절제를 제안했고, 쉬우 등은 전이된 림프절의 범위보다 한 단계 더 림프절을 절제했을 때 생존율이 증가했다고 보고했다. 파셀리 등은 제한적인 림프절 절제와 확대 림프절 절제를 각각 121명과 117명의 환자에게 시행하여 5년 생존율을 비교했을 때 병기 III에서 29.8%와 48.7%로서 유의한 차이가 있었음을 보고했고, 또한 비스테 등도 D1절제와 D2절제 시 5년 생존율이 각각 30%와 47%였다고 보고하여 확대 림프절 절제의 중요성을 보고했다. 후향적 연구 중, 특히 마루야마 등은 〈표 8-9〉에서 보는 바와 같이 과거 30년 동안 각 병기에서 생존율 향상이 있었으며 이는 확대 림프절 절제가 이루어졌기 때문이라고 주장하고 있다.

그러나 현재까지 확대 림프절 절제의 중요성을 뒷받침하는 무작위 전향적 연구의 결과는 드물고, 한국과 일본 등에서는 확대 림프절 절제의 중요성이 이미 광범위하게 인식됨에 따라 무작위 전향적 연구가 이루어지기 어려운 상태이므로 확대 림프절 절제의 의미에 대해 객관적으로 평가하기가 쉽지 않다. 덴트 등이 시행한 무작위 전향적 연구는 D2 절제가 D1 절제에 비해 수술 시간 및 수혈 요구량만 증가시킬 뿐 장점이 없다고 보고하였고, 보넨캠프 등은 근치적 절제를 목표로 수술한 711명(D1 380, D2 331)의 환자를 대상으로 한 전향적 연구를 통하여 D2 절제를 할 경우 수술사망률(10% 대 4%, p=0.004)과 합병증(43% 대 25%, p<0.001)만 증가시킨다고 보고하고, 생존율은 차이가 없으므로 서구에서는 D2 절제를 표준치료로 사용하지 말아야 한다고 제안하고 있다. 유럽, 특히 독일의 위암 연구에서는 D2 절제에 따른 합병증 및 수술 사망이 증가함을 문제삼고 있으나, 과거 일본이나 우리나라의 초창기 경험에 미루어 이는 수기에 익숙해지면 해결될 문제라고 생각된다. 미국 메모리얼 슬로언-케터링 암센터에서는 D2 및 D3가 D1만큼 안전하다고 보고했다. 뒤에 서술되겠지만, 무작위는 아니나 전향적 연구결과로, 독일의 지베르트 등은 D2 절제가 D1 절제보다 생존율이 향상되었음을 보고했다. 또한 미국 메모리얼 슬로언-케터링 암센터의 카르페 등도 확대 림프절 절제 시 생존율 향상의 유사한 예비적 결과를 보고하고 있다.

림프절 절제 범위에 관한 연구의 문제점은 절제 범위에 대한 객관화가 용이하지 않다는 것이다. 이를 극복하고자 최근 림프절 절제 범위와 절제된 림프절 수의 관계에 관한 많은 보고들이 있다. 아레사바라 등은 림프절 절제 범위가 광범위할수록 림프절의 수가 증가한다고 보고했고, 와그너 등은 림프절 절제 범위는 절제된 림프절 수에 의해서 판단할 수 있다고 보고했는데, 30예의 위암 환자에 대한 부검 연구를 통해 D2 절제 시 평균 27개의 림프절이, D3 절제 시 43개의 림프절이 절제된 것을 밝히고, 절제된 림프절의 수가 림프절 절제 범위를 나타내는 해부학적 경계로서 가치를 가질 수 있다고 제안했다. 지베르트 등은 위암 환자 2,394명에 대한 전향적 연구를 통해 D2 절제를 림프절 25개 이상의 절제로 정의하고 UICC 위암병기 II와 IIIA에서 D2 절제가 생존율을 증가시킬 수 있었다(55% 대 27%, 38% 대 25%)고 보고했다. 그러나 확대 림프절 절제에 있어서도 대동맥 주위 림프절까지 절제(D3)하는 것은 D2 림프절 절제와 차이가 없다는 결과가 일본의 전향적 무작위 연구에서 보고되어, 현재의 표준 림프절 절제 범위는 D2로 결정되었다.

어느 병기가 림프절 절제에 의해서 생존율의 연장을 가져올 수 있을지에 관해 많은 연구들이 있었는데, 마루야마 등은 모든 병기에서 확대 림프절 절제가 5년 생존율의 증가를 가져왔다고 보고했고, 이소자키 등은 확대 림프절 절제는 장간막 침투가 없거나, 장간막 침투가 있더라도

표 8-9 일본 위암 환자의 병기별 5년 생존율

병기	5년 생존율(환자 수)			
	1963~1966 전국	1969~1973 전국	1974~1978 전국	1979~1990 NCC
I	94.4(1,016)	96.4(3,489)	96.6(6,952)	101.8(1,398)
II	56.1(1,070)	71.8(1,435)	72.0(2,179)	81.2(303)
III	30.1(910)	43.8(3,039)	44.8(5,292)	61.0(565)
IV	9.3(1,523)	13.1(2,977)	7.7(5,487)	14.0(558)
불명확	40.2(956)	58.1(632)	58.8(1,614)	-(0)

림프절전이는 적은 경우에서 효과를 보았다고 보고했다. 몇몇 보고는 확대 림프절 절제가 조기 위암이나 말기 위암에서도 생존율을 증가시켰다고 보고하고 있으나, 앞에 언급한 지베르트의 연구 결과나 양*Yang*의 연구 결과에서는 확대 림프절 절제가 상대적으로 초기 또는 병기 IV에서는 생존율 증가에 기여하지 못했던 것으로 나왔다. 병소의 진행 양상을 고려한다면, 비교적 국소 부위에 국한되어 있는 초기 병변은 위 주위 림프절 절제만으로도 모든 병변이 제거될 것이기 때문에 림프절의 확대 절제가 생존에 큰 영향을 주지 않는 것이며, 병변이 아주 많이 진행된 병기 IV에서는 이미 외과적 영역을 지난 상태이므로 확대 절제가 생존을 향상시킬 수 없는 것으로 해석될 수 있다.

2) 절제 범위

위절제 범위에 대하여는 병소가 전정부에 있다 하더라도 광범위한 위벽 침윤이 있을 수 있고, 6% 가량에서 동시성 위암이 발견될 수 있어 위암수술에 있어 일상적인 위전절제를 주장하기도 했으나, 최근 전향적 무작위 보고에 따르면 전정부 위암에 있어 위전절제가 위아전절제를 시행하는 경우보다 생존이 향상되지는 않았다. 또 위전절제의 경우 문합부 누출이 수술 사망의 주요 원인이 되며, 수술 후 기능적인 면도 위아전절제술 후보다 나쁘므로 전정부나 체부에 발생한 위선암의 경우 원발부위에서 충분한 절제연의 길이를 가질 수 있다면 위아전절제를 시행하는 것이 좋다. 이때 앞서 기술한 바와 같이 동결결절병리검사를 하여 절제연에 암세포가 존재하지 않음을 확인해야 할 것이다.

근위부 병소의 경우는 근위위절제술을 시행할 수 있으나 보고에 따라서는 합병증, 수술 사망률 및 수술 후 삶의

질 등에 있어 위전절제술보다 나쁜 것으로 보고되고 있다.

한편, 조기 위암의 빈도가 높아지면서 일부 초기 조기 위암에서는 림프절 전이가 없어 이에 대해 내시경 또는 복강경에 의한 국소절제가 시행되고 있으며, 이에 대하여는 뒤에서 기술하였다.

비장절제 여부에 관하여 최근 보고들은 예방적 비장절제술이 환자의 생존을 높이지 않는다고 보고하고 있다.

(2) 고식적 수술

위암이 다른 장기에 전이되어 근치적 수술의 적응이 되지 않더라도 위암에 의한 폐색, 출혈, 천공이 있을 때에는 고식적 절제가 삶의 질을 향상시킬 수 있다. 폐색의 경우 병소를 절제하는 것이 불가능하면 위공장문합술을 시행할 수 있다. 전이가 동반된 폐쇄성 근위부 위암의 경우에는 수술적 방법으로 호전되기가 쉽지 않으므로, 내시경을 이용하여 튜브를 넣어 폐색 부위를 관통하게 할 수 있다.

수술 전 평가나 수술 소견을 바탕으로 필요에 따라 위암에 대해 고식적 수술을 시행할 수 있다. 진행성 위암 환자의 예후는 매우 불량하기 때문에 어떠한 목적의 고식적 수술이든지 수술에 따른 이환율과 입원기간을 최소화하면서 지속적으로 증상이 완화될 수 있는 가능성이 높아야 한다. 에크봄 등은 75명의 진행성 위암 환자를 대상으로 고식적 수술방법으로서 위-공장 우회술과 고식적 위절제술의 결과에 대해 연구하였다. 고식적 수술을 받은 가장 흔한 이유들로는 동통, 출혈, 오심, 연하곤란 그리고 장폐색 등을 들 수 있다. 수술에 따른 사망률은 위-공장 우회술의 경우 25%, 고식적 부분 혹은 아전절제술의 경우 20%, 전위절제술 혹은 근위부 위절제술의 경우 27%였다. 가장 흔하고 치명적인 합병증은 접합부의 누수였다. 위-공장 우회술 후 80%의 환자에서 평균 5.9개월 동안 증상이 완화되었으며, 고식적 절제술의 경우 88%의 환자에서 평균 14.6개월 동안 증상이 완화되었다. 증상이 완화된 기간은 절제술의 경우 유의하게 길었지만($p<0.01$), 절제술을 할 것인지 우회술을 할 것인지를 선택하는 데 있어서는 무작위 배정이 되지 않아서 더 많이 진행된 위암 환자의 경우 절제술을 회피하는 바이어스가 작용했을 것이다. 메이저는 고식적 장우회술 혹은 절제술을 받은 51명의 환자에 대한 후향적 연구결과를 보고했다. 위-소장 우회술의 경우 25명 중 8명(30%)의 환자에서 증상의 완화가 있었으며 평균 생존기간은 4.2개월이었고, 고식적 절제술은 26명 중 20명(77%)의 환자에서 증상의 완화가 있었으며 평균 생존기간은 9.5개월이었다.

보제티 등은 이탈리아 밀라노의 국립암연구소에서 시험적 개복술, 위-장우회술 혹은 고식적 절제술을 받은 진행성 위암 환자 246명의 치료 결과를 검토했다. 병기가 비슷한 환자들의 생존을 비교해보았을 때 국소적 진행 환자(4.4개월 대 8개월)와 진행성 환자(3개월 대 8개월) 모두에서 고식적 절제술을 받은 환자들의 중앙 생존기간이 긴 경향을 보였다. 보디도 MD 앤더슨 암센터에서 고식적 절제술을 받은 45명의 진행성 위암 환자에 대해 같은 연구를 시행하여 비슷한 결과를 얻었다.

잘 선별된, 증상이 있는 진행성 위암 환자의 경우 고식적 절제술을 시행하면, 비록 육안적 잔존 병소가 남아 있더라도 증상의 완화에 큰 도움을 주고, 수술에 따른 이환율과 사망률은 그다지 크지 않은 것으로 생각된다. 어떤 환자들이 고식적 수술을 통하여 도움을 받을 수 있을지를 결정하는 기준은 확립되어 있지 않으며 현재의 연구결과들은 수술을 받은 환자들에 대하여 시행된 후향적인 결과

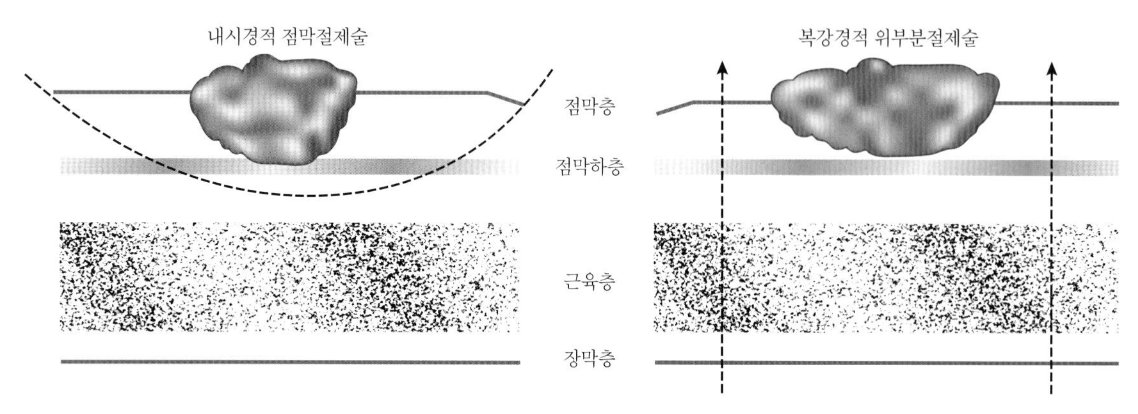

그림 8-17. 조기 위암의 축소절제 방식 비교 복강경을 이용한 절제술이 상대적으로 큰 병변을 위 전층에 걸쳐 절제할 수 있다(---- : 절제선).

들이다. 기타지마 등은 복강경을 이용한 위부분절제수술법*lesion lifting method*을 개발했는데, 이는 내시경을 이용하는 방법에 비하여 보다 큰 병소에서 충분한 절제연과 함께 위벽 전층을 절제할 수 있다는 장점이 있으나, 전신마취를 필요로 한다(그림 8-17, 8-18). 복강경을 이용하는 경우에는 매우 제한적이지만 필요에 따라서는 림프절 절제를 할 수 있다는 장점이 있다. 시술 방법은 전신마취하에 기복을 만든 후, 내시경을 이용하여 위 외벽에 병소가 있는 부위를 찾는다. 경피적으로 금속막대가 달린 철사를 위암 병소 부위에 천자하여 당김으로써 암병소를 포함한 위벽을 들어올리고, Endo GIA stapler를 이용하여 절제하는 방법이다. 종래 근치적 위절제술에 비하면 이 수술법은 암병소 부위만 국소적으로 절제하기 때문에 위아전절제 또는 전절제 후에 발생할 수 있는 영양장애 등의 기능 손상이 적고 수술 후 회복이 빠르며 입원 기간이 단축되는 등의 장점이 있다.

어떤 방법을 사용하든 축소치료 후에는 절제된 병리 표본을 세밀히 검사하여 암세포가 점막층에 국한되어 있음을 확인해야 하고, 암 침윤이 점막하층에 있거나 또는 불충분한 절제(절제연 양성)가 되었을 때에는 환자로 하여금 개복수술을 받도록 해야 한다. 따라서 축소치료를 시술하기 전에 시술 동의서를 받을 때에는 환자에게 절제 표본의 병리 결과에 따라 개복수술이 필요하게 될 수도 있음을 알려야 한다. 또 한 가지 중요한 것은 축소치료 시술 후에는 1~3개월 간격의 정기적인 위내시경검사를 시행하여 국소재발 또는 다발성 위암병소를 놓치지 않도록 해야 한다.

위암의 조기 발견을 위해 집단 검진을 하는 일본의 예에서 보면 1960년대 4.5~7.3%였던 조기 위암의 비율이 1970년대에는 30% 이상, 1980년대에는 40%를 훨씬 넘어 50%까지도 보고되는 것을 볼 수 있다. 우리나라도 집단검진제도가 도입되어 조기 위암의 빈도와 비침습적 치료의 적응이 되는 환자가 상당히 증가했다.

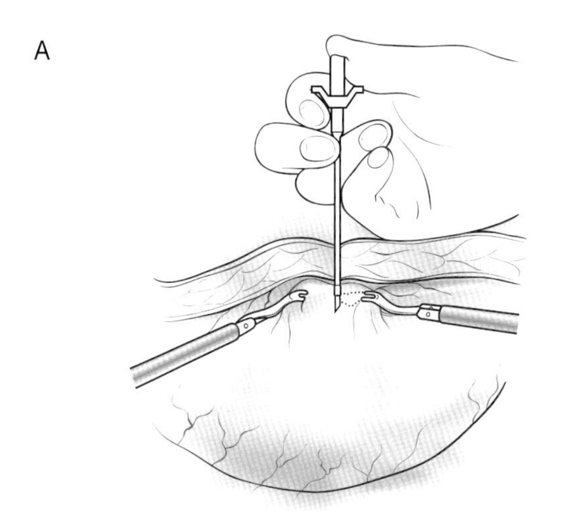

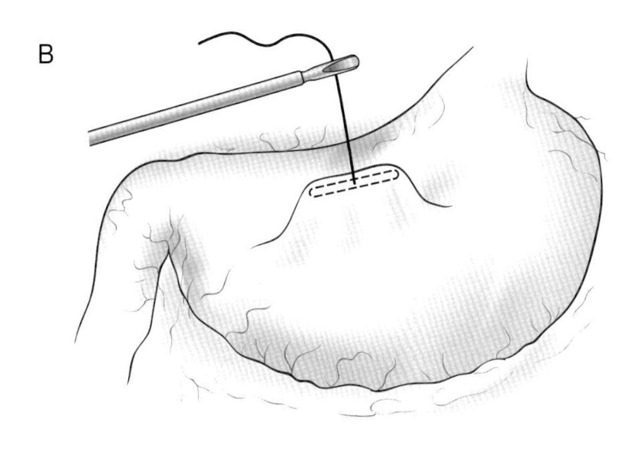

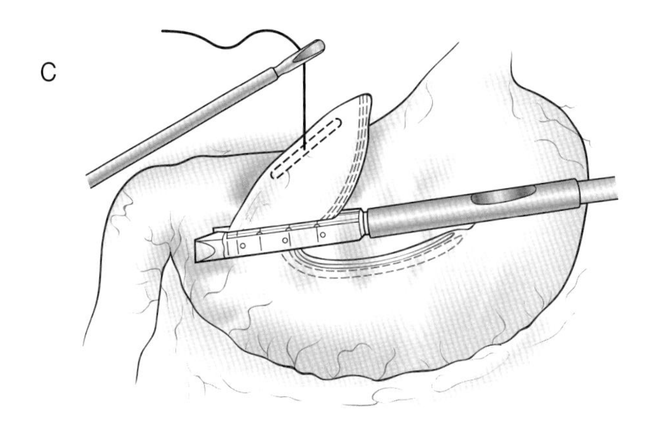

그림 8-18. 복강경을 이용한 조기 위암의 쐐기절제술*wedge resection*

1) 위암의 축소수술 및 기능보존 수술

조기검진의 확대로 우리나라와 일본에서는 수술을 시행하는 환자의 50% 이상이 1기 위암 상태에서 발견되고 있다. 따라서 위암 치료의 성적을 유지하면서 수술 합병증을 최소화하고 수술 후 기능을 최대한 보존하기 위해 절제 범위를 축소하려는 노력이 진행되고 있다. 축소수술에서는 표준수술 시 2/3 이상을 절제하는 위 절제의 범위가 축소되고, D2 림프절 절제에 비해 D1이나 D1+ 등 축소된 범위의 림프절 절제가 시행되며, 위암이 전이하기 좋은 장기로 여겨져 모두 제거되었던 대망의 절제 범위도 위대만부로부터 3cm 정도로까지 제한된다.

기능 보존을 위한 축소수술의 대표적인 예는 유문보존(하부)위절제술이다. 이 수술은 유분과 약 3cm 정도의 전정부를 보존하며 위하부절제술을 시행하는 것으로, 유문의 음식 배출 조절기능이 보존되어 수술 후 체중감소, 덤핑증후군, 설사 등의 합병증이 더 적은 것으로 보고되었다. 유문의 기능을 보존하기 위해서는 유문으로 가는 미주신경을 보존해야 하기 때문에 유문 상부의 림프절 절제가 제한되나, 서울대학교병원과 일본 암센터의 자료에 의하면 위의 중부에 위치한 조기 위암의 경우 유문 상부로의 림프절 절제가 극히 제한되어 종양학적으로 안전한 술식으로 확인되었다. 이러한 축소수술은 최근 최소침습수술 기법인 복강경수술을 통해 대부분 시행되고 있다.

조기 위암의 약 70~80%는 림프절전이가 없다. 이에 따라 림프절전이가 없는 환자에서 림프절 절제 범위를 줄이기 위해 유방암이나 흑색종에서 사용되는 감시림프절 생검 방법을 적용하려는 노력이 시도되고 있다. 감시림프절이란 종양에서 처음 전이되는 림프절이다. 감시림프절 생검은, 수술 중 감시림프절을 생검하여 전이가 발견되면 이후 전이 가능성이 있으므로 표준 광범위 수술을 시행하고, 전이가 발견되지 않으면 더 이상의 림프절전이가 없는 것으로 간주하여 추가적 림프절 절제를 시행하지 않는 수술법이다. 위 주위의 림프계 구조는 유방암이나 하지보다 복잡하게 구성되어 있기 때문에 예민도와 특이도를 높이기 위한 여러 방법들이 연구 중이다.

2) 위암의 최소침습수술

복강경수술로 대표되는 최소침습수술 기법도 위암에 적용되고 있다. 앞에서 언급된 위설상절제술의 경우 우리나라에서는 1994년 서울대학교병원에서 처음 시행되었고, 첫 위절제술은 1994년 일본에서 처음 시작된 이래 비약적 발전을 이루어 우리나라에서는 2007년까지 전국적으로 3,000예 이상의 복강경 위수술이 시행되었다. 복강경수술은 복벽에 긴 절개를 가하는 대신 0.3~1.5cm 정도의 구멍들과, 절제된 조직을 꺼내기 위해 약 5cm 정도 추가적으로 복벽 절개한 부분을 통해 복강경 카메라와 복강경용 수술기구를 넣어 수술하는 기법이다.

복강경수술은 개복수술에 비해 수술 후 통증이 적고 회복이 빠르며 미용적으로도 장점이 있으나, 위암 치료에서 가장 중요한 것은 암을 모두 제거하고 재발률을 최소화하는 근치성이다. 따라서 복강경수술의 수술 범위도 개복수술의 범위와 방법을 동일하게 재현하며, 이론적으로는 수술 결과가 개복수술과 큰 차이가 없을 것으로 기대된다. 하지만 복강경수술은 작은 기구를 사용하기 때문에 조직이 손상되어 암세포가 누출되거나, 기복을 만드는 이산화탄소가 복막의 면역력을 감소시킬 수 있다는 우려가 있어 표준수술로 자리매김하기 위해서는 통제된 임상시험 결과가 필요하다.

지금까지 발표된 국내 복강경 위수술의 후향적 결과들은 평균 3.1~20.3%의 수술 후 합병증과 0.0~0.7%의 조기 사망률을 보고했고, 절제된 림프절도 평균 40~50.1개로 개복수술과 큰 차이를 보이지 않았다. 또한 복강경위장관수술연구회*Korean Laparoendoscopic Surgery Study Group; KLASS*를 중심으로 한 10여 개 기관의 다기관 후향적 연구에서 수술 후 장기 생존율 역시 개복수술과 차이가 없음을 보였다. 이러한 결과를 바탕으로 2006년부터 약 1,400명의 1기 위암 환자를 대상으로 복강경보조 원위부 위절제술과 개복 위절제술을 비교하는 다기관 전향적 무작위 제3상 임상시험(KLASS trial, NCT00452751)이 개시되었고, 2010년 환자 등록이 완료되었다. 중간분석 결과로 복강경보조 원위부 위절제술은 10.5%의 합병증과 1.1%의 사망률을 보여, 14.7%의 합병증, 0.0%의 사망률을 보인 개복수술과 통계적으로 대등함이 발표되었으며, 장기생존율 결과를 기다리고 있는 중이다. 2011년부터는 국소진행성 위암에 대한 복강경 위절제술 및 D2 림프절절제술에 관한 다기관 무작위 제3상 임상연구인 KLASS 02 연구가 시작되었다.

최소침습수술 기법은 많이 진행된 위암의 복막전이 확인이나, 위장폐색에 대한 우회수술 등 고식적 수술에서도 사용되고 있으며, 상처 회복을 기다려야 하는 개복수술에 비해 항암치료를 빨리 시작할 수 있다는 장점이 있다. 그 외에도 로봇을 이용한 복강경수술이나 단일 포트를 이용한 복강경수술도 시도되고 있으며, 수술기구와 기법의 발전으로 인해 앞으로 더욱 다양한 방향으로 발전할 것으로 예측된다.

2. 조기 위암의 내시경적 치료

위암은 전 세계적으로 감소 추세를 보이고 있으나, 우리나라를 비롯하여 일본, 중국 등의 극동아시아 지역은 아직 높은 발생률을 보이고 있다. 2002년 한국중앙암등록 보고서에 따르면 남자의 경우 전체 암 발생자 중 약 24%(1위) 정도를 차지하고, 여자는 약 15.3%(2위)를 차지하고 있다. 2005년 위암 사망률은 인구 10만 명당 남자 29.4명, 여자 15.7명으로 다른 장기에 비해 높은 편이다. 일본과 한국 등 고위험 지역에서는 검진 내시경이 보편화되어 전체 위암 중 조기 위암 비율이 늘어나는 추세이며, 일본과 한국은 조기 위암이 전체 위암의 약 50%에 이른다.

전통적으로 위암 치료에 있어 최선의 방법은 근치적 위절제술이었다. 조기 위암에 대한 내시경절제술이 개발되기 전까지는 수술이 유일한 근치적 방법이었기 때문에, 작은 위암도 수술을 시행할 수 밖에 없었다. 그러나 조기 위암에 대한 내시경점막절제술*endoscopic mucosal resection; EMR*과 내시경점막하박리술*endoscopic submucosal dissection; ESD*이 수술적 절제에 비해 간편하고 덜 침습적이어서 최근 널리 보급되고 있다. 국내에서는 1980년대 말부터 일부 병원에서 내시경점막절제술을, 1999년부터는 내시경점막하박리술을 시작했으며 조기 위암 치료로 점차 보편화되고 있다.

(1) 조기 위암의 예후인자

조기 위암은 림프절전이에 관계없이 암세포가 위 점막 또는 점막하층에 국한된 경우를 말한다.

조기 위암이라 하더라도 림프절전이가 10% 내외(점막층에 국한된 조기 위암의 경우 3~4%, 점막하층 침윤이 있는 경우에는 20%)에서 있고 경우에 따라서는 N2 림프절 전이까지 있는 예도 있기 때문에 조기 위암의 표준 술식은 위절제 및 림프절절제술로 받아들여지고 있다. 그러나 특히 림프절전이가 없는 조기 위암의 경우에는 95% 이상의 5년 생존율을 보여 완치를 기대할 수 있다. 1974년부터 1993년까지 20년 동안 서울대학교병원에서 위암수술을 받은 환자 8,294명 중 조기 위암 환자 1,301명을 대상으로 한 연구를 살펴보면, 조기 위암이 점막층에 국한된 경우와 점막하층을 침범한 경우에 5년 생존율은 각각 94.2%, 91.3%를 보여 점막층에 국한된 경우 생존율이 높았으나 통계적 차이는 없었다. 조기 위암 환자 중 림프절 전이는 15.8%(205/1,301)에서 있었는데, 성별, 연령, 병변의 위치, 크기, 절제 범위, 세포분화도, 침윤 깊이, 모양, 림프절 전이 등의 인자들이 생존율에 미치는 영향을 분석해본 결과, 림프절전이만이 생존에 통계적으로 유의한 예후인자였다.

(2) 조기 위암의 내시경적 치료방법

내시경적 조직절제 방법으로는 Strip biopsy, EMR-C(endoscopic mucosal resection using a cap), EMR-L

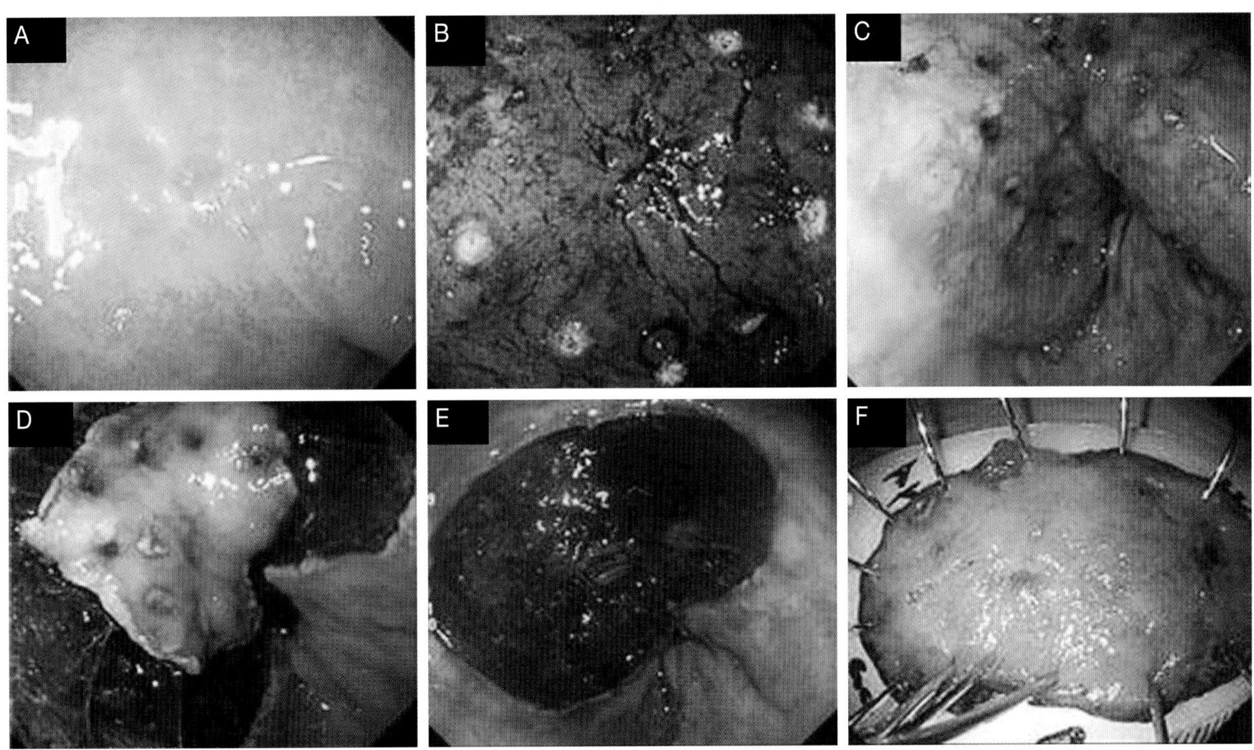

그림 8-19. 내시경점막하박리술 A. 함몰 평탄형 조기 위암 B. 병변 주위 정상 점막 주위에 표시함*marking* C. 점막하층에 생리식염수를 주입하여 병변을 융기시킴 D. 절개도를 이용하여 병변의 점막하층을 박리함 E. 병변을 박리하고 남은 위의 사진 F. 일괄 절제된 병변 사진

(endoscopic mucosal resection with ligator device), EMR-P(ensoscopic mucosal resection with precutting), ESD(endoscopic submucosal dissection) 등이 있다. 이 중에서 내시경점막하박리술(ESD)은 병변을 포함하여 병변 주위를 marking하고 점막하로 생리식염수를 주입하여 병변을 융기시킨 뒤, 절개도를 이용하여 360도 절개한 후 절개된 병변의 점막하층을 박리, 회수하는 시술이다(그림 8-19). 내시경점막하박리술은 고전적인 내시경점막절제술에 비하여 일괄절제*en bloc resection*(병변을 1개의 조각으로 절제함) 및 완전절제율(병리 검사에서 병변의 측부 경계와 심부 경계에 종양이 남아 있지 않은 상황)이 월등히 높고 국소재발률이 유의하게 낮아 최근 국내에서 조기 위암 내시경치료의 표준 시술로 자리 잡고 있다.

(3) 조기 위암의 내시경점막하절제술 적응증

과거 조기 위암 중 기술적으로 일부 병변에 대해서만 가능하였던 치료 방법이 점막하박리술로 발전하면서 과거 치료 성공 여부에 장애가 되었던 종양의 크기, 위치, 형태 등의 요소들이 대부분 극복됨에 따라 그 치료 적응증을 확대할 수 있는 토대가 마련되었다. 그러나 조기 위암의 내시경 치료에서 전제되어야 할 조건은 환자의 삶의 질뿐만 아니라 생존율을 보존해야 한다는 점이다. 즉 좁게는 일괄완전절제술이 가능하고 유의한 합병증을 동반하지 않으며 림프절 또는 원격으로의 전이를 동반하지 않는 조기 위암만을 대상으로 해야 한다는 의미이며, 넓게는 최소한 수술 치료와 비교하였을 때 열등하지 않은 장기 생존율을 확보할 수 있어야 한다는 의미이다. 근치적 종양치료의 원칙은 인체로부터 종양을 완전히 제거하는 것으로, 이론적으로는 림프절전이가 없고 국소적으로 완전절제가 가능한 모든 병변이 내시경 치료의 적응으로 분류될 수 있다. 그러나 여러 가지 영상 진단법이 발달된 현재에도 수술 전에 림프절전이 여부를 정확하게 진단하는 것은 불가능하다. 현재 인정되고 있는 조기 위암 내시경 절제 적응증은 분화형의 작은 점막 내 병변이다. 병변의 크기가 커지거나 미분화형 위암의 경우에는 점막하 침범 가능성이 높아지고, 따라서 림프절전이 가능성이 높아지기 때문이다. 현재 인정되는 위암의 내시경적점막절제술의 적응증은 ① 세포의 분화도가 좋고, ② 점막층에 국한되어 있으며, ③ 크기가 2cm 이하의 IIa형 조기 위암 또는 궤양성 병변을 동반하지 않은 1cm 이하의 IIc형 조기 위암

표 8-10 조기 위암의 내시경적 치료에서 확대 적응증

조직분화도	침범 깊이					
	점막암				점막하암	
	궤양 없음		궤양 있음		sm1	>sm1
	≤2cm	>2cm	≤3cm	>3cm	≤3cm	크기 관계 없음
분화도 좋음	A	B	B	D	B	D
분화도 나쁨	C	D	D	D	D	D

A. 절대적응증 B. 확장적응증 C. 수술적 치료 권장 D. 수술 치료; sm1: submucosal invasive tumor<500μm from the muscularis mucosa; sm2: submucosal invasive tumor>500μm

으로 제한하고 있다. 그러나 이러한 적응증이 너무 제한적이어서 불필요한 개복수술이 많아질 수 있다는 의견이 제시되었다. 조기 위암에 있어서 내시경절제술 및 림프절전이의 위험 요인에 대한 연구들 중 확대된 치료 적응증을 주장하는 연구에서는 ① 궤양이 없는 분화형 점막암에서는 크기에 상관없이, ② 궤양이 있는 분화형 점막암에서는 3cm 이하인 경우, ③ 미분화형 점막암에서는 2cm 이하인 경우, ④ 림프관과 혈관 침범이 없이 점막하층 침범이 500μm 이하(sm1)이면서 크기가 3cm 이하인 경우에는 림프절 전이가 없다고 보고하여 이를 바탕으로 조기 위암의 내시경 치료 적응증의 확대를 주장하였다(〈표 8-10〉). 그러나 이러한 결과는 수술 후 림프절 전이의 위험도를 후향적으로 분석한 결과에 기반한 내용으로, 내시경 절제술의 확대 적응증에 대한 림프절전이의 위험도는 확립되어 있지 않으며 향후 전향적인 대규모 연구가 필요하다.

(4) 조기 위암의 내시경적 치료 성적

조기 위암의 내시경적 치료가 점차 일반화됨에 따라 내시경점막하박리술의 치료 성적에 대한 대규모 다기관 국내 연구가 보고되었다. 2006년 1월부터 2007년 6월까지 국내 6개 병원에서 내시경점막하박리술을 시행한 534예의 조기 위암과 466예의 위선종을 대상으로 분석하였을 때, 일괄절제율은 조기 위암에서 95.3%(509/534), 위선종에서 95.3%(444/466)로 차이가 없었다. 일괄완전절제율은 87.7%(877/1000)였다. 출혈은 156예(15.6%), 천공은 12예(1.2%)에서 발생하였다.

조기 위암의 내시경적 치료의 장기 성적을 보면, 우에도*Uedo* 등은 고전적인 적응증을 만족하는 내시경점막절제술로 병변의 완전절제를 받은 124명의 환자를 평균 58

개월 동안 관찰하였는데, 124명 중 2명의 환자가 위암의 재발로 사망하였다고 보고하였으며, 이것은 수술적 치료와 동일한 성적이었다. 내시경점막하박리술의 장기 성적에 대한 보고는 아직 매우 드물다. 오다*Oda* 등이 2006년도에 내시경점막절제술과 내시경점막하박리술의 3년 성적을 보고하였는데, 내시경적 치료(내시경점막절제술 및 내시경점막하박리술을 포함)를 받은 환자 655명의 714개 조기 위암 병변을 분석한 결과, 내시경점막절제술의 일괄절제율이 56%(230/411)인 데 비해 내시경점막하박리술의 일괄절제율은 92.7%(281/303)였고, 완전절제율은 내시경점막절제술의 경우 61.1%(251/411), 내시경점막하박리술의 경우 73.6%(223/303)로, 기술적으로 내시경점막하박리술의 성적이 내시경점막절제술보다 유의하게 우수한 결과를 보였다. 중앙 관찰 기간 3.2년간 누적 무잔존/무재발률*cumulative residual-free/recurrence-free rate*은 내시경점막절제술 그룹에서 92.5%, 내시경점막하박리술 그룹에서 97.6%였다.

또한 최근 이스모토*Ismoto*등이 발표한 연구에 따르면, 확대적응증을 만족하여 내시경적 절제술을 시행받은 551명의 589개 조기 위암 병변에 대해 중앙 30개월(6~89개월)동안 추적 관찰했을 때, 5년 전체 생존율*overall survival*은 97.1%, 5년 질병 특이 생존율*disease-specific survival rate*은 100%였다. 1년 이상 추적 관찰이 가능하였던 476명의 510개 병변에 대해 분석하였을 때, 481개의 병변이 완전절제되었고 29개의 병변은 불완전절제되었으며, 국소재발률은 완전절제된 병변에서 0.2%(1/481)였고, 불완전절제된 병변에서는 10.3%(3/29)였다. 생존 분석이 가능하였던 468명을 대상으로 계산한 3년, 5년 전체 생존율은 각각 98.4%, 97.1%였고, 3년, 5년 질병 특이 생존율*disease-specific survival rate*은 모두 100%였다. 내시경적 치료 후 국소재발의 위험인자로 다케나카*Takenaka* 등은 불완전절제, 병변의 크기가 3cm 이상인 경우, 종양이 상부 1/3에 위치한 경우라고 보고했다.

내시경절제술 후 회수한 병변에 대한 면밀한 조직병리학적 검토를 통하여 측부 및 심부 불완전 절제로 확인되거나 점막 하층의 침범이 있는 경우 침윤 깊이가 500μm 이상인 경우(sm2 이상), 림프관 침범이 있는 경우에는 추가적으로 수술적 치료가 필요하다. 경과 관찰 동안 국소재발이 확인되는 경우에는 재차 내시경 절제술을 시도하거나 수술적 치료가 필요하다.

내시경적 절제술은 초기 치료 성적에서 적절한 적응증을 따랐을 경우 표준 위절제술에 떨어지지 않는 생존율을 보였고, 수술에 따를 수 있는 합병증을 피하면서 환자의 삶의 질을 최대한 유지할 수 있다는 장점 때문에 시행 빈도가 급증하고 있다. 조기 위암의 내시경절제술의 장기 성적은 아직까지 완전히 밝혀지지는 않았으나, 현재까지 보고된 자료에 근거하면 수술적 치료에 버금가는 장기 성적을 보일 것으로 생각되며 향후 대단위 규모의 체계적인 전향적 연구가 필요하다.

3. 항암화학요법

(1) 수술 후 보조화학요법

수술적 절제는 위암을 완치하는 유일한 방법이다. 하지만 림프절 절제의 범위에 관하여 아시아 국가들과 서구 국가들 사이에 오랜 논란이 이어졌다. 우리나라나 일본에서는 종양 주위 림프절을 광범위하게 절제하는 D2 절제술을 표준으로 인정해왔으나, 유럽이나 미국에서는 제한된 림프절만을 절제하는 D1 절제술을 흔히 시행해 왔다. 그러나 최근에는 유럽이나 미국에서도 적절한 외과의와 시설만 있다면 D2 절제술을 표준으로 추천하게 되었다. 한편 위암에 대하여 근치적 절제술을 시행한 뒤에도 적지 않은 환자에서 암이 재발하므로, 재발을 줄이고 완치율을 높이기 위해 항암화학요법 또는 방사선치료를 추가로 시행하는 보조치료에 대하여 많은 연구가 진행되었다. 최근 위암의 보조치료로는 3가지 접근이 널리 사용되고 있다(〈표 8-11〉).

1) 수술 후 화학방사선치료

위암에 대한 근치적 수술을 시행한 경우에도 적지 않은 수의 환자가 국소재발을 하게 되므로 이를 줄이기 위하여 수술 후 화학방사선치료*chemoradiation therapy*를 수행하는 노력들이 있었으나 그 치료 효과를 뚜렷이 증명해 보이지는 못하였다. 미국의 그룹 간 연구(INT-0016)에서는 556명의 위암 환자를 대상으로 수술 후 관찰군과 수술 후 방사선치료와 5-FU(5-플루오로우라실*fluorouracil*)+류코보린*leucovorin*을 같이 사용하는 화학방사선치료를 비교하였다. 화학방사선치료군에서는 수술 후 1회의 5-FU+류코보린 요법을 시행하고, 방사선치료와 함께 5-FU+류코보린을 투여하였고, 방사선치료 후 다시 2회의 5-FU+류코보린 치료를 시행하였다. 5년간의 추적 관찰 후 그 결과가 보고되었는데, 수술 후 화학방사선치료군에서

표 8-11 위암에 대한 보조요법: 3상 연구

연구		환자 수	3년 무병생존율	5년 전체생존율	Hazard ratio
INT-116	수술	275	31%	41%	1.35
	수술 후 화학방사선치료	281	48%	50%	
MAGIC	수술	253	25%	23%	0.75
	수술 전후 화학요법	250	38%	36%	
ACCORD 07	수술	111	25%	21%	0.69
	수술 전후 화학요법	113	40%	34%	
ACTS-GC	수술	530	60%	61%	0.67
	보조 화학요법	529	72%	72%	
CLASSIC	수술	515	59%	(78%)*	0.56†
	보조 화학요법	520	74%	(83%)*	

* 3년 전체생존율, † 무병생존율에 대한 HR

전체 생존기간과 무재발 생존기간이 통계적으로 유의하게 연장되었다. 3년 생존율이 관찰군에서는 41%였고, 화학방사선치료군에서는 50%였으며(p=0.005), 중앙 생존기간은 관찰군에서 27개월이었고, 치료군에서는 36개월이었다(HR 1.35; 95% CI 1.09~1.66; p=0.005).

이 연구의 가장 큰 약점은 연구를 시작할 때 D2 절제술을 표준 수술방법으로 정하였으나, 실제로 10%의 환자에서만 D2 절제술이 시행되었고, 54%의 환자는 D1 절제술보다 못한 수술을 받았다는 점이다. 즉, 우리의 기준으로 볼 때 적정한 근치적 수술이 시행되지 못했다는 것으로, 실제 이 연구에서 국소재발률이 관찰군에서 29%으로 높았고, 수술 후 화학방사선치료로 19%로 감소하여 기대한 대로 화학방사선치료에 의한 국소재발률 감소가 주된 치료 효과였음을 보여주고 있다. 대부분의 병원에서 D2 절제술을 시행하는 우리나라나 일본에서는 수술 후 국소재발률이 15% 미만에 불과한 바, 과연 D2 절제술 후에 방사선치료 또는 화학방사선치료로 국소재발률 또는 생존기간을 연장시킬 수가 있느냐 하는 점에 회의적이다. 최근에 보고된 ARTIST 연구에서는 D2 절제술 후 6회의 XP 보조 화학요법(카페시타빈*capecitabine*+시스플라틴*cisplatin*)과 4회의 XP요법과 카페시타빈을 같이 사용하는 화학방사선치료의 병용요법을 비교하였는데, 화학방사선치료군에서 재발률의 감소는 없었다. 따라서 현재로서는 위암에 대하여 D2 절제술을 시행한 경우 수술 후 방사선치료 또는 화학방사선치료를 일반적으로 추천할 수는 없다.

한편, 미국에서는 현실적으로 D2 절제술을 시행할 수 있는 외과의가 제한되어 있어 대부분의 환자가 적정한 수술을 시행받지 못하고 있기 때문에 수술 후 방사선치료가 널리 이용되고 있다. 미국의 다른 연구(CALGB 80101)에서는 수술 후와 방사선치료 후에 5-FU/류코보린 대신 ECF(에피루비신*epirubicin*, 시스플라틴, 5-FU)요법을 사용하는 무작위 비교 연구를 수행하였다. 그 결과가 최근에 보고되었는데 치료 성적을 더 개선하지는 못하였다.

2) 수술 전후 화학요법 또는 선행 화학요법

위암에 대하여 수술 전 화학요법을 시행하는 선행 화학요법에 관한 연구는 오랫동안 시도되었으나, 대부분 소수의 예를 대상으로 하여 그 치료 효과를 보이는 데 성공적이지 못했다. 영국의 MAGIC 연구에서는 503명의 위암 환자를 대상으로 수술 단독군과 수술 전 ECF 화학요법 3회와 수술 후 ECF 화학요법 3회를 시행하는 수술 전후 화학요법군*perioperative chemotherapy*을 비교했는데, 화학요법군에서 유의한 생존기간의 연장이 있었다. 수술 단독군의 경우 5년 생존율이 23.0%인 데 반해, 화학요법군에서는 36.3%로 유의하게 연장되었고(HR, 0.75; 95% CI, 0.60~0.93; p=0.009), 환자들의 중앙 생존기간은 각각 20개월 및 24개월이었다. 이 연구에는 일부 하부식도암 환자가 포함되었고, 수술 방법의 질에 관한 관리가 없었으며, 수술 단독군의 중앙 생존기간이 20개월에 불과할 정도로 치료성적이 매우 불량하여 우리나라에 적용될 수 있을지에 관해서는 논란이 많은 실정이다. 또한 수술 단독군에서 약 30%의 환자에서는 근치적 절제술을 시행하지 못했는데, 이 연구의 수술 전 병기 평가의 정확성에 관해서도 우려가 적지 않다.

프랑스에서 시행된 ACCORD 07 연구에서는 5FU와 시스플라틴을 수술 전후에 사용함으로써 MAGIC 연구와 거의 비슷한 연구결과를 보고하였고, 유럽에서 수술 전후 화학요법이 널리 사용되는 근거가 되고 있다. 이 연구에는 불과 224명의 환자만이 등록되었는데, 5년 생존율은 수술 단독군에서 24%, 화학요법군에서 30%였다.

요약하면 MAGIC 연구와 ACCORD 07 연구의 결과로 유럽에서는 현재 수술 전후 화학요법이 표준치료로 받아들여지고 있으며, 이에 표적치료제나 방사선치료를 추가하는 연구들이 시행되고 있다. 그러나 위암의 수술 전 병기 평가가 정확하고, 근치적 절제술 후 치료 성적이 우수한 우리나라에서 병기에 상관없이 모든 환자에서 수술 전 화학요법을 시행하는 데에는 아직 대부분의 의사들이 동의하지 못하는 상태이다.

3) 수술 후 보조 화학요법

수술 후 보조 화학요법에 관해서는 그동안 적지 않은 연구가 있었으나, 대부분 소수의 환자를 대상으로 하였고 수술 방법이 일정하지 않아 그 치료효과에 대하여 논란이 계속 있어왔다. 몇 개의 메타분석에서 수술 후 보조 화학요법이 환자 생존율의 개선을 보였으나 분석 대상이 된 연구의 대상 환자군이나 수술 방법, 사용된 항암제의 종류나 투여 기간이 매우 이질적이어서 그 해석에 논란이 많았고, 또한 그 치료 효과가 작았기에 잘 받아들여지지 않았다. 최근에 보고된 GASTRIC group의 메타분석에서는 3,710명의 개별 환자 자료를 분석하여 보조 화학요법이 환자들에게 도움이 된다고 보고하였다. 이 메타분석에서 보조 화학요법은 5년 생존율을 5.7% 개선하였다.

일본의 ACTS-GC 연구에서는 1,059명의 위암 환자에서 수술 후 S-1 보조화학요법의 치료효과를 시험하였다. 이 연구에서는 모든 환자가 D2 절제술을 시행받은 후 제2, 3병기의 환자들이 관찰군과 S-1 보조 화학요법군으로 무작위 배정되었고, 보조 화학요법군은 S-1을 1년간 투여받았다(4주 투여하고 2주 휴식기를 가지는 6주 사이클을 8회 반복). 이 연구의 1차 결과변수는 전체 생존기간이었다. 이 연구는 3년 추적 기간 후 보조 화학요법이 환자들의 생존기간을 유의하게 연장했음을 보고하였고 이어 5년 추적 기간 후에도 비슷한 치료성적을 발표하였다. 이 연구에서 수술 단독군의 5년 생존율은 61.1%였는데, S-1 보조요법군에서는 71.7%로 개선되었다(HR 0.669; 95% CI 0.540~0.828). 5년 무재발 생존기간은 대조군과 치료군에서 각각 53.1%와 65.4%였다(HR 0.653; 95% CI 0.537~0.793). S-1 보조화학요법의 치료 효과는 특히 제2병기의 환자에서 가장 현저하였고, 제3b병기의 환자에서는 별로 효과가 없었다.

최근 보고된 CLASSIC 연구에서는 우리나라, 중국, 타이완에서 D2 절제술 후 제2, 3 병기로 확인된 1,035명의 위암 환자를 대상으로 XELOX(카페시타빈과 옥살리플라틴 *oxaliplatin*) 보조 화학요법의 치료 효과를 시험하였다. 이 연구에서는 XELOX 화학요법을 3주 간격으로 8회 반복하였다. 그 결과 이 연구의 1차 결과변수인 3년 무병 생존율이 관찰군의 59%에서 보조 화학요법군의 75%로 개선되었다(HR 0.56; 95% CI 0.44~0.72; $p<0.0001$). 전체 생존기간도 개선되어 3년 생존율이 관찰군에서 78%, 보조 화학요법군에서 83%(HR 0.72; 95% CI 0.52~1.00; $p=0.0493$)였는데, 추적 관찰 기간이 더 길어지면 보다 뚜렷한 차이가 있을 것으로 기대된다. 이 연구에서는 제2병기는 물론 제3a 및 제3b 병기에서도 고루 보조 화학요법이 재발율을 줄인 점이 ACTS-GC 연구결과와 다른 점이다.

요약하면 대부분의 의료기관에서 신뢰할 수 있는 D2 절제술을 시행하고 있는 우리나라에서는 수술 후 보조 화학요법이 현재로서는 표준치료라고 할 수 있겠다. 앞으로 특정 환자군에서는 치료 성적을 개선하기 위한 노력이 필요할 것이다. 예컨대 HER2 양성 위암의 경우 보조 화학요법에 트라스투주맙*trastuzumab*과 같은 HER2에 작용하는 표적치료제를 추가한다든가 고위험군에서 수술 전 선행화학요법을 시도한다든가 하는 것들이다.

(2) 진행성 위암에 대한 화학요법

과거에는 진행성 위암 환자에서 화학요법이 도움이 되는지에 대해 논란이 없지 않았으나 현재는 모든 연구자들이 그 치료효과를 인정하고 있다. 와그너*Wagner* 등은 1990년대에 시행된 화학요법과 지지요법을 비교하는 3개의 소규모 무작위 연구를 메타분석하여, 화학요법이 환자들의 생존기간을 연장시킴을 보여주었다. 이 연구에서 화학요법을 받지 않고 지지요법만을 받은 환자들의 중앙 생존기간은 4.3개월이었고, 화학요법군에서는 11개월에 이르렀다. 또한 일부 연구에서는 화학요법이 진행성 위암 환자의 삶의 질도 개선함을 보여주었다.

진행성 위암 환자에 대한 2차 화학요법에 대해서는 그

치료효과에 관한 논란이 오랫동안 지속되었다. 우리나라나 일본 등 아시아 국가에서는 2차 화학요법이 많은 환자들에게 사용되어온 반면 영국 등 유럽에서는 잘 사용되지 않았다. 그러나 최근에 보고된 우리나라의 연구에서는 이전에 1가지 또는 2가지 화학요법을 받았던 위암 환자를 화학요법군(도세탁셀*docetaxel* 또는 이리노테칸*irinotecan*)과 지지요법군으로 무작위 배정하였다. 그 결과 지지요법군의 중앙 생존기간이 3.8개월인 반면 화학요법군에서는 5.1개월로 통계적으로 유의하게 연장되었다($p = 0.009$).

1) 단일제 화학요법

위암의 치료에 많이 사용되고 있는 항암제는 〈표 8-12〉와 같다. 이들 약제를 단독으로 사용하였을 때 그 반응률은 매우 다양하게 보고되고 있지만 이들을 직접 비교한 대규모 연구가 없기에 우열을 가리기는 어렵다. 일반적으로 진행성 위암에서 항암제를 단독으로 사용하였을 때 반응률은 20% 내외이고 완전반응은 매우 드물며 반응 지속 기간도 상대적으로 짧은 것으로 알려지고 있다.

5-FU는 위암에 가장 널리 사용된 약제로써 위암의 경우 지속정주하는 방법이 가장 많이 사용되었고, 반응률은 20% 내외로 보고되었다. 이러한 5-FU 지속정주가 지닌 여러 불편을 해소하기 위하여 경구용 약제가 개발되었는데, UFT(tegarfur + uracil), S-1(tegarfur + 5-chloro-2, 4-dihydroxypyridine + potassium oxonate) 및 카페시타빈*capecitabine*이다. 이들 중 S-1과 카페시타빈은 진행성 위암에서 5-FU 지속정주와 비슷한 항암효과를 지닌 것으로 평가되고 있어 최근 위암 치료에 널리 사용되고 있다.

시스플라틴은 단일제로 반응률이 15~20% 정도인 것으로 보고되었는데, 대부분 다른 약제와 병용되어 사용되고 있다. 최근에는 그 유도체인 옥살리플라틴이 널리 사용되기 시작하였는데, 한 메타분석에서는 옥살리플라틴이 시스플라틴에 비해 무진행 생존기간*progression-free survival; PFS*이나 전체생존기간이 더 긴 것으로 보고하고 있다. 옥살리플라틴은 시스플라틴에 비해 호중구감소증이나 색전증의 빈도가 적은 반면 신경독성은 더 흔히 동반하는 것으로 보고되고 있다.

도세탁셀이나 파클리탁셀 같은 탁산*taxane*계 항암제나 캄토테칸*camptothecan*인 이리노테칸*irnitacan*도 2000년대 들어 위암의 치료에 널리 이용되기 시작하였는데, 단일제로서의 반응률은 15~20% 정도로 보고되고 있다. 독소루비신*doxorubicin*이나 에피루비신*epirubcin* 같은 안트라사이클린*anthracycline* 계열 항암제는 주로 복합화학요법의 일부로 특히 유럽국가에서 많이 사용되어 왔으며 아시아에서는 상대적으로 많이 사용되지 않고 있다.

2) 복합화학요법

위암 치료에는 일반적으로 두 가지 이상의 약제를 병용하는 복합화학요법이 사용되고 있는데, 그 근거는 와그너*Wagner* 등이 시행한 메타분석이 제공하였다. 이 메타분석에서 중앙 생존기간은 각각 6.7개월과 8.3개월로 복합화학요법군에서 더 길었다(HR 0.82; 95% CI 0.74~0.90).

표 8-12 위암에 유효한 항암제

약제		대상 환자 수	반응률(%)
FLUOROPYRIMIDINES	Fluorouracil	416	21
	UFT	188	28
	S1	51	49
	Capecitabine	31	19
HEAVY METALS	Cisplatin	139	30
	Carboplatin	41	17
TAXANES	Paclitaxel	98	17
	Docetaxel	123	21
CAMPTOTHECANS	Irinotecan hydrochloride	66	23
ANTIBIOTICS	Doxorubicine hydrochloride	141	17
	Epirubicin hydrochloride	80	19

| 표 8-13 | 진행성 위암에 대한 1990년대의 3상 임상시험

연구	환자 수	항암요법	반응률	PFS	생존기간
SNUH	324	CF	51%*	22주*	37주†
		FAM	25%	12주	29주
		5FU	26%	9주	31주
JCOG	280	CF	34%*	3.9개월*	7.1개월†
		5FU	11%	1.9개월	7.3개월
		UFT+M	9%	2.4개월	6.0개월
U.K.	274	ECF	46%*	7.4개월*	8.7개월*
		FAMTX	21%	3.3개월	6.1개월

PFS: 무진행생존기간, C: 시스플라틴, F: 플루오로우라실, A: 독소루비신, M: 마이토마이신, E: 에피루비신, MTX: 메토트렉세이트
* P<.01
† not significant

1990년대에 비교적 많은 수의 환자를 대상으로 이루어진 3상 임상시험은 3건이 있다(〈표 8-13〉). 우리나라에서 시행된 연구에서는 5-FU와 시스플라틴 병용요법(CF요법)이 5-FU 지속정주나 FAM 요법(5-FU, doxorubicin, mitomycin-C)에 비해 반응률이 유의하게 높고 PFS도 유의하게 연장되었으나 전체 생존기간의 유의한 연장은 없었다. 일본의 JCOG이 시행한 연구에서도 CF 요법이 5-FU 지속정주나 UFT+마이토마이신*mitomycin* 병용요법에 비해 반응률이 유의하게 높고 PFS도 유의하게 연장되었으나 전체 생존기간의 유의한 연장은 없었다. 한편 영국에서 시행된 연구에서는 ECF 요법(epirubcin, cisplatin, 5-FU)을 FAMTX 요법(5-FU, methotrexate)과 비교하였는데, ECF 요법이 반응률이 높았고, PFS와 전체 생존기간도 연장되었다. 우리나라와 일본에서 시행된 연구에서는 많은 환자들이 2차 화학요법을 받은 반면 영국의 연구에서는 대부분 2차 화학요법을 받지 않았는데, 이러한 차이가 생존기간의 연장에 영향을 미쳤다는 해석이 지지를 받고 있다.

2000년대 들어 진행성 위암 환자를 대상으로 여러 연구가 시행되었다(〈표 8-14〉 및 〈표 8-15〉). 영국을 중심으로 시행된 REAL-2 연구에서는 2×2 디자인을 사용하여 5-FU 지속 주입과 카페시타빈 그리고 시스플라틴과 옥살리플라틴을 비교하고자 하였다. 즉 이 연구에서는 ECF 요법을 대조군으로 하여 5-FU 지속주입을 카페시타빈으로, 시스플라틴을 옥살리플라틴으로 대체하는 4가지 화학요법군을 비교하였는데 전체 생존기간을 1차 결과변수로 하고 비열등성을 목표로 하였다. 그 결과 카페시타빈

| 표 8-14 | 진행성 위암에 대한 비열등성을 위한 3상 임상시험

연구	환자 수	1차 결과변수	항암요법	결과
REAL-2	964	전체 생존기간	X 대 5FU	+
		전체 생존기간	OXL 대 DDP	+
ML17032	316	무진행 생존기간	XP 대 CF	+
JCOG1912	704	전체 생존기간	S1 대 5FU	+

X: capecitabine, OXL: oxaliplatin, DDP: cisplatin, XP: capecitabine+cisplatin, CF: cisplatin+fluorouracil

| 표 8-15 | 진행성 위암에 대한 비열등성을 위한 3상 임상시험

연구	환자 수	1차 결과변수	항암요법	결과
V325	457	TTP	DCF 대 CF	+
V306	333	TTP	IF 대 CF	-
JCOG1912	704	OS	IC 대 5FU	-
SPIRITS	305	OS	S-1+C 대 S-1	+
TOP-002	326	OS	IRIS 대 S-1	-
FLAGS	1,053	OS	S-1+C 대 CF	-

D: docetaxel, C: cisplatin, F: fluorouracil, I: irinotecan, IRIS: irinotecan+S-1

이 5-FU에 열등하지 않고, 옥살리플라틴이 시스플라틴에 열등하지 않음을 보여주었다. 4가지 치료 중 가장 좋은 성적을 보인 치료는 EOX 요법(epirubicin, oxaliplatin, capecitabine)이었는데 환자들의 중앙 생존기간은 11.2개월이었다. ML17032 연구에서는 316명의 위암 환자를 대상으로 카페시타빈과 시스플라틴의 병용요법(XP 요법)을 CF 요법과 비열등성을 목표로 PFS를 1차 결과 변수로 하여 비교하여, XP요법이 CF요법에 열등하지 않음을 보여주었다. 일본에서 시행된 JCOG 1912 연구에서는 704명의 위암 환자에서 5-FU 지속주입을 대조군으로 하여 S-1 단독요법을 비열등성을 목표로, 이리노테칸*irinotecan*+시스플라틴*cisplatin* 병용군을 전체 생존기간을 1차 결과변수로 하고 우월성을 목표로 비교하였다. 그 결과 S-1 단독요법은 5-FU 지속주입보다 열등하지 않았음을 보여주었으나, 이리노테칸+시스플라틴요법의 우월성을 보이지는 못하였다.

일본에서 시행된 SPIRITS 연구에서는 305명의 위암 환자를 대상으로 S-1 단독군과 S-1+시스플라틴 병용군의 전체 생존기간을 1차 결과변수로 하고 우월성을 목표로 비교하였다. 그 결과 S-1과 시스플라틴 병용군에서 반응

률과 PFS는 물론 전체 생존기간도 연장됨을 보였다. 이 연구는 플루오로피리미딘*fluoropyrimidine*과 시스플라틴의 병용요법이 플루오로피리미딘 단독요법보다 생존기간을 연장시킬 수 있음을 보인 유일한 연구이다. FLAGS 연구에서는 1,053명의 위암 환자에서 S1 + 시스플라틴 요법을 CF요법과 비교하였다. 이 연구는 아시아를 제외한 나라들에서 시행되었는데 이는 S-1의 부작용이 비아시아계 환자에서 더 심하여 이들에서는 적은 용량의 S-1을 사용해야 하기 때문이다. 이 연구는 전체 생존기간을 1차 결과변수로 우월성을 목표로 시행되었는데, 결국 S-1 + 시스플라틴 요법이 CF요법보다 우월함을 보이는 데 실패하였다.

V325 연구에서는 457명의 위암 환자에서 DCF 3제 요법(docetaxel, cisplatin, 5-FU)과 CF요법을 전체 생존기간을 1차 결과변수로 하고 우월성을 목표로 비교하였다. 그 결과, DCF요법군에서 진행까지의 기간*time to progression; TTP*과 전체 생존기간이 연장됨을 보였다. 그렇지만, 이 연구에서 두 군 간의 중앙 생존기간의 차이는 0.6개월에 불과하였고, 29%의 환자가 호중구감소증과 함께 감염 또는 발열, 19%의 환자가 3도 이상의 설사를 경험하여 이 요법은 현재 널리 사용되고 있지는 않다.

V306 연구에서는 333명의 환자에서 이리노테칸 + 5-FU 요법을 CF요법과 비교했는데 치료 효과의 개선이 전혀 없었다. 일본의 TOP-002 연구에서는 326명의 위암환자에서 이리노테칸 + S-1요법을 S-1 + 시스플라틴 요법과 비교했는데, 이 역시 치료 효과의 개선을 보이지는 못했다.

요약하면, 2000년대의 연구를 통해 카페시타빈이나 S-1 같은 경구용 약제가 5-FU 지속주입을 대체할 수 있음을 보여주었고, 옥살리플라틴이 시스플라틴을 대체할 수 있음을 보여주었다. 우리나라를 비롯한 아시아권 국가에서는 플루오로피리미딘과 백금*platinum*의 2제 병용요법이 널리 사용되고 있는 반면, 유럽 국가에서는 ECX 요법이나 DCF 요법과 같은 3제 요법이 더 널리 사용되고 있다. 하지만, 진행성 위암 환자들의 중앙 생존기간은 10~12개월에 불과한 것이 현실이다.

3) 표적치료제

2000년대 중반을 지나면서 여러 종류의 표적치료제가 진행성 위암의 치료에 시험되기 시작하였다. 현재까지 진행성 위암 환자에서 표적치료제를 사용한 3상 임상시험의 결과가 보고된 것은 ToGA 연구와 AVAGAST 연구이다.

ToGA 연구에서는 584명의 HER2 양성 위암 환자를 화학요법군(CF 요법 또는 XP 요법)과 화학요법 + 트라스투주맙군으로 무작위 배정하여 치료하였다. 이 연구에서는 모든 환자에서 HER2 면역조직화학검사*immunohistochemistry; IHC*와 FISH를 하나의 중앙실험실에서 시행하였다. 그 결과 트라스투주맙군에서 1차 결과변수인 전체 생존기간이 13.8개월로 대조군의 11.1개월보다 유의한 연장이 있었다(HR 0.74; 95% CI 0.60~0.91; p = 0.0046). 특히 HER2 단백 과발현군(IHC ++/3 또는 +++/3)에서는 중앙 생존기간이 트라스투주맙군에서 16.0개월로 대조군의 11.8개월에 비해 현저하게 연장됨을 보였다(HR 0.65; 95% CI 0.51~0.83). 또한 2차 결과변수들인 반응률, PFS, 반응 지속기간도 트라스투주맙의 병용으로 개선되었고, 반면에 부작용은 유의하게 연장되지 않음을 보여주었다.

AVAGAST 연구에서는 774명의 진행성 위암 환자에서 XP 요법과 XP + 베바시주맙*bevacizumab* 요법을 비교하였다. 그 결과 베바시주맙 병용군에서 반응률 및 PFS의 연장이 있었으나, 이 연구의 1 차 결과변수인 전체 생존기간은 연장됨을 보이지 못하였다. 중앙 생존기간은 대조군에서는 10.1개월, 베바시주맙군에서는 12.1개월이었다(HR 0.87; 95% CI 0.73~1.03; p = 0.1002).

요약하면, 새로이 진단된 진행성 위암 환자에서는 HER2의 IHC를 시행하고 IHC 결과가 ++/3인 경우는 FISH를 시행해야 한다. HER2 IHC +++/3 또는 FISH 양성인 경우 항암제와 트라스투주맙의 병용이 표준요법이며, HER2 음성인 경우에는 화학요법만을 시행하게 된다. 화학요법은 플루오로피리미딘과 백금의 2제 병용요법 또는 여기에 도세탁셀 또는 에피루비신*epirubicin*을 추가한 3제 병용요법이 널리 사용되고 있다.

4. 고식적 방사선치료

국소재발 혹은 전이된 위암 환자에 대한 방사선치료의 이용에 관한 연구는 지금까지 시행된 적이 없다. 방사선치료는 출혈이나 동통과 같은 증상의 완화를 위한 고식적인 목적으로만 사용될 수 있을 것이며, 출혈 조절을 위하여 사용하는 경우 효과가 있을 것으로 보인다. 국소적인 종양의 침윤에 의한 동통도 4,000 cGy의 방사선치료로 완화될 수 있다.

Ⅳ. 결론

세계적으로 위암의 빈도는 각 지역에 따라 다르지만 아직까지 암사망의 많은 원인을 차지하고 있고, 우리나라의 경우 암사망의 1위를 차지하고 있는 실정이다. 위암은 증상이 없거나 비특이적인 경우가 많아 내시경을 이용한 검진을 통해 조기 상태에서 진단하는 것이 중요하다.

위선암은 병인, 역학 그리고 예후가 서로 다른 두 가지의 형태가 있다. 결과를 예측할 수 있는 유전학적 자료들을 개발하는 데 큰 관심이 집중되고 있는데, 그중에서도 세포유전학, 암유전자의 증폭 혹은 과다 발현이 가장 많이 연구되고 있다. 현재 위암에서 세포유전학적 이상에 대한 여러 중간 연구 결과들이 나오고 있다. 이러한 기초 연구 결과는 한국을 비롯한 동양의 위암 환자들과 미국과 같은 서구의 위암 환자들에 대한 생물학적인 자료들을 비교하여 동양의 위암 환자들에서 보이는 양호한 예후가 병의 생물학적 특성 혹은 치료 방법의 차이에 기인하는지를 구분하는 데 결정적인 역할을 할 것으로 보인다. 위암의 확진은 내시경과 조직 생검을 통해 이루어지며, 적절한 치료 방침과 절제 범위를 결정하기 위해 수술 전 신체검진과 내시경초음파, CT, PET, 뼈스캔, 진단적 복강경검사 등을 필요에 따라 적절히 시행하여 위암의 진행 상태를 평가해야 한다.

위암 치료는 모든 병변을 제거하는 수술적 절제가 가장 중요하며, 조기 위암에 대해서는 표준적 D2 림프절 절제와 광범위 위절제보다 절제 범위가 축소된 내시경적 절제나 축소수술이 많이 시행되고 있다. 수술 후 회복 기간을 단축하고 삶의 질을 향상시키기 위한 최소침습수술도 기술적 발전과 연구가 활발하게 진행되고 있다.

수술 후 보조 항암요법의 효과를 입증해주는 여러 증거들이 있다. 보조적 화학요법이 발전하기 위해서는 진행성 위암에 대한 효과적인 제제가 개발되어야 할 것이다. 특히 5-FU의 효과를 향상시키는 생화학적 조절제와 새로운 항암제 개발이 가장 많이 연구되는 분야 중 하나이다.

참고문헌

1. 윤미진, 김태성, 황희성. 위암에서 18F-FDG PET의 임상 이용. 핵의학분자영상 2008;42:39-45.
2. 전훈재, 금보라. EMR과 ESD 적응증 어디까지 한계인가. 대한소화기내시경학회지 2006;32(suppl1):118-122.
3. 정필호, 이동기, 이상철, 김준명, 백순구, 김일회 등. 내시경적 점막절제술을 이용한 위의 전암병변 및 조기위암의 치료. 대한내과학회지 1998;54(4):494-501.
4. Adachi Y, Kamakura T, Mori M, Maehara Y, Sugimachi K. Role of lymph node dissection and splenectomy in node-positive gastric carcinoma. Surgery 1994;116:837.
5. Ahn YO, Park BJ, Yoo KY, Kim NK, Heo DS, Lee JK, et al. Incidence estimation of stomach cancer among Koreans. J Kor Med Sci 1991;6:7.
6. Ajani JA, Ota DM, Jackson DE. Current strategies in the management of locoregional and metastatic gastric carcinoma. Cancer 1991;67:260-265.
7. Ajani JA. Treatment of patients with upper gastrointestinal carcinomas. Semin Oncol 1997;24(6 Suppl 19):72.
8. Anderson ID, Macintyre IMC. Symptomatic outcome following resection of gastric cancer. Surg Oncol 1995;4:35.
9. de Aretxabala X, Konishi K, Yonemura Y, Ueno K, Yagi M, Noguchi M, et al. Node dissection in gastric cancer. Br J Surg 1987;74:770.
10. Baba H, Maehara Y. Effect of lymph node dissection on the prognosis in patients with node-negative early gastric cancer. Surgery 1995;117(2):165.
11. Baba H, Maehara Y. Effectiveness of extended lymphadenectomy in noncurative gastrectomy. American J Surg 1995;169:261.
12. Balfour DC. Factors influencing the life expectancy of patients operated on for gastric surgery. Ann Surg 1992;76:405.
13. Bang YJ, Kim YW, Yang HK, Chung HC, Park YK, Lee KH, et al: Adjuvant capecitabine and oxaliplatin for gastric cancer after D2 gastrectomy(CLASSIC): a phase 3 open-label, randomised controlled trial. Lancet 2012 Jan 6(e-Pub).
14. Bang YJ, Van Cutsem E, Feyereislova A, Chung HC, Shen L, Sawaki A, et al. Trastuzumab in combination with chemotherapy versus chemotherapy alone for treatment of HER2-positive advanced gastric or gastro-oesophageal junction cancer (ToGA): a phase 3, open-label, randomised controlled trial. Lancet 2010;376:687-697.
15. Bang YJ. Capecitabine in gastric cancer. Expert Rev Anticancer Ther. 2011; 11:1791-1806.
16. Blot WJ, Devesa SS, Kneller RW, Fraumeni JF Jr. Rising incidence of adenocarcinoma of the esophagus and gastric cardia. JAMA 1991;265:1287-1289.
17. Boku N, Yamamoto S, Shirao K, Doi T, Sawaki A, Koizumi W, et al. Randomized phase III study of 5-fluorouracil(5-FU) alone versus combination of irinotecan and cisplatin(CP) versus S-1 alone in advanced gastric cancer(JCOG9912). J Clin Oncol 2007:28(suppl 18); LBA4513.
18. Bonenkamp JJ, Songun I, Hermans J, Sasako M, Welvaart K, Plukker JT, et al. Randomized comparison of morbidity after D1 and D2 dissection for gastric cancer in 996 Dutch patients. Lancet 1995;345:745.
19. Bozzetti F, Bonfanti G, Audisio RA. Prognosis of patients

after palliative surgical procedures for carcinoma of the stomach. Surg Gynecol Obstet 1987;164:151.

20. Bozzetti F. Total versus subtotal gastrectomy in cancer of the distal stomach: facts and fantasy. Eur J Surg Oncol 1992;18:572.
21. Brady MS, Rogatko A, Dent LL, Shiu MH. Effect of splenectomy on morbidity and survival following curative gastrectomy for carcinoma. Arch Surg 1991;126:359.
22. Bruckner H, Stablein D. Sites of treatment failure: Gastrointestinal tumor study group analyses of gastric, pancreatic, and colorectal trials. Cancer Treat Symp 1983;2:199.
23. Buhl K, Schlag P, Herfarth C. Quality of life and functional results following different types of resection for gastric carcinoma. Eur J Surg Oncol 1990;16:404.
24. Butler JA, Dubrow TJ, Trezona T, Klassen M, Nejdl RJ. Total gastrectomy in the treatment of advanced gastric cancer. Am J Surg 1989;158:602.
25. Chung IK, Lee JH, Lee SH, Kim SJ, Cho JY, Cho WY, et al. Therapeutic outcomes in 1000 cases of endoscopic submucosal dissection for early gastric neoplasms: Korean ESD study group multicenter study. Gastrointestinal Endosc 2009;69:1228-1235.
26. Chyou PH, Nomura AM, Hankin JH, Stemmermann GN. A case-cohort study of diet and stomach cancer. Cancer Res 1990;50:7501.
27. Coller FA, Kay EB. Regional lymphatic matastasis of carcinoma of stomach. Arch Surg 1941;43:748.
28. Coombes RC, Schein PS, Chilvers CED, Wils J, Beretta G, Bliss JM, et al. A randomized trial comparing adjuvant fluorouracil, doxorubicin, and mitomycin with no treatment in operable gastric cancer. J Clin Oncol 1990;8: 1362-1369.
29. Cunningham D, Allum WH, Stenning SP, Thompson JN, Van de Velde CJ, Nicolson M, et al, and the MAGIC Trial Participants. Perioperative chemotherapy versus surgery alonefor resectable gastroesophageal cancer. N Engl J Med 2006;355:11-20.
30. Cunningham D, Starling N, Rao S, Iveson T, Nicolson M, Coxon F, et al. Capecitabine and oxaliplatin for advanced esophagogastric cancer. N Engl J Med 2008;358:36-46.
31. Dehn TCB, Reznek RH, Nockler IB, White FE. The pre-operative assessment of advanced gastric cancer by computed tomography. Br J Surg 1984;71:413.
32. Dent DM, Maden MV, Price SK. Randomized comparison of R1 and R2 gastrectomy for gastric carcinoma. Br J Surg 1988;75:110.
33. DeVita VT, Hellman S, Rosenberg SA. Cancer: Principles and practice of oncology. 6th ed., Philadelphia: Lippincott Williams & Wilkins, 2001, p.1092.
34. DeWys WD, Begg D, Lavin PT. Prognostic effect of weight loss prior to chemotherapy in cancer patients. Am J Med 1980;69:491.
35. Dupont JB Jr, Lee JR, Burton GR, Cohn I Jr. Adenocarcinoma of the stomach: Review of 1,497 cases. Cancer 1978;41:941.
36. Earle CC, Maroun JA. Adjuvant chemotherapy after curative resection for gastric cancer in non-Asian patients: revisiting a meta-analysis of randomized trials. Eur J Cancer 1999;35(7):1959-1064.
37. Estape J, Grau J, Lcobendas F. Mitomycin C as an adjuvant treatment to resected gastric cancer: A 10-year follow-up. Ann Surg 1991;213:219.
38. Fukushima M. Adjuvant therapy of gastric cancer: the Japanese experience. Semin Oncol 1996;23:369-378.
39. Ganpathi IS, So JB, Ho KY. Endoscopic ultrasonography for gastric cancer: does it influence treatment? Surg Endosc 2006;20(4):559-562.
40. Gohmann JJ, MacDonald JS. Chemotherapy of gastric cancer. Cancer Invest 1989;7:39-52.
41. Gouzi JL, Juguier M, Fagniez PL, Launois B, Flamant Y, Lacaine F, et al. Total versus subtotal gastrectomy for adenocarcinoma of the gastric antrum. Ann Surg 1989;209:162.
42. Grau JJ, Estape J, Alcobendas F, Pera C, Daniels M, Teres J. Positive results of adjuvant mitomycin C in resected gastric cancer: A randomized trial on 134 patients. Eur J Cancer 1993;29A:340-342.
43. Griffith JP, Sue-Ling HM, Martin I, Dixon MF, McMahon MJ, Axon AT, Johnston D. Preservation of the spleen improves survival after radical surgery for gastric cancer. Gut 1995;36:684.
44. Hattori T, Inokuchi K, Taguchi T, Abe O. Postoperative adjuvant chemotherapy for gastric cancer: The second report. Analysis of data on 2873 patients followed for five years. Jpn J Surg 1986;16:175-180.
45. Hermans J, Bonenkamp JJ, Boon MC, Bunt AM, Ohyama S, Sasako M, et al. Adjuvant therapy after curative resection for gastric cancer: meta-analysis of randomized trials. J Clin Oncol 1993;11:1441-1447.
46. Hiki Y. Endoscopic treatment of early gastric cancer. IN: Nishi M, Ichikawa H, Nakajima T, Maruyama K, Tahara E, eds. Gastric cancer. Tokyo: Springer-Verlag, 1993, pp.392-403.
47. Isomoto H, Shikuwa S, Yamaguchi N, Fukuda E, Ikeda K, Nishiyama H, et al. Endoscopic submucosal dissection for early gastric cancer: a large-scale feasibility study. Gut 2009;58:331-336.
48. Isozaki H, Okajima K. Prognostic value of the number of metastatic lymph nodes in gastric cancer with radical surgery. Journ Surg Oncol 1993;53:247.
49. Jinnai D. Evaluation of extensive resection operation for gastric cancer with regard to lymph node and follow-up results. Gann Monograph on cancer research 1968;3:225.
50. Kaneko E, Nakamura T, Umeda N. A longer term follow-up study of patients with gastric cancer detected by mass screening. Cancer 1989;63:613.
51. Kawaura Y, Mori Y, Nakajima H, Iwa T. Total gastrectomy with left oblique abdominothoracic approach for gastric cancer involving the esophagus. Arch Surg 1988;123: 514.
52. Kelsen DP. Adjuvant and neoadjuvant therapy for gastric

cancer. Semin Oncol 1996;23:379-389.
53. Kennedy B. TNM classification for stomach cancer. Cancer 1970;26:971.
54. Kim JP, Hur YS, Yang HK. Lymph Node Metastasis as a significant prognostic factor in early gastric cancer: analysis of 1,136 early gastric cancers. Ann Surg Oncol 1995;2(4):308-313.
55. Kim JP, Hur YS, Yang HK. Lymph Node Metastasis as a significant prognostic factor in early gastric cancer: analysis of 1136 early gastric cancers. Annals Surg Oncolo-gy 1995;2(4):308-313.
56. Kim NK, Kim TY, Kim WS, Park JG, Lee KU, Choe KJ, et al. A phase III Randomized Study of Adjuvant Chemotherapy with 5-FU alone(F) vs. 5-FU and Mitomycin C(FM) vs. 5-FU, Adriamycin and Mito-mycin C(FAM) Following Curative Resection of Gastric Adenocarcinoma 1994;ASCO(abstract no. 615):12.
57. Kim NK, Park YS, Heo DS, Suh C, Kim SY, Park KC, et al. A phase III randomized study of 5-fluorouracil and cisplatin versus 5-fluorouracil, doxorubicin, and mitomycin C versus 5-fluorouracil alone in the treatment of advanced gastric cancer. Cancer 1993;71:3813.
58. Koizumi W, Narahara H, Hara T, Takagane A, Akiya T, Takagi M, et al. S-1 plus cisplatin versus S-1 alone for first-line treatment of advanced gastric cancer(SPIRITS trial): a phase III trial. Lancet Oncol 2008;9:215-221.
59. Kong SH, Park DJ, Lee HJ, Jung HC, Lee KU, Choe KJ, et al. Clinicopathologic features of asymptomatic gastric adenocarcinoma patients in Korea. Jpn J Clin Oncol 2004;34(1):1-7.
60. Kurihara M, Shirakabe H, Yarita T, Izumi T, Miyasaka K, Maruyama T, et al. Diagnosis of small early gastric cancer by X-ray, endoscopy and biopsy. Cancer Detect Prev 1981;4:377.
61. Kurtz RC, Sherlock P. The diagnosis of gastric cancer. Semin Oncol 1985;12:11.
62. Landry J, Tepper J, Wood WC, Moulton EO, Koerner F, Sullinger J. Patterns of failure following curative resection of gastric carcinoma. Int J Radiat Oncol Biol Phys 1990; 19:1357.
63. Lauren P. Two histological main types of gastric carcino-ma: Diffuse and so-called intestinal-type carcinoma. Acta Pathol 1965;64:31-49.
64. Lee J, Lim do H, Kim S, Park SH, Park JO, Park YS, et al. Phase III Trial Comparing Capecitabine Plus Cisplatin Versus Capecitabine Plus Cisplatin With Concurrent Capecitabine Radiotherapy in Completely Resected Gastric Cancer With D2 Lymph Node Dissection: The ARTIST Trial. J Clin Oncol 2011;19.(e-Pub).
65. Lygidakis NJ. Gastric stump carcinoma after surgery for gastroduodenal ulcer. Ann R Coll Surg Engl 1981;63:203.
66. MacDonald JS, Shein PS, Wooley PV. 5-Fluorouracil, doxorubicin, mitomycin C(FAM) combination chemotherapy for advanced gastric cancer. Ann Intern Med 1980;93: 533-536.
67. Macdonald JS, Smalley SR, Benedetti J, Hundahl SA, Estes NC, Stemmermann GN, et al. Chemoradiotherapyafter surgery compared with surgery alone for adenocarcinoma ofthe stomach or gastroesophageal junction. N Engl J Med 2001;345:725-30.
68. Maehara Y, Moriguchi S, Yoshida M, Takahashi I, Korenaga D, Sugimachi K. Splenectomy does not correlate with length of survival in patients undergoing curative total gastrectomy for gastric carcinoma. Cancer 1991;67:3006-9.
69. Maeta M, Surgesawa A. Does the extent of lymph node dissection affect the postoperative survival of patients with gastric cancer and disseminating peritoneal metastasis. Surg Today Jpn J Surg 1990;24:40.
70. Maruyama K, Sasako M. Kinoshita T, Okajima K. Effectiveness of systemic lymph node dissection in gastric cancer surgery. In: Nishi M, Ichikawa H, Nakajima T, Maruyama K, Tahara E, eds. Gastric cancer. Tokyo: Springer-Verlag, 1993, p.293.
71. Meijer S, De Bakker OJGB, Hoitsma HFW. Palliative resection in gastric cancer. J Surg Oncol 1983;23:77.
72. Middleton G, Cunningham D. Current options in the management of gastrointestinal cancer. Ann Oncol 1995;6 (suppl 1):17-26.
73. Ming SC. Gastric carcinoma: A pathobiological classification. Cancer 1977;39:2475.
74. Nam SY, Choi IJ, Park KW, Kim CG, Lee JY, Kook MC, et al. Effect of repeated endoscopic screening on the incidence and treatment of gastric cancer in health screenees. Eur J Gastroenterol Hepatol 2009;21(8):855-60.
75. Natsugoe S, Aikou T. Occult lymph node metastasis in gastric cancer with submucosal invasion. Surg Today Jpn J Surg 1994;24:870-875.
76. Nomura A, Grove JS, Stemmermann GN, Severson RK. A prospective study of stomach cancer and its relation to diet, cigarettes and alcohol consumption. Cancer Res 1990;50:627.
77. Oda I, Saito D, Tada M, Iishi H, Tanabe S, Oyama T, et al. A multicenter retrospective study of endoscopic resection for early gastric cancer. Gastric Cancer 2006;9(4):262-270.
78. Ohgami M, Kumai K, Otani Y, Wakayabashi G, Kubota T, Kitajima M. Laparoscopic wedge resection of early gastric cancer using lesion-lifting method. Digestive Surg 1994;11:64-67.
79. Ohtsu A, Shah MA, Van Cutsem E, Rha SY, Sawaki A, Park SR, et al. Bevacizumab in combination with chemo-therapy as first-line therapy in advanced gastric cancer: a randomized, double-blind, placebo-controlled phase III study. J Clin Oncol 2011;29(30):3968-76.
80. Oka S, Tanaka S, Kaneko I, Mouri R, Hirata M, Kanao H, et al. Endoscopic submucosal dissection for residual/local recurrence of early gastric cancer after endoscopic mucosal resection. Endoscopy 2006:38(10):996-1000.
81. Okamura T, Tsujitani S, Korenaga D, Haraguchi M, Baba H, Hiramoto Y, et al. Lymphadenectomy for cure in patients

with early gastric cancer and lymph node metastasis. Am J Surg 1988;155:476.

82. Pacelli F, Doglietto GB. Extensive versus limited lymph node dissection for gastric cancer a comparative study of 320 patients. Br J Surg 1993;80:1153.
83. Paoletti X, Oba K, Burzykowski T, Michiels S, Ohashi Y, Pignon JP, et al; GASTRIC(Global Advanced/Adjuvant Stomach Tumor Research International Collaboration) Group. Benefit of adjuvant chemotherapy forresectable gastric cancer: a meta-analysis. JAMA 2010;303:1729-37.
84. Park SH, Lim DH, Park K, Lee S, Oh SY, Kwon H, et al. A multicenter, randomized phase III trial comparing second-line chemotherapy plus best supportive care(BSC) with BSC alone for pretreated advanced gastric cancer. J Clin Oncol 2011:29(Abstr 4004).
85. Pignon JP, Ducreux M, Rougier P. Meta-analysis of adjuvant chemotherapy in gastric cancer: a critical reappraisal. J Clin Oncol 1994;12(4):877-878.
86. Polkowski M, Palucki J, Wronska E, Szawlowski A, Nasierowska-Guttmejer A, Butruk E. Endosonography versus helical computed tomography for locoregional staging of gastric cancer. Endoscopy 2004;36(7):617-623.
87. Roukos DH. Current status and future perspectives in gastric cancer management. Cancer Treat Rev 2000;26(4): 243.
88. Saario I, Salo J, Lempinen M, Kivilaakso E. Total and near-total gastrectomy for gastric cancer in patients over 70 years of age. Am J Surg 1987;154:269.
89. Sakuramoto S, Sasako M, Yamaguchi T, Kinoshita T, Fujii M, Nashimoto A, et al; ACTS-GC Group. Adjuvant chemotherapy for gastric cancer with S-1, an oral-fluoropyrimidine. N Engl J Med 2007;357:1810-20.
90. Sano T, Sasako M, Kinoshita T, Maruyama K. Recurrence of early gastric cancer. Follow-up of 1475 patients and review of the Japanese literature. Cancer 1993;72:3174-8.
91. Santoro E, Garofalo A, Carlini M, Rinaldi G, Santoro E. Early and late results of 100 consecutive total gastrec-tomies for cancer. Hepato-gastroenterol 1994;41:489.
92. Sasako M, Sakuramoto S, Katai H, Kinoshita T, Furukawa H, Yamaguchi T, et al. Five-year outcomes of arandomized phase III trial comparing adjuvant chemotherapy with S-1 versus surgery alone in stage II or III gastric cancer. J Clin Oncol 2011;29:4387-93.
93. Shimada K, Ajani JA. Adjuvant therapy for gastric carcinoma patients in the past 15 years: A review of western and oriental trials. Cancer 1999;86:1657-1668.
94. Shiu MH, Moore E. Influence of the extent of resection on Survival after curative treatment of gastric carcinoma. Arch Surg 1987;122:1347.
95. Siewert JR, Bottcher K. Prognostic relevance of systemic lymph node dissection in gastric carcinoma. Br J Surg 1993;80:1015.
96. Smith JW, Shiu MH, Kelsey L, Brennan MF. Morbidity of radical lymphadenectomy in curative resection of gastric carcinoma. Arch Surg 1991;126:1469.
97. Soetikno R, Kaltenbach T, Yeh R, Gotoda T. Endoscopic mucosal resection for early cancers of the upper gastro-intestinal treact. J Clin Oncol 2005;23:4490-4498.
98. Sowa M, Kato Y. Surgical approach to early gastric cancer with lymph node metastasis. World J Surg 1989;13:630.
99. Sugimachi K, Kodama Y, Kumashiro R, Kanematsu T, Noda S, Inokuchi K. Critical evaluation of prophylactic splenectomy in total gastrectomy for the stomach cancer. Gann 1980;71:704.
100. Sunderland D. The lymphatic spread of gastric cancer. In: McNeer G, Pack G, eds. Neoplasms of the stomach. Philadelphia: JB Lippincott, 1967, p.408.
101. Takenaka R, Kawahara Y, Okada H, Hori K, Inoue M, Kawano S, et al. Risk factors associated with local recurrence of early gastric cancers after endoscopic sub-mucosal dissection. Gastrointest Endosc 2008;68(5): 887-894.
102. Uedo N, Iishi H, Tatsuta M, Ishihara R, Higashino K, Takeuchi Y, et al. longterm outcomes after endoscopic mucosal resection for early gastric cancer. Gastric Cancer 2006;9(2):88-92.
103. Van Cutsem E, Moiseyenko VM, Tjulandin S, Majlis A, Constenla M, Boni C, et al. Phase III study of docetaxel and cisplatin plus fluorouracil compared with cisplatin and fluorouracil as first-line therapy for advanced gastric cancer: a report of the V325 Study Group. J Clin Oncol 2006;24:4991-4997.
104. Viste A, Haugstvedt T, Eide GE, Søreide O. Postoperative complications and mortality after surgery for gastric cancer. Ann Surg 1988;207:7.
105. Viste A, Svanes K. Prognostic importance of radical lymphadenectomy in curative resection for gastric cancer. Eur J Surg 1994;160:497.
106. Wagner AD, Unverzagt S, Grothe W, Kleber G, Grothey A, Haerting J, et al. Chemotherapy for advanced gastric cancer. Cochrane Database Syst Rev 2010;3:CD004064.
107. Wagner PK, Ramaswamy A. Lymph node counts in the upper abdomen: anatomical basis for lymphadenectomy in gastric cancer. Br J Surg 1991;78:825.
108. Wils J. Treatment of gastric cancer. Curr Opin Oncol 1998;10(4):357.
109. Winawer SJ, Sherlock P, Hajdu SI. The role of upper gastrointestinal endoscopy in patients with cancer. Cancer 1976;37:440.
110. Yang HK, Kang SB, Lee KU, Choe KJ, Kim YI, Kim JP. Prognostic significance of the extent of lymph node dissection in gastric cancer. J Korean Cancer Assoc 1997;29:198.

소화기계암

췌장암

윤용범/김선회/김열홍/성진실

췌장암은 전 세계에서 13번째로 호발하는 암이다. 2002년도에 전 세계적으로 23만 2,000명의 새로운 췌장암 환자가 진단되었고 같은 해에 22만 7,000명이 사망했다. 췌장암은 예후가 지극히 좋지 않은 질환으로, 환자의 20% 미만이 1년 정도 생존하며 5년 생존율은 4% 정도이다. 이런 이유로 다른 악성 종양에 비해 비교적 낮은 발생률에도 불구하고 남녀 모두에서 전체 암 사망률 중 4번째의 높은 사망률을 보인다. 우리나라에서는 2010년도에 보건복지부 중앙암등록본부가 발표한 자료에 의하면 전체 암 사망률 중 췌장암에 의한 사망률이 5번째였다(남자 5위, 여자 5위). 즉, 췌장암은 조기 진단, 수술 전 정확한 병기 결정, 보다 효과적인 보조치료의 개발이 절실히 요구되는 질환이라고 할 수 있다.

Ⅰ. 역학

선진국의 경우 연령표준화 췌장암 발생률은 남성 10만 명당 3.1~20.8명, 여성 10만 명당 2.0~11.0명으로 개발도상국의 1.0~10.0명보다 많은 것으로 보고되고 있으나, 위암, 대장암, 간세포암, 식도암 등 다른 소화기계 악성 종양과는 달리 지역적인 요인이 크지 않다. 뉴질랜드 마오리족, 하와이 원주민, 미국 흑인의 발생률이 높고, 지역별로는 북미, 오스트레일리아, 서부 유럽 지역에서 발생률이 높으며 아프리카, 멕시코, 중남미, 중동, 인도 등에서는 낮다. 또한 일본의 남성과 남동부 유럽 지역에서 지속적으로 증가하는 추세이다. 적도에서 멀고 추울수록 발생률이 높다는 보고도 있다. 개발도상국이나 저개발국에서 적게 발생하는 것은 사실이나, 이런 지역들에서는 진단이 제대로 이루어지지 않았거나 질병 관련 통계가 정확하지 않아 실제보다 발생 빈도가 적어 보일 가능성이 있다. 연령별로는 60~70대에 호발하며 60대 이후가 약 80%를 차지한다. 성별로는 남성에서 1.3~1.7배 정도 많이 발생하여 흡연이 관여하리라 생각되며, 일부 여성호르몬의 역할에 대한 보고도 있으나 확실하지 않다. 대부분의 외국 통계에 의하면 젊은 연령에서는 남자에서 더 많이 발생하고 노령에서는 남녀가 비슷하게 발생한다.

우리나라의 경우 2008년도 중앙암등록본부 발표에 의하면 2003~2005년까지 췌장암 발생률은 남성 10만 명당 7.9명, 여성 10만 명당 6.3명이었고 이 기간 동안 췌장암은 남성에서 발생한 암의 2.7%(8위), 여성에서 발생한 암의 2.5%(9위)를 차지했다. 또한 1999년에 발생한 암환자 9만 4,000여 명을 대상으로 2008년 1월까지 9년간의 생존율을 추적 조사한 결과 암 발생 후 1년 이내 사망률은 췌장암이 78.3%로 가장 높았다〔2위 간암(62.8%), 3위 폐암(62.4%)〕. 〈표 8-16〉에 1981년 이후 우리나라 문헌에 보고된 췌장암 발생의 성별, 연령별 발생 빈도를 종합했다. 남자에서 여자에 비해 2배 정도 호발했으며(남녀비가 1.9:1) 대부분(79%)이 50세 이후에 발생했다. 그러나 30대 이전에 발생하는 경우도 5.8%에 달했다.

표 8-16 | 한국인 췌장암 환자의 성별 및 연령별 분포

연령	남자	여자	합계(%)
≤29	4	8	12(1.5)
30~39	26	8	34(4.3)
40~49	91	32	123(15.5)
50~59	179	100	279(35.1)
60~69	163	92	255(32.1)
70~79	50	31	81(10.2)
80≤	6	4	10(1.3)
합계	519	275	794(100.0)

Ⅱ. 원인 및 위험인자

일반적으로 다른 소화기계 악성 종양은 사회경제적 상태가 좋아지면 발생 빈도가 감소하는 경우가 많은데, 췌장암은 사회경제적 상태와 관련하여 보고자에 따라 보고 내용이 다르다. 즉, 사회경제적으로 좋지 못한 환경에 있는 사람들에서 호발한다는 보고도 있고, 오히려 사회경제적 여건이 좋아지면서 췌장암의 발생 빈도가 증가한다는 보고도 있다. 또 다른 연구는 췌장암 발생 빈도와 교육 정도 사이에는 별 상관관계가 없으나 소득이 증가함에 따라 발생 빈도가 증가한다고 보고했다.

췌장암과 주위 환경의 발암물질과의 관계는 위나 장관의 경우처럼 뚜렷한 관련성을 갖지는 않는 것 같다. 이와 같이 관련성이 적은 것은, 특히 음식물의 발암물질과의 관계를 보면 섭취된 발암물질과 췌장 자체 사이에 직접적인 접촉 기회가 없는 데서 기인하는 것 같다.

1. 음식물

사람에게서 특별한 음식물 및 발암물질과 췌장암의 직접적인 관련성을 밝히는 것은 쉬운 일이 아니다. 그러나 각 지역의 식습관과 췌장암의 발생 빈도를 비교함으로써 음식물과의 관련성을 어느 정도 유추할 수 있다. 음식물 중 지방 및 육류 소비와 췌장암 발생의 관계가 어느 정도 연구되고 있는데, 음식물의 지방 함량과 췌장암 발생 사이에 유의한 상관관계가 있다는 보고가 있다.

또한 일본의 연구에 의하면 육류 소비량과 췌장암 발생은 관련이 있으며, 상대적 위험성은 2.54라고 주장하고 있다. 고지방 및 고육류식에서 췌장암 발생 빈도가 높은 것은 혈중 콜레시스토키닌 농도의 상승과 관련 있을 가능성이 있는데, 잘 알려진 바와 같이 콜레시스토키닌은 췌장 성장의 강력한 촉진제이며 동물실험에서 발암물질로 여겨지고 있기 때문이다. 육류의 보존 및 조리 방법도 관계 있을 가능성이 있는데, 스웨덴의 한 연구는 튀기거나 구운 경우 췌장암의 발생 빈도가 의미 있게 높다고 보고했다. 또한 과일, 식물성 단백, 콩, 견과물 등의 예방적 효과도 보고되고 있다. 결론적으로 여러 역학 연구들에서 과도한 열량과 지방, 탄수화물 섭취, 높은 체질량지수가 췌장암 발생의 위험도를 높이며 과일, 야채 등이 위험도를 낮추는 경향이 있다고 보고했으나 연구마다 내용이 일정하지 않아 단정적으로 이야기하기는 어렵다.

2. 알코올

이전의 보고들은 알코올, 특히 과음자들에서 췌장암 발생 위험이 크다고 주장하고 있는데, 최근의 여러 보고들은 알코올과 췌장암 발생 사이에는 유의한 관계가 없다고 결론짓고 있다. 오히려 적당량의 음주, 특히 포도주의 경우 췌장암 발생을 억제시킨다는 보고도 있다. 이러한 예방적 효과가 사실이라면 이는 포도가 발효될 때 껍질로부터 추출되는 케르시틴*quercitin* 및 플라보노이드*flavonoid*의 항산화 효과 때문일 가능성이 있다.

알코올과 췌장암 사이에 관련이 있다면 알코올에 의해 만성 췌장염이 발생한 일부 환자에 국한될 수 있겠다. 그러나 알코올과 관련된 만성 췌장염이 췌장암 발생의 주위험인자라는 증거는 없다. 또한 일단 만성 췌장염이 발생하면 알코올 같은 췌장염의 원인인자 제거가 췌장암의 위험을 예방하거나 줄인다는 증거도 없다. 알코올과의 관계를 보면, 대부분의 음주자가 흡연도 많이 하기 때문에 오히려 흡연의 영향일 가능성도 있다. 과음자에서 췌장암의 발생 빈도가 높다고 주장한 노르웨이의 보고도 흡연을 독립적인 요소로 하여 재분석할 경우 알코올과 췌장암의 상관관계는 그리 크지 않았다.

1986년 벨레마*Velema* 등은 대규모 조사를 통해 알코올이 췌장암의 원인인자가 된다는 증거는 없다고 밝혔고, 이후의 보고들도 알코올과 췌장암 발생 사이에 직접적인 연관은 없는 것으로 결론짓고 있다.

3. 커피

커피와 췌장암의 관계는 1981년 맥마흔*McMahon* 등이 여자의 경우 커피 소비량과 췌장암 발생 사이에 상관관계가 있다고 보고한 이후 많은 주의를 모았다.

커피는 돌연변이를 유발할 수 있고 위산도에서 N-니트로사민*nitrosamine*으로 변하는 물질을 가지고 있다고 한다. 그러나 맥마흔의 보고 이후 발표된 대부분의 보고는 커피와 췌장암 발생은 관련이 없다는 내용을 담고 있다. 처음의 연구들은 무카페인 커피만이 위험인자라고 하였으나(카페인 추출 과정에서 사용되는 트리클로로에틸렌 *trichloroethylene*이 문제가 되지 않았나 생각된다) 그후의 보고들은 무카페인 커피도 별 관련이 없는 것으로 밝히고 있다. 즉, 현재까지의 연구에 의하면 커피가 췌장암의 위험인자일 가능성은 희박하며, 그 밖에 차*tea*와 췌장암의 관련에 대한 많은 연구들도 차가 췌장암 발생의 위험인자가 아니라고 결론짓고 있다.

4. 흡연

췌장암 발생과 깊은 관련이 있는 발암물질은 담배이다. 흡연은 췌장암 발생에 관한 거의 모든 보고에서 일정하게 관찰되는 잘 알려진 독립적 위험인자이며, 췌장암의 20~30%가 흡연과 관련이 있다. 흡연자의 경우 췌장암의 상대적 발생 위험도는 비흡연자의 1.6~3.1배이고 그 위험성은 흡연량에 비례한다. 흡연과 관련하여 가장 위험성이 높은 군에 대한 보고는 하루 40개비 이상의 담배를 피운 흡연자들에서 췌장암이 발생할 위험이 10배 이상이라는 일본의 연구 결과 보고이다. 췌장암은 폐암처럼 흡연한 지 20년 후에 발생이 증가하며, 금연 후 10~15년이 지나야 발생 위험도가 점차 감소하여 비흡연자와 동일해진다. 유전성 췌장염 환자가 흡연하는 경우 위험도는 2~150배에 이르며, 비흡연자에 비해 20년 일찍 발생한다. 또한 췌장암의 가족력이 있는 경우 췌장암 발생의 위험도가 3~8배 정도 증가한다. 흡연이 췌장암을 발생시키는 기전으로는 담배 내의 발암물질 중 하나인 니트로사민 *nitrosamine*이 혈액 또는 담즙에 의해 췌장으로 운반되어 발생시키는 것으로 추측된다. 부검 소견에 의하면 흡연자들의 경우 췌관이 증식성 변화를 보이고, 이 변화의 심한 정도는 흡연량과 비례한다. 또한 흡연과 관련되어 다른 장기에 1차적으로 악성 종양(두부암, 경부암, 폐암, 방광암 등)이 생긴 경우에 췌장암의 발생 빈도가 높다는 보고도 있다.

즉, 현재까지의 여러 보고에 의하면 흡연은 췌장암 발생에서 가장 중요한 위험인자 중 하나라고 여겨진다.

5. 화학물질

췌장암 발생의 위험성이 있다고 한 번이라도 거론되었던 직업으로는 화학물질 취급자, 코르크 제조업자, 제재소 종업원, 금속업자, 광부, 세탁업자, 전기 부품 제조업자 등이 있다. 그러나 다른 연구들에 의해 확실하게 확인된 것들은 없다. 다만 용매제, 휘발유 및 관련 물질, DDT와 β-나프틸아민*naphthylamine* 및 벤지딘*benzidine*에 10년간 노출되었을 때 상대적인 위험성은 5배에 이른다.

6. 방사선

증거는 확실하지 않으나 방사선이 췌장암 발생의 한 위험요인인 것 같다. 일본의 원폭 피해자들을 장기간 추적 관찰한 결과에 의하면 다른 악성 종양, 즉 백혈병, 골수암, 유방암 등에 비해 위험성은 훨씬 덜하지만 췌장암의 발생빈도가 어느 정도 증가하는 현상을 보인다. 또한 자궁경부암 치료를 위해 췌장 부위에 방사선치료를 받은 환자에서 췌장암 발생 빈도가 높다는 보고도 있다.

7. 위험성 있는 기존 질환들

(1) 위절제술

수술의 원인과 관계없이 위절제술을 받은 환자에서 췌장암 발생의 위험이 높다는 보고가 있다. 미국 로스앤젤레스 지역에서 조사한 바에 의하면 위절제술 후의 췌장암 발생 위험도는 5~7이며, 부검을 통해 확인한 바에 의하면 위험도는 3이었다. 위절제술로 위산 분비능이 떨어져 세균에 의해 N-니트로소 화합물*nitroso compound* 같은 발암물질이 증가하는 것과 췌장 기능 조절에 관한 위의 역할 등이 시사되고 있지만 최근에는 관련이 없다는 보고들도 있어 인과관계가 불확실하다.

(2) 당뇨병

당뇨병이 췌장암의 원인일 수 있다는 데 대해서는 논란이 많다. 다기관 연구에서 5년 이상 오래 지속된 2형 당뇨병에서 2배(95% CI 1.2~2.2) 정도의 위험도를 보고하였으나, 흡연, 체중 등의 변수를 배제할 수 없다. 당뇨병을 앓고 있는 기간이 길수록 췌장암 발생과의 관련이 점점 약해지는 소견을 보이고 있는데, 이는 당뇨병이 췌장암 발생의 직접적인 원인이 될 수 없음을 보여주는 소견이라 할 수 있다. 당뇨병과 췌장암의 관계는, 당뇨병이 췌장암의 원인이 아니라 췌장암에 의한 2차적 내분비 기능장애 때문에 당뇨병이 발생하는 것으로 생각되고 있다. 췌장암의 50~80%에서 당불내성과 당뇨병이 발생하는데, 대개의 경우 췌장암 진단 2년 내에 진단되어 시기적으로 연관성이 있다. 50세 이상에서 발병한 당뇨병 환자는 일반인보다 위험도가 10배 높다는 보고가 있으며, 고령에서 발병하고 비교적 일찍 인슐린이 필요하거나 당뇨병 가족력이 없거나 비교적 마른 체형 등의 비전형적인 임상상을 보이는 경우 췌장암의 가능성을 염두에 두어야 한다. 췌장암에서 당뇨병이 잘 발병하는 기전은 아직 명확하게 밝혀져 있지 않지만 췌장암은 췌장의 두부 및 체부에 빈번하나 β세포는 미부에 많이 분포하므로 췌장암에 의한 직접적인 파괴보다는 인슐린에 대한 민감성 저하와 당뇨 유발 인자 분비 같은 2차적인 내분비기능 장애로 당뇨병이 발생한다고 생각된다. 수술적 치료가 가능한 췌장암의 경우 췌장암 수술 후 당뇨가 개선되는 예가 많다.

(3) 만성 췌장염

만성 췌장염과 췌장암의 연관성은 많은 역학 연구에서 규명되어왔다. 두 질환은 빈번하게 같이 존재하며 감별 진단이 어렵다. 췌장암으로 인해 췌장염이 올 수 있으므로 특발성 췌장염의 경우 췌장암이 원인일 가능성도 염두에 두어야 한다. 암종으로 인한 주췌관의 폐색으로 상부에 섬유화가 야기되며, 암종 주위의 비특이적인 염증으로 인해 흡인 세포검사에서 암세포가 음성으로 나오는 경우가 많다. 만성 췌장염은 성별이나 췌장염의 원인과는 별개로 독립적인 위험인자이다. 5년 이상 추적 관찰한 경우 췌장암의 위험도는 13~14배이고, 10년마다 약 2%의 누적위험도가 보고되며, 20년간 4~5%의 누적위험도 보고도 있다.

(4) 유전성 췌장염

유전성 췌장염은 상염색체 우성으로 유전하며 80%의 투과도를 보인다. 이 중 약 70%에서 7q35염색체의 양이온성 트립시노겐*cationic trypsinogen* 유전자 변이가 나타난다고 밝혀져 있는데, 이는 트립시노겐의 조기 미성숙 활성화와 관련이 있다. 이들에서 췌장암의 위험도는 대조군보다 53~70배에 이르며 40세 이후 급격히 증가한다. 일생 동안 약 40%까지 췌장암이 발생하는 것으로 알려져 있는데, 발생에는 만성 췌장염의 기간(40년 이상)과 정도가 중요하며 현재까지 알려진 췌장암 발생의 최고위험군 중 하나이다.

8. 유전적 소인 및 유전자 이상

췌장암 환자의 약 5~10%에서 유전적 소인이 관련된다고 생각된다. 췌장암은 몇몇 유전성 질환군과 연관되어 있는데 이는 유전성췌장염, 유전성 비용종성대장암, 가족성 선종성용종증, 가드너*Gardener*증후군, 포이츠-제거스*Peutz-Jeghers*증후군, 린다우병, 신경섬유종증, 모세관확장실조증, 제1형 다발내분비샘종양 등이다. 국내에는 유전성 비용종성대장암 환자에서 췌장암이 발생한 보고가 있으며, 이외에도 가족성 선종성용종증, 포이츠-제거스증후군 등은 국내에서도 발생할 수 있어 주의를 요한다. 1대 친족*first degree relative*의 가족력이 있으면 3~6배의 위험도가 있으며, 일생 동안 5%의 위험도를 갖는다. 특이한 암증후군이 알려지지 않으면서 췌장암 발생이 높은 가족들이 있다. 가족성 췌장암*familial pancreatic cancer*의 표준화된 정의는 없으나 1대 친족에 2명 이상의 췌장암 환자가 있는 경우를 흔히 일컫는데, 원인이 될 만한 특별한 유전적 이상은 아직 확인되지 않았다. 이때 췌장암의 위험도는 가족 안의 췌장암 환자 수, 혈연 정도, 발병 연령 등에 따라 다르나 1대 친족에 2명 또는 3명 이상의 췌장암 환자가 있는 경우 1명만 있는 경우보다 18배 또는 56배(10만 명당 301명)의 위험도 및 일생 동안 20%까지의 위험도를 갖는다.

K-ras 암유전자의 돌연변이는 췌장암 환자의 90% 이상에서 확인된다. 이 돌연변이는 드물게 정상 췌관세포에서도 관찰되지만, 대개 초기 췌장상피내종양*pancreatic intraepithelial neoplasia; PanIN*에서 관찰되기 시작하며, 암화 과정이 진행됨에 따라 돌연변이 빈도가 증가한다. 췌장암의 대부분을 차지하는 췌관선암종*pancreatic ductal adenocarcinoma*은 *K-ras* 암유전자의 돌연변이가 특징적이나, 췌장의 다른 조직에서 기원한 암에서는 발견되지 않는 경우가 많다.

일부 암억제유전자의 비활성화도 알려져 있는데, 대표적인 것으로는 *CDKN2A/p16*, *p53*, 그리고 *DPC4*가 있다. *p53*의 돌연변이는 세포 주기, 세포 전사의 조절,

DNA 복구, 세포자멸사의 변화를 유발하여 조절되지 않는 유전학적 불안정성을 야기한다. 췌장암의 암 형성과 연관하여 비교적 근래에 알려진 암억제유전자인 *DPC4*는 전환 성장인자-β*transforming growth factor-β; TGF-β* 발현을 조절하여 세포 증식을 억제한다. 따라서 *DPC4*의 비활성화는 세포 주기의 조절과 세포 분화에 심각한 결과를 초래할 수 있다.

MLH1, *MSH2*와 같은 DNA 틀린짝 수복*mismatch repair* 유전자의 돌연변이는 췌장암의 4% 정도에서 발견된다. DNA 틀린짝 수복 유전자의 돌연변이는 일부 유전성 췌장암과 일부 유전성 비용종성대장암 환자의 가족에서 췌장암 발생 위험도가 높은 원인으로 제시되고 있다.

췌장암의 염색체 연구를 통하여 9p, 17p, 18q 위치의 염색체가 결손되어 있는 것이 매우 흔하게 관찰되는데, 이곳에 위치한 유전자는 앞에서 언급한 *p16*, *p53*, *DPC4*로 밝혀졌다. 그러나 1p, 6p, 6q, 8p, 12q, 13q, 21q 위치의 염색체도 췌장암의 약 50% 이상에서 결손된 것이 자주 발견되고 있으며, 이러한 곳에 아직 밝혀지지 않은 종양억제유전자가 있을 가능성이 있으며, 이들이 췌장암의 발생에 관여할 가능성이 있다.

Ⅲ. 병리

정상 췌장에서 관찰되는 상피세포는 세엽세포*acinar cell*(췌장 부피의 80% 내외 차지), 관세포*ductal cell*(췌장 부피의 10~15% 차지), 섬세포*islet cell*(췌장 부피의 1~2% 차지)이다. 췌장암의 95%는 외분비 췌장조직(관세포와 세엽세포) 기원이며 선암종*adenocarcinoma*의 특징을 보인다. 췌관선암종이 전체 췌장 종양의 85~90%를 차지한다. 내분비종양은 췌장 종양의 1~2% 정도를 차지하며 비상피세포 기원의 암종은 매우 드물다.

외분비 췌장암에 대하여 세계보건기구*World Health Organization; WHO*에서 2010년에 발표한 새로운 병리학적 분류는 〈표 8-17〉과 같다

Ⅳ. 임상상

췌장암은 임상 증상이 병이 진행된 후에 나타나기 때문에

표 8-17 외분비 췌장암에 대한 WHO의 병리학적 분류

Epithelial tumours
- Benign
  - Acinar cell carcinoma
  - Serous cystadenoma
- Premalignant lesions
  - Pancreatic intraepithelial neoplasia, grade 3 (PanIN-3)
  - Intraductal papillary mucinous neoplasm with low-or intermediate-grade dysplasia
  - Intraductal papillary mucinous neoplasm with high grade dysplasia
  - Intraductal tubulopapillary neoplasm
  - Mucinous cystic neoplasm with low-or intermediate-grade dysplasia
  - Mucinous cystic neoplasm with high-grade dysplasia
- Malignant
  - Ductal adenocarcinoma
    - adenosquamous carcinoma
    - colloid carcinoma (mucinous noncystic carcinoma)
    - Hepatoid carcinoma
    - Medullary carcinoma
    - Signet ring cell carcinoma
    - Undifferentiated carcinoma
    - Undifferentiated carcinoma with osteoclast-like giant cells
  - Acinar cell carcinoma
  - Acinar cell cystadenocarcinoma
  - Intraductal papillary mucinous neoplasm with an associated invasive carcinoma
  - Mixed acinar-ductal carcinoma
  - Mixed acinar-neuroendocrine carcinoma
  - Mixed acinar-neuroendocrine-ductal carcinoma
  - Mixed ductal-neuroendocrine carcinoma
  - Mucinous cystic neoplasm with an associated invasive carcinoma
  - Pancreatoblastoma
  - Serous cystadenocarcinoma
  - Solid-pseudopapillary neoplasm
- Neuroendocrine neoplasms
  - Pancreatic neuroendocrine microadenoma
  - Neuroendocrine tumour (NET)
    - Nonfunctional pancreatic NET, G1, G2
    - NET G1
    - NET G2
  - Neuroendocrine carcinoma (NEC)
    - Large cell NEC
    - Small cell NEC
  - EC cell, serotonin-producing NET (carcinoma)
  - Gastrinoma
  - Glucagonoma
  - Insulinoma
  - Somatostatinoma
  - VIPoma

Mature teratoma
Mesenchymal tumours
Lymphomas
Secondary tumours

조기 진단이 어렵다. 진단 시 수술적 절제가 가능한 환자는 전체의 20% 내외이다. 그나마 췌장 두부에 발생한 종양은 비교적 증상이 일찍 발생하나, 췌장 미부에 발생한 종양은 원격전이가 발생한 후에야 증상이 발생하는 경우가 많다. 췌장암의 임상상으로는 복통, 복부 불편감, 황달, 체중 감소 등이 있다.

1. 복통

췌장암 환자의 90%에서 질환 경과 중 통증이 나타나며, 79%는 통증이 주증상이다. 통증은 복부나 등에서 나타나는데, 양쪽 모두에서 나타날 수도 있다. 복통은 상복부(46%)에서 가장 흔히 나타나나 좌측(13%)이나 우측(18%) 복부에서도 나타날 수 있으며 하복부(11%)에서 나타나기도 한다. 통증은 모호하고 비특이적일 수 있으며 황달이 나타나기 전 3개월까지도 지속될 수 있다. 앞으로 구부리거나 옆으로 눕거나 무릎을 가슴에 붙이는 자세 등에 의해 통증이 호전되기도 한다. 통증은 바로 누운 자세로 인해 심해질 수 있으며, 때로는 음식물 섭취가 통증을 악화시킨다. 체성벽측통증*somatoparietal pain*이 나타날 수도 있는데, 예리하고 잘 구획된 통증이 잠시 나타나는 것이 특징이다. 췌체부암에서는 상복부와 좌측 등뒤에 통증이 나타날 수 있다.

췌장암에서 통증이 발생하는 기전은 명확하지 않으나, 종괴가 압박하고 신경 주위가 침윤되어 브라디키닌 또는 프로스타글란딘이 유리되고 이것들이 통각수용기*nociceptor*를 자극하여 통증을 유발시킬 수 있다.

복통이 있는 경우에는 절제가 불가능한 경우가 대부분이다.

2. 황달

황달은 췌두부암 환자의 80~90%에서 나타나고, 췌미부암 환자의 경우 6~13%에서 나타난다.

환자는 황달이 생겨서 처음 병원을 방문하게 되는 경우가 많다. 췌미부암 환자의 황달은 대개 간으로의 전이나, 전이된 림프절 종대에 의한 간문부의 담도 폐쇄 때문에 나타난다. 무통 황달이 췌장암을 의미한다는 종래의 개념은 버려야 한다. 췌장암에서 무통 황달이 나타난다고 해도 상당히 드물다. 1/3 이하의 환자에서 압통이 동반되지 않는 담낭이 촉지되는데, 이를 쿠보와지에*Courvoisier* 징후라고 한다.

3. 체중 감소

대부분의 췌장암 환자에서 이상체중*ideal body weight*의 10% 이상의 체중 감소를 볼 수 있다. 체중 감소는 흡수장애와 음식물 섭취 저하로 나타난다. 췌두부암 환자에서는 흡수장애가 체중 감소의 주역할을 하지만, 음식물 섭취 저하 역시 어느 정도 원인이 된다. 췌체부암 환자와 미부암 환자에서는 음식물 섭취 저하가 체중 감소의 주원인이다. 지방 흡수장애가 단백질 흡수장애보다 더 흔하고 심하며, 탄수화물 흡수장애 역시 일어날 수 있다. 흡수장애의 주원인은 종양에 의한 췌관 폐쇄에 따른 췌장액 분비 저하 때문이다. 분비 저하에 의한 흡수장애는 췌관 전체의 60% 이상이 폐쇄되었을 때 나타난다.

4. 당뇨병

당뇨병과 췌장암은 유의한 상관관계가 있는데, 서로 간의 원인 결과의 관계는 논의의 여지가 있다. 요즈음의 관찰 보고에 의하면, 이미 언급한 대로 당뇨병은 췌장암의 원인이 아니라 결과인 듯하다. 당뇨병과 췌장암의 관련은 인슐린 감수성을 저하시키는 β세포에서 분비되는 호르몬인 IAPP(islet amyloid polypeptide) 상승에 의한 심한 인슐린 저항성의 결과인 것 같다. 췌장암 환자의 당뇨병은 대부분 인슐린 비의존형이며, 과식증, 다음증, 다뇨증 등 당뇨병의 일반 증상이 발현되는 경우는 드물다. 고령에서 발병하고, 비교적 조기에 인슐린치료가 필요하거나, 당뇨병 가족력이 없거나, 비교적 마른 체형 등의 비전형적인 임상상을 보이는 경우 췌장암일 가능성을 염두에 두어야 한다.

5. 다른 임상상

종종 급성 췌장염이 췌장암의 첫 임상상인 경우가 있다. 고령의 환자에서 별다른 원인 없이 췌장염이 발생하는 경우 췌장암을 한번쯤은 의심해봐야 한다.

대변과 배변 습관의 변화도 흔하다. 체두부암 환자의 62%가 회색변을 볼 수 있으나, 일부 환자는 변비를 호소한다. 구역, 구토, 쇠약감, 식욕부진 등 비특이적인 징후와 증상이 자주 나타난다. 드물게(환자의 5% 이하) 표재성 혈전성정맥염, 위장관출혈, 정신장애, 당뇨병과 관련된 증상이 나타난다. 위장관출혈은 종양이 위, 십이지장 또는 대장으로 직접 침범하여 나타날 수 있다. 정맥류 출혈은 비장정맥 또는 문맥이 종양에 직접 침범되거나 압박당한 결과일 수 있다.

우울증은 큰 문제는 아니지만, 한 보고에 의하면 다른 종양 환자에 비해 췌장암 환자에서 우울증이나 정서불안이 많이 나타나는 듯하다. 그러나 이런 증상이 췌장암과 직접 관련된 것인지 혹은 만성 질환에 의한 2차적인 것인지는 확실하지 않다.

V. 진단

췌장암을 조기 진단하기 위해서는 앞의 소견을 보이는 환자의 경우 췌장암을 의심하고 조기에 진단적 검사를 시행해야 한다. 상복부 통증, 특히 배부로 방사되는 통증 환자에서 통증의 흔한 원인이 되는 위, 대장 및 다른 소화기계 질환에 대한 검사상 이상이 없는 경우, 특히 고령이나 최근에 당뇨병이 발생한 환자에서는 항상 췌장암의 가능성을 생각해야 한다.

췌장암이라고 확진할 수 있거나 또는 췌장암이 아닌 것이 분명하다는 명백한 임상 양상은 없다. 다음의 몇 가지 사항은 췌장암의 가능성에 대한 보다 적극적인 검사가 요구되는 경우이다. 40세 이상이면서 심한 흡연자인 경우 가능성이 더욱 증가한다.

① 폐쇄성황달
② 최근에 발생한 설명되지 않는 10% 이상의 체중 감소
③ 설명되지 않는 상복부 혹은 허리의 통증
④ 설명되지 않는 소화불량
⑤ 가족력이나 비만 등의 유발 요인 없이 갑작스럽게 발생한 당뇨병
⑥ 반복적인 '특발성' 췌장염 발생
⑦ 설명되지 않는 지방변

1. 일반 화학검사

일반적인 검사들은 특이도가 떨어진다. 담관협착에 의해 2차적으로 빌리루빈, 알칼리성 인산분해효소, GGT(γ-glutamyl transpeptidase)가 증가할 수 있고, AST, ALT 수치가 약간 상승할 수 있다. 만성적인 종양 형성으로 인하여 빈혈이 있을 수 있고 알부민이 저하될 수 있으며 종양에 의해 췌관이 막혀 2차적인 췌장염이 생기면 아밀라아제가 상승할 수 있으나, 비특이적이다.

2. 종양표지자

췌장암에 대한 종양 표지자로 임상적으로 사용되고 있는 것은 CA 19-9, CEA, CA 242 등인데, CA 19-9가 현재까지 나온 종양 표지자 중 가장 우수하다.

CA 19-9는 항원 결정인자*epitope*가 시알릴화*sialyeated* 혈액군 Le^a 항원이다. 따라서 Le(-a, +b) 또는 Le(+a, -b) 혈액형을 가진 환자에서만 양성으로 나타날 수 있고, Le(-a, -b) 혈액형을 가진 사람에서는 나타나지 않는다(10~15% 정도). CA 19-9는 췌장, 담관, 담낭, 위 등의 정상 상피세포에서 발현되며, 췌장암 외에 담관계, 위, 대장 등의 악성 종양에서도 상승할 수 있다. 또한 급·만성 췌장염, 간염, 폐쇄성황달 등 양성 질환에서도 상승할 수 있으며, 특히 급성 담관염이나 간경변증의 경우 매우 높이 상승하기도 한다. 임상적으로 췌장암이 의심되는 환자에서 CA 19-9가 감별 진단에 도움이 될 수 있지만, 췌장암의 크기가 작고 무증상인 환자에서는 정상인 경우도 있어 예민도와 특이도가 낮기 때문에 조기 진단을 위한 선별검사로서의 유용성은 없다. 그러나 치료 후 반응을 감시하는 기능은 그 유용성이 인정되어 현재 많이 사용되고 있다. CA 19-9는 췌액에서 혈액에서보다 예민도와 특이도가 떨어져 진단적 가치는 없다고 알려져 있다.

황달이 없는 경우 차단치를 120U/mL(정상 한계치: 37U/mL)로 할 경우 췌장암의 양성 예측치가 85%, 음성 예측치는 100%였다는 보고도 있다.

CEA는 발생기 때 대장에서 높게 발현되는 단백질이다. 대장암의 종양표지자로 널리 사용되나 췌장암에서도 이용된다. 차단치를 5ng/mL로 했을 때 예민도와 특이도는 각각 58%, 75%로 알려져 있다. CA 19-9보다 예민도와 특이도가 낮지만 췌액의 CEA가 2cm 이하의 췌장암 진단에 유용하다는 보고가 있다.

CA 242는 CA 19-9와 유사한 점액과 연관된 항원이다. 췌장암 진단에서 예민도는 떨어지나 특이도가 높은 것으로 알려져 있다. 만성 췌장염 환자에서 췌액 정체에 의한 영향을 덜 받으므로 특이도가 높다고 한다.

CA 19-9와 유사한 항원을 이용한 종양인자로는 CA-50, DU-PAN-2, SPAN-1, CA 125 등이 있다. 이들 종양인자 중 일부는 CA 19-9보다 특이도가 높은 것도 있지만, 예민도가 현저히 낮아지는 문제점 때문에 자주 이용되지 않는다.

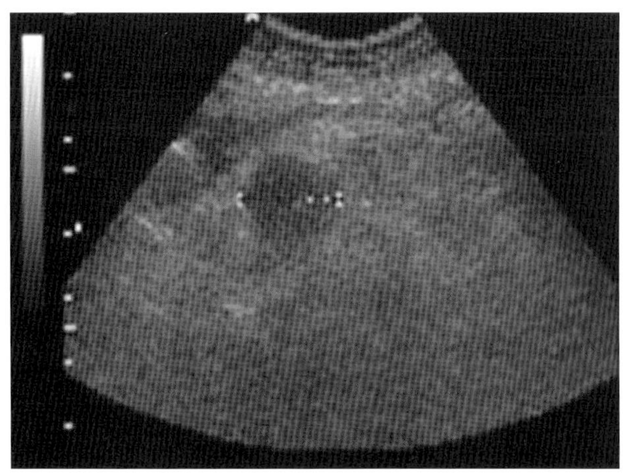

그림 8-20. 췌두부암의 초음파 소견. 상장간막정맥과 문맥의 오른쪽으로 1.8cm 크기의 저에코 음영이 관찰된다.

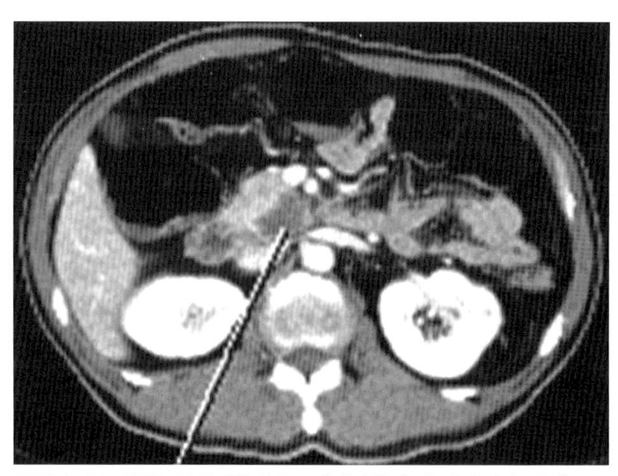

그림 8-21. 췌두부암의 CT 소견. 상장간동맥 및 정맥 우측 후방으로 저밀도의 종괴가 보인다.

3. 초음파검사

초음파촬영*ultrasonography; US*은 통증이 있거나 황달이 있는 환자에서 간, 담, 췌장계 질환을 감별하기 위해서 1차적으로 시행하는 검사법이다. 그러나 검사자의 능력에 따라 정확도가 달라지고, 환자의 비만도, 장내 공기 등에 의한 검사상의 제약이 있으며, 췌장암인 경우 병기 결정을 위해 결국 전산화단층촬영(CT)이 필요하므로, 고령의 황달 환자에서 췌장암이 의심되는 경우에는 CT를 먼저 시행하기를 권한다. 초음파상 췌장암은 95~100%에서 저에코의 종괴로 보인다. 체부나 미부의 경우 민감도가 떨어지게 된다(그림 8-20).

4. 전산화단층촬영

전산화단층촬영*computed tomograply; CT*은 임상적으로 췌장암이 의심될 때 가장 처음 시행하게 되는 검사이다. CT를 시행할 때에는 췌장 프로토콜 CT*pancreas protocol CT*를 시행해야 한다. 이를 위해 다중 검출기 CT*multidetector CT*를 이용하여 최대한 얇은 절편 기법으로 여러 상*phase*의 영상을 얻어 검사하게 된다. 췌장암은 주변 췌장에 비해 조영 증강이 덜 되는 종괴 형태로 관찰된다. 종양보다 원위부의 췌관 확장은 췌장암 환자의 70~80%에서 관찰된다. 이외의 흔한 소견으로는 종양 원위부 췌장의 위축, 종양이 췌장 두부에 위치할 경우 관찰되는 이중관징후*double duct sign*가 있다. 절제 불가능한 췌장암의 기준이 되는 CT 소견으로는 원격전이(간, 복막 등), 인접 장기로의 직접 침범(십이지장, 담관은 제외), 암에 의해 동맥(복강동맥 또는 상장간막동맥)이 둘러싸이거나 정맥(간문맥 또는 상장간막정맥)이 폐쇄된 경우이다. 이 기준을 적용했을 때 절제 불가

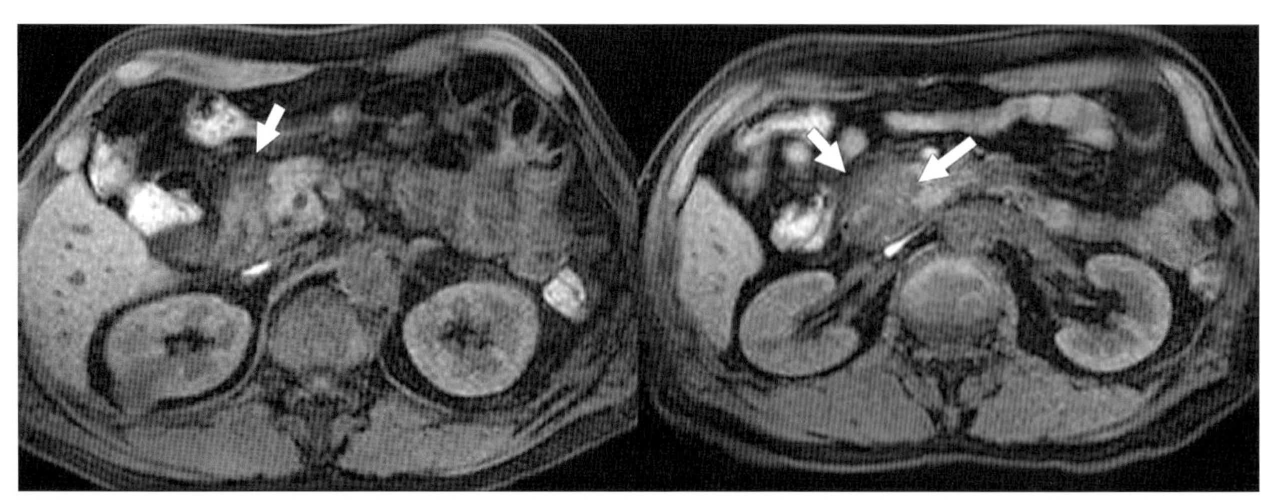

그림 8-22. T1 지방억제 MRI에서 정상 췌장은 고신호 강도를 보이나, 중앙 부분이 결손으로 보인다(짧은 화살표). 결장간막지방 내로 연조직 침윤이 보인다(긴 화살표).

능한 췌장암을 예측하는 데 있어 CT는 거의 100%에 육박하는 정확도를 보인다. 그러나 CT에서 절제 가능한 췌장암으로 진단된 경우에도 25~50%의 환자는 수술 시 절제 불가능한 췌장암으로 판정된다. 이는 많은 경우 간이나 복막으로의 작은 원격전이 때문이다(그림 8-21).

5. 자기공명영상

근래 췌장암 진단에 자기공명영상*magnetic resonance imaging; MRI*이 이용되는 경우가 늘고 있다. 일부 보고에서는 췌장암 진단에 있어 MRI가 CT에 필적할 만한 결과를 보이고 있다. 췌장암은 T1 강조영상*weighted image*에서 주변 췌장에 비해 저신호*low signal* 종괴로 관찰된다. 가돌리늄*gadolinium* 조영과 지방소거*fat suppression*가 췌장암 발견 및 수술 가능성의 판정에 큰 도움을 준다. 특히 자기공명 혈관조영술을 병행할 경우 종양의 혈관 침범을 잘 알 수 있어 침습적인 혈관조영술을 대치하고 있다. 또한 MRI를 시행하면서 동시에 자기공명 담췌관조영술*magnetic resonance cholangiopancreatography; MRCP*을 시행할 수 있다. MRI의 진단 정확도는 76~89% 정도이다. CT에 비해 방사선 피폭이 없고 신장 부작용이 없다는 장점이 있다(그림 8-22).

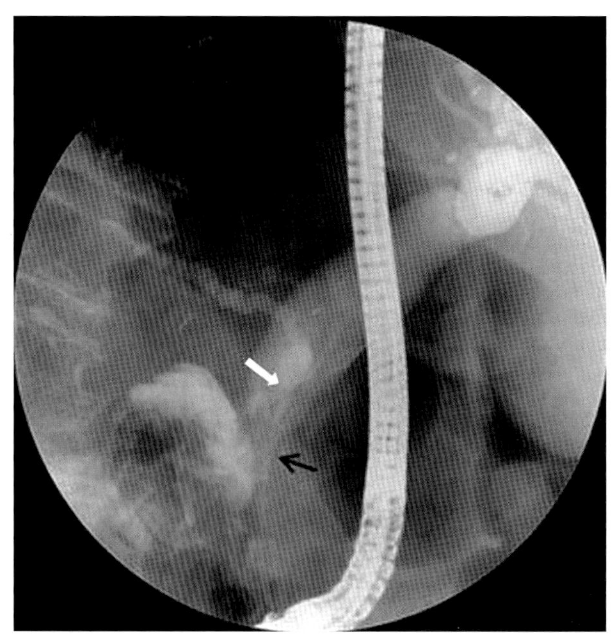

그림 8-23. 췌장암의 내시경 역행성 담췌관조영술 소견. 췌관 두부에 협착이 있고(흰색 화살표), 이로 인해 췌관 원위부가 확장되어 있으며, 총담관 말단에도 협착이 있어서(검은색 화살표) 총담관이 확장되어 있다.

6. 내시경 역행성 담췌관조영술

내시경 역행성 담췌관조영술*endoscopic retrograde cholangiopancreatography; ERCP*은 십이지장과 바터*Vater* 유두의 종양 유무를 눈으로 확인할 수 있고, 췌관 조영상을 얻을 수 있으며, 췌액을 채취하여 세포검사를 시행할 수 있다는 장점이 있다. 췌장암인 경우 흔히 나타나는 소견은 췌관의 협착과 폐쇄인데, 협착은 대개 국소적이며 형태는 다양할 수 있다. 췌·담관이 동시에 확장되는 이중관징후는 췌장암의 특이 소견으로 알려져 있었으나, 유두부암에서도 관찰될 수 있고 만성 췌장염에서도 나타날 수 있기 때문에 특이적이라고 할 수는 없다. 근래에는 나선식 CT만으로도 췌장암을 진단하는 데 어려움이 없으므로 단순히 췌장암 진단 목적으로는 자주 이용되지 않으며, 나선식 CT에서 종괴가 보이지 않으나 췌장암이 의심되는 경우, 즉 종괴가 보이지 않는 폐쇄성황달 환자나, 증세가 있으면서 황달이 없는 경우, 만성 췌장염에서 췌장암의 발생이 의심되는 경우에 시행하는 추세이다. 실제로는 스텐트 삽입 등 치료적인 목적으로 ERCP가 주로 시행된다(그림 8-23).

7. 내시경 초음파검사

내시경 초음파검사*endoscopic ultrasonography; EUS*는 가장 정확한 췌장암 진단 검사이다. 여러 연구에서 EUS가 CT에 비해 췌장암, 특히 크기가 작은 췌장암의 진단에서 민감도 및 특이도가 높은 것으로 보고되었다. 또한 EUS는 인접 침범 및 림프절전이의 진단에도 정확도가 높은 것으로 알려져 있다. 그러나 CT에 비해 원격전이 발견에 불리

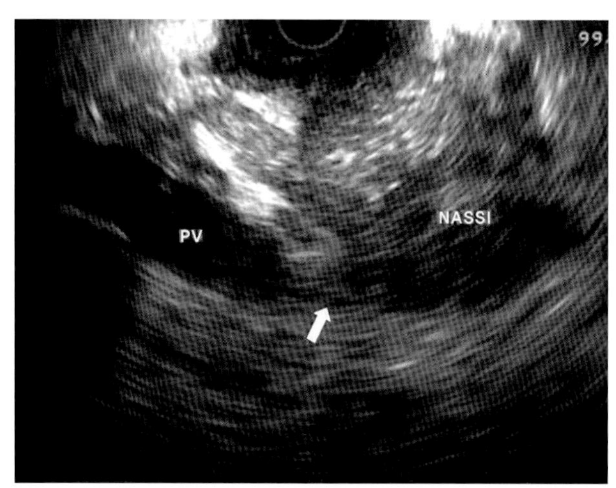

그림 8-24. 췌장암의 내시경 초음파 소견. 췌장 두부에 약 4cm의 종괴가 있고, 이 종괴는 문맥의 일부를 침범하고 있다(화살표).

하고 시술자의 영향을 많이 받는다는 단점이 있다.

췌장암은 주변 췌장에 비해 저에코 음영 병변으로 관찰된다. 종양의 경계는 불분명하나 종양의 크기가 작은 경우에는 경계가 매끄럽게 보일 수 있다. 종양의 크기가 커질수록 저에코-고에코 양상이 혼재되어 나타난다. 췌장의 국소적인 염증도 이와 유사한 저에코 음영 병변으로 관찰된다. 국소적 췌장염과 췌장암의 감별에서 EUS의 특이도는 70% 내외이다.

EUS 유도하 세침흡인술*EUS-guided fine needle aspiration; EUS-FNA*을 이용하여 췌장암의 조직학적 진단을 내릴 수도 있다. 이 방법은 정확도가 높고 안전하며, 췌장암의 복강 내 파종을 피할 수 있다는 장점이 있다(그림 8-24).

8. 양전자단층촬영

양전자단층촬영*positron emission tomography; PET*은 해부학적 이상을 발견하는 것이 아니라 종양세포의 기능, 즉 항진된 대사 결과를 본다는 점에서 앞에서 기술한 검사와는 다른 검사법이다. 암조직은 정상조직에 비하여 일반적으로 포도당 대사가 항진되어 있으며 암의 악성도가 높을수록 그 정도가 심하다고 알려져 있다. 방사성 당 유사물질인 ^{18}F-플루로데옥시글루코스*fluorodeoxyglucose; F-18-FDG*를 정맥 주사하고 PET기로 ^{18}F-FDG의 섭취를 비교함으로써 종양을 찾아낸다. 정상 췌장은 음성이며, 췌장암은 국소 섭취율이 증가된다. 췌장의 양성과 악성 병변을 감별하는 데 예민도는 71~100%, 특이도는 64~100%

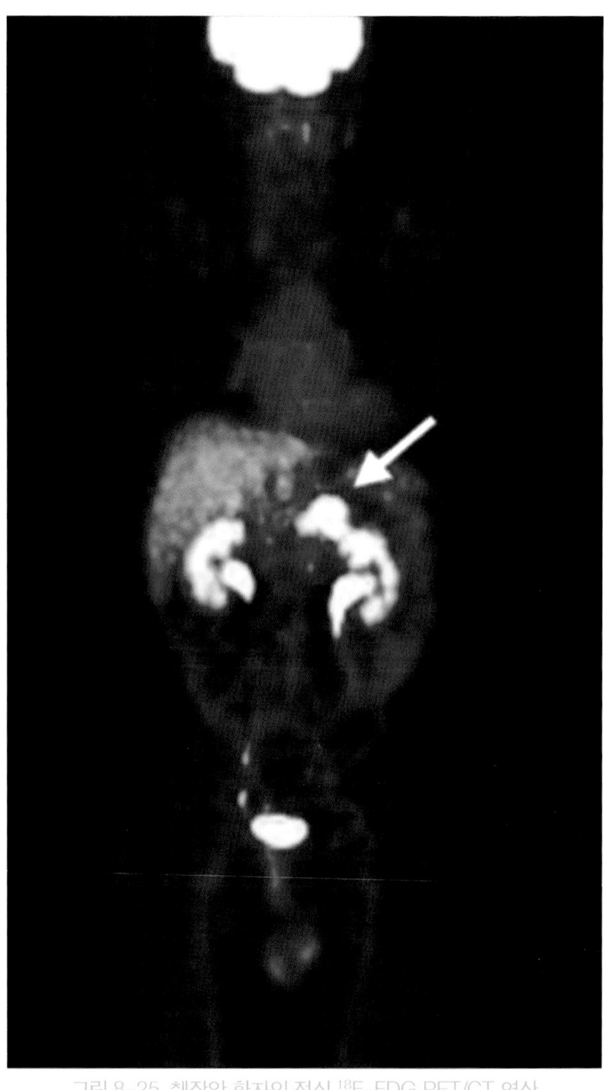

그림 8-25. 췌장암 환자의 전신 ^{18}F-FDG PET/CT 영상

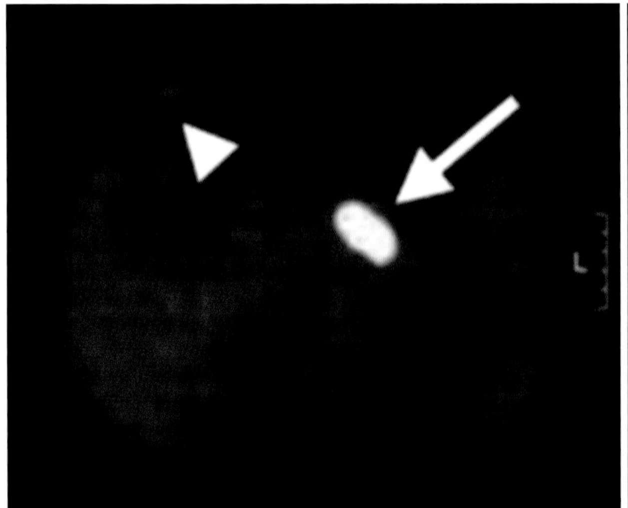

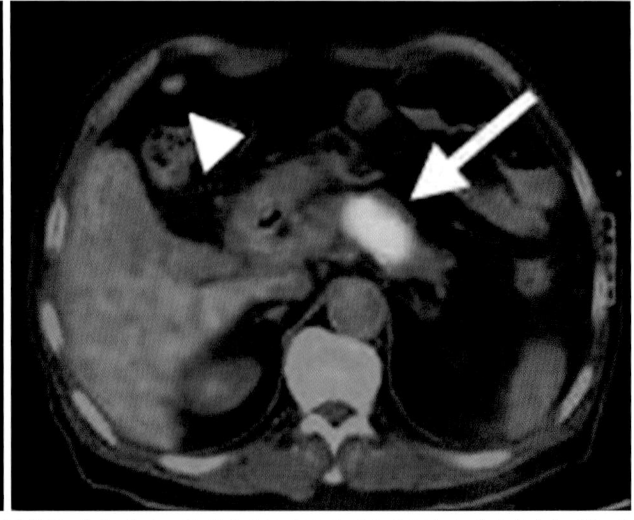

그림 8-26. PET와 CT를 합성한 단면 영상에서 췌장 체부(화살표)와 장막(화살표 머리)에 포도당 대사가 증가하여 췌장체부암의 장막전이 소견을 보인다.

로 알려져 있다. 그러므로 악성과 양성의 췌장 종괴를 감별하는 데 유용하게 이용할 수 있다. 췌장암의 진단 및 병기 결정에는 대체로 CT와 유사한 정확도를 보이며, 원격 전이나 간전이를 진단하는 데 우수한 장점이 있다. 초창기의 PET는 해부학적인 위치를 정확히 알 수 없었으나, 2002년 이후 PET와 CT를 하나의 기기에 접목한 PET-CT가 개발되어 PET 촬영 시간을 획기적으로 줄이고 해부학적 영상을 동시에 얻을 수 있게 되었다. 췌장암에서 PET의 적응증은 췌장암의 진단과 병기 결정보다는 췌장 종괴가 악성인지 양성인지 감별이 어려울 때, 췌장에 명확한 종괴를 형성하고 있지 않으나 임상적으로 췌장암이 의심되어 시험적 개복술을 고려할 때, 절제 후 기존의 방법으로 재발 여부 판정이 어려울 때 등이다(그림 8-25, 8-26).

9. 췌장경검사

췌장경은 췌관 내의 종양의 범위를 진단하고 췌장암과 만성 췌장염을 정확히 감별할 수 있는 장점이 있다. 숙달된 의사가 시행할 경우 70~95%의 성공률을 보이며, 합병증은 0~4%로 보고되었다. 앞으로 췌장경은 췌관의 이상이 의심되는 경우에 진단적 가치를 가지게 될 것으로 생각된다.

10. 세침흡인술

경피적 세침흡인술*percutaneous fine needle aspiration*은 CT나 초음파 유도하에 세침을 이용하여 조직을 얻는 방법으로, 민감도는 80~90%까지 보고되고 있다. EUS-FNA는 경피적 세침흡인술과 유사한 성적을 보이며, 췌장암의 복강 내 파종을 피할 수 있다는 장점이 있다. 수술적 절제를 할 수 없는 췌장암 환자에서 조직학적 확인이 필요할 때

표 8-18 췌장암의 병기

Primary tumor(T)	TX	Primary tumor cannot be assessed		
	T0	No evidence of primary tumor		
	Tis	Carcinoma in situ(includes the "PanIN III")		
	T1	Tumor limited to the pancreas, 2cm or less in greatest dimension		
	T2	Tumor limited to the pancreas, more than 2cm in greatest dimension		
	T3	Tumor extends beyond the pancreas but without involvement of the celiac axis or the superior mesenteric artery		
	T4	Tumor involves the celiac axis or the superior mesenteric artery(unresectable primary tumor)		
Regional lymph nodes(N)	NX	Regional lymph nodes cannot be assessed		
	N0	No regional lymph node metastasis		
	N1	Regional lymph node metastasis		
Distant metastasis(M)	M0	No distant metastasis		
	M1	Distant metastasis		
Anatomical stage	Stage 0	Tis	N0	M0
	Stage IA	T1	N0	M0
	Stage IB	T2	N0	M0
	Stage IIA	T3	N0	M0
	Stage IIB	T1	N1	M0
		T2	N1	M0
		T3	N1	M0
	Stage III	T4	Any N	M0
	Stage IV	Any T	Any N	M1

세침흡인술을 시행한다. 근치적 절제가 가능한 췌장암에서는 특히 경피적 세침흡인술을 시행하지 않는다. 그 이유는 반복적 검사에서 음성의 결과가 나와도 췌장암을 완전히 배제할 수는 없으며, 비록 1% 정도지만 출혈이나 췌장염, 누공, 농양 형성 및 사망 등의 치명적인 합병증이 발생할 수 있고, 세침의 경로나 복막 내 암세포의 파종이 보고되어 있기 때문이다.

11. 병기

AJCC(American Joint Committee on Cancer) Cancer Staging Manual 7판에 따른 췌장암의 병기는 〈표 8-18〉과 같다.

암의 병기는 암종의 진행 정도를 반영하면서 환자의 예후를 정확히 예측하는 데 목적이 있다. 나아가 환자에 대한 합리적인 치료 방침을 결정하는 데 도움을 줄 수 있어야 하겠다. 병기 Ⅰ, Ⅱ는 수술적 절제가 가능하고 Ⅲ, Ⅳ는 수술적 절제가 불가능하거나 의미가 없는 것으로 보고, 분류되었다.

Ⅵ. 치료

1. 외과적 치료

(1) 암종의 전파 양상

외과적 치료를 이해하기 위해서는 췌장암의 전파 양상과 그에 따른 자연 경과를 이해해야 한다. 췌장암 종괴는 백색이나 연한 노란색을 띠고 있으며 주위 췌장실질에 비해 매우 단단하지만, 육안적으로나 촉지상 변연이 불분명한 경우가 많다. 췌장암은 주위에 만성 췌장염을 동반하는 경우가 많은데 그런 경우에는 종양과 염증의 경계를 더욱 구별하기 어렵고, 췌장 외의 주위 조직까지 염증성 변화가 파급되면 암 침윤인지 염증성 변화인지 구별하기 힘들다. 대부분 암종이 있는 부위의 원위부 췌장은 췌관 확장과 췌실질의 위축 현상을 보인다. 드물게는 종양 주위나 원위측 췌장에 종양 및 염증에 의한 가성낭을 형성하기도 한다.

췌장암은 직접 침윤에 의하여 십이지장, 담도, 비장, 위후벽 등 주위 장기와 후복막 및 췌장 주위 주요 혈관, 신경총으로 전파된다. 췌두부암이 위치에 따라 십이지장에 침윤을 일으키면 십이지장 점막에 궤양성 병변을 형성하고 이로 인해 출혈이나 폐쇄를 유발하여 십이지장암과 구별하기 어려울 수도 있다. 췌두부암이 배측 췌 부위, 즉 췌두 후하부에서 발생하면 비교적 초기에 담도 침윤을 일으켜 황달이 오기 쉽다. 경부 또는 그보다 원위부의 췌암인 경우에는 황달이 드물기 때문에 특이 증상이 없어 상당히 진행된 후 발견되는 경우가 많다. 구상돌기에서 상장간막동맥 등 장간막 측으로 주로 침윤하는 경우에도 흔히 황달 없이 절제 불가능한 상태로 발견된다. 췌두부암이 횡행결장 장간막에 직접 침윤하고 장간막을 뚫고 나올 수도 있다. 췌체미부암이 비장의 문부 및 비장실질 침윤을 보이는 경우, 후복막 침윤에 의해 좌측 부신 침윤을 보이는 경우도 많다.

췌장암의 주위 주요 혈관 침습은 절제 가능성을 판단하는 중요한 기준이 된다. 주위 혈관의 침윤 빈도는 30~50%에 이른다. 위치에 따라 복강동맥과 상장간막동맥, 총간동맥 등 동맥과 상장간막정맥과 문맥 침윤이 발생한다. 정맥 침윤은 혈관벽 자체로의 침윤이지만 동맥 침윤은 대개 먼저 동맥 주위 신경총이 침윤되고, 진행되면서 동맥벽 침윤이 생긴다. 췌장 주위 신경 침윤은 위치에 따라 췌두 신경총 I, II, 그 각각이 이어지는 복강동맥 신경총, 상장간막동맥 신경총 그리고 복강동맥 양측 대동맥 앞 복강 신경절 등으로 전파된다. 동맥 주위 신경총 이상 침윤은 근치적 수술이 불가능하다고 본다. 췌두부 신경총 침윤은 매우 흔하게 볼 수 있으며, 전체적으로 췌관선암에서 신경조직 침윤의 빈도는 60~90%까지 보고되고 있다(Kayahara 등, 1995).

췌두전상부암이나 경부암의 경우는 비장정맥이 합류되는 부위에 문맥 침윤이 생길 수 있고, 구상돌기나 췌두후하부의 암은 상장간막 정맥에 침윤하기 쉽다. 종양의 성장 특성에 따라 다르지만 종양 주위의 염증성 병변에 의해 정맥이 유착될 수도 있으며, 초기에 종양의 종괴 효과에 의해 눌리거나 외피*adventitia*부터 침윤되기 시작해 내피로 침윤해 들어가고 마침내 정맥 내강으로 자라서 종양전색*tumor thrombi*을 형성하거나, 정맥벽 침윤이 진행되면서 정맥 내강이 막힐 수 있다. 그렇게 되면 주위 측부혈관*collateral vessels*이 발달하게 되고, 이 정도가 되면 절제가 불가능하다. 췌두부암은 후복막 직접 침윤에 의해 하대정맥, 신정맥 등의 큰 혈관에 침윤할 수도 있다.

췌장암의 림프절전이 빈도는 50~80%까지 보고되었다. 췌두부암의 경우 초기에 후췌두부십이지장 림프절

(13번)로의 전이가 가장 흔하며, 전 췌십이지장 림프절, 간십이지장인대, 총간동맥 림프절, 상장간막동맥 림프절, 대동맥 림프절 등으로 전이된다. 절제술을 시행받은 환자의 절반 이상에서 림프절전이가 생기며, 대동맥 림프절을 절제해보면 20% 이상에서 전이가 발견된다. 원위췌장암인 경우에는 비동맥 림프절, 비문부 림프절, 복강동맥 림프절, 상장간막동맥 림프절, 대동맥 주위 림프절 등으로 전이된다. 드물게 좌측 쇄골상부 림프절*Virchow node* 전이가 말기 환자에서 나타난다.

췌장암 환자는 진단 당시 원격전이가 발견되어 절제 수술을 받지 못하거나 또는 절제술 후에 원격전이로 재발을 보이는 경우가 많다. 원격전이는 혈행성 전이나 복강 내 파종이다. 혈행성은 간전이가 대부분이며, 드물게 폐, 뼈 등에도 나타난다. 복강 내 파종은 어디든지 생길 수 있고, 체미부암에서는 소망낭에 국한된 파종이 생길 수 있다.

(2) 치료 방침 결정

췌장암의 예후는 근치적 절제술 후에도 매우 불량하다. 그러나 절제수술만이 그나마 완치의 기회를 가져다 줄 수 있다. 따라서 췌장암이 확인되면 먼저 절제가 가능한지, 절제수술이 예후에 도움을 줄 수 있는지를 판단해야 한다. 근치적 절제술이 불가능하거나 도움이 되지 않는 경우는, 원격전이가 있거나 복강동맥 또는 상장간막동맥 침윤이 있는 국소적으로 진행된 종양으로서 UICC/AJCC 병기 III, IV기에 해당된다. 대동맥 주위 림프절전이가 있거나 문맥·상장간막정맥 침윤이 심해도 절제가 도움이 되지 않는다.

간전이는 초음파, CT에서 대개 확인되는데, 판정이 애매하면 MRI나 PET 등을 통해 도움을 받을 수 있다. 수술 전에 경피경간조직검사를 할 수도 있고, 병기 결정 복강경검사*staging laparoscopy*와 복강경 초음파검사를 시행할 수 있다. 확인이 되지 않으면 개복을 하고 수술 중 초음파검사 확인, 조직검사를 시행할 수도 있다.

주요 혈관 침윤 유무는 대개 CT로 판단한다. 박편 나선식 CT/MDCT로 혈관 내강의 변화와 혈관 주위 소견을 확인하게 되는데, 필요에 따라 CT-angio를 시행할 수도 있다. 어느 정도 혈관 소견이면 수술이 도움이 될지 혹은 도움이 되지 않을지 정하는 기준을 결정하기가 매우 어렵다. 복강동맥, 상장간막동맥의 내강에 변화가 생기거나 절반 이상의 동맥 주위 침윤*encasement*이 확실해 보이는 경우, 문맥·상장간막정맥 내강의 2/3 이상이 폐쇄되거나 우회 정맥이 발달한 경우, 270° 이상의 주위 침윤 소견, 또한 실제 의심되는 침윤의 길이가 2~3cm 이상인 경우는 수술이 도움이 되지 않는다.

림프절전이가 있는 췌장암은 완치가 극히 드물다. 따라서 췌장 주위 림프절전이가 심하거나 대동맥 주위 림프절 전이가 있으면 근치수술이 의미가 없다. 이러한 소견이 CT에서 보이는 경우 PET-CT를 시행하여 확인할 수 있고, 심한 경우에는 경피 조직검사를 할 수도 있다. 확인이 되지 않으면 개복을 하여 확인할 수도 있다. 림프절전이가 확실하지 않은데 의심되는 것만으로 수술을 포기해서는 안 된다. 그러나 개복 후 암종에 의한 복수가 확인되거나 복강 세척액에서 암세포가 확인되면 근치수술이 도움이 되지 않는다.

췌장암 환자에서는 절제 가능성을 결정하기가 어려운 경우가 많다. 따라서 borderline resectabiliy의 개념을 도입하여, 이 환자들에게는 일단 수술보다는 항암방사선 치료를 먼저 시행한 후 경과를 보고 수술 여부를 결정하는 추세이다.

(3) 수술적 치료

췌장암에 대한 수술적 치료는 췌장암의 위치와 심한 정도, 또는 외과의의 선택에 따라 다음과 같은 방법들이 있다.

① **근치적 절제술**: 췌십이지장절제술, 유문보존 췌십이지장절제술, 췌전절제술, 원위췌절제술

② **고식적 수술**: 총담관-공장문합술, 위-공장문합술

췌장암의 근치적 절제율은 1990년대 초에 10%도 되지 않았지만, 최근에는 20% 이상으로 호전되었다. 췌두부암 환자의 경우 황달 등의 증상 때문에 상대적으로 일찍 병원을 찾게 되므로 절제율이 20~25% 이상이며, 췌체미부암인 경우는 주위 침윤이 쉽게 일어나고 증상이 늦게 나타나 절제율이 10~15% 정도에도 미치지 못한다. 수술 사망률은 1980년대에는 10% 이상이었으나 최근에는 많이 향상되어 2~3% 이하가 되었다. 그에 비해 절제 후 5년 생존율은 약간 향상되긴 했으나 여전히 10~20%에 불과하다.

1) 췌두부암

췌두부암에 대한 표준 절제술은 췌두십이지장절제술이다. 췌장암에 대한 췌십이지장절제술도 유문보존술을 많

이 시행한다. 유문보존술은 기존 수술에 비해 절제 범위가 작아 근치성이 우려되었으나 장기 성적에 차이가 없다는 것이 확인되었고, 우리나라에서도 1990년에 도입된 이후 점차 기존의 수술을 대치하고 있다. 다만 췌두부암 중 십이지장 구부와 근접한 부위에서 발생한 경우는 유문보존술이 부적절할 수 있다.

췌장 주위 주요 혈관의 합병 절제 여부, 췌장 주위의 신경과 림프절 등의 절제 범위 등에 대해서는 논란이 있다. 림프절절제의 범위는 표준 췌십이지장절제술과 확대 췌십이지장절제술의 정의를 내리는 데 가장 중요한 기준이 된다. 일반적으로 대동맥 주위 림프절전이는 원격전이에 해당된다고 간주하므로 근치 차원이 아니라 병기 결정의 의미로 봐야 한다.

췌장 주위 신경총은 암세포가 신경 및 신경 주위로 침윤되는 경우가 많고 이것이 췌장암의 후복막 침윤의 주요 경로가 되기 때문에 사실상 수술 후 국소재발의 가장 중요한 요소라 할 수 있다. 이를 고려할 때 절제의 범위를 결정하는 것이 매우 중요하다. 보존적 수술에서는 혈관 주위 신경총을 모두 보존하고 췌두 후부, 구상돌기를 제거하면서 췌두부 신경총 I, II선에서 절단하는 것이 보통이나, 확대수술에서는 총간동맥, 복강동맥, 상장간막동맥 주위의 신경총을 모두 제거하고 복강동맥 기원부 좌우의 복강신경절*celiac ganglion*도 제거하게 된다.

혈관의 합병 절제는 영역췌장절제술*regional pancreatectomy*로 명명된다. 그러나 복강동맥, 상장간막동맥의 합병절제는 생존율 향상은 없고 합병증만 문제가 되기 때문에 사라져가고 있으며, 문맥, 상장간막정맥 절제는 적극적으로 시행되면서 빈도가 많아지고 있다. 문맥, 침윤은 종양의 위치 의존 요소이지 병기가 심한 것을 의미하지는 않는다고 본다.

① **췌십이지장절제술**: 췌십이지장절제술은 췌두부암을 근치하는 유일한 치료법으로 여겨져왔다. 최근 수술술기와 마취 기술 및 중환자 치료의 발달로 인하여 수술 사망률이 2~3% 이하로 감소하여, 국소적 절제가 가능한 췌두부암에서 비교적 안전한 최선의 치료법으로 여겨지고 있다. 전통적으로 췌십이지장절제술 시에 절제되는 부분은 췌두부, 원위부 위장, 십이지장 전장, 근위부 공장 일부, 담낭, 원위 총담관을 포함한다. 절단되는 주요 동맥은 위십이지장동맥, 우위동맥, 우위대망동맥, 하췌십이지장동맥 등이다. 이들과 함께 주위 연조직, 림프절, 신경 등을 절제하며, 필요에 따라 문맥, 상장간막정맥을 절제한다.

절제 후 재건술 문합의 순서는 문합된 공장에 산성 액체보다 먼저 알칼리성 액체가 배액되게 하고 전통적 췌-공장 문합, 담관-공장 문합, 위-공장 문합의 순으로 시행하고 있지만, 여러 변형이 있다.

② **췌전절제술**: 췌전절제술의 시술 근거는 췌장암이 췌장 내 여러 곳에서 동시에 발생하는 경우가 많으며, 췌관 절제 시 췌관 내에 있던 암세포가 퍼질 위험성이 있기 때문이라는 것이다. 또한 췌십이지장절제 시 문제가 되는 출혈, 누공 등을 피할 수 있으며, 췌전절제술 시 발생되는 대사성 문제는 조절이 어렵지 않다는 것이다. 나아가 근치적인 림프절절제와 췌장 주위의 결체조직 및 혈관의 박리를 가능하게 하며, 수술 사망률이 췌십이지장절제술과 비슷하다는 근거로 췌전절제술이 주장되기도 한다. 그렇지만 췌장암의 다발성에 관하여 아직도 논란이 있으며, 수술 후 합병증이나 사망률이 감소한다든지 생존율이 증가했다는 증거는 없다. 또한 조절하기 힘든 당뇨병이 발생하여 일부는 사망에 이르게 된다. 췌전절제술은 췌장 절제연에 조직학적인 암세포의 증거가 있거나 다발성인 경우, 안전한 췌-공장 문합을 할 수 없는 예에서 시행할 수 있겠다.

③ **유문보존 췌십이지장절제술**: 췌십이지장절제술을 시행하면서 위장과 함께 십이지장의 2~3cm를 보존한다. 위절제 후 증후군이 적고, 변연부 궤양의 발생 빈도가 감소하며, 수술 시간이 적게 걸리고, 또한 수술 후 영양상태가 호전되는 등의 여러 장점들이 알려져 있다. 이 술식의 합병증은 췌십이지장절제술과 큰 차이가 없으나, 가장 논란의 대상이 되는 것은 위 배출 시간의 지연이며 발생 빈도는 20~50% 정도로 보고되고 있다. 종양의 근치적 절제가 제한된다는 우려 때문에 췌장암에 대해 시행하는 데 유보적인 입장이 있었으나, 국소재발이나 장기 생존율의 경우 차이가 없다고 보고되었다. 췌두부 중 구상돌기를 포함한 췌두하부의 종양에서는 유문보존술이 무난하나, 췌두상부의 종양에서는 부적절할 수 있다.

2) 췌체부암 및 췌미부암

진단 당시에 이미 췌장 주위, 특히 혈관 주위 등에 심한 국소침윤이 있거나 원격전이가 있을 때 수술적 적응이 되는 경우는 10~15%에 불과하다. 췌체부암 및 췌미부암이 심한 경우에는 췌두부암과 달리 고식적 수술이 불필요한 경우가 많기 때문에 그만큼 수술 사례가 상대적으로 적다. 수술 전 검사로 복강경을 이용하여 병기 결정을 하면 필요 없는 개복을 피하는 데 유용할 수 있다. CT에서 절제가 명백하게 불가능하거나 전이가 있는 것으로 나타날 경우 및 전신 상태가 나쁜 경우에는 개복을 하지 않고 조직검사만 시행하는 것이 좋다.

절제가 가능한 췌체미부암은 비장을 포함한 원위췌절제술을 시행한다. 절제연이 확보될 수 있으면 대개 췌장 경부에서 절단하고 그 원위부를 절제하게 된다. 안전한 절제연 확보를 위해 그보다 오른쪽까지 췌두부를 일부 포함하여 절제하거나 전절제술을 할 수도 있다. 췌경부를 중심으로 발생한 종양은 혈관이 인접해 있어 절제가 불가능한 경우가 대부분이지만, 절제가 가능하다면 원위췌절제술보다 췌두십이지장절제술을 선택하는 것이 좋다. 좀 더 근치적이며, 향후 발생할 수도 있는 담도 폐쇄, 십이지장 폐쇄에 대비할 수 있기 때문이다.

비장동정맥은 기시부 또는 합류부에서 절단하여 제거해야 한다. 상장간막동맥 침윤은 절제의 금기이나, 비장동맥이 기시하는 부위의 복강동맥이 침윤된 경우에는 수술 위험도가 크지 않은 환자에서는 복강동맥을 함께 포함하여 절단할 수도 있다(Appleby 수술). 단 복강동맥 절단으로 좌위동맥, 총간동맥 등이 절단되므로 간혈류가 상장간막동맥-하췌십이지장동맥-위십이지장동맥-고유간동맥을 타고 유지되는지를 절단 전에 확인해야 하며, 위혈류가 문제가 되면 위전절제술을 동반 시행해야 한다. 많은 수술 사례가 보고된 것은 아니지만 수 년 이상 생존한 예도 보고되어 있다.

(4) 예후 및 재발 양상

국내 대형병원들의 증례를 모아 분석한 바에 따르면, 절제술 후 5년 생존율은 아직도 14% 정도로 매우 낮으며 중앙 생존기간은 14개월 정도에 불과하다. 이러한 통계는 병원마다 어떤 치료 원칙을 갖고 있는가에 따라 적지 않은 차이를 보이는데, 적극적으로 절제하는 병원은 절제율이 높으나 절제예의 생존율이 불량하고, 환자 선정을 신중하게 하는 병원은 절제율은 낮으나 절제예의 생존율이 다소 양호하다. 결과적으로는 병원 간 차이가 별로 없음을 알 수 있다.

췌장암은 초기에 국소 림프절전이가 발생하며, 방사선 검사에서 간전이를 발견할 수 없는 경우라도 수술 당시 이미 간전이가 있는 경우가 많다. 근치적 절제수술 후 재발률은 80~90%에 이르는데, 이 중 국소재발은 50~80%이고, 원격전이는 약 80% 정도로 보고되고 있다. 원격전이 중에서는 간전이가 가장 흔하다. 국소재발이 흔한 이유는 췌장암이 특징적으로 후복막조직으로 침윤하는 경우가 빈번하고 림프절전이가 많기 때문이다.

절제술 후 장기적인 예후를 결정하는 예후인자로는 병기 결정인자인 종양의 크기, T 병기, 림프절전이 등이 있다.

종양의 크기는 2cm를 기준으로 T1, T2로 분류되는 만큼 중요한 인자이다. 림프절전이가 없으면 T1은 IA, T2는 IB 병기가 되는데, 종양이 2cm 미만이라도 림프절전이가 적지 않고 예후가 매우 좋지는 않기 때문에 조기암이라고 하기에는 부적절하다. 조기암이라고 하려면 적어도 크기가 1cm 미만이 되어야 한다는 주장이 있으나 실제로 그처럼 작은 종양을 찾아내기는 어렵다. 반대로 크기가 큰 종양은 췌장 자체가 작기 때문에 림프절전이나 국소 침윤이 심한 것이 보통이다. 종양의 크기가 4~5cm 이상이면 전형적 췌관선암의 경우 생존자가 거의 없다. 따라서 5cm 이상의 췌관선암은 절제 금기라고까지 여겨지기도 한다. 다만 췌관선암의 변형에 속하는 점액성 비낭종성암, 미분화암, 유두모양암 등은 크기가 커도 예후가 상대적으로 좋을 수 있으므로 적극 절제해야 한다.

림프절전이가 수술 전 또는 절제 전에 확인되면 국소 림프절이라도 예후가 매우 불량하므로 절제가 의미 없다는 주장이 있었다. 그러나 췌장암에 연한 인접 림프절전이이고 1~3개 이하의 전이라면 절제하여 예후를 향상시킬 수 있다는 주장이 더욱 설득력이 있다.

혈관, 특히 문맥, 상장간막정맥의 합병 절제 여부 자체는 수술 후의 장기 치료 성적에 영향을 주지 않는다. 병기 체계에서도 동맥 침윤 유무는 T3와 T4로 분류하는 기준이고 II기와 III기로 나뉘어 절제 가능성을 좌우하지만, 문맥·상장간막정맥 침윤은 T3으로 분류돼 IIA 또는 IIB에 속하게 된다. 그러나 합병 절제된 정맥에 실제 조직학적 침윤이 있는 경우는 예후가 매우 불량하여 절제가 도움이 된다고 보기 어렵다.

암세포의 절제연 침윤 유무도 중요한 예후인자다. 침윤이 있으면 R0이 아니라 R1 이상이 되며, 완치를 바라보려면 R0이 필수조건이다. 수술 중에 다른 부위는 근치적으로 절제되고 췌경부 절단면만 침윤이 확인되면 절제연이 확보될 때까지 췌장을 왼쪽으로 더 절제하고 최악의 경우 전절제를 고려해야 한다. 그러나 많은 예에서 절제연 침습은 구상돌기 등 후복막 측의 동맥 주위 신경총 등에 침윤한 경우, 절제선에 암이 침윤한 경우로 이 부분은 절제연 확보를 위한 더 이상의 절제에 한계가 있다.

(5) 절제 불가능한 췌장암에 대한 고식적 수술

췌장암은 절제율이 낮기 때문에 환자 대부분의 삶의 질을 높이기 위한 고식적 치료가 아주 중요하다. 환자에게 수술적인 방법과 비수술적인 방법을 적용할 것인가는 환자의 증상과 전신 상태, 예상되는 생존기간 및 치료에 따른 합병증과 사망률을 고려하여 결정해야 한다.

① **황달의 수술적 치료**: 담낭, 총수담관, 총간관 등을 십이지장이나 공장에 문합한다. 담낭-십이지장문합술이나 담관-십이지장문합술은 췌장암에서는 암의 진행에 따라 황달이 재발할 가능성이 있으므로 바람직하지 않다. 담낭-공장문합술은 비교적 빠르게 시행할 수 있고 간외 담관을 박리할 필요가 없어 쉬운 술기이나 황달의 재발률이 담관-공장문합술에 비하여 높다.

담관-공장문합술은 루프로 할 수도 있고, Roux-en-Y로 할 수도 있다. Roux-en-Y 담관-공장문합술은 이론적으로 담관염 발생이 적고, 담즙 누출이 발생할 경우 치료가 쉬우며, 간문부까지 쉽게 가동할 수 있다는 장점이 있다.

최근 복강경수술 술기의 발달로 절제 불가능한 췌장암 환자에서 복강경을 이용한 담낭-공장문합술과 위-공장문합술을 시행하여 성공적으로 치료한 예가 발표되고 있다. 이 수술 방법은 침습성이 적고 장기간의 개통이 가능한 장점이 있다. 또한 복강경을 시행했을 때 수술 전에 발견하지 못한 간전이나 복막전이가 있는 경우에는 불필요한 개복을 피할 수 있다는 장점도 있다. 이 경우 담낭관이 막히지 않았다는 것을 확인해야 하며, 담낭관을 최소한 종양에서 2cm 이상 떨어뜨려 총담관에 개구해야 나중에 종양 침윤에 의한 폐쇄를 예방할 수 있다.

② **십이지장 폐쇄의 치료**: 췌장암 진단 시 30~50%의 환자는 구역과 구토 등의 십이지장 폐쇄 증상이 있지만, 기계적인 폐쇄는 5%에 불과하다. 확실한 십이지장 폐쇄가 있는 환자가 위-공장문합술의 적응이 되는 것은 당연하지만, 예방적 위-공장문합술에 대해서는 아직도 논란의 여지가 있다. 고식적 수술로서 담도-공장문합술만 시행받은 환자의 20% 이상에서 십이지장 폐쇄가 발생하는데다, 추가적으로 위-공장문합술을 시행해도 수술합병증이 증가하는 것은 아니라고 보고 근래에는 적극적으로 시행할 것을 권장하는 추세다.

③ **통증의 치료**: 췌장암 환자의 통증의 원인으로 담도나 췌관의 폐쇄로 인한 확장이나 후복막신경의 침윤이 거론되고 있다. 85~90%의 환자에서는 진통제를 투여하여 통증을 조절할 수 있다. 마취과적인 방법으로 경피 복강신경총 차단과 거미막하 차단 및 경막 외 차단이 있다. 경피 복강신경총 차단은 X선 투시장치나 CT 유도하에 신경파괴물질을 복강신경총에 주입하는 방법으로, 보통 50% 알코올이 사용되고 있다. 이 시술은 약 80~90%에서 통증을 감소시키는 것으로 보고되고 있다. 합병증으로는 기립성 저혈압이 흔하고, 가끔 흉통이나 다리의 통증이 보고되며, 주위 장기 천자에 의한 합병증도 보고되고 있다.

수술적 방법으로는 수술 중 내장신경 차단과 경흉 췌장탈신경술*transthoracic pancreas denervation* 등이 있다. 수술 중 내장신경차단술은 복강신경총에 50% 알코올이나 5% 페놀을 주입하는 방법이며 경흉 췌장탈신경술은 전신마취하에 흉강경을 통하여 대내장신경과 소내장신경을 절단하는 방법으로, 여러 저자들이 췌장암 환자에서 통증을 경감시킬 수 있다고 보고했다.

2. 고식적 치료

췌장암 환자의 5~22% 정도만이 진단 시 절제가 가능하다. 나머지 환자들은 황달, 십이지장 폐쇄, 통증에 대한 고식적 치료가 필요하다.

황달에 대한 비수술적 치료로는 내시경적 담관배액술*endoscopic retrograde biliary drainage; ERBD*과 경피경간담관배액술*percutaneous transhepatic biliary drainage; PTBD*이 있다. ERBD는 십이지장경을 이용하여 바터 유두부를 통해 담관에 플라스틱 또는 금속 스텐트를 삽입하여 담즙 배액을 유도하는 방법이다. 금속 스텐트가 플라스틱 스텐트에 비해 개통 기간이 길어서 장기간의 담즙 배액에 유리하다. 그러나 생존기간은 두 스텐트 간에 차이가 없는 것으로 알려져 있다. PTBD는 초음파와 투시장치 유도하에 체외로 담즙을 배액하는 방법이다. 필요에 따라서 PTBD를 통해 스텐트를 삽입할 수도 있다. PTBD에 비해 ERBD는 보다 생리적인 상태로 담즙이 배액되며, 체외로 배액관이 노출되지 않는 장점이 있다.

십이지장 폐쇄에 대해서는 폐쇄 부위에 팽창형 금속 스텐트를 삽입하여 넓히는 방법이 있다. 수술적 우회술도 가능하나, 실제적인 이득의 여부에 의문을 표하는 이들이 많다.

췌장암 환자에서 통증은 매우 심하게 나타날 수 있으며, 많은 경우 마약성 진통제를 사용하게 된다. 이때 수술적 또는 경피적으로 복강신경절에 대해 신경파괴술 *neurolysis*을 시행하면 통증 경감에 도움이 될 수 있다. 방사선치료 또한 통증 완화에 효과적일 수 있고 근래에는 EUS를 이용한 신경파괴술도 시행되고 있다.

3. 항암화학요법

(1) 수술 후 보조 항암치료

췌장암유럽인연구그룹*European Study Group for Pancreatic Cancer; ESPAC*에서 췌장암으로 수술적 절제를 받은(R0, R1) 환자 550명을 보조 항암방사선치료군(40 Gy 방사선치료+5-FU), 보조 항암치료군(6주기의 5-FU+류코보린), 보조 항암방사선치료 후 추가 보조 항암치료군, 그리고 관찰군으로 무작위 배정하여 비교한 결과(ESPAC-1연구), 보조 항암치료군이 유의한 생존기간의 증가(20.1개월 대 15.5개월, p=0.009)를 보였으나 보조 항암방사선치료군은 대조군에 비해 생존기간을 증가시키지 못했다. 이어 시행된 ESPAC-3 연구에서는 초기에 관찰군, 5-플루오로우라실(5-FU)+류코보린 투여군, 젬시타빈 투여군으로 무작위 배정하여 시작했으나 ESPAC-1연구에서 보조 항암치료군의 유의한 생존기간 증가가 입증된 이후부터는 대조군을 제외한 두 치료군의 비교로 변경하였다. 중앙 생존기간은 5-FU+류코보린 투여군이 23.0개월, 젬시타빈 투여군이 23.6개월로 의미 있는 차이가 없었으나 부작용면에서 젬시타빈 투여군이 우월했다. 또 다른 대규모 3상 보조 항암치료연구인 CONKO-001에서는 1998년부터 2004년까지 R0, R1 췌장암 수술을 받은 368명의 환자를 젬시타빈 투여군과 관찰군으로 나누어 비교한 결과 중앙 무병 생존기간이 젬시타빈 투여군 13.4개월, 관찰군 6.9개월로 차이가 있었으며 3년 및 5년 무병생존율도 젬시타빈 투여군이 우월했다. 결론적으로 췌장암의 수술 후 보조 항암치료는 유용하며, 5-FU+류코보린 혹은 젬시타빈이 권장된다.

(2) 전이암 및 재발암의 치료

대부분의 췌장암 환자는 전이가 되어 있거나 국소적으로 진행되어 있어 수술적 절제가 불가능하다. 수술적 절제를 받은 환자도 많은 경우 재발하여 항암화학요법의 대상이 된다. 그러나 췌장암은 항암화학요법에 제대로 반응하지 않는 대표적인 종양이어서 반응률이 20%에 미치지 못하고, 반응 지속 기간은 3~6개월 정도에 불과하다. 대부분의 단독/복합 요법들은 한자릿수의 반응률을 보여왔으며, 효과적인 약제는 1990년대까지 5-FU가 거의 유일했다. 전이성 췌장암 환자를 대상으로 시행되고 있는 고식적 항암요법은 증상 개선과 전신 상태 호전이 목표이며, 항암제 치료에 대한 종양의 반응률은 낮지만 일부 환자에서 심하지 않은 독성을 감수하고 전반적인 증상이 호전되는 효과를 기대해볼 수 있다. 특히 기존에 사용된 5-FU와 젬시타빈은 가장 널리 사용되는 항암제다. 새로운 생물학적 치료제가 추가 치료에서 나타내는 명확한 역할이 밝혀지기를 기대한다.

1) 5-FU 혹은 젬시타빈 단독 화학요법

췌장암 치료에 가장 많이 사용된 약제는 티미딜레이트 합성효소(TS) 길항제인 5-FU이다. 췌장암에서 5-FU의 관해율은 0~67%로 다양하게 보고되고 있는데 문헌상의 예들을 모았을 때 26%였다. 그러나 전향적 무작위연구에서는 관해율이 20% 미만이었다. 5-FU는 다양한 용량과 방법으로 투여되었는데, 가장 흔히 사용되는 용법은 4~5주 간격으로 1일 5-FU 400~500mg/m^{2}를 5일간 신속 주사하거나 3~4주 간격으로 1일 5-FU 1,000mg/m^{2}를 5일간 정맥 내로 서서히 주입하는 방법이다.

5-FU의 항암효과를 높이기 위한 생화학적 조절 방법들도 췌장암 치료에서 시도되었다. 대장암 등의 치료에서 상승효과를 보인 5-FU와 류코보린의 병용요법이 시도되었으나 췌장암에서는 항암효과 개선을 보이지 못했다. 그 외 PALA, 인터페론, 메토트렉세이트 등을 이용한 생화학적 조절도 효과를 보이지 못했다.

젬시타빈(2', 2'-difluorodeoxycytidine)은 사이토신 아라비노사이드와 구조적으로 유사한 대사길항제로서 고형종양에 대해 보다 강력한 항암효과를 나타낸다. 44명의 진행성 췌장암 환자를 대상으로 한 임상시험에서 젬시타빈은 5명(11%)에서 부분관해를 유도했고 중앙 생존기간은 13개월이었다. 다른 연구에서는 5-FU를 포함한 화학요법을 받은 63명의 췌장암 환자 중 17명(27%)이 임상적 효과를 보였다.

이러한 결과에 근거하여 126명의 진행성 췌장암 환자를 대상으로 5-FU와 젬시타빈을 비교하는 무작위 비교연구가 시행되었다. 이 연구에서는 1차적 비교변수를 환자의 통증, 운동능력 또는 체중의 개선으로 정의되는 임상적 효과로 정했다. 그 결과 젬시타빈은 23.8%의 환자에서 임상적 효과를 보여 5-FU의 4.8%에 비해 통계적으로 유의한 효과가 있었다(p=0.0022). 또한 젬시타빈군에서 환자의 중앙 생존기간과 1년 생존율은 각각 5.65개월과 18%로 5-FU군의 4.41개월 및 2%에 비해 통계적으로 유의한 차이를 보였다(p=0.0025). 젬시타빈은 치료 반응률이 과거 항암제 치료 경력이 없는 환자나 5-FU 치료에 실패한 환자 모두에서 동일하게 관찰되며, 독성이 경미한 골수억제에 불과하고 5-FU에 대한 교차내성이 없어 진행성 췌장암 환자에 대한 1차 치료제로 사용되고 있다.

2) 젬시타빈의 효과를 증대시키려는 노력

젬시타빈은 10mg/m²/min의 속도로 정주를 하면 젬시타빈 삼인산염*triphosphate*/데옥시시티딘 삼인산염*deoxycytidine triphosphate* 비율이 증가하며 DNA에 융합 되는 정도가 증가하여 세포 독성이 증가될 수 있다. 이를 근거로 템페로 등이 92명의 진행성 및 전이성 췌장암 환자를 대상으로 젬시타빈 2,200mg/m²을 제1, 8, 15일에 30분간 정맥주입한 군과 1,500mg/m²을 150분에 걸쳐 서서히 주입한 군*fixed dose rate; FDR*으로 나누어 비교한 결과 치료 실패까지의 기간에서는 차이가 없었으나 중앙 생존기간은 FDR 치료군에서 유의하게 길었다(8개월 대 5개월, p=0.013). CALGB 89904 연구에서는 젬시타빈+시스플라틴, FDR 젬시타빈, 젬시타빈+도세탁셀, 젬시타빈+이리노테칸의 4개 치료군의 성적을 비교한 결과 FDR 젬시타빈 치료군이 다른 3군의 병용요법군과 비교하여 동등한 치료 성적을 보여 앞으로 FDR 젬시타빈과 다른 항암제의 병용 투여 성적이 기대된다.

3) 젬시타빈과 다른 항암제의 병용 투여

젬시타빈과 다른 항암제를 복합한 병용요법과 젬시타빈 단독요법을 비교한 여러 3상 임상시험이 진행되었다. 5-FU, 시스플라틴, 도세탁셀, 이리노테칸, 페메트렉세드 등을 젬시타빈과 병용했을 때 젬시타빈 단독에 비해 반응률과 무진행 생존 면에서 약간 우월한 결과를 보인 적도 있으나 모든 연구에서 생존기간의 유의한 향상은 입증하지 못했다. 최근 커닝엄*Cunningham* 등은 533명의 진행성 혹은 전이성 췌장암 환자를 대상으로 젬시타빈 단독치료군과 젬시타빈+카페시타빈 치료군을 비교한 결과 반응률(19.1% 대 12.4%, p=0.034), 무진행 생존(HR 0.78, p=0.04, 중앙치 젬시타빈+카페시타빈 치료군 5.3개월 대 젬시타빈 단독치료군 3.8개월)은 통계학적으로 유의했으나 생존기간은 위험률(HR) 0.86으로(p=0.08, 중앙치 젬시타빈+카페시타빈 치료군 7.1개월 대 젬시타빈 단독 치료군 6.2개월) 병용치료군이 약간 우월한 경향을 보였다.

4) 표적치료

표피 성장인자 수용체*epidermal growth factor receptor; EGFR*의 과발현과 하위 경로*downstream pathway*의 활성화는 췌장암의 약 90~95%에서 관찰되므로 췌장암에서 가장 대표적인 치료의 표적이다. 젬시타빈에 EGFR 티로신 키나아제 억제제*tyrosine kinase inhibitor*인 얼로티닙을 복합하여 투여한 군과 젬시타빈 단독 치료군을 비교한 연구에서 양 군의 반응률은 8.6%와 8%로 유사하였으나, 중앙 생존기간은 6.4개월과 5.9개월로(HR=0.81, p=0.025), 1년 생존율은 24%와 17%로 젬시타빈+얼로티닙 치료군이 우월한 성적을 보여 새로운 표준치료법으로 제시되었다. 이 연구는 젬시타빈에 다른 약제를 추가하여 생존기간의 향상을 보여준 첫 번째 무작위 3상 연구라는 의의가 있으나, 생존기간 증가 폭이 크지 않고, 삶의 질에 대한 평가에 있어서 두 군 간에 차이가 없는 반면 약제 비용의 부담은 커서 비용 효과적인 고려를 할 때 젬시타빈 단독치료보다 효과적인지에 대해 논란이 계속되고 있다. EGFR에 대한 단클론 항체인 세툭시맙과 젬시타빈의 병용 투여 2상 임상시험에서는 반응률 12.2%, 질병의 안정률 63.4%, 중앙 생존기간 7.1개월, 1년 생존율 32%의 고무적인 성적이 보고되었으나, 젬시타빈 단독요법과의 3상 비교연구에서 생존기간에 차이가 나타나지는 않았다. 혈관 내피세포 성장인자*vascular endothelial growth factor*에 대한 단클론 항체인 베바시주맙과 젬시타빈의 병용 2상 임상에서는 21%의 반응률, 8.8개월의 중앙 생존기간, 29%의 1년 생존율을 보여 젬시타빈 단독요법과의 3상 비교연구가 시도되었으나 중앙 생존기간, 질병 무진행 생존기간 및 1년 생존율의 차이가 없었다. 또한 젬시타빈+얼로티닙 치료군과 젬시타빈+얼로티닙에 베바시주맙을 추가한 군을 비교한 3상 연구에서도 생존기간의 차이는 없었다.

〈표 8-19〉에 췌장암에 대한 젬시타빈 단독치료와, 젬

표 8-19 젬시타빈 단독치료와 젬시타빈과 다른 약물의 병용 항암치료 효과 비교

비교 연구	환자 수 (명)	병용치료군 중앙 생존기간 (개월)	젬시타빈 단독치료군 중앙 생존기간 (개월)	HR (95% 신뢰 구간)	p-Value
젬시타빈±5-FU 신속주사	362	6.7	5.4		0.09
젬시타빈±5-FU+류코보린	466	5.9	6.2		0.68
젬시타빈±카페시타빈	319	8.4	7.3		0.31
젬시타빈±시스플라틴	190	7.5	6		0.12
젬시타빈±옥살리플라틴	576	4.9	5.9		0.16
젬시타빈±마리마스탓	239	5.5	5.5		0.95
젬시타빈±티피파닙	688	6.4	6.1		0.75
젬시타빈±엑사테칸	349	6.7	6.2		0.52
젬시타빈±이리노테칸	360	6.3	6.6		0.79
젬시타빈±페메트렉세드	565	6.2	6.3		0.68
젬시타빈±베바시주맙	602	5.8	6.1	1.03	0.78
젬시타빈±세툭시맙	735	6.4	5.9	1.09 (0.93~1.27)	0.14
젬시타빈±카페시타빈	533	7.1	6.2	0.86 (0.72~1.02)	0.08
젬시타빈±얼로티닙	569	6.4	6	0.82 (0.69~0.98)	0.02

시타빈과 다른 약물을 병용한 항암치료 효과를 비교 정리했다.

4. 방사선치료

(1) 췌장암에 적용하는 방사선치료 기술

췌장암의 방사선치료에서 가장 제한적인 요소는 췌장 주변 상복부 장기들의 방사선 내성이 낮다는 점이다. 소장, 위장, 간, 신장 및 척수 등이 이에 해당되는데, 이 장기들은 일반적 개념으로 암을 치료하기 위해 권고되는 적정 선량에 못 미치는 수준에서 방사선에 의한 염증성 병변, 궤양, 기능 감소 등이 초래될 수 있다. 현대적 방사선치료는 영상과 컴퓨터 기술의 발달로 정밀한 치료가 가능해졌다(그림 8-27). 정밀 방사선치료법을 적용하여 정상조직에 대한 보호 문제가 어느 정도 해소되어, 과거 45 Gy를 넘지 못했던 방사선량을 60~72 Gy까지 올리는 것이 가능해졌다. 3차원 입체조형치료*3-D conformal radiotherapy; 3-D CRT* 및 세기조절 방사선치료*intensity modulated radiation therapy; IMRT*가 이에 해당되며, 현재 임상적으로 활발하게 응용되고 있다. 그러나 해부학적인 위치상 췌장암에 근접해 있는 위장 후면, 십이지장의 내측면 등은 종양에 처방하는 고선량에서 제외될 수 없는 부분이므로 정밀 방사선치료를 시행하더라도 부작용에 대한 극도의 주의가 필요하다.

정밀 방사선치료 중에서도 3-D CRT와 IMRT를 비교할 때, 종양 모양에 보다 적절한 선량 분포를 제공하고 주변 정상조직에 투여되는 방사선량을 감소시키는 데는 IMRT가 더 우수한 것으로 보고되었는데, 이에 따라 향후 방사선량을 증가시키는 수단으로 IMRT가 매우 효과적일 것으로 보인다. IMRT를 이용한 췌장암 치료의 초기 결과들은 5-FU, 또는 젬시타빈과 병용 치료하며 방사선량을 많게는 60 Gy까지 조사한 것으로 보고되고 있는데, 연구 대상 환자 수가 소규모이고 관찰 기간이 짧으므로 명확한 결론을 내리기는 어렵지만 방사선치료의 새로운 돌파구를 제시하는 동시에 몇 가지 문제점을 제시하고 있다. 첫째는, 수술 후 방사선치료를 IMRT로 하는 경우에 치료 체적을 어디까지 포함할 것인가 하는 문제이다. 종래의 방사선치료에서는 치료 체적을 결정할 때 2차원적 영상에서 확인할 수 있는 몇 가지 골격계의 표적이 중요한 지

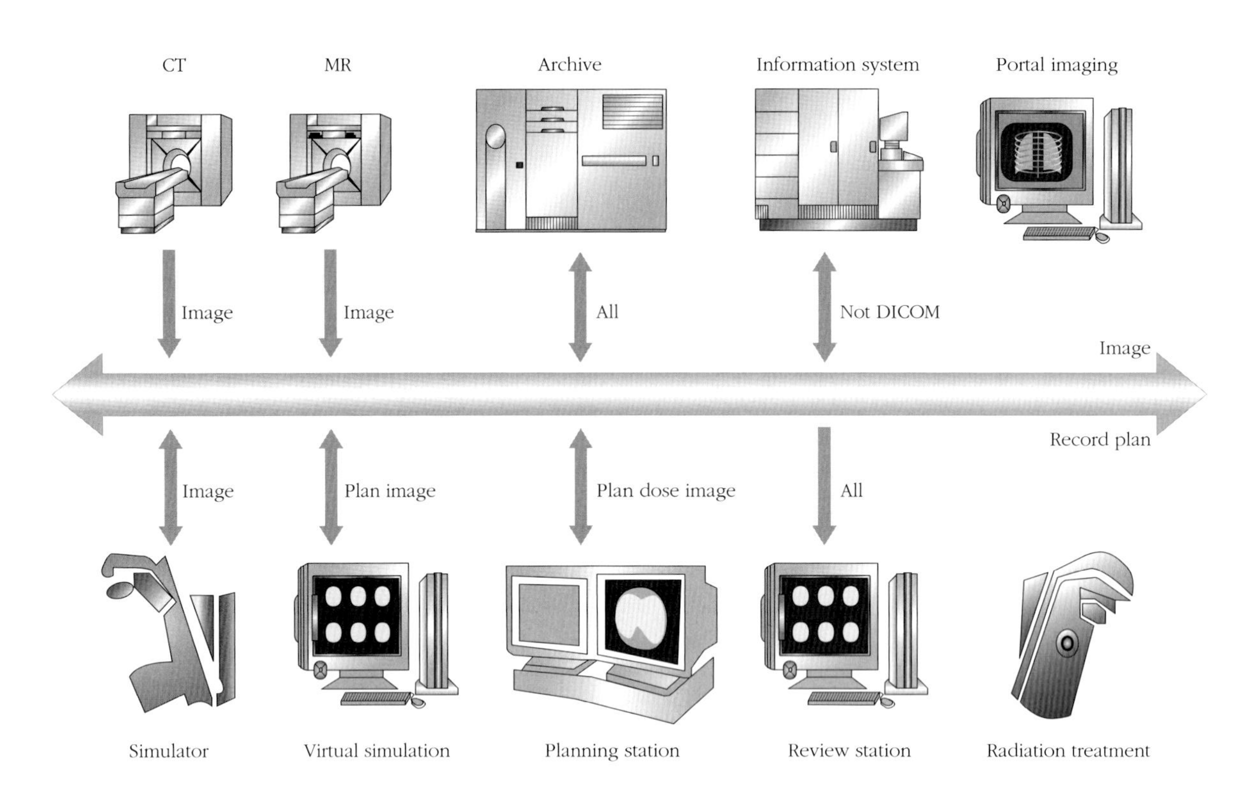

그림 8-27. 여러 영상 장치 및 자료 저장 장치를 유기적으로 이용하는 현대적 방사선치료 시스템

침 역할을 했다. 예를 들면 11번째 흉추에서 3번째 요추까지 정하는 식이었다. IMRT 치료 계획에서는 CT영상의 매 슬라이스마다 표적 체적을 그려야 하는데, 종양이 제거된 상태에서 이를 정확히 구현하기가 쉽지 않다. 수술장에서 외과용 클립을 이용하여 치료해야 할 부위를 표시하는 것이 한 가지 해결책이 될 수 있으며, 이는 향후 계속 연구해야 할 부분이다. 둘째, 상복부 장기의 움직임이다. 이들 장기는 호흡에 따라 두부-미부 방향으로 약 25mm까지의 움직임을 보이는 것으로 밝혀졌고, 게이팅 같은 적절한 조절 장치가 없으면 방사선치료 체적은 이 움직임을 고려한 만큼 커질 수밖에 없는데, 이는 부작용을 그만큼 더 감수해야 함을 의미한다. 셋째, 현대적인 정밀 방사선치료 방법을 동원해도 종양에 최인접한 정상조직은 종양에 조사되는 방사선량에서 제외되기 어려우며, 이는 부작용으로 이어진다. 이러한 문제점은 정밀 방사선치료를 보다 적절히 시행하는 동시에 계속 해결책을 연구해야 하는 과제를 제시하고 있다.

최근에는 영상기법을 최대한 활용한 정밀 방사선치료, 즉 영상유도 방사선치료*image guided radiotherapy; IGRT*가 대두되고 있다. IGRT는 방사선 치료기계에 장착된 영상 인식 장치를 통하여 환자의 치료 부위가 방사선 조사 방향 및 조사 부위에 설계된 대로 정확하게 맞추어 들어가는지를 확인하며, 치료 중 환자의 자세 또는 다른 변화까지도 감지하는 새로운 개념의 방사선치료이다. 췌장암의 방사선치료에서 가장 제약 요소가 되는 것은 주변의 위장관인데, 정밀 방사선치료기법을 이용하여 위장관 손상을 최소로 하면서 종양에 투여되는 방사선량을 최대한 늘리는 방법을 적용할 수 있다.

토모테라피는 IMRT와 IGRT가 융합된 신개념의 정밀 방사선치료기법이다. 나선형으로 회전하면서 IMRT를 구현하며 메가볼트(MV)의 CT 영상으로 치료 시마다 종양의 위치를 확인하여 IGRT 또한 구현하므로 치료의 오차를 최소화할 수 있다. 종래의 방사선치료는 인접한 위와 십이지장의 방사선 부작용에 대한 우려 때문에 이 장기들의 허용 수준(1일 1.8 Gy씩, 총 45~50.4 Gy)까지만 방사선을 조사해왔다. 그러나 IMRT, IGRT로 인하여 정밀한 종양 표적화가 가능해지면서 1일 선량을 2.5 Gy로 총 58~59 Gy까지 조사하는 것이 가능해졌는데, 이 조사량은 종래 방식으로 환산하면 총 61 Gy에 해당한다. 고선량이 적용된 초기에는 인접 위장관의 출혈성 염증이 일부 환자에서 관찰되었다. 이후 치료 기간 중 또 한 번 선량 계획을 보정하자 위장관 부작용이 현저하게 감소했다(그림 8-

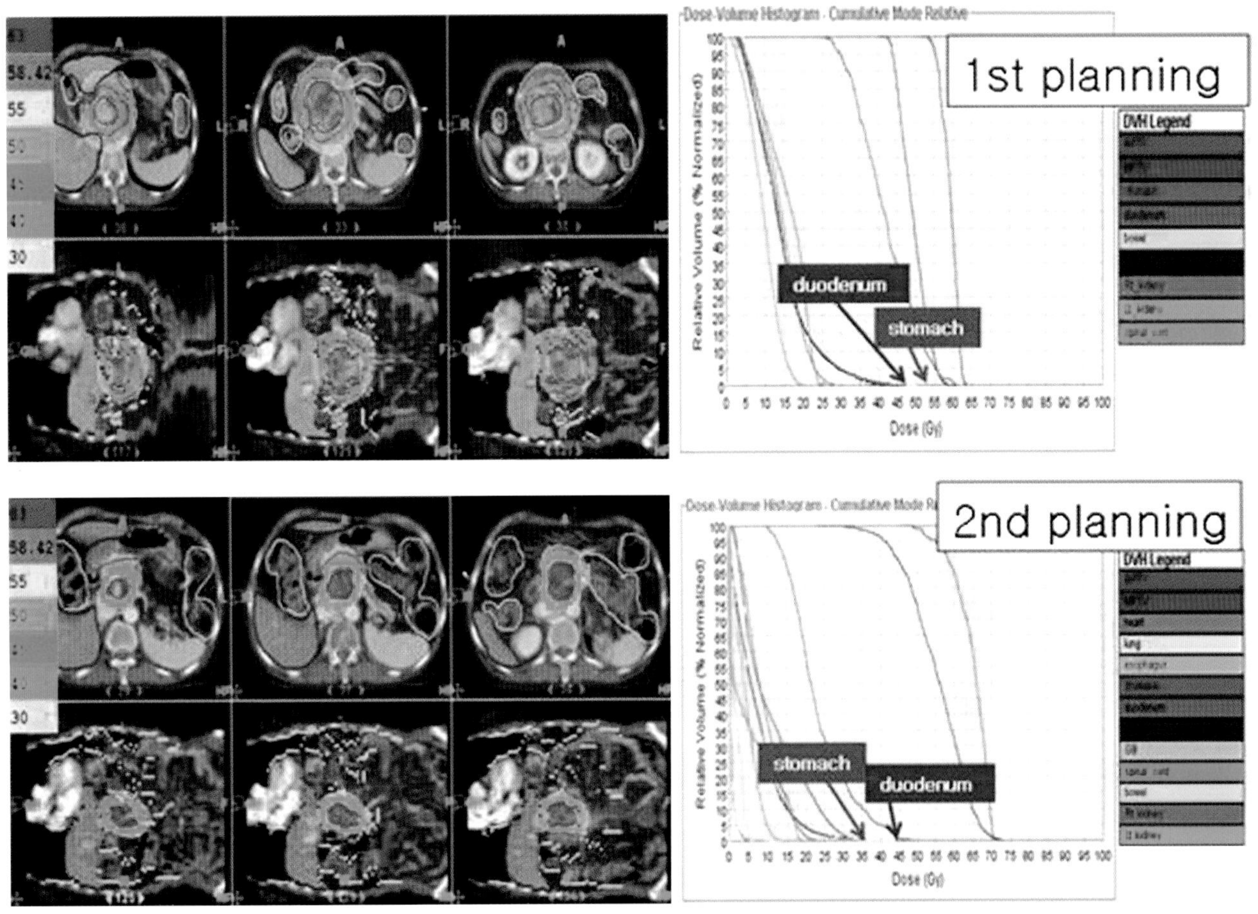

그림 8-28. 토모테라피의 방사선치료 설계의 실제. CT를 통하여 얻은 영상으로 방사선이 조사될 표적 부위를 그리고(왼쪽 상하), 제1차 선량계획으로 방사선치료를 시행한다. 치료 중간 단계에 또 한 번의 선량 계획을 통하여 위장관의 방사선 부작용을 최소화하여 맞춤치료를 시행한다.

28). 췌장암 치료에서 토모테라피는 새로운 돌파구가 될 것으로 보인다.

방사선의 총 치료 횟수를 1~3회로 줄이고 회당 방사선량을 일상적 경우의 8~12배로 조사하는 이른바 저분할 방사선치료*hypofractionated radiotherapy*도 관심을 모으고 있다. 이는 종양이 비교적 국한되어 있는 경우에 일반적인 선형가속기나 로봇형 가속기인 사이버나이프를 이용하여 시행하는 정위체부 방사선치료법*stereotactic body radiotherapy; SBRT*이다. 일부 보고에서는 25 Gy를 1회 시행하여 수용 수준의 독성에 1년 생존율 21%을 보여 새로운 기대감을 높인 반면, 15 Gy를 3회 조사한 다른 그룹에서는 1년 생존율 5%에 독성이 너무 높아서 이 치료법의 효능에 대한 의구심도 제기되고 있다. 저분할 방사선치료의 효과는 향후 좀 더 많은 연구가 필요해 보인다.

(2) 수술적 절제 가능한 종양의 수술 후 보조적 치료

수술이 성공적이더라도 이후 재발률이 높은 것은 앞으로 해결해야 할 과제이다. 담도나 췌장의 절제연은 비교적 여유분 확보가 가능하여 절제연 음성의 좋은 결과를 이룰 수 있으나, 후복막의 절제연은 음성 결과를 얻기가 쉽지 않다. 대동맥과 상부 장간막동맥 기시부 또한 후복막 절제연의 확보에 제한 요소로 작용하므로 높은 재발률로 이어지는 것으로 보인다. 그 외에 종양의 림프절 침범, 종양의 크기, 분화도, 수술 시 실혈량 등이 재발 및 생존율에 유의한 영향을 미치는 것으로 보고되었다. 방사선치료의 목적은 국소재발을 지연하거나 방지하는 것이다. 초기의 연구 결과에서 밝혀졌듯이 방사선 단독 요법은 항암약물-방사선의 병용요법에 비하여 효과가 낮기 때문에, 현재는 항암약물과 방사선 병용이 기본 방침으로 자리를 잡았다.

췌장암의 수술 후 보조 치료에 대해서는 그간 여러 임상 연구가 시도되었다(〈표 8-20〉). 그 중에는 대표적으로 세 개의 전향적 무작위 연구인 GITSG(Gastrointestinal Tumor Study Group)를 비롯하여 EORTC(European

표 8-20 절제 가능한 췌장암에서 수술 후 보조 항암약물-방사선 병용치료 무작위 시도

연구			환자 수 (명)	중앙 생존기간 (개월)	생존율(%)	
					2년	5년
GITSG	therapy		21	21.0	43	19
	Observation		21	10.9 P=0.03	18	5
EORTC	therapy		60	17.1	37	20
	Observation		54	12.6 P=0.099	23	10
ESPAC-1	Pooled data	Chemotherapy	238	19.7	NA	NA
		No chemotherapy	235	14.0 P=0.0005	NA	NA
		Chemotherapy	175	15.5	NA	NA
		No chemoradiation	178	16.1 P=0.24	NA	NA
	2×2 factorial arm	Chemotherapy	146	17.4	NA	NA
		No chemotherapy	139	15.9 P=0.19	NA	NA
		Chemotherapy	142	15.8	NA	NA
		No chemoradiation	143	17.8 P=0.09	NA	NA

NA: not avaliable

Organization for Research and Treatment of Cancer Study), ESPAC(European Study for Pancreatic Cancer) 등이 있다.

GITSG는 40 Gy의 방사선치료를 5-FU(500mg/m², 방사선 조사 기간의 첫 3일 및 마지막 3일)와 병용하되 2주간씩으로 두 부분으로 나누어 치료하고, 이후 5-FU 항암유지요법(500mg/m², 매달 3일씩)을 2년간 시행하여 이를 아무 치료도 하지 않은 관찰군과 비교하는 연구였다. 그 결과 중앙 생존기간이 20개월 대 11개월, 2년 생존율이 20% 대 10%로 수술 후 보조 치료군에서 유의한 생존율 향상이 나타났다. 이 연구는 무려 8년에 이르는 시행 기간과 대상 환자 수가 43명으로 적다는 점, 수술 후 관찰군의 성적이 예외적으로 저조하다는 점 등이 문제점으로 지적되었으나, 뚜렷이 대비되는 결과의 차이로 인해 현재까지 미국을 중심으로 췌장암 수술 후 보조치료의 기본틀이 되고 있다.

한편 유럽에서 시행된 EORTC 연구, ESPAC-1 연구에서는 수술 후 보조적 항암약물-방사선 병용요법이 관찰군에 비하여 유의한 성과를 보이지 않았다. 특히 ESPAC-1은 췌장암에서 수술 후 보조치료의 효과를 가장 큰 규모로 평가한 연구이다. 연구 결과, 수술 후 보조치료로 항암약물-방사선을 시행한 군과 대조군의 중앙 생존기간이 15.5개월, 16.1개월이어서 유의성을 찾을 수 없었다고 보고되었다. 반면, 수술 후 항암약물 단독군의 중앙 생존기간은 대조군에 비하여 19.7개월, 14개월(p=0.0005)로 유의한 차이를 나타냈으며, 5년 생존율도 21% 대 8%로서 대조군보다 유의한 향상을 보였다.

ESPAC-1 연구 또한 몇 가지 약점을 가지고 있다. 첫째, 참여한 의사들이 각 치료군에 환자를 배정하도록 허용되었고, 둘째, 항암제 단독과 대조군의 비교 연구에서도 약 1/3의 환자들에게 기본적인 항암약물-방사선 병용치료가 시행되었다는 것이다. 셋째, 방사선치료가 40~60 Gy 범위에서 절반을 치료한 후 쉬는 기간을 두고 다시 절반을 시행하는 방식으로 진행되었는데, 사실 60 Gy는 이전의 연구에서 이미 독성이 과다한 것으로 나타나 더 이상 권고되지 않는 선량이다. 더욱이 연구에 참여한 유럽 전역

의 방사선치료 수준은 매우 다양하여 몇몇 기관을 제외하고는 매우 낙후되어 있다. 실제로 연구 보고를 보면 연구 참여 기관 간에 치료기법이 표준화되었는지, 방사선치료의 품질 검사가 제대로 이루어졌는지에 대한 언급이 없는데, 표준화된 정밀기법 없이, 또는 제대로 된 품질 검사도 없이 60 Gy 수준의 고선량을 투여하면 대부분의 환자가 심각한 수준의 위장관 독성을 보이게 된다. 아마도 이 부분으로 인해 항암약물방사선치료군에서 더 성적이 좋지 않았던 것으로 생각된다. 넷째, 항암약물방사선치료군에서 유지요법의 항암약물치료가 시행되지 않았다. ESPAC-1 연구 결과 수술 후의 보조적 방사선치료를 배제하려는 움직임이 시작되었으나, 췌장암의 수술 후 방사선치료법의 효과에 대하여 뜨거운 논란이 일어났다. ESPAC-1 연구가 많은 의문을 불러일으키고 있는 것은 사실이다. 예를 들면 메이요 클리닉에서 보고한 단일 기관의 대규모 후향적 연구에서, 수술 단독군과 수술 후 항암약물방사선치료군은 중앙 생존기간이 각각 1.6년, 2.1년으로 통계적으로 유의한 성적 차이를 보여주고 있다.

RTOG 9704 연구에서는 항암약물방사선요법에서 5-FU, 젬시타빈을 비교하였다. 이는 유도 항암화학요법-항암약물방사선 동시요법-유지 요법의 방식인데, 5-FU와 방사선을 동시요법으로 시행하는 것은 공통적이고 유도 및 유지 요법에서 차이를 둔 것이다. 그 결과 중앙 생존기간이 각각 20.5개월, 16.9개월로 젬시타빈이 우수한 경향을 보였고(p=0.9), 예후인자를 고려한 다요인 분석을 통하여 통계적으로 유의한 성과를 입증했다.

(3) 수술적 절제 전 신보강 치료

췌장암의 또 다른 특징은 수술적 절제를 성공적으로 시행한 후에도 여전히 국소 및 원발 부위 재발이 많다는 점이다. 따라서 수술 전 신보강적 접근으로 항암약물-방사선 병용요법이 시도되었다. 이러한 접근은 이론적으로 유리한 근거가 있다. 첫째, 수술 후 빠른 기간에 재발할 환자들을 미리 스크리닝하여 불필요한 수술을 자제하는 의미가 있는데, 이들은 수술 가능 환자의 약 20~40%에 해당되는 것으로 추정된다. 둘째, 보조요법을 수술 후보다 수술 전에 하는 것이 이론적으로 더 효과적이고 독성도 낮다. 이는 수술 후의 조직은 혈관 분포가 취약하여 약물의 전달 효율도 떨어질 뿐더러 저산소증으로 인하여 방사선의 효과도 현저히 떨어지는 반면, 수술 전에는 이러한 약점이 보완되기 때문이다. 현재까지 5-FU, 젬시타빈, 파클리탁셀 등과 방사선을 병용한 신보강 치료법*neo-adjuvant therapy*이 여러 기관에서 시도되었다. 초기에는 역시 독성이 문제되었으나, 30 Gy의 방사선과 5-FU의 병용치료는 독성이 무시할 정도이고 수술 후 재발률이 10%에 중앙 생존기간 25개월로서 종래의 보고에서 진일

| 표 8-21 | 절제 불가능한 췌장암에서 항암약물-방사선 병용치료의 무작위 시도

	연구	환자 수(명)	중앙 생존기간(개월)	국소 실패율(%)	2년 생존율(%)
Mayo Clinic	EBRT(35~37.5 Gy/4주)	32	6.3	-	-
	EBRT(35~37.5 Gy/4주)+5-FU	32	10.4	-	-
GITSG	EBRT(60 Gy/10주)	25	5.2	24	5
	EBRT(40 Gy/6주)+5-FU	83	6.9*	26	10
	EBRT(60 Gy/10주)+5-FU	86	8.7*	27	10
GITSG	EBRT(60 Gy/10주)+5-FU	73	8.4	58	12
	EBRT(60 Gy/10주)+doxorubicin	70	7.5	51	6
GITSG	EBRT(54 Gy/6주)+5-FU+SMF	31	10.5	38	41(1년)
	SMF	26	8	29	19(1년)
ECOG	EBRT(40 Gy/4주)+5-FU	47	8.2	32	6
	5-FU	144	8.3	32	13

EBRT: external-beam radiation therapy; 5-FU: 5-fluorouracil; SMF: streptozotocin, mitomycin-C, and 5-FU; ECOG: Eastern Cooperative Oncology Group; GITSG: Gastrointestinal Tumor Study Group

* Median survival from initiation of EBRT plus chemotherapy

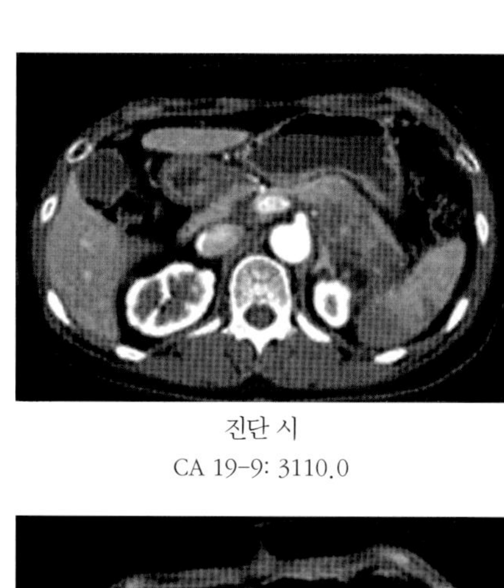

진단 시
CA 19-9: 3110.0

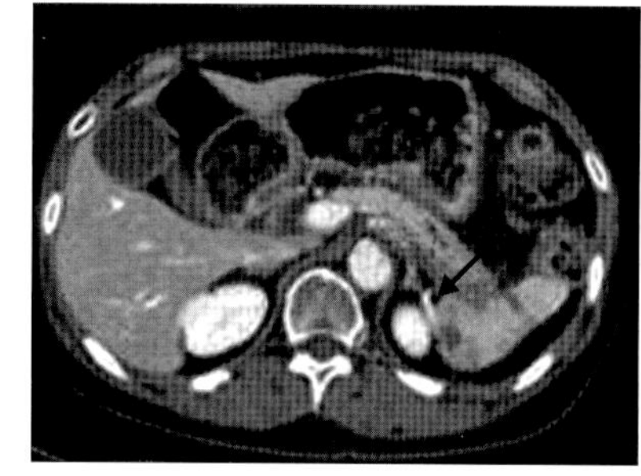

항암방사선요법 1개월 후
CA 19-9: 1240

항암방사선요법 5개월 후, 수술 전
CA 19-9: 9.7

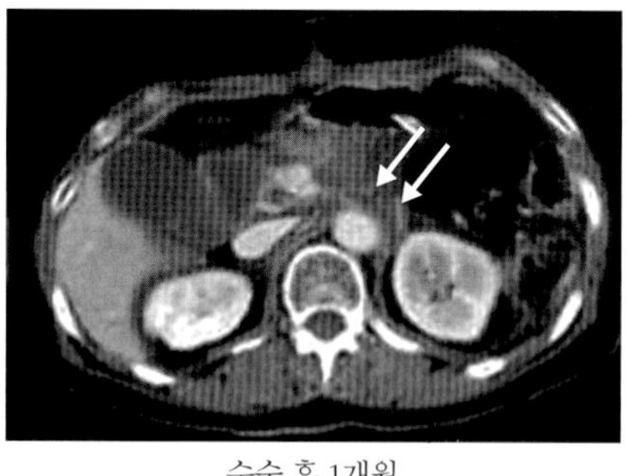

수술 후 1개월
CA 19-9: 12.0

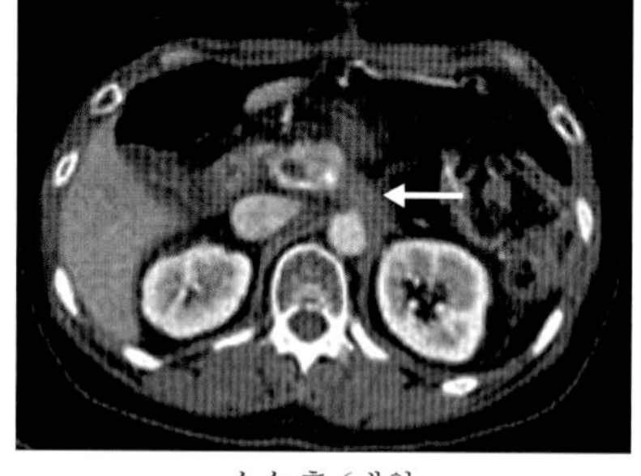

수술 후 6개월
CA 19-9: 7.1

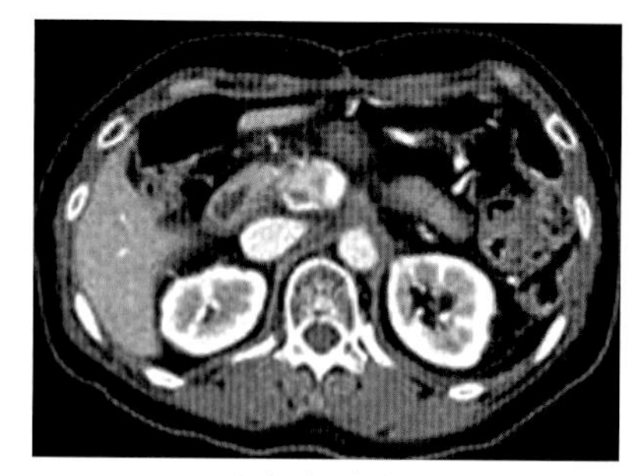

수술 후 12개월
CA 19-9: 11.1

그림 8-29. 국소 진행성 췌장암이 항암약물-방사선의 병용요법으로 성공적으로 치료된 예. 항암방사선 병용요법 후에 종양 크기가 감소하고 종양표지자인 CA 19-9도 정상 수준으로 감소하여 수술 후 1년째 재발 없이 무병상태를 보이고 있다.

보한 성과를 보여주었다. 젬시타빈, 파클리탁셀과의 병용요법도 시도되었으나 이 치료법들은 종양 반응에서 50% 이상 괴사율이 71%까지 향상된 결과를 보인 반면, 독성이 높은 것이 문제점으로 지적되고 있다.

4) 수술적 절제가 불가능한 국소 진행성 종양의 치료

절제 불가능하거나 원격전이가 없는 것으로 진단된 국소 진행성 암은 항암약물-방사선 병용요법이 주된 치료법이다. 현재까지 시행된 전향적 무작위 연구를 보면 항암약물-방사선 병용요법이 방사선 단독 또는 항암약물 단독에 비하여 치료 성과가 우수한 것으로 결론을 내리고 있다(〈표 8-21〉). 특히 과거에는 병용하는 항암요법 약제로 5-FU가 선호되었으나, 최근 들어서는 젬시타빈, 파클리탁셀 제제를 방사선과 병용한 경우 5-FU와 병용한 경우에 비하여 성적이 향상되었다.

그러나 절제 불가능할 정도의 진행성 병변임에도 불구하고 방사선 조사선량이 충분치 않아 결국 치료 실패로 이어지는 것으로 지적되고 있다. 따라서 방사선치료 및 항암약물치료를 수술 전에 시행하여 절제 가능한 병변으로 변화시키려는 노력이 시도되고 있다(그림 8-29). 현재까지 시도된 여러 소규모 연구를 보면, 다양한 항암약물과 방사선으로 병용치료하였으며 이들에서 수술적 절제가 가능했던 경우는 0~20%로서, 수술 전 항암약물방사선치료가 수술적 절제 가능성을 향상시키는 것에는 한계가 있음을 시사하고 있다. 이에 대한 보완책으로 수술 중 방사선치료를 들 수 있다. 이는 수술장에서 개복 상태로 전자선을 조사하거나, 요오드-125 같은 방사성동위원소를 종양 부위에 심는 자입 치료인데, 정상조직을 치료 부위에서 제외시킬 수 있어 종양 부위의 방사선량을 높일 수 있는 것이 장점이다. 일부 보고에서는 2년 생존율이 6~20%로 비교적 성과를 보였으나, 국소 실패가 감소하는 데 비해 원격전이율이 높아, 시설과 비용 면에서 쉽게 시행하기 어려운 치료법인 점에 비하면 그 효과가 각광을 받지 못하고 있다.

Ⅶ. 예후

췌관선암종 환자는 대부분의 경우 사망한다. 치료받지 않은 환자의 평균 생존기간은 3개월이며, 근치적 절제가 된 환자의 평균 생존기간은 10~20개월 정도이다. 절제술을 받은 환자의 전체적인 5년 생존율은 3~4%이다.

종양이 췌장 내에 국한되어 있고 장경이 3cm 미만인 경우는 종양이 후복막으로 침범했거나 장경이 3cm 이상인 경우보다 생존기간이 길다. 췌장 체부나 미부의 암은 두부의 암보다 더 진행된 상태에서 발견되는 경우가 많다. 림프절전이, 암의 분화도가 나쁜 경우도 생존기간이 짧다. 신경 주위 침범, 림프조직이나 혈관 침범, CA 19-9의 상승이 있는 경우도 예후가 불량하다.

수술을 받은 환자 중 잔존암이 없는 경우(R0 절제)가 그렇지 않은 경우에 비해 예후가 좋다. 따라서 수술 시 절제연의 평가가 매우 중요하다. 비록 절제 범위(R0, R1 또는 R2 절제)가 TNM 병기에는 포함되어 있지 않지만, 예후 결정에는 중요하다.

수술을 받은 환자의 경우 국소 재발은 예후 결정의 주된 요소이다. 재발은 장간막 혈관 주변 조직에서 가장 많이 발생한다. 따라서 R0 절제를 위해서는 후복막 절제연에서 암이 발견되지 않아야 한다. 그 다음으로 재발이 많이 발생하는 위치는 림프절, 수술 시 발견되지 않을 정도로 작은 간전이 병변이다.

참고문헌

1. 보건복지가족부. 통계로 본 암 현황 2008.
2. 윤용범. 췌장암의 역학. In: 췌장암 대한소화기학회 총서11, 서울; 군자출판사 2006;1-12
3. 장진영, 김선회, 최성호 등. 한국인 췌관선암의 수술적 치료 결과 분석-4개 대학병원 합동조사 결과. 한국간담췌외과학회지 2004;8:85-91.
4. American Joint Committee on Cancer. AJCC cancer staging manual. Seventh edition, 2009.
5. Berlin JD, Catalano P, Thomas JP, Kugler JW, Haller DG, Benson AB 3rd. Phase III study of gemcitabine in combination with fluorouracil versus gemcitabine alone in patients with advanced pancreatic carcinoma: Eastern Cooperative Oncology Group Trial E2297. J Clin Oncol 2002;20:3270-3275.
6. Burris HA 3rd, Moore MJ, Andersen J, Green MR, Rothenberg ML, Modiano MR, et al. Improvements in survival and clinical benefit with gemcitabine as first-line therapy for patients with advanced pancreas cancer: a randomized trial. J Clin Oncol 1997;15:2403-2413.
7. Cameron JL, ed. American Cancer Society Atlas of Clinical Oncology: Pancreatic Cancer. Hamilton: BC Decker, 2001.
8. Chang DT, Schllenberg D, Shen J, Kim J, Goodman KA, Fisher GA, et al. Stereotactic radiotherapy for unresectable adenocarcinoma of the pancreas. Cancer 2009;15:665-72.
9. Cunningham D, Chau I, Stocken DD, Valle JW, Smith D, Steward W, et al. Phase III randomized comparison of gemcitabine versus gemcitabine plus capecitabine in patients with advanced pancreatic cancer. J Clin Oncol 2009;27:5513-8.
10. Edge SB, Byrd DR, Compton CC, Fritz AG, Greene FL, Trotti A, eds. AJCC Cancer Staging Manual, 7th ed. New York: Springer, 2009.
11. Fauci AS, Braunwald E, Kasper DL, Hauser SL, Longo DL, Jameson JL, et al, eds. Harrison' s Principles of Internal Medicine, 17th ed. New York: McGraw-Hill, 2008.
12. Feldman M, Friedman LS, Brandt LJ, eds. Sleisenger and Fordtran' s Gastrointestinal and Liver Disease, 8th ed. Philadelphia: Saunders, 2006.
13. Gastrointestinal Tumor Study Group. Further evidence of effective adjuvant combined radiation and chemotherapy following curative resection of pancreatic cancer. Cancer 1987;59:2006-10.
14. Gore RM, Levine MS, eds. Textbook of Gastrointestinal Radiology, 3rd ed. Philadelphia: Saunders 2007.
15. Hall EJ. Clinical response of normal tissues. In: Hall EJ, Giaccia AJ. eds. Radiobiology for the radiologists. 5th ed. Philadelphia: Lippincott Williams and Wilkins 2000;339-360.
16. Hamilton SR, Aaltonen LA, eds. Pathology and Genetics of Tumours of the Digestive System. World Health Organization Classification of Tumours. Lyon: IARCPress 2000.
17. Hoyer M, Roed H, Sengelov L, Traberg A, Ohlhuis L, Pedersen J, et al. Phase II study on stereotactic radiotherapy of locally advanced pancreatic carcinoma. Radiother Oncol 2005;76:48-53.
18. Kayahara M, Nagakawa T, Ueno K, Ohta T, Tsukioka Y, Miyazaki I. Surgical strategy for carcinoma of the pancreatic head area based on clinocopathologic analysis of nodal involvement and plexus invasion. Surgery 1995;117:616-23.
19. Klinkenbijl JH, Jeekel J, Sahmoud T, van Pel R, Couvreur ML, Veenhof CH, et al. Adjuvant radiotherapy and 5-fluorouracil after curative resection of cancer of the pancreas and periampullary region: phase III trial of the EORTC gastrointestinal tract cancer cooperative group. Ann Surg 1999;230:776-82.
20. Lim JE, Chien MW, Earle CC. Prognostic factors following curative resection for pancreatic adenocarcinoma: A population-based, linked database analysis of 396 patients. Ann Surg 2003;237:74-85.
21. Mackie TR, Balog J, Ruchala K, Shepard D, Aldridge S, Fitchard E, et al. Tomotherapy. Semin Radiat Oncol 1999;9:108-117.
22. Milano MT, Chmura SJ, Garofalo MC, Rash C, Roeske JC, Connell PP, et al. Intensity modulated radiation therapy (IMRT) in the treatment of pancreatic and bile duct

malignancies: toxicity and clinical outcome. Int J Radiat Oncol Biol Phys 2004;59:445-53.
23. Miller RC, Iott MJ, Corsini MM. Review of adjuvant radiochemotherapy for resected pancreatic cancer and results from Mayo clinic for the 5th JUCTS symposium. Int J Radiat Oncol Biol Phys 2009;75:364-368.
24. Moore MJ, Goldstein D, Hamm J, Figer A, Hecht JR, Gallinger S, et al. Erlotinib plus gemcitabine compared with gemcitabine alone in patients with advanced pancreatic cancer: a phase III trial of the National Cancer Institute of Canada Clinical Trials Group. J Clin Oncol 2007;25:1960.
25. Nakao A, Harada A, Nonami T, Kaneko T, Nomoto S, Koyama H, et al. Lymph node metastasis in carcinoma of the head of the pancreas region. Br J Surg 1995;82:399-402.
26. Neoptolemos JP, Stocken DD, Friess H, Bassi C, Dunn JA, Hickey H, et al. A randomized trial of chemoradiotherapy and chemotherapy after resection of pancreatic cancer. N Engl J Med 2004;350:1200-1210.
27. Neoptolemos JP, Stocken DD, Tudur Smith C, Bassi C, Ghaneh P, Owen E, et al. Adjuvant 5-fluorouracil and folinic acid vs observation for pancreatic cancer: composite data from the ESPAC-1 and -3(v1) trials. Br J Cancer 2009;100:246.
28. Oettle H, Post S, Neuhaus P, Gellert K, Langrehr J, Ridwelski K, et al. Adjuvant chemotherapy with gemcitabine vs observation in patients undergoing curative-intent resection of pancreatic cancer: a randomized controlled trial. JAMA 2007;297:267.
29. Schaffer M, Mullhaupt B, Clavien PA. Evidence-based pancreatic head resection for pancreatic cancer and chronic pancreatitis. Ann Surg 2002;236:137-48.
30. Shibata K, Matsumoto T, Yada K, Factors producing recurrence after resection for pancreatic ductal carcinoma. Pancreas 2005;31:69-73.
31. Yeo CJ, Cameron JL, Lillemoe KD, Sohn TA, Campbell KA, Sauter PK, et al. Pancreaticoduodenectomy with or without distal gastrectomy and extended retroperitoneal lymphadenectomy for periampullary adenocarcinoma, part 2: randomized controlled trial evaluating survival, morbidity and mortality. Ann Surg 2002;236:355-66.

간암

이효석/이정훈/서경석/임호영

원발성 간암은 병리학적으로 간세포암종*hepatocellular carcinoma* 외에도 담관암, 혈관육종 및 간모세포암*hepatoblastoma* 등이 포함되지만, 흔히 간암이라 함은 성인의 원발성 간암의 85% 이상을 차지하는 간세포암종을 일컫는다.

간암의 발생률은 세계적으로 지역에 따라 크게 차이가 나서, 사하라 사막 남쪽 아프리카, 타이완, 중국 남부 등지에서는 인구 10만 명당 20명 이상의 높은 발생률을 보이는 한편, 북미, 남미, 영국, 오스트레일리아, 인도 등지에서는 인구 10만 명당 5명 이하의 낮은 발생률을 보인다. 우리나라에서 간암의 발생 빈도는 2009년 기준으로 남녀 통틀어 등록된 암환자의 약 8.3%를 차지하며, 장기별 암의 발생 빈도순으로는 갑상샘, 위, 대장, 폐에 이어 5번째이다. 우리나라 국민의 간암 발생률은 남자 10만 명당 38.9명, 여자 10만 명당 10.7명으로 추정되며, 특히 35~64세 연령군에서의 발생이 남자의 경우 10만 명당 68.1명으로 세계에서 가장 높은 수준이다. 한편 우리나라 간암 환자의 5년 생존율은 25.1%로 췌장암 및 폐암에 이어 세 번째로 불량한 것으로 알려져 있으며 이로 인한 사회경제적 손실이 상당하다.

I. 간암의 원인

간암의 발생 원인으로 유전적 요인보다는 환경적 요인이 중요한 역할을 하는 것으로 생각돼왔는데, 그 이유는 역학적으로 발생률이 한 국가 내에서도 지역에 따라 차이가 나며, 발생률이 높은 지역에서 낮은 지역으로 이주한 사람들의 후손에서는 간암 발생률이 낮아진다는 점들 때문이다. 지금까지 알려진 중요한 원인인자는 ① 만성 B형간염, ② 만성 C형간염, ③ 간경변증 들이며, 이 외에 아플라톡신, 남성호르몬이나 피임약의 복용 등이 있다.

1. 만성 B형간염

만성 B형간염 바이러스*hepatitis B virus; HBV* 감염은 우리나라에서뿐만 아니라 세계적으로도 간암의 가장 중요한 원인인자로 간주되고 있다. 역학적 증거들을 보면, 우선 지역적으로 간암의 발생률과 HBV 감염의 유병률 간에 높은 상관관계가 있고, 간암 환자의 66~80%가 B형간염 표면항원(이하 HBsAg) 양성을 보이며, 시간적으로 HBV 감염이 선행된 후 간암이 발생한다는 관찰 소견 등이 있다. 아울러 타이완에서 시행된 전향적 연구에 따르면 HBsAg 양성인 사람은 음성인 사람에 비해 간암에 걸릴 상대위험도가 200배 이상이나 높았다. 이와 같은 역학적 증거 외에도 HBV 감염과 간암 간의 인과관계를 제시하는 분자생물학적 증거들이 있다. 즉, 간암 환자의 암조직에 HBsAg이 존재하며, 또한 HBV DNA가 환자 간세포 DNA에 결합되어 있음이 밝혀졌다. 그러나 그린란드 에스키모들은 HBsAg 양성률이 높은 데 비해 간암 발생률이 낮고, 중국 광시나 모잠비크 등에서는 HBsAg 양성률이 비슷한 여러 지역 간에 간암 발생률이 크게 차이를 보여, 간암 발생에 HBV 이외의 다른 요인들도 작용할 수 있음을 암시한다. 또한 HBV의 유전자형*genotype*에 따라서도 간암 발생률에 차이가 나타난다고 알려져 있다.

우리나라에서는 간암 환자의 70%에서 HBsAg이 양성으로 나타나며, 역학적으로는 HBV 감염이 간암 발생의 가장 중요한 원인이다. 이러한 HBV의 발암 기전을 밝히고자 하는 많은 동물모델 연구들 중에서 좀 더 직접적인 증거는 유전자 주입 마우스 모델에서 관찰된다. 즉, HBV의 여러 유전자 중에서 X 유전자의 산물인 X 단백질이 간세포의 촉진자로부터의 전사를 촉진시키는 활성인자로 작용하는 일종의 암유전자로 알려져 있으며, 실제로 HBx 유전자를 스스로 발현하도록 조작된 유전자 주입 마우스에서 간암이 발생하였다. 이는 아마도 간세포 촉진자와 결합된 X 유전자가 숙주세포의 유전자 발현을 비정상적으로 변화시켜 세포의 형질을 변화시킨 암유전자로 작용하였기 때문으로 생각된다. 이와 대조되는 또 하나의 모델은 HBV의 대외피항원 폴리펩티드*large-envelope polypeptide*를 과도하게 발현하도록 조작된 유전자 주입 마우스 모델이다. 이들에서는 다량의 HBsAg이 세포 내에 축적되어 간세포가 괴사에 빠지고 이어서 활발한 재생 과정이 나타났고, 결국 만성 간염을 거쳐 간암이 발생하였다. 이 실험에서 간세포의 괴사에 뒤이어 활발한 증식 과정을 보이지 못한 유전자 주입 마우스에서는 간암이 발생하지 않았다. 이는 HBV에 의한 발암이 HBV 유전체가 숙주 유전체에 들어가 일으킨 직접적인 작용의 결과라기보다는 오히려 숙주 간세포를 반복적으로 괴사시켜 지속적으로 간세포의 재생을 일으킴으로써 2차적으로 발생한 결과임을 시사하는 소견이다.

한편 우리나라 간암 환자의 최소한 70% 이상이 HBV 감염과 연관되어 있다는 점과, 효과적이고도 안전한 B형 간염 백신으로 신생아기에 HBV 예방이 가능하다는 점을 감안하면, 의무적인 백신접종을 통한 범국민적 간암 예방 대책이 절실히 요구된다.

2. 만성 C형간염

C형간염 바이러스(HCV) 감염에 대한 진단법이 개발된 이래 만성 HCV 감염과 간암 간의 인과관계에 대한 역학적 연구가 활발히 진행되었다. HBsAg 양성률이 낮은 지역인 유럽이나 일본에서 HBsAg 음성인 간암 환자의 HCV 항체 양성률은 65~75%였다. 우리나라 전체 간암 환자의 HCV 항체 양성률은 17%이고, HBsAg 음성인 간암 환자에서는 HCV 항체 양성률이 약 40%에 달한다. 즉, HCV 감염은 HBV 감염 외에 가장 중요한 간암의 원인이다. B형 및 C형 간염 바이러스에 기인한 간암 환자의 연령 분포는 10년 정도의 차이를 나타내는데, 50대 이전의 간암 원인으로는 B형이, 60대 이후의 간암 원인으로는 C형이 상대적으로 중요하게 여겨지고 있다. 또한 간암 환자의 20% 정도에서는 HBsAg도 음성이고 HCV 항체도 음성인데, 중합효소 연쇄반응법(PCR) 등의 좀 더 예민한 방법으로 조사하면 이들 중 상당수가 HBV 또는 HCV에 의한 것이나, 나머지 환자들에서는 다른 원인, 즉 다른 바이러스(non-B, non-C)나 알코올에 의한 간경변증 혹은 아플라톡신 등이 관여할 가능성도 있다.

HBV와 달리 HCV는 RNA 바이러스로서 인간의 유전자에 결합되어 들어가지 못한다. HBV에 감염된 환자의 일부에서 간경변증을 동반하지 않고도 간암이 발생되는 것과는 대조적으로 HCV와 연관된 경우에서는 거의 대부분 만성 C형간염과 간경변증을 거친 후에 간암이 발생한다. 간경변증도 HCV가 만성적으로 간세포 괴사와 재생을 반복적으로 일으키기 때문에 발생한다는 점을 고려하면, 결국 HCV가 직접적으로 간암을 유발하기보다는 간세포가 활발하게 재생하는 과정 중에 유전자가 손상되고 결국 비정상적인 증식능력을 획득한 세포에서부터 암이 발생함을 시사한다.

3. 간경변증

간암 환자의 60~90%에서 간경변증이 관찰된다. 간경변증이 간암에 선행하는 점 등은 간경변증이 간암의 원인인자임을 시사하는 소견들이다. 우리나라 간암 환자에서도 간경변증 동반 비율은 80%, 만성 간염 동반 비율은 9%였다. 간염 바이러스, 알코올, 혈색소침착증*hemochromatosis* 등 다양한 원인이 간경변증을 초래하는데, 간경변증은 일종의 활발한 재생 및 증식 상태이므로 유전자 구조에 이상을 초래할 확률이 높다. 따라서 세포의 악성화, 즉 간암의 발생 위험이 높아질 것으로 생각되고 있다.

간암의 가장 중요한 원인인 HBV 및 HCV와 연관된 간경변증에서 어느 것이 더 높은 간암 발생률을 나타내는지는 아직 확실히 밝혀지지 않았다. 대체로 HCV 감염이 간암의 주요 원인인 일본과 유럽에서는 HCV에 의한 간경변증에서, HBV 감염이 주요 원인인 타이완에서는 HBV에 의한 간경변증에서 간암 발생의 상대위험도가 높은 경향을 보였다. 한편, HBV 감염이 흔한 우리나라에서는

HBV 연관 간경변증군과 HCV 연관 간경변증군이 3년까지는 동일한 정도의 간암 발생률을 보였으나 추적기간이 길어질수록 HBV군보다 HCV군에서 발생률이 높아지는 경향을 보였다. 우리나라의 간경변증 환자에서 HBV나 HCV의 감염에 따른 간암 발생 위험이 서로 비슷하다는 소견은 HBV와 HCV의 발암 기전에 공통점이 있음을 시사한다. 그러나 분자생물학적 수준에서 HBV는 X 유전자와 같은 경전사 활성자*trans-transcriptional activator*를 가지고 있으며 숙주 유전자에 대부분 통합되는 반면, HCV는 HBV의 X 유전자와 같은 세포증식에 관여하는 자체 인자가 밝혀져 있지 않고 숙주 유전자에 전혀 통합되지 않는다는 차이점이 있다. 그러므로 HBV와 HCV에 의한 간암 발생의 위험도가 높은 이유는 바이러스 자체에 의한 분자생물학적 발암 기전 외에 세포 괴사 및 증식 등의 공통적 기전이 더욱 깊게 관여하기 때문일 가능성도 있다.

4. 아플라톡신

아플라톡신*aflatoxin*은 아스페르길루스 플라부스*Aspergillus flavus*와 아스페르길루스 파라시티쿠스*Aspergillus pardsiticus*에서 생산되는 곰팡이 대사 산물이다. 원숭이류를 포함한 여러 포유동물에서 강력한 발암 작용을 한다고 알려져 있을 뿐만 아니라, 사람에서도 간암의 발생률과 식품의 아플라톡신 함량 사이에 높은 상관관계가 있다고 알려져 있다. 아플라톡신-DNA의 공유결합체를 어덕트*adduct*라고 하는데, 인간의 간암 조직에 아플라톡신-DNA 어덕트가 존재한다고 알려져 있다. 그러나 현재까지는 사람에서 독성을 일으키는 양의 아플라톡신을 섭취한 후 간암이 발생되었다는 직접적인 증거는 없는 실정이다. 최근 남아프리카와 중국 남부지방 환자들의 간세포암종 조직의 40%에서 암억제유전자인 *p53* 유전자의 돌연변이가 발견되었다. 이는 *p53* 유전자의 돌연변이로 인해 암 억제 작용이 소실됨으로써 간암이 발생함을 시사하고 있는데, *p53* 유전자 돌연변이 중 코돈 249번의 돌연변이가 아플라톡신의 섭취와 관련이 있는 것으로 추정되고 있다.

이상의 소견을 요약하면 간암 발생에는 HBV 및 HCV 감염, 간경변증, 아플라톡신 등이 관여할 것으로 생각되나, 이들이 정확히 어떤 기전에 의해 간암을 유발하는지, 또한 이들이 각기 단독으로 간암을 일으키는지 혹은 상호 상승작용에 의해 일으키는지에 대해서는 더 많은 연구가 필요한 실정이다.

Ⅱ. 간암의 진단

간암의 예후가 매우 불량한 이유는 첫째, 간경변증 환자에서 병발하는 경우가 흔하여 간암 자체보다는 간경변증으로 인한 여러 합병증으로 사망하는 경우가 많으며, 둘째, 간암 초기에는 특이 증상이 없어서 우상복부 동통 및 심한 피로감 등의 증상이 발생된 시기에는 이미 완치를 위한 수술적 절제가 불가능한 경우가 많기 때문이다. 그러므로 조기에 간암을 진단하기 위해서 간암 발생 위험도가 높은 환자군을 대상으로 증상의 유무에 관계없이 간초음파와 혈청 α-태아단백질(AFP)치에 대한 정기적 추적검사*surveillance*가 널리 시행되고 있다. 그러나 간초음파 및 혈청 AFP 검사에는 내재된 한계점들이 있기 때문에 이를 극복하기 위한 노력이 지속되고 있다. 간암은 일반적으로 고위험군에 속한 환자에서 특징적인 종양표지자와 영상의학적 소견을 종합하여 조직검사 없이 진단한다.

1. 간암의 고위험군

간암을 조기 진단하기 위해서는 우선 간암 발생의 고위험군을 선별해야 한다. 우리나라 간경변증 환자의 원발성 간암 발생률 및 이에 영향을 미치는 인자들에 관한 전향적 연구에 의하면, 간암의 연간 발생률은 HBsAg 양성인 간경변증 환자들에서 6.0%, HCV 항체 양성인 환자들에서 9.0%, HBsAg 및 HCV 항체가 모두 음성인 환자들에서는 2.3%로, HBsAg 양성군은 HBsAg와 HCV 항체가 모두 음성인 간경변증 환자들에 비하여 간암 발생 위험이 2.6배 높았고, HCV 항체가 양성인 환자들은 HBsAg와 HCV 항체가 모두 음성인 간경변증 환자들에 비하여 간암 발생 위험이 4배 높았다. 50세를 기준으로 연령에 따라 HBsAg 양성군의 간암 연간 발생률을 비교하면 50세 이상 군이 10.5%로서 50세 이하 군의 4.2%보다 유의하게 높았다.

간암 진단 당시 HBsAg 양성인 간암 환자군과 HCV 항체 양성인 환자군에서는 연령 분포의 차이가 관찰되는데, 우리나라는 HBsAg 양성과 항HCV 항체 양성인 간암 환자들의 평균 연령이 각각 51.6세, 60.4세로, 일본의 평균 연령인 52.6세, 62.7세와 유사한 차이를 보인다. 특히 60

세 이상인 경우 HCV 항체 보유자에서 간암의 발생 빈도가 증가하게 된다. 또한 HBsAg 및 HCV 항체가 모두 음성인 간경변증 환자에서 양성인 경우보다 간암 발생 빈도가 낮을지라도 정상인보다는 월등히 높으므로 이들도 고위험군에 포함시켜야 한다. 요약하면, 원인에 관계없이 모든 간경변증 환자는 간암의 고위험군에 포함시켜야 하며, 특히 50세 이상의 HBsAg 양성, 그리고 60세 이상의 항HCV 항체 양성인 간경변증 환자들은 가장 높은 위험도를 나타내므로 이들에 대한 선별검사를 통한 추적 관찰을 철저히 실시해야 한다. 최적의 선별검사 간격은 명확하게 밝혀져 있지 않으나, 일반적인 간암세포의 배가시간 *doubling time*인 4~6개월 간격으로 검사하는 것이 추천되며, 일반적으로 초음파검사와 AFP을 통한 추적검사를 실시한다.

2. 간암의 임상 진단

간암은 초기에는 증상이 거의 없고 병이 진행함에 따라 서서히 증상이 나타난다. 따라서 뚜렷한 증상이 나타나면 이미 진행된 병기인 경우가 대부분이다. 간암의 주요 증상은 복통, 피로감, 복부 팽만감 및 식욕부진 등으로 비특이적인 증상들이 대부분이다. 복통은 대개 심하지 않은 둔통으로 심와부나 우상복부에 주로 발생하고, 갑자기 움직이거나 특정 체위를 취할 경우 심해질 수 있다. 드물게 우측 어깨 부위에 방사통이 생길 수 있다. 비교적 증상이 없었던 간경변증 환자에서 지속적인 우상복부 동통이 발생하거나 환자 스스로 복부 종괴를 발견한 경우 간암을 의심해야 한다.

3. 종양표지자 이용

간암에서 현재까지 알려진 종양표지자는 AFP, γ-글루타밀 전이효소의 종양성 동종효소*tumor-associated isoenzymes of γ-glutamyl transferase*, 데스-γ-카르복시 프로트롬빈 *des-γ-carboxy prothrombin; PIVKA-II* 및 조직 폴리펩티드 항원*tissue polypeptide antigen* 등이 있으나 AFP 이외의 종양표지자들은 검사 방법이 일반화되어 있지 않고 유용성도 AFP보다 우수하다는 증거가 없어 임상에서 흔히 이용되지는 않는다.

혈청 AFP치는 진행된 간암 진단에서 종양표지자로서의 중요성이 인정된 바 있으나, 간암뿐만 아니라 전격성 간괴사, 급성 및 만성 간염 혹은 간경변증 같은 양성 간질환에서도 상승할 수 있다. 그러므로 간암 환자들의 85~90%까지 기존의 만성 간질환이 동반되어 있는 우리나라에서 혈청 AFP치만으로 간암과 만성 간질환을 감별하는 것은 어려운 일이다.

(1) 혈청 AFP 절대치에 따른 간암 예측도: HBsAg 양성과 음성

실제로 임상에서 간암을 진단할 때 부딪히는 어려움은 만성 간질환만 있는 경우와 기존의 만성 간질환에 간암이 병발된 경우의 감별이다. 그러므로 우리나라와 같이 85%에서 간경변증이 동반된 간암 환자의 진단에 혈청 AFP이 도움이 되기 위해서는 정상 대조군이 아닌 간경변증 환자를 대상으로 예민도와 특이도를 산출해야 한다. 간암으로 확진된 환자군과 간경변증 환자들을 대조군으로 했을 때 HBsAg 유무에 따른 혈청 AFP치의 특이도는, HBsAg 양성군에서 혈청 AFP치가 200ng/mL, 400ng/mL일 때 각각 79.8%, 91.5%였으며, HBsAg 음성군에서는 모두 100%였다. HBsAg 유무에 따른 혈청 AFP치의 진단 예측도의 차이도 뚜렷하여 HBsAg 양성군에서 95% 이상의 진단 예측도를 갖는 혈청 AFP치는 3,200ng/mL였으나, HBsAg 음성군에서는 200ng/mL였다. 만성 간질환 환자에서 혈청 AFP치가 증가된 경우 HBsAg 유무에 근거하여 혈청 AFP치를 해석한다면 만성 간질환과 이에 병발된 간암을 감별하는 데 큰 도움이 될 것이다.

(2) 혈청 AFP 변화 추이의 유용성

1) 혈청 AFP치가 서서히 증가하는 경우

일정 간격으로 간암 발생 고위험군의 혈청 AFP를 추적검사할 때 수치가 조금씩 상승하는 것을 종종 경험하게 된다. 예를 들어 HBsAg 양성인 간경변증 환자의 초기 혈청 AFP치가 5ng/mL였는데, 그 후 2달 간격으로 시행한 추적검사에서 혈청 AFP치가 혈청 ALT치와 무관하게 15, 40 및 170ng/mL로 순차적으로 증가했다면 170ng/mL 수치 자체의 진단 예측도는 낮지만, 단계적인 상승에서 간암 발생이 의심되므로 간초음파나 전산화단층촬영 *computed tomography; CT* 등의 방사선학적 진단검사를 시행해야 한다. 그러나 추적검사 중 혈청 AFP치가 하강되었다고 해서 간암이 아니라고 단정 지어서는 안 된다. 간암 환자에서 가끔 관찰되는 혈청 AFP치의 일시적인 하강은 진행된 간암의 일부에 괴사가 일어남으로써 AFP를 생산하는 간암 세포 수가 적어지기 때문이라고 설명되고 있다. 그런데 간암 환자의 AFP치를 추적하는 과정에서 기복이 있었다는 보고를 분석해보면, 대부분이 그전 검사치의 절반 이상 수준에 머물렀으며 양성 간질환에서 흔히 나타나는 급격한 하강은 아니었다.

2) 혈청 ALT치와 상관관계를 보이는 경우

만성 간염이나 간경변증과 같은 만성 간질환에서도 혈청 AFP치가 상승할 수 있다. 특히 혈청 ALT치의 변동이 심한 만성 간염의 재활성화 시기에 혈청 AFP치가 뚜렷이 상승해 있는 경우를 가끔 경험하게 된다. 이때의 혈청 AFP치 상승은 ALT치의 상승 시기와 일치할 수도 있으나 대부분은 상승했던 ALT치가 떨어지는 추세에 있거나 이미 정상화된 단계에서 관찰된다. 또한 이러한 만성 간질환에서 혈청 AFP치와 ALT치의 상관관계는 바이러스성 간질환, 특히 HBsAg 양성인 경우에 흔히 나타나는 것으로 알려져 있다. 이와는 대조적으로 간암의 혈청 AFP치는 비교적 꾸준히 단계적으로 상승되므로, 혈청 ALT치와 AFP치를 동시에 측정하는 것이 이들 두 질환의 감별에 이용될 수 있다.

3) 높은 혈청 AFP치에도 불구하고 간초음파에서 종괴 소견이 없는 경우

임상에서 만성 간질환 환자를 진료할 때, 혈청 AFP치가 간암 진단 기준으로 널리 추천되는 수치인 200ng/mL 이상이면서도 간초음파상 특별한 종괴 소견이 없는 경우를 만나게 된다. 이때는 앞에서 기술한 내용대로 우선 HBsAg 유무, 혈청 ALT치를 고려해야 한다. HBsAg이 음성인 경우에는 간암 예측도가 거의 100%이므로 복부 단층촬영이나 혈관조영술을 시행해야 한다. HBsAg이 양성인 경우 혈청 ALT치가 정상의 3배 미만일 때에는 간암의 가능성이 높으므로 상기의 정밀검사 시행이 추천된다. 반면 ALT치가 3배 이상일 때에는 만성 간염이나 간경변증의 재활성화 때문일 가능성이 높으므로 정밀검사를 보류하고 대신 2주 내지 1달 후 혈청 AFP치를 추적 검사하여 처음의 절반 미만으로 떨어지지 않고 지속되거나 오히려 증가하는 경우에 한해서 고가의 정밀검사를 시행하는 것이 비용효과적이다.

(3) 이상 프로트롬빈(PIVKA-II)

비타민 K가 결핍되었을 때 혈액응고능은 없고 항원성만을 가진 프로트롬빈 전구물질이 혈중으로 유리되는데 이를 이상 프로트롬빈이라 한다. 원래는 비타민 K 결핍증의 가장 감수성 높은 검사법으로 쓰였으나, 비타민 K 결핍 여부에 관계없이 간세포암종에서도 생산됨이 알려져 간세포암종의 종양표지자로 제안되었다. 한 연구 결과에 의하면, 이상 프로트롬빈의 간암 진단에 대한 예민도는 53.3%, 특이도는 88.1%였고 AFP와 보완적으로 측정하였을 때 예민도는 74.2%, 특이도는 87.2%였다. 따라서 아직까지는 간암을 조기 진단하는 데 AFP보다 이상 프로트롬빈 측정이 더 우월하다는 증거는 없다.

4. 간암의 영상학적 진단

(1) 복부 초음파검사

초음파검사는 현재 간암을 조기 진단하기 위한 표준 선별 검사법으로 이용되고 있다. 2cm 가량의 작은 종괴를 진단하는 예민도가 50~90%이고, 저렴하며 방사선 노출의 위험이 없다는 장점이 있다. 크기가 2cm 이하인 소간세포암종의 초음파 소견의 특징은 저에코, 피막을 나타내는 저에코의 달무리*halo*, 이에 따른 측방 음영과 후방 음향 증강 등을 들 수 있다. 그러나 횡격막 이하 부위에 위치한 병변이나 동일 에코를 띠는 경우 초음파검사로는 발견하기 힘들며, 시술자에 대한 의존성이 크다는 단점이 있다. 최근에는 미세 기포를 이용한 조영증강 초음파검사와 하모닉초음파검사 등을 통하여 진단 정확도를 높이고자 하는 노력이 지속되고 있다.

(2) 전산화단층촬영

CT 기술의 발전과 조영제의 개발로 간암의 진단율이 매우 향상되었다. 조영제를 이용한 기존의 CT는 환자의 구성이나 종양의 형태에 따라 간내 악성 병변의 50~80%만을 진단할 수 있었으나, 최근에는 진단율이 더욱 향상된 이면상 조영제 증강 나선식*biphasic contrast enhanced spiral* CT로 점차 대치되고 있다. 이면상 조영제 증강 나선식 CT는 동맥기와 정맥기(문맥기) 각각의 영상을 얻는 방법으로, 동맥기는 조영제가 대동맥과 간동맥에 최초로 주입된 후 20~30초 후에 시작된다. 간암과 같은 다혈관성 종양은 주로 동맥을 통해 혈류를 공급받는다. 조영제는 이러한 동맥기에 문맥 혈류에 의해 희석되지 않은 채 매우 농축되어 종양에 유입되지만, 간실질은 문맥에 조영제가 아직 유입되지 않아 조영 증강되지 않은 상태를 보이게 된다. 조영제 주입 65~85초 후에 얻는 문맥기 영상은 간

내 국소 병변을 찾는 데 표준이 되는데, 그 이유는 대개의 전이성 암종이 저혈관성이고, 또한 간암 등의 악성 종양이 문맥을 자주 침범하기 때문이다. 하지만 간암 자체는 다혈관성이므로 간문맥기에 얻어진 간암의 영상은 간실질과 같은 정도이거나 더 낮은 감쇠를 보인다. 나선식 CT는 급속도로 영상을 얻으므로 조영제가 증강되는 각기 다른 시기에 일련의 간 단면상을 반복하여 얻는 이점이 있어 간내 병변의 발견 비율을 높이고 병변의 특성을 알려준다. 한 연구에 의하면 동맥기와 문맥기를 함께 얻는 나선식 CT로 92%에서 간내 병변을 진단할 수 있었는데, 전체적으로는 나선식 CT의 간암 진단율은 이온화-오일 CT에 비해 약간 낮은 편으로 알려져 있다. 1990년대 후반에는 다검출기*multidetector* CT가 상용화되어 진단의 정확도와 영상의 질이 더욱 향상되었다.

한편 이온화-오일(리피오돌) CT도 임상에서 많이 이용되고 있다. 리피오돌을 주간동맥으로 주입하면 일정 시간 경과 후 정상 간조직에서는 제거되지만 간암에는 축적되어, 리피오돌 주입 1~3주 후 CT에서 간암 부위를 확인할 수 있게 된다. 리피오돌 CT는 소간암의 진단 예민도가 93~97% 정도로 가장 예민한 검사 중 하나이며, 간종괴의 절제 가능성 여부를 결정하는 데 중요하다. 특히 소간세포암종과 재생성 결절*regenerating nodule* 간의 감별과 1cm 이하의 병변 발견에 유용하나, 검사 시행 시기에 따라 정상 간조직과 종괴 내 리피오돌 섭취 정도가 달라 병변 발견 비율이 바뀔 수 있다. 최근 말기 간경변증 환자에서 간이식 수술 후 적출 간에 대한 조직병리학적 검사를 면밀히 시행한 결과, 55개의 간세포암종 병변 중 25개의 병변만이 간이식 전에 시행한 리피오돌 CT에서 발견되어 예민도가 45%에 불과하다는 연구 결과가 보고되었다. 그러나 초음파검사, CT 등의 다른 검사보다는 높은 진단 예민도를 보여 아직은 소간세포암종의 진단에 가장 예민한 검사법 중 하나로 인정받고 있다.

(3) 자기공명영상

자기공명영상*magnetic resonance imaging; MRI*은 방사선 노출에 따른 피폭 피해가 없으면서도 연조직의 대조도가 높다는 장점을 가지고 있다. 과거에는 영상 획득에 소요되는 시간이 길어 환자의 호흡 및 움직임에 따라 해상도가 떨어지는 등의 문제 때문에 간암 진단에 널리 쓰이지 못하였으나, 최근에는 MRI 기술이 발전하여 양질의 영상 획득이 가능해져서 간암 진단에 널리 이용되고 있다. 최근 다검출기 CT의 등장으로 CT 영상의 질도 향상되었으나 여전히 연조직 대조도에서는 MRI가 우월하다. 최근에는 간세포 특이 조영제인 프리모비스트*primovist*가 널리 보급되어 간세포암 진단에 도움을 주고 있다. 프리모비스트는 이중기능 조영제로서, 역동적 CT와 같은 동맥기-문맥기-평형기의 역동적 조영 증강 기능에 덧붙여 지연 영상의 간세포 흡수 및 담도 배출을 통한 조영 증강 기능의 두 가지 특성을 모두 가지고 있어 간암 발견 및 감별 진단에 도움이 된다. 간암의 MRI 소견은 조영 전 T1 강조 영상에서 정상 간보다 높은 신호 강도를 보이고 조영제 주입 뒤 빨리 조영 증강되어 동맥기에 최고에 달하고 지연기에는 낮은 신호 강도를 보인다. 또한 20분 지연 영상에서는 경계가 명확하고 낮은 저신호 강도 병변으로 나타난다. 이형성 결절과 서로 유사해 보일 수 있으나 T2 영상에서 고신호 강도를 보이고 동맥기에 조영 증강을 보인다면 간암을 시사한다고 할 수 있다.

Ⅲ. 간암의 치료

최근 조기 진단과 치료의 중요성이 인식됨에 따라, 간암 고위험군을 대상으로 3~6개월 간격으로 복부 초음파검사와 혈청 AFP치 측정을 시행하여 소간암을 발견하고자 노력해왔다. 그러나 이 선별검사들에 의해 조기 진단율이 상승하고 있는 것은 사실이지만, 이러한 선별법이 궁극적으로 장기생존율을 얼마나 증가시키고 얼마나 비용효과적인지에 대한 전향적 대조연구가 없는 실정이어서, 선별검사의 유용성에 대한 의문은 아직도 남아 있다. 한편, 치료 면에서도 조기 진단에 의한 수술적 절제가 가장 효과적인 치료법으로 알려져왔으나 수술적 절제 외에도 최근에 개발된 다양한 치료법들이 있으므로 실제 간암 환자를 대하는 의사들은 각 치료법의 장·단점을 숙지하여 환자에게 가장 적절한 치료법을 선택해야 할 것이다. 간암 환자 대부분은 기저 간질환을 동반하고 있으며, 기저 간질환 치료가 간암 치료와 동시에 필요한 경우가 대부분이다. 따라서 일반적으로 간암 환자는 소화기내과의 간장학 전문의가 중심이 되어 진료하면서 필요에 따라 외과, 영상의학과, 방사선종양학과, 병리과 의사 등과 팀을 이루어 치료를 하는 것이 필요하다(그림 8-30).

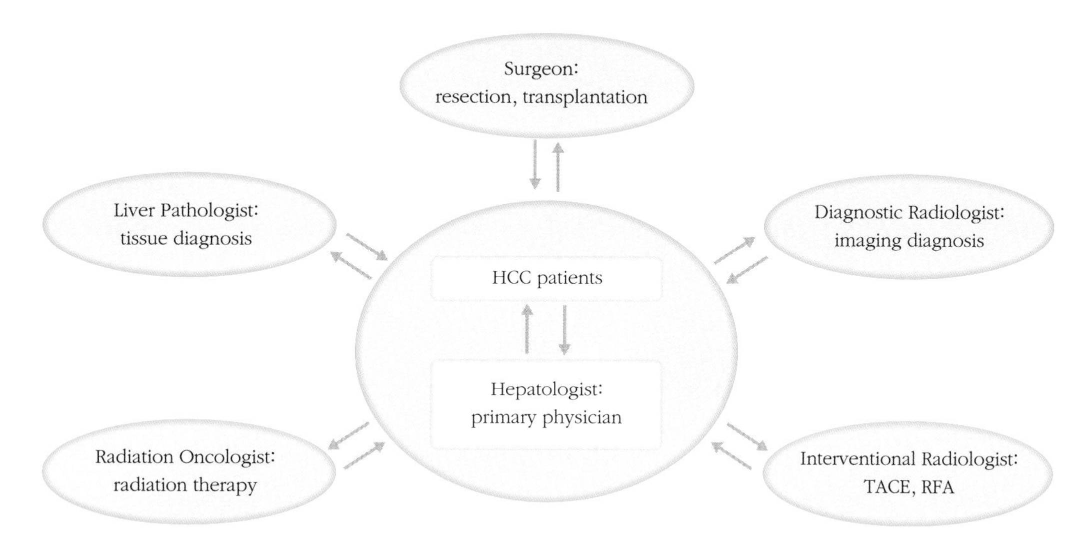

그림 8-30. 간암 치료의 일반적 흐름

1. 간암의 자연경과와 예후 결정 인자들

진행된 간암의 예후는 매우 불량하여 아무런 치료를 받지 않으면 대개 6개월 이내에 사망한다고 알려져 있다. 그러나 직경이 3cm 이하인 간암의 경우 환자가 아무런 치료를 받지 않아도 1년 생존율이 90% 정도로 높다. 그러나 3년이 지나면 거의 대부분이 사망한다는 점을 고려하여, 장기생존율을 높일 수 있는 적절한 치료법을 적용하기 위해 노력해야 한다. 다른 암과 마찬가지로 간암에서도 치료 방침을 결정해주는 병기 설정이 중요한데, 간암의 예후는 진행 정도뿐만 아니라 잔존 간기능에 의해서도 좌우되므로, 암의 국소 진행 정도만을 나타내는 TNM 병기만으로 그 예후를 예측하기에는 불충분하다. 한편 간암 환자의 주된 사인은 간암 또는 기저 간질환의 진행에 따른 간기능부전으로, 전이 여부(M병기)나 림프절 침범 여부(N병기)는 간내 종양의 병기(T병기)에 비해 상대적으로 중요성이 떨어진다. 이를 해결하기 위하여 잔존 간기능 정도를 포함한 오쿠다 병기 체계*Okuda stage*가 제시되었으며 그 외에도 바르셀로나 병기 체계*BCLC stage*, 이탈리아 병기 체계*CLIP stage* 등 여러 병기 체계가 제안되었다. 그러나 이들은 각 기관별로 다른 방법을 이용해 치료한 환자들의 생존기간을 근거로 개발된 것이어서, 전 세계적으로 간암 치료 방법이 통일되어 있지 않은 현 상황에서 어느 한 병기 체계로의 통일은 요원한 상황이다. 이에 따라 서로 다른 치료법에 의한 예후 및 생존율의 상호비교가 쉽지 않으며 표준적인 치료 방법도 수립하지 못하는 악순환이 지속되고 있다.

2. 적절한 간암 치료법 선택

간암 치료법은 매우 다양하며 간암 환자를 담당하는 임상가는 환자의 예후를 개선하기 위하여 어떤 치료법을 선택할 것인가 하는 문제에 종종 봉착하게 된다. 현재도 근치적 간절제술이 간암 완치를 기대할 수 있는 방법이라는 사실에는 의문의 여지가 없으나, 적절한 환자를 선택했을 때 경피적 에탄올 주입법*percutaneous ethanol injection; PEI*, 고주파 열치료*radiofrequency ablation; RFA*와 간이식 그리고 경동맥 화학색전술*transarterial chemoembolization; TACE* 역시 치료하지 않은 군에 비해 유의한 생존율 증가를 도모할 수 있다. 또한 치료 효과를 극대화하기 위해서 이러한 치료를 병합한 다중치료법이 적용되기도 한다.

그러면 실제로 무엇을 기준으로 환자에게 적절한 치료법을 선택할 것인가? 이를 위해 치료받지 않은 간암의 자연경과를 관찰할 때의 예후인자와 각 치료법 적용 후의 예후인자를 비교함으로써 적절한 치료법 선택에 도움을 얻을 수 있을 것으로 생각된다(〈표 8-22〉). 즉, 종괴가 작고 하나이며 문맥의 침범이 없고 잔존 간기능이 정상인만큼 보존되어 있으며 내재된 간암의 성장속도가 느린 경우에는 치료를 하지 않더라도 경과가 좋을 뿐만 아니라 어떠한 치료법을 적용하더라도 예후가 좋을 것으로 예견된다. 반면 종괴가 크거나 다발성인 경우(TACE로 치료하는 경우는 제외), 문맥이 침범된 경우, 내재된 종괴의 성장 속도가 빠른 경우, 그리고 잔존 간기능이 저하된 경우(간이식을 시행하는 경우는 제외) 등은 자연경과가 매우 불량할 뿐만 아니라, 어떠한 치료법을 적용하더라도 예후가 매우

표 8-22 간세포암의 예후인자

예후인자	무치료	수술	TACE	PEI	LT
종양 크기	○	○	○	○	○
종양 개수	○	○	△	○	○
종양 배가 시간	○	○	○	○	○
문맥 침습	○	○	○	○	○
간기능 상태	○	○*	○*	○	△
문합부 위치	△	○	△	△	△
혈관 과다	△	△	○	△	△

TACE: 간동맥 화학색전술, PEI: 경피적 에탄올 주입법, LT: 이식
○: 매우 많은 영향을 줌, △: 매우 많은 영향을 주지는 않음
* 잔존 간기능은 치료 그 자체로 인해 더 감소함

불량하다. 이렇게 자연경과를 관찰할 때의 예후인자와 각 치료법을 적용했을 때의 예후인자들이 거의 같다는 점은, 첫째, 각 치료법의 생존 연장 효과를 정확히 결정하기 위해서는 같은 조건의 치료받지 않은 환자를 대조군으로 한 전향적 연구가 필요함을 의미하며, 둘째, 생존 연장은 치료법 선택에 의해 절대적으로 결정된다기보다는 각 간암에 내재된 성장속도 및 잔존 간기능의 보존에 더 큰 영향을 받는다고 해석된다. 그런데 현재 간암의 성장속도를 완전히 억제하거나 속도를 낮추는 약물(항암제)은 개발되지 못한 실정이다. 따라서 간암 환자의 생존 연장을 위해서는 잔존 간기능을 보존하고 유지하려는 노력이 필수적이며, 치료법을 선택할 때도 우선적으로 환자의 잔존 간기능을 고려해야 한다. 또한 약물 남용이나 성분 미상의 '보약제' 등을 복용함으로써 간기능이 더욱 악화되는 것을 방지해야 할 것이다.

아직까지는 각각의 치료법으로 생존 연장이 가능한 환자군이 전향적 대조연구로써 확인되지 않았으므로, 이미 언급한 각 치료법의 생존율과 상기 예후인자들을 토대로 다음과 같은 치료 지침을 제시하고자 한다(〈표 8-23〉). 물론 이 치료 지침이 절대적인 것은 아니며 향후 새로운 치료법이 개발되고 여러 연구 결과가 축적되면 변경될 수 있다. 지침에 따라 치료법 선택의 실제적 예를 들면, 수술적 절제는 간기능이 잘 유지되고 있는(Child A) 환자에서 간의 표면 가까이 존재하는 단일 결절일 경우에, PEI는 간기능이 정상이거나 약간 저하된(Child B) 환자에서 간의 내부 깊숙이 존재하는 작은 결절이 3개 이하 존재하는 경우에, TACE는 그 결절 수가 다수인(보통 4개 이상) 경우에, 그리고 간이식은 심한 간기능 저하가 초래된 간경변증 환자에서(Child C) 우연히 발견된 작은 종괴(5cm 미만)인 경우에 치료의 1차 선택이 될 것이다. 뿐만 아니라, 이 치료법들을 동시에, 혹은 순차적으로 병합하여 좀 더 나은 경과를 기대할 수도 있을 것이다. 우리나라와 같이 간이식 가운데 생체 간이식이 대부분을 차지하는 경우에서는 간이식의 적용 방침이 서양과 다를 수 있으며, 이를 적용하여 치료 방침을 정하면 그림 8-31과 같이 요약할 수 있다.

결론적으로 가장 적절한 간암 치료는 합병증을 최소화

표 8-23 간세포암의 치료 지침

치료 유형	Child A				Child B				Child C	
	단독		다수		단독		다수		단독	다수
	P	D	P	D	P	D	P	D		
수술	+++	++	++*	–	+	–	–	–	–	–
TACE	+	+	++	++	+	+	++	+	–	–
PEI	++	+++	+++	+++	++	++	++	++	+	–
	(≤3cm)		(3개, ≤3cm)		(≤3cm)		(≤3개, ≤3cm)		(≤3cm)	
			–	–		–	–			
			(≥3개, >3cm)				(≥3개, >3cm)			
LT	–	–	–	–	+	+	–	–	++	+

TACE: 간동맥 화학색전술, PEI: 경피적 에탄올 주입법, LT: 이식, P: 주변부 위치 종양, D: 깊이 자리한 종양
+++: 아주 좋은 적응증, ++: 좋은 적응증, +: 보통의 적응증, –: 나쁜 또는 비적응증
* 한 분절에 위치

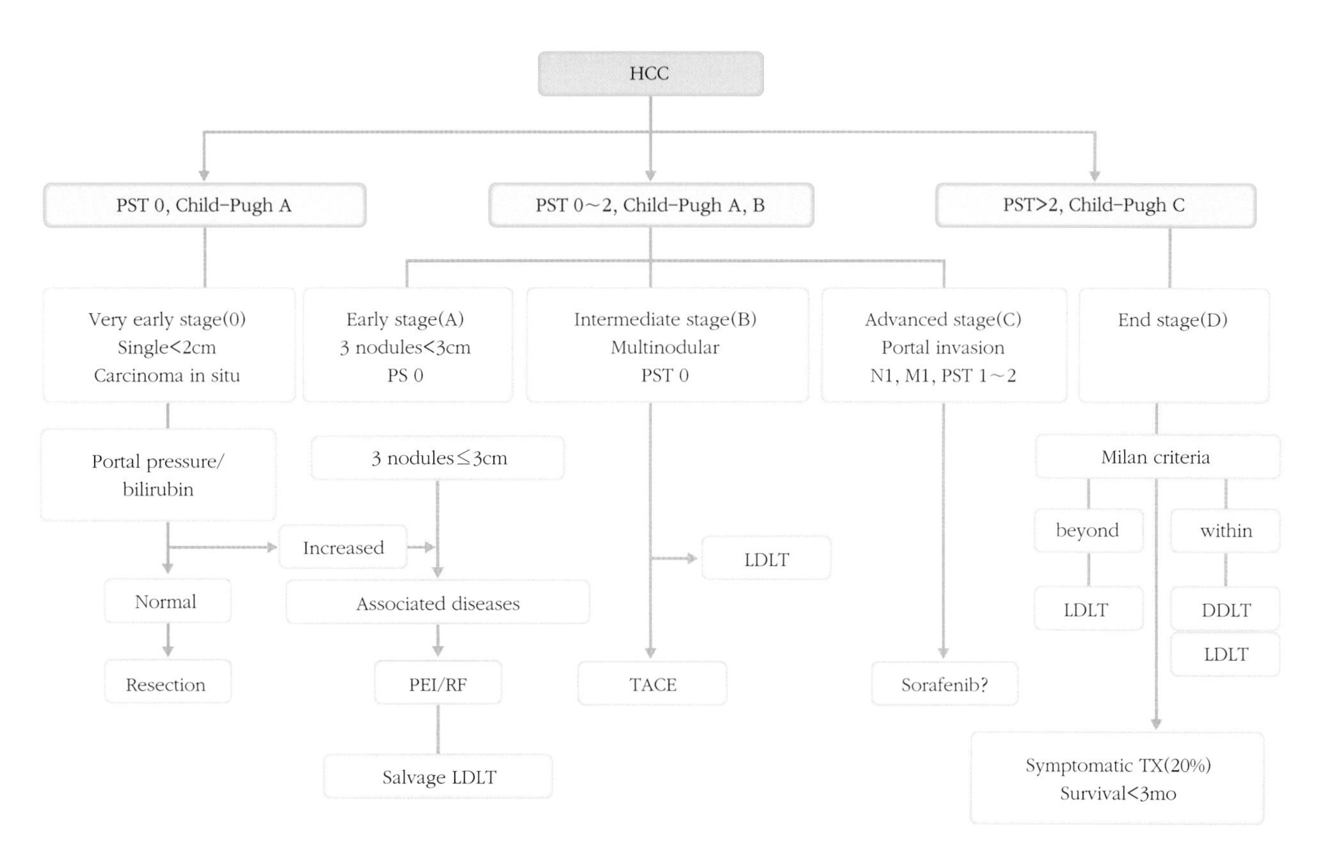

그림 8-31. 생체 간이식 시대의 간세포암종 치료 지침 PST: performance status, LDLT: living donor liver transplantation, DDLT: deceased donor liver transplantation, PEI: percutaneous ethanol injection, RF: radio-frequency ablation

하면서 높은 장기생존을 기대할 수 있는 치료법을 선택하는 것이다. 치료를 통한 종양 제거나 괴사도 중요하지만 동반된 간경변증 악화로 인한 합병증의 발생 예방에도 세심한 주의를 기울여 관찰해야 한다. 어떤 치료법을 선택하든지 간암이 재발할 가능성은 남아 있으므로 철저한 추적 관찰 및 적절한 진단법을 선택하여 재발의 조기 진단, 조기 치료에 최선을 다해야 한다.

3. 간암의 국소영역 치료

(1) 경동맥 화학색전술

간암 조직의 대부분이 간동맥으로부터 혈류를 공급받기 때문에 그 혈류를 차단하면 종양 괴사가 일어나는 원리에 근거한 경동맥 색전술은 1977년에 개발되어 널리 시행되고 있으며, 특히 간절제술이 불가능한 간암에서 가장 중요한 치료법으로 여겨지고 있다. 일본에서 발표된, 수술 불가능한 간암에 대한 치료성적을 보면 1년, 2년, 3년 생존율은 각각 51%, 28%, 13%였으며, 우리나라에서의 결과도 57%, 25%, 8%로 이와 비슷했다. 장기생존에 영향을 주는 예후인자들은 색전술의 반응(리피오돌 흡착) 정도, 종양의 크기, 문맥 침범 및 혈청 빌리루빈치 등으로서 수술 관련 예후인자들과 유사하다. 치료 효과 면에서도 수술과 비슷하여 직경 4cm 이하인 간암에서 색전술을 시행했을 때 1년, 4년 생존율은 100%, 67%로 수술에 상응하는 장기생존을 기대할 수 있었다. 즉, 수술적 치료로 예후가 좋은 간암에서 경동맥 화학색전술을 시행하면 역시 예후가 좋음을 알 수 있다. 그러나 수술이 가능한 환자군에서 간절제술과 색전술을 시행하여 생존율을 비교한 연구 결과를 보면 3년 생존율이 각각 55%, 30%였고 5년 생존율이 45%, 18%로 나타나 간절제술이 색전술보다 5년 이후의 장기생존에 대한 기대치가 높았다. 또한 주문맥이 폐쇄되어 수술을 할 수 없는 간암 환자를 대상으로 한 연구에서, 간기능이 좋고 측부혈관이 발달된 경우 간동맥 화학색전술을 안전하게 시행할 수는 있었으나, 미만성 간암인 경우는 6개월 생존율이 21%로 좋은 치료 효과를 기대할 수 없었고, 결절형인 경우에는 6개월, 1년 생존율이 각각 86%, 57%로 대조군에 비해 높은 생존율을 보였다. 따라서 주문맥이 폐쇄되어 수술의 적응이 되지 않는 환자 중에서도 결절형 간암인 경우는 경동맥색전술 시행으로 생존율 향상을 꾀할 수 있었다.

한편 프랑스에서 시행된 전향적 무작위 무치료 대조연구에서는 수술적 절제가 불가능한 간암의 경우 간동맥 화학색전술이 보존적 치료에 비해 종양 축소 효과는 있지만 생존율을 의미 있게 향상시키지는 못하였음이 관찰되었다. 그러나 이 연구는 수술적 절제가 불가능한 간암 환자의 선택 기준이 명확하지 않고, 간동맥 화학색전술을 초기 반응 여부에 관계없이 2개월마다 총 4회까지만 시행한 점 때문에 아직 그 결과를 전부 수용하는 데 많은 한계가 있다고 생각된다. 또한 프랑스에서는 간암과 동반된 간경변증의 주원인이 알코올인 반면 우리나라를 포함한 아시아에서는 B형 및 C형간염 바이러스이므로 간암의 자연경과도 상이할 수 있다. 그러므로 이와 같은 프랑스의 연구 결과는 향후 우리나라를 비롯한 아시아에서 전향적 무작위 대조연구를 통해 재확인되어야 할 것이다.

(2) 경피적 에탄올 주입법

경피적 에탄올 주입법은 초음파의 도움을 받아 99.5%의 순수 에탄올을 종양 내에 직접 주사하여 조직의 탈수, 응고와 혈관 폐쇄를 일으켜 암세포를 파괴하는 방법으로, 1982년에 개발되었다. 그 후 경피적 에탄올 주입법은 종양 크기가 3cm 이상으로 크거나 종괴의 수가 4개 이상으로 다발성인 경우에는 효과가 뚜렷하지 않음이 밝혀져서, 현재는 종양의 크기가 3cm 이내이면서 3개 이하로서 간초음파에서 종양이 발견되며, 대량의 복수가 없고, 출혈성 경향이 없는 경우로 적응이 한정되고 있다. 위의 적응으로 시행된 경피적 에탄올 주입법의 치료성적은 1년, 3년, 5년 생존율이 각각 82%, 55%, 18%로서 간절제술과 차이를 보이지 않았다. 이때 가장 중요한 예후 결정 인자는 치료 전의 간기능 상태였다.

재발은 약 2/3에서 원발 병소와는 다른 부위에 발생했는데, 1년 및 3년 재발률은 각각 27%, 62%였으며, 재발에 가장 중요한 요인은 치료 전 종양의 수였다. 재발 후에는 역시 소간암이면서 3개 이하인 경우에 발견 즉시 경피적 에탄올 주입법을 반복적으로 시행할 수 있다.

수술적 절제를 시행한 경우와 비교한 연구를 보면, 경피적 에탄올 주입법 환자군에 간기능이 저하된 환자가 더 많이 포함되어 있었음에도 불구하고 생존율에는 차이가 없었다. 그러나 아직 다른 치료법과 비교한 전향적 무작위 임상연구 결과가 없어, 효과의 우수성에 대한 결론을 확실히 내리기가 이른 실정이다. 한편 종양이 큰 경우에도 간동맥 화학색전술과 병행하여 치료함으로써 좋은 결과가 보고되고 있고, 수술 후 재발된 간암에서도 시행하고 있어서 에탄올 주입법의 적응증은 점점 늘 전망이다. 그러나 경피적 에탄올 주입법 시행 후에도 재발률이 높으므로, 재발을 조기에 진단하기 위한 철저한 추적 관찰과 정확한 진단 기법이 필요하다.

상기한 바와 같이 경피적 에탄올 주입법은 매우 효과적인 국소치료법*locoregional therapy*이지만, 다음과 같은 몇 가지 문제점을 지니고 있다. 즉, 3cm 이상의 큰 종괴에는 적용할 수가 없고, 주입된 에탄올이 종양 내에 균일하게 확산되지 않아 완전히 괴사되기 어려울 수 있으며, 격막 바깥으로 퍼진 종양에는 효과가 없다는 것이다. 이런 제한점 때문에 잔존 종양세포는 국소재발이나 원격전이의 원인이 된다. 경피적 에탄올 주입법의 또 다른 단점은 많은 치료 횟수를 필요로 한다는 것이다. 치료 횟수가 많아지면 암세포가 다른 부위로 전이될 위험성이 그만큼 높아진다.

(3) 고주파 열치료

고주파 열치료*radiofrequency ablation; RFA*는 종양 내로 삽입한 전극으로부터 고주파를 방출하여 주변 조직에서 열을 발생시킴으로써 응고 괴사를 유도하는 방법이다. 과거에는 유발할 수 있는 괴사의 범위가 제한적이었으나, 최근 확장이 가능한 전극이 개발되어 넓은 범위의 조직을 한 번에 괴사시킬 수 있게 되어 새롭게 큰 주목을 받고 있다. 최근 소간암에 대한 경피적 에탄올 주입법과 고주파 열치료의 전향적 연구 결과에 의하면, 종괴의 완전 괴사율은 경피적 에탄올 주입법과 고주파 열치료의 경우 각각 80%와 90%였으며, 평균 치료 횟수는 각각 4.8회와 1.2회로서 고주파 열치료가 훨씬 적은 치료 횟수로도 종괴 괴사율이 우수하였으며 재발률도 유의하게 낮은 것으로 보고되었다. 그러나 이런 결과를 자세히 분석해보면 고주파 열치료에는 다음과 같은 한계점들이 있다.

① 종괴가 간 내 각종 혈관과 인접해 있더라도 경피적 에탄올 주입법은 비교적 안전하게 시행할 수 있는 데 반해, 고주파 열치료는 조직 파괴능이 강하여 인접한 혈관 등이 손상될 위험성이 있다. 실제로 고주파 열치료 후에는 약 10%에 달하는 합병증, 즉 혈흉, 복강내 출혈, 혈액담즙증*hemobilia*, 흉수 형성 및 담낭염 등이 발

생하는 것으로 알려져 있다.

② 경피적 에탄올 주입법이 효과적이지 못한 경우는 주로 다발성 결절*multi-nodular type* 혹은 침윤성*infiltrative type* 종괴인데, 이런 유형의 종양은 고주파 열치료도 의미 있는 효과를 거두지 못한 것으로 밝혀졌다.

③ 경피적 에탄올 주입법 시행 시에는 바늘 삽입부터 주입 후 바늘을 빼기까지 걸리는 시간이 약 30초 이내에 불과하다. 반면에 고주파 열치료는 평균 10분 동안 전기적 에너지를 가해야 하므로 호흡을 정지한 상태로 시술할 수 없다는 문제점이 있다.

④ 고주파 열치료의 경우 평균 시술 횟수가 경피적 에탄올 주입법의 1/4 정도이지만, 비용 측면에서는 경피적 에탄올 주입법 4회 시술 비용이 고주파 열치료 1회 시술 비용의 절반 이하이므로 경피적 에탄올 주입법이 더 경제적이라고 하겠다.

4. 수술적 절제와 간이식의 원칙

간암으로 인한 간의 절제는 이미 1886년에 시행되었으나 간의 해부학, 특히 간 내의 해부학과 생리에 대한 이해 및 간절제를 안전하게 시행하는 데 필수적인 수술수기, 마취, 수혈 등의 발전은 최근 40년 사이에 이루어졌다. 특히 생체 부분 간이식이 등장하여 생체 공여자의 간절제가 많이 시행되면서 간의 외과적 해부학이 많이 발전했고, 수술 성적도 많이 향상되었다.

수술 형태에 있어서는 전형적인 간엽 절제와 분절 절제 및 쐐기형 절제 등의 다양한 간절제를 할 수 있다. 정상적인 간은 간 전체의 80% 정도를 절제해도 큰 문제가 없다고 한다. 그러나 간에 이상이 있는 경우 특히 간경변이 동반되어 있는 경우에는 간기능이 심하게 저하되어 있으므로 절제 후 남을 간의 기능을 잘 파악하지 않으면 간절제 후 간부전이 발생하는 경우가 많다. 국내의 경우 간암의 대부분이 간경변을 동반하고 있으므로 절제 시에는 항상 병변의 위치를 정확히 파악하고 절제 후 남을 간의 기능을 고려하여 절제 범위를 결정해야 한다. 일반적으로 암의 수술 시에는 암을 포함하여 광범위한 절제를 하는 것이 원칙이므로 간암의 경우도 재발을 방지하기 위해서는 가능한 한 암종을 포함한 충분한 절제연을 확보하는 절제가 바람직하다. 그러나 간의 기능이 저하되어 있는 경우에는 이러한 광범위한 절제 시 수술은 잘 되었어도 간이 재생되지 않아 간부전에 이르게 되어 사망한다. 따라서 간의 잔존 기능을 잘 파악하여 국소에서 재발되지 않을 정도로 충분히 절제를 해주는 것이 간암 수술에서 가장 중요하다.

(1) 간의 해부 및 생리

간담도암의 수술적 처치는 간의 정확한 해부학적 구조를 파악하는 것이 가장 중요하다.

간의 혈액 공급은 내장 및 비장을 거쳐 온 문맥과 간동맥의 이중 혈액 공급 체계로 이루어진다. 이 혈액이 간을 통하는 동안 여러 물질이 간세포에서 대사되어 저장되거나 담즙을 통해 장으로 배설되고 세 개의 간정맥을 지나 간상부 하대정맥을 통하여 바로 심장으로 가게 된다.

간세포에서 형성된 담즙은 담관을 통해 배출되고 점점 큰 도관을 통하여 배출되어 간관에 이르게 된다. 좌우 간담도가 만나는 부위에서 바터팽대부까지를 총담관*common bile duct*이라고 하며, 총담관은 대부분의 경우 바터팽대부에서 췌장관과 만나서 장으로 유입된다.

육안적으로 간은 제대열*umbilical fissure* 및 겸상인대*falciform ligament*에 의하여 좌측 및 우측 간으로 분리되나 기능적으로는 간동맥 및 문맥의 유입을 기준으로 대략 간상부 하대정맥과 담낭을 연결하는 가상선*Cantlie line*이 좌측 간과 우측 간을 나누게 된다. 여기에서 기능적인 구역으로 코이노드*Couinaud*의 분류에 따라 8개의 분절로 더 나누어 사용하는 센터가 대부분이다.

(2) 수술적 절제

간절제를 위한 피부 절개는 양측 늑골하 절개*bilateral subcostal incision*가 많이 사용되고 있다. 종양이 크거나 우측엽의 하측 구역을 수술하는 경우 횡격막과 유착이 심할 때는 우측으로 절개를 연장하여 우측 흉곽을 열 수 있다. 간절제의 경우 시야가 상당히 중요하므로 항상 자가 견인기를 걸어서 좋은 시야를 얻는 데 충분한 시간을 보내야 한다. 특히 종양에 압박을 주지 않고 간을 밑에서 손으로 받쳐 올릴 수 있을 정도로 충분한 공간이 필요하다. 다른 곳의 전이 여부를 살피고 수술 중 초음파를 사용하여 종양의 위치와 주위의 해부학적 구조를 확실히 파악한다. 간의 절제 범위는 수술 전 CT나 초음파검사를 통하여 미리 정하나, 수술 중 다시 초음파를 시행하고 변경할 점이 있으면 계획을 수정한다. 절제할 부위를 마지막으로 결정할 때는 항상 간으로 유입되는 혈관과 배액되는 혈관을 생각하여 수술 중 초음파로 확인하고 결정한다. 그리고 간이 절제되고 나서 주위 간조직이 허혈이 되거나 울혈이 발생하지 않게 해야 한다. 간세포암에서의 간절제에서 중요한 점은 간세포암의 파급이 문맥혈을 통해 발생되어 같은 분절에서 딸결절을 형성한다는 사실에 입각하여 종양이 위치하는 분절을 절제해야 한다는 점이다. 즉, 해부학적인 계통적 분절 절제를 해야 재발을 줄일 수 있다. 절제를 시작하기 전에는 항상 간으로 유입되는 혈액의 차단, 소위 프링글 수기*Pringle maneuver*를 고려해야 한다. 이 수기는 수술 중의 혈액 손실을 줄일 뿐 아니라 간 표면의 색깔 변화에 의해 간 구역의 해부를 정확하게 파악할 수 있어 정확한 해부학적 절제를 할 수 있으며 간실질 절제 시 출혈을 줄일 수 있고 간절제 후 허혈성의 간조직을 남기지 않게 하는 장점이 있다. 여기에는 다음과 같은 여러 가지 방법이 있다. 즉, 간십이지장인대 전체를 혈관 겸자로 잡는 방법, 글리소니안 박리*Glissonean dissection*를 시행하여 혈관지혈대로 좌우 분지를 잡는 방법, 나아가 각 구역의 분지를 선택적으로 잡는 방법 등이다. 따라서 해부학적 절제를 시행할 경우 미리 절제할 구역의 분지를 잡아서 간 표면의 색을 변하게 하여 표시하면 정확한 절제연을 결정할 수 있다. 프링글 수기의 안전한 기간에 대해서는 일치된 의견이 없으며 간경변이 없으면 30분 이내의 경우가 안전한 것으로 보고되어 있다. 이렇게 간으로 유입되는 혈류가 잘 차단되면 수술 중 출혈을 많이 줄일 수 있다. 그러나 혈관 차단이 잘 된 경우에도 출혈이 발생하는데, 그 원인의 대부분은 간정맥에서의 출혈이며, 사실상 간절제 시 가장 문제가 된다. 물론 세밀한 절제 기술이 중요하나, 간정맥의 압력을 줄이는 것이 출혈을 줄이는 간단한 방법이기도 하다. 이를 위해 환자를 약간 트렌델렌버그 자세로 만들거나 때에 따라서는 일호흡 용적을 줄이기도 하지만, 필자는 항상 중심정맥압을 낮추어 간정맥의 압을 낮춤으로써 심한 출혈을 방지한다.

간실질의 절제는 시간이 걸리는 작업으로서, 기본적으로 모든 혈관 및 담도를 결찰하도록 노력한다. 간실질을 파괴하는 방법으로는 고전적으로 손가락골절*finger fracture* 방법이 있으나 너무 거친 방법이므로 켈리 겸자를 이용하여 간실질을 파괴하고 혈관 및 담도를 남겨 결찰하는 방법이 많이 사용되고 있다. 그 외에 초음파 해부자*ultrasonic dissector* 등 여러 방법이 있으나 결국 수술자 개인의 취향에 따라 기본적인 원칙만을 지키며 본인이 편한 것을 사용하면 된다. 그러나 최근 초음파 해부자가 향상됨에 따라 이처럼 출혈을 줄이고 신속히 절제할 수 있는 기계를 사용하는 것이 보편화되고 있다. 가장 흔히 출혈을 유발하게 되는 경우는 간정맥을 박리할 때이다. 간정맥은 매우 얇고 약해서 쉽게 손상을 받는다. 작은 간정맥이라 해도 절단되면 간실질 속으로 들어가서 출혈 부위를 찾기 힘들어 결찰이 어렵다. 또한 주간정맥을 박리할 경우 아주 가는 간정맥이 주간정맥으로부터 분지하고 있어서 간정맥의 표면으로부터 많은 출혈이 발생한다. 특히 절제의 마지막 부분인 간 상부 하대정맥 근처는 간정맥의 분지가 많으므로 장력을 받지 않고 절제하지 않으면 간정맥에 손상을 주기 쉽다. 또한 간정맥은 간 상부 하대정맥과 만나는 부위를 잘 관찰해야 한다. 중간 간정맥은 흔히 좌측 간정맥과 합쳐지는데 우엽의 경우 우측 간정맥 이외에 하대정맥으로 직접 유입되는 비교적 큰 간정맥이 종종 발견되므로 우엽을 하대정맥으로부터 박리할 경우 조심해야 한다.

수술자가 간을 잘 촉지하고 초음파검사를 잘할 수 있으면 크기가 작은 잠재 종양 및 문맥의 종양 혈전 또는 수술 전 발견하지 못했던 소형 병변을 발견할 수 있다. 간경변이 있는 경우에는 흔히 재생 결절과 소형 간암의 구별이 힘든데, 이 경우 초음파를 이용한 생검으로 구별할 수 있다.

수술 후의 주요 합병증은 출혈, 패혈증(10～15%), 수술 시의 담도 손상으로 인한 황달 및 간부전 등이다.

수술 후에는 간 내 재발이 흔히 발견되어 보조적 항암제를 사용하거나 방사선치료를 병행하기도 한다. 특히 소아의 종양에서 절제 불가능한 종양을 이러한 수술 전 항암제요법을 통해 수술이 가능한 종양으로 만들기도 한다. 그러나 수술 후의 보조적 항암요법의 효과에 대해서는 아직 일치된 의견이 없다.

1) 대형 간세포암의 절제

대형 간암에서 간경변이 동반된 경우와 동반되지 않은 경우의 생존율은 많이 보고되었지만, 병기별로 구분하여 보고된 경우는 많지 않다. 불량한 예후와 관련이 있는 인자로는 림프절 침범, 혈관 침범, 종양 혈전, 미만성으로 퍼지는 종양, 종양 피막이 없는 경우, 5cm 이상의 종양, 다발성 양측성 종양인 경우이다. 미국과 독일 등 서양의 경우 TNM병기 II기 및 III기의 3년 생존율이 각각 75%와 50%이며, 병기 IVA의 경우 10～20%이다. 병기별 생존율의 경우 간경변이 동반되어 있는 경우가 없는 경우에 비해 예후가 나쁜 것으로 알려져 있다. 일본의 다기관 연구 결과는 병기 I기 및 II기의 경우 수술적 절제 후 3년 생존율이 각각 50% 및 25%였다. 수술적 절제 후의 가장 큰 문제는 수술 후 간 내 재발이다. 따라서 간이식을 1차적 또는 2차적 치료로 생각하는 경우도 많아지고 있다. 최근 몇몇 보고에 따르면 적극적인 재절제를 통해 매우 우수한 생존율을 이끌었다고 한다. 또한 종양 부위의 간에 수술 전 문맥의 색전술을 시행하여 절제 후 남을 간의 성장을 유도하여 절제 불가능한 종양을 절제하는 방법도 시행되고 있다.

최근 선행*neoadjuvant* 또는 보조*adjuvant* 간 내 동맥 항암제 투여에 대한 성적이 보고되었으나 생존율에는 차이를 보이지 못하였다. 그 원인은 환자의 수가 적었고 적은 용량의 항암제를 사용했기 때문으로 생각된다. 두 개의 무작위연구에서는 수술 전 또는 수술 후에 독소루비신 항암제요법이 도움을 준다고 보고하였다. 그러나 다른 연구에서는 이러한 효과를 밝히지 못하였고, 따라서 아직까지 확실히 효과를 줄 수 있는 보조요법은 없다.

2) 절제 후 재발의 원인

수술적 절제의 가장 큰 문제는 수술 후 간에서의 종양 재발이다.

간암의 수술적 절제 후 재발은 거의 대부분 간 내에서 발생한다. 이는 본래의 종양의 재발일 수도 있고, 절제 후 남은 간에서 새로운 종양이 발생한 것일 수도 있다. 본래의 종양의 재발은 수술적 절제 시 절제연에 남아 있던 잔존 종양에서 발생한다. 문맥 침범이 간세포암의 미세한 간내 전이의 가장 중요한 원인으로 생각되고 있으나 암의 초기에는 특징적인 문맥 침범을 조직학적으로 찾기가 힘들다. 간세포암의 수술적 절제 후 간내 재발은 수술한 절제연뿐 아니라 본래의 종양에서 먼 부위에서도 발생하는데, 이러한 사실은 간내 재발의 원인으로 첫 수술 시 부적절한 절제, 전이적 파급, 새롭게 발생된 암의 가능성을 모두 말해주는 것이다.

그러나 간절제 후의 재발이 본래의 종양과 같은 구역이나 근처에서 일어나는 경우가 많으므로 결국 수술적 요법으로 간내 전이를 줄일 수 있는 방법으로 종양에 압박을 주지 않고 부드럽게 간을 다루는 것과, 간기능에 맞게 종양 주위를 충분히 절제하거나 종양이 위치하고 있는 분절을 해부학적으로 정확히 절제하는 것이 중요하다. 최근 한 연구에서 우측 간에 위치한 종양을 절제할 때 우측 간을 횡경막에서 먼저 박리하지 않고 간을 먼저 절제하고 간의 혈류 유입과 배출을 모두 차단한 후 우측 간을 횡경막에서 박리하는 전방절제가 전신적 재발을 많이 줄일 수 있다고 보고했다.

(3) 간암 환자의 간이식

간이식은 1963년 세계 최초로 시행된 이래 많은 발전을 이루었다. 예를 들면, 체외정맥대정맥우회술, 담도의 문합에서 담도대담도문합술, 작은 소아환자를 위해 공여간을 절제하여 간의 크기를 줄이는 축소간이식, 한 개의 공여간을 두 개로 나누어 두 수여자에게 이식하는 분할 이식 등이다. 그러나 최근 가장 큰 발전으로 생각되는 것은 생체 간이식이다. 살아있는 사람의 간 일부를 절제하여 이식할 수 있게 됨에 따라 뇌사 공여자가 적은 아시아권에서도 간이식을 할 수 있게 되었다. 간이식은 다른 장기에 비해 거부반응이 적은 편이다. 또한 사이클로스포린과 FK506 등의 강력한 면역억제제를 사용하여 거부반응으로 인한 장기의 손실을 줄일 수 있었다. 이식 자체의 성적이 좋지 않았던 간이식 초창기에는 이식 수여자 중 진행된 간암 환자들이 많았으며, 이런 환자에서 이식 후 간암이 바로 재발하고 빠르게 진행하여 성적이 불량했기 때문에 한때 간세포암은 간이식의 금기로 생각되었다. 그러나 간이식 후의 병리검사상 수여자의 간에서 우연히 발견된 미세 간암의 경우 완치된 예가 발견되면서 조기 간세포암에서 간이식이 우수한 성적을 보인다는 것이 보고되었다. 소위 밀란 척도*Milan criteria*라 알려진 기준은 이식 전 영상 소견에서 간 외 전이와 혈관 침습이 없고, 단일 결절인 경우 5cm 이하, 다발성인 경우 결절이 3개 이하이면서 각 결절이 3cm 이하인 간세포암인 경우를 말한다. 이런 환자에 간이식을 하면 5년 생존율 75% 이상을 얻을 수 있다. 더 중요한 사실은 5년을 생존하는 환자들의 대부분이 재발 없이 생존하고 있다는 사실이다. 이와 같은 기준은 여러 나라에서 아직도 간세포암의 간이식 기준으로 사용되고 있다.

이러한 기준을 사용하는 이유는 제한된 뇌사 장기 공급에서 사회적으로 최적의 이익을 얻기 위한 방편으로 간세포암이 없는 환자와 이식 후 성적이 비슷해야 한다는 생각에서 비롯되었다. 위와 같은 잣대를 고집할 경우에는 우수한 성적을 보일 수 있는 일부 진행된 간세포암종 환자가 혜택을 받지 못한다는 단점이 있다. 최근 이런 이유로 간세포암의 간이식 기준에 대한 이견이 많고, 각 센터별로 다른 기준을 사용하는 경우도 많으며, 특히 가족간에 기증을 하는 생체 간이식의 경우에는 기준을 정하기가 더욱 어렵다. 생체 간이식의 경우는 공여자의 안전이 가장 문제가 되며, 경제적인 부분이 해결될 경우 환자의 상황에 맞는 기준을 선택하여야 한다.

생체 간이식 기증자의 기증 후 수술 합병증 발생률은 8~78%로 다양하게 보고되었다. 합병증 중에서도 중증 합병증 발생률은 경험이 축적된 간이식센터에서는 대개 1~3%로 낮지만, 동아시아에서는 지금까지 적어도 3명의 건강 공여자가 기증과 관련된 합병증으로 사망했다. 따라서 건강 공여자 선정 기준을 엄격하게 적용하고 적절한 간 구득 범위를 정하는 것이 필수적이다.

간이식 대기 중 종양이 진행하여 간이식을 못하게 되는 이탈률*drop out rate*은 6개월에 11%, 1년에 38%이다. 종양의 진행을 막아 이탈률을 감소시키기 위해 경동맥 화학색전술, 고주파 열치료술 등의 국소 요법을 시행할 수 있다.

1차적으로 밀란 또는 UCSF 척도에서 벗어나는 경우에는 이식 전 병기 감소를 시도할 수 있다. 경동맥 화학색전술로 치료한 경우 간세포암의 병기 감소는 24~63%에서 가능하며, 종양의 크기가 7cm보다 작거나 종양 개수가 3개 이하인 경우 더 효과적이다. 고주파 열치료술이나 간절제술을 이용한 병기 감소도 가능하지만 효과는 아직 결론지을 수 없다.

간세포암종으로 인해 1차적으로 간절제가 선행된 환자에게 종양 재발이나 간기능 저하가 나타나는 경우 간이식을 시행할 수 있는데 이를 구제 간이식*salvage liver transplantation*이라 한다. 1차 수술 당시 밀란 척도에 맞는 간세포암종을 절제하고 수술 후 추적 관찰상에 간세포암종이 발견되었을 때 70~80%의 경우 다시 밀란 척도를 벗어나지 않으므로 간이식 시행이 가능하다. 구제 간이식은 재수술로 인한 어려움을 예상할 수 있으나 수술 합병증이나 간이식 후 종양 재발률은 1차 간이식과 비슷하다.

간이식 후 간세포암 재발이 일어나는 시기는 평균 8~14개월로 대부분 2년 이내에 발생한다. 재발 장소로는 간외 전이가 절반 이상으로 가장 많고(53%), 간 외 및 간 내 전이를 동반한 경우가 31%, 간전이가 16%의 순이다. 간외 전이 장소로는 폐(43%)와 뼈(33%)가 흔하고, 그 외에 주위 림프절, 부신, 뇌 등에도 전이된다. 아직까지는 간세포암에서 간이식 후 재발을 예방할 수 있는 효과적인 방법은 없다.

간세포암의 재발을 예측할 수 있는 인자로는 혈관 침윤 여부, 크기 및 개수, 종양의 분화도, 혈청 AFP 및 PIVKA-II, 간세포암종에 대한 ^{18}F-FDG PET 스캔상 양성 여부 등이 있다.

5. 전신적 항암화학요법

간암은 근치적 국소 치료나 간이식이 가능한 조기 병기(바르셀로나 병기 0, A)의 환자가 30% 정도에 불과하며, 근치적 절제를 한 경우에도 재발률이 70%에 이른다. 국소 치료 후 재발하거나 절제가 불가능한 진행성 병기(바르셀로나 병기 C)에서는 전신적 치료가 시도될 수 있다.

간암은 세포독성 항암제에 강한 저항성을 보인다. 기존 항암제 중 치료 반응률이 20%를 상회하거나 생존기간을 향상시키는 약제는 보고된 바 없다. 그 동안 세포독성 항암제 중 독소루비신*doxorubicin*이 가장 많이 사용되어왔으나 반응률은 10% 정도에 불과하고 생존율도 향상시키지 못하였으며 다른 약제와의 병용 요법도 좋은 치료 결과를 보여주지 못하였다. 무작위 3상 임상연구로 PIAF 요법(시스플라틴*cisplatin*, 인터페론-α*interferon-α*, 독소루비신*doxorubicin*, 5-플루오로우라실*fluorouracil*)과 독소루비신 단독 치료를 비교한 연구에서 병용 요법이 반응률에서는 더 나은 결과를 보여주었으나 생존율에서는 차이가 없고 부작용이 많아 추천되지 못하였다. 이외에도 간암의 전신 치료로 호르몬 치료나 인터페론을 비롯한 면역 치료 등이 시도되었으나 임상적 유용성을 보여준 치료는 없었다.

간암의 발생과 진행에 관여하는 중요한 신호 전달 체계로 VEGF, PDGFR, HGF, IGF, EGFR과 Ras-Raf-MAP2K-MAPK, Wnt-β-catenin 및 PI3K-Akt-mTOR 경로들이 알려져 있다. 최근 암의 발생과 진행에 관여하는 다양한 분자표적을 차단하는 치료가 시도되고 있으며 일부 암에서는 이러한 표적치료제가 큰 성과를 거두고 있다.

소라페닙*sorafenib*(BAY43-9006, Nexavar)은 Raf-1/B-Raf와 VEGFR-2/-3, PDGFR-β 등을 표적으로 하는 경구용 다키나아제*multikinase* 차단제로 신생혈관 생성과 세포증식을 억제하여 항암 효과를 나타낸다. 주로 서구의 간암 환자를 대상으로 한 대규모 무작위, 이중 맹검, 위약대조 3상 임상 연구(SHARP)에서 Child-Pugh A 간기능을 가진 602명의 환자를 소라페닙 투여군과 위약군으로 비교한 결과, 소라페닙 투여군의 부분 반응은 2.3%에 불과했으나, 71%의 환자에서 질병이 안정화되는 결과를 보여주었다. 중앙 생존기간은 10.7개월 대 7.9개월 (p<0.001), 질병 진행까지의 기간도 5.5개월 대 2.8개월 (p<0.001)로 모두 소라페닙 투여군이 위약군에 비해 전체 생존기간은 44%, 질병 진행까지의 기간은 73% 연장되는 효과를 보여주었다. 부작용으로는 3도의 설사가 8%, 3도의 수족증후군이 8%, 체중 감소 및 저인산혈증이 11%에서 관찰되었다. 이 연구 결과를 근거로 하여 소라페닙은 진행성 간암에서 생존을 향상시킨 최초의 약제로 인정받아 2007년 유럽과 미국에서 승인을 받았다.

주로 HCV나 알코올에 의해 간암이 발생하는 서구와는 달리 아시아에서는 HBV가 간암을 일으키는 주된 원인이다. 이러한 이유 때문에 서구 환자가 대부분인 SHARP 연구와는 별도로 아시아 환자가 대상인 대규모 3상 연구(Oriental trial)가 시행되었다. 이 연구에서는 부분 반응 3.3%, 질병안정화 54%, 전체 생존기간 6.5개월 대 4.2개월(p=0.014), 질병 악화까지의 기간이 2.8개월 대 1.4 개월(p=0.0005)로 나타났고, SHARP 연구에서와 마찬가지로 소라페닙이 생존율을 향상시켰으며, 가장 흔한 부작용은 수족증후군(3/4도 10.7%), 설사(3/4도 6%) 및 피로감(3/4도 3.4%) 순으로 나타났다.

과거 진행성 간암에서 전통적인 세포 독성 항암제가 뚜렷한 효과를 입증하지 못한 상황에서 소라페닙은 생존율을 향상시키는 유일한 약제로 간암 치료에 새로운 전기를 마련하였다. 그러나 실제 임상에서 주로 보게 되는 중등도 이상의 간기능 저하를 가진 환자에서는 아직 소라페닙의 치료 성적이 그리 만족할 만한 수준이 아니며, 소라페닙 투여에서 실패한 환자에서 2차 치료제로 효과를 보인 약제는 아직 없는 상황이다.

최근 간암의 치료 성적을 향상시키기 위하여 표적치료제를 비롯한 다양한 약제가 연구되고 있으며 소라페닙과 다른 약제의 병용요법도 시도되고 있다. 이러한 연구를 통해 진행성 간암에 대한 치료 효과와 안정성 면에서 보다 나은 약제의 개발이 필요하며, 이러한 약제들이 진행성 간암의 치료뿐만 아니라 근치적 국소 치료나 간동맥 색전술 후 보조치료에서 나타내는 효과를 입증할 다양한 임상연구가 필요하다.

참고문헌

1. 김강모, 이효석, 우광훈, 윤정환, 김정룡. 수술 가능한(UICC T 병기 1, 2 및 3) Child Class A인 간세포암종 환자의 초기 치료로서 수술적 절제술과 경동맥 항암색전술의 생존율 비교. 대한소화기학회지 2000;35(5):10.
2. 김나영, 이효석, 최병인, 김정룡. 혈청 Alpha-Fetoprotein치가 높으면서(400ng/mL 이상) 간초음파상 종괴소견이 없는 만성 간질환 환자에서 s-ALT 및 s-AFP치 비교관찰의 진단적 의의. 대한소화기병학회지 1993;25:503.
3. 김정룡, 이준성, 이한주, 이효석, 윤용범, 송인성 등. 간세포암종의 자연경과와 여러 치료방법에 따른 생존율에 관한 연구—과거 20년간의 경험을 토대로. 대한내과학회지 1993;45:141.
4. 박재형, 정진욱, 이선규, 한준구, 이효석, 김정룡 등. 간세포암종의 화학색전요법: 장기생존율과 예후인자. 대한방사선의학회지 1996;35:315.
5. 신경한, 이효석, 이준성, 우광훈, 장동경, 정진욱 등. 경동맥색전술에 초기 반응을 보인 간세포암종 환자의 생존율 및 예후인자. 대한간학회지 1998;4(3):264.
6. 안윤옥. 1992~1995 서울시 간암발생통계. 1998.
7. 우광훈, 윤정환, 한철주, 이효석, 이건욱, 김정룡. 소간세포암종에 대한 근치적 절제 후의 생존율 및 예후 결정인자. 대한내과학회 1997;53(5):686.
8. 이건욱, 고영택, 김정진, 김기호, 조병선, 서경석 등. 근치적 간절제술 후 간세포암종의 예후인자. 한국간담췌외과학회지 1997;1(2):41.
9. 이준성, 윤정환, 이효석, 김정룡. 혈청 alpha-fetoprotein(AFP)치가 의미 있게 상승하면서 복부 초음파상 종괴가 없는 만성 간질환 환자에서 Lens Cuinaris Agglutinin-A에 반응하는 AFP 분획 측정의 간세포암종 진단에 대한 유용성. 대한간학회지 1998;4(2):120.
10. 이효석. 간암의 내과적 진단. 대한소화기병학회지 1993;25:432.
11. 이효석. 간암의 치료지침. 대한방사선의학회(편저): 혈관 및 중재적 방사선과학증례집, 제2호, 서울: 성문각, 1996;4.
12. 이효석, 이준행, 최문석, 김정룡. 우리나라 B형 및 C형 바이러스성 간경변증 환자에서의 간세포암종 발생률의 비교에 대한 전향적 연구. 대한간학회지 1996;2:21.
13. 정훈용, 김영호, 이효석, 김정룡. 원발성 간암의 수술 후 재발 양상과 조기 재발에 대한 예견인자. 대한소화기병학회지 1993;25:1211.
14. Baron RL, Oliver III JH, Dodd III GD, Nalensnik M, Holbert BL, Carr B. Hepatocellular carcinoma: evaluation with biphasic, contrast-enhanced, helical CT. Radiology 1996;199:505.
15. Belghiti J, Cortes A, Abdalla EK, Regimbeau JM, Prakash K, Durand F, et al. Resection prior to liver transplantation for hepatocellular carcinoma. Ann Surg 2003;238:885-92.
16. Bismuth H, Chiche L, Adam R, Castaing D, Daimond T, Dennison A. Liver resection versus transplantation for hepatocellular carcinoma in cirrhotic patients. Ann Surg 1993;218:145.
17. Bruix J, Llovet JM, Castells A, Montana X, Bru C, Ayuso C, et al. Transarterial embolization versus symptomatic

treatment in patients with advanced hepatocellular carcinoma: Results of a randomized, controlled trial in a single institution. Hepatology 1998;27:1578.

18. Castills A, Bruix J, Bru C, Fuster J, Vilana R, Navasa M, et al. Treatment of small hepatocellular carcinoma in cirrhotic patients: a cohort study comparing surgical resection and percutaneous ethanol injection. Hepatology 1993;18:1121.
19. Chapman WC, Majella Doyle MB, Stuart JE, Vachharajani N, Crippin JS, Anderson CD, et al. Outcomes of neoadjuvant transarterial chemoembolization to downstage hepatocellular carcinoma before liver transplantation. Ann Surg 2008;248:617-25.
20. Cheng AL, Kang YK, Chen Z, Tsao CJ, Qin S, Kim JS, et al. Efficacy and safety of sorafenib in patients in the Asia-Pacific region with advanced hepatocellular carcinoma: a phase III randomised, double-blind, placebo-controlled trial. Lancet Oncol 2009;10:25.
21. Choi BI, Lee HJ, Han JK, Choi DS, Seo JB, Han MC. Detection of hypervasculat nodular hepatocellular carcinomas: value of triphasic helical CT compared with iodized-oil CT. Am J Roentgenol 1997;168:219.
22. Couinaud C. Bases anatomiques des hepatectomies gauche et droite reglees: Techniques qui en deroulent. J Chir 1954;70:933.
23. Farazi PA, DePinho RA. Hepatocellular carcinoma pathogenesis: from genes to environment. Nat Rev Cancer 2006;6:674.
24. Ishii H, Okada S, Nose H, Okusaka T, Yoshimori M, Takayama T, et al. Local recurrence of hepatocellular carcinoma after percutaneous ethanol injection. Cancer 1996;77:1792.
25. Iwatsuki S, Starzl TE, Sheahan DG, Yokoyama I, Demetris AJ, Todo S, et al. Hepatic resection versus transplantation for hepatocellular carcinoma. Ann surg 1991;214:221.
26. Kanematsu T, Takenaka K, Matsumata T, Furuta T, Keizo S, Inoguchi K. Limited hepatic resection effective for selected cirrhotic patients with primary liver cancer. Ann Surg 1984;199:51.
27. Lang H, Sotiropoulos GC, Domland M, Domland M, Fruhauf NR, Paul A, et al. Liver resection for hepato-cellularcarcinoma in non-cirrhotic liver without under-lying viral hepatitis. Br J Surg 2005;92:198-202.
28. Lee HS, Chung YH, Kim CY. Specificities of serum α-fetoprotein in HBsAg(+) and HBsAg(−) patients in the diagnosis of hepatocellular carcinoma. Hepatology 1991;14:68.
29. Lee HS, Han CJ, Kim CY. Predominant etiologic association of hepatitis C virus with hepatocellular carcinoma compared with hepatitis B virus in elderly patients in a hepatitis B-endemic area. Cancer 1993;72: 2564.
30. Lee HS, Kim CY. Seroepidemiology of HBV in Korea: the decreasing prevalence rate of HBV infection after launching HB vaccination program. International Hepatology Communications 1996;5:53.
31. Lee HS, Kim JS, Choi IJ, Chung JW, Park JH, Kim CY. The safety and efficacy of transcatheter arterial chemo-embolization in the treatment of patients with hepatocellular carcinoma and main portal vein obstruction: a prospective controlled study. Cancer 1997;79:2087.
32. Lee HS, Sarosi I, Vyas GN. Aflatoxin B1 formamido-pyrimide adducts in human hepatocarcinogenesis: a preliminary report. Gastroenterology 1989;97:1281.
33. Lee HS. Liver transplantation for hepatocellular carcinoma beyond the Milan criteria: the controversies continue. Dis Dis 2007;25:296.
34. Livraghi T, Giorgio A, Marin G, Salmi A, de Sio I, Bolondi L, et al. Hepatocellular carcinoma and cirrhosis in 745 patients: long-term results of percutaneous ethanol injection. Radiology 1995;197:101.
35. Livraghi T, Goldberg SN, Lazzaroni S, Meloni F, Solbiati L, Gazelle GS. Small Hepatocellular carcinoma: treatment with radio-frequency ablation versus ethanol injection. Radiology 1999;210:655.
36. Llovet JM, Ricci S, Mazzaferro V, Hilgard P, Gane E, Blanc JF, et al. SHARP Investigators Study Group. Sorafenib in advanced hepatocellular carcinoma. N Engl J Med 2008;359:378.
37. Makuuchi M, Hasegawa H, Yamazaki S, Takayasu K, Moriyama N. The use of operative ultrasound as an aid to liver resection in patients with hepatocellular carcinoma. World J Surg 1987;11:615.
38. Mazzaferro V, Regalia E, Doci R, Andreola S, Pulvirenti A, Bozzetti F, et al. Liver transplantation for the treatment of small hepatocellular carcinomas in patients with cirrhosis. N Engl J Med 1996;334:693-9.
39. Michalopoulos GK, DeFrances MC. Liver regeneration. Science 1997;276:60.
40. Michalopoulos GK. Liver regeneration: molecular mechanisms of growth control. FASEB J 1990;4:176.
41. Ng KK, Vanthey JN, Pawlik TM, Lauwers GY, Regimbeau JM, Belghiti J, et al. Is hepatic resection for large or multinodular hepatocelluar carcinoma justified? Results from a multi-institutional database. Ann Surg Oncol 2005;12:364-73.
42. Ohnishi K, Yoshioka H, Ito S, Fujiwara K. Prospective randomized controlled trial comparing percutaneous acetic acid injection and percutaneous ethanol injection for small hepatocellular carcinoma. Hepatology 1998;27:67.
43. Okada S. Local ablation therapy for hepatocellular carcinoma. Semin Liver Dis 1999;19:323-328.
44. Okuda K, Ohtsuki T, Obata H, Tomimatsu M, Okazaki N, Hasegawa H, et al. Natural history of hepatocellular carcinoma and prognosis in relation to treatment: Study of 850 patients. Cancer 1985;56:918.
45. Palmer DH, Hussain SA, Johnson PJ. Systemic therapies for hepatocellular carcinoma. Expert Opin Investig Drugs 2004;13:1555.
46. Ringe B, Pichlmayr R, Wittekind C, Tusch G. Surgical treatment of hepatocellular carcinoma: experience with

liver resection and transplantation in 198 patients. World J Surg 1991;15:270.
47. Roayaie S, Frischer JS, Emre SH, Fishbein TM, Sheiner PA, Sung M, et al. Long-term results with multimodal adjuvant therapy and liver transplantation for the treatment of hepatocellular carcinomas larger than 5 centimeters. Ann Surg 2002;235:533-9.
48. Rossi S, Buscarini E, Garbagnati F, Di Stasi M, Quaretti P, Rago M, et al. Percutaneous treatment of small hepatic tumors by an expandable RF needle electrode. AJR Am J Roentgenol 1998;170:1015.
49. Rossi S, Di Stasi M, Buscarini E, Cavanna L, Quaretti P, Squassante E, et al. Percutaneous Radiofrequency Interstitial Thermal Ablation in the Treatment of Small Hepatocellular Carcinoma. Cancer J Sci Am 1995;1:73.
50. Saada J, Bhattachary S, Dhillon AP, Dick R, Burroughs AK, Rolles K, et al. Detection of small hepatocellular carcinomas in cirrhotic livers using iodised oil computed tomography. Gut 1997;41:404.
51. Seki T, Wakabayashi M, Nakagawa T, Imamura M, Tamai T, Nishimura A, et al. Percutaneous microwave coa-gulation therapy for patients with small hepatocellular carcinoma: comparison with percutaneous ethanol injection therapy. Cancer 1999;85:1694.
52. Suh KS, Yi NJ. Liver transplantation for hepatocellular carcinoma. Korean J Hepatol 2006;12:493-506.
53. Tan KC, Rela M, Rizzi PM, Karani J, Portmann B, Heaton ND, et al. Experience of orthotopic liver transplantation and hepatic resection for hepatocellular carcinoma of less than 8cm in patients with cirrhosis. Bri J Surg 1995;82: 253.
54. Tanaka Y, Kashiwagi T, Tsutsumi H, Nagasawa M, Toyama T, Ozaki S, et al. Sensitive measurement of serum abnormal prothrom-bin(PIVKA-II) as a marker of hepatocellular carcinoma. Hepatogastroenterology 1999;46(28):2464.
55. Thomas MB, Abbruzzese JL. Opportunities for targeted therapies in hepatocellular carcinoma. J Clin Oncol 2005;23:8093.
56. Tsujita E, Taketomi A, Kitagawa D, Itoh S, Harimoto N, Gion T, et al. Selective hepatic vascular exclusion for the hepatic resection of HCC. Hepatogastroenterology 2007;54:527-30.
57. Yang SH, Suh KS, Lee HW, Cho EH, Cho JY, Cho YB, et al. The role of (18)F-FDG-PET imaging for the selection of liver transplantation candidates among hepatocellular carcinoma patients. Liver Transpl 2006;12:1655-60.
58. Yao FY, Kerlan RK Jr, Hirose R, Davern TJ 3rd, Bass NM, Feng S, et al. Excellent outcome following downstaging of hepatocellular carcinoma prior to liver transplantation: an intention-to-treat analysis. Hepatology 2008;48:819-27.
59. Yeo W, Mok TS, Zee B, Leung TW, Lai PB, Lau WY, et al. A randomized phase III study of doxorubicin versus cisplatin/interferon alpha-2b/doxorubicin/fluorouracil (PIAF) combination chemotherapy for unresectable hepatocellular carcinoma. J Natl Cancer Inst 2005;97: 1532.
60. Zhu AX. Systemic therapy of advanced hepatocellular carcinoma: how hopeful should we be? Oncologist 2006; 11:790.

담도계 종양

김용태 / 장진영 / 지의규 / 한세원

담도계 종양은 담낭암과 담관암을 포함한다. 이 종양들은 조기 진단이 어려울 뿐만 아니라 우상복부 동통이나 황달이 가장 흔한 후기 증상이어서 증상을 느끼고 병원에 내원하여 발견하면 이미 진행된 병기인 경우가 많아 수술을 받지 못하는 경우도 흔하다.

담도계암은 서구와는 달리 우리나라를 포함한 동아시아 지역에 비교적 많이 발생하는 것으로 알려져 있고, 남아메리카와 인도 등도 호발 지역이다. 담도계암의 유발 원인도 지역에 따라 차이가 있어 동양에서는 간디스토마, 간내 담석*hepatolithiasis*, 담관낭, 췌담관합류 이상 등이 거론되지만, 서양에서는 원발 경화성담관염*primary sclerosing cholangitis* 등이 주로 거론된다.

우리나라의 암등록 현황을 살펴보면 담도계암 발생이 늘고 있는 것을 알 수 있는데, 2009년 통계에 의하면 인구 10만 명당 6.8명에 담도계암이 발생하여 전체 암 발생률에서 8위를 차지하고 있다. 2010년 암사망률은 전체 암 중 4.9%이며 췌장암에 이어 6위를 차지하여 치료가 힘든 종양임을 반증하고 있다.

담관암 중 간내 담관암은 대개 간암과 같이 다루게 되므로, 여기서는 간외 담관암과 담낭암 위주로 기술하기로 한다.

I. 담관암

1. 역학

담관암은 담관에 발생하는 악성 종양으로서, 간 내 담관 또는 간 외 담관에 발생한다. 남자 대 여자의 발생 비율은 1.3:1로서 남자에서 약간 더 호발한다. 담관암은 극동 지역에서 많이 발생하는데, 발생의 위험인자는 동양에서는 간디스토마, 간내 담석, 담관낭, 췌담관합류 이상이며 서양에서는 원발 경화성담관염이다.

담관암은 서양인보다 동양인에서 2배 정도 많이 발생하는데, 우리나라에서는 1999년과 2002년 사이에 인구 10만 명당 담낭암과 담관암을 합해 남자에서는 25.4명, 여자에서는 19.5명이 발생했다. 간내 담관암과 간외 담관암은 2002년에 각각 인구 10만 명 당 7.2명, 4.5명, 그리고 2006년에는 각각 8.5명, 5.1명이 발생했고, 해마다 조금씩 증가하는 추세이다. 일본의 발생률도 간내 담관암만 조사했을 때 1970년 10만 명당 3.7명에서 1990년에는 5.8명으로 증가했다.

담관암의 위험인자로는 원발 경화성담관염이 있는데, 63개월간 관찰한 결과 약 8%에서 담관암이 발생했다. 고온*calori*병, 담관낭, 간내 담석 등도 위험인자이며, 간흡충도 담관암을 잘 일으킨다. 홍콩에서는 담관암의 약 15%에서 간흡충 감염이 관찰된다. 우리나라에서 입원 환자들을 대상으로 조사한 바에 의하면 담관암 환자들의 간흡충증 감염률은 8.6%로서 일반 환자들의 감염률 5.4%에 비해 의미 있게 높았다. 담관낭이 있으면 평생 약 10%에

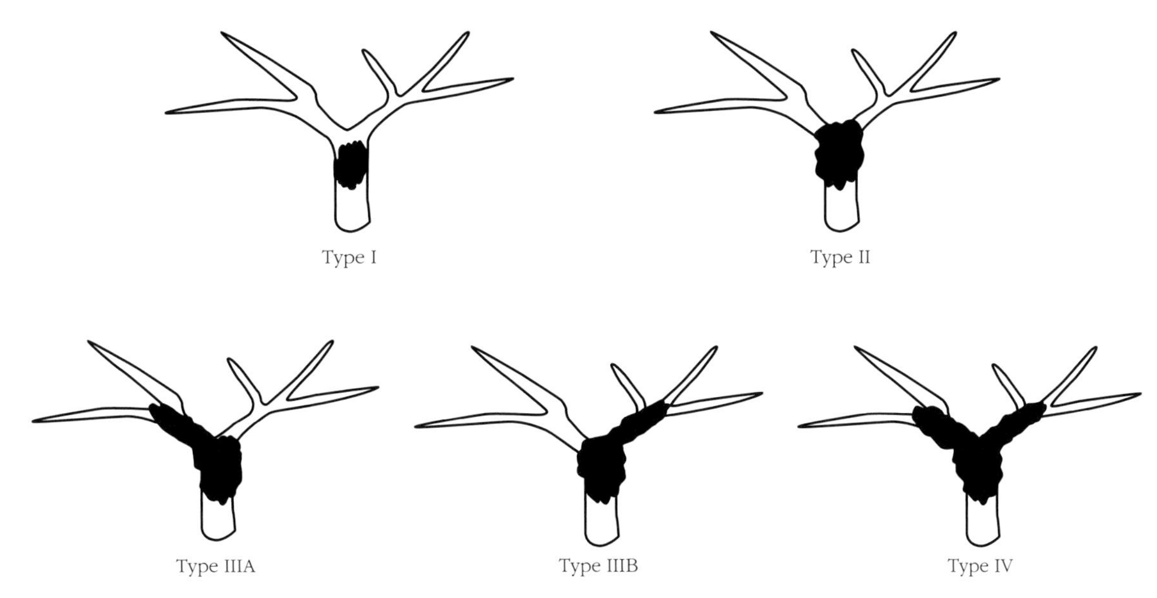

그림 8-32. 간문부 담관암의 비스무스*Bismuth* 분류

서 담관암이 발생하며, 고온병은 약 7%에서 담관암이 발생한다. 우리나라 간내 담석 환자 중 5.4%에서 담관암이 발견되며, 대만에서는 담관암 환자의 69%에서, 일본에서는 5.7~17.5%에서 간내 담석이 동반되어 있음이 보고되었다. 원발 담즙성간경변증과 C형간염 바이러스도 담관암의 위험인자인데 담관암 환자의 30%에서 C형간염 바이러스 감염이 발견되며, C형 만성 간염 환자의 2.3%에서 담관암이 발생하여 정상인에 비해 약 1,000배 정도 담관암 발생 위험도가 증가한다고 알려져 있다.

2. 분류

담관암은 간외 담관암과 간내 담관암으로 구별된다. 간내 담관암은 담관의 2차 분지 이하 근위부 말단에서 발생하는 것으로 정의되며, 간외 담관암은 나머지, 즉 1차 분지를 포함한 원위부에서 발생하는 것이다.

간외 담관암은 다시 위치에 따라 간문부, 중간부, 원위부 담관암으로 구분된다. 간문부 담관암은 클라스킨*Klatskin*종양이라고도 불리는데, 간외 담관암의 약 60%를 차지한다. 간문부 담관암은 다시 담관 침범 유형에 따라 비스무스*Bismuth*형으로 분류된다(그림 8-32). 비스무스 I 형은 총간관 근위부에 담관암이 위치하면서 좌우 간관에 교통이 있는 경우이고, II 형은 좌우 간관이 합류하는 부위에 담관암이 있으면서 좌우 간관을 막고 있지만 좌우 간관의 분절 담관까지는 암이 침범하지 않은 경우이다. III형은 좌우 간관 어느 한쪽 분절 담관만 침범한 경우인데, IIIA형은 우측 분절 담관을, IIIB형은 좌측 분절 담관을 침범한 경우이고, IV형은 좌우 간관 2차 분지까지 모두 침범한 형태이다. IV형은 일반적으로 절제 불가능하다고 평가되나, 환자마다 담관의 해부학적 변이가 심하기 때문에 근치적 절제가 가능한 경우도 있다.

3. 병리

간외 담관암은 형태학적으로 경화형*sclerosing*, 결절형*nodular*, 유두형*papillary*으로 나뉜다. 경화형이 가장 흔한데, 담관과 주위 조직을 침투해 들어간다. 이로 인해 담관이 고리형으로 좁아지게 된다. 유두형은 담관축을 따라 길게 자라는 특징이 있는데, 전체 담관에 걸쳐 다발성으로 존재하게 되면 유두종증*papillomatosis*이라고 칭하게 된다. 유두형이 가장 예후가 좋으며, 경화형의 예후가 가장 나쁘다.

간내 담관암은 형태학적으로 종괴형*mass-forming*, 담관 주위 침투형*periductal-infiltrating*, 담관 내 성장형*intra-ductal-growing* 세 가지로 나뉜다. 이 세 가지에 따라 영상의학과적 특성, 종양의 성장 양상, 종양 생물학, 환자의 예후가 달라진다. 종괴형이 가장 흔한데, 간내 담관의 위치나 직경 크기에 관계 없이 여러 곳에서 잘 생기면서 대개 큰 종괴를 형성하고, 섬유성 기질이 풍부하여 딱딱하고 회백색을 띤다. 딸결절*daughter nodule*이 자주 동반되는데, 이는 문정맥을 통해 원종괴 바로 옆의 간 쪽으로 전이하는 경우가 많기 때문이다. 담관 주위 침투형은 주로 큰 간내 담관에서 발생하는데, 담관과 바로 옆의 문정맥을 길게 따라가며 침투하는 양상을 보인다. 따라서 길쭉한 나뭇가지와 같은 형태를 보인다. 대부분의 간문부 담관암이 이러한 양상을 보인다. 처음 발생한 위치에서 시작하여 담관을 따라 멀리 자라나게 되고, 나중에는 종괴 같은 모양을 형성하기도 한다. 담관은 대부분 막히게 되며, 간내전이보다는 림프절전이가 흔하다. 이 담관 주위 침투형 담관암은 간내 담석 환자에서 자주 발생한다. 담관 내 성장형은 보기 드문 편이다. 담관 안 내강으로 종양이 자라 나오는데, 간실질로 침범해 들어가지 않고, 종괴를 형성하는 경우도 드물며, 대개 크기가 작다. 담관유두종증은 담관유두종이 담관 점막을 따라 표면적으로만 여러 곳에서 동시다발적으로 발생하는 경우를 말한다. 담관암으로 이행될 확률이 매우 높으나, 다른 곳으로 전이하는 경우는 드물고 예후도 매우 좋다.

담관암은 선암이 95%를 차지하며, 편평상피세포암, 낭선종암종*cystadenocarcinoma* 등도 드물게 나타난다.

4. 발생 기전

담관암은 간내 담석이나 간흡충증, 담관낭, 원발 경화성 담관염 등과 같은 만성 담즙정체나 염증으로 인해 발생한다. 이러한 자극으로 인한 시토카인*cytokine*, 산소 자유라디칼*oxygen free radical*, 세포 손상 등에 의해 세포 교체가 빨라지고 DNA 손상이 축적된다. 이로 인하여 유전자가 손상되고 결국 악성 변화가 초래된다.

담도를 인공적으로 결찰하면 담도 주변 간질세포*stromal cell*에서 간세포 성장인자*hepatocyte growth factor; HGF*와 인터루킨-6*interleukin-6; IL-6*의 분비가 촉진되어 담관세포가 활발히 증식한다. 시간이 지나면, 정상적으로는 IL-6을 분비하지 않던 담관세포가 IL-6을 분비하기 시작하고, 이로 인해 담관세포에서 IL-6 수용체인 gp80/gp130이 자극받아 MAPK(mitogen-activated protein kinase)와 STAT 신호전달 체계가 활성화된다. 원발 경화성담관염과 담관암의 조직에서는 IL-6의 발현이 증가되어 있고 담관암에서는 gp80/gp130의 발현도 증가되어 있다. IL-6 수용체가 자극을 받으면 포스포리파아제*phospholipase* A2와 사이클로옥시제네이즈-2*cyclooxygenase-2; COX-2*를 통해 MAPK(p44/p42)와 p38 키나아제가 활성화되고 이로 인해 담관세포 증식이 일어난다. 담관 주위 담관암의 HGF는 별세포*stellate cell*에서 분비되어 수용체인 c-met을 통해 담관 세포의 증식을 유도하는데, 담관암종 세포에서는 HGF의 분비가 증가하고 스스로의 수용체를 통해 증식을 촉진한다.

담도계 종양의 유전자 변이에 대해서는 제대로 알려져 있지 않다. 담도계 종양은 수술하기 전에 조직을 얻기가 어려우며, 수술 후 병리학적 조직에서도 정상세포와 종양부위를 정확하게 분리하여 DNA를 얻기가 쉽지 않기 때문이다.

K-ras 유전자의 변이는 담도계 전체 암의 약 48%에서 발견된다. *K-ras* 변이가 있는 환자가 없는 환자에 비해 평균 생존율이 짧다는 연구도 있으나, 그렇지 않다는 보고도 있다. 다른 종양에서는 *K-ras* 변이와 생존율 사이에 별다른 상관 관계가 없다는 것이 일반적인 견해이다.

p53 변이도 담도계 암에서 비교적 흔히 발견되는데, 담도계 암의 약 50~70%에서 변이가 발견된다. 부위별로 보면 원위부 총담관암이나 담낭암에서 *p53* 변이율이 다른 부위의 담도계 암에 비해 상대적으로 높게 나타난다. *p53* 변이가 있으면 그렇지 않은 암환자들보다도 생존기간이 짧은데, 일반적으로 암의 병기가 진행될수록 *p53*의 변이율이 높다.

담도계의 암에서 *p16* 변이는 다른 부위의 암에 비해 비교적 흔히 나타나는 특징이 있어서 췌장암과 비슷하다. 담관암의 63%, 담낭암의 80%에서 *p16*의 점돌연변이가 관찰된다. *p16*의 기능 소실 기전이 유전자 점돌연변이 외에도 여러 가지가 있다는 사실을 감안하면 실제로는 더 많은 비율로 *p16*의 기능이 소실되어 있을 가능성이 있다.

*Smad4*의 변이도 췌장암에서와 같이 담관암에서 자주 나타나는데, 담관암 전체의 약 16%에서 변이가 나타나며, 특히 원위부 담관암의 경우에는 약 50%에서 *Smad4*의 변이가 발견되고 있다. 췌장암이나 담관암의 경우 *p16*과 *Smad4*의 기능 소실이 많이 나타나는 이유는 두 기관이 발생학적으로 매우 가깝게 연결되어 있어 발암 기전도 비슷하기 때문이라고 추정된다.

5. 임상 소견

간외 담관암은 황달로 나타나는 경우가 거의 대부분이다. 황달은 시간이 갈수록 점점 심해지는데, 주위로 심하게 침투되기 전에는 통증이 거의 동반되지 않는다. 이외에 환자는 가려움증, 회색 변, 체중감소, 식욕부진, 심와부 둔통 등과 같은 증상을 호소한다. 간내 담관암은 초기에는 증상이 거의 없지만, 종양이 커지면 모호한 복부 동통,

체중 및 식욕부진 등이 나타난다. 대개 황달이 없으며 혈청 알칼리 인산분해효소*alkaline phosphatase*가 상승되어 발견되기도 한다. 종괴가 간문부 주변에 발생하면 황달이 나타나기도 한다. 신체검진에서 황달, 간 비대, 종괴 등이 발견되며, 총담관 원위부 담관암인 경우에는 담낭이 만져지나 압통은 없는 것이 특징이다(쿠보와지에*Courvoisier* 징후).

6. 진단

검사에서는 담관 폐쇄에 의한 생화학적 검사의 이상 소견이 나타난다. 혈청 알칼리 인산분해효소치와 아미노 전달효소*transaminase*치의 상승이 발견되며, 담관 폐쇄가 전체 담관 용량의 70% 이상에 이르면 혈청 빌리루빈치도 상승한다. 혈청 CEA와 CA19-9가 일부에서 상승하는데, CA19-9는 양성 담관 폐쇄에서도 올라갈 수 있기 때문에 황달이 있는 환자에서는 진단에 별로 도움을 줄 수 없다.

초음파검사는 담관 확장을 관찰하는 데는 좋으나 담관암 자체를 진단하는 데는 한계가 많다. 따라서 담관암보다는 담관 결석이 의심되는 경우, 즉 폐쇄성 황달이 의심되면서 젊은 환자이고 복통이나 담관염이 동반된 경우 유용하다. 담관암이 의심되는 경우, 즉 노년층에서 담관염, 통증 없는 폐쇄성 황달이 나타나면 처음부터 전산화단층촬영(CT)을 시행하는 것이 좋다.

CT에서는 종양 근위부의 담관 확장이 주로 관찰되며(그림 8-33), 담관암 자체의 영상은 담관이 좁아진 부위가 두꺼워지고 조영 증강되는 양상으로 보이는 경우가 많다. 담관암이 뚜렷하게 결절이나 종괴로 보이기도 하며, 간내 담관암의 경우는 피막이 없는 저감쇄의 종괴로 주로 나타난다. 절제 가능성 여부를 판단하는 데 중요한 림프절전이, 간동맥이나 문맥 침범, 간내 전이, 복막전이 및 복수 여부는 CT로 잘 관찰할 수 있다. 따라서 CT만으로 절제 가능성을 판단할 수 있는 경우가 많다.

자기공명영상검사(MRI)는 CT에 비해 전반적으로 해상도가 떨어지는 문제가 있다. 그러나 이 검사를 하면 자기공명 담관조영술을 얻을 수 있는 장점이 있다(그림 8-34). 따라서 담관의 침범 정도를 CT만으로 파악하기 어려운 경우 자기공명 담관조영술을 추가로 시행하면 합병증 발생이 우려될 수 있는 내시경 역행성 담관조영술을 하지 않아도 된다. 그러나 2차 분지 이하의 가느다란 담관을 관찰하는 데에는 자기공명 담관조영술의 해상도가 경피경 간담관조영술(PTC)에 비해 낮다는 단점이 있다.

내시경 역행성 담관조영술은 원위부 총담관암의 진단이나 담관 침범 범위를 결정하는 데 유용하다. 그러나 시술 후 담관염이나 췌장염 등이 발생하여 수술이 지연될 수 있기 때문에 꼭 필요한 경우 외에는 시술을 피하는 것이 좋다.

간문부 담관암의 비스무스형을 자세히 알기 위해서는 경피경 간담관조영술이 필요하다. 이 경우 담관배액술이 동시에 필요한 경우가 많은데, 절제 가능한 담관암인 경우에는 절제한 후 남아 있을 간 쪽에 담도 배액을 미리 해주어야 수술 후 간기능이 빨리 회복된다. 즉, 비스무스 제IIIA형인 경우에는 왼쪽 담관에, 제IIIB형인 경우에는

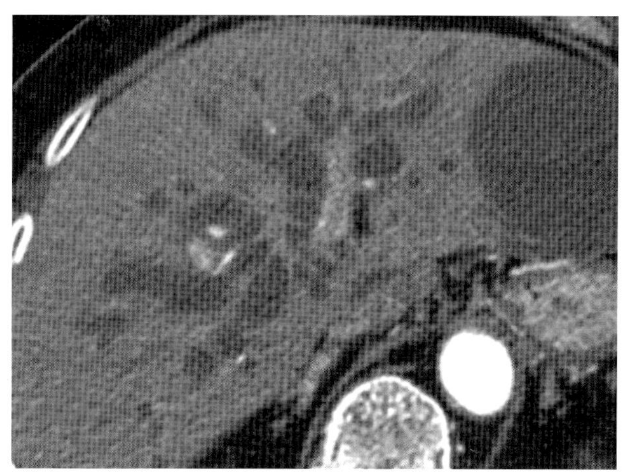

그림 8-33. 간문부 담관암의 CT 소견. 좌우 분절 담관이 합류하는 지점에 작은 결절로 나타나는 담관암이 있고, 그 근위부 담관이 모두 확장되어 있다.

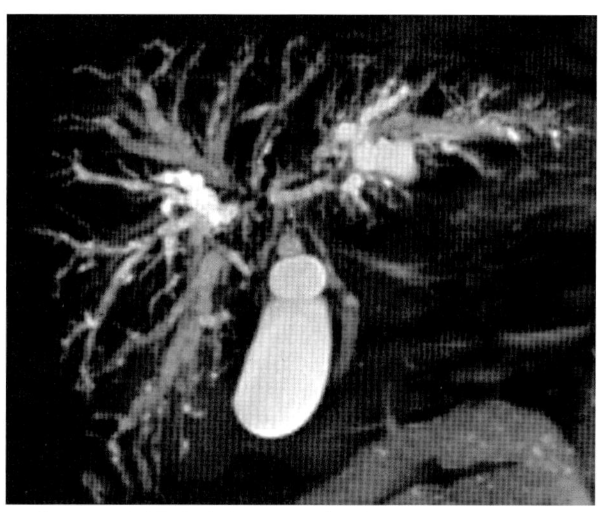

그림 8-34. 자기공명 담관조영술로 촬영된 간문부 담관암. 비스무스 IV형의 간문부 담관암에서 모든 담관 분절들이 서로 교통 없이 분리되어 있는 것이 관찰된다.

오른쪽 담관에 배액관을 설치한다.

담관암으로 인한 황달이 있을 때는 일반적으로 수술 전에 담관배액술을 할 필요는 없다. 수술 전 담관배액술 후 오히려 담관염이나 췌장염, 출혈, 삽관 부위 암세포 파종 등으로 인해 수술이 지연되거나 수술 후 이환율이 높아질 수 있기 때문이다. 그러나 담관염이 있거나 수술이 지연되는 상황에서 가려움증이 있거나 영양상태가 좋지 않을 때는 수술 전이라도 배액을 하고, 간문부 담관암에서 간의 부분절제가 필요한 경우에는 수술 전 담관배액술을 시행한다.

내시경 역행성 담관조영술을 할 때 담관의 병변에서 조직검사가 가능하다. 그러나 예민도가 40~60%밖에 되지 않기 때문에, 악성 협착이 의심되는 경우에는 조직검사 결과가 임상적으로 도움이 되지 않는다. 오히려 임상적으로 담관의 양성 협착이 강하게 의심되는 경우 악성 여부를 배제하기 위한 목적으로 조직검사가 사용된다.

초음파내시경검사나 담관 내 초음파검사*intraductal ultrasonography*는 담관의 두께를 비교적 정확히 측정할 수 있기 때문에 담관 협착의 원인이 불확실한 경우 양·악성 감별에 도움을 줄 수 있다고 여겨지지만, 아직 어떤 경우에 임상적으로 도움이 되는지는 제대로 연구된 바가 없다.

유두종증처럼 담관 여러 곳에 종양이 다발성으로 존재하거나, 담관조영술만으로는 간문부 담관암에서 간내 담관으로의 침투 범위를 판단하기 어려운 경우에는 담도내시경을 이용하여 종양의 침범 범위를 정확하게 파악할 수 있다. 담도내시경은 경피경 간담도 배액경로를 이용하거나 입과 유두부를 통해 접근하는 다양한 방법이 있다.

양전자단층촬영(PET)은 위음성과 위양성이 아직 많으며, 촬영 결과를 해석하는 데에도 문제점이 많아 담관암의 진단이나 병기 결정에 많이 이용되지는 않는다.

결론적으로, 총담관담관암이나 간내 담관암이 의심되면 CT를 시행한 뒤 바로 수술을 시행할 수 있다. 간문부암이 의심되면 추가로 경피경 간담관조영술 후 절제되지 않을 간 쪽에 경피경 간담도배액술을 시행한다. 그러나 간문부 암에서도 처음부터 담도배액술이 필요 없다고 판단되는 경우는 비침습적인 자기공명 담관조영술을 시행한 뒤 수술을 한다. 다른 검사들은 특수한 상황에서 더 많은 정보가 필요할 때 선택적으로 시행할 수 있다.

7. 치료

(1) 수술

담관암은 수술적 절제만이 완치를 기대할 수 있는 유일한 치료법이다. 일반적으로 근치적 수술을 시행하기 위해서는 전신전이 또는 광범위한 림프절전이가 없으며 종양이 간문맥*main portal vein* 또는 간동맥*common hepatic artery*을 침범하지 않아야 한다. 간문부 종양의 경우는 상기 열거한 조건 외에 침범한 좌우 간관 반대편의 혈관 침습 또는 간실질의 위축이 없거나, 양쪽 간내 담관의 2차분지 이상으로의 과도한 종양 침습이 없는 경우 수술적 절제의 대상이 될 수 있다. 하지만 수술의 범위는 종양의 위치, 환자의 간, 담도의 해부학적 변이, 잔존 간기능을 포함한 전신 상태에 따라 크게 달라질 수 있다.

수술 방법은 종양의 위치에 따라 크게 달라진다. 종양이 담관의 하부에 위치한 경우에는 종양이 담관을 둘러싸고 있는 췌장을 흔히 침습하고 주위 연조직, 림프절로도 침습하기 때문에 췌십이지장절제술을 시행하는데, 최근에는 대부분 유문보존절제술을 시행한다. 중부 담관암도 종양의 특성상 담관벽을 따라 주위 조직에 침윤이 일어나는 경우가 흔하며, 역시 췌장, 십이지장 주위의 림프절, 신경 주위를 따라 침윤하기 때문에 하부 담관암과 동일한 수술을 시행하는 경우가 많다. 하지만 일부 중부 담관암 중 주변으로 침윤하지 않고 수술 위험도가 높은 경우 담관 절제만을 시행할 수도 있다. 담관암은 위치에 관계없이 담관 주위의 신경 또는 신경 주위를 따라 종양이 침윤하는 경향이 있고, 이것이 중요한 예후인자로 알려져 있기 때문에 수술 시에는 간십이지장인대*hepatoduodenal ligament*와 총간동맥 주위의 신경 및 림프절절제를 포함하여 연조직을 제거하는 골격화가 중요하다.

간문부 담관암을 포함한 근위부(상부) 담관암에서 선택할 수 있는 수술은 크게 간문부의 담관만을 절제하는 담관절제술*hilar resection*과, 담관절제술과 함께 해당 편측의 간절제를 병행하는 간담도절제술이다. 간담도절제술은 간절제의 위치 및 정도에 따라 여러 술식이 있지만, 대부분 비스무스 III형 이상에서 시행된다.

일반적으로 비스무스형으로 종양을 분류할 때 I에서는 담관절제술을 주로 시행하고, IIIA에서는 우측 간엽절제 이상의 간담도절제술을, IIIB에서는 좌측 간담도절제술을 시행하며, II에서는 담관절제술 단독 또는 간담도절제술을 선택할 수 있다. IV의 경우는 근치적 절제가 불가능하다고 믿는 경향이 있지만, 혈관과 담도의 변이 및 절제 후 남는 간의 용적 정도에 따라 다양한 수술적 방법을 통하여 근치적 수술(R0 절제)이 가능한 경우도 있다.

일부 센터에서 간이식을 간문부 담관암의 치료로 사용하기도 하지만, 여러 이론적인 장점과는 달리 대부분 조기 재발하고 공여 장기가 부족한 현실을 고려하면 간이식을 간문부 담관암의 우선 치료로 보기는 힘들다.

(2) 담관암의 항암화학요법

담관암에서 고식적 항암화학요법은 삶의 질 및 생존기간 연장을 위하여 사용되고 있다. 전이성 질환 또는 절제 불가능한 국소진행성 질환의 경우에 5-플루오로피리미딘 *5-fluoropyrimidine* 유도체 또는 젬시타빈*gemcitabine*을 포함한 요법이 주로 사용되고 있다.

5-플루오로우라실*5-fluorouracil; 5-FU*은 단독요법으로는 0～10% 정도의 반응률을 보이며, 복합요법으로 사용하는 경우 20～30%의 반응률을 기대할 수 있다. 복합요법의 경우에는 시스플라틴*cisplatin*과 같은 백금계 항암제를 함께 사용한다. 최근에는 5-FU 지속정주의 단점을 보완한 경구 플루오로피리미딘 제제가 담관암의 항암치료에도 널리 사용되고 있다. S-1과 시스플라틴을 사용한 2상 연구에서 반응률은 30%였으며, 무진행 생존기간은 4.8개월, 중앙 생존기간은 8.7개월이었다. 카페시타빈 *capecitabine*과 시스플라틴의 복합요법도 유사한 결과를 보이는데, 반응률은 40.6%, 무진행 생존기간은 3.5개월, 중앙 생존기간은 12.4개월로 보고되었다.

젬시타빈 단독요법은 담관암에서 20% 내외의 반응률을 보인다. 젬시타빈의 항암효과와 비교적 낮은 독성에 근거하여 시스플라틴, 옥살리플라틴*oxaliplatin*, 카페시타빈 등과의 복합요법에 관한 2상 연구들이 시행되었으며, 반응률은 10～30% 내외가 보고되었다. 젬시타빈과 시스플라틴의 복합요법을 젬시타빈 단독요법과 비교한 3상 임상시험에서는 복합요법이 단독요법에 비하여 우월한 치료성적을 보여주었다. 중앙 생존기간이 젬시타빈 단독요법에서는 8.1개월, 젬시타빈+시스플라틴 복합요법에서는 그보다 향상된 11.7개월로 나타났다. 무진행 생존기간과 질병조절률*disease control rate*도 복합요법이 더 우수했다. 독성에 있어서는 복합요법에서 호중구감소증이 더 흔히 관찰되었으나 그 외의 독성은 양 군 간에 유의한 차이가 없었다.

담관암은 발생률이 낮은 질환으로, 대부분의 임상시험이 2상 연구에 그치고 있다. 보다 효과적인 항암화학요법 개발 및 근거의 창출을 위하여 임상시험에 적극적으로 참여할 필요가 있다.

담관암에서 분자표적치료제로는 EGFR, HER2, VEGF 등을 표적으로 하는 치료제들의 임상시험들이 시행되었으나 유의한 효과를 보인 약제는 없었다. 향후 담관암의 분자유전학적 특성에 대한 이해가 증가함에 따라 효과적인 분자표적치료제 개발이 가능할 것으로 기대된다.

(3) 담관암의 방사선치료

담관암의 치료 중 가장 중요한 요소는 수술적 절제술이다. 그러나 종양이 근위부 이상에 위치한 경우 충분한 절제연을 얻기가 쉽지 않고, 절제연 양성인 경우의 생존율은 절제연 음성에 비해 유의하게 낮다. 담도절제 시 간절제술*hepatectomy*을 같이 시행함으로써 절제연 양성률을 낮출 수 있음이 밝혀졌으나, 완전절제를 시행한 경우라 하더라도 국소재발이 빈번해 보조적 치료의 필요성이 제기되어왔다. 그러나 아직까지 담관암에서 보조적 방사선치료의 역할에 대한 3상 연구는 없으며, 대부분 단일 기관에서 발표한 후향적 연구들에 의존하고 있는 실정이다. 토도로키*Todoroki* 등은 IVA 병기(AJCC TNM 분류, 5판)의 간문부 담관암 환자를 대상으로 수술 후 방사선치료의 역할을 분석했고, 절제연 양성인 환자에서 방사선치료를 추가하여 5년 생존율이 13.5%에서 33.9%로 향상되었음을 보고했다. 이와 같이 근위부 담관암에서 수술 후 방사선치료의 효과는 절제연의 상태와 밀접한 관련이 있는 바, 절제연 양성률이 높은 연구에서는 방사선치료군의 생존율이 유의하게 높아지는 것으로 보고되는 반면, 절제연 양성률이 상대적으로 낮은 연구에서는 방사선치료에 따른 생존율의 향상이 없었다 (〈표 8-24〉).

김*Kim* 등이 서울대학교병원에서 5-FU 기반의 화학방사선치료를 받은 간외 담관암 환자를 대상으로 연구한 후향적 분석에서는 절제연 양성인 환자의 5년 생존율이 절제연 음성인 경우와 차이가 없었는데(35% 대 36%), 이 역시 절제연 양성에서 수술 후 화학방사선치료의 효과를 보여주는 것이라고 할 수 있다. 반면 사가와*Sagawa* 등은 III, IVA 병기(AJCC TNM 분류, 5판)이면서 절제연 음성인 환자에서 방사선치료를 추가하여 중앙 생존기간을 연장한 결과를 보고한 바 있어, 향후 절제연 양성 이외에 방사선

표 8-24 근위 간외 담관암의 수술 후 방사선치료 결과

저자	환자 수(명)	방사선치료	R0(%)	중앙 생존기간(개월)	*p*
토도로키*Todoroki*	42	외부 방사선치료±수술 중 방사선치료	3	32	0.01
	21	-		10	
곤잘레스*Gonzalez*	38	외부 방사선치료	7	19	0.0005
	17	-		8.3	
게하즈*Gerhards*	71	외부 방사선치료±관내 근접치료	14	24	<0.05
	20	-		8	
사가와*Sagawa*	39	외부 방사선치료±관내 근접치료	49	23	NS
	30	-		20	
세라피니*Serafini*	47	외부 방사선치료+5-fluorouracil	73	39*	NS
		-		32*	

R0: no microscopic residual disease, NS: not significant
* 평균 생존기간

치료의 적응증을 찾기 위한 노력이 필요하다고 하겠다.

종양이 원위부에 위치하는 경우에는 절제연 양성률이 일반적으로 낮으며, 보조요법을 시행한 보고들도 드물다. 최근 휴스*Hughes* 등은 존스홉킨스병원에서 수술 후 5-FU 기반의 화학방사선치료를 받은 원위부 담관암 환자들을 분석한 결과를 발표하였다. 과거에 같은 기관에서 수술 단독으로 치료받은 대조군과 비교했을 때, 화학방사선치료는 중앙 생존기간의 유의한 향상을 보였다. 김*Kim* 등이 발표한 서울대학교병원의 수술 후 화학방사선치료 성적 또한 중앙 생존기간 39개월로 비슷한 정도였다. 수술 후 화학방사선치료군의 중앙 생존기간이 두 연구 모두 3년을 상회한 것과는 달리 유사한 시기에 기존에 발표된 수술만을 시행한 보고들에서는 중앙 생존기간이 약 2년으로 차이점을 보였고, 가장 대표적인 예후인자인 림프절전이 여부에 따라 세분하였을 경우에도, 화학방사선치료 추가군의 중앙 생존기간이 수술 단독군에 비하여 길었다 (〈표 8-25〉). 이러한 결과는 화학방사선치료 추가가 원위부 담관암에서도 치료 성적 향상에 기여할 가능성이 있음을 제시한다고 할 수 있다. 다만, 다양한 기관에서 독립적으로 시행된 연구 결과의 비교로 결론을 도출하기에는 제약이 많기 때문에, 향후 전향적 연구 시행의 필요성이 제기된다고 할 수 있다. 전향적 연구가 없는 시점에서 시노하라*Shinohara* 등이 4,758명의 환자를 대상으로 시행한 후향적 연구에서는 방사선치료를 시행한 경우 중앙 생존기간이 9개월로, 시행하지 않은 군의 4개월에 비해 유의한 생존기간 연장을 보고한 바 있다.

담도에서 발생한 종양이 대장, 위, 십이지장, 복벽 등의 주위 장기나 주간문맥, 총간동맥과 같은 주요 혈관을 침범하면, 근치적 절제가 불가능하다. 이 경우, 담도가 폐쇄되어 황달 등의 증상이 유발되거나, 병변이 계속 진행하면서 통증이 수반될 수 있다. 따라서 담도의 유지 및 통증 조절 등의 고식적 목적으로 방사선치료가 시도되고 있다. 그러나 원격전이가 없는 국소진행성 병변에 대해 근치적 목적으로 충분한 방사선 선량을 조사할 경우 7~16개월의 중앙 생존기간을 얻을 수 있고, 경우에 따라서는 장기 생존을 보이기도 한다. 반면에 절제가 불가능한 담관암 환자에게 대증적 치료만 시행한 경우에는 중앙 생존기간이 3~6개월 정도인 것을 고려할 때, 비록 고식적 목적의 방사선치료라도 충분한 방사선 선량이 조사된다면 중앙 생존기간을 증가시킨다는 것을 알 수 있으며, 스텐트삽입술 단독과 비교했을 때 방사선치료를 추가할 경우 생존기간이 연장됨이 입증되기도 했다. 따라서 방사선치료는 담도 폐쇄의 지연뿐만 아니라 종양 조절 효과로 인한 생존기간 증강 효과도 있음을 알 수 있다. 그러나 간, 위, 십이지장 등 주변의 정상 장기 때문에 외부 방사선치료만으로는 충분한 선량의 방사선 조사가 어려운 경우가 많아, 담도 내에 도관을 삽입하고 그 속에 방사성동위원소를 넣어 국소적으로 고선량을 조사하는 관내 근접 방사선치료가 이용되기도 한다. 관내 근접 방사선치료는 종양 부위에 쉽게 접근할 수 있으며 방사성동위원소에서 거리가 멀

| 표 8-25 | 원위 간외 담관암에서 수술 후 화학방사선치료 결과

저자(환자 수)			화학방사선치료(−)			화학방사선치료(+)	
			Zerbi(26*)	Yoshida(26†)	Yeo(30)	Hughes(34)	Kim(38)
중앙 생존기간(개월)	전체 환자		22	20.5	22	36.9	39
	N 병기	N0	22	NR‡	28	NR	59
		N1	17	~12‡	8	20.3	26

NR: 도달하지 못함.
* 13명의 환자에서 수술 후 치료 시행: 수술 중 방사선치료 7명, 수술 후 화학치료 4명, 수술 후 방사선치료 2명
† 9명에서 수술 후 화학치료 치료 시행
‡ 림프절 병기에 따른 생존 곡선에서 유추

어질수록 방사선 선량이 급격하게 떨어지는 특징이 있기 때문에, 주위의 정상조직에는 상당히 적은 선량만 조사하면서 종양에만 고선량의 방사선을 조사할 수 있다는 장점이 있다. 그러나 종양이 큰 경우에는 충분한 양의 방사선이 도달하지 못하므로, 근접치료 단독 사용보다는 외부 방사선치료와 병행 사용해야 한다. 일반적으로, 관내 근접 방사선치료와 외부 방사선치료를 병행하면 각각을 단독으로 시행한 경우에 비해 중앙 생존기간이 증가하는 것으로 보고되고 있다. 이와 함께 방사선 선량이 증가함에 따라 생존율이 향상되는 선량-반응 관계도 제시된 바 있다. 루*Lu* 등은 45 Gy의 외부 방사선치료 후 근접치료로 총선량을 52 Gy, 59 Gy, 66 Gy 등으로 증가시켰을 때 중앙 생존기간이 각각 9개월, 12.2개월, 20.3개월로 증가한다고 보고했고, 크레인*Crane* 등도 중앙 총선량이 30 Gy, 44 Gy, 66 Gy로 증가함에 따라 국소진행 소요기간*time to local progression*이 9개월, 11개월, 15개월로 증가함을 관찰하였다. 비록 이들 선량-반응 관계가 통계적으로 유의하지는 않았으나, 국소진행성 담관암의 주된 치료 실패 양상이 국소실패임을 고려한다면, 보다 효과적인 국소제어를 위한 선량 증가가 필요하다. 그러나 근접치료의 경우, 장기간의 도관 유지로 인한 담도염의 가능성이 있으므로 주의가 필요하고, 위장관궤양과 같은 만성 합병증이 발생하지 않도록 치료 계획 시 세심한 접근이 요구된다.

한편, 국소진행성 담관암에서 화학방사선치료가 방사선치료 단독에 비해 생존율을 증가시킨다는 증거는 아직 없다. 그러나 다수의 기관이 직장암이나 췌장암 등의 다른 위장관 종양의 경우처럼 5-FU를 병용하여 치료하고 있다. 최근에는 담관암에서도 젬시타빈 혹은 젬시타빈 기반의 복합제제가 시도되고 있는데, 젬시타빈이 5-FU와 달리 저용량에서도 강력한 방사선치료 민감 효과*radio-sensitization*를 보이는 것을 고려한다면, 젬시타빈과 방사선치료를 병용함으로써 치료 성적의 향상을 기대해 볼 수 있을 것이다.

(4) 고식적 치료

담관암 완치는 외과적 절제를 통해서만 기대할 수 있다. 여기서는 완치 목적의 수술이 불가능한 환자에 시행하는 내시경적 또는 방사선학적 배액술, 광역동치료에 대해 기술한다.

1) 담도배액술

간문부 담관암이 아니면 수술 전에 일반적으로 담도배액술을 시행할 필요는 없다. 절제가 불가능한 환자에게는 담관염이나 가려움증 등이 동반되므로 담도배액술이 필요하다. 가능하면 내시경을 이용하여 스텐트를 설치하는 것이 좋은데, 환자의 기대 수명이 3개월 이상으로 예상되면 직경이 커서 플라스틱관에 비해 오래 가는 금속관을 넣어야 한다.

절제 불가능한 간문부 담관암에서도 내시경을 이용한 담관 스텐트 설치가 가능하다. 황달이 없어지려면 전체 간 용적의 30% 이상만 배액되면 되므로 비스무스 I 형이나 II 형에서는 좌우 간관 어느 한쪽으로 스텐트를 넣어주면 되고, 비스무스 IIIA형에서는 왼쪽 간관에(그림 8-35), IIIB형에서는 오른쪽 간관에 스텐트를 하나씩만 삽입하면 된다. 그러나 비스무스 IV형인 경우에는 담관의 분절들이 모두 분리되어 있어서 한쪽 분절에만 스텐트를 삽관하면 황달이 호전되기 어렵다. 이 경우에는 스텐트를 두 개 넣어 충분한 영역에서 배액되도록 해야 한다. 만약 내시경을 이용한 선택적 담관 배액이 불가능하다고 판단되거나 이미 경피경간담도 배액이 되어 있는 상황이면 경피경간담도 배액 경로를 통해 금속관을 넣고 경피경 간담도

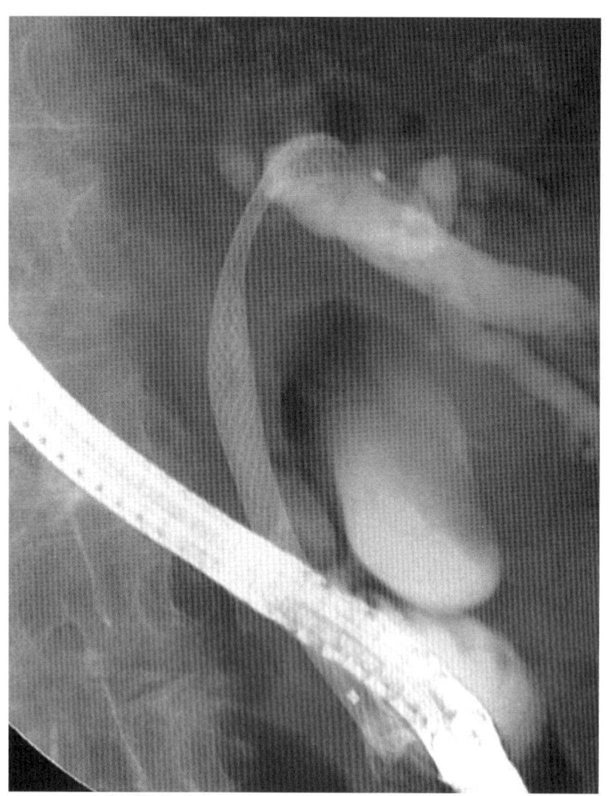
그림 8-35. 절제 불가능한 담관암에서 내시경 담도배액술. 비스무스 IIIA형의 간문부 담관암에서 내시경을 이용하여 왼쪽 담관으로 금속 스텐트를 삽입하였다. 스텐트는 시간이 지나면 자연적으로 확장된다.

배액관은 나중에 제거한다.

2) 광역동치료

광역동치료*photodynamic therapy*는 암세포에 특이적으로 흡수되는 광과민제*photosensitizer*를 주사한 후 특정한 파장의 광선을 조사하면 암세포만 선택적으로 파괴되는 원리를 이용한 치료법이다. 절제 불가능한 총담관담관암이나 간문부담관암, 담관에 동시다발적으로 발생한 악성 유두종 등에서 종양이 전이가 없이 담관에만 국한되어 있을 때 사용된다. 광역동치료를 실시하면 단순히 스텐트만 넣은 환자보다 생존기간을 더 연장할 수 있다는 연구 결과가 있다. 광선 조사 방법은 경피경 간담도 배액을 통하거나 경구적으로 십이지장경을 이용할 수 있다. 이 방법은 시술 후 환자가 광과민증으로 인해 한 달간은 직사광선을 피해 생활해야 하는 단점이 있다.

Ⅱ. 담낭암

1. 역학

담낭암은 담도계 종양 중 가장 흔하며, 지역에 따라 발생률에 많은 차이가 있다. 한국, 일본, 인도, 남아메리카 등과 아메리카 인디언에서 발생률이 높고 서양에서는 비교적 드물다. 우리나라에서는 전체 암 중 약 2.8%를 차지하는데, 사망률이 전체 암 중 5위에 해당할 정도로 높으며 대개 70세 이상의 고령에서 발생한다. 서양에서는 남녀 발병 비율이 1:2로 주로 여자에서 많이 발생하는 데 비해, 한국에서는 남녀 비율이 1:1.1로서 별다른 차이가 없다. 담낭암 환자 중 담낭 담석이 동반된 경우가 서양에서는 80~90%인 데 비해, 한국에서는 30%로 적은 편이다.

2. 원인

담낭에 염증이 오래 지속되는 상황에서 담낭에 암이 발생하는 경우가 많다. 즉, 담낭 담석, 살모넬라와 같은 담낭감염, 췌담관 합류 이상, 특히 담관 확장이 없는 경우, 석회화 담낭*porcelain gallbladder*, 원발 경화성담관염 등을 예로 들 수 있다. 담낭 담석의 경우 담낭암 발생 위험률이 5~10배로 높아진다. 췌담관 합류 이상이 생기면 췌액이 담관으로 유입되어 담즙을 변화시키고, 담관 및 담낭에 만성 염증을 일으켜 담도계의 상피세포에 과증식, 이형성 과정이 일어나 결국 암이 유발된다.

3. 병리

담낭암의 98% 이상은 선암이며, 대개 분화도가 좋지 않다. 미소유두 모양*micro-papillary* 유형이 드물게 발견되는데 다른 형태에 비해 예후가 좋다. 육안 소견으로는 점막 비후, 점막하 결절, 내강 돌출형 등으로 나뉜다. 드물게 편평상피세포암, 선편평상피세포암, 신경내분비종양, 위장관기질종양 등이 발생한다.

환자가 나이가 들수록 많은 담낭 점막이 화생*metaplasia* 상피세포로 바뀌어간다. 담낭암 종괴 주위의 약 80%에서 화생상피 및 상피내암종*carcinoma in situ*이 관찰된다. 화생에서 침습암으로 이행되는 데는 약 15년 정도가 소요되는 것으로 여겨진다. 담낭 선종이나 선근종증*adenomyomatosis*이 담낭암의 위험인자인지는 아직 확실하지 않다.

담낭암은 암세포의 담낭벽 침습 정도에 따라 구별하기

도 하는데, 조기 담낭암은 암이 점막이나 근육층에만 국한된 경우이며 진행성은 장막하층이나 장막층까지 침투한 경우이다. 조기 담낭암은 진행성보다 분화도가 더 좋은 경향이 있다. 담낭암의 예후와 관련 있는 인자는 분화도, 암 심달도, 림프절전이 등이다. 암의 파종은 주로 림프계나 간으로 직접 침윤하는 경로가 가장 흔하다.

4. 유전자 변이

K-ras 변이 빈도는 다양하게 보고되고 있는데, 췌담관합류 이상과 연관되어 발생한 담낭암에서는 그렇지 않은 담낭암보다 *K-ras* 변이가 많이 발견된다. *p53* 변이는 약 27~70%에서 발견되는데, 담낭암 발생의 후반기에서 암 발생 기전에 관여한다. *p16*의 기능 소실도 흔히 나타나며, p21 발현과 COX-2 과발현은 담낭암의 예후와 관계가 있는 것으로 보고되었다. C-erb-B2와 HER2/neu 과발현도 담낭암에서 자주 발견되는데, 높은 병기에서 더 잘 나타나며 예후와도 관련이 있다. $\alpha \cdot \beta \cdot \gamma$-카테닌*catenin*, E-카드헤린*cadherin* 발현도 감소되어 있다.

5. 증상, 징후

담낭암 자체는 초기에는 별다른 증상을 유발하지 않는다. 담석이나 담낭염에 의한 복통으로 인해 담낭절제술 후 조직검사에서 우연히 발견되는 경우가 많다. 그러나 암이 일단 진행되면 식욕감퇴, 체중 감소, 우상복부 복통, 식후 거북함이나 불편감 등이 나타날 수 있다. 황달은 담낭암이 간이나 담관으로 침범하였을 때 발생할 수 있는데, 일단 이러한 증상들이 나타나면 수술적 절제가 불가능한 경우가 대부분이다. 신체검진 소견으로는 황달이 관찰될 수 있고, 우상복부에 종괴가 만져질 수 있으며, 복막전이로 인해 복수가 나타날 수도 있다.

6. 진단

담낭암 진단 초기에 가장 유용한 검사는 초음파검사이다. 담낭암은 담낭 내부로 돌출되는 저에코 또는 동일 에코의 종괴로 관찰되거나 담낭벽이 비대칭적으로 일부분만 두꺼워져 있는 모양으로 보이기도 한다. 담낭암이 종괴나 용종으로 나타나는 경우 그 크기는 대개 1cm 이상이다. 암이 담낭벽을 뚫고 간으로 침윤되면 담낭과 간 사이에 있는 정상 경계면이 사라지게 된다. 담낭암 진단에 대한 초음파검사의 예민도와 특이도는 각각 85%, 80%이다. 도플러 초음파검사를 이용하면 담낭암 조직 안에 혈류가 흐르는 혈관이 풍부하게 관찰되는데, 양성 용종에서보다 암성 종괴에서 이러한 혈관들이 더 높은 밀도로 관찰된다. 초음파검사는 담낭암의 전이를 보는 데는 한계가 있다. 최근에 개발된 고해상도 초음파검사*high resolution ultrasonography*를 이용하면(그림 8-36) 담낭암의 담낭벽 심달도를 더 정확하게 알아낼 수 있어서 수술 시의 절제 범위를 결정하는 데 좋은 정보를 얻을 수 있다.

CT를 이용하면 담낭암은 담낭 내 용종, 종괴, 담낭벽 비후 등으로 보이는데, 종괴의 경우는 균질하지 않은 감쇄를 보인다. CT를 시행하면 간이나 담관, 주위 조직으로의 침범 여부를 알 수 있어 간이나 복막, 림프절로의 전이도 발견할 수 있다(그림 8-37). 그러나 복막전이는 초기에 진단하기 어려운 단점이 있다. CT 검사는 담낭암 진단에 있어서 예민도와 특이도가 각각 85%, 93%에 이르므로 담낭암의 절제 가능성 여부를 대부분 판단할 수 있다.

MRI 검사에서 담낭암이 보이는 양상은 T-1 영상에서 저강도 혹은 동일 강도의 종괴로 보이고, T-2 영상에서는 비균일한 고강도의 종괴로 나타나며, 조영제에 의해 증강되는 특징이 있다. 특히 간십이지장인대 침범이나 문맥

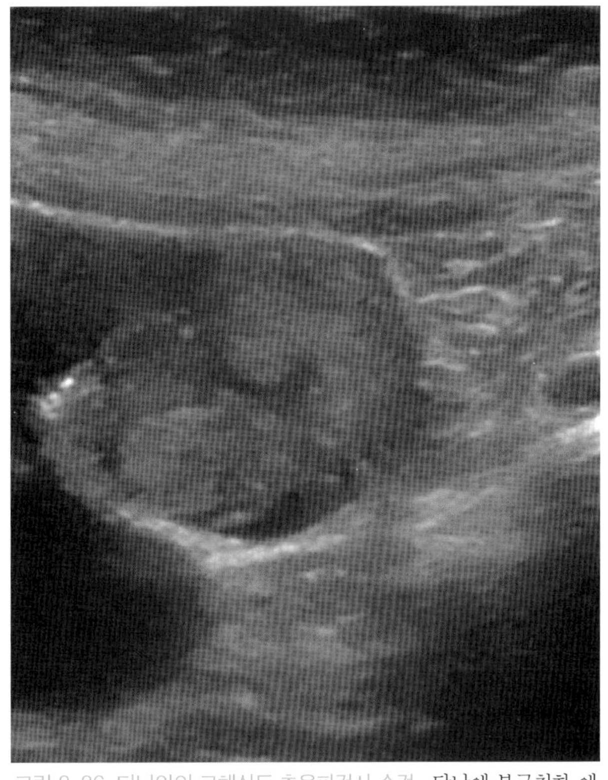

그림 8-36. 담낭암의 고해상도 초음파검사 소견. 담낭에 불규칙한 에코의 종괴가 있는데 담낭벽을 뚫고 나가지는 않았다.

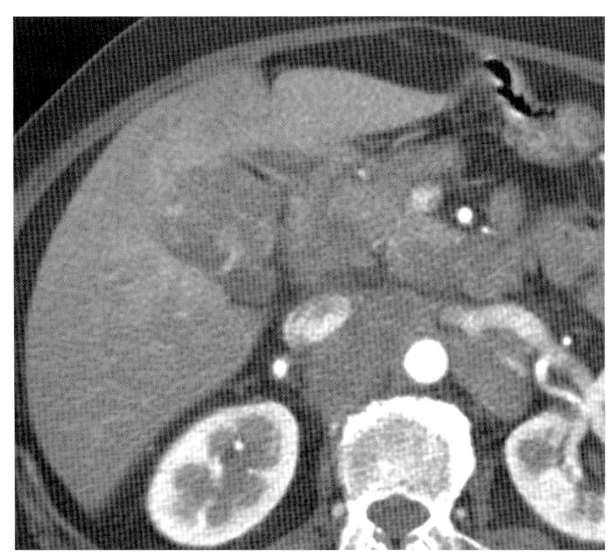

그림 8-37. 담낭암의 CT 소견. 담낭에 종괴가 있고 일부 간으로 침범이 되어 있으며 대동맥 주위 림프절에 전이가 되어 종괴를 형성하고 있다.

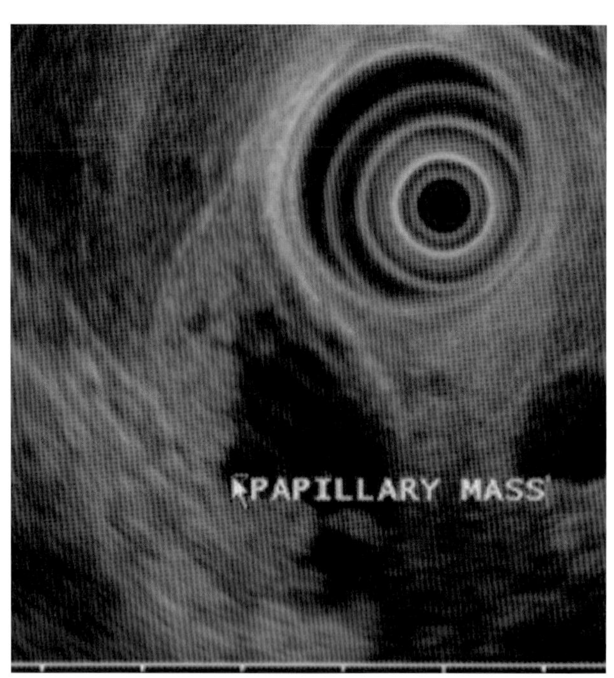

그림 8-38. 담낭암의 초음파내시경 소견. 담낭벽을 따라 자라는 종괴가 있는데 담낭 근육층은 침범되지 않은 것을 볼 수 있다. 절제 후 조직검사에서 점막에만 국한된 담낭암으로 판명되었다.

포위, 림프절전이, 복막전이를 보는 데는 MRI가 상대적으로 우수하다. 또한 자기공명 담췌관조영술이나 자기공명 혈관조영술을 이용하면 담관의 폐쇄 모양이나 혈관 침범 양상을 잘 관찰할 수 있다. 그러나 어떤 경우에 이러한 MRI 검사가 필요한지에 대해서는 아직 잘 밝혀져 있지 않았다.

FDG-PET 검사는 위음성 및 위양성이 많아 담낭암의 병기 결정에 별다른 도움이 되지 않는다. 특히 염증이 있을 때에도 양성으로 나와 암과 구별하기가 불가능하다. 담낭 주위로 전이되었는지의 여부를 판단하는 데 있어 음성 예측도는 67%로서 담낭암 환자에서 PET 검사가 만약 음성이라도 주위 전이가 이미 있을 확률은 1/3이나 된다. 전이되는 부위가 일반적으로 흔한 부위가 아닌 아주 먼 곳인 경우 PET 검사를 하면 이러한 예외적인 전이 부위를 찾아낼 수 있는 장점이 있다. 그런데 이러한 경우가 흔하지 않기 때문에 비용 대비 효과 면을 고려하여 PET 검사는 담낭암 검사에 적극적으로 추천되지 않는다.

황달이 있는 담낭암 환자에서 내시경 역행성 담췌관조영술(ERCP)이나 경피경간담관조영술을 시행하면 암의 담관 침범 양상을 관찰하고 조직을 얻을 수 있으며, 췌담관 합류 이상이 있는지를 알아보는 데도 유용하다. 필요한 경우 담도배액술을 시행하여 황달을 조절할 수 있다.

초음파내시경검사는 담낭의 구조를 가장 세밀하게 관찰할 수 있기 때문에 다른 영상검사를 해도 정확한 진단이 어려운 경우나 담낭암의 담낭벽 내 심달도를 자세히 알아보고자 할 때 가장 유용하다(그림 8-38). 담낭암의 심달도를 파악할 때 초음파내시경검사의 정확도는 약 90% 정도이기 때문에 수술 전 절제 범위를 결정해야 하는 경우 이 검사 방법이 이용되고 있다.

일부 담낭암 환자는 혈액의 CEA와 CA 19-9, CA 125 수치가 상승하는 경향을 보이는데, 이 검사들의 예민도와 특이도가 높지 않기 때문에 이것만 가지고 진단에 이용하지는 않는다. 그러나 수술 전에 이러한 암표지자가 상승한 경우는 수술 후 재발 여부를 미리 알아보는 데에 이용할 수 있다.

7. 치료

담낭암은 진단 당시 70~80%의 환자에서 인접 장기의 심한 침윤 또는 전이가 발견되어 수술이 힘든 경우가 많다. 수술이 시행되지 못할 경우 담낭암은 효과적인 치료를 할 수 없기 때문에 중간생존율이 6개월 이하로 보고되고 있다. 주변 장기의 심한 침윤이나 전이가 없는 경우에는 근치적 목적의 수술을 시행하게 되는데, 담낭암은 소화기암 중에서도 T병기에 따라 매우 다른 수술 방법을 택하게 된다. T1병변일 경우에는 담낭절제술만으로도 완치를 기대할 수 있는데, 실제로 T1병변의 경우 수술 후 5년 생존

표 8-26	담낭암의 병기(AJCC 7판)		
원발 종양			
Tx: 원발 종양 평가 불가			
T0: 원발 종양 없음			
Tis: 상피내 암종			
T1: 고유판, 근육층 침범			
T1a: 점막(고유판) 침범			
T1b: 근육층 침범			
T2: 근육층 주위 결체조직까지 침범. 장막이나 간으로의 침범은 없음			
T3: 장막을 뚫고 나가거나 1개의 주위 장기나 구조물로 침범하거나 간으로 직접 침범			
T4: 주문맥이나 간동맥 침범, 또는 2개 이상의 장기나 구조물 침범			
국소 림프절			
Nx: 평가 불가			
N0: 전이 없음			
N1: 담낭관 주위, 간동맥/간문맥/총수담관 주위 림프절전이			
N2: 대동맥/대정맥 주위, 상장간막동맥/복강동맥 주위 림프절전이			
원격 전이			
Mx: 평가 불가			
M0: 원격전이 없음			
M1: 원격전이 있음			
병기			
0	Tis	N0	M0
I	T1	N0	M0
II	T2	N0	M0
IIIA	T3	N0	M0
IIIB	T1~3	N1	M0
IVA	T4	N0~1	M0
IVB	TX	N2	M0
	TX	Nx	M1

율이 90% 이상으로 보고되고 있다. 특히 최근 복강경 담낭절제술 후 우연히 발견되는 담낭암의 증례가 늘고 있는데, 이 경우는 대부분 병기가 낮아 수술 후 예후가 좋다(〈표 8-26〉).

수술 전 발견된 담낭암의 병기가 T2(근육 주위 결체조직) 또는 T3 중 담낭 주위 간으로의 국소적 침윤이 있는 경우는 담낭을 포함한 간조직의 일부와 인접 림프절을 동시에 절제하는 확대 담낭절제술이 보편적으로 시행된다.

병기가 III 이상인 경우, 즉 암이 두 군데 이상의 인접 장기나 구조물을 침범하거나 문맥 또는 간동맥을 침범한 경우, 간 침윤이 심하거나 담낭에서 멀리 떨어진 곳에 림프절전이가 있는 경우에도 병원에 따라서는 침윤 부분의 장기를 동반 절제하여 근치적 절제를 시도하기도 하지만 실제로 장기 생존 결과를 얻기는 힘들다. 수술 후의 보조 항암요법이나 방사선치료의 효과는 아직 잘 알려져 있지 않다.

수술하지 못하는 진행성 담낭암의 경우 항암요법의 효과는 아직 잘 알려져 있지 않으나, 최근 들어 젬시타빈을 포함한 다양한 병합요법이 시도되고 있으며, 이 중 시스플라틴 병합요법에서 생존 연장 효과가 보고되고 있다.

8. 방사선치료와 예후

담낭암의 예후는 매우 좋지 않은 편이다. 그러나 최근 조기 담낭암 진단이 늘고 있고, I기에서는 90% 이상의 5년 생존율을, II기에서는 60~80% 정도의 5년 생존율을 보인다. 하지만 III기 이상으로 진행되면 근치적 절제 후에도 완치 가능성이 급격히 떨어지는 것으로 알려져 있다. T3 이상인 경우 30% 이상의 생존율을 기대하기는 매우 힘들며, 전이성 또는 T4 이상의 병변 시는 중간 생존기간이 6개월 미만으로 생각된다.

담낭암도 다른 담관암과 마찬가지로 수술적 절제가 가장 중요한 치료법인데, 보고에 따라서는 절제를 시행한 경우라도 진행성 담낭암의 경우 5년 생존율이 15% 미만이어서 치료 성적의 향상이 필요하다. 수술 후 재발 양상의 경우 원격전이가 주를 이룬다는 보고도 있으나, 국소재발이 60%를 상회하는 환자에서 주요 사인이라는 보고도 있다. 방사선치료의 역할을 규명한 3상 연구는 아직 없는 상황인데, 일부에서 방사선치료를 추가하여 생존율이 증가했다는 후향적 보고가 있다. 왕*Wang* 등이 담낭암 환자 4,180명을 대상으로 시행한 SEER 연구에서는 T병기가 2기 이상이거나 림프절전이가 동반된 경우 방사선치료를 시행했을 때 시행하지 않은 군에 비해 생존율이 향상되었음을 보고한 바 있다. 최근 대형 기관들이 발표한, 수술 후 5-FU 기반의 화학방사선 치료를 받은 환자들의 5년 생존율은 30~40%로 이전의 수술 단독군에 비해 향상된 경향을 보이고 있다. 특히 이 중 골드*Gold* 등은 R0 절제를 시행한 담낭암 환자에서 화학 방사선치료를 추가한 경우 수술 단독군에 비하여 국소 제어율 및 생존율이 향상되었다는 다변량 분석 결과를 보고했다.

표 8-27 팽대부암에서 수술 후 화학방사선치료의 결과

저자	CRT	전체 환자 수	고위험군 환자 수	5년 LCR(%)	p	5년 OSR(%)	p	예후인자
Bhatia	−	125	30	NA	0.77*	11	0.01*	림프절전이
	+		24	NA		48		
Krishnan	−	96	6	38	0.17	20*	0.06	T3~4
	+		28	66		48*		
Kim	−	118	17	55	0.01*	21	0.02*	림프절전이
	+		21	72		43		
	−		20	56	0.03*	50	0.45*	T3~4
	+		20	76		43		

CRT: 화학방사선치료 LCR: 국소제어율 OSR: 생존율 NA: not available
* 다변량분석

Ⅲ. 바터팽대부암

팽대부 주위암*periampullary cancer*은 췌장두부암, 바터팽대부암*ampulla of Vater cancer*, 원위부 담관암, 십이지장암으로 이루어진다. 이들은 대상 장기의 위치가 가깝기 때문에 임상 증상 및 치료 방법 등에 많은 공통점이 있다. 이 중 팽대부암은 췌장암 등 다른 팽대부 주위암에 비해 좋은 치료 성적을 보이고 있으나, 수술 단독만으로는 국소재발률이 높다는 보고도 있기 때문에 수술 후 보조요법의 필요성이 제기되었다. 그러나 아직까지 팽대부암을 대상으로 한 3상 연구 결과가 없어, 표준적인 보조요법이 정립되지 못한 실정이다. 클린켄비*Klinkenbijl* 등이 발표한 EORTC 연구는 췌장암과 함께 팽대부 주위암에 대한 수술 후 화학 방사선치료의 효과를 평가하였고, 팽대부 주위암만을 대상으로 분석할 경우 수술 후 보조요법이 수술 단독에 비해 중앙 생존기간의 유의한 연장을 가져오지는 못한다고 보고하였다(39.5개월 대 40.1개월, p=0.737). 그러나 무작위 배정 당시 췌장암과 팽대부 주위암으로만 구분하고, 팽대부 주위암 내에서는 팽대부암, 원위부 담관암 등으로 해부학적 위치에 따른 구분을 하지 않았다. 따라서, EORTC 연구 결과만으로 팽대부암은 수술 후 보조요법의 효과가 없다고 단정지을 수는 없다고 판단되며, 다수의 기관에서 췌장암에 준하여 수술 후 화학방사선치료를 시행하고 있는 것이 사실이다. 비록 후향적 연구이기는 하지만 최근 발표된 여러 보고에 따르면, 대부분의 경우 수술 후 화학방사선치료에 의한 치료 성적의 향상을 관찰할 수 있다(〈표 8-27〉). 다만 연구자들에 따라 보조요법으로 이득을 얻을 수 있는 하위 집단, 즉 보조요법의 적응증에는 차이가 있다. 특히 최근에 발표되었고 비교적 많은 수의 환자를 대상으로 한 연구들에서 그 차이는 더욱 두드러졌다. 바티아*Bhatia* 등은 메이요 클리닉*Mayo Clinic*에서 시행한 연구의 결과 보고에서 림프절 양성에서는 수술 후 화학방사선치료로 생존율이 향상되지만 T3~4 병기에서는 차이가 없다고 발표한 반면, 크리슈난*Krishnan* 등이 발표한 MD 앤더슨 암센터*MD Anderson Cancer Center*의 연구 결과는 그와 반대로 T3~4 병기에서 생존율이 향상되는 경향이 있으며 림프절 양성에서는 차이가 없다고 밝혔다. 한편 김*Kim* 등이 서울대학교병원에서 치료받은 팽대부암 환자 118명을 대상으로 분석한 결과에서는 림프절 양성 환자에서 국소 제어율 및 전체 생존율이 모두 향상된 반면, T3~4 병기에서는 국소 제어율은 향상되지만 이것이 생존율 향상으로 이어지지는 않았다. 이상의 결과를 보면, T3~4 병기이거나 림프절 양성인 팽대부암 환자에서는 수술 후 화학방사선치료를 시행함으로써 국소 제어율 또는 생존율의 향상을 기대할 수 있을 것이다. 그러나 그 적응증을 보다 명확히 정립하기 위해서는 향후 무작위 임상시험이 필요하다고 생각된다.

참고문헌

1. 장진영. 담도계 악성종양의 수술. 김정룡 소화기계 질환. 3판. 일조각. 2011: 1052-7.
2. Bhatia S, Miller RC, Haddock MG, Donohue JH, Krishnan S. Adjuvant therapy for ampullary carcinomas: the Mayo Clinic experience. Int J Radiat Oncol Biol Phys 2006;66:514-519.
3. Crane CH, MacDonald KO, Vauthey JN, Yehuda P, Brown T, Curley S. Limitations of conventional doses of chemoradiation for unresectable biliary cancer. Int J Radiat Oncol Biol Phys 2002;53:969-974.
4. de Groen PC, Gores GJ, LaRusso NF, Gunderson LL, Nagorney DM. Biliary tract cancers. N Engl J Med 1999;341:1368-78.
5. Gerhards MF, van Gulik TM, Gonzalez Gonzalez D, Rauws EA, Gouma DJ. Results of postoperative radiotherapy for resectable hilar cholangiocaricoma. World J Surg 2003;27:173-179.
6. Glimelius B, Hoffman K, Sjoden PO, Jacobsson G, Sellstrom H, Enander LK, et al. Chemotherapy improves survival and quality of life in advanced pancreatic and biliary cancer. Ann Oncol 1996;7:593-600.
7. Gold DG, Miller RC, Haddock MG, Gunderson LL, Quevedo F, Donohue JH, et al. Adjuvant therapy for gallbladder carcinoma: the Mayo Clinic experience. Int J Radiat Oncol Biol Phys 2009;75:150-155.
8. Gonzalez Gonzalez D, Gepard JP, Maners AW, De la Lande-Guyaux B, Van Dijk-Milatz A, Meerwaldt JH, et al. Results of radiation therapy in carcinoma of the proximal bile duct(Klatskin tumor). Semin Liver Dis 1990;10:131-141.
9. Hochberger J, d' Addazio G. Endoscopic tumor treatment in the bile duct. Gastrointest Endosc Clin N Am 2009;19:597-600.
10. Hong YS, Lee J, Lee SC, Hwang IG, Choi SH, Heo JS, et al. Phase II study of capecitabine and cisplatin in previously untreated advanced biliary tract cancer. Cancer Chemother Pharmacol 2007;60:321-8.
11. Hughes MA, Frassica DA, Yeo CJ, Riall TS, Lillemoe KD, Cameron JL, et al. Aduvant concurrent chemoradiation for adenocarcinoma of the distal common bile duct. Int J Radiat Oncol Biol Phys 2007;68:178-182.
12. Jang JY, Kim SW, Park DJ, Ahn YJ, Yoon YS, Choi MG, et al. Actual long-term outcome of extrahepatic bile duct cancer after surgical resection. Ann Surg 2005;241:77-84.
13. Khan SA, Thomas HC, Davidson BR, Taylor-Robinson SD. Cholangiocarcinoma. Lancet 2005;366(9493):1303-1314.
14. Kim HG, Han J, Kim MH, Cho KH, Shin IH, Kim GH, et al. Prevalence of clonorchiasis in patients with gastrointestinal disease: a Korean nationwide multicenter survey. World J Gastroenterol 2009;15:86-94.
15. Kim K, Chie EK, Jang JY, Kim SW, Oh DY, Im SA, et al. Is duodenal invasion a relevant prognosticator in patients undergoing adjuvant chemoradiotherapy for distal common bile duct cancer? Int J Radiat Oncol Biol Phys(in press) 2010;15;77(4):1186-90.
16. Kim K, Chie EK, Jang JY, Kim SW, Oh DY, Im SA, et al. Role of adjuvant chemoradiotherapy for ampulla of Vater cancer. Int J Radiat Oncol Biol Phys 2009;75:436-441.
17. Kim S, Kim SW, Bang YJ, Heo DS, Ha SW. Role of postoperative radiotherapy in the management of extrahepatic bile duct cancer. Int J Radiat Oncol Biol Phys 2002;54:414-419.
18. Kim YJ, Im SA, Kim HG, Oh SY, Lee KW, Choi IS, et al. A phase II trial of S-1 and cisplatin in patients with metastatic or relapsed biliary tract cancer. Ann Oncol 2008;19:99-103.
19. Klinkenbijl JH, Jeekel J, Sahmoud T, van Pel R, Couvreur ML, Veenhof CH, et al. Adjuvant radiotherapy and 5-fluorouracil after curative resection of cancer of the pancreas and periampullary region: phase III trial of the EORTC gastrointestinal tract cancer cooperative group. Ann Surg 1999;230:776-784.
20. Krishnan S, Rana V, Evans DB, Varadhachary G, Das P, Bhatia S, et al. Role of adjuvant chemoradiation therapy in adenocarcinomas of the ampulla of Vater. Int J Radiat Oncol Biol Phys 2008;70(3):735-743.
21. Lazcano-Ponce EC, Miquel JF, Munoz N, Herrero R, Ferrecio C, Wistuba II, et al. Epidemiology and molecular pathology of gallbladder cancer. CA Cancer J Clin 2001;51:349-64.
22. Lu JJ, Bains YS, Abdel-Wahab M, Brandon AH, Wolfson AH, Raub WA, et al. High-dose-rate remote afterloading intracavitary brachytherapy for the treatment of extrahepatic biliary duct carcinoma. Cancer J 2002;8:74-78.
23. Misra S, Chaturvedi A, Misra NC, Sharma ID. Carcinoma of the gallbladder. Lancet Oncol 2003;4:167-76.
24. Miyazaki M, Kimura F, Shimizu H, Yoshidome H, Ohtsuka M, Kato A, et al. Recent advance in the treatment of hilar cholangiocarcinoma: hepatectomy with vascular resection. J Hepatobiliary Pancreat Surg 2007;14:463-8.
25. Nakeeb A, Pitt HA, Sohn TA, Coleman J, Abrams RA, Piantadosi S, et al. Cholangiocarcinoma. A spectrum of intrahepatic, perihilar, and distal tumors. Ann Surg 1996;224:463-473.
26. Nimura Y, Kamiya J, Kondo S, Nagino M, Uesaka K, Oda K, et al. Aggressive preoperative management and extended surgery for hilar cholangiocarcinoma: Nagoya experience. J Hepatobiliary Pancreat Surg 2000;7:155-162.
27. Ortner ME, Caca K, Berr F, Liebetruth J, Mansmann U, Huster D, et al. Successful photodynamic therapy for nonresectable cholangiocarcinoma: a randomized prospective study. Gastroenterology 2003;125:1355-63.
28. Park YK, Kim SW, Park YH. A clinical study of gallbladder carcinoma. Korean J Gastroenterol 1989;21:113-122.

29. Randi G, Franceschi S, La Vecchia C. Gallbladder cancer worldwide: geographical distribution and risk factors. Int J Cancer 2006;118:1591-602.
30. Sagawa N, Kondo S, Morikawa T, Okushiba S, Katoh H. Effectiveness of radiation therapy after surgery for hilar cholangiocaricoma. Surg Today 2005;35:548-552.
31. Scheithauer W. Review of gemcitabine in biliary tract carcinoma. Semin Oncol 2002;29:40-45.
32. Serafini FM, Sachs D, Bloomston M, Carey LC, Karl RC, Murr MM, et al. Location, not staging, of cholangiocarcinoma determines the role for adjuvant chemoradiation therapy. Am Surg 2001;67:839-844.
33. Seyama Y, Kokudo N, Makuuchi M. Radical resection of biliary tract cancers and the role of extended lymphadenectomy. Surg Oncol Clin N Am 2009;18:339-59.
34. Shin HR, Jung KW, Won YJ, Park JG; 139 KCCR-affiliated Hospitals. 2002 Annual Report of the Korea Central Cancer Registry: Based on Registered Data from 139 Hospitals. Cancer Res Treat 2004;36:103-114.
35. Shinohara ET, Mitra N, Guo M, Metz JM. Radiation therapy is associated with improved survival in the adjuvant and definitive treatment of intrahepatic cholangiocarcinoma. Int J Radiat Oncol Biol Phys 2008;72:1495-1501.
36. Shinohara ET, Mitra N, Guo M, Metz JM. Radiotherapy is associated with improved survival in adjuvant and palliative treatment of extrahepatic cholangiocarcinomas. Int J Radiat Oncol Biol Phys 2009;74:1191-1198.
37. Todoroki T, Ohara K, Kawamoto T, Koike N, Yoshida S, Kashiwagi H, et al. Benefits of adjuvant radiotherapy after radical resection of locally advanced main heatic duct carcinoma. Int J Radiat Oncol Biol Phys 2000;46:581-587.
38. Valle J, Wasan H, Palmer DH, Cunningham D, Anthoney A, Maraveyas A, et al. Cisplatin plus gemcitabine versus gemcitabine for biliary tract cancer. N Engl J Med 2010;362:1273-1281.
39. Valle J, Wasan H, Palmer DH, Cunningham D, Anthoney A, Maraveyas A, et al; ABC-02 Trial Investigators. Cisplatin plus gemcitabine versus gemcitabine for biliary tract cancer. N Engl J Med 2010;362(14):1273-81.
40. Wang SJ, Fuller CD, Kim JS, Sittig DF, Thomas CR, Ravdin PM. Prediction model for estimating the survival benefit of adjuvant radiotherapy for gallbladder cancer. J Clin Oncol 2008;26:2112-2117.
41. Yeo CJ, Sohn TA, Cameron JL, Hruban RH, Lillemoe KD, Pitt HA. Periampullary adenocarcinoma: analysis of 5-year survivors. Ann Surg 1998;227:821-831.
42. Yoshida T, Matsumoto T, Sasaki A, Morii Y, Aramaki M, Kitano S. Prognostic factors after pancreatoduodenectomy with extended lymphadenectomy for distal bile duct cancer. Arch Surg 2002;137:69-73.
43. Zerbi A, Balzano G, Leone BE, Angeli E, Veronesi P, Carlo VD. Clinical presentation, diagnosis and survival of resected distal bile duct cancer. Dig Surg 1998;15:410-416.

대장암

김태용/김대용/박지원/신루미
박재갑/정승용/김태유

대장암(결장암 및 직장암)은 우리나라에서 발생률 제3위를 차지하는 암으로서 한국인암등록사업이 처음 시작된 1980~1982년에는 전체 암의 5.8%를 차지했으나 점차 증가하여 2009년에는 전체 암의 13.0%를 차지하게 되었다. 최근의 서울시 지역암등록사업 추진 연구의 보고에 의하면 연간 서울 남자의 경우 10만 명당 63.7명, 여자의 경우 10만 명당 39.9명에서 대장암이 발생하고 있다.

대장암은 대개 소득수준이 높은 집단에서 발생률이 높아 일반적으로 '선진국의 암'으로 인식되고 있다. 실제로 미국의 경우 대장암은 전체 암 사망률의 2위를 차지하고 있다. 우리나라에서도 경제발전에 따라 식생활이 서구화되면서 앞으로 대장암의 발생 빈도는 계속 증가할 것으로 예상되고 있어 조만간 전체 암의 2위를 차지할 것으로 여겨진다.

대장암의 발생 원인은 아직 그 기전이 명백하게 규명되지는 않았으나 크게 인종적 요인, 유전적 요인, 식생활의 차이, 환경적 요인 및 전암성 질환의 유무 등이 알려져 있으며 이 중에서도 특히 고지방성 및 고단백성, 저섬유성 식이가 발생 빈도를 높이는 것으로 추정되고 있다. 따라서 식생활 양상이 점차 서구인과 비슷하게 고지질성 및 고단백성 식이를 취하고 있는 한국인에서도 대장암의 발생 빈도가 증가하는 추세이므로 앞으로 더욱더 많은 환자가 이 질환에 이환될 것으로 추정된다.

환경적 요인이 대장암의 원인이 된다는 증거는, 대장암의 발생률이 낮은 지역에서 발생률이 높은 지역으로 이주한 사람들에서 대장암 발생률이 높아진다는 역학적 연구 조사 결과에서 찾아볼 수 있다. 환경적 요인 중 가장 중요시되는 것은 식생활 습관인데, 동물성 지방 및 포화지방의 과다한 섭취가 대장암 발생 빈도를 높이는 것으로 알려져 있는 반면, 야채류, 과일류 및 섬유질의 섭취는 발생 빈도를 낮추는 것으로 알려져 있다. 흡연과 대장암도 어느 정도 관련이 있을 것으로 추정되고 있다. 그러나 다른 발암물질에 대한 노출과 대장암과의 관계는 아직까지 불분명하다.

현재까지 밝혀진 바에 의하면 전체 대장암의 5~15%는 유전적 소인에 의해 발생한다. 유전성 대장암의 대표적인 질환으로는 전체 대장암의 약 1%를 차지하는 가족성 용종증과, 전체 대장암의 5~15%를 차지하며 최근에 그 원인 유전자들이 밝혀진 유전성 비용종증대장암 등이 있다. 또한 가족 중에 대장암의 전구 병변인 선종이나 대장암이 발생한 환자가 있는 경우 그 환자의 형제나 자식들에서 대장암이 발생할 확률이 일반인에 비해 높다는 사실이 밝혀져 있어서 대장암의 발생에 유전적 요인이 어느 정도 관여한다는 것을 알 수 있다. 대장암 발생의 전암성 병변 중 대표적인 것으로 염증성 장질환에 속하는 궤양성 대장염과 크론병 등이 있다.

대장암 치료 성적은 꾸준한 향상을 보여 1940년대와 1980년대의 치료 성적을 비교해보면, 대장에 국한된 국소암의 경우 53%에서 78%로, 림프절전이가 있는 대장암은 27%에서 45%로 각각 5년 생존율이 증가하였으며, 전체적인 5년 생존율도 1950년대에 결장암이 41%, 직장암이 40%이던 것이 1980년대에 들어서는 대장암이 54%,

직장암이 51.5%로 각각 향상되었다. 이러한 치료 성적의 향상 추세는 2000년대에 더욱 가속화될 것으로 전망되었지만 아직까지는 만족스럽지 못한 실정이다. 따라서 현재로서는 대장암에 의한 사망률을 낮추기 위한 방편으로 완치가 가능한 초기에 발견하고 대장의 전암성 병변(즉, 선종)을 조기에 제거해주는 데 초점이 맞추어지고 있다. 대장암의 예방, 진단 및 치료 등의 분야에서 획기적인 진전이 계속되고 있으므로 앞으로 대장암으로 인한 사망률이 현저히 줄어들 수 있을 것으로 생각된다.

대장암에 대한 치료는 수술요법, 항암화학요법, 면역요법, 방사선요법 등이 단독 혹은 병합되고 있으나, 그 효과는 수술요법을 제외하고는 아직까지 논란의 대상이 되고 있다. 더욱이 최근 들어 외과적 수술 방법의 발달, 적극적인 수술 방법의 도입, 수술 전 처치의 발달 등으로 인하여 수술을 통한 절제 가능성이 증가하였으며, 수술에 따른 사망률 및 합병증이 감소하였고, 또한 조기 발견에 의한 근치수술로 5년 생존율을 높일 수 있기 때문에 외과적 수술요법은 대장암 치료에 중추적 역할을 한다고 할 수 있다.

Ⅰ. 대장의 해부학

대장은 결장과 직장으로 나뉜다. 결장은 다시 그 부위에 따라 맹장, 상행결장, 횡행결장, 하행결장 및 에스결장으로 나뉜다. 대장암의 치료에는 대장과 복막의 관계가 중요한 것으로 알려져 있다. 왜냐하면 복강 내의 대장에서 발생한 대장암은 재발하는 경우 복강 내의 산재된 전이를 나타낼 가능성이 많은 반면, 복강 외에서 발생한 대장암이 재발하는 경우는 국소재발 양상을 나타낼 가능성이 높기 때문이다. 이와 같은 차이점은 대장암과 하부직장암의 재발 양상의 차이를 설명해주는 것이라 할 수 있다. 결장의 경우도 맹장, 횡행결장 및 에스결장은 복막으로 완전히 싸여 있어 복강 내에 위치하지만, 상행결장과 하행결장, 간곡 및 비장곡은 앞부분만 복막으로 싸여 있고 뒷부분은 직접 후복막강과 통하기 때문에 이 부분에서 발생한 암은 신장, 요도, 췌장 및 후복막부의 연조직으로 퍼지거나 재발할 수 있다.

직장은 일반적으로 복막 외에 존재하는 것으로 간주될 수 있으나 상부직장의 경우는 앞면이 복막으로 덮여 있기 때문에 이 부위에서 발생하는 암은 복강 내 대장에서 발생한 대장암과 유사한 재발 양상을 보일 수 있다. 직장은 편의상 상부, 중간부 및 하부의 세 부분으로 나누기도 하는데 각 부분은 약 5cm 정도의 분절로 이루어진다.

대장암의 수술적 요법에 있어서 절제 범위에는 종양을 포함하고 있는 대장의 분절 및 림프절을 포함하고 있는 장간막이 포함되어야 한다. 장간막의 절제 범위는 동맥 공급에 의해 영향을 받기 때문에 대장의 동맥 공급은 대장암 수술에 있어서 절제 범위를 설정하는 데 중요한 영향을 미치게 된다(그림 8-39).

맹장, 상행결장 및 횡행결장은 상장간막동맥의 분지로부터 동맥혈을 공급받는다. 회결장동맥은 상행결장의 근위로부터 회장의 말단 부위에까지 분포한다. 이와 같은 이유로 우결장절제술을 시행하는 경우에는 소장의 혈류 공급을 원활히 해주기 위해 말단 회장부를 10~15cm 정도 절제해야 한다. 우결장동맥은 상장간막동맥에서 직접 분지하거나 혹은 회결장동맥에서 분지하여 상행결장에 혈류를 공급한다.

중결장동맥은 좌·우 2개의 분지로 나뉘어 횡행결장에 혈류를 공급해준다. 우결장절제술을 시행하는 경우에는

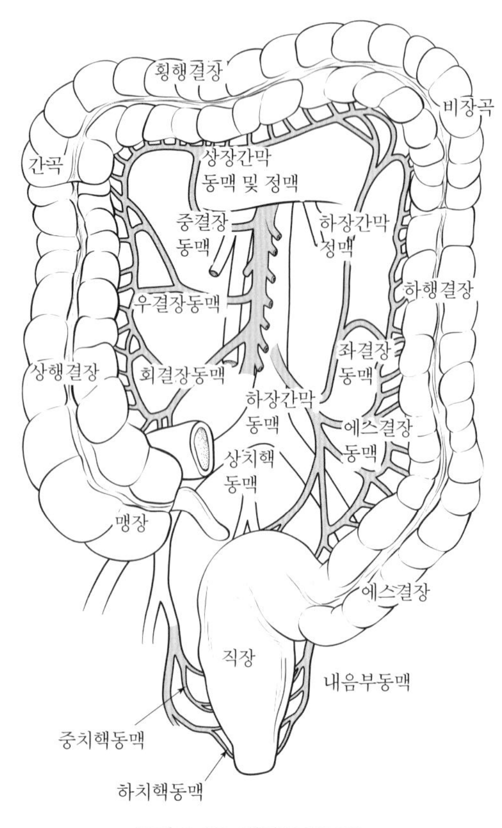

그림 8-39. 대장의 해부학

이 동맥의 우측 분지를 결찰해준다.

하행결장과 에스결장 그리고 상부 직장은 하장간막동맥의 분지로부터 혈류를 공급받는다. 이 가운데 좌결장동맥은 상행분지 및 하행분지로 나누어져서 하행결장에 분포하는데, 이 동맥의 상행분지가 비장곡 부위에서 리올란궁을 통해 중결장동맥의 좌측 분지와 서로 통하게 된다. 따라서 좌결장동맥이나 하장간막동맥을 결찰하는 경우에도 남아 있는 하행결장에는 동맥 공급이 이루어지게 된다. 그러나 간혹 이 리올란궁이 불완전한 경우 하장간막동맥을 결찰하면 하행결장의 허혈성 괴사가 생길 수 있으므로 유의해야 한다.

상부 직장은 하장간막동맥의 분지인 상치핵동맥에 의해 혈류가 공급되며, 중간부 이하는 내장골동맥의 분지인 중치핵동맥과 하치핵동맥으로부터 혈류가 공급된다. 직장의 원위부 5cm(하부 직장) 부위는 혈류 공급이 아주 풍부하므로 직장 주위의 모든 연조직들을 항문부 거상근 부위까지 제거하더라도 허혈성 변화가 일어나지 않는다. 이러한 해부학적 특성이 괄약근 보존술식을 가능하게 해주는 것이다.

정맥혈은 대개 동맥과 유사하게 분포된다. 대장과 상부 직장의 정맥혈은 문맥계를 통해 간으로 흘러간다. 이와 같은 정맥 분포가 이들 부위의 암이 간으로 잘 전이되는 경로가 되는 것으로 생각된다. 직장의 원위부 5~7cm 부위는 상치핵정맥을 통해 문맥계로 흘러 들어가거나, 중치핵정맥, 하치핵정맥을 통해 하대정맥으로 배액된다. 따라서 원위부의 직장암은 단독으로 폐에만 전이될 수도 있다.

대장암의 수술에 있어서 림프절 곽청은 병기 결정뿐 아니라 치료적인 측면에 있어서도 매우 중요하기 때문에 대장의 림프계에 대한 이해는 매우 중요하다. 대장의 림프계는 대장벽의 점막 아래에 위치하는 점막근 부근에서 시작되는 것으로 간주되고 있다. 따라서 점막에만 국한된 점막내암의 경우 림프절전이는 거의 일어나지 않는다. 대장의 림프절은 크게 4개군으로 나눌 수 있다. 즉, 대장의 벽(장막하층) 내에 존재하는 결장위 림프절 그리고 장간막 내에서 동맥궁에 연하여 존재하는 결장 주위 림프절, 주요 동맥을 따라서(주로 큰 동맥들의 분기점에 분포한다) 존재하는 중간 림프절, 상장간막동맥과 하장간막동맥에 연해 존재하는 주림프절 등으로서 궁극적으로는 대동맥 림프절로 배액된다. 대부분의 경우 이 림프절들은 순차적으로 암에 의한 전이가 일어나지만, 간혹 결장위 림프절이나 결장 주위 림프절로의 전이 없이 중간 림프절이나 주림프절에 전이가 나타나는 도약전이가 나타날 수 있다.

직장의 림프계는 그 부위에 따라 배액되는 경로가 다르다. 상부 직장의 경우 하장간막동맥 부근에 위치하는 하장간막 림프절로 배액되지만, 중간부 및 하부 직장의 림프계는 하장간막 림프절로 배액될 수도 있고 혹은 골반의 측면(중치핵동맥 부근을 통해)을 통해 내장골동맥, 총장골동맥, 폐쇄와 주위의 림프절로 배액될 수도 있다. 또 직장의 전면에 위치하는 직장-질 격막(여자의 경우) 및 데논빌러 근막(남자의 경우) 부위에도 풍부한 림프계가 존재하는 것으로 알려져 있다. 따라서 중부 및 하부 직장암의 경우 이 림프절들에 암이 전이될 가능성이 높기 때문에 이 림프절들을 모두 절제하는 확대 골반림프절절제술을 시행할 것을 주장하는 외과의사들도 있지만 그 치료 성적은 아직까지 논란이 많다.

Ⅱ. 대장암의 침윤 및 전이 양상

대장암의 침윤 및 전이 양상은 ① 국소 침윤, ② 림프성 전이, ③ 혈행성 전이, ④ 파종 등이 있으며, 이들은 단독 혹은 복합적으로 나타나 대장암에 대한 치료 효과를 저하시키는 역할을 한다. 대장암에 대한 외과적 치료의 측면에서 보면 이 양상은 궁극적으로 수술의 종류 및 범위, 그리고 수술 후 예후에 중요한 영향을 미치므로 이러한 대장암의 생물학적 특성을 이해하는 것이 매우 중요하다.

1. 국소 침윤

대장암은 그 발생 과정의 초창기에는 점막과 점막 하층에만 국한되어 나타난다. 암의 초기에는 일반적으로 장관내로 우선 성장을 하게 되며, 장관의 종축보다는 횡축으로 더 많이 성장하여 대개는 장관벽을 둘러싸는 양상을 보인다. 종양이 성장함에 따라 근육층을 침범하게 되고, 이때 종양으로 원활하게 혈류 공급이 되지 않으면 궤양이 생길 수 있다. 종양이 성장을 계속하면 궁극적으로는 장막을 침윤하고 더 나아가 장간막 및 인접 조직에까지 침범하게 된다. 이와 같은 과정에서 주위 조직의 염증 반응이 심한 경우에는 암의 직접적 침윤 없이도 주위 조직과의 유착을 일으키기도 한다. 간혹 대장암이 소장이나 방광 등으로 누공을 형성할 수도 있다. 암의 주위 장기 침윤은 전체 대장암 환자의 약 10%에서 나타나는 것으로 알려져 있다. 이러한 경우에서 특이한 점은 이와 같은 암의 성장 양식이 원격전이를 나타내지 않고 발생할 수 있다는 것이다. 따라서 외과의사의 입장에서는 이런 경우 주위 조직 및 장기를 포함한 광범위한 절제술을 시행하여 의외로 좋은 결과를 얻을 수 있다는 점을 인지해야 한다.

국소 침윤 양상에서 특이한 것 중의 하나는 대장암의 신경 주위 조직 침윤이다. 이는 암이 신경 주위의 조직을 따라 성장해나가는 것을 의미하며, 원발암으로부터 10cm 떨어진 거리까지도 침윤이 가능하다고 한다. 이러한 침윤 양상은 대장암에서 30%까지 나타날 수 있으며, 이 경우 문합부나 수술 후 반흔조직에서 재발을 잘하는 것으로 알려져 있다.

2. 림프성 전이

결장암 환자의 약 40% 그리고 직장암 환자의 약 50%가 림프절전이를 가지고 있는 것으로 추정된다. 대장암의 경우 림프계는 주요 동맥을 따라 배액된다. 암이 2개의 주요 동맥 사이에 존재하는 경우에는 암으로부터 흘러나오는 림프액이 2개의 주요 동맥 중 어느 하나로만 배액될 수도 있고 2개의 동맥을 따라 동시에 배액될 수도 있다. 따라서 근치적인 대장암 수술을 위해서는 암이 발생한 부위로부터 배액될 가능성이 있는 부위의 림프절을 모두 절제해주는 것이 중요하다. 만일 주림프절이 종양의 전이에 의해 막히면, 림프액은 역방향으로 흐르게 되어 동맥궁 주위를 따라 원발암보다 원위부 및 근위부로 퍼질 수 있다.

직장암의 경우는 직장 주위의 연조직에 존재하는 림프절로 우선적으로 전이된 뒤, 주로 상치핵동맥을 따라 전이가 일어난다. 그러나 병이 진행되어 이 림프계들이 막히게 되면 측방이나 하방의 림프절로 전이가 일어날 수 있다.

3. 혈행성 전이

대장암 환자의 17~50%에서는 암이 정맥 혈관 내로 침윤되어 있는 것을 볼 수 있다. 이와 같은 혈관 침범의 소견이 항상 원격 장기로의 전이를 의미하는 것은 아니지만, 혈관 내에 종양괴가 존재하지 않는 경우에 비해서는 원격전이(특히 간)의 위험성이 높다. 외과의사의 입장에서 보면 이러한 정맥 내로의 암 침윤이 있는 경우에는 수술 시 종양을 만지거나 종양 부위에 수술적 조작을 하게 되는 경우 암세포들이 유리되어 전이를 일으킬 수 있다는 점을 유의해야 한다. 따라서 대장암 수술 시 지켜야 하는 중요한 원칙 중의 하나는, 종양 자체에 어떠한 수술적 조작을 하기 전에 종양 부위에서 배액되는 모든 정맥을 결찰해주는 것이다.

대장암의 혈행성 전이는 주로 문맥계를 따라 간에서 가장 흔하게 발생하며, 두 번째는 폐로서 주로 중치핵정맥이나 하치핵정맥을 통해 이루어지는 것으로 알려져 있다. 간혹 천골 및 척추뼈로 전이되는 경우를 볼 수 있는데, 이는 척추 정맥총을 통한 암의 전이로 생각되고 있다.

4. 파종

파종은 원발 종양으로부터 유리된 암세포들이 다른 부위에 침전되어 증식하는 것을 의미하는데, 여기에는 장관내 파종, 종양이 장막을 뚫고 나와 복강 내로 퍼지는 복막 파종 그리고 수술 시 종양에 대한 조작으로 인해 야기되는 파종이 있다.

대장암의 장관 내 파종은 원발 종양으로부터 유리된 암세포들이 원위부의 대장에 착상되어 자라는 것으로서 치루 등의 장관 내 누공이 존재하는 경우 혹은 치핵이 있는 부위에서 일어날 수 있는 것으로 알려져 있다.

복강 내에 산재된 복막 파종이 있는 경우에는 근치적 수술이 불가능할 정도로 이미 암이 퍼진 상태를 의미하지만, 원발 종양 부근에 국한된 복막 파종이 있는 경우에는 근치적 절제술을 시도할 만한 가치가 있다. 그러나 조기 재발이 흔히 일어난다.

수술로 인한 파종의 예로는 우선 문합부의 재발을 들 수 있는데, 이 기전은 수술 당시 종양의 조작에 의해 장관내로 암세포가 퍼지는 것이다. 이 외에도 복부의 수술 반흔, 복회음부절제술 이후의 회음부 재발, 결장루 형성 부위의 암 재발 등이 있다. 이러한 수술로 인한 파종을 막기 위해서는 종양의 근위부 및 원위부의 대장을 결찰해놓은 상태에서 종양에 대한 조작을 한다거나, 장막을 뚫고 나온 원발 종양의 경우에는 종양을 거즈 등으로 싸서 보호하는 등의 방법이 필요하다. 문합부 재발을 방지하기 위해 장관내 세척을 시행하는 외과의사도 있다.

Ⅲ. 대장암의 외과적 치료

1. 수술 전 검사 및 수술 전 처치

수술을 시행하기 전에 암을 확진하고 환자의 전신상태를 알기 위해서 각종 검사를 해야 한다. 수술로 인한 사망률과 합병증을 줄이기 위해서는 적절한 수술 전 처치가 필요하다. 수술 전에 정확한 조직학적 진단(암세포의 분화도 정도 포함), 암의 위치, 주위 장기 침윤 여부, 원격전이 유무, 유동성 여부, 기타 복강 내에 동반된 병변의 유무 등을 파악하는 것은 수술의 종류 및 절제 범위를 결정하는데 매우 중요하다.

일반적으로 대장암에 이환될 가능성이 높은 경우는 대장선종 병력이 있는 사람, 대장암으로 절제술을 시행받았던 환자, 가족성 용종증에 이환되어 있거나 가족력에서 이 질환에 이환된 환자가 있는 경우, 가족력상 대장암 환자가 있는 경우, 궤양성 대장염에 오랫동안 이환되어 있는 환자 등이며, 자세한 병력 청취 및 가족력 조사를 통해 이런 경우가 있는지를 알아보아야 한다. 최근 들어 유전성 비용종증대장암에 대한 관심이 높아지면서 정확한 가족력에 대한 중요성이 더욱 강조되고 있다. 유전성 비용종증대장암의 경우 최소 대장아전절제술을 시행하는 것이 원칙이다.

이학적 검사에서는 간 비대 유무, 복수 및 황달 여부, 림프절 비대 등을 조사해야 하며, 항문수지검사를 반드시 시행해야 한다. 직장암의 경우 병변이 만져지면 항문으로부터의 거리, 치상선으로부터의 거리 및 항문 거상근으로부터의 거리, 병변의 유동성 여부, 전체적인 병변의 크기 및 윤곽, 인접 장기로의 침범 여부를 파악해야 한다.

대장암의 진단 및 수술 전 병기를 결정하는 데 흔히 이용되는 검사로는 흉부 X선촬영, CEA수치 및 간기능검사, 에스결장경, 전대장결장경, 대장조영술, 복부 및 골반의 전산화단층촬영술(CT), 복부초음파, 직장내 초음파, 경정맥신우조영술 및 방광경검사 등이 있다. 이 중 경정맥신우조영술은 CT술의 발달로 인해 최근 용도가 줄어들고 있다. 항문수지검사로 발견된 직장암 환자나 에스결장경을 통해 확인된 좌측 대장(하행결장 및 에스결장)의 암환자에게는 반드시 전대장내시경이나 대장조영술을 시행하여 대장의 다른 부위에 동시성 대장암 및 선종이 존재하는지를 조사해야 한다. 대장암 환자에서 동시성 암이 발견될 가능성은 3～7%로 알려져 있으며, 선종을 동반하는 경우도 25～38% 정도로 보고되고 있다.

대장조영술검사에서 의심되는 병변이 발견되는 경우에는 결장경검사를 시행하여 확인하는 것이 좋다. 우측 결장에 발생한 암의 경우에는 일반적으로 결장경검사를 시행하여 병변을 확인하는 것이 원칙이다.

간전이 여부를 알아보는 방법에는 간스캔, 초음파, CT 등이 있다. 핵의학 검사인 간스캔은 2cm 이하의 작은 전이를 진단하는 데 있어서는 해상력이 좋지 못해 최근에는 용도가 줄어들고 있다. 초음파는 검사 비용이 적게 들어 널리 이용되고 있으며, CT는 대장암의 인접 장기 침범 여부 및 암 병변의 범위, 림프절전이 여부를 어느 정도까지는 파악할 수 있다는 장점이 있어서 많이 사용되고 있다. 최근 들어 널리 보급된 자기공명영상(MRI)은 CT에 비해 대장암의 수술 전 병기 결정에 있어서 별 다른 장점이 없는 것으로 간주되지만 간전이 진단에는 가장 정확도가 높다.

최근 들어 직장암의 수술 전 검사로 각광받고 있는 것은 직장내 초음파검사이다. 이는 암이 직장벽을 침윤한 정도(깊이)를 파악하는 데 매우 유용하며, 직장 주위의 림프절 종창 여부를 볼 수 있다는 장점이 있으나, 림프절전이 여부를 진단하는 데에는 아직까지 논란이 있다. 이 검사는 암의 직장벽 침윤 정도를 수술 전에 알 수 있도록 해주기 때문에 수술 방식을 결정하는 데 매우 유용하다.

대장암의 수술 전 처치로서 중요한 것은 기계적 장세척 및 항생제 투여를 통하여 대장 내 세균의 수를 감소시키는 것이다. 이와 같은 조작은 수술 후 발생할 수 있는 감염성 합병증, 즉 창상 감염, 복강내 농양 및 패혈증 등의 발생 빈도를 낮추는 데 반드시 필요하다. 기계적 장세척을 통해 얻을 수 있는 장점으로는 수술 시 대장을 절개하는 경우 세균에 의한 오염을 줄이고, 문합부에 생길 수 있는 합병증(문합부 누출 및 파열)을 줄일 수 있다는 점이다. 기계적 장세척은 각종 하제나 관장을 통해서 이루어진다. 과거에는 장세척을 위해 2～3일의 기간이 필요했으나 최근에는 경구로 섭취하는 폴리에틸렌 글라이콜 용액이나 마그네슘을 포함하는 용액이 널리 활용되고 있다. 대장 내 세균의 수를 감소시키기 위한 항생제는 경구와 정맥으로 투여된다. 경구로 복용하는 항생제로는 네오마이신과 에리스로마이신을 병합하여 투여하는 방법, 혐기성 장내 세균에 대한 효과를 높이기 위해 메트로니다졸을 사용하는 방법 등이 있다. 정맥으로 투여하는 항생제로는 각종 세팔로스포린계의 항생제, 메트로니다졸 등이 있다. 정맥 투여가 경구 투여보다 감염성 합병증의 빈도를 낮추어 준다는 명확한 증거는 없다. 일반적으로는 경구 항생제 투여만으로 충분하지만, 전결장절제술이나 면역기능이 저하된 환자, 골반 내에서 저위 문합술을 시행해야 하는 경우, 광범위한 박리술을 요하는 경우, 수술이 4시간 이상 길어지는 경우, 항문을 절제하는 경우 등에서는 정맥 항생제 투여를 병용하는 것을 고려해야 한다.

2. 대장암 수술의 일반적 원칙

대장암에 대한 적절한 수술 원칙은 종양으로부터 원위부 및 근위부에 걸쳐 충분한 거리를 두고 장관을 절제하고 이와 더불어 림프 경로를 광범위하게 절제하며, 수술 조작에 의한 종양 색전의 방지, 문합 부위의 암세포 파종 방지 및 장내 세균에 의한 감염을 최대한 줄이는 것 등이다.

복부 절개의 방법은 종양의 위치나 수술자의 취향에 따라 다양하지만 대개의 경우 정중절개를 권장한다. 복벽 절개가 완료되면 종양의 위치를 확인하되, 절제 가능성을 판단하기 위한 조작을 제외하고는 가급적 종양이 있는 부위에 대한 조작은 최소화해야 한다. 전이 여부 및 기타 병변 유무를 파악하기 위해 복강 내의 모든 장기—간, 담낭, 위, 췌장, 난소, 자궁, 소장 등—를 조심스럽게 살펴보아야 한다. 만일 수술 전에 대장경검사를 시행하지 않았으면 전 대장에 걸쳐 다른 병변이 있는지를 확인해야 한다. 최근에는 대장암의 간전이를 진단하기 위한 수단으로 수술 중에 초음파검사를 시행하기도 하는데, 이 방법은 수술 전에 시행하는 초음파검사나 CT에 비해 정확도가 우수한 것으로 평가되고 있다.

간전이가 발견되는 경우에는 절제 가능성을 판단한 뒤 만일 쉽게 절제할 수 있는 부위에 전이암이 존재하면 대장절제술을 마친 뒤 간절제술을 시행한다. 절제가 용이하지 않으면 대장절제술 시행 후 3개월 이내에 재수술을 하여 간절제술을 시행한다.

대장암이 주위 조직이나 장기에 유착되어 있으면 재발의 우려가 있으므로 박리를 시도하지 말고 충분한 절제연을 두고 대장과 함께 절제해주는 것이 원칙이다.

대장 절제의 범위는 종양이 위치한 특정 부위의 림프계 배액 경로에 의해 결정된다. 결장 주위 림프절만 절제되는 대장의 분절절제술은 절제 불가능한 간전이가 있거나 산재된 복막 파종이 있는 경우 그리고 전신 상태가 불량한 환자들에서만 시행할 것을 권유하고 있다. 대부분 대장암 수술에서는 결장 주위 림프절과 중간 림프절은 통상적으로 절제된다. 그러나 주림프절에 종양이 전이되어 있는 경우 이 림프절들을 제거하는 것에 대한 효과에 대해서는 논란이 많다. 따라서 림프절곽청술의 범위는 환자의 연령, 전신 상태, 체질(비만 환자의 경우 상장간막동맥 주위의 림프절곽청술은 기술적으로 어렵고 위험하다), 수술 소견 등에 의해서 결정된다.

1967년 턴불은 혈관과 림프관의 근원을 먼저 결찰한 후 종양을 적출할 때까지 수건으로 싸서 가능한 한 만지지 않고 수술하는 'no touch isolation technique'을 창안하여 5년 생존율을 34.8%에서 50.9%로 향상시켰다고 보고하였다. 최근에는 수술 후 간에 전이를 일으키는 환자들은 수술 전에 이미 미세전이가 이루어져 있을 것으로 간주되고 있으며, 수술적 측면에서도 혈관과 림프관의 근원(즉, 대장으로 가는 주요 동맥의 기시부 및 주림프절)을 수술의 초기 단계에 결찰하는 것이 기술상으로 어려울 뿐 아니라 위험할 수 있기 때문에 턴불의 개념이 조금은 덜 중요시되고 있다. 그러나 수술로 인한 종양의 파종을 방지하는 것은 매우 중요하다. 따라서 종양의 근위부 및 원위부를 종양이 있는 대장의 부위로부터 10~12cm의 거리를 두고 결찰해 놓은 상태에서 조작한다거나 종양을 거즈 등으로 싸서 정상 장을 보호하는 등의 조작이 중요하다.

대장을 절제한 후 장의 연속성을 유지시켜 주기 위해 수기문합 혹은 자동문합기를 사용할 수 있으며 단단문합술을 시행하거나 단측문합술을 사용할 수 있다. 수기문합의 경우 각종 봉합사를 이용하여 단층문합 또는 2중문합, 연속봉합술 또는 불연속봉합술을 사용할 수 있다. 문합 방법은 대개 외과의사의 취향 및 문합부의 위치에 의해 좌우되며, 문합 방법에 따른 문합 부위의 합병증 발생률의 차이는 거의 없다. 문합술 시행에서 중요한 것은 문합을 시행하려 하는 대장 절단면의 혈류 공급이 적절해야 하며 문합 부위에 지나친 장력이 가해지지 않도록 하는 것이다. 이 외에도 대망으로 둘러싸서 문합 부위를 보호하는 조작을 할 수도 있다.

3. 결장암의 외과적 치료

결장암의 절제 범위는 종양이 위치한 특정 부위의 림프계 배액 경로와 혈류 공급 분포에 의해 결정된다. 주지할 사항은 지난 30년에 걸쳐 대장암의 발생 부위가 점차 근위부로 이행되는 경향이 있어서 우측 대장에 발생하는 암의 빈도가 점차 증가하는 추세라는 것이다. 결장암에 대한 외과적 치료는 결장암이 발생한 위치에 따라 다르다. 다음에서 기술하는 방법은 근치적 수술을 위한 광범위 절제술을 의미하며, 앞서 언급한 바 있듯이 환자의 상태에 따라 분절 절제술을 시행할 수 있다.

(1) 맹장 및 상행결장의 근위부에 위치하는 결장암

이 경우 시행하는 수술은 우결장절제술이다(그림 8-40). 결찰되는 혈관으로는 중결장동맥의 우측 분지, 회결장동맥, 우결장동맥 등이며 이 동맥들은 그 기시부에서 절제하는 것이 원칙이다. 대망의 우측 1/2을 절제하며 말단 회장의 10～15cm도 함께 절제한다. 이 수술 시에는 우측 요도 및 생식선으로 가는 혈관, 십이지장 등이 손상될 수 있기 때문에 유의해야 한다.

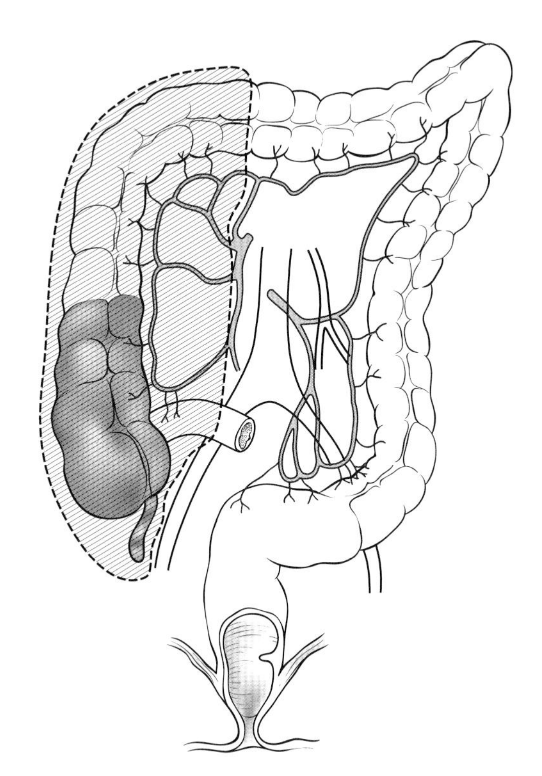

그림 8-40. 우결장절제술

(2) 상행결장의 원위부 및 간곡, 횡행결장의 우측에 위치하는 결장암

이 경우에는 확대 우결장절제술을 시행하는 것이 원칙이다(그림 8-41). 수술 시 중결장동맥의 기시부를 절제하며 나머지 과정은 우결장절제술과 동일하다. 말단 회장은 5～10cm 정도 절제한다.

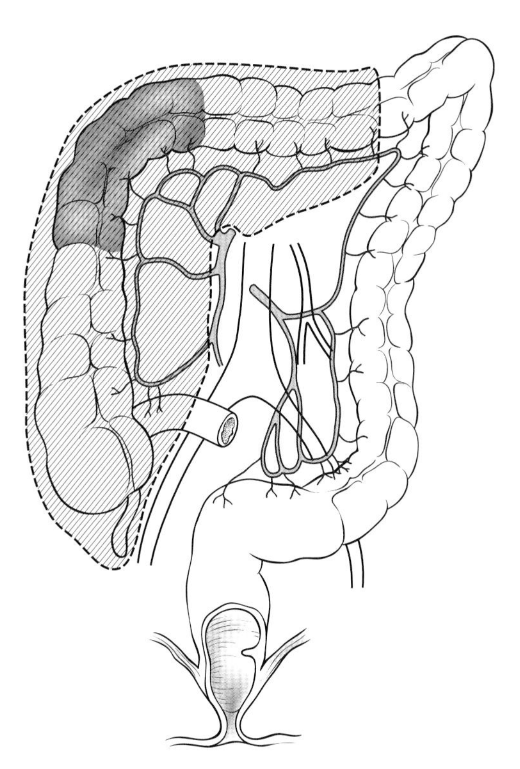

그림 8-41. 확대 우결장절제술(상행결장의 원위부, 간곡 및 횡행결장의 우측에 있는 결장암)

(3) 횡행결장의 중간부 및 좌측에 위치하는 결장암

이 부위의 암에 대한 수술 방법에는 여러 가지가 있다. 우선 횡행결장의 거리가 긴 경우에는 간곡의 원위부와 비장곡의 근위부에서 대장을 절제하고 문합을 시행한다. 이 경우 문합이 비장곡 부위에서 이루어지기 때문에 문합 부위에 허혈성 변화가 올 수 있다. 더욱이 이 부위 종양의 림프계는 중결장동맥, 우결장동맥, 좌결장동맥 부위로 배액되기 때문에 좀 더 광범위한 절제술을 필요로 한다. 우결장동맥의 일부와 좌결장동맥의 상행분지를 절제할 수도 있으며, 여의치 않을 경우 하행결장의 상부 1/3까지를 절제하는 확대 우결장절제술을 시행할 수 있다.

횡행결장에 존재하는 결장암의 경우 대망을 모두 절제해주는 것이 좋다.

(4) 비장곡에 위치하는 결장암

이 부위에 위치하는 종양에 대한 수술 방법에도 여러 종류가 있다. 이 부위의 림프계는 주로 좌결장동맥을 따라

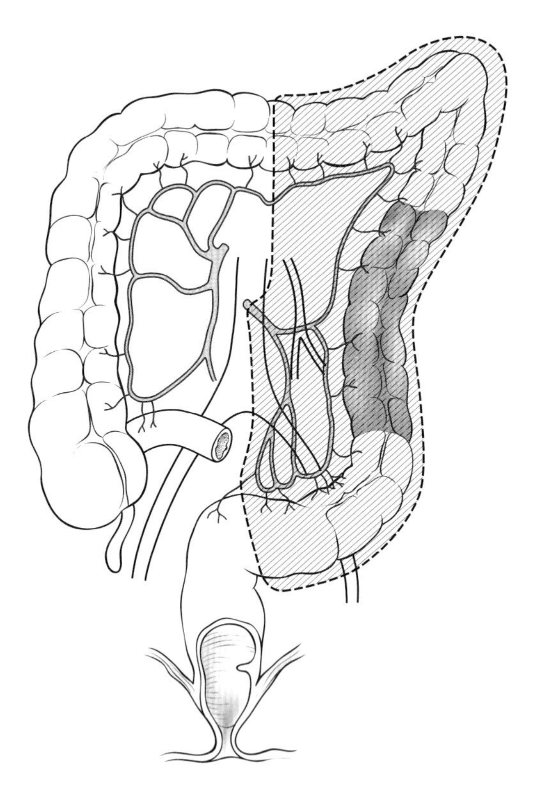

그림 8-42. 좌결장절제술

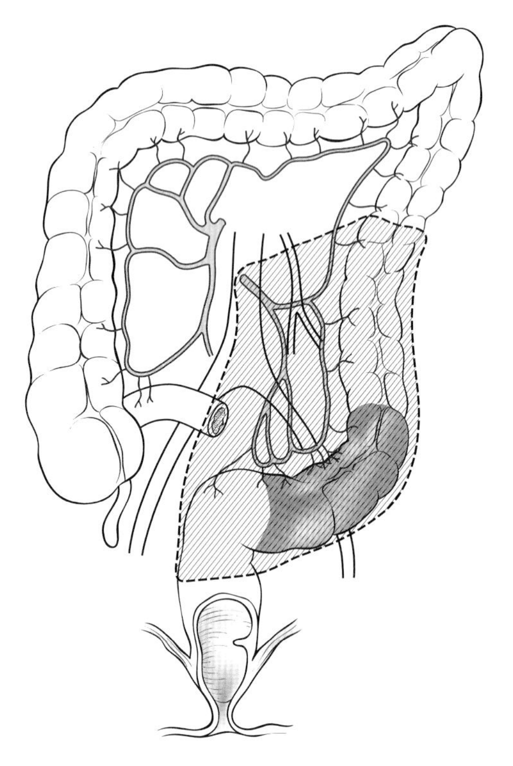

그림 8-43. 에스결장절제술

배액되기 때문에 좌결장절제술을 시행할 수 있으나, 근위부의 모든 결장(맹장, 상행결장, 횡행결장 모두) 및 하행결장의 근위부 1/2을 절제하는 광범위한 절제술을 시행한 뒤 회장과 하행결장을 문합하는 수술을 시행할 수 있으며, 간혹 회결장동맥을 결찰하지 않은 상태에서 근위부 상행결장을 절제하지 않고 하행결장에 문합하는 수술을 시행할 수도 있다.

비장곡에 위치하는 종양의 경우, 비장곡 상부에 위치하는 대망은 절제해준다.

(5) 하행결장 및 에스결장의 근위부에 위치하는 결장암

이 부위에 위치하는 종양에 대한 수술법은 좌결장절제술이다(그림 8-42). 하장간막동맥을 기시부에서 결찰, 절제하고 하장간막정맥을 췌장의 하방에서 결찰한다. 중결장동맥의 좌측 분지를 결찰하여 절제한다.

수술 시 좌측 요도 및 생식선으로 가는 혈관, 신장, 비장 및 췌장 등에 손상이 올 수 있으므로 유의해야 한다.

(6) 에스결장의 원위부에 위치하는 결장암

이 부위는 결장암이 가장 흔히 발생하는 부위이다. 이 부위의 암에 대한 수술은 에스결장절제술이다(그림 8-43). 혈관을 결찰하는 방법에는 좌결장동맥 기시부에서 결찰하는 방법과, 하장간막동맥의 기시부를 결찰하는 방법이 있다. 절제 근위부는 최소한 종양으로부터 15cm, 원위부는 종양으로부터 5cm 정도면 충분하다.

(7) 대장암 환자의 난소적출술

여성 대장암 환자의 2~8%가 대장암 수술 시 난소에 전이된 대장암을 가지고 있으며, 근치적 절제술을 시행한 환자의 1~7%에서 수술 후 난소에 전이암이 발견된다는 보고가 있어서, 여성 대장암 환자의 대장암 수술 시 난소적출술 시행에 대한 논란이 있다. 이러한 대장암의 난소전이는 폐경기 이전의 젊은 여성에서 더 호발하는 것으로 알려져 있다. 대장암의 난소전이는 일반적으로 타부위의 재발과 동반되어 나타난다. 이와 같은 난소전이는 아마도 림프성 혹은 혈행성 전이에 의한 것으로 생각되고 있다. 예방적 난소적출술이 생존율을 향상시킨다는 뚜렷한 증거가 없기 때문에 수술 당시 정상으로 보이는 난소를 적출하는 문제는 아직까지 명백한 해답이 없다. 물론 수술 시 육안적으로 이상 소견을 보이는 경우에는 난소를 적출해야 한다.

(8) 대장암에 의한 장폐쇄 및 장천공의 치료

대장암에 의해 장폐쇄 소견을 보이는 경우의 수술은 우측 결장의 경우 절제술을 시행하고 회장-대장문합술을 시행하여 한 차례의 수술로써 외과적 치료를 끝내는 것이 일반적으로 통용되는 치료 원칙이지만, 좌측결장암에 의한 장폐쇄의 경우에는 치료 방법에 여러 가지가 있다. 전통적인 수술 방법은 3단계 수술법으로, 먼저 횡행결장에 환상 대장루를 조성하여 감압술을 시행한 뒤 2차 수술로써 종양을 제거하고, 3차 수술에는 대장루를 복원해주는 방법이다. 다른 방법으로는 첫 수술 시 종양을 제거한 뒤에 원위부의 대장은 봉합하여 뱃속에 남겨두고(하트만 씨 술식), 근위부의 대장은 대장루를 만든 뒤, 2차 수술로 대장의 연속성을 다시 유지시키는 방법이 있다. 또 다른 방법으로는 늘어난 모든 대장 및 종양의 절제술을 시행한 뒤 회장과 대장을 문합해주는 방법이 있다. 최근에는 수술장에서 종양 부위를 절제한 뒤 늘어난 대장 내에 관장액을 주입하여 감압술을 시행한 후 대장-대장문합술을 시행하는 방법도 널리 쓰이고 있다.

대장암의 천공은 전체 대장암 환자의 0.6～4.7%에서 나타나며, 천공에 의한 복강 내 농양 형성은 0.3～4%에서 발생하는 것으로 알려져 있다. 대장암으로 인한 천공은 종양 부위에서 일어날 수도 있지만, 대개는 종양보다 근위부의 대장, 특히 맹장 부위에서 잘 일어난다. 천공 시의 수술은 천공된 부위 및 종양을 절제하고 절단된 근위부 및 원위부의 결장을 결장루조성술을 통해 복벽으로 꺼내놓거나, 근위부는 결장루를 조성하고 원위부는 하트만 씨 술식을 시행하는 방법이 있다. 천공된 상황에서의 문합술은 절대 금기이다. 천공된 부위가 맹장인 경우에는 맹장루조성술을 시행하여 감압한 뒤 추후에 종양을 절제할 수도 있다. 대장암의 천공으로 인한 농양 형성의 경우 근위부에 환상 결장루조성술을 시행하고, 농양 부위는 배액술을 시행한 뒤 추후에 대장암을 절제한다. 대장암이 상행결장이나 횡행결장의 근위부에 존재하는 경우에는 우결장절제술을 시행하되 회장-결장문합술은 상황에 따라 시행할 수 있고, 여의치 않을 경우에는 회장루 및 결장루조성술을 시행한다.

4. 직장암의 외과적 치료

직장암의 수술로 단순히 하부 직장의 종양제거술만 시행하는 경우에는 재발률이 높다는 것을 감안하여 마일스는 복회음부절제술을 하부직장암의 근치 수술로 고안하였다. 이 수술 방법은 근치율을 높일 수 있다고 발표된 이래 직장암 수술에서 주종을 이루어왔다. 그러나 이 술식은 원래의 항문을 완전히 제거하고 인공항문을 조성하므로 이로 인한 신체적·정신적 장애 때문에 환자들이 사회생활에 많은 지장을 초래하는 것이 사실이다.

최근 직장암의 생물학적 특성이 활발히 연구되면서 직장암의 절제 시 원위부의 절단면을 과거에 비해 종양에서 가까운 부위에서 설정하더라도 재발률이 차이가 없음이 알려졌다. 또한 자동문합기의 발달로 인해 시야가 좁은 골반강 내에서도 봉합을 시행해야 하는 저위전방절제술이 더욱 용이해짐에 따라 과거에는 거의 불가능했다고 생각되는 환자들에서도 항문을 보존해주면서 좋은 치료 효과를 보이는 획기적인 발전들이 많이 이루어졌다. 최근의 보고에 의하면 직장암 환자의 약 1/3에서만 복회음부절제술이 시행되고 있으며 나머지 환자들에서는 각종 항문 보존 술식이 시행되고 있다.

직장은 편의상 상부, 중간부 및 하부의 세 부분으로 나누어 생각할 수 있다. 각 부위에 발생한 암에 대해 시행할 수 있는 술식은 다음과 같다.

상부 직장에 발생한 직장암은 대개 항문으로부터 11～12cm 이상의 상방에 존재하게 된다. 이 부위에 발생한 암에는 상부직장 및 에스결장을 골반복막의 상부에서 절제하고 문합술을 시행하는 전방절제술(그림 8-44, 8-45) 혹은 골반복막을 절개하고 중치핵동맥을 포함하는 직장의 측면 해부학 구조물들을 절제한 뒤 문합술을 시행하는 저위전방절제술 등의 술식이 시행될 수 있다.

중간부 직장에 존재하는 종양에서는 복회음절제술이 괄약근 보존 술식보다 더 좋은 치료 성적을 보인다는 증거가 없으므로 가급적이면 항문을 보존하는 방법을 택해야 한다. 이러한 결정을 하는 데는 종양의 크기, 직장 주위 조직으로의 침윤 정도, 환자의 성, 골반의 모양 등 여러 요소가 관여하지만, 항문으로부터 6～11cm 거리에 존재하는 직장암의 경우는 가급적 모든 수단을 동원하여 항문을 보존하는 것이 일반적 원칙이라 하겠다.

하부 직장, 즉 항문으로부터 5cm 이내에 존재하는 직장암은 대개 복회음절제술이 필요하다. 그러나 이 경우

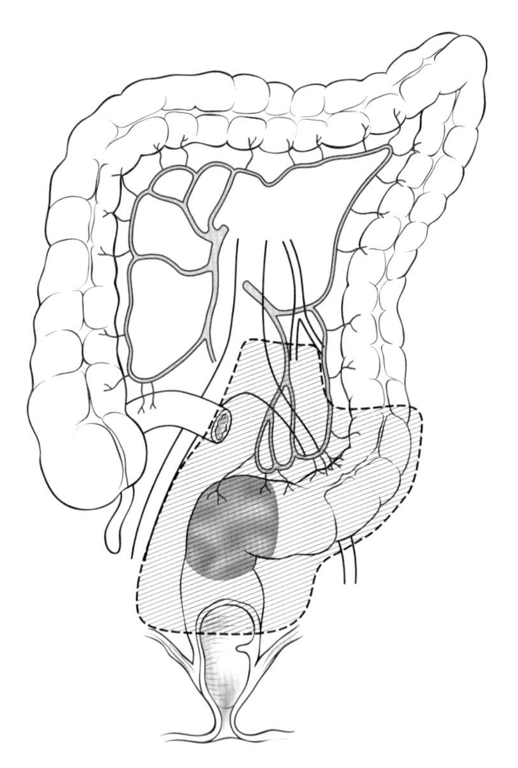

그림 8-44. 저위전방절제술(저위결찰술)

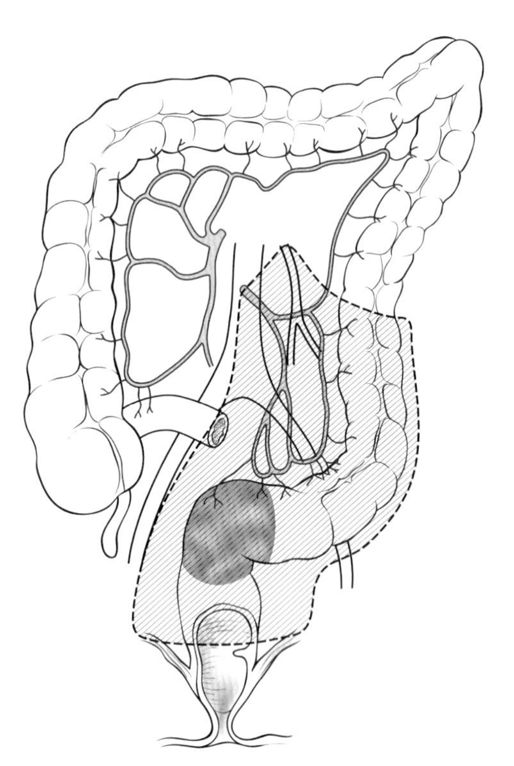

그림 8-45. 저위전방절제술(고위결찰술)

에는 복천골절제술, 초저위전방절제술 및 결장-항문문합술 등의 항문 보존 술식이 시도되어 좋은 성적을 보고하고 있으며, 조기암의 경우에는 국소절제술 등의 국소치료요법이 시도될 수도 있다.

이처럼 직장암의 수술적 치료에 획기적인 발달을 가져오게 된 원인 중 하나는 직장암의 원위부 절단면의 거리에 관한 개념의 변화이다. 과거에는 종양 하부로부터 절제연이 5cm가 되어야 근치가 가능하다고 생각되었다. 직장암의 원위부로의 진행은 점막하층을 통해 이루어지거나 직장벽 내의 림프계를 통해 이루어지는 것으로 알려져 있었다. 그러나 여러 연구를 통해 직장암이 종양 하부로부터 2cm 이상 원위부로 침윤하는 경우는 거의 없기 때문에 종양으로부터 원위부까지의 거리가 2cm 정도 되면 안전한 것으로 인식되고 있으며 최근에는 이 거리가 더욱 단축되고 있다. 그러나 분화도가 좋지 못한 종양의 경우에는 원위부 안전거리를 2cm 정도 유지할 것이 요구되고 있다.

직장암의 근치적 수술에 있어서 근위부 림프절절제술의 범위는 아직 논란의 여지가 있다. 직장암 환자의 직장간막은 일단 대동맥의 분기점까지는 모두 제거함으로써 좌결장동맥 기시부 아래의 모든 림프절들을 제거한다. 그러나 하장간막동맥을 대동맥 기시부에서 결찰함으로써 이 부위의 림프절을 제거하는 데에는 찬반이 엇갈리고 있다(그림 8-45).

직장암의 근치적 수술에서 고려되어야 할 또 다른 사항은 골반 측면부의 절제 범위 및 골반내 림프절절제술의 범위이다. 최근 직장암의 골반 측면으로의 직접 침윤 및 이에 대한 불완전한 절제가 국소재발의 빈도에 관여하는 것으로 알려지면서 보다 광범위한 골반측면술을 시행할 것이 주장되고 있다. 직장암 수술에서 최소한의 측면절제술은 직장의 고유막까지의 절제를 의미한다. 그러나 직장암이 직장벽 전층을 침윤하는 경우 골반측면절제술의 범위를 확대하여 하부의 측방인대 부위까지의 골반내막을 모두 절제하는 것이 바람직하다. 최근에는 직장암 수술 시 직장간막으로의 암 파종으로 인해 직장암수술 후에 재발이 발생한다는 근거하에 직장의 전후 및 측방의 직장간막을 모두 제거하는 전직장간막절제술이 권장되고 있다.

확대 골반림프절절제술은 내장골동맥 부위의 모든 림프절까지 제거하는 것으로, 이러한 수술을 통해 5년 생존율을 향상시킨다는 보고가 있으나, 이 역시 아직까지는 논란이 있다.

결론적으로 직장암의 근치적 수술에서 원위부 절제연은 약 1~2cm로도 충분하지만, 직장간막과 직장 주위의 연조직은 충분히 절제해야 재발률을 낮출 수 있다는 주장이 지배적이다.

(1) 복회음절제술

항문으로부터 가까운 위치에 있거나 항문괄약근을 침윤한 직장암의 경우 대부분 복회음절제술을 필요로 한다.

이 수술은 복부수술과 회음부수술로 나누어진다. 복부수술에서는 복강 내 전이 여부를 살펴본 뒤에 좌결장동맥 기시부의 아래 부위에서 상치핵동맥과 에스결장동맥을 결찰한다. 만일 림프절전이가 광범위하게 존재하면, 하장간막동맥의 기시부에서 동맥 및 림프계를 결찰한다(고위결찰술). 방광 혹은 여자에서는 질의 후면 사이에 존재하는 복막을 절개한 뒤 남자의 경우에는 전립선, 여자의 경우에는 질의 후벽 사이를 따라 직장을 박리하고 측방인대를 절제한다(그림 8-46).

회음부수술에서는 항문과 항문 주위의 피부, 항문괄약근 및 항문거근을 절제한다. 골반 내의 타장기, 즉 방광, 자궁, 질, 전립선, 요도 등이 암에 침윤되어 있는 경우에는 가능하면 직장과 함께 절제해준다.

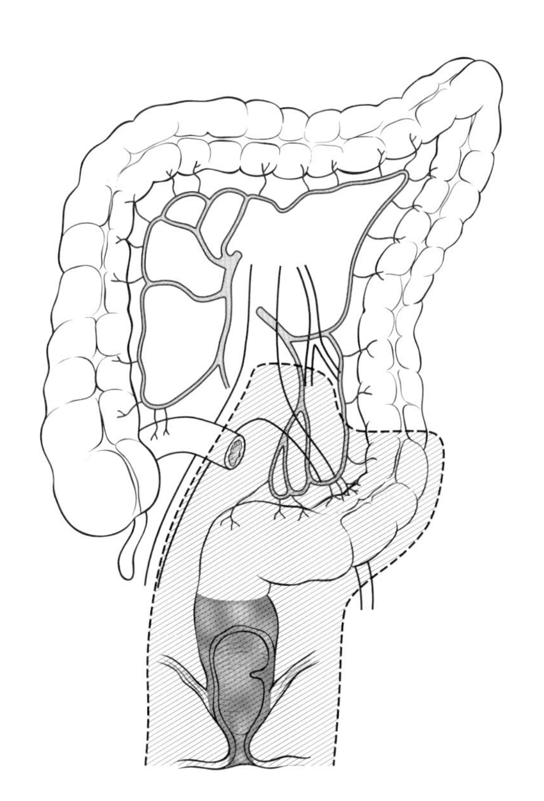

그림 8-46. 복회음절제술

(2) 괄약근 보존 술식

항문으로부터 6~11cm의 중부 종양의 경우, 그리고 하부 직장의 종양 중 일부에서는 항문을 보존하는 괄약근 보존 술식을 시행할 수 있다. 직장의 절제는 복회음절제술 시의 복부수술과 동일한 과정으로 이루어진다. 흔히 이용되는 수술로는 초저위전방절제술, 결장-항문문합술, 복천골절제술 등이 있다. 초저위전방절제술 시에는 대개 자동 단단문합기를 이용하여 결장과 남아 있는 직장 사이의 문합을 시행한다. 결장-항문문합술은 직장을 절제한 상태에서 결장과 항문 사이에 문합술을 시행하는 것인데, 과거에는 pull-through 술식, 즉 남아 있는 직장을 몸 밖으로 외번시킨 상태에서 문합술을 시행했으나 최근에는 항문 내에서 직접 문합술을 시행한다. 복천골절제술은 복부에서 직장을 박리시킨 상태에서 항문 위에서 등쪽으로 또 다른 절개를 가한 뒤 미골을 절제한 다음, 뒤쪽에서 골반강 내로 접근하여 직장을 절제한 후 문합하는 방법인데 최근에는 그다지 많이 활용되지 않고 있다.

(3) 직장암에 대한 국소치료법

직장암에 대한 국소치료법은 근치적 절제술을 시행하기에는 적합하지 못한, 전신적으로 불량한 상태에 있는 직장암 환자들의 치료에 이용되어왔다. 그러나 최근에는 조기 직장암 환자의 치료에 국소치료법이 이용되고 있는데, 그 적응증으로는 외장성이고 종양의 크기가 작으며(대개 3cm 이하), 분화도가 좋고, 종양의 침윤이 점막하층에 국한된 경우가 가장 이상적이다. 사용되는 방법으로는 경항문국소절제술과 경항문내시경미세수술이 있다.

(4) 직장암수술에 있어서의 골반자율신경보존술

직장암에 대한 근치적 절제술을 시행하는 경우 수술 후 흔히 발생하는 합병증으로 배뇨기능 장애 및 성기능 장애가 있다. 보고에 의하면 직장암수술 후 7~70%의 환자에서 배뇨기능 등의 비뇨기계 기능 장애가 발생하며, 40%~100%의 환자에서 성기능 장애가 발생한다고 한다. 성기능 장애는 특히 남자의 경우에 더욱 두드러지게 나타난다. 직장암수술 후의 비뇨기 및 성기능 장애는 여러 원인에 의해 발생되지만 주원인은 수술 중의 골반 자율신경 손상이다. 특히 광범위한 골반측면부절제술 및 확대 골반림프절절제술을 시행하는 경우에는 신경 손상의 가능성이 높아지기 때문에 이와 같은 합병증의 빈도가 증가하게 된다.

골반 내의 장기에 분포되는 자율신경계는 교감신경 및 부교감신경으로 구성된다. 교감신경은 대동맥 분기점 주위의 조직에 존재하는 하복신경총으로부터 시작되어 하복신경에 의해 골반 내 내장골동맥의 내측 부위에서 중치핵동맥의 기시부 근처에 있는 골반신경총과 연결된다. 부교감신경은 제2~4 천추신경으로부터 공급받으며 이들이 발기신경을 형성하고 하복신경에 합쳐져서 골반신경총으로 합쳐진다. 직장암수술은 직장 주위의 연조직에 대한 광범위한 절제술을 필요로 하기 때문에 수술 시 자율신경계에 손상을 준다. 따라서 직장암 수술 시 이들 자율신경을 육안으로 확인한 뒤, 주행을 따라가면서 가급적 신경에 손상을 주지 않으면서 수술을 시행하는 것이 골반자율신경보존술이라 할 수 있다. 직장암이 주위 조직으로 심하게 침윤된 경우에는 자율신경보존술이 어렵지만, 장벽에 국한되거나 림프절전이가 없는 직장암에서는 가급적이면 자율신경을 보존함으로써 수술 후 비뇨기 및 성기능의 장애를 줄일 수 있다.

5. 대장암의 간전이에 대한 간절제술

대장암에 대한 첫 수술 당시에 환자의 약 10~25%에서 동시성 간전이가 발견되며, 대장암 환자 전체의 40~70%에서는 사망 시 간전이가 발견된다. 또 전이성 대장암의 30%에서는 간에만 국한되어 나타나는 것으로 알려져 있다. 간에 전이된 대장암에 대해 아무런 치료도 하지 않으면, 중앙 생존기간은 4~18개월밖에 되지 않는다.

간으로 전이된 대장암을 치료하는 방법에는 전신, 간동맥 혹은 문맥계를 통한 항암제 투여가 있으며, 중앙생존기간을 18개월까지 연장시킬 수 있다는 보고가 있다. 기타 치료법으로서 간동맥결찰, 간동맥결찰 및 항암제 투여, 간동맥을 통한 색전술, 방사선요법 등이 시도되었으나 이러한 방법들로는 생존율을 높여주지 못한다. 따라서 대장암의 간전이에 대한 치료법은 적극적인 간절제술 시행이라고 할 수 있다.

간에서 대장암의 전이가 발견되는 경우 수술로 제거가 가능한 환자의 비율은 20~25% 정도이고, 이 환자들의 수술 후 5년 생존율은 20~50%로 보고되고 있다.

간절제술에서 중요한 것은 최소한 1cm 이상의 절제연을 가지고 모든 전이암을 절제하는 것이다. 대장암의 간전이에 대한 간절제술 이후의 예후에 영향을 미치는 요소로는 원발 병소의 병기, 전이암의 개수, 전이암의 크기, 원발 병소 진단으로부터 전이암 발견까지의 기간, 환자의 연령 등이 있는데, 원발 병소가 III기인 경우, 전이암의 개수가 3개 이상인 경우, 전이암의 크기가 8cm 이상인 경우, 원발 병소 진단으로부터 전이암 발견까지의 기간이 1년 이내인 경우, 70세 이상의 환자군, 양측 엽에 모두 전이된 경우들은 예후가 나쁜 것으로 보고되고 있다.

Ⅳ. 대장암의 항암화학요법

대장암 치료의 근간은 근치적 수술이다. 그러나 근치적 수술을 시행받은 환자를 포함하여 전체 대장암 환자의 5년 생존율은 50%를 넘지 못하며, 전이성 대장암에서 치료하지 않을 경우 중앙 생존기간은 7개월에 불과하다. 그러므로 대장암의 항암화학요법을 근치적 수술 후의 보조적 항암화학요법과, 전이가 되었을 때의 고식적 항암화학요법 두 가지로 구별하여 그 역할을 알아보는 것이 필요하다.

1. 대장암의 근치적 수술 후 보조 항암화학요법

대장암 진단 당시 근치적 절제가 가능한 제I병기부터 제III병기에 속하는 환자는 전체의 75%에 이른다. 제I병기에서는 수술 후 5년 생존율이 80~90%이며 수술로 근치를 얻을 수 있으나, 제II병기와 제III병기인 경우는 수술 후 약 반수에서 대장암이 재발하여 사망하게 된다. 수술 후 재발을 예측할 수 있는 예후인자로는 대장벽을 통한 침윤 정도와 림프절전이 여부가 가장 중요하며, 이를 반영한 것이 병기이다.

대장암 환자에서 수술 후 병기가 제II병기나 제III병기일 경우 재발을 낮추기 위한 추가 치료로서 5-플루오로우라실*5-fluorouracil; 5-FU*을 이용한 항암화학요법, 방사선치료 혹은 면역요법 등이 과거 30년간 실시되어왔으며, 최근 생존기간의 연장을 가져오는 수술 후 보조요법이 등장하여 이제는 수술 후 병기가 제2병기나 제3병기인 경우 근치적 보조 항암화학요법 또는 보조 항암화학요법과 방사선 조사를 실시하는 것이 표준치료로 인정되고 있다.

또한 결장암과 직장암은 자연병력과 수술 후 재발 양상이 다르므로 이들의 근치적 수술 후 보조치료법은 나누어 고려해야 한다.

(1) 결장암의 근치적 수술 후 보조 항암화학요법

1988년 미국 국립유방암임상연구협회*National Surgical Adjuvant Breast and Bowel Project; NSABP*의 C-01은 듀크 제B기와 제C기의 결장암에서 수술 후 BCG 및 보조적 항암화학요법군과 수술 단독군을 비교한 연구로, 결장암에서 보조적 항암화학요법의 역할에 대해 처음으로 증명한 연구이다. 당시 보조적 항암화학요법으로 세무스틴*semustine*＋빈크리스틴*vincristine*＋5-FU(MOF)가 사용되었다. 연구 결과, 보조적 항암화학요법군에서 수술 단독군보다 통계적으로 의미 있는 무병 생존기간(p＝0.02) 및 전체 생존기간(p＝0.05)의 향상이 나타났다. 레바미졸*levamisole*은 합성 페닐이미도치아졸로서 광범위한 면역기능 조절제로 알려져 있으며, 1980년대에 결장암에 대한 보조적 항암화학요법에서 5-FU와 병합하여 사용되었다. 메이요 그룹에서 발표한 연구에서는 듀크 제C기 환자에서 5-FU＋레바미졸이 수술 단독에 비해 재발률 및 전체 사망률을 각각 41%(p<0.0001) 및 33%(p＝0.006) 감소시켰으며, 인터그룹 0035 연구에서는 6.5년간의 경과 관찰 기간 동안 림프절 침범 양성 환자 중 5-FU＋레바미졸 투여군에서 통계적으로 유의한 재발률(40%, p<0.0001) 및 사망률(33%, p＝0.0007)의 감소가 관찰되었다. 이와 같은 연구 결과를 바탕으로 1990년 미국국립보건원*National Institutes of Health; NIH*에서는, 결장암 제I병기는 수술 후 재발 가능성이 낮으므로 보조요법을 권하지 않으며, 결장암 제II병기와 제III병기에서는 만족스러운 보조요법이 아직까지 개발되지 않았으므로 지속적인 임상연구를 실시해야 하고, 림프절 침범 양성인 결장암에서는 보조적 항암화학요법을 표준요법으로 시행해야 한다고 권고했다.

류코보린*leucovorin; LV*은 폴리닉산으로 불리는 생물학적 조절체*biomodulator*로서 세포 내 FdUMP-TS-5,10-methyl-tetrahydrofolate의 4중체의 안정성을 유지시켜 5-FU의 세포 독성을 증가시키는 역할을 한다. 류코보린은 5-FU와 병합하여 결장암의 보조적 항암화학요법에 시도되었다. NSABP C-03은 듀크 제B기와 제C기의 결장암 환자를 대상으로 1년 MOF와 5-FU＋류코보린을 비교한 연구로, 3년 생존율(84% 대 77%, p＝0.003)과 3년 무병 생존기간(73% 대 64%, p＝0.0004)에서 모두 5-FU＋류코보린군이 우수한 효과를 나타냈다. NSABP C-04는 2,151명의 듀크 제B병기 및 C병기 환자를 대상으로 5-FU＋레바미졸, 5-FU＋류코보린 및 5-FU＋레바미졸＋류코보린의 3가지 치료법을 비교한 전향적 무작위 다기관 연구이다. 5-FU＋류코보린 치료군이 5-FU＋레바미졸 치료군보다 5년 무병생존율과 생존율이 각각 65% 대 60%(p＝0.04)와 74% 대 70%(p＝0.07)로 우수하였으며 5-FU＋류코보린과 5-FU＋레바미졸＋류코보린 치료군에서는 차이가 없었다. INT-0089는 5-FU＋레바미졸 52주 요법, 5-FU＋류코보린 매주 용법(32주 투여), 메이요 요법(6개월 투여) 및 메이요 요법에 레바미졸을 추가한 요법의 4가지 용법을 비교한 연구이다. 이 연구에서 두 가지의 5-FU＋류코보린 요법 사이에는 차이가 없었다. 단기간의 류코보린 기반 보조적 항암화학요법은 장기간의 5-FU＋레바미졸 요법과 효과가 동등한 것으로 나타났다. 또한 5-FU＋류코보린에 레바미졸을 투여한 군은 5-FU＋류코보린군에 비해 우월한 효과를 나타내지 못하였다. 위의 NSABP-04와 INT-0089 연구에 기반하였을 때, 레바미졸이 류코보린보다 우월하지 못한 것으로 나타났으며, 이에 5-FU＋류코보린이 결장암의 보조적 항암치료의 표준 요법으로 인정되어 사용되었다.

결장암의 보조적 항암화학요법으로 5-FU＋류코보린과 경과 관찰군을 비교한 임상연구에는 FFCD, Siena, NCIC, NCCTG 874651 및 GIVIO 연구가 있다. 〈표 8-28〉은 각 임상시험들의 종류 및 치료 방법에 대해 기술한 것이다.

IMPACT(International Multicenter Pooled Analysis of Colon Cancer Trials)는 이 연구들 중 FFCD, NCCTG 및 GIVIO를 모아 분석한 연구이다. IMPACT에서는 총 1,493명의 환자가 분석되었는데, 모두 듀크 제B병기 또는 제C병기였다. 이 연구에서 3년 무재발 생존율은 FL(5-FU＋류코보린)치료군 71%, 관찰군 62%로, FL군에서 통계적으로 의미 있는 향상이 관찰되었다(HR 0.67; 95% CI 0.56~0.80; p<0.0001). 또한 3년 생존율은 FL 치료군(83%)이 경과 관찰군(78%)보다 유의하게 높은 것으로 나타났다(HR 0.77; 95% CI 0.62~0.96; p＝0.018). 섀를린*Shalrlene* 등은 IMPACT 연구에 추가하여 NCIC-CTG, Siena 및 레바미졸을 사용한 2건의 연구를 합하여 5-FU

| 표 8-28 | 결장암의 보조적 항암화학요법인 5-FU+류코보린(LV) 용법

임상연구	용법	치료 기간(월)
NCCTG	5-FU 425mg/m^2+LV 20mg/m^2×5 days q 28 days	6
Siena	5-FU 400mg/m^2+LV 200mg/m^2×5 days q 28 days	12
NCIC-CTG	5-FU 370mg/m^2+LV 200mg/m^2×5 days q 28 days	12
FFCD	5-FU 400mg/m^2+LV 200mg/m^2×5 days q 28 days	6
GIVIO	5-FU 340mg/m^2+LV 200mg/m^2×5 days q 28 days	6

기반 보조적 항암화학요법의 성적을 분석하였다. 이 연구에는 보조적 항암화학요법군과 경과 관찰군을 비교한 7개의 무작위 배정 연구가 포함되었으며 총 3,302명의 환자를 분석했다. 이 연구에서 5-FU 기반 치료군의 5년 무병 생존기간은 67%로 경과 관찰군의 55%에 비해 높은 것으로 나타났으며(HR 0.70; 95% CI 0.63~0.78), 5년 생존율도 보조적 항암화학요법군에서 7%의 향상을 나타냈다(71% 대 64%; HR 0.74; 95% CI 0.66~0.83).

LV5FU2는 류코보린 2시간 정주 후 5-FU의 급속정주와 지속정주로 이루어진 용법으로, 2주마다 투여되는 일정으로 구성되었다. LV5FU2는 진행성 또는 전이성 대장암에서는 메이요 요법에 비해 종양반응률 및 무진행 생존기간이 우월한 것으로 보고되었다. 따라서 LV5FU2를 결장암의 보조적 항암화학요법으로 사용하려는 임상연구가 시도되었다. 안드레*Andre* 등은 제II병기 또는 제III병기의 결장암 환자를 대상으로 LV5FU2와 메이요 요법을 비교한 연구를 시행하였는데, 이 연구는 LV5FU2와 메이요 요법을 비교하는 동시에 24주 투여와 36주 투여를 비교하는 2×2 형태로 계획되었다. 이 연구에서 무병 생존기간은 양 군 간에 차이가 없었으며 3년 무병률은 LV5FU2와 메이요 요법이 각각 73%, 72%로 보고되었다(HR 1.04; 95% CI 0.81~1.34; p=0.73). 또한 3년 생존율에서도 각각 86%로 양 군 간에 유의한 차이는 관찰되지 않았다(HR 1.26; 95% CI 0.90~1.78; p=0.18). 하지만 전체적인 독성은 LV5FU2이 FL에 비해 유의하게 낮은 것으로 나타났다(p<0.001). 따라서 LV5FU2는 FL과 비슷한 효과를 나타내면서도 적은 독성을 보이는 용법으로 결장암의 보조적 항암화학요법의 한 종류로 고려해볼 수 있다. ACCENT는 결장암에 대한 18가지의 5-FU 기반 보조적 항암화학요법을 메타분석한 연구이다. 이 연구에서 5-FU 기반 보조적 항암화학요법은 수술 단독에 비해 무병 생존기간을 통계적으로 우월하게 향상시켰다. 제III병기에서 8년 생존율은 보조적 항암화학요법을 시행한 군에서는 53.0%, 수술 단독군에서는 42.7%로 보조적 항암화학요법을 시행한 군에서 통계적으로 유의하게 높았으며(p<0.0001), 제II병기에서도 72.2% 대 66.8%로 항암화학요법을 시행한 군에서 의미 있는 향상을 나타냈다(p=0.026).

옥살리플라틴은 3세대 백금*platinum*계 항암제의 유도체로 전이성 대장암에서 5-FU와 류코보린과 병합요법 시 우수한 효과가 있는 것으로 알려져 있다. MOSAIC 연구는 제II병기 및 제III병기 결장암 환자를 대상으로 FOLFOX-4와 LV5FU2를 비교한 연구로, LV5FU2군은 류코보린 200mg/m^{2}을 2시간 정주한 후 5-FU 400mg/m^2 급속정주를 시행하고 5-FU 600mg/m^2 22시간 정주로 2일 연속 투여하였으며, FOLFOX-4군은 LV5FU2에 옥살리플라틴 85mg/m^{2}을 추가로 투여하였다. 6년 생존율은 78.5% 대 76.0%(HR 0.84; 95% CI 0.71~1.00; p=0.046)로 FOLFOX군에서 높은 것으로 나타났다. 이를 병기별로 분석하였을 때 제III병기에서 FOLFOX-4의 5년 무병 생존기간은 66.4%로 LV5FU2군(58.9%)보다 통계적으로 유의하게 높았다(p=0.005). 하지만 제II병기에서는 5년 무병 생존기간이 FOLFOX-4군은 83.7%, LV5FU2는 79.9%로 통계적으로 유의한 차이는 없었다(p=0.258). NSABP C-07은 제II병기 및 제III병기의 결장암 환자를 대상으로 급속 정주의 5-FU+류코보린과 여기에 옥살리플라틴을 추가한 FLOX를 비교한 연구이다. 5-FU+류코보린군은 류코보린 500mg/m^{2}을 2시간 정주 후 5-FU 500mg/m^{2}을 급속정주하는 형태로 6주간 매주 투여 후 2주간 휴약하고 다시 반복하여 총 3번(24주) 투여하였으며, FLOX군은 5-FU+류코보린과 동일한 방법으로 하되 옥살리플라틴 85mg/m^2

을 2주에 한 번씩 투여하는 형태이다. 연구 결과 전체적으로는 4년 무병 생존기간이 각각 67.0%와 73.6%로 FLOX군에서 유의하게 높은 것으로 나타났다(p=0.0034). 이를 병기별로 살펴보면 제2병기는 FLOX군과 5FU+류코보린군에서 4년 무병생존율이 각각 84.2%와 81.0%로 차이가 3.2%였으며, 제3병기에서는 FLOX군과 5FU+류코보린군이 각각 68.9% 대 61.1%로 절대적 차이는 7.8%였다. 이를 근거로 제III병기의 결장암에서는 FOLFOX-4 또는 mFOLFOX-6가 보조적 항암화학요법으로 권고되고 있다.

이리노테칸은 국소이성화효소 I 억제제로 캄토테신*camptothecin*의 반합성 유도체이며 전이성 대장암에서 널리 이용되는 항암제이다. CALGB 89803은 제III병기의 결장암에서 이리노테칸과 급속정주 5-FU+류코보린의 병합요법(IFL)과, 5-FU+류코보린을 비교한 연구이다. IFL군과 5-FU+류코보린군 모두 생존기간 및 무병 생존기간의 중앙값에 도달하지 못했으며, 생존기간 및 무병생존기간에서 양 군 간에 통계적으로 유의한 차이를 나타내지 못했다. ACCORD II는 400명의 고위험군(림프절전이 양성) 결장암 환자를 대상으로 수술 후의 LV5FU2와 FOLFIRI(5-FU+류코보린+이리노테칸) 투여를 비교한 연구이다. 이 연구에서 3년 무병생존율은 LV5FU2군이 60%, FOLFIRI군은 51%였으며, 두 군 간에 유의한 차이는 관찰되지 않았다(HR 1.12; 95% CI 0.85~1.47; p=0.42). 또한 5년 생존율도 LV5FU2군은 67%였으며, FOLFIRI군은 61%로 나타났다. ACCORD II와 더불어 결장암에서 보조적 항암화학요법으로 LV5FU2와 FOLFIRI를 비교한 연구로는 PETACC3가 있다. PETACC3는 제II병기 또는 제III병기의 결장암 환자를 대상으로 한 연구로, 제III병기의 2,094명을 주로 분석했다. 5년 무병생존율은 FOLFIRI군에서 56.7%, LV5FU2군에서는 54.3%로 두 군 간에 유의한 차이는 관찰되지 않았다(HR 0.9; 95% CI 0.79~1.02; p=0.106). 5년 생존율 역시 FOLFIRI군에서는 73.6%, LV5FU2군에서는 71.3%로 관찰되었으나 통계적 유의성은 없었다(p=0.094). 이와 같은 3건의 연구에 비추어볼 때 제II기 및 제III기 결장암의 보조적 항암화학요법으로 이리노테칸의 효과를 입증한 연구는 아직까지 부족하다고 할 수 있다.

카페시타빈*capecitabine*은 5-FU의 전구물질로 3단계의 효소 단계를 거쳐 5-FU로 변환되는 경구용 약제이다. 제III병기의 결장암 환자에서 급속정주 5-FU+류코보린(메이요 요법)와 카페시타빈을 비교한 3상 연구에서는 3년 무병 생존기간에서 카페시타빈 65.5%와 5-FU+류코보린 61.9%로 양 군 간에 유의한 차이는 관찰되지 않았으며(p=0.12), 전체 생존기간에서도 양 군 간에 유의한 차이가 없는 것으로 나타났다(HR 0.84; 95% CI 0.69~1.01).

베바시주맙*bevacizumab*은 혈관내피 성장인자*vascular endothelial growth factor; VEGF*에 대한 단클론 항체로, 전이성 대장암에서 FOLFOX 또는 FOLFIRI의 표준요법에 병합하여 사용할 경우 생존기간을 향상시키는 것으로 알려져 있다. NSABP C-08은 결장암의 보조적 항암화학요법으로서 베바시주맙의 효과를 알아보기 위해 시행한 제3상 연구이다. 대상은 제2기 또는 제3기의 결장암 환자였으며, mFOLFOX-6에 베바시주맙을 추가한 군과 mFOLFOX-6 단독군 간의 3년 무병 생존기간을 비교하였는데, mFOLFOX-6에 베바시주맙을 추가하더라도 유의한 생존기간 향상은 없는 것으로 나타났다(HR 0.89; 95% CI 0.76~1.04; p=0.15). AVANT 연구는 결장암의 보조적 항암화학요법으로 XELOX(젤로다*xeloda*+옥살리플라틴) 또는 FOLFOX-4에 베바시주맙을 추가한 용법과 FOLFOX-4 단독을 비교한 연구이다. 이 연구에는 총 3,451명의 환자(제3병기 2,867명 포함)가 참여하였다. 이 연구에서 XELOX 또는 FOLFOX-4에 베바시주맙을 추가했을 때 FOLFOX-4 단독에 비하여 무병 생존기간 및 생존기간의 연장은 관찰되지 않았다(FOLFOX-4: HR 1.17; 95% CI 0.98~1.39, XELOX: HR 1.07; 95% CI 0.90~1.28).

MOSAIC 연구에서 나타난 바와 같이 결장암에 대한 보조적 항암화학요법의 유효성을 결정하는 요소는 림프절전이 여부이다. 몇몇 메타분석 자료를 살펴보면 IMPACT 메타분석의 경우 총 1,016명의 제II병기 환자에서 5-FU+류코보린군의 경우 수술 단독군에 비해 장기생존율을 81%에서 83%로 겨우 2% 향상시키는 것으로 나타났으며, 이는 통계적으로 유의하지 않았다. 미국 SEER의 자료에서도 제II병기의 경우 보조적 항암화학요법군과 수술 단독군을 비교하였을 때 5년 생존율은 양 군 간에 유의한 차이가 없었다(78% 대 75%; HR 0.91; 95% CI 0.77~1.09). 여러 연구와는 대조적으로 QUASAR 연구에서는 제II병기의 결장암에서도 수술 단독군에 대한 수술 후 항암화학요법의 재발에 대한 상대위험도가 0.78(95% CI 0.66~0.93, p=0.004)로 통계적으로 유의하게 나타났다. 따라서 제II병기의 결장암에 있어 보조적 항암화학요법은 아직까지 여러 논란이 있지만, 일반적으로 재발의 위험성이 높은 제II병기 고위험군에서는 FOLFOX-4를 포함한 항암화학요법 시행이 권고된다. 이러한 고위험군의 제II병기에는 T4의 종양, 3~4등급 이상의 높은 조직학적 등급, 종양 주위 림프혈관의 침범*peritumoral lymphovasucular involvement*, 진단 당시 장폐쇄가 있는 경우, T3라도 국소적 천공이 있는 경우, 절제연에 종양 침범이 있거나 불분명한 경우가 포함된다.

(2) 직장암의 수술 전후 보조 항암화학방사선요법

직장암은 해부학적 특성상 결장암과 비교하여 근치적 수술이 어려울 뿐만 아니라 주위 조직 침윤에 의한 국소재발이 주된 문제가 된다. 따라서 재발이 국소병변에 국한되거나 국소재발이 재발의 첫 번째 소견으로 나타나는 경우가 흔하다. 이러한 국소재발의 위험도는 직장이 골반 내 다른 구조 및 기관에 밀접하게 근접해 있고, 직장 주위에는 장막이 존재하지 않으며, 절제 시 충분한 경계면을 확보하기 어려운 점에 기인한다. 병기에 따른 국소재발률을 보면 제 I 병기는 5~10%, 제 II 병기는 25~30%이나 제III병기의 경우는 50% 이상이다. 따라서 결장암의 근치적 치료에서는 선행적·보조적 치료가 고려되어야 한다. 일반적으로 제II병기 또는 제III병기 직장암에서는 수술, 방사선치료 및 항암화학요법 등의 다학제적 접근이 우선적으로 고려된다.

여러 연구에서 보조적 방사선치료 및 항암방사선 동시요법의 경우 국소재발률을 낮추는 것으로 보고되고 있으나 생존율의 증가에 대해서는 연구마다 차이가 있다. 이는 국소침윤성 직장암에서 원격전이의 위험도가 같은 병기 대장암의 원격전이의 위험도와 거의 일치하기 때문이다. 이에 대한 연구들의 결과는 〈표 8-29〉와 같다.

직장암에서 보조적 방사선치료 또는 항암방사선 동시요법이 생존의 유의한 향상을 가져오느냐에 대해서는 2개의 메타분석이 있다. 캄마*Camma* 등이 시행한 메타분석에서는 수술 전 방사선치료군*preoperative radiotherapy*이 수술 단독군에 비해 5년 생존율(OR 0.83, p=0.03), 5년 국소발생률(OR 0.49, p<0.001) 모두 유의한 향상을 보인 것으로 나타났다. 하지만 5년 원격 전이율*distant metastases rate*에서는 통계적인 유의성을 나타내지 못했다(OR 0.93, p=0.54). 한편 대장암공동연구그룹*Colorectal Cancer Collaborative Group*에서는 22건의 무작위 배정 연구를 대상으로 메타분석을 시행했다. 이 연구에서는 수술 전 방사선치료군과 수술 후 방사선치료군이 모두 포함되었다. 5년 생존율은 방사선치료를 시행한 군이 45.0%, 수술만 시행한 군은 42.1%였으며 약간의 생존율 향상이 관찰되었다. 사망률의 감소는 수술 전 방사선치료군과 수술 후 방사선치료군 사이에 유의한 차이가 존재하지 않았다(p=0.9). 그러나, 수술 전 방사선치료군에서는 재발률(45.9% 대 52.9%, p<0.0001), 국소재발률(12.5% 대 22.2%, p<0.0001)의 유의한 감소가 관찰되었으며, 수술 후 방사선치료군에서는 이러한 감소가 관찰되지 않았다(50.3% 대 53.8%, p=0.10). Swedish Rectal Cancer Trial은 단기간의 수술 전 방사선치료에 대한 효과를 분석한 연구로, 총 1,168명의 환자가 참여하였다. 모든 환자는 절제 가능한 직장암 환자였으며, 방사선치료군은 수술 전에 방사선 25 Gy의 용량으로 일주일 동안 치료받았다. 5년의 경과 관찰 기간 중 국소재발률은 단기간의 수술 전 방사선치료군이 11%로 수술 단독군의 27%에 비해 통계적으로 유의하게 낮았다(p<0.001). 5년 생존율 역시 방사선치료군에서 58%로 수술 단독군(48%)에 비해 의미 있는 향상을 나타냈다(p=0.002). 비록 이 연구에서는 수술 전 방사선치료가 생존을 향상시키는 것으로 나타났으나, 그 외 카피테이진*Kapiteijn*, 대장암공동연구그룹 및 피터스*Peeters* 등의 연구들에 따르면 수술 전 방사선치료가 국소재발률을 낮춰줄 수 있지만 전체적인 생존 향상은 나타내지 못하였다.

수술 전후 방사선치료에서 한 가지 더 고려해야 할 문제는 항암화학요법을 추가하여 항암방사선 동시치료를 할 경우 그 효과가 증대될 수 있을지에 관한 것이다. 먼저

표 8-29 직장암에 대한 보조적 항암방사선치료

연구	용법	국소재발률	생존율
NSABP R-01	수술	25%	NA
	수술→방사선	16%	NA
		P=0.006	P=0.7
Swedish	수술	27%	58%
	방사선→수술	11%	48%
		p<0.001	p=0.002
Kapiteijn	수술	8.2%	81.8%
	방사선→수술	2.4%	82.0%
		P<0.001	P=0.84

FFCD 9203은 절제 가능한 T3~4, Nx, M0인 환자를 대상으로 수술 전 방사선치료와 수술 전 항암방사선 동시치료를 비교한 연구이다. 항암방사선 동시치료에 사용된 항암화학요법은 류코보린 20mg/m^2 투여 후 5-FU 350mg/m^{2}을 투여하는 것으로 한 주기당 5일씩 시행되었으며, 두 번째 주기는 방사선치료 후 제29일부터 제33일까지 시행되었다. 이 연구에서 수술 전 방사선치료군과 항암방사선 동시치료군 사이에 5년 생존율(67.9% 대 67.4%, p=0.684) 및 5년 무병생존율(55.5% 대 59.4%)에 있어서 통계적인 차이는 없었다. 하지만 수술 후 병리적 관해율(3.6% 대 11.4%; HR 0.50; 95% CI 0.31~0.80) 및 5년 국소재발률(8.1% 대 16.5%, p=0.004)은 수술 전 항암방사선 동시치료군에서 높은 것으로 나타났다. 제II기 또는 제III병기의 직장암에서 수술 전 항암방사선 동시치료와 수술 전 방사선 단독치료를 비교한 무작위 배정 연구 4개를 메타분석한 코크런의 자료를 보면 수술 전 방사선치료에 항암화학요법을 추가한 경우 병리적 관해율(OR 2.52~5.27; P<0.001)의 증가 및 국소재발률의 감소가 관찰되었다(HR 0.39~0.82; p<0.001). 하지만 수술 전 항암방사선 동시요법에서 관찰되었던 높은 병리적 관해율 및 국소재발률의 감소가 무병생존기간(HR 0.92~1.34, p=0.27)과 중앙 생존기간(HR 0.79~1.14, p=0.58)의 연장까지는 가져오지 못했다.

방사선치료에 항암화학요법을 추가하는 것 외에 고려해야 할 사항은 방사선치료 중 및 방사선치료 전후에 어떠한 항암화학요법을 병행하느냐 하는 문제이다. 전통적으로 직장암에서 방사선치료와 병행된 항암화학요법은 5-FU 500mg/m^2/일을 방사선치료 기간 중 제1주째와 제5주째 각각 3일씩 투여하는 방법이었다. 하지만 1994년 NCCTG에서는 수술 후 방사선치료와 병행하여 5-FU의 급속정주 대신 지속정주 요법을 시행할 경우 국소재발률, 무병 생존기간 및 생존기간의 측면에서 더 효과적임을 제시하였다. 이와 관련하여 방사선치료와 병행하는 항암화학요법의 방법에 대해서는 인터그룹 0114 연구와 GI INT 0144 연구가 있다. 먼저 인터그룹 0114 연구는 총 1,792명의 환자를 대상으로, 수술 후 5-FU 기반 항암화학요법을 2회 시행한 후 항암방사선 동시치료를 시행하고 이 치료가 종료되면 다시 항암화학요법 2회를 시행하는 일정으로 진행되었다. 이 연구에서는 총 네 종류의 5-FU 기반 항암화학요법이 시행되었는데, 5-FU 단독요법, 5-FU+류코보린 병합요법, 5-FU+레바미졸 병합요법, 그리고 5-FU+류코보린+레바미졸 병합요법이었다. 이 연구에서 네 가지 용법 간에는 중앙 생존기간 및 무병 생존기간에서 통계적으로 유의한 차이가 관찰되지 않았다. 즉, 5-FU 단독요법이 5-FU+류코보린 병합용법에 비해 열등하지 않은 것으로 나타났다. 한편 GI INT0144 연구는 1,917명의 직장암 환자를 대상으로 수술 후 항암방사선치료에 사용되는 항암화학요법의 종류를 크게 3가지로 구분하여 비교했다. 이 연구에서 사용된 항암방사선 동시치료 방법은 첫째, 5-FU를 5일 연속 급속정주 투여하는 일정으로 2회 시행 후 항암방사선 동시치료를 시행하고 다시 5-FU 급속정주 5일 투여를 2회 반복하는 일정(단, 항암방사선 동시치료 시에는 5-FU 지속정주), 둘째, 5-FU 300mg/m^{2}을 42일 연속 투여한 후 항암방사선 동시 투여를 시행하고 다시 5-FU를 56일간 지속정주하는 방법, 그리고 마지막으로 5-FU+류코보린 급속정주 5일 시행을 2회 반복 후 항암방사선 동시치료를 시행하고 다시 5-FU+류코보린 급속정주 5일 용법을 2회 반복하는 일정으로 이루어졌다. 앞서 기술한 NCCTG 연구와는 다르게 이 연구에서 각 군의 5년 생존율과 5년 무병생존율은 각각 68%, 71% 그리고 68%(p=0.5) 및 62%, 62% 그리고 57%(p=0.25)로 세 용법 간에 유의한 차이는 관찰되지 않았다. 다만 치료에 따른 독성은 5-FU 급속정주군에서 조금 더 높게 보고되었다.

제3세대 백금계 항암제인 옥살리플라틴을 기반으로 한 항암화학요법은 제2병기 중 고위험군과 제3병기의 결장암에서 수술 후 보조적 항암화학요법으로 인정되어 현재 사용되고 있다. 국소진행성 직장암에서는 수술 전 항암방사선치료로서 옥살리플라틴 포함 항암화학요법이 연구되어왔으며, 최근 2개의 제3상 연구 결과가 발표되었다. 먼저 ACCORD-12는 수술 전 항암방사선 동시치료로 카페시타빈+RT 45 Gy와 카페시타빈+옥살리플라틴 복합요법에 RT 50 Gy를 병합한 치료를 비교한 연구이다. 이 연구에서 카페시타빈+RT군과 카페시타빈+옥살리플라틴+RT군 간에 병리학적 완전관해율의 유의한 차이가 관찰되지 않았다(13.9% 대 19.2%; p=0.09). 하지만 절제 경계면 양성률은 각각 19.3%와 9.9%로 옥살리플라틴을 투여한 군에서 더 낮은 것으로 나타났다(p=0.02). 제3, 4등급의 독성은 옥살리플라틴 추가군에서 더 높은 것으로 관찰되었다(25% 대 11%; p<0.001). ACCORD-12가 카페시

타빈을 기반으로 한 연구인 데 비하여 STAR-01 연구는 5-FU 지속정주를 기반으로 한 연구이다. 이 STAR-01에는 총 747명의 환자가 참여하였으며, 환자들은 5-FU와 50.4 Gy 방사선치료군과 5-FU+옥살리플라틴과 50.4Gy 방사선치료군으로 나뉘어 치료를 받았다. 이 연구에서 5-FU+방사선치료군과 5-FU+옥살리플라틴+방사선치료군 사이의 병리학적 완전관해율에서는 통계적으로 유의한 차이가 관찰되지 않았다(16% 대 15%, p=0.982). NSABP R-04는 수술 전 항암방사선치료의 항암화학요법으로서 5-FU 지속정주와 카페시타빈을 비교하고 여기에 옥살리플라틴을 추가한 군과 추가하지 않은 군을 비교한 연구이다. 이 연구에서 카페시타빈은 수술 전 항암화학요법으로서 5-FU와 비슷한 효과를 나타냈으며, 옥살리플라틴은 별다른 추가적인 임상 효과를 보여주지 못했다.

이리노테칸은 캄토테신계 항암제로서 전이성 대장암, 비소세포폐암 등에 널리 사용된다. 절제 가능한 직장암에서 항암방사선 동시치료의 항암화학요법으로 5-FU에 이리노테칸을 추가하는 연구가 시도되었지만, 이리노테칸과 방사선치료의 부작용인 설사가 서로 중복되는 점 때문에 현재 널리 쓰이지는 못하고 있다.

카페시타빈은 5-FU의 전구물질로 5-FU의 지속정주와 비슷한 효과를 보일 것으로 예상되는 경구용 약제이다. 5-FU의 지속정주는 정맥주사로의 확보 문제 등으로 인해 환자에게 여러 가지 불편을 끼치므로 카페시타빈을 이용하여 5-FU 지속정주를 대체하려는 시도가 계속되었다. 먼저, 몇몇 제2상 임상연구에서 방사선치료에 카페시타빈을 병용하는 치료가 시도되었으며, 병리적 관해율은 다른 연구와 비슷한 것으로 나타났다. 따라서 이와 같은 결과를 바탕으로 5-FU 지속정주 대신 카페시타빈을 병용하는 것이 또 하나의 표준치료가 될 수 있음이 제시되었다. 직장암에서 수술 전 방사선치료와의 병용요법으로 5-FU 지속정주와 카페시타빈을 비교한 제3상 연구에서는 카페시타빈군이 5-FU 지속정주에 비해 최소한 열등하지는 않은 것으로 나타났으며, T병기의 감소(ypT0~2; 52% 대 39%; p=0.16) 및 N0(71% 대 56%; p=0.04)의 비율에서는 오히려 더 우수한 것으로 보고되었다. 우리나라 국립암센터에서는 수술 전 항암방사선치료로 FL 항암요법과 카페시타빈을 비교 분석하는 연구를 시행하였는데, 이 연구에서 방사선치료는 50.4 Gy가 골반 종양 및 원발 종양에 사용되었으며, FL 항암화학요법은 5-FU 400mg/m^2/일 및 류코보린 20mg/m^2/일 제1주째와 5주째 각각 3일씩 급속정주의 방법으로 시행되었다. 한편 카페시타빈은 825mg/m^2을 하루에 2회씩 복용하며, 방사선치료 기간 내내 복용하도록 하였다. 이 연구에서 수술 후 병리학적 T병기의 감소는 FL군에서 44.3%로 카페시타빈군의 49.9%와 유의한 차이는 관찰되지 않았으며, 또한 영상학적인 종양 부피의 감소도 68.2%와 68.3%로 양 군간에 유의한 차이는 관찰되지 않았다.

직장암에서 수술 전후에 시행되는 항암방사선 동시요법은 국소재발을 감소시키나, 치료에 따른 독성이 증가하는 문제가 존재한다. 따라서 재발 가능성이 적은 저위험군 환자(T3N0M0의 근위 직장암 등)는 수술 및 보조적 항암화학요법으로 충분할 수 있다. 하지만 후향적 연구에서 방사선치료가 시행되지 않은 T3N0M0 직장암의 경우 국소재발률이 높았던 점, 그리고 임상적으로 T3N0가 의심되어 수술 전 항암방사선 동시치료를 받았던 환자들도 수술 후 병리 소견에서 림프절전이가 발견된 경우가 20%를 상회하는 점 등으로 비추어 볼 때, 비록 재발 저위험군 환자라도 방사선치료를 생략하는 것에 대해서는 신중을 기할 필요가 있다.

직장암에서 항암방사선 동시치료를 수술 전 시행하느냐 또는 수술 후 시행하느냐는 매우 중요한 문제이다. 수술 전 시행은 종양의 크기를 감소시키므로 수술적 절제를 원활히 하며, 항문괄약근의 보존 가능성을 높인다는 장점을 가지고 있다. 또한 수술 전 방사선치료를 시행하는 경우 수술에 따른 혈관 손상 및 이로 인한 조직 내 산소 전달의 어려움이 없으므로 방사선치료 효과를 극대화할 수 있다. 다만 방사선치료가 필요 없는 초기 직장암도 치료에 포함될 수 있으므로 불필요한 방사선치료를 과잉으로 할 가능성이 있다. 수술 전 및 수술 후 항암방사선 동시치료의 효과에 대한 평가를 위해 독일의 직장암연구그룹에서 대규모 3상 연구를 수행하였다. 사우어*Sauer* 등이 시행한 이 연구에서는 임상적으로 T3 또는 T4 또는 림프절 양성인 직장암 환자 823명을 대상으로 수술 전 항암방사선 동시치료와 수술 후 항암방사선 동시치료를 비교 분석했다. 여기서 방사선치료와 병행한 항암화학요법은 5-FU를 일주일에 5일씩 120시간 연속 정주하는 방법으로 시행되었다. 이 연구에서 수술 전 항암방사선 동시치료군과 수술 후 동시치료군 사이에 5년 생존율의 유의한 차이는 관찰되지 않았다(76% 대 74%, p=0.80). 하지만 5년

간의 누적 국소재발률은 수술 전 항암방사선 동시치료군에서 6%로 수술 후 항암방사선 동시치료군의 13%보다 낮았다(p=0.006). 또한 항문괄약근의 보존율 역시 수술 전 치료군에서 39%로 수술 후 항암방사선 동시치료군(15%)에 비해 유의하게 향상되는 것으로 나타났다. 제3, 4등급의 독성 환자의 비율도 수술 전 항암방사선 동시치료군에서 더 적은 것으로 보고되었다(27% 대 40%, p=0.001). 보세*Bosset* 등은 T3 또는 T4의 절제 가능한 직장암 환자를 대상으로 ① 수술 전 방사선치료, ② 수술 전 항암방사선 동시치료, ③ 수술 전 방사선치료와 수술 후 항암치료, 그리고 ④ 수술 전 항암방사선 동시치료와 수술 후 항암치료를 비교한 연구를 시행하였다. 이 연구에서 방사선치료는 5주 동안 45 Gy가 투여되었으며, 항암화학요법은 5-FU 350mg/m^{2}과 류코보린 20mg/m^{2}을 5일 연속 투여하는 방법이 사용되었다. 먼저, 수술 전 치료와 수술 후 치료 사이에는 중앙 생존기간 및 무병 생존기간의 차이가 없는 것으로 나타났다(p=0.43, p=0.50). 그리고 수술 전 방사선치료만 시행한 두 군과 수술 전 항암방사선 동시요법을 시행한 두 군 사이에 5년 생존율은 큰 차이가 없는 것으로 나타났다(64.8% 대 65.8%, p=0.84). 또한 수술 후 보조적 항암화학요법을 시행한 두 군과 시행하지 않은 두 군 사이에 생존율의 차이는 관찰되지 않았다(67.2% 대 63.2%, p=0.12). 한편 국소재발률은 수술 전 방사선치료군에서는 17.1%로 나머지 세 군(수술 전 항암방사선 동시치료는 8.7%, 수술 전 방사선치료와 수술 후 항암치료는 9.6%, 수술 전 항암방사선 동시치료와 수술 후 항암치료는 7.6%)에 비해 유의하게 높은 것으로 나타났다(p=0.002). 따라서 이 연구에서 수술 전 방사선치료를 받은 환자를 대상으로 수술 전 또는 후에 실시하는 항암화학요법은 생존에 별다른 영향을 미치지 않는 것으로 나타났으며, 다만 항암화학요법은 수술 전에 투여되든 수술 후에 투여되든 국소재발률을 낮추는 것으로 나타났다.

수술 후 항암방사선 동시치료에 있어서 치료 순서 및 방법에는 흔히 샌드위치 요법이 많이 사용된다. 이 샌드위치 요법은 인터그룹 0114, GI INT0144 및 NCCTG 등에서 제시한 방법으로, 5-FU 기반 항암화학요법 2주기 시행 후 항암방사선 동시치료를 시행하고 이후 다시 5-FU 기반 항암화학요법 2주기를 시행하는 방법이다.

여러 연구에서 수술 전 또는 수술 후 항암방사선 동시치료가 국소재발률은 낮춤에도 불구하고 생존의 향상까지는 가져오지 못하는 이유는, 절제를 시행한 직장암의 경우라도 약 30~35% 정도의 원격전이를 보이고 특히 제3병기 직장암의 경우 국소 또는 원격전이에 따른 재발률이 50%에 달하기 때문이다. 따라서 수술 전 항암방사선 동시치료 후 수술을 시행한 환자에 대한 보조적 항암화학요법의 역할에 대해 평가하는 것은 매우 중요하다. EORTC 22921 연구는 절제 가능한 직장암 환자들 중 수술 전 (항암) 방사선치료를 시행한 환자를 대상으로 5-FU 기반 보조적 항암화학요법의 효과를 분석하기 위해 시행되었다. 이 연구에서 방사선치료는 45 Gy가 시행되었고, 방사선치료와 함께 사용된 항암화학요법은 FL(5-FU 350mg/m^2/일, 류코보린 20mg/m^2/일)이었으며 제1주와 제5주에 5일씩 시행되었다. 수술 후에는 3주 간격으로 4회의 보조적 항암화학요법이 시행되었다. 이 연구에서 보조적 항암화학요법의 경우 보조적 항암화학요법 시행군과 시행하지 않은 군 사이에서 무진행 생존기간(HR 0.94; 95% CI 0.73~1.20; p=0.262) 및 중앙 생존기간(HR 0.93; 95% CI 0.69~1.25; p=0.623)의 유의한 차이는 나타나지 않았다. 하지만, 이 연구에서 수술 후 병기의 감소*downstaging*는 중요한 예후인자로 나타났으며, 특히 수술 후 병리학적 병기가 ypT0~2인 경우에는 수술 후 보조적 항암화학요법 시행군에서 시행하지 않은 군에 비해 무진행 생존기간이 유의하게 향상되었다(76.7% 대 65.6%, p=0.244). 절제 가능한 직장암에서 보조적 항암화학요법의 역할을 증명한 연구가 충분하지는 않지만 제2기 또는 제3병기의 직장암의 경우 수술 전 항암방사선치료를 시행했다면 수술 후 병리학적 결과에 상관없이 보조적 항암화학요법을 시행할 것이 권고되고 있다.

한편, 보조적 항암화학요법으로 5-FU+류코보린 요법 외에 FOLFOX, FOLFIRI 및 카페시타빈의 사용도 연구되었다. ECOG E3201은 T3~4이거나 림프절 양성의 직장암 환자를 대상으로 수술 전 또는 수술 후 항암방사선 동시치료 후 5-FU+류코보린, FOLFOX 및 FOLFIRI를 비교한 제3상 연구이다. 이 연구는 총 3,150명의 환자 모집을 계획하였으나 225명의 환자를 참여시킨 후 베바시주맙을 추가하는 연구(E5204)로 인해 조기에 종료되었다. 이 연구에서 FOLFOX는 독성적인 측면에서 비교적 양호한 것으로 나타났으며, 따라서 항암방사선 동시치료 후 비교적 적은 독성으로 사용 가능한 용법임을 제시하였다.

결론적으로, 절제 가능한 직장암의 수술 전 보조적 치

료에 대해 정리하면 다음과 같다. 먼저, 임상적으로 T1 또는 T2로 예상되어 수술을 시행한 경우, 림프절전이가 없이 병리적 병기가 T1 또는 T2 인 경우 추가적인 보조적 치료는 일반적으로 권고되지 않는다. 하지만 림프절 음성인 T3 병기이거나 림프절전이가 동반된 경우(pT1~3, N1~2)에는 보조적 항암방사선 동시치료가 필요한데, 이 경우 샌드위치 요법 사용도 가능하다. 5-FU 기반 항암화학요법으로는 5-FU 단독이나 FL 또는 FOLFOX, 카페시타빈이 권고된다. 일반적으로 치료 기간은 총 6개월이 되도록 한다.

임상적으로 절제 가능한 T3N0 또는 T병기와 관계없이 림프절전이가 예상되는 경우라면 수술 전 항암방사선 동시치료가 권장된다. 방사선치료와 병행하는 항암화학요법으로는 5-FU 지속정주가 권장되며, 5-FU+류코보린 급속정주 또는 카페시타빈 등도 가능하다. 수술 전 항암방사선 동시치료가 종료된 후 5~10주 사이에 수술을 시행하며 수술 후 병리학적 병기와는 관계없이 수술 전 또는 후를 합하여 6개월의 보조적 항암화학요법을 시행한다.

임상적으로 절제 불가능한 T4 병기 또는 국소 침범이 있는 경우에는 수술 전 5-FU 지속정주와 방사선의 동시치료 또는 5-FU+류코보린 급속정주와 방사선치료 또는 카페시타빈과 방사선치료가 권장된다. 그리고 수술 전 항암방사선 치료 후 가능하다면 반드시 절제를 고려해야 한다. 수술 후 보조적 치료로는 5-FU, FOLFOX 및 카페시타빈이 권고된다.

2. 진행성 대장암의 고식적 항암화학요법

(1) 고전적 항암화학요법

지난 40년간 대장암에서 효과를 보인 대표적 약제는 5-FU로서 반응률이 20% 내외이나 생존 연장에는 큰 도움이 되지 못했다. 그러던 중 1977년 메토트렉세이트를 5-FU 투여 이전에 사용하자 세포 내의 PRPP(phosphoribosyl pyrophosphate)가 증가되어 이를 보조인자로 사용하는 5-FU의 FUMP(fluorouridine monophosphate) 전환이 증가함으로써 5-FU의 치료 효과가 상승함이 보고되었다. 이후부터는 진행성 대장암 치료를 위해 5-FU를 포함한 복합 항암화학요법 개발보다는 5-FU와 생화학 조절제의 병용요법들이 개발, 보고되었는데, 이들 중 가장 대표적인 것이 5-FU+류코보린이다. 5-FU 활성대사물의 하나인 5-FdUMP(5-fluorodeoxyuridine monophosphate)가 대표적 효소인 티미딜레이트 합성효소*thymidylate synthase; TS*에 결합하여 이 효소의 작용을 차단할 때, TS/5-FdUMP의 이원결합은 가역성이 강하여 반감기가 2시간인 반면, 류코보린 존재 시 생기는 TS/folate/5-FdUMP의 삼원결합체의 반감기는 무려 35시간으로 연장됨으로써 5-FU의 치료 효과가 증가함을 쉽게 예측할 수 있다. 이들 외에 5-FU의 생화학 조절제로 연구된 물질로는 PALA, 인터페론과 레바미졸 등이 있으며 5-FU+레바미졸의 효과는 앞의 보조 항암화학요법에서 언급하였다.

1) 5-FU와 메토트렉세이트

전이성 대장암 환자를 대상으로 5-FU 단독군과 5-FU+메토트렉세이트 병용군의 치료 성적을 비교한 9개 연구 결과를 모아 분석한 상위분석 결과는, 병용군이 반응률에서 19%로 단독군의 10%보다 두 배 가까이 높았고, 중앙생존기간에서도 단독군의 9개월에 비해 10.7개월로 유의하게 연장되어 5-FU+메토트렉세이트 병용치료법이 5-FU 단독 투여보다 치료 성적이 뚜렷하였다.

표 8-30 진행성 대장암에서 고용량 5-FU를 지속 정주하는 요법

종류	일정	효과		
		용법	PFS	OS
De Gramont	LV 200mg/m^2(over 2 hours)→bolus 5-FU 400mg/m^2→	LV5FU2	27.6주	62주
	infusion 5-FU 600mg/m^2 over 22 hours 이를 14일마다 반복	FL	22.0주	56.8주
			p=0.0012	p=0.067
AIO	LV 500mg/m^2 over 2 hours→	AIO	5.6개월	13.7개월
	5-FU 2,600mg/m^2 over 24 hours, 이를 매주 반복	FL	4.0개월	11.1개월
			p=0.029	p=0.70

2) 5-FU와 류코보린

5-FU+류코보린 치료법에서 연구자들이 가장 이견을 보였던 점은 류코보린의 용량 선택이었다. 이에 푼*Poon* 등은 5일 연속 5-FU와 류코보린을 정주하는 용법에 관해 저용량 류코보린(메이요 요법) 용법과 고용량 류코보린 용법을 비교하였다. 그 결과 저용량 류코보린+5-FU+류코보린 및 고용량 류코보린+5-FU 모두 5-FU 단독군에 비하여 중앙 생존기간의 향상을 보여주었다(저용량 FL: 12.0개월, p=0.05; 고용량 FL: 12.2개월, p=0.037). 그리고 저용량 FL 용법의 경우 유의한 삶의 질 향상을 나타내었다. 따라서 류코보린 20mg/m^2 정주 후 5-FU 425mg/m^2 정주를 5일 연속하는 메이요 요법이 표준치료로 인정되어왔다.

메이요 요법과는 달리 주기적으로 고용량의 5-FU를 지속정주하는 용법이 진행성 대장암의 치료 방법으로 시도되었다. 이러한 용법으로는 AIO 및 드 그라몽*de Gramont* 등이 제시한 LV5FU2 용법이 있으며, 일정 및 결과는 〈표 8-30〉에 기술된 바와 같다. 두 연구 모두 메이요 요법과 비교하여 무진행 생존기간 및 종양반응률이 유의한 향상을 나타냈으나 중앙 생존기간은 유의한 차이를 나타내지 못했다.

3) 5-FU와 PALA

PALA(N-phosphonoacetyl-L-aspartate)는 피리미딘 생성을 억제하는 항암제로서 세포 내 UTP(uridine triphosphate)를 감소시켜 5-FU와 병용 시 이의 활성대사물 중 하나인 FUTP(fluorouridine triphosphate)로의 전환을 증가시킴으로써 5-FU의 세포독성을 증가시킨다. 5-FU+PALA 병용요법 시 관찰되는 반응률은 35% 내외이고 5-FU+PALA+류코보린 병용요법은 45%로 보고되었다.

4) 5-FU와 인터페론

생체 외 인체 대장암 세포주를 대상으로 한 연구 결과, 인터페론이 5-FU의 세포 독성을 상승시키는 것이 관찰되었으나 그 기전은 확실하지 않았다. 5-FU+인터페론 병용요법 결과는 반응률 70%, 1년 생존율 56%로 획기적인 성적이었으나, 추시 결과 반응률 25~40%로 다른 생화학 조절제 병용요법과 대동소이했다. 5-FU 단독치료법과 동일 용량의 5-FU와 인터페론 병용요법과의 비교연구 결과는 반응률과 생존율의 차이는 없었으나 독성, 즉 발열, 오한, 근육통, 혈구감소증, 구내염, 설사 및 신경학적 증세들의 빈도가 병용요법에서 훨씬 높았다.

(2) 세포독성 항암화학요법

최근 대장암에 효과가 입증된 새로운 약제들로 많은 3상 임상시험이 진행되어 보고되고 있으므로 우수한 표준요법의 결론을 단언하기가 어려운 상황이지만, 그 골격은 기존의 5-FU+류코보린에 새로운 항암제를 추가하거나 새로운 항암제들의 복합항암요법들을 사용한 것으로 나눌 수 있다. 새로운 항암제 종류는 5-FU 전구물질인 카페시타빈, 프토라풀, S-1과 UFT, 국소이성화효소 I 억제제인 이리노테칸(CPT-11) 및 시스플라틴 유도체인 옥살리플라틴 등으로, 단독 사용 시 이전에 항암화학요법의 치료력이 없는 전이성 대장암에서 반응률 25% 내외의 매우 긍정적인 성적이 보고되고 있으며, 특히 이리노테칸은 과거 5-FU에 저항력이 있는 환자에서도 20% 내외의 효과가 보고되었다.

1) 이리노테칸(CPT-11)

이리노테칸은 캄토테신의 반합성 유도체로 1960년대부터 항암작용이 있다고 알려져 있었으나 용해성이 낮아 1970년대 들어서야 임상시험에 사용되었다. 이리노테칸은 이전에 5-FU로 치료받은 대장암 환자를 대상으로 한 제2상 연구에서 13~23%의 종양반응률을 나타냈다. 한편 이전에 치료받지 않은 환자를 대상으로 한 제2상 연구에서는 이리노테칸 125mg/m^{2}을 4주 연속 투여한 후 2주 휴약하는 일정으로 진행했을 때 32%의 종양반응률을 나타냈으며, 이와 동일한 용법으로 시행한 다른 연구에서는 26%의 종양반응률을 나타냈다. 이와 같은 결과에 고무되어 5-FU에 불응성인 대장암 환자를 대상으로 이리노테칸과 최선의 보존적 치료*best supportive care*를 비교한 제3상 연구가 진행되었다. 이리노테칸은 300~350mg/m^{2}의 용량으로 3주마다 투여되었다. 이 연구에서 이리노테칸군은 1년 생존율이 36.2%로 보존적 치료군의 13.8%에 비해 통계적으로 유의하게 높았다(p=0.0001). 또한 삶의 질 평가에서도 거의 모든 영역에서 보존적 치료에 비해 좋은 것으로 나타났다. 이 연구와 유사하게 5-FU 불응성 대장암 환자를 대상으로 이리노테칸과 5-FU 지속정주를 비교한 연구에서도 중앙 생존기간은 10.8개월 대 8.5개월로 이리노테칸군이 5-FU 지속 정주군에 비해 높은 것으로 나타났다(p=0.035). 한편 여러 연구에서 중성구감소증과 설사가 이리노테칸의 주요 부작용으로 보고되었으며, 특히 설사는 임상연구를 진행하는 데 가장 중요한 제한 요소로 보고되었다. 이러한 설사는 조기 발생형과 지연 발생형으로 나뉘는데, 조기 발생형은 이리노테칸을 투여하자마자 나타나는 것으로, 주로 콜린계 효과에 기인하며 아트로핀을 사용하여 조절한다. 그에 비하여 지연 발생형은 로페라마이드를 사용하여 조절한다.

진행성 대장암에서 이리노테칸을 5-FU 및 류코보린과 병합하여 사용하는 요법들이 시도되었으며, 먼저 이리노테칸, 5-FU 및 류코보린(IFL)과 메이요 요법의 5-FU+류코보린을 비교한 제3상 연구가 시행되었다. 이 연구에서 IFL 용법은 이리노테칸 125mg/m^{2}을 90분간 정주하고 5-FU 500mg/m^2, 류코보린 20mg/m^{2}을 각각 정주하였고 이를 매주 4주간 투여하였으며 매 6주마다 반복하였다. IFL 용법은 무진행 생존기간(7.0개월 대 4.2개월; p=0.004), 종양반응률(39% 대 21%; p<0.001) 및 중앙 생존기간(14.8개월 대 12.6개월; p=0.04) 모두 메이요 요법보다 우수한 성적을 보여주었다. 독성의 경우 IFL군에서 호중구감소증, 호중구감소증에 의한 발열 및 구강염이 더 많이 발생하였으며, 각 군에서 약 1%의 환자가 치료와 연관하여 사망했다.

5-FU+류코보린에 이리노테칸을 추가하는 다양한 방법도 시도되었는데, FOLFIRI(FOL=folinic acid, F=5-FU, IRI=이리노테칸)는 드 그라몽이 제시한 LV5FU2에 이리노테칸을 추가한 용법이다. LV5FU2와 여기에 이리노테칸을 추가한 FOLFIRI를 비교한 제3상 연구에서는 이리노테칸을 추가한 군에서 무진행 생존기간(6.7개월 대 4.4개월; p<0.001) 및 중앙 생존기간(17.4개월 대 14.1개월; p=0.031)의 향상을 보여주었다. 한편 이리노테칸 180mg/m^{2}과 류코보린 400mg/m^{2}을 Y 커넥터에 연결하여 동시에 2시간 동안 정주하고 5-FU 400mg/m^{2}을 급속 정주한 후 5-FU 2,400~3,000mg/m^{2}을 46~48시간 동안 지속정주하는 간편화된 FOLFIRI 용법도 많이 사용되고 있다.

BICC-C 연구는 FOLFIRI와 mIFL 그리고 CapeIRI를 비교한 제3상 연구로 후에 베바시주맙이 각 항암화학요법에 추가되었으며, 참여한 환자들은 셀레콕십*celecoxib* 또는 위약을 동시에 투여받았다. FOLFIRI는 위에서 제시한 간편화된 FOLFIRI 용법이 사용되었으며, mIFL은 이리노테칸 125mg/m^{2}을 90분 정주 후 류코보린 20mg/m^2 및 5-FU 500mg/m^{2}을 급속정주하였고, 이를 제1일과 제8일에 시행하여 3주마다 반복하였다. CapeIRI는 제1일에 이리노테칸 250mg/m^{2}을 90분 정주하였으며 카페시타빈 1,000mg/m^{2}을 하루에 2회 제1일부터 14일까지 복용하였고 이를 3주마다 반복했다. 이 연구에서 FOLFIRI는 무진행 생존기간에서 mIFL 및 CapeIRI에 비해 유의한 향상을 나타냈다(FOLFIRI 7.6개월, mIFL 5.9개월, CapeIRI 5.8개월; FOLFIRI 대 mIFL, p=0.004; FOLFIRI 대 CapeIRI, p=0.015). 하지만 중앙 생존기간은 FOLFIRI, mIFL 및 CapeIRI 각각 23.1개월, 17.6개월 및 18.9개월이었으며 FOLFIRI와 mIFL(p=0.09) 및 FOLFIRI와 CapeIRI(p=0.27)군 간에 유의한 차이는 없었다. 이와 같은 연구 결과를 바탕으로 FOLFIRI는 진행성 대장암의 표준 항암화학요법으로 인정되어 널리 쓰이고 있다.

2) 옥살리플라틴

옥살리플라틴은 제3세대 백금계 항암제로, 다른 백금계 항암제와 마찬가지로 플래티넘-DNA 합성체를 생성하여 DNA 합성을 저해하고 세포독성 작용을 얻게 된다. 옥살리플라틴은 대장암에서 단독으로 투여했을 때, 18%의 반응률과 13~14개월의 생존기간을 보였으며, 5-FU+류코보린 요법과 병용했을 때 20~55%의 반응률과 10~17개월의 생존기간을 보이는 것으로 알려져 있다. 진행성 또는 전이성 대장암에서 옥살리플라틴은 주로 5-FU+류코보린과 조합을 이루어 사용되어왔으며, 이는 흔히 FOLFOX(FOL=folinic acid, 즉 류코보린, F=플루오로우라실, OX=옥살리플라틴)로 불리는 조합이다. FOLFOX는 사용되는 류코보린의 용량, 옥살리플라틴의 용량, 급속정주하는 5-FU의 용량 및 유무, 그리고 지속정주하는 5-FU의 용량에 따라 FOLFOX-1로부터 FOLFOX-7까지 다양하게 사용된다. 이들의 용법 및 효과는 〈표 8-31〉에 기술된 바와 같다.

이 중 무작위 3상 연구가 된 용법은 흔히 드 그라몽 용법이라고 불리는 LV5FU2와 여기에 옥살리플라틴 85mg/m^{2}을 병합한 FOLFOX-4를 비교한 것이다. 이 연구에는 이전에 치료받지 않았던 420명의 진행성 대장암 환자가 참여하였다. LV5FU2는 제1일에 류코보린 200mg/m^{2}을 2시간 정주한 후 5-FU 400mg/m^{2}을 급속정주하고, 이어 22시간 동안 5-FU 600mg/m^{2}을 지속 정주하였으며 이를 2일간 반복했다. FOLFOX-4는 LV5FU2와 동일하나 추가로 옥살리플라틴 85mg/m^{2}을 제1일에 2시간 정주한 용법이다. 이 연구에서 FOLFOX-4군은 무진행 생존기간(9.0개월 대 6.2개월; p=0.0003), 종양반응률(50.7% 대 22.3%; p=0.0001)에서 LV5FU2군에 비해 유의한 향상을 나타냈다. 중앙 생존기간의 향상도 나타났

[표 8-31] 여러 FOLFOX 용법의 투여 방법 및 결과

용법	투여 방법	임상 결과
FOLFOX-2	Oxaliplatin 100mg/m², D1 LV 500mg/m²→5-FU 1.5~2g/m² over 24 hours, D1 & 2	종양반응률 45% 무진행 생존기간 7개월 중앙 생존기간 17개월
FOLFOX-3	Oxaliplatin 85mg/m², D1 LV 500mg/m²→5-FU 1.5~2g/m² over 24 hours, D1 & 2	종양반응률 20% 무진행 생존기간 26주 중앙 생존기간 57주
FOLFOX-4	LV5FU2 : LV 200mg/m² over 2 hours D1 & 2→5-FU 400mg/m² D1 & 2→5-FU 600mg/m² over 22 hours, D1 & 2 FOLFOX-4 : oxaliplatin 85mg/m² over 2 hours D1→LV5FU2	LV5FU2: FOLFOX(p-value) 무진행 생존기간 6.2: 9.0개월(p=0.0003) 중앙 생존기간 14.7: 16.2개월(p=0.12) 반응률 50.7: 22.3%(p=0.0001)
FOLFOX-6	LV 200mg/m², oxaliplatin 100mg/m² over 2 hours → 5-FU 400mg/m² infusion, D1→5-FU 2,400~3,000mg/m² over 46 hours	무진행 생존기간 8.0개월(95% CI 6.2~9.4) 종양반응률 54%

으나 통계적 유의성에는 미치지 못했다(16.2개월 대 14.7개월; p=0.12).

3) 옥살리플라틴 복합 항암화학요법과 이리노테칸 복합 항암화학요법의 비교

N9741은 FOLFOX-4와 IFL을 비교한 연구로, 원래는 FOLFOX-4와 IFL 및 IROX(이리노테칸+옥살리플라틴)의 효과를 분석한 연구다. 이 연구에서 FOLFOX-4는 IFL과 비교하여 무진행 생존기간에서 유의한 향상을 보여주었다(8.7개월 대 6.9개월; HR 0.74; 95% CI 0.61~0.89; p=0.0014). 또한 중앙 생존기간에서도 FOLFOX-4는 19.5개월로 15.0개월인 IFL에 비해 유의하게 긴 것으로 나타났다(HR 0.66; 95% CI 0.54~0.82; p=0.0001). 이 N9741은 FOLFOX-4가 이리노테칸 포함 항암화학요법에 비해 우월하다는 점을 보여주었지만, FOLFIRI와의 직접적인 비교가 아니라는 점에서 한계가 있었다.

이에 진행성·전이성 대장암의 항암화학요법에서 1차 치료로 FOLFOX와 FOLFIRI를 비교한 3상 연구가 진행되었으며, 대표적인 연구에는 투어니간드*Tournigand*, 콜루치*Colucci* 및 베누크*Venook* 등이 시행한 3건의 연구가 있다. 이 연구들의 결과는 〈표 8-32〉와 같다. 먼저, 투어니간드 등은 FOLFIRI(이리노테칸 180mg/m² 제1일, 류코보린 200mg/m² 제1일, 5-FU 400m/m² 제1일 이후 5-FU 2,400~3,000mg/m² 46시간 연속 정주)와 FOLFOX-6를 비교하였다. 이 연구에서 2차 치료로는 FOLFOX-6와 FOLFIRI가 교차로 사용되었다. 이 연구에서 1차 치료로 사용된

[표 8-32] FOLFOX와 FOLFIRI의 비교

연구	용법	종양반응률	무진행 생존기간	중앙 생존기간
Tournigand	FOLFOX-6	54%	8.0개월	20.6개월
	FOLFIRI	56%	8.5개월	21.5개월
		P=NS	P=0.26	p=0.99
Colucci	FOLFOX-4	34%	7개월	15개월
	FOLFIRI	31%	7개월	14개월
		P=0.60	P=NS	P=0.28

NS: not significant

FOLFIRI와 FOLFOX-6는 종양반응률, 무진행 생존기간 및 중앙 생존기간에서 유의한 차이가 관찰되지 않았다. 이 연구는 1차 치료로 FOLFIRI와 FOLFOX가 동등한 효과를 보인다는 점 외에 어느 순서로 투여하든지 궁극적인 생존기간은 동일하다는 점을 보여주었다는 의미가 있다. 콜루치 등은 진행성 혹은 전이성 대장암의 1차 치료로서 FOLFIRI와 FOLFOX-4의 효과에 대해 비교 분석한 연구를 시행하였다. 이 연구에는 이전에 치료받지 않은 진행성·전이성 대장암 환자 336명이 FOLFIRI군과 FOLFOX-4군으로 각각 배정되었다. FOLFIRI군은 첫날에 이리노테칸 180mg/m², 류코보린 100mg/m²을 투여한 후 5-FU 400mg/m²을 급속정주하고 이후 5-FU 600m/m²을 22시간 동안 지속정주하며, 둘째 날에는 류코보린 100mg/m² 투여 후 5-FU 400mg/m²를 급속정주하고 5-FU 600mg/

m^2을 22시간 동안 지속정주하였다. FOLFOX-4군은 첫날 이리노테칸 180mg/m^2 대신 옥살리플라틴 85mg/m^2을 2시간 동안 정주하는 것만 달랐고 나머지는 FOLFIRI군과 동일하게 진행되었다. 이 연구에서 FOLFIRI와 FOLFOX-4는 종양반응률(31% 대 34%, p=0.6), 무진행 생존기간(7개월 대 7개월) 및 중앙 생존기간(14개월 대 15개월, p=0.28)에서 비슷한 임상효과를 나타냈다.

마지막으로, 베누크 등은 CALGB 80203 연구에서 FOLFOX와 FOLFIRI군 간에 종양반응률이 차이가 없음을 보여주었다. 이 연구들에 근거했을 때 진행성·전이성 대장암의 1차 치료로서 FOLFOX와 FOLFIRI는 종양반응률, 무진행 생존기간 및 중앙 생존기간에서 서로 비슷한 효능을 나타내는 것으로 생각할 수 있으며, 두 용법 모두 진행성·전이성 대장암의 표준적인 1차 요법으로 권고되고 있다.

4) 항암화학요법의 순서 및 투여 기간

전술한 바와 같이 FOLFOX와 FOLFIRI 모두 진행성·전이성 대장암의 1차 요법으로 널리 사용되고 있다. 여기서 고려해야 하는 점은 이 두 용법의 투여 순서이다. 이 부분에 대해서는 앞서 언급한 투어니간드 등이 시행한 GERCOR 연구가 해답을 제시한다. 이 연구에서 치료 순서에 있어 FOLFIRI 후 FOLFOX-6 순서로 하든지 FOLFOX-6 후 FOLFIRI로 하든지 중앙 생존기간은 차이가 관찰되지 않았다. 두 번째로 고려해야 할 점은 항암치료에 대해 휴지기를 가져야 하는지 투여를 지속해야 하는지 여부이다. 모건*Maughan* 등은 드 그라몽의 LV5FU2와 5-FU 300mg/m^2/일 지속 정주, 랄티트렉세드*raltitrexed*를 12주 투여한 후 평가하여 종양에 대해 반응이 있거나 안정 변병인 경우 ① 휴지기를 가진 후 암의 진행 때 다시 투여하는 군, ② 휴지기 없이 계속 투여하는 군으로 무작위 배정하여 양 군의 임상적 효과를 비교 분석했다. 이 연구에서 휴지기를 가지는 군은 130일의 휴지기 후 37%의 환자가 1차 치료 약제로 다시 치료를 시작하였다. 한편 계속 투여했던 군은 무작위 배정 후 92일간 투여를 지속하였다. 이 연구에서 무작위 배정 후(즉, 12주 치료 후) 중앙 생존기간은 휴지기를 가진 군 10.8개월 및 계속 투여군 11.3개월로 양 군 간에 유의한 차이가 관찰되지 않았다(HR 0.87; 95% CI 0.69~1.09; p=0.23).

진행성 또는 전이성 대장암에서 휴지기를 갖느냐 계속 투여하느냐에 대한 대표적 연구로는 OPTIMOX-1, OPTIMOX-2, CONcePT 그리고 GISCAD 등이 있다. 이들이 어떻게 휴지기를 두었는지에 따라 살펴보면, 모든 항암요법을 중단하고 완전한 휴지기를 가진 연구는 OPTIMOX-2와 GISCAD였으며, 항암약제 중 중요한 독성을 일으키는 약만 중단하고 나머지 약들을 유지하는 연구에는 OPTIMOX-1과 CONcePT가 있었다. 한편 위에서 제시된 모든 연구는 치료 전 계획된 횟수만큼 투여하면 항암화학요법을 중단하는 일정으로 설계되었다. 재시작 시점 또한 중요한데, 예정된 휴지 기간이 지나면 다시 시작하는 연구는 OPTIMOX-1, CONcePT 및 GISCAD였으며, 이에 반해 OPTIMOX-2는 질환이 진행할 때까지 휴지기를 갖다가 질환이 진행하면 그때 재시작하는 일정으로 시행되었다. 먼저 OPTIMOX-1은 FOLFOX-4를 질환이 진행할 때까지 계속 시행하는 군과, FOLFOX-7을 6회 시행한 후 옥살리플라틴을 제외한 LV5FU2를 12회 투여하고 질환이 진행하면 FOLFOX-7을 재투여하는 군을 비교한 연구이다. 이 연구에서 FOLFOX-4를 계속 시행한 군과 FOLFOX-7 6회 투여 후 LV5FU2를 12회 투여하고 휴지 기간을 가졌던 군의 중앙 생존기간은 각각 19.3개월과 21.2개월로 양 군 간에 유의한 차이는 없었으며(HR 0.93; 95% CI 0.72~1.11; p=0.49) 종양반응률도 각각 58.5%와 59.2%로 비슷한 효과를 나타냈다.

OPTIMOX-2는 FOLFOX-7을 6회 투여한 후 옥살리플라틴을 제외한 LV5FU2를 질환이 진행할 때까지 투여하고 다시 FOLFOX-7을 투여하는 지속군과, FOLFOX-7을 6회 투여하고 완전한 휴지기를 가졌다가 질환이 처음 병변만큼 진행되면 다시 시작하는 군을 비교한 연구이다. 이 연구에서 LV5FU2를 지속했을 경우 완전한 휴지기를 가졌을 때에 비해 무진행 생존기간(8.3개월 대 6.7개월; p=0.04)이 연장되는 것으로 나타났고, 중앙 생존기간 역시 향상시킬 수 있는 것으로 나타났다(24.6개월 대 18.9개월, p=0.05). 이와 같은 경향은 불량한 예후를 가진 환자에서 두드러지는 것으로 나타났다.

CONcePT는 진행성 또는 전이성 대장암 환자를 대상으로 mFOLFOX-7에 베바시주맙 5mg/kg을 추가한 용법으로 치료하되 옥살리플라틴을 질환이 진행할 때까지 지속적으로 사용한 군과 간헐적으로 투여한 군을 비교한 연구이다. 간헐적으로 투여하는 군의 경우 8회는 옥살리플라틴을 사용하고, 그 후 8회는 mFOLFOX에서 옥살리플라틴을 제외하고 투여하는 방법으로 시행되었다. 이 연구에서 옥살리플라틴을 간헐적으로 투여한 군이 지속적으로 투여한 군에 비해 치료 실패까지의 기간이 우월한 것으로 나타났다(25주 대 18주; HR 0.58; 95% CI 0.41~0.83; p=0.0025).

GISCAD는 FOLFIRI를 대상으로 2개월 투여 후 2개월 휴지를 갖는 군과 지속 투여하는 군을 비교한 연구이다. 이 연구에서 양 군 간에 무진행 생존기간(8.8개월 대 7.3개월; HR 1.00; 95% CI 0.73~1.36) 및 중앙 생존기간(16.9개월 대 17.6개월; HR 1.11; 95% CI 0.83~1.48)에서 통계적으로 유의한 차이가 관찰되지 않았다.

이처럼 휴지기 없이 연속 투여를 시행하려는 여러 연구가 시도되고 있지만 OPTIMOX-2를 제외하고는 지속적인 항암화학요법이 생존의 향상을 가져온다는 보고는 없으며, 따라서 앞으로 추가적인 연구가 필요하다. 마지막으로 고려해야 하는 부분은 약제 선택에 있어 1차 치료로 단독요법을 선택하느냐 아니면 병용요법을 선택하느냐 하는 것이다. 이 부분에 대한 연구로는 FOCUS 연구와 CAIRO 연구가 있다. 먼저, FOCUS 연구는 환자들을 세 군으로 나누어 첫째 군은 초치료로 5-FU 단독요법 후 질환이 진행하면 이리노테칸 단독요법으로 치료하였으며, 둘째 군은 초치료로 5-FU 단독요법 후 2차 치료로 5-FU+이리노테칸 병용요법을 사용하였다. 셋째 군은 1차 치료부터 5-FU+이리노테칸 병용요법 또는 5-FU+옥살리플라틴 병용요법을 시행하였다. 이 연구에서는 5-FU 단독군에 비해 초치료로 5-FU+이리노테칸 병용요법을 시행한 군에서만 유의한 생존 향상이 관찰되었다(16.7개월 대 13.9개월; HR 0.83; 95% CI 0.73~0.96; p=0.001). 한편 CAIRO는 FOCUS와 비슷한데, 먼저 순차적 치료군은 1차 치료로 카페시타빈 단독요법 후 2차 치료로 이리노테칸 단독요법을 시행하고, 3차 치료로 카페시타빈+옥살리플라틴을 시행하였으며, 병합요법군은 1차 치료로 카페시타빈+이리노테칸 또는 카페시타빈+옥살리플라틴을 시행하였다. 이 연구에서 순차적 치료군의 중앙 생존기간은 16.3개월로 병합요법군의 17.4개월과 비교하여 통계적으로 유의한 차이는 없는 것으로 나타났다(p=0.3281). 위의 연구들은 일부 환자에 있어서 초치료로 병합요법이 아닌 5-FU 단독요법도 하나의 치료 방법이 될 수 있음을 제시한다고 할 수 있다.

5) 카페시타빈

5-FU 전구물질이 임상에 소개된 것은 오래 전이지만, 서구에서 관심을 가진 것은 최근의 일이다. 이 5-FU 전구물질은 모두 경구 약물로서 쉽게 장기간 투여할 수 있다는 점이 장점이며, 이 장기간의 투여가 간헐적인 5-FU 정맥주사와 효과 면에서 같거나 우수할 것이라는 가설은 5-FU의 지속정주 결과에서 유추된다. 5-FU 지속정주는 약동학적 면에서 간헐적 투여와 크게 달라 부작용의 감소, 반응률의 증가 및 생존의 연장이 기대되었으나 지속정주법의 가장 큰 약점인 장기간 정맥 확보에서 초래되는 부작용과 환자의 불편함으로 인해 광범위한 이용이 주저되어 왔다. 또한 5-FU 경구약과는 달리 5-FU 전구물질은 위장관에서 5-FU 대사효소인 DPD(dihydropyrimidine dehydrogenase)를 우회할 수 있어서 생체이용률이 월등하며, 더욱이 정상조직보다 종양조직에서 5-FU 치환효소인 TP(thymidine phosphorylase)가 3배 이상 높은 점이 치료 효과를 높이면서 부작용을 줄일 수 있는 장점으로 인정되고 있다. 카페시타빈은 종양과 간조직의 세포 내에서 TP에 의해 5-FU로 전환되며, 특히 대장암에서 TP 발현도가 정상조직보다 높으므로 종양선택적이고 경구로 복용 가능하다는 장점이 있다.

아르케노*Arkenau* 등은 카페시타빈과 옥살리플라틴의 병용요법(CAPOX)과 5-FU+류코보린+옥살리플라틴(FUFOX) 요법을 비교한 제3상 연구를 진행하였다. 이 연구에서 FUFOX는 옥살리플라틴 50mg/m^2 및 류코보린 500mg/m^{2}을 각각 2시간 정주한 후 5-FU 2,000mg/m^{2}을 22시간 정주하는 요법으로 이를 제1일, 8일, 15일 그리고 22일에 시행하고 5주마다 반복했으며, CAPOX는 옥살리플라틴 70mg/m^{2}을 제1일과 8일에 2시간 정주, 카페시타빈 1,000mg/m^{2}은 제1일부터 14일까지 복용하는 요법으로 3주마다 반복하는 일정이었다. 이 연구에서 CAPOX와 FUFOX는 종양반응률(47% 대 54%), 무진행 생존기간(7.1개월 대 8.0개월; p=0.117) 및 중앙 생존기간(16.8개월 대 18.8개월; p=0.26)에서 비슷한 효과를 나타냈다.

NO16966은 뒤에서 언급되겠지만, 진행성 또는 전이성 대장암에서 1차 요법으로 XELOX 또는 FOLFOX-4에 베바시주맙을 추가한 군과 항암화학요법 단독군을 비교한 2×2 연구이며, FOLFOX-4에 대한 XELOX의 비열등성을 평가하였다. XELOX군은 FOLFOX-4군과 비교하여 무진행 생존기간(8.0개월 대 8.5개월; HR; 1.04; 97.5% CI; 0.93~1.15) 및 중앙 생존기간(19.8개월 대 19.6개월; HR; 0.99;

97.5% CI 0.88~1.12)에서 열등함을 나타내지 않았다.

한편 전이성 대장암의 1차 치료로 XELOX와 FOLFOX-6을 비교한 듀크렉*Ducreux* 등의 연구에 따르면 XELOX는 FOLFOX-6와 무진행 생존기간(8.8개월 대 9.3개월) 및 중앙 생존기간(19.9개월 대 20.5개월)에서 비슷한 효과를 나타냈다. 따라서 카페시타빈과 옥살리플라틴의 병용요법(XELOX 또는 CAPOX)은 FOLFOX-4, FOLFOX6 또는 FUFOX 등의 항암화학요법과 비슷한 효과가 있는 것으로 생각되며, 여러 5-FU+류코보린+옥살리플라틴의 병용요법처럼 진행성 또는 전이성 대장암의 1차 치료요법으로 인정되고 있다.

카페시타빈의 부작용으로는 수족증후군이 대표적이다. 몇몇 연구에서 카페시타빈이 포함된 항암화학요법의 경우 제3, 4등급의 설사 및 수족증후군이 카페시타빈이 포함되지 않은 군에 비해 많이 나타난다고 보고되고 있다.

(3) 분자표적치료제

1) 베바시주맙

베바시주맙은 신생혈관 생성을 억제하여 항암작용을 나타낸다. 진행성·전이성 대장암에 대한 베바시주맙의 효과는 카비나바*Kabbinavar* 등이 시행한 제2상 연구를 통해 처음으로 알려졌다. 이 연구는 매주 5-FU+류코보린을 투여하는 용법에 저용량 베바시주맙(5mg/kg) 또는 고용량 베바시주맙(10mg/kg)을 추가한 용법에 대한 연구로, 5-FU+류코보린 단독군, 5-FU+류코보린+저용량 베바시주맙군, 그리고 5-FU+류코보린+고용량 베바시주맙군으로 나누어 비교했다. 이 연구에서 저용량 베바시주맙의 경우 종양반응률, 무진행 생존기간 및 중앙 생존기간에서 5-FU+류코보린 단독군에 비해 유의한 향상을 나타냈다. 이러한 연구를 바탕으로 베바시주맙 5mg/kg을 기준으로 하여 기존의 항암화학요법에 베바시주맙을 추가하는 제3상 연구가 진행되었다. 이 연구는 이전에 치료력이 없는 813명의 진행성 대장암 환자를 대상으로 IFL과 ILF에 베바시주맙 5mg/kg을 추가한 용법을 비교했다. 여기서 IFL에 베바시주맙을 추가하였을 때 중앙 생존기간은 20.3개월로 IFL에 위약을 추가한 용법(15.6개월)에 비해 통계적으로 유의한 향상을 보여주었다($p<0.001$). 또한 무진행 생존기간에서도 유의한 향상을 보여주었으며(10.6개월 대 6.2개월, $p<0.001$), 종양반응률도 베바시주맙을 추가한 군이 유의하게 높았다(44.8% 대 34.8%; $p=0.004$).

AVIRI는 FOLFIRI와 베바시주맙의 병합용법에 대한 제4상 연구이다. 이 연구에서 FOLFIRI+베바시주맙 용법은 무진행 생존기간이 11.1개월(95% CI 10.3~12.1), 중앙 생존기간은 22개월(95% CI 20.5~25.9)로 나타났으며, 종양반응률은 53.1%에 달하는 것으로 보고되었다. BICC-C 연구는 원래 FOLFIRI와 mIFL 그리고 CapeIRI를 비교한 제3상 연구로 디자인되었지만, 후에 베바시주맙 7.5mg/kg가 각 군에 추가되었으며 CapeIRI군은 베바시주맙이 추가되지 않았다. 이 연구에서 FOLFIRI+베바시주맙군과 mIFL+베바시주맙군의 종양반응률은 각각 57.9%와 53.3%로 보고되었다. 한편 무진행 생존기간은 FOLFIRI+베바시주맙군이 11.2개월로 mIFL+베바시주맙군의 8.3개월보다 향상된 경향을 보였으나 통계적 유의성은 보이지 못하였다. 이 연구의 최근 결과에 따르면 FOLFIRI+베바시주맙군은 중앙 생존기간이 28.0개월로 mIFL+베바시주맙군의 19.2개월에 비해 통계적으로 유의한 향상을 보여주었다($p=0.037$).

NO16966은 이전에 치료받지 않은 전이성 대장암 환자를 대상으로 옥살리플라틴 병합 항암화학요법에 베바시주맙을 추가하였을 때의 효과를 평가한 연구이며, 옥살리플라틴 병합 항암화학요법에는 XELOX 또는 FOLFOX-4가 사용되었다(〈표 8-33〉). 이 연구에서 XELOX 또는 FOLFOX-4에 베바시주맙을 추가한 군은 무진행 생존기간이 9.4개월로 위약군의 8.0개월보다 통계적으로 의미 있는 향상을 나타냈다(HR 0.83; 97.5% CI; 0.72~0.95; $p=0.0023$). 하지만 중앙 생존기간은 베바시주맙군은 21.3개월, 위약군은 19.9개월로 양 군 간에 유의한 차이는 관찰되지 않았다(HR 0.89; 97.5% CI 0.76~1.03; $p=0.077$). 한편 이 연구에서 세부 그룹 분석을 시행했을 때 무진행 생존기간에서 베바시주맙의 효과는 XELOX군(HR 0.77; 97.5% CI 0.63~0.94; $p=0.0026$)에서는 통계적으로 의미 있는 향상이 나타났으나 FOLOFX-4군(HR 0.89; 97% CI 0.73~1.08; $p=0.1871$)에서는 통계적인 의미까지 도달하지 못했다. NO16966은 무진행 생존기간에서 베바시주맙 투여군이 의미 있는 향상을 보였으나 그 차이가 1.4개월에 불과했으며, 특히 유의한 생존기간 향상을 보이는 데는 실패했다. 그 이유로는 충분하지 못한 베바시주맙 사용 기간이 제시되고 있다. 실제로 이 연구에서 질환의 진행으로 인해 베바시주맙을 중단한 경우는 29%에 불과

| 표 8-33 | 진행성·전이성 대장암의 베바시주맙 병용요법

용법			종양반응률	무진행 생존기간	중앙 생존기간
1차 치료	NO16966	CTx + 베바시주맙	47%	9.4개월	21.3개월
		FOLFOX/XELOX	49%	8.0개월	19.9개월
			P = 0.31	P = 0.0023	P = 0.077
		mIFL + 베바시주맙	44.8%	10.6개월	20.3개월
		mIFL	34.8%	6.2개월	15.6개월
			P = 0.004	P<0.001	P<0.001
	BICC-C	FOLFIRI + 베바시주맙	57.9%	11.2개월	28.0개월
		IFL + 베바시주맙	53.3%	8.3개월	19.2개월
				NS	P = 0.037
2차 치료	E3200	FOLFOX + 베바시주맙	22.7%	7.3개월	12.9개월
		FOLFOX	8.6%	4.7개월	10.8개월
			P<0.0001	P<0.0001	P = 0.0011

NS: not significant

하며, 독성, 치료 거부 및 다른 이유로 조기에 중단한 경우가 55%에 달했다.

E3200은 이리노테칸을 포함한 항암화학요법을 시행받은 진행성·전이성 대장암 환자를 대상으로 FOLFOX-4에 베바시주맙(10mg/kg)을 투여한 군과 FOLFOX-4 단독군 및 베바시주맙 단독군을 비교한 제3상 연구이다. 이 연구에서 FOLFOX + 베바시주맙군은 중앙 생존기간에서 12.9개월로 FOLFOX-4 단독군의 10.8개월보다 통계적으로 의미 있는 생존기간 향상을 나타냈다($p = 0.0011$). 무진행 생존기간에서도 FOLFOX-4 + 베바시주맙군은 7.3개월로 FOLFOX-4 단독군(4.7개월) 및 베바시주맙 단독군(2.7개월)에 비해 의미 있는 향상을 보여주었다. 이 연구에서는 베바시주맙 단독군의 경우 무진행 생존기간이 FOLFOX-4 단독군에 비해서도 현저히 짧은 것으로 나타나 베바시주맙 단독은 진행성 대장암의 2차 치료로는 추천되지 않고 있다.

진행성·전이성 대장암 치료에서 베바시주맙을 사용할 때의 중요한 문제 중 하나는 베바시주맙을 병용한 항암화학요법 시행 후 질환이 진행한 경우 투여를 어떻게 하느냐 하는 점이다. 전향적 코호트 관찰연구인 BRiTE는 진행성·전이성 대장암 환자를 대상으로 하여 1차 치료로 베바시주맙 병용 항암화학요법을 시행한 후 질환이 진행하였을 때 2차 치료로 항암화학요법과 베바시주맙을 병용하여 베바시주맙을 유지한 군과 베바시주맙 중단 후 항암화학요법만 시행한 군을 비교했다. 이 연구에서 비록 1차 치료에서 베바시주맙을 병용투여하고 질환이 진행했지만 2차 치료에서도 계속 베바시주맙을 투여한 경우 2차 치료에서 베바시주맙을 중단했을 때보다 중앙 생존기간이 유의하게 향상되었다(31.8개월 대 19.9개월, $p<0.001$). BRiTE에서 베바시주맙 병용 후 질환이 진행했음에도 불구하고 2차 치료에서 지속적인 베바시주맙 투여가 생존을 향상시킬 수 있다는 점을 제시했지만, 이 연구는 관찰연구이며 무작위 배정에 의한 연구가 아니라는 점, 그리고 좋은 신체 활동도를 보인 환자들이 베바시주맙을 계속 투여받았을 가능성이 많다는 점을 주의하여 해석할 필요가 있다.

베바시주맙과 관련한 독성에는 고혈압, 색전/혈전증, 단백뇨, 상처 회복 지연 그리고 위장관 천공 등이 있으며, 드물지만 동맥혈전증 등도 보고되고 있다. 위장관 천공과 관련하여 뚜렷한 위험인자는 없지만 베바시주맙 치료 전 광범위한 복강내 수술이 위장관 천공의 위험인자로 제시되고 있다. 특히 이러한 현상은 난소암의 베바시주맙 사용에서 두드러지게 나타나며, 위장관의 원발 종양의 유무는 큰 관련이 없는 것으로 보고되고 있다.

2) 세툭시맙

세툭시맙*cetuximab*은 표피성장인자*epidermal growth factor; EGF* 수용체에 대한 카이메릭 단클론 항체로 EGF 수용체에 결합하여 수용체의 활성화를 억제한다. NCIC017 연구는 치료받은 경험이 있는 진행성 대장암 환자를 대상으로 세툭시맙 단독치료와 최선의 보존적 치료를 비교한 연구이다. 이 연구에서 세툭시맙 단독치료군이 최선의 보존적 치료군에 비하여 유의한 중앙 생존기간의 향상을 나타냈다(6.1개월 대 4.6개월, HR 0.77; 95% CI 0.64~0.92; p=0.005). 무진행 생존기간도 세툭시맙 단독군이 더 좋은 것으로 보고되었다(HR 0.68; 95% CI 0.57~0.80; p<0.001).

BOND 연구는 이리노테칸을 포함한 항암화학요법 사용 후 질환이 진행한 환자를 대상으로 세툭시맙 단독요법과 이리노테칸과 세툭시맙의 복합 항암화학요법을 비교한 연구이다. 이 연구에서 이리노테칸+세툭시맙군은 세툭시맙 단독군에 비하여 통계적으로 유의한 종양반응률을 나타냈다(22.9 % 대 10.8 %, p=0.007). 또한 무진행 생존기간에서도 이리노테칸을 병용한 군이 우월한 것으로 나타났다(4.1개월 대 1.5개월, p<0.001). 하지만, 중앙 생존기간에서는 유의한 차이가 발견되지 않았다(8.6개월 대 6.9개월, p=0.48).

진행성·전이성 대장암에서 세툭시맙을 FOLFOX 또는 FOLFIRI 등의 표준적인 치료 용법에 추가하여 1차 치료로 사용하려는 노력이 시도되었으며, 이에 대한 연구로는 CRYSTAL, OPUS 및 CAIRO-2 연구가 있다(〈표 8-34〉). 먼저 CRYSTAL은 진행성·전이성 대장암 환자에서 1차 치료로 FOLFIRI에 세툭시맙을 추가했을 때의 효과를 평가한 연구로, 총 1,198명의 환자가 FOLFIRI+세툭시맙군과 FOLFIRI 단독군으로 1:1 배정되었다. FOLFIRI에 세툭시맙을 추가한 경우 무진행 생존기간이 8.9개월로 FOLFIRI 단독(8.0개월)보다 생존기간을 향상시키는 것으로 나타났으나 중앙 생존기간의 유의한 향상까지는 나타내지 못했다(19.9개월 대 18.6개월, HR 0.93; 95% CI 0.81~1.07; p=0.31). CRYSTAL 연구는 *KRAS* 변이에 따라 생존을 분석했는데 정상형 wild type *KRAS*를 가진 환자들의 경우 세툭시맙+FOLFIRI군에서 유의한 무진행 생존기간 향상이 관찰되었다(9.9개월 대 8.7개월; HR 0.68; 95% CI 0.50~0.94; p=0.02). 중앙 생존기간에 있어서는 세툭시맙+FOLFIR군에서 FOLFIRI 단독군에 비해 생존기간 연장이 관찰되었지만 통계적인 유의성에 이르지는 못하였다(24.9개월 대 21.0개월, HR 0.83; 95% CI 0.64~1.11). 한편 *KRAS* 변이를 가진 환자에서는 무진행 생존기간 및 중앙 생존기간에 있어서 세툭시맙+FOLFIRI군과 FOLFIRI 단독군 사이에 의미 있는 차이가 관찰되지 않았다.

OPUS는 진행성·전이성 대장암 환자를 대상으로 FOLFOX에 세툭시맙을 추가했을 때의 효과를 평가한 제2상 연구로, 총 337명의 환자가 FOLFOX+세툭시맙 또는 FOLFOX로 1:1 배정되었다. 이 연구에서 전체 환자를 대상으로 했을 때 종양반응률의 경우 FOLFOX+세툭시

| 표 8-34 | 진행성·전이성 대장암에 대한 세툭시맙 병용요법

용법			종양반응률	무진행 생존기간	중앙 생존기간
1차 치료	CRYSTAL	FOLFIRI+세툭시맙	46.9%	8.9개월	19.9개월
		FOLFIRI	38.7%	8.0개월	18.6개월
			P=0.004	P=0.048	P=0.31
	OPUS	FOLFOX+세툭시맙	46%	7.2개월	
		FOLFOX	36%	7.2개월	
			P=0.064	P=0.617	
	CAIRO-2	XELOX+베바시주맙+세툭시맙	52.7%	9.4개월	19.4개월
		XELOX+베바시주맙	50.0%	10.7개월	20.3개월
			P=0.16	P=0.01	P=0.16
2차 치료	EPIC	이리노테칸+세툭시맙	16.4%	4.0개월	10.7개월
		이리노테칸	4.2%	2.6개월	10.0개월
			P<0.0001	P<0.0001	P=0.71

맙군이 FOLFOX 단독군에 비해 높게 나타났으나 통계적인 유의성은 보이지 못했다(46% 대 36%, p=0.064). 또한 무진행 생존기간에서도 FOLFOX+세툭시맙군은 7.2개월로 FOLFOX 단독군의 7.2개월과 비교하였을 때 큰 차이를 나타내지 못했다(HR 0.93; 95% CI 0.71~1.23; p=0.6170). 하지만 *KRAS* 변이에 따라 세툭시맙의 효과는 큰 차이를 보였는데, 정상형 *KRAS*가 있는 경우 종양반응률에서 FOLFOX+세툭시맙군(61%)이 FOLFOX 단독군(37%)에 비해 통계적으로 유의한 향상을 나타냈다(p=0.011). 또한 세툭시맙을 투여한 군에서 무진행 생존기간의 연장이 관찰되었다(7.7개월 대 7.2개월; HR 0.57; 95% CI 0.36~0.91; p=0.163). 그와는 대조적으로 *KRAS* 변이가 있는 환자들에서는 세툭시맙을 FOLFOX와 병용투여하는 경우 종양반응률이 감소하는 경향을 보였지만(33% 대 49%, p=0.106), 무진행 생존기간 역시 감소하는 것으로 나타났다(5.5개월 대 8.6개월, p=0.0192).

CAIRO-2는 이전에 치료받지 않았던 진행성·전이성 대장암 환자에서 XELOX+베바시주맙 용법에 세툭시맙을 추가하여 병용할 때의 효과를 연구한 제3상 연구이다. 이 연구에서 XELOX+베바시주맙에 세툭시맙을 병용하였을 경우 XELOX+베바시주맙 단독에 비해 오히려 무진행 생존기간을 감소시키는 것으로 나타났다(9.4개월 대 10.7개월, p=0.01). 종양반응률(52.7% 대 50.0%, p=0.16) 및 중앙 생존기간(19.4개월 대 20.3개월, p=0.16)은 양 군 간에 큰 차이가 없는 것으로 보고되었다. 이 연구에서도 *KRAS*의 변이 여부에 따른 분석이 시행되었다. 먼저, *KRAS* 변이가 있는 경우 세툭시맙을 투여한 군에서 통계적으로 의미 있게 무진행 생존기간(8.1개월 대 12.5개월, p=0.003) 및 중앙 생존기간(17.2개월 대 24.9개월, p=0.03)이 감소하는 것으로 나타났다. 정상형 *KRAS*의 경우 세툭시맙 투여군과 XELOX+베바시주맙만 투여한 군 사이에 무진행 생존기간(10.5개월 대 10.6개월, p=0.30) 및 생존기간(21.8개월 대 22.4개월, p=0.64)에는 의미 있는 차이가 없는 것으로 나타났다. 한편 XELOX+베바시주맙에 세툭시맙을 병용 투여한 환자들만을 보면 *KRAS* 변이가 있는 환자에서 무진행 생존기간(8.1개월 대 10.5개월, p=0.04) 및 중앙 생존기간(17.2개월 대 21.8개월, p=0.06)이 감소한 것으로 보고되었다. 정상형 *KRAS*를 가진 환자에게 FOLFOX 또는 FOLFIRI에 세툭시맙을 병용 투여한 경우 OPUS 및 CRYSTAL 연구에서는 무진행 생존기간 및 생존기간의 향상이 관찰되었다. 하지만, 이러한 경향은 CAIRO-2 연구에서는 관찰되지 않고 있다.

EPIC은 진행성·전이성 대장암 환자에서 FOLFOX에 실패한 후 이리노테칸에 세툭시맙을 추가하였을 때의 효과를 평가하기 위해 시행한 연구로, 총 1,298명의 환자가 이리노테칸+세툭시맙군과 이리노테칸군으로 1:1 무작위 배정되었다. 앞에서 언급한 BOND와 비교했을 때 이리노테칸에 세툭시맙을 병용한 것은 공통점이지만, BOND가 이전에 이리노테칸에 저항성을 가지는 환자를 대상으로 한 것에 비해 EPIC은 옥살리플라틴 사용 후 질환이 진행한 환자를 대상으로 한 점, 이리노테칸+세툭시맙에 대한 대조군이 BOND는 세툭시맙 단독군인 데 비해 EPIC은 이리노테칸 단독용법이라는 차이점이 있다. EPIC 연구에서 이리노테칸+세툭시맙군이 이리노테칸 단독군에 비해 통계적으로 의미 있는 무진행 생존기간 향상을 나타냈다(4.0개월 대 2.6개월, HR 0.69; 95% CI 0.62~0.78; p<0.0001). 또한 종양반응률 역시 이리노테칸+세툭시맙군에서 우월한 것으로 나타났다(16.4% 대 4.2%, p<0.0001). 하지만 중앙생존기간은 양 군 간에 의미 있는 차이가 나타나지 않았다(10.7개월 대 10.0개월; HR 0.98; 95% CI 0.85~1.11; p=0.71).

3) 파니투무맙

파니투무맙*panitumumab*은 인간 단클론 항체로서 EGF 수용체를 표적으로 하고 있으며, 표준적 치료에 실패한 진행성·전이성 대장암에서 쓰이는 단독요법으로 미국 FDA의 승인을 받았다. 이전에 옥살리플라틴과 이리노테칸을 포함한 항암화학요법을 시행받은 전이성 대장암 환자를 대상으로 파니투무맙 단독요법과 최선의 보존적 치료를 비교한 제3상 연구에서는 파니투무맙 투여군이 최선의 보존적 치료군에 비해 통계적으로 의미 있는 무진행 생존기간 향상을 보여주었다(HR 0.54; 95% CI 0.44~0.66; p<0.0001). 중앙 무진행 생존기간은 파니투무맙군에서 8주, 그리고 최선의 보존적 치료군에서는 7.3주로 나타났다. 또한 종양반응률도 파니투무맙군은 10%, 최선의 보존적 치료군에서는 0%로 통계적으로 의미 있게 파니투무맙군이 높았다(p<0.0001). 이와 같은 연구를 바탕으로 PACCE 연구가 시행되었는데, 이 연구는 이전에 치료받지 않은 진행성·전이성 대장암 환자를 대상으로 옥살리플라틴 포함 또는 이리노테칸 포함 항암화학요법에 베바시주맙을 추가한 후 여기에 파니투무맙을 더 추가했을 때

의 효과를 평가하기 위해 시행되었다. 그 결과 옥살리플라틴 또는 이리노테칸 포함 항암화학요법에 베바시주맙과 파니투무맙을 추가했을 때 무진행 생존기간이 파니투무맙을 추가하지 않았을 때에 비해 감소한 것으로 나타났다(10.0개월 대 11.4개월; HR 1.27; 95% CI 1.06~1.52). 또한 중앙 생존기간도 파니투무맙을 추가한 군이 19.4개월로 대조군의 24.5개월에 비해 감소한 것으로 나타났다(HR 1.43; 95% CI 1.11~1.83).

한편 파니투무맙은 진행성·전이성 대장암을 대상으로 한 1차 치료로서 FOLFOX 또는 FOLFIRI와 병용 투여하는 것을 고려해볼 수 있다. 먼저 PRIME 연구는 진행성·전이성 대장암 환자를 대상으로 FOLFOX-4±파니투무맙을 비교한 제3상 연구이다. 총 1,183명의 환자가 1:1 무작위 배정된 이 연구에서 60%의 환자가 정상형 *KRAS*를 가지고 있었으며, 40%의 환자가 변이형 *KRAS*를 가지고 있었다. FOLFOX-4+파니투무맙은 정상형 *KRAS*를 가진 환자에서 FOLFOX-4 단독에 비해 유의한 무진행 생존기간 향상을 보여주었다(9.6개월 대 8.0개월; HR 0.80; 95% CI 0.66~0.97; p=0.02). 하지만 변이형 *KRAS*를 가진 환자들의 경우 파니투무맙을 투여한 군에서 오히려 무진행 생존기간이 감소하는 것으로 나타났다(7.3개월 대 8.8개월; HR 1.29; 95% CI 1.04~1.62; p=0.02). 한편 진행성·전이성 대장암에서 1차 치료로 FOLFIRI와 파니투무맙을 병합한 제2상 연구에서는 약제에 대한 종양반응률을 평가했는데, 정상형 *KRAS*군에서는 48%, 변이형 *KRAS*군에서는 29%로 보고되었다.

(4) 생물학적 표지자

표피성장인자 수용체*epidermal growth factor receptor; EGFR*는 erbB군에 속하는 키나아제 수용체*receptor kinase*로서, 이 수용체가 리간드에 의해 활성화될 경우 암의 증식과 성장에 매우 중요한 역할을 하게 된다. 이러한 작용은 수용체 활성화 이후 세포 내 신호전달 체계에 의해 이루어지는데, 이러한 신호전달 체계로는 RAS-RAF-MAP 또는 PIK3-AKT 등이 있다. EGFR의 과발현은 여러 암종에서 관찰되고 있으며, 일반적으로 나쁜 예후인자로 작용하기 때문에 암치료의 중요한 표적으로 여겨지고 있다.

1) KRAS

*KRAS*는 GTP/GDP에 결합한 후 EGFR의 신호전달 체계를 활성화하여 세포조절에 관여하는 21kD의 단백질을 인코딩하는 원형 종양유전자이다. *KRAS*에 변이가 있을 경우 신호전달 체계가 비활성화되지 않아 세포가 비정상적으로 성장하게 되며, 세툭시맙 및 파니투무맙에 대한 저항성을 가지게 된다. 이러한 *KRAS* 유전자의 변이 여부는 세툭시맙 및 파니투무맙의 치료에 있어 독립적 예후인자로 여겨지고 있다.

〈표 8-35〉는 세툭시맙과 *KRAS* 변이의 관계를 나타낸 표이다. NCIC017 연구 환자 572명 중 *KRAS* 평가가 가능

표 8-35 KRAS 상태에 따른 세툭시맙 병용요법의 무진행 생존기간

용법	정상형*wild type KRAS*		변이형*mutated KRAS*	
	세툭시맙 투여	세툭시맙 미투여	세툭시맙 투여	세툭시맙 미투여
NCIC017	3.7개월	1.9개월	1.8개월	1.8개월
	HR 0.40, 95% CI 0.30~0.54		HR 0.99 95% CI 0.73~1.35	
	P<0.001		P=0.96	
CRYSTAL	9.9개월	8.7개월	7.6개월	8.1개월
	HR 0.68, 95% CI 0.50~0.94		HR1.07, 95% CI 0.71~1.61	
	P=0.02		P=0.75	
OPUS	7.7개월	7.2개월	5.5개월	8.6개월
	HR 0.57, 95% CI 0.36~0.91		HR 1.83, 95% CI 1.10~3.05	
	P=0.163		P=0.0192	
CAIRO-2	10.5개월	10.6개월	8.1개월	12.5개월
	P=0.30		P=0.003	

표 8-36 KRAS 상태에 따른 파니투무맙 요법의 무진행 생존기간

연구	정상형 *KRAS*		변이형 *KRAS*	
	파니투무맙 투여	BSC	세툭시맙 투여	BSC
Amado 등	12.3주	7.3주	7.4주	7.3주
	HR 0.45, 95% CI 0.34~0.59		HR 0.99, 95% CI 0.71~1.61	

BSC: best supportive care

했던 394명을 대상으로 *KRAS*와 세툭시맙의 단독요법 간의 관계를 살펴본 연구에 따르면, 정상형 *KRAS*군에서는 세툭시맙군에서 최선의 보존적 치료군보다 우월한 무진행 생존기간 향상을 나타냈다(3.7개월 대 1.9개월; HR 0.40; 95% CI 0.30~0.54; P<0.001). 하지만 변이형 *KRAS*군에서는 이와 같은 차이가 관찰되지 않았다. 〈표 8-35〉에 나타난 바와 같이 세툭시맙과 다른 항암화학요법의 병합치료를 시행한 CRYSTAL, OPUS 및 CAIRO-2 연구에서도 변이형 *KRAS*에서는 세툭시맙의 효과가 없거나 오히려 무진행 생존기간 향상도 나타내지 못하는 것으로 나타났다. 이와 같은 현상은 파니투무맙 치료에서도 관찰되었는데 이전에 옥살리플라틴과 이리노테칸을 포함한 항암화학요법을 시행받은 전이성 대장암 환자를 대상으로 파니투무맙 단독요법과 최선의 보존적 치료를 비교한 제3상 연구에서는 무진행 생존기간에 있어서 파니투무맙군은 13.8주로 최선의 보존적 치료를 시행한 군의 8.5주보다 통계적으로 유의한 향상을 보여주었다(P<0.001). 한편 *KRAS*의 변이 여부에 따라 살펴보면, 정상형 *KRAS*에서는 파니투무맙 투여군에서 12.3주, 최선의 보존적 치료군에서는 7.3주의 무진행 생존기간이 관찰되었다(HR 0.45; 95% CI 0.34~0.59)(〈표 8-36〉). 하지만 변이형 *KRAS* 환자들에서는 파니투무맙 투여군과 최선의 보존적 치료군 사이에 무진행 생존기간의 통계적인 유의성이 관찰되지 않았다(HR 0.99; 95% CI 0.73~1.36; 파니투무맙 군 7.4주, 최선의 보존적 치료군 7.3주).

2) BRAF

BRAF 유전자는 RAS-RAF-MEK-ERK 키나아제 경로에 속해 있는 세린*serine*/트레오닌*threonine* 단백질 키나아제로, *KRAS* 단백질의 활성도의 조절을 받으며 대장암의 진행에 관여한다. *BRAF* 변이는 과오돌연변이*missense mutation*에 의해 발린*valine*이 글루타민산*glutamic acid*으로 치환된 형태(BRAFV600E)가 가장 흔히 관찰된다. 이와 같은 변이는 MEK-ERK 경로의 비정상적인 활성화 및 암 발생에 중요한 역할을 한다. 한편 *BRAF*와 *KRAS* 변이는 상호 배타적인 것으로 보고되고 있다. 최근 제2병기와 제3병기의 근치적 시술을 받은 대장암 환자를 분석한 연구에 따르면 *BRAF* 변이는 약 8%에서 관찰되었으며, *BRAF* 변이에 따른 무재발 생존기간의 차이는 관찰되지 않았으나 *BRAF* 변이가 존재하는 경우 생존기간은 감소하는 것으로 보고되고 있다.

한편 파니투무맙과 세툭시맙을 2차 또는 그 이상에서 투여한 환자를 대상으로 한 후향적 연구에 따르면 *BRAF* 변이가 있는 경우 정상형 *BRAF*보다 종양반응률도 낮으며 무진행 생존기간(p=0.001) 및 전체 생존기간(p<0.001)도 감소하는 것으로 보고되고 있다. 이와 같은 현상은 CAIRO-2 연구에서도 그대로 보이는데, 카페시타빈+옥살리플라틴+베바시주맙에 세툭시맙을 추가한 군에서는 변이형 *BRAF*가 있는 경우 무진행 생존기간 및 전체 생존기간이 각각 6.6개월 및 15.2개월에 불과하였으나 정상형 *BRAF*가 있는 경우 무진행 생존기간 및 전체 생존기간이 각각 10.4개월 및 21.5개월로 모두 통계적으로 유의한 향상을 나타냈다(p=0.01, p=0.001). 디 니콜란토니오*Di Nicolantonio* 등은 변이형 *BRAF*를 가지고 있는 대장암세포주*cell line*를 *BRAF* 억제제인 소라페닙*sorafenib*으로 처리하면 EGFR 억제제에 대한 감수성이 복원됨을 증명했다. 이와 같은 연구들을 통해 *BRAF* 변이가 EGFR 억제제에 대한 저항성을 유도함을 알 수 있으며, 한편으로는 소라페닙과 같이 *BRAF*를 표적으로 하는 약제를 변이형 *BRAF*를 가진 대장암 환자에게 세툭시맙과 병합 투여하는 경우 세툭시맙과 같은 EGFR 억제제의 효과를 높일 수 있음을 알 수 있다.

참고문헌

1. Agaba EA. Does rectal washout during anterior resection prevent local tumor recurrence? Dis Colon Rectum 2004;47(3):291-6.
2. Allegra CJ, Yothers G, O' Connell MJ, Sharif S, Colangelo LH, Lopa SH, et al. Initial safety report of NSABP C-08: A randomized phase III study of modified FOLFOX6 with or without bevacizumab for the adjuvant treatment of patients with stage II or III colon cancer. J Clin Oncol 2009;27(20):3385-90.
3. Amado RG, Wolf M, Peeters M, Van Cutsem E, Siena S,

Freeman DJ, et al. Wild-type KRAS is required for panitumumab efficacy in patients with metastatic colorectal cancer. J Clin Oncol 2008;26(10):1626-34.
4. Andre T, Boni C, Mounedji-Boudiaf L, Navarro M, Tabernero J, Hickish T, et al. Multicenter International Study of Oxaliplatin/5-Fluorouracil/Leucovorin in the Adjuvant Treatment of Colon Cancer (MOSAIC) Investigators. Oxaliplatin, fluorouracil, and leucovorin as adjuvant treatment for colon cancer. N Engl J Med 2004;350(23):2343-51.
5. Andre T, Colin P, Louvet C, Gamelin E, Bouche O, Achille E, et al. Semimonthly versus monthly regimen of fluorouracil and leucovorin administered for 24 or 36 weeks as adjuvant therapy in stage II and III colon cancer: results of a randomized trial. J Clin Oncol 2003;21(15):2896-903.
6. Andreola S, Leo E, Belli F, Lavarino C, Bufalino R, Tomasic G, et al. Distal intramural spread in adenocarcinoma of the lower third of the rectum treated with total rectal resection and coloanal anastomosis. Dis Colon Rectum 1997;40(1):25-9.
7. Ballantyne GH, Quin J. Surgical treatment of liver metastases in patients with colorectal cancer. Cancer. 1993;71(12 Suppl):4252-66.
8. Bell SW, Mourra N, Flejou JF, Parc R, Tiret E. Ex vivo sentinel lymph node mapping in colorectal cancer. Dis Colon Rectum. 2005;48(1):74-9.
9. Bembenek A, Rau B, Moesta T, Markwardt J, Ulmer C, Gretschel S, et al. Sentinel lymph node biopsy in rectal cancer-not yet ready for routine clinical use. Surgery 2004;135(5):498-505; discussion 6-7.
10. Benson AB 3rd, Schrag D, Somerfield MR, Cohen AM, Figueredo AT, Flynn PJ, et al. American Society of Clinical Oncology recommendations on adjuvant chemotherapy for stage II colon cancer. J Clin Oncol 2004;22(16):3408-19.
11. Bertagnolli M, Miedema B, Redston M, Dowell J, Niedzwiecki D, Fleshman J, et al. Sentinel node staging of resectable colon cancer: results of a multicenter study. Ann Surg 2004;240(4):624-8; discussion 8-30.
12. Block IR, Enquist IF. Lymphatic studies pertaining to local spread of carcinoma of the rectum in the female. Surg Gynecol Obstet 1961;112:41-6.
13. Bokemeyer C, Bondarenko I, Makhson A, Hartmann JT, Aparicio J, de Braud F, et al. Fluorouracil, leucovorin, and oxaliplatin with and without cetuximab in the first-line treatment of metastatic colorectal cancer. J Clin Oncol 2009;27(5):663-71.
14. Bosset JF, Collette L, Calais G, Mineur L, Maingon P, Radosevic-Jelic L, et al; EORTC Radiotherapy Group Trial 22921. Chemotherapy with preoperative radiotherapy in rectal cancer. N Engl J Med 2006;355(11):1114-23.
15. Bozzetti F, Doci R, Bignami P, Morabito A, Gennari L. Patterns of failure following surgical resection of colorectal cancer liver metastases: rationale for a multimodal approach. Recent Results Cancer Res 1988;110: 164-7.
16. Cassidy J, Clarke S, Diaz-Rubio E, Scheithauer W, Figer A, Wong R, et al. Randomized phase III study of capecitabine plus oxaliplatin compared with fluorouracil/folinic acid plus oxaliplatin as first-line therapy for metastatic colorectal cancer. J Clin Oncol 2008;26(12): 2006-12.
17. Chessin DB, Guillem JG. Surgical issues in rectal cancer: a 2004 update. Clin Colorectal Cancer 2004;4(4):233-40.
18. Collette L, Bosset JF, den Dulk M, Nguyen F, Mineur L, Maingon P, et al. European Organisation for Research and Treatment of Cancer Radiation Oncology Group. Patients with curative resection of cT3-4 rectal cancer after preoperative radiotherapy or radiochemotherapy: does anybody benefit from adjuvant fluorouracil-based chemotherapy? A trial of the European Organisation for Research and Treatment of Cancer Radiation Oncology Group. J Clin Oncol. 2007;25(28):4379-86.
19. Colorectal Cancer Collaborative Group. Adjuvant radiotherapy for rectal cancer: a systematic overview of 8,507 patients from 22 randomised trials. Lancet. 2001;358(9290):1291-304.
20. Colucci G, Gebbia V, Paoletti G, Giuliani F, Caruso M, Gebbia N, et al; Gruppo Oncologico Dell' Italia Meridionale. Phase III randomized trial of FOLFIRI versus FOLFOX4 in the treatment of advanced colorectal cancer: a multicenter study of the Gruppo Oncologico Dell' Italia Meridionale. J Clin Oncol 2005;23(22):4866-75.
21. Corman ML. Colon and rectal surgery. In: Corman ML, eds. Colon and rectal surgery. 5th ed. New York: Lippincott Williams and Wilkins 2005. p.767-903.
22. Cunningham D, Humblet Y, Siena S, Khayat D, Bleiberg H, Santoro A, et al. Cetuximab monotherapy and cetuximab plus irinotecan in irinotecan-refractory metastatic colorectal cancer. N Engl J Med. 2004;351(4):337-45.
23. Cunningham D, Pyrhonen S, James RD, Punt CJ, Hickish TF, Heikkila R, et al. Randomised trial of irinotecan plus supportive care versus supportive care alone after fluorouracil failure for patients with metastatic colorectal cancer. Lancet. 1998;352(9138):1413-8.
24. de Gramont A, Bosset JF, Milan C, Rougier P, Bouche O, Etienne PL, et al. Randomized trial comparing monthly low-dose leucovorin and fluorouracil bolus with bimonthly high-dose leucovorin and fluorouracil bolus plus continuous infusion for advanced colorectal cancer: a French intergroup study. J Clin Oncol. 1997;15(2):808-15.
25. de Gramont A, Figer A, Seymour M, Homerin M, Hmissi A, Cassidy J, et al. Leucovorin and fluorouracil with or without oxaliplatin as first-line treatment in advanced colorectal cancer. J Clin Oncol 2000;18(16):2938-47.
26. Di Betta E, D' Hoore A, Filez L, Penninckx F. Sphincter saving rectum resection is the standard procedure for low rectal cancer. Int J Colorectal Dis 2003;18(6):463-9.
27. Doci R, Gennari L, Bignami P, Montalto F, Morabito A,

Bozzetti F. One hundred patients with hepatic metastases from colorectal cancer treated by resection: analysis of prognostic determinants. Br J Surg 1991;78(7):797-801.
28. Douillard JY, Cunningham D, Roth AD, Navarro M, James RD, Karasek P, et al. Irinotecan combined with fluorouracil compared with fluorouracil alone as first-line treatment for metastatic colorectal cancer: a multicentre randomised trial. Lancet 2000;355(9209):1041-7.
29. Fermor B, Umpleby HC, Lever JV, Symes MO, Williamson RC. Proliferative and metastatic potential of exfoliated colorectal cancer cells. J Natl Cancer Inst 1986;76(2):347-9.
30. Fuchs CS, Marshall J, Mitchell E, Wierzbicki R, Ganju V, Jeffery M, et al. Randomized, controlled trial of irinotecan plus infusional, bolus, or oral fluoropyrimidines in first-line treatment of metastatic colorectal cancer: results from the BICC-C Study. J Clin Oncol 2007;25(30):4779-86.
31. Fujisawa M, Nakamura T, Ohno M, Miyazaki J, Arakawa S, Haraguchi T, et al. Surgical management of the urinary tract in patients with locally advanced colorectal cancer. Urology 2002;60(6):983-7.
32. Fujita S, Yamamoto S, Akasu T, Moriya Y. Lateral pelvic lymph node dissection for advanced lower rectal cancer. Br J Surg 2003;90(12):1580-5.
33. Furst A, Suttner S, Agha A, Beham A, Jauch KW. Colonic J-pouch vs. coloplasty following resection of distal rectal cancer: early results of a prospective, randomized, pilot study. Dis Colon Rectum 2003;46(9):1161-6.
34. Georgiou P, Tan E, Gouvas N, Antoniou A, Brown G, Nicholls RJ, et al. Extended lymphadenectomy versus conventional surgery for rectal cancer: a meta-analysis. Lancet Oncol 2009;10(11):1053-62.
35. Gerard JP, Azria D, Gourgou-Bourgade S, Martel-Laffay I, Hennequin C, Etienne PL, et al. Comparison of two neoadjuvant chemoradiotherapy regimens for locally advanced rectal cancer: results of the phase III trial ACCORD 12/0405-Prodige 2. J Clin Oncol. 2010;28(10):1638-44.
36. Gerard JP, Conroy T, Bonnetain F, Bouche O, Chapet O, Closon-Dejardin MT, et al. Preoperative radiotherapy with or without concurrent fluorouracil and leucovorin in T3-4 rectal cancers: results of FFCD 9203. J Clin Oncol 2006;24(28):4620-5.
37. Gertsch P, Baer HU, Kraft R, Maddern GJ, Altermatt HJ. Malignant cells are collected on circular staplers. Dis Colon Rectum 1992;35(3):238-41.
38. Goldberg RM, Sargent DJ, Morton RF, Fuchs CS, Ramanathan RK, Williamson SK, et al. A randomized controlled trial of fluorouracil plus leucovorin, irinotecan, and oxaliplatin combinations in patients with previously untreated metastatic colorectal cancer. J Clin Oncol. 2004;22(1):23-30.
39. Grinnell RS, Hiatt RB. Ligation of the inferior mesenteric artery at the aorta in resection for carcinoma of the sigmoid and rectum. Surg Gynecol Obstet 1952;92(5):526-34.
40. Guillem JG, Cohen AM. Treatment options for mid- and low-rectal cancers. Adv Surg. 2000;34:43-66.
41. Guillem JG. Ultra-low anterior resection and coloanal pouch reconstruction for carcinoma of the distal rectum. World J Surg. 1997;21(7):721-7.
42. Hammerstingl R, Huppertz A, Breuer J, Balzer T, Blakeborough A, Carter R, et al. Diagnostic efficacy of gadoxetic acid(Primovist)-enhanced MRI and spiral CT for a therapeutic strategy: comparison with intraoperative and histopathologic findings in focal liver lesions. Eur Radiol 2008 Mar;18(3):457-67.
43. Hanna NN, Guillem J, Dosoretz A, Steckelman E, Minsky BD, Cohen AM. Intraoperative parasympathetic nerve stimulation with tumescence monitoring during total mesorectal excision for rectal cancer. J Am Coll Surg 2002;195(4):506-12.
44. Havenga K, Enker WE, McDermott K, Cohen AM, Minsky BD, Guillem J. Male and female sexual and urinary function after total mesorectal excision with autonomic nerve preservation for carcinoma of the rectum. J Am Coll Surg 1996;182(6):495-502.
45. Havenga K, Enker WE. Autonomic nerve preserving total mesorectal excision. Surg Clin North Am 2002;82(5):1009-18.
46. Heald RJ, Husband EM, Ryall RD. The mesorectum in rectal cancer surgery-the clue to pelvic recurrence? Br J Surg 1982;69(10):613-6.
47. Heald RJ, Moran BJ, Ryall RD, Sexton R, MacFarlane JK. Rectal cancer: the Basingstoke experience of total mesorectal excision, 1978-1997. Arch Surg 1998;133(8):894-9.
48. Hida J, Yasutomi M, Maruyama T, Fujimoto K, Uchida T, Okuno K. Lymph node metastases detected in the mesorectum distal to carcinoma of the rectum by the clearing method: justification of total mesorectal excision. J Am Coll Surg 1997;184(6):584-8.
49. Hida J, Yasutomi M, Maruyama T, Nakajima A, Uchida T, Wakano T, et al. Results from pelvic exenteration for locally advanced colorectal cancer with lymph node metastases. Dis Colon Rectum 1998;41(2):165-8.
50. Ho YH, Brown S, Heah SM, Tsang C, Seow-Choen F, Eu KW, et al. Comparison of J-pouch and coloplasty pouch for low rectal cancers: a randomized, controlled trial investigating functional results and comparative anastomotic leak rates. Ann Surg 2002;236(1):49-55.
51. Hochster HS, Hart LL, Ramanathan RK, Childs BH, Hainsworth JD, Cohn AL, et al. Safety and efficacy of oxaliplatin and fluoropyrimidine regimens with or without bevacizumab as first-line treatment of metastatic colorectal cancer: results of the TREE Study. J Clin Oncol 2008;26(21):3523-9.
52. Hojo K, Koyama Y, Moriya Y. Lymphatic spread and its prognostic value in patients with rectal cancer. Am J Surg 1982;144(3):350-4.
53. Hurwitz H, Fehrenbacher L, Novotny W, Cartwright T, Hainsworth J, Heim W, et al. Bevacizumab plus irino-

tecan, fluorouracil, and leucovorin for metastatic colorectal cancer. N Engl J Med 2004;350(23):2335-42.
54. Improved survival with preoperative radiotherapy in resectable rectal cancer. Swedish Rectal Cancer Trial. N Engl J Med 1997;336(14):980-7.
55. Jeong SY, Chessin DB, Guillem JG. Surgical treatment of rectal cancer: radical resection. Surg Oncol Clin N Am 2006;15(1):95-107, vi-vii.
56. Joosten JJ, Strobbe LJ, Wauters CA, Pruszczynski M, Wobbes T, Ruers TJ. Intraoperative lymphatic mapping and the sentinel node concept in colorectal carcinoma. Br J Surg 1999;86(4):482-6.
57. Kapiteijn E, Marijnen CA, Nagtegaal ID, Putter H, Steup WH, Wiggers T, et al. Preoperative radiotherapy combined with total mesorectal excision for resectable rectal cancer. N Engl J Med 2001;345(9):638-46.
58. Kim DY, Jung KH, Kim TH, Kim DW, Chang HJ, Jeong JY, et al. Comparison of 5-fluorouracil/leucovorin and capecitabine in preoperative chemoradiotherapy for locally advanced rectal cancer. nt J Radiat Oncol Biol Phys 2007;67(2):378-84.
59. Kim JC, Takahashi K, Yu CS, Kim HC, Kim TW, Ryu MH, et al. Comparative outcome between chemoradiotherapy and lateral pelvic lymph node dissection following total mesorectal excision in rectal cancer. Ann Surg 2007;246(5):754-62.
60. Kohne CH, Wils J, Lorenz M, Schoffski P, Voigtmann R, Bokemeyer C, et al. European Organization of Research and Treatment of Cancer Gastrointestinal Group Study 40952. Phase III study of weekly high-dose infusional fluorouracil plus folinic acid with or without irinotecan in patients with metastatic colorectal cancer: European Organisation for Research and Treatment of Cancer Gastrointestinal Group Study 40986. J Clin Oncol. 2005;23(22):4856-65.
61. Koopman M, Antonini NF, Douma J, Wals J, Honkoop AH, Erdkamp FL, et al. Sequential versus combination chemotherapy with capecitabine, irinotecan, and oxaliplatin in advanced colorectal cancer (CAIRO): a phase III randomised controlled trial. Lancet 2007;370(9582):135-42.
62. Kuebler JP, Wieand HS, O'Connell MJ, Smith RE, Colangelo LH, Yothers G, et al. Oxaliplatin combined with weekly bolus fluorouracil and leucovorin as surgical adjuvant chemotherapy for stage II and III colon cancer: results from NSABP C-07. J Clin Oncol 2007;25(16):2198-204.
63. Kwok SP, Lau WY, Leung KL, Liew CT, Li AK. Prospective analysis of the distal margin of clearance in anterior resection for rectal carcinoma. Br J Surg 1996;83(7):969-72.
64. Laurent A, Parc Y, McNamara D, Parc R, Tiret E. Colonic J-Pouch-Anal Anastomosis for Rectal Cancer: A Prospective, Randomized Study Comparing Handsewn vs. Stapled Anastomosis. Dis Colon Rectum 2005;2.
65. Lazorthes F, Fages P, Chiotasso P, Lemozy J, Bloom E. Resection of the rectum with construction of a colonic reservoir and colo-anal anastomosis for carcinoma of the rectum. Br J Surg 1986;73(2):136-8.
66. Lazorthes F, Gamagami R, Chiotasso P, Istvan G, Muhammad S. Prospective, randomized study comparing clinical results between small and large colonic J-pouch following coloanal anastomosis. Dis Colon Rectum 1997;40(12):1409-13.
67. Lopez MJ, Monafo WW. Role of extended resection in the initial treatment of locally advanced colorectal carcinoma. Surgery. 1993;113(4):365-72.
68. Lopez-Kostner F, Lavery IC, Hool GR, Rybicki LA, Fazio VW. Total mesorectal excision is not necessary for cancers of the upper rectum. Surgery 1998;124(4):612-7; discussion 7-8.
69. Mariani PP, van Pelt JF, Ectors N, Topal B, D'Hoore A, Penninckx F. Rectal washout with cytotoxic solution can be extended to the whole colon. Br J Surg 2002;89(12):1540-4.
70. Marijnen CA, Nagtegaal ID, Kapiteijn E, Kranenbarg EK, Noordijk EM, van Krieken JH, et al. Radiotherapy does not compensate for positive resection margins in rectal cancer patients: report of a multicenter randomized trial. Int J Radiat Oncol Biol Phys 2003;1;55(5):1311-20.
71. Maughan TS, James RD, Kerr DJ, Ledermann JA, Seymour MT, Topham C, et al; Medical Research Council Colorectal Cancer Group. Comparison of intermittent and continuous palliative chemotherapy for advanced colorectal cancer: a multicentre randomised trial. Lancet 2003;361(9356):457-64.
72. Minagawa M, Makuuchi M, Torzilli G, Takayama T, Kawasaki S, Kosuge T, et al. Extension of the frontiers of surgical indications in the treatment of liver metastases from colorectal cancer: long-term results. Ann Surg 2000;231(4):487-99.
73. Mitsui T, Kobayashi S, Matsuura S, Kakizaki H, Mori T, Minami S, et al. Vesicourethral dysfunction following radical surgery for rectal carcinoma: change in voiding pattern on sequential urodynamic studies and impact of nerve-sparing surgery. Int J Urol 1998;5(1):35-8.
74. Moertel CG, Fleming TR, Macdonald JS, Haller DG, Laurie JA, Tangen CM, et al. Fluorouracil plus levamisole as effective adjuvant therapy after resection of stage III colon carcinoma: A final report. Ann Intern Med 1995;122:321-326
75. Moore HG, Riedel E, Minsky BD, Saltz L, Paty P, Wong D, et al. Adequacy of 1-cm distal margin after restorative rectal cancer resection with sharp mesorectal excision and preoperative combined-modality therapy. Ann Surg Oncol 2003;10(1):80-5.
76. Moran BJ, Scholefield JH. MRI-directed rectal cancer surgery. In: Scholefield JH, Abcarian H, Grothey A, Maughan T, eds. Challenges in colorectal cancer. 2nd ed. Malden: Blackwell publishing; 2006.

77. Mori T, Takahashi K, Yasuno M. Radical resection with autonomic nerve preservation and lymph node dissection techniques in lower rectal cancer surgery and its results: the impact of lateral lymph node dissection. Langenbecks Arch Surg 1998;383(6):409-15.
78. Morikawa E, Yasutomi M, Shindou K, Matsuda T, Mori N, Hida J, et al. Distribution of metastatic lymph nodes in colorectal cancer by the modified clearing method. Dis Colon Rectum 1994;37(3):219-23.
79. Moriya Y, Akasu T, Fujita S, Yamamoto S. Aggressive surgical treatment for patients with T4 rectal cancer. Colorectal Dis 2003;5(5):427-31.
80. Moriya Y, Akasu T, Fujita S, Yamamoto S. Total pelvic exenteration with distal sacrectomy for fixed recurrent rectal cancer in the pelvis. Dis Colon Rectum 2004;47(12): 2047-53; discussion 53-4.
81. Moriya Y, Sugihara K, Akasu T, Fujita S. Nerve-sparing surgery with lateral node dissection for advanced lower rectal cancer. Eur J Cancer 1995;31A(7-8):1229-32.
82. Nagawa H, Muto T, Sunouchi K, Higuchi Y, Tsurita G, Watanabe T, et al. Randomized, controlled trial of lateral node dissection vs. nerve-preserving resection in patients with rectal cancer after preoperative radiotherapy. Dis Colon Rectum 2001;44(9):1274-80.
83. Nagtegaal ID, Marijnen CA, Kranenbarg EK, van de Velde CJ, van Krieken JH. Circumferential margin involvement is still an important predictor of local recurrence in rectal carcinoma: not one millimeter but two millimeters is the limit. Am J Surg Pathol 2002;26(3):350-7.
84. Nelson H, Petrelli N, Carlin A, Couture J, Fleshman J, Guillem J, et al. Guidelines 2000 for colon and rectal cancer surgery. J Natl Cancer Inst 2001;93(8):583-96.
85. Nivatvongs S. Treatment of colorectal adenomas. In: Fazio VW, Church JM, Delaney CP eds. Current therapy in colonand rectal surgery. 2nd ed. Philadelphia: Elsevier Mosby; 2004. p.331.
86. Ohlsson B, Stenram U, Tranberg KG. Resection of colorectal liver metastases: 25-year experience. World J Surg 1998;22(3):268-76; discussion 76-7.
87. Orkin BA, Dozois RR, Beart RW Jr, Patterson DE, Gunderson LL, Ilstrup DM. Extended resection for locally advanced primary adenocarcinoma of the rectum. Dis Colon Rectum 1989;32(4):286-92.
88. Pedersen IK, Burcharth F, Roikjaer O, Baden H. Resection of liver metastases from colorectal cancer. Indications and results. Dis Colon Rectum 1994;37(11):1078-82.
89. Pollett WG, Nicholls RJ. The relationship between the extent of distal clearance and survival and local recurrence rates after curative anterior resection for carcinoma of the rectum. Ann Surg 1983;198(2):159-63.
90. Poon MA, O'Connell MJ, Moertel CG, Wieand HS, Cullinan SA, Everson LK, et al. Biochemical modulation of fluorouracil: evidence of significant improvement of survival and quality of life in patients with advanced colorectal carcinoma. J Clin Oncol 1989;7(10):1407-18.
91. Quirke P, Durdey P, Dixon MF, Williams NS. Local recurrence of rectal adenocarcinoma due to inadequate surgical resection. Histopathological study of lateral tumour spread and surgical excision. Lancet 1986;2(8514):996-9.
92. Rouffet F, Hay JM, Vacher B, Fingerhut A, Elhadad A, Flamant Y, et al. Curative resection for left colonic carcinoma: hemicolectomy vs. segmental colectomy. A prospective, controlled, multicenter trial. French Association for Surgical Research. Dis Colon Rectum 1994;37(7):651-9.
93. Rougier P, Van Cutsem E, Bajetta E, Niederle N, Possinger K, Labianca R, et al. Randomised trial of irinotecan versus fluorouracil by continuous infusion after fluorouracil failure in patients with metastatic colorectal cancer. Lancet 1998;352(9138):1407-12.
94. Rullier E, Laurent C, Bretagnol F, Rullier A, Vendrely V, Zerbib F. Sphincter-saving resection for all rectal carcinomas: the end of the 2-cm distal rule. Ann Surg 2005;241(3):465-9.
95. Ruo L, Paty PB, Minsky BD, Wong WD, Cohen AM, Guillem JG. Results after rectal cancer resection with in-continuity partial vaginectomy and total mesorectal excision. Ann Surg Oncol 2003;10(6):664-8.
96. Russo P, Ravindran B, Katz J, Paty P, Guillem J, Cohen AM. Urinary diversion after total pelvic exenteration for rectal cancer. Ann Surg Oncol 1999;6(8):732-8.
97. Saha S, Monson KM, Bilchik A, Beutler T, Dan AG, Schochet E, et al. Comparative analysis of nodal upstaging between colon and rectal cancers by sentinel lymph node mapping: a prospective trial. Dis Colon Rectum 2004;47 (11):1767-72.
98. Saito N, Ono M, Sugito M, Ito M, Morihiro M, Kosugi C, et al. Early results of intersphincteric resection for patients with very low rectal cancer: an active approach to avoid a permanent colostomy. Dis Colon Rectum 2004;47(4):459-66.
99. Saltz LB, Clarke S, Diaz-Rubio E, Scheithauer W, Figer A, Wong R, et al. Bevacizumab in combination with oxaliplatin-based chemotherapy as first-line therapy in metastatic colorectal cancer: a randomized phase III study. J Clin Oncol 2008;26(12):2013-9.
100. Saltz LB, Niedzwiecki D, Hollis D, Goldberg RM, Hantel A, Thomas JP, et al. Irinotecan fluorouracil plus leucovorin is not superior to fluorouracil plus leucovorin alone as adjuvant treatment for stage III colon cancer: results of CALGB 89803. J Clin Oncol 2007;25(23):3456-61.
101. Sargent D, Sobrero A, Grothey A, O'Connell MJ, Buyse M, Andre T, et al. Evidence for cure by adjuvant therapy in colon cancer: observations based on individual patient data from 20,898 patients on 18 randomized trials. J Clin Oncol 2009;27(6):872-7.
102. Sauer R, Becker H, Hohenberger W, Rodel C, Wittekind C, Fietkau R, et al. Preoperative versus postoperative chemoradiotherapy for rectal cancer. N Engl J Med

2004;351(17):1731-40.
103. Sauer R, Becker H, Hohenberger W, Rodel C, Wittekind C, Fietkau R, et al; German Rectal Cancer Study Group. Preoperative versus postoperative chemoradiotherapy for rectal cancer. N Engl J Med. 2004;351(17):1731-40.
104. Schoetz DJ Jr. Postcolectomy syndromes. World J Surg. 1991;15(5):605-8.
105. Schrag D, Rifas-Shiman S, Saltz L, Bach PB, Begg CB. Adjuvant chemotherapy use for Medicare beneficiaries with stage II colon cancer. J Clin Oncol 2002;20(19):3999-4005.
106. Sebag-Montefiore D, Stephens RJ, Steele R, Monson J, Grieve R, Khanna S, et al. Preoperative radiotherapy versus selective postoperative chemoradiotherapy in patients with rectal cancer(MRC CR07 and NCIC-CTG C016): a multicentre, randomised trial. Lancet 2009;373(9666):811-20.
107. Shirouzu K, Isomoto H, Kakegawa T. Distal spread of rectal cancer and optimal distal margin of resection for sphincter-preserving surgery. Cancer. 19951;76(3):388-92.
108. Siena S, Sartore-Bianchi A, Di Nicolantonio F, Balfour J, Bardelli A. Biomarkers predicting clinical outcome of epidermal growth factor receptor-targeted therapy in metastatic colorectal cancer. J Natl Cancer Inst 2009;101(19):1308-24.
109. Smalley SR, Benedetti JK, Williamson SK, Robertson JM, Estes NC, Maher T, et al. Phase III trial of fluorouracil-based chemotherapy regimens plus radiotherapy in postoperative adjuvant rectal cancer: GI INT 0144. J Clin Oncol 2006;24(22):3542-7.
110. Sobrero AF, Maurel J, Fehrenbacher L, Scheithauer W, Abubakr YA, Lutz MP, et al. EPIC: phase III trial of cetuximab plus irinotecan after fluoropyrimidine and oxaliplatin failure in patients with metastatic colorectal cancer. J Clin Oncol 2008;26(14):2311-9.
111. Stangl R, Altendorf-Hofmann A, Charnley RM, Scheele J. Factors influencing the natural history of colorectal liver metastases. Lancet 1994;343(8910):1405-10.
112. Talamonti MS, Shumate CR, Carlson GW, Curley SA. Locally advanced carcinoma of the colon and rectum involving the urinary bladder. Surg Gynecol Obstet 1993;177(5):481-7.
113. Tepper JE, O' Connell M, Niedzwiecki D, Hollis DR, Benson AB 3rd, Cummings B, et al. Adjuvant therapy in rectal cancer: analysis of stage, sex, and local control-final report of intergroup 0114. J Clin Oncol 2002;20(7):1744-50.
114. Tol J, Koopman M, Cats A, Rodenburg CJ, Creemers GJ, Schrama JG, et al. Chemotherapy, bevacizumab, and cetuximab in metastatic colorectal cancer. N Engl J Med 2009;360(6):563-72.
115. Tournigand C, Andre T, Achille E, Lledo G, Flesh M, Mery-Mignard D, et al. FOLFIRI followed by FOLFOX6 or the reverse sequence in advanced colorectal cancer: a randomized GERCOR study. J Clin Oncol 2004;22(2):229-37.
116. Tournigand C, Cervantes A, Figer A, Lledo G, Flesch M, Buyse M, et al. OPTIMOX1: a randomized study of FOLFOX4 or FOLFOX7 with oxaliplatin in a stop-and-Go fashion in advanced colorectal cancer-a GERCOR study. J Clin Oncol 2006;24(3):394-400.
117. Turnbull RB Jr, Kyle K, Watson FR, Spratt J. Cancer of the colon: the influence of the no-touch isolation technic on survival rates. Ann Surg 1967;166(3):420-7.
118. Van Cutsem E, Kohne CH, Hitre E, Zaluski J, Chang Chien CR, Makhson A, et al. Cetuximab and chemotherapy as initial treatment for metastatic colorectal cancer. N Engl J Med. 2009;360(14):1408-17.
119. Van Cutsem E, Labianca R, Bodoky G, Barone C, Aranda E, Nordlinger B, et al. Randomized phase III trial comparing biweekly infusional fluorouracil/leucovorin alone or with irinotecan in the adjuvant treatment of stage III colon cancer: PETACC-3. J Clin Oncol 2009;27(19):3117-25.
120. Van Cutsem E, Peeters M, Siena S, Humblet Y, Hendlisz A, Neyns B, et al. Open-label phase III trial of panitumumab plus best supportive care compared with best supportive care alone in patients with chemotherapy-refractory metastatic colorectal cancer. J Clin Oncol 2007;25(13):1658-64.
121. Van Cutsem E, Twelves C, Cassidy J, Allman D, Bajetta E, Boyer M, et al; Xeloda Colorectal Cancer Study Group. Oral capecitabine compared with intravenous fluorouracil plus leucovorin in patients with metastatic colorectal cancer: results of a large phase III study. J Clin Oncol 2001;19(21):4097-106.
122. Vernava AM 3rd, Moran M, Rothenberger DA, Wong WD. A prospective evaluation of distal margins in carcinoma of the rectum. Surg Gynecol Obstet 1992;175(4):333-6.
123. Wibe A, Rendedal PR, Svensson E, Norstein J, Eide TJ, Myrvold HE, et al. Prognostic significance of the circumferential resection margin following total mesorectal excision for rectal cancer. Br J Surg 2002;89(3):327-34.
124. Wiggers T, Jeekel J, Arends JW, Brinkhorst AP, Kluck HM, Luyk CI, et al. No-touch isolation technique in colon cancer: a controlled prospective trial. Br J Surg 1988;75(5):409-15.
125. Williams NS, Dixon MF, Johnston D. Reappraisal of the 5 centimetre rule of distal excision for carcinoma of the rectum: a study of distal intramural spread and of patients' survival. Br J Surg 1983;70(3):150-4.
126. Wolmark N, Rockette H, Mamounas E, Jones J, Wieand S, Wickerham DL, et al. Clinical trial to assess the relative efficacy of fluorouracil and leucovorin, fluorouracil and levamisole, and fluorouracil, leucovorin, and levamisole in patients with Dukes' B and C carcinoma of the colon: results from National Surgical Adjuvant Breast and Bowel Project C-04. J Clin Oncol 1999;17:

3553-3559.
127. Yamada K, Ishizawa T, Niwa K, Chuman Y, Aikou T. Pelvic exenteration and sacral resection for locally advanced primary and recurrent rectal cancer. Dis Colon Rectum 2002;45(8):1078-84.
128. Ychou M, Raoul JL, Douillard JY, Gourgou-Bourgade S, Bugat R, Mineur L, et al. A phase III randomised trial of LV5FU2+irinotecan versus LV5FU2 alone in adjuvant high-risk colon cancer (FNCLCC Accord02/FFCD9802). Ann Oncol 2009;20(4):674-80.
129. Z' Graggen K, Maurer CA, Buchler MW. Transverse coloplasty pouch. A novel neorectal reservoir. Dig Surg 1999;16(5):363-6.

항문암

정승용/지의규/오도연

최근 20년 사이에 방사선치료와 화학요법을 결합한 복합요법이 발달함에 따라 항문암의 가장 흔한 유형인 편평세포암 환자의 80%가 완치되는 것은 물론 항문과 괄약근도 보존할 수 있게 되었다. 과거에 표준치료 방법이었던 복회음절제술은 국소적으로 병변이 재발하거나 진행할 때에만 제한적으로 적용되고 있다. 항문암의 경우 복합요법의 성공은 다른 고형 종양에서 수술을 하지 않고도 근치적으로 치료할 수 있는 복합요법의 모델이 되고 있다. 반면 항문의 선암은 일반적으로 직장암과 같은 방법으로 치료한다.

Ⅰ. 역학 및 위험인자

우리나라 중앙암등록자료에 따르면 항문암은 2003~2009년 동안 암 등록 환자 565,421명 중 703명, 연간 평균 141명이 등록되어 전체 등록 환자의 0.12%를 차지하며, 인구 10만 명당 0.3명의 발생률을 보이는 비교적 드문 암이다. 대장에서 발생하는 전체 암 중 1.1%를 차지하며, 직장항문부에서 발생하는 암 중에서는 2.2% 정도이다. 조직학적으로 보면 85~90%가 편평세포암이고, 약 10~15%는 선암이다(〈표 8-37〉). 남녀비는 차이가 없으며, 60대에 호발하는 것으로 알려져 있다.

항문암은 사람유두종 바이러스(HPV) 감염, 항문 성교, 성병, 장기이식 후 면역억제, 사람면역결핍 바이러스(HIV) 감염, 흡연, 자궁경부암이나 외음부암 및 질암의 과거력 등과 연관이 있다. 특히 HPV-16과의 관련성이 높은 것으로 생각된다.

표 8-37 항문관종양의 조직학적 분류(WHO)

상피 기원 종양	상피내종양(이형성증)	편평상피/이행상피
		선형
		파제트병
	암종	편평상피암
		선암
		점액성 선암
		소세포암
		미분화암
		기타
	유암종	
악성 흑색종		
비상피 기원 종양		
2차암		

Ⅱ. 항문암의 해부학

해부적으로 항문관은 치상선에서부터 항문연까지로 정의되지만, 외과적으로는 항문직장륜에서 항문연까지로 정의된다. 항문관은 위치에 따라 다른 형태의 상피로 덮여 있다. 상부 항문관은 결장, 직장의 상피와 마찬가지로 원주상피로 덮여 있으나, 항문관의 중간 부위는 치상선으로부터 0.5~1.0cm 상부로서 항문이행부라고 하며 원주상피, 입방세포, 편평상피 등 조직학적으로 매우 다양한 세포들이 분포한다. 치상선으로부터 항문연까지는 백색대라고 하며 부분적으로 각질화된 편평상피세포로 덮여 있다. 항문 주위 피부에는 모낭, 피지선, 한선, 아포크린선이 존재하며 바깥쪽 경계는 명확히 구분되어 있지 않다. AJCC와 UICC는 항문 가장자리에 생기는 암은 피부암에 준하여 분류하고 치료할 것을 권고하고 있으며, 병기 결정을 위한 해부학적 위치의 구분이 곤란할 경우 종양 중심이 치상선에서 2cm 이내에 위치할 경우 항문암으로 간주하도록 권고하고 있다(그림 8-47).

항문관은 림프 배액이 풍부한 부위이며 주로 서혜부, 골반내장, 하복 림프절로 배액되고, 항문 가장자리는 서혜-대퇴 림프절을 거쳐 외장골 림프절, 총장골 림프절로 배액된다.

편평세포암과 흑색종은 항문관의 편평세포에서 발생하며, 선암은 주로 항문음와나 치상선 부위의 항문선에서 기원하거나 직장에서 발생하여 아래로 침범해 내려온 것이다. 파제트병 등은 항문 주위 피부에서, 소세포암은 항문 내의 신경내분비세포로부터 생긴다.

Ⅲ. 편평세포암

1. 임상적 특징

진단 시 약 60~70% 정도는 I~II기로 발견된다. T1 병기의 경우 복합요법으로 치료하면 약 80%의 환자가 5년 생존율을 보이는 반면, T3 병기 이상은 50% 미만으로 감소한다. 서혜부 림프절은 10~40%에서 침범되며, 원발 종양에 따라 T1~2 병기에서는 6.5%, T3~4 병기에서는 16%에서 서혜부 림프절전이가 관찰된다는 보고가 있다. 진단 당시 원격전이는 5% 미만에서 발견되며, 흔한 전이 장소로는 간, 폐 등이 있다.

2. 진단 및 병기 결정

처음 흔하게 나타나는 증상은 항문 출혈로 약 반수에서 볼 수 있으며 흔히 치질에 의한 출혈로 잘못 진단하기 쉽다. 다른 증상으로는 통증, 뒤무직 등이 있으며, 약 20% 정도에서는 직장 관련 증상이 전혀 없다.

직장수지검사, 항문경검사 등을 통해 종양의 위치와 침범 정도, 크기, 치상선과의 관계를 기술해줘야 한다. 항문암이 생검을 통해 진단되면 복부 및 골반부 전산화단층촬영(CT) 혹은 자기공명영상(MRI), 세침흡인검사 등의 서혜부 림프절 평가, 흉부 X선 검사 또는 CT 등의 병기 결정 검사를 시행한다. 경직장 초음파검사나 양전자단층촬영(PET) 등을 시행할 수도 있다. 또한 HIV 검사 및 CD4

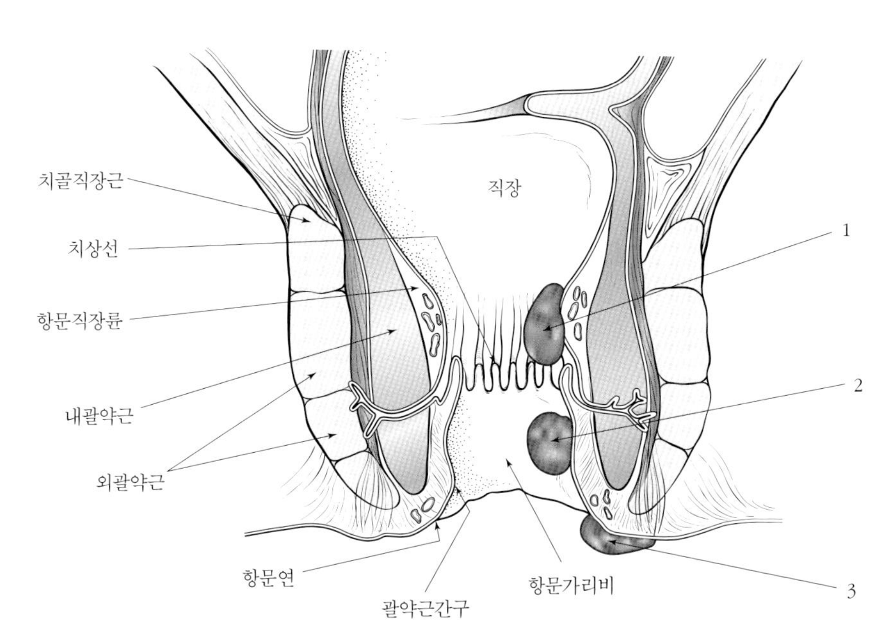

그림 8-47. 항문관의 해부 구조 1번 위치의 암은 항상 항문관암이고 3번 위치의 암은 항문연암이다. 2번 위치의 암에 대해서는 그 동안 논란이 있었지만 AJCC/UICC 분류에서는 항문관암으로 분류된다.

표 8-38 항문관암의 병기 분류(AJCC/UICC, 2010)

원발종양(T)

TX 원발 종양을 알 수 없는 경우
T0 항문 부위에 원발 종양의 증거가 없는 경우
Tis 0기암(상피내암)
T1 종양의 최대 직경이 2cm 이하인 경우
T2 종양의 최대 직경이 2cm보다 크고 5cm 이하인 경우
T3 종양의 최대 직경이 5cm보다 큰 경우
T4 주위 장기(질, 요도, 방광 등)를 침범한 경우

림프절(N)

NX 국소 림프절 상태를 파악할 수 없는 경우
N0 림프절전이가 없는 경우
N1 직장 주위 림프절에만 전이가 있는 경우
N2 내장골 림프절, 서혜부 림프절전이가 편측에만 있는 경우
N3 직장 주위 림프절과 서혜부 림프절전이가 있는 경우, 양측으로 내장골 혹은 서혜부 림프절전이가 있는 경우, 위 세 군데 림프절전이가 있는 경우

원격전이(M)

M0 원격전이가 없는 경우
M1 원격전이가 있는 경우

병기 분류

0	Tis	N0	M0
I	T1	N0	M0
II	T2, 3	N0	M0
IIIA	T4	N0	M0
	T1~3	N1	M0
IIIB	T4	N1	M0
	any T	N2, 3	M0
IV	any T	any N	M1

세포 수 검사 시행을 고려할 수 있다.

항문암의 병기는 AJCC/UICC 병기가 널리 사용되고 있으며, 〈표 8-38〉과 같다. 항문가장자리암은 피부암으로 따로 분류되었고, 육종 및 흑색종도 이 분류에 해당되지 않는다.

3. 치료

(1) 수술적 치료

1970년대 후반까지도 복회음절제술이 항문암 치료에서 가장 표준적인 치료법이었으나 지난 20년간의 치료 결과를 보면, 화학요법과 방사선치료를 복합하여 시행하면 대부분 종양이 작아지고 약 80~90%에서는 완전관해를 보인다. 결과적으로 수술 자체가 필요하지 않을 뿐만 아니라 항문을 보존하여 결장루 없이도 살 수 있게 된 것이다. 따라서, 복회음절제술은 잔존 병소가 있거나 재발한 경우에만 한정하여 시행하게 되었다.

표 8-39 항문암에 대한 방사선 단독치료 결과

저자	방사선량 (Gy)	종양관해			부작용 관련 결장루율
		T1	T1, 2	T3, 4	
Newman	50	8/9	42/52	13/20	2/72
Martenson	55~67	9/9	17/17	-	2/17
Otim-Oyet	60~65	2/2	16/22	8/17	1/24
Deniaud-Alexandre	45+20	21/26	131/167	76/138	17/305
Papillon	42+20	NS	29/39	27/64	6/103

NS: not stated

(2) 방사선 단독치료

일찍이 1950년대부터 프랑스를 중심으로 한 유럽에서는 항문암에 대한 방사선치료가 시행되었다. 파피용*Papillon* 등의 보고에 따르면, 방사선치료 기법에 따라 코발트-60을 이용한 원격치료로는 4cm 이하의 종양에서 60%를 상회하는 5년 생존율을 보고하였고, 일반적으로 작은 병변에 적용되는 라듐*Radium*을 이용한 조직 내 근접치료법으로도 60% 정도의 5년 생존율을 얻을 수 있었다. 선형가속기를 이용한 현대적 방사선치료가 도입된 이후에도 T2N0 이하의 조기 항문암은 방사선치료 단독으로 효과적으로 치료할 수 있음이 보고되었다(〈표 8-39〉). 특히 T1 병기의 경우 5년 국소제어율이 90~100%에 이르고, 항문 보존율은 80~90%에 달해 방사선 단독치료로도 만족스러운 결과를 보였다. 그러나 종양의 크기가 클 경우에는 치료 성적이 불량할 뿐만 아니라 방사선 괴사의 빈도가 높게 나타나 치료법 개선이 필요한 실정이었다.

(3) 화학방사선치료

미국은 유럽에서와 달리 복회음절제술이 항문암에 대한 1차적 치료로 받아들여지고 있었다. 그러나 1974년에 니그로가 3명의 환자를 대상으로 5-플루오로우라실, 마이토마이신-C와 30 Gy의 방사선치료를 병용한 다음 2명에게 복회음절제술을 시행하고 2명 모두에서 병리학적 완전관해를 관찰했다는 결과를 보고한 이후, 항문암의 치료에서 화학방사선치료가 1차적 치료로 시도되었다. 이에 영국의

UKCCCR(United Kingdom Coordinating Committee for Cancer Research)에서 모든 병기의 항문암 환자를 대상으로 방사선 단독치료군과 5-플루오로우라실, 마이토마이신-C를 병용한 화학방사선치료군을 비교하는 3상 연구를 진행했다. 585명의 환자에게 45 Gy로 방사선치료를 시행한 후 15~25 Gy의 추가 방사선을 조사한 군과, 같은 선량의 방사선에 5-플루오로우라실, 마이토마이신-C를 병용한 군을 무작위 배정하였을 때, 화학방사선치료군에서 국소-영역제어율이 통계적으로 유의하게 높음이 확인되었다. 바터링크*Bartelink* 등이 보고했듯이 EORTC(European Organisation for Research and Treatment of Cancer)에서도 국소 진행된 항문암 환자를 대상으로 UKCCCR 연구와 유사한 디자인의 3상 연구를 시행하였다. 환자의 85%가 T3 혹은 T4 병기였고, 51%에서는 림프절전이가 동반되어 있었다. 110명의 환자가 모집되었는데, 연구 결과 화학방사선치료군의 국소제어율이 더 높았고 결장루 조성술의 비율은 더 낮았다. 그러나 두 연구 모두 전체생존율은 유의한 차이를 보이지 않았다. 이는 원발 병소가 남아 있거나 국소적으로 재발한 경우에도 복회음절제술로 효과적으로 구제될 수 있음을 시사한다고 하겠다(〈표 8-40〉).

한편 플람*Flam* 등이 보고한 RTOG(Radiation Therapy Oncology Group)에서는 항문암의 화학방사선치료에서 마이토마이신-C의 역할을 검증하고자 3상 연구를 시행했다. 310명의 환자를 대상으로 5-플루오로우라실, 마이토마이신-C와 45~50.4 Gy+/-9 Gy를 병용한 군과, 5-플루오로우라실과 같은 선량의 방사선을 병용한 군으로 무작위 배정한 결과, 마이토마이신-C를 병용한 군에서 국소-영역 재발률이 더 낮고(17% 대 36%, P<0.0001) 무병생존율은 더 우월함을 보여(67% 대 50%, P<0.003) 항문암의 화학방사선치료에서 마이토마이신-C의 필요성을 증명했다. 그러나 마이토마이신-C를 병용한 군에서는 4도 이상의 치료 독성이 더 많이 관찰되었다(26% 대 8%, P<0.001). 이와 같이 마이토마이신-C는 급성 및 만기 독성의 우려가 있고, 방사선 민감 효과가 없으며, 편평상피세포암에 대해서는 항암효과도 크지 않은 것으로 알려져 있다. 이에 항문암의 화학방사선치료에서 마이토마이신-C를 다른 부위의 편평상피세포암에서 효과가 확인된 시스플라틴 *cisplatin* 제제로 대체하려는 시도가 이어졌고, 여러 소규모 2상 연구에서 5-플루오로우라실과 시스플라틴을 방사선치료와 병용한 후 우수한 치료 성적을 보고하였다.

이를 토대로 RTOG에서는 5-플루오로우라실, 마이토마이신-C와 45 Gy+14 Gy의 방사선을 동시에 병용하는 군(FM군)과, 5-플루오로우라실, 시스플라틴을 2주기 시행한 후에 같은 항암화학치료 2주기를 방사선치료와 함께 시행하는 군(FP군)을 비교하는 3상 연구를 시행했다. 아자니*Ajani* 등이 보고한 바에 따르면, 양 군 간에 무병생존율 및 전체생존율의 차이는 없었으나, 결장루 조성술은 FP군에서 유의하게 높아 항문암의 화학방사선치료에서 마이토마이신-C 기반의 동시 화학방사선치료가 표준요법임을 확인하였다(〈표 8-41〉). 그러나 글린 존스와 호스킨은 이 결과가 항암화학제제의 차이가 아닌 항암화학요법과 방사선치료의 병행 방법에서 기인할 수 있다는 의견을 제기했다. 이러한 의문에 대한 결론은 현재 UKCCCR에서 진행 중인 동시 화학방사선 치료로 5-플루오로우라실+시스플라틴과 5-플루오로우라실+마이토마이신을 비교하는 연구에서 얻을 수 있을 것으로 기대된다.

표 8-40 방사선 단독요법과 항암화학방사선 병합치료의 무작위 비교 임상시험(3년) 결과

	UKCCCR			EORTC		
	RT	CRT	P	RT	CRT	P
국소제어율(%)	39	61	<0.001	55	69	0.02
무장루 생존율(%)	NS	NS	NS	40	72	0.002
생존율(%)	58	65	0.25	64	69	0.17

RT: 방사선치료; CRT: 화학방사선치료; NS: not stated

표 8-41 RTOG 98-11 시험(5년) 결과

	FP+RT	FM+RT	P
국소재발률(%)	33	25	NR
원격전이율(%)	19	15	NR
무병생존율(%)	54	60	0.17
장루율(%)	19	10	0.02
생존율(%)	70	75	0.10

FM: 5-fluorouracil+mitomycin-C; FP: 5-fluorouracil+cisplatin; NR: not reported; RT: radiotherapy

(4) 재발 시 치료

근치적 화학방사선치료 후 6개월 이내에 잔존하는 암은 잔류암으로, 임상적 완전관해가 온 후 6개월이 지나서 발견되는 암은 재발성 암으로 간주한다. 국소재발률은 진단 후 3년 이내에 가장 흔하다. 리네한*Renehan* 등은 근치적 방사선치료 혹은 화학방사선치료를 받은 항문암 환자 254명의 국소재발 유형 및 구제수술 후의 경과를 관찰했다. 전체적으로 99명(39%)이 국소재발했는데, 연령(70세 이상), 방사선량(<50 Gy) 그리고 병기가 국소재발에 대한 예후인자였다. 이 중 73명이 구제수술을 받았으며, 5년 생존율은 40%였다.

1차 치료로 복합요법을 하면 효과가 매우 좋고, 재발하더라도 대부분이 국소재발이므로 원격전이된 병을 가진 환자는 드문 편이나, 약 10~30%의 항문암 환자는 경과 관찰 중 결국 원격전이가 발생하게 된다. 원격전이가 가장 흔한 부위는 간, 폐, 뼈 그리고 뇌로 알려져 있으며, 존슨*Johnson* 등은 SEER(Surveillance, Epidemiology, and End Results) 자료 분석에서 원격전이가 발생한 경우의 5년 생존율을 18%로 보고했다.

대상 환자가 적기 때문에 원격전이가 생긴 항문암에 대한 표준적인 고식적 화학요법은 아직 정립되어 있지 않다. 이전 치료에 사용된 항암제의 종류, 질병 무진행 생존기간의 정도를 고려하면 전이성 항문암에서 치료 약제를 선정하는 데 도움이 된다. 진행 중인 암에서 유도화학요법으로 시스플라틴과 5-플루오로우라실 연속 주입을 2회 시행한 경우 72%에서 부분관해 이상의 효과가 보고되어, 5-플루오로우라실과 시스플라틴 등의 백금*platinum* 제제를 기반으로 한 복합 항암화학요법이 가장 흔히 사용되고 있다.

(5) 추적 관찰

현재 NCCN 가이드라인에서는 치료 종료 후 8~12주가 경과한 후 직장수지검사를 포함한 신체검사를 시행할 것을 권고하고 있으며, 생검은 임상적으로 잔여 병변이 있을 경우에만 시행한다. 생검에서 잔여 병변이 확인되더라도 4주 후에 다시 평가하여 병소의 크기가 계속 작아진다면 3개월 더 기다려볼 수 있다. 완전관해가 확인되면 3~6개월 간격으로 5년간 직장수지검사와 항문경검사, 서혜부 림프절 촉지 등을 시행하며, T3~4 병기이거나 서혜부 림프절이 침범되었던 경우에는 3년간 매년 흉부 X선 검사와 골반부 CT 촬영을 고려할 수 있다.

4. 선암

항문관의 선암은 항문샘에서 생기는데 보기 드문 편이며, 일반적으로 편평세포암에 비해 국소재발 및 원격전이가 흔한 것으로 보고되고 있다. 직장 선암의 치료에 준하여 치료하며, T3이거나 림프절이 양성이면 방사선치료와 5-플루오로우라실을 포함한 보조화학요법을 수술 전 또는 수술 후에 병용한다.

참고문헌

1. Ajani JA, Winter KA, Gunderson LL, Pedersen J, Benson AB 3rd, Thomas CR Jr, et al. Fluorouracil, mitomycin, and radiotherapy vs. fluorouracil, cisplatin, and radiotherapy for carcinoma of the anal canal: a randomized controlled trial. JAMA 2008;299:1914-1921.
2. Bartelink H, Roelofsen F, Eschwege F, Rougier P, Bosset JF, Gonzalez DG, et al. Concomitant radiotherapy and chemotherapy is superior to radiotherapy alone in the treatment of locally advanced anal cancer: results of a phase III randomized trial of the European Organization for Research and Treatment of Cancer Radiotherapy and Gastrointestinal Cooperative Groups. J Clin Oncol 1997;15:2040-2049.
3. Deniaud-Alexandre E, Touboul E, Tiret E, Sezeur A, Houry S, Gallot D, et al. Results of definitive irradiation in a series of 305 epidermoid carcinomas of the anal canal. Int J Radiat Oncol Biol Phys 2003;56:1259-1273.
4. Flam M, John M, Pajak TF, Petrelli N, Myerson R, Doggett S, et al. Role of mitomycin in combination with fluorouracil and radiotherapy, and of salvage chemoradiation in the definitive nonsurgical treatment of epidermoid carcinoma of the anal canal: results of a phase III randomized intergroup study. J Clin Oncol 1996;14:2527-2539.
5. Glynne-Jones R, Hoskin P. Neoadjuvant cisplatin chemotherapy before chemoradiation: a flawed paradigm? J Clin Oncol 2007;33:5281-5286.
6. Johnson LG, Madeleine MM, Newcomer LM, Schwartz SM, Daling JR. Anal cancer incidence and survival: the Surveillance, Epidemiology, and End Results Experience, 1973-2000. Cancer 2004;101-281-288.
7. Martenson JA Jr, Gunderson LL. External radiation therapy without chemotherapy in the management of anal cancer. Cancer 1993;71:1736-1740.
8. NCCN Practice guidelines in oncology V.1.2010: Anal carcinoma. http://www.nccn.org/professionals/physician_gls/PDF/anal.pdf.
9. Newman G, Calverley DC, Acker BD, Manji M, Hay J, Flores AD. The management of carcinoma of the anal

canal by external beam radiotherapy: experience in Vancouver 1971-1988. Radiother Oncol 1992;25:196-202.
10. Nigro ND, Vaitkevicius VK, Considine B Jr. Combined therapy for cancer of the anal canal: a preliminary report. Dis Colon Rectum 1974;17:354-356.
11. Otim-Oyet D, Ford H, Fisher C, Crow J, Horwich A. Radical radiotherapy for carcinoma of the anal canal. Clin Oncol 1990;2:84-89.
12. Papillon J, Mayer M, Montbarbon JF, Gerard JP, Chassard JL, Bailly C. A new approach to the management of epidermoid carcinoma of the anal canal. Cancer 1983;51:1830-1837.
13. Papillon J, Montbarbon JF. Epidermoid carcinoma of the anal canal: a series of 276 cases. Dis Colon Rectum 1987;30:324-333.
14. Renehan AG, Saunders MP, Schofield PF, O' Dwyer ST. Patterns of local disease failure and outcome after salvage surgery in patients with anal cancer. Br J Surg 2005;92:605-614.
15. UKCCCR Anal Cancer Trial Working Party. Epidermoid anal cancer: results from the UKCCCR randomized trial of radiotherapy alone versus radiotherapy, 5-fluorouracil and mitomycin C. Lancet 1996;348:1049-1054.

위장관기질 종양

강윤구 / 김영우 / 류민희

I. 위장관기질종양의 임상상, 진단 및 병기 결정

1. 위장관기질종양의 정의와 발생 기전

위장관기질종양은 영어로 gastrointestinal stromal tumor에 해당하며 약어는 GIST로 표기한다. 이 종양은 위암, 폐암 등과 같이 상피세포에서 발생된 암종*carcinoma*과는 달리 뼈, 근육 등 중배엽세포에서 발생된 육종*sarcoma*으로 분류된다. 위장관기질종양은 위장관 벽의 근육층에 존재하며 위장관의 운동을 조율하는 카할*Cajal* 간질세포에서 발생하는 것으로 생각되고 있다(Corless 등, 2004).

이 종양의 대부분은 이전에 평활근종*leiomyoma*, 또는 평활근육종*leiomyosarcoma*으로 분류되었으나, 1980년대 후반 들어 이 종양이 다른 평활근종 또는 평활근육종과는 다른 새로운 종양인 것으로 밝혀졌다. 1998년 일본의 히로타*Hirota* 등이 *c-kit* 유전자의 돌연변이로 인해 KIT 단백이 계속 활성화되는 것이 이 종양의 중요한 병리기전임을 제시하였으며(Hirota 등, 1998), 이후 *c-kit*뿐 아니라 *PDGFRα* 유전자의 돌연변이 역시 이 종양을 발생시키는 것으로 밝혀졌다(Heinrich 등, 2003). 위장관기질종양의 85~90%에서 *c-kit* 또는 *PDGFRα* 유전자의 돌연변이가 발견되는데, 이 중 *c-kit* 유전자의 돌연변이가 75~80%의 빈도로 가장 흔하다. 특히 *c-kit* 유전자의 돌연변이 중 엑손 11의 돌연변이는 약 70%를 차지하고, 엑손 9는 약 15%, 엑손 13과 엑손 17의 돌연변이는 5% 미만으로 드물다. *PDGFRα* 유전자의 돌연변이는 *c-kit* 돌연변이가 없는 위장관기질종양의 약 1/3(7% 내외)에서 관찰된다.

KIT 및 PDGFRα는 모두 세포막에 존재하는 수용체 단백으로서 세포분열 등 세포 밖의 신호를 세포 내로 전달하는 신호전달체계의 일원이다. 정상적으로 줄기세포인자*stem cell factor* 등 리간드*ligand*가 세포 외 부분에 결합하는 경우 수용체 두 개의 결합을 유도하게 되며, 순차적으로 세포 내 티로신 키나아제*tyrosine kinase* 부분이 인산화되어 활성화된다. 이렇게 활성화된 수용체는 세포 내 하부 신호전달체계를 활성화시켜 세포분열을 촉진하고 세포 사멸을 방해하여 세포 수를 증가시키게 된다(Yarden 등, 1987). 위장관기질종양에서는 *c-kit* 또는 *PDGFRα* 유전자 돌연변이에 의해 리간드의 자극이 없는 경우에도 KIT 및 PDGFRα 수용체 단백이 스스로 활성화되고 계속 세포분열이 촉진되어 종양이 발생한다.

2. 위장관기질종양의 임상상

위장관기질종양은 세계적으로 인종에 관계없이 발생 빈도가 유사한 것으로 알려져 있다. 위장관기질종양은 흔하지 않은 종양으로, 연간 100만 명당 10~20명에서 발생하며, 전체의 약 20~30%가 임상적으로 악성의 경과를 취하는 것으로 알려져 있다(Miettinen 등, 2001). 우리나라 인구가 약 5,000만 명임을 고려하면, 연간 500~1,000명의 위장관기질종양 환자가 새로 발생하며, 악성 경과를 보이는 환자는 연간 약 100~300명이 될 것으로 추산된다. 남자에서 여자보다 조금 더 많이 발생하며, 55~65세에서 가장 많이 발생하나 20~30대 및 소아 연령에서도 발생하고 있다. 소아에서 발생하는 위장관기질종양은 전체 위장관기질종양의 1% 미만으로 드물고, 대부분 *c-kit*이나 *PDGFRα* 유전자 돌연변이를 수반하지 않으며 비교적 천천히 진행하고 이마티닙*imatinib*에 대한 반응도 떨어지는 것으로 알려져 있다. 그중 상당수가 폐의 연골종 또는 부신경절종*paraganglioma*을 동반하는 카르니 삼주징*Carney triad*의 형태로 나타난다.

위장관기질종양은 주로 복강 내 위장관 및 복막에서 발생한다. 위(60~70%)에서 가장 많이 발생하며, 소장(20~30%)이 그 다음이고, 대장(5%), 식도, 그물막*omentum* 및 복막에도 소수 발생한다. 여러 장기에 동시에 또는 순차적으로 다발성으로 발생하기도 하는데, 이 경우 가족성*familial* 위장관기질종양도 의심해봐야 한다. 위장관기질종양은 대개 종양조직에만 *c-kit* 유전자 돌연변이가 있는데 반해, 가족성 위장관기질종양에서는 종양조직뿐 아니라 혈액 등 모든 체세포에서 *c-kit* 유전자의 돌연변이가 관찰된다(Corless 등, 2004). 즉, 가족성 위장관기질종양의 경우는 *c-kit* 유전자의 돌연변이가 부모로부터 자손으로 유전된 것으로, 태어난 후 시간이 경과함에 따라 위장관기질종양이 다발성으로 발생한다. 그러나 이 가족성 위장관기질종양은 매우 드물어 전 세계적으로 몇 예만이 보고되어 있다. 가족성 위장관기질종양이 의심되면 환자의 말초혈액에서 *c-kit* 유전자의 돌연변이를 검사해봐야 한다. 돌연변이가 있으면 진단이 되는데, 이런 경우 환자 가족도 검사하여 유전자 돌연변이가 관찰되면 위장관기질종양 발병 가능성이 높으므로 정기적으로 주의 깊은 관찰이 필요하다.

위장관기질종양은 증상이 없이 우연히 발견되는 경우가 많은데, 이는 종양이 복강 내에서 발생하며 위장관의 점막층이 아니라 근육층에서 발생하므로 상당히 커질 때까지 증상이 없는 경우가 많기 때문이다. 따라서, 다른 질

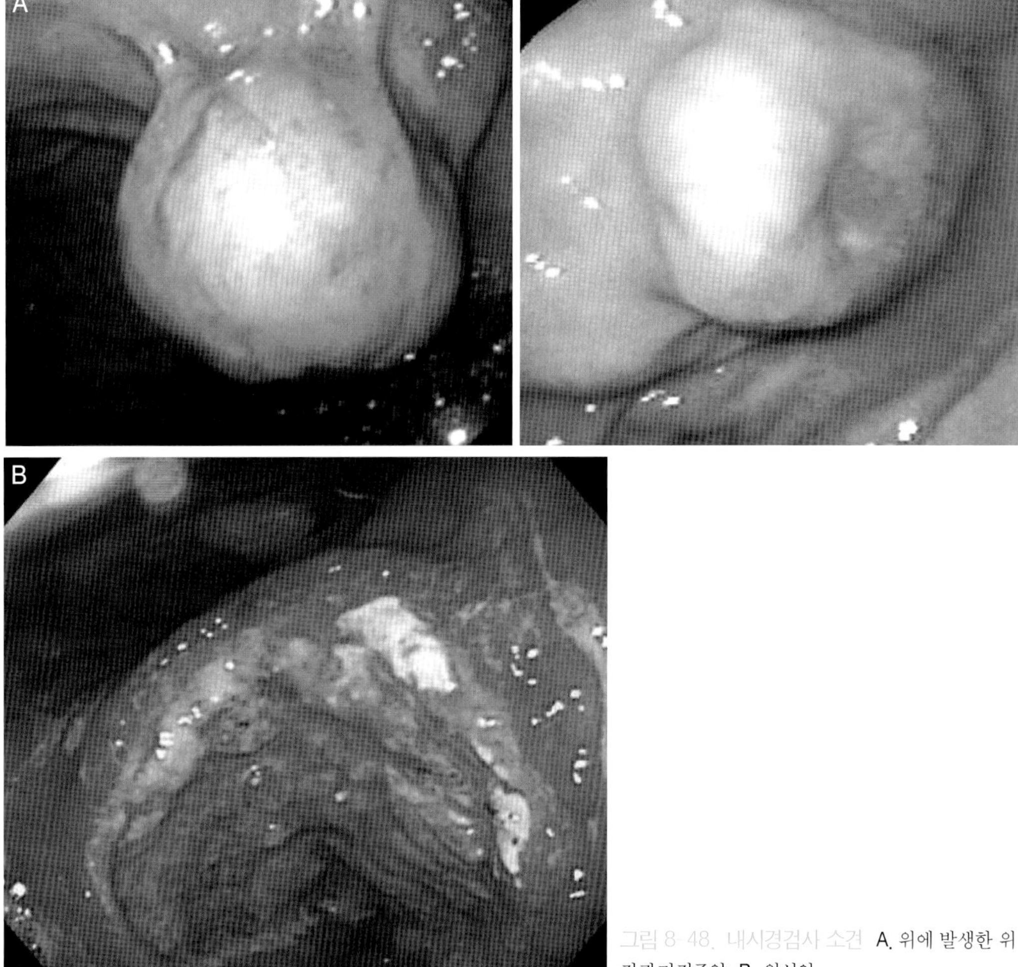

그림 8-48. 내시경검사 소견 A. 위에 발생한 위장관기질종양 B. 위선암

환으로 수술 또는 검사 중에 우연히 발견되는 경우가 많다. 반면에 종양이 많이 커지면 증상이 나타나는데, 복부에 종괴가 만져진다든지 복통을 호소할 수 있으며, 종양이 위장관 내로 커지면 장폐색을 일으킬 수도 있다. 이때 장관 내로 파열되는 경우 장출혈을, 복강 내로 파열되는 경우 복막염 및 복강 내 출혈을 일으킬 수 있다. 악성 위장관기질종양은 다른 장기로 전이를 하는데, 주된 전이 장기는 간과 복막이다. 따라서 진단 시에도 이러한 장기로 전이했는지 확인해봐야 하며, 근치적 수술 후 재발을 발견하기 위해서 복부 및 골반 전산화단층촬영(CT) 검사를 시행해야 한다. 드물게 뼈, 폐, 뇌에 전이되는 경우가 있으나, 이러한 장기로의 전이는 5% 미만으로 드물기 때문에, 증상이 없는 경우 검사를 할 필요는 없다.

3. 위장관기질종양의 진단

다른 종양과 마찬가지로 위장관기질종양을 최종 진단하기 위해서는 조직검사가 필수적이다. 그러나 위장관기질종양은 점막하의 근육층에서 발생하는 종양이므로 내시경검사를 통한 조직검사에서 종양조직을 얻지 못하는 경우가 많다(그림 8-48). 또한 종양의 크기가 큰 경우 초음파 유도하에 조직을 생검할 수도 있으나, 출혈 및 파열의 위험, 그리고 체외로부터 생검하는 경우 생검 경로를 통한 종양세포의 오염 위험을 염두에 두어야 한다. 따라서 내시경을 통한 조직검사에서 종양조직을 얻지 못하거나 조직검사의 위험이 큰 경우에는 개복수술로 치료와 동시에 조직을 얻는 방법을 선택하는 것이 나을 수 있다.

위장관기질종양은 종양 세포의 모양에 따라 방추형, 상피 모양 및 혼합형으로 구분된다. 이 중 방추형이 70%로 가장 흔하고, 상피 모양이 약 20%, 혼합형이 약 10%의 순으로 관찰된다. 일반적인 표준 광학현미경용 H&E 염색으로 위장관기질종양에 합당한 세포 및 구조가 확인되고, KIT(CD117) 단백에 대한 면역조직 화학염색에서 양성으로 나오면 위장관기질종양이 확진된다(그림 8-49). KIT(CD117) 단백이 음성인 경우에도 다른 면역조직 화학염색 결과에 근거하여(CD34가 양성이며 S-100, SMA, desmin 등 다른 면역조직 화학염색이 음성인 경우) 위장관기

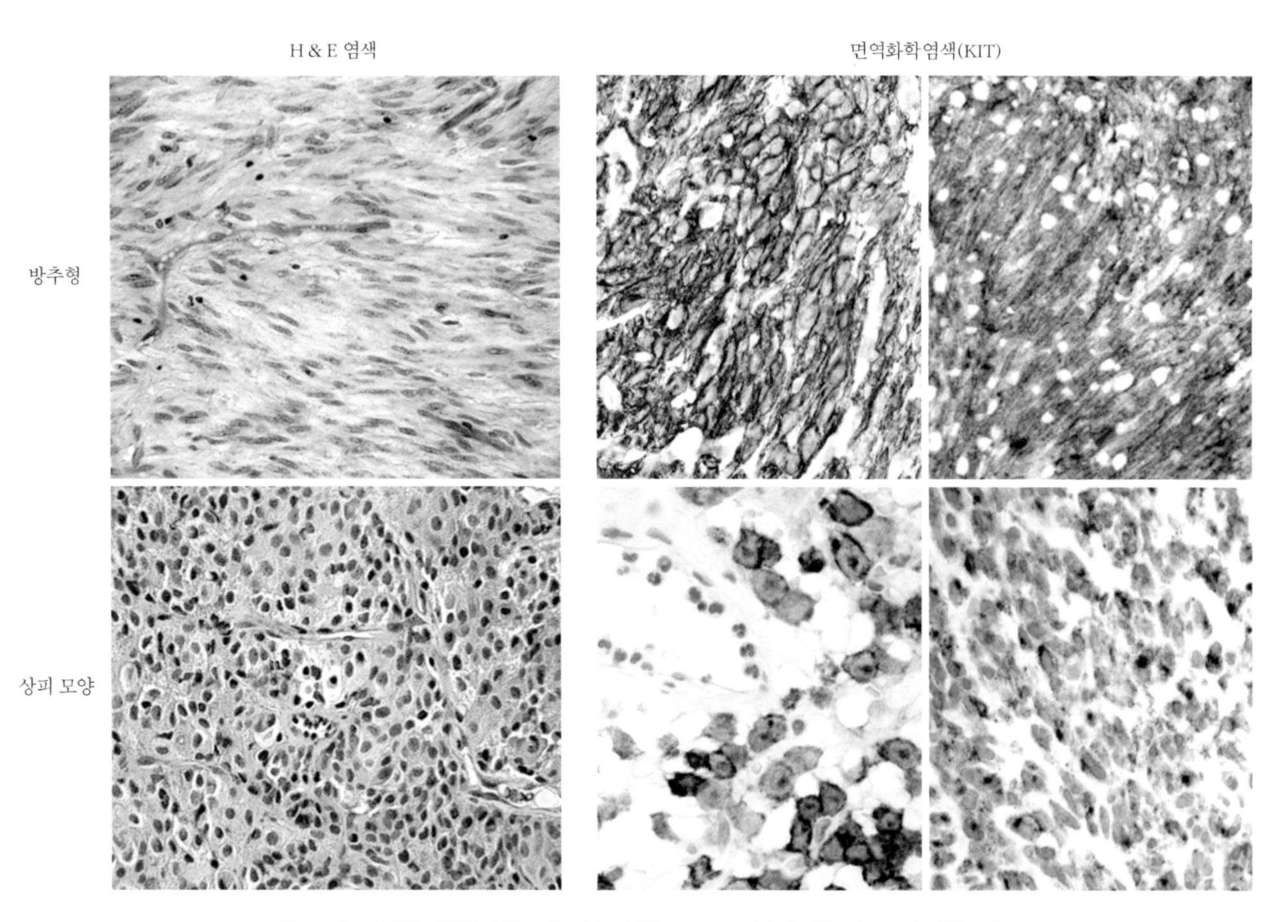

그림 8-49. 위장관기질종양의 H&E 염색과 KIT(CD117) 단백에 대한 면역조직 화학염색

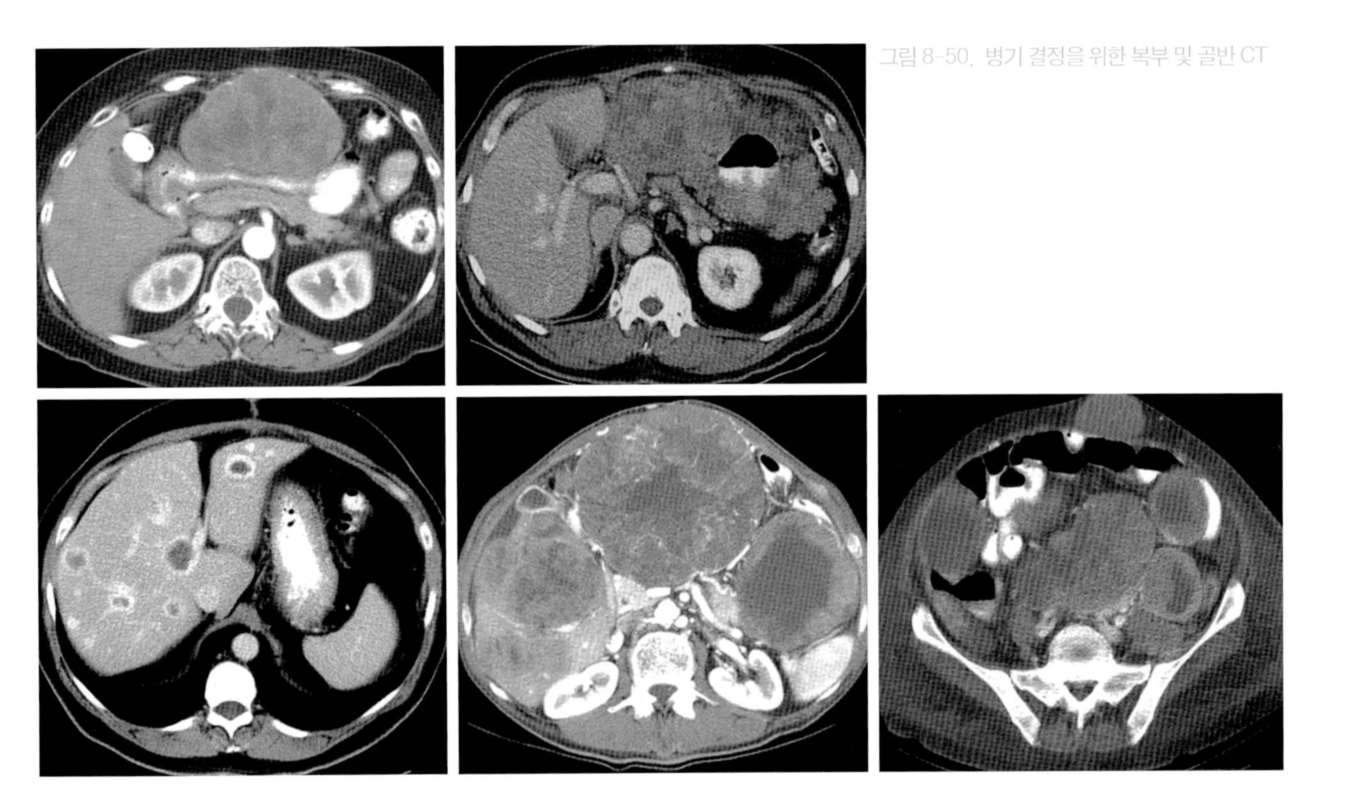

그림 8-50. 병기 결정을 위한 복부 및 골반 CT

질종양으로 진단할 수 있다. 그러나 CD34는 60~80%에서 양성인데, 평활근종이나 염증성 섬유성 용종에서도 양성일 수 있어 감별 진단에 주의를 요한다. S-100 단백은 위장관기질종양의 5~20% 정도에서 양성으로 염색될 수 있고, SMA는 20~30%, 데스민*desmin*은 약 2~5%에서 양성으로 염색될 수 있다. 아울러, KIT(CD117) 면역조직화학염색 음성 위장관기질종양이 약 5% 내외로 존재하며 *c-kit* 및 *PDGFRα* 유전자의 돌연변이가 위장관기질종양의 병리기전에 중요함이 밝혀짐에 따라, 최근에는 KIT(CD117) 면역조직 화학염색이 음성이라도 *c-kit* 또는 *PDGFRα* 유전자의 돌연변이가 증명되면 위장관기질종양으로 진단할 수 있다. DOG1 또는 PKCθ 등의 면역조직 화학염색이 보조적으로 진단에 이용되기도 하나 아직 보편적인 진단 기준으로는 사용되지 않는다.

4. 병기 결정

위장관기질종양은 기본적으로 복강 내에서 발생하며 주된 전이 장기 또한 간 및 복막이므로, 복부 및 골반 CT가 병기 결정을 위해 필수적이며, 다른 증상이 없는 한 이로써 충분하다(그림 8-50). 그러나 증상이 있는 경우 침범이 의심되는 장기에 대한 추가 영상검사가 필요하다. CT 검사를 하는 경우 조영제를 투여하기 전, 동맥기, 그리고 간문맥기 등 3단계의 검사를 하는 삼상역동 전산화단층촬영*triphasic dynamic CT*이 필수적이다(Ryu 등, 2006). 위장관기질종양 세포들도 다른 종양세포들과 마찬가지로 대사가 활발하여 FDG-PET 검사에서 대개 양성으로 나온다. 따라서 PET 검사가 병기 결정에 도움이 될 수 있으나 고가이므로 모든 환자에서 권장되지는 않으며 CT만으로는 종양 반응을 판정하기 어려운 경우와 치료 방침 결정에 필요한 경우 시행할 수 있다(그림 8-51).

위장관기질종양은 위장관에 발생하는 다른 암종과 달리 원발 장기의 침윤 정도나 주변 림프절전이는 치료 방침 결정이나 예후에 큰 영향을 주지 않는다. 병기 분류로 TNM 병기가 제시되어 있기는 하나, 종양이 점막에서 기원하지 않기 때문에 T 병기를 결정하기 어렵고, 여러 장기에서 발생 가능하여 특정 장기의 TNM 병기를 적용하기 어려우며, 림프절전이를 거의 하지 않는 점 등의 이유로 TNM 병기는 실제 임상에서는 거의 사용하지 않는다. TNM 병기 대신 위장관기질종양은 크게 절제 가능한 국소 위장관기질종양, 절제 불가능한 국소 위장관기질종양, 전이성 위장관기질종양으로 분류하는 것이 보편적이다.

간이나 복막 등 원격 장기로의 전이 유무가 가장 중요한 예후인자이며, 원격전이가 없는 절제 가능한 국소 위장관기질종양에서는 종양의 크기, 세포분열의 수, 원발 장기

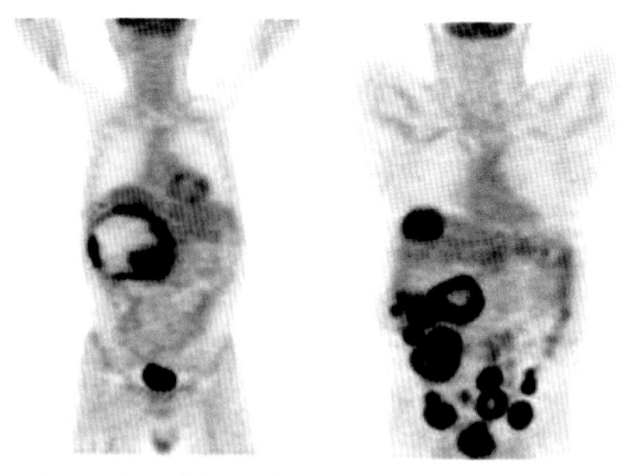

그림 8-51. PET 검사는 CT만으로는 종양 반응을 판정하기 어려운 경우와 치료 방침 결정에 필요한 경우 시행한다.

표 8-42 2002 NIH consensus의 재발 위험군 분류(Fletcher 등, 2002)

	Size	Mitotic Count
Very low risk	<2cm	<5/50 HPF
Low risk	2~5cm	<5/50 HPF
Intermediate risk	<5cm	6~10/50 HPF
	5~10cm	<5/50 HPF
High risk	>5cm	>5/50 HPF
	>10cm	Any mitotic rate
	Any size	>10/50 HPF

HPF: high-power field

표 8-43 원발 장기를 고려한 재발 위험군 분류(Hornick 등, 2007)

Tumor feature		Primary site	
Mitotic index	Size(cm)	Stomach	Small bowel
<5/50HPF	<2	Very low	Very low
	>2 and <5	Very low	Low
	>5 and <10	Low	Moderate
	>10	Moderate	High
>5/50HPF	<2	Very low	Moderate
	>2 and <5	Moderate	High
	>5 and <10	High	High
	>10	High	High

HPF: high-power field.

및 종양 파열의 유무가 향후 재발의 가장 중요한 예후인자로 알려져 있다(Fletcher 등, 2002; Miettinen 등, 2006; Joensuu 등, 2008). 절제 가능한 위장관기질종양에서는 2002년 NIH consensus 기준에서는 종양 크기와 세포 분열의 수만으로 재발 위험도를 분류하였으나(Fletcher 등, 2002), 최근 요엔수*Joensuu* 등은 종양 파열이 재발 위험도에 영향을 미치며(Joensuu 등, 2008), 미에티넨*Miettinen* 등은 원발 장기 역시 위장관기질종양의 절제 후 재발 위험도를 결정하는 중요한 인자임을 제시하였다(Miettien 등, 2006). 현재 절제 가능한 국소 위장관기질종양에서는 〈표 8-42〉의 2002년 NIH consensus 기준보다는 종양 크기, 세포 분열 수와 원발 장기를 포함하여 미에티넨 등이 새로 제시하고 플레처*Fletcher* 등이 정리한 〈표 8-43〉의 새로운 재발 위험군 분류법을 많이 사용하고 있다(Miettien 등, 2006; Hornick 등, 2007).

Ⅱ. 위장관기질종양의 수술적 치료

1. 위의 위장관기질종양

(1) 개론

위장관기질종양에 대한 병태생리를 잘 이해하는 것이 치료의 시작일 것이다. 또한 효과적인 약물치료 제제인 티로신 키나아제 억제제 이마티닙이나, KIT, PDGFR, VEGFR, FLT3, RET 등 종양 성장에 관여된 수용체 억제제인 수니티닙*sunitinib malate* 등이 존재하기 때문에, 이러한 약제들의 효과에 대한 다양한 임상연구 결과에 근거한 치료 가이드라인들도 잘 숙지해야 할 것이다. 위장관기질종양은 아주 부드럽고 잘 부서지는 성질을 가지므로 수술 전 무리한 조직학적 진단을 하지 않는 것이 좋다. 대한위장관기질종양연구회의 진단에 대한 가이드라인을 참고하는 것이 바람직할 것이다. 1cm 미만의 점막하 종양은 우선 경과를 관찰하는 것이 일반적이다. 이소성 췌장이나 평활근종, 신경초종 등의 양성 병변들이 위장관기질종양과 감별하기 어렵다. 크기가 1cm 이상이거나, 경과를 관찰한 결과 점차 크기가 커진다면 진단과 치료의 목적으로 쐐기절제술을 시행한다. 1cm에서 5cm 크기의 점막하 종양은 복강경적인 쐐기절제도 고려할 수 있다. 그 이상의 크기에서는 쐐기절제 등의 국소 절제, 부분위절제, 위아전절제, 혹은 위전절제까지도 필요할 수 있다. 수술의 원칙은 종양의 파열 및 종양세포의 복강 내 누출을 피하면서 종양을 완전히 절제하는 것이다. 위선암과는 달리 림프절전이가 매우 드문 것으로 알려져 있어 림프절전이가 명백한 경우에만 림프절곽청술을 시행하고 그 외에는 종양을 포함한 위장의 일부만을 절제하는 수술을 시행한다.

쐐기절제를 할 때 종양이 주로 위점막 쪽으로 더 튀어나오게 자란 경우는 위벽 바깥에서 종양의 위치를 정확하게 알기 어려울 때가 많다. 이 경우에는 반드시 수술 중 내시경의 도움을 받아 위치를 정확히 파악하고 절제연을 결정하는 것이 필요하다. 수술 중 내시경은 절제 및 문합 후에 수술이 완전하게 이루어졌는지 확인하는 데 사용할 수도 있다.

육안적으로는 재발 위험성의 구별이 어려우므로 약 2cm의 안전거리를 두고 절제해야 하며, 위선암이나 림프종과 육안적 형태로 구분이 어려울 때, 수술 전 조직검사가 확실치 않을 경우에는 동결절편 생검으로 확인하여 위선암이나 림프종일 경우 수술 방법을 전환해야 한다. 그러나 대부분의 경우 수술실에서 조직학적 진단을 알기 위해 동결절편검사를 시행할 필요는 없다. 절제한 표본을 관찰하여 육안적으로 안전하게 거리를 두고 절제했다면 절제 변연부의 암세포 유무를 확인하기 위해 동결절편검사를 할 필요는 없다.

내시경 점막절제술이 발달하면서 위장관기질종양도 내시경적으로 절제하려는 시도가 있다. 크기가 작고 점막 쪽으로 주로 자라는 경우 시도되지만, 수술 적응증에 해당하는 경우 내시경 점막절제술의 안전한 적응증이 될 만한 예는 거의 없다고 할 수 있다. 만일 환자의 전신 상태 등이 수술을 허락하지 않는 경우 고려한다고 해도 종양학적 치료 원칙을 지킬 수 있는지 신중히 고려하고 결정해야 할 것이다.

(2) 수술 적응증

① 1차적 절제: 위장관기질종양의 조직 유래 및 재발 위험성의 감별을 수술 전에 확정하기는 어렵다. 따라서 크기가 2cm를 넘는 것, 또는 작아도 증대하는 경향이 있는 것은 진단적 의미를 포함하여 적극적인 절제를 고려한다.

② 수술 전 선행 화학요법 후:

i) 간이나 복막 등에 원격전이가 있는 경우는 1차적인 수술 적응증이 되지 않는다.

ii) 절제 시 정상 장기의 기능 상실이 심각하게 우려되는 침습적 종양의 경우 이마티닙과 같은 약물로 치료하는 것이 우선되어야 한다. 식도, 십이지장, 직장 등의 특정 부위나 횡격막 침윤, 췌장 침윤, 천공 후 국소화되어 있으나 소장 등에 다발성 침윤이 있는 경우 등 다양한 적응증이 있을 수 있다.

iii) 수술로 근치적인 완전절제가 불가능할 것으로 판단되는 경우 약물치료가 선행되어야 한다.

③ 진행성 혹은 재발성 종양에서 약물치료와 병행하여 필요에 따라 국소절제를 병합할 수 있다.

(3) 수술 방법

1) 수술 범위에 따른 분류

① 쐐기절제술

종양과 주변의 정상조직 약 2cm를 포함하여 쐐기 모양으로 절제하는 것으로, 위장관기질종양에서 가장 기본이 되는 국소절제 방법이다. 종양 주변의 그물막, 혈관, 지방조직 등을 종양으로부터 분리시킨 다음, 자동문합기 등을 이용하여 간편하게 절제할 수 있다. 종양의 위치와 모양에 따라 다양한 방법으로 접근할 수 있는데, 최근에는 복강경을 이용한 복강경 쐐기절제술이 널리 시행되고 있다. 병변의 위치가 접근하기에 좋다면 배꼽의 단일 경로로 복강경수술을 하는 방법이 미용적 우수성 등 최소침습수술의 장점을 배가시키는 방법으로 사용될 수 있다. 단, 종양을 거상시키기 위해 위에 봉합사를 한두 개 설치할 때 종양의 피막에 손상을 주지 않도록 각별히 유의해야 한다.

② 장기절제술

종양이 매우 커서 쐐기절제술이 어렵거나 재발 위험성이 높은 병변으로 판단될 때, 또는 국소절제로 변형, 협착을 초래할 위험이 있는 경우, 위장의 유문부, 분문부 근처에 종양이 위치하고 있어 쐐기절제술 시행 시 유문, 분문의 기능이 손상되는 경우에는 위절제술을 시행한다.

③ 병합절제

합병절제라고도 하며, 위장관기질종양이 간, 췌장, 비장 등 근처의 장기를 침범했을 때 위장과 함께 침범된 장기들을 같이 떼어내는 수술이다. 절제하지 않고 다른 치료를 한 경우에 비해 절제 수술의 성적이 좋은 것으로 보고되어 있다. 단, 수술 부위 이외의 다른 곳에 원격전이가 없고, 대동맥 주위 림프절전이가 없을 때 시행할 수 있다.

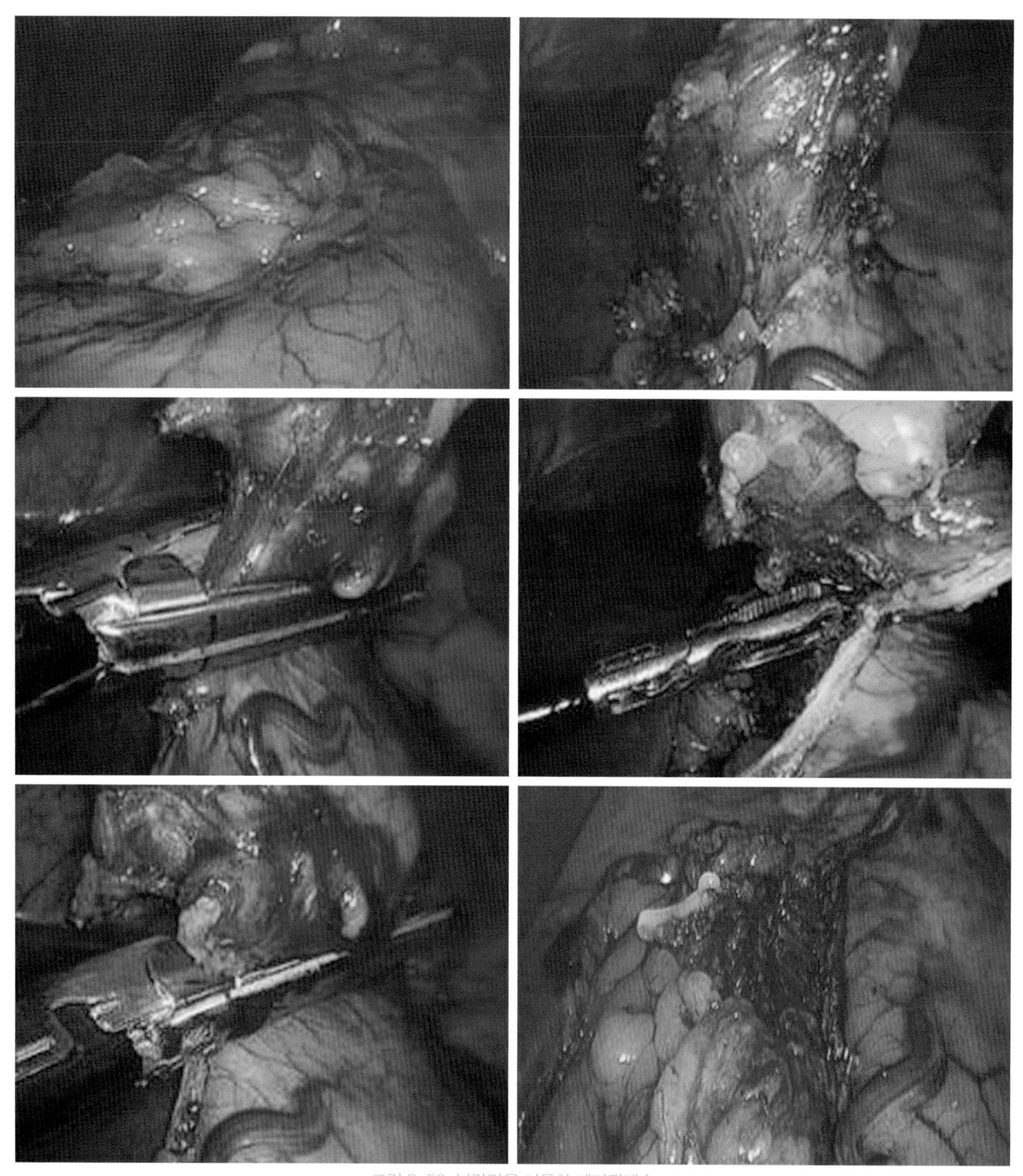

그림 8-52. 복강경을 이용한 쐐기절제술

또한 수술 범위가 커서 수술 후 합병증이 생기는 경우가 많으므로 환자의 상태를 고려하여 수술 여부를 신중하게 판단해야 한다. 크기가 커지면서 단지 구형으로 다른 장기를 밀어내면서 자라는 것이 아니라 다양한 모양으로 변형되며 장기와 장기 사이를 파고들며 자라거나, 횡경막 등에 단단하게 유착되면 근치적인 완전절제가 사실상 불가능해진다. 따라서 수술 전 영상 진단을 통해 그러한 가능성이 있다고 판단되면, 무리하게 수술을 시도하기보다는 선행 화학요법을 시행하여 종양의 크기와 범위를 축소시킨 후 수술하는 것이 바람직하다.

2) 수술 방법에 따른 분류

① 복강경적 절제술

최근 복강경 기구 및 복강경 수술방법의 발달로 복강경을 이용한 쐐기절제술이 많이 이용되고 있다(그림 8-52). 복강경 쐐기절제술은 루카스즈키*Lukaszczyk* 등이 1992년에 처음 발표한 이후 지속적으로 시도되어 많은 연구에서 안전하고 효과적인 수술법이라고 증명되었다.

복강경 쐐기절제술을 시행할 때 특히 주의할 점은 종양을 수술 기구로 잡아 무리하게 견인할 경우 종양세포가 복강 내로 누출되어 파종과 같은 형태로 재발할 수 있다는 점이다. 이러한 위험성 때문에 미국의 NCCN 가이드라인에서는 크기가 2cm 이하인 경우에만 복강경 쐐기절제술을 권하고 있다. 그러나 실제 임상에서는 더 큰 종양도 복강경 쐐기절제술로 절제하고 있고, 복강경 기술의 발달로 이러한 적응증은 더욱 확대되고 있다.

위장의 경우 최근에는 병변이 복강경 쐐기절제술을 시행하기 어려운 위치에 있더라도 내시경 및 복강경으로 다양하게 접근하여 수술에 성공한 결과들이 많이 보고되고 있다. 즉, 위 앞벽에 위루술을 먼저 시행하고 위 앞벽으로 접근하여 위 후벽에 있는 병변을 절제하는 경위 절제*transgastric resection*(그림 8-53), 내시경으로 종양의 위치를 먼저 확인한 후 종양 주변에 위루술을 시행하여 병변을 뒤집어 절제하는 뒤집힘 절제*everting-resection*, 풍선 타입 복강경 투관침*balloon type trocar* 등을 이용하여 위 내부에서 종양을 절제하는 위내 절제*intragastric resection* 등이 그 예이다. 종양이 5cm 이상 큰 경우에는 수술 중 종양의 부서짐을 방지하기 위해 손을 이용한 복강경수술*hand assisted laparoscopic surgery*을 할 수도 있다.

그러나 무엇보다 가장 우선적으로 고려해야 하는 원칙은 종양학적 관점에서의 안전성이다. 따라서 기술적으로 종양 누출의 가능성을 최소화할 수 있는 수술 기법을 사용해야 하며, 종양의 크기로 보아 차라리 작은 개복을 통해 수술하는 것이 낫다고 판단되는 경우 무리하게 복강경 절제술을 시도하는 것은 바람직하지 않다.

또한 복강경적 절제술에서 주의해야 하는 것은 수술의 편의성을 위해 자주 사용하는 자동 문합기에 지나치게 의존해서는 안 된다는 것이다. 크기가 작더라도 3개 이상의 문합기가 필요한 경우가 많고, 큰 경우에는 5~7개 정도가 필요할 수 있으므로 비용적 측면이나 안전성을 고려해야 한다. 특히, 분문부나 유문부에 있는 종양의 경우 장관의 협착을 유발하거나 문합부의 누출이 발생할 우려가 있으므로 주의를 요한다. 무조건 자동 문합기로 절제한다는 생각보다는 종양을 포함한 위벽을 전기소작

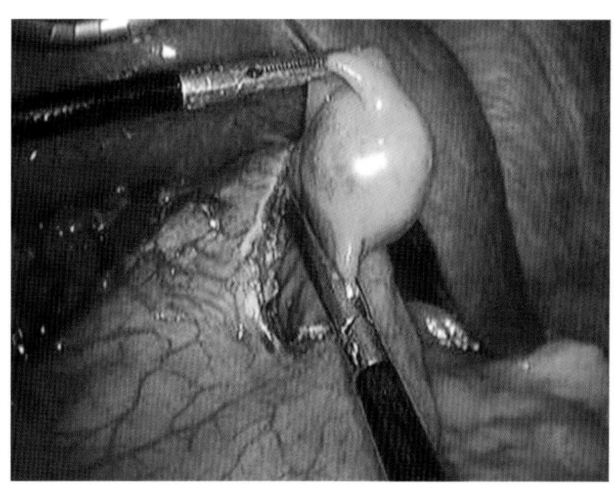

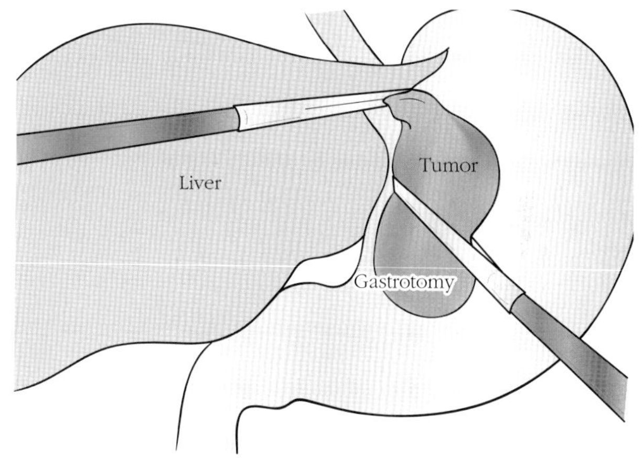

그림 8-53. 복강경 경위 쐐기절제술
사진 제공: 송교영(서울성모병원 위장관외과)

기나 초음파 절단기로 쐐기 절제해낸 후 자동 문합을 하거나, 때에 따라서는 복강경적으로 수기 문합을 하는 것이 더 안전하다.

② 개복 절제술

개복하여 종양을 완전절제하는 방법이며 내시경이나 복강경수술이 도입되기 전에는 위장관기질종양의 가장 우선적인 치료 방법이었다. 최근에도 내시경이나 복강경 수술이 어려운 위치에 있거나 크기가 큰 경우, 림프절전이가 의심되는 경우, 또는 종양으로 인해 장천공이나 심한 출혈, 장폐색이 발생했을 경우에는 개복 수술을 시행한다.

③ 내시경적 수술

위장관기질종양의 치료는 일반적으로 복강으로 접근하는 수술만이 유일한 치료법이었으나, 근래에는 내시경 기기 및 기술의 발달로 내시경적 절제술에 의한 치료법이 시도되고 있다.

내시경 점막절제술은 생리식염수를 주사하여 위점막을

부풀리고 전기 올가미를 이용하여 종양을 잘라내는 방법이고, 최근 많이 이용되는 내시경적 점막하 박리법은 단열침 전기소작기를 사용하여 종양을 박리하는 방법이다. 그러나 위장관기질종양은 점막 기원의 위암과는 달리 점막하 근육층에서 기원하기 때문에 이러한 내시경적 절제는 천공의 위험이 크다. 시술 시에 종양 피막을 손상시키면 천공되어 복막에 파종시킬 우려가 있으므로 점막하 종양 가운데 위장관기질종양이 의심되는 경우라면 내시경적 치료는 피하는 것이 바람직하다.

(4) 수술 후 합병증

일반적으로 수술 중이나 수술 후 출혈의 위험성이 있다. 쐐기절제술의 경우는 절제 범위가 적어 합병증이 드물지만, 문합부 누출, 문합부 출혈, 식도나 유문부의 협착 등이 발생할 수 있다. 위절제 수술 후 합병증은 10~15% 정도 발생하는 것으로 알려져 있다.

1) 문합부 누출

문합 부위가 정상적으로 치유되지 않고 벌어진 채로 있는 경우 장 내용물이 복강 내로 누출된다. 그 결과 복막염 또는 농양이 생기게 되고, 심한 경우 패혈증으로 진행되기도 한다.

수술 후 복통이 심해지고, 열이 나거나, 백혈구 증가증이 있는 경우 문합부 누출을 의심할 수 있으며, 복부 CT와 장 촬영 등을 통해 진단할 수 있다.

치료는 재수술보다는 보존적 치료를 실시하는 경우가 많으며, 장기간의 금식, 정맥주사를 통한 영양공급, 농양에 대한 배농과 항생제 투여 등으로 치료한다. 누출 부위가 미세한 경우는 회복 시간이 적게 걸리지만 대개 6주 정도의 시간이 필요하며, 다른 여러 요인에 의해 치유 시간이 달라질 수 있다. 치료가 진행되면서 통증이 사라지고 발열이 없으며 혈액검사에서 염증 소견이 없으면 복부 CT와 장 투시 촬영을 통해 누출이 없는 것을 확인한 후 식이를 진행한다.

2) 무기폐와 폐렴

수술 시의 전신마취와 수술 후의 통증으로 인해 깊은 호흡을 하지 못해 폐가 수축하는 현상을 말한다. 수술 후 열이 나는 가장 주된 원인이며, 지속될 경우 호흡곤란과 폐부전증 또는 폐렴이 생길 수 있다. 이를 예방하기 위해 수술 후 깊은 심호흡을 하고, 수술 다음 날부터 기침을 하여 가래를 뱉어내야 한다.

3) 복강 내 농양

오랜 수술시간, 환자의 면역력 감소, 고령 및 당뇨 등이 위험요인이며, 복통과 함께 발열 양상을 띤다. 수술 후 5~10일 사이에 주로 증상이 나타나며, 배액관을 통한 배액 혹은 항생제로 치료한다. 대개 입원시켜 정맥 주사로 항생제 투여를 해야 한다.

4) 장유착 및 장폐색

수술한 부위의 장이 유착되어 장운동이 소실되거나 허혈로 인한 괴사가 발생할 수 있다. 심한 복통, 복부 팽만감, 구토 등의 증상으로 발현되며, 심하지 않은 경우 비위관을 통해 장내 압력을 떨어뜨리고 금식하며 항생제를 사용하면서 기다리면 장폐색이 풀릴 수 있다. 심한 경우에는 수술로 유착 부위를 풀어주는데, 장 절제가 필요할 수도 있다.

5) 상처 감염 혹은 장액종

상처에 염증이 생기면 상처를 벌려 배농을 하고, 항생제로 치료하다가 며칠 후 상처가 깨끗해지면 다시 봉합한다. 장액종이란 맑은 조직액이 상처 틈에 고여 상처 치유를 방해하는 것으로, 피하지방이 두꺼운 환자에게 자주 생기며, 배액을 해주면 소실된다.

(5) 수술 후의 추적 관리

1) 재발의 양상

위장관기질종양의 재발은 대부분 수술 후 2년 이내에 발생하나, 간혹 매우 늦게 재발하는 경우도 있다. 위암과는 달리 림프절전이보다는 혈관이나 복막으로 전이되므로, 가장 흔한 재발 양상은 간전이를 동반한 국소재발이며, 복막 파종이 그 다음으로 흔하다. 폐나 뼈 등의 복강 외 장기로의 원격전이는 매우 드물며 복강 내 재발 이후 진행 중 간혹 발견된다. 재발 종양에 대한 수술은 일반적으로 생존율을 증가시키지 못한다고 알려져 있다. 그러나 간혹 복부 CT 추적 중에 복막에서 단일 종괴로 재발하는 경우에는 수술로 제거하여 치료할 수 있다. 국소적으로 국한된 재발로 판단된다면 경우에 따라 화학요법과 더불어 수술적 치료를 적극적으로 고려해야 한다.

2) 재발을 발견하기 위한 검진 방법

위장관기질종양의 수술 후 추적 관찰에 대한 가이드라인은 아직 신뢰할 만한 근거 자료가 없어 정립되지 못했다. 그러나 합의모임에서 권고하는 바는 다음과 같다. 위험도가 낮은 종양, 즉 크기가 5cm 미만이고 유사분열지수

*mitotic index*가 5/50 고배율 시야*high power field*일 경우에는 CT를 포함하여 6개월마다 추적 관찰한다. 위험도가 중간 또는 높은 경우, 즉 종양 크기가 5cm 이상이거나 유사분열지수가 5/50 고배율 시야 이상일 경우에는 수술 후 첫 3년 동안은 3~4개월마다, 이후 2년 동안은 6개월마다, 5년 이후에는 1년마다 추적 관찰한다. 외래 방문 시 대개 일반 혈액검사*complete blood cell count*, 간기능검사, 종양표지자검사 등의 혈액검사와 단순 흉부방사선검사, 복부 CT 등의 영상검사, 식도와 위에 대한 내시경검사 등을 시행한다.

① 일반 혈액검사

빈혈의 유무와 정도를 볼 수 있으므로, 수술 후 영양 섭취의 적절함의 지표가 될 수 있다. 또한 항암화학요법 시 항암제의 부작용에 따른 백혈구 감소 정도를 판단할 수 있고, 발열 시 염증의 여부와 정도를 아는 데 도움을 준다.

② 간기능검사

약물치료에 따른 간독성 여부 및 정도를 판단할 수 있고, 수술 후 알부민 수치 등의 변화 등을 알 수 있어 간접적으로 영양 상태를 평가하는 데 도움을 준다.

③ 단순 흉부방사선검사

폐전이 여부를 알기 위해 시행하는 검사로, 이 검사에서 이상 소견이 있을 때 폐 CT 및 경피적 세침 생검술로 확진한다.

④ 복부 CT

수술 부위 주변의 국소재발 여부, 간과 복막의 재발 여부를 알기 위한 검사로, 재발 진단에 가장 큰 역할을 한다.

⑤ 식도·위 내시경검사

수술 후 남아 있는 위 혹은 식도 등에 암이 재발하는 경우 가장 손쉽게 진단할 수 있는 방법이다. 우리나라와 같이 위선암의 발생률이 높은 곳에서는 원발 부위가 위가 아니더라도 위선암의 병발 가능성 때문에 40세 이상의 환자는 1~2년마다 내시경검사를 하는 것이 권장된다.

2. 식도의 위장관기질종양

식도에 발생한 위장관기질종양은 대부분 재발 위험도가 낮은 종양이며 천천히 자란다. 상복부 불편감이 가장 흔한 증상이며, 식도의 하부 2/3 부분에 위치하는 경우가 많다. 증상이 없으면서 종양의 크기가 2cm 이하로 작은 경우, 또는 심각한 동반 질환이 있는 경우 추적 관찰하기도 하지만 대부분은 수술적 절제를 하는 것이 좋다. 개흉술을 통한 종양절제술이 표준치료인데, 쐐기절제술이 기술적으로 어려운 경우 광범위한 절제술을 시행할 수 있다. 종양이 식도의 상부 또는 중부에 있을 경우 우측 가슴으로 접근하고, 하부에 있을 경우 좌측 가슴으로 접근한다. 최근에는 흉강경 또는 로봇 보조로 시행하기도 하며, 종양적축술*enucleation*만으로도 악성 전환이나 재발이 일어나지 않았다는 보고도 있다.

3. 소장의 위장관기질종양

위장관기질종양은 소장에서 발생하는 종양의 20%를 차지한다. 공장과 회장에서 주로 발생하며 40, 50대와 남자에서 호발한다. 종양의 크기가 5cm 이상일 경우 80%에서 재발 위험성이 높다고 보고되었고, 출혈과 폐쇄, 출혈성 괴사로 인한 천공 등으로 발견되어 수술하는 경우가 가장 많다. 위장관기질종양은 미만성 침윤보다는 밖으로 자라서 커지는 경향이 있으므로 소장에서는 분절절제술이 가장 적절한 치료이다. 특히 십이지장에 생긴 위장관기질종양은 우선적으로 쐐기절제술을 시행하고 합병증 및 사망률이 높은 췌십이지장절제술은 피하는 것이 좋으며, 이를 위해 이마티닙을 이용한 선행 화학요법을 적극적으로 시도해볼 필요가 있다. 그러나 쐐기절제술이 불가능할 경우에는 췌십이장절제술, 췌장보존십이지장절제술, 십이지장분절절제술 및 Roux-en-Y 문합술 등을 시행할 수 있다.

4. 대장의 위장관기질종양

대장의 위장관기질종양은 대부분 1~2cm 정도의 크기로 발견되고, 증상이 경미하며, 정기 직장검사 때 발견되는 경우가 많다. 대부분 대장에만 국한되어 있고 재발 위험도가 낮은 종양이어서 국소적 절제로 치료된다.

재발 위험성이 높은 위장관기질종양은 결장보다는 직장에 호발하며, 50대 이후에 많고 성별에 따른 차이는 없다. 대부분 점막층은 잘 보존되어 있으나 절반에서는 궤양을 동반하고 출혈이 나타나기도 한다. 드물게 종양이 커지면 장폐색도 유발한다.

전이가 없을 경우 절제술을 시행하는 것이 표준치료이다. 크기가 2cm 이상이고 병리 결과가 확정적으로 재발 위험성이 낮은 경우에 속하지 않는 한 재발 위험성이 높은 병으로 취급하여 치료하는 것이 안전하다. 직장 종양이 2cm 이하이면 국소절제로도 잘 치유되나, 그 이상 큰 경우나 항문 근처에 있는 경우 복회음절제술을 시행해야 하는데, 항문 소실로 인한 삶의 질의 저하를 막기 위해 이마티닙을 사용한 선행 화학요법을 적극적으로 시도해볼 필요가 있다.

전이가 되어 근치적 절제술을 시행할 수 없는 경우에는 약물을 이용한 전신치료를 시행해야 한다.

5. 장간막 등의 위장관기질종양

대망 혹은 장간막에 발생한 종양의 경우 육안적으로 보이는 종양에 대해 총괄적인 절제술을 시행해야 한다. 종양이 주위 조직에 유착된 경우에는 캡슐 파열 및 복강 내 누출을 방지하기 위해 주위 조직을 종양과 함께 일괄적*en bloc*으로 절제해야 한다.

Ⅲ. 위장관기질종양의 약물치료

위장관기질종양의 표준 약물치료로 현재 이마티닙을 1차 요법으로, 수니티닙을 2차 요법으로 사용하고 있다. 이마티닙은 분자량 589.7KD의 페닐아미노피리딘*phenylamino-pyrimidine* 계열 약제로, 일반적으로 글리벡*Glivec*으로 알려져 있다. 티로신 키나아제 억제제인 이마티닙은 만성골수성백혈병의 병리기전인 BCR/ABL과 위장관기질종양의 병리기전인 KIT및 PDGFR*α*를 선택적으로 억제하여 항종양 효과를 나타낸다. 수니티닙(Sutene)의 분자는 $C_{22}H_{27}FN_4O_2$로 구성되어 있고, 종양세포 및 그 주변 세포의 KIT, PDGFR, VEGFR, FLT3, RET 등 종양의 성장과 증식에 관여하는 수용체를 차단함으로써 종양 억제 효과를 나타낸다.

위장관기질종양의 약물치료는 크게 3가지 상황, 즉 수술 후 보조 화학요법*adjuvant chemotherapy*, 수술 전 선행 화학요법*neoadjuvant chemotherapy*, 전이성 또는 절제 불가능한 위장관기질종양에서 사용될 수 있다. 이마티닙은 전이성 또는 절제 불가능한 위장관기질종양의 1차 치료제로, 또는 수술 전 선행 화학요법에서 사용되어왔고, 최근 수술 후 보조 화학요법으로 적응증이 확대되고 있다. 전이성 또는 절제 불가능한 위장관기질종양에서 이마티닙을 사용하는 경우 2차 치료로서 이마티닙의 용량을 증량하거나 수니티닙을 사용할 수 있다. 약물치료와 더불어 다양한 상황에서 고주파 열치료*radiofrequency ablation*나 수술적 절제를 포함한 국소요법을 병용할 수 있다. NCCN 가이드라인과 2009년 유럽 가이드라인(Casali 등, 2009) 및 대한위장관기질종양연구회의 가이드라인(Kang 등, 2010)이 현재 위장관기질종양의 약물치료에 대한 지침을 제공해주고 있다.

1. 수술 후 보조 화학요법

전이성 또는 재발성 위장관기질종양에서 이미 효과가 증명된 이마티닙을 수술 후 보조 화학요법으로 적용을 확대할 수 있는지에 대한 임상연구가 진행되어왔다. 이마티닙을 이용한 수술 후 보조 화학요법의 이론적 근거는 육안으로 확인되는 종양의 절제 후에도 잔존할 수 있는 미세 전이성 병변을 제거함으로써 완치 가능성을 높일 수 있다는 것이다.

최근 발표된 ACOSOG Z9001 연구는 직경 3㎝ 이상 국소 위장관기질종양을 가진 713명을 대상으로 한 3상 연구로서, 종양을 완전절제한 후 환자를 이마티닙 400mg/일 또는 위약 투여군으로 무작위 배정하여 1년간 치료하였다(DeMatteo 등, 2009). 19.7개월의 중앙 추적기간 후 전체 생존기간은 양 군 간에 차이가 없었으나, 1년 무재발 생존율은 이마티닙군 98%, 위약군 83%로 유의하게 차이가 있었다. 이 연구에서는 종양의 크기를 3~6㎝, 6~10㎝, 10㎝ 이상의 세 군으로 세분하여 분석했을 때, 종양의 크기가 클수록 이마티닙 투여에 의한 무재발 생존기간의 증가 효과가 현저했다.

김*Kim* 등은 국내 위장관기질종양 환자를 대상으로 한 연구에서 2002년 NIH consensus 위험군 분류의 두 요소인 종양의 크기와 세포분열지수 외에 *c-kit* 돌연변이가 있는 경우 절제술 후 재발 위험이 높음을 관찰하였다(Kim 등, 2004). 한국인을 대상으로 수술 후 보조 화학요법으로서 이마티닙을 투여한 제2상 임상연구도 진행되었다. 상기 김 등의 관찰을 근거로 하여 재발의 위험이 매우 높은 환자, 즉 *c-kit* 엑손 11 돌연변이가 존재하면서 2002년 NIH consensus 기준으로 재발 고위험군(종양 크기 5㎝ 이상이고 세포분열지수 >5/50HPF, 종양의 크기가 10㎝ 이상인 경우, 또는 세포분열지수 >10/50HPF)으로 분류되는 47명의 환자에게 2년간 수술 후 보조 화학요법으로 1일 400mg의 이마티닙을 투여하였고, 26.9개월의 중앙 추적 결과 2년 무재발 생존율이 93%로 이마티닙을 사용하지 않은 과거 데이터의 약 30%에 비해 현저한 개선이 관찰되었다

(Kang 등, 2009).

SSG XVIII 3상 연구에서는 재발 고위험군을 대상으로 수술 후 보조 화학요법으로 이마티닙을 1년간 사용한 군과 3년 동안 사용한 군의 치료 성적을 비교했다(Joensuu 등, 2012). 이 연구에서는 2002년 NIH consensus 위험군 분류로 재발 고위험군에 해당하거나 수술 전 또는 수술 당시 종양 파열이 된 397명의 환자가 포함되었다. 수술 후 1년 동안 이마티닙을 투여받은 환자군과 3년 동안 이마티닙을 투여받은 환자군의 5년 무재발 생존율은 각각 47.9%와 65.6%로 3년 사용군의 치료 성적이 통계적으로 우수했다. 5년 생존율 또한 81.7%와 92.0%로 이마티닙 3년 사용군의 생존율이 높았다.

그러나 이마티닙을 이용한 수술 후 보조 화학요법의 경우 아직 해결되지 않은 몇 가지 고려 사항이 있다. 첫째, ACOSOG Z9001 연구 결과로는 이마티닙 보조 화학요법이 완치율을 높일 수 있는지가 확실하지 않다. ACOSOG Z9001 임상연구에서는 1년간 이마티닙 보조화학요법 종료 후 빠른 재발 양상이 관찰되었고, 이마티닙 사용 유무에 관계 없이 전체 생존율은 동일했다. 전이성 위장관기질종양에서는 이마티닙 사용으로 종양의 진행은 현저하게 지연시킬 수 있으나 생존곡선에서 평탄부가 관찰되지 않아 병을 완전히 제거하지는 못하는 것으로 생각되며, 대부분의 환자가 수 년 후 결국 내성이 발생하여 치료에 실패하게 된다. 이러한 현상은 절제 가능한 국소 위장관기질종양에도 적용될 수 있어, 수술 후 보조화학요법으로서의 이마티닙 사용이 완치율을 높이지는 못하고 단지 종양의 재발 시기만을 늦출 가능성이 있다. 그러나 한국인을 대상으로 한 제2상 임상시험과 ACOSOG Z9001 연구 및 SSG XVIII 3상 연구에서 재발 위험도가 높을수록 이마티닙 보조 화학요법이 무진행 생존기간을 현저히 개선시킨 것이 관찰된 점을 고려하면, 재발 위험도가 높은 환자에서는 전체생존율의 증가 또한 기대해볼 수 있을 것으로 판단된다.

둘째, 상기 관점에서 재발 위험도 분류 방법을 적절히 선택하는 것과, 어느 정도의 재발 위험도가 있는 환자에게 이마티닙 보조 화학요법을 사용할 것인지 결정하는 것이 중요하다. 최근 제시된 재발 위험군 분류 기준에는 종양의 크기와 세포분열지수 외에 원발 장기 또는 종양의 파열이 포함된다(Joensuu 등, 2008; Miettinen 등, 2006; Hornick 등, 2007). 최근의 치료 가이드라인들은 공통적으로 재발 고위험군 환자에게 수술 후 이마티닙 보조 치료를 권장하지만, 재발 위험이 낮은 저위험군 환자들에게는 권장하지 않는다. 중등도 위험 환자에 대해서는 공통된 의견이 없으며 아직 논란이 있다. 수술 당시 종양이 파열된 환자들은 재발의 위험성이 매우 높고 미세전이가 있는 것으로 판단하여 전이성 환자에 준하여 이마티닙 사용이 권장된다.

셋째, 이마티닙 보조 화학요법의 기간에 대해서도 아직 논란이 있다. ACOSOG Z9001 연구에서는, 1년간의 이마티닙 보조 화학요법 중단 후 급격한 재발 양상이 관찰되었다. 따라서 고위험군 환자에서는 1년간의 이마티닙 사용이 부족하다는 견해가 많다. 최근 발표된 SSG XVIII 3상 연구에 따르면 재발 고위험군에서는 수술 후 이마티닙을 3년간 사용하는 것이 권장된다(Joensuu 등, 2012).

2. 수술 전 선행 화학요법

임상적으로 확실한 근거가 있는 경우 외에는 절제 가능한 국소 위장관기질종양에서 수술 전 선행 화학요법이 권장되지 않는데(Blay 등, 2005), 수술 전의 이마티닙 사용은 ① 수술만으로는 완전절제가 불가능한 경우, ② 십이지장, 식도 또는 직장에 발생한 위장관기질종양에서 장기의 기능 보존이 목적인 경우, ③ 위에 발생한 위장관기질종양으로 췌장이나 십이지장으로 심한 국소적 침윤을 동반하여 광범위한 수술이 예상되는 경우 고려할 수 있다(Bumming 등, 2003; Loughrey 등, 2005; Oh 등, 2006). 이마티닙 선행 화학요법의 용량은 전이성 위장관기질종양에 대한 요법과 같이 1일 400mg을 사용한다. 수술 전 선행 화학요법을 고려할 경우에는 매우 주의 깊게 치료 중 종양의 진행 및 반응을 평가해야 하며, 숙련된 다학제 전문 팀의 판단이 필요하다. 종양 반응 평가를 이마티닙 치료 초기에 시행하여 반응이 없는 경우 수술이 지연되지 않도록 해야 한다. 수술은 종양이 충분히 위축되고 이마티닙에 대한 내성이 나타나기 전에 시행해야 한다. 이마티닙 사용 후 대개 4~6개월 후, 12개월 이내에 수술하는 것이 일반적이다(Blay 등, 2005). 유전자 돌연변이 분석은 이마티닙에 대한 반응성을 판단하는 데 유용한데, *PDGFRα* D842V와 같이 이마티닙에 초기 저항성을 보이는 것으로 알려진 돌연변이가 있는 경우에는 이마티닙 선행 화학요법 사용이 권장되지 않는다.

3. 전이성 또는 절제 불가능한 위장관기질종양

(1) 1차 치료로서 사용하는 이마티닙

전이성 또는 절제 불가능한 위장관기질종양은 통상적인 항암화학요법이나 방사선치료에 거의 반응이 없었으며, 이마티닙이 개발돼 임상에서 사용되기 전까지는 생존율이 매우 불량했다.

B2222 무작위 배정 2상 임상연구를 바탕으로 이마티닙은 전이성 또는 절제 불가능한 위장관기질종양의 1차 표준치료로 확립되었다(Demetri 등, 2002; Blanke 등, 2008). 이 연구에서는 147명의 전이성 또는 절제 불가능한 위장관기질종양 환자에게 하루 400mg 용량 또는 600mg을 무작위 배정하여 투여하였다. 최근 4년 추적 관찰 자료가 보고되었는데, 이전의 통상적인 세포독성 항암화학요법의 반응률이 5% 미만이었던 데 비해 이마티닙이 투여된 이 연구에서의 반응률은 68.1%에 달하였으며, 종양 반응이 불변이었던 환자 15.6%를 합하면 총 83.7%의 환자에서 종양의 진행이 억제되었다. 그리고 이전의 통상적인 세포독성 항암화학요법에 의한 생존기간이 중앙치 1.5년 미만이었던 반면, 이마티닙 치료를 받은 환자들의 중앙 생존기간은 4.8년에 달했다. 이러한 뛰어난 치료 효과로 인해 이마티닙은 전이성 또는 절제 불가능한 위장관기질종양 환자의 치료제로 2002년 2월 미국 식품의약국(FDA)의 허가를 받았고, 2002년 우리나라 식품의약품안전청에서도 허가를 받아 사용되고 있다. 이후 미국 및 유럽에서 전이성 또는 절제 불가능한 위장관기질종양 환자를 대상으로 두 개의 대규모 3상 임상연구가 시행되었고, 이마티닙의 치료 효과가 B2222 연구와 유사하게 관찰되었다(Rankin 등, 2004; Verweij 등, 2004).

우리나라에서도 47명의 전이성 위장관기질종양 환자를 대상으로 이마티닙 사용의 다기관 2상 임상시험이 진행되었는데, 이마티닙을 1일 400mg 사용한 결과 종양 반응은 부분반응 64%, 불변 28%였고, 3개월 이내 조기 진행은 8%에 불과하였다(Ryu 등, 2009). 종합적으로 전체 반응은 약 64%로 외국의 보고와 매우 유사했고, 불변을 포함하면 약 92%의 환자에서 이마티닙에 의해 종양이 효과적으로 억제되었다. 부분 반응은 이마티닙 치료 후 평균 2.6개월(범위, 1~6개월 사이)에 관찰되었다. 이마티닙 사용 4년 후에도 종양이 진행하지 않은 환자는 50%였고, 전체 생존율은 65%였는데, 이는 외국의 보고와도 매우 유사하다. 이마티닙 사용 이전의 생존율과 비교했을 때, 이마티닙 도입 이후 생존기간이 수 년 이상 증가했다고 할 수 있다.

이마티닙 투여는 증상의 유무와 관계없이 전이성 또는 절제 불가능한 위장관기질종양으로 진단되면 즉시 시작해야 한다. 전이성 위장관기질종양에서 육안적 또는 조직학적으로 전이 병소의 완전절제가 시행되어 육안적 병소가 없는 경우에도 이마티닙을 지속 사용해야 한다(DeMatteo 등, 2000; DeMatteo등, 2002).

1차 치료제로서 이마티닙의 적정 용량은 1일 400mg이다. 유럽인을 대상으로 일일 400mg과 800mg 투약 효과를 비교한 제3상 임상시험에서 1일 800mg을 투약했을 때 전체 환자에서 생존율은 향상되지 않았고 오히려 부작용만 증가했다(Rankin 등, 2004; Verweij 등, 2004). 한편 하위집단 분석에서는 *c-kit* 엑손 9에 돌연변이가 있는 경우 1일 800mg 투여 시 무진행 생존기간이 유의하게 향상되었다. 따라서 서구 환자에서는 *c-kit* 엑손 9에 돌연변이가 있는 경우 1일 800mg의 고용량 이마티닙이 초기 용량으로 권장되고 있다(Debiec-Rychter등, 2006). 반면 한국인과 타이완인 위장관기질종양 환자를 대상으로 한 두 건의 소규모 후향적 연구에서는 일일 400mg의 이마티닙 투여 시 *c-kit*의 유전형에 따른 치료 결과의 차이가 관찰되지 않았다(Kim 등, 2009; Yeh 등, 2007). 그러나 최근 약 300명의 한국인을 대상으로 한 대규모 후향적 연구에서는 1일 400mg의 이마티닙 투여 시 *c-kit* 엑손 9 돌연변이가 있는 경우 예후가 좋지 않음이 관찰되어(Kang 등, 2012), 아시아인 환자에서도 *c-kit* 엑손 9 돌연변이가 있는 경우 1일 800mg의 고용량 이마티닙이 필요한지에 대해서는 향후 전향적 연구가 필요하다.

이마티닙은 종양의 진행, 감내할 수 없는 부작용 발생, 또는 환자가 거부하는 경우를 제외하면 지속적으로 투여되어야 한다. 이마티닙 사용으로 종양 안정화 또는 반응 획득 후 투여를 중단하면 대부분의 경우 평균 수 개월 내에 종양이 빠른 속도로 진행하므로(Blay 등, 2007; Lee 등, 2006), 종양의 진행이나 감내할 수 없는 독성 발생 등 임상적 필요가 생기지 않는 한 이마티닙의 일시 중단은 권장되지 않는다.

이마티닙 투여 후 종양이 안정화되거나 반응을 보이는 경우 다학제 간에 충분히 논의한 후 잔여 종양에 대한 수술적 절제 또는 고주파 열치료 등의 국소 치료를 선택적으로 고려할 수 있다. 이마티닙 사용 후 잔여 종양에 대한 국소요법 적용의 이론적 근거는, 잔여 종양을 제거함으로써 이마티닙 내성 발생을 감소시킨다는 것이다. 전이성 위장관기질종양을 대상으로 한 후향적 또는 2상 연구들에서 이마티닙 사용 후 이마티닙에 반응하는 잔여 종양을 절제한 경우, 국소 또는 다발성 진행 후 수술적 절제를 시도하는 경우보다 생존율이 높았다(Raut 등, 2006; Sym 등, 2008).

이마티닙 사용 후 백혈구감소증, 혈소판감소증, 빈혈 등의 혈액학적 부작용이 비교적 흔하게 관찰되나, 3도 이상의 심한 부작용은 10% 미만으로 드물다. 특히 백혈구가 감소하는 경우에도 면역억제에 의한 발열성 호중구감소증은 1% 미만으로 매우 드물기 때문에 대부분 용량을 감량할 필요는 없다. 비혈액학적 부작용으로 구역, 구토, 복통, 설사 등의 위장관 계통 증상과 근육통, 피부발진, 부종 등이 흔하게 관찰되지만 이 또한 1~2도 정도로 경미한 경우가 대부분이다. 3도 이상의 심한 부작용이 발생할 경우 일시 중지 또는 감량을 하면 대부분 증상이 호전된다. 부종이 발생할 경우 이뇨제를 같이 사용할 수 있으며, 심한 피부발진이 발생할 경우 스테로이드를 일시적으로 병용하거나 혹은 이마티닙 사용을 일시 중지하거나 감량하면 대부분 호전된다. 최근 이마티닙의 혈중 농도와 치료 효과에 상관관계가 있다고 보고되었다. 이에 따라 독성에 의해 일시적으로 용량을 감량하거나 투여를 중단하더라도 장기적으로는 약제의 효과적인 혈중 농도 유지를 위해 심한 부작용 발현 시 이마티닙의 혈중 농도를 측정한 후 용량을 조절하는 것이 권장된다(Demetri 등, 2009).

(2) 종양 반응 평가

CT는 현재 사용할 수 있는 가장 유용한 표준 검사 판정 수단이다. 조영 증강 후 동맥기, 정맥기를 따로 촬영하는 역동적*dynamic* 또는 삼상*triphasic* CT가 권장된다(Ryu 등, 2006). FDG-PET도 매우 민감도가 높아 초기 종양 반응 평가가 가능한 검사이다(Antoch 등, 2004; Jager 등, 2004; Stroobants 등, 2003). 반응 판정 주기는 임상적 상황에 따라 달라질 수 있으나, 보통 치료 시작 1~2개월 안팎으로 초기 반응이 확인된 후에는 3~4개월마다 종양 반응을 판정한다.

반응의 평가는 위장관기질종양의 치료 방침 결정을 위해 매우 중요하다. 특히 위장관기질종양은 일반 고형암과 달리 효과적인 치료 중에도 종양 내 출혈이나 점액양 변성 등의 이유로 크기가 커질 수 있기 때문에, 종양 반응 평가 또는 치료 지속 여부를 종양의 크기 변화로만 판정하는 것은 적절하지 않다(Ryu 등, 2006; Choi 등, 2004; Choi 등, 2007; Linton 등, 2006).

위장관기질종양은 과혈관성 종양으로 이마티닙 치료 시, 유리질 변성 또는 혈관성 저하로 인한 저음영을 나타낼 수 있으며, 경우에 따라 낭성 변화가 발생할 수 있다. 특히 간전이의 경우 이마티닙 사용 초기에 간문맥-정맥기 CT로 종양 반응 평가 시 작고 새로운 저음영 병변이 관찰될 수 있는데, 실제 새로운 병변이 발생한 것이 아니라 치료 전에 이미 간실질과 동일한 음영을 가진 종양이 존재하였으나 병변이 이마티닙에 반응하여 괴사되면서 윤곽이 뚜렷해졌을 가능성이 높으므로 이에 대한 감별이 필요하다(Ryu 등, 2006; Linton 등, 2006).

종양 크기의 변화만을 반응 평가에 반영하는 일반적인 고형암과는 달리, 위장관기질종양에서는 종양의 크기 변화와 농도 두 가지 모두를 반응 평가에 반영해야 하며, 환자의 증상 호전, CT의 음영 감소 정도, 또는 PET상의 SUV max를 종양 반응 판정 시 고려해야 한다(Ryu 등, 2006; Choi 등, 2004, Choi 등, 2007; Linton 등, 2006). CT만으로 종양의 활성도*viability*를 판단하기 어려운 경우에는 추가적으로 PET을 시행하여 판정해야 한다.

위장관기질종양의 재발 또는 진행은 수술 후 새로운 병변의 출현, 종양의 크기 증가 또는 새로운 전이 병소의 발생 등으로 나타난다. 일부에서는 이전에 티로신 키나아제 억제제에 반응하여 낭성화한 저음영 종괴에서 고음영 고형 조직의 새로운 출현 또는 증가가 나타나는데, 이 또한 재발이나 진행의 한 형태로 볼 수 있다. 종양의 크기만을 반영한 RECIST 또는 WHO 기준으로는 진행의 유무를 명확히 판단할 수 없는 경우가 있으므로, 각 병변 내부 및 경계를 면밀히 관찰하여 종양 음영의 변화도 유심히 관찰해야 한다(Ryu 등, 2006; Desai 등, 2004).

이마티닙과 수니티닙 같은 티로신 키나아제 억제제를 사용할 경우 부종과 같은 체액 저류가 발생할 수 있는데, 심한 경우 복수, 흉수, 심낭액이 발생할 수 있다. 따라서 복수, 흉수, 심낭액이 새로 발생하거나 이전보다 증가하였을 때 다른 고형암에서와 같이 종양의 진행으로 판단해서는 안 되며, 티로신 키나아제 억제제에 의한 체액 저류일 가능성을 항상 염두에 두고 종양의 진행과 감별해야 한다.

(3) 1차 화학요법에 진행한 경우의 치료

내성은 1차 내성과 2차 내성으로 분류되며, 1차 내성은 이마티닙 치료 후 처음 6개월 이내에 병이 진행된 경우로 대부분 다발성 진행이다(Blay 등, 2005). 2차 내성은 이마티닙 치료 6개월 이후에 병이 진행되는 경우로, 보통 국소 또는 다발성 두 가지 형태의 진행이 모두 나타날 수 있다(Blay 등, 2005; Ryu 등, 2006). 종양의 진행 양상에 따라 치료 전략을 따로 수립하여 대처해야 한다.

전이성 또는 절제 불가능한 위장관기질종양으로 1차 치료에서 이마티닙을 1일 400mg 사용한 환자의 약 10% 내외는 1차 내성을 보이며, 약 50%의 환자에서 2년 이내에 종양이 진행된다. 위장관기질종양이 이마티닙에 내성을 보이는 원인은 크게 3가지로 설명할 수 있다. 첫째, 가장 흔한 원인으로 KIT 또는 PDGFRα 수용체에 이마티닙에 내성을 나타내는 새로운 2차 돌연변이가 발생하는 경우이다. 대개 이러한 2차 돌연변이는 환자의 약 50%에서 발견된다. 둘째, 이마티닙의 표적이 되는 KIT 또는 PDGFRα 수용체 단백의 양에 비해 투여되는 이마티닙의 상대적 양이 부족한 경우이다. 이러한 경우 이마티닙 용량을 증가시키면 종양이 억제될 수 있다. 셋째, KIT 또는 PDGFRα 수용체 이외의 다른 경로가 활성화되는 경우이다.

1) 국소진행

하나 또는 제한된 숫자의 일부 병변에서 종양 내 결절 또는 병변의 크기가 커졌으나 나머지 병변들은 비교적 잘 조절될 때 국소진행이라 한다. 국소진행의 치료는 다학제 간 논의가 요구된다. 간이나 복막 전이 병소의 절제, 고주파 열치료, 색전술 등의 치료가 국소진행 병변 치료를 위해 적극적으로 고려될 수 있다. 만약 국소진행 병변이 수술적 절제 또는 고주파 열치료와 같은 국소 치료로 제거된 경우라면, 여전히 이마티닙에 반응하는 나머지 병변들에 대해서는 이마티닙의 용량 변경 없이 1일 400mg으로 계속 투여할 수 있고, 국소진행 병변이 제거되지 않은 경우에는 다발성 진행의 경우와 같이 이마티닙의 용량 증가 또는 수니티닙으로의 교체를 고려해야 한다. 일부 후향적 연구에서 부분적 내성에 대한 국소 치료의 효용성이 주장되고 있다(Bauer 등, 2005; Dileo 등, 2004; Raut 등, 2006).

2) 다발성 진행

다발성 병변이 동시에 진행하는 경우로, 국소 치료의 효용성은 극히 제한적이다(Bauer 등, 2005). 위장관기질종양이 1일 400mg의 이마티닙에 진행할 경우 이마티닙의 용량 증가 또는 수니티닙과 같은 2차 약제의 투여를 고려한다. 대개 수니티닙을 사용할 경우 갑상샘저하증과 같은 비가역적인 부작용이 발생할 수 있고 내약성 면에서 이마티닙이 우월하므로 이마티닙을 먼저 증량하여 사용하고, 이마티닙 증량에도 종양이 진행할 경우 수니티닙을 사용하는 것이 일반적이다.

이마티닙 1일 400mg 투여로 병이 진행하는 경우 1일 용량 800mg까지 증량하면 30～40%의 환자에서 종양이 일정 기간 조절될 수 있다(Rankin 등, 2004; Zalcberg 등, 2005; Park 등, 2009). 1일 용량 800mg의 이마티닙 투여 시 전신 쇠약감과 빈혈을 제외한 부작용은 증가하지 않으나 감내할 수 없는 부작용이 발생한다면 1일 600mg으로 감량할 수 있다(Zalcberg 등, 2005). 1일 800mg으로 증량하였을 때 중대 이상반응 발생이 예상되는 경우 일단 1일 600mg으로 증량하고, 이후 순차적으로 800mg으로 증량할 수 있다. 이마티닙 증량에 의한 무진행 생존 중앙값은 3개월이며, 12개월 무진행 생존율은 18～30%로 보고되고 있다(Rankin 등, 2004; Zalcberg 등, 2005; Park 등, 2009).

이마티닙에 내성이 발생하는 경우 2차 화학요법으로 수니티닙을 사용할 수 있다. 제3상 임상시험에서 수니티닙을 1일 50mg으로 4주간 투약하고 2주간 휴약하는 일정에서 7%의 반응률이 관찰되었고, 65%의 환자에서는 병이 안정화되었으며, 무진행 생존 중앙값은 5.6개월이었다(Demetri 등, 2006). 이전의 이마티닙 사용 용량은 수니티닙에 의한 치료 효과와는 관계 없었다. 수니티닙의 간헐적 투약과 지속적인 투약을 비교하는 무작위 연구는 시행되지 않았으나 저용량(수니티닙 하루 37.5mg)을 지속적으로 투약하는 일정 또한 효과적이고 내약성이 뛰어난 것으로 알려져 있다. 따라서, 수니티닙 1일 50mg 4주 복용 2주 휴식의 투약 일정 외에, 각 환자의 상황에 따라 휴식기 없이 수니티닙 1일 37.5mg씩 저용량의 지속적인 투약 일정이 고려될 수 있다. 수니티닙의 주된 부작용은 피로감 또는 무력증으로 치료 개시 후 대개 10～15일이 경과하면 발생하며 복용 중단 후 3～7일 정도가 경과하면 회복된다. 그 외에 오심, 구토, 설사와 같은 위장관 증상, 백혈구감소증, 혈소판감소증이 비교적 흔히 발생한다. 손·발바닥에 수포가 형성되는 등의 수족증후군과 비가역적인 갑상샘저하증도 발생할 수 있다. 수니티닙에 의한 VEGFR 차단으로 고혈압 또는 단백뇨가 악화 또는 새로 발생할 수 있고, 상처가 발생하는 경우 치유가 잘 안 될 수 있으며, 혈전과 출혈 또한 동반될 수 있다. 이러한 독성이 발생할 경우 수니티닙을 일시 중단 또는 감량하면 대부분 치료 독성이 호전되며, 투여 일정을 간헐요법에서 한 단계 아래 용량의 지속요법으로 변경하는 것도 도움이 될 수 있다.

기존의 세포독성 항암화학요법은 위장관기질종양에 효과가 없는 것으로 보고되어 임상시험의 경우를 제외하고 권고되지 않는다(Blay 등, 2005). 방사선치료도 일반적으로 위장관기질종양에 효과가 없다.

이마티닙 또는 수니티닙 투약을 중단하는 경우 PET에서는 병의 활성도가 갑자기 증가하는 플레어 업*flare-up* 현상이 관찰된다. 또한 위장관기질종양이 진행하는 경우에도 일부 병변은 여전히 이마티닙 또는 수니티닙에 감수성이 있는 클론을 포함하고 있다. 따라서 현재까지 3상 연구에 의해 증명된 바는 없으나, 전 세계 위장관기질종양 전문가들은 이마티닙 또는 수니티닙에 진행하는 경우에도 환자의 종양 일부는 이마티닙이나 수니티닙에 반응하므로 감수성을 보이는 클론의 진행을 억제하고 플레어 업 현상을 방지하기 위하여 이전에 사용하였던 티로신 키나아제 억제제를 지속적으로 사용할 것을 권장하고 있다. 이 경우 하루 400mg의 이마티닙을 사용하는 것이 일반적이다.

최근 이마티닙과 수니티닙에 위장관기질종양이 진행한 후 레고라페닙*regorafenib*과 위약을 비교하는 3상 연구가 시행되었고, 레고라페닙을 사용한 경우 무진행 생존율이 우월함이 증명되어 이마티닙과 수니티닙에 실패한 경우 레고라페닙이 새로운 표준치료가 되었다(Demetri 등, 2012). 또한 국내 2상 연구에서는 이마티닙과 수니티닙에 진행한 후 소라페닙*sorafenib*을 사용하여 약 1/3의 환자에서 6개월 이상 종양이 억제됨이 확인되었다(Park 등, 2012). 그 외에 이마티닙과 수니티닙에 위장관기질종양이 진행한 경우에 대해 닐로티닙*nilotinib*, 다사티닙*dasatinib*, AMG706, RAD001, PKC412, IPI-504 등 많은 표적치료제가 현재 개발 또는 연구되고 있는데, 이 약제들은 아직 임상연구 단계에 있어 위장관기질종양 환자에게 실제 어느 정도 효과가 있고 안전하게 사용할 수 있을지는 임상연구 결과가 나와봐야 알 수 있을 것이다.

참고문헌

1. 김용일, 노성훈 옮김. 위질환의 요점과 맹점-진단에서 치료까지. 서울: 바이오메디북, 2003.
2. 김진복. 위암. 서울: 의학문화사, 2002.
3. 박재갑. 대장항문학. 제3판. 서울: 일조각, 2005. p.520-522.
4. Antoch G, Kanja J, Bauer S, Kuehl H, Renzing-Koehler K, Schuette J, et al. Comparison of PET, CT, and dual-modality PET/CT imaging for monitoring of imatinib (STI571) therapy in patients with gastrointestinal stromal tumors. J Nucl Med 2004;45(3):357-365.
5. Asakawa M, Sakamoto Y, Kajiwara T, Nara S, Esaki M, Shimada K, et al. Simple segmental resection of the second portion of the duodenum for the treatment of gastrointestinal stromal tumors. Langenbecks Arch Surg 2008;393:605-9.
6. Bauer S, Hartmann JT, de Wit M, Lang H, Grabellus F, Antoch G, et al. Resection of residual disease in patients with metastatic gastrointestinal stromal tumors responding to treatment with imatinib. International journal of cancer 2005;117(2):316-325.
7. Bedard EL, Mamazza J, Schlachta CM, Poulin EC. Laparoscopic resection of gastrointestinal stromal tumors. Not all tumors are created equal. Surg Endosc 2006;20:500-3.
8. Blanke CD, Demetri GD, von Mehren M, Heinrich MC, Eisenberg B, Fletcher JA, et al. Long-term results from a randomized phase II trial of standard- versus higher-dose imatinib mesylate for patients with unresectable or metastatic gastrointestinal stromal tumors expressing KIT. J Clin Oncol 2008;26(4):620-625.
9. Blay JY, Le Cesne A, Ray-Coquard I, Bui B, Duffaud F, Delbaldo C, et al. Prospective multicenter randomized phase III study of imatinib in patients with advanced gastrointestinal stromal tumors comparing interruption versus continuation of treatment beyond 1 year: the French Sarcoma Group. J Clin Oncol 2007;25(9):1107-13.
10. Blay JY, Bonvalot S, Casali P, Choi H, Debiec-Richter M, Dei Tos AP, et al. Consensus meeting for the management of gastrointestinal stromal tumors. Report of the GIST Consensus Conference of 20-21 March 2004, under the auspices of ESMO. Ann Oncol 2005;16(4):566-578.
11. Bumming P, Andersson J, Meis-Kindblom JM, Klingenstierna H, Engstrom K, Stierner U, et al. Neoadjuvant, adjuvant and palliative treatment of gastrointestinal stromal tumours(GIST) with imatinib: a centre-based study of 17 patients. British journal of cancer 2003;89(3):460-464.
12. Casali PG, Jost L, Reichardt P, Schlemmer M, Blay JY; ESMO Guidelines Working Group. Gastrointestinal stromal tumors: ESMO clinical recommendations for diagnosis, treatment, and follow-up. Ann Oncol 2009;20(suppl 4):iv64-iv67.
13. Chen CW, Wu CC, Hsiao CW, Fang FC, Lee TY, Che FC,

et al. Surgical management and clinical outcome of gastrointestinal stromal tumor of the colon and rectum. Z Gastroenterol 2008;46:760-5.

14. Choi H, Charnsangavej C, de Castro Faria S, Tamm EP, Benjamin RS, Johnson MM, et al. CT evaluation of the response of gastrointestinal stromal tumors after imatinib mesylate treatment: a quantitative analysis correlated with FDG PET findings. Ajr 2004;183(6): 1619-1628.
15. Choi H, Charnsangavej C, Faria SC, Macapinlac HA, Burgess MA, Patel SR, et al. Correlation of computed tomography and positron emission tomography in patients with metastatic gastrointestinal stromal tumor treated at a single institution with imatinib mesylate: proposal of new computed tomography response criteria. J Clin Oncol 2007;25(13): 1753-1759.
16. Choi SM, Kim MC, Jung GJ, Kim HH, Kwon HC, Choi SR, et al. Laparoscopic wedge resection for gastric GIST: Long-term follow-up results. EJSO 2007;33:444-7.
17. Choi YB, Oh ST. Laparoscopy in the management of gastric submucosal tumors. Surg Endosc 2000;14:741-5.
18. Corless CL, Fletcher JA, Heinrich MC. Biology of gastrointestinal stromal tumors. J Clin Oncol 2004;22: 3813-25.
19. Debiec-Rychter M, Sciot R, Le Cesne A, Schlemmer M, Hohenberger P, van Oosterom AT, et al; EORTC Soft Tissue and Bone Sarcoma Group; Italian Sarcoma Group; Australasian GastroIntestinal Trials Group. KIT mutations and dose selection for imatinib in patients with advanced gastrointestinal stromal tumours. Eur J Cancer 2006;42(8): 1093-1103.
20. DeMatteo RP, Lewis JJ, Leung D, Mudan SS, Woodruff JM, Brennan MF. Two hundred gastrointestinal stromal tumors: recurrence patterns and prognostic factors for survival. Annals of surgery 2000;231(1):51-58.
21. DeMatteo RP, Ballman KV, Antonescu CR, Maki RG, Pisters PW, Demetri GD, et al; American College of Surgeons Oncology Group(ACOSOG) Intergroup Adjuvant GIST Study Team. Adjuvant imatinib mesylate after resection of localised, primary gastrointestinal stromal tumour: a randomised, double-blind, placebo-controlled trial. Lancet 2009;373(9669): 1097-1104.
22. DeMatteo RP, Heinrich MC, El-Rifai WM, Demetri G. Clinical management of gastrointestinal stromal tumors: before and after STI-571. Human pathology 2002;33(5): 466-477.
23. Demetri GD, Benjamin RS, Blanke CD, Blay JY, Casali P, Choi H, et al; NCCN Task Force. NCCN task force report: optimal management of patients with gastrointestinal tumor (GIST) - expansion and update of NCCN clinical practice guidelines. J Natl Compr Cancer Netw 2004; 2(Suppl 1):S1-S26.
24. Demetri GD, Reichardt P, Kang YK, Blay JY, Joensuu H, Maki RG, et al. Randomized phase III trial of regorafenib in patients (pts) with metastatic and/or unresectable gastrointestinal stromal tumor (GIST) progressing despite prior treatment with at least imatinib (IM) and sunitinib (SU): GRID trial. J Clin Oncol 2012;30(suppl; abstr LBA10008).
25. Demetri GD, van Oosterom AT, Garrett CR, Blackstein ME, Shah MH, Verweij J, et al. Efficacy and safety of sunitinib in patients with advanced gastrointestinal stromal tumour after failure of imatinib: a randomised controlled trial. Lancet 2006;368(9544):1329-1338.
26. Demetri GD, von Mehren M, Blanke CD, Van den Abbeele AD, Eisenberg B, Roberts PJ, et al. Efficacy and Safety of Imatinib Mesylate in Advanced Gastrointestinal Stromal Tumors. N Engl J Med 2002;347:472-80.
27. Demetri GD, Wang Y, Wehrle E, Racine A, Nikolova Z, Blanke CD, et al. Imatinib plasma levels are correlated with clinical benefit in patients with unresectable/metastatic gastrointestinal stromal tumors. J Clin Oncol 2009;27(19):3141-3147.
28. Desai J, Shankar S, Heinrich MC, Fletcher JA, Fletcher CD, Manola J, et al. Clonal evolution of resistance to imatinib (IM) in patients (pts) with gastrointestinal stromal tumor (GIST): Molecular and radiologic evaluation of new lesions. J Clin Oncol 2004;22(14S):abstr 3010.
29. Dileo P, Randhawa R, Vansonnenberg E, Shankar S, Desai J, Morgan JA, et al. Safety and efficacy of percutaneous radio-frequency ablation (RFA) in patients (pts) with metastatic gastrointestinal stromal tumor (GIST) with clonal evolution of lesions refractory to imatinib mesylate (IM). J Clin Oncol 2004;22(14S):abstr 9024.
30. Fletcher CD, Berman JJ, Corless C, Gorstein F, Lasota J, Longley BJ, et al. Diagnosis of gastrointestinal stromal tumors: a consensus approach. Hum Pathol 2002;33:459-465.
31. Goh BK, Chow PK, Ong HS, Wong WK. Gastrointestinal stromal tumor involving the second and third portion of the duodenum: Treatment by partial duodenectomy and roux-en-y duodenojejunostomy. J Surg Oncol 2005;91L: 273-5.
32. Heinrich MC, Corless CL, Duensing A, McGreevey L, Chen CJ, Joseph N, et al. PDGFRA activating mutations in gastrointestinal stromal tumors. Science 2003;299:708-10.
33. Hirota S, Isozaki K, Moriyama Y, Hashimoto K, Nishida T, Ishiguro S, et al. Gain-of-function mutations of c-kit in human gastrointestinal stromal tumors. Science 1998;279: 577-80.
34. Hornick JL, Fletcher CD. The role of KIT in the management of patients with gastrointestinal stromal tumors. Hum Pathol, 2007;38(5):679-687.
35. Hyung WJ, Lim JS, Cheong JH, Kim J, Choi SH, Noh SH. Laparoscopic resection of a huge intraluminal gastric submucosal tumor located in the anterior wall: Eversion method. J Surg Oncol 2005;89:95-8.
36. Jager PL, Gietema JA, van der Graaf WT. Imatinib mesylate for the treatment of gastrointestinal stromal tumours: best monitored with FDG PET. Nuclear medicine communications 2004;25(5):433-438.

37. Joensuu H, Eriksson M, Hall KS, Hartmann JT, Pink D, Schütte J, et al. One vs three years of adjuvant imatinib for operable gastrointestinal stromal tumor: a randomized trial. JAMA 2012;307(12):1265-1272.
38. Joensuu H. Risk stratification of patients diagnosed with gastrointestinal stromal tumor. Human pathology 2008;39 (10):1411-1419.
39. Kang B, Lee J, Ryu M, Im S, Park S, Kang W, et al. A phase II study of imatinib mesylate as adjuvant treatment for curatively resected high-risk localized gastrointestinal stromal tumors. J Clin Oncol 2009;27(suppl):abstr e21515.
40. Kang HJ, Ryu MH, Kim KM, Park YS, Choi J, Ryoo BY, et al. Imatinib efficacy by tumor genotype in Korean patients with advanced gastrointestinal stromal tumors (GIST): The Korean GIST Study Group (KGSG) study. Acta Oncol 2012;51(4):528-536.
41. Kang YK, Kim KM, Sohn T, Choi D, Kang HJ, Ryu MH, et al. Clinical practice guideline for accurate diagnosis and effective treatment of gastrointestinal stromal tumor in Korea. J Korean Med Sci. 2010;25(11):1543-1552.
42. Kim TW, Lee H, Kang YK, Choe MS, Ryu MH, Chang HM, et al. Prognostic significance of c-kit mutation in localized gastrointestinal stromal tumors. Clin Cancer Res 2004;10(9):3076-3081.
43. Kim TW, Ryu MH, Lee H, Sym SJ, Lee JL, Chang HM, et al. Kinase mutations and efficacy of imatinib in Korean patients with advanced gastrointestinal stromal tumors. The oncologist 2009;14(5):540-547.
44. Lee JH, Han HS, Kim YW, Min SK, Lee HK. Laparoscopic wedge resection with handsewn closure for gastroduodenal tumors. J Laparoendosc Adv Surg Tech A 2003; 13:349-53.
45. Lee JL, Ryu MH, Chang HM, Kim TW, Kang HJ, Sohn HJ, et al. Clinical outcome in gastrointestinal stromal tumor patients who interrupted imatinib after achieving stable disease or better response. Jpn J Clin Oncol 2006;36(11): 704-711.
46. Linton KM, Taylor MB, Radford JA. Response evaluation in gastrointestinal stromal tumours treated with imatinib: Misdiagnosis of disease progression on CT due to cystic change in liver metastases. British journal of cancer 2006; 79:e40-44.
47. Loughrey MB, Mitchell C, Mann GB, Michael M, Waring PM. Gastrointestinal stromal tumour treated with neoadjuvant imatinib. Journal of clinical pathology 2005; 58(7):779-781.
48. Ludwig K, Wilhelm L, Scharlau U, Amtsberg G, Bernhardt J. Laparoscopic-endoscopic rendezvous resection of gastric tumors. Surg Endosc 2002;16:1561-5.
49. Lukaszczyk JJ, Preletz RJ Jr. Laparoscopic resection of benign stromal tumor ofthe stomach. J Laparoendosc Surg 1992;2:331-4.
50. Matthews BD, Walsh RM, Kercher KW, Sing RF, Pratt BL, Answini GA, et al. Laparoscopic vs open resection of gastric stromal tumors. Surg Endosc 2002;16:803-7.
51. Miettinen M, Lasota J. Gastrointestinal stromal tumors-definition, clinical, histological, immunohistochemical, and molecular genetic features and differential diagnosis. Virchows Archiv 2001;438:1-12.
52. Miettinen M, Lasota J. Gastrointestinal stromal tumors: pathology and prognosis at different sites. Seminars in diagnostic pathology 2006;23(2): 70-83.
53. Morinaga N, Sano A, Katayama K, Suzuki K, Kamisaka K, Asao T, et al. Laparoscopic Transgastric Tumor-everting Resection of the Gastric Submucosal Tumor Located Near the Esophagogastric Junction. Surg Laparosc Endosc Percutan Tech 2004;14:344-8.
54. Mutrie CJ, Donahue DM, Wain JC. Esophagealleiomyoma: A40-yearexperience. Ann Thorac Surg 2005;79:1122-5.
55. Novitsky YW, Kercher KW, Sing RF, Heniford BT. Long-term outcomes of kaparoscopic resection of gastric gastrointestinal stromal tumors. Ann Surg 2006;243:738-45.
56. Oh JS, Lee JL, Kim MJ, Ryu MH, Chang HM, Kim TW, et al. Neoadjuvant imatinib in locally advanced gastrointestinal stromal tumors of stomach: Report of three cases. Cancer Res Treat 2006;38:178-183.
57. Otani Y, Ohgami M, Igarashi N, Kimata M, Kubota T, Kumai K, et al. Laparoscopic wedge resection of gastric submucosal tumors. Surg Laparosc Endosc Percutan Tech 2000;10:19-23.
58. Park I, Ryu MH, Sym SJ, Lee SS, Jang G, Kim TW, et al. Dose escalation of imatinib after failure of standard dose in Korean patients with metastatic or unresectable gastrointestinal stromal tumor. Jpn J Clin Oncol 2009;39(2):105-110.
59. Park SH, Ryu MH, Ryoo BY, Im SA, Kwon HC, Lee SS, et al. Sorafenib in patients with metastatic gastrointestinal stromal tumors who failed two or more prior tyrosine kinase inhibitors: a phase II study of Korean gastrointestinal stromal tumors study group. Invest New Drugs 2012 Jan 25 [Epub ahead of print].
60. Privette A, McCahill L, Borrazzo E, Single RM, Zubarik R. Laparoscopic approaches to resection of suspected gastric gastrointestinal stromal tumors based on tumor location. Surg Endosc 2008;22:187-94.
61. Rankin C, von Mehren M, Blanke C, et al. Dose effect of imatinib (IM) in patients (pts) with metastatic GIST - Phase III Sarcoma Group Study S0033. J Clin Oncol 2004; 22(14S):abstr 9005.
62. Raut CP, Posner M, Desai J, Morgan JA, George S, Zahrieh D, et al. Surgical management of advanced gastrointestinal stromal tumors after treatment with targeted systemic therapy using kinase inhibitors. J Clin Oncol 2006;24(15):2325-2331.
63. Ryu MH, Lee JL, Chang HM, Kim TW, Kang HJ, Sohn HJ, et al. Patterns of progression in gastrointestinal stromal tumor treated with imatinib mesylate. Japanese journal of clinical oncology 2006;36(1):17-24.
64. Ryu MH, Kang WK, Bang YJ, Lee KH, Shin DB, Ryoo BY,

et al. A prospective, multicenter, phase 2 study of imtinib mesylate in Korean patients with metastatic or unresectable gastrointestinal stromal tumor. Oncology 2009;76(5):326-332.

65. Song KY, Kim SN, Park CH. Tailored-approach of laparoscopic wedge resection for treatment of submucosal tumor near the esophagogastric junction. Surg Endosc 2007;21:2272-6.
66. Stroobants S, Goeminne J, Seegers M, Dimitrijevic S, Dupont P, Nuyts J, et al. 18FDG-Positron emission tomography for the early prediction of response in advanced soft tissue sarcoma treated with imatinib mesylate (Glivec). Eur J Cancer 2003;39(14):2012-2020.
67. Sym SJ, Ryu MH, Lee JL, Chang HM, Kim TW, Kim HC, et al. Surgical intervention following imatinib treatment in patients with advanced gastrointestinal stromal tumors (GISTs). J Surg Oncol 2008;98(1):27-33
68. Tagaya N, Mikami H, Kogure H, Kubota K, Hosoya Y, Nagai H. Laparoscopic intragastric stapled resection of gastric submucosal tumors located near the esophagogastric junction. Surg Endosc 2002;16:177-9.
69. Tanimura S, Higashino M, Fukunaga Y, Osugi H. Laparoscopic gastrectomy with regional lymph node dissection for upper gastric cancer. Gastric Cancer 2003;6:64-8.
70. Townsend CM, Beauchamp D, Evers BM, Mattox KL. Sabiston Textbook of Surgery: The Biological Basis of Modern surgical Practice. 18th ed. Philadelphia: W.B. Saunders-Elsevier;2007.
71. Verweij J, Casali PG, Zalcberg J, et al. Progression-free survival in gastrointestinal stromal tumours with high-dose imatinib: randomised trial. Lancet 2004;364(9440):1127-1134.
72. Yarden Y, Kuang WJ, Yang-Feng T, Coussens L, Munemitsu S, Dull TJ, et al. Human proto-oncogene c-kit: a new cell surface receptor tyrosine kinase for an unidentified ligand. Embo J 1987;6:3341-51.
73. Yeh CN, Chen TW, Lee HL, Liu YY, Chao TC, Hwang TL, et al. Kinase mutations and imatinib mesylate response for 64 Taiwanese with advanced GIST: preliminary experience from Chang Gung Memorial Hospital. Ann Surg Oncol 2007;14(3):1123-1128.
74. Zalcberg JR, Verweij J, Casali PG, Le Cesne A, Reichardt P, Blay JY, et al. Outcome of patients with advanced gastro-intestinal stromal tumours crossing over to a daily imatinib dose of 800mg after progression on 400 mg. Eur J Cancer 2005;41(12):1751-1757.

소화기계암

소화기 림프종

김성 / 장홍석

Ⅰ. 역학

원발성 소화기 림프종*gastrointestinal lymphomas*의 발생률은 서로 다른 진단 기준과 지정학적 차이 때문에 정확히 추정하기가 어렵다.

식도에 생기는 림프종은 전체 림프종의 1% 이하이며 식도 전체 악성 종양의 0.5% 이하이다. 대부분은 위, 종격동, 림프절에서 발생한 속발성 림프종이다.

위는 림프절외림프종이 가장 흔하게 나타나는 부위이다. 림프절외림프종의 10～36%는 위에서 발생하는데, 이는 위에서 발생하는 악성 종양의 5～10%를 차지한다. 또한 위는 속발성 림프종이 가장 흔히 발생하는 부위이다.

원발성 소장림프종은 서양에서는 림프절외림프종의 약 5～9%, 동양에서는 20～50%이며, 소장에서 발생하는 악성 종양 중 약 0.9%를 차지한다.

Ⅱ. 조직학적 분류

세계보건기구(WHO)의 림프종 분류는 기원한 세포를 근거로 한 분류이다. 위장관에서 흔하게 발생하는 원발성 림프종 중 B세포 림프종으로는 결절외변연부B세포림프종*extranodal marginal zone B-cell lymphoma*, 외투세포림프종*mantle cell lymphoma; MCL*, 버킷림프종*Burkitt lymphoma*, 광범위큰B세포림프종*diffuse large B-cell lymphoma; DLBCL*, 소포성림프종*follicular lymphoma*이 있고, T세포림프종으로는 성인T세포림프종*adult T-cell lymphoma*, 장병증형T세포림프종*enteropathy-type T-cell lymphoma*, 비형T/NK세포림프종*nasal-type T/NK-cell lymphoma*이 있으며, 호지킨림프종*Hodgkin's lymphoma*도 발생할 수 있다.

1. 점막연관림프조직림프종(MALT 림프종)

(1) 원인

식도에서 발생하는 점막연관림프조직림프종*extranodal marginal zone B-cell lymphoma of mucosa-associated lymphoid tissue; MALT lymphoma*의 원인은 불분명하다. 음식물 첨가제, 뜨거운 음료 혹은 물리적 자극이 원인일 수 있다. 위에서 발생하는 MALT 림프종과는 다르게 헬리코박터 필로리*Helicobacter pylori; H. pylori*나 t(11;18) 전위*translocation*와는 연관성이 없는 것으로 알려져 있으나 세염색체*trisomy* 3과 18과는 연관성이 있는 것으로 알려져 있다.

위점막에서는 *H. pylori* 등의 감염이나, 염증성 혹은 자가면역질환에 의해 림프조직 증식이 촉진되고, 이로 인해 MALT 림프종이 발생한다. *H. pylori*는 위 MALT 림프종의 원인 중 90～95%를 차지한다. 그 밖의 원인은 *H. pylori* 외의 다른 감염이나, 자가면역질환, 유전적 소인으로 생각된다.

소장의 경우는 정상 림프조직에서 발생한다. 위에서와는 다르게 *H. pylori*와의 연관성은 없는 것으로 알려져 있으며, 세염색체 3, 18과 같은 이수성*aneuploidy*과 연관성이 크다.

(2) 임상증상

식도의 MALT 림프종은 드물게 발생한다. 일반적으로 무증상이지만 소화불량을 일으킬 수 있다.

MALT 림프종은 위에서 가장 흔하게 발생한다. 일반적으로 50세 이후에 발생하며, 성별간 차이는 없으나 여성에서 조금 더 많이 발생한다. 초기에는 무증상이지만, 진행되면서 소화불량, 체중감소, 구역, 구토 등의 위장장애 증세가 발생한다.

소장에서 발생하는 MALT 림프종은 주로 노인에서 발생하며 남성에서 좀 더 많이 발생한다. 증세는 모호한 복통이나 체중감소가 대부분이나, 드물게는 장폐색이나 장천공이 발생할 수도 있다. 장에서 발생하는 MALT 림프종은 위 MALT 림프종에 비해 예후가 좋지 않으며, 보다 악성인 고등급*high-grade* 광범위큰B세포림프종으로 전환되기도 한다. 대장에서 발생할 경우 복통과 혈변 증세가 나타날 수 있고 장천공은 드물게 일어난다.

(3) 병리

MALT 림프종에서는 FAS 돌연변이*mutation*, *p53* 불활성*inactivation*, *c-myc* 기형, *p15*와 *p16* 촉진자 메틸화*promotor methylation*, 세염색체 3, 12, 18과 여러 염색체 전위〔t(11;18)(q21;q21), t(1;14)(p22;q32), t(14;18) (q32;q21)〕 등의 유전적 이상이 발견된다. 위 MALT 림프종에서 가장 흔히 발견되는 전위는 t(11;18)(q21;q21)이며 이는 위 MALT 림프종의 1/3을 차지한다. t(1;14)(p22;q32) 전위는 5%에서 발견된다. 이러한 종양들은 진행된 종양에서 발견되는 경향이 있고 *H. pylori* 제균 치료에 반응하지 않는 특징을 보인다.

(4) 치료

치료 방법을 결정하고 치료에 대한 반응 및 예후를 평가하기 위해서는 정확한 병기 결정이 필요하다. 한 전향적 연구에 따르면 위 MALT 림프종의 25%, 위를 제외한 다른 부위의 MALT 림프종의 46%에서 종양의 다기관 침범을 발견할 수 있었다. 전위나 세염색체 중 3, 18이 있는 MALT 림프종에서는 파종의 가능성이 높다. 따라서 모든 MALT 림프종에서 병기를 결정하기 위해 엄격한 검사를 할 필요는 없지만, 종양의 다기관 침범이나 파종의 가능성이 높은 인자를 가지고 있는 경우에는 선택적으로 엄격한 검사가 필요하다.

위 MALT 림프종의 1차 치료는 *H. pylori* 제균을 위한 양성자 펌프 억제제*proton-pump inhibitor*, 클라리스로마이신*clarithromycin* 그리고 아목시실린*amoxicillin* 혹은 메트로니다졸*metronidazole*의 3중요법이 추천되며, *H. pylori*의 예상 제균율은 90%이다. 300명 이상의 위 MALT 림프종 환자에 대한 항생제 치료 결과, 약 75%의 환자가 완전관해를 얻었으며, 5년 무병생존율은 약 50%, 5년 생존율은 90% 이상이었다. *H. pylori* 제균은 약물 치료 이후에 바로 나타나며, 림프종은 몇 개월에 걸쳐 치료되면 일반적으로 1년 이내에 조직학적 관해를 얻지만 경우에 따라서 1년 이상이 걸리기도 한다. 1년 이내에 관해를 얻지 못하면 치료 실패로 판단하는데, 이는 항암치료나 방사선치료의 적응증이 된다.

H. pylori 제균 치료에 실패한 약 25%의 경우는 *H. pylori* 음성인 MALT 림프종이거나 앞에서 언급한 전위가 존재하는 경우로 방사선치료가 우선 고려된다.

과거에는 수술적 절제가 위 MALT 림프종의 표준치료였지만, 여러 무작위 전향적 연구에서 항암치료나 방사선치료 혹은 항암방사선치료가 수술적 절제와 비교할 때 치료 성적에서 큰 차이를 보이지 않아 현재는 수술적 접근이 1차치료로 선택되지 않는다. 스케터*Schetter* 등은 전향적 연구에서 방사선치료를 중간 선량 30 Gy(28.5 Gy~43.5 Gy)로 시행한 결과 100%의 완전관해를 얻었음을 보고하였다. 추적기간의 중앙값은 27개월이었으며 재발한 경우는 없었다. 다른 연구자들도 이와 비슷한 결과를 발표했다. 30 Gy의 방사선량이 적절한 선량으로 생각되며, 병변 부위에만 방사선을 조사하는 IFRT(involved-field radiotherapy)가 추천된다.

소장, 대장에서 발생한 MALT 림프종은 *H. pylori*와의 연관성이 없기 때문에 항생제 사용은 추천되지 않는다. 이들은 주로 방사선으로 치료하기 때문에, 항암치료의 역할은 제한적이다. 방사선치료 범위는 복부 전체를 포함하며*whole abdominal irradiation; WAI*, 20~25 Gy의 방사선량을 일반적으로 많이 사용해왔다. 림프종에 침습된 장의 부위와 범위에 따라 방사선치료 범위를 WAI보다 줄일 수 있는데, 이 경우 25~30 Gy의 방사선량이 추천된다.

식도의 MALT 림프종에서는 내시경적 점막절제술*endoscopic mucosal resection*과 방사선치료가 치료의 대안으로 사용되기도 하지만, 표준치료는 아니다. 현재로서는 수술적 절제, 항암치료, 방사선치료를 상황에 따라 선별적으로 조합하는 것을 고려해야 한다.

2. 면역증식성 소장질환

(1) 원인

면역증식성 소장질환*immunoproliferative small intestinal disease; IPSID*은 지속적인 장관 감염으로 인해 만성 항원자극*antigenic stimujlation*이 유발되고, 이로 인해 돌연변이된 α 중사슬*α-heavy chain*을 만들어내는 IgA를 분비하는 B세포군이 유도되고 증식하여 발생한다. IPSID는 면역모세포성림프종*immunoblastic lymphoma*이나 림프형질세포림프종*lymphoplasmacytic lymphoma*으로 진행될 수 있다. 캄필로박터 제주니*campylobacter jejuni*와의 연관성이 있는 것으로 보기도 한다.

(2) 임상증상

IPSID는 소장의 MALT 림프종의 아형이며 α 중사슬을 생산하는 특징이 있다. 이러한 질환은 지중해 연안, 중동, 아프리카, 극동 지역의 개발도상국에서 주로 발견되고, 산발적으로는 이러한 위험 지역에서 이주한 사람들 사이에서 나타나기도 한다. 10~30세의 젊은 층에서 주로 발생하며 성별간의 차이는 없다. 경련성 복통, 설사, 체중감소, 구토, 복수가 진행된 질환에서 발견되며 수지말단의 곤봉형 변화가 흔하게 관찰된다.

(3) 병리

다양한 염색체 이상이 발견되나, 위 MALT 림프종에서 흔하게 발견되는 t(11;18) 전위는 보이지 않는다.

(4) 치료

초기 단계에서는 테트라사이클린*tetracycline*이나 메트로니다졸*metronidazole*과 암피실린*ampicillin*의 병합요법에 잘 반응하며, 대부분 6~12개월 사이에 관해를 얻는다.

진행된 단계에서는 안트라사이클린*anthracycline*을 기본으로 한 항암치료에 반응한다. 수술적 절제의 역할은 불분명하지만, 병기 결정이나 증세 완화를 위한 고식적 치료에 도움이 된다. 방사선치료는 일부 환자에서 WAI가 유용했다는 보고가 있으나 제한적이며, 고식적 치료에서 효과가 있다고 보고되고 있다. 예후는 나빠서 5년 생존율이 20%를 넘지 못한다.

3. 광범위큰B세포림프종

(1) 원인

광범위큰B세포림프종은 원발성으로 발생하거나 혹은 소포성림프종, MALT 림프종, 결절성림프구우세형호지킨병, 소림프구성림프종에서 진행하거나 전환되어 발생할 수 있다. 따라서 이 질환명은 다양한 질환군을 포함할 수 있다.

(2) 임상증상

식도에 생기는 원발성 큰B세포림프종에 대한 보고는 많으나, 이것이 WHO 분류에 따른 광범위큰B세포림프종을 의미하는지는 분명하지 않다. 사람면역결핍 바이러스*human immunodeficiency virus; HIV*로 인한 경우와 같이 면역저하 환자들에서 식도에 원발성으로 생긴 림프종, 특히 광범위큰B세포림프종의 발생률이 높게 나타나기도 한다. 이 경우 환자들은 명치부의 통증, 체중감소, 식욕부진, 메스꺼움, 구토 또는 출혈을 경험한다. 광범위큰B세포림프종은 위장관계 중에서는 소장에서 가장 흔히 발생한다.

(3) 병리

육안적으로 위점막 주름이 두드러지게 보이거나 불분명한 종괴로 나타날 수 있다. 이러한 종양은 상대적으로 크고 궤양성이다. 면역이 저하된 환자들에 관한 보고 사례에서 엡스타인-바 바이러스*Epstein-Barr virus*가 높은 비율로 나타난다. MALT 림프종에서부터 발생된 경우에는 t(11,18) 전위가 없다.

신생물성 B세포는 CD19, CD20, CD22, CD79a를 표현한다. 세포 표면 혹은 세포질 면역글로불린—대개 IgM이고 IgG, IgG가 그 뒤로 나타난다—이 나타날 수 있으며, 후자의 경우 특히 세포질 분화 시에 나타난다. CD30은 종종 역형성 변종에서 발견되고 다른 변종에서는 잘 보이지 않는다. BCL-2(30~50%), BCL-6, CD5(10%), CD10(25~50%), p53을 표현하기도 한다. Ki-67 양성률는 대개 높다. MALT 림프종에서 전환된 광범위큰B세포림프종의 경우 CDL-2, CD10이 음성이고, 반대로 원발성 위장관광범위큰B세포림프종의 경우 BCL-2, CD10이 양성이다.

(4) 치료

원발성 위장관광범위큰B세포림프종 치료에 관하여 통일된 견해가 부족하며, 여전히 논쟁의 여지가 있다. 즉, 항암 또는 수술 단독치료, 항암방사선 병합치료 또는 수술과 항암의 병합, 수술과 방사선 병합치료의 효과가 다양하게 보고되고 있다.

과거에는 광범위큰B세포림프종의 주된 치료법은 수술이었다. 사실 대규모 전향적 연구에서 수술이 효과적인 치료로 확인되었고, 이것은 완전절제가 가능한 경우에는 사실이다. 그렇지만 최근 CHOP(사이클로포스파마이드 *cyclophosphamide*, 독소루비신*doxorubicin*, 빈크리스틴 *vincristine*, 프레드니손*prednisone*) 항암제의 치료 효과에 대한 여러 연구 결과들이 발표되었고, 수술, 항암치료, 수술과 방사선치료, 수술과 항암치료를 비교한 연구들은 치료 성적이 비슷하게 보고되고 있다. 비수술적 치료의 효과가 수술적 치료의 효과와 비슷한 상황에서 비수술적 치료를 우선 시행하도록 추천하는 것이 타당해 보이며, 과도한 독성을 줄이려는 연구들이 증가하는 것을 볼 때 위의 기능을 남겨놓는 것이 타당해 보인다. 즉, 수술은 항암치료나 방사선치료가 불가능하거나 폐쇄성 증상과 징후를 보이는 경우, 장천공의 가능성이 높은 경우 등과 같은 한정된 경우에만 시행하는 것이 타당해 보인다.

병기 I, II의 광범위큰B세포림프종을 치료할 때는 3~6회의 R-CHOP(리툭시맙*rituximab*과 CHOP 항암제) 항암치료와 방사선치료의 병합요법이 추천되며, 병기 III, IV의 경우는 6~8회의 R-CHOP 항암치료가 추천된다. *H. pylori*에 감염된 경우에는 항생제 제균요법이 필요하다. 방사선치료는 30~50 Gy의 다양한 방사선량과, 병변 부위만 포함하는 것에서부터 복부 전체를 포함하는 치료 범위를 활용한 치료 성적들이 보고되었다. 대부분의 연구에서 국소제어율은 90%까지 높게 나오며, 병기 I, II 환자의 무병생존율과 생존율 역시 70~80%의 좋은 결과를 보여주고 있다. 항암제 단독요법을 시행하여 완치를 보인 경우도 있지만, 방사선치료를 생략하는 부분에 대해서는 아직 관련 자료가 부족하다.

장에 발생한 경우 흔히 폐쇄성 증상과 징후를 보이기 때문에 내시경적으로 진단하기 어려운 점이 있으므로 진단과 동시에 치료를 위해 시행하는 수술이 표준치료였으며, 항암치료와 방사선치료가 보조 치료로 시행되어왔다. 수술적 절제가 많은 이유는, 진단을 위한 검체를 얻고 부작용이 많은 병소를 제거하기 위해서이다. 국한된 병소를 수술로 절제한 뒤에는 항암치료가 필요한데, 수술이 불완전하게 시행되거나 수술적 절제가 가능하지 않은 암의 경우는 항암치료에 추가로 방사선치료를 시행하는 것이 추천된다. 무작위 연구가 없으므로 적절한 치료 방법에 대해서는 아직 논쟁의 여지가 있으며, 질환의 정도에 따라 치료 결과도 다양하게 보고되고 있다.

4. 외투세포림프종

(1) 원인

외투세포림프종의 원인은 불분명하다. 세포주기 조절이나 DNA 손상 반응 방법에 영향을 주는 분자의 변형의 결과로만 알려져 있다.

(2) 임상증상

60세 이상의 남성에서 주로 발견되며, 대략 비호지킨림프종*non-Hodgkin's lymphoma*의 3~10%를 차지한다. 주로 림프절을 침범하지만, 위장관계에 나타날 수 있고 회장말단*terminal ileum*, 회맹판*ileocecal valve*에서 가장 많이 발생한다. 증세로는 B symptom, 출혈, 폐색이 나타날 수 있다.

(3) 치료

자가조혈모세포이식*autologous stem cell transplantation*의 적응증이 되는 경우는 유도 항암치료를 시행한 후 자가조혈모세포이식을 시행하며, 그렇지 않은 경우 전신 항암치료가 주로 선택된다. 항암치료는 R-CHOP이나 R-Hyper CVAD(리툭시맙, 사이클로포스파마이드, 빈크리스틴, 독소루비신, 덱사메타손*dexamethasone*) 약제를 이용한 조합이 추천된다.

대장의 MCL의 경우 항암치료에 잘 반응하지 않으며, 대장 선암종*adenocarcinoma* 같은 속발성 악성 종양의 발생 빈도도 높다.

5. 버킷림프종

(1) 원인

엡스타인-바 바이러스나 말라리아, HIV가 버킷림프종 발생과 연관되어 있지만 그 외의 병인은 불분명하다.

(2) 임상증상

버킷림프종은 위장관의 여러 곳을 침범하나 위를 침범하는 경우는 드물다. 발생 연령은 소아기와 장년층에서 흔한 이봉 분포*bimodal distribution*를 보인다.

소장에서는 여러 형태로 나타나며, 지방병성, 산발성, 면역결핍성으로 분류할 수 있다. 지방병성은 아프리카나 파푸아뉴기니의 소아에서 주로 관찰되며, 산발성의 경우 소아기와 장년층에서 이봉 분포를 보인다. 면역결핍성 버킷림프종은 HIV와 연관되어 있다.

주로 복통과 출혈 및 구역, 구토, 폐색과 같은 증세가 유발될 수 있다.

(3) 치료

위장관에서 원발성으로 발생하는 버킷림프종의 경우 확립된 치료 방법이 부족하다. 사이클로포스파마이드, 빈크리스틴, 독소루비신, 메토트렉세이트*methotrexate*, 시타라빈*cytarabine* 등의 항암제가 짧은 기간 동안 사용되거나 조혈줄기세포이식*hematopoietic stem cell transplantation*과 같이 사용되는데, 항암제에 반응이 있는 환자의 약 50%에서 관해를 기대할 수 있다는 연구 결과가 있다.

6. 소포성림프종

(1) 임상증상

소포성림프종의 원인은 알려져 있지 않다. 위에서는 드문 질환이지만, 소장에서는 비교적 흔하게 발견된다. 십이지장에서는 위장관에서 발견되는 림프종 중 5.9%를 차지하며, 십이지장에서 발견되는 림프종 중에서는 35%를 차지한다. 림프절에 생긴 림프종에서 2차적으로 발생하는 경우가 더 많다. 종양이나 장관 벽이 두꺼워져서 오는 폐쇄성 증상을 보일 수 있다.

(2) 치료

소포성림프종의 적절한 치료법에 대한 통일된 견해는 없으며, 임상 증세나 종양의 크기에 따라 달라질 수 있다.

I등급*grade*의 소포성림프종은 증세가 없거나 진행되지 않을 경우 일반적으로는 치료가 필요하지 않다. 이러한 환자에서 수술이나 항암치료, 방사선치료를 시행하더라도, 치료를 받지 않은 환자들과 비교했을 때 종양이 진행되는 비율이 비슷하다는 연구 결과들이 이러한 치료 방침을 뒷받침한다.

의학적 처치가 필요할 정도로 증상이 있거나 진행된 종양의 경우 수술, 항암치료(CHOP), 방사선치료가 도움이 될 수 있다. 리툭시맙이 소포성림프종 치료에 효과적이라는 최근의 연구 결과들이 있지만, 원발성 위장관소포성림프종의 경우는 그 역할이 분명하지 않다.

참고문헌

1. Crump M, Gospodarowicz M, Shepherd FA. Lymphoma of the gastrointestinal tract. Semin Oncol 1999;26:324-337.
2. Koch P, Probst A, Berdel WE, Willich NA, Reinartz G, Brockmann J, et al. Treatment results in localized primary gastric lymphoma: data of patients registered within the German multicenter study (NHL 02/96). J Clin Oncol 2005;23:7050-7059.
3. Salcedo JA, Al-Kawas F. Treatment of Helicobacter pylori infection. Arch Intern Med 1998;158:842-851.
4. Tsang RW, Gospodarowicz MK, Pintilie M, Wells W, Hodgson DC, Sun A, et al. Localized mucosa-associated lymphoid tissue lymphoma treated with radiation therapy has excellent clinical outcome. J Clin Oncol 2003;21:4157-4164.
5. Wundisch T, Thiede C, Morgner A, Dempfle A, Gunther A, Liu H, et al. Long-term follow-up of gastric MALT lymphoma after Helicobacter pylori eradication. J Clin Oncol 2005;23:8018-8024.

신장암

김현회 / 정창욱 / 이세훈

Ⅰ. 신장세포암

1. 역학

2009년 12월에 발표된 한국중앙암등록본부 자료에 의하면 신장암은 발생률이 증가하고 있어 표준화발생률이 1999년의 10만 명당 3.1명에서 2007년에는 4.8명으로 늘었다. 성별로는 남자에서 발생률이 높아 2007년의 표준화발생률이 7.1명이었고 여자는 2.8명이었으며, 남자의 경우 발생률로 따져볼 때 10위에 해당했다. 연령별로는 60대가 가장 많고, 40~60대가 70% 정도를 차지하고 있다(중앙암등록본부 2008년 10월 15일 발표 자료).

신장에서 발생하는 암을 지칭하는 신장암의 90~95%는 신장세포암으로 알려져 있다. 한국중앙암등록본부의 자료에 의하면 2003~2005년의 전체 신장암 발생 건수 중 신장세포암이 76%에 달했고, 20% 가량은 조직형이 명시되지 않은 채로 보고되어, 한국의 경우도 신장암의 90% 이상이 신장세포암으로 추정된다(중앙암등록본부 2008년 10월 15일 발표 자료).

2. 병인론

(1) 위험 요인

신장세포암의 위험 요인으로 가장 명확한 것은 흡연이다. 남녀 모두에서 흡연과 신장세포암의 발생률 사이에 용량-반응 관계가 입증되어 있으며, 흡연자는 비흡연자에 비하여 2배 이상의 위험도를 가지고 있다. 한 보고에서는 남자의 경우 30%, 여자의 경우 24%에서 흡연이 신장세포암 발생에 직접적으로 작용한다고 어림한 바 있다.

서양의 자료에서는 비만, 고혈압, 이뇨제 사용 등이 신장세포암의 위험 요인으로 거론되고 있다. 신우암 발병과 관련 있는 것으로 잘 알려진 페나세틴이 함유된 진통제를 장기간 복용하는 것도 신장세포암 발병과 관련이 있다.

환경과 직업적인 원인으로는 구두 제조업자, 가죽 수선공, 카드뮴과 석유 제품 및 석면에 많이 노출되는 직업의 경우 신장세포암 발생 확률이 높아진다.

말기 신장질환 환자가 장기간의 혈액투석을 받는 경우 약 35~47%의 환자에서 다발성 신낭종이 발생하는데, 그 중 약 5.8%에서 신장세포암이 발병한다. 그러므로 말기 신장질환으로 장기간 투석을 받는 환자들에게는 초음파나 전산화단층촬영(CT)을 이용한 세밀한 추적 관찰이 권장된다.

(2) 가족성 신장세포암

여러 종류의 가족성 신장세포암이 알려져 있다. 이 중 가장 흔한 가족성 신장세포암은 폰히펠-린다우병*von Hippel-Lindau*(VHL) *disease*이고, 이외에도 유전성 유두모양신장세포암*papillary renal cell carcinoma*, 버트-호그-두베증후군*Birt-Hogg-Dube*(BHD) *syndrome*, 유전성 평활근종증*leiomyomatosis*과 신장세포암증후군(HLRCC) 등이 가족성 신장세포암을 일으키는 것으로 알려져 있다. 가족성 신장세포암을 일으키는 증후군과 관련된 유전자가 각각 밝혀져 있는데, 이들은 고유의 유전 양상을 보이며 그 증후군에 독특한 조직형의 신장세포암을 발생시킨다. 최근 증후군과 관련된 유전자 연구를 통하여 신장세포암의 병태생리를 유전자와 관련지어 이해할 수 있게 되었다.

(3) 유전자

1) 폰히펠-린다우병과 *VHL* 유전자

폰히펠-린다우병은 상염색체 우성으로 전해지는 유전적 질환으로, 여러 장기에 종양을 유발할 수 있다. 이 질환에 특이적인 종양으로는 중추신경의 혈관모세포종, 망막의 혈관종, 부신의 크롬친화세포종, 췌장과 부고환의 유두모양낭종*cystadenoma* 그리고 신장세포암이 포함된다. 신장세포암은 VHL 환자의 약 40%에서 발생하며, 이외에도 신장에 낭종성 병소가 발생한다. 신장세포암은 발병 연령의 평균이 39세로 비교적 조기에 발생하고 대개 양측성이며 다병소로 전이가 가능하다. VHL 질환에서 발생한 다발성 신장세포암에서는 3번 염색체의 단완에서 일관된 대립유전자의 소실이 관찰되었고, 이 관찰을 토대로 3번 염색체에 존재하는 *VHL* 유전자가 이 유전적 질환의 원인 유전자로 밝혀졌다. 비유전성·산발성 투명세포신장세포암의 경우에도 60~70%에서 *VHL* 유전자의 두 대립유전자*allele*가 돌연변이 또는 과메틸화에 의해 비활성화되어 있는 반면, 다른 아형의 신장세포암에서는 이 유전자의 비활성화가 발견되지 않았다. VHL 단백질은 E3 유비퀴틴 연결효소*ubiquitin ligase*로 작용하는 세포 내 다단백질 복합체의 요소로서, 기질의 유비퀴틴 표시*ubiquitination*를 통하여 프로테오솜*proteosome*에서의 제거를 촉진하는 역할을 한다. VHL 단백질 복합체의 기질 중 하나가 저산소유도인자*hypoxia-inducible factor; HIF*이다. HIF-1 단백질의 지속적인 상승은 여러 유전자의 전사 활성도를 증가시킨다. HIF-1α에 의해 *VEGF*, *PDGF*, *TGF-β*, *MMP*, *CXCR4* 등 신장세포암의 종양 발생에 관계되는 유전자의 전사가 증가한다. 즉, *VHL* 유전자 비활성화에 의해 VHL 단백질 복합체의 기능에 장애가 생기고, 이로 인해 HIF-1α 단백질이 지속적으로 상승하여 다른 종양유전자의 전사를 증가시키는 것이다.

2) 유전성 유두모양신장세포암과 유전자

이 질환은 상염색체 우성으로 유전되는 가족성 신장세포암으로, 양측성, 다발성으로 제1형의 유두모양신장세포암이 발생하는 것이 특징이며, 다른 종양의 발생이 동반되지는 않는다. 원인은 7번 염색체 장완에 위치하는 *MET* 유전자 키나아제 영역의 돌연변이임이 밝혀져 있다. 주로 40~50대에 발병한다. 신장세포암은 천천히 성장하고 혈관 형성이 적으며 전이를 잘 하지 않는 특징이 있다. 하지만 젊은 연령에 발생하는 경우에는 전이를 잘 하는 특징이 보고되고 있어 주의를 요한다. 비유전성·산발성 유두모양신장세포암에서는 *MET* 돌연변이가 13%의 낮은 빈도로 보고되고 있어 유전성 유두모양신장세포암과는 다른 유전적 이상을 갖는 것으로 이해되고 있다.

3) 버트-호그-두베증후군

버트-호그-두베증후군은 상염색체 우성으로 유전되는 질환으로, 모발 소포*follicle*의 과오종인 섬유털집종*fibrofolliculoma*, 폐낭종, 자연발생 기흉과 함께 신장세포암의 발생을 증가시킨다. 신장세포암의 위험도는 상대위험도 6.9 정도이며 다양한 조직형의 암이 발생하는데, 비염색신장세포암*chromophobe renal cell carcinoma*이나 비염색신장세포암과 호산과립세포종*oncocytoma* 복합신장세포암이 가장 흔하고, 신장세포암 발병의 중앙값은 50세 정도이다. 버트-호그-두베증후군의 신장세포암은 전이를 드물게 일으킨다. 원인 유전자인 *BHD*는 17번 염색체 단완에 위치하며, 이 유전자의 돌연변이가 폴리큘린*folliculin*(BHD 단백질)의 기능을 저하시킴이 알려져 있다.

4) 유전성 평활근종증과 신장세포암증후군

HLRCC는 상염색체 우성 유전하는 질환으로 피부와 자궁의 양성 평활근종(드물게 평활근육종), 제2형의 유두모양신장세포암(또는 드물게 집합관신장세포암*collecting duct renal cell carcinoma*)이 특징이다. 이 증후군에서 발생하는 신장세포암은 예후가 나빠 발병한 환자의 대부분이 5년 이내에 사망하는 것으로 알려져 있고, 연령의 중앙값이 22세로 비교적 일찍 나타난다. 전체 증후군 환자의 10~15%에서 신장세포암이 나타나며, 단측성이고 단발성 병변이다. 푸마르산 수산화효소*fumarate hydratase; FH* 유전자의 돌연변이가 원인으로, FH의 기능 저하로 푸마르산이 축적되며, 축적된 푸마르산은 HIF-1α의 제거에 관여하는 HIF 프롤릴산 수산화효소*prolyl hydroxylase*를 경쟁적으로 저해하여 HIF-1α가 VHL 단백질 복합체에 의해 제거되는 것을 막는다. 증가한 HIF-1α가 다른 종양유전자의 전사를 증가시키는 것이다.

3. 종양생물학

(1) 면역생물학과 면역 관용

신장세포암은 악성 흑색종과 더불어 전통적으로 면역치

료의 적응이 되어온 종양으로, 인터페론이나 인터루킨이 치료에 이용되고 있다. 신장세포암이 상대적으로 면역반응을 잘 일으키는 종양으로 알려져 있기 때문인데, 특히 자연 종양 퇴화는 이런 특징을 잘 드러내는 현상이라고 할 수 있다. 전이성 신장세포암에 대한 인터페론 무작위 배정 임상시험에서 위약 대조군의 반응률이 6%에 달해 자연 퇴화 현상을 나타냈는데, 이는 면역반응 때문인 것으로 이해되고 있다.

암에 대한 면역체계의 반응은 3E 이론으로 설명된다. 3E란 면역 제거*immunoelimination*, 면역 균형*immunoequilibrium*, 면역 편집*immunoediting*의 3단계로 암과 면역체계 간의 상호관계를 순차적으로 설명한다. 암 초기에는 면역체계가 암을 제거하는 감시자 역할을 하지만, 면역 균형 단계를 거쳐 면역 편집 단계에 이르게 되면 암이 면역체계의 감시에서 벗어나는 면역 관용 상태에 이르게 된다. 신장세포암에서 면역치료가 극히 일부의 환자에서만 장기적인 효과를 거두고 있는 현실은 면역 편집에 의해 면역 감시 기능이 떨어짐을 입증하는 결과이다.

(2) 다약제 내성

신장세포암은 전통적인 항암화학요법에 잘 반응하지 않아 다양한 항암화학요법에 대한 반응률이 5%를 넘지 않는다. 이 기전에 대해서는 잘 알려져 있지 않지만, 신장세포암의 내재적인 다약제 내성 유전자의 발현이 일조하고 있음이 알려져 있다. 다약제 내성의 기전으로는 P-당단백*glycoprotein*, MDR 관련 단백*MDR-associated protein* 등에 의한 약물의 유출 증가, 글루타티온*glutathione* 포합*conjugation* 등에 의한 효소 매개 비활성화, 유입의 감소, 작용 부위의 변화, 대사 경로의 변화 등이 알려져 있다. 신장세포암의 다약제 내성 기전 중 잘 알려져 있는 것은 신장세포암 세포 표면에 존재하는 능동적인 펌프 기전을 가진 P-당단백이다. P-당단백은 정상적으로 신장의 근위 세뇨관에 존재하는 단백으로, 대부분의 신장세포암에서 이 단백질 합성을 담당하는 유전자인 *MDR1* 유전자의 발현이 증가되어 있음이 밝혀졌으며, 이들이 항암약제를 세포 외로 능동적으로 배출하는 작용이 약제 내성 기전에 관여한다고 추정된다.

(3) 신생혈관 생성

신장세포암은 전통적으로 혈관 생성이 풍부한 종양으로 알려져왔다. 앞서 신장세포암의 가장 흔한 형태인 투명세포암의 경우 *VHL* 유전자의 돌연변이가 HIF-1의 상승을 가져오고, HIF-1이 종양 유전자의 전사를 증가시킴을 언급한 바 있다. HIF-1이 전사를 증가시키는 유전자 중 대표적인 것으로 *VEGF*, *PDGF* 등이 있으며 이들이 신생혈관 생성을 증가시킨다. 신생혈관 생성 억제는 암 치료제 개발의 중요 목표가 되어왔다. 현재 신장세포암에서 이를 목표로 하는 약제들이 환자 치료에 이용되고 있는데, 이에 대해서는 치료 부분에서 자세히 다루고자 한다.

4. 병리

(1) 조직학적 분류 및 핵등급

1) 신장암의 조직학적 분류

신장세포암은 2004년 세계보건기구(WHO)의 기준에 준해 10가지 형태로 분류하며, 이 중 가장 흔한 4가지 형태는 투명세포, 유두 모양, 비염색, 집합관 아형이다. 이 외에 다방성 낭성, 수질, Xp11 전위, 신경모세포종과 관련된 아형, 점액성 관상 및 방추형세포, 미분류형으로 분류된다. 조직형이 혼재되어 있는 경우에는 가장 우세한 조직 형태로 분류하고 부가적으로 혼재하는 조직 형태를 기록한다. 또한 육종성신장세포암은 더 이상 따로 분류하지 않으며, 조직 형태의 육종성 변화로 간주한다.

2) 핵등급

신장세포암의 조직학적 분화도는 핵등급에 따라 결정된다. 일반적으로 푸르만*Fuhrman*의 핵 분화도에 따라 4단계로 분류하고 있다. 핵의 이형도 1은 분화도가 가장 좋은 경우를 나타내며, 이형도 4가 가장 분화도가 나쁜 경우이다. 핵등급은 신장세포암의 예후와 밀접한 관계가 있다.

(2) 투명세포신장세포암

투명세포신장세포암은 전체 신장세포암의 70~80%를 차지하며, 신장의 근위 곱슬요세관세포로부터 발생한다. 대부분은 단일 병변으로 나타나고, 다발성으로 나타나는 경우는 4%, 양측성으로 나타나는 경우는 0.5~3% 정도이다. 이 조직형은 혈관이 풍부하고 다른 장기로의 전이도 잘 일으킴으로써 유두 모양이나 비염색 아형에 비하여 나쁜 예후를 보인다. 하지만 면역치료 및 표적치료에 대한 반응은 다른 아형에 비하여 좋은 것이 특징이다. 푸르만 핵등급이 병기 다음으로 중요한 예후인자이며, 산발성 투명세포 신장세포암의 경우 3번 염색체 단완의 소실이 자주 발견된다.

(3) 유두모양신장세포암

유두모양신장세포암은 전체 신장세포암의 10% 정도를 차지하는데, 다발성으로 발생하는 경향이 있어 45% 정도에서 다발성이나 양측성으로 나타난다. 1형(호염기성)과 2형(호산성)으로 분류하며, 2형이 1형에 비해 핵등급이 높고 예후도 나쁘다. 산발성 유두모양신장세포암에서는 7번 염색체의 세염색체증, 네염색체증, 17번 염색체의 세염색체증, Y염색체의 소실 등이 초기 변화로 흔하다.

(4) 비염색신장세포암

비염색신장세포암은 5% 정도를 차지하며, 조직학적으로 양성종양인 호산과립세포종과 구별하기 어려운 경우도 있다. 비염색신장세포암과 호산과립세포종 모두 집합관의 사이세포*intercalated cell*에서 발생하며, 호산과립세포종의 악성 형태로 간주되기도 한다. 원격전이가 상대적으로 적고 예후가 좋아 10% 정도의 치명률을 보인다.

(5) 집합관신장세포암

집합관신장세포암은 1% 정도의 빈도를 보이며, 집합관의 주세포에서 발생한다. 발병 당시 중앙값이 55세이고, 진단 당시 대부분의 환자가 이미 원격전이된 상태이다.

(6) 기타

수질신장세포암은 거의 모두 겸상적혈구증을 가진 젊은 남성 흑인에서 나타나며, 매우 빠른 임상 경과가 특징이다.

Xp11.2 전위 신장세포암은 X 염색체의 단완에 위치한 *TEF3* 유전자의 전위가 특징인 암으로 소아나 젊은 성인에서 발병한다.

5. 임상 소견

(1) 증상과 징후

신장이 복막 뒤 공간*retroperitoneal space*에 위치하고 있으므로 종양 발생 후 상당 기간 동안 증상이 전혀 없는 경우가 많다. 신장세포암의 가장 흔한 증상인 혈뇨도 환자의 60% 정도에서만 나타난다. 신장세포암의 전형적인 3대 증상인 옆구리 통증, 혈뇨 그리고 옆구리 덩이는 약 6~10% 정도에서만 나타나는 것으로 알려져 있으며, 이러한 임상소견은 종종 진행된 상태를 나타내기도 한다. 이는 조기에 발견되는 환자의 비율이 증가하기 때문으로, 최근에 초음파와 같은 비침습적 영상검사가 많이 시행된 후 50% 이상이 우연히 발견되는 추세를 보인다. 병이 진행된 경우에는 체중감소, 발열 등과 같은 전신 증상이 나타날 수 있고, 전이 부위에 따라 뼈 통증, 지속적 기침 등이 나타날 수 있다. 이러한 진행된 병의 전신 증상에 의해 발견되는 경우는 25~30% 정도이나 점차 감소하는 추세이다.

(2) 우연신장세포암

최근에는 비침습적 영상검사의 발전과 건강검진의 보편화로 증상과 징후가 없는 상태에서 우연히 발견되는 신장세포암이 증가하는 추세이다. 우리나라의 경우도 1990년 이후 생활수준이 향상되고 건강검진이 보편화되면서 우연신장세포암*incidental renal cell carcinoma*(우연종*incidentaloma*)의 빈도가 급격히 증가하여 최근에는 신장세포암의 임상적 발현 중 가장 많은 부분을 차지하고 있다. 이렇게 우연히 발견되는 신장세포암은 종양이 증상을 나타내어 진단된 다른 신장세포암에 비해 조기에 발견되기 때문에 진단 당시 암종의 크기가 대개 작으며 저병기이고 예후가 좋은 것으로 보고되고 있다. 1989년 5월부터 2009년 4월까지 서울대학교병원 비뇨기과에서 신장세포암으로 수술받거나 진료받은 1,444명의 환자를 대상으로 연구한 결과, 1989년 5월부터 1999년 4월까지 10년 동안의 우연신장세포암 환자는 313명 중 114명(36.4%)이었으나, 1999년 5월부터 이후 10년 동안 1,131명 중 738명(65.3%)으로 크게 증가하였다. 우연신장세포암 환자군의 병기는 T1이 82.6%를 차지했고 T3b 이상이 4.2%를 차지한 반면, 증상이 있어 신장세포암으로 진단된 환자군에서는 T1이 53.0%, T3b 이상이 18.1%를 차지했다. 전체적인 예후는 우연신장세포암 환자군의 2년, 5년 생존율이 증상군에 비하여 유의하게 좋았다. 이*Lee* 등이 보고한 다기관 연구에서도 우연신장세포암군과 증상군의 5년 생존율을 각각 82% 및 67%로 보고하여 비슷한 경향을 보여주었다. 즉, 1990년대 이후부터 생활수준 향상과 전 국민 의료보험 실시 등으로 우연히 발견된 신장세포암의 비율이 증가했고, 그처럼 우연히 발견된 신장세포암은 대개 저병기여서 더 좋은 예후를 예견할 수 있다.

(3) 신생물딸림증후군

신장세포암 환자의 20%에서 신생물딸림증후군*paraneoplastic syndrome*이 나타날 정도로 자주 동반되고 전이 양상이 다양하여 다양한 전신증상이 나타나기도 하는데, 이로 인하여 내과 진찰 후 비뇨기과로 의뢰되는 경우가 적지 않아서 '내과 의사의 종양'으로 불리기도 했다. 신장세포암에 의한 전신증상으로는 적혈구증가증, 고칼슘혈증, 고혈압, 비전이성 간기능 이상*nonmetastatic hepatic dysfunction; Stauffer's syndrome*이 종종 나타난다(〈표 9-1〉). 적혈구증가증은 종양에서 직접 적혈구 조혈인자*erythropoietin*를 분비하거나, 신장세포암에 눌린 신실질의 국소 저산소증에 의해 적혈구 조혈인자의 생산이 촉진되어 발생한다. 고혈압은 주로 레닌 분비가 증가되어 발생하며, 신장세포암에 의한 부종양증후군 중 가장 흔히 나타난다. 대개 신장종양이 제거되면 정상으로 돌아오는데, 이러한 레닌의 증가가 종양의 레닌 생산 증가 때문인지, 종양이 압박한 주위의 정상 신장조직에서 레닌 생산이 증가되어 나타난 결과인지는 아직 밝혀지지 않았다. 비전이성 간기능 이상은 과거 약 15%에서 나타나는 것으로 알려졌으나 최근 조사에서는 약 3~6%에서 나타나는 것으로 보고되었다. 혈중 알칼리 인산분해효소*alkaline phosphatase*와 빌리루빈의 증가, 알부민 감소, 감마글로불린 증가, 그리고 프로트롬빈 시간의 지연으로 나타나며, 과립구대식세포 집락자극인자*granulocyte-macrophage colony-stimulating factor; GM-CSF*가 암세포에 의해 지나치게 많이 생산되기 때문으로 추정된다. 이런 소견은 종양이 제거되면 정상화되는 가역적인 현상으로, 간전이와 감별되어야 한다. 발열, 피로와 같은 전신증상은 종양으로 인해 분비되는 시토카인이 매개하는 것으로 이해되고 있다. 그중 인터루킨-6는 여러 종류의 전신증상을 담당하며 T림프구 증식을 억제하는 것으로 알려져 있다. 신장세포암 환자에서 높은 시토카인 수치는 좋지 못한 예후와 연관이 있다고 한다. 고칼슘혈증은 신장세포암 환자의 약 10~12%에서 발생하며, 두 가지 형태가 있다. 첫째는 종양에서 부갑상샘호르몬 유사물질이 생산되어 칼슘 대사의 항상성이 파괴되어 발생하는 것이고, 또 하나는 뼈용해성*osteolytic* 골전이가 있을 경우 뼈파괴세포 활성화 또는 종양괴사인자*TNF*, TGF-*α* 같은 체액인자*humoral factor*에 의해 발생하는 것이다. 신생물딸림증후군이 동반된 것 자체는 예후와 관련이 없으며, 또한 전이가 꼭 있음을 뜻하는 것은 아니다. 그러나 종양 절제 후 소실되었던 신생물딸림증후군이 추적 관찰 도중에 다시 나타나면 이는 재발을 의미한다. 또한 종양 절제 후에도 신생물딸림증후군이 사라지지 않는다면, 이는 발견되지 않은 전신전이가 있는 것을 의미하므로 예후가 극히 불량하다.

표 9-1 신세포암과 관련된 전신증상 및 빈도

증상	빈도(%)
적혈구 침강 속도 증가	55.6
고혈압	37.5
빈혈	36.3
악액질*cachexia*, 체중감소	34.5
발열	17.2
간기능 이상	14.4
고칼슘혈증	4.9
적혈구증가증	3.5
신경근육병증	3.2
아밀로이드증	2.0

Chisholm GD, 1974.

6. 진단

(1) 영상진단

영상진단에는 가슴 단순촬영, 배설요로조영술, 초음파검사, 신동맥조영술, CT, 자기공명영상(MRI), 뼈스캔 등이 있으며, 최근에는 양전자단층촬영술(PET)도 새로운 영상진단법으로 시행되고 있다. 이러한 검사 방법들이 모두 이용되는 것은 아니며, 비침습적이고 효율적이며 비용이 절감되는 방향으로 시행한다. 과거에는 배설요로조영술이 가장 기본적인 검사로 이용되었지만, 최근에는 초음파검사의 영상이 개선되어 우선적으로 시행되고 있으며, 여기서 신종물이 발견되면 CT로 종물의 특성을 파악하고 병기를 결정하는 것이 일반적이다.

1) 초음파검사

초음파검사는 비침습적이며 비용이 적게 들고 정보를 많이 얻을 수 있으며 동시에 복막 내 여러 기관을 관찰할 수 있는 가장 효율적인 검사이다. 최근에는 건강검진에서 복부초음파를 실시하는 경우가 많아 신장세포암이 조기에 진단되는 경향이 있다. 또한 신종물 검사 시에는 낭종성 종물과 고형성 종물을 비교적 정확하게 감별할 수 있

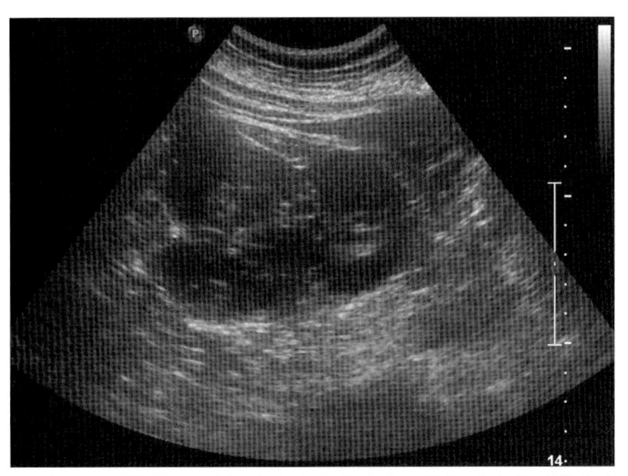

그림 9-1. 낭종성신장세포암의 초음파 소견. 왼쪽 신장에 발생하여 6cm 크기로 성장한 돌출형 성장복합낭이 관찰된다. 낮은 메아리의 낭성 부분과 과다 메아리 또는 혼합 메아리의 격막이 관찰되고 있다. 최종 병리 검사에서 낭종성신장세포암으로 진단되었다.

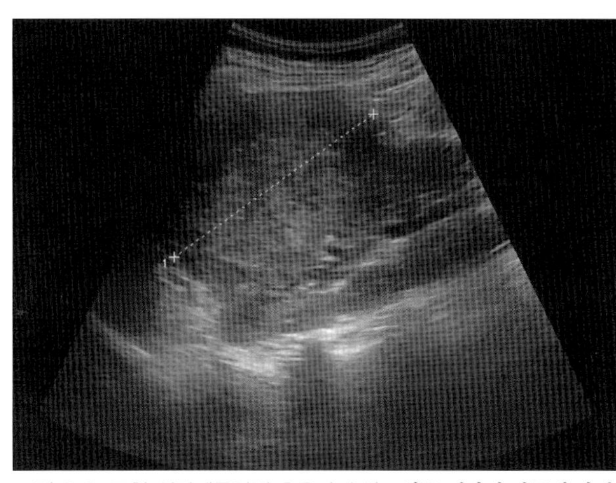

그림 9-2. 고형 신장세포암의 초음파 소견. 왼쪽 신장의 상극에 발생한 8.6cm 크기의 과다 메아리의 고형 종양이 관찰된다.

다는 장점이 있다(그림 9-1, 9-2). 초음파검사는 신장세포암의 국소적인 침윤, 부신 침범, 주위 장기로의 파급, 그리고 암의 신정맥이나 대정맥 침윤 등에 대하여 유용한 정보를 제공해준다. 초음파검사는 낭종성 종물의 성상을 평가하는 데 가장 유용한 영상진단법 중 하나다. 악성 종물로 의심된다면 초음파 또는 CT 유도하에 낭종을 천자하고 낭종 내 액을 흡인하여 이를 평가하고 낭종 내벽을 방사선학적으로 관찰할 수 있다. 낭종액을 흡인하면 색깔, 혼탁도 등을 육안으로 관찰하고 혈액, 지방, 단백, LDH 그리고 포도당 함량을 측정한다. 만약 양성 낭종이라면 특징적으로 깨끗한 낭종액이 관찰되며 지방, 단백, LDH의 함량은 낮게 측정된다.

2) CT

CT는 신장세포암을 진단하고 병기를 결정할 때 가장 유용한 검사법이다. 신장세포암의 특징적인 소견은 조영제 주사 후 종괴의 불균일한 증강 영상이 나타나고, 일반적으로 동맥기에는 강하게 조영 증강되며 지연기에는 조영 증강이 약해지는 것이다. 또한 종괴는 지방조직이 없으며, 종괴 내의 석회화나 집합계의 절단 등이 관찰된다(그림 9-3). 신장세포암에서 CT의 가장 중요한 의미는, 콩팥문 *renal hilum*, 신정맥, 아래대정맥, 부신 등 주위로의 암종 파급 및 림프절이나 주위 기관으로의 전이 등을 평가하여 종양의 임상적 병기를 결정하고 치료계획을 세우는 것이다. 또한 과거와 달리 다검출전산화단층촬영술 *multi-detector computed tomography; MDCT*이 발달하면서 CT에서

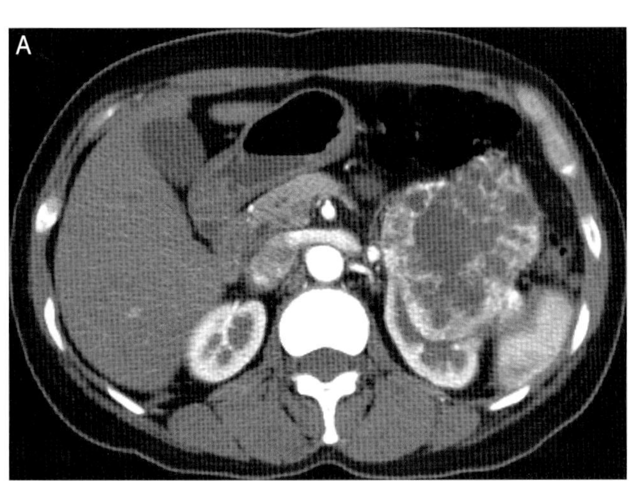

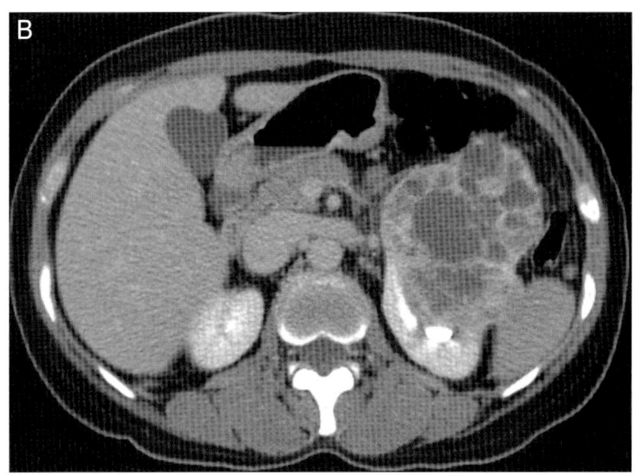

그림 9-3. 신장세포암의 CT 소견. 왼쪽 신장에 발생한 7.1×9.6cm 크기의 신장세포암. A. CT의 동맥기에는 종괴가 강하게 조영된다. B. CT의 지연기에는 종괴의 조영 증강이 약해진다.

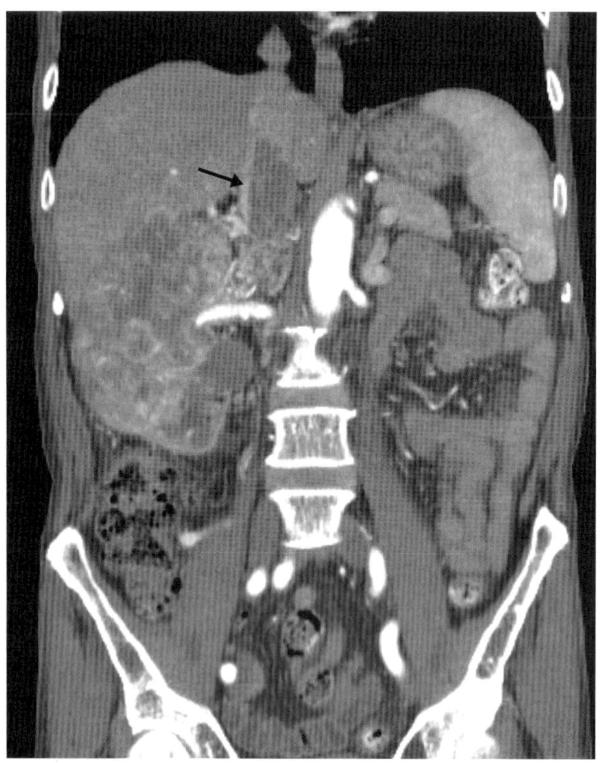

그림 9-4. 신정맥혈전증의 CT 소견. CT의 동맥기 관상 영상으로 오른쪽 신장에 발생한 혈관 과다의 큰 종괴와 이와 연결된 신정맥혈전증(화살표)이 관찰된다. 신정맥혈전증은 신정맥을 지나 간내 아래대정맥 *intrahepatic inferior vena cava*까지 위치하고 있다.

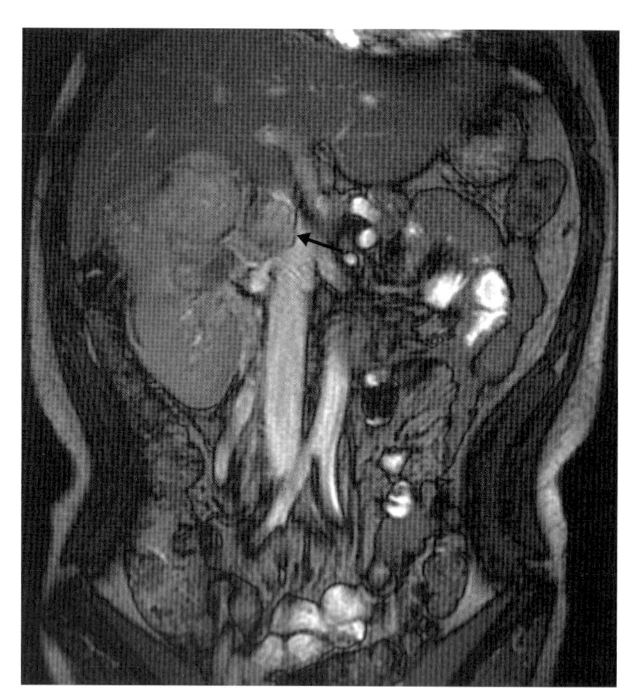

그림 9-5. 신장세포암과 신정맥혈전증의 MRI 소견. 자기공명 T2 강조 관상 영상에서 비균질성의 종괴가 오른쪽 신장 상극에서 관찰되며 이와 연결된 신정맥혈전증(화살표)은 신정맥을 지나 간밑 아래대정맥 *subhepatic inferior vena cava*까지 위치하고 있다.

도 관상영상을 얻을 수 있어 신정맥혈전증*renal vein thrombosis*의 정도를 확인하는 데도 MRI을 대신하여 유용하게 사용된다(그림 9-4).

3) MRI

신장세포암 진단의 경우, MRI는 기존의 CT에 비해 큰 장점은 없다. 그러나 신장세포암이 아래대정맥을 침범하였을 때 조영제를 사용하지 않고 방사선 조사 없이 혈전의 침범 정도를 효과적으로 확인할 수 있다(그림 9-5). 그러나 요즘은 CT에서도 관상 영상을 깨끗이 얻을 수 있어 MRI의 역할이 많이 줄어들고 있다.

4) 뼈스캔

신장세포암의 병기를 결정하는 데 필수적인 검사는 아니지만, 골전이가 흔하므로 수술 전에 뼈스캔을 이용하여 통상적으로 이를 확인해야 한다.

5) PET

최근 신장세포암에서 PET의 역할이 더욱 커지고 있다. 과거에 가장 많이 사용되었던 방사성동위원소는 ^{18}F-fluorodeoxyglucose(FDG)로, 소변으로 배설되기 때문에 원발 종양에 대한 민감도가 60~94%로 CT에 비해 높지 않았다. 그러나 원격전이나 재발에 대한 평가에는 이런 영향이 없기 때문에 매우 유용한 진단 방법이었다. 최근에는 ^{18}F-fluoromisonidazole; ^{18}F-FMISO과 ^{124}I-labeled antibody chimeric G250; ^{124}I-cG250 같은 새로운 방사성 추적자들이 개발되어 원발 종양에 대해서도 높은 민감도를 보이고 있다. 특히 ^{124}I-cG250 PET의 경우 94~100%의 민감도를 보이며 크기가 작고 덜 공격적인 종양에 대해서도 민감도가 높아 CT보다 큰 임상적 효용성을 인정받고 있다.

(2) 조직검사

신장세포암을 평가하는 데 세침흡인*fine needle aspiration* 및 생검의 역할은 제한적이다. 영상진단 소견이 신장세포암의 소견과 부합되면 신장세포암에 준하는 수술적 치료를 시행한다. 특히 세침흡인이나 생검을 시행하는 경우 그 통로에 신장세포암이 전이되었다는 보고도 있으므로 주의해야 한다. 그러나 낭종성콩팥병 중 낭종성신장세포암이 의심될 때는 초음파 유도하에 세침흡인검사를 시행하여 악성종양과 감별하기도 한다. 또한 전신 상태가 불량하거나 이미 전이가 의심되는 경우 등 수술적 치료를 고려하지 않는 경우에는 전신 치료나 다른 치료를 시행하기 전에 조직학적 확진을 위해 세침흡인생검을 시행한다. 오늘날은 4cm 이하 크기의 우연신장세포암 발견이 증가하고 있는데, 크기가 작아질수록 영상검사만으로는 신장세포암과 양성종양을 구분하기 어려워진다. 특히 종양의 직경이 1~2cm인 경우 위양성률이 30%, 1cm 미만인 경우는 40~50%에 달한다. 따라서, 작은 신종괴의 경우 세침흡인생검이 필요하다는 주장이 힘을 얻고 있으며, 과거에 비해 그 역할이 증가되어 관심을 받고 있다.

7. 병기와 예후

(1) 병기 분류

병리학 소견을 토대로 한 과거의 롭슨*Robson* 병기 체계는 신장세포암 병기 분류에 편리하여 미국에서 많이 이용되었지만 점점 사용자가 줄고 있으며, 최근에는 종양의 침윤 범위를 좀더 정확히 분류한 종양림프절전이(TNM) 병기 체계가 선호되고 있다(〈표 9-2〉). 롭슨 병기 체계는 간단해서 사용하기에 편리하지만 신정맥이나 아래대정맥의 종양 침윤과 림프절전이가 같은 병기에 분류되어 있다는 문제점이 있었다. 실제로 림프절전이가 있는 경우는 생존율이 현저하게 저하되는 반면, 림프절전이가 없이 신정맥이나 아래대정맥을 침범한 국소암의 경우는 종양 혈전이 수술적으로 완전히 제거되면 예후가 병기 I이나 II의 종양과 큰 차이를 보이지 않는다. 그래서 최근에는 롭슨 병기 체계는 거의 사용되지 않고, 종양의 침윤 정도를 좀더 세분화하여 병기와 예후의 관계가 밀접한 TNM 병기 체계가 선호되고 있다. TNM 병기 체계는 2009년에 새로 개정되었다.

표 9-2 신장세포암의 병기(2009년 TNM 분류)

원발종양(T)	
TX	원발종양이 평가되어 있지 않을 때
T0	원발종양이 보이지 않음
T1	신장에 국한된 최대 지름 7cm 이하로 종양
T1a	신장에 국한된 최대 지름 4cm 이하의 종양
T1b	신장에 국한된 최대 지름 4cm 초과 7cm 이하의 종양
T2	신장에 국한된 최대 지름 7cm 초과의 종양
T2a	신장에 국한된 최대 지름 7cm 초과, 10cm 이하 종양
T2b	신장에 국한된 최대 지름 10cm 초과 종양
T3	종양이 주된 정맥 내로 침범하거나 신장 주위 조직을 직접 침범하지만 부신을 침범하거나 제로타*Gerota*근막을 넘지 않는 종양
T3a	종양이 신정맥 또는 신장 주위 지방 그리고/또는 콩팥동굴*renal sinus* 지방을 침범하지만 제로타근막을 넘지 않는 경우
T3b	종양이 가로막 아래의 아래대정맥 내로 침윤한 경우
T3c	종양이 가로막 위의 아래대정맥 내로 또는 아래대정맥 혈관벽에 침윤한 경우
T4	종양이 인접하여 부신에 침범한 경우를 포함하여 제로타근막을 넘어 직접 침범한 경우
림프절전이(N)	
NX	부위 림프절이 평가되어 있지 않을 때
N0	부위 림프절전이 없음
N1	부위 림프절전이 있음
원격전이(M)	
MX	원격전이가 평가되어 있지 않을 때
M0	원격전이 없음
M1	원격전이 있음

부위 림프절: 콩팥문 림프절, 대정맥 림프절, 대동맥 대정맥 사이 림프절, 대동맥 림프절

(2) 예후인자

신장세포암에서 가장 확실하게 인정되고 있는 예후인자는 TNM 병기이다. 국소 신장세포암의 근치적 신장적출술 후 재발률은 약 20~30%이며, 그중 대부분은 신장적출술 후 1~2년에 재발하는데, 3년 내에 재발의 대부분이 발생한다. 신원보존술*nephron sparing surgery* 후 국소재발률은 대개 0~10%로 보고되고 있다. 레비*Levy* 등이 장기간의 추적 결과를 보고한 MD 앤더슨 암센터의 자료에서는 T1, T2, T3에서 각각 7%, 27%, 39%의 재발이 발견되었다. 하페즈*Hafez* 등이 부분 신장적출술 이후 환자들의 상태를 추적 관찰한 클리블랜드 클리닉의 자료에 따르면, 국소재발이 병기에 따라 T1, T2, T3a, T3b에서 각각 0%, 2%, 8%, 11%였다. 일반적으로 T1병기는 88~100%, T2와 T3a 병기는 60%, T3b는 15~20%, T4 병기는 0~20%의 5년 생존율을 기대할 수 있다.

신정맥이나 대정맥을 침범한 신장세포암을 불완전하게 제거한 경우에는 대개 1년 이내에 환자가 사망한다. 대정맥을 침범한 신장세포암을 완전히 제거한 경우에는 5년 생존율이 56~72%로 알려져 있으며, 대개 정맥벽을 침범하지 않은 종양 혈전을 모두 제거할 경우 정맥의 종양 혈전 자체는 예후에 크게 영향이 없는 것으로 알려져 있다.

원격전이가 없고 림프절전이가 있으면 약 25%의 5년 생존율을 예측할 수 있으며, 광범위한 림프절절제술을 시행할 경우에는 생존율이 약 3~5% 증가하나, 약 1%의 사망률이 발생하여 대개 2~4%의 생존율 증가를 가져오는

것으로 알려져 있다. 원격전이가 있거나 재발한 경우는 생존기간이 약 6~10개월 정도로 예후가 매우 불량하다. 이런 경우 신체수행지수*performance status*가 매우 중요한 예후인자이며, 체중감소, 전이가 나타나기까지의 기간, 전이 병소의 수와 위치 등도 예후인자인 것으로 알려져 있다.

조직학적인 형태에서 집합관신장세포암은 1% 이하로서 매우 드물지만 예후가 나빠 전이가 빠른 것으로 알려져 있다. 유두모양신장세포암과 비염색신장세포암은 비교적 예후가 좋다고 하나 아직 명확히 증명되지는 않았다. 육종 모양 변화*sarcomatoid change*는 어떤 형태의 신장세포암에서도 생길 수 있으며 예후는 매우 좋지 않다. 조직학적 및 육안적 종양 괴사*tumor necrosis*가 있는 경우 역시 예후가 좋지 않은 것으로 알려져 있다.

신장세포암의 등급계*grading system*는 여러 가지가 있는데, 현재 가장 많이 사용되는 등급계는 푸르만 등급계이다. 이 등급계는 핵의 크기, 모양의 다양성, 핵소체의 선명도에 따라 등급을 4단계로 나누고 전이 가능성 및 예후와 연관되어 있으나, 등급보다는 종양 병기가 예후에 더 직접적으로 연관되어 있다.

(3) 예후 예측 도구

여러 예후인자를 종합하여 보다 정확한 예후를 예측하는 도구들이 개발되고 있다. 신장세포암에서도 이런 노력들이 있었는데 UCLA(University of California at Los Angeles)의 지스먼*Zisman* 등은 1997년의 TNM 병기, 푸

표 9-3 UISS의 국소 신세포암 환자의 위험군 분류 방법과 위험군에 따른 예측 생존률

T 병기	1				2	3				4
푸르만 등급	1~2		3~4		⇩	1		>1		⇩
ECOG 신체수행지수	0	≥1	0	≥1	⇩	0	≥1	0	≥1	⇩
위험군	저위험군	중등도 위험도							고위험군	

1977년 T병기, 푸르만등급, 진단 당시 ECOG 신체수행지수 순서대로 내려오면서 환자의 위험군을 구한다.

참조표

	수술 후 경과 연수	위험군		
		저위험군	중등도 위험군	고위험군
질병특이생존율(%)	1	100	97	89
	2	99	91	78
	3	95	00	64
	4	93	86	61
	5	91	80	55
국소 무재발생존율(%)	1	100	99	94
	2		99	89
	3		97	89
	4		97	85
	5		95	85
전신 무재발생존율(%)	1	97	89	76
	2	96	80	60
	3	95	77	49
	4	91	71	44
	5	91	71	40

르만 등급계, ECOG 신체수행지수를 이용하여 환자를 개별 위험군으로 분류하는 UISS(UCLA Integrated Staging System)를 개발했다(표 9-3). 연구자들은 이를 바탕으로 위험군에 따른 추적 관찰을 다르게 하는 방법도 제안했다. 국소 신장세포암에 대한 수술 후 무재발생존을 예측하는 또 하나의 대표적인 예측 도구는 메모리얼 슬로언 케터링 암센터의 카탄*Kattan* 등이 제시했다. 연구자들은 2001년 조직학적 형태를 비롯한 여러 임상 인자들을 이용하여 60개월 무재발 생존을 예측하는 노모그램을 발표했다. 2005년에는 이를 보완하여 보통신장세포암*conventional renal cell carcinoma*만을 대상으로 2002년 TNM 병기를 이용하고, 종양 괴사 유무와 미세혈관 침범 유무를 예후인자에 포함시켜 무재발생존을 예측하는 노모그램을 다시 발표했다. 연구자들은 이를 통해 크기와 같은 연속형 변수는 연속형으로 이용하고, 보다 세분화된 여러 인자를 이용하여 위험군에 따른 예측값이 아닌 환자 개개인의 예후 예측값을 보다 정확히 구할 수 있는 예측 도구를 제시했다(그림 9-6).

8. 국소 신장세포암의 치료

(1) 수술적 치료

1) 근치적 신장적출술

수술적 요법은 전이가 없는 국소 신장세포암을 완치시키는 유일한 치료법으로 인정되고 있다. 신장세포암의 수술적 요법의 표준화된 양식은 근치적 신장적출술*radical nephrectomy*이다. 근치적 신장적출술은 1차적으로 신동맥을 조기에 결찰하고, 이어서 신정맥을 결찰하며, 제로타근막 밖에서 신장과 같은 쪽 부신, 근위부 절반의 요관을 한꺼번에 제거하는 수술법이다. 이때 림프절절제술을 동시에 시행할 수도 있는데, 정확한 병리학적 병기를 결정할 수 있다는 장점이 있으며, 또한 보조적인 항암제, 면역요법을 사용할 수 있는 단서를 제공한다. 그러나 림프절절제술 그 자체의 치료적 유용성은 아직 정립되어 있지 않아서 일반적으로 많이 시행되지는 않는다. 수술 당시 종양 혈전이 신정맥 내에 있다면 그 원위부에서 신정맥을 결찰해야 하고, 종양 혈전이 아래대정맥 내에 있다면 종양 혈전의 완전 제거와 함께, 필요하다면 부분적 아래대정맥절제술을 실시해야 한다. 종양 혈전이 우심방 내까지 연결되어 있는 경우는 심폐회로술을 시행하여 이를 제거할 수도 있다. 같은 쪽 부신절제술은 과거에 일상적으

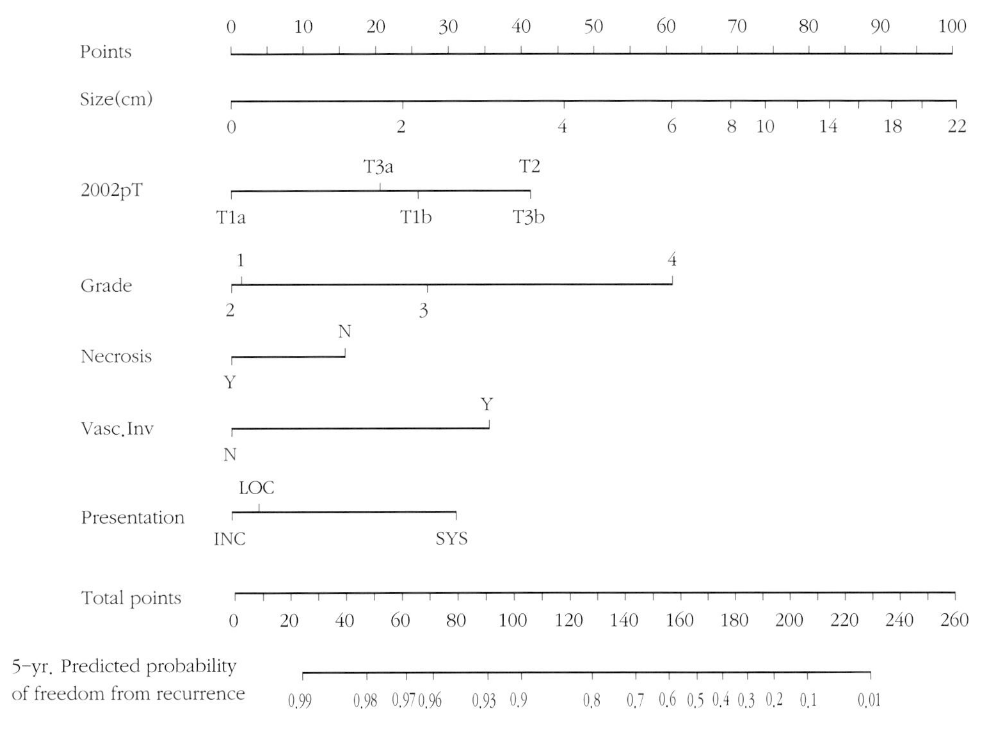

그림 9-6. 국소 보통신세포암에서 60개월 무재발 생존을 예측하는 카탄*Kattan* 노모그램

로 시행되었으나, 같은 쪽 부신 침범은 1~2%로 매우 드물게 발생하며, 같은 쪽 부신 침범이 존재하는 환자는 이미 혈행전이가 발생한 상태일 가능성이 높아 같은 쪽 부신 절제 여부는 생존율 증가와 연관이 없다는 최근 보고들이 많아졌고, 이에 따라 굳이 시행하지 않아도 된다는 의견이 많아지고 있다. 수술 전 CT에서 부신에 이상 소견이 의심되거나, 수술 중 육안으로 이상이 확인되거나, 신장세포암이 신장 상극에 위치하여 가까이 있거나, 종양 크기가 큰 경우 등이 부신절제술의 적응증이 될 수 있다.

클레이먼*Clayman* 등이 1990년 처음으로 복강경을 이용한 신장적출술을 시행한 이후 복강경은 기구와 술기의 발달에 따라 국소 신장세포암에서도 표준치료로 인정받고 있다. 복강경을 이용한 근치적 신장적출술*laparoscopic radical nephrectomy*은 절개창이 작고 수술 후 회복이 빠르다는 장점이 있다. 또한 2000년 이후 로봇보조수술*robot-assisted surgery*이 시행되고 발달함에 따라, 근치적 신장적출술에서도 로봇보조수술이 많이 이용되고 있다. 로봇보조수술은 복강경수술에 비해 확대된 3차원 영상을 보면서 자유도가 증가된 기구를 이용하여 쉽게 수술을 진행할 수 있으며 보다 정확한 수술이 가능하다는 장점이 있다. 또한 최근에는 여러 절개창을 이용하는 기존 복강 경수술에 비해 하나의 절개창만으로 수술을 하는 단일 통로 복강내시경수술*laparoendoscopic single-site surgery; LESS*이 새롭게 시도되고 있다.

2) 신원보존술

신원보존술은 종양을 완전히 제거하는 동시에 정상 기능을 지닌 신실질을 가능한 한 많이 보존하고자 하는 수술법이다. 과거에는 주로 양쪽 신장세포암, 단일 신장에 생긴 신장세포암, 반대쪽 신장 기능이 장차 나빠질 것으로 예상되는 경우 등에 주로 적용되었으나, 최근에는 반대쪽 신장의 기능과 무관하게 단일 신장세포암이 4cm 이하의 작은 크기로 발생한 경우에 완치를 위한 표준적 치료로 인정받고 있다. 신원보존술을 시행하는 경우 제로타근막과 신장 주위 지방층을 종양에 붙여서 적출해야 한다. 이때의 암 특이생존율은 90~100%로 근치적 신장적출술과 큰 차이가 없고 국소재발률은 2% 내외이다. 신원보존술의 가장 큰 문제로 지적되는 것은 종양의 다병소성*multifocality* 가능성이다. 신장세포암에서 다병소성의 가능성은 6~25%로 다양하게 보고되는데, 종양의 병기와 크기가 중요한 요소로 지적되고 있다. 일부 기관에서는 4~7cm의 신장세포암에도 신원보존술을 시행하여 근치적 신장적출술과 동등한 종양학적 결과를 보고하고 있어, 경험 많은 기관에서 선택적인 환자에게 시행하는 경우는 안전한 방법으로 인정되고 있다. 과거에 비해 건강검진이 증가하면서 크기가 작은 신장세포암이 많이 발견되어 신원보존술의 대상이 되는 환자들도 많아지고 있다. 신원보존술에 관한 술기, 복강경 술기와 장비가 발달하면서 복강경 및 로봇보조 신원보존술도 많이 시행되며 개복수술과 큰 차이 없는 결과들이 보고되고 있다.

(2) 기타 최소침습적 치료법

최근에는 수술적 치료를 대신한 최소침습적 치료법들이 등장하고 있다. 이런 치료법들에는 경피적 또는 복강경적 접근법이 사용되는데, 고주파 열치료*radiofrequency ablation*, 냉동요법*cryoablation*, 초단파치료법*microwave ablation*, 고강도 집속형 초음파치료법*high intensity focused ultrasound; HIFU* 등이 있다. 이 치료법들의 장점은 합병증을 줄이고, 외래에서 치료가 가능하며, 수술이 어려운 환자에게도 사용할 수 있다는 것이다. 단점은 명확한 조직학적 검사를 시행할 수 없다는 것과 수술적 치료에 비해서는 아직 성적이 떨어진다는 것이다. 일반적으로 우연히 발견된 고령 환자의 작은 신장피질종양, 유전적 요인에 의한 다발성 신장세포암 또는 단일 신장에 발생한 종양, 그리고 양측성 신장세포암이 적응증이 된다. 일반적인 금기증은 여명이 1년 이내인 경우, 다발성 전이가 있는 경우 또는 종양의 크기나 위치로 인하여 성공적인 치료가 어려운 경우이다. 또한 패혈증과 같은 매우 심각한 의학적 불안전성이 있거나 교정하기 어려운 혈액응고장애가 있는 경우는 절대적 금기 대상이다. 많은 이점이 있지만 아직까지는 기존 치료법들에 비해 명백한 이점이 증명되지 않았기 때문에 다기관 전향적 연구가 필요하다.

(3) 수술 후 보조요법

신장세포암에서 T3 환자에게 근치적 신장적출술을 시행하고 선택적으로 보조요법을 시행하였을 때 무재발 생존이 연장됐다는 보고가 있다. 하지만 아직까지 보조요법으로 신장세포암 환자의 생존을 연장시켰다는 무작위 배정 연구 결과가 없다. 최근 들어 분자표적치료들이 활발하게 시행되고 있는데, 분자 수준의 종양표지자들을 이용한 적절한 대상 환자 선정과 새로운 치료법들의 조합으로 생존을 연장시킬 수 있을지는 좀 더 지켜봐야 할 과제이다.

9. 전이성 신장세포암의 치료

(1) 신장적출술

전이성 신장세포암으로 인한 통증, 출혈, 고칼슘혈증, 적혈구증가증, 고혈압이 있는 경우에는 고식적 목적의 신장적출술이 종종 시행된다. 신장의 원발암을 제거한 후에 원격전이 병소가 자연 소실된다는 보고도 있지만, 실제 확률은 1% 미만으로 매우 낮다. 그러므로 원격전이의 자연 소실을 기대하여 신장적출술을 시행하는 경우는 거의 없으며, 대부분 종양과 관련된 증상을 완화시킬 목적으로 시행한다. 또한 면역치료를 시도하는 경우 종양의 부담을 줄여 종양 반응을 극대화하고 생존율을 향상시키기 위하여 시행된다. 면역치료가 아닌 신생혈관 억제제 치료를 하는 경우의 생존율 향상에 대해서는 임상시험 자료가 없는 상태이므로 논란의 여지가 있다. 신생혈관 억제제의 경우에도 종양의 부담을 줄이는 것이 종양 반응을 향상시킬 가능성이 있고 신생혈관 억제제로 인한 잠재적 출혈을 줄일 수 있는 가능성 때문에 신장적출술이 많이 시행된다.

(2) 원격전이 절제

신장세포암 환자의 약 30%는 진단 당시 이미 원격전이가 있으며 그중 1.5~3.5%만이 단일 병소의 원격전이로 확인된다. 이러한 단일 병소의 원격전이 환자에서 이를 제거하는 것이 생존기간 연장에 도움을 주는지에 관한 무작위 배정 임상시험은 없지만, 환자를 잘 선택하는 경우(특히 전이 전 무병 기간이 긴 경우, 폐의 단일 병소) 수술적 제거가 장기 무병 생존을 가져올 수 있다.

(3) 신장동맥색전술

신장동맥색전술은 수술을 용이하게 할 목적으로 신장적출술 이전에 시행할 수도 있고, 수술적 절제가 불가능한 신장세포암 환자의 통증이나 출혈 등을 완화시키기 위해 고식적으로 시행할 수도 있다. 신장동맥색전술을 받은 환자들 대부분은 통증, 발열, 위장관 증세와 같은 색전후 증후군이 나타난다. 수술 전의 신장동맥색전술은 임상적 효과가 확실치 않아 최근 시행 빈도가 크게 감소하는 추세이다.

(4) 항암화학요법

신장세포암은 항암화학요법에 반응하지 않는 암종으로 잘 알려져 있으며, 단일 제제로 반응률이 10%를 넘는 약제가 없다. 지금까지 여러 항암약제를 이용한 화학요법이 시도되었으나 그 결과는 극히 비관적이다.

(5) 면역요법

앞에서 설명한 바와 같이 전이성 신장세포암 환자의 극히 일부에서 암의 자연 소실이 보고되었다. 이는 숙주에 관련된 항종양 면역기능의 결과로 추정되는데, 여러 종류의 면역요법이 전이성 신장세포암에서 시도되었다. 이러한 면역요법에 사용되는 생체반응 조절제 중 가장 대표적인 것이 인터페론-α와 인터루킨-2이다. 최근까지 면역요법은 신장세포암에서 유일하게 통용되는 전신치료법이었으나, 신생혈관 억제제나 신호전달 체계 억제제 등의 새로운 약제들이 상용화되면서 전신치료제로서 새로이 자리 매김하고 있다.

1) 인터페론

인터페론-α는 정확한 작용 기전은 밝혀져 있지 않지만 주로 직접적인 세포독성을 나타내며, 면역학적 효과는 자연살해세포와 세포용해성 T세포의 활성을 증가시키고 HLA와 종양 관련 항원의 과발현을 유도하여 종양세포의 면역체계 공격에 대한 감수성을 증가시켜준다고 한다. 1980년부터 인터페론-α를 이용한 많은 치료 결과들이 보고되고 있는데, 전체반응률은 15~20% 정도이고, 그 대부분이 부분관해였으며, 반응 기간도 6~10개월에 불과하다고 보고되었다. 이 약제에 비교적 좋은 반응을 보이는 환자군은 수행 상태가 좋으며 이전에 신장적출술을 받았고 주로 폐에 전이된 환자들이다.

2) 인터루킨

인터루킨-2는 T세포와 다른 림프구의 성장인자이며 항원에 특정 또는 불특정의 세포독성을 증강시키는 한편, 자연살해세포와 림포카인활성살해(LAK)세포의 활성도를 증강시킨다. 전신상태가 좋은 전이성 신장세포암 환자의 경우 인터루킨-2로 치료했을 때 전체반응률은 15%에 불과하였으나 일부 환자들은 오랜 기간 지속되는 완전관해를 보였다는 점이 주목할 만하다.

인터페론-α와 인터루킨-2의 병합요법은 반응률을 증가시키기는 했지만, 생존율의 증가를 가져오지는 못했다.

고용량의 인터루킨-2가 저용량의 인터루킨-2에 비해

생존율을 향상시키지는 못했지만, 고용량의 인터루킨-2에서 장기간의 완전관해율이 더 높기 때문에 임상의는 환자의 상태에 따라 적절히 용량을 결정해야 한다. 특히 고용량의 정맥 주입 인터루킨-2의 경우 중환자실 치료가 필요할 정도의 모세혈관누출증후군, 저혈압성 쇼크가 발생할 수 있으므로 이를 고려해야 한다.

3) 면역화학요법

인터페론-α와 인터루킨-2를 저용량 피하주사하고 항암치료제인 5-FU를 정맥주사하는 소위 면역화학요법이 시도되어 초기 임상시험에서 괄목할 만한 반응률을 나타냈으나, 이후 연구에서는 일관된 결과를 나타내지 못했기 때문에 이 요법의 효능이 의문시된다.

4) 입양면역요법

항종양 활성도를 갖는 면역세포를 체외에서 증강시켜 전이성 암을 가진 환자에 투여하여 암의 관해를 유도하려는 시도로, LAK세포와 종양 침윤 림프구*tumor infiltrating lymphocyte; TIL*의 주입이 이에 해당된다. 실제 신장세포암 환자에게 인터루킨-2와 함께 투여했을 때 이론적인 이점이나 전 임상 단계에서의 성적에 비해 다른 면역요법보다 주목할 만한 치료 성적은 보고되지 않았다.

5) 종양백신

신장세포암과 관련하여 자가 종양 항원을 이용한 종양백신이 연구 중이다. GM-CSF를 분비하도록 자가 종양에 유전자를 주입하여 능동면역을 유발할 수 있도록 한 연구에서는 16명의 환자 중 1명에서만 부분반응이 나타났다. 아직까지 신장세포암에 대한 종양백신 치료는 환자 치료에 이용이 가능할 정도로 효능이 입증되지 않았지만, 암면역에 대한 이해가 분자유전학적 발전과 더불어 폭발적으로 증가하고 있어 전통적으로 면역치료의 대상이 되어왔던 신장세포암에서 활용될 날이 올 것으로 기대된다.

(6) 분자표적치료

소위 분자표적치료제에 대한 활발한 연구 덕분에 새로운 약물요법이 표준 암치료법으로 자리를 잡고 있다. 신장세포암은 수니티닙*sunitinib*, 소라페닙*sorafenib*, 파조파닙*pazopanib*과 같이 신생혈관 생성을 억제하는 티로신 키나아제 억제제, 템시롤리무스*temsirolimus*, 에버롤리무스*everolimus* 같은 mTOR 억제제가 3상 임상시험에서 생존기간 연장을 입증하였다. 또한 VEGF 단클론항체인 베바시주맙*bevacizumab*과 인터페론-α의 병합요법이 인터페론-α 단독요법에 비하여 3상 임상시험에서 생존기간을 연장한다는 연구 결과가 나오면서 표적치료제의 성공을 잇달아 보여주고 있다.

1) VEGFR, PDGFR을 표적으로 하는 티로신 키나아제 억제제

수니티닙(SU11248)의 경우 1차 치료로 투명세포신장세포암에 대하여 인터페론-α와 비교하는 제3상 임상시험이 진행되어 각 군당 375명의 환자가 무작위 배정되었다. 1차 결과변수인 무진행 생존기간이 11개월 대 5개월로 유의하게 수니티닙군이 길었고($P<0.001$), 반응률은 31% 대 6%로 유의하게 수니티닙군이 역시 높았다($P<0.001$). 이 결과를 바탕으로 수니티닙은 전이성 신장세포암의 표준 1차 치료로 인정받게 되었다.

소라페닙은 RAF-1 단백질의 억제제로 처음 개발되었는데, 이후 소라페닙이 VEGFR과 PDGFR을 억제한다는 사실이 밝혀졌다. 903명의 시토카인 저항성 환자를 대상으로 한 제3상 임상시험의 중간 분석에서 24주 대 12주로 유의한 차이가 나타났다. 80%의 환자가 무진행상태를 유지했고, 위약군은 55%의 환자가 무진행상태를 보여 역시 유의한 차이를 나타냈다. 생존기간에 대한 자료도 발표되었는데, 367명의 사망이 있는 시점에서 분석되었고, 50%의 위약 투약 환자가 소라페닙을 투약한 상태에서 15.9개월 대 19.3개월로 나타나 통계적 유의성은 없었으나, 중간 분석 후에 cross-over되었다는 점을 고려해야 한다. 계획된 cross-over 효과를 배제하기 위해 시행한 placebo-censored 분석에서는 통계적으로 유의한 차이를 나타냈다.

파조파닙은 435명을 대상으로 한 제3상 임상시험에서 무진행 생존기간이 위약에 비하여 4.2개월 대 9.2개월로 유의하게 증가됨이 입증되어 신장세포암에 효과적인 약제로 자리매김했다.

2) 베바시주맙

베바시주맙은 VEGF-A에 대한 단클론 항체이다. 전이성 투명세포 신장세포암에 대한 1차 요법으로 인터페론-α 단독치료군과 인터페론-α, 베바시주맙의 병용치료군을 비교하는 제3상 임상시험을 유럽과 미국 CALGB에서 수행했다. 유럽의 연구 결과에서는 베바시주맙과 인터페론-α 병용군에서 생존기간의 연장(10.2개월 대 5.4개월)을 입증했고, 미국 CALGB 연구에서도 무진행 생존기간의 연장(8.5개월 대 5.2개월, $P<0.0001$)을 입증했다.

3) mTOR 억제제

mTOR는 PI3K/AKT 경로의 하류*downstream* 요소로, 단백질의 유전암호 해독*translation*과 단백질 분해, 단백질 신호 전달에 관여한다. VEGF 매개성 혈관내피세포의 성장이 PI3K의 활성을 요구하므로, 신생혈관 생성에도 직접적으로 관여한다고 볼 수 있다. 또한 mTOR는 HIF의 상류*upstream*로도 알려져 있다.

1차 치료로서 고위험 환자를 대상으로 하여 인터페론-α 단독, 템시롤리무스 단독, 인터페론-α와 템시롤리무스의 병용요법을 비교하는 제3상 임상연구가 시행되었다. 총 626명의 환자가 무작위 배정된 임상시험에서 인터페론-α 단독, 템시롤리무스 단독, 인터페론-α와 템시롤리무스의 병용요법의 생존기간 중앙값은 각각 10.9개월, 7.3개월, 8.4개월이었다. 이 연구에서 템시롤리무스군이 인터페론-α군에 비하여 유의하게 생존기간의 연장을 가져왔다.

한편 경구용 mTOR 억제제인 에버롤리무스는 TKI에 실패한 투명세포신장세포암 환자를 대상으로 한 제3상 임상시험에서 위약에 비해 무진행 생존기간의 유의한 연장(1.9개월 대 4.0개월)을 보여 신장세포암 치료제로 인정받게 되었다.

Ⅱ. 신우암 및 요관암

1. 역학

신우와 요관은 방광으로 이어지는 요집합기관으로 이들의 점막은 요상피*urothelium*로 구성되어 있다. 여기에서 생기는 종양도 대부분 요상피종양이며, 임상 특성과 암형성 과정이 동일하다. 요상피는 이행상피*transitional cell*로, 여기서 기원한 종양은 이행세포종양이라고도 부른다. 체질이나 요상피, 요에 포함된 발암물질 등 조건이 같은데도 방광, 신우, 요관에 생기는 종양의 비율이 51 대 3 대 1인 점으로 보아 종양 발생이 요에 노출되는 시간에 비례하는 것으로 추정된다. 남자와 여자의 발생 비율은 2:1로, 남자에서 호발한다. 신우와 요관의 종양은 같은 범주로 묶어서 상부요로의 종양으로 간주한다.

2. 병인론 및 위험 요인

상부요로의 종양 발생에서 가장 중요한 위험인자는 흡연이다. 스칸디나비아 지역의 경우, 페나세틴이 함유된 진통제의 남용이 신장 질환을 유발시키며, 그 환자들의 상부요로에서 요상피종양이 많이 발생하는데, 이는 페나세틴의 주요 대사물인 올소아미노페놀 때문인 것으로 추정된다. 발칸 지역에서 생기는 발칸 신장 질환 환자에서는 상부요로 상피종양이 많이 발생하는데 보통의 종양에 비해 양측성일 가능성이 높고 진행이 느리다.

3. 병리

이행세포암이 전체의 85~90%를 차지하고 조직학적 양상은 방광종양과 거의 같다. 편평세포암은 약 10~15%를 차지하는데, 보통 요석이나 만성적인 염증이 있는 신우에서 많이 발생하며, 대부분이 침윤성 종양이고 늦게 발견되는 경향이 있어서 예후가 극히 불량하다. 선암은 매우 드물어 1% 미만에서 나타나는데, 이들도 대개 요석이나 만성적 염증과 동반하여 발생한다. 상부요로의 이행세포암 환자는 약 50%가 다른 곳에 요로암, 즉 방광 및 신우, 요관에 종양이 있었거나 동시에 존재하거나 수술 후에 발생할 가능성이 있다. 이 중에서 방광이 가장 흔한 장소이며, 반대 측의 신우, 요관에 종양이 존재할 가능성은 1~2%에 불과하다. 신우종양은 신집합계, 즉 신배, 신우, 누두*infundibulum* 전역에서 발생하지만, 요관종양은 하부요관에서 70%, 중부요관에서 20%, 상부요관에서 10%의 발생 분포를 보인다. 하부요관의 높은 발생 빈도를 설명할 수 있는 확실한 근거는 없다.

4. 진단

(1) 증상과 소견

가장 흔한 증상은 방광종양과 비슷한 무통성 육안적 혈뇨로 60~70%에서 나타난다. 약 12%에서는 현미경적 혈뇨가 유일한 증상이다. 두 번째로 흔한 증상은 옆구리 통증으로 8~50%에서 발생한다. 10~20%의 환자에서는 물콩팥증*hydronephrosis*이 생기거나 종양 자체에 의해 옆구리 종물이 만져진다. 육안적 혈뇨, 옆구리 통증, 종물 촉지와 같은 고전적인 3대 증상이 나타나는 경우는 약 10%에 달한다. 종양이 진행된 경우에는 다른 종양에서도 볼 수 있는 전신쇠약, 무력감, 체중감소 등이 나타날 수도 있다. 10~15%의 환자에서는 증상 없이 다른 이유로 영상진단검사를 하다가 우연히 종양이 발견되기도 한다.

(2) 영상검사

요검사, 요배양검사, 요세포검사 등을 시행하여 혈뇨와 감염, 악성세포의 여부를 확인한 후 영상검사를 통해 병변을 알아보는 것이 진단의 첫 단계이다.

1) 배설요로조영술

신우암 및 요관암이 있는 경우 배설요로조영술*intravenous urography; IVU*에서 가장 흔한 소견은 충만결손*filling defect*으로 약 50~75%의 환자에서 나타난다(그림 9-7). 드물지 않게 종양 부위 상부에 물콩팥증이 보인다. 때에 따라서는 신장이 보이지 않는데, 약 10~30%에 해당한다. 종양의 충만결손과 감별해야 할 질환은 핏덩이*blood clot*, 방사선투과돌*radiolucent stone*, 유두괴사*papillary necrosis*, 곰팡이 감염 또는 결핵 등이다. 과거에는 가장 많이 시행된 상부요로 영상검사법이었으나 오래 걸리고 복잡하며 진단이 불확실하거나 완전치 못하여 추가적으로 CT가 요구되는 경우가 많아, 오늘날은 배설요로조영술을 생략하고 CT를 시행하는 경향이 있다.

2) 역행성요로조영술

배설요로조영술이 진단에 충분하지 않으면 역행성요로조영술*retrograde urography*을 시행하는데, 이때는 반드시 요관 도관을 이용하여 요를 수집해 요세포검사를 해야 한다. 세척세포검사*barbotage cytology*로 얻은 검체는 진단율을 약 80%까지 올려주며, 솔을 이용한 생검으로 진단의 정확도를 좀더 올릴 수 있다. 역행성요로조영술은 배설요로조영술보다 집합계를 좀 더 정확히 관찰할 수 있고, 신장기능이 저하되거나 요관폐색이 발생한 경우에도 시행이 가능하다. 요관종양에 있어서 역행성 요로조영술의 몇 가지 소견은 특징적이라 할 수 있다. 요관종양은 특히 요산석과의 감별을 흔히 요하는데, 요관종양은 증식할수록 요관근 속으로 침윤하는 경향이 있어 종양 하부 쪽의 요관은 확장 소견을 보이는 반면, 결석은 요관 경련*spasm*으로 인해 결석 하부 요관이 수축되어 보인다. 역행성요로조영술에서 종양 하부 요관이 마치 술잔*goblet*처럼 보인다 하여 소위 '술잔'징후라고 하는데, 요관종양의 매우 특징적인 소견이라 할 수 있다(그림 9-8).

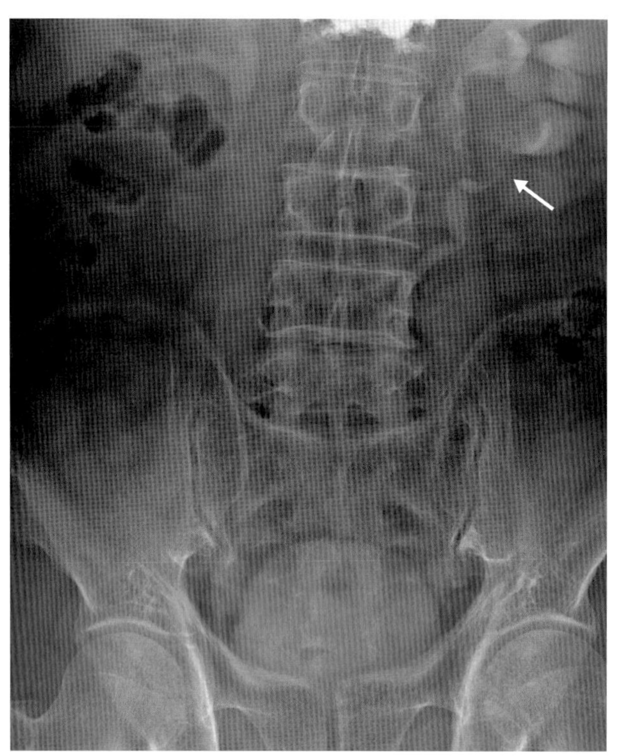

그림 9-7. 신우암의 배설요로조영술 소견. 왼쪽 신장의 신우에 큰 충만결손(화살표)이 보이고 이로 인한 신배확장*caliectasis*이 보인다.

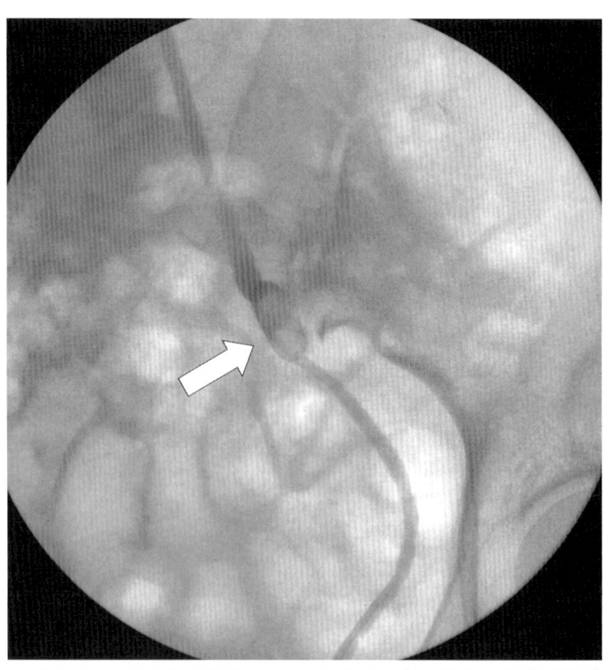

그림 9-8. 요관암의 역행성요로조영술 소견. 왼쪽 중부 요관에 전형적인 술잔징후(화살표)가 나타난다.

3) CT

CT(그림 9-9, 9-10)나 MRI는 정확한 진단을 위해 시행한다. 예를 들어 충만결손을 보이는 것이 종양인지 방사선투과돌인지 핏덩이인지를 쉽게 감별할 수 있다. 또한 CT는 병기 결정 수단으로, 즉 국소적인 침윤 상태나 림프절 전이를 파악하는 데 큰 장점이 있다. 요로조영술 등은 정확한 감별 진단이 어렵고, 요로종양으로 진단된 경우에는 병기 결정을 위해 CT를 시행해야 하기 때문에, 요즘은 요로조영술을 생략하고 CT를 바로 진행하는 경향이 많다.

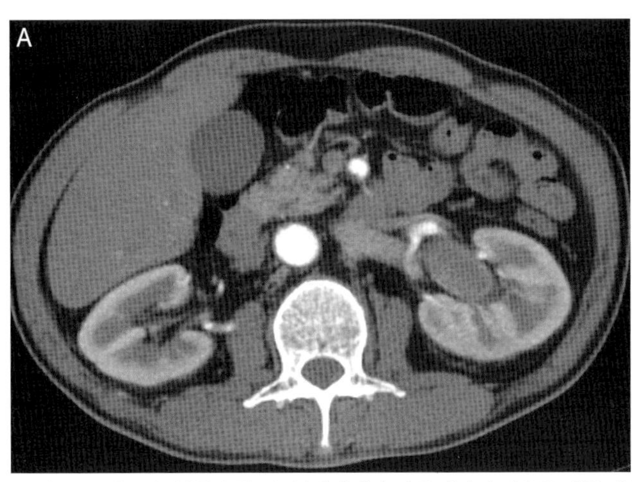

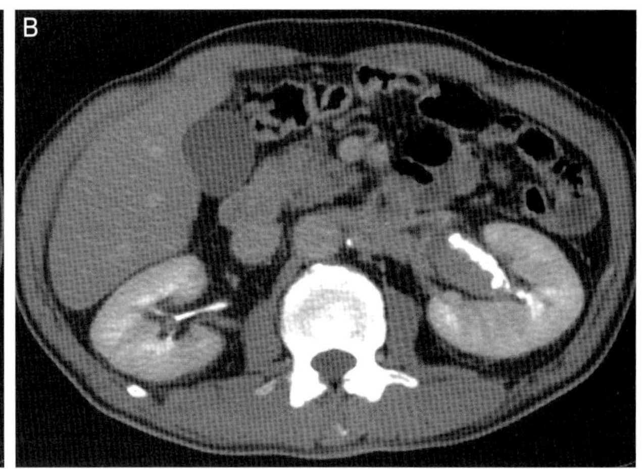

그림 9-9. 신우암의 CT 소견. A. 동맥기에서 왼쪽 신장의 신우를 가득 채우고 약하게 조영된 종괴가 관찰된다. B. 배설기에는 종괴 주변으로 조영제가 배설되면서 같은 부위의 충만결손으로 보이게 된다.

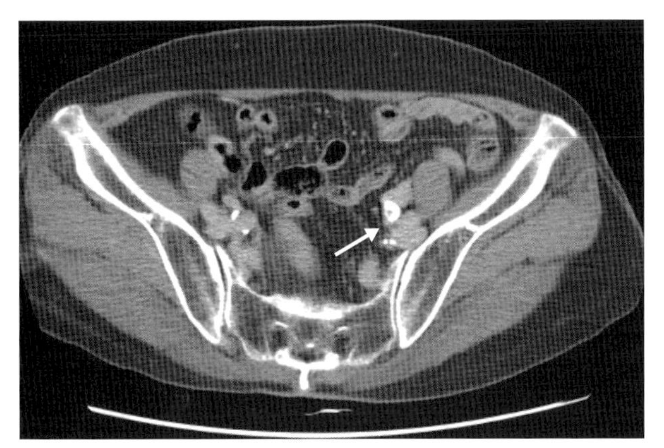

그림 9-10. 요관암의 CT 소견. 배설기 영상으로 왼쪽 중부 요관에서 충만결손 부위(화살표)가 관찰된다.

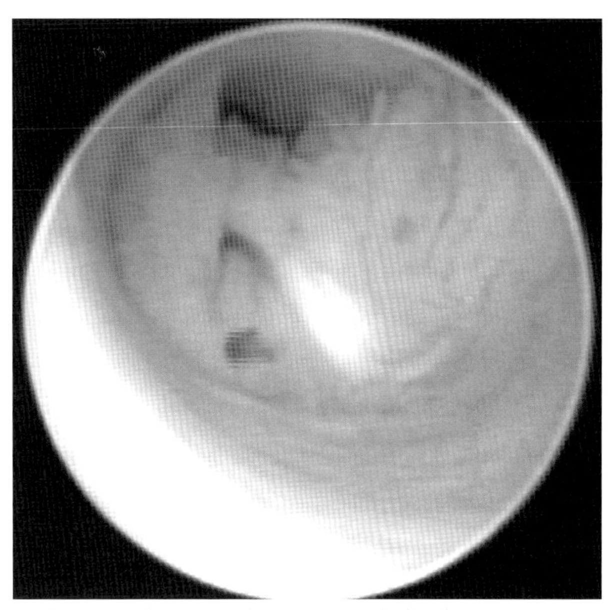

그림 9-11. 요관암의 요관경검사 소견. 요관 내부에 유두 모양 증식을 하는 종양이 관찰된다.

특히 오늘날은 일반 CT가 아닌 전산화단층촬영 요로조영술*CT urography*을 시행하여 보다 정확한 진단이 가능한데, 상부요로종양에서 100%의 민감도, 60%의 특이도, 100%의 음성 예측도를 보이고 있다.

(3) 내시경검사

1) 방광경검사

요상피종양의 특성은 다발성*multiplicity* 및 다중심성*multicentricity*이다. 따라서 방광을 정확히 평가하는 것이 매우 중요하기 때문에 방광경은 필수적인 검사이다.

2) 요관경검사

최근 내시경기술의 발달로 요관경검사가 상부 요로계 병변 검사에 널리 이용되고 있다. 충만결손이 보이지 않으면서 요세포검사에서 양성이거나 방광경검사에서 한쪽 요로에서 혈뇨가 관찰되는 경우, 그리고 진단이 불확실한 상부요로의 충만결손은 요관경을 이용하여 병소를 직접 눈으로 확인할 수 있으며, 필요하면 조직생검까지 할 수 있다. 또한 양성종양인 경우 진단과 동시에 내시경적 제거로 치료할 수도 있는 장점을 지니고 있다(그림 9-11).

(4) 뼈스캔

요상피종양은 신장세포암에 비해 진행이 빠르며 골전이가 흔하므로, 수술 전에 골전이를 감별하기 위하여 뼈스캔을 반드시 시행한다.

5. 병기와 분화도

상부요로종양 환자의 예후에서 가장 중요한 것은 종양의 병기와 분화도이다. 요로종양의 자연사는 각 종양의 생물학적 특성과 숙주의 방어 능력에 달려 있는데, 생물학적 특성을 대변하는 인자가 바로 분화도이다. 분화도가 높으면 신우, 요관벽을 침범하여 주위 림프절로 전이하며 때로는 신실질, 뒤복막 장기를 침범하게 된다. 저분화도인 종양은 대개 저병기를 보이며, 고분화도인 종양은 고병기를 보여 서로 연관도가 높은 것이 보통이다. 병기분류법으로는 TNM 병기분류법이 가장 많이 사용된다(〈표 9-4〉).

6. 치료

(1) 신요관적출술 및 방광소매절제술

이행세포암은 다발성을 지니고 있기 때문에 상부요로종양에 있어서 최선의 치료법은 항상 논란의 대상이 되었다. 상부요로암의 가장 표준적인 수술법은 신요관적출술 *nephroureterectomy* 및 방광소매절제술*bladder cuff resection*이다. 과거에는 개복수술이 주를 이루었으나 오늘날에는 많은 기관에서 복강경수술, 로봇보조수술, 단일통로 복강내시경수술을 시행하고 있으며 좋은 성적을 보고하고 있다. 필자의 경우에도 주로 단일통로 복강내시경수술로 신요관적출술 및 방광소매절제술을 시행하고 있는데, 기존의 개복수술, 복강경수술, 로봇보조수술에 비해 가장 큰 장점은 방광소매절제술을 위한 추가의 절개창이 필요 없다는 것이다. 신장의 적출술도 신장세포암과 마찬가지로 제로타근막을 포함한 근치적 적출술을 시행해야 하며, 요관구를 포함하여 요관을 완전히 제거하는 것이 매우 중요하다. 이러한 광범위 절제술이 필요한 이론적 근거는 원위부 요관을 남겼을 경우 그 부위나 방광 내 요관구 주위에 요상피종양이 재발할 가능성이 40～50%로 매우 높고, 다행히 반대편에 종양이 생길 가능성은 2～3%로 매우 낮기 때문이다. 그러나 단일 신장에 생긴 종양, 양측성 종양 그리고 신부전에서는 근치적 수술법을 시행하면 영구적인 투석이나 신장이식술을 요하는 상태가 되므로 병소의 위치, 수, 병기 등을 고려하여 내비뇨기과적 수술이나 신장자가이식술 또는 근치적 수술과 동시에 혈액투석 등을 실시할 수 있다.

(2) 보존적 수술법

위에서 기술한 근치적 수술법 이후 무신상태가 되는 경우는 좀더 보존적인 수술법을 시행할 수 있는데, 개복을 통하거나 요관경을 통하여 종양만을 절제하거나, 요관의 경우 상부일 때에는 종양과 요관의 일부를 절제하고 다시 문합시키거나 하부일 때에는 아래 요관 절제 후 요관방광연결술*ureteroneocystostomy*을 시행하는 등 다양한 방법이 사용되고 있다. 물론 아직까지는 신요관적출술과 방광의 일부 절제술이 표준적인 수술법이지만 최근 요관경, 영상진단법, 세포학적 검사 등의 진단적 기술이 발달함에 따라 병소의 위치, 종양의 분화도, 병기 그리고 환자의 상태 등을 고려하여 개개의 환자에 맞는 치료법을 선택하는 경향이 있다. 신우암인 경우 특히 다발성이거나 고분화도를 보이는 경우는 앞에서 설명한 근치적 수술법이 가장 좋은 치료법이다. 이는 부분 신우절제술 및 단순 신장적출술과 같은 수술법을 시행한 경우 60%를 상회하는 국소재발을 보이기 때문이다. 이에 반해 분화도가 좋은 저병기의 신우암에서는 보존적 수술법을 시도하려는 경향도 있다. 세심하게 선택된 I 등급*grade* 종양, 특히 신극에 위치한 종양인 경우에는 내비뇨기과적 기술을 이용한 전기소작술이나 부분 신장적출술을 시행할 수 있다. 보존적 치료법

표 9-4 상부요로암의 병기(2009년 TNM 분류)

원발종양(T)

TX	원발종양이 평가되어 있지 않을 때
T0	원발종양이 보이지 않음
Ta	비침습유두암
Tis	상피내암종
T1	상피 밑 결합조직까지 침범
T2	근육층까지 침범
T3	근육층을 관통하여 요관 주위 지방층까지 침범하거나(요관암의 경우), 신우 주위 지방층 또는 신실질까지 침범(신우암의 경우)한 경우
T4	주위 기관까지 침범하거나 신장을 통해 신장 주위의 지방층을 침범

림프절전이(N)

NX	부위 림프절이 평가되어 있지 않을 때
N0	부위 림프절전이 없음
N1	2cm 이하의 1개의 림프절전이
N2	2cm 초과 5cm 이하의 1개의 림프절전이 또는 5cm 이하의 다발 림프절전이
N3	5cm를 넘는 림프절전이

원격전이(M)

MX	원격전이가 평가되어 있지 않을 때
M0	원격전이 없음
M1	원격전이 있음

은 요관종양에서 치료 성적이 훨씬 좋은데, 저병기, 저분화도의 요관종양 특히 하부 요관의 종양은 보존적 치료를 하면 약 15% 정도의 국소재발률을 보인다. 그러나 고병기, 고분화도를 보이는 종양에서는 나머지 요로상피의 비정상적인 세포형태*dysplasia*, 상피내암종*carcinoma in situ*이 흔히 관찰되므로 근치적 수술법을 시행해야 한다. 이러한 보존적인 치료법 이후에는 재발률이 높을 것을 감안하여 보조적으로 BCG 주입을 실시하기도 한다.

(3) 항암화학요법

신우와 요관의 종양은 해부학적 위치나 장기의 기능만 다를 뿐 병리, 자연 경과 등이 방광암과 동일한 요상피종양이다. 그러므로 전이성 신우 및 요관종양의 치료에서 가장 흔히 사용되는 방법은 시스플라틴*cisplatin*을 기초로 한 젬시타빈*gemcitabine*과 시스플라틴의 병용화학요법이다. 과거 메토트렉세이트*methotrexate*, 빈블라스틴*vinbalstine*, 아드리아마이신*adriamycin*, 시스플라틴(MVAC)의 병용화학요법이 많이 사용되었으나 호중구감소증*neutropenia* 및 이와 관련된 감염증 등 심각한 부작용이 많아 동등한 효능을 보이며 부작용이 적은 젬시타빈, 시스플라틴 병용화학요법이 많이 사용되고 있다. 일반적으로 병용 화학요법에 대한 전체반응률(암의 완전 및 부분적 관해)은 69~75% 정도로 보고되고 있다. 또한 국소진행된 상부요관암의 경우 수술 후 보조적 항암화학요법을 시행하면 재발이 지연되고 생존이 연장된다는 보고가 있지만 무작위 배정 연구가 부족하여 제한적으로 사용되고 있다.

7. 예후

수술 후 2~3년간은 3개월마다 요검사, 요세포검사 그리고 방광경검사를 실시하고 6개월마다 한 번씩 상부요로를 평가한다. 이는 방광암과 마찬가지로 신우종양이나 요관종양의 공통적인 문제인 재발과 진행을 최소화하고 또한 적기에 발견하여 적절히 치료하는 것이 중요하기 때문이다. 상부요로종양을 치료한 후 방광암으로 재발하는 경우의 평균 소요 기간은 21개월 정도인데, 이는 방광암을 치료하고 이후 상부요로암으로 재발하는 경우에 소요되는 기간이 86개월이라는 사실과 비교할 만하다. 2~3년간 세밀한 추적 관찰에도 불구하고 암의 재발이나 진행이 없다면 이후 추적 기간의 간격을 늘릴 수 있다. 보존적 수술법을 받은 환자들은 좀더 세밀한 추적 검사가 필요하며 주기적인 역행성요로조영술이 도움이 된다.

이 종양의 예후는 앞에서 기술한 바와 같이 분화도와 병기가 결정적인 요인이며, 5년 생존율은 얕은(표재성) 암, 국소암, 국소진행암, 전이암에서 각각 95.1%, 88.9%, 62.6%, 16.5%로 보고되었다. 일단 전이가 발견되면 대개 24개월 이내에 사망한다. 진단 후 5년 이상 생존한 경우는 대개 완치되었을 확률이 높다.

참고문헌

1. 김명, 박용현, 이상은, 곽철, 김현회. pT1 신세포암에서 시행한 순수 복강경 및 손을 이용한 복강경 근치적 신적출술의 종양학적 및 수술적 결과: 개복 근치적 신적출술과의 비교. 대한비뇨기과학회지 2009;50:457-62.
2. 박용현, 정병창, 김현회. 순수 복강경 근치적 신적출술: 손을 이용한 복강경 및 개복하 근치적 신적출술과의 비교. 대한비뇨기과학회지 2006;47:1046-51.
3. 백민기, 정인갑, 정성진, 정현, 곽철, 이은식 등. 신세포암에서 근치적신적출술 시 동측 부신절제술이 예후에 미치는 영향. 대한비뇨기과학회지 2003;44:833-7.
4. 이경섭, 김기호, 권태균, 김법완, 박철희, 김천일 등. 증상의 유무에 따른 신세포암의 예후: 다기관 연구. 대한비뇨기종양학회지 2007;5:92-6.
5. 장인호, 김태범, 길명철, 김용준, 홍성규, 변석수 등. 신세포암에서 조직학적 종양괴사에 관련된 임상적 및 조직학적 인자들. 대한비뇨기과학회지 2006;47:449-55.
6. 정성진, 김정현, 곽철, 박은찬, 이해원, 이상은. 신세포암에서 종양혈전이 예후에 미치는 영향. 대한비뇨기과학회지 2000;41:731-40.
7. 정인갑, 곽철, 정현, 이은식, 이종욱, 이상은. 상부요로암: 최근 10년 환자에 대한 임상적 분석. 대한비뇨기과학회지 2003;44:22-7.
8. 정인갑, 곽철, 정현, 이현무, 이은식, 이종욱 등. 국소 진행된 상부요로 이행세포암 환자에 대한 술 후 보조적 전신 항암치료 효과. 대한비뇨기과학회지 2003;44:397-402.
9. Argyropoulos AN, Tolley DA. Upper urinary tract transitional cell carcinoma: current treatment overview of minimally invasive approaches. BJU Int 2007;99:982-7.
10. Atzpodien J, Poliwoda H, Kirchner H. Alpha-interferon and interleukin-2 in renal cell carcinoma studies in nonhospitalized patients. Sem Oncol 1991;18(suppl 7): 108-12.
11. Berger A, Crouzet S, Canes D, Haber GP, Gill IS. Minimally invasive nephron-sparing surgery. Curr Opin Urol 2008;18:462-6.
12. Bolton DM, Wong P, Lawrentschuk N. Renal cell carcinoma: imaging and therapy. Curr Opin Urol 2007;17: 337-40.
13. Chisholm GD. Nephrogenic ridge tumors and their syndromes. Ann N Y Acad Sci 1974;230:403-23.
14. Clayman RV, Kavoussi LR, Soper NJ, Dierks SM, Merety

KS, Darcy MD, et al. Laparoscopic nephrectomy. N Engl J Med 1991;324:1370-1.
15. Cummings KB. Nephroureterectomy: Rationale in the management of transitional cell carcinoma of the upper urinary tract. Urol Clin North Am 1980;7:569-78.
16. Escudier B, Eisen T, Stadler WM, Szczylik C, Oudard S, Staehler M, et al. Sorafenib for treatment of renal cell carcinoma: Final efficacy and safety results of the phase III treatment approaches in renal cancer global evaluation trial. J Clin Oncol 2009;27:3312-8.
17. Escudier B, Pluzanska A, Koralewski P, Ravaud A, Bracarda S, Szczylik C, et al. Bevacizumab plus interferon alfa-2a for treatment of metastatic renal cell carcinoma: a randomised, double-blind phase III trial. Lancet 2007;370:2103-11.
18. Fojo AT, Shen DW, Mickley LA, Pastan I, Gottesman MM. Intrinsic drug resistance in human kidney cancer is associated with expression of a human multidrug-resistance gene. J Clin Oncol 1987;5:1922-7.
19. Gautam G, Benway BM, Bhayani SB, Zorn KC. Robot-assisted partial nephrectomy: current perspectives and future prospects. Urology 2009;74:735-40.
20. Gnarra JR, Zhou S, Merrill MJ, Wagner JR, Krumm A. Post-transcriptional regulation of vascular endothelial growth factor mRNA by the product of the VHL tumor suppressor gene. Proc Natl Acad Sci U S A 1996;93:10589 -94.
21. Hafez KS, Novick AC, Campbell SC. Patterns of tumor recurrence and guidelines for followup after nephron sparing surgery for sporadic renal cell carcinoma. J Urol 1997;157:2067-70
22. Han WK, Park YH, Jeon HG, Jeong W, Rha KH, Choi H, et al. The Feasibility of Laparoendoscopic Single-Site Nephrectomy: Initial Experience Using Home-made Single-port Device. Urology(Epub) 2010 Jan 27.
23. Hong SK, Kwak C, Lee SE. Adjuvant interleukin-2, interferon-alpha, and 5-fluorouracil immunochemotherapy after radical nephrectomy for locally advanced renal cell carcinoma. Urology 2005;66:518-22.
24. Hudes G, Carducci M, Tomczak P, Dutcher J, Figlin R, Kapoor A, et al. Temsirolimus, interferon alfa, or both for advanced renal-cell carcinoma. N Engl J Med 2007;356:2271-81.
25. Irwin BH, Rao PP, Stein RJ, Desai MM. Laparoendoscopic single site surgery in urology. Urol Clin North Am 2009;36:223-35.
26. Itatani H, Tsujigata M. Diagnosis and therapy of incidental renal cell carcinoma. Hinyokika-Kiyo 1995;41:719-23.
27. Kattan MW, Reuter V, Motzer RJ, Katz J, Russo P. A postoperative prognostic nomogram for renal cell carcinoma. J Urol 2001;166:63-7.
28. Kirkali Z, Tuzel E. Transitional cell carcinoma of the ureter and renal pelvis. Crit Rev Oncol Hematol 2003;47:155-69.
29. Kwak C, Lee SE, Jeong IG, Ku JH. Adjuvant systemic chemotherapy in the treatment of patients with invasive transitional cell carcinoma of the upper urinary tract. Urology 2006;68:53-7.
30. Kwak C, Park YH, Jeong CW, Jeong H, Lee SE, Moon KC, et al. Sarcomatoid differentiation as a prognostic factor for immunotherapy in metastatic renal cell carcinoma. J Surg Oncol 2007;95:317-23.
31. Laguna MP, Kummerlin I, Rioja J, de la Rosette JJ. Biopsy of a renal mass: where are we now? Curr Opin Urol 2009;19:447-53.
32. Lee CT, Katz J, Fearn PA, Russo P. Mode of presentation of renal cell carcinoma provides prognostic information. Urol Oncol 2002;7:135-40.
33. Lee SE, Byun SS, Oh JK, Lee SC, Chang IH, Choe G, et al. Significance of macroscopic tumor necrosis as a prognostic indicator for renal cell carcinoma. J Urol 2006;176:1332-7; discussion 1337-8.
34. Lee SE, Byun SS, Park YH, Chang IH, Kim YJ, Hong SK. Adjuvant chemotherapy in the management of pT3N0M0 transitional cell carcinoma of the upper urinary tract. Urol Int 2006;77:22-6.
35. Levy DA, Slaton JW, Swanson DA, Dinney CP. Stage specific guidelines for surveillance after radical nephrectomy for local renal cell carcinoma. J Urol 1998;159:1163-7.
36. McDermott DF, Regan MM, Clark JI, Flaherty LE, Weiss GR, Logan TF, et al. Randomized phase III trial of high-dose interleukin-2 versus subcutaneous interleukin-2 and interferon in patients with metastatic renal cell carcinoma. J Clin Oncol 2005;23:133-41.
37. Mills IW, Laniado ME, Patel A. The role of endoscopy in the management of patients with upper urinary tract transitional cell carcinoma. BJU Int 2001;87:150-62.
38. Motzer RJ, Escudier B, Oudard S, Hutson TE, Porta C, Bracarda S, et al. Efficacy of everolimus in advanced renal cell carcinoma: a double-blind, randomised, placebo-controlled phase III trial. Lancet 2008;372:449-56.
39. Motzer RJ, Hutson TE, Tomczak P, Michaelson MD, Bukowski RM, Rixe O, et al. Sunitinib versus interferon alfa in metastatic renal-cell carcinoma. N Engl J Med 2007;356:115-24.
40. Negrier S, Escudier B, Lasset C, Douillard JY, Savary J, Chevreau C, et al. Recombinant human interleukin-2, recombinant human interferon alfa-2a, or both in metastatic renal-cell carcinoma. Groupe Francais d'Immunotherapie. N Engl J Med 1998;338:1272-8.
41. Oldbring J, Glifberg I, Mikulowski P, Hellsten S. Carcinoma of the renal pelvis and ureter following bladder carcinoma: Frequency risk factors and clinico-pathological findings. J Urol 1989;141:1311-3.
42. Patard JJ, Leray E, Rodriguez A, Rioux-Leclercq N, Guille F, Lobel B. Correlation between symptom graduation, tumor characteristics and survival in renal cell carcinoma. Eur Urol 2003;44:226-32.
43. Raman JD, Bagrodia A, Cadeddu JA. Single-incision, umbilical laparoscopic versus conventional laparoscopic nephrectomy: A comparison of perioperative outcomes

and short-term measures of convalescence. Eur Urol 2009;55:1198-204.
44. Rini BI, Halabi S, Rosenberg JE, Stadler WM, Vaena DA, Ou SS, et al. Bevacizumab plus interferon alfa compared with interferon alfa monotherapy in patients with metastatic renal cell carcinoma: CALGB 90206. J Clin Oncol 2008;26:5422-8.
45. Sorbellini M, Kattan MW, Snyder ME, Reuter V, Motzer R, Goetzl M, et al. A postoperative prognostic nomogram predicting recurrence for patients with conventional clear cell renal cell carcinoma. J Urol 2005;173:48-51.
46. Sternberg CN, Davis ID, Mardiak J, Szczylik C, Lee E, Wagstaff J, et al. Pazopanib in locally advanced or metastatic renal cell carcinoma: results of a randomized phase III trial. J Clin Oncol 2010;28:1061-8.
47. Sufrin G, Chasan S, Golio A, Murphy GP. Paraneoplastic and serologic syndromes of renal adenocarcinoma. Semin Urol 1989;7:158-71.
48. Tawfiek ER, Bagley DH. Upper-tract transitional cell carcinoma. Urology 1997;50:321-9.
49. Yang JC, Sherry RM, Steinberg SM, Topalian SL, Schwartzentruber DJ, Hwu P, et al. Randomized study of high-dose and low-dose interleukin-2 in patients with metastatic renal cancer. J Clin Oncol 2003;21:3127-32.
50. Zisman A, Pantuck AJ, Wieder J, Chao DH, Dorey F, Said JW, et al. Risk group assessment and clinical outcome algorithm to predict the natural history of patients with surgically resected renal cell carcinoma. J Clin Oncol 2002;20:4559-66.

방광암

이은식 / 윤세철 / 이재련

방광암은 우리나라에서 비뇨기계암 중 두 번째로 흔한 암으로서 2009년 기준으로 연간 약 3,200명의 환자가 발생했으며, 발생 빈도는 인구 10만 명당 남자에서 8.7명, 여자에서 1.6명이었다. 우리나라의 발생률은 미국(21.1), 영국(13.0) 등 서양에 비해서는 낮은 편이나, 우리나라를 포함해 전 세계적으로 방광암의 발생률이 증가하는 추세이다. 미국의 경우 2008년 기준으로 연간 약 6만 8,000명의 환자가 발생하여 전체 암환자에서 남녀 각각 6.9%, 2.4%를 차지하였으며 약 1만 4,000명이 방광암으로 사망했다. 방광암은 연령이 높아질수록 증가하여 39세 이하에서는 10만 명당 0.6명이 발생하나 60대에서는 39명, 70대에서는 64명이 발생하며, 여자보다 남자에서 3~4배 더 많이 발생한다. 조직학적으로는 이행세포암*transitional cell carcinoma*이 90% 이상을 차지하며, 최초 진단 시 70%의 환자가 표재성 암으로, 20%는 방광에 국한된 침윤성 암으로, 10%는 전이성 암으로 발견된다. 표재성 암의 경우 50~80%의 재발률과 10~15%의 침윤성 진행이 항상 문제가 된다. 방광암 치료의 목표는 표재성 암의 경우 재발과 진행을 억제하는 것이고, 침윤성 암인 경우 원발 병소의 치료와 함께 전이를 억제하는 데 있다.

Ⅰ. 역학과 병인

방광암도 다른 종양과 마찬가지로 발생 원인이나 과정은 잘 알려져 있지 않다. 그러나 특정한 직업, 예를 들면 염료, 고무, 석유화학에 종사하는 사람들에서 방광암이 많이 생기는 것으로 보아 산업적인 노출과 관련 있는 것으로 생각된다. 지금까지 확인된 화학제에는 2-나프탈아민, 4-다이아미노바이페닐 등이 포함된다. 또한 방광암의 개시와 촉진에 흡연이 관여하리라고 추정되며, 실제로 약 20년 이상 흡연한 경우 그 위험도가 증가한다. 그 외의 위험인자로는 커피, 사카린, 클라메이트, 트립토판 대사물질, 페나세틴, 사이클로포스파마이드 등이 거론되고 있으나 인과관계를 명확하게 규정지을 수 없고 연구 결과도 논란의 여지가 많다. 주혈흡충증, 방광석 등과 같이 장기간 방광 점막이 자극되는 경우는 편평세포암의 발생과 밀접한 관계가 있다. 방광암 발생을 억제하는 인자로는 유제품과 비타민 A를 들 수 있다.

Ⅱ. 병리

1. 조직학적 분류

방광에 생기는 종양의 90% 이상은 이행세포암이며, 약 5%가 편평세포암, 약 2%가 선암이고, 나머지가 기타 희귀한 세포 형태를 가진 암이다. 이행세포암은 특징적으로 다발성으로 나타나는데, 방광뿐 아니라 신우 및 요관의 이행세포 점막에서 모두 발생할 수 있다. 신우나 요관 등 상부요로에서 생기는 요상피종양은 비교적 적어 전체 요상피종양의 6~12%를 차지한다.

2. 이행세포암

(1) 분화도

세포의 분화 정도에 따라 세 가지로 분류하는데, WHO 분류에 의하면 분화도가 정상에 가장 가까운 것을 좋은 *well-differentiated* 분화도(grade 1), 그 반대가 나쁜*poorly differentiated* 분화도(grade 3), 이 둘에 속하지 않는 것을 중간*moderately differentiated* 분화도(grade 2)로 규정하고 있다. 분화도는 이행세포암의 자연사와 밀접한 관계가 있다. 좋은 분화도를 보이는 환자의 5%, 중간 분화도를 보이는 환자의 16%, 그리고 나쁜 분화도를 보이는 환자의 35%가 암으로 사망한다.

(2) 표재성 방광암

표재성 방광암은 전체 방광암의 약 70%를 차지하며 전형적으로 유두 모양*papillary*을 보이는 종양으로 분화도는 1 또는 2를 보이는 것이 보통이다. 표재성이지만 유두 모양 종양이 아닌 경우는 분화도가 나쁜 암이 대부분이며 침윤성 암으로 진행될 가능성이 높다.

(3) 침윤성 방광암

표재성 방광암과는 반대로 울퉁불퉁한 덩어리로 방광벽에 부착되어 보이며, 방광벽 근육층까지 깊이 침윤되어 있다. 세포 분화도도 나쁜 경우가 대부분이다.

(4) 상피내암

일반적으로 통용되는 주웨트-마셜 및 UICC 분류에 의하면 표재성 방광암에 속하기는 하나 형태학적 특성이나 자연사가 표재성 암과는 아주 다른 측면이 있다. 상피층에만 국한되어 있지만 분화도가 나쁜 세포로 구성되어 있어 침윤성 암으로 진행될 잠재력이 높아 예후를 예측하기 어렵다. 상피내암이 단독으로 생기는 경우는 매우 드물고 표재성이나 특히 침윤성 방광종양이 있는 방광의 다른 부위에 동시에 생기는 경우가 많다. 단독으로 발생하면서 증상이 심한 경우는 급속히 진행할 수 있으므로 주의하여 치료해야 한다. 상피내암의 특징적인 내시경 소견은 벨벳 모양의 붉은색 병변*velvety salmon red lesion*이다. 종양 조직은 정상에 비하여 상피세포층 수의 증가, 현저한 핵소체와 염색체의 응집*clumping*, 극성의 상실*loss of cell polarity* 등을 보이므로 이 소견을 기준으로 종양 여부를 가리는데, 드물지 않게 상피내암 조직 내에서 편평세포, 선암세포나 방추형 세포 등이 섞여서 나타날 수 있다.

3. 편평세포암

편평세포암은 방광종양의 약 5% 정도를 차지하고 남자에서 많이 생기는데, 이행세포암 조직에서 편평세포가 보이는 것과는 감별해야 한다. 주혈흡충증, 방광석 등 만성 방광 자극에 의하여 발생하는 것으로 추정되나 아직 명확한 인과관계를 증명하기는 어렵다. 이행세포암에 비해 더 젊은 연령층에서 발생하며, 대개 악성도가 높고 침윤성이 높으며 진단이 늦어져 예후가 더 불리하다.

4. 선암

방광종양의 약 2% 정도를 차지하며 세 가지 다른 종류의 암이 발생할 수 있다. 첫번째가 원발성 방광선암으로 주로 방광 삼각부에서 많이 발생하며 특히 방광외번*exstrophic bladder* 환자에서 많이 생긴다. 두번째가 요막관암*urachal carcinoma*으로 방광 천장*bladder dome*에 생겨서 방광 안으로 돌출되거나 요막관 잔여 구조물을 통하여 방광 밖으로 돌출될 수도 있다. 흔한 증상은 혈뇨, 배꼽을 통하여 피나 점액이 흘러 나오거나 하복부에 종물이 만져지는 것 등이다. 세번째는 직장을 포함하여 장관이나 자궁, 전립선 등에서 생긴 암이 퍼져서 생기는 전이암이다. 대부분 분화도가 나쁘고 침윤성 종양이며 진단했을 때에는 이미 전이가 되어 있을 가능성이 높아서 방광 부분절제 또는 근치적 수술을 시도하게 되나 예후가 불량하고 방사선이나 화학요법에 거의 반응하지 않는다.

Ⅲ. 자연 경과

방광암은 동시다발적으로 생기거나 시간차를 두고 다른 부위에 생기는 것으로 보아 암이 발생한 부위뿐만 아니라 요로 점막 표면 전체에 전암성 병변이 있는 것으로 간주된다. 아직 이 전암성 변화가 명확히 밝혀지지는 않았지만 요상피의 과증식, 비정형 과증식, 이형성 등이 관계될 것이라 보고되고 있다. 따라서 요상피종양은 다원적인 기원에 의하여 생긴다는 가설이 지배적이다. 일반적으로 재발은 이와 같은 다원적 기원에 의해 생기는 것이 가장 많다.

방광암의 약 70%는 표재성이고, 약 20%는 방광에 국한된 침윤성이며, 약 10%는 전이성이다. 표재성 방광암은 약 50~80%의 재발과 약 10~15%의 진행이 치료의 문제점이다. 표재성 방광암은 그 생물학적 행동 양상과 잠재력이 사람마다 다르며 환자 개개인의 예후를 예측하는 것이 치료 방침을 결정하는 데 꼭 필요하나 아직까지 확실한 방법은 없다. 침윤성 방광암은 첫째, 방광 주위로 직접, 둘째, 림프관을 통하여 폐쇄 림프절*obturator node*이나 외장골 림프절*external iliac nodes* 및 그 상방의 림프절로, 셋째, 혈액을 통하여 골, 폐, 간 등에 전이되는 것이 치료의 문제점이다. 침윤성 방광암 환자의 약 50%는 이미 미세전이가 있을 가능성이 있다.

Ⅳ. 예후인자

방광암, 특히 표재성 방광암의 예후인자는 크게 임상적 예후인자와 분자생물학적 예후인자로 나눌 수 있다. 주요 임상적 예후인자는 종양의 수가 3개 이상인 다발성, 크기가 3cm 이상으로 큰 것, 분화도가 나쁜 종양(grade 3), 상피내암, 종양의 병기(T1) 그리고 3회 이상의 재발 또는 조기 재발 등이다. 이들 모두가 재발이나 진행에 유의한 영향을 미치는데, 이 중에서 가장 의미 있는 재발 예측인자는 종양의 다발성이며 진행 예측인자는 종양의 분화도로 알려져 있다. 이러한 인자들의 조합에 의하여 고위험군, 저위험군과 중간군으로 분류하여 관리하는 것이 방광암의 치료 방법 결정과 예후 판정에 어느 정도 도움이 된다. 임상적 예후인자의 한계를 보완하기 위하여 여러 가지 분자생물학적 지표의 예측 가치에 대해서 많은 연구가 진행되고 있다. 그중에서 Ki-67이나 사이클린*cyclin* D1이 조기 재발과 어느 정도 연관이 있음이 밝혀졌고, 종양 *p53* 유전자 변형 및 *p16*, *p21*, *p27*, *RB1*(retinoblastoma gene), 표피 성장인자*epidermal growth factor* 수용체와 *RAS* 유전자 등이 종양의 진행과 연관 있다는 보고도 있다. 표재성 방광암의 약 30%는 재발도 하지 않고 예후에 아무런 문제가 없다. 그 반대의 경우는 여러 가지 치료에도 불구하고 반복적으로 재발하거나 침윤성 내지는 전이성 암으로 전환된다. 표재성 종양의 약 70%를 차지하는 점막에 국한된 Ta 종양은 많게는 70%까지 재발한다고 보고되나, 진행하는 경우는 2~4%에 불과하다. 그러나 상피내암이 동반되는 경우 침윤성 암으로 진행할 가능성이 훨씬 높아진다. 따라서 표재성 방광암은 균일한 양상을 보이는 집단이라 볼 수 없고 다양한 잠재력을 가지는 여러 이형*heterogenous* 소집단의 집합이라고 인식된다. 침윤성에서 예후에 영향을 주는 인자로는 분화도와 근육층 침윤 정도이다. 분화도가 나쁠수록 근육층에 침윤할 가능성이 높아지고 림프나 다른 장기에 전이할 가능성도 높아져서 생존률에도 나쁜 영향을 준다. 특히 편평상피암 또는 선암과 동반되었을 경우에는 단독으로 이행상피암이 발생한 경우보다 예후가 나쁘다.

Ⅴ. 증상과 소견

가장 전형적이고 흔한 발현 증상은 무통성 육안적 혈뇨*painless gross hematuria*이다. 혈뇨의 양상은 다양하고 대개 간헐적이며 때로는 핏덩이*blood clot*를 배출할 정도로 심하다. 빈뇨, 요급박, 야간뇨 등의 방광 자극 증상이 주증상인 경우도 30%의 환자에서 나타나는데, 이 경우 상피내암을 의심해야 한다. 그러나 드물게 침윤성 종양에 의한 경우도 있다. 진행성암의 경우는 체중감소, 골동통, 물콩팥증에 의한 측복통 등 전이 부위에 따라 다양한 증상이 생긴다. 크기가 작은 표재성 방광종양에서는 특이한 소견이 없으나, 국소적으로 진행된 침윤성 종양에서는 종물이 만져질 수 있다.

Ⅵ. 진단

가장 정확한 진단법은 방광경 및 경요도방광암절제술이다. 내시경으로 방광 내부를 관찰하여 종물의 유무를 보고, 또한 발적 등 다른 병변이 있는지를 살피고, 종물이 발견되면 그 모양이 유두 모양인지 또는 편평한 침윤성 종양인지 알아보며, 종양의 수와 크기, 위치를 정확하게 관찰한다. 방광경 시행 시 방광 내부를 생리식염수로 세척하여 떨어져 나온 세포를 검사하는 세척세포검사는 배뇨된 요의 요세포검사보다 신뢰성이 높다. 방광경에서 종물이나 의심되는 부분이 관찰되면 마취를 하고 절제경을 이용하여 종물이나 의심되는 부분을 절제하여 병리학적 검사를 한다. 병리학적 검사는 우선 조직학적인 분류와 세포분화도 및 침윤 정도를 알려준다. 생검 겸자를 이용한 방광경 생검은 진단에 충분하지 못할 뿐만 아니라 나중에 다시 경요도 절제를 해야 하므로 중복되어 불필요하다. 그러나 종양이 의심되는 부위는 전기소작 효과를 피할 수 있기 때문에 컵생검이 진단에 더 유용할 수 있다. 경요도 절제 시에는 방광 내로 돌출되어 있는 종물은 물론이고 종물이 있는 부위의 근육층까지 절제하여 종양 침윤의 깊이를 확실하게 측정해야 한다. 또한 요도 침윤의 위험성이 있거나, 방광경에서는 종물이 관찰되지 않지만 지속적으로 요세포검사 양성 소견이 나오는 경우에는 요도 생검도 시행해야 한다. 방광암의 진단율을 높이기 위하여 α-아미노레불린산*α-aminolevulinic acid*과 같은 형광물질을 이용한 방광경검사가 이용되는데, 특히 상피내암의 진단율을 높여주는 것으로 보고되고 있다. 방광암의 경요도절제술(TURB)은 진단 과정일 뿐 아니라 동시에 종물을 제거하는 치료 과정이기도 하다. 절제가 다 끝난 후에는 한 손은 마취로 이완된 복벽을 촉진하고 골반 내에 고정되어 있는지 여부를 판단해야 하는데, 이는 국소진행 여부를 아는 데 중요하다.

표재성 방광암으로 분류되면 더 이상의 임상적 병기 결정 과정은 필요 없다. 그러나 침윤성 방광암으로 판명되면 국소진행이나 전이 여부를 결정하기 위하여 임상적 병기 결정을 위한 여러 가지 검사를 해야 한다. 일반적으로 임상적 병기 결정 과정에는 배설요로조영술, 전산화단층촬영(CT), 흉부 단순 촬영, 뼈스캔 등이 이용된다. 배설요로조영술로 신장, 요관을 포함한 상부요로에 병변이 있는지를 확인한다. 방광영상에서 충만결손 등이 있으면 종양이 의심되며, 종물이 있는 쪽에 물콩팥증이 있으면 일단 침윤성 방광종양의 가능성을 생각해봐야 한다. CT로는 상부요로의 병변을 확인할 수 있을 뿐만 아니라 종양의 주위 장기로의 진행 여부 및 골반강 내 림프절 또는 다른 장기로의 전이 여부도 알아볼 수 있다. 뼈나 폐로 전이됐는지를 알아보기 위해 각각 뼈스캔이나 흉부 방사선검사를 시행한다.

이 과정을 거쳐 결정된 병기가 임상적 병기이며, 이에 근거하여 치료 방침을 결정하게 된다. CT 등을 포함하여 진단 과정이 괄목할 만한 발전을 했지만 아직도 최종적으로 수술을 통하여 얻을 수 있는 병리학적 병기와 일치되는 경우는 60%를 넘지 않을 정도로 임상병기가 정확하지 못하기 때문에 더욱 개선할 필요성이 있다.

| 표 9-5 | 방광암의 병기

Tis	상피내암
Ta	점막에 국한된 유두종
T1	고유층*lamina propria*에 국한
T2	근층*muscularis propria*에 침윤했으나 근층에 국한
pT2a	얕은 근층*superficial muscle propria* 침윤
pT2b	깊은 근층*deep muscle propria* 침윤
T3	방광 주위 지방조직에 침윤
pT3a	현미경적 침윤
pT3b	육안적 침윤
T4	전립선, 자궁, 질, 골반벽이나 복강벽 침윤
pT4a	전립선, 자궁, 질 침윤
pT4b	골반벽이나 복강벽 침윤
N0	림프절 침윤 없음
N1	2cm 이하의 단일 림프절 침윤
N2	2cm 초과 5cm 이하의 단일 림프절 침윤이나 5cm 이하의 다수의 림프절 침윤
N3	5cm 초과의 림프절 침윤
M0	원격전이 없음
M1	원격전이

Messing EM, 2007.

Ⅶ. 병기

침윤의 정도와 전이 여부에 따라 병기를 결정한다. 흔히 사용되는 것은 TNM 분류이다(〈표 9-5〉).

Ⅷ. 치료

1. 표재성 방광암

방광 내 종양에 대한 경요도절제술을 1차적으로 시행한다. 경요도방광암절제술은 표재성 방광암의 정확한 진단뿐 아니라 최초 치료로서도 충분하다. 그러나 표재성 방광암의 문제는 50~80%의 재발과 약 10~15%의 침윤성 암으로의 진행이다. 이는 시간적, 공간적으로 다른 부위에서 암이 발생하는 것으로 간주되며, 다원적인 기원에 의하여 방광암이 발생한다는 가설에 부합된다. 그러므로 환자들에 대한 추적 검사로 혈뇨 등의 증상이 다시 나타나기까지 기다릴 것이 아니라, 3~4개월마다 주기적으로 방광경검사와 요세포검사를 실시하여 재발 여부를 조기에 진단하는 것이 필요하다. 1~2년 이내에 재발하지 않으면 기간을 점차 늘려 1년마다 시행하고, 주기적 방광경

검사에서 재발이 발견되면 경요도방광암절제술을 시행한다. 또한 재발과 진행을 억제하려는 예방적 치료법도 시도되고 있는데, 가장 보편적으로 사용되는 방법이 화학요법제 또는 면역요법제의 방광내 주입법*intravesical instillation*이다. 방광은 체외에서 요도를 통하여 쉽게 접근이 가능하며 점막에서 흡수가 어려운 약물을 투입해도 전신적으로는 큰 문제가 없기 때문에 방광내 화학요법 혹은 면역요법이 비교적 용이하게 시행된다. 지난 40여 년 동안 여러 가지 화학요법제가 방광내 주입으로 사용되었는데 그중에는 치오테파, 블레오마이신, 아드리아마이신, 마이토마이신 C, 에피루비신, BCG(Bacillus Calmette-Guerin) 등이 포함된다. 최근에는 인터페론*interferon*, 인터루킨-2*interleukin-2* 등이 이 범주에 추가되었다. 1976년에 모랄레스*Morales* 등이 방광 내 주입으로 방광암의 재발률을 줄였다고 처음으로 보고한 이래 BCG가 가장 유용한 약물로 널리 사용되고 있다. 화학요법제인 치오테파, 독소루비신, 마이토마이신 C 등은 대조군에 비하여 재발 억제 효과는 좋으나 진행 억제 효과는 없다고 보고되고 있으며, BCG는 재발 억제뿐 아니라 진행을 억제하는 데도 우수한 효과를 나타낸다. 비특이적 면역요법제인 BCG는 작용 기전은 잘 알려져 있지 않으나 T세포 의존성인 국소 및 전신적인 면역 효과가 모두 관여하는 것으로 생각된다. 상피내암의 경우에는 BCG와 다른 화학요법제를 모두 사용하는데, BCG의 효과가 월등히 높다.

방광 내 주입법의 부작용은 사용 약물에 따라 다르나 화학요법제에서는 방광점막 내 흡수로 인한 전신적인 부작용 및 방광 자극 증상이 나타나며, BCG의 경우 혈뇨, 빈뇨, 야간뇨, 배뇨통 등의 방광 자극 증상과 BCG 감염으로 인한 여러 증상이 나타난다.

표재성 방광암 중 약 30%를 차지하는 재발이 안 되는 저위험군에서는 이러한 예방법들이 필요 없으나, 이 예방법들이 가장 필요한 고위험군(상피내암, 병기 T1, 분화도 나쁜 Ta 병기, 다발성 종양, 종양 크기가 3cm 이상)에서는 방광내 주입법을 시행해야 한다. 중간 위험군은 상대적으로 적응증을 잡아서 선별적으로 시행하되 약제 선택은 비용효과*cost effective*를 고려하여 결정한다.

2. 침윤성 방광암

국소적 침윤성 방광암의 가장 좋은 치료법은 근치적 방광적출술과 양측골반림프절절제술이다. 이 치료는 방광에 국한된 방광암(T2), 제한적 방광 외 침윤(T3) 그리고 국소 림프절전이 환자에게 근치적 치료가 될 수 있다. 방광적출술의 뚜렷한 장점은 국소적 치료 효과가 탁월하고 정확한 병리학적 병기를 제공한다는 점이다. 침윤성 방광암은 신속한 진단과 적절한 치료가 매우 중요하므로 방광적출술을 3개월 내에 시행할 것을 권장한다. 생존율의 가장 중요한 예측인자는 T병기와 N병기이다(〈표 9-6〉).

표 9-6 근치적 방광적출술 후 병리학적 병기에 따른 10년 생존율

병리학적 병기	질병 특이 생존율(%)	전체 생존율(%)
침윤성 암으로 진행할 가능성이 있는 Ta, Tis, T1	82	-
T2 N0	73	49
T3~4a 또는 N1~3	33	23
림프절 양성(any T, N1~3)	28	21

Shipley WU 등, 2005.

방광적출술의 절제 범위는 남자에서는 전립선과 정낭이 포함되며, 전립선부 요도에 종양이 있거나 전립선을 침범한 경우 요도 절제도 함께 시행한다. 여자에서는 요도, 자궁과 난소를 방광과 함께 절제한다. 요도에 침범하지 않고 정위성 방광대치술*orthotopic bladder reconstruction*을 고려하는 경우에는 요도를 제거하지 않는다. 골반강 내 림프절 절제도 동시에 시행하는데, 이는 치료 목적보다는 정확한 병기 결정 측면에서 매우 중요한 의미를 가진다. 특히, 국소 림프절전이의 진단은 재발 위험군을 확인하여 수술 후 전신적인 항암화학요법 등의 추가 치료 여부를 결정하는 데 필수적이다. 림프절 절제 범위는 여러 가지이나 가장 많이 전이되는 폐쇄 림프절과 외장골 림프절은 최소한 포함되어야 한다.

방광 적출 후 요로전환술은 실금형*incontinent* 요로전환술과 비실금형*continent* 요로전환술로 구분된다. 실금형 요로전환술로 가장 보편적으로 사용되는 방법은 회장도관*ileal conduit*이다(그림 9-12). 이는 가장 안전하고 손쉬운 방법이긴 하나, 요를 모을 수 있는 주머니를 차고 다녀야 하는 불편이 있다.

비실금형 요로전환술로는 회장을 이용한 정위성 방광대치술이 대표적이다(그림 9-13). 정위성 방광대치술의 장점은 정상 방광과 유사한 요 저장 및 배출을 할 수 있는 대체 방광을 조성하여 환자에게 우수한 삶의 질을 제공하

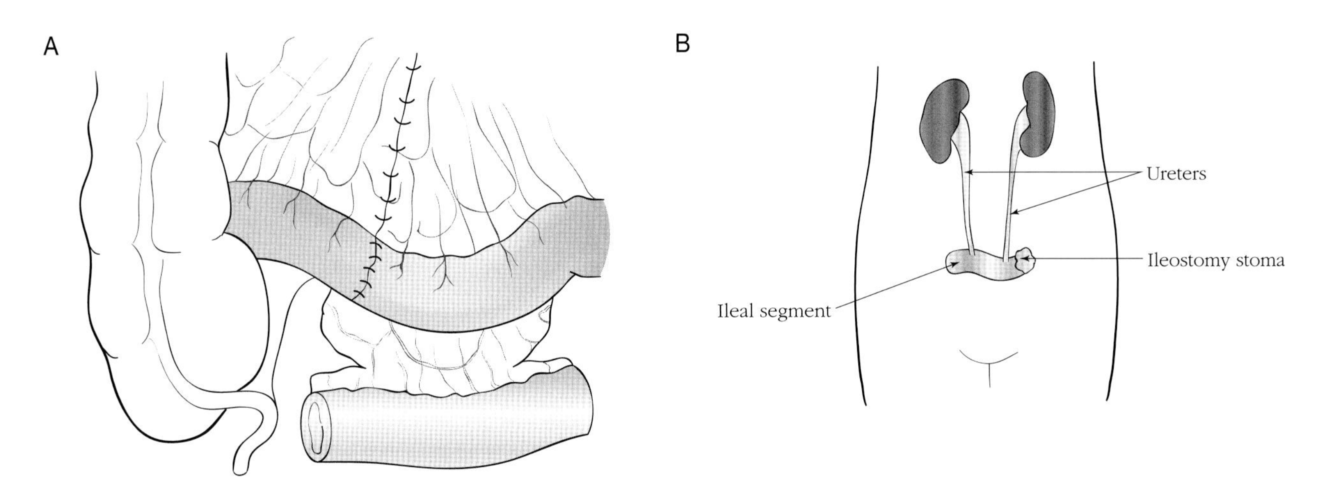

그림 9-12. 실금형 요로전환술로 가장 보편적으로 사용되는 회장도관.

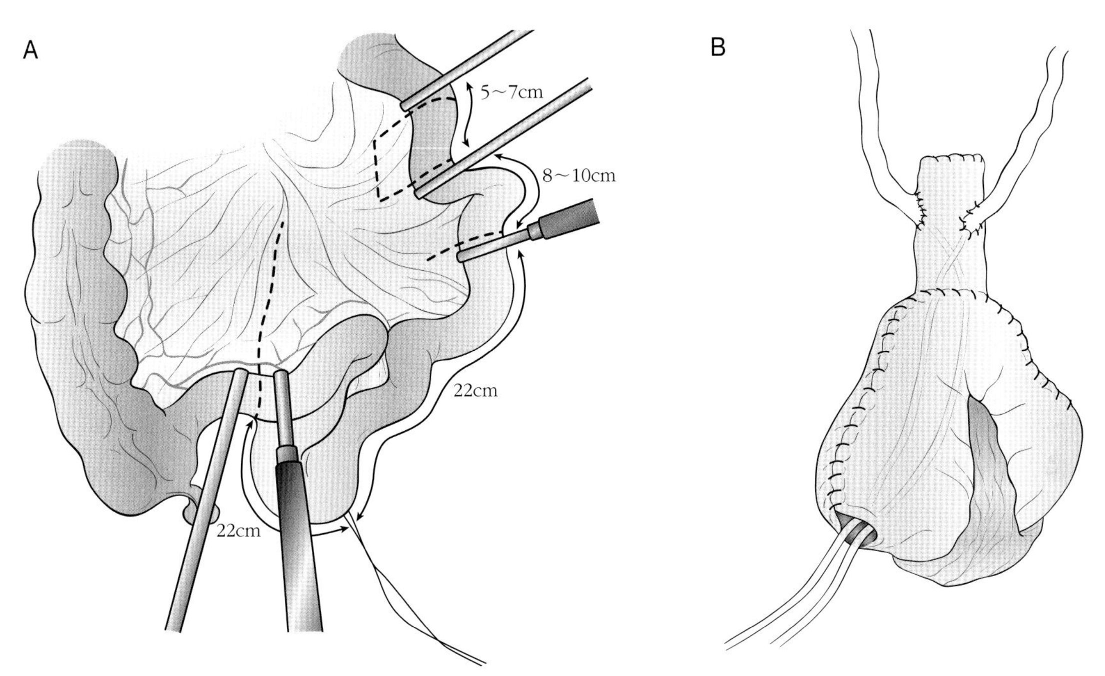

그림 9-13. 회장을 이용한 정위성 방광대치술

는 것이다. 그러나 신장기능이나 간기능이 심하게 저하된 환자, 의사소통이 어려운 환자, 또는 자가 도뇨를 할 수 없는 신체 상태인 환자에서는 정위성 방광대치술보다는 회장도관 등의 다른 요로전환술을 고려하는 것이 바람직하다.

근치적 방광적출술과 요로전환술을 시행한 후에는 전해질 이상, 감염, 요로결석 등의 대사성*metabolic* 문제들과 요실금, 불완전 배뇨, 물콩팥증 등의 수술 관련 합병증이 발생할 수 있다(〈표 9-7〉).

최근에는 최소침습적 수술로서 복강경이나 로봇을 이용한 근치적 방광절제술이 시행되고 있는데, 수술 시간이

표 9-7 근치적 방광적출술과 요로전환술의 수술 후 합병증

단기 합병증	발생률(%)	장기 합병증	발생률(%)
치료가 필요한 급성 산증	16	요관-장 문합부 협착	15
요 누출	3~16	신기능 손상	15
장폐색	5	신부전	7
대변 누출	5	요루 합병증	15
신우신염	5~15	장협착	10
패혈증	5~15	장폐색	5

Shipley WU 등, 2005.

약간 더 길지만 통증, 출혈, 수혈률 및 입원 기간을 감소시키며 중·단기 결과에서는 개복수술과 동등한 암치료 효과를 보인다.

방광 부분절제술은 방광 천장, 전벽, 측벽 등에 생긴 단일 침윤성 종양들에 제한적으로 시행되고 있는데, 방광의 기능을 유지한다는 장점이 있으나 방광 내의 재발이나 수술 도중 암세포의 이식 가능성이 높다는 단점이 있다.

경요도절제술은 종양의 크기가 작고 근육층 침윤이 깊지 않은 경우나 고령 환자 혹은 전신 상태가 방광절제술을 견디기 어려운 환자에서 시행되기도 한다.

3. 방사선치료

방광암의 방사선치료는 근치적 방광절제술과 하부요로 재건술 및 방광보존적 치료술의 발달로 인하여 1985년 이후 단독으로는 자주 이용되지 않고 있다. 대신 화학요법과 경요도방광암절제술에 의한 방광보존술을 위한 다학제적 치료에서 중요한 역할을 담당하고 있다.

MD 앤더슨 암센터의 연구에서는 Ta나 T1 환자들을 근치적 수술군과 수술 전 방사선치료 후 방광절제술 시행군으로 나누어 치료했다. 방광수술 전에 50 Gy의 방사선치료를 받았던 36%에서는 수술검사물에 암세포가 없었으며 재발된 환자도 없었다. 수술 전 방사선 조사군의 골반 내 국소재발은 3.5%인 데 반해 근치수술군은 9.5%에서 국소재발을 했다. 이는 방사선치료가 국소재발을 억제함을 의미한다.

(1) 근치적 방사선치료

근치 목적의 방사선 단독치료는 1950~1980년대에 광범위하게 실시되었다. 많은 연구가 근치적 절제술과 방사선치료 결과의 비교일 수밖에 없었는데, 치료 방법이 각각 다른 환자군에서 우월성을 비교하기는 매우 어렵다. 즉, 근치적 방광절제술은 비교적 덜 진행되고 양호한 전신 상태를 갖춘 젊은 환자의 경우에 선택되는 반면, 방사선치료에 의뢰되는 경우는 대개 수술하기에 부적합하거나 수술 후 예후가 나쁘게 예상되는 경우가 많았다. 영국과 유럽에서는 방사선치료가 우선 1차로 시도되고, 실패할 경우 구제 방광절제술을 이용하였다. 이때 방사선치료는 임상적 병기 결정으로 선택되었지만 방광절제술을 실시한 경우는 병리적 병기로 분류되었다. 그럼에도 불구하고 결론은 방사선치료군에서 종양제어 및 생존율이 낮았다고 보고되었다.

근치적 방사선치료와 근치적 수술의 전향적 무작위 비교 연구는 아직 없는 상황이다. 또한 비침습성 방광암(Ta T1)에 외부 방사선치료를 시행한 경우도 거의 없다. 대부분의 연구는 비침습성암(Ta, T1)과 조기 근육침습암(T2)으로 구분하였으며, Ta 병기의 4%만이 근육침윤성 방광암으로 진행되었고 보존적 치료로 95%가 5년 생존하였다. 그러나 일단 고유판*lamina propria*을 침습하면 2년 내에 30~50%에서 근육침윤성 방광암으로 진행되거나 확산되는 것으로 보고되고 있다.

1) 외부 방사선치료

근육침윤성 방광암에 대한 근치적 외부 방사선치료의 5년 생존율은 20~40%인데, 임상적인 병기이지만 방광 내에 국한된 경우가 방광 외로 침습된 경우(T3b 혹은 T4)보다 생존율은 높다. 근치적 방사선치료를 실시한 경우 원격전이 없이 국소제어와 생존율에 영향을 미치는 예후인자로는 병기를 결정하는 침습된 깊이(T)가 가장 중요하다. 이 T 병기 외의 기타 예후인자들로는 5cm 이상의 크기, 경요도방광암절제술 후 잔류 종양이 있는 경우, 요로폐쇄에 의한 물콩팥증 등이 알려져 있다. 그 외에 헤모글로빈 수치와 조직 등급*grade* 및 유두 모양 또는 혼합형 종양이 고형*solid* 종양보다 좋은 예후를 나타낸다. 그러나 현미경 소견의 혈관 침습 여부는 예후에 영향이 없다고 대부분의 연구가 보고하고 있다. 방사선치료로 선택된 환자의 일부에서는 화학요법이 병행하여 시도된다

방사선치료를 받는 환자들 대부분은 치료 과정을 잘 견디며, 급성이지만 즉시 스스로 정지되는*self-limiting* 배뇨곤란, 급박뇨, 빈뇨, 설사 등을 경험하게 된다. 만성 부작용으로는 혈뇨, 방광 수축*contracture*, 방광 및 직장 궤양, 직장 협착, 소장 폐쇄 등이 있을 수 있다

방사선치료의 부작용은 4문조사가 회전조사보다, 고에너지가 코발트치료보다, 그리고 70 Gy 이하가 그 이상보다 적은 것으로 보고되고 있다

3차원 입체조형 치료나 세기조절 방사선치료는 인접 정상 장기에 조사되는 방사선량을 감소시키고 종양에만 선량을 집중시킬 수 있다. 따라서 급만성 부작용 감소와 국소제어, 생존율 증가가 기대되는 최신 방사선치료법이다.

2) 수술 전후의 방사선치료

침윤성 방광암에서 근치적 방사선치료와 방광절제술의 결과가 각각 좋지 않았던 점과 수술 전 방사선치료의 유

용성을 뒷받침하는 각종 실험적 증거로 인해 국소제어 및 생존율 증가를 위해 수술과 방사선치료의 병행이 시도되었다. 즉, 수술로 주된 암덩어리를 제거하고 방사선치료로 무증상 림프절 병변과 산소 공급이 좋은 종양 주변 부위를 선택적으로 치료하려 했다. 이론상으로 수술 시 예상되는 암세포의 전파나 착상 등을 감소시킬 목적으로 수술과 방사선치료의 병행을 시도하게 된 것이다. 1985년에 그 동안의 문헌분석을 통해, 수술 전 방사선치료로 임상적 병기를 낮추고 국소실패율을 감소시킴으로써 수술 단독 실시 때보다 5년 생존율을 15~20% 증가시켰다고 보고되었으나, 전향적 무작위 연구에서 입증되지 못하여 널리 이용되지 못하는 실정이었다. 병기 감소를 위해서는 단기간의 고선량 방사선치료보다는 전통적인 분할방사선치료법(40~50 Gy/4~5주)에 의한 수술 전 방사선치료가 더 의미 있었던 것으로 분석되었다. 따라서 국소 진행된 암에서 전신전이의 위험이 있긴 하지만, 수술 단독 실시만으로는 골반 내 재발이 확실하게 예상되는 경우에는 수술 전 방사선치료의 장점을 기대해볼 만하다. 이를 위해서는 향후 전향적 무작위 연구가 필요하다.

수술 후 방사선치료는 골반 재발률 및 합병증 증가 때문에 널리 인정되지 못하고 있다. 방광절제술 후 절제연에 암세포 침윤이 확인되면 화학요법 여부에 관계없이 국소재발률이 높게 나타난다. 한편 이행세포암에서도 수술 후 방사선치료를 적극 지지하는 결과가 보고되지 않았다. 국소재발이 확인된 환자에 대한 방사선치료 추가는 심한 부작용이 예상된다. 특히 방사선이 45 Gy 이상 조사되었을 때 소장 폐쇄의 빈도가 많게는 30%까지 보고되고 있다.

수술 전 및 수술 후의 방사선치료 병행은 5년 생존율을 증가시키지만 인접 장기에 대한 합병증이 문제가 되고 있다.

3) 방사선 반응 변형제를 이용한 병행치료 및 기타 시도들

① 고압산소요법과 방사선치료의 병행은 일반 방사선치료 결과와 비교하여 침윤성 방광암 치료의 효율성을 증가시키지 못했다.

② 방사선치료와 온열치료(40~45℃)의 병행은 완전관해율을 증가시켰지만 국소제어 기간은 연장시키지 못했다.

③ 저산소 종양세포 민감제*sensitizer*인 미소니다졸을 방사선치료와 병행 시 침습성 방광암의 병기 감소 및 생존율 증가나 국소제어율 향상을 보이지 못하였으며 신경독성을 나타냈다.

④ 중성자선을 이용한 방사선치료 역시 심한 정상조직 손상에 의하여 일반 방사선치료 결과에 비해 우수하지 못했다.

⑤ 유럽의 몇몇 병원에서 선택된 T2와 T3 병기(5cm 크기 이하)에서 방사성동위원소(라듐-226, 세슘-137, 이리듐-192)를 이용한 자입 근접치료를 실시하여 근치적 방사선치료나 수술한 경우와 비슷한 생존율과 국소제어율을 보고한 바 있다.

⑥ 국소 진행되거나 재발된 특수한 경우 방광보존술 목적으로 전자선을 이용한 수술 중 방사선치료가 일부 기관에서 시도되고 있다.

(2) 고식적 방사선치료

방광암은 다양한 장기에 전이되며 증세를 유발하므로 고식적 치료를 하게 된다. 진행된 방광암의 고식적 국소 방사선치료는 환자에게 추가로 불편함을 주지 않고 통증이나 혈뇨를 빨리 개선하기 위해 시행된다. 골전이에 따른 통증이나 수술 불가능한 방광암으로부터 지혈이 안 되는 혈뇨에까지 국소 방사선치료가 유용하게 이용될 수 있다. 이를 위해서는 단기간에 고선량을 사용하게 되는데, 고선량 저분할 방사선치료는 전통적인 분할 방사선치료법(50 Gy/5주)에 비해 종양 제어에 덜 효과적이고 단기간 반응하며 또한 정상 장기에 대한 만성 부작용이 심한 단점이 있다. 그러므로 환자의 전신 상태와 증세의 정도, 치료할 전이 부위와 여명 등을 고려하여 개인에 적합한 맞춤치료를 권장하고 있다. 방광암의 골전이는 대개 다발성이며 방사선치료에 비교적 늦게 반응하지만 50% 이상에서 반응한다고 알려져 있다. 체중을 지탱하는 부위의 골전이는 수술적 내부 고정을 고려해야 하는 경우도 있다. 대개 전통적으로 1회 1.8~2 Gy씩 총 50 Gy 또는 40 Gy/3~4주, 30 Gy/2주, 15~25 Gy/1주 중에서 선별하여 치료한다. 심하고 지속적인 방광 출혈은 내시경하 절제 또는 소작, 동맥색전술, 온열치료 등으로도 성공적인 반응을 기대할 수 있다. 방사선치료 시에는 1회 7 Gy씩 격일로 3회 실시하여 총 21 Gy를 치료하며, 35~30 Gy/10회 및 45~50.4 Gy/4~5주 등도 많이 이용된다. 전이암이 신경을 침습하면 골반이나 다리에 통증을 유발하는데, 이 경우는 고식적 방사선치료에 대한 반응이 느리다.

한편 전신 뼈에 전이되어 통증이 심하고 마약성 진통제

에 대한 의존성이 큰 경우, 3개월 이상 여명이 예상되고 말초혈액이 정상인 경우는 방사성동위원소인 스트론튬-89 치료를 고려해볼 수 있다.

(3) 모의치료 및 방사선치료 절차

방사선치료 계획을 위한 모의치료(시뮬레이션)나 방사선 치료 동안에 동일 치료 부위를 재현시키기 위해서 배뇨 후에 누운 자세로 방광을 치료한다. 모의치료 시는 2.5~3cc의 방사선 비투과성 액체조영제를 Foley 카테터를 통해 공기 10~15cc와 함께 방광에 주입하고, 직장에도 바륨을 적당량 주입하여 방광과 직장의 윤곽을 X선 사진상에 가시화한다.

대개 10~25MV X선을 4문(앞/뒤, 좌/우)대항 조사한다. 방사선 조사야는 방광 전체를 포함하되 상부는 제5요추와 첫째 천골(L5-S1) 경계 부위 이하, 하부 경계는 폐쇄공*obturator foramen* 하단 부위 연장선 상부로 정한다. 좌우 측면은 골반 내벽으로부터 1.5~2cm 바깥쪽 수직선으로 맞추고 네 모퉁이는 적당히 차폐 처리한다(그림 9-14). 측면 조사는 방광 내 조영제와 공기 음영을 기준으로 방광을 포함하되 치골 전면부 1~1.5cm 선상과 방광 후면 2~3cm의 안전역을 포함하는 상자 모양의 방사선 조사야를 결정한다(그림 9-15).

CT를 이용한 모의치료 시에는 인접 주위 장기인 직장, 소장 및 자궁, 양측 대퇴두부에 방사선량이 45 Gy 이상 포함되지 않도록 치료 계획을 세운다. 1일 1.8~2 Gy씩 주 5회에 걸쳐 45 Gy 치료한 후, 육안적 종양체적*gross tumor volume*에만 국한되게 2~3cm 안전역을 설정한 총 60~64.8 Gy까지의 치료를 권장하고 있다.

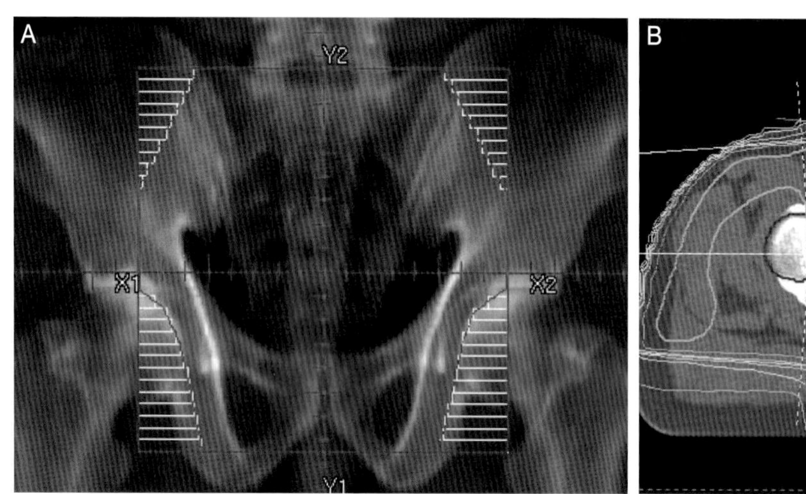

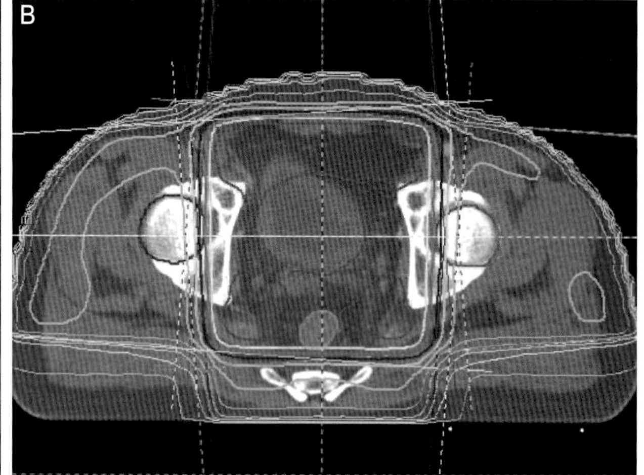

그림 9-14. 방사선치료 계획을 위한 모의치료 사진 A. 전후 방사선 조사야 B. 방사선량 분포도(횡단면)

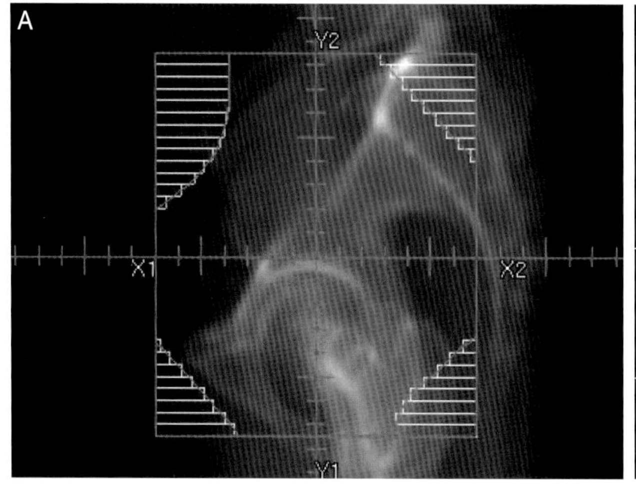

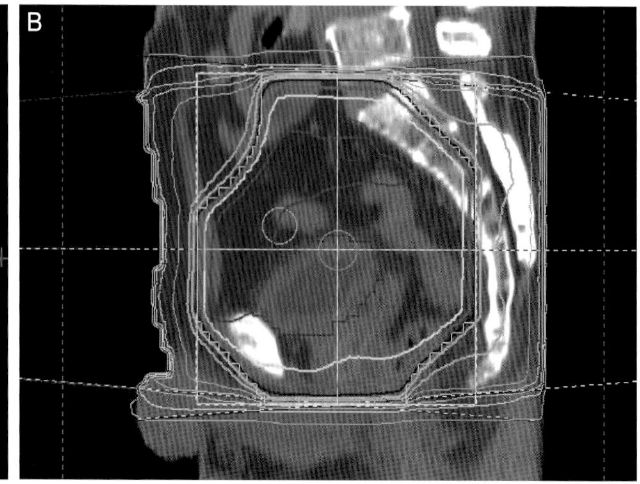

그림 9-15. 방사선치료 계획을 위한 모의치료 사진 A. 좌우 측면 방사선 조사야 B. 방사선량 분포도(시상면)

4. 침윤성 방광암의 방광 보존 치료

(1) 방광 보존 치료의 이론적 근거

최근 수술 술기의 발달로 근치적 방광적출술에 따른 합병증 발생률이 많이 감소되었고 정위성 신방광조성술 *orthotopic neobladder* 등을 이용하여 전방광적출술 후에도 요도를 통한 자연배뇨가 가능하게 되어 환자의 삶의 질이 개선되었다. 하지만 방광의 기능이나 요실금, 빈뇨, 배뇨통 등 증상의 빈도 등을 고려할 때 환자 자신이 가지고 있던 원래 방광에 비할 수는 없다. 완치율이 같다는 전제하에 원래의 방광을 보존할 수 있는 근치적인 치료 방법이 있다면 대부분의 환자는 방광을 보존하는 방법을 선택할 것이다.

근육층을 침범한 방광암의 치료로 경요도방광암절제술만 시행하면 원발 병소를 완전히 제거하기가 어려우며 약 80%가 국소재발을 동반한다. 방사선 단독치료를 시행할 경우에도 50% 이상에서 국소재발을 동반하며 5년 생존율은 20~40%에 불과하다. 이러한 치료들은 고령이나 동반질환 등으로 인해 근치적 방광적출술 및 앞으로 설명할 동시 항암방사선치료*concurrent chemoradiotherapy*를 시행할 수 없는 경우에 한해 대증요법의 일환으로 시행된다.

1980년대 초 블룸*Bloom* 등은 침윤성 방광암의 치료로 수술 전 방사선치료를 시행한 후 근치적 방광적출술을 시행하는 것과 비교하여, 근치적 방사선치료를 시행한 후 잔류 병소가 존재하거나 방광 내 재발한 경우에 구제 방광적출술을 시행하더라도 통계적으로 유의한 생존율의 차이를 보이지 않는다는 연구 결과를 발표하였다. 방사선치료 효과를 극대화하기 위해 1987년 National Bladder Cancer Group이 경요도방광암절제술, 동시 항암방사선치료를 이용한 방광 보존 치료를 발표하여 3중복합치료*trimodality therapy*에 대한 관심을 유발하였다. 침윤성 방광암에서 경요도방광암절제술 후 방사선치료와 동시에 항암화학요법을 시행하는 이론적인 근거로는 첫째, 일반적으로 방광의 요상피세포암은 항암화학치료에 대한 감수성이 높고, 침윤성 방광암의 경우 이미 환자의 약 50%에서 미세전이가 있는 것으로 추정되며 전신 항암화학요법은 이러한 미세전이를 제거할 가능성이 있다는 점, 둘째, 항암화학요법은 전신 효과뿐만 아니라 종양세포의 방사선에 대한 감수성을 증가시키는 방사선 민감제의 기능을 가지고 있어 방사선치료와 동시에 시행할 경우 방사선의 국소 치료 효과를 높일 수 있다는 점, 셋째, 이러한 치료 전에 경요도방광암절제술을 시행하여 방광 내 잔류 종양을 최소화한 후 동시 항암방사선치료를 시행함으로써 국소 치료 효과를 더욱 극대화할 수 있다는 점을 들 수 있다.

침윤성 방광암에서 항암방사선치료를 시행하면 근치적 방사선 단독치료에 비해 병리학적 관해율을 높일 수 있으며 국소재발률을 낮출 수 있다는 보고는 다방면 치료의 의학적 근거에 부합하는 연구 결과이다

(2) 3중복합치료의 일반적인 치료 과정

방광 보존 목적의 3중복합치료는 먼저 경요도방광암절제술을 시행하여 육안적으로 보이는 모든 종양을 제거한다. 그 후 유도*induction* 항암방사선치료를 시행하며, 이 기간 동안에 약 40 Gy의 방사선을 방광 및 국소 림프절을 포함한 골반에 조사한다. 유도치료 종료 4주 후 방광경검사를 시행하여 병리학적 완전관해를 보이거나 다른 부위에 표재성 방광 종양이(Ta, Tis) 발견된 경우 원발 암종 부위에 공고*consolidation* 항암방사선치료(약 20~25 Gy)를 시행하고 그렇지 않은 경우, 즉 원발 부위에 잔류 암이 있거나 다른 부위에 T1 이상의 병변이 존재하면 근치적 방광적출술을 실시한다. 공고 항암방사선치료 종료 10주 뒤 방광경검사를 시행하여 침윤성 방광암 소견이 있다면 근치적 방광적출술을 시행하고, 표재성 종양이 발견된다면 그 위험도를 고려하여 방광 내 치료 또는 근치적 방광절제술을 시행한다. 완전관해가 유지된 환자들에 대해서는 규칙적인 방광경 및 복부 CT를 이용하여 재발 또는 새로운 방광암의 발생 여부를 추적 관찰한다. 이러한 절차 중 공고요법이 끝난 후 완전관해가 증명된 경우 또는 어떠한 원인에서든지 방광적출술을 시행한 경우에 보조 항암화학요법을 고려해볼 수 있다. 또한 공고요법 전 선행 항암화학요법을 고려할 수 있다.

3중복합치료 과정에는 방광 보존 치료의 효과가 우수할 것으로 예상되는 환자를 선정하는 단계가 있다. 치료 개시 전 적절한 환자의 선택 단계와 유도 치료 후 완전 관해를 보인 환자에 한하여 공고 항암방사선치료를 시행하는 단계이다. 유도 항암방사선치료 후 완전 반응을 달성하지 못한 환자의 경우 적극적으로 근치적 방광적출술을 시행하며, 이러한 경우에는 정위성 신방광조성술 등을 시행하는 데 있어 장애가 없도록 유도 항암방사선치료에 대한 반응을 판정한 후 근치적 방사선치료 용량을 조사한

다. 또한 이러한 다방면 치료 후 규칙적인 추적 관찰을 시행하여 침윤성 방광암이 재발한 경우 즉시 방광적출술을 시행한다.

(3) 3중복합치료 임상연구의 발달 단계 및 효과

방광 보존 치료에 관한 전향적 연구를 수행하고 치료 방법의 패러다임을 주도하는 대표적인 기관은 미국의 MGH(Massachusetts General Hospital) 및 이 기관을 주축으로 하는 RTOG(Radiation Therapy Oncology Group)이다(〈표 9-8〉). MGH나 RTOG의 초기 연구들은 동시 항암치료로 시스플라틴*cisplatin* 70~100mg/m²을 3주 간격으로 1회씩 투여했다. 그 후 5-플루오로우라실(5-FU)을 시스플라틴에 추가하고 또한 시스플라틴을 분할 투여하여 치료 효과를 높이고자 했다. ROTG 99~06 연구에서는 5-FU 대신 파클리탁셀*paclitaxel*을 추가하여 향상된 완전관해율을 보여주었다. 초기 연구에서는 항암방사선치료 전 선행 항암화학요법〔MCV(메토트렉세이트*methotrexate*, 시스플라틴, 빈블라스틴*vinblastine*)〕을 2회 시행하였다. 하지만 치료 관련 독성이 심각했고 이로 인해 환자의 순응도가 악화되는 문제가 대두되었다. 방광 보존 항암방사선치료에서 선행 항암화학요법의 효과를 판정하기 위해 3상 임상연구가 시행되었다. 비교적 소수의 환자를 대상으로 하였으나 선행 항암화학요법을 시행하더라도 원발 종양의 완전관해율, 생존율 및 방광 보존율의 유의한 이득이 없는 것으로 보고되었으며, 이후의 치료 과정은 항암방사선치료 후 보조 항암화학요법을 하는 것으로 변경되

표 9-8 침윤성 방광암의 방광 보존 치료 임상연구

연구, 등록기간	환자 수	T병기	항암방사선치료 전후의 항암치료	동시 항암치료	방사선 용량 (Gy)	완전반응 (%)	생존율 %	생존율 At year	방광 보존율 (%)
MGH	53	T2~4a	MCV#2	3w Cisplatin(70mg/m²)	64.8	58	53	4	58
MGH update 1986~1993	106	T2~4a	MCV#2	3w Cisplatin(70mg/m²)	64.8	66	52	5	43
MGH PI/PII, 1993~1995	18	T2~4a	MCV#3*	5-FU 425mg/m² D1~D4 Cisplatin 20mg/m² D1~D5	65#	78	83	3	78
German Erlangen,	415	T1~4	None	Total	54	72	50	5	42
1982~2000	126			No concurrent CTx	(45~69.4)	61	40	5	37
	95			Cb 65mg/m² D1~D5		66	45	5	40
	145			Cisplatin 25mg/m² D1~D5		82	62	5	47
	49			Cisplatin 20mg/m² D1~D5+ 5-FU 600mg/m² over 5 days		87	65	5	54
RTOG 85-12, 1986~1988	42	T2~4a	None	3w Cisplatin(100mg/m²)	60	66	52	5	42
RTOG 88-02, 1988~1990	91	T2~4a	MCV#2	3w Cisplatin(100mg/m²)	64.8	75	62	4	44
RTOG 89-03,	61	T2~4a	MCV#2	3w Cisplatin(100mg/m²)	64.8	61	48	5	36
1990~1993	62	T2~4a	None	3w Cisplatin(100mg/m²)	64.8	55	49	5	40
RTOG 95-06, 1995~1997	34	T2~4a	None	F-5U 400mg/m² Cisplatin 15mg/m² D1~3, D15~17	44†	67	83	3	66
RTOG 97-06 1997~1999	52	T2~4a	MCV*	w Cisplatin	64.8‡	74	61	3	48
RTOG 99-06	73	T2~4a	GC#4*	Paclitaxel/w Cispaltin	64.8	87	NA	NA	69(2Y)

* Adjuvant, † Hypofractionation, ‡ Accelerated irradiation
MCV: methotrexate, cisplatin, vinblastine; Cb: carboplatin; GC: gemcitabine, cisplatin; 3w Cisplatin: 3-weekly cisplatin; w Cisplatin: weekly cisplatin; NA: not available

표 9-9 Survival outcomes in contemporary series

연구		병기		환자 수	생존율(%)	
		2기(%)	3, 4기(%)		5년	10년
Cystectomy	USC	39	61	633	48	32
	MSKCC	29	71	200	36	27
Bladder preservation CRT	MGH	47	53	190	54	36
	Erlangen	31	69	326	45	29
	RTOG 8903	63	27	123	49	NR

USC: University of Southern California; MSKCC: Memorial Sloan-Kettering Cancer Center; MGH: Massachusetts General Hospital; RTOG: Radiation Therapy Oncology Group; NR: not reported

었다. 항암제의 조합도 전이성 방광암의 표준치료제로 자리 잡은 GC(젬시타빈*gemcitabine*, 시스플라틴)로 변경되었다. MGH와 RTOG의 임상연구 결과를 정리하면, 침윤성 방광암에서 방광 보존 목적으로 3중복합치료를 시행하면 완전관해율 60~80%, 5년 생존율 45~54% 및 방광 보존율 40~50%를 달성할 수 있으며, 이는 최근 보고된 근치적 방광적출술의 결과와 비교하여 열등하지 않다(〈표 9-9〉). 최근 연구 동향은 동시 방사선항암화학요법 시 적절한 항암제의 조합을 찾는 것이며(RTOG 02-03), 이를 위해 트라트라스트주맙*trastzumab*과 같은 생물학적 표적치료제도 사용되고 있다(RTOG 05-24). 또한 적절한 방사선 조사 용량 및 조사 방법을 찾아내고자 하는 연구가 진행되고 있다.

(4) 3중복합치료를 통한 방광 보존 치료의 대상 환자 선정

3중복합치료를 통해 방광을 보존하기 위해서는 적절한 환자 선택이 매우 중요하다. 가장 이상적인 환자는 원발 종양의 임상적인 병기가 낮고(T2), 림프절전이가 없고, 요관 폐쇄 및 수뇨증이 없으며, 경요도방광암절제술을 통해 원발 종양이 육안적으로 완전히 절제된 환자라고 할 수 있다. 또한 전술한 바와 같이 항암방사선 유도 치료 후 병리학적 완전관해가 된 환자에 한해 공고 항암방사선치료를 시행해야 한다. 이외에도 원발 종양의 크기가 작고(5cm 미만), 단일 병변이거나 병변이 방광 내에 산재되어 있지 않아야 하며 조직 소견상 이행상피세포암인 경우가 그렇지 않은 경우에 비해 예후가 우수하다. 병변이 방광 내에 산재한 경우 완전한 경요도방광암절제술이 어려울 뿐만 아니라 방사선치료의 총선량이 방광 전체에 조사되어야 하므로 환자에 따라서는 치료 후 방광 수축으로 방광적출을 해야 하는 경우도 있다. 또한 치료 전 환자의 방광기능이 정상이 아닐 경우에는 치료 후에 심한 배뇨통 및 빈뇨 등의 방광기능 이상으로 인하여 방광보존술의 본래 목적을 달성하지 못하게 된다.

(5) 방광 보존 치료의 단점과 이에 대한 극복

3중복합치료는 침윤성 방광암에서 근치적 방광적출술과 유사한 생존율을 가져올 수 있음에도 국내 및 국외에서 널리 사용되지 않고 있다. 첫째 이유로 새로운 방광 종양의 발생을 들 수 있다. 방광적출술과 달리 3중복합치료로 보존된 방광에서 원발 종양이 재발하거나 이시성*metachronous* 방광 종양이 발생할 가능성이 있다. 장기간 추적 관찰 연구에 의하면 그 발생률은 50~60%였고 이 중 절반이 침윤성 방광암으로 진단되었다. 그러므로 보존된 방광의 종양 발생 여부를 규칙적으로 확인하는 엄격한 치료 후 추적 감시 체계가 필요하다. 둘째는 구제 방광적출술과 관련된 높은 합병증 발생률을 들 수 있다. 3중복합치료를 시행할 경우 결국 30~40%의 환자는 유도 치료에 대한 반응이 불량하거나 추적 관찰 중 침윤성 방광암이 재발하여 구제 방광적출술을 시행받게 된다. 이전에 방사선치료를 받은 병력이 있는 경우, 병력이 없는 경우에 비해 수술 관련 합병증 발생률이 높은 것으로 보고되었으며 이러한 이유 때문에 방광 보존치료의 도입이 미뤄지기도 한다. 마지막으로 다방면 치료에 따른 복잡성과 불편감을 들 수 있다. 3중복합치료를 시행하기 위해서는 비뇨기과뿐만 아니라 각 치료를 담당하는 종양내과, 방사선종양학과 전문의료진이 있어야 한다. 또한 이들 간의 협력과 상호 신뢰는 필수적이다. 또한 이러한 다학제 간의 합의를 통해 복잡한 치료 및 추적 관찰 과정이 계획되고 명문화되어야 한다.

5. 전이성 방광암의 항암화학요법

(1) 시스플라틴을 포함한 표준 병용 항암화학요법

전이성 방광암의 예후는 극히 불량하여 5년 생존율은 6~10%에 불과하며 진단 후 대부분 2년 이내에 사망한다. 전이성 방광암의 주된 치료는 전신 항암화학요법이다. 요상피세포암은 다른 암종에 비해 항암치료에 대한 반응이 우수하여 병용 항암화학요법을 시행할 경우 50~70%의 반응률을 기대할 수 있다. 방광의 요상피세포암에 효과가 있는 것으로 알려진 기존의 항암화학요법제에는 시스플라틴, 메토트렉세이트*methotrexate*, 빈블라스틴*vinblastine*, 아드리아마이신*adriamycin* 등이 있다. 시스플라틴은 DNA와 교차결합을 일으켜 세포독성을 나타내는 약제로 요상피세포암에 단독 사용 시 가장 효과적인 제제(총반응률 약 30%)로 알려져 있다. 메토트렉세이트, 빈블라스틴, 아드리아마이신 등은 단일 약제로 사용 시 반응률은 약 10~20%인 것으로 보고되었다. 이러한 약제를 조합한 병용 화학요법은 단일 약제에 의한 화학요법에 비해 임상적 반응 및 생존율 면에서 더 우수한 것으로 밝혀졌다.

전이성 방광암의 가장 효과적인 표준요법은 M-VAC(메토트렉세이트, 빈블라스틴, 아드리아마이신, 시스플라틴) 병용 항암화학요법이었다. M-VAC 요법은 1983년 메모리얼 슬로언-케터링 암센터에서 고안되었는데, 1985년 25명에 대한 예비 결과가 처음 보고되었으며, 1989년에 133예를 모아 발표한 성적에 의하면 총반응률이 72%(완전 반응률 36% 포함)에 달하였으며, 이후 M-VAC요법은 10년간 진행성 방광암에 대한 표준 항암화학요법으로 자리 잡게 되었다. 이러한 치료를 받은 환자들의 중앙 생존기간은 약 12~13개월이었고, 장기전이보다는 림프절전이에 보다 효과가 있는 것으로 나타났다.

로흐러*Loehrer* 등은 269명의 진행성 요상피세포암 환자를 대상으로 M-VAC과 시스플라틴(70mg/m^2) 단독 항암화학요법을 비교하는 3상 임상연구를 시행했다(〈표 9-10〉). 항암화학요법은 종양이 진행할 때까지 또는 최고 6회 시행되었다. M-VAC 항암화학요법은 시스플라틴 단독에 비해 반응률(39% 대 12%), 무진행 생존율(6.6개월 대 2.4개월), 전체 생존율(12.5개월 대 8.2개월)에서 우수한 것으로 밝혀졌다. 로고테티스*Logothetis* 등은 110명의 환자를 대상으로 M-VAC과 CISCA(시스플라틴, 사이클로포스파마이드*cyclophosphamide*, 아드리아마이신) 병용 항암화학요법의 효과를 비교하는 3상 임상연구를 시행했다. M-VAC 항암화학요법은 CISCA에 비해 반응률 65% 대 46%, 생존기간 11.2 개월 대 8.4 개월로 우수했고 독성에 있어서는 통계적으로 유의한 차이가 없었으나, CISCA로 치료받은 군에서 보다 많은 신독성을 관찰할 수 있었다. 요약하면 M-VAC 요법은 시스플라틴 단독 요법에 비해 우수하고 CISCA 요법보다도 우수했다. 하지만 M-VAC 요법으로 치료받는 환자의 상당수에서 심각한 부작용이 나타났다. 특히 심한 백혈구감소증(24~62%) 및 발열성 호중구감소증(10%), 점막염(17%), 패혈증(6%), 신독성(7%), 신경독성(5%)이 다수에서 발생했으며 치료 관련 사망률은 3~4%로 보고되고 있다. EORTC(European Organization for Research and Treatment of Cancer)가 시행한 2주 간격의 고용량 강도 M-VAC은 M-VAC에 비해

표 9-10 요상피세포암 환자를 대상으로 M-VAC와 시스플라틴 근간의 다른 항암화학요법을 비교한 무작위 대조 연구

연구	화학요법	환자 수	반응률(%)	생존기간(개월)	p-Value
Logothetis 등	M-VAC	110	65	12.6	<0.001
	CISCA		46	10.0	
Loehrer 등	M-VAC	255	36	12.5	<0.05
	Cisplatin		11	8.2	
von der Maase 등	M-VAC	405	46	15.2	NS
	GC		49	14.0	
Siefker-Radtke 등	M-VAC	172	59	12.5	NS
	FAP		42	12.5	
Sternberg 등	M-VAC	263	50	14.9	NS
	HD M-VAC+G-CSF		64	15.1	
Bamias 등	M-VAC	220	54	14.2	<0.05
	DC+G-CSF		37	9.3	

CISCA: cisplatin, cyclophosphamide, doxorubicin(adriamycin); DC: docetaxel, cisplatin; FAP: fluorouracil, interferon-α-2b, cisplatin; GC: gemcitabine, cisplatin; G-CSF: granulocyte colony stimulating factor; HD: high dose-dense; NS: not significant.

완전 반응률(21% 대 9%) 및 무진행 생존기간(9.1개월 대 8.2개월)에 있어 유의한 우수성을 보여주었지만 생존기간의 50% 향상이라는 1차 목적을 달성하지는 못하였다.

젬시타빈은 시토신 아라비노시드*cytosine arabinoside* 유사체로 DNA 합성을 억제하는 대사길항 물질이다. 젬시타빈 단독 사용 시의 총반응률은 시스플라틴을 포함하는 항암화학요법을 이미 받았던 환자들의 경우 23%, 항암화학요법을 받은 적이 없는 환자들의 경우 24~28%로 알려져 있고, 그중 4~13%에서 완전 반응을 획득하는 것으로 알려졌다. 젬시타빈과 시스플라틴 복합 항암화학요법(GC)의 고무적인 효과에 대한 많은 2상 임상연구가 발표되었다. 이러한 축적된 경험을 바탕으로 405명의 환자를 대상으로 대규모 3상 연구가 시행되었다. GC 항암화학요법과 M-VAC 요법을 비교한 연구에서, 총반응률(GC 49% 대 M-VAC 46%), 치료 실패까지의 기간(5.8개월 대 4.6개월), 진행까지의 기간(양 군 모두 7.4개월), 전체 생존기간(13.8개월 대 14.8개월)에 있어서 두 군이 비슷한 결과를 보여주었다. 비록 GC로 치료받은 군에서 3도 이상의 빈혈 및 혈소판감소증이 더욱 빈발하였으나 발열성 호중구감소증(2% 대 14%), 패혈증(1% 대 12%), 감염(2.5% 대 15.1%), 점막염(1% 대 22%) 등 임상적으로 유의한 중증 독성에서 GC 병용 항암화학요법이 더 우월하여 GC가 새로운 표준치료로 자리 잡았다.

결론적으로 진행성 요상피세포암 치료에서 GC 항암화학요법을 시행할 경우 M-VAC과 비교하여 유사한 생존율 향상을 획득할 수 있으며 임상적으로 중요한 부작용 발생 빈도가 낮고 환자의 순응도도 높아 표준치료로 선택할 수 있다. 하지만 빈번한 호중구감소증, 혈소판감소증과 같은 혈액학적 독성과, 매주 정맥주사해야 하는 불편감뿐만 아니라 M-VAC과 유사한 장기 생존율 등의 만족스럽지 못한 상황으로 인해 보다 효과적인 신약 개발이 절실히 필요하다.

(2) 시스플라틴이나 백금 제제를 포함하지 않는 병용 항암화학요법

적절한 신장기능을 가진 환자에 있어 카보플라틴*carboplatin*을 기본으로 한 병용 항암화학요법(M-CAVI: 메토트렉세이트, 카보플라틴, 빈블라스틴; MVECa: 메토트렉세이트, 빈블라스틴, 에피루비신*epirubicin*, 카보플라틴; GCa: 젬시타빈, 카보플라틴)은 시스플라틴을 근간으로 하는 M-VAC 또는 GC에 비해 낮은 반응률 및 짧은 생존기간을 보여주었다. 마찬가지로 백금*platinum* 제제를 근간으로

표 9-11 요상피세포암 환자를 대상으로 카보플라틴과 비백금 제제를 이용한 임상연구

연구	화학요법	환자 수	반응률(%)	생존기간(개월)	p-Value
Bellmunt 등	M-VAC	47	52	16	<0.05
	M-CAVI		39	9	
Petrioli 등	M-VEC	57	71	NR	<0.05
	M-VECa		41		
Dreicer 등	M-VAC	85	36	15.4	NS
	CaP		28	13.8	
Dogliotti 등	GC	110	49	12.8	NS
	GCa		40	9.8	
Li 등	GP*	36	69	15.8	
Meluch 등	PG	54	54	14.4	
Gitlitz 등	DG	27	33	12	
Ardavanis 등	DG	31	52	15	

CaP: carboplatin, paclitaxel; DG: gemcitabine, docetaxel; GC: gemcitabine, cisplatin; GCa: gemcitabine, carboplatin; GP: gemcitabine, paclitaxel; M-CAVI: methotrexate, carboplatin, vinblastine; M-VAC: methotrexate, vinblastine, doxorubicin, cisplatin; M-VEC: methotrexate, vinblastine, epirubicin, cisplatin; M-VECa: methotrexate, vinblastine, epirubicin, carboplatin; NS: not significant; NR: not reported

* High incidence of pulmonary toxicity

하지 않는 병용 항암화학요법(GP: 젬시타빈, 파클리탁셀 *paclitaxel*; GD: 젬시타빈, 도세탁셀)들의 2상 임상연구 결과를 보면 시스플라틴을 근간으로 한 병용 항암화학요법의 반응률 및 생존율과 유사하거나 더 낮은 것으로 판단된다(〈표 9-11〉). 비록 대규모 3상 연구 결과는 없지만 2상 임상연구를 종합해볼 때 시스플라틴을 사용할 수 있는 환자에게 카보플라틴을 사용하거나 백금 제제를 근간으로 하지 않는 병용 항암화학요법을 권할 만한 근거가 없다.

(3) 젬시타빈과 백금을 근간으로 한 3제 복합 항암화학요법

반응률 및 생존율을 증가시키기 위해 젬시타빈과 백금 제제를 근간으로 파클리탁셀, 도세탁셀, 이포스파마이드 *ifosfamide* 또는 메토트렉세이트 등을 포함시킨 다양한 3제요법에 대한 2상 임상 연구가 진행되었다(〈표 9-12〉). 이러한 결과를 바탕으로 EORTC는 진행성 요상피세포암 환자 627명을 대상으로 GC와 PCG(파클리탁셀, 시스플라틴, 젬시타빈)를 비교하는 3상 임상연구를 시행하였다. 반응률에 있어서 PCG는 완전반응 15%를 포함하여 57%를 보인 반면, GC는 완전 반응 10%를 포함하여 46%의 반응률을 보였다(P=0.02). 하지만 무진행 생존율 및 전체 생존율(PCG 15.7개월, GC 12.8개월, HR 0.86, 95% CI, 0.72~1.03, P=0.10)에서 통계적으로 유의한 이득을 보여주지 못했다. 또한 PCG 3제 요법은 GC에 비해 심한 백혈구감소증 및 발열성 호중구감소증의 빈도도 높았다. 비록 요상피세포암 중 방광암에 국한하여 하위집단 분석을 했을 때 3제요법으로 치료받은 군의 생존기간이 유의하게 연장되는 것으로 보고되었으나 충분한 검증력을 갖추지 못했을 뿐만 아니라 생물학적인 근거도 미약하다.

(4) 구제 항암화학요법

진행성 방광암은 시스플라틴을 근간으로 한 1차 항암화학요법에도 불구하고 결국 대부분 진행하게 된다. 탁산 *taxane*, 이포스파마이드, 빈플루닌*vinflunine* 등을 이용한 단일 제제 및 병용 구제 항암화학요법에 대한 많은 2상 임상연구가 시행되었다. 하지만 연구에 포함된 환자 수가 적고, 환자 선정 기준도 연구마다 차이가 있어 이러한 구제 항암화학요법의 상대적인 효과에 대한 결론을 내리기 어렵다. 이러한 약제 중 빈플루닌을 이용한 3상 임상연구가 시행되었다(〈표 9-13〉). 백금 제제를 포함한 1차 항암화학요법에 실패한 370명의 환자를 2:1의 비율로 빈플루닌 치료군과 대증요법만 시행한 군으로 나누어 비교하였다. 빈플루닌 치료군은 단순 관찰군에 비해 반응률(8.6% 대 0%, P=0.006), 무진행 생존율(3개월 대 1.5개월, P=0.001)에 있어 통계적으로 유의하게 향상된 결과를 보여주었으나 전체 생존기간(6.9개월 대 4.6개월, P=0.287)에서 통계적으로 유의한 차이를 달성하지는 못하였다. 비록 다변량 분석 및 선정 기준을 위반한 환자를 제외하여 다시 분석했을 때 통계적 유의성은 획득하였으나, 임상적으로 유의한 의미를 부여하지는 못했다. 1차 표준치료에 실패한 경우, 활동능력이 우수한 환자의 상당수가 구제 항암화학요법을 투여받고 있는 국내외의 현실을 감안할 때 빈플루닌의 결과가 임상에 미치는 효과는 미미할 것으로 추정할 수 있다.

표 9-12 진행성 요상피세포암 환자를 대상으로 한 3제 화학요법 임상연구

연구	화학요법	환자 수	반응률(%)	생존기간(개월)
Bellmunt 등	PCG	58	76(28)	15.6
Bajorin 등	IPC	44	68(23)	20
Hussain 등	PCaG	49	68(32)	14.7
Pectasides 등	DCG	35	66(29)	15.5
Lara 등	PCM	25	57(29)	18
Bellmunt 등	PCG	627	57(15)	15.7*
	GC		46(10)	12.8*

DCG: docetaxel, gemcitabine, cisplatin; GC: gemcitabine, cisplatin; IPC: ifosfamide, paclitaxel, cisplatin; PCaG: paclitaxel, carboplatin, gemcitabine; NS: not significant; OS: overall survival; PCG: paclitaxel, cisplatin, gemcitabine; PCM: paclitaxel, gemcitabine, methotrexate
* P=0.10

| 표 9-13 | 요상피세포암의 구제 항암화학요법에 대한 임상연구

연구	ECOG 활동능	항암치료	환자 수	반응률 (%)	진행까지 기간 /생존기간(개월)
McCaffrey 등	0~1	Docetaxel 100mg/m²	31	13	NR/9
Papamichael 등	0~2	Paclitaxel 200mg/m²	14	7	NR
Vaughn 등	0~2	Paclitaxel 80mg/m² weekly	31	10	2.2/7.2
Witte 등	0~2	Ifosfamide 3,750mg/m² D1, D2 or 1,500mg/m² D1~D5	56	20	2.2/5.1
Vaughn 등	0~1	Vinflunine 280~320mg/m²	151	14.6	8.2
Bellmunt 등	0~1	Vinflunine 280~320mg/m²	253	8.6	6.9
		BSC	117	0	4.0
Drecier 등	0~2	Epothilone(BMS-247550) 40mg/m² D1	42	11.9	8
Sternberg 등	0~3	Gemcitabine 2,500mg/m² + Paclitaxel 150mg/m²	40	60	14.4
Sweeney 등	0~2	Pemetrexed 500mg/m²	47	27.7	9.6
Galsky 등	0~2	Pemetrexed 500mg/m²	13	8	NR

(5) 생물학적 표적치료제의 임상적 의의

암의 발생과 진행 과정에서 다양한 유전자 변이 및 이에 따른 성장인자 및 수용체와 관련된 역할이 밝혀지고 있다. 요상피암에서도 이들 성장인자와 수용체의 이상 발현은 암의 진행 과정 및 예후와 밀접한 관련이 있다. 요상피세포암의 병리학적 기전에 대한 이해는 생물학적 표적치료에 대한 새 장을 열 것으로 기대되며, 일부 약제들은 임상시험 단계에 있다. 이 중 표피 성장인자 수용체*epidermal growth factor receptor; EGFR* 억제제인 세툭시맙*cetuximab*, 혈관내피 성장인자*vascular endothelial growth factor; VEGF* 전달 체계 억제제인 베바시주맙*bevacizumab* 또는 수니티닙*sunitinib* 등의 효과가 기대된다.

1) 표피 성장인자

요상피세포암의 전임상 모델에서 표피 성장인자와 수용체는 세포 증식, 세포 생존, 신생혈관 생성 및 전이와 관련이 있는 것으로 보고되었다. 표피 성장인자 수용체는 침윤성 방광암의 반수 이상에서 과발현되어 있으며 발현의 정도가 높을수록 원발 종양의 병기가 높고 근치적 치료 후 재발률이 높으며 생존율이 불량한 것으로 보고되었다. 하지만 표피 성장인자 수용체 억제제 투여 시 반응이 좋을 것으로 예측되는 표피 성장인자의 활성효소 도메인의 돌연변이나 절단*truncation* 오류 소견은 극소수의 요상피세포암에서 관찰된다.

현재 표피 성장인자 수용체(ErbB1/EGFR) 억제 단클론 항체인 세툭시맙을 전이성 종양의 1차 치료 및 구제 항암화학요법에 병용하여 사용하는 무작위 배정 2상 임상 연구가 진행되고 있다. 표피 성장인자 수용체의 활성효소 억제제인 제피티닙*gefinitinib*은 GC와 병용하여 사용한 CALGB(Cancer and Leukemia Group B)의 2상 임상연구에서 이전의 GC 치료에 비해 우수한 효과를 보여주지 못하였다. 또한 구제요법으로 단독 사용 시 부분 반응률 3%로 효과가 미미한 것으로 알려졌다.

표피 성장인자 수용체 중 ErbB2(Her-2/neu)의 발현은 요상피세포암의 진행 정도와 비례하여 전이성 종양의 경우 발현율이 80%에 육박하는 것으로 알려져 있다. 이러한 ErbB2의 단클론 항체인 트라스트주맙*trastzumab*을 파클리탁셀, 카보플라틴, 젬시타빈 3제 항암화학요법과 병용한 2상 임상 연구에서 반응률은 70%, 생존기간의 중간값은 14.1개월로 보고되었다. 비록 이전의 3제 항암화학요법의 효과와 비교하여 유사한 결과를 보여주었지만 대상 환자의 예후인자를 고려하면 상대적으로 우수한 것으로 추정할 수 있다.

2) 혈관내피 성장인자

혈관내피 성장인자(VEGF) 및 그 수용체는 종양의 성장에 필요한 신생혈관 생성에서 주된 역할을 담당한다. 대부분의 고형암에서 VEGF의 발현이 증가되어 있으며, 요상피세포암에서는 VEGF 발현뿐만 아니라 그 발현을 조절하는 HIF-α의 발현이 증가되어 있다. 종양의 신생혈관 생성 정도는 요상피세포암의 예후와 밀접한 관련이 있는 것으로 알려졌다. 또한 요상피세포암의 전임상연구에서 VEGF를 억제할 경우 종양 관련 혈관내피세포뿐만 아니라 종양세포 자체의 분열 및 성장이 억제되었다. VEGF 수용체 활성효소 억제제인 수니티닙을 단독으로 백금 치료를 받은 병력이 있는 진행성 요상피세포암의 구제요법으로 투여한 2상 임상연구에서 종양 반응률은 3~7%에 불과했으나, 대상 환자의 25~31%에서 안정성 병변 및 부분 반응이 3개월 이상 지속되는 임상적인 이득을 달성할 수 있었다. 현재 1차 치료제에서 우수한 반응을 보인 환자를 대상으로 한 수니티닙 유지 요법, 1차 치료제에 병합하여 사용할 경우의 베바시주맙의 효과 등에 대한 연구가 진행되고 있다.

3) 기타 생물학적 표적치료제

히스톤 디아세틸레이즈 저하제*histone deacetylase inhibitor* (SAHA, vorinostat; PXD 101, belinostat; romidepsin), 프로테오솜 억제제*proteosome inhibitor*(보르테조밉*bortezomib*), 파르네실 전이효소 억제제*farnesyl transferase inhibitor*(티피파닙*tipifarnib*, 로나파닙*lonafarnib*) 등에 대한 연구가 진행되었다. 보르테조밉*bortezomib*, 티피파닙*tipifarnib*과 로나파닙*lonafarnib*의 단일제제 효과는 기대 이하였으며, 일부 제제들은 현재 임상연구 중이다.

6. 근치적 치료 전후의 보조 항암화학요법

방광암 환자의 20~25%는 방광의 근육층 이상을 침범한 침윤성 방광암 또는 림프절전이를 동반한 진행성 방광암 상태에서 진단된다. 침윤성 방광암의 경우 근치적 방광적출술을 시행하더라도 대부분 2년 이내에 약 50%의 환자에서 재발한다. 국소 골반강 내 재발이 일부 환자, 특히 원발 종양의 병기가 T3b 이상인 환자의 경우 나타나기는 하지만 대부분의 재발 양상은 전신전이이며 이러한 재발의 형태는 진단 당시 상당수의 환자에서 미세전이가 존재함을 시사한다. 이러한 근육층 이상을 침범한 침윤성 방광암의 불량한 예후, 항암제에 대한 방광암의 비교적 높은 감수성, 다른 고형암에서의 경험 등을 근거로 방광암에서도 수술 전후 항암화학요법의 효과에 대한 연구가 시도되었다.

(1) 수술 전 선행 항암화학요법

1) 선행 항암화학요법의 이론적 근거

선행 항암화학요법은 근치적 방광적출술 혹은 근치적 방사선치료 시행 전에 항암화학요법을 시행하는 것을 말한다. 수술 전 선행 항암화학요법은 수술 후의 보조 항암화학요법에 비해 몇 가지 이점이 있다. 첫째, 근치적 방광적출술 전에 항암화학요법을 시행하면 잠재적으로 존재하는 미세전이를 조기에 치료할 수 있다는 점, 둘째, 수술 후 상당수의 환자가 활동능력이 악화되어 보조 항암화학요법을 하기 어렵지만 선행 요법을 시행할 경우 활동능력이 비교적 좋은 상태에서 치료받아 적절한 용량을 투여받을 수 있다는 점, 셋째, 생체 내에서 항암화학요법의 감수성에 대해 평가할 수 있다는 점, 그리고 마지막으로 원발 종양의 병기 하향을 유도하여 진단 당시 수술이 불가능한 경우 혹은 심지어 전이가 존재하는 경우에도 수술이 가능해져 완치 기회를 가질 수 있으며, 진단 당시 방광적출술의 대상 환자 중 선별된 환자에서는 방광을 보존할 가능성도 있다는 점이다. 하지만 선행 항암화학요법의 잠재적인 단점도 있다. 근치적인 치료가 연기된다는 점, 수술 후 합병증이 증가할 수 있다는 점, 항암화학요법에도 불구하고 진행하는 경우 전신전이로 이어져 완치의 기회를 상실할 수 있다는 점, 그리고 임상적인 병기 판정에 의존하여 치료를 시행하므로 침윤성 방광암 병기로 오인된 환자에게는 과잉 치료가 될 수 있다는 점을 들 수 있다.

2) 선행 항암화학요법의 3상 임상연구

선행 항암화학요법에 대해서는 많은 임상연구가 시행되었다(〈표 9-14〉).

그로스만*Grossman* 등은 SWOG(Southwest Oncology Group) 주도하에 시행된 수술 전 선행 항암화학요법의 3상 임상연구(SWOG 8710, Intergroup 0080) 결과를 발표했다. 임상적 병기 cT2-T4의 방광상피세포암 환자 317명을 무작위 배정하여 153명의 환자에게는 근치적 방광적출술 시행 전 M-VAC 3회를 투여하고, 154명의 환자에게는 선행 치료 없이 근치적 방광적출술을 시행했다. 주목할 만한 사실은 3상 연구를 종료하는 데까지 11년이 소요되었다는 점이다. 수술 전 M-VAC을 투여받은 환자는 수술만 시행한 경우에 비해 생존율이 높은 경향을 보여주었으며 통계적으로 유의한 수준에 접근했다(생존기간 중앙값, 77개월 대 46개월; P=0.06: 5년 생존율, 57% 대 43%). 수술 후 합병증 및 수술 관련 사망률에 있어 두 군 간의

표 9-14 수술 전 선행 항암화학요법에 대한 임상연구

연구	등록 기간	병기	선행 항암치료군	표준치료군	환자 수	결과
단독 백금 제제 요법						
Australia/ United Kingdom	1984~1988	T2-4Nx	DDP/RT	RT	255	No difference
Spain(CUETO)	1984~1989	T2-4aNx-2	DDP/Cyst	Cyst	121	No difference
Canada/NCIC		T2-4bNx	DDP/RT or preop RT+Cyst	RT or preop RT+Cyst	99	No difference
백금 제제 복합요법						
EORTC/MRC	1989~1995	T2G3,T3-4aNx	CMV/RT or Cyst	RT or Cyst	976	5.5% difference in favor of CMV
SWOG/Intergroup	1987~1998	T2-4aN0	M-VAC/Cyst	Cyst	298	Trend in benefit with M-VAC (p=0.06)
DAVECA 8901/ DAVECA 8902	1989~1995	T2-T4bx	MTX/DDP/RT or Cyst	RT or Cyst	153	No difference
Italy(GUONE)	1989~1995	T2-4N0	M-VAC/Cyst	Cyst	206	No difference
Italy(GISTV)	1988~1992	T2-4N0	M-VEC/Cyst	Cyst	171	No difference
Nordic 1	1985~1989	T1G3-4aNx	ADM/DDP/RT/Cyst	RT/Cyst	311	No difference, 15% benefit with ADM+DDP in T3-T4a
Nordic 2	1990~1997	T2-4aNx	MTX/DDP/Cyst	Cyst	317	No difference
Egyptian	1984~1996	T2-4aNx	MCAVI/Cyst	Cyst	196	No difference

DDP: cisplatin; RT: radiotherapy; Cyst: cystectomy; CMV: cisplatin, methotrexate, vinblastine; M-VAC: methotrexate, vinblastine, adriamycin, cisplatin; MTX: methotrexate; M-VEC: methotrexate, vinblastine, epirubicin, cisplatin; ADM: adriamycin; MCAVI: methotrexate, carboplatin, vinblastine

차이는 없는 것으로 보고되었다. 생존율의 증가 경향은 환자나 질환의 특성에 따라 달라지지 않았다. 병리학적 완전관해(pT0)는 우수한 예후를 반영하는 인자였으며, 선행 항암화학요법을 시행한 군의 병리학적 완전관해율은 38%로 수술만 시행한 군(15%, P<0.001)에 비해 높았다.

선행 항암화학요법에 관한 가장 규모가 큰 3상 연구는 영국(MRC)과 유럽(EORTC)에서 시행되었다. 임상적 병기가 T2면서 분화도가 3도인 경우 또는 임상적 병기 T3 이상으로 진단된 환자들을 대상으로 485명은 선행 항암화학요법 없이 근치적 방광적출술이나 근치적 방사선치료를 시행받고, 491명은 MCV(메토트렉세이트, 시스플라틴, 빈블라스틴) 3주기 시행 후 국소 치료를 받는 것으로 무작위 배정되었다. 1999년 발표된 3년 생존율 자료에 의하면 선행 치료를 받은 군과 국소 치료만 받은 군에서 통계적으로 유의한 차이를 발견할 수 없었다(55.5% 대 50.0%, P=0.075). 하지만 2002년 발표된 7년간의 추적 관찰 결과를 보면 HR=0.85(95% CI, 0.72~1.00, P=0.048)로 통계적으로 유의한 생존율 향상을 확인할 수 있다.

SWOG 8710 연구 결과는 선행 항암화학요법이 생존율 향상을 가져오지 못한다는 기존의 3상 연구 결과와 다르다. 하지만 ① 사용된 항암치료제 조합의 종류, 즉 이전 연구에서는 시스플라틴 단독 또는 CISCA를 사용하였으나 SWOG 연구에서는 요상피세포암에 가장 효과적인 것으로 알려진 M-VAC을 사용한 점, ② 대상 환자군의 차이, ③ 국소 치료로 근치적 방광적출술에 제한을 둔 점 등을 들 수 있다. 그러나 SWOG 연구, Nordic 연구, EORTC 연구, Egyptian 연구, MRC-EORTC 연구 모두에서 공통으로 발견할 수 있는 한계점이 있다. 그것은 연구 설계의 가설 설정 과정에서 치료로 인해 얻을 수 있는 생존율 증가를 너무 낙관적으로 설정하여 상대적으로 소수의 환자를

대상으로 했다는 점이다. 이러한 연구 설계상의 문제점로 인해 수술 전 항암치료가 생존율의 증가를 가져온다는 통계학적으로 유의한 결과를 달성하지는 못했다. 즉, 이러한 연구는 획기적인 생존율 증가가 달성될 때에 한해 선행 항암화학요법의 이점을 증명할 수 있는 한계를 가지고 있다. 현실성 있는 가정을 바탕으로 대규모 환자를 포함한 연구가 절실히 필요한 시점이다.

이러한 검증력 부족이라는 한계를 극복하기 위한 일환으로 여러 메타분석이 발표되었다. 그중 11개의 임상연구에 등록된 환자 3,005명 각각의 자료를 토대로 하는 Advanced Bladder Cancer Meta-analysis Collaboration의 메타분석에 의하면 백금을 근간으로 하여 선행 병용항암화학요법을 시행하면 국소 치료 단독에 비해 요상피세포암으로 인한 사망 위험도를 14% 감소시킬 수 있으며, 이는 5년 생존율 5%의 향상으로 해석된다. 이러한 선행 항암화학요법의 효과는 국소 치료의 종류에 따라, 환자의 연령, 성별, 활동능력, 병기에 따라 상이한 결과를 초래하지 않았다. 하지만 대부분의 연구에서 명시된 대상 선정 기준을 고려하여 비교적 우수한 활동능력과 적절한 신장기능을 가지고 있으며 70세 이하인 환자에 적용하는 것이 적당할 것으로 여겨진다.

기존의 3상 연구들은 선행 항암화학요법의 이론적 장단점이 실제 임상에서 어떻게 적용되는지 보여준다. 단점으로 알려진 수술 후 합병증의 증가는 현실성 없는 가정에 불과하였으며, 근치적 방광적출술을 시행받은 두 군의 환자의 비율을 비교해보면 선행 항암화학요법을 시행함으로써 완치 기회를 상실할 수 있다는 주장도 부합되지 않음을 알 수 있다. 또한 방광암 진단 후 수술적인 치료 시기에 있어 12주 정도 연기가 되더라도 장기적인 생존율의 차이가 없다는 보고 등을 두고 볼 때, 선행 항암화학요법은 이론적인 단점에 비해 실제적인 이점이 더 많은 치료 방법임을 알 수 있다.

전이성 요상피세포암의 경우 젬시타빈과 시스플라틴의 병용 항암화학요법은 효과 측면에서 M-VAC과 유사하며 상대적으로 낮은 부작용 발생률로 인해 표준치료로 인정되고 있다. 하지만 선행 항암치료로서의 효과는 잘 알려져 있지 않다. M-VAC과 GC의 선행 항암화학요법에 대한 후향적 연구 결과를 보면 병리학적 완전관해와 원발 종양의 병기 하강으로 정의할 수 있는 반응률에 있어 유사한 결과를 보여주었다. 이는 선행 항암화학요법에서도 GC가 M-VAC을 대체할 가능성이 높음을 시사한다.

(2) 수술 후 보조 항암화학요법

1) 수술 후 보조 항암화학요법의 이론적 근거

수술 후 보조 항암화학요법은 재발 가능성이 높은 환자에 대해 근치적 방광적출술 후 항암화학요법을 시행하는 것을 말한다. 수술 전 선행 항암화학요법에 비해 수술 후 보조 항암화학요법의 장점으로는 첫째, 방광적출술을 먼저 시행함으로써 근치적 치료의 기본이 되는 국소 치료가 연기되지 않는다는 점, 둘째, 수술 조직 검사 결과를 바탕으로 고위험군 환자에 한해 치료를 결정할 수 있어 과잉 치료의 소지가 없다는 점, 셋째, 원발 종양이 제거된 상태로 잠재적인 미세전이 종양을 대상으로 항암치료를 시행하므로 치료에 대한 반응이 보다 높을 수 있고 내성 발생 가능성이 낮을 수 있다는 점을 들 수 있다.

하지만 항암치료 시기가 수술 후로 연기되는 데 따른 단점도 있다. 즉, 미세전이의 치료 시기가 지연된다는 점, 방광적출술에 따른 합병증이 발생할 경우 적절한 기간 내에 항암화학요법을 받지 못할 수도 있다는 점, 수술 후 활동능력이 악화되어 항암화학요법에 대한 순응도가 떨어진다는 점, 종양이 절제된 상태에서 항암치료를 시행하므로 종양 반응의 평가가 무재발 생존율 또는 전체 생존기간에 의해서만 판단될 수 있다는 점을 들 수 있다.

2) 수술 후 보조 항암화학요법의 3상 임상 시험

선행 항암화학요법에 비해 수술 후 보조 항암화학요법의 임상연구는 많지 않다(〈표 9-15〉).

스키너*Skinner* 등은 T3 이상 또는 림프절 침범이 확인된 91명의 요상피세포암 환자를 대상으로 수술 후 CAP(사이클로포스파마이드, 아드리아마이신, 시스플라틴) 4회를 이용한 보조 항암화학요법 치료의 효과를 수술 후 단순히 추적 관찰한 군과 비교하였다. 그 결과 수술 후 추가적인 보조 치료를 시행하지 않은 환자군의 3년 생존율 50%에 비해 높은 66%의 생존율이 보고되었으나 통계적인 유의성을 보이지는 못하였다(P=0.099). 가장 강력한 예후 예측 인자로 알려진 림프절의 침범 여부에 따라 층화하여 분석했을 때 통계적인 유의성을 보여주었으나(P=0.0062), 적절한 통계적인 고려 없이 임상연구를 시행하여 충분한 검증력을 가지지 못하였을 뿐만 아니라 예정되어 있지 않았던 중간 분석 시행 후 조기 중단 등 임상연구 시행 과정상의 많은 문제점을 내포하고 있다. 스토

| 표 9-15 | 수술 후 보조 항암화학요법에 대한 임상연구

연구	항암치료군	환자 수		결과
		항암치료군	관찰군	
Logothetis 등(1988)	CISCA	71	62	Benefit, not randomized
Skinner 등(1991)	CAP	47	44	Benefit, few patients received therapy
Stockle 등(1992)	M-VAC/M-VEC	26	23	Benefit, few patients received treatment at relapse
Studer 등(1994)	DDP	40	37	No benefit
Bono 등(1997)*	CM	48	35	No benefit for N0
Freiha 등(1996)	CMV	25	25	Benefit in RFS only
Otto 등(2001)*	M-VEC	55	53	No benefit
Cognetti 등(2008)*	GC	97	86	No benefit

* Abstract only
CISCA: cisplatin, cyclophosphamide, adriamycin; CAP: cyclophosphamide, adriamycin, cisplatin; M-VAC: methotrexate, vinblastine, adriamycin, cisplatin; M-VEC: methotrexate, vinblastine, epirubicin, cisplatin; DDP: cisplatin; CM: cisplatin, methotrexate; CMV: cisplatin, methotrexate, vinblastine; GC: gemcitabine, cisplatin; RFS: relapse-free survival

클*Stockle* 등은 pT3b 이상 또는 림프절 양성인 방광암 환자 49명을 대상으로 M-VAC 또는 M-VEC 3주기를 시행하는 것과 단순 추적 관찰하는 것을 비교하는 3상 연구를 실시하였다. 연구 결과 5년 무재발 생존율의 유의한 차이(59% 대 13%, P=0.0015)를 보여주었으나, 소수의 환자를 대상으로 하였으며 조기 중단된 연구인 점, 또한 대조군에 포함된 환자에서 재발 소견을 보였을 때 적절한 항암화학요법을 권하지 않았다는 문제점을 안고 있다. 스탠포드대학에서 시행된 수술 후 CMV 4회 항암치료의 효과를 보는 3상 연구에서도 통계적인 고려가 부적절했고, 중간 분석에서 유의한 무재발 생존기간의 이점을 근거로 연구가 중단되었다. 이 연구에서는 대조군 환자들이 재발 소견을 보였을 때 적극적으로 고식적인 CMV 항암화학요법을 시행했으며, 두 군 간에 유의한 생존율의 차이는 관찰되지 않았다.

최근 이탈리아 연구자들이 근육층 이상을 침범한 방광요상피세포암 환자를 대상으로 수술 후 보조 항암화학요법으로 GC를 사용한 다기관 3상 임상연구가 발표되었다. 환자들은 수술 후 GC 4회 치료를 시행받거나, 추적관찰 중 재발한 경우 GC 항암치료를 시행받는 두 군으로 무작위 배정되었다. 이 연구 또한 환자 등록의 지연으로 인해 조기 중단되었다. 관찰 기간의 중앙값 32.5개월째, 보조 요법을 시행하더라도 무재발 생존기간이나 전체 생존기간의 유의한 연장은 관찰되지 않았다. 최근 미국의 Southern California University Trial, 즉 pT1~2N0 환자 중 p53 과발현을 가진 환자의 경우 수술 후 M-VAC 항암치료 3회를 시행하는 것과 단순 추적 관찰을 비교한 3상 임상연구는, M-VAC 항암화학요법군에 배정된 환자 중 33%가 예정된 치료를 완료할 수 없었고 중간 분석 결과 무재발 생존율의 차이가 없었으며 더 이상 임상 연구를 지속하더라도 유의한 차이를 보일 수 없을 것으로 판단되어 조기 중단되었다.

Advanced Bladder Cancer Meta-analysis Collaboration은 6개의 전향적 연구에 등록된 환자 491명의 개인 자료를 메타분석한 결과를 발표했다. 연구자들은 수술 후 보조 항암화학요법을 시행할 경우 그렇지 않은 경우에 비해 사망의 위험도를 25% 감소시킬 수 있고 3년 생존율의 9% 증가를 가져올 수 있다고 보고했다. 또한 이러한 보조 항암화학요법의 효과는 림프절의 전이 여부에 따른 차이를 보이지 않았다. 하지만 이러한 메타분석 결과에도 불구하고 수술 후 보조 항암화학요법을 표준치료로 받아들일 수 없는 실정이다. 그 이유는 분석에 포함된 3상 임상 연구들이 많은 문제점을 내포하고 있고 이로 인해 메타분석 자체의 문제를 초래했다는 점이다. 특히 대부분의 연구가 소수의 환자를 대상으로 하여 메타분석에 포함된 전체 환자 수가 500명 미만으로, 중등도의 생존율 향상을 가져올 수 있는 치료의 경우에는 그 효과를 검증할 수 없고, 일부 3상 연구는 계획되지 않은 중간 분석에서 효과가 입증되어 조기 중단되었다는 점뿐만 아니라 일부 연구에서는 무작위 배정 후 치료가 시행되지 않았고, 배정받은 환자의 일부를 분석에 포함하지 않는 등 여러 면에서 신빙성을 위협하는 문제점들을 내포하고 있다.

현재 유럽에서 진행되고 있는 대규모 3상 임상연구(EORTC-30994, pT3~T4 환자를 대상으로 M-VAC, 고용량 강도 M-VAC, GC 가운데 한 가지를 투여하는 군과 단순 추적 관찰하는 군 간의 비교 연구) 결과만이 수술 후 보조 항암화학요법의 효과에 대한 근거를 제시할 수 있을 것으로 생각된다.

(3) 선행 항암화학요법과 수술 후 보조 항암화학요법 비교

선행 항암화학요법과 수술 후 보조 항암화학요법을 순수하게 비교한 연구는 없다. 하지만 밀리칸*Millikan* 등은 경요도 방광경생검에서 림프-혈관 침윤 소견을 보이거나 T3b~T4a인 환자를 대상으로 수술 전 M-VAC 2회 시행 후 근치적 방광적출술을 시행하고 수술 후 M-VAC 3회를 추가한 치료군과 근치적 방광적출술 후 M-VAC 5회를 시행한 치료군을 비교했다. 두 군 간에 생존율, 무재발 생존율, 종양-특이 생존율에서 통계적으로 유의한 차이는 관찰되지 않았다.

IX. 예후

표재성 방광암과 침윤성 방광암은 기원도 같고 악성종양의 속성을 가지고 있으나 임상적 경과는 매우 다르다. 표재성 방광암의 약 30%는 재발도 없고 진행도 되지 않는다. 또 대부분의 표재성 방광암의 경우 재발이 많이 되나 생명이나 방광 보전에는 큰 문제가 없으며 반복적으로 경요도 방광암절제술을 시행받고 방광 내 주입치료를 받아야 되는 것이 부담이다. 그러나 표재성 방광암의 10~15%는 침윤성으로 진행하므로 주의 깊은 추적 관찰이 필요하고, 진행이 되었을 경우는 침윤성 암의 치료 지침을 따라야 한다. 침윤성 암을 수술요법으로 치료한 경우 방광벽 침윤 정도에 따라 생존율이 다르다. 침윤성 암의 경우 적절한 치료를 받았는데도 불구하고 실패하는 이유는 암세포가 이미 전이된 상태이기 때문이다. 이를 제거하기 위하여 보조적으로 화학요법 또는 방사선치료가 수술 전후로 시도되고 있다.

참고문헌

1. Ardavanis A, Tryfonopoulos D, Alexopoulos A, Kandylis C, Lainakis G, Rigatos G. Gemcitabine and docetaxel as first-line treatment for advanced urothelial carcinoma: a phase II study. Br J Cancer 2005;92(4):645-650.
2. Aufman DS, Shipley WU, Griffin PP, Heney NM, Althausen AF, Efird JT. Selective bladder preservation by combination treatment of invasive bladder cancer. N Engl J Med 1993;329(19):1377-1382.
3. Bajorin DF, McCaffrey JA, Dodd PM, Hilton S, Mazumdar M, Kelly WK, et al. Ifosfamide, paclitaxel, and cisplatin for patients with advanced transitional cell carcinoma of the urothelial tract: final report of a phase II trial evaluating two dosing schedules. Cancer 2000;88(7):1671-1678.
4. Bamias A, Aravantinos G, Deliveliotis C, Bafaloukos D, Kalofonos C, Xiros N, et al. Docetaxel and Cisplatin With Granulocyte Colony-Stimulating Factor (G-CSF) Versus MVAC With G-CSF in Advanced Urothelial Carcinoma: A Multicenter, Randomized, Phase III Study From the Hellenic Cooperative Oncology Group. J Clin Oncol 2004;22(2):220-228.
5. Bellmunt J, Guillem V, Paz-Ares L, et al. Gemcitabine/paclitaxel-based three-drug regimens in advanced urothelial cancer. European Journal of Cancer 2000;36(Supplement 2):17-25.
6. Bellmunt J, Guillem V, Paz-Ares L, Gonzalez-Larriba JL, Carles J, Batiste-Alentorn E, et al. Phase I-II study of paclitaxel, cisplatin, and gemcitabine in advanced transitional-cell carcinoma of the urothelium. Spanish Oncology Genitourinary Group. J Clin Oncol 2000;18(18):3247-3255.
7. Bellmunt J, Ribas A, Eres N, Albanell J, Almanza C, Bermejo B, et al. Carboplatin-based versus cisplatin-based chemotherapy in the treatment of surgically incurable advanced bladder carcinoma. Cancer 1997;80(10):1966-1972.
8. Bellmunt J, Theodore C, Demkov T, , Komyakov B, Sengelov L, Daugaard G, et al. Phase III trial of vinflunine plus best supportive care compared with best supportive care alone after a platinum-containing regimen in patients with advanced transitional cell carcinoma of the urothelial tract. J Clin Oncol 2009;27(27):4454-4461.
9. Bessell E, Taylor J, Moloney A. Regression of transitional cell carcinoma of the bladder with radiotherapy: Progression-free control in the bladder at 5 years. Radioth Oncol 1993;29:344.
10. Blehm KN, Spiess PE, Bondaruk JE, , Dujka ME, Villares GJ, Zhao YJ, et al. Mutations within the kinase domain and truncations of the epidermal growth factor receptor

are rare events in bladder cancer: implications for therapy. Clin Cancer Res 2006;12(15):4671-1677.
11. Bloom HJ, Hendry WF, Wallace DM, Skeet RG. Treatment of T3 bladder cancer: controlled trial of pre-operative radiotherapy and radical cystectomy versus radical radiotherapy. Br J Urol 1982;54(2):136-151.
12. Bochner BH, Cote RJ, Weidner N, Groshen S, Chen SC, Skinner DG, et al. Angiogenesis in bladder cancer: relationship between microvessel density and tumor prognosis. J Natl Cancer Inst 1995;87(21):1603-1612.
13. Bohle A, Jocham D, Bock PR. Intravesical bacillus Calmette-Guerin versus mitomycin C for superficial bladder cancer: a formal mete-analysis of comparative studies on recurrence and toxicity.J Urol 2003;169(1):900.
14. Bono AV, Benvenuti C, Gibba A. Adjuvant chemotherapy in locally advanced bladder cancer: final analysis of a controlled multicentre study. Acta Urol Ital 1997;11:5-8.
15. Bracken RB, McDonald MW, Johnson DE. Cystectomy for superficial bladder cancer, Urology 1981;18:459-463.
16. Bradley D, Daignault S, Smith DC, Nanus D, Tagawa S, Stadler WM, et al. Maintenance sunitinib post-chemotherapy (CT) in patients (pts) with advanced urothelial carcinoma (UC): A randomized placebo controlled phase II trial. ASCO Meeting Abstracts 2009;27(15S):5073.
17. Cancer statistics in Korea, Cancer registration and biostatistics branch, National Cancer Center; 2010.
18. Charhal R, Sundaram SK, Inddenden R, Forman DF, Weston PM, Harrison SC. A study of the morbidity, mortality and long term survival following radical cystectomy in the invasive bladder cancer in Yorkshire. Eur Urol 2003;43(3):246.
19. Cognetti F, Ruggeri EM, Felici A, Gallucci M, Muto G, Pollera CF, et al. Adjuvant chemotherapy (AC) with cisplatin + gemcitabine (CG) versus chemotherapy (CT) at relapse (CR) in patients (pts) with muscle-invasive bladder cancer (MIBC) submitted to radical cystectomy (RC). An Italian multicenter randomised phase III trial. J Clin Oncol (Meeting Abstracts) 2008;26(15_suppl):5023.
20. Coppin C, Gospodarowicz M, James K, Tannock IF, Zee B, Carson J, et al. Improved local control of invasive bladder cancer by concurrent cisplatin and preoperative or definitive radiation. The National Cancer Institute of Canada Clinical Trials Group. J Clin Oncol 1996;14(11):2901-2907.
21. Dahl DM, McDougal WS. Use of intestinal segments in urinary diversion. In: Wein AJ, Kavoussi LR, Novick AC, Partin AW, Peters CA. Campbell-Walsh Urology, 9th Ed. Philadelphia: Sauders Elsevier 2007; 2534-2578.
22. Dalbagni G, Genega E, Hashibe M, Zhang ZF, Russo P, Herr H, et al. Cystectomy for bladder cancer: a contemporary series. J Urol 2001;165(4):1111-1116.
23. Daneshmand S, Quek ML, Huffman JL. Endoscopic management of transitional cell carcinoma:long term experience. Cancer 2003;98(1):55.
24. Dash A, Pettus JA 4th, Herr HW, Bochner BH, Dalbagni G, Donat SM, et al. A role for neoadjuvant gemcitabine plus cisplatin in muscle-invasive urothelial carcinoma of the bladder. Cancer 2008;113(9):2471-2477.
25. Dogliotti L, Carteni G, Siena S, Bertetto O, Martoni A, Bono A, et al. Gemcitabine plus cisplatin versus gemcitabine plus carboplatin as first-line chemotherapy in advanced transitional cell carcinoma of the urothelium: results of a randomized phase 2 trial. Eur Urol 2007;52(1):134-141.
26. Dreicer R, Li S, Manola J, Haas NB, Roth BJ, Wilding G; Eastern Cooperative Oncology Group. Phase 2 trial of epothilone B analog BMS-247550 (ixabepilone) in advanced carcinoma of the urothelium (E3800): a trial of the Eastern Cooperative Oncology Group. Cancer 2007;110(4):759-763.
27. Dreicer R, Manola J, Roth BJ, See WA, Kuross S, Edelman MJ, et al. Phase III trial of methotrexate, vinblastine, doxorubicin, and cisplatin versus carboplatin and paclitaxel in patients with advanced carcinoma of the urothelium. Cancer 2004;100(8):1639-1645.
28. Jenkins BJ, Caulfield MJ, Fowler CG, , Badenoch DF, Tiptaft RC, Paris AM, et al. Reappraisal of the role of radical radiotherapy and salvage cystectomy in the treatment of invasive (T2/T3) bladder cancer. Br J Urol 1988;62(4):343-346.
29. Freiha F, Reese J, Torti FM. A Randomized Trial of Radical Cystectomy Versus Radical Cystectomy Plus Cisplatin, Vinblastine and Methotrexate Chemotherapy for Muscle Invasive Bladder Cancer. J Urol 1996;155(2):495-500.
30. Galsky MD, Mironov S, Iasonos A, Scattergood J, Boyle MG, Bajorin DF. Phase II trial of pemetrexed as second-line therapy in patients with metastatic urothelial carcinoma. Invest New Drugs 2007;25(3):265-270.
31. Gitlitz BJ, Baker C, Chapman Y, Allen HJ, Bosserman LD, Patel R, et al. A phase II study of gemcitabine and docetaxel therapy in patients with advanced urothelial carcinoma. Cancer 2003;98(9):1863-1869.
32. Given RW, Parsons JT, McCarley D, Wajsman Z. Bladder-sparing multimodality treatment of muscle-invasive bladder cancer: a five-year follow-up. Urology 1995;46(4):499-504.
33. Gomez-Abuin G, Winquist E, Stadler WM, Pond G, Degendorfer P, Wright J, et al. A phase II study of PS-341 (Bortezomib) in advanced or metastatic urothelial cancer. A trial of the Princess Margaret Hospital and University of Chicago phase II consortia. Invest New Drugs 2007;25(2):181-185.
34. Grossman HB, Natale RB, Tangen CM, Speights VO, Vogelzang NJ, Trump DL, et al. Neoadjuvant Chemotherapy plus Cystectomy Compared with Cystectomy Alone for Locally Advanced Bladder Cancer. N Engl J Med 2003;349(9):859-866.
35. Hagan MP, Winter KA, Kaufman DS, Wajsman Z, Zietman AL, Heney NM, et al. RTOG 97-06: initial report of a

phase I-II trial of selective bladder conservation using TURBT, twice-daily accelerated irradiation sensitized with cisplatin, and adjuvant MCV combination chemotherapy. Int J Radiat Oncol Biol Phys 2003;57(3):665-672.

36. Heney NM, Ahmed S, Flanagan MJ. Superficial bladder cancer: progression and recurrence. J Urol 1983;130:1083-1086.
37. Herr HW, Bajorin DF, Scher HI. Neoadjuvant chemotherapy and bladder-sparing surgery for invasive bladder cancer: ten-year outcome. J Clin Oncol 1998;16(4):1298-1301.
38. Hussain M, Vaishampayan U, Du W, Redman B, Smith DC. Combination paclitaxel, carboplatin, and gemcitabine is an active treatment for advanced urothelial cancer. J Clin Oncol 2001;19(9):2527-2533.
39. Hussain MH, MacVicar GR, Petrylak DP, Dunn RL, Vaishampayan U, Lara PN Jr, et al. Trastuzumab, paclitaxel, carboplatin, and gemcitabine in advanced human epidermal growth factor receptor-2/neu-positive urothelial carcinoma: results of a multicenter phase II National Cancer Institute trial. J Clin Oncol 2007;25(16):2218-2224.
40. International collaboration of trialists on behalf of the Medical Research Council Advanced Bladder Cancer Working Party EG-UG, Australian Bladder Cancer Study Group, National Cancer Institute of Canada Clinical Trials Group, Finnbladder, Norwegian Bladder Cancer Study Group and Club Urologico Espanol de Tratamiento Oncologico (CUETO) group Neoadjuvant cisplatin, methotrexate, and vinblastine chemotherapy for muscle-invasive bladder cancer: a randomised controlled trial. Lancet 1999;354(9178):533-540.
41. Jacobs MA, Wotkowicz C, Baumgart ED, Neto BS, Rieger-Christ KM, Bernier T, et al. Epidermal growth factor receptor status and the response of bladder carcinoma cells to erlotinib. J Urol 2007;178(4 Pt 1):1510-1514.
42. Jemal A, Murray T, Samuels A, Ghafoor A, Ward E, Thun MJ. Cancer statistics, 2003.CA Cancer J Clin 2003;53:5.
43. Jimenez RE, Hussain M, Bianco FJ Jr, , Vaishampayan U, Tabazcka P, Sakr WA, et al. Her-2/neu overexpression in muscle-invasive urothelial carcinoma of the bladder: prognostic significance and comparative analysis in primary and metastatic tumors. Clin Cancer Res 2001;7(8):2440-2447.
44. Kachnic LA, Kaufman DS, Heney NM, Althausen AF, Griffin PP, Zietman AL, et al. Bladder preservation by combined modality therapy for invasive bladder cancer. J Clin Oncol 1997;15(3):1022-1029.
45. Kaufman DS, Winter KA, Shipley WU, Heney NM, Chetner MP, Souhami L, et al. The initial results in muscle-invading bladder cancer of RTOG 95-06: phase I/II trial of transurethral surgery plus radiation therapy with concurrent cisplatin and 5-fluorouracil followed by selective bladder preservation or cystectomy depending on the initial response. Oncologist 2000;5(6):471-476.
46. Kelly W, Richon V, O' Connor O, et al. Phase I clinical trial of histone deacetylase inhibitor: suberoylanilide hydroxamic acid administered intravenously. Clin Cancer Res 2003;9:3578-3588.
47. Kelly WK, O' Connor OA, Krug LM, Chiao JH, Heaney M, Curley T, et al. Phase I study of an oral histone deacetylase inhibitor, suberoylanilide hydroxamic acid, in patients with advanced cancer. J Clin Oncol 2005;23(17):3923-3931.
48. Kessler TM, Burkhard FC, Perimenis P, Danuser H, Thalmann GN, Hochreiter WW, et al. Attempted nerve sparing surgery and age have a significant effect on urinary continence and erectile function after radical cystoprostatectomy and ileal orthotopic bladder substitution. J Urol 20045; 172:1323.
49. Kim HL, Steinberg GD. Complications of cystectomy in patients with a history of pelvic radiation. Urology 2001;58(4):557-560.
50. Kob D, Arndt J, Kriester A, Schwenk M, Kloetzer KH. Results of percutaneous radiotherapy of bladder cancer using 1 and 2 series of irradiation. Strahlenther Onkol 1985;161(11):673-677.
51. Lara PN Jr, Meyers FJ, Law LY, Dawson NA, Houston J, Lauder I, et al. Platinum-free combination chemotherapy in patients with advanced or metastatic transitional cell carcinoma. Cancer 2004;100(1):82-88.
52. Li J, Juliar B, Yiannoutsos C, Ansari R, Fox E, Fisch MJ, et al. Weekly Paclitaxel and Gemcitabine in Advanced Transitional-Cell Carcinoma of the Urothelium: A Phase II Hoosier Oncology Group Study. J Clin Oncol 2005;23(6):1185-1191.
53. Lipponen P, Eskelinen M. Expression of epidermal growth factor receptor in bladder cancer as related to established prognostic factors, oncoprotein (c-erbB-2, p53) expression and long-term prognosis. Br J Cancer 1994;69(6):1120-1125.
54. Loehrer PJ Sr, Einhorn LH, Elson PJ, Crawford ED, Kuebler P, Tannock I, et al. A randomized comparison of cisplatin alone or in combination with methotrexate, vinblastine, and doxorubicin in patients with metastatic urothelial carcinoma: a cooperative group study [published erratum appears in J Clin Oncol 1993 Feb;11(2):384]. J Clin Oncol 1992;10(7):1066-1073.
55. Logothetis CJ, Dexeus FH, Finn L, Sella A, Amato RJ, Ayala AG, et al. A prospective randomized trial comparing MVAC and CISCA chemotherapy for patients with metastatic urothelial tumors. J Clin Oncol 1990;8(6):1050-1055.
56. Logothetis CJ, Johnson DE, Chong C, Dexeus FH, Sella A, Ogden S, et al. Adjuvant cyclophosphamide, doxorubicin, and cisplatin chemotherapy for bladder cancer: an update. J Clin Oncol 1988;6(10):1590-1596.
57. Lorusso V, Pollera CF, Antimi M, Luporini G, Gridelli C, Frassineti GL, et al. A phase II study of gemcitabine in patients with transitional cell carcinoma of the urinary tract previously treated with platinum. Italian Co-

operative Group on Bladder Cancer. Eur J Cancer 1998;34(8):1208-1212. 60. Lynch W, Jenkins B, Fowler G. The quality of life after radical radiotherapy for bladder cancer. Br J Urol 1992;70;519.

58. Madersbacher S, Hochreiter W, Burkhard F, Thalmann GN, Danuser H, Markwalder R, et al. Radical cystectomy for bladder cancer today-a homogeneous series without neoadjuvant therapy. J Clin Oncol 2003;21(4):690-696.
59. Malmstrom PU, Rintala E, Wahlqvist R, Hellstrom P, Hellsten S, Hannisdal E. Five-year followup of a prospective trial of radical cystectomy and neoadjuvant chemotherapy: Nordic Cystectomy Trial I. The Nordic Cooperative Bladder Cancer Study Group. J Urol 1996;155(6):1903-1906.
60. Martinez-Pineiro JA, Gonzalez Martin M, Arocena F, Flores N, Roncero CR, Portillo JA, et al. Neoadjuvant cisplatin chemotherapy before radical cystectomy in invasive transitional cell carcinoma of the bladder: a prospective randomized phase III study. J Urol 1995; 153(3 Pt 2):964-973.
61. McCaffrey JA, Hilton S, Mazumdar M, Sadan S, Kelly WK, Scher HI, et al. Phase II trial of docetaxel in patients with advanced or metastatic transitional-cell carcinoma. J Clin Oncol 1997;15(5):1853-1857.
62. Meluch AA, Greco FA, Burris HA 3rd, O' Rourke T, Ortega G, Steis RG, et al. Paclitaxel and gemcitabine chemotherapy for advanced transitional-cell carcinoma of the urothelial tract: a phase II trial of the Minnie pearl cancer research network. J Clin Oncol 2001;19(12):3018-3024.
63. Messing EM. Urothelial tumors of the bladder. In: Wein AJ, Kavoussi LR, Novick AC, Partin AW, Peters CA. Campbell-Walsh Urology, 9th Ed. Philadelphia: Sauders Elsevier, 2007; 2441.
64. Millikan R, Dinney C, Swanson D, Sweeney P, Ro JY, Smith TL, et al. Integrated therapy for locally advanced bladder cancer: final report of a randomized trial of cystectomy plus adjuvant M-VAC versus cystectomy with both preoperative and postoperative M-VAC. J Clin Oncol 2001;19(20):4005-4013.
65. Montie J, Straffon R, Stewart B. Radical cystectomy without radiation therapy for carcinoma of the bladder. J Urol 1984;477:131.
66. Moore MJ, Tannock IF, Ernst DS, Huan S, Murray N. Gemcitabine: a promising new agent in the treatment of advanced urothelial cancer. J Clin Oncol 1997;15(12): 3441-3445.
67. Moore MJ, Winquist EW, Murray N, Tannock IF, Huan S, Bennett K, et al. Gemcitabine plus cisplatin, an active regimen in advanced urothelial cancer: a phase II trial of the National Cancer Institute of Canada Clinical Trials Group. J Clin Oncol 1999;17(9):2876-2881.
68. Neal DE, Sharples L, Smith K, Fennelly J, Hall RR, Harris AL. The epidermal growth factor receptor and the prognosis of bladder cancer. Cancer 1990;65(7):1619-1625.
69. Nielsen ME, Palapattu GS, Karakiewicz PI, Lotan Y, Bastian PJ, Lerner SP, et al. A delay in radical cystectomy of > 3 months is not associated with a worse clinical outcome. BJU International 2007;100(5):1015-1020.
70. Nohara N, Koyanagi T. Ras signal transduction in carcinogenesis and progression of bladder cancer: molecular target for treatment. Urol Res 2002;30(5):273.
71. Otto T, borgemann C, Krege S. Adjuvant chemotherapy in locally advanced bladder cancer (pT3/pN1-2M0)-a phase III study. Eur Urol 2001;39(suppl 5):147.
72. Papamichael D, Gallagher CJ, Oliver RT, Johnson PW, Waxman J. Phase II study of paclitaxel in pretreated patients with locally advanced/metastatic cancer of the bladder and ureter. Br J Cancer 1997;75(4):606-607.
73. Parsons JT, Million RR. Planned preoperative irradiation in the management of clinical stage B2-C(T3) bladder carcinoma. Int j radia Oncol Biol Phys 1988; 14(4);797-810.
74. Pectasides D, Glotsos J, Bountouroglou N, Kouloubinis A, Mitakidis N, Karvounis N, et al. Weekly chemotherapy with docetaxel, gemcitabine and cisplatin in advanced transitional cell urothelial cancer: a phase II trial. Ann Oncol 2002;13(2):243-250.
75. Petrioli R, Frediani B, Manganelli A, Barbanti G, De Capua B, De Lauretis A, et al. Comparison between a cisplatin-containing regimen and a carboplatin-containing regimen for recurrent or metastatic bladder cancer patients. A randomized phase II study. Cancer 1996; 77(2):344-351.
76. Petrylak DP, Tangen CM, Van Veldhuizen PJ Jr, Goodwin JW, Twardowski PW, Atkins JN, et al. Results of the Southwest Oncology Group phase II evaluation (study S0031) of ZD1839 for advanced transitional cell carcinoma of the urothelium. BJU Int 2010;105(3):317-321.
77. Philips GK, Halabi S, Sanford BL, Bajorin D, Small EJ; Cancer and Leukemia Group B. A phase II trial of cisplatin (C), gemcitabine (G) and gefitinib for advanced urothelial tract carcinoma: results of Cancer and Leukemia Group B (CALGB) 90102. Ann Oncol 2009;20(6):1074-1079.
78. Pollack A, Zagars GZ. Radiotherapy for stage T3b transitional cell carcinoma of the bladder. Semin Urol Oncol 1996;14(2):86-95.
79. Rodel C, Grabenbauer GG, Kuhn R, Papadopoulos T, Dunst J, Meyer M, et al. Combined-modality treatment and selective organ preservation in invasive bladder cancer: long-term results. J Clin Oncol 2002;20(14):3061-3071.
80. Rodel C, Weiss C, Sauer R. Trimodality treatment and selective organ preservation for bladder cancer. J Clin Oncol 2006;24(35):5536-5544.
81. Rosenberg JE, Halabi S, Sanford BL, Himelstein AL, Atkins JN, Hohl RJ, et al; Cancer and Leukemia Group B. Phase II study of bortezomib in patients with previously treated advanced urothelial tract transitional cell carcinoma:

CALGB 90207. Ann Oncol 2008;19(5):946-950.
82. Rosenberg JE, von der Maase H, Seigne JD, Mardiak J, Vaughn DJ, Moore M, et al. A phase II trial of R115777, an oral farnesyl transferase inhibitor, in patients with advanced urothelial tract transitional cell carcinoma. Cancer 2005;103(10):2035-2041.
83. Sandor V, Bakke S, Robey RW, Kang MH, Blagosklonny MV, Bender J, et al. Phase I trial of the histone deacetylase inhibitor, depsipeptide (FR901228, NSC 630176), in patients with refractory neoplasms. Clin Cancer Res 2002;8(3):718-728.
84. Saxman SB, Propert KJ, Einhorn LH, Crawford ED, Tannock I, Raghavan D, et al. Long-term follow-up of a phase III intergroup study of cisplatin alone or in combination with methotrexate, vinblastine, and doxorubicin in patients with metastatic urothelial carcinoma: a cooperative group study. J Clin Oncol 1997;15(7):2564-2569.
85. Sengelov L, von der Maase H, Lundbeck F, Barlebo H, Colstrup H, Engelholm SA, et al. Neoadjuvant chemotherapy with cisplatin and methotrexate in patients with muscle-invasive bladder tumours. Acta Oncol 2002;41(5):447-456.
86. Sgambato A, Migaldi M, Faraglia B, De Aloysio G, Ferrari P, Ardito R, et al. Cyclin D1 expression in papillary superficial bladder cancer: its association with other cell cycle-associated proteins, cell proliferation and clinical outcome. Int J cancer 2002;97(5):671-8.
87. Shelley MD, Barber J, Wilt T, Mason MD. Surgery versus radiotherapy for muscle invasive bladder cancer. Cochrane Database Syst Rev 2002(1):CD002079.
88. Sherif A, Rintala E, Mestad O, Nilsson J, Holmberg L, Nilsson S, et al. Neoadjuvant Cisplatin-Methotrexate Chemotherapy for Invasive Bladder Cancer-Nordic Cystectomy Trial 2. Scan J Urol Nephrol 2002;36(6):419-425.
89. Shipley W, Prout G, Kaufman D. Invasive bladder carcinoma: The importance of initial transurethral surgery and other significant prognostic factors for improved survival with full dose irradiation. Cancer 1987;60;514.
90. Shipley WU, Kaufman DS, McDougal WS, et al. Cancer of the bladder, ureter and renal pelvis. In: DeVita VT, Hellman S, Rosenberg SA, eds. Cancer: Principles and practice of oncology. 7th Ed. Philadelphia: Lippincott Williams & Wilkins, 2005; 1168-1192.
91. Shipley WU, Kaufman DS, Zehr E, Heney NM, Lane SC, Thakral HK, et al. Selective bladder preservation by combined modality protocol treatment: long-term outcomes of 190 patients with invasive bladder cancer. Urology 2002;60(1):62-67.
92. Shipley WU, Prout GR Jr, Einstein AB, Coombs LJ, Wajsman Z, Soloway MS, et al. Treatment of Invasive Bladder Cancer by Cisplatin and Radiation in Patients Unsuited for Surgery. JAMA 1987;258(7):931-935.
93. Shipley WU, Winter KA, Kaufman DS, Lee WR, Heney NM, Tester WR, et al. Phase III trial of neoadjuvant chemotherapy in patients with invasive bladder cancer treated with selective bladder preservation by combined radiation therapy and chemotherapy: initial results of Radiation Therapy Oncology Group 89-03. J Clin Oncol 1998;16(11):3576-3583.
94. Shipley WU, Zietman AL, Kaufman DS, Coen JJ, Sandler HM. Selective bladder preservation by trimodality therapy for patients with muscularis propria-invasive bladder cancer and who are cystectomy candidates-the Massachusetts General Hospital and Radiation Therapy Oncology Group experiences. Semin Radiat Oncol 2005;15(1):36-41.
95. Siefker-Radtke AO, Millikan RE, Tu SM, Moore DF Jr, Smith TL, Williams D, et al. Phase III trial of fluorouracil, interferon alpha-2b, and cisplatin versus methotrexate, vinblastine, doxorubicin, and cisplatin in metastatic or unresectable urothelial cancer. J Clin Oncol 2002;20(5):1361-1367.
96. Skinner DG, Daniels JR, Russell CA, Lieskovsky G, Boyd SD, Nichols P, et al. The role of adjuvant chemotherapy following cystectomy for invasive bladder cancer: a prospective comparative trial. J Urol 1991;145(3):459-464.
97. Smith ND, Rubinstein JN, Eggener SE, Kozlowski JM. The p53 tumor suppressor gene and nuclear protein: basic science review and relevance in the management of bladder cancer.J Urol 2003;169:1219.
98. Sonpavde G, Jian W, Liu H, Wu MF, Shen SS, Lerner SP. Sunitinib malate is active against human urothelial carcinoma and enhances the activity of cisplatin in a preclinical model. Urol Oncol 2009;27(4):391-399.
99. Stadler WM, Kuzel T, Roth B, Raghavan D, Dorr FA. Phase II study of single-agent gemcitabine in previously untreated patients with metastatic urothelial cancer. J Clin Oncol 1997;15(11):3394-3398.
100. Stadler WM, Lerner SP, Groshen S, Stein JP, Skinner DG, Raghavan D, et al. Randomized trial of p53 targeted adjuvant therapy for patients (pts) with organ- confined node-negative urothelial bladder cancer (UBC). J Clin Oncol (Meeting Abstracts) 2009;27(15S):5017.
101. Stein JP, Cai J, Groshen S, Skinner DG. Risk factors for patients with pelvic lymph node metastases following radical cystectomy with en bloc pelvic lymphadenectomy: concept of lymph node density. J Urol 2003;170(1):35.
102. Stein JP, Lieskovsky G, Cote R, Groshen S, Feng AC, Boyd S, et al. Radical cystectomy in the treatment of invasive bladder cancer: long-term results in 1,054 patients. J Clin Oncol 2001;19(3):666-675.
103. Stein JP, Skinner DG. Radical cystectomy for invasive bladder cancer: long-term results of a standard procedure. World J Urol 2006;24(3):296-304.
104. Stein JP, Skinner DG. Surgical atlas : The orthotopic ileal neobladder. BJU Int. 2006;98(2):469-82.
105. Sternberg CN, Calabro F, Pizzocaro G, Marini L, Schnetzer S, Sella A. Chemotherapy with an every-2-week regimen of gemcitabine and paclitaxel in patients

with transitional cell carcinoma who have received prior cisplatin-based therapy. Cancer 2001;92(12):2993-2998.
106. Sternberg CN, de Mulder P, Schornagel JH, Theodore C, Fossa SD, van Oosterom AT, et al. Seven year update of an EORTC phase III trial of high-dose intensity M-VAC chemotherapy and G-CSF versus classic M-VAC in advanced urothelial tract tumours. Eur J Cancer 2006;42(1):50-54.
107. Sternberg CN, de Mulder PH, Schornagel JH, Theodore C, Fossa SD, van Oosterom AT, et al. Randomized phase III trial of high-dose-intensity methotrexate, vinblastine, doxorubicin, and cisplatin (MVAC) chemotherapy and recombinant human granulocyte colony-stimulating factor versus classic MVAC in advanced urothelial tract tumors: European Organization for Research and Treatment of Cancer protocol No. 30924. J Clin Oncol 2001;19(10):2638-2646.
108. Sternberg CN, Yagoda A, Scher HI, Watson RC, Geller N, Herr HW, et al. Methotrexate, vinblastine, doxorubicin, and cisplatin for advanced transitional cell carcinoma of the urothelium. Efficacy and patterns of response and relapse. Cancer 1989;64(12):2448-2458.
109. Sternberg CN, Yagoda A, Scher HI, Watson RC, Ahmed T, Weiselberg LR, et al. Preliminary results of M-VAC (methotrexate, vinblastine, doxorubicin and cisplatin) for transitional cell carcinoma of the urothelium. J Urol 1985;133(3):403-407.
110. Stockle M, Meyenburg W, Wellek S, Voges GE, Rossmann M, Gertenbach U, et al. Adjuvant polychemotherapy of nonorgan-confined bladder cancer after radical cystectomy revisited: long-term results of a controlled prospective study and further clinical experience. J Urol 1995;153(1):47-52.
111. Stockle M, Meyenburg W, Wellek S, Voges G, Gertenbach U, Thuroff JW, et al. Advanced bladder cancer (stages pT3b, pT4a, pN1 and pN2): improved survival after radical cystectomy and 3 adjuvant cycles of chemotherapy. Results of a controlled prospective study. J Urol 1992;148(2 Pt 1):302-306.
112. Studer UE, Bacchi M, Biedermann C, Jaeger P, Kraft R, Mazzucchelli L, et al. Adjuvant cisplatin chemotherapy following cystectomy for bladder cancer: results of a prospective randomized trial. J Urol 1994;152(1):81-84.
113. Sweeney CJ, Roth BJ, Kabbinavar FF, Vaughn DJ, Arning M, Curiel RE, et al. Phase II Study of Pemetrexed for Second-Line Treatment of Transitional Cell Cancer of the Urothelium. J Clin Oncol 2006;24(21):3451-3457.
114. Tester W, Caplan R, Heaney J, Venner P, Whittington R, Byhardt R, et al. Neoadjuvant combined modality program with selective organ preservation for invasive bladder cancer: results of Radiation Therapy Oncology Group phase II trial 8802. J Clin Oncol 1996;14(1):119-126.
115. Tester W, Porter A, Asbell S, Coughlin C, Heaney J, Krall J, et al. Combined modality program with possible organ preservation for invasive bladder carcinoma: results of RTOG protocol 85-12. Int J Radiat Oncol Biol Phys 1993;25(5):783-790.
116. Theodoropoulos VE, Lazaris AC, Kastriotis I, Spiliadi C, Theodoropoulos GE, Tsoukala V, et al. Evaluation of hypoxia-inducible factor 1alpha overexpression as a predictor of tumour recurrence and progression in superficial urothelial bladder carcinoma. BJU Int 2005;95(3):425-431.
117. Vale CL. Adjuvant chemotherapy in invasive bladder cancer: a systemic review and meta-analysis of individual patient data. Eur Urol 2005;48:189-201.
118. Vale CL. Neoadjuvant Chemotherapy in Invasive Bladder Cancer: Update of a Systematic Review and Meta-Analysis of Individual Patient Data: Advanced Bladder Cancer (ABC) Meta-analysis Collaboration. Eur Urol 2005;48(2):202-206.
119. Vaughn DJ, Broome CM, Hussain M, Gutheil JC, Markowitz AB. Phase II Trial of Weekly Paclitaxel in Patients With Previously Treated Advanced Urothelial Cancer. J Clin Oncol 2002;20(4):937-940.
120. Vaughn DJ, Srinivas S, Stadler WM, Pili R, Petrylak D, Sternberg CN, et al. Vinflunine in platinum-pretreated patients with locally advanced or metastatic urothelial carcinoma: results of a large phase 2 study. Cancer 2009;115(18):4110-4117.
121. von der Maase H, Andersen L, Crino L, Weinknecht S, Dogliotti L. Weekly gemcitabine and cisplatin combination therapy in patients with transitional cell carcinoma of the urothelium: a phase II clinical trial. Ann Oncol 1999;10(12):1461-1465.
122. von der Maase H, Hansen SW, Roberts JT, Dogliotti L, Oliver T, Moore MJ, et al. Gemcitabine and Cisplatin Versus Methotrexate, Vinblastine, Doxorubicin, and Cisplatin in Advanced or Metastatic Bladder Cancer: Results of a Large, Randomized, Multinational, Multicenter, Phase III Study. J Clin Oncol 2000;18(17): 3068-3677.
123. von der Maase H, Sengelov L, Roberts JT, Ricci S, Dogliotti L, Oliver T, et al. Long-Term Survival Results of a Randomized Trial Comparing Gemcitabine Plus Cisplatin, With Methotrexate, Vinblastine, Doxorubicin, Plus Cisplatin in Patients With Bladder Cancer. J Clin Oncol 2005;23(21):4602-4608.
124. Wallace DM, Bloom HJ. The management of deeply infiltrating (T3) bladder carcinoma: controlled trial of radical radiotherapy versus preoperative radiotherapy and radical cystectomy (first report). Br J Urol 1976;48(7):587-594.
125. Wallace DM, Raghavan D, Kelly KA, Sandeman TF, Conn IG, Teriana N, et al. Neo-adjuvant (pre-emptive) cisplatin therapy in invasive transitional cell carcinoma of the bladder. Br J Urol 1991;67(6):608-615.
126. Widmark A, Flodgren P, Damber JE, Hellsten S, Cavallin-Stahl E. A systematic overview of radiation therapy effects

in urinary bladder cancer. Acta Oncologica 2003;42(5/6):567-581.

127. Williams SG, Buscarini M, Sttein JP. Molecular markersfor diagnosis, staging and prognosis of bladder cancer. Oncology 2001;15:1461.
128. Winquist E, Moore MJ, Chi KN, Ernst DS, Hirte H, North S, et al. A multinomial Phase II study of lonafarnib (SCH 66336) in patients with refractory urothelial cancer. Urol Oncol 2005;23(3):143-149.
129. Witte RS, Elson P, Bono B, Knop R, Richardson RR, Dreicer R, et al. Eastern Cooperative Oncology Group phase II trial of ifosfamide in the treatment of previously treated advanced urothelial carcinoma. J Clin Oncol 1997;15(2):589-593.
130. Wu W, Shu X, Hovsepyan H, Mosteller RD, Broek D. VEGF receptor expression and signaling in human bladder tumors. Oncogene 2003;22(22):3361-3370.
131. Wu XR. Urothelial tumorigenesis: a tale of divergent pathways. Nat Rev Cancer 2005;5(9):713-725.
132. Yiou R, Patard JJ, Benhard H, Abbou CC, Chopin DK. Outcome of radical cystectomy for bladder cancer according to the the disease type at presentation. BJU Int 2002;89(4):374.
133. Zietman AL, Shipley WU, Kaufman DS, Zehr EM, Heney NM, Althausen AF, et al. A phase I/II trial of transurethral surgery combined with concurrent cisplatin, 5-fluorouracil and twice daily radiation followed by selective bladder preservation in operable patients with muscle invading bladder cancer. J Urol 1998;160(5):1673-1677.

09-3

비뇨생식기계암

전립선암

이상은 / 조관호

전립선암은 서구에서 현저히 많이 발생하는 질환으로, 미국에서는 1984년 이후로 가장 흔하게 발생하는 복강 내의 장기암*vesceral malignant*이며, 모든 종류의 암 중 세 번째로 발병율이 높은 질환이다. 백인의 경우 17.6%의 남성에서 전립선암이 발생하며, 아프리카계 미국인의 경우는 20.6%의 남성에서 발병하게 된다. 피부암을 제외하면 남성의 암 중 1위를 차지하며, 암 사망률은 폐암에 이어 두 번째로 보고되었다. 특히 1980년대 후반 혈청 전립선특이항원*prostate-specific antigen; PSA* 측정이 효과적인 검진 방법으로 확립되면서 미국의 전립선암 발생률은 급격히 증가하여 1992년 인구 10만 명당 190명 이상으로 최고의 발생률을 보였으며, 이후에는 점차 감소하고 있다. 미국에서 연령에 따른 전립선암 사망률은 지난 50년간 계속 증가했는데, 최근에는 저병기에서 진단되는 비율이 높아지고(병기 이동 현상) 효과적인 국소치료 방법이 발달하여 5년 생존율이 1980년대에는 약 70%였으나 1990년대에는 90% 이상으로 향상되었다. 그러나 미국 흑인들은 백인에 비하여 여전히 사망률이 두 배 이상 높게 보고되고 있다.

국내에서는 최근 대부분의 건강검진에 PSA 측정이 포함되고 국민적 관심이 높아짐에 따라 조기에 발견되는 경우가 증가하고 있다. 비록 무작위 대규모 집단 검진이 시행되고 있지 않아 정확한 숫자는 알 수 없지만, 2009년에 우리나라에서는 연평균 192,564건의 암이 발생한 것으로 조사되었으며, 1999년부터 2008년까지 주요 남성 암종의 연령표준화발생률의 추이를 보면 위암, 폐암(-0.7%), 간암(-2.0%)은 감소하고 있으며 대장암(6.7%), 전립선암(13.2%)은 증가하고 있는데, 특히 전립선암이 가장 급속히 증가하고 있다. 특히 연령이 높아짐에 따라 다른 장기에 비하여 전립선의 암 발생이 급속하게 증가하기 때문에 노령 인구가 증가할수록 전립선암 환자는 더욱 늘 것으로 예측된다.

Ⅰ. 역학 및 위험 요인

이처럼 전립선암이 증가하는 현상은, 일반인들의 인지 및 경각심의 증가와 더불어 전 세계적으로 사용되는 혈청 PSA 검사를 통한 조기검진 확대, 경직장 초음파촬영 같은 진단 방법을 통한 전립선비대증에 대한 경요도 전립선절제술 증가 등으로 인하여 국한된 전립선암을 찾아내는 경우가 이전에 비해 늘었기 때문인 듯하다. 특히 PSA 선별검사 등의 조기검진 체계 확립으로 조기 병변 환자들의 진단이 증가하여, 서구의 경우 현재 진단되는 전립선암 환자의 대부분이 임상적으로 전립선에 국한된 종양이다.

전립선암은 주로 노인들에서 많이 발생하는데, 전립선 세포가 암세포로 변화하는 과정에서 세포의 암적 변화를 억제하는 유전자 기능이 저하되고 세포의 암적 변화를 유도하는 유전자가 활성화되면 암세포가 형성된다. 동물성 지방이 많은 육류를 과다하게 섭취하면 이 과정이 가속화할 수 있으며, 남성호르몬도 영향을 준다고 알려져 있다. 또한 유전적 소인, 음식 및 식이습관 등이 관련 있을 것으로 추측되며, 특히 지방 섭취의 증가, 즉 식생활의 서구화가 관련이 있을 것으로 인정된다. 그 외에 전립선의 감염성 질환, 성생활 정도, 사회경제적 상태 등이 거론되나 명확히 확인된 것은 없다. 특히 전립선암은 임상적 증상을 일으키지 않는 잠재성 암이 많고, 사람마다 암이 자라는 속도가 다르기 때문에 어떤 환자에서는 매우 빨리 진행하는 데 비해 다른 환자에서는 수 년에 걸쳐 서서히 자라므로 자연 경과도 예측하기가 어렵다.

1. 인종

전립선암 발생률은 동양인에서 가장 낮고 미국, 캐나다, 스칸디나비아 지역 등에서 가장 높다. 미국에 거주하는 흑인은 백인보다 전립선암 발생률이 30% 가량 높으며, 병기와 불량한 조직분화도에 따라 생존기간이 짧다고 알려져 있다. 전립선암의 5년 생존율은 흑인이 62%로 백인의 72%보다 낮다. 동양인의 발병률은 일본인 8.51명, 중국인 1.08명 등으로 낮으며, 중미 국가들은 중간 정도로서 인구 10만 명당 24.77명의 발병률이 보고되고 있다. 한편 미국에 거주하는 아시아계인들의 전립선암 발생 빈도는 아시아 지역의 낮은 발생 빈도에도 불구하고 급격하게 증가한다. 예를 들어 미국에 거주하는 일본인의 전립선암 발생률은 미국 거주 백인보다는 낮으나 일본에 거주하는 일본인보다는 훨씬 높다. 이는 생활환경이 전립선암 발생의 중요한 원인 중 하나라는 것을 의미한다. 또한 가족 중에 전립선암 병력이 있는 사람은 대조군에 비해 2~3배의 높은 발병률을 보여 유전적 요소가 관련이 있다고 추정되지만, 임상적 증상 없이 사망 시 부검에서 전립선암 병변이 발견되는 전립선 잠복 암의 경우는 인종 간 차이가 거의 없다. 우리나라의 경우 과거에는 전이가 나타난 후 병원을 찾는 경우가 많았지만, 최근 전립선암에 대한 관심이 증가하고 암 검진의 보편화, PSA검사, 경직장 초음파검사 및 생검 등 진단 기술의 발달에 따라 전반적으로 조기에 발견되는 경우가 증가하고 있다.

2. 나이

나이는 전립선암의 가장 중요한 위험인자로 생각되고 있으며, 40세 이하에서는 매우 드물다. 전립선암은 나이에 비례하여 증가하며, 특히 50세 이상에서 급격히 증가하여 70대 중후반의 미국 남성은 40대 중후반의 미국 남성보다 전립선암에 걸릴 확률이 130배 정도 높다. 우리나라의 전립선암 발생률도 연령 증가에 따라 급격히 높아지는데, 특히 50대부터 시작되고 60~70대가 환자 중 대부분을 차지하고 있다. 80대 이후에는 발생률이 줄어드는데, 그 이유는 한국 남성의 평균수명이 70대이기 때문에 80대 이후의 전립선암 환자는 상대적으로 감소하는 것처럼 보이기 때문이다.

3. 호르몬

전립선은 남성호르몬의 영향을 많이 받는 장기이다. 남성호르몬은 전립선을 크게 만드는 역할을 하는 것으로 알려져 있다. 동물실험에서 쥐에게 발암물질을 투여한 후 한쪽은 남성호르몬을 투여하고 다른 쪽은 투여하지 않은 경우, 남성호르몬을 투여한 쪽에서 전립선암이 많이 발생하였으나, 사람의 경우 전립선암에 대한 호르몬의 영향은 아직 정확히 밝혀져 있지 않다. 다만 남성호르몬의 대부분은 고환에서 생성되는데, 고환을 제거한 남자에서는 전립선암이 발생하지 않으며, 전립선암 환자도 약물이나 수술로 고환을 제거하면 암이 퇴화한다고 알려져 있다.

4. 가족력

전립선암 중 가족력이 있는 경우는 9% 정도로 알려져 있다. 형제 중 전립선암 환자가 있는 경우 전립선암이 발생할 확률은 3배 정도 높고, 일란성 쌍둥이의 경우도 어느 한쪽이 전립선암인 경우 다른 한 명에서 전립선암이 발병할 확률은 4배 이상 높다. 가족력이 있는 집안은 그렇지 않은 가계에 비해 전립선암의 발생 가능성이 8배 정도 높다. 전립선암과 관련된 유전인자는 젊을 때 암의 발생을 촉진시키며 상염색체 우성유전을 한다. 유전에 의한 전립선암은 전체 전립선암 환자의 9% 정도이지만, 비교적 이르게 55세 미만에서 발생하는 전립선암 중에서는 약 45%를 차지한다.

5. 비만

미국 텍사스대 MD 앤더슨 암센터의 새러 스트롬 박사가 연구 보고서를 통해 전립선암 진단 때 체질량지수(BMI) 30 이상으로 비만인 사람은 수술 후에도 암이 계속 진행될 가능성이 높다고 밝힌 바 있다. 전립선암 환자 526명을 대상으로 실시한 조사 결과, 진단 당시 비만이었던 사람은 정상 체중이었던 환자에 비해 수술 후 PSA 혈중 수치가 다시 올라갈 위험이 높은 것으로 나타났다고 보고하였다. 이렇게 PSA 혈중 수치가 올라간다는 것은 전립선암이 진행되고 있는 증거라 할 수 있다. 아직까지 비만 자체가 실제로 PSA를 높이는지는 분명하지 않지만, 비만인 사람은 정상인보다 발병 위험이 1.9배나 높다.

6. 음식 관계

식이가 전립선암에 미치는 영향은 아직 확실히 밝혀지지 않았다. 현실적으로 식이와 연관된 연구를 진행하는 것은 매우 어렵다. 왜냐하면 개인이 장기간 섭취한 음식의 양을 정량화하기 어렵고, 과거에 식생활이 어땠는지 확인하는 조사가 정확할 수 없어서 원인 음식을 밝히기가 매우 힘들며, 또한 혈중 영양소의 개인차가 매우 다양하고, 식생활 습관은 변하기 때문이다. 일반적으로는 섬유질이 많고 동물성 지방이 적은 음식을 섭취하면 전립선암 예방에 도움이 된다고 알려져 있다.

7. 기타

전립선암에 영향을 미칠 수 있다고 추정되는 요인들은 많다. 미국의 경우 전립선암에 걸릴 확률이 높다고 밝혀진 유일한 직업은 농업이며, 그 이유는 제초제와 같은 화학약품에 대한 과다 노출이라고 생각된다. 전립선암에 걸릴 확률을 높인다고 여겨지는 보이지 않는 요인으로는 정관절제술과 흡연, 성관계의 횟수 그리고 다른 전립선 관련 질환(전립선염이나 전립선비대증) 등이 있다. 남성이 운동을 하거나 직업을 갖고 있는지의 여부가 전립선암 발병에 영향을 미친다는 확실한 증거는 없다.

Ⅱ. 전립선암의 예방

1. 호르몬 조절에 의한 예방

남성호르몬의 대사에 관여하는 물질을 이용하여 남성호르몬인 테스토스테론(DHT)의 생성을 감소시키는 약물을 이용하거나, 성장인자*growth factor*를 억제하는 방법들이 연구되고 있다.

2. 음식을 통한 예방

식생활과 영양이 전립선암에 많은 영향을 미친다는 사실은 잘 알려져 있는데, 지방 섭취가 전체 에너지 섭취량에서 큰 비중을 차지하는 서구에서 특히 동물성 지방이 중요한 역할을 하는 것으로 생각된다. α-토코페롤은 흡연자들의 전립선암 예방에 기여하며, 토마토에 많은 성분인 라이코펜, 미량 원소인 셀레늄, 콩에 많은 제니스틴*genistein* 등이 전립선암을 예방하는 것으로 알려져 있다. 비타민 D도 전립선암을 예방하는 것으로 알려져 있는데 최근에는 혈중 칼슘치를 증가시키지 않는 비타민 D제제가 개발되고 있다. 또한 녹차, 레티노익산, 비스테로이드성 항염제 등도 전립선암을 억제하는 것으로 보고되고 있다. 따라서 동물성 지방이 많은 육류의 과다 섭취를 피하고 섬유질이 많은 음식, 신선한 과일과 야채, 콩 종류 등을 적절히 섭취하는 것이 전립선암 예방에 도움이 될 것으로 기대된다.

(1) 빨간 토마토

전립선암의 위험을 낮추는 대표적인 성분은 라이코펜이다. 라이코펜은 토마토, 수박 등에서 보이는 빨간 색소이며 인체 혈장의 주요 카로티노이드*carotinoid*로 강력한 항산화작용을 통하여 전립선의 양성 및 악성 상피세포의 성장을 억제한다. 미국에서 4만 8,000명의 의사들이 6년간 실시한 실험에 의하면 토마토가 많이 함유된 음식을 먹은 사람은 전립선암의 발병률이 20% 감소했고, 일주일에 10회 이상 먹는 사람은 발병률이 50%였다. 토마토는 우리나라에서 후식으로 애용되고 있다. 다른 과일보다 당분이 적어 설탕을 뿌려 먹곤 하는데, 이는 토마토가 가지고 있는 비타민 B_1의 손실을 가져오므로 피해야 할 방법이다. 토마토를 먹되 설탕을 뿌리지 않고 그냥 먹는 것이 좋으며, 전립선암 예방을 위해서는 스파게티 소스처럼 열을 가해 조리한 형태로 먹는 것이 더욱 효과가 좋다.

(2) 비타민과 미네랄, 셀레늄

비타민과 미네랄도 전립선암의 위험을 줄여준다는 보고가 있기는 하나 아직 명확한 증거가 없다. 하루 50mg의 비타민 E(토코페롤)를 섭취하면 위험을 낮출 수 있다는 연구도 있으나 고용량(400IU/day 이상)의 비타민 E는 심부전, 사망률을 높이는 것으로 알려져 150IU/day 이하로 복용할 것을 권장하고 있다. 셀레늄은 사람과 동물에 필수적인 무기질 영양물질로 전 세계의 토양에 분포되어 있으며 전립선암의 발생 위험을 낮춘다. 비타민 A의 결핍은 전립선암을 유발하는데, 다른 연구에 따르면 비타민 A의 과다 투여가 전립선암의 위험을 증가시킬 수 있다고 한다. 비타민 D는 암을 예방한다고 알려져 있는 호르몬이다. 우리는 음식과 햇빛에서 비타민 D를 공급받는데, 피부가 햇빛에 노출되면 콜레스테롤에서부터 비타민 D가 합성되고 신장에서 활성화된 형태로 변형된다. 이 활성화된 비타민 D가 세포의 형태를 원형 그대로 유지시켜주며 그 성장을 느리고 질서 있게 유지시킨다.

(3) 녹차

일본 일부 지역의 암 사망률이 일본 전국 평균에 비해 현저히 낮게 나타나자 그 원인을 조사한 결과, 그 지역 내에서도 특히 녹차 생산지의 위암 사망률이 다른 지역의 1/5 정도로 매우 낮다는 것이 밝혀졌다. 중국의 연구에서도 남성들이 녹차를 매일 마시면 전립선암에 걸릴 위험을 2/3나 줄일 수 있으며, 녹차를 마시는 양이 많을수록, 마신 기간이 길수록 발병 위험이 크게 감소하는 것으로 나타났다. 차의 주요 기능성 성분은 폴리페놀성 화합물인 카테킨류로, 녹차에는 약 10～18% 가량 함유되어 있으며 녹차 특유의 씁쓸하고 떫은 맛을 낸다. 항산화효과가 탁월하고 항암효과, 항균효과, 심장병 발생 억제 효능을 나타내는 성분으로 밝혀져 있다.

(4) 콩 및 콩 가공식품

통계역학 연구에 따르면 콩 섭취가 많은 나라의 경우 전립선암으로 인한 사망률도 낮다고 한다. 이는 콩 섭취 같은 식이적 요소가 전립선암 발생에 중요한 역할을 할 가능성이 있음을 의미하며, 때문에 앞으로도 전립선암 치료제와 화학적 암 예방제로서 콩의 미래는 밝을 것으로 전망된다.

3. 전립선암 예방 7대 수칙(대한비뇨기과학회 선정)

① 50대 이상 남성은 매년 한 번 전립선암 검진(직장수지검사, 전립선 특이항원 검사)을 받는다.
② 가족이나 친척 중에 전립선암에 걸린 사람이 있다면 40대부터 매년 전립선암 검진을 받는다.
③ 된장, 두부 등 콩이 많이 함유된 식품을 즐긴다.
④ 동물성 고지방식을 피한다.
⑤ 신선한 야채와 과일을 많이 섭취한다.
⑥ 항산화물질인 라이코펜이 풍부한 토마토를 익혀서 먹는다.
⑦ 오래 앉아 있는 것을 피하고 한 번에 30분 이상, 일주일에 3번 이상 운동을 한다.

Ⅲ. 암 유전자

전립선암은 남성호르몬에 의존해 증식하는 특징이 있으므로 전립선암의 유전자 변화를 생각할 때에는 암유전자, 암 억제유전자의 변화 외에 테스토스테론과 관련되는 증식 관련 유전자도 고려해볼 필요가 있다. 그러나 다른 암과 비교해 전립선암의 유전자 변화는 아직 명확하게 알려지지 않았다. 전립선암에 관계되는 암유전자의 이상으로는 *Ras* 유전자, *c-myc* 유전자, *bcl-2* 유전자 3개가 알려져 있다.

Ras 유전자에는 *H-Ras*, *K-Ras*, *N-Ras*의 3종류가 있으며, *Ras* 유전자의 코돈 12, 13, 61에 점 돌연변이가 일어나면 유전자가 활성화되고 이것이 암화의 방아쇠 역할을 한다고 생각된다. 미국에서 보고된 바에 따르면 임상적 전립선암에서는 *H-ras*의 코돈 61의 4～5%가 변이를 나타낸다고 한다.

C-myc 유전자의 산물은 핵 속에 존재하며 DNA 합성 등 세포 증식에 관여한다고 생각되고 있다. *C-myc* 유전자는 일본과 미국에서 똑같이 전립선암 조직 속에서 이상하게 높은 발현을 보인다고 알려져 있다.

Bcl-2 유전자는 세포사, 즉 아폽토시스(세포자멸사 *apoptosis*)와 관계 있는 것으로 알려져 있다. 암유전자 속에서 *bcl-2*가 발견되면, 암세포의 증식을 촉진하는 것이 아니라 아폽토시스라고 불리는 현상을 억제하여 암세포가 죽지 않는 것을 의미한다.

RB 유전자는 저분화 진행암이나 고분화 조기암 모두에서 발견된다. *p53* 유전자의 변화부터 *RB* 유전자의 변화는 다단계 발암의 빠른 단계에서 일어나는 현상이라는 것을 의미한다.

이러한 유전자적 연구에서, 임상적으로 의미가 없는 전립선의 잠재암과 증상을 발현하는 임상암에 관한 유전자 변화 비교를 통하여 어떤 잠재암이 어째서 임상적인 암이 되는지 그 원인을 더 조사해볼 필요가 있다. 이는 앞으로도 중요한 연구 과제이다.

Ⅳ. 암의 종양표지자

암의 종양표지자는 임상적으로 전립선 산성인산분해효소*prostatic acid phosphatase; PAP*와 PSA가 쓰이고 있다. PAP는 PSA에 비하여 특이도에서 앞서나 점차 임상적 사용이 감소하고 있다. PAP는 아직 그 역할이 명확히 밝혀지진 않았지만 뼈세포의 교원질과 알칼리성 포스파타제를 자극하여 골형성성*osteoblatic* 병변을 일으키는 역할을 하는 것으로 여겨진다. PSA는 전립선의 선세포에서 만들어지는 분자량 약 3만의 당단백질이며 생리적으로는 단백분해효소이다. 이러한 PSA의 기능은 생식기능에 중요한 역할을 하는 것으로 알려져 있다. 성교 후 고환에서 배출된 정액은 높은 점액성을 지니고 있다가 외부 환경에 노출되면 잠시 후 굳어지고 약 30분 후에 다시 액화된다. 이 굳은 정액을 녹여서 정자의 운동성을 높이는 데 중요한 것이 단백분해효소이다. 그러므로 PSA는 전립선암 특이항원이 아닌 전립선 특이항원이며, 정상적인 남성의 전립선세포에서 만들어져 전립선 내부의 그물망과 같은 분비관을 통해 방출되며 사정 시에 정액의 일부를 형성한다. 그러나 비정상적인 상황에서 어떠한 작용으로 혈액 속에 역류되면 혈중에 출현한다. 이 혈청 중의 PSA 수치를 측정함으로써 전립선 질환의 유무를 알게 된다. 염색체 19q13에 그 유전자가 위치하는데, 발현은 남성호르몬과 다른 조직 특이효소의 영향을 받는다. 전립선암에 대한 치료 후 추적에는 PSA가 PAP보다 유용한 것으로 알려져 있으며, 재발의 경우 뼈스캔에서 뼈의 전이 병소가 나타나기 6~12개월 전에 수치의 증가가 나타난다. 전립선 절제술 후에는 PSA 수치가 측정 가능치 이하*undetectable range*로 떨어지며, 그 이상으로 유지될 경우 잔류 종양이 있는 것이어서 조기에 재발할 가능성이 높다. 방사선치료 후에도 PSA의 수치는 감소하지만 조기 병변인 경우에도 완전히 감소하는 데는 6~12개월이 걸린다. 호르몬요법 후에도 PSA 수치가 감소하는데, 이 경우는 암세포의 감소뿐만 아니라 남성호르몬 제거로 인한 유전자 발현의 감소 때문이다. PSA가 감소하는 정도와 속도는 치료 결과와 밀접한 관련이 있다.

Ⅴ. 전립선암의 선별

전립선암의 선별 혹은 조기진단은 직장수지검사(DRE), 혈청 PSA 측정, 경직장 초음파촬영 등을 통해 이루어진다. 직장수지검사에서 이상이 발견되는 경우는 대부분 국소적으로 진행되었거나 전이된 경우가 많다. 경직장 초음파촬영은 초기 검사로 사용하기에는 특이도가 낮은 단점이 있으나, 혈청 PSA가 높은 경우나 직장수지검사에서 이상이 있는 경우 전립선 생검 유도에 아주 유용하다. PSA는 양성 및 악성의 전립선조직에서 주로 만들어지나, 유방조직, 자궁내막, 일부 악성종양 등에서도 소량이 만들어지며, 전립선염, 전립선 생검, 경요도 전립선절제술 등의 전립선 조작, 사정 등에 의해 혈청 PSA치가 일시적으로 증가할 수 있다. 그러므로 혈청 PSA의 반감기가 2.2~3.2일인 것을 감안하여, 전립선 생검 등의 조작 후에는 4~8주가 경과한 후에 다시 측정하는 것이 좋다. 비록 혈청 PSA가 조기암의 진단에 효과적이긴 하지만 전립선비대증, 전립선염, 전립선 외상 등에서도 수치가 증가하므로, 전립선암 진단의 특이도와 민감도를 높이기 위해 유리 PSA, 복합 PSA, 유리 PSA와 총 PSA의 비율, 연령별 PSA 참고치, PSA 속도, PSA 밀도 등 다양한 요인을 고려한 방법이 시도되고 있다. 현재는 직장수지검사와 함께 혈청 PSA와 경직장 초음파촬영술 및 전립선 생검을 이용하여 전립선암 선별과 진단을 한다.

1. 연령별 PSA

남성의 전립선은 나이가 들수록 커지게 된다. 전립선 크기가 클수록 높은 수치를 보이는 PSA 수치는 연령과 함께 상승한다. 그러므로 40대 남성과 70대 남성의 전립선암을 조기에 발견하기 위한 PSA의 기준치가 같을 이유는 없는 것이다. 따라서 연령별로 PSA의 정상치를 측정함으로써 불필요한 생검을 줄이고 전립선암 진단율을 높이려 시도한다. 연령별 정상치는 인종에 따라 다르다(흑인의 정상적인 평균 PSA 수치는 백인이나 히스패닉보다 약간 높다. 아프리카계 미국인은 전립선암의 발생 위험이 특히 높으며 또한 더욱 진행된 상태로 발견될 확률이 높다고 보고되었다). 미국은 40세는 2.5ng/mL, 50세는 3.5ng/mL, 60세는 4.5ng/mL, 70세는 6.5ng/mL로 설정하고 있다. 이를 나이와 무관하게 PSA의 기준치를 4.0ng/mL로 설정하는 경우와 비교해보면, 80세 이하의 환자에서는 조직검사가 반드시 필요한(전립선암이 강력히 의심되는) 환자들을 선별하여 조기 암의 검출을 증가시키는 효과를 유발하고, 80세 이상에서는 전립선암이 비교적 적게 의심되는 환자를 선별하여 불필요한 생검을 줄일 수 있다.

2. PSA velocity

PSA 수치를 여러 번 측정해 시간적 증가율을 계산함으로써 전립선암을 조기에 진단하려는 방법이다. 전립선암에서 암세포가 증식하는 속도는 전립선비대증보다 빠르기 때문에 전립선암에서 PSA가 더 많이 생성될 것이며, 1년 동안의 PSA 증가 속도도 전립선암이 빠를 것이라는 데서 착안한 방법이다. 1년간 PSA가 0.75ng/mL 이상 변동하는지의 여부에 따라 전립선비대증과 전립선암이 구별된다고 보고되었다.

3. Free/total PSA

정확한 이유는 모르지만 전립선암의 경우 비대증에 비해 free PSA의 비율이 작은 것으로 알려져 있다. 그래서 free와 total PSA의 비가 0.15～0.25 이하이면 암의 가능성이 높다.

4. PSAD(PSA density)

경직장 초음파검사에서 얻은 전립선 용적을 mL로 표시해 혈청 PSA의 수치를 나눈 수치를 PSAD(PSA density)라고 한다. 이것은 앞서 기술한 대로 전립선비대증도 PSA의 상승을 유발하기 때문에 전립선암과 구별하기 어렵다는 데 기인한 검사법으로서, 환자가 만약 양성의 전립선비대증을 가지고 있다면 PSA 수치는 전립선 무게의 약 10% 정도이며 15%를 넘지 않아야 된다는 데서 착안하였다. PSAD가 0.15 이하이면 생검으로 암이 발견될 가능성이 높다.

5. PSA-ACT

전립선암 환자는 혈중 PSA-ACT가 높고, total PSA 중 차지하는 비율이 비대증보다 높다. 당연히 free/total PSA와 연동되고 있는 수치이므로 PSA-ACT/total PSA 비율도 같은 진단적 의의가 있다.

6. 초고감도 PSA 도입

근치적 전립선적출술, 방사선요법, 방사선 근접치료 *brachytherapy* 등의 시행 후 추적 관찰은 PSA와 직장수지검사를 통해 이루어진다. 이러한 추적 관찰 도중 만일 암이 재발하면 영상학적 검사 결과나 임상학적 증상보다 먼저 낮아졌던 PSA 수치가 다시 상승하게 된다. 그래서 근치적 치료 후의 PSA 상승은 환자에게 재발이 일어나고 있음을 암시해주는 암표지자 역할을 하며, 이러한 상태를 PSA 실패*failure*, 생화학 PSA 재발이라고 표현한다. 이때 초고감도*ultrasensitive* PSA 측정을 할 경우 전립선암 재발을 암시하는 PSA 상승이 매우 작은 수치에서 포착되기 때문에 임상적으로 재발을 나타내는 증상 및 증후들이 나타나는 것보다 훨씬 빨리 이상 소견을 감지할 수 있다. 이 경우 좀더 강력한 다음 치료 수단으로 빨리 전환할 수 있다는 관점에서 초고감도 PSA 측정이 주목받고 있다.

Ⅵ. 전립선암의 진단

1. 전립선암의 종양표지자

대표적인 전립선암 종양표지자인 PSA 측정은 직장수지검사나 경직장 초음파검사보다 객관적인 검사법이며, 현재까지 발견된 종양지표 중 가장 우수하여 전립선암을 발견하는 데 유용하다. 미국에서는 전립선암 진단에 PSA가 사용된 이후 전립선암의 유병률이 증가했고 전립선에 국한된 암의 발견이 늘어 전립선암에 의한 사망률은 감소하는 추세이다. PSA는 민감도가 다소 낮지만 반복 검사에서 결국 PSA가 상승되며 치료 가능한 상태에서 발견되므로 큰 문제가 되지 않지만, PSA의 위양성은 경제적 혹은 심리적으로 환자에게 부담을 가져다 줄 수 있다.

전립선 구조가 손상되면 PSA가 순환계로 유리되는데, 이는 전립선암뿐만 양성 전립선비대, 전립선염과 요정체 시에도 발생할 수 있다. 이는 PSA가 암 특이성을 가진다기보다는 장기 특이성을 가지는 이유이다. 전립선 조직검사, 경직장 초음파, 정액 사정 또한 PSA 상승의 또 다른 원인이다. 전립선염의 경우에는 발병 후 5～7일 사이에 PSA가 최고도에 도달하고, 8주간에 걸쳐 서서히 감소한다. 또한 전립선 조직검사의 경우 정상으로 환원되는 데는 약 4주 이상이 필요하다. 하부요로 증상을 호소하는 남성에서 PSA를 해석할 때는 나이와 인종을 고려해야 한다.

PSA와 전립선 크기는 연관성이 있는데, 전립선 비대 조직 1mL당 PSA는 약 0.3ng/mL의 상관관계를 보이고, 전립선암 조직의 경우에는 약 3.5ng/mL의 상관관계를 보인다. 이제까지 4ng/mL까지가 PSA의 정상 수치로 여겨졌으나, 최근에는 젊은 남성에서 PSA의 정상 범위를 낮추어 전립선 조직검사를 시행하는 것이 전립선암 조기진단에 도움이 된다는 의견도 있으며, 국내 연구에서도 PSA 절단치를 3ng/mL로 낮춰야 한다는 보고도 있지만, 한국인의 전립선암 유병률을 고려할 때 경제적 비용이 증가하므로 PSA 절단치를 낮추는 데는 신중을 기해야 한다.

그 밖에 복합 PSA를 단독으로 측정하여 전립선암 진단의 특이도를 높이거나 PSA와 다른 물질인 PSMA(prostate specific membrane antigen), PSCA(prostate stem-cell antigen), 초고감도 PSA, HK2 등을 이용하는 것도 전립선암의 진단에서 중요한 역할을 할 것으로 생각되지만 향후 연구가 더 필요하다.

2. 직장수지검사

비뇨기과 진료 시 직장수지검사는 환자 입장에서는 매우 불쾌한 검사지만, 의사에게는 전립선암에 대해 많은 정보를 제공한다. 예를 들면, 암이 한쪽에만 국한되어 있는지 아니면 전체로 퍼져 있는지, 그것이 전립선 밖으로 퍼져 있는지 골반 벽 쪽으로 갔는지, 아니면 정낭 쪽으로 갔는지 등 많은 정보를 줄 수 있으므로 전립선암 진단에 없어서는 안 될 중요한 진찰법이다.

3. 영상진단

치료를 시작하기 전에 종양이 피막 밖으로 침윤되었는지, 정낭이나 골반강 내 림프절을 침범했는지를 파악하는 것이 매우 중요하다. 특히 B2 병기에서 환자의 예후에 이득이 없는 수술을 피하고 방사선 조사량을 줄일 수 있기 때문에 합병증을 줄일 수 있다.

(1) 림프절

림프절 침범 여부를 평가하는 데는 림프절조영술과 전산화단층촬영(CT) 등이 사용되고 있으나 그 결과는 만족스럽지 못하다. 자기공명영상(MRI)도 검사 성적이 떨어진다. 어떤 방법도 최근 증가하고 있는 복강경 림프절절제술을 이용한 조직학적인 평가 방법만큼의 특이도나 민감도를 보여주지 못한다.

(2) 전립선

전립선의 원발 병소, 피막 밖으로의 침윤, 정낭 침범 여부를 평가하는 데는 경직장 초음파촬영술, CT, MRI 등이 사용되나, 실제 병리조직학적 결과와 일치하는 경우는 약 31% 정도이다. 최근에는 내직장 표면코일*endorectal surface coil*을 이용한 MRI가 B와 C병기 구별에서 약 82%의 정확도를 나타낸다는 보고가 있다.

(3) 전이 병소

전립선암은 특징적으로 뼈에 골형성성 병변을 일으키며 뼈스캔이 매우 높은 민감도를 보이는데, 외상이나 퇴행성 관절질환 등으로 인한 병소와의 감별이 필요하다.

4. 전립선암의 생검

전립선암 검진 시 경직장 초음파의 제한점은 대부분의 저에코*hypoechoic* 병변이 암이 아니며, 1cm 이상 비촉지성 암의 약 50%가 초음파에서 발견되지 않는다는 것이다. 따라서 직장수지검사에서 암이 의심되거나 PSA 수치가 증가한 경우에는 경직장 초음파의 결과에 상관없이 전립선 생검을 시행해야 한다. 생검의 수나 위치 등의 측면에서 적절한 방법은 논란의 여지가 있다. 하지만 말초대를 포함시키기 위하여 전립선의 외측을 향한 생검은 필수적이다.

5. 병기

전립선암의 병기는 조직학적 소견과 더불어 환자의 위험도와 예후에 대한 예측 및 적절한 치료 방법 선택에서 매우 중요한 요소이다. 현재 임상적 병기 결정에 도움을 주는 방법들은 직장수지검사, 혈청 PSA를 포함한 종양표지자검사, 종양의 조직학적 분화도, 영상진단, 골반 림프절절제 등이 있다. 이와 같은 방법들은 전립선암을 임상적으로 전립선 내에 국한된 병변, 국소적으로 진행된 병변, 전이성 병변으로 구분하여 치료 선택 및 예후 결정에 많은 도움을 준다. 직장수지검사, 혈청 PSA 측정, 경직장 초음파촬영 및 생검, CT 또는 MRI 등의 영상진단법, 복강경 또는 관혈적 골반 림프절절제술, 방사성동위원소 뼈스캔 등의 진단 도구들이 발전하는 한편, 최근에는 분자생물학적 병기 결정 방법들이 대두되어 병기 결정과 치료에 많은 도움을 줄 것으로 기대된다.

(1) 전립선 상피내암

전립선 상피내암*prostatic intraepithelial neoplasia or intraductal dysplasia*은 전립선암의 전구 병변으로 추정되고 있으며, 전립선암으로 절제한 조직의 약 70%에서 동반된다. 형태학적으로는 양성 구조를 나타내지만, 이형성세포로 구성된 선 조직을 보이는 병변이다. 선 조직을 구성하는 세포들은 핵의 크기가 증가하고 다양하며 과염색증 등을 보이는 호염기성의 이형성세포이나, 이들을 둘러싸고 있는 기저세포층은 정상적으로 유지된다.

전립선 상피내암은 분화가 좋은 경우와 나쁜 경우로 구분된다. 특히 분화가 나쁜 전립선 상피내암은 전립선암과 유사한 호발 부위를 나타내며, 다시 전립선 침생검을 실시하면 전립선암을 발견할 가능성이 33~50%에 이르고, 전립선암의 병기 및 분화도와 직접적인 관련이 있으며 예후와 종양의 진행과도 관련이 있다고 한다. 그러나 이러한 견해와는 달리 이행대에서 발생하는 전립선암은 상피내암을 동반하는 경우가 드물고, 조기 전립선암의 70%에서 상피내암을 발견할 수 없으며, 분화도가 나쁜 상피내암이 발견된 경우에도 약 1/3만이 전립선암과 인접한 부위에 나타나므로 전립선 상피내암이 전립선암의 전구 병변이라는 주장에 이의를 제기하는 이들도 있다.

(2) 병기 분류법

현재 가장 널리 사용되고 있는 전립선암의 병기 분류법은 TNM 병기 분류법이다(표 9-15). TNM 병기는 크게 수술 전에 추정한 임상 병기와 수술 후 생검 등을 통해 확인한 병리학 병기로 나눌 수 있다. 임상 병기는 직장수지검사를 포함한 진찰, 검사실 검사, 방사선학적 검사에 의거한 것으로, 전립선암의 상태를 가장 정확히 평가할 수 있는 체계이다. 수술을 시행한 환자의 경우는 수술로 제거된 조직에 의거한 병리학 병기가 사용되고 있다. T1 병기를 임상 병기에만 사용하고 병리학 병기에는 사용하지 않는 것을 제외하면 둘 다 같은 범주를 사용하고 있다.

임상적인 TNM 병기 분류에서 T병기는 직장수지검사와 경직장 초음파검사 결과를 이용하며, 조직 생검의 결과는 이용하지 않고 있다. 만약 어느 환자에 대한 직장수지검사에서 전립선의 한쪽에서만 종양이 촉지되었다면, 생검 결과 양쪽에서 종양이 발견되더라도 임상적 병기는 T2a가 된다. 환자가 직장수지검사에서 정상이고 경직장 초음파검사에서는 한쪽에서만 종양이 관찰되어 생검을 통해 증명되었다면 임상 병기는 마찬가지로 T2a가 된다. T1c의 경우는 직장수지검사와 경직장 초음파검사 결과가 모두 정상이어야 한다.

최근 조기 검진 시행으로 인해 많은 전립선암 환자가 직장수지검사에서 정상이지만 PSA 수치가 높아(T1c) 생검을 통해 진단된다. 이러한 환자들에 대한 치료 계획을 세우고 수술 후 병리학 병기를 예측하기 위해 여러 도표가 소개되고 있는데, 수술 전 PSA 수치, 임상적 병기, 전립선 생검에서 글리슨*Gleason* 점수를 이용하여 병리학적

표 9-15 전립선암의 TNM 병기 분류법(2010년, 제7판)

	TNM
원발 병소(T)	
원발종양이 검사되지 않은 경우	TX
원발종양의 증거가 없는 경우	T0
촉지되지 않고 영상조영에서 보이지 않는 종양	T1
절제된 조직의 5% 이하로 우연히 발견된 종양	T1a
절제된 조직의 5% 이상으로 우연히 발견된 종양	T1b
침생검에서 발견된 암(PSA 상승)	T1c
전립선 안에 국한된 촉지되는 종양	T2
한쪽 전립선엽의 1/2 이하를 차지하는 종양	T2a
한쪽 전립선엽의 1/2 이상을 차지하는 종양	T2b
양쪽 전립선엽을 차지하는 종양	T2c
전립선 피막을 넘은 종양	T3
피막 밖으로 침윤한 경우	T3a
피막 밖으로 침윤한 종양으로 절제연 양성인 경우	
정낭을 침윤한 종양	T3b
고정되어 있거나 정낭 이외의 주위 조직을 침윤한 경우(방광경부, 외요도 괄약근, 직장, 항문거근, 골반 측벽)	T4
림프절(N)	
림프절전이 유무가 검사되지 않은 경우	Nx
림프절전이가 없는 경우	N0
국소 림프절전이가 있는 경우	N1
전이(M)	
전이 유무가 검사되지 않은 경우	MX
전이가 없는 경우	M0
원격전이가 있는 경우	M1
원격 림프절전이가 있는 경우	M1a
골전이가 있는 경우	M1b
타장기 전이가 있는 경우	M1c

T1 분류는 임상적 병기에 국한된다.

으로 전립선암이 전립선에 국한되어 있는지의 유무, 정낭 침범 유무, 골반 림프절전이 유무 등을 예측할 수 있는 계산 도표가 제시되기도 했다.

다른 질환으로 사망한 환자의 부검 소견에서 다수의 환자(30% 이상)에서 전립선암이 관찰되므로, 현재 진단되고 있는 전립선암이 과연 임상적으로 의미 있는 종양인가 하는 우려를 나타내는 의견이 있다. 이는 임상적으로 의미가 없는 종양을 진단하여 치료함으로써 치료의 성과가 없을 뿐만 아니라 심지어 합병증, 후유증 발생으로 환자에게 고통만 줄 수도 있다는 주장이다. 전립선암의 임상적 의미를 고려할 때 종양의 분화도, 종양의 병기, 혈청 PSA치, 환자의 연령과 건강상태, 종양의 크기 등을 고려하게 되는데, 대개의 경우 종양 용적이 0.5mL 이상이면 전립선 외 진행과 관계가 있다고 생각되며, 부검을 통해서나 또는 우연히 발견된 전립선암의 약 20%가 이에 해당한다. 또한 분화도가 나쁜 소견(글리슨 등급 4 또는 5)도 전립선암의 진행 및 의미 있는 종양으로의 발전과 관련이 있어, 이런 관점에서 보면 현재의 조기검진 결과로 진단되는 환자의 대부분이 임상적으로 의미 있는 종양일 가능성이 높으며, 최소한 1/3 이상은 피막 외 침윤, 정낭 침윤, 림프절전이, 나쁜 분화도 등의 소견을 보이므로 종양 진행의 가능성이 높다고 할 수 있다.

Ⅶ. 국소 전립선암의 치료 결정

전립선암은 고령 환자에서 진단되고 비교적 종양의 진행 속도가 느려 질병의 경과가 장기적인 경우가 많아, 병기에 따라 어떤 치료가 가장 적절한가에 관한 논란이 있다. 그러므로 전립선암 치료는 임상적으로 증상이 있는 환자, 전립선암으로 사망할 가능성이 높은 환자, 전립선암에 의한 증상이 유발될 가능성이 높은 환자에게 시행되어야 하며, 치료에 대한 판단은 종양의 병기와 조직 분화도, 치료에 따른 합병증과 후유증, 환자의 나이와 건강 상태 등을 고려하고 충분한 논의와 협의를 거친 후에 결정해야 한다고 인식되고 있다.

병기 T1과 T2를 포함하는 국소 전립선암의 치료는 주로 국소적인 치료 방법으로 시행되며, 근치적 전립선절제술과 방사선치료가 주된 방법이다. 치료 효과에 대해서는 생존율 비교가 가장 유용하나, 임상적으로는 PSA치 비교가 주를 이루고 있다. 현재 근치적 전립선절제술 후에는 주로 수술 후 6주 이내에 혈청 PSA가 측정 가능치 이하가 되어야 하며, 계속 측정 가능치 이상으로 측정되는 경우는 임상적인 재발이 예견된다고 여겨진다. 냉동요법이나 방사선치료 후의 혈청 PSA는 논란이 있으나 0.5ng/mL 이하로 측정되어야 하며, ASTRO(American Society for Therapeutic Radiology and Oncology)는 방사선치료 이후 연속적으로 3회 이상 최저치에서 PSA가 상승한 경우는 생화학적 재발이라고 정의하고 있다.

Ⅷ. 전립선암의 대기관찰요법

전립선암의 대기관찰요법은 완전히 새로운 치료가 아니며 오랫동안 치료 요법으로 자리를 잡고 있었다. 실제로 여러 해 동안 전립선암 환자 3명 중 1명은 대기관찰요법을 사용한다. 이 방법의 장점은 치료 성적이 명확치 않은 수술과 그 합병증을 피할 수 있다는 것이다. 그러나 치료가 가능한 환자들의 경우 치료 시기를 놓칠 수 있다는 단점이 있다. 암조직이 전립선 밖으로 나오고 증상이 나타나게 되면 전이를 막기에는 이미 시기를 놓친 것이기 때문이다. 70세 이상의 고령 환자에서 천천히 자라는 전립선암이 초기에 발견된 경우 치료를 당장 시작하는 것이 불필요할 수도 있다. 다시 말해, 너무 나이가 많거나 치료의 고통을 참아낼 수 없어서 10년 이상 생존하지 못하는 환자들이 대기관찰요법의 대상이다. 실제 이런 환자들은 전립선암으로 사망할 가능성이 적다. 암으로 증상이 나타난다고 하더라도 호르몬요법의 대증치료가 가능하다.

대기관찰요법은 병의 진행을 주기적인 검사로 면밀히 추적 관찰하는 것으로, 검사 결과에 따라 치료를 시작하게 되므로 다른 중요한 질환이 있는 환자에게도 사용할 수 있다. 그러나 10년 이상의 생존이 기대되며 분화도가 나쁜 전립선암이 있는 환자들에게는 적절한 치료법이 아니다. 또한 T3, T4 N+ 병기로 판정받은 이들 중 수술이나 방사선으로 인한 부작용을 걱정하는 환자들에게도 대기관찰요법을 시행할 수 있다. 대기관찰요법은 부작용을 겪지 않는다는 장점 외에 치료 비용을 절감할 수 있다는 장점도 있다. 증상이 없는 경우 정상적인 삶을 살아갈 수 있고 6개월에 한 번씩 의사를 찾아 검사를 시행할 수 있기 때문이다.

미국의 대기관찰요법은 '아무것도 안 한다'라는 의미가 아니라, 필요한 경우, 즉 암이 자라고 있다는 신호가 보이면 적극적인 치료를 해야 한다는 뜻이다.

IX. 근치적 전립선적출술

근치적 전립선적출술은 국소적 전립선암을 지닌 환자의 생존율을 증가시키는 유일한 치료법이다. 최근 혈청 PSA, 개선된 전립선 조직검사 및 영상진단법 등의 발달로 전립선암의 조기 진단과 치유가 가능해졌다. 또한 전립선 부위의 해부학적 구조 및 기능에 대한 지식이 깊어지고 술기가 발달하여 근치적 전립선적출술의 합병증이 크게 감소하여, 근치적 전립선적출술을 국소 전립선암의 적극적인 치료 방법으로 우선적으로 선택할 수 있게 되었다. 적절히 선택된 환자에 대한 근치적 전립선적출술은 국소 전립선암 완치를 기대할 수 있는 효과적인 방법이지만, 환자의 배뇨기능과 성기능에 심각한 장애를 초래할 가능성이 있으므로 치료를 선택할 때 다음 몇 가지 사항을 고려해야 한다. 첫째, 근치적 전립선적출술에 의한 사망, 합병증 및 다른 부작용의 가능성, 둘째, 수술에 따른 성기능장애와 요실금의 위험성, 셋째, 수술에 따른 정신·사회적 결과, 넷째, 치료 전 병기 결정을 위한 검사의 정도와 위험성, 그리고 마지막으로 치료에 따른 경제적인 결과 등이다.

국소 전립선암에 대한 근치적 전립선적출술은 4가지가 있다. 첫번째는 치골후식 전립선절제술, 두번째는 회음식 전립선절제술, 세번째는 복강경하 전립선절제술이며, 마지막으로 로봇을 이용한 복강경하 전립선절제술이다. 이 방법들은 수술 방법에 차이가 있을 뿐 기본적으로 전체 전립선과 정낭, 정관과 같은 주변 조직과 필요 시 골반 림프절을 제거한다는 원칙은 같다. 전통적으로 치골후식 전립선절제술이 국내뿐만 아니라 전 세계적으로 가장 많이 사용되며, 최근에는 로봇을 이용한 복강경하 전립선절제술 사용이 급속도로 증가하고 있다.

대부분의 비뇨기과 의사들은 골반강 내의 해부학적 위치와 구조가 익숙하기 때문에 회음식 전립선절제술보다 치골후식 전립선절제술을 많이 시행하고 있다. 전립선절제술과 동시에 골반내 림프절절제술도 시행되는데, 월시*Walsh* 등이 성기능을 보존할 수 있는 수술법을 개발한 이후 성기능의 유지도 쉬워졌다. 하지만 음경의 배부정맥을 박리하여 결찰해야 하므로 출혈이 심해져 수혈이 필요할 수도 있으며, 요실금의 빈도도 회음식 수술법에 비해 높게 나타난다.

회음식 전립선적출술의 장점은 피부 절개 부위가 작고 이환율이 낮아서 환자에게 주는 부담이 적으며 수술 후 회복이 빠르고, 음경 배부정맥의 처리를 피할 수 있어 출혈량이 적으며, 전립선 첨부와 요도 부분이 잘 보이기 때문에 전립선을 떼어낸 후 방광-요도 문합을 정확히 시행함으로써 요실금 빈도를 줄일 수 있다는 것이다. 그러나 회음식에서는 항문괄약근 손상에 의한 변실금의 확률이 치골후식 술식에 비해 높게 나타나며, 전립선 주위의 해부학적 구조를 확인하기가 상대적으로 힘들어 성기능을 유지하기가 어렵다. 또한 골반내 림프절절제술을 할 수 없기 때문에 골반 내 림프절절제술이 필요한 경우 별도의 피부 절개를 해야 하는 단점이 있다. 그러나 PSA 검사가 도입된 이후 조기 전립선암 진단이 증가하여 림프절전이의 가능성을 수술 전에 어느 정도 예측할 수 있게 되었기 때문에, 파틴*Partin*의 노모그램 등에서 림프절전이의 가능성이 5% 이하인 환자를 가려내는 것은 특별히 힘들지 않다. 11년간 약 4백 예의 회음식 전립선전적출술을 실시한 보고에서도 글리슨 점수*Gleason score* 7 이하, 임상적으로 암이 전립선 내에 국한되어 있으며 혈청 PSA가 20ng/mL 이하의 환자에서 골반 내 림프절전이가 있을 확률은 5%였다.

복강경하 전립선적출술은 1992년 슈에슬러*Schuessler* 등이 최초로 보고했다. 초기에는 개복수술에 비해 뚜렷한 장점이 없고, 총 수술 시간이 9~10시간에 달해 이득이 없는 것으로 여겨졌다. 하지만 복강경 수술 장비의 발달로 인해 절개, 절제, 지혈 등이 쉬워짐에 따라 수술 시야의 개선과 이로 인한 출혈량의 감소, 수술 후 통증의 감소, 재원 기간의 감소 및 기능적 결과 개선 등의 이득이 나타나면서 점차 개복수술을 대체하였다. 국내에서도 2001년 처음으로 복강경하 전립선적출술이 성공적으로 이루어졌다. 수술은, 복부 4~5개소에 2~3cm의 소절개를 가하고 수술 부위로 내시경 및 기구를 삽입하여 시행한다. 이 술식의 장점은 전체적인 성공률은 개복수술과 비슷하면서 재원 기간이 감소하고 수술 후 위험도가 줄었으며, 회복 기간이 짧고 출혈량도 적다는 것 등이다. 반면에 긴 학습 시간, 숙련된 경험 없이는 시술이 어려운 점,

손놀림의 거울 효과, 경성의 기구, 2차원적 영상 등이 단점으로 지적된다. 최근에는 로봇을 이용한 복강경하 전립선적출술이 개발되면서 단점들이 개선되어 빠르게 로봇 술식으로 대체되고 있지만, 기본적으로 기구를 다루는 술기가 다를 뿐 수술의 해부학적 접근과 시야는 동일하다. 따라서 복강경하 전립선적출술은 로봇수술의 기본이 될 수 있으며, 아직까지 비용적인 측면을 고려할 때 최소침습성을 유지하는 기본적인 수술법이라고 할 수 있다.

현재 사용되고 있는 다빈치 로봇시스템은 1999년에 처음으로 상용화된 이후 여러 수술 분야에서 사용되고 있는 수술 로봇이다(그림 9-16). 다빈치 로봇시스템을 이용한 전립선적출술은 2001년 바인더*Binder* 등이 처음으로 시술하였고, 국내에서는 2005년에 처음으로 시술되었다. 이후 복강경하 전립선적출술의 제한점들을 극복할 수 있는 최신 최소침습적 수술법으로 발전하고 있다. 수술에 사용되는 7가지 자유도의 움직임을 가진 엔도리스트*endowrist*, 고화질의 3차원적 입체 영상, 직관적 움직임, 손 떨림 제거 등의 특징이 있다. 이러한 로봇수술은 전립선 적출 시에 조직의 경계와 신경혈관 다발*neurovascular bundle*을 뚜렷하게 구별할 수 있고, 전립선의 정확한 박리가 가능하며, 음경 배부정맥과 요도-방광 문합 시 봉합을 정확하게 할 수 있으며, 구조물들의 견인을 보다 용이하게 해준다. 이에 따라 수술 시간이 단축되는 한편 배뇨기능과 성기능의 조기 회복 등의 장점이 보고되고 있으며, 종양학적 완성도와 외과적 절제면 양성률 등 암 자체의 치료 성적도 기존 수술과 차이가 없음이 입증되었다. 술기적 측면에서는 복강경 술식에 비해 좀 더 수월하게 술기를 터득할 수 있다. 그러나 복강경하 술식과 마찬가지로 촉각에 의한 정보와 반응 수단을 얻을 수 없으며, 로봇과 그 소모품이 고가인 것, 로봇수술 기구가 아직 미비하여 특수한 기술에 맞는 기능을 갖춘 기구의 개발이 필요하다는 것 등의 단점이 있다.

골반 림프절절제술의 필요성과 절제 범위에 대해서는 아직 논란의 여지가 있다. 하지만 임상적 병기가 T1c이고 PSA가 10ng/mL 미만이면서 조직검사상의 글리슨 점수가 6점 이하인 저위험군과 조직검사에서 양성 조직 코어가 50% 미만인 경우는 암의 림프절전이가 드물다. 반대로 임상적 병기가 T2a, PSA가 10~20ng/mL, 조직검사상의 글리슨 점수가 7점인 중간 위험군과 임상적 병기가 T2b를 초과하거나 PSA가 20ng/mL을 초과, 조직검사상

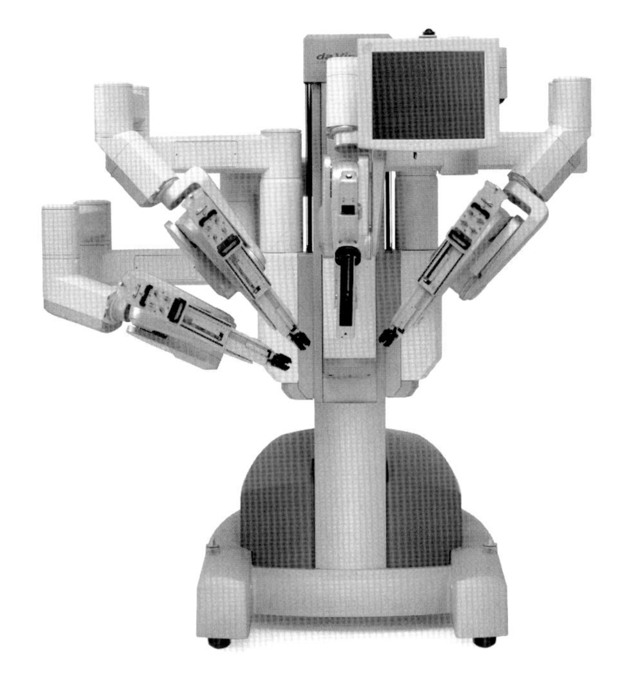

그림 9-16. 다빈치 로봇시스템

의 글리슨 점수가 8점 이상인 고위험군인 경우는 반드시 광범위 골반 림프절절제술을 시행해야 한다.

암이 전립선을 벗어난 임상적 병기 T3의 경우는 림프절전이와 수술 절제면 양성이 많기 때문에 근치적 전립선 수술만으로는 치료되기 어려우며 추가적 치료가 필요한 경우가 많다. 하지만 임상적 병기 T3는 병기를 과대평가*overstaging*하는 경우가 대략 13~27% 정도로 흔하다. 여전히 논란의 여지는 있지만, 수술은 국소진행형 암에서도 5년, 10년, 15년 생존율이 각각 95%, 90%, 79% 정도로 보고되는 등 훌륭한 성적을 보이고 있다.

절제면 양성 환자의 예후도 논란이 있는 부분이다. 여러 보고를 종합해보면 적절한 환자 선택과 세심한 술기에도 불구하고 최종적인 병리학적 검사에서 14~41%의 절제면 양성 소견이 보이며, 이러한 환자의 33~62%가 측정 가능치 이상의 PSA치를 보여 치료 실패를 나타낸다. 이 경우 보조적 방사선치료가 사용되기도 한다.

수술 전의 신보조(선행) 호르몬치료*neoadjuvant androgen deprivation*는 최근의 코크런 메타분석*Cochrane meta-analysis*에서 생존이나 진행에 이득이 없는 것으로 나타났다. 또한 국소적 병리 결과에 대해서도 이득이 있는 것으로 나타나지 않았다. 수술 후의 호르몬치료*adjuvant androgen deprivation* 역시 논란이 많다. 림프절전이가 있는 경우 생존에 이득이 된다는 연구도 있지만, 이 경우도

대부분 육안적 전이가 있고 70% 정도가 절제면 양성인 경우였다. 미세전이가 있는 경우의 이득은 아직 불확실하다.

구제 전립선절제술*salvage radical prostatectomy*은 방사선치료 후 국소 재발한 경우 유용하게 사용될 수 있으나, 합병증이 흔히 나타난다. 이 방법은 일반적으로 건강하면서 15년 이상의 여명이 기대될 때 시행한다. 원격전이의 증거가 없고, 진단 당시 명확하게 국소 병변이어야 한다. 술기의 차이는 없으나, 방사선 효과로 인해 수술이 더 어렵다.

병리학적으로 국소 전립선암인 경우 근치적 전립선절제술 후 10년간 전립선암이 재발하지 않고 생존할 수 있는 확률은 70~85%이다. 그러나 5년 내에 혈중 PSA치가 상승하는 경우도 10~40% 정도이며, 10년 이내에는 27~53% 정도이다. 이것은 결국 수술적 치료가 실패했음을 나타내는 것으로 대부분 몇 년 후에 임상적 재발이나 전이 증상이 나타나는데, 경우에 따라서는 아무런 임상적 재발 증상이 나타나지 않을 수도 있다. 그러나 임상적 병기 측정은 정확하지 않아, 전립선에 국한된 것으로 생각했던 종양 중 높게는 50%에서 피막 외 침윤이 나타나며, 중등도 혹은 고위험군에서는 종양 재발도 흔한 것으로 알려져 있다. 전립선암은 서서히 진행하는 특징이 있고 잔존 종양 또는 재발 종양이 방사선치료 또는 호르몬치료의 구제요법에 반응할 수 있으므로 수술 후 환자에 대한 추적 관찰에서 혈청 PSA 측정의 임상적 가치는 점점 증가하고 있다. 특히 수술 후에 측정 가능 수준으로 혈청 PSA가 측정되거나 수술 후에 이전의 측정 가능치 이하로 측정되던 PSA치가 측정 가능치 이상으로 증가하는 생화학적 재발은 환자의 생존율과 함께 치료 성과를 판단하는 중요한 근거이다. 이러한 이유에서 수술 후 추적 관찰에서 임상증상의 변화와 함께 규칙적인 PSA 측정이 요구되며, 수술 후 1년간은 3개월마다, 수술 후 2~3년간은 6개월마다, 그 이후에는 매년 혈청 PSA를 측정하는 것이 추천되고 있다.

전립선암 재발의 첫 신호는 대부분 생화학적 재발인데, 거의 대부분의 재발 또는 전이 병변은 6~48개월 이상 PSA 증가가 선행된다. 쿠플리안*Kuplelian* 등은 평균 19개월의 추적 관찰에서 PSA가 증가된 환자의 68%가 임상적으로 측정 가능한 종양으로 진행했고, 방사선치료나 호르몬치료 등의 부가적 치료를 시행했을 때에는 21%의 환자만이 임상적으로 측정 가능한 질환으로 진행했다고 보고했다. 파운드*Pound* 등은 생화학적 재발이 있었던 환자의 34%에서 부가적인 치료를 하지 않았을 때 전이 병변이 발생하며 전이 병변 발생까지의 기간은 PSA 재발 후 평균 8년 후였다고 보고했다. 이때, PSA 수치 상승의 기준은 꽤 넓은 범위인 0.2~2.0ng/mL로 보고되고 있다. 이 경우 PSA의 재상승이 전립선암의 국소재발을 의미하는지 전신전이에 따른 것인지 구별하기란 결코 쉽지 않다.

국소재발에 관해서는 직장수지검사, 경직장 초음파검사, CT, MRI 등으로 조사하고, 전신전이에 관해서는 뼈스캔 검사 등을 이용한다. 일반적으로 글리슨 점수 6점 이하, 정낭 침범이 없고 골반 림프절전이가 없는 경우, PSA의 상승이 수술 후 1년 이후인 경우 등에서는 국소재발을 의심하며, 그렇지 않은 경우에는 원격전이를 의심한다. PSA 재상승의 원인을 국소재발로 본다면, 전립선암이 원래 있었던 부위를 대상으로 방사선치료를 추가함으로써 30~70%의 환자에서는 PSA 수치가 측정 한계치 이하로 저하되었고, 그중 40~50%의 환자는 5년 후에도 PSA가 기저치 그대로였다는 보고가 있다. 따라서 국소재발의 경우 방사선치료 추가는 치료의 이득이 있지만, 직장과 방광의 장해라는 부작용 문제가 남는다. 수술 후 PSA 재상승의 원인이 원격전이라고 생각될 때는 호르몬치료가 가능하다. 호르몬요법을 시작하면 PSA가 경도로 재상승한 환자의 대부분에서 PSA 수치가 측정 한계치 이하로 저하된다. 그러나 호르몬요법을 장기적으로 실시하면 전립선암이 호르몬 불응성이 될 가능성이 있다는 것과 장기적인 호르몬요법으로 인해 근육과 뼈에 부작용이 나타난다는 문제도 항상 고려해야 한다. 근치적 전립선절제술 후 PSA 재발이 없는 경우는 수술 전 PSA치가 높을수록, 글리슨 등급이나 병기가 높을수록, 그리고 절제면 양성인 경우에 생화학적 실패율이 높았다. 종양 진행 및 불량한 예후는 병리학적 병기, 수술 전 PSA치, 종양조직의 글리슨 등급과 직접적인 연관성이 있어, PSA 무재발 생존율은 T2 종양의 경우 80~84%였으나, T3 종양의 경우는 57~67%로 감소하였다. 수술 전 PSA치와의 상관관계를 보면, 수술 전 PSA치가 10ng/mL 이하이면 PSA 무재발 생존율이 80~95%였으며, 수술 전 PSA치가 10.1~20ng/mL이면 48~75%, 20ng/mL 이상이면 31~55%로 수술 전 PSA치가 높을수록 PSA 무재발 생존율이 낮았다. 글리슨 등급과 PSA 무재발 생존율은, 글리슨 등급 6 이하의 경우는 75～92%, 7인 경우는 62～67%, 8～10인 경우는 38～52%로 등급이 높을수록 생화학적 재발률이 높았다. 이와 함께 DNA 이수배수체, 정낭 침윤, 절제연 양성 등이 환자의 생존에 부정적인 영향을 주었다.

최근 근치적 전립선절제술의 해부학적 접근 방법이 발달하고, 해부학적인 구조에 대한 충분한 이해와 술기의 개선, 경험의 축적 등으로 수술에 따른 합병증 및 후유증이 극적으로 개선되었으며, 특히 신경혈관 다발을 보존하는 신경보존 술기의 발달로 성기능장애 문제도 많이 개선되었다. 수술 후 초기의 전체 합병증은 10% 미만, 직장 손상은 약 1% 미만, 심근경색, 심부정맥혈전증, 폐색전증 등은 1% 내외로 발생하며, 출혈로 인한 수혈은 5% 이내이다. 수술 후기의 합병증은 요실금과 발기부전, 서혜부 탈장, 요도협착, 변실금 등이다. 요도협착은 과거에는 32%까지 보고되었으나, 복강경 및 로봇 등에 의한 술기의 정교함으로 인해 최근에는 0～3.3% 정도로 보고된다. 이 중 흔히 나타나면서 환자의 삶의 질에 크게 영향을 주는 두 가지 합병증은 요실금과 발기부전이다.

근치적 전립선적출술 후 나타나는 요실금은 배부정맥얼기를 결찰하는 동안 손상이 발생하여 2차적으로 내인성 괄약근부전이 생기기 때문이다. 절제 시에 출혈이 없는 시야에서 전립선 첨부를 미세하게 박리하고 골반신경총과 그 분지들을 가급적 보존하면서, 심배부정맥 복합체의 결찰 및 절단 시에 외요도괄약근의 손상을 최소화하고 재구성된 방광 경부와 외요도괄약근의 문합을 정확히 시행하면 요실금을 최대한 방지할 수 있다. 요자제에 대한 정의는 보고되는 논문마다 조금씩 차이가 있지만, 대개 전립선적출술 후 하루에 기저귀 하나 미만인 경우를 요자제 회복으로 정의하고 있다. 스타이너*Steiner* 등의 보고에 따르면 근치적 전립선적출술을 시행받은 593명 중 요자제 능력을 완벽하게 회복한 사람의 비율은 92%였다. 8%에서는 복압성요실금이 있었으며 2%는 하루에 한 개 이상의 패드를 사용하였다. 스톨젠버그*Stolzenburg* 등은 복강경 근치적 전립선적출술을 시행받은 700명의 환자에서 6개월에 84%, 1년에 92%의 요자제 성적이 나타났다고 보고했다. 로봇을 이용한 근치적 전립선적출술을 시행받은 환자들의 경우 1년 경과 시의 요자제 성공률은 알러링*Ahlering* 등이 98%, 메논*Menon* 등은 96%를 보고했다. 요자제 능력의 회복에는 나이도 중요한 인자인데, 50대 이하의 경우 95% 이상에서, 70대 이상에서는 85% 정도에서 회복된다. 요자제 능력이 완벽하게 회복될 때까지 수분 섭취를 줄이고 카페인이 포함된 음료 및 알코올을 피해야 한다. 요실금이 지속되는 환자에 대해서는 인공 괄약근 삽입, 콜라겐 주사요법, 자가지방 주사요법, 수술적 슬링*sling* 시술 등이 고려되기도 한다.

발기기능에는 신경혈관 다발의 보존이 중요하다. 신경혈관 다발은 주로 전립선의 외측 5시와 7시 방향에 존재한다. 전립선 피막에서 이 신경혈관 다발을 잘 박리해 전립선을 적출하면 신경 보존이 기술적으로 가능하다. 하지만 절제면에 암조직이 잔존할 수 있으므로, 신경보존술식 실시는 암이 확실히 피막 내에 국한되었을 경우, 한쪽만이라도 암에서 떨어져 있어 이 수술을 시행해도 안전하다고 생각되는 경우 등에 한정해야 한다.

월시 등은 신경보존술을 시행받은 환자들의 경우 성기능 회복이 점진적으로 나타나는데, 수술 후 3개월에 38%, 6개월에 54%, 12개월에 73%, 18개월에 86% 정도라고 보고했다. 수*Su* 등은 복강경 근치적 전립선적출술에서 양측 신경을 보존한 환자 중 12개월 경과 후 76%에서 성교가 가능했다고 보고했고, 메논 등은 로봇을 이용해 근치적 전립선적출술을 시행한 환자 1,100명 중 60세 미만인 경우 64%, 60세 이상인 경우 38%에서 성교가 가능했다고 보고했다. 여러 보고들을 종합해보면 나이가 젊고, 성기능이 있으며, 성적으로 활동적인 저병기 환자들의 경우 신경보존수술이 도움이 될 수 있다.

흔히 4가지 인자가 성기능 회복과 관련된다고 알려져 있다. 그 인자들은 나이, 임상병리학적 병기, 신경혈관 다발의 보존 여부, 수술 전 성기능이다. 수술 후 성기능의 회복을 돕기 위해 발기부전 치료제 투여나 해면체 주사요법 등이 시도되고 있다.

드문 합병증으로는 변실금이 있다. 비쇼프*Bishoff* 등의 보고에 의하면 후치골 근치적 전립선절제술의 경우에는 5%에서, 회음부 근치적 전립선절제술의 경우에는 18%에서 새로이 변실금이 발생했으며, 이에 대한 세심한 주의가 요구된다.

결론적으로 근치적 전립선절제술은 적절히 선택된 환자의 경우 안전하고 근치를 바랄 수 있는 우수한 치료 방법으로서 종양에 대한 10년 생존율이 90% 이상이며, 최근에는 수술 경험 축적과 술기의 발달로 주요 합병증도 드물어졌고, 요실금이나 성기능장애도 크게 감소했다. 수술 결과는 수술 방법보다는 병변이 얼마나 전립선 내에 국한되어 암병변이 없는 절제연이 확보된 채 병변이 제거되었느냐에 달려 있으며, 종양의 병기, 분화도, 수술 전 PSA치 등도 연관되어 있다. 그러므로 근치적 전립선절제술은 향후 긴 생존기간이 예상되고 전립선에 국한되어 있는 환자들에게 적절하며, 완전히 절제할 수 있는 미세한 피막 외 침범이 있는 경우에도 유용한 치료법이다.

X. 방사선치료

1. 국소 전립선암의 방사선치료

(1) 치료의 선택

국소 부위에 국한된 전립선암 환자의 치료 목표는 치료로 인한 급성 및 만성 부작용을 최소화하면서 완치시키는 것이다. 치료 방법으로는 대기요법, 수술, 방사선요법 등이 있다. 전립선에 국한된 전립선암의 치료 선택은 종양학 분야에서 가장 논란이 많은 분야 중 하나이다. 환자에 따른 적절한 치료법을 선택하려면 환자의 병기(cT-stage), 치료 전 전립선 특이 항원(iPSA) 수치, 글리슨 점수에 따라 위험군을 구분하는 것이 유용하다(〈표 9-16〉). 치료 선택에 영향을 줄 수 있는 요인으로는 환자의 연령, 건강 상태, 기대 수명, 종양의 범위(병기) 및 악성도, 예상되는 부작용의 빈도 및 심각도, 환자의 선호도, 의사의 편견 등이 있다. 치료에 따라 예상되는 합병증도 사뭇 다르다. 예를 들면, 수술 후에는 요로 및 성기능 지장이 흔한 반면, 방사선치료 후에는 직장의 후유증이 더 빈번하다. 그러므로 환자는 치료 선택 전 비뇨기과 및 방사선종양학과 전문의와 충분히 상담해야 한다.

대기요법은 기대 수명이 짧고 연로한 저위험군 환자에서 적절할 수 있으나, 기대 수명이 10년 이상이거나 중등도 이상 위험군에게는 보다 적극적인 치료가 권장된다. 이 경우 근치적 전립선적출술 또는 방사선치료를 적용할 수 있다. 완치 확률은 두 치료 간에 차이가 없다. 수술 또는 방사선치료 중 하나를 선택하여 시행하며, 수술과 방사선치료의 병용은 합병증을 증가시킬 우려가 있기 때문에 권장하지 않는다. 하지만 수술 후 절제연에 종양의 침습이 확인되거나 PSA가 검출되면 방사선치료가 필요할 수도 있다.

(2) 표적체적의 정의

방사선치료에서 치료하고자 하는 목표를 표적체적*target volume*이라 한다. 이 체적은 피막 외 침습, 정낭 침습 여부에 따라 차이가 있다. 고위험군에 대한 예방적 림프절 방사선치료의 유효성은 아직 논란의 여지가 있다. 차오*Chao* 등은 371명의 수술 환자 중 121명(33%)에서 피막 외 침습이 관찰되었고, 이 중 56%가 단측, 44%가 양측을 침습하였다고 보고했다. 주로 전립선 측후방의 신경혈관 다발을 따라 침습했고, 중앙값은 2.4mm(90번째 백분위수: 5mm)였다. 케스틴*Kestin* 등은 334개의 수술 조직 절편 중 51(15%)개 절편에서 정낭 침습을 관찰했고, 그 길이는 중앙값이 10mm(90번째 백분위수: 20mm)였다. 피막 외 침습 및 정낭의 침습 빈도는 고위험군일수록 높았다. 그러므로 EORTC(European Organization for Reaserch and Treatment of Cancer)는 저위험군은 전립선, 중등도 위험군은 전립선+5mm 여유+정낭 근위부 10mm, 고위험군은 전립선+5mm 여유+정낭 근위부 20mm의 치료 표적체적을 권장한다.

(3) 방사선치료의 종류

1) 외부 방사선치료

① 3차원 입체조형 방사선치료

방사선치료 시에는 정상조직이 과도하게 방사선에 노출되는 것을 피하기 위해 방사선치료기(주로 선형가속기)의 회전축을 종양에 위치시키고 여러 방향에서 조사한다. 이렇게 하면 종양조직은 모든 방향에서 방사선을 받지만, 정상조직은 일부 방향에서만 노출되므로 부작용을 감소

표 9-16 환자의 병기, iPSA(ng/mL), 글리슨 점수에 따른 위험군 분류

	저위험군	중등 위험군	고위험군
D' Amico 등	T1c~T2a; iPSA≤10; GS≤6	T2b or iPSA 10~20 or GS 7	T2c or iPSA≥20 or GS≥8
NCCN	T1~T2a; iPSA≤10; GS≤6	T2b~T2c or iPSA 10 to 20 or GS 7	T3a or higher or iPSA≥20 or GS≥8

NCCN: National Comprehensive Cancer Network, USA

시킬 수 있다. 이때 투사 방향에 따라 종양 모양이 변화하는데, 다엽 콜리메이터*multi-leaf collimator*를 이용하여 종양 형태에 따라 개구부 모양을 변화시켜 정상조직을 보호하는 치료법을 3차원 입체조형 방사선치료*3D-conformal radiotherapy*라 하며, 현재 거의 모든 종양에 흔히 사용되고 있다.

② 세기조절 방사선치료

3차원 입체조형 방사선치료는 종양의 형태에 따라 개구부의 형태만 맞추어줄 뿐이다. 하지만 세기조절 방사선치료*intensity modulated radiotherapy*는 형태는 물론 각 부위에 들어갈 선량을 조절할 수 있다. 이 치료의 장점은 방사선 통과 경로에 종양이 있으면 선량을 늘리고, 정상 장기(방광, 직장 등)가 있으면 선량을 감소시켜 부작용을 줄이고 치료 효과를 높이는 데 있다. 종양이 중요 정상 장기에 근접하여 다른 방법으로는 정상조직의 방사선 부작용을 피하기 어려울 경우 더욱 유용하다. 예를 들면 전립선암의 경우 방광 및 직장의 방사선 노출을 줄여 합병증은 줄이고 전립선 부위의 선량을 높여 국소제어율을 향상시킬 수 있다. 젤레프스키*Zelefsky* 등은 세기조절 방사선치료를 이용하여 방사선량을 81 Gy까지 높여 561명의 환자에게 시행하고 저·중·고위험군의 8년 생화학적 무병생존율 89%, 78%, 67%을 보고하였다. 이때 2도 1.6%, 3도 0.01%의 직장 합병증이 보고되었는데, 이는 이전의 3차원 입체조형 방사선치료 결과보다 우수하다.

③ 영상유도 방사선치료

전립선암의 방사선치료는 특별한 경우를 제외하고 주 5회, 7~8주에 걸쳐 시행한다. 기존에는 치료 전 종양 위치를 확인하기 위하여 2차원적 X레이로 골격 영상을 촬영하였다. 대개 종양의 위치는 일정하기 때문에 이 조회 시스템으로 충분하나, 종양이 움직일 가능성이 있으면 골격 촬영 대신 종양 및 주위 정상 연조직의 위치를 확인할 필요가 있다. 예를 들면, 전립선암의 경우 치료 중 1~2cm 정도 이동이 가능하기 때문에, 치료 전 초음파 또는 CT로 확인한 후 보정하면 정확도를 높일 수 있다. 이를 위해 개발된 치료법을 영상유도 방사선치료*image guided radiotherapy*라 하는데, 대개 선형가속기에 CT 영상장치를 부착하거나, 고에너지 방사선 발생 장치를 치료와 CT 영상에 활용하는 토모테라피*tomotherapy*를 사용한다. 이 경우 대개 세기조절 방사선치료를 이용한다.

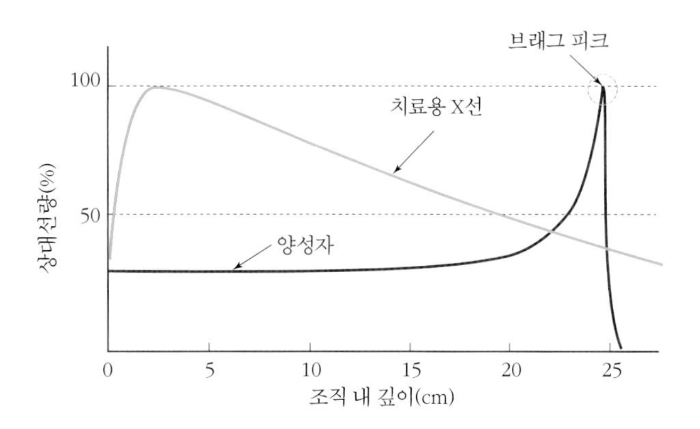

그림 9-17. 양성자선과 X선의 깊이선량곡선*depth-dose curve*

④ 양성자치료

기존의 고에너지 X선을 이용한 방사선치료는 그 투과성을 이용했는데, 통과 경로에 있는 전후방의 모든 조직이 손상되며, 특히 표피 가까이 있는 정상세포가 암세포보다 훨씬 많은 손상을 받는다. 이러한 X선의 한계를 극복하기 위해, 질량을 가진 입자(수소, 헬륨, 탄소, 네온 등의 핵)를 가속하여 암 치료에 이용하는 것을 입자방사선치료라고 한다. 입자방사선은 물질을 통과하는 초기에는 방사선을 거의 방출하지 않다가, 입자의 속도가 점점 줄어 정지할 무렵 대부분의 방사선(80%)을 방출하고 멈추는 특성(브래그 피크)을 가지고 있는데, 그 후방에는 방사선 노출이 없다(그림 9-17). 입자방사선치료에 사용되는 여러 입자 중 가장 가벼운 원소인 수소의 핵(양성자)을 가속하여 암 치료에 사용하는 것을 양성자치료*proton beam therapy*라 한다. 입자선의 일종인 양성자는 다른 입자선에 비해 2차 방사선 오염이 적어 가장 깨끗한 선량 분포를 나타내는 장점이 있다. 유병률이 높은 미국에서는 전립선암이 양성자치료가 적용되는 가장 흔한 질환이다. 국내에도 양성자치료기가 도입되어 2007년부터 임상에 적용되고 있다.

전립선암에서 상기한 방사선요법에 따른 선량 분포와 주위 장기의 선량 체적 히스토그램을 예시하였다(그림 9-18). 3차원 입체조형치료나 세기조절 방사선치료와 비교하여, 양성자치료는 단순한 치료 계획에도 불구하고 직장과 방광에 조사되는 선량이 다른 치료에 비해 훨씬 적은 것을 알 수 있다.

2) 조직 내 근접치료

방사성동위원소를 종양 부위에 직접 삽입하거나 접촉하여 치료하는 기법을 근접치료라고 한다. 근접치료의 장점은 외부 치료에 비해 정상조직의 방사선 노출을 피하면

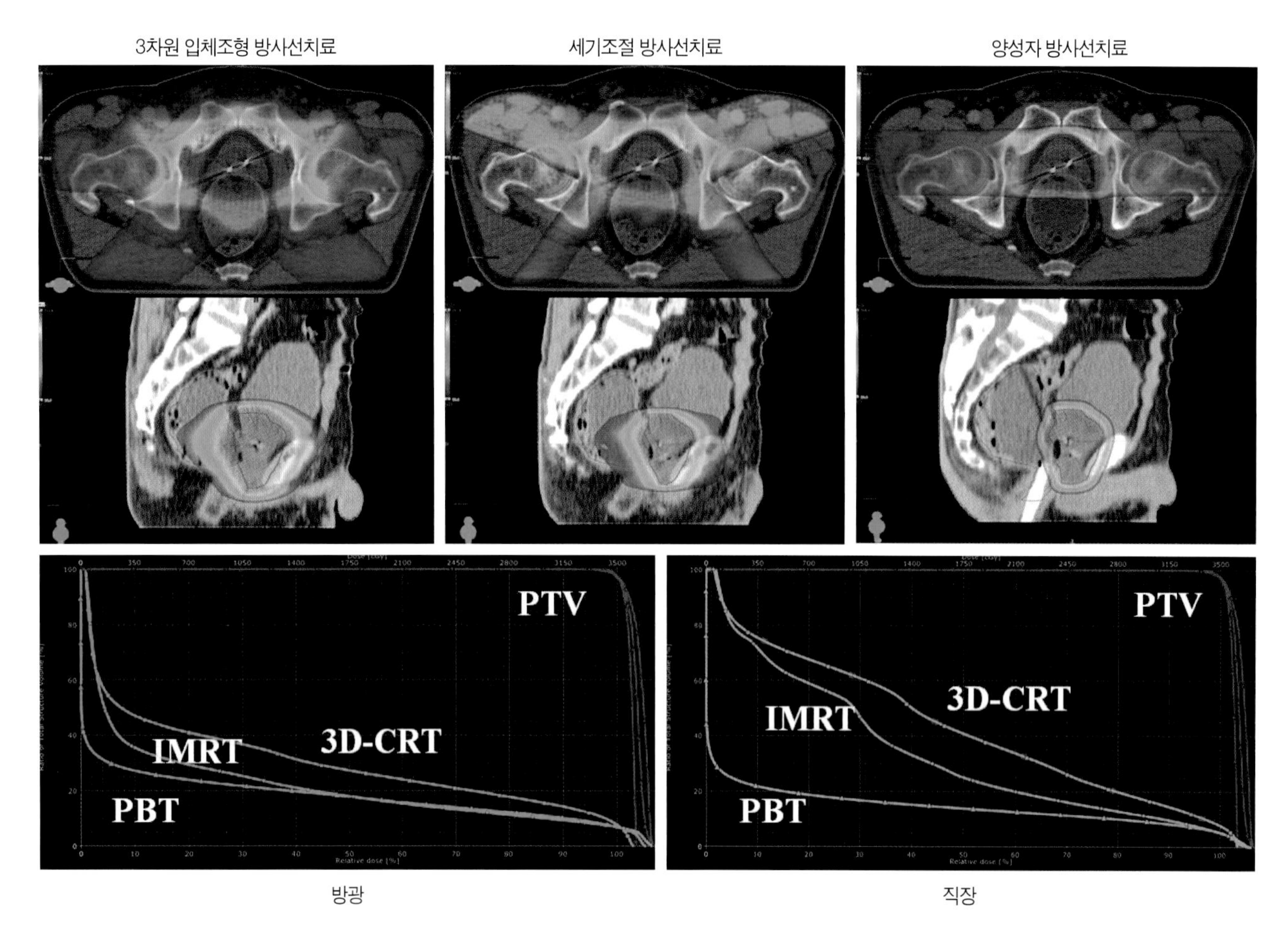

그림 9-18. 전립선암 환자 CT의 단면(위 패널)과 측면(가운데 패널)에 3차원 입체조형(3D-CRT), 세기조절(IMRT), 양성자치료(PBT)의 선량 분포를 예시하였다. 표적체적(PTV)에 같은 처방 선량이 조사되는 동안 방광 및 직장 등 주위 정상조직에 투입되는 방사선량을 선량(x축)-체적(y축) 히스토그램에 도시하였다(아래 패널). 정상조직에 투입되는 방사선량이 3차원 입체조형, 세기조절, 양성자치료 순으로 감소됨을 알 수 있다.

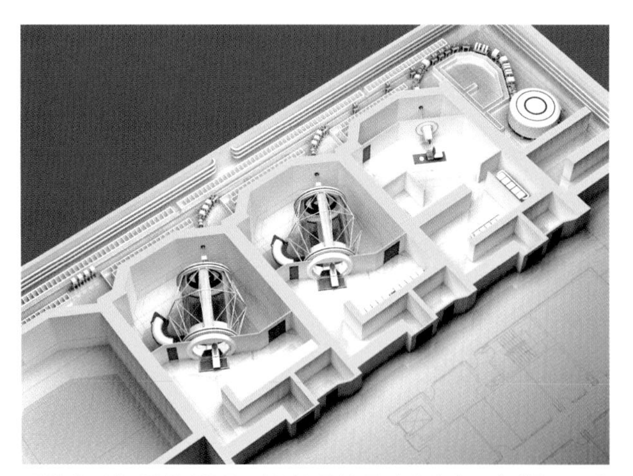

그림 9-19. 양성자치료 시설의 구성(국립암센터) 사이클로트론 *cyclotron*으로 수소핵(양성자)을 빛의 속도의 60%까지 가속시켜 암 치료에 사용하며, 가속된 양성자는 30센티미터까지 투과하여 인체 깊숙이 있는 종양을 치료할 수 있다. 가속된 양성자는 빔 전달 장치를 통해 각 치료실에 전달된다. 회전식 치료실*gantry room*은 치료기가 360° 회전하여 중요 장기를 피하면서 종양 부위에 집중적으로 조사할 수 있으며, 폐, 간, 전립선 등 주로 몸통 부위의 암을 치료하는 데 사용한다. 고정식 치료실*fixed beam room*은 치료기가 고정되어 있으나 의자가 회전하며, 주로 두경부암, 안구암 등 비교적 작은 종양을 치료하는 데 사용한다.

서 종양에 많은 방사선을 조사할 수 있다는 것이다. 전립선암에서 조직 내 근접치료*interstitial brachytherapy*는 저선량 동위원소(iodine-125 또는 palladium-103)를 영구적으로 전립선에 삽입하는 방법*seed implant*과 일시적으로 도관을 삽입한 후 이 관을 통해 고선량 동위원소(iridium-192)를 통과시켜 치료하는 방법이 있다. 전자는 주로 저위험군에서 수술이나 외부 방사선치료 대신 단독으로 쓰이고, 후자는 중등도 이상의 위험군에서 외부 방사선치료와 병용하는 경우가 많다.

(4) 방사선치료 결과

암 치료의 궁극적 목적은 암으로 인한 사망을 줄여 생존율을 향상시키는 데 있다. 전립선암 환자는 대개 장기 생존하므로 치료 효과를 판정하려면 10년 이상의 장기 관찰이 요구된다. 하지만 임상연구에서 10년 이상 장기 관찰 후 생존율을 비교하는 것이 현실적으로 어렵기 때문에

| 표 9-17 | 국한된 전립선암의 방사선치료 성적

저자	환자 수(명)	추적 기간	치료	위험군	생화학적 무병 생존율	종양특이 생존율	심각한 합병증(≥3)
Zelefsky 등	561	7년	IMRT 81 Gy/45fx(53% 3개월 ADT)	저	85%(8년)	100%(8년)	0.1%
				중	76%(8년)	96%(8년)	
				고	72%(8년)	84%(8년)	
Kupelian 등	770	45개월	IMRT 70 Gy/28fx(60% ADT)	저	95%(5년)		
				중	85%(5년)		
				고	68%(5년)		
Galalae 등	611	5년	EBRT+HDR-BT(no ADT)	저	96%(5년)	100%(5년)	
				중	88%(5년)	99%(5년)	
				고	69%(5년)	92%(5년)	
Blasko 등	230	42개월	LDR-BT(no ADT)	저	94%(5년)		
				중	82%(5년)		
				고	65%(5년)		
Slater 등	1,255	62개월	PBT 74 Gy/37fx(no ADT)	PSA: ≤4	90%(5년)		1%
				4.1~10	84%(5년)		
				10.1~20	65%(5년)		
				>20	48%(5년)		

대신 생화학적 무병생존율*biochemical relapse free survival; bRFS*을 비교하는 경우가 많다. 생화학적 실패 후 임상적 재발이 관찰되기까지는 수십 개월이 걸리고 대개 구제 호르몬요법이 시행되므로 bRFS와 생존율이 반드시 직접적인 연관성이 있는 것은 아니다. 방사선치료 후 bRFS을 계산하기 위한 생화학적 실패의 정의는 다음과 같다.

① ASTRO(American Society for Therapeutic Radiology and Oncology) 정의: 치료 후 추적 검사상 PSA 수치가 3번 연속 상승한 경우이고, 첫번째 상승 시점과 바로 전 검사 시점의 중간을 실패 시점으로 정의한다.

② ASTRO Phoenix consensus 정의: 치료 후 추적 검사상 PSA 수치가 최저점에 도달 후 증가하여 그 수치가 최저치+2.0ng/mL에 도달하는 경우이고, 이 시점을 실패 시점으로 정의한다.

〈표 9-17〉에서 각 치료 방법에 따른 bRFS를 위험군에 따라 정리하였다. 보고에 따라 전체 선량, 분할 선량, 호르몬치료의 유무, 추적 기간 등에서 차이는 있지만 5년 bRFS이 저위험군 94~96%, 중위험군 82~88%, 고위험군 65~72% 정도이다. 그리고 중등도 이하의 위험군에서 종양특이 생존율이 96% 이상으로 방사선치료 후 전립선암으로 사망할 확률은 4% 이하이다. 하지만 고위험군의 종양특이 생존율은 84~92% 정도로 암으로 인한 사망률이 많게는 16%까지 관찰되어 남성호르몬 제거치료 *androgen deprivation therapy; ADT* 등 지속적인 보조요법이 도움이 될 수 있다.

(5) 방사선치료의 합병증

1) 급성 부작용

방사선치료 중 나타날 수 있는 요로 증상으로 빈뇨, 급박뇨, 야뇨, 배뇨통 등이 있고, 소화기계 증상으로 직장 불편감, 배변 뒤무직, 설사 등이 있다. 이러한 증상은 대개 치료 시작 후 3주째부터 나타나며, 종료 후 2~4주 내에 자연 소실된다. 심한 배뇨통, 급박뇨, 빈뇨 등이 있을 때에는 소변 검사를 시행하여 요로 감염 유무를 확인해야 한다. 설사는 한국인에게는 매우 드문 증상이나, 골반림프절을 치료하기 위한 전 골반 조사 시 가끔 관찰된다. 요로 통증에는 비스테로이드 소염제, 빈뇨와 급박뇨 등 배뇨장애에는 α 1-차단제, 설사에는 일반적으로 쓰이는 지사제가 증상 완화에 도움이 된다.

2) 만성 합병증

만성 합병증은 치료 완료 후 대개 6개월 이후에 나타나며 그 빈도는 매우 낮다. 이 중 영향을 줄 수 있는 환자 요인은 동반된 교원성 질환이나 자가면역질환, 비뇨기 및 복부수술의 과거력 등이다. 방사선치료 인자로는 총방사선량, 치료 체적, 사용 방사선 기법 등이 있다. 일반적으로 높은 치료 선량 및 치료 체적, 정교하지 않은 치료 기법은 합병증의 발생 빈도를 증가시킨다.

① 소화기계 합병증

소화기계 합병증으로 만성 설사, 직장염, 직장 또는 항문 협착, 직장 출혈 및 궤양 등이 있다. 가장 흔한 소화기계 합병증은 직장 전벽에 발생한 모세혈관확장증으로 인한 출혈이다. 젤레프스키 등은 3차원 입체조형 방사선치료 후, 70.2 Gy 이하의 선량을 조사받은 환자에서는 6%, 75.6 Gy의 선량을 조사받은 환자에서는 17%에서 2도 직장출혈이 나타났다고 보고했다. 2도 직장출혈은 치료 기법에 따라 달리 나타나, 3차원 입체조형치료는 10%, 세기조절 방사선치료는 2%를 보였다. 출혈은 대개 보존적 요법으로 자연 치유되며, 스테로이드 관장을 시행하기도 한다. 보존적 요법에 반응하지 않으면 아르곤레이저 감작술이 사용되기도 한다. RTOG(Radiation Therapy Oncology Group) 연구에 의하면 입원을 요하는 만성 소화기계 합병증은 3.3%, 이 중 수술을 요하는 중증 합병증(장관 협착 또는 천공)은 0.6%에서 관찰되었다. 아주 드물게 궤양의 조기 치유를 위해 임시로 대장루를 만들어주기도 한다. 소장에 대한 부작용은 드물지만, 전 골반 조사를 시행한 경우 부분 폐색이 나타나기도 하는데, 이 경우 보존요법만으로도 회복되는 경우가 많지만 폐색 부위에 절제술을 시행해야 하는 경우도 있다.

② 비뇨기계 합병증

만성 요로 합병증에는 방광염, 혈뇨, 요로협착, 방광구축 등이 있다. 샌두*Sandhu* 등에 의하면 3차원 입체조형 방사선치료 후 5년간 2도 요로 합병증은 10% 정도가 나타났고, 75.6 Gy 이상 조사받은 환자에서 13%, 그 이하를 조사받은 환자에서는 4%로 관찰되었다. 요로협착은 1.5%, 3도 이상의 혈뇨는 0.5%에서 관찰되었다. 경요로 전립선 절제술은 방사선치료 후 합병증을 증가시키는 요인인데, 과거력이 있는 환자에서는 4%, 없는 환자에서는 0%의 요로협착이 관찰되었고, 이*Lee* 등은 과거력이 있으면 2%, 없으면 0.2%에서 요실금 증상이 나타남을 보고하였다. 빈뇨나 배뇨장애는 감염이 동반되었는지를 감별한 후 대증요법으로 증상을 경감시켜야 한다. CT 영상을 근거로 한 선량 계획이나 입체조사를 이용하여 방사선 조사야에 포함되는 방광의 크기를 최대한 줄여줌으로써 방광에서 기인한 후유증의 발생 빈도나 정도를 현저히 감소시킬 수 있다.

③ 발기부전

인크로치*Incrocci* 등은 방사선치료 후 발기부전은 6~84%, 치료 후 5년간 성기능을 유지할 확률은 53%로 보고하였다. 하지만 스타이넥*Steineck* 등은 전립선암 환자 중 방사선치료를 받지 않은 대기요법 환자의 45%에서 발기부전이 나타났음을 보고하여, 전립선암 환자에서 발기부전은 단순히 방사선치료에서 기인하는 것이 아님을 알 수 있다. 발기부전에 영향을 주는 인자로는 치료 전 발기능력, 당뇨, 심혈관계 질환, 호르몬치료 등이 있다. 기전으로는 총동맥 손상, 해면체 내피세포와 지주평활근 손상에 의한 정맥누출 등이 원인이 된다. 수술과 비교하면 방사선치료 후 성기능을 유지할 확률이 훨씬 높다.

(6) 국소 전립선암에 관련된 이슈들

1) 선량 증가*dose escalation*

비아니*Viani* 등은 2,812명을 대상으로 한 메타분석을 통해 저선량(대개 ≤70 Gy)과 고선량(>70 Gy) 간의 생화학적 실패율을 분석하였다. 저선량에 비해 고선량이 모든 위험군에서 생화학적 실패를 감소시키나, 2도 이상의 직장 합병증도 약간 증가하는 것으로 보고되었다. 그러나 종양특이 생존율에는 차이가 없어 고선량의 생존율 향상을 증명하기 위해서는 향후 연구가 더 필요하며, 현재 RTOG에서 3상 임상연구를 진행 중이다. 고선량 사용 시 합병증을 경감시킬 수 있는 세밀한 치료 계획이 필요하며 세기조절, 영상유도, 양성자치료 등이 도움이 될 것으로 생각된다.

2) 저분할*hypofractionation*

최근 보고에 의하면 전립선암의 α-β 비율*α-β ratio*(이를 이용해 방사선에 대한 반응 시기를 추측할 수 있으며, 대개 암과 같은 조기 반응 조직은 이 비율이 10 Gy, 정상조직과 같은 후기 반응 조직은 3 Gy 정도이다)이 일반적인 암과 다르게 1~3 Gy로 낮은 것으로 나타났다. 이것이 사실이라면 저분할(분할 선량을 높이고 전체 치료 횟수를 줄이는 분할법)치료가 효과를 향상시킬 수 있다. 쿠펠리온*Kupelion* 등은 저분할 세기조절 방사선치료로 70 Gy(2.5 Gy/회)를 조사한 전향적 2상 연구에서 부작용 증가 없이 고무적인 생화학적 생존율을 보고하였다. 하지만 아직 통상분할과 비교 연구한 결과는 없으며, 이 효과를 증명하기 위해 현재 진행 중인 3상 무작위 추출 연구 결과를 지켜봐야 한다.

3) 예방적 골반 림프절 조사*elective pelvic nodal irradiation*

바르가스*Vargas* 등은 15% 이상의 골반 림프절전이 위험이 있는 500명 환자를 대상으로 골반 림프절 조사 여부에 따른 치료 결과를 보고하였는데, 4년 bRFS 78% 대 86%(p=0.12), 원격전이 91% 대 96%(p=0.6), 종양특이 생존율 96% 대 98%(p=0.9), 전체생존율 89% 대 88%(p=0.7) 등으로 차이가 나타나지 않았다. 다른 여러 연구에서도 골반 림프절에 대한 예방적 치료가 생존율 향상에 기여했다는 확실한 근거는 없다. 그러므로 예방적 림프절 조사보다 새로운 방사선기법을 이용한 국소적 전립선 선량 증가에 더 관심을 기울이는 것이 최근의 경향이다.

4) 치료 전 단기 ADT 병용요법

전이암과 고위험 국소암 환자에서 ADT의 역할은 잘 알려져 있다. 하지만 저·중위험군의 경우 ADT의 역할에 대해서는 논란의 여지가 있다. Cochrane Collaboration 리뷰에 의하면 방사선치료 전 단기(대개 4~6개월) ADT 결과, 한 연구에서 GS 2~6인 환자군에서만 생존율을 향상시켰고, 다른 두 연구에서는 무병생존율 및 bRFS는 향상시켰으나 생존율 향상은 없었다. 그리고 저·중등도 위험군에서 단기 ADT 병용이 유리한지, 고선량 방사선 단독치료가 유리한지에 대해서도 논란의 여지가 있다. 특히 ADT는 생존율 향상 없이 발기불능, 여성형유방증*gynecomastia*, 소화불량, 심혈관계 합병증, 골다공증 등을 유발하여 삶의 질을 심각하게 저해할 가능성이 있으므로 사용 전에 충분한 고려가 필요하다.

5) 수술 후 방사선치료

전립선적출술은 완치 목적으로 시행하지만, 수술 후 재발하는 경우가 적지 않다. 이 같은 재발은 영상의학적 재발 병소가 확인되기 전에 대개 PSA 상승을 나타낸다. 이를 생화학적 실패*biochemical failure*라 하며, AUA(American Urological Association)에 의하면 수술 후 PSA가 0.2ng/mL 보다 높은 것으로 정의한다. 생화학적 실패 위험은 병기, iPSA, GS, 종양의 전립선 피막 또는 절제면 침범 여부가 영향을 미친다. 카라키치*Karakiewicz* 등은 피막과 절제면 침범 여부에 따라 생화학적 실패율을 분석하였는데, 모두 음성이면 19%, 피막 음성과 절제면 양성이면 39%, 절제면 음성과 피막 양성이면 54%, 피막과 절제면 모두 양성이면 75%의 10년 생화학적 실패율을 보고하였다.

생화학적 실패에 대해 정립된 치료법은 없다. 왜냐하면 이 실패 원인이 국소재발 때문인지 아니면 림프절 또는 원격 장기 미세전이 때문인지 구별하기가 쉽지 않기 때문이다. 그리고 생화학적 실패 후 진행 경로가 매우 다양하여, 일부 환자는 원격전이로 진행하는 반면, 일부 환자는 한동안 잠복 상태를 유지하기도 한다. 그러므로 이에 대한 치료도 대기요법에서부터 호르몬치료, 구제 방사선치료까지 다양하다. 그럼에도 불구하고 완치 목적으로는 구제 방사선치료가 사용되어왔다. 보어지안*Boorjian* 등은 생화학적 실패를 겪은 2,657명의 환자를 대상으로 구제 방사선치료를 시행한 결과를 발표했는데, 방사선치료를 받지 않은 환자군과 비교하면, 방사선치료가 국소재발률 90%, 호르몬치료의 필요성 20%, 원격전이율의 75%를 감소시킨다고 보고했다. 하지만 이 치료가 생존율 향상에 기여한다는 근거는 없다. 수술 후 방사선치료 시 4면 이상의 다면조사 또는 입체조사로 65 Gy 정도를 권장한다. 방사선치료로 인해 방광 및 요로기능의 회복이 지장을 받게 되므로 수술 후 방광기능에 문제가 생긴 환자들에게는 기능이 회복된 후 치료를 시작하기를 권장한다.

6) 국소진행 전립선암 치료 시 ADT 병용요법

국소적으로 진행된(≥T3) 전립선암, 혹은 전립선에 국한되어 있더라도 고위험군인 경우는 방사선치료 단독보다 호르몬치료와 병용하는 것이 권장된다. RTOG 3상연구에서는 고위험군(T3 이상 또는 림프절전이, 수술 환자 포함) 환자 977명을 통해 보조적 ADT(고세렐린*goserelin*) 사용과 재발 시 ADT 사용을 비교했다. 보조적 ADT를 사용한 군은 국소제어율 향상, 원격전이율 감소, bRFS 향상을 보였지만 생존율, 종양특이 생존율에는 큰 차이가 없었다. 하지만 GS 8~10인 환자에서는 생존율, 종양특이 생존율이 유의한 차이를 보여, 이 그룹은 보조적 ADT를 고려하는 것이 적절하다고 생각된다. 볼라*Bolla* 등은 EORTC 연구에서 고위험군(WHO grade 3 또는 T3~4N0~1M0) 환자 412명을 대상으로 방사선치료(70 Gy) 단독군과 3년간 고세렐린을 병용한 군을 비교하였다. 그 결과 보조적 ADT 병용군에서 5년 무병생존율(74% 대 40%)과 생존율(78% 대 62%)이 향상되었음이 보고되었다. 요약하면 RTOG 결과는 GS 8~10 환자에서, EORTC 결과는 WHO grade 3 또는 T3~4N0~1M0 환자에서 장기(2년 이상)의 보조적 ADT가 생존율 향상에 기여하는 것으로 보고하고 있다.

7) 고식적 방사선치료

전립선암은 진단 당시 이미 환자들의 1/3에서 원격전이를 보인다. 수술이나 방사선치료 후의 재발 시에는 뼈로 원격전이되는 경우가 가장 흔하며, 이로 인한 통증이 가장 문제가 된다. 10~15%의 환자는 림프절, 폐, 간과 같은 연조직의 병변을 보인다. 따라서 효과적인 전신치료가 필요하며, 호르몬치료가 지난 50년간 표준치료로 시행되었다. 전립선암의 전이에 의한 사망 원인으로는 폐색전증과 정맥염, 출혈, 악액질에 의한 전신쇠약 등이 있다.

골반부 내의 광범위한 침윤으로 인해 골반부 통증, 혈뇨, 요도 압박, 하지부종 등이 있을 때에는 60 Gy 정도의 외부 방사선을 조사하여 효과적으로 증상을 완화시킬 수 있다. 또한 골전이에 의한 통증 완화를 위해 2~3주에 걸쳐 30~40 Gy의 방사선을 조사하면 환자의 70~80%에서 통증 완화를 기대할 수 있다.

XI. 냉동 치료

냉동요법*cryotherapy*은 전립선암의 치료 방법으로서 최근에 출현하였다. 1996년에 미국비뇨기과학회는 냉동요법이 전립선암의 치료법 중 하나라고 인정하고 "실험적 *investigational*"이라는 단어를 삭제했다. 냉동요법은 극저온의 액체 질소로 전립선을 얼린 후 녹이기 시작하면서 암세포를 터뜨려 제거하는 방법이다.

냉동요법의 장점은 병원 입원 기간이 짧고 출혈이 적으며 치료 후 전립선 생검에서 높은 음성률을 보인다는 점이다. 하지만 미국의 보고에 따르면 합병증으로 인해 40~80%에서 발기부전이, 27%에서 요실금이, 3~29%에서 방광폐색으로 인한 도뇨관 유치가 나타난다. 따라서 발기부전이 있거나 발기능 유지에 관심이 없으며 T1c~T3 병기인 환자를 대상으로 해야 한다.

만약 전립선의 크기가 50cc 이상이라면 미리 호르몬치료를 한 후 선행 화학요법*neoadjuvant therapy*으로 전립선의 크기를 줄이고 냉동요법을 시행해야 한다.

전립선암은 대부분 전립선의 여러 곳에서 다발적으로 발생한다. 따라서 냉동요법이 전립선암을 정말로 치료하는지는 불분명하다. 즉, 근본적인 치료는 전립선적출술이다.

XII. 국소진행성 전립선암에 대한 치료

국소적으로 진행한 전립선암이란, 임상적으로 림프절이나 다른 부위에는 전이되지 않았으나 암세포가 전립선 피막을 벗어난 경우를 의미한다. 병기 T3가 이에 해당한다. 이러한 전립선암의 가장 좋은 치료법이 무엇인가에 대해서는 지금까지도 논란이 많다.

수술치료, 방사선치료, 호르몬치료 중 어느 방법도 단독으로 시행해서는 좋은 결과를 얻기 어렵다. 전립선 피막을 벗어난 전립선암은 림프절전이 가능성이 31~48%나 되고 수술 후에도 종양이 남아 있을 가능성이 높기 때문에 가장 많이 이용되는 치료 방법은 방사선치료이다. 특히 방사선치료 전후에 보조적으로 호르몬치료를 같이 시행하면 방사선치료만 하는 경우보다 효과가 더 좋은 것으로 보고되고 있다. 그러나 호르몬치료를 언제 시작하고 언제까지 해야 하는지는 정확히 알려져 있지 않다.

XIII. 전립선암의 호르몬치료

1. 도입

1941년 허긴스*Huggins*가 전이성 전립선암 환자에서 외과적 거세 및 에스트로겐 투여의 치료 효과를 확인하고 처음으로 안드로겐*androgen* 제거에 대한 전립선암의 반응을 보고하였다. 이 주요한 연구 이후 안드로겐 제거요법은, 암이 진행되어 국소적으로나 다른 부위, 즉 림프절, 뼈, 폐, 간 등으로 전이되어 수술이나 방사선치료로는 근본적 치료가 어려운 진행된 전립선암에 대한 주요 치료법이 되었다. 그러나 최근 초기 병기의 젊은 환자들이나, 수술 또는 방사선요법 후 재발한 경우에도 호르몬치료가 사용되며 1차 단일 약제요법 및 다병용요법의 한 부분으로도 사용 범위가 확장되고 있다. 호르몬요법은 진행된 전립선암의 증상을 효과적으로 완화시키지만, 아직까지 생존기간을 연장한다는 명확한 증거는 없는 상태이다.

2. 전립선의 호르몬 조절

전립선세포는 생리적으로 성장 자극과 기능 및 증식에 안드로겐을 필요로 한다. 안드로겐은 발암성은 아니지만, 종양세포의 성장 및 영구 보존에 필수적인 요소이다. 안드로겐의 대부분은 고환에서 발생하고, 나머지 5~10%는 부신에서 생합성된다(안드로스텐디온*androstenedione*, 디히드로에피안드로스테론*dihydroepiadrosterone*, 디히드로에피안드로스테론 황산염*dihydroepiandrosterone sulphate*).

안드로겐 분비는 시상하부-뇌하수체-생식샘축에 의해 조절된다. 시상하부 황체화호르몬 방출호르몬(LHRH)은 뇌하수체 전엽에서 황체화호르몬(LH)과 난포자극호르몬(FSH)이 분비되도록 자극한다. LH는 고환의 라이디히*Leydig* 세포가 안드로겐을 분비하도록 자극하며, 전립선세포 내에서 안드로겐은 5-α-환원 효소*5-α-reductase*에 의해 5-α-디히드로테스토스테론*5-α-dihydrotestosterone*(DHT)으로 전환되어 10배 강한 효과를 나타내게 된다. 체내 순환하는 안드로겐은 말초조직에서 방향화*aromatized*되어 에스트로겐으로 전환되고, 순환하는 안드로겐과 함께 시상하부 LH 분비에 음성 되먹임으로 작용하게 된다.

안드로겐의 전립선세포 자극이 결핍되면, 세포자멸사가 발생한다. 궁극적으로 안드로겐 활동이 억제되는 모든 치료를 일컬어 안드로겐 박탈요법*androgen deprivation therapy: ADT*이라고 한다.

3. 호르몬요법의 종류

안드로겐 박탈은 외과적 또는 내과적 방법에 의한 거세로 인해 고환에서 안드로겐의 분비가 억제되거나, 항안드로겐*antiandrogen*이라고 알려진 경쟁 물질을 이용하여 전립선세포 내의 수용체 수준에서 순환하는 안드로겐의 활동을 억제하는 방법으로 이루어진다. 두 가지 방법을 함께 사용하는 경우를 완전 안드로겐 차단*complete*(or maximal or total) *androgen blockade; CAB*이라고 일컫는다.

(1) 안드로겐 감소요법(거세)

① 양측 고환적출술

다른 모든 치료와 견주어 비교하였을때, 아직까지 ADT의 'gold standard'로 여겨지는 치료법이다. 안드로겐이 발생하는 고환 자체를 제거하면 매우 낮은 수준의 안드로겐은 유지되지만, 안드로겐의 감소로 인해 성기능 저하 상태*hypoganadal status*가 된다. 국소마취하에서도 합병증이 거의 없이 간단히 시행할 수 있는 술기이나, 가장 큰 문제는 심리적 위축을 야기하여 어떤 환자들은 남성성에 심각한 훼손을 받게 된다는 점이다. 최근 들어 양측 고환적출술 시행이 감소했는데, 조기진단에 의한 병기 이동과 고환적출술과 같은 효과를 나타내는 약제 개발 때문일 수 있다.

② 에스트로겐

LHRH 분비 억제, 안드로겐 비활성화, 라이디히 세포기능의 직접 억제, 그리고 전립선 상피세포에 대한 직접적인 세포독성효과(in-vitro에서만 입증)와 같은 다양한 기전에 의해 효과를 나타낸다. 가장 흔히 사용되는 에스트로겐은 디에틸스틸보에스트롤*diethylstilboestrol; DES*이다. 하루 5mg의 경구용 DES가 간 초회 통과 대사*first-pass hepatic metabolism*와 혈전 형성 대사물질로 인해 심각한 심혈관계 이환율 및 사망률를 나타내자 이후의 연구들은 그보다 낮은 3mg 또는 1mg 용량의 효과를 조사했고, 두 용량 모두 양측 고환적출술과 비슷한 효과를 나타냈다. 1mg의 경우, 5mg의 경우보다 심혈관계 부작용은 유의하게 감소했으나 여전히 거세의 경우보다 부작용은 유의하게 증가했다. 이러한 부작용에 대한 염려와 LHRH 효현제와 항안드로겐의 출현으로 그동안 DES 사용이 꺼려졌으나, 최근 LHRH 효현제를 이용하여 장기간 ADT를 할 때 발생하는 부작용과 고비용에 대한 염려(에스트로겐은 테스토스테론 수준을 억제하지만 골손실*bone loss*과 인지능력 감퇴*cognitive decline*을 야기하지 않는다)가 줄어들고, 에스트로겐 화합물*estrogenic compounds*(DES, DESdiphosphate, herbal supplement, PC SPES)이 호르몬 불응성 전립선암 환자를 대상으로 한 phase II 연구에서 86%까지 PSA 반응률을 나타내며, 전립선암 생성에 에스트로겐 수용체-β*estrogen receptor-β; ER-β*가 연관되어 있을 수 있다는 여러 새로운 가능성이 제기되자 에스트로겐에 대한 관심이 증가하고 있다. 에스트로겐 치료의 주요 합병증인 심혈관계 부작용을 피하기 위해 비경구적으로 약제를 투여하거나 심혈관계 보호 약제(저용량 와파린*warfarin sodium*, 아스피린*aspirin*)를 함께 투여하는 방법이 있다. 결론적으로 DES는 호르몬요법의 고전적 방법 중 하나로 양측 고환적출술과 같은 효능을 나타내는 것으로 확인되었으나, 저용량에서도 유의한 심혈관계 부작용이 발생하여 사용이 제한되었고, 실제 임상에서 보편적인 1차 치료법으로 사용될 만한 가능성에 대해서는 추가적 연구가 필요한 상태이다.

③ LHRH 효현제

지속성 LHRH 효현제(부세렐린*buserelin*, 고세렐린*goserelin*, 류프로렐린*leuprorelin*, 트립트렐린*triptrelin*)는 15년 이상 진행성 전립선암에 사용되었으며, 현재 가장 보편적인 ADT의 형태로 이용되고 있다. LHRH의 합성 유사물질로 3개월 동안 작용하는 데포 주사*depot injection*의 형태로 투여되어 시상하부-뇌하수체-생식샘축에 작용한다. 초기에는 뇌하수체 LHRH 수용체를 자극하여 일시적 LH, FSH 상승을 야기하고 테스토스테론 생성 상승을 유발하나(testosterone surge, flare phenomenon: 대개 최초 투여 2~3일 후 발생하여 치료 첫 주 동안 유지), LHRH 효현제에 만성적으로 노출되면 결국 LHRH 수용체의 하향 조절*down-regulation*을 야기하여 뇌하수체에서의 LH, FSH 분비와 테스토스테론 생성을 억제하게 된다. 테스토스테론 수준은 대개 2~4주 내에 거세 수준으로 감소하나, 10%의 환자들은 거세 수준으로 감소하지 못하는 경우도 있다. 진행성 전립선암에 대한 단일 약제 ADT의 효과 비교연구에서 LHRH 효현제는 양측 고환적출술과 DES에 견줄 만한 효과를 나타내는 것으로 보고되었다. 고환적출술에서 나타나는 신체적*physical*, 정신적 불편함*psychological discomfort*를 피할 수 있고, DES에서 나타날 수 있는 심혈관계 부작용이 없어 호르몬요법에서 기본적 방법으로 사용되고 있으나, 진행된 질환에서 발생할 수 있는 장개 현상*flare phenomenon*으로 인해 골 통증의 증가, 급성 방광 출구 폐색*acute bladder outlet obstruction*, 폐쇄성 신부전*obstructive renal failure*, 척수압박*spinal cord compression*, 응고 항진상태*hypercoagulation status*에 의한 심각한 심혈관계 문제를 야기할 수 있다. 이러한 임상적 플레어*flare*는 흔히 발생하는 생화학 플레어*biochemical flare* 또는 무증상의 영상학적 진행과 감별해야 한다. 임상적 플레어의 위험성은 고용량*high-volume*이고, 증상이 있으며, 골질환*bony disease*이 있는 경우 높으며, M1 환자의 4~10%를 차지한다. 항안드로겐을 데포 주사와 함께 투여하기 시작하여 2주간 유지하는 경우 플레어 발생이 확실히 감소하나 완전히 발생 가능성이 제거되는 것은 아니다. 따라서 척수압박이 임박*impending spinal cord compression*해 있는 환자의 경우는 양측 고환적출술, LHRH 길항제*antagonist* 투여와 같은 방법으로 즉각적인 테스토스테론 감소를 유도해야 한다.

④ LHRH 길항제

LHRH 길항제는 뇌하수체의 LHRH 수용체에 바로 경쟁적으로 결합하여 플레어 현상 없이 LH, FSH, 그리고 테스토스테론의 급격한 감소를 야기하는 가장 바람직한 작용 기전을 나타내지만, 이러한 많은 약제들이 생명을 위협할 수 있는 히스타민 매개 부작용*histamine-mediated side effects*을 나타낼 수 있으며, 아직까지 데포 형태의 약제가 없다는 제한점이 있다. 아바렐릭스*abarelix*는 최근 미국 FDA의 승인을 받은 약제로, 다른 치료법 이용이 불가능한 증상이 있는 전이성 전립선암에서만 사용이 가능하다.

(2) 항안드로겐

항안드로겐은 전립선세포핵 내 수용체의 테스토스테론, DHT와 경쟁적으로 결합하여 전립선암의 세포자멸과 성장을 억제한다. 화학구조에 따라 스테로이드성*steroidal*(CPA, 메게스테롤 아세테이트*megesterol acetate*, 메드록시프로게스테론 아세테이트*medroxyprogesterone acetate*)과 비스테로이드성*nonsteroidal or pure*(닐루타마이드*nilutamide*, 플루타마이드*flutamide*, 비칼루타마이드*bicalutamide*)으로 분류된다. 두 가지 모두 수용체 수준에서 안드로겐의 경쟁 물질로 작용하나, 스테로이드성 항안드로겐은 뇌하수체를 억제하는 프로게스테론성 특징을 추가적으로 나타내고, 비스테로이드성 항안드로겐의 경우 테스토스테론 수준이 감소하지 않고 정상적으로 유지되거나 약간 상승한다.

① 스테로이드성 항안드로겐

히드록시프로게스테론*hydroxyprogesterone*의 합성 추출물로, 말초에서 안드로겐 수용체를 억제하는 한편, 프로게스테이션 특징*progestation properties*을 나타내어 생식샘 자극호르몬*gonadotrophin* 분비와 부신 기능을 억제한다. 고용량 메게스테롤*megesterol acetate*의 경우 세포독성이 있으며 테스토스테론 수준을 감소시키기 때문에 리비도*libido*의 감소 및 발기부전을 야기하는 부작용이 나타날 수 있으나, 여성형유방증은 드물다. 기타 부작용으로는 심혈관계 부작용(CPA의 4~40%)과 간독성이 있다. 시프로테론*cyproterone acetate*, 메게스테롤, 메드록시프로게스테론*medroxyprogesterone acetate* 등이 있다.

② 비스테로이드성 항안드로겐

테스토스테론 수준을 억제하지 않기 때문에 거세요법에 비해 환자의 삶의 질과 순응도*compliance*를 유지하는 데 효과적이다(리비도, 전반적인 신체 활동, 골밀도*bone mineral* *density* 유지). 단일 약제 효과를 직접 비교한 연구는 아직까지 없지만, 3가지 약제의 약리적 부작용의 정도에 차이가 없다고 보고되었고, 비약리적 부작용에 대해서는 비칼루타마이드*bicalutamide*가 닐루타마이드*nilutamide*와 플루타마이드*flutamide*보다 양호한 안전성과 내약성*tolerability*을 나타낸다.

(3) 복합 치료

① 완전 안드로겐 차단

혈중 테스토스테론은 거세에 의해 95%까지 감소하지만, 전립선 내에서 부신 기원의 안드로겐이 DHT로 전환되어 전립선 내의 안드로겐 자극이 유지될 수 있다. 이러한 부신 기원의 안드로겐의 작용을 완전 안드로겐 차단이라는 개념으로 거세요법에 적용하여 항안드로겐을 추가함으로써 차단한다. 단독요법과 CAB의 효능을 비교한 많은 연구들에서 상반된 결과가 보고되었는데, 가장 최근의 체계적 분석과 메타분석에서 5년간 추적 관찰한 경우, CAB에서 5% 미만의 적은 생존 연장이 나타났다고 보고했다. 실제 임상에서 이러한 작은 이득이 의미가 있을지는 논란이 있는 상태인데, 이러한 이득은 비스테로이드성 항안드로겐을 복용하고 5년 이상의 추적 관찰을 한 경우만 한정되는 것으로 나타났다. CAB를 한 경우 소화기계, 안과계, 혈액학적 부작용들은 더욱 심했고, 치료 비용도 유의하게 증가하는 것으로 나타났다.

② 최소 안드로겐 차단

최소 안드로겐 차단*minimal androgen blockade*(또는 말초 안드로겐 차단*peripheral androgen blockade*)은 피나스테라이드*finasteride*와 비스테로이드성 항안드로겐을 병용하는 방법이다. 피나스테라이드는 5-α 환원효소를 억제하여 전립선 내 DHT의 수준을 낮추는 반면, 항안드로겐은 잔존 DHT가 수용체에 결합하는 것에 경쟁하여 성기능과 적절한 삶의 질이 유지되는 정상 범위 내에서 테스토스테론 수준이 유지되도록 하는 것이다. 2기 임상시험의 보고들에서 이러한 병용요법은 4년 이상 호르몬 반응성 상태를 유지할 수 있는 것으로 나타났고, 이 경우 성기능은 대부분(55~86%) 유지되는 것으로 나타났다. 삶의 질 유지가 중요한 환자들에서 가장 효과적일 수 있는 치료법으로 예비연구에서는 보고되나, 아직까지는 시험 단계*investigational*인 것으로 여겨진다.

③ 간헐적 ADT 대 지속적 ADT

대개 2년 이상 장기간 CAB를 시행하면 종양세포의 완전한 제거에는 결국 실패하게 되고, 종양세포는 안드로겐 의존 성장*androgen-independent growth*를 하게 된다. 안드로겐에 의한 줄기세포*stem cell*의 분화 중단과 동시에 호르몬요법 투여 초기에 안드로겐 비의존성*androgen-independent* 진행을 시작할 수 있다는 실험 결과가 있듯이, 이론적으로 안드로겐 비의존성 세포의 진행 이전에 안드로겐 박탈*androgen deprivation*이 중단된다면 이후의 종양의 성장은 안드로겐 의존 줄기세포에 의해 이루어져 다시 한 번 안드로겐 회피*androgen withdrawal*에 반응할 수 있게 된다. 이러한 방법으로 사이클릭 ADT*cyclic ADT*는 안드로겐 비의존성 클론*clone*의 발현을 연기할 수 있고, 간헐적 ADT는 치료 중단 기간 동안 삶의 질을 유지하고 치료 비용을 감소시킬 수 있다는 장점이 있다. 여러 2기 임상시험에서는 전이성 또는 생화학적 재발이 있는 경우, 간헐적 안드로겐 차단치료*intermettent androgen blockage; IAB*가 CAB와 같은 PSA 반응률과 증상 호전을 나타냈으나, 3기 무작위 전향적 임상시험은 아직 진행 중으로 생존과 삶의 질에 대한 결과는 아직 성숙하지 않은 상태이다. 따라서 IAB는 여러 임상 상황에서 환자들에게 폭넓게 제공될 수 있으나, 아직까지는 시험 단계인 것으로 여겨진다.

④ 즉시*immediate* ADT 대 지연*deferred* ADT

진행된 전립선암의 호르몬요법 시작 시기에 대해서는 아직까지 논란이 있는 상태이다. 특히 국소적 진행 상태나 무증상의 전이성 질환에서 진단 당시 바로 ADT를 투여하는 것이, 임상적 진행이 있을 때까지 기다렸다가 ADT를 시작하는 것보다 생존율과 삶의 질에 좋은 영향을 미칠 수 있을지는 명확하지 않다. 이러한 논란의 원인은 잘 설계된 무작위 연구가 아직 부족하기 때문이다. 이러한 제한점을 고려하여 기존의 여러 연구 결과들을 평가하면, 조기 안드로겐 억제는 질환의 진행 및 합병증 발생률은 감소시키지만, CSS를 호전시키지 못하고 5.5%의 절대적 위험 감소만을 나타내어 생존기간에 대해서는 상대적으로 적은 효능을 나타낸다. 최근 발간된 미국 임상암학회*American Society of Clinical Oncology* 치료 지침에 따르면 무증상의 진행성 전립선암에서 호르몬요법의 시작 시점에 대해서는 아직 추천을 할 수 없으며, 메타분석에 의하면 증상 발현 이후 치료를 시작하는 것이 가장 비용효율적이라고 하였다. 또한 방사선요법을 시행받은 국소적으로 진행된 무증상의 전립선암 환자에게 동시에 시행하는 보조 호르몬요법이, 방사선요법만 시행한 후 증상이 진행될 때 안드로겐 억제를 시작하는 것보다 질환 진행까지의 시간을 연장하고 생존기간도 연장한다고 하였다.

4. 호르몬요법 이후의 추적 관찰

호르몬요법을 시행받은 환자 대부분이 진단 당시 전이성 질환 혹은 국소적으로 진행된 전립선암 상태이기 때문에 생화학적 실패는 급격한 증상 진행과 연관되어 추적 관찰 설계에 영향을 미치게 된다.

최초 치료 후 보통 3, 6개월째에 환자들의 상태를 평가하는데, 치료 반응과 부작용을 파악하기 위해 적어도 PSA 측정, 직장수지검사, 증상에 대한 주의 깊은 평가가 필요하다. 추적 관찰은 증상, 예후인자, 그리고 치료법에 따라 환자 개개인의 상황에 맞추어 이루어져야 한다. 좋은 치료 반응을 보이는 M0 환자의 경우, 6개월마다 질환에 특수한 병력 청취, 직장수지검사 그리고 혈중 PSA 측정을 시행하고, 좋은 치료 반응을 보이는 M1 환자의 경우는 3∼6개월마다 추적 관찰을 하며 추가적으로 혈색소 *hemoglobin*, 혈중 크레아티닌*creatinine*, 알칼리 인산분해효소*alkaline phosphatase*를 측정해야 한다. 질환이 진행하거나 주어진 치료에 반응을 보이지 않는 경우 추적 관찰은 개개인에 맞추어야 하며, 질환의 진행이 안정적인 환자에 대한 정기적인 영상검사는 권장되지 않는다.

XIV. 국소 전립선암 치료 후의 생화학적 재발

근치적 전립선적출술이나 방사선요법 후 PSA만 재발한 경우의 치료법과 시기에 대해서는 논란이 있다. 수술 전 PSA>20ng/mL이거나, 글리슨 점수 7 이상인 경우, 양성 수술 절제면이 심한 경우, 전립선 외 종양 성장이 심한 경우(pT3b, pTxpN1) 즉각적인 호르몬요법의 적응증이 될 수 있으나, 장기간 생존에 대한 효과는 아직 연구 중이다. 후향적 다기관 연구에서는 수술 후 PSA 재발에 대한 조기 호르몬요법이 늦은 호르몬요법에 비해 임상적 전이 발생을 유의하게 감소시킨다고 하였으나, 장기간의 생존에는 별다른 영향이 없다고 보고되었다. 근치적 전립선적출술이나 방사선요법 후 PSA만의 재발 소견이 있을 때 적절한 치료법을 선택하는 것이 어려운 이유는 무작위 전향적 연구가 부족한 데서 기인한다. PSA만의 재발 소견을 나타내는 근치적 전립선적출술을 받은 pTxN1 질환의 M0 환자들 중 occult 전신전이의 가능성이 높은 일부 환자들에게는 호르몬 요법이 도움이 될 수 있다. 최소한의 전이 소견이 있는 환자에 대한 CAB요법은 PSA만의 재발 소견이 있는 환자에서 CAB를 시행한 경우와 비슷하게 좋은 생존율 향상을 가져올 수 있다는 일부 보고도 있다. 하지만 이러한 명확하지 않은 이점으로 인해 호르몬요법의 전통적 부작용이 과소평가되어서는 안 된다.

최근 연구들에 의하면 항안드로겐 단독 사용은 이러한 부작용을 줄일 수 있다고 한다. 여성형 유방과 유방 통증 *breast tenderness*이, 국소적으로 진행된 전립선암 치료에서 가장 두드러진 부작용이지만, LHRH 효현제나 CAB 사용 시 발생할 수 있는 홍조, 리비도 감소, 발기부전과 같은 부작용은 유의하게 감소한다. 더욱이 비칼루타마이드 150mg을 투여하면 질환의 객관적 진행이 유의하게 감소하는 것으로 나타나, 특히 젊거나 건강상태가 양호한 환자에서 PSA만의 재발 소견이 있는 경우 다른 ADT에 대한 대체요법으로 항안드로겐 사용이 도움이 될 수 있다. PSA만의 재발 소견이 있는 경우 IAD나 최소 안드로겐 차단 시행의 효과는 아직 명확하지 않으며, 추가적인 연구가 필요하다.

최근 CaPSURE(Cancer of the Prostate Strategic Urologic Research Endeavor)는, 방사선요법을 받은 환자에서 PSA 진행이 있을 때 92%의 환자가 ADT를 받았다고 보고했다. 결론적으로 근치적 전립선적출술이나 방사선요법 후 국소재발이 의심되는 경우, 국소치료를 하지 않는 경우에는 호르몬요법이 치료법의 하나가 될 수 있으며, 전신적 재발이 의심되는 경우의 조기 호르몬요법은 아직 논란의 여지가 있으나, 늦은 호르몬요법에 비해 질환의 진행을 늦추고 생존율 향상을 가져올 수 있는 것으로 보고되었다.

XV. 호르몬 불응성 전립선암에 대한 약물치료

1. HRPC의 정의

ADT는 안드로겐 의존 세포*androgen independent cells*만 선택적으로 성장하게 하여 궁극적으로 종양의 대부분을 차지하게 된다. 호르몬 불응성 전립선암*hormone-refractory prostate cancer; HRPC*은 서로 유의하게 다른 중앙*median* 생존기간을 나타내며 다양한 환자군을 포함하는 매우 이질적인*heterogenous* 질환군이다. HRPC의 정의에는 테스토스테론이 거세 수준으로 유지되면서, 2주 간격으로 3회의 연속적인 PSA 상승이 있고(최저치보다 50% 이상의 증가가 2회 있어야 한다), 적어도 4주간의 항안드로겐 회피와 2차 호르몬요법 시행에도 불구하고 PSA 진행이 있으며, 골 또는 연조직 병변의 진행 소견이 있어야 한다는 조건이 있다.

2. 안드로겐 비의존성 전립선암의 안드로겐 박탈

안드로겐 비의존성 전립선암은 거세 후에도 질환이 진행하는 경우를 의미하며, 이때 테스토스테론의 거세 수준을 확인해야 한다. 즉, 호르몬요법 중 최초 재발 소견이 있을 경우, 혈중 테스토스테론 수준이 20~50ng/mL 이하임이 확인되어야 한다. 고환의 안드로겐 억제를 지속하는 경우의 전체적인 효과는 미미한 수준이나, 전향적 연구 결과가 없는 상태에서 치료의 위험이 적으므로 이로 인한 잠재적 이득을 고려할 때 이러한 환자에서는 안드로겐 억제를 지속하는 것이 좋다.

3. 2차 호르몬요법

ADT 후 진행하는 환자에서는 항안드로겐 회피, 항안드로겐 추가, 에스트로겐 화합물*estrogenic compounds*, 항아드레날린 물질*adrenolytic agents* 등이 도움이 될 수 있다.

4. 항안드로겐회피증후군

1993년 켈리*Kelly* 등에 의해 플루타마이드 치료 중단 후의 임상적 반응, 그리고 PSA 반응의 호전이 보고된 후, 항안드로겐회피증후군은 안드로겐 비의존성을 이해하고 임상시험의 결과를 분석하며 환자를 치료하는 데 있어 주요한 발견이 되었다. 환자의 1/3이 항안드로겐 회피에 반응하여 대개 중앙값 4개월 동안 50% 이상의 PSA 감소를 나타내며, 비칼루타마이드 또는 메게스테롤 치료 후에도 나타나는 것으로 보고된다.

5. 초기 호르몬요법 이후의 대체 치료법

무증상이어서 항암약물요법이 적당하지 않지만 PSA 증가로 인해 임상시험 이외의 치료를 원하는 환자에게는, 이용성과 독성학적 특징*toxicity profile*이 양호한 2차 호르몬요법 사용이 고려될 수 있다. 테스토스테론이 거세 수준이 아닌 환자를 제외하고는 어느 환자가 2차 호르몬요법에 반응할지 예측하기 어려운 상태로, PSA 실패 당시 성선*gonadal* 억제를 위해 비칼루타마이드나 플루타마이드와 같은 항안드로겐을 추가하는 것은 적은 수의 환자에서만 PSA 감소를 가져온다고 보고되었다. 체내에서 순환하는 안드로겐의 10%는 부신에서 기원한다. 안드로겐 의존 상태에서 몇몇 종양세포들은 안드로겐에 감수성을 유지해야 하는 경우가 있어, 양측 부신 제거 또는 부신의 스테로이드 합성*steroidogenesis*를 억제하는 약제 투여가 임상적 반응을 유도할 수 있다. 아미노글루테티마이드*aminoglutethimide*나 케토코나졸*ketoconazole*, 코르티코스테로이드*corticosteroid*가 이러한 기전으로 주로 작용하여 약 25%의 환자에서 4개월 정도 PSA 반응을 보인다. 최근 보고에 의하면 항안드로겐 회피에 케토코나졸을 추가하는 경우, 유의한 PSA 반응이 보이며 PSA 진행까지의 시간이 연장된다고 한다. 고용량의 에스트로겐은 구제치료 반응*salvage objective response*을 나타내는데, 이러한 기전은 세포자멸 기전을 통해 세포에 직접적인 세포독성을 일으켜 유사분열이 중단*mitotic arrest*되는 것으로 생각된다. 최근 DES에 의한 PSA 반응은 43~80%로 보고되고 있다.

6. 항암약물요법

무작위 전향적 3상 임상시험의 결과를 바탕으로, 전이성 질환을 동반한 HRPC에 대해 여러 항암약물이 치료법으로 이용되고 있다. 최근 2개의 3상 시험에 의하면 미톡산트론*mitoxantrone*과 프레드니손*prednisone* 병용요법에 비해 도세탁셀*docetaxel*을 바탕으로 한 항암약물요법이 중앙 생존기간을 2개월 정도 유의하게 호전시킨 것이 관찰되었다. TAX 327 시험에서 중앙 생존기간은 미톡산트론군은 16.5개월(12mg/m² 매 3주), 도세탁셀군은 18.9개월(75mg/m² 매 3주) 및 17.4개월(30mg/m² 매 5~6주)이었다. 50% 이상의 PSA 감소는 미톡산트론군의 32%에 비해 도세탁셀군에서 각각 45, 48%로 보고되었고, 유의한 통증의 감소는 미톡산트론군의 22%에 비해 도세탁셀군에서는 35%, 31%로 관찰되었다. 부작용 발생은 비슷하였으나, 삶의 질은 도세탁셀군에서 유의하게 향상되었다.

SWOG 99-16 시험에서는 중앙 생존기간이 도세탁셀군(도세탁셀과 에스트라무스틴*estramustine* 60mg/m² 매 3주)

은 17.5개월, 미톡산트론군(12mg/m² 매 3주)은 15.6개월이었고, 진행까지의 중앙 기간도 미톡산트론군의 3.2개월에 비해 도세탁셀군에서 6.3개월로 유의하게 연장되었다. 50% 이상의 PSA 감소는 도세탁셀군에서는 50%, 미톡산트론군에서는 27%로 관찰되었고, 양 군에서 통증의 조절은 비슷하였으나, 부작용은 도세탁셀군에서 좀더 흔하게 관찰되었다.

이러한 양호한 치료 결과에도 불구하고 아직까지 HRPC 환자에서 언제 항암약물요법을 시작할지에 대해서는 논란이 있는 상태이다. 전이성 질환이 있는 경우 항암약물요법이 시작되어야 하는 것은 당연하지만, PSA 상승만 보이는 환자에게 조기 항암약물요법을 적용한 치료의 효능에 관해서는 이용 가능한 자료가 아직까지 없는 상태이다. 적어도 과거에 비해 PSA 수치가 2회 연속 증가하고 5ng/mL 이상이어야 한다는 권고사항은 있으나, 환자 개개인의 상황에 맞추어 항암약물요법의 시작 시기를 결정해야 한다.

미톡산트론과 코르티코스테로이드 병용요법은 HRPC로 인한 증상을 동반한 골전이 소견이 있는 환자들과 관련하여 주로 연구되었다. CALGB 9182 시험에서 미톡산트론과 히드로코르티손*hydrocortisone* 병용요법군(12mg/m² 매 3주)과 히드로코르티손 단독군을 비교하였을 때, 생존과 PSA 반응, 진행까지의 중앙 기간은 두 군 간에 유의한 차이가 없었으나, 삶의 질은 병용군에서 유의하게 향상되었다.

미세관*microtubule* 활동을 표적으로 하는 다른 약제들과 에스트라무스틴*estramustine* 병용요법의 시너지 효과에 대한 전향적 임상시험에서 희망적인 결과들이 보고되었다. 그중 에스트라무시틴과 빈블라스틴*vinblastine* 병용요법이 가장 많이 연구된 조합인데, PSA를 포함한 객관적인 반응 호전이 여러 독립적인 연구들에서 관찰되었다. 진행까지의 시간 및 50% 이상 PSA 감소는 병용군에서 유의하게 관찰되었으나, 중앙 생존은 에스트라무스틴 단독군과 병용군 간에 유의한 차이가 없었다.

정맥으로 투여되었을 때에 비해 독성이 덜한 것으로 보고된 경구용 사이클로포스파마이드*cyclophosphamide*에 대한 관심이 최근 증가하였고, 경구용 사이클로포스파마이드와 경구용 에토포시드*etoposide* 병용요법의 희망적인 결과가 보고되었다. 단일 약제로 시스플라틴*cisplatin*과 카보플라틴*carboplatin*은 전립선암에 대한 항암효과를 나타내며, 에토포시드나 파클리탁셀*paclitaxel* 병용요법의 효과도 보고되고 있다. 에스트라무스틴이 이러한 약제들과 시너지 효과가 있기 때문에, 3가지 약제 병용요법에 대한 시험이 현재 진행 중이다.

HRPC에 대한 수라민*suramin* 활동은 TGF-β와 같은 성장인자들이 수용체 결합을 억제하는 기전으로 작용할 것으로 생각된다. 아직까지 HRPC의 치료에 있어 수라민의 궁극적인 역할은 확실하지 않지만, 수라민의 희망적인 초기 결과에 관심이 증가하고 있다.

최근 백금*platinum*을 기반으로 한 항암약물요법들에 대한 임상시험도 보고되고 있다. 사트라플라틴*satraplatin*은 HRPC에 대해 효과를 나타내는 새로운 경구용 백금(IV) 복합제제로, 프레드니손 단독요법에 비해 프레드니손과 사트라플라틴 병용요법이 중앙 전체 생존율 및 무진행 생존율을 연장시킨다고 한다.

HRPC에 대해 도세탁셀 기반의 항암약물요법을 시행받은 모든 환자들은 결국 6~8개월 이내에 진행하기 때문에 구제 항암약물요법의 역할이 많은 임상시험에서 연구되고 있으나, 아직까지 효과적인 치료 약물은 없는 상태이며, 이에 대한 추가 연구가 필요하다.

참고문헌

1. Amico S, Liehn JC, Desoize B, Larbre H, Deltour G, Valeyre J. Comparison of phosphatase isoenzymes PAP and PSA with bone scan in patients with prostatic carcinoma. Clin Nucl Med 1991;16:643.
2. Anscher MS, Prosnitz LR. Multivariate analysis of factors predicting local relapse after radical prostatectomy-possible indications for postoperative radiotherapy. Int J Radiat Oncol Biol Phys 1991;21:941.
3. Austin JP, Aziz H, Potters L, Thelmo W, Chen P, Choi K, et al. Diminished survival of young blacks with adenocarcinoma of the prostate. Am J Clin Oncol 1990;13(6): 465.
4. Bishoff Jt, Motley G, Optenberg SA, et al. Incidence of fecal and urinary incontinence following radical perineal and retropubic prostatectomy in a national population. J Urol 1998;160:454.
5. Blasko JC, Grimm PD, Sylvester JE, Badiozamani KR, Hoak D, Cavanagh W. Palladium-103 brachytherapy for prostate carcinoma. Int J Radiat Oncol Biol Phys 2000;46: 839-850.
6. Bolla M, Collette L, Blank L, Warde P, Dubois JB, Mirimanoff RO, et al. Long term results with immediate androgen suppression and external irradiation in patients

with locally advanced prostate cancer (an EORTC study): A phase III randomized trial. Lancet 2002;360:103-108.
7. Bolla M, van Poppel H, Collette L, van Cangh P, Vekemans K, Da Pozzo L, et al; European Organization for Research and Treatment of Cancer. Postoperative radiotherapy after radical prostatectomy: a randomised controlled trial(EORTC trial 22911). Lancet 2005;366:572-578.
8. Boorjian SA, Karnes RJ, Crispen PL, Rangel LJ, Bergstralh EJ, Blute ML. Radiation therapy after radical prostatectomy: impact on metastasis and survival. J Urol 2009;182:2708-2714.
9. Catalona WJ, Bigg SW. Nerve-sparing radical prostatectomy: Evaluation of results after 250 patients. J Urol 1990;143:538.
10. Catalona WJ, Carvalhal GF, Mager DE, Smith DS. Potency, continence and complication rates in 1,1870 consecutives radical retropubic prostatectomies. J Urol 1999;162:433.
11. Chao KK, Goldstein NS, Yan D, Vargas CE, Ghilezan MI, Korman HJ, et al. Clinicopathologic analysis of extracapsular extension in prostate cancer: should the clinical target volume be expanded posterolaterally to account for microscopic extension? Int J Radiat Oncol Biol Phys 2006;65:999-1007.
12. Cooner WH, Mosley BR, Rutherford CL Jr, Beard JH, Pond HS, Terry WJ, et al. Prostate cancer detection in a clinical urological practice by ultrasonography, digital rectal examination, and prostate specific antigen. J Urol 1990;143(6):1146.
13. D' Amico AV, Whittington R, Malkowicz SB, Cote K, Loffredo M, Schultz D, et al. Biochemical outcome after radical prostatectomy, external beam radiation therapy, or interstitial radiation therapy for clinically localized prostate cancer. JAMA 1998;280:969-974.
14. Diamond DA, Berry SF, Jewett HJ, Eggleston JC, Coffey DS. A new method to assess metastatic potential of human prostate cancer: Relative nuclear roundness. J Urol 1982;128:729.
15. Eisenberger MA, Simon R, O' Dwyer PJ, Wittes RE, Friedman MA. A reevaluation of nonhormonal cytotoxic chemotherapy in the treatment of prostatic carcinoma. J Clin Oncol 1985;3:827.
16. Freiha FS, Bagshaw MA. Carcinoma of the prostate: Results of post-irradiation biopsy. Prostate 1984;5:19.
17. Galalae RM, Martinez A, Mate T, Mitchell C, Edmundson G, Nuernberg N, et al. Long-term outcome by risk factors using conformal high-dose-rate brachytherapy (HDR-BT) boost with or without neoadjuvant androgen suppression for localized prostate cancer. Int J Radiat Oncol Biol Phys 2004;58:1048-1055.
18. George N Jr. Natural history of localized prostatic cancer management by conservative therapy alone. Lancet 1988;13:494.
19. Grayhack JT, Keeler TC, Kozlowski JM. Carcinoma of the prostate: Hormonal therapy. Cancer 1987;60:589.
20. Grossfeld GD, Tigrani VS, Nudell D, Roach M 3rd, Weinberg VK, Presti JC Jr, et al. Management of a positive surgical margin after radical prostatectomy: decision analysis. J Urol 2000;164(1):93.
21. Han M, Partin AW, Zahurak M, Piantadosi S, Epstein JI, Walsh PC. Biochemical(prostate specific antigen) recurrence probability following radical prostatectomy for clinically localized prostate cancer. J Urol 2003;169:517-523.
22. Handley R, Carr TW, Travis D, Powell PH, Hall RR. Deferred treatment of prostate cancer. Br J Urol 1988;62:249.
23. Hanks GE, Krall JM, Pilepich MV. Comparison of pathologic and clinical evaluation of lymph nodes in prostate cancer: Implications of RTOG data for patient management and trial design and stratification. Int J Radiat Oncol Biol Phys 1992;23:293.
24. Hanks GE. External beam radiation for prostate cancer: The gold standard of treatment for 30 years. Oncology 1992;6:79.
25. Hanks GE. Optimizing the radiation treatment and outcome of prostate cancer. Int J Radiat Oncol Biol Phys 1991;11:1235.
26. Hanks GE. Radical prostatectomy or radiation therapy for early prostate cancer: Two roads to the same end. Cancer 1988;61:2153.
27. Hricak H. Noninvasive imaging for staging of prostate cancer: Magnetic resonance imaging, computed tomography, and ultrasound. NCI Monogr 1988;7:31.
28. Huggins C. The effect of castration, of estrogen and of androgen injections on serum phosphatases in metastatic carcinoma of the prostate: Studies on prostatic cancer. Cancer Res 1941;1:293.
29. Isaacs JT, Schulze H, Coffey DS. A critical review of the concept of total androgen ablation in the treatment of prostatic cancer. Prog Clin Biol Res 1987;243:1.
30. Isaacs JT, Schulze H, Coffey DS. Development of androgen resistance in prostatic cancer. Prog Clin Biol Res 1987;243:21.
31. Ishibe M, Rosier RN, Puzas JE. Human prostatic acid phosphatase directly stimulates collagen synthesis and alkaline phosphatase content of isolated bone cells. J Clin Endocrinol Metab 1991;73:785.
32. Kaprowski CD, Berkenstock KG, Borofski Am, Ziegler JC, Lightfoot dA, Brady LW. External beam irradiation versus 125 iodine implant in the definitive treatment of prostate carcinoma. Int J Radiat Oncol Biol Phys 1991;21:537.
33. Karakiewicz PI, Eastham JA, Graefen M, Cagiannos I, Stricker PD, Klein E, et al. Prognostic impact of positive surgical margins in surgically treated prostate cancer: multi-institutional assessment of 5831 patients. Urology 2005;66:1245-1250.
34. Kestin L, Goldstein N, Vicini F, Yan D, Korman H, Martinez A. Treatment of prostate cancer with radiotherapy: should the entire seminal vesicles be included in

the clinical target volume? Int J Radiat Oncol Biol Phys 2002;54:686-697.
35. Klotz LH, Goldenberg SL, Jewett M, Barkin J, Chetner M, Fradet Y, et al. CUOG randomized trial of neoadjuvant androgen ablation before radical prostatectomy: 36-month post-treatment PSA results. Canadian Urologic Oncology Group. Urology 1999;53:757.
36. Kuban D, El-Mahdi A, Schelhammer P. I-125 interstitial implantation for prostate cancer. Cancer 1989;63:2415.
37. Kumar S, Shelley M, Harrison C, Coles B, Wilt TJ, Mason MD. Neo-adjuvant and adjuvant hormone therapy for localised and locally advanced prostate cancer. Cochrane Database Syst Rev 2006; 18:(4).
38. Kupelian PA, Katcher J, Levin HS, Klein EA. Stage T1-2 prostate cancer: a multivariate analysis of factors affecting biochemical and clinical failures after radical prostatectomy. Int J Radia Oncol Biol Phys 1997;37:1043.
39. Kupelian PA, Willoughby TR, Reddy CA, Klein EA, Mahadevan A. Hypofractionated intensity-modulated radiotherapy (70 Gy at 2.5 Gy per fraction) for localized prostate cancer: Cleveland Clinic experience. Int J Radiat Oncol Biol Phys 2007;68:1424-1430.
40. Lawton CA, Winter K, Murray K, Machtay M, Mesic JB, Hanks GE, et al: Updated results of the phase III RTOG trial 85-31. Evaluating the potential benefit of androgen suppression following standard radiation therapy for unfavorable prognosis carcinoma of the prostate. Int J Radiat Oncol Biol Phys 2001;49:937-946.
41. McNeal JE, Kindrachuk RA, Freiha FS, Bostwick DG, Redwine EA, Stamey TA. Patterns of progression in prostate cancer. Lancet 1986;11:60.
42. Miller GJ. Pathology of palpable prostate cancer. In: Raghavan D, Scher HI, Leibel SA, Lang P, eds. Principles and practice of genitourinary oncology. Philadelphia: Lippincott-Raven Publishers, 1997, p.375.
43. Muir CS, Nectoux J, Stazewski J. The epidemiology of prostate cancer: Geographical distribution and time-trends. Acta Oncol 1990;30:133.
44. Oesterling JE. Prostate specific antigen: A critical assessment of the most useful tumor marker for adenocarcinoma of the prostate. J Urol 1990;145:907.
45. Parkin DM, Pisani P, Ferlay J. Global cancer statistics. CA Cancer J Clin 1999;49:33.
46. Rifkin MD, Zerhouni EA, Gatsonis CA. Comparison of magnetic resonance imaging and ultrasonography in staging early prostate cancer. N Engl J Med 1990;323:621.
47. Rittmaster RS, Magor KE, Manning AP, Norman RW, Lazier CB. Differential effect of 5 alpha-reductase inhibition and castration on androgen ablation. Cancer Res 1990;50:3748.
48. Roehl KA, Han M, Ramos CG, Antenor JA, Catalona WJ. Cancer progression and survival rates following anatomical radical retropubic prostatectomy in 3,478 consecutive patients: long-term results. J Urol 2004;172:910-914.
49. Scardino PT, Weaver R, Hudson MA. Early detection of prostate cancer. Hum Pathol 1992;23:211.
50. Schellhammer PF, Lagada LE, El-Mahdi A. Histologic characteristics of prostatic biopsies after iodine-125 implantation. J Urol 1989;123:700.
51. Scott RJ, Mutchnik DL, Laskowski TZ. Carcinoma of the prostate in elderly men: Incidence, growth characteristics and clinical significance. J Urol 1969;101:602.
52. Shaeffer J, Tegler JA, Kuban DA, Philput CB, El-Mahdi AM. Nuclear roundness factor and local failure from definitive radiation therapy for prostatic carcinoma. Int J Radiat Biol Phys 1992;24:431.
53. Slater JD, Rossi CJ, Yanemoto LT, Bush DA, Jabola BR, Levy RP, et al. Proton therapy for prostate cancer: the initial Loma Linda University experience. Int J Radiat Oncol Biol Phys 2004;59:348-352.
54. Soffen EM, Epstein BE, Hunt MA, Hanks GE. Conformal static field radiation therapy treatment of early prostate cancer versus non-conformal techniques: a reduction in acute morbidity. Int J Radiat Oncol Biol Phys 1992;24(3):485.
55. Stamey TA, Kabalin JN, McNeal JE, Johnstone IM, Freiha F, Redwine EA. Prostate specific antigen in the diagnosis and treatment of adenocarcinoma of the prostate. II. Radical prostatectomy treated patients. J Urol 1989;141(5):1076.
56. Sylvester JE, Grimm PD, Blasko JC, Millar J, Orio PF 3rd, Skoglund S, Galbreath RW, et al. 15-year biochemical relapse free survival in clinical stage T1-T3 prostate cancer following combined external beam radiotherapy and brachytherapy; Seattle experience. Int J Radiat Oncol Biol Phys 2007;67:57-64.
57. Thompson IM Jr, Tangen CM, Paradelo J, Lucia MS, Miller G, Troyer D, et al. Adjuvant radiotherapy for pathologically advanced prostate cancer: a randomized clinical trial. JAMA 2006;296:2329-2335.
58. Thompson TC, Kadmon D, Timme TL, Merz VW, Egawa S, Krebs T, et al. Experimental oncogene-induced prostate cancer. Cancer Surv 1991;11:55.
59. Trapasso JG, de Kernion JB, Smith RB, Dorey F. The incidence and significance of detectable levels of serum prostate specific antigen after radical prostatectomy. J Urol 1994;152:1821.
60. Vargas CE, Demanes J, Boike TP, Barnaba MC, Skoolisariyaporn P, Schour L, et al. Matched-pair analysis of prostate cancer patients with a high risk of positive pelvic lymph nodes treated with and without pelvic RT and high-dose radiation using high dose rate brachytherapy. Am J Clin Oncol 2006;29:451-457.
61. Viani GA, Stefano EJ, Afonso SL. Higher-than-conven-tional radiation doses in localized prostate cancer treatment: a meta-analysis of randomized, controlled trials. Int J Radiat Oncol Biol Phys 2009;74:1405-1418.
62. Walsh PC. Radical prostatectomy, preservation of sexual function, cancer control: The controversy. Urol Clin North Am 1987;14:663.

63. Wein AJ, Kavoussi LR, Novick AC, Partin AW, Peters CA. Campbell-Walsh UROLOGY. Ninth edition. Sounders; 2007.
64. Whitmore WF. Natural history and staging of prostate cancer. Urol Clin North Am 1984;11:205.
65. Zagars GK, Sherman NE, Babaian RJ. Prostate-specific antigen and external beam radiation therapy in prostate cancer. Cancer 1991;67:412.
66. Zelefsky MJ, Chan H, Hunt M, Yamada Y, Shippy AM, Amols H. Long-term outcome of high dose intensity modulated radiation therapy for patients with clinically localized prostate cancer. J Urol 2006;176:1415-1419.
67. Zincke H, Oesterling JE, Blute ML, Bergstralh EJ, Myers RP, Barrett DM. Long-term(15 years) results after radical prostatectomy for clinically localized(stage T2c or lower) prostate cancer. J Urol 1994;152:1850.

10-1

부인암 자궁경부암

강순범 / 허승재

I. 역학

전 세계 여성에서 발생하는 암 가운데 두 번째로 흔한 암인 자궁경부암은 매년 약 50만 명의 새로운 환자가 발생하고 약 25만 명이 사망하는 질환으로, 후진국에서는 암과 관련된 사망의 가장 흔한 원인이다. 한국중앙암등록본부에서 조사한 2009년 우리나라 여성의 암 발생률을 살펴보면, 자궁경부암은 10만 명당 7.5명으로 여러 암 중 7번째를 차지하고 있다. 이것은 15년 전 여성에서 발생하는 암 중 1위를 차지했던 1994년의 발생률인 10만 명당 25명과 비교하면 상당히 감소한 결과지만, 아직도 서구 선진국에 비하면 높다. 이러한 감소 추세에는 자궁경부암 선별검사가 결정적으로 기여했는데, 여전히 많은 사람들이 조기진단의 중요성을 간과해 주변 장기까지 전이된 뒤 병원을 찾는 것으로 알려지고 있다. 2006년 3월 한국여자의사회에서 10대에서 60대까지의 여성 186명을 대상으로 조사한 자료에 따르면 우리나라 여성 10명 중 7명은 자궁경부암 선별검사를 받지 않는 것으로 나타났다. 우리나라 자궁경부암 환자의 연령별 분포를 보면 15~34세군에서 10만 명당 5.3명으로 3위, 35~64세군에서 10만 명당 22.0명으로 5위를 차지하고 있다. 2010년 통계청의 사망원인 통계연보에 의하면 자궁경부암으로 인한 사망자 수는 여성 전체 암 사망자의 3.6%인 956명으로 여성에서 암 사망률 8위를 차지하고 있다.

침윤성 자궁경부암은 45~55세 사이의 경산부에서 호발한다. 자궁경부암 발생 위험 인자로는 사회경제적으로 불리한 계층, 16세 이전의 조기 성경험, 다수의 성 파트너, 흡연, 사람유두종 바이러스*human papilloma virus: HPV* 감염, 면역체계의 약화(사람면역결핍 바이러스 감염), 클라미디아 감염 등의 성병, 분만 횟수의 증가, 모친의 DES 복용력, 자궁경부암의 가족력 등이 있다. 자궁경부암은 성병과 유사한 특성을 지니고 있어, 성관계를 한 남성의 숫자와 관련이 있으며 그 남성의 여성 파트너 수와도 연관이 있다. 화학 자극 물질은 동물에서는 암을 일으킬 수 있다고 되어 있지만 사람에서는 관련이 적으며, 경구 피임약의 호르몬 제제도 관련이 없는 것으로 알려져 있다. 현재까지의 여러 연구에 의하면 HPV가 자궁경부암 발생에 가장 크게 기여하는 중요 인자이며, 전 세계 22개국의 1,000여 개의 자궁경부암 조직 분석에서 HPV DNA 검출률이 99.7%로 나타나 거의 모든 자궁경부암과 연관 있는 것으로 보고되고 있다. 특히 지정학적 위치에 따라 다르기는 하지만, 고위험군 HPV 16, 18, 58, 31, 35, 33, 45형이 자주 검출되는 타입이다. HPV에 감염될 경우 자궁경부암이 발생할 위험이 적어도 10배 이상 높아지는 것으로 보고되고 있다. HPV는 종양단백질 E6, E7의 발현에 의해 각각 p53 및 Rb의 기능 저해를 초래하고, 이를 통해 세포의 암화를 유발하게 된다. 그러나 HPV에 감염되었다고 해서 모두 자궁경부암으로 진행하는 것은 아니며, 자궁경부암이 발생하는 과정에서 HPV 감염과 더불어 여러 가지 요인들이 함께 역할을 할 것으로 생각되고 있다.

Ⅱ. 예방

대부분의 자궁경부암은 전암성 병변으로부터 시작되므로 병을 예방하는 방법은 전암성 병변을 예방하는 것과, 암이 되기 전에 전암성 병변을 발견하여 치료하는 것이다. 첫 번째 방법으로, HPV에 대한 노출을 피하는 것을 들 수 있다. 자궁경부암이 발생하려면 HPV의 발암성 타입에 대한 지속적인 감염이 필요한데, 특히 유전자형 16, 18이 전체 자궁경부암의 약 70%의 원인으로 나타나고 있다. 성적으로 활발한 여성이라면 누구나 발암성 타입의 HPV 감염 위험에 노출되어 있으며, 일생 동안 많게는 80%까지도 HPV 감염을 경험하는 것으로 보고되고 있다. 감염의 유병률이 가장 높은 시기는 성생활 시작이 오래 되지 않은 청소년기와 초기 성인기로 알려졌다. 여성의 HPV 감염 위험성을 높이는 요인들을 보면 앞에서 언급한 자궁경부암 호발 요인과 유사하여, 첫 성교 연령이 어릴 때(18세 이전), 성교 대상자가 여러 명일 때, 성교 대상자가 여러 명과 성교를 하였을 때, 성교 대상자가 포경수술을 받지 않았을 때 등이다. 젊은 여성은 성교 시작 연령을 늦춤으로써 HPV 감염을 피할 수 있으며, 성교 대상자의 수를 제한하고 여러 사람과 성관계를 맺고 있는 사람과의 성교를 피하는 것도 HPV에 대한 노출 위험을 줄이는 방법이다. 한편 HPV 감염이 항상 사마귀나 다른 증상을 일으키는 것은 아니므로 감염 사실을 모르고 지나치는 경우도 있을 수 있다. 눈으로 보이는 사마귀나 증상이 없어도 HPV에 감염된 사람은 이를 다른 사람들에게 전파할 수 있다. 하지만 콘돔을 사용한다고 해서 HPV 감염으로부터 보호되지는 않는다. HPV는 생식기뿐 아니라 생식기 주위나 항문 주위의 피부처럼 신체 어느 부위의 접촉으로도 다른 사람에게 전파될 수 있기 때문이다. 그럼에도 불구하고 후천성면역결핍증(AIDS)이나 다른 성병처럼 체액을 통해 전파되는 질환으로부터 보호받기 위해서는 콘돔의 사용이 여전히 중요하다.

HPV 감염을 피하기 위한 효과적인 방법으로 최근 예방백신이 개발되어 사용 중이다. 현재 임상에서는 서바릭스*Cervarix*와 가다실*Gardasil* 두 예방백신이 이용되고 있다. 두 백신은 과거에 HPV에 감염된 적이 없는 15~25세(서바릭스) 혹은 16~26세(가다실) 여성을 대상으로 한 대규모 임상시험에서 16형과 18형에 의한 자궁경부 상피내종양의 2/3를 거의 100% 예방하는 것으로 보고되었다. 한편 예방 효과 지속 기간은 현재 두 백신 모두 5~7년간의 임상적 예방 효과가 입증되었다. 백신의 예방 효과에 대해서는 자궁경부 상피내종양 발생 예방 입증 외에는 HPV 예방 효과를 입증할 수 있는 적절한 면역학적 상관인자가 아직 임상적으로 규명되지 못했다. 예방백신의 접종 연령은 우리나라를 포함한 대부분의 국가에서 10~25세(서바릭스) 또는 9~26세(가다실)로 허가되었다. 그러나 주접종 연령은 각 나라마다 최초 성경험을 포함한 여성들의 성생활 양상, HPV 감염의 실제, 면역 반응 능력, 백신의 비용 효과 등을 고려해야 한다. 우리나라의 경우 대한부인종양학회에서는 주접종 연령을 우리나라 여성의 성경험을 고려하여 15~17세로 권장하였다. 그러나 26세 이상의 여성도 지속적으로 HPV 감염에 노출되며, 이전의 자연 감염에 의해 형성된 면역은 재감염을 충분히 예방하지 못하기 때문에 이러한 중년 여성에서도 예방 접종이 필요하다. 한 가지 언급할 사항은 예방백신을 접종했더라도 정기적인 세포검사를 포함한 다른 적절한 자궁경부암 선별 검사들을 반드시 받아야 한다는 것이다.

예방백신과 관련하여 또 하나 언급할 사항은 시기적으로 임신과 연관된 경우이다. 현재까지 발표된 연구들에 의하면 백신 관련성이 입증된 기형 발생이 예방백신군에서 증가하긴 했으나, 통계적 유의성과 관련하여 결과들이 일관되지 않고 저자들은 연구의 검증력 한계 때문에 결과를 예비 결과로만 생각할 것을 언급하고 있다. 또한 아직도 연구의 대상 사례들이 계속 추가되고 있기 때문에 현재 내릴 수 있는 결론은, 임신 중에는 HPV 예방 백신 접종을 권장하지 않으며, 접종 전에 임신 여부를 확인해야 한다는 것이다. 그리고 3회 접종 중 세 번째 접종 이후 한 달까지는 효과적인 피임을 권한다.

Ⅲ. 자연 경과와 전이 형태

자궁경부암의 대부분을 차지하는 편평상피세포암은 내자궁경부와 외자궁경부가 만나는 자궁경부 편평원주상피세포 결합부*squamocolumnar junction*로부터 시작되는 변형대*transformation zone*에서 발생하며, 암이 되기 이전인 전암 단계, 즉 이형성증과 상피내암이라는 전구 병변 단계를 상당 시간 거치는 것으로 알려져 있다. 이형성증에서 상피내암을 거쳐 침윤암으로 진행한다는 점에 대부분의 학자들이 동의하고 있으며, 경과 시간에 대해서는 이견이 있으나 대개 10년 정도로 추정되고 있는데, 경우에 따라서는 빠른 속도로 진행하기도 한다. 상피내암 환자가 치료를 받지 않을 경우 10년 후 30% 정도에서 침윤암이 발생하는 것으로 알려져 있다. 침윤암은 악성 표피세포가 기저막을 뚫고 간질 내로 침투하면서 일어나며, 계속 자라게 되면 임상적으로 눈에 보이는 병변이 되고, 자궁경부 옆 조직이나 질, 자궁내막까지 퍼지고 이후 골반벽과 방광, 직장까지 침범하게 된다. 전이는 여러 경로를 통하여 일어나는데, 대개 림프계를 따라 일어나는 것으로 알려져 있다. 이외에도 주변 조직으로의 직접 침윤, 혈관계를 통한 척추 뼈, 폐, 혹은 뇌 전이, 복막을 통한 전이가 일어날 수 있다. 혈행성 전파는 초기에는 비교적 드물지만 진행될수록 위험이 증가한다.

Ⅳ. 병리학적 특성

1. 육안적 특성

상피내암과 미세 침윤암은 대개 질확대경검사 및 생검으로 진단되며, 많은 경우 육안적 이상은 보이지 않는다. 육안적 병소는 내장성*endophytic*과 외장성*exophytic*으로 나뉘는데, 내장성 종양은 자궁경관 내부로 자라나 팽창하여 술통형 병소를 형성한다. 이러한 종양은 대개 횡직경이 6cm 이상이며, 특별한 치료방침이 필요하다. 외장성 종양은 외자궁경부에 용종 모양 종괴를 형성한다.

2. 현미경적 특성

앞서 언급한 바와 같이 자궁경부암의 대부분은 편평상피세포암이며 비각질화 대세포, 각질화 대세포, 비각질화 소세포로 분류된다. 선암은 내자궁경 원추세포, 즉 내자궁경부의 점액 분비 세포에서 기원하며, 이전 조사에 의하면 자궁경부암의 10% 정도를 차지하였으나, 현재는 20~25%에 이르는 것으로 알려져 있다. 이러한 증가는 1990년대 중후반까지 이어지다가 최근에는 비교적 안정적으로 유지되고 있다. 드물게 편평상피세포암과 선암의 양상이 동시에 나타나는 경우가 있는데, 이를 선편평상피세포암 혹은 상피세포암이라고 하며 선암보다도 불량한 예후가 보고되고 있다.

Ⅴ. 임상 소견

정기 자궁경부 세포검사를 통하여 전암성 병변 단계에서 발견될 수 있으나 발표자에 따라 위음성률이 6~55% 정도 된다. 질 분비물이나 출혈이 있을 수 있으며, 가장 흔한 형태는 성교 후 출혈이다. 이외에도 질 세척 이후, 혹은 부인과적 골반 검진 이후 비정상적 질출혈이 나타날 수 있다. 출혈은 정상적인 월경 주기 사이에도 나타날 수 있는데, 평소에 비하여 월경량이 많아지고 기간도 길어질 수 있다. 폐경 이후의 질출혈 역시 자궁경부암의 증상 중의 하나일 수 있다. 종양이 커질수록 분비물이 많아지며, 진행되면 통증이 발생할 수 있는데, 후기 증상으로 둔통은 만성 염증 또는 종양 괴사와 관계가 있고, 요통은 요척추신경의 압박에서 기인한다. 혈뇨, 빈뇨, 직장 출혈 등이 말기에 나타날 수 있다.

Ⅵ. 조기 선별 검사 및 진단

1. 조기 선별 검사

자궁경부암은 정기적으로 자궁경부 세포검사를 하면 조기에 발견할 수 있으며, 사망률을 낮출 수 있다고 알려져 있다. 자궁경부암 발생의 '저위험군'은 성관계가 없었거나 자궁적출술을 받았거나 60세까지 정기 검사에서 이상 소견이 없었던 사람들이며, '고위험군'에는 조기에 성관계를 갖거나 다수의 성 파트너를 가진 여성들이 포함된다. 2009년 미국 산부인과학회에서 새롭게 발표한 자궁경부암 선별검사 지침을 보면, 21세 미만에서는 선별검사를 하지 않도록 권고하고 있고, 21세부터 29세까지는 2년마다 시행하도록 하고 있으며, 30세부터 65세 또는 70세 사이의 연령에서는 연속 세 번 이상의 정상 소견인 경우에(단, 사람면역결핍 바이러스 감염, 면역체계에 문제가 있는 경우, 이전 자궁경부상피내종양 2 또는 3등급의 병력, 자궁내 DES 노출의 병력이 있는 경우는 제외한다) 매 3년마다로 간격을 늘리도록 권하고 있다. 아직 우리나라에서는 이러한 권고사항의 변화에 대한 공식적인 입장을 발표하지 않았으나, 상대적으로 높은 발생 빈도와 낮은 의료 비용을 고려하여 현재까지 권장하고 있는 스케줄은, 성경험이 있거나 만 20세 이상인 모든 여성(성경험이 없는 경우는 제외)은 1년에 한 번씩 부인과 진찰과 자궁경부 세포검사를 받는 것이다(자궁경부암 조기검진 권고안, 대한산부인과학회, 국립암센터; 2001. 5. 3). 자궁경부 세포검사는 월경이 완전히 끝나고 2주 이후에 하는 것이 좋으며, 성관계를 가졌을 경우 48시간 이후 검사를 받는 것이 정확한 결과를 위하여 권장된다. 기존 고식적 자궁경부 세포검사는 민감도가 낮아 위음성률이 8～50%로 보고되고 있는데, 현재는 기존 검사 방법의 단점을 극복하고 검체의 질을 향상시키기 위해 여러 장점이 있는 액상 자궁경부 세포검사가 널리 사용되고 있다. 이 검사는 점액이나 세균, 곰팡이, 그리고 농 등을 제거하고 자궁경부 세포만 균일하게 슬라이드에 도말할 수 있다. ThinPrep 혹은 AutoCyte라는 상품명으로 임상에서 사용되고 있으며, 비용은 기존의 자궁경부 세포검사에 비해 높지만, 세포의 변형을 방지하고 반복 검사를 피할 수 있으며 이상세포의 발견율이 높아 사용이 증가하고 있다. 최근에는 HPV 예방백신 접종으로 인하여 향후 50% 이상의 고등급 상피내병변*high grade squamous intraepithelial lesion; HGSIL*과 70% 이상의 자궁경부암이 감소할 것으로 예상된다. 이에 따라 기존 자궁경부암 선별검사의 양성 예측도가 감소될 것이며, 특히 민감도가 높은 검사일수록 위양성률이 높아질 것으로 보여 이를 보완하기 위한 노력의 일환으로 HPV 검사를 1차 선별검사에 포함시키는 것이 시도되고 있다. 현재 임상에서 활발하게 사용되고 있는 HPV 검사는 자궁경부 세포검사에서 이상 소견이 의심될 때 2차 검사로도 매우 유용하며, 기존의 선별검사 단독 사용에 비하여 진단의 민감도를 1.43배 상승시킨다고 보고되었다.

2. 진단

현재 사용되고 있는 보고 체계인 베데스다 체계*Bethesda system*는 검체의 적합성에 대한 언급, 정상 · 비정상의 분류 및 기술적 진단이 포함된다는 점이 특징이다. 질확대경은 비정상 세포검사 결과를 평가하기 위해 추천되는 방법으로 조준생검을 병행할 수 있다. 부인암 전문의들은 쌍안경과 유사한 질확대경을 통하여 자궁경부의 표면과 모습을 관찰하고, 만일 자궁경부에 이상 부위가 보이면 조직의 일부를 떼어 검사하는 생검을 시행한다. 질확대경 검사는 통증이 없으며, 부작용도 없고 안전하여 임신을 했을 때도 시행할 수 있다. 생검은 이상 부위가 전암 병변인지, 실제로 암인지, 아니면 둘 다 아닌지를 확실하게 진단할 수 있는 유일한 방법이다. 부인암 전문의들은 자궁경부에 대한 생검을 위하여 질확대경검사를 통해 이상이 있는 부위를 먼저 찾아내고 생검 겸자를 이용하여 자궁경부 표면의 이상 부위를 약 0.5cm 정도의 크기로 잘라낸다. 생검 과정에서 약간의 복부 불편감과 통증이 있을 수 있으며, 이후에도 약간의 출혈이 나타날 수 있다. 질확대경이 부적절하다면 자궁경부 원추생검을 시행해야 하는

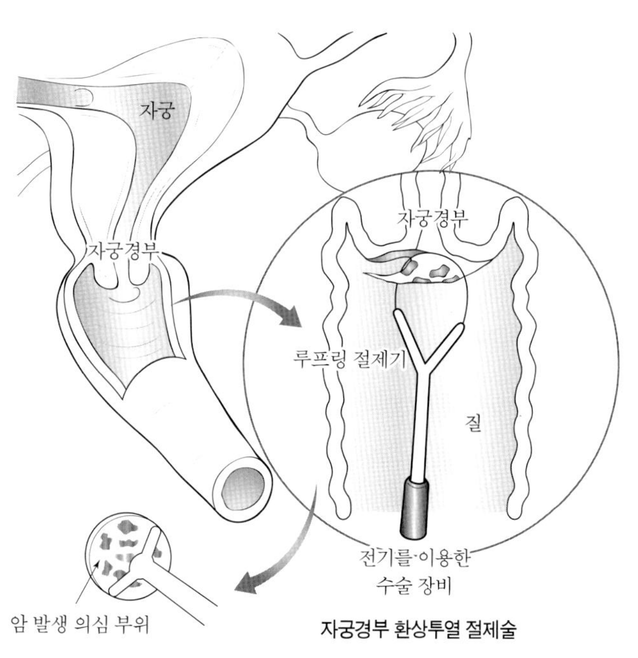

자궁경부암 진행 과정

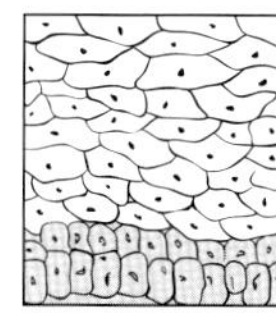

1 HPV에 감염되면 감염자의 5%는 정상세포가 변하기 시작하는 상피이형증으로 진행한다.

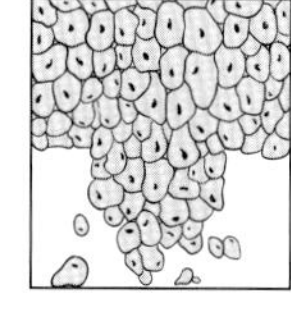

3 상피내암의 33～50%는 암이 기저층까지 침투하는 침윤암으로 진행한다.

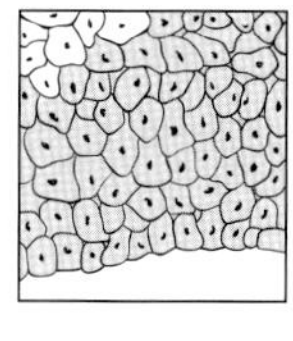

2 상피이형증의 15%는 상피내암(세포가 상피에만 있고 기저층으로 침투하지 않은 상태)으로 진행한다.

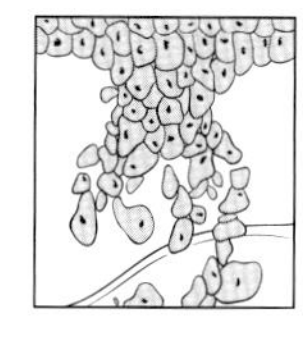

4 침윤암을 제대로 치료하지 않으면 암이 기저층 아래의 혈관을 통해 다른 장기로 전이한다.

그림 10-1. 자궁경부에 대한 생검

데 절제 조직은 전체 변형대를 포함해야 한다. 이 방법은 세포검사에서 고등급 상피내병변 또는 악성세포가 발견되었거나 질확대경검사가 부적절하였거나 병변이 육안적으로 보이지 않을 때 시행하며, 미세 침윤암 환자, 침윤 깊이를 정할 수 없는 환자의 경우에도 시행한다(그림 10-1).

Ⅶ. 임상적 평가 및 병기 설정

자궁경부암의 임상적 병기는 I~IV기로 나뉘는데, 2009년 세계산부인과학회*International Federation of Gynecology and Obstetrics; FIGO*에서는 기존의 병기를 변경하여 새로운 임상적 병기를 발표하였다(〈표 10-1〉). 기존의 병기를 바탕으로 한 자료이기는 하지만, 한국의 경우 이효표 등이 발표한 2002년 부인암등록사업 조사 보고서에서는 임상병기 I기 57.9%, II기 28.0%, III기 6.0%, IV기 4.5%로 I기와 II기가 85.9%을 차지하고 있다. 이전의 병기와 비교하여, 새로운 병기는 병기 0 자궁경부상피내암이 삭제되었고, IIA기는 IIA1과 IIA2로 세분되었다. 임상적 병기가 일단 결정되면 수술이나 치료 후 병변이 더 진행된 것을 알게 되더라도 병기를 바꿔서는 안 된다. 임상적 병기를 결정하기 불명확한 경우에는 하향된 병기로 설정해야 한다. 그 이유는 더 진행된 병기로 오진하게 되면 치료 결과를 평가하는 데 있어서 병기 결정의 오류가 치료 성적의 향상으로 오인될 수 있기 때문이다. 임상적 병기 설정에 필요한 검사는 〈표 10-2〉와 같다. 이전과 비교하여 다른 점은 마취하 검진, 방광경, 직장경, 경정맥신우조영술이 더 이상 필수 검사가 아니고 선택적 검사로 분류되었다는 것이다.

임상적 병기를 보다 정확히 파악하기 위하여 림프관조영술, 전산화단층촬영(CT), 자기공명영상(MRI), 초음파촬영, 복강경, 자궁경 등이 사용되고 있다. 그러나 모든 기관에서 이러한 검사를 시행할 수 있는 것이 아니고 검사 결과 해석에도 아직 차이가 많으므로 세계산부인과학회 병기 결정에는 사용되지 않고 있으며, 치료 계획을 설정할 때 참고 자료로 이용된다. 림프혈관 침범은 병기에 포함되지는 않지만 다른 모든 수술 후 이상 소견들과 함께 보고하도록 되어 있고, 이전에 선택적으로 시행되었던 CT와 MRI 검사 역시 결과가 병기에 포함되지는 않지만 종양 크기와 자궁방 침범을 별도로 기록하도록 명시되었

표 10-1 FIGO에 따른 자궁경부암의 병기 결정(2009)

병기		내용
병기	I	침윤성 암이 자궁경부에 국한된 경우(자궁체부로의 파급은 논외)
병기	IA	침윤성 암이 현미경적으로만 확인된 경우(육안상 보이는 병변은 병기 IB로 간주). 간질 침윤의 깊이가 5mm 이하이고, 넓이는 7mm 이하이며, 혈관 침윤 여부는 무관
	IA1	간질 침윤의 깊이가 3mm 이하이고, 넓이는 7mm 이하
	IA2	간질 침윤의 깊이가 3mm 이상 5mm 이하이고, 넓이는 7mm 이하
병기	IB	침윤성 암이 자궁경부에 국한되어 있고 임상적으로 관찰되는 경우, 또는 보이지 않지만 IA보다는 진행된 상태의 경우
	IB1	임상적 병변이 4cm 이하
	IB2	임상적 병변이 4cm 초과
병기	II	병변이 질의 상부 2/3이나 자궁방*parametrium*을 침범했으나 골반벽에는 도달하지 않은 상태
병기	IIA	질의 상부 2/3를 침범했으나 분명한 자궁방 침범은 없는 경우
	IIA1	질의 상부 2/3 미만을 침범한 종양 크기가 4cm 이하인 경우
	IIA2	질의 상부 2/3 미만을 침범한 종양 크기가 4cm 이상인 경우
병기	IIB	양측 또는 편측 자궁방 침범을 했으나 골반벽에는 도달하지 않은 경우
병기	III	병변이 골반벽에 도달: 질 하부 1/3까지 침범, 물콩팥증이나 신장 무기능도 포함
	IIIA	골반벽 침범은 없으나 질 하부 1/3까지 침범
	IIIB	골반벽 침범하거나 물콩팥증, 신장 무기능
병기	IV	병변이 진성 골반을 벗어났거나 방광 또는 직장 점막을 침범
병기	IVA	주변 장기로 파급(장이나 방광)
병기	IVB	원격 장기로 전이

표 10-2 자궁경부암의 병기 설정 검사

1. 진찰

림프절 촉지
내진*vaginal examination*
직장질검사*rectovaginal examination*

2. 방사선검사

바륨 관장
흉부 X선검사
골격 X선검사*skeletal X-ray*

3. 조직검사 및 내시경검사

자궁경부 생검, 원추형 생검, 자궁경내막소파술
질확대경

4. 선택적 검사

전산화단층촬영, 림프관조영술, 초음파촬영, 자기공명영상, 경정맥신우조영술, 방광경, 직장경 등

다. 대동맥 주위 림프절전이를 평가하는 데 있어 림프관조영술의 위양성률은 20～40%, 위음성률은 10～20%로 알려져 있으며 CT의 정확도는 80～85%, 위음성률 10～15%, 위양성률 20～25%로 보고되어 있다. 최근 CT와 MRI를 비교한 연구에서 MRI가 의미 있게 민감도가 더 높은 것으로 밝혀졌다. MRI는 반응성 림프절 과증식과 림프절전이를 감별하는 데 한계가 있기는 하지만, 자궁방침범, 림프절전이, 종양의 국소 파급을 발견하고 종양의 크기를 측정하는 데는 매우 우수하다. 최근 FDG-양전자단층촬영(PET)의 유용성에 대한 연구가 많이 진행되고 있는데, 아직 치료받지 않은 자궁경부암 환자에서 골반 림프절전이를 발견하는 데 있어서 PET의 민감도는 80%로 MRI(약 70%)와 CT(약 48%)와 비교하여 더 우수하다. 하지만 지금까지의 연구에서는 이런 결과를 바탕으로 방사선치료의 영역을 확대해도 국소재발의 감소를 가져올 뿐, 이것이 생존율의 증가로 연결되지는 않았다. 한편 림프절전이 상태는 자궁경부암에서 재발과 생존을 결정하는 가장 중요한 인자들 중 하나로 보고되고 있기 때문에, 보다 정확한 림프절전이 상태 진단을 위해 최근에는 복강경을 통한 대동맥 주위 및 골반 림프절 평가에 대한 시도가 진행되었으나, 여러 이론적 장점에도 불구하고 아직 생존율 증가가 입증되지 않았다.

Ⅷ. 예후인자

자궁경부암의 예후는 임상병기 및 보고자에 따라 차이를 보인다. 임상적 병기는 모든 종류의 자궁경부암에서 일관적으로 생존에 영향을 미치는 예후인자로 알려져 있다. 1999～2001년의 세계산부인과학회 연례보고에 의하면 임상병기에 따른 5년 생존율은 각각 IA1 97.5%, IA2 94.8%, IB1 89.1%, IB2 75.7%, IIA 73.4%, IIB 65.8%, IIIA 39.7%, IIIB 41.5%, IVA 22.0%, IVB 9.3%였다. 2004년 발베르겐 등에 의하면, 선암만을 대상으로 조사한 5년 생존율은 I기 80%, II기 32%, III기 11% 미만으로 전체 자궁경부암의 5년 생존율보다 나빴고, 이 차이는 병기가 높을수록 더욱 명확해지는 경향을 보였다. 2cm 미만으로 작고 림프혈관 침범이 없는 선암은 같은 병기의 편평상피세포암과 비교하여 생존율의 차이가 명확하지 않으나, 병기가 진행할수록 원격전이의 위험이 더 높았고, 림프절전이가 더 많이 일어나는 것으로 보고되고 있으며, 혈행성 전이를 통해 원격 부위에서 재발이 많은 것으로 알려져 조직병리학적 종류에 따라 예후가 다름을 뒷받침하고 있다. 하지만 이와 반대로 병기를 보정하면 편평상피세포암과 비교하여 선암이 생존율의 차이를 보이지 않는다는 보고들도 있어, 향후 추가 연구들의 결과를 좀 더 지켜봐야 할 것으로 생각된다.

이외에 거의 모든 연구에서 자궁경부암의 예후인자로 인정하고 있는 것은 림프절전이이다. 전이가 있고 그 개수가 많을수록 대부분 나쁜 예후가 보고되고 있다. 차이 *Tsai* 등(1999)에 의하면, 병기 IB～IIA기에서 림프절전이가 없는 경우와 한 개의 림프절전이가 있는 경우에는 5년 질병특이 생존율 차이가 없었으나, 두 개 이상의 림프절전이가 있는 경우에는 유의하게 낮은 생존율을 보였다. 또한 1999～2001년 세계산부인과학회 연례보고에 의하면 림프절전이가 있는 환자는 없는 환자와 비교하여 사망위험률이 전체적으로는 약 3배 이상, IB1기 내에서는 4배 이상이었고, 병기별 림프절전이율은 각각 IA1 3.9%, IA2 9.7%, IB1 17.1%, IB2 30.5%, IIA 28.8%, IIB 37.7%, IIIA 48.3%, IIIB 60.7%, IVA 57.1%, IVB 91.7%였다. 최근 림프절에서 HPV DNA 유무를 검사함으로써, 이 결과를 림프절전이 조기 표지자로 활용할 만한 가능성이 연구되고 있다. 아직 결론을 낼 만한 상태는 아니지만 초기 결과 발표에 의하면 자궁경부의 HPV DNA 양성과 림프절전이는 뚜렷한 연관성이 없으나 림프절에서의 양성 결과와는 매우 유의한 상관관계가 있음을 보여주고 있어서, 향후 림프절전이를 더욱 이른 시기에 예측하여 추가 치료를 시행함으로써 예후를 향상시키는 것이 기대된다. IB기를 대상으로 시행한 부인종양학회의 연구에서 유일한 독립적 예후인자는 임상적 종양 크기, 조직학적 침윤 깊이, 림프혈관 침범 여부임을 보고한 바 있으나, 림프혈관 침범 여부가 예후에 미치는 영향에 대해서는 아직도 논란의 여지가 있다. 림프관이나 혈관에 침범이 없는 경우는 5년 생존율이 90% 정도이나 침범이 있으면 50～70%로 생존율이 감소한다는 보고도 있고, 다른 위험인자들의 영향을 보정하면 예후에 유의한 영향을 미치지 않았다는 결과도 있다. 이러한 불량한 예후인자가 있을 때 수술 후 방사선치료를 병합하면 상당히 극복되는 것으로 기대되나 결국은 국소적인 효과에 불과하여 전반적인 예후 향상을 가져오지는 못하는 것 같다. 이외에도 전반적인 의견 일치는 없지만 유의한 결과 발표로는, 현재 흡연을 하고 있는 경우, 진단 당시의 낮은 혈색소 수치, 코카시안과 아프리카계 미국인 이외의 인종, HPV 16형, 고연령, MRI에서 확인된 자궁체부 침범이 있다.

최근 연구되고 있는 잠재적 예후인자들로서 CA9(내재적 저산소증 지표), EF5(면역조직화학적 저산소증 지표), 혈관내피세포 성장인자, 상피세포 성장인자 수용체, 암 줄기세포, 순환 종양세포, 유전자 발현 정보 등이 있지만 그 유효성에 대해서는 추가 연구가 필요한 상황이다.

Ⅸ. 수술적 치료

환자의 연령과 건강상태, 암의 파급 정도, 동반된 합병증의 유무 등에 따라 부인종양 전문의가 방사선종양 전문의와 상의하여 적절한 치료 방법을 결정한다. 1차적 치료 방법에는 수술과 방사선치료가 있다. 방사선치료는 모든 병기에서 시행할 수 있고, 수술은 I기와 IIA기에서 1차로 시행되고 있으나, 그 이상 병기의 국소전이성 자궁경부암에서는 수술 전 선행*neoadjuvant*(신보조) 항암화학요법이 시행되기도 한다. 많은 연구들이 IA1~IIA기 초기 자궁경부암에서 근치적 자궁절제술과 방사선치료 후의 5년 생존율이 각각 81~87%, 74~83%로 유의한 차이가 없음을 보고하였으나, 최근 IB1~IIA 환자 4,885명을 대상으로 한 연구에서 직경 6cm 미만의 종양으로 근치적 자궁절제술을 받은 경우 1차 방사선치료를 받은 경우보다 사망률이 49% 감소하여 근치적 자궁절제술이 1차 치료로서 더 우수함을 보고한 바 있다. 따라서 초기 자궁경부암의 치료는 환자가 가지고 있는 임상적 요소들, 예를 들어 폐경 여부, 나이, 동반 질환, 조직학적 타입 등을 고려하여 선택해야 하지만, 다음과 같은 경우에는 방사선치료보다 수술이 더 적절하다.

① 젊은 여성에서 난소 기능 보존
② 질의 성기능 보존(위축 방지)
③ 임신에 동반된 자궁경부암
④ 장의 염증성 질환 동반
⑤ 방사선치료를 받은 과거력
⑥ 골반장기염 동반
⑦ 자궁부속기 종양 동반
⑧ 환자 선호 시

1. 수술적 치료

1898년 벨트하임이 최초로 시행한 광범위한 근치적 자궁절제술은, 항생제와 수혈 기술이 나오기 전까지 수술로 인한 사망률이 상당히 높았다. 20세기 초에는 방사선치료가 침윤성 자궁경부암의 1차 치료법으로 채택되었다. 미국에서는 1944년 하버드 대학의 메이그에 의하여 근치적 자궁절제술이 사용되기 시작했으며, 수술 수기, 마취, 항생제, 전해질 요법 등의 발달로 현재는 수술로 인한 이환율이 현저히 감소했다.

수술 후 보조 방사선치료가 수술 소견과 병기에 따라 필요할 수 있는데, 병기 IA2, IB, IIA에서 4cm 이상으로 큰 경우, 1/3 이상의 깊은 조직 침윤이 있는 경우, 림프혈관 침범이 있는 경우 시스플라틴 바탕의 화학요법과 동시 또는 단독으로 보조 방사선치료를 시행하면 추가 치료를 하지 않는 경우보다 재발률이 15~45% 감소하는 것으로 알려졌다. 하지만 아직 생존율의 향상은 입증되지 않은 상태이다. 한편 골반 림프절전이가 있거나, 수술 절제 경계 부위나 자궁방 조직에 종양이 침범한 경우에는 수술 후 질 근접 치료와 함께, 또는 근접 치료 없이 시스플라틴을 바탕으로 한 항암화학방사선 동시요법이 권장된다. 수술적 병기 설정 과정에서 대동맥 주위 림프절전이가 발견된 경우에는 흉부 CT나 PET을 추가로 시행해야 한다. 원격전이가 발견된 경우 의심되는 부위에는 조직검사를 시행하고, 모두 음성인 경우에는 대동맥 주위 림프절과 골반 림프절에 대한 방사선치료와 함께 시스플라틴 바탕의 항암화학방사선 동시요법이 권장되지만, 양성인 경우에는 전신 항암화학요법과 개별화된 방사선치료를 시행해야 한다.

수술 후 방사선치료가 필요한 경우 난소의 기능을 보존하기 위하여 난소를 방사선 조사 범위 밖으로 전위시키는 방법이 시도되었는데, 후센자드(1984)는 난소전위술을 받은 환자의 17%에서만 수술 후 방사선치료로 인한 난소 기능부전이 발생했다고 보고했다. 자궁경부 편평상피세포암(I~IIA기)에서는 난소 잠복전이*occult metastases*가 매우 드물지만, 선암에서는 드물게(0.6~1.3%) 난소로의 잠복전이가 있으므로 난소 보존 시 주의가 필요한데, 폐경기 후 연령이거나 자궁 부속기에 육안적 병변 또는 골반 림프절전이가 있었던 경우에 그러하다.

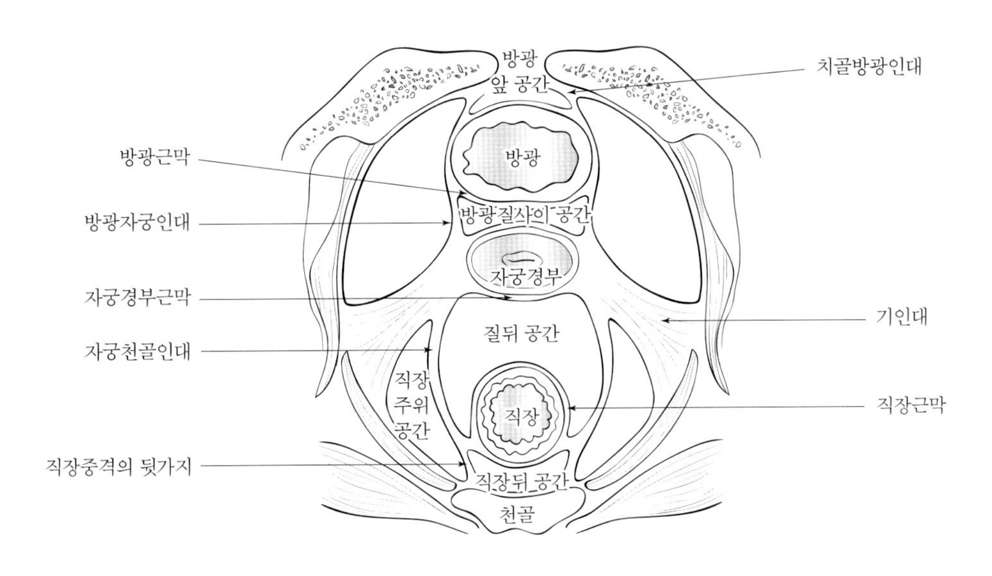

그림 10-2. 골반의 단면

(1) 수술 기법

1974년 루틀리지 등은 광범위 자궁절제술*extended hysterectomy*을 다섯 가지 형태로 분류하였는데, 2008년 유럽암연구치료기구*European Organization for Research and Treatment of Cancer; EORTC*의 부인암그룹*Gynecological Cancer Group; GCG*의 수술위원회는 더 실용적이고 임상적으로 연계성이 있으며 암 전문가들 사이에서 표준화된 수술 기법을 만들기 위해 이를 개정했다.

1) 제Ⅰ형 자궁절제술

이전 루틀리지 분류에서 근막외 자궁절제술로 불렸던 것으로서, 점점 질식 접근과 복강경 이용이 증가하고 있기 때문에 단순*simple* 자궁절제술이라 하였다. 림프혈관 침범이 없는 IA1기 자궁경부암에서 시행될 수 있다.

2) 제Ⅱ형 자궁절제술(그림 10-2, 10-3, 10-4, 10-5)

변형 근치 자궁절제술*modified radical hysterectomy*이라고 불리며, 방광으로 들어가는 부분에서 요관 박리 후 자궁, 자궁경부 주위*paracervical* 조직, 질 상부 1~2cm를 절제한다. 자궁동맥을 결찰하고 자궁방 내측 절반과 근위부 자궁천골인대*uterosacral ligaments*를 제거한다(그림 10-5). IA1기에서 림프혈관 침범이 있는 경우, IA2기, 1cm 미만의 실질 침윤이 있는 작은 크기의 IB1기에서 시행될 수 있다. 이 경우 이전의 분류에서처럼 질 상부 1/3 절제는 필요하지 않고, 질 상부 1~2cm 절제로 충분한 것으로 밝혀졌다.

3) 제Ⅲ형 자궁절제술

근치적 자궁절제술로서, 자궁과 질 상부 1/3을 질 주위, 자궁경부 주위 조직과 함께 절제한다. 자궁 혈관들을 기시부에서 결찰하고, 자궁방 조직은 전체 넓이 모두 양측으로 절제하고, 자궁천골인대를 가능한 한 많이 제거한다. IB1, IIA기에서 시행할 수 있고, 아직 논란이 있지만 IIB기 자궁경부암에서도 시행할 수 있다는 주장도 있다.

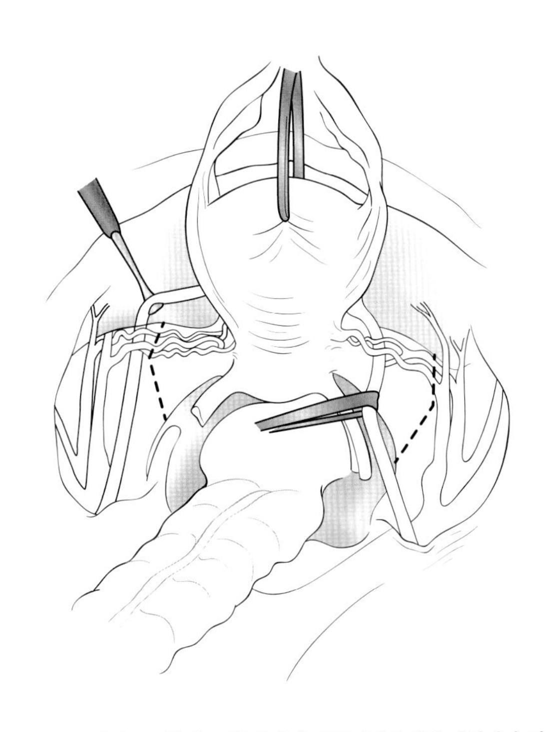

그림 10-3. 점선은 II형과 III형 근치적 자궁절제술에서 기인대가 절제되는 부분을 가리킨다.

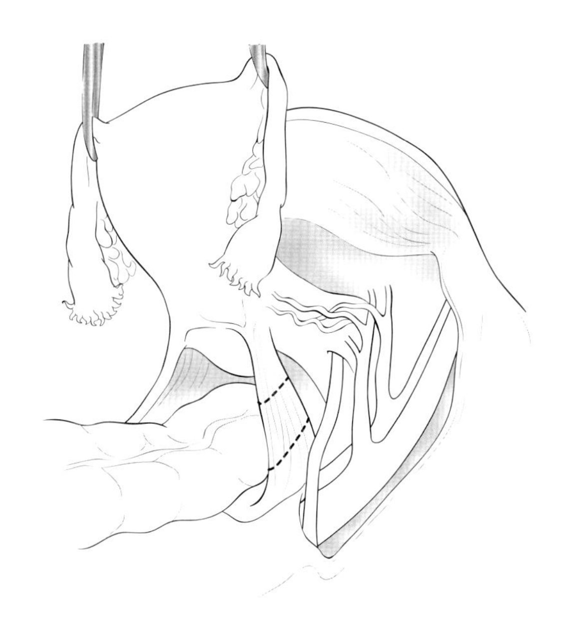

그림 10-4. 점선은 II형과 III형 근치적 자궁절제술에서 자궁천골인대가 절제되는 부분을 가리킨다.

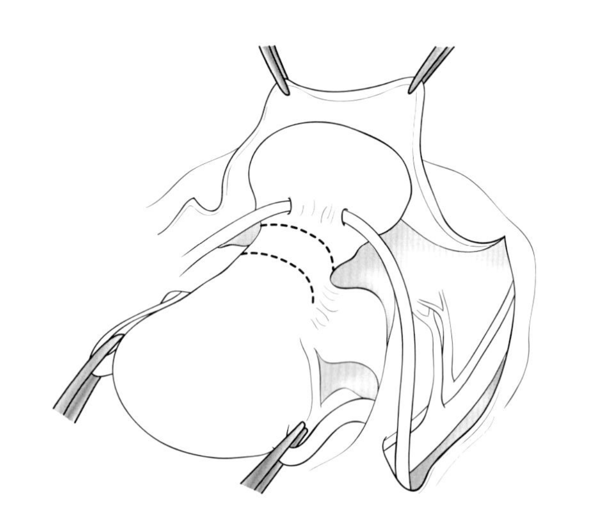

그림 10-5. 점선은 II형과 III형 근치적 자궁절제술에서 질이 절제되는 부분을 가리킨다.

4) 제IV형 자궁절제술

광범위 근치적 자궁절제술*extended radical hysterectomy*로서, III형 자궁절제술과의 차이점은 질의 3/4과 질 주위 조직이 제거된다는 점이다. IV형 자궁절제술의 정의는 이전의 루틀리지 분류와 사뭇 달라져서, 요관이 완전히 주변 조직으로부터 박리될 필요가 없고, 상방광동맥도 제거될 필요가 없다고 했는데, 이 과정들이 수술의 근치성에 아무런 도움이 되지 않기 때문이다. IV형 자궁절제술은 크기가 큰 IIA기 자궁경부암에서 수술 후 적절한 여유 경계가 얻어질 수 있을 때 시행할 수 있다.

5) 제V형 자궁절제술

부분 골반장기적출술*partial exenteration*로도 불린다. 원위부 요관, 방광의 일부분 또는 직장이 자궁과 자궁방 조직과 함께 절제된다. V형 자궁절제술은 수술 후 합병증이 많고 항암화학방사선 동시요법이 더 우수한 치료법으로 사용될 수 있기 때문에 흔하게 시행되지는 않지만, 1차 치료로서 항암화학요법이나 방사선치료를 받은 후 중심부, 골반에 국한되어 재발한 경우, 또는 없어지지 않고 지속적으로 종양의 증거가 관찰되는 경우에 시행할 수 있다.

제II형부터 제V형 자궁절제술까지는 양측 골반림프절 절제술을 같이 시행한다. 특히 방사선치료는 2cm 이상 크기의 전이성 림프절은 없애지 못하기 때문에, 커져서 만져지는 모든 대동맥 주위 림프절을 절제해야 한다. 한편 난소를 포함한 자궁부속기 절제는 근치적 자궁절제술 과정에 포함되어 있지 않은데, 40~45세 미만의 여성에서는 양측 난소를 제거하지 않는 대신 골반 밖 대장 주위 움푹한 곳*paracolic gutters*으로 전치시켜야 한다.

2. 최적의 치료가 어려운 상황

자궁경부암 환자에서 적절한 치료가 어려운 경우는 자궁경부단단암, 부적절한 수술, 술통형 병소*barrel-shaped lesion*, 질의 기하학적 불량, 임신과 함께 발생한 경우 등을 생각할 수 있다.

(1) 자궁경부단단암

최근에는 자궁경부상 자궁절제술*supracervical hysterectomy* 시행이 흔하지 않으므로 자궁경부단단암*cancer of the cervical stump* 발생이 드물다. 하지만 중앙 tandem을 넣을 만한 충분한 공간이 없기 때문에 적정량의 방사선을 조사하기 힘들고 수술 후 방광과 장과 연관된 유착이 발생할 수 있으며, 방패막이 역할을 할 수 있는 자궁이 없어서 적정량의 방사선치료 이후 발생하는 합병증 발생률이 30%에 이르기 때문에 병기와 환자의 상태가 심하지 않은 한, 자궁경부단단암은 근치적 자궁경부절제술*radical cervicectomy* 및 골반림프절절제술로 치료하는 것이 선호된다.

(2) 부적절한 수술

단순 자궁절제술 시행 후 침윤성 자궁경부암이 발견되었을 때에는 방사선치료를 적용하거나 재수술로 골반림프절절제술 및 자궁방 결합조직, 기인대, 질 절단부*vaginal stump*의 근치절제술을 시행할 수 있다. 재수술은 병소의 크기가 작고 난소 기능의 보존을 원하는 젊은 여성의 경우 시행할 수 있으나, 수술 절단 경계부에 암의 침윤이 있거나 명백한 잔류 암이 있는 경우에는 적용이 바람직하지 않다. 방사선치료 후 생존율은 암의 용적, 절단 경계부 침윤 여부, 방사선치료를 받기까지의 기간에 따라 달라진다. 방사선치료 후 5년 생존율은 미세 침윤암에서 95~100%, 육안적 암이며 절단 경계부에 암의 침윤이 없는 환자에서 82~84%, 절단 경계부에 현미경적 전이가 있는 경우 38~87%, 명백한 잔류 암이 있는 경우 20~47%로 보고되었다. 치료를 6개월 이상 늦추었던 환자의 생존율은 20%로 보고되었다.

(3) 술통형 병소

술통형 병소란 자궁경부 내막 상부 및 자궁하절이 종양에 의하여 확장된 것을 일컫는다. 자궁경부암 I~II기에서 용적이 큰 병소에 대한 최적의 치료는 아직 논쟁의 대상이다. 연구자에 따라서 근치절제술 이후 항암화학방사선 동시요법을 시행하거나 항암화학방사선 동시요법을 단독으로 사용하거나 수술 전 선행 항암화학방사선 동시요법을 시행한다. 일반적으로는 1차치료로 수술보다 항암화학방사선 동시요법 시행이 선호되며, 후에 완전관해가 오지 않을 경우 단순 자궁절제술을 시행하여 중앙 잔류 암을 절제한다. 하지만 완전관해가 되었을 경우에도 수술을 시행해야 하는지에 대해서는 아직 연구가 진행 중이다. 병소의 직경이 6cm 이상인 환자에서 방사선 단독치료 시에 중앙 실패율이 17.5%로 높으므로 조직 내 치료*interstitial therapy*가 시도되었으나 중앙 실패율을 감소시키지는 못했다.

(4) 질의 기하학적 불량

고령 환자에서 질이 위축, 협착된 경우에는 강내 근접조사 치료가 어렵다. 이러한 경우에는 ovoid 단독 삽입 또는 중앙에 tandem을 삽입하는 방법 등이 사용되지만 표준 적정 방사선량을 투여하기 어려우며, 방사선 조사만을 시행하게 되면 중앙 실패율이 높고 장과 방광에 심각한 합병증을 초래한다. 이러한 환자 중 건강 상태가 양호한 환자에게 근치적 자궁절제술 및 골반림프절절제술을 시행하는 것이 바람직하다.

(5) 임산부

현재까지의 보고에 의하면, 임신 중 자궁경부암이 발병해도 예후는 악화되지 않고, 임신 제1, 2 삼분기 중에 진단된 초기 자궁경부암 환자는 태아의 성숙을 기다리면서 치료를 미뤄도 생존율에 큰 영향이 없는 것 같다. 임신 제1 삼분기 중의 원추절제술은 출혈과 감염의 위험뿐 아니라 유산율이 33%에 이른다. 그러므로 질확대경검사 소견상 침윤성 자궁경부암이라고 간주될 때, 조직검사 결과 미세 침윤암일 때, 또는 자궁경부세포검사에서 침윤성 암이 강하게 의심될 때, 제2 삼분기에만 시행할 수 있다. 임신 중 자궁경부암의 치료는 임신의 주수에 따라 크게 좌우된다.

1) 종양이 태아 성숙 이후, 즉 만삭에 진단된 경우

제왕절개를 시행하여 분만하면서 림프절 병기 설정 수술을 시행한다. IB1기 자궁경부암의 경우 자녀가 두 명 이상이고 향후 임신을 원하지 않는 여성에서는 제왕절개를 시행하면서 동시에 근치적 자궁절제술과 림프절절제술을 시행할 수 있다.

2) 종양이 태아 성숙 시기(임신 26~30주) 이전에 진단되고, 환자가 태아 보존을 원하는 경우

① IB1기 자궁경부암이 임신 18~22주(아직 복강경으로 림프절절제술이 가능한 시기) 이전에 진단된 경우

종양 크기가 2cm 미만이면, 우선 복강경으로 골반림프절절제술을 시행한 후 림프절 침범이 없을 때에는 임상 진찰과 MRI로 정기적(4~8주마다) 추적검사를 시행하고 태아 성숙이 되자마자 제왕절개를 시행하여 분만하면서 근치적 자궁절제술을 시행한다. 림프절 침범이 있을 때는 임신을 중단하고 태아 만출 후 항암화학방사선 동시요법을 시행한다.

종양 크기가 2~4cm이면 표준치료 방침을 정하기 매우 힘든 상황이지만, 림프절 침범의 위험이 더 높기 때문에 임신 중단이 우선적으로 고려되어야 한다. 환자가 태아 유지를 원할 경우 치료는 2cm 미만인 경우의 치료와 유사하다.

② IB1기 자궁경부암이 임신 18~22주 이후에 진단된 경우

종양 크기가 2cm 미만이면 기술적으로 복강경수술이 가능하지 않은 시기이므로 임상 진찰과 영상검사로 주의 깊게 추적검사를 시행하고, 태아 성숙 시기가 되면 제왕절개를 하면서 병기에 해당하는 표준치료, 즉 근치적 자궁절제술과 골반림프절절제술을 시행한다.

종양 크기가 2~4cm이면 표준치료 방침을 정하기 힘든 상황이므로, 환자별로 상황에 따라 결정해야 한다. 종양이 만삭에 매우 가까운 시기에 진단되었다면 치료는 2cm 미만의 경우와 유사할 수 있다. 크기가 4cm에 근접한 경우라면 특별히 수술 전 선행 화학요법이 고려될 수 있다.

3) 종양의 크기가 4cm보다 큰 경우

표준치료는 항암화학방사선 동시요법을 기초로 한다. 종양이 20~22주 이전에 발견된 경우 통상의 표준에 따른 용량과 방법으로 항암화학방사선 치료를 시행하고, 22주 이후에 진단된 경우에는(영상검사상 자궁경부 밖으로의 진행이 관찰되지 않는다면) 태아의 성숙 시기 이후 제왕절개 분만을 한 후 항암화학방사선 동시요법을 시작할 수 있다.

병기 II~IV 자궁경부암은 표준 항암화학방사선치료를 시행해야 한다. 태아가 생존할 수 있는 주수라면 제왕절개를 시행한 후 치료를 시작한다. 임신 제1 삼분기라면, 분만 시기 이전에 자연 유산될 것을 예상하면서 외부 방사선치료를 바로 시작한다. 임신 제2 삼분기라면, 태아 생존의 기회를 높이기 위해 치료를 미룰 수도 있다.

이외에도 소세포암과 같이 더 공격적인 조직학적 유형의 자궁경부암이 임신 제1, 2 삼분기 중에 진단되었다면 종양 치료가 일종의 종양학적 응급으로 간주되기 때문에 임신 유지는 권장되지 않는다.

3. 합병증

수술 이후에는 아랫배의 통증을 느낄 수 있는데 이러한 통증은 대개 약물로 조절이 가능하다. 소변을 보는 데 어려움이 있어 수술 후 며칠간 방광 내에 도뇨관을 넣어야 할 수도 있다. 장의 움직임이 정상적으로 돌아오기까지 어려움이 있을 수도 있다. 수술 후 얼마 동안은 수술 부위의 회복을 위해 활동을 제한해야 할 필요가 있다. 성생활을 포함한 일상적인 생활은 약 8주 정도 지난 후부터 가능하다.

자궁을 수술로 제거하게 되면 더 이상 생리가 나타나지 않지만, 성적인 욕구나 성생활 능력은 자궁절제술의 영향을 받지 않는다. 많은 여성이 자궁절제술 이후 감정적으로 어려운 시기를 보낸다고 한다. 더 이상 임신할 수 없고 생리를 하지 않는다는 것은 여성에게 있어 스스로의 성적 매력에 대한 인식을 바꿀 수도 있다.

수술로 인한 합병증에는 급성과 만성이 있다. 수술 직후 급성 합병증으로 출혈, 장폐색, 혈관 손상, 요관 손상, 직장 파열, 폐렴, 폐색전증 등이 나타날 수 있으나, 수술 기법이 발전하여 최근에는 발생이 드문 편이다.

만성 합병증으로는 방광이나 직장의 기능부전이 가장 대표적이다. 이러한 합병증이 생기는 원인은 침윤성 자궁경부암으로 수술을 하는 경우, 근종이나 기타 양성 질환으로 수술을 할 때와는 달리 자궁뿐만 아니라 자궁 주변의 조직을 많이 포함하여 절제하는 근치적 자궁절제술 및 림프절절제술을 동시에 시행하기 때문이다. 이러한 경우 방광이나 직장으로 들어가는 신경조직이 많이 손상되기 때문에 수술 후 배뇨나 배변에 장애가 올 수 있다. 이와 같은 부작용을 줄이기 위하여 최근에는 신경보존 광범위 자궁절제술 등이 개발되어 시도되고 있다.

X. 자궁경부암의 방사선치료

2002년의 중앙암등록사업 통계에 의하면 자궁경부암은 국내 여성암 중 5번째로 발생 빈도가 높고, 1년에 약 6,900명(상피내암 약 2,900명 포함)의 자궁경부암 신환자가 등록되었으며, 연간 약 1,000명에게 근치적 또는 수술 후 방사선치료가 시행되었다. 자궁경부암 치료는 방사선치료와 함께 발전했으며, 국내에서도 많은 치료 경험이 축적되었다. 특히 최근 방사선치료와 항암제의 병용요법에 대한 중요성이 강조되고 있기 때문에 올바른 방사선치료 시행이 매우 중요하다. 또한 자궁경부암 치료에서 매우 중요한 역할을 하는 강내치료 분야, 특히 국내에서 1980년대 이후 사용이 증가하고 있으며 보편화된 고선량률 강내치료*high dose rate intracavitary radiotherapy; HDR*의 치료 성적을 분석하고 국내의 치료 경험을 소개하고자 한다. 최신 방사선치료는 종양의 범위를 보다 구체적으로 정확하게 설정하고 정상조직의 방사선 조사를 최소화하여 치료하는 3차원 입체조형 방사선치료*3-dimensional conformal radiotherapy; 3D CRT*가 일반화되고 있으며, 방사선의 강도를 조절하는 방사선치료*intensity-modulated radiotherapy; IMRT*와 움직이는 종양까지도 제어하면서 치료를 수행하는 영상유도 방사선치료*image-guided radiotherapy; IGRT*의 방향으로 발전하고 있다. 자궁경부암에서도 이와 같은 시도가 활발하며, 이미 3차원 입체조형 방사선치료나 IMRT의 임상 경험이 보고되고 있다. 따라서 이와 같은 방사선치료의 발전이 자궁경부암 치료에 어떻게 이용되고 있는지를 보여주는 최신 경향을 소개하고자 한다.

1. 근치적 방사선치료

자궁경부암의 방사선치료는 FIGO병기 I기에서 IV기까지 모두 적응이 되며, 이 중 I기와 IIA기에서는 수술이나 방사선치료 어느 것이든 선택할 수 있다. 그러나 수술 가능한 병변이어도 방사선치료가 우선적으로 선택되는 경우는 ① 고령자, ② 내과적 이유 등으로 수술 및 마취가 곤란한 경우이다. 그러나 ① 난소종양 등이 자궁경부암과 동반된 경우나, ② 심한 골반 내 염증이 동반된 경우, ③ 젊은 환자에서 난소 기능을 보존하기 위하여, ④ 질원개*vaginal vault* 협착이 심하여 자궁강내치료가 곤란한 경우 등에서는 방사선치료보다 근치적 수술이 우선적으로 권장된다. 수술과 방사선치료의 장단점 등의 상호 비교는 〈표 10-3〉과 같다.

자궁경부암의 방사선치료는 외부 조사와 강내 조사의 병용이 원칙이다. 외부 조사는 원발 병소를 포함하여 골반 내 림프절과 골반벽 침윤을 치료하고, 강내 조사는 원발 병소를 대상으로 한다. 방사선치료는 외부 조사와 강내치료의 적절한 조합으로 시행되는데, 우선 외부 조사 후 강내 조사 순으로 진행된다. 일반적으로 외부 조사를 40~45 Gy 시행한 후 강내 조사를 시행하는데(〈표 10-4〉), 이것은 전 골반에 방사선을 고르게 조사하여 육안적 종양과 현미경학적 암세포를 파괴한 후 자궁경부에 강내 조사로 방사선을 투여할 수 있는 장점이 있다. 강내 조사는 외부 조사로 원발 병소가 축소된 후 시행하며, 일반적으로 강내 조사와 외부 조사를 합하여 8주 이내에 치료를 완료하는 것이 권장되는데, 치료 기간의 연장은 국소제어율을 감소시킨다고 보고되고 있어서 가능한 한 빠른 기간 내에 방사선치료를 완료하는 것이 요망된다.

2. 외부 조사

전골반 조사*whole pelvic irradiation*는 골반 내 림프절과 골반벽 침윤에 대한 방사선 조사로서 선원은 선형가속기*linac*에서 발생하는 고에너지 X선이나 코발트*cobalt*-60 감마선을 이용한다. 그러나 최근 국내에서는 코발트-60 원격치료기는 거의 쓰이지 않고 있다. 골반 내 림프절은 폐쇄*obturator* 림프절, 내외장골, 총장골 림프절을 포함하며,

| 표 10-3 | 자궁경부암 I B, IIA의 수술과 방사선치료 비교

	수술	방사선치료
생존율	85%	85%
질 단축과 협착	+	+
난소	기능 보존 가능	기능 손실, 난소 전위 시 보존 가능
만성 영향	방광장애 3%	직장·방광장애 6~8%
적용	고령자 곤란	모든 연령
사망률	1%	<1%

| 표 10-4 | 자궁경부암 방사선치료 스케줄(삼성서울병원)

외부 조사	5,040 cGy/28회
	4,000~4,500 cGy 후 중앙 차폐
강내 치료(이리듐) 고선량률	2,400 cGy/6회/ 2주
A-점선량	7,440 cGy

조사야는 상연은 다섯 번째 요추(L5) 또는 네 번째 요추(L4), 하연은 폐쇄공 하부, 측면은 골반벽 2cm 외측점으로 한다(그림 10-6). 림프절전이 상황이나 대동맥방 림프절전이의 상황에 따라 전골반 조사가 대동맥방 림프절을 추가하는 광범위 조사야가 될 수도 있다. 전골반의 방사선 조사야는 전후 대향 2문 조사 시 16~18×16~18cm 정도이며 좌우 대향 2문 조사를 추가하여 부작용을 줄인다. 1회 선량은 1.8~2 Gy씩, 주 5회 치료한다. 총선량은 전술한 병기에 따라서 차이가 있으나 원칙적으로 골반 내 림프절 예방 조사는 45~50 Gy/5주가 필요하다.

3. 최근의 외부 방사선치료 경향

최신 방사선치료는 과거와 달리 종양의 범위를 보다 구체적이고 정확하게 설정하고 정상조직의 방사선 조사를 최소화하여 치료하는 3D CRT, 나아가 종양에 대한 처방 선량과 특정 정상 장기에 대한 조사선량을 최소로 할 수 있도록 강도를 조절하여 치료하는 IMRT와 치료 전 영상 확인 후 치료하는 IGRT의 방향으로 발전하고 있다(그림 10-6, 10-7). 3D CRT는 환자의 종양 부위와 정상 장기를 CT나 MRI로 진단한 영상들을 치료 계획 전산 시스템을 이용하여 입체적으로 재구성하고 종양 부위에 방사선을 집중 조사할 수 있도록 방사선의 위치와 방향을 3차원적으로 조절하여 이를 환자에게 적용하는 것이다(그림 10-7). 이 방법을 도입함으로써 종래의 전통적인 방사선치료법

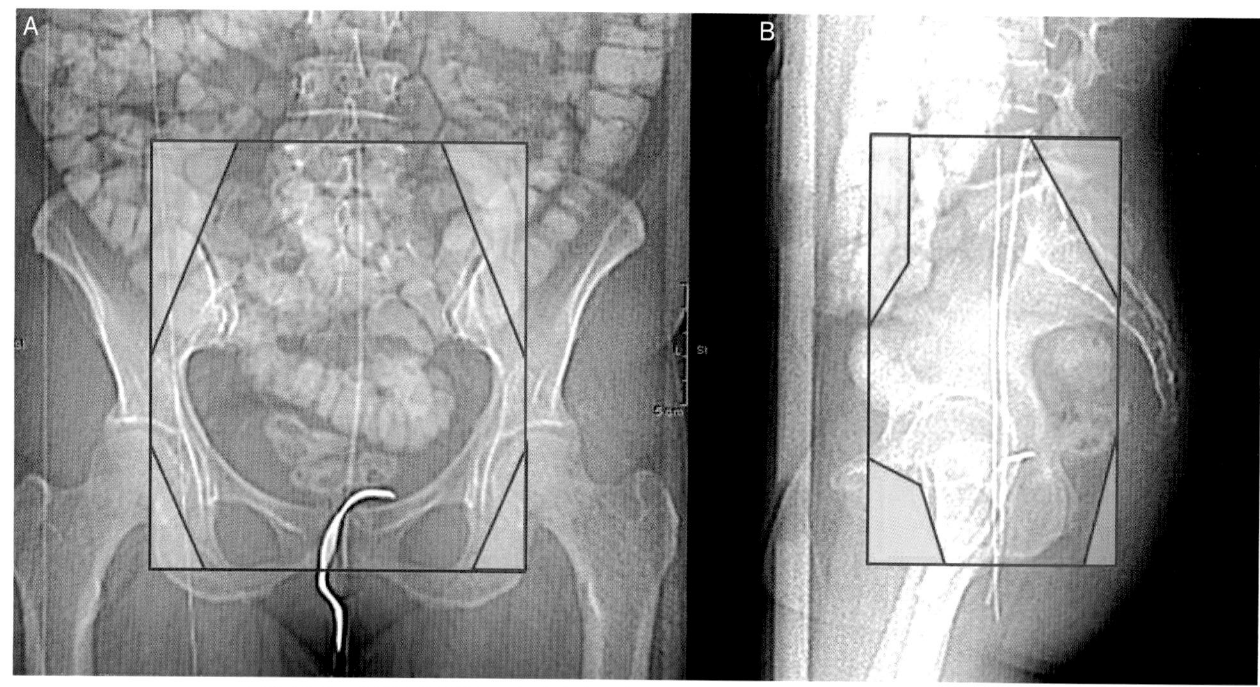

그림 10-6. 자궁경부암 외부 조사 시의 전골반 방사선 조사야. 좌우(A), 전후(B) 대칭 조사야

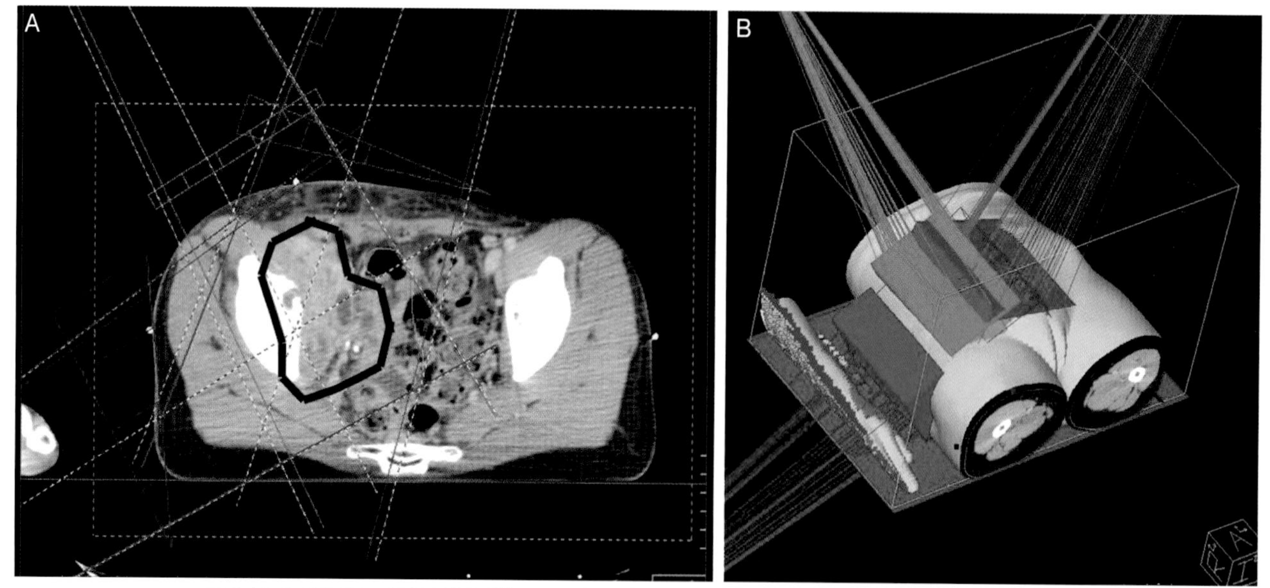

그림 10-7. 3차원 입체조형 치료계획으로 우측 골반벽에 재발한 병소에 집중적으로 방사선이 조사된다.

보다 정상조직의 방사선 손상 위험을 낮추는 동시에 종양 부위에 조사되는 방사선량을 증가시켜 치료 효율을 높일 수 있게 되었다. 3D CRT는 자궁경부암의 방사선치료뿐 아니라 여러 상황에서 정상조직의 손상을 극소화하면서 치료량을 늘릴 수 있는 장점 때문에 현재 보편적으로 사용되고 있다.

IMRT는 3D CRT의 일종인데, 개별 방사선 조사면에 종양과 주요 정상조직의 위치 관계를 고려하여 조사면을 수 개에서 수십 개까지 세분화하고, 각 세분화된 영역마다 방사선의 양을 조절하여 정상조직에 조사되는 방사선량을 최소화하고 종양조직에만 선택적으로 원하는 방사선량을 줄 수 있는 첨단 치료법이다. IMRT는 국내외에서 최근 임상 적용이 되고 있다. 특히 방사선치료에 기왕력이 있는 부위의 재발성 암이나 인접 정상 장기에 방사선에 의한 부작용이 우려되는 경우 사용할 수 있다. 토모테라피란 IMRT 전용기로서 방사선치료기에 CT 기능이 포함되어 있는 최첨단 방사선치료기이다. 방사선치료 전 치료기에 부착된 CT 촬영을 통하여 치료 위치를 확인할 수 있어 정상 장기는 보존하면서 종양에 국한하여 고선량의 치료를 정밀하게 할 수 있다. 또한 종양의 모양이 다양하거나 종양이 여러 부위인 경우에도 동시에 치료가 가능한 장점이 있다.

이러한 방사선치료 기술의 발전은 종양에 집중적으로 고선량의 방사선을 투여하면서 정상조직의 부작용을 최소화한다는 장점이 있다. 그러나 보다 많은 방사선을 종양에 투여한다는 점에서 세심한 주의가 필요하다. 이렇게 종양에 집중적으로 고선량의 방사선을 조사하는 것과 동시에 정상조직에 대한 조사량을 최소화하기 위해 주의를 기울여야 하는 위험 장기에는 소장, 직장, 방광, 골반뼈 등이 있다. 특히 최근 방사선치료와 함께 항암화학요법을 병용하면서 소장에 대한 부작용 위험이 증가했다. 일반적으로 자궁경부암에는 골반강 내의 영역 림프절을 모두 포함하는 조사 영역에 45~50 Gy를 처방하는 전 골반 방사선치료가 필요하다. 이 정도의 선량에서도 소장의 급성 및 만성 부작용이 발생할 수 있음은 잘 알려진 사실이다(〈표 10-5〉). 방사선치료의 부작용은 구토, 설사, 장염 등 소화기 계통 증상을 주로 동반하며, 드물지만 만성적으로 장폐쇄증, 장천공이 발생할 수도 있다. 방사선에 의한 소장의 부작용은 조사 영역에 포함되는 소장의 용적과 조사 선량과 관련 있으므로, 이를 감소시키기 위해 여러 방법이 이용되고 있다. 부작용을 줄이기 위해 다문 조사를 사용하거나, 방사선치료 중에 belly board나 소장전위장치*small bowel displacement system* 등 물리적으로 소장을 복강 쪽으로 이동시켜 방사선치료 조사 영역 내의 소장 용적을 줄이는 방법이 이용되기도 한다. 3D CRT와 IMRT와 같은 최신 방사선치료법도 소장을 포함한 정상 장기의 조사선량을 감소시키는 방법 중 하나이다.

IMRT는 두경부암과 전립선암에서 정상조직의 부작용을 줄이기 위해 주로 이용되는데, 근래 로스크*Roeske* 등과 포텔란스*Portelance* 등은 부인암에서 IMRT의 사용 가능성을 알아보기 위한 연구를 진행했다. 로스크 등의 연구에 근거하여 문트*Mundt* 등은 부인암 환자들에게 IMRT를 적용한 결과, 전통적인 2차원 치료 방법으로 치료받은 환자들에 비해 급성 및 만성 부작용 발생이 감소했다고 보고한 바 있다. 3D CRT나 IMRT를 실제 환자 치료에 적용할 때 골반 내 기관의 움직임은 중요한 문제이다. 치료 중에 발생하는 기관의 위치 변화로 표적 체적에 계획된 방사선량이 조사되지 않아 국소제어율이 떨어지거나 주위 정상 조직에 방사선이 과다하게 조사되어 부작용이 발생할 수 있다. 골반 내 정상 장기의 움직임에 관해서는 주로 전립선암에서 직장과 방광의 부피 변화 및 치료에 따른 전립선의 위치 변화에 대한 연구가 진행되었다. 그러나 자궁경부암은 지금까지 골반 전체를 조사 영역으로 하는 통상적 방사선치료가 시행되었기에 자궁경부암에서 골반 내 기관의 위치 변화에 관한 연구는 아직 매우 미흡한 실정이다. 그러나 3D CRT나 IMRT를 실제 치료에 적용하기 위해서는 치료 자세의 재현성과 방사선치료 기간 동안의 종양과 내부 장기의 움직임에 대한 이해가 절대적으로 필

| 표 10-5 | 방사선치료 시 장기별 허용 선량

조사 장기 체적	TD 5/5 선량(최소 허용 선량, cGy)			TD 50/5 용량(최대 허용 선량, cGy)			종료점
	1/3	2/3	3/3	1/3	2/3	3/3	
신장	5,000	3,000	2,300	-	4,000	2,800	임상적 신장염
방광	-	8,000	6,500	-	8,500	8,000	증상이 있는 방광 구축 및 용량 저하
소장	5,000		4,000	6,500		5,500	폐색, 천공, 누공
대장	5,500		4,500	6,500		5,500	폐색, 천공, 궤양
직장	100cm³까지는 용량효과 없음		6,000	100cm³까지는 용량효과 없음		8,000	조직 괴사, 협착증, 누공
간	5,000	3,500	3,000	5,500	4,500	4,000	간부전

Emami B 등, 1991.

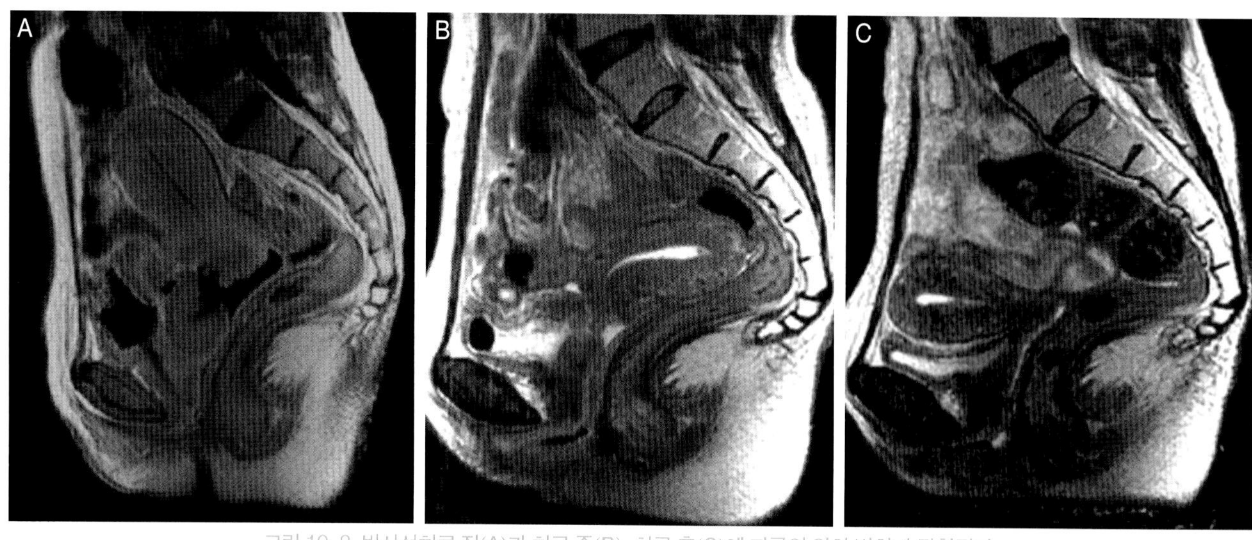

그림 10-8. 방사선치료 전(A)과 치료 중(B), 치료 후(C)에 자궁의 위치 변화가 관찰된다.

요하며 이에 대한 연구도 매우 중요하다. 방사선치료 기간 중에 발생하는 자궁경부와 자궁체부의 변화를 관찰한 허*Huh*와 박*Park* 등의 연구 보고에 의하면 방사선치료 전과 치료 중, 치료 후에 자궁경부와 자궁체부는 예측이 어려운 적지 않은 위치 변화를 보였다(그림 10-8). 이와 같은 방사선치료 시 표적 체적 및 주위 정상조직의 움직임은 예측 가능하지 않고 불규칙적이므로 치료 방법이 더욱 정밀해질수록 중요한 문제이며, 이러한 움직임을 고려하여 방사선치료 표적 체적을 결정해야 한다. IMRT로 전골반 치료 시 이러한 종양의 위치 변화를 고려하지 않고 시행한다는 것은 위험한 시도이다. 따라서 방사선치료는 종양의 움직임을 고려한 치료와, 치료 전 영상을 고려한 IGRT 방향으로 나아갈 것으로 전망된다

4. 강내 조사

강내 조사는 자궁강 내 선원(tandem)과 질강 내 선원(ovoid)을 이용하여 시행하는데(그림 10-9), 1개의 tandem과 2개의 ovoid를 이용하여 자궁 전체를 포함하여 자궁경부 종양에 고선량이 집중되는 서양배 모양의 선량 분포를 얻도록 하며, 선원을 A점에 일정한 선량이 조사되도록 배치한다. 국소의 치료 선량 평가를 위하여 A점과 B점을 설정하는데, 이 방법을 맨체스터 방법이라고 하며 세계 각국에서 가장 많이 이용한다. A점은 자궁경부*external os*에서 수직으로 상방 2cm, 측방 2cm이며 B점은 좌우 A점의 정중선에서 측방으로 5cm 떨어진 곳이다. A점은 원발 병소의 선량, B점은 골반벽 침윤과 골반벽 림프절 선량의 지표가 된다.

과거 자궁경부암의 전통적인 강내치료로는 라듐*radium*이나 세슘*cesium*을 이용하여 A점에 시간당 50~60 cGy의 방사선을 조사하는 저선량률*low dose rate; LDR* 치료가 시행되었다. 1970년대 이후 고선량률 동위원소인 코발트나 이리듐*iridium*을 이용한 HDR afterloading 강내치료 방법이 개발되어 환자를 외래에서도 치료할 수 있게 되었고, 작업 종사자의 방사선 피폭 위험성을 완전히 제거하여 더욱 편리하게 치료할 수 있게 되었으며, 국내에서도 지난 10여 년간 널리 보급되었다(〈표 10-6〉). ICRU report 38에 의하면 HDR은 특정한 점에 분당 20 cGy 이상의 선량률을 내는 강내치료 방법이라고 정의되고 있다. 현재 LDR과 HDR 강내치료 방법에 따른 치료 성적의 차이는 없는 것으로 보고되고 있다. 그러나 HDR 강내치료를 시행할 때는 고선량률로 인한 정상조직의 합병증을 고려하여 적절한 분할 치료 방법을 선택해야 한다. 국내에

표 10-6 고선량률 강내치료의 장점

1. 종사자 방사선 피폭 없음
2.치료 시간 단축
(1) 환자의 불편함 감소
(2) 치료 중 어플리케이터 움직임 감소
3. 치료 선원 크기가 작음
(1) 어플리케이터 삽입 용이
(2) 치료 선량 분포 최적화 가능

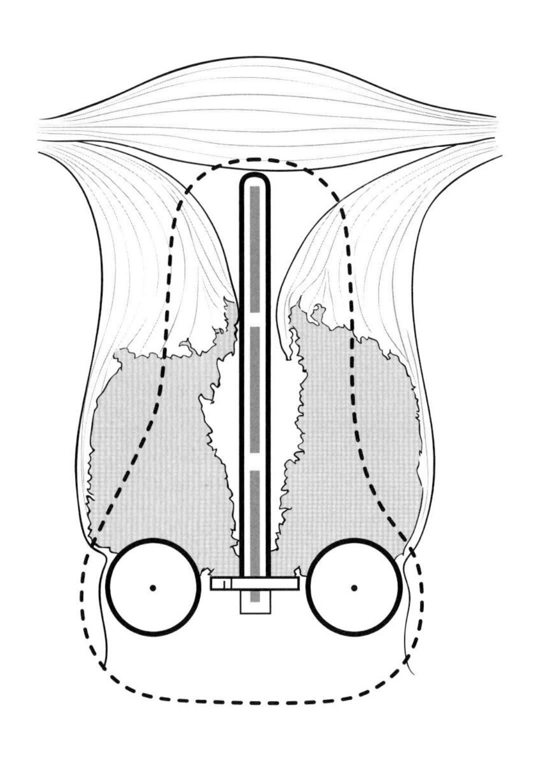

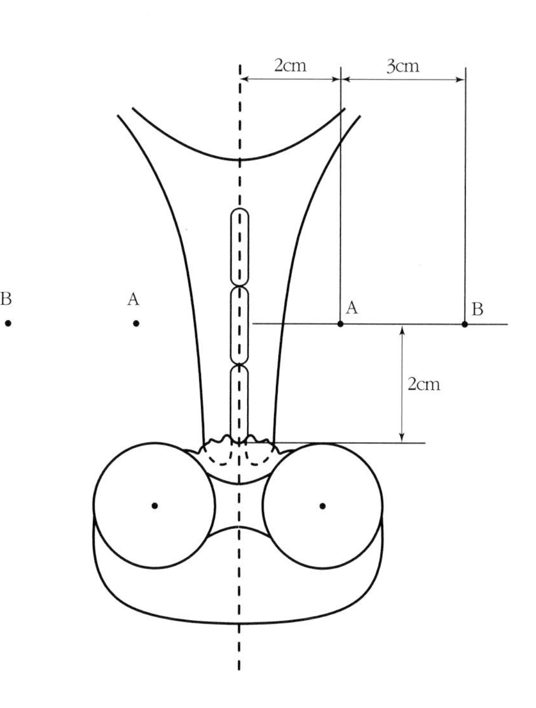

그림 10-9. 자궁경부암 강내치료 시 이용되는 맨체스터 시스템. Tandem과 ovoid가 자궁에 삽입되어 있고(왼쪽 그림), A, B 점의 위치를 보여준다(오른쪽 그림).

서는 외부 치료와 병행하여, 즉 외부 조사 40~50 Gy 조사 후 A점 기준으로 24~30 Gy를 6~8회 분할하여 치료하는 방법이 가장 널리 이용되고 있다.

국내에서 강내치료는 주로 HDR이 사용되고 있으며, 연간 약 1,000예가 시행되는 것으로 추산된다. LDR 치료는 1986년 이후 새로운 시스템을 설치한 곳이 없으며, 현재 3곳의 병원에서 치료를 하고 있다. 일본에서도 자궁경부암 환자의 80% 이상이 HDR 치료를 하고 있으며, 동남아시아, 독일 등에서 매우 빠른 속도로 사용이 증가하고 있다.

5. 국내의 HDR 치료 성적과 외국의 치료 성적 비교

자궁경부암의 일반적인 방사선치료 성적은 5년 생존율 기준으로 I기 70~90%, II기 60~80%, III기 30~50%, IV기 5~20%이다. 〈표 10-7〉은 국내의 자궁경부암 치료 성적을 보여준다. 재발 시기는 재발 환자의 80%가 치료 후 2년 이내에 발생하며, 국소재발은 원발병소가 크고 진행될수록 증가하며 I기에서는 5% 정도, III기에서는 30~50%가 국소적으로 재발한다. 원발 병소의 크기는 국소제어율과 국소재발률 및 생존율에 중요한 인자이다. 또한 치료 중 또는 치료 후의 종양 관해 정도, 림프절전이 유무도 매우 중요한 예후인자로서 I기 암의 경우 림프절전이가 있는 경우 5년 생존율은 60% 전후로 불량하다. 조직학적 유형에 따른 치료율은 선암의 경우 편평상피암에 비해 원격전이가 많이 발생하여 예후가 불량하다는 보고가 있으나, 예후에 차이가 없다는 보고도 있다. 이외에 혈색소치가 10g/dL이하인 경우 예후가 나쁘다고 보고되었다. 또한 종양의 HPV 아형*subtype*, 시클로옥시게나아제*cyclo-oxygenase-2* 발현 등이 방사선치료 결과와 관련이 있다는 보고도 있다.

국내에도 자궁경부암 치료 성적에 관하여 많은 보고가 있으며, HDR 분야에서도 경험이 축적되어 치료 성적이 많이 보고되고 있다. 연세암센터는 〈표 10-7〉과 같이 I기 94%, II기 83%, III기에서 59%의 5년 생존율을 보고한 바 있으며, 삼성서울병원에서는 III기 58%, IVA기 33%, 순천향대학병원은 I기 86%, IIB기에서 53%를 보고하였다. 이 외 고신의료원과 계명대학교병원 등의 보고가 있으며, 종합하면 I기 86~94%, II기 60~86%, III기는 38~59% 정도로 기존의 LDR 치료 성적과 비슷하다. 이러한 성적은 일본이나 미국과 비교해도 손색이 없는 결과이다.

1991년 오턴*Orton*이 시행한 다기관 메타분석*multicenter meta-analysis*에 의하면 세계적으로 56개 기관에서 치료한 17,068명을 대상으로 분석한 결과 생존율은 60.8% 대

| 표 10-7 | 국내의 자궁경부암 방사선치료 성적(고선량률 강내치료)

기관	연도	증례	병기별 5년 생존율(%)					
			IB	IIA	IIB	IIIA	IIIB	IV
연세암센터	2002	1,686	94	-	83	-	59	31
삼성서울병원	2004	120	-	-	60	-	58	33
고신대병원	1990	331	-	-	81	-	-	-
계명대병원	1993	226	86	85	76	-	56	38
순천향대병원	1996	80	86	53	-	-	-	-

59%로 HDR과 LDR의 차이는 없었으며, 오히려 III기 환자군에서 HDR이 47.3%의 성적을 보여 LDR의 42.6%에 비해 의미 있게 높은 치료 성적을 보고하였다. 만성 합병증을 경험한 비율은 HDR에서 9%로, LDR의 21%에 비해 낮게 나타나 HDR 치료가 우수함을 보고한 바 있다. 일본에서도 생존율 등의 치료 성적은 LDR과 HDR에 차이가 없는 것으로 보고된다. 일본 방사선의학연구소가 1,342명을 대상으로 HDR 방사선치료를 시행한 결과에 의하면 10년 생존율은 I, II, III, IVA기 각각 73%, 52%, 33%, 8%로 보고되었으며 합병증은 4등급이 2.7%, 3등급이 6.3%로 보고되었다. 이 치료 방법은 미국의 MD 앤더슨 암센터에 비해 30% 정도 선량이 낮았으나, 일본인의 자궁 용적이 서구인에 비하여 작고 비교적 노령의 환자를 치료에 포함한 점 등을 고려해도 치료 성적과 합병증의 빈도가 MD 앤더슨 암센터의 성적에 견줄 만했다. 일본 방사선의학연구소는 이 결과를 근거로, 아라이*Arai* 등이 제시한 일본의 표준적인 방사선치료법의 타당성을 주장했다.

6. HDR 강내치료의 적절한 선량과 분할 횟수

자궁경부암 치료 성적은 보고하는 기관마다 대상 환자의 사회경제적 요건, 방사선치료 기술과 방법, 처방 선량 등에 따라 25~50% 정도의 광범위한 5년 생존율 차이를 나타난다. 따라서 치료 기술과 적절한 처방 선량은 매우 중요하며, 이는 미국의 Pattern of Care Study에서 이미 입증된 바 있다. HDR은 LDR과 달리 준치사 손상*Sublethal damage*의 회복이 잘 되지 않으므로 LDR과 동일한 생존율을 얻고 합병증을 줄이기 위해서는 분할 조사 선량 및 조사 횟수에 대한 고려가 필요하다. 실제로 여러 기관에서 보고된 HDR의 치료 선량은 A점 기준으로 3 Gy에서 16 Gy까지 매우 다양하며, 조사 횟수 또한 2~16회까지 다양하게 나타난다. 국내에서도 분할 조사 선량은 3~5 Gy, 조사 횟수는 6~13회로 다양하다. 최근 5년간 발표된 국제적 보고에 따르면 일반적으로 A점에 4~10 Gy씩 2~7회의 치료 횟수가 일반적이지만, 강내 조사를 1일 2회 하는 것부터 1주 1회 하는 방법까지 매우 다양하게 나타난다. 국내에서는 3 Gy부터 5 Gy까지의 선량을 6~8회 주는 것이 일반적이다. 국내의 분할 선량과 횟수에 따른 전향적 연구 보고에 의하면 3 Gy씩 10회, 5 Gy씩 5회 치료한 결과, 추적 기간이 충분치는 않으나 생존율과 만성 합병증의 의미 있는 차이를 발견하지 못했다고 한다.

자궁경부암의 방사선치료에서 치료 시작부터 종료까지의 기간은 국소제어율과 완치율에 밀접한 영향을 주는 것으로 알려져 있으며, 자궁경부암 치료 시 치료 연장은 하루당 최고 1%의 국소제어율을 감소시킨다고 알려져 있다. 따라서 자궁경부암의 방사선치료는 가능한 한 조기에 완료하도록 하고 있으며, 이를 위해 ① 조기에 강내치료 실시, ② 주중에 치료 지연 시 주말에 보상 치료를 시행(가능한 한 1주 4~5일 치료 유지), ③ 강내치료 간격의 최소화 또는 외부 조사와 강내치료의 병용, ④ 치료기 고장으로 인한 지연의 최소화 등으로 외부 치료와 강내치료를 합하여 50일 정도에 완료하는 것이 원칙이다. 이와 같이 치료 기간을 단축하면 치료율을 향상시키는 데 기여할 것으로 생각한다.

7. 3차원 조형 강내치료

앞에서 기술한 맨체스터 방법이 전통적으로 수십 년간 사용되어왔으나 최근에는 3차원 조형 강내치료*3-dimensional conformal intracavitary radiotherapy*라는 개념이 도입되고 있다. 이는 외부 치료 후 강내치료 전에 MRI, CT, PET 등의 영상을 얻어 잔존 종양을 타깃으로 하여 치료하는 것으로, 기존의 A점 선량이 아니라 남아 있는 종양의 모습에 맞추어 강내치료를 함으로써 종양에 보다 등각*conformal*의 선량을 조사하면서 정상조직에 대한 과잉 조사를 피할 수 있는 치료 방법이다. 현재 MRI 이용이 보편화되었으나, 최근 PET, CT와 MRI를 참고하여 잔존 종양을 파악하고 강내치료를 하는 방법이 시도되고 있다(그림 10-10). 이러한 치료는 ① 치료 중 종양의 반응 파악, ② 강내치료 시 자궁 및 주위 기관에 대한 해부학적 지식을 얻을 수 있으며, ③ 더욱 효과적인 등각의 강내치료를 계획할 수 있는 장점이 있다. 앞으로 강내치료는 이와 같이 영상유도 3차원 조형

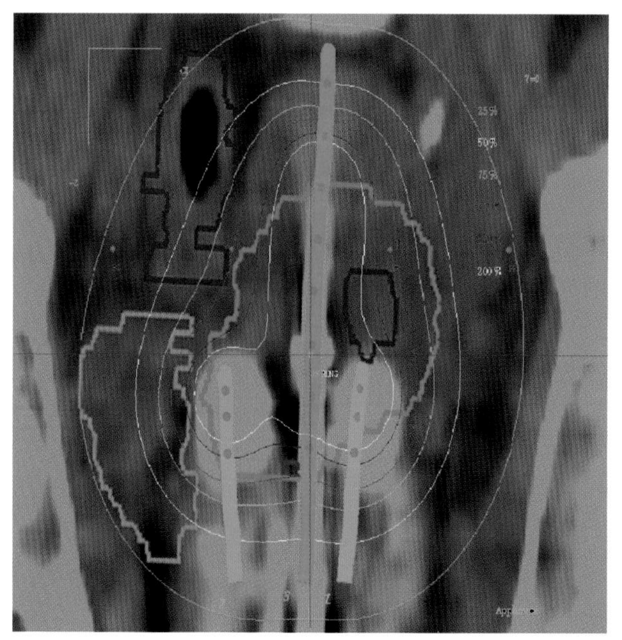
그림 10-10. tandem과 ovoid를 삽입하고 PET/CT를 촬영하여 강내치료를 시행한 예

강내치료의 방향으로 나아갈 것이다.

8. 자궁경부암의 항암방사선 병용치료

여러 장기의 종양에 대한 항암방사선 병용치료*combined chemoradiotherapy; CCRT*가 방사선치료 단독보다 증가하고 있다. 특히 1999년 초 자궁경부암을 대상으로 발표된 CCRT의 효과에 대한 몇 개의 보고들은 자궁경부암 치료 표준을 바꿀 정도로 영향력이 컸다. 미국의 임상연구 단체인 GOG(Gynecologic Oncology Group), RTOG (Radiation Therapy Oncology Group), SWOG(Southwest Oncology Group) 등의 전향적 3상 임상연구에서 모두 방사선치료 단독에 비하여 CCRT의 치료 결과가 10~15% 정도 높게 나타났으며, IIIB 등의 진행된 병기에서도 10% 이상의 생존율 증가가 관찰되었다(〈표 10-8〉). 이에 따라 미국 NCI (National Cancer Institute)는 NCI Clinical Announcement를 통하여 방사선치료가 필요한 자궁경부암 환자에 대하여 시스플라틴 기반의 화학요법 병용이 강력히 고려되어야 한다고 발표했다. 이에 따라 현재 국내외에서는 진행성 자궁경부암 치료에 CCRT가 일반화되어 방사선치료 중 주 1회 시스플라틴 또는 5-플루오로우라실*fluorouracil*과 시스플라틴을 사용하여 치료하는 방법이 보편화되고 있다.

9. 자궁경부암의 근치적 수술 후 방사선 조사

자궁경부암의 근치적 수술 후 방사선치료의 역할은 아직 확실히 정립되어 있지 않지만, 근치적 수술에도 불구하고 10~20%가 재발로 사망하며 재발 중 70%가 골반 내에서 발생한다. 많은 보고자들이 수술 후 병리학적으로 고위험인자, 즉 ① 림프절전이, ② 깊은 기질*stromal* 침범, ③ 수술 절제연 양성 ④ 자궁 주위 조직 침범 등의 소견이 있는 경우 골반 내 재발을 줄이기 위해 방사선치료를 시행해왔다. 2006년에 업데이트된 GOG 92 전향적 연구 결과에 의하면 ① 기질 1/3 이상 침범, ② 림프맥관 침범, ③ 종양 크기 4cm 이상에서 수술 후 방사선치료군과 치료하지 않은 군 사이의 재발을 비교했을 때 방사선치료군에서 46% 감소했다. 또한 이 연구에서 방사선치료로 사망률을

표 10-8 자궁경부암의 항암 방사선치료 3상 연구 결과

연구그룹	병기	대조군	비교군	생존율
Gynecologic Oncology Group#123 (GOG)	IB-2	방사선치료	방사선치료+시스플라틴	74% 대 83%
GOG#120	IIB-IVA	방사선치료+히드록시유레아	방사선치료+시스플라틴 or 시스플라틴, 5-플루오로우라실+히드록시유레아	47% 대 65%
Radiation Therapy Oncology Group#9001	IB-2-IVA	방사선치료	방사선치료+시스플라틴 & 5-플루오로우라실	65% 대 75%
GOG#85	IIB-IVA	방사선치료+히드록시유레아	방사선치료+시스플라틴 & 5-플루오로우라실	57% 대 67%
Intergroup #107	IB-IIA	방사선치료	방사선치료+시스플라틴 & 5-플루오로우라실	77% 대 87%

30% 감소시켰으나 통계적으로는 유의하지 않았다고 한다. 2000년에도 피터스*Peters* 등이 SWOG 연구 결과 ① 림프절 1개 이상 전이, ② 자궁 주위 조직 침범, ③ 절제연 양상에서 방사선치료와 항암제를 동시 투여했을 때 방사선치료 단독군에 비하여 생존율이 증가했음을 보고한 바 있다. 그러나 수술 후 보조적 방사선치료가 생존율 향상에 어느 정도 영향을 미치는가를 규명하는 것은, 대상이 고위험군 환자들이기 때문에 어려운 문제이다. 치료선량은 대개 1일 1.8~2 Gy씩 50 Gy 정도가 이용된다.

10. 부작용과 대책

(1) 급성 반응

방사선에 대한 급성 반응은 조사 중 또는 조사 후 1~2개월 이내에 발생한다. 증상은 피로감, 오심, 설사, 방광염 등이 있으며, 대부분 일과성이어서 치료를 중지하면 소실된다. 증상의 강도에 따라서 항구토제, 안정제, 지사제 등의 대증적 치료를 요한다. 그러나 대증적 치료 후에도 1일 5회 이상의 설사, 혈뇨가 있으면 치료를 일시 중지하고 회복 후에 치료를 재개한다. 설사는 주로 조사야 내에 포함된 소장의 용적이 클수록 많이 발생하므로 조사야 내에 포함된 소장의 용적을 줄여주는 소장 전위장치를 사용하면 설사 등의 급성 소장장애를 줄일 수 있다. 방사선치료와 항암화학요법을 병용하는 경우는 특히 백혈구 및 혈소판 감소를 잘 관찰해야 한다. 병용요법으로 인한 정상 조직의 손상은 약제에 의한 방사선효과의 증강에 의해서도 발생할 수 있다.

(2) 만성 장애

만성 장애는 방사선 조사 종료 후 나타나는 것으로, 대개 6개월~2년 후에 출현하며 급성 장애에 비하여 심한 문제를 초래할 수 있다. 장애 부위는 방광, 직장, 에스결장, 소장, 질 등이다. 방사선치료 후 1~2년 경과한 시점에 항문 출혈이 있는 경우는 반드시 방사선직장염을 염두에 두고 내시경검사 등을 시행해야 한다(그림 10-11). 직장장애로 나타나는 증상은 일과성 혈변으로 발생하는데, 항문으로부터 5~7cm 상방의 직장 전 벽에 발적, 궤양, 협착 등이 발생할 수 있으며, 방광장애는 만성적인 방광염에 의한 빈뇨, 혈뇨 등 증상이 발생하기도 하나, 혈뇨는 일과성인 경우가 많다. 소장장애에 의해서는 회맹 부위의 협착, 장폐색증, 소장벽의 흡수불량증후군이 올 수도

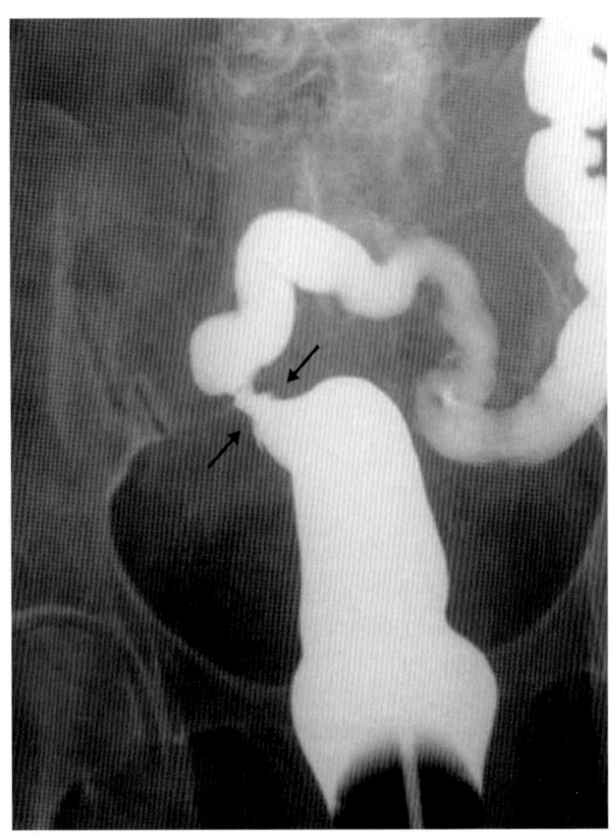

그림 10-11. 방사선치료를 시행한 지 1년 후 대장조영술에 나타난 에스결장의 협착

있다. 자궁 질부는 허용 선량이 높아서 질협착 등 경도의 장애가 많지만, 과선량인 경우는 방광-질 누공, 직장-질 누공이 형성될 수도 있다. 장애 발생 시기는 방사선 조사 후 6개월에서 5년 이상의 장기간이 될 수 있으며, 직장장애는 조사 후 2년 이내에 많이 발생하나, 방광장애는 2년 후에도 발생하므로 장기적인 경과 관찰이 중요하다. 일반적으로 보고되는 HDR의 직장이나 방광의 만성 장애 빈도는 각 치료 기관의 평가 방법이 달라 정확한 비교가 어려운 점이 있으나, 3~4등급의 경우 5% 전후이고 1~2등급은 10~25% 정도이다.

직장과 방광의 장애 정도에 관한 구분은 여러 가지가 있는데, 아래와 같은 CTC(Common Toxicity Criteria, version 4.2) 분류가 많이 이용되고 있다.

1도: 증상이 없거나 가벼운 경우로, 치료적 중재가 필요하지 않은 경우

2도: 중등도의 증상으로 인해 국소적 혹은 비침습적인 치료가 필요한 경우, 연령에 맞는 작업 수행에 제한을 주는 경우

3도: 심각한 혹은 의학적으로 의미 있는 부작용으로 입원

치료가 필요하거나 입원 치료의 연장이 필요한 상태, 기본적인 일상생활에 제약을 일으키는 경우

4도: 생명을 위협하는 부작용으로서 긴급한 치료적 중재가 요구되는 경우

5도: 부작용으로 인한 사망

소장장애는 개복술의 기왕력이 있거나, 당뇨병, 고혈압이 동반된 경우에 증가한다. 개복술의 기왕력이나 골반 내 염증이 있으면 소화관이 유착되어 골반부 방사선 조사 시 조사야 내에 소장이 많이 포함되기 때문이다. 전 골반 조사 시 조사야에 포함되는 소장의 용적을 줄이기 위해서는 방사선치료 시 방광을 채운 상태에서 치료하거나, 바로 눕기보다는 엎드린 자세를 취하는 것이 유용하며, 다문 조사 방법이나 소장 전위장치 등도 도움이 된다. 방사선치료 후의 장애는 선량이 증가할수록 발생률이 많아지고 정도도 심해진다. 각 골반 내 장기의 방사선에 대한 정상 내선량은 〈표 10-5〉와 같다.

최근 고령화가 진행되고 항암화학치료가 보편화되면서, 방사선치료 후 1년 정도 경과하고 폐경 이후 골다공증이 심한 환자에서 골반부 통증을 동반한 부전골절 *insufficiency fracture*이 발생하는 경우가 있다. 이 경우 대부분 보존적 치료로 증상이 호전되지만, 때로는 골반뼈의 재발성 암과 감별 진단을 해야 하는 경우가 있다. 방사선치료 후 뼈스캔*bone scan* 소견에서 치료 부위에 포함된 선골, 치골 등에 전형적인 H-sign이 보이는 경우 반드시 부전골절 가능성을 염두에 두어야 한다(그림 10-12).

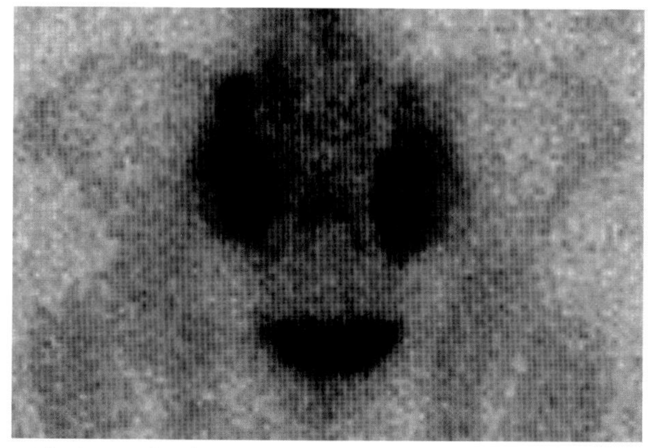

그림 10-12. 자궁경부암에 대한 근치적 방사선치료를 받은 지 1년 후에 골반 부위 통증을 호소한 환자의 뼈스캔 사진. 골반골 부전골절의 전형적인 소견을 보인다(H-sign).

11. 결론

자궁경부암에서 방사선치료의 역할은 매우 중요하다. 국내에서도 많이 시행되고 있는 HDR 치료 성적은 국내외에서 이미 기존의 LDR 치료 성적과 별다른 차이가 없음이 보고되었다. 최신 방사선치료의 발전은 종양에 집중적으로 방사선을 조사하면서 정상조직의 부작용을 최소화한다는 장점이 있으며, 보다 많은 방사선을 종양에 투여한다는 점에서는 세심한 주의가 필요하다. 종양에 방사선을 집중적으로 조사하고 정상조직의 조사량은 최소화하기 위한 3D CRT, IMRT, IGRT, 영상유도 3차원 조형강내치료 등의 발전과 함께 이러한 새로운 개념이 자궁경부암 치료에 도입되기 시작하는 현실에서 앞으로 많은 임상 경험과 치료의 질 관리가 절대적으로 요망된다.

XI. 화학요법

수술과 방사선치료가 대부분의 환자에서 효과적이나, 종괴가 큰 조기암, 국소진행암, 제III, IV 병기, 수술 및 방사선치료 후 재발, 골반 내 또는 대동맥 주위 림프절전이가 있는 경우는 국소치료만으로는 완치율이 낮으므로 화학요법의 역할이 중요하게 대두된다.

화학요법에는 동맥 내 항암제 주입을 통한 국소치료, 표준 방사선치료의 방사선 증강 효과를 위한 항암화학방사선 동시요법, 수술이나 방사선치료 전의 선행 화학요법, 수술 및 방사선치료 후의 보조 화학요법과 구제 화학요법 등이 있다. 자궁경부암에서 화학요법의 효과에 영향을 미치는 요인은 1차적 수술 또는 방사선치료에 따라 골반 내 혈관 분포가 변하기 때문에 종양에 항암제가 도달하기 어렵다는 점과 골수기능의 감소, 종양 자체 또는 방사선 섬유화로 인한 요관폐쇄에 의한 신장기능 감소 등이다. 화학요법의 부작용은 약물의 종류와 양, 그리고 치료 기간에 따라 결정된다. 일시적 부작용으로는 오심과 구토, 식욕저하, 탈모, 입 안의 궤양 등이 있다. 화학요법은 골수의 조혈세포에 손상을 주기 때문에 혈액학적 수치가 낮아지는 빈혈이 나타나게 된다. 이런 부작용에 의해 백혈구 부족으로 인한 감염 가능성 증가, 혈소판 부족으로 인한 출혈이나 멍의 증가, 적혈구 부족으로 인한 피로와 어지러움, 호흡곤란 등이 나타날 수 있다. 피로는 적혈구 부족이 가장 흔한 원인이지만, 화학요법과 관련된 다

른 요인이나 암 자체에 의해서도 나타난다. 대부분 화학요법에 의한 부작용들은 치료가 중단되면 사라진다. 따라서 탈모도 치료가 끝나면 회복된다. 조기 폐경은 호르몬 치료로 극복할 수 있다. 만일 부작용이 나타난다면 의료진과 상의해야 한다. 현재 화학요법의 일시적 부작용에 대한 다양한 약물들이 개발되어 사용되고 있는데, 예를 들어 항구토제를 사용하여 오심과 구토를 줄이거나 예방할 수 있고, 빈혈을 극복하기 위한 약물들도 임상에서 많이 사용되고 있다.

국소진행암 또는 종괴가 큰 조기암, 즉 재발 위험이 높아 자궁경부암 사망의 대부분을 차지하는 환자에서 시스플라틴을 기본으로 한 화학요법과 방사선치료를 동시에 시행하는 항암화학방사선 동시요법이 생존율을 유의하게 증가시키는 것이 밝혀져 새로운 표준치료로 사용되고 있다. 항암제는 방사선과 함께 상호작용을 일으켜 치명적인 세포 손상 복구를 억제하고 저산소세포들의 방사선 감수성을 증가시킨다. 이외에도 수술 또는 방사선치료 전 선행 화학요법, 동맥 내 화학요법, 생물학적 반응물질을 이용한 면역화학요법 등이 시도되고 있으며, 일부에서는 고용량 화학요법과 조혈모세포이식술의 시도 등 화학요법이 활발히 연구되고 있다.

일부 자궁경부암 환자들은 임상시험을 통해 치료를 받을 수 있다. 새로운 치료법이 안전하면서도 효과적인지를 확인하고 과학적인 질문에 대한 답을 찾기 위하여 임상시험을 시행하는데, 임상시험에 참여하는 환자들은 실험실의 연구에서 효과가 확인된 치료를 처음으로 적용받게 된다. 일부 환자들은 다른 사람들이 표준치료를 받을 때 새로운 치료법을 시행받을 수 있는데, 이를 통해 치료 방법의 효과를 비교하게 된다. 임상시험에 참여하는 환자들은 의학 발전에 중요한 기여를 할 뿐 아니라 보다 향상된 치료법의 효과를 처음으로 확인하는 기회도 얻는다. 임상시험에는 새로운 약물의 개발, 약물 혼합 사용의 효과, 새로운 치료법의 개발 등이 포함된다.

1. 단일 약제 화학요법

단일 약제 중 백금, 이포스파마이드, 디브로모듈시톨, 독소루비신이 효과적인 약제이며, 파클리탁셀, 비노렐빈, 이리노테칸도 15% 이상의 반응률을 보인다(〈표 10-10〉).

백금 제제는 가장 많이 연구된 약제로, 이 중 시스플라틴은 815예 중 190예에서 반응하여 반응률은 23%이다. 50mg/m^2 3주 간격에서도 반응이 나타나고, 100mg/m^{2}로 용량을 증가시키면 반응률은 증가하나 무병 생존기간이나 전체 생존기간에는 영향이 없으며 지속 주입은 부작용은 감소되나 반응률의 증가는 나타나지 않는다. 카보플라틴이나 이프로플라틴은 치료를 받지 않은 환자에서도 15%, 11%가 반응하여 부작용은 적지만 시스플라틴보다는 효과가 나빠 시스플라틴이 가장 흔히 1차 단일 약제로 추천된다. 하지만 방사선 민감제로서 이전에 시스플라틴을 사용한 적이 있는 경우에는 복합화학요법이 선호된다. 무어*Moore* 등(2010)의 보고에 의하면, 아프리카계 미국인, 활동도*performance status*>0, 골반 내 질환, 이전에 방사선 민감제로 사용한 경우, 진단부터 첫 재발까지 1년 미만인 경우가 시스플라틴을 기초로 한 항암요법에 대해 반응이 좋지 않음을 예측할 수 있는 독립적 예후인자이며, 이들 중 4가지 이상에 포함되는 경우 반응률은 고작

표 10-10 자궁경부암의 단일 제제 화학요법(반응률≥15%)

약제	반응률(%)*
사이클로포스파마이드	38/251(15%)
클로람부실	11/44(25%)
디브로모듈시톨	23/102(23%)
갈락시톨	7/36(19%)
이포스파마이드	47/189(25%)
멜팔란	4/20(20%)
카보플라틴	27/175(15%)
시스플라틴	190/815(23%)
블레오마이신	13/55(24%)
독소루비신	45/266(17%)
폴피로마이신	17/78(22%)
5-플루오로우라실	29/142(20%)
메토트렉세이트	17/96(18%)
비노렐빈	6/33(18%)
빈크리스틴	10/55(18%)
빈데신	5/21(24%)
이리노테칸	28/142(20%)
헥사메틸멜라민	12/64(19%)
파클리탁셀	17/84(20%)
토포테칸	8/43(19%)

* 완전/불완전 반응

13%에 지나지 않고, 평균 무진행 생존율과 전체 생존율은 각각 2.8개월과 5.5개월이라고 하였다. 이 예후인자들에 많이 해당될 경우, 시스플라틴이 아닌 다른 항암제 사용을 고려해야 할 것이다. 이포스파마이드는 1차 치료 환자에서는 16~50%가 반응하나, 치료받은 적이 있는 군에서는 0~11%가 반응하여 1차 치료 환자에서 반응률이 높다. 디브로모둘시톨도 반응률이 29%로 효과적인 약제이며, 독소루비신은 20%의 반응률을 보인다. 이외에도 파클리탁셀(탁솔)과 도세탁셀(탁소테레)은 재발암 또는 전이암에서 시도되어 각각 17%, 13%의 반응률을 보였다. 국소이성화효소 I 억제제인 캄토테신, 토포테칸, 이리노테칸(CPT-11)도 약 24%의 반응률이 보고되었고, 1차 치료로는 완전관해 9%와 27%의 반응률이 보고되었다. 그러나 이러한 약제들은 단독보다는 복합화학요법으로 여러 임상 연구가 진행되고 있다.

2. 복합화학요법

단일 약제만으로는 효과가 만족스럽지 않아 다른 작용 기전을 갖는 여러 약제의 복합화학요법이 시도되었다. 완전 반응률이 10~29%로 단일 약제보다는 높으나 단일 약제 화학요법보다 부작용이 흔하다는 보고들이 있으며, 특히 1차 치료 후 재발한 경우는 복합화학요법이 단일 약제 화학요법보다 우월하지 않았다. 복합화학요법에서는 시스플라틴과 이포스파마이드, 5-플루오로우라실과 시스플라틴 등 시스플라틴을 주축으로 하는 화학요법이 가장 많이 진행되고 있으며, 파클리탁셀, 젬시타빈 등 새로운 약제의 병합도 진행되고 있다. 토포테칸과 파클리탁셀 병합요법도 완전관해가 관찰되었으나, 카보플라틴이나 파클리탁셀보다 독성이 세다. 미국 부인암협회 *Gynecologic Oncologic Group; GOG*에서 시스플라틴 단독, 시스플라틴과 디브로모둘시톨, 시스플라틴과 이포스파마이드를 비교한 3상 연구 결과를 보면 반응률은 19%, 22%, 31%로 이포스파마이드 병용군이 가장 높고 무진행 생존기간도 4.6개월로 시스플라틴 단독군의 3.2개월에 비해 유의하게 연장되었으나, 전체 생존율에는 차이가 없었고 디브로모둘시톨 추가는 이점이 없었다. 이포스파마이드와 시스플라틴 또는 카보플라틴 복합화학요법은 1차 치료 시 반응률이 50~62%였으나, 방사선치료 후 재발한 환자에서는 15%에 불과했다. 시스플라틴과 이포스파마이드 두 약제에 블레오마이신을 추가한 복합화학요법은 1차 치료 시 65~100%에서 반응했고, 방사선치료 경력이 있으면 15~72%에서 반응했다. 현재 파클리탁셀과 시스플라틴, 젬시타빈과 시스플라틴, 이리노테칸과 시스플라틴의 복합화학요법이 사용 중이며, 반응률은 각각 46~57%, 41%, 59%로 높고 반응 기간과 생존기간도 연장되었다. 2001년 미국 부인암협회가 재발한 환자와 지속성 자궁암을 가진 환자 264명을 대상으로 시행한 3상 연구에서는 시스플라틴 단독을 대조군으로 한 시스플라틴과 파클리탁셀 복합화학요법 비교에서 전체 생존기간은 8.8개월과 9.7개월로 차이가 없었으나, 반응률은 각각 19.4%와 36.2%, 무진행 생존기간 2.8개월과 4.8개월로 시스플라틴과 파클리탁셀군이 반응률 면에서는 우월하다고 보고했다. 미국 부인암협회의 또 하나의 3상 연구로서 294명의 재발 환자와 지속성 자궁경부암 환자를 대상으로 시스플라틴 단독을 대조군으로 한 시스플라틴과 토포테칸 복합화학요법 비교에서는 전체 반응률 13%, 27%, 무진행 생존기간 2.9개월, 4.6개월, 중앙 생존기간 6.5개월, 9.4개월로 토포테칸 복합요법군이 더 우수했다. 진행된 전이성 또는 재발성 자궁경부암에서 4가지의 시스플라틴 포함 두 가지 약제 병합요법들(시스플라틴+파클리탁셀, 시스플라틴+토포테칸, 시스플라틴+젬시타빈, 시스플라틴+비노렐빈)을 비교 평가한 미국 부인암협회 3상 연구에서 전체 생존기간이나 독성은 차이가 없었으나, 시스플라틴+파클리탁셀군이 반응률, 무진행 생존기간, 전체 생존기간에서 다른 병합 제제들보다 우수했다. 이 결과는 시스플라틴+파클리탁셀이, 진행된 전이성 또는 재발성 자궁경부암에서 가장 우수한 병합 제제임을 시사한다.

3. 동맥 내 화학요법

자궁경부암은 종양 부위에 분포하는 혈관에 혈관조영술로 접근하기 쉬워 선택적인 동맥 내 항암제 주입이 용이하다. 이 요법은 전신 부작용은 최소화하면서 종양 내에 도달하는 항암제의 농도를 올릴 수 있다는 장점 때문에 매우 관심이 높고 연구가 진행 중이나, 동맥혈전증, 림프부종, 골괴사 등의 합병증들이 보고되었던 반면 장기 생존기간 향상은 입증되지 않아 그 효과는 아직 제한적이다.

내장골동맥으로 단일 또는 복합화학요법제를 투여했을 때 부작용은 적고 전체반응률은 85.7%이며 완전반응률이 14.3%로 증가한다고 보고되었으나, 동맥 내 주입의 치료 효과를 확립하기 위해서는 전향적 무작위 연구가 필요하다.

4. 항암화학방사선 동시요법

5건의 전향적 무작위 3상 연구에서 시스플라틴을 포함한 항암화학방사선 동시요법은 국소진행된 자궁경부암에서 반응률과 생존율을 향상시키고 재발률은 30~50% 감소시켜 국소진행성 자궁경부암의 표준치료로 인정되어 사용되고 있다. 최근 한 메타분석 보고에 따르면, 항암화학방사선 동시요법으로 6%의 5년 생존율 향상을 가져올 수 있다.

초기 미국 부인암협회 연구에서 히드록시유레아의 방사선 증강 효과가 밝혀진 이래 히드록시유레아를 대조군으로 하여 IIB~IVA기 환자를 대상으로 히드록시유레아와 미소니다졸의 병용효과를 비교했는데, 히드록시유레아군에서 무진행 생존기간이 길고 전체 생존기간은 약간 길었으며, 특히 IIIB, IV기 환자에서도 효과가 있음을 보여주었다. 이처럼 히드록시유레아의 방사선 증강 효과가 입증되자, 이를 대조군으로 하고 IIB~IVA기에서 반응률이 높고 두 약제 모두 방사선 증강 효과가 있는 시스플라틴과 5-플루오로우라실을 병용군으로 하여 비교 연구한 결과, 병용군에서 대조군에 비해 유의하게 재발률이 21%, 사망률이 26% 감소했다. IIB~IVA기에서 방사선치료+히드록시유레아군, 매주 시스플라틴 투여군, 5-플루오로우라실+시스플라틴군을 비교한 미국 부인암협회의 전향적 무작위 연구에서 시스플라틴을 포함한 두 군에서 히드록시유레아군에 비해 재발률이 각각 43%, 35% 감소했음이 보고되었다. 종괴가 4cm 이상인 IB기에서 방사선치료와 매주 시스플라틴 투여를 병용하고 수술을 시행한 경우 재발률은 방사선치료 단독에 비해 49%, 사망률은 46% 감소했다. 미국 남서부암협회*Southwest Oncology Group; SWOG*와 부인암협회에서 IB~IIA기의 수술 후 골반 내 림프절전이가 있거나 절제면 전이, 자궁방 침범이 있는 환자들에게 시행한 수술 후 방사선치료 단독과 시스플라틴+5-플루오로우라실 동시치료를 비교한 연구에서 재발률은 동시치료군에서 50% 감소했으며, 4년 생존율도 81%로서 대조군의 71%에 비해 효과적이었다. 방사선치료암협회*Radiation Therapy Oncology Group; RTOG*의 방사선치료 단독과 시스플라틴+5-플루오로우

표 10-11 국소진행성 자궁경부암에서 항암화학방사선 동시요법의 전향적 무작위 3상 연구

연구	저자	연도	병기	치료 방법	환자 수	4년 무진행 생존율	4년 전체생존율
다그룹	피터스 등	2000	IA2-IIA	RT + FP	127	80% P = 0.003	81% P = 0.007
				RT 단독	116	63%	71%
GOG123	키스 등	1999	IB2*	수술 전 RT + P	183	80% P<0.001	86% P = 0.008
				수술 전 RT 단독	186	64%	72%
GOG120	로즈 등	1999	IIB-IVA†	RT + P	176	60% P<0.001§	60% P = 0.002~0.004§
				RT + FP	173	60%	58%
				RT + H	177	45%	34%
						5년 무병생존율	5년 전체생존율
RTOG9001	모리스 등	1999	IB‡-IVA	RT + FP	193	67% P<0.001	73% P = 0.004
				RT + 대동맥 주위 RT	193	40%	58%
						6년 무진행 생존율	6년 전체 생존율
GOG85	휘트니 등	1999	IIB-IVA†	RT + FP	177	60% P = 0.033	65% P = 0.018
				RT + H	191	48%	50%

다그룹: GOG109/SWOG8797/RTOG91-12
RT: 골반 방사선치료, F: 5-플루오로우라실, P: 시스플라틴, H: 히드록시유레아
* 림프절 음성
† 대동맥 주위 림프절 음성
‡ IB 병변은 골반 림프절 양성인 경우와 종괴가 큰 경우도 포함
§ 히드록시유레아와 비교하여 백금을 바탕으로 한 요법

라실의 동시요법 비교 연구는 강내 치료와 외부 방사선치료를 동시에 시행한 연구이다. 연구 결과 III, IV기는 양 군 간에 차이가 없었으나 전체 환자와 IB~IIB기는 동시치료군에서 재발률이 52% 감소했고 무병생존율, 전체생존율도 훨씬 우월했다. 물론 급성 독성은 동시치료군에서 많았으나 후기 합병증에는 차이가 없었다. 이상 5건의 전향적 무작위 3상 연구로 시스플라틴을 포함한 화학요법과 항암화학방사선 동시요법이 방사선 단독치료에 비해 치료 효과가 우월함이 확인되어(〈표 10-11〉), 국소진행된 자궁경부암 치료의 표준치료로 정립되었다. 2009년 미국임상암학회*American Society of Clinical Oncology; ASCO* 연례회의에서 발표된 또 하나의 전향적 무작위 연구 결과를 보면, 종괴가 큰 IIB~IVA기 자궁경부암 환자 515명을 대상으로 외부 방사선치료와 함께 매주 시스플라틴($40mg/m^2$)과 젬시타빈($125mg/m^2$) 투여를 6회 시행한 후 3주 간격으로 젬시타빈과 시스플라틴(제1일과 8일째에 젬시타빈 $1,000mg/m^2$; 제1일에 시스플라틴 $50mg/m^2$) 2회 추가와 함께 강내 방사선치료를 시행하는 군과, 방사선치료와 함께 매주 시스플라틴($40mg/m^2$) 투여를 6회 시행하는 대조군을 비교했다. 3년 후 무진행 생존율은 각각 74%, 65%($p=0.029$)였고, 전체생존율($p=0.022$)과 질병 진행까지의 기간($p<0.001$) 모두 시험군에서 의미 있게 향상되었다. 심한 독성이 시험군에서 더 흔하게 발견되었지만 생존율 향상에 근거하여 국소진행성 자궁경부암의 표준치료 중 하나로서 사용될 수 있을 것이다.

5. 선행 화학요법

선행 화학요법은 종양의 혈관 분포나 골수 저장 기능이 손상받기 전에 화학요법을 시행하여 종양에 도달하는 약물의 농도를 높일 수 있다. 반응률이 높아 종양의 크기를 줄여 방사선치료 효과를 증진시키거나, 수술이 불가능한 종양을 수술이 가능하게 만들고, 국소 림프절전이 또는 미세전이를 조절하여 재발률을 낮추고 생존율을 증가시키는 목적으로 시도되고 있으며, 국소진행암에서 연구가 활발히 진행되고 있다. 선행 화학요법은 수술 전과 방사선치료 전의 두 경우에 시행되고 있다.

(1) 수술 전 선행 화학요법

자궁경부암은 젊은 여성에서도 발생하며, 이런 환자군에서는 난소의 기능 및 성기능의 유지를 위해 방사선치료보다 수술이 선호된다. 1980년대에 수술 전 선행 화학요법이 자궁경부암 치료에 이용되었고, IIB, IIIB기 환자에서 효과적이라고 보고되었다. 특히 자궁경부암 I, II기의 종괴가 4cm 이상으로 크거나 국소 진행되어 수술이 불가능한 IB기 이상에서 병기를 낮춰 수술이 가능해지고, 림프절전이율을 낮추며, 국소재발 및 원격전이에 의한 재발을 억제하여 5년 생존율을 향상시키는 데 효과가 있었다. 한 연구에 의하면 국소진행암 또는 종괴가 큰 IB기의 임상적 반응률은 15~62%(약 37%)였고, 수술 후 조직학적 완전 반응률은 0~16%(약 9%)였으며, 수술이 불가능했던 자궁경부암의 50~70%에서 수술이 가능했다. 이러한 연구 결과는 항암제 단독으로 원발 부위 종양의 완전 반응이 가능하고, 광범위 자궁절제술 시 수술 절제 부위에 남아 있을 미세 종양의 제거가 가능함을 의미한다. 그러나 골반 내 재발은 선행 화학요법 후에도 계속되며, 원격전이는 감소되기는 하나 큰 차이가 없다. 한 기관에서 진행된 전향적 무작위 연구에서 295명의 IIB기 환자를 수술 단독, 방사선치료 단독, 선행 화학요법과 수술, 방사선치료를 모두 시행한 군으로 무작위 배정하고 84개월의 추적 관찰 이후 비교한 결과 선행 화학요법 후 수술과 방사선치료를 받은 군에서 가장 생존율이 우수했다. 수술 시 절제 가능성은 수술 단독군(56%)과 비교하여 선행 화학요법 후 수술과 방사선치료를 받은 군(80%)에서 더 높았다($p<0.0001$).

이제까지 의례적인 수술 후 방사선치료를 시행하지 않고 선행 화학요법 후 수술만을 시행한 무작위 연구는 많지 않았는데, 그중 하나로 2000년 창*Chang* 등이 IB2기 또는 종괴가 큰 II기 환자 120명을 대상으로 선행 화학요법 후 수술군과 방사선 단독치료군을 비교한 결과, 5년 무질병 생존율과 전체 생존율 모두 유의한 차이가 없었다. 2002년 베네데티-파니치*Benedetti-Panici* 등이 진행한 다기관 공동 무작위 연구에서 409명의 환자 중 210명이 선행 화학요법 후 수술군으로 배정되었고, 병기는 IB2, IIA(>4cm), IIB, III기 환자들로 구성되었다. IB2~IIA기에서는 대조군인 방사선치료 단독군보다 선행 화학요법 후 수술군이 5년 전체 생존율(46.4% 대 64.7%, $p=0.005$)과 무진행 생존율(46.7% 대 59.7%, $p=0.02$)이 의미 있게 증가하였으나, IIB, III기에서는 같은 결과가 입증되지 않았다. 여기서 한 가지 언급할 부분은, 대조군은 방사선치료 단독이었는데 현재 가장 생존율이 우수한 치료는 항암화학방사선 동시요법이기 때문에 이 결과만으로 선행 화학요법 후 수술이 최적의 치료 방법이라고 말할 수는 없으며 향후 추가 연구가 진행되어야 할 것이라는 점이다.

선행 화학요법 시행에 관한 또 하나의 전향적 무작위 연구를 살펴보면, IB기 205예를 대상으로 선행 화학요법을 시행한 군과 수술만 시행한 군 사이에 림프절전이율과 5년 생존율에 차이가 없었으나, 종괴가 4cm 이상인 IB2기 환자군에서는 림프절전이율이 41%와 6%, 재발률은 23%와 6%, 5년 생존율은 61%와 82%로 대조군에 비해 선행 화학요법군에서 유의하게 결과가 좋아, 종괴가 4cm 이상인 환자군에서 재발률을 낮추고 생존율을 향상시킬 수 있다고 보고되었다. 여러 연구 결과에 의하면 선행 화학요법에 반응하는 환자군은 종양의 크기가 4cm 이상이거나 또는 국소진행암인 환자였고, 수술이 불가능했으나 치료 후 병기가 낮아져 근치적 자궁절제술이 가능했다. 항암제에 반응하는 환자군에서는 림프절전이율이 감소했고 재발 억제 효과는 아직 확실하지 않으나, 수술 전 선행 화학요법으로 인한 수술 합병증의 증가가 없었으며, 생존율의 증가는 확실하지 않으나 IB2기 환자군에서는 생존율의 증가도 이미 보고되었다. 확실한 고식적 치료 방법의 경우 105명의 전향적 무작위 연구 결과 절제율이 100% 대 85%, 전체생존율이 81% 대 66%로 선행 화학요법을 시행한 군이 우월했다. 그러나 가장 적당한 수술 전 선행 화학요법의 횟수, 단일 약제와 복합화학요법의 효과 차이 여부 등에 관한 연구와 장기간의 추적 조사가 아직 더 필요하다.

(2) 방사선요법 전 선행 화학요법

방사선요법 전 선행 화학요법은 국소진행된 골반 내 자궁경부암의 치료 효과를 극대화하고 다른 장기로의 전이를 감소시키며 생존율을 높이려는 목적으로 시도되고 있다. 2상 연구에서는 반응률과 생존율이 향상되어 긍정적인 결과를 나타냈다. 그러나 9건의 무작위 3상 연구 중 7건은 방사선 단독치료군에 비해 반응률은 높았지만 생존율과 재발률에는 차이가 없었고, 2건은 오히려 방사선 단독치료군이 우월했다. 또한 두경부암에서와 같이 선행 화학요법 후 방사선치료의 순차적 병합요법보다는 항암화학방사선 동시요법의 성적이 훨씬 우수하므로 임상연구 이외에는 표준치료가 아니다. 이는 항암화학요법과 방사선치료의 교차내성이 생기고, 항암제를 투여하면 암세포 클론이 급속히 재성장을 일으키며, 확실한 치료 방법인 방사선치료가 항암제 투여 기간 동안 지연되어 치료 기간이 길어지고, 항암제에 의한 독성이 문제가 되기 때문이다. 그러나 방사선치료 전에 항암제를 투여하여 항암제의 효과를 극대화시킬 수 있고, 종괴 크기가 감소되어 저산소증에 빠져 있는 암세포의 감소로 방사선에 대한 감수성을 증가시키므로 방사선 증강 효과가 있는 항암제를 사용하면 상승 효과를 기대할 수 있다. 따라서 치료효과를 극대화시킬 수 있는 약제 선택 및 병합과, 방사선치료의 독성 감소에 관하여 잘 계획된 전향적 무작위 연구가 계속되어야 할 것이다.

6. 보조 화학요법

수술 또는 방사선치료 후 고위험군에 대한 화학요법의 효과는 명확하지 않으나 IB, IIB기에서 수술 후 보조 화학요법이 재발률을 줄이고 생존율을 향상시킨다고 보고되었다. 하지만 수술 후 고위험군에서 보조치료로서 방사선치료만 시행한 군보다 항암화학방사선 동시요법을 시행한 군의 재발률이 50% 감소했다는 3상 연구가 보고되어 수술 후 보조치료에서도 방사선 단독치료보다는 항암화학요법의 동시치료가 더 효과적임을 알 수 있다.

이상에서 살펴본 바와 같이, 자궁경부암에서 항암화학요법 단독치료는 근치적 치료 방법이 아니며, 항암화학방사선 동시요법이 표준치료로 인정되어 시행되고 있다. 또한 새로운 약제의 도입 및 복합, 자가조혈모세포이식, 조혈 자극인자 이용 등 다각적인 치료 방법 개선을 통해 화학요법은 자궁경부암의 다각적 병용치료에 중요한 역할을 할 수 있을 것이다.

XII. 재발암과 침윤암

1. 임상양상

침윤암을 치료한 후에는 적절한 추적 검사로 재발 및 치료 후유증을 조기에 진단해야 한다. 자궁경부암에서 재발은 치료 후 첫 1년 이내에 50%, 2년째에 25%, 3년째에 15%가 발생하여 전반적으로 85%가 3년 이내에 발생한다. 재발은 1차 치료 후 2년 이내에 60~75%, 5년 이내에 90% 이상 발생하므로 첫 2년간은 3개월마다, 이후 3년간은 6개월마다, 그 이후는 1년마다 추적 검사를 실시하는

표 10-12 자궁경부 침윤암 치료 후 추적 검사의 간격(증상이 없는 경우*)

치료 후 연도	간격	검사 항목
1	3개월	골반 진찰, 자궁경부 세포검사, 종양표지물질
	6개월	흉부 X선 촬영, 일반 혈액검사, BUN/Cr
	1년	경정맥신우조영술 또는 조영증강 CT
2	3개월	골반 진찰, 자궁경부 세포검사, 종양표지물질
	1년	흉부 X선 촬영, 일반혈액검사, BUN/Cr, 경정맥신우조영술 또는 조영증강 CT
3~5	6개월	골반 진찰, 자궁경부 세포검사, 일반 혈액검사, BUN/Cr
	1년	흉부 X선 촬영
>5	1년	골반 진찰, 자궁경부 세포검사, 일반 혈액검사, BUN/Cr, 흉부 X선 촬영

* 증상이 있는 경우 이에 따른 적절한 검사 필요
BUN: blood urea nitrogen, Cr: creatinine

것이 바람직하다. 3~4개월 간격으로 세포검사를 시행해야 하며, 질과 직장을 통한 내진으로 자궁방조직에 대한 진찰도 반드시 시행해야 한다(〈표 10-12〉).

방사선치료 후 추적 검사에서 자궁방조직에 대한 내진 소견이 의심스러울 경우에는 천자생검도 도움이 된다. 방사선치료 후 내진 소견으로는 대표적으로 자궁방조직의 섬유화가 있는데, 섬유화가 광범위하게 진행된 경우 검사자가 매우 당혹스러울 수 있다. 하지만 경화 양상이 재발성 조직의 경우 결절성을 나타내기 때문에 고른 양상이라면 재발을 시사하지는 않는다. 경정맥신우조영술과 흉부 X선 촬영은 증상이 없더라도 1년에 1회 시행하며, 재발이 의심될 때는 더 자주 시행한다. 매회 추적 검사 시 복부에 대한 이학적 검사도 철저히 하여 대동맥 주위 림프절 종대, 비장 종대 및 기타 종괴 여부를 판별해야 한다. 쇄골상부 림프절은 검사를 생략하는 수가 많은데, 재발의 유일한 징후가 되는 경우가 있으므로 이 부위에 대한 촉진도 반드시 시행해야 한다. 처음의 진단이 임상병기 I~IIA기였던 경우는 추적검사 시 흉부 X선검사나 경정맥신우조영술은 큰 도움이 되지 않을 수 있으므로 반드시 시행할 필요는 없으나, 그 대신 세포검사를 자주 시행하는 것이 바람직하다. 하지만 치료를 받은 I~II기의 무증상 자궁경부암 환자에서 세포검사가 재발을 잘 발견해내지 못했기 때문에 필요 이상으로 자주 세포검사를 할 필요는 없다는 연구 결과도 있다.

표 10-13 자궁경부 재발암의 증상 및 징후

특별한 원인이 없는 체중감소
하지 부종: 심하며 일측성인 경우가 많음
골반 내 혹은 대퇴부나 엉덩이 부분의 통증
장액혈액상*serosanguinous*의 질 분비물
요관 폐쇄가 점점 심해짐
쇄골상부 림프절의 비대(주로 좌측)
기침, 각혈, 흉통

재발암의 임상 양상은 다양하며 주로 잠행성인데, 대부분의 환자는 수 주 내지 수 개월에 걸쳐 식욕저하와 체중감소 등 소모적인 양상을 나타낸다(〈표 10-13〉). 재발을 시사하는 3대 악성 징후란 체중감소, 하지부종 및 골반 동통이다. 하지부종은 대부분 종양의 진행에 의해 림프관이나 대퇴부 정맥이 폐쇄되어 발생한다. 골반 동통은 특징적으로 상부 대퇴부에서 전내측이나 엉덩이로 퍼져나가는 방사통을 호소하며 간혹 골반 중심 심부에 동통을 호소하기도 한다. 질출혈이나 악취가 나는 질 분비물도 재발을 시사하는 소견이다. 재발암의 진단에는 조직학적 검사가 필수적이다. 결론적으로, 재발암의 조기 진단을 위해서는 경계심을 늦추지 말고 임상적 평가를 철저히 수행하는 것이 중요하다.

2. 치료

재발암의 치료 원칙은 1차 치료의 종류, 재발된 부위 등에 따라 결정되며, 1차 치료로 수술을 받은 환자는 방사선치료를, 방사선치료를 받은 환자는 수술을 고려하는 것이 기본 원칙이다. 두 가지 방법으로 치유가 불가능하다고 생각되면 화학요법을 고려한다. 진행된 침윤암의 주된 치료 방법은 방사선치료이며, III기의 경우 45%, IV기의 경우 18%의 치료율을 보인다. 최근 여러 치료 방법의 병용이 시도되고 있으나 생존율의 증가는 별로 없는 실정이다. 폐에 국한된 전이나 하부 질에 재발한 경우 완치가 보고된 적이 있지만 흔하지 않으며, 재발암의 대부분은 단지 고식적 치료의 대상이 된다(〈표 10-14〉).

(1) 방사선치료

1차 방사선치료의 범위가 아닌 부위에 재발한 경우는 2차적 방사선치료의 적응증이 될 수 있으며, 치료와 증상

표 10-14 | 자궁경부암의 전이 부위와 침범 비율

치료를 받은 환자(%)		치료를 받지 않은 환자(%)	
간	16.4	간	24.5
폐	14	폐	13.9
척추	9.2	에스결장*sigmoid*	6.5
대장	7.2	척추	8.1
흉막	4.9	회장	3.2
심장	3.0	갈비뼈	3.2
신장	3.0	흉막	2.4
갈비뼈	2.4	요도	2.4
췌장	2.4	심장	1.6
요관	2.4	신장	1.6
부신	1.8	부신	1.6
기관*bronchus*	1.8	요관	1.6
회장*ileum*	1.2	비장	1.6
외음*vulva*	1.2	쇄골 상부	1.6
정강뼈*tibia*	1.2	두개골	1.6
요도	1.2	경막*dura*	0.8
정맥	1.2	쇄골	0.8
비장	1.2	기관	0.8
피부	1.2	담낭	0.8
두개골	0.6	정강뼈	0.8
뇌하수체	0.6	대퇴골	0.8
갑상샘	0.6	아래팔	0.8
쇄골	0.6	피부	0.8
복부수술 흉터	0.6	뇌	0.8
대퇴골	0.6	귀밑샘	0.1
아래팔	0.6	목	0.1
위	0.6		
쇄골 상부	0.6		

Henriksen E, 1949.

호전이 성공하는 경우가 많다. 척추 등에 전이가 있는 환자에게 3,000 cGy 정도의 중등도 방사선치료를 2~3주 간격으로 시행하면 증상 완화에 도움이 되는 경우가 많다. 척추 외에 방사선치료로 환자가 도움을 받을 수 있는 비교적 흔한 재발 부위는 쇄골 상부, 뼈, 통증이 있는 대동맥 주위 림프절 등이다.

표 10-15 | 재발성·전이성 자궁경부암의 항암화학요법
(임상시험 참여를 강하게 고려할 것)

1차 복합화학요법	사용 가능한 1차 단일 약제	2차 약제 (모든 약물은 카테고리 2B)
시스플라틴+파클리탁셀 (카테고리 1)	시스플라틴 (선호)	베바시주맙
카보플라틴+파클리탁셀	카보플라틴	도세탁셀
시스플라틴+토포테칸	파클리탁셀	에피루비신
시스플라틴+젬시타빈 (카테고리 2B)		5-플루오로우라실
		젬시타빈
		이포스파마이드
		이리노테칸
		리포소말 독소루비신
		마이토마이신
		페메트렉세드
		토포테칸
		비노렐빈

카테고리 1: 높은 수준의 증거(예를 들어 무작위 대조시험)에 기초하고 미국 국립종합암네트워크*National Comprehensive Cancer Network; NCCN* 내에서 의견이 일치한 경우
카테고리 2A: 더 낮은 수준의 증거에 기초하고 있지만 NCCN 내에서 의견이 일치한 경우(특별한 언급이 없는 경우는 모두 카테고리 2A)
카테고리 2B: 더 낮은 수준의 증거에 기초하고 있으며 NCCN 내에서 의견이 일치하지 않은 경우(하지만 큰 반대 의견은 없을 때)
카테고리 3: 어떤 수준의 증거에 기초하고 있든지 주요 의견 불일치가 있는 경우
NCCN Clinical Practical Guidelines in Oncology™ V.1.2010

(2) 화학요법

파종성 자궁경부암이나 절제가 불가능한 재발암의 경우 화학요법의 적응증이 된다. 하지만 화학요법은 이 경우 생존율 증가나 삶의 질 향상에 큰 역할을 하지 못하고 있는 실정이다. 그 이유는 첫째, 재발암이 방사선치료를 받았던 부위에서 발생하는 경우 암조직이 섬유화된 무혈 피막으로 덮여 있어 항암제가 도달하지 못하거나, 둘째, 자궁경부암의 85~90%를 차지하는 편평세포암이 일반적으로 항암제 대부분에 잘 반응하지 않으며, 셋째, 요로 폐쇄가 발생한 재발암의 경우 신장기능의 저하 때문에 신독성을 야기할 수 있는 항암제를 사용할 수 없다는 점 등이다. 자궁경부암에 사용되는 복합화학요법은 수십 종이 있지만, 대부분 백금 제제인 시스플라틴이나 카보플라틴을 포함한 조합들이 사용되며, 일반적으로 수술이나 방사선치료에 실패한 경우 적응증이 된다. 시스플라틴은 일반적으로 가장 효과가 좋은 약제로 생각되고 있으며, 재

발성·전이성 자궁경부암에서 사용이 가능한 1차 단일 약제로 추천되고 있다. 시스플라틴 사용 후 전체 생존기간은 약 6~9개월이고, 보고되는 반응률은 대략 20~30%이며, 드물게 완전관해도 일어난다. 하지만 시스플라틴이 이전에 방사선 민감제로 사용되었다면, 복합화학요법이 더 선호된다. 카보플라틴이나 파클리탁셀도 효과적이며 관용성이 있어서 사용 가능한 1차 단일 약제들이다. 따라서 수술이나 방사선치료가 가능하지 않은 재발성 환자에서 시스플라틴, 카보플라틴, 파클리탁셀 단일 고식적 치료는 사용해볼 만한 방법이다. 이외에도 여러 약제가 부분적 반응을 보이므로 2차 약제로서 사용을 고려할 수 있다(〈표 10-15〉).

(3) 골반 장기적출술

재발성·진행성 자궁경부암의 예후는 발생 위치에 따라 다른데, 재발성 자궁경부암에서 1차 방사선치료 후 가장 치료하기 좋은 경우는 중앙 재발이다. 이 경우 골반 장기적출술을 시행함으로써 완치를 기대할 수도 있다. 골반 장기적출술은 1948년 브룬쉬그가 처음으로 자궁경부암 치료에 도입했으나, 초기에는 수술 후 사망률과 이환율이 높아 널리 시행되지 못했다. 현재는 많은 경험이 축적되어 사망률과 이환율이 크게 줄었으며 생존율 향상도 가져오므로 부인암 치료에서 중요한 역할을 담당하고 있다.

참고문헌

1. Adli M, Mayr NA, Kaiser HS, Skwarchuk MW, Meeks SL, Mardirossian, et al. Does prone positioning reduce small bowel dose in pelvic radiation with intensity-modulated radiotherapy for gynecologic cancer? Int J Radiat Oncol Biol Phys 2003;57:230-8.
2. Arai T, Nakano T, Morita S, Sakashita K, Nakamura YK, Fukuhisa K. High-dose-rate remote afterloading intracavitary radiation therapy for cancer of the uterine cervix: a 20-year experience. Cancer 1992;69:175-80.
3. Bansal N, Herzog TJ, Shaw RE, Burke WM, Deutsch I, Wright JD. Primary therapy for early-stage cervical cancer: radical hysterectomy vs radiation. Am J Obstet Gynecol 2009;201(5):485.e1-9.
4. Benedetti-Panici P, Greggi S, Colombo A, Amoroso M, Smaniotto D, Giannarelli D, et al. Neoadjuvant chemotherapy and radical surgery versus exclusive radiotherapy in locally advanced squamous cell cervical cancer: results from the Italian multicenter randomized study. J Clin Oncol 2002;20(1):179-88.
5. Chang TC, Lai CH, Hong JH, Hsueh S, Huang KG, Chou HH, et al. Randomized trial of neoadjuvant cisplatin, vincristine, bleomycin, and radical hysterectomy versus radiation therapy for bulky stage IB and IIA cervical cancer. J Clin Oncol 2000 Apr;18(8):1740-7.
6. Coia L, Won M, Lanciano R, Marcial VA, Martz K, Hanks G. The patterns of care outcome study for cancer of the uterine cervix: results of the second national practice survey. Cancer 1990;66:2451-6.
7. Common Terminology Criteria for Adverse Events(CTCAE) and Common Toxicity Criteria(CTC). CTEP Active CTCAE Version. (Cited 2010 Feb 16). Available from http://safetyprofiler-ctep.nci.nih.gov/CTC/CTC.aspx.
8. Currie DW. Operative treatment of carcinoma of the cervix. J Obstet Gynaecol Br Commonw 1971;78(5):385-405.
9. DiSaia PJ, Creasman WT, eds. Clinical Gynecologic Oncology. 7th ed. Philadelphia: Mosby; 2007. p.55-124.
10. Emami B, Lyman J, Brown A, Coia L, Goitein M, Munzenrider JE, et al. Tolerance of normal tissue to therapeutic irradiation. Int J Radiat Oncol Biol Phys 1991;21:109-22.
11. Friedlander H, Grogan M, U.S. Preventative Services Task Force. Guidelines for the treatment of recurrent and metastatic cervical cancer. Oncologist 2002;7(4):343?7.
12. Friedlander ML, Atkinson K, Coppleson JV, Elliot P, Green D, Houghton R, et al. The integration of chemotherapy into the management of locally advanced cervical cancer: a pilot study. Gynecol Oncol 1984;19(1):1-7.
13. Gallagher MJ, Brereton HD, Rostock RA, Zero JM, Zekoski DA, Poyss LF, et al. A prospective study of treatment techniques to minimize the volume of pelvic small bowel with reduction of acute and late effects associated with pelvic irradiation. Int J Radiat Oncol Biol Phys 1986;12:1565-73.
14. Gien LT, Beauchemin MC, Thomas G. Adenocarcinoma: a unique cervical cancer. Gynecol Oncol 2010;116(1):140-6.
15. Green JA, Kirwan JM, Tierney JF, Symonds P, Fresco L, Collingwood M, et al. Survival and recurrence after concomitant chemotherapy and radiotherapy for cancer of the uterine cervix: a systematic review and meta-analysis. Lancet. 2001 Sep 8;358(9284):781-6.
16. Henriksen E. The lymphatic spread of carcinoma of the cervix and of the body of the uterus; a study of 420 necropsies. Am J Obstet Gynecol. 1949;58(5):924-42.
17. Hong JH, Tsai CS, Lai CH, Chang TC, Wang CC, Chou HH, et al. Recurrent squamous cell carcinoma of cervix after definitive radiotherapy. Int J Radiat Oncol Biol Phys 2004;60:249-57.
18. Huh SJ, Ahn YC, Choi DR, Lim DH, Kim DY, Yoo SY, et al. Current status of high dose rate brachytherapy for cervical cancer in Korea. J Jpn Soc Ther Radiol Oncol 1996;8:277-81.

19. Huh SJ, Kang MK, Han Y. Small bowel displacement systemassisted intensity-modulated radiotherapy for cervical cancer. Gynecol Oncol 2004;93:400-6.
20. Huh SJ, Kim B, Kang MK, et al. Pelvic insufficiency fracture after pelvic irradiation in uterine cervix cancer. Gynecol Oncol 2002;86:264-8.
21. Huh SJ, Kim BK, Lim DH, Lee JE, Shin SS, Kang MK, Park W, et al. Treatment results of radical radiotherapy in uterine cervix cancer. J Korean Soc Ther Radiol Oncol 2002;20:237-45.
22. Huh SJ, Lim DH, Ahn YC, Kim DY, Kim MK, Wu HG, et al. Effect of customized small bowel displacement system in pelvic irradiation. Int J Radiat Oncol Biol Phys 1998;40: 623-7.
23. Huh SJ, Park W, Han Y. Interfractional variation in position of the uterus during radical radiotherapy for cervical cancer. Radiother Oncol 2004;71:73-9.
24. Huh SJ. Current status of the infrastructure and characteristics of radiation oncology in Korea. Jpn J Clin Oncol 2007;37:623-7.
25. Huh SJ. The result of curative radiotherapy for carcinoma of uterine cervix. J Korean Soc Ther Radiol Oncol 1993; 11: 143-9.
26. ICRU Report 38; Dose and volume specifications for reporting intracavitary therapy in gynecology. Bethesda, MD: International Commission on Radiation Units and Measurements; 1985.
27. Keys HM, Bundy BN, Stehman FB, Muderspach LI, Chafe WE, Suggs CL 3rd, et al. Cisplatin, radiation, and adjuvant hysterectomy compared with radiation and adjuvant hysterectomy for bulky stage IB cervical carcinoma. N Engl J of Med 1999;340:1154-61.
28. Kim DS, Moon H, Kim KT, Hwang YY, Cho SH, Kim SR. Two-year survival: preoperative adjuvant chemotherapy in the treatment of cervical cancer stages Ib and II with bulky tumor. Gynecol Oncol 1989;33(2):225-30.
29. Kim OB, Choi TJ, Kim JH, Lee HJ, Kim YA, Suh YW, et al. Carcinoma of uterine cervix treated with high dose rate intracavitary irradiation: pattern of failure. J Korean Soc Ther Radiol Oncol 1993;11:369-76.
30. Kinney WK, Alvarez RD, Reid GC, Schray MF, Soong SJ, Morley GW, et al. Value of adjuvant whole-pelvic irradiation after Wertheim hysterectomy for early-stage squamous carcinoma of the cervix with pelvic nodal metastasis: a matched-control study. Gynecol Oncol 1989;34:258-62.
31. Kwon JW, Huh SJ, Yoon YC, Choi SH, Jung JY, Oh D, et al. Pelvic bone complications after radiation therapy of uterine cervical cancer: evaluation with MRI. AJR 2008;191:987-94.
32. Landoni F, Maneo A, Colombo A, Placa F, Milani R, Perego P, et al. Randomised study of radical surgery versus radiotherapy for stage Ib-IIa cervical cancer. Lancet 1997;350(9077):535-40.
33. Lee JE, Huh SJ, Park W, Lim DH, Ahn YC, Park CS, et al. Radical radiotherapy for locally advanced cancer of uterine cervix. Cancer Res Treat 2004;36:222-7.
34. Lee JS, Huh S, Nam H, Choi J, Kim BT. Usefulness of FDG-PET/CT guided brachytherapy planning in patients with cervical cancer. European J of Cancer supplement 2009;7:464.
35. Monk BJ, Sill MW, McMeekin DS, Cohn DE, Ramondetta LM, Boardman CH, et al. Phase III trial of four cisplatin-containing doublet combinations in stage IVB, recurrent, or persistent cervical carcinoma: a Gynecologic Oncology Group study. J Clin Oncol 2009;27(28):4649-55. Epub 2009 Aug 31.
36. Moon CW, Jeung TS, Yum HY. Analysis of radiotherapy associated factors in stage IIb carcinoma of uterine cervix. J Korean Soc Ther Radiol Oncol 1990;8:241-54.
37. Moore DH, Blessing JA, McQuellon RP, Thaler HT, Cella D, Benda J, et al. Phase III study of cisplatin with or without paclitaxel in stage IVB, recurrent, or persistent squamous cell carcinoma of the cervix: a gynecologic oncology group study. J Clin Oncol 2004;22(15):3113-9.
38. Moore DH, Tian C, Monk BJ, Long HJ, Omura GA, Bloss JD. Prognostic factors for response to cisplatin-based chemotherapy in advanced cervical carcinoma: a Gynecologic Oncology Group Study. Gynecol Oncol 2010; 116(1):44-9. Epub 2009 Oct 22.
39. Morice P, Narducci F, Mathevet P, Marret H, Darai E, Querleu D. French recommendations on the management of invasive cervical cancer during pregnancy. Int J Gynecol Cancer 2009;19(9):1638-41.
40. Morris M, Eifel PJ, Lu J, Grigsby PW, Levenback C, Stevens RE, et al. Pelvic radiation with concurrent chemotherapy compared with pelvic and para- aortic radiation for high-risk cervical cancer. N Engl J of Med 1999;340:1137-43.
41. Mota F, Vergote I, Trimbos JB, Amant F, Siddiqui N, Del Rio A, et al. Classification of radical hysterectomy adopted by the Gynecological Cancer Group of the European Organization for Research and Treatment of Cancer. Int J Gynecol Cancer 2008;18(5):1136-8.
42. Mundt AJ, Mell LK, Roeske JC. Preliminary analysis of chronic gastrointestinal toxicity in gynecology patients treated with intensity-modulated whole pelvic radiation therapy. Int J Radiat Oncol Biol Phys 2003;56:1354-60.
43. Nam TK, Ahn SJ. A prospective randomized study on two dose fractionation regimens of high-dose-rate brachytherapy for carcinoma of the uterine cervix: comparison of efficacies and toxicities between two regimens. J Korean Med Sci 2004;19:87-94.
44. National Cancer Institute of Canada. Canadian Cancer Statistics 2003. Toronto, Canada. Canadian Cancer Society; National Cancer Institute of Canada; Statistics Canada. Health Canada: Provincial/Territorial Cancer Registries; 2005.
45. Nccn.org(homepage on the Internet). NCCN Clinical Practice Guidelines in OncologyTM cervical cancer V.I.2010. Available from: http://www.nccn.org /professionals/ physician_gls/PDF /cervical.pdf.

46. NCI. Concurrent chemoradiation for cervical cancer. February 22, 1999 Washington D.C.
47. Orton CG, Seyedasdr M, Somnay A. Comparison of high and low dose rate remote afterloading for cervix cancer and the importance of fractionation. Int J Radiat Oncol Biol Phys 1991;21:1425-34.
48. Park HC, Suh CO, Kim GE. Fractionated high-dose-rate brachytherapy in the management of uterine cervical cancer. Yonsei Med J 2002;43:737-48.
49. Park W, Huh SJ, Lee JE, Han Y, Shin E, Ahn YC, et al. Variation of small bowel sparing with small bowel displacement system according to the physiological status of the bladder during radiotherapy for cervical cancer. Gynecol Oncol 2005;99:645-51.
50. Parkin DM, Bray F, Ferlay J, Pisani P. Global cancer statistics, 2002. CA Cancer J Clin 2005;55:74-108.
51. Perez CA, Grigsby PW, Camel HM, Galakatos AE, Mutch D, Lockett MA. Irradiation alone or combined with surgery in stage IB, IIA, and IIB carcinoma of uterine cervix: update of a nonrandomized comparison. Int J Radiat Oncol Biol Phys 1995;31:703-16.
52. Peters WA 3rd, Liu PY, Barrett RJ 2nd, Stock RJ, Monk BJ, Berek JS, et al. Concurrent chemotherapy and pelvic radiation therapy compared with pelvic radiation therapy alone as adjuvant therapy after radical surgery in high-risk early-stage cancer of the cervix. J Clin Oncol 2000;18:1606-13.
53. Petignat P, Roy M. Diagnosis and management of cervical cancer. BMJ 2007;335:765-8.
54. Portelance L, Chao KS, Grigsby PW, Bennet H, Low D, et al. Intensity-modulated radiation therapy (IMRT) reduces small bowel, rectum, and bladder doses in patients with cervical cancer receiving pelvic and para-aortic irradiation. Int J Radiat Oncol Biol Phys 2001;51:261-6.
55. Pötter R, Dimopoulos J, Georg P, Lang S, Waldhäusl C, Wachter-Gerstner N, et al. Clinical impact of MRI assisted dose volume adaptation and dose escalation in brachytherapy of locally advanced cervix cancer. Radiother Oncol 2007;83:148-155.
56. Quinn MA, Benedet JL, Odicino F, Maisonneuve P, Beller U, Creasman WT, et al. Carcinoma of the cervix uteri. FIGO 6th Annual Report on the Results of Treatment in Gynecological Cancer. Int J Gynaecol Obstet 2006;95 Suppl 1:S43-103.
57. Roeske JC, Bonta D, Mell LK, Lujan AE, Mundt AJ. A dosimetric analysis of acute gastrointestinal toxicity in women receiving intensity-modulated whole-pelvic radiation therapy. Radiother Oncol 2003;69:201-7.
58. Rolla M, Berretta R, Patrelli TS, Merisio C, Gramellini D, Fadda GM, et al. A perspective study on correlation between HPV DNA and lymph nodes in surgically treated cervical carcinoma patients. Preliminary data. Eur J Gynaecol Oncol 2009;30(5):557-61.
59. Rose PG, Bundy BN, Watkins EB, Thigpen JT, Deppe G, Maiman MA, et al. Concurrent cisplatin-based radiotheapy and chemotherapy for locally advanced cervical cancer. N Engl J of Med 1999;340:1144-53.
60. Rotman M, Sedlis A, Piedmonte MR, Bundy B, Lentz SS, Muderspach LI, et al. A phase III randomized trial of postoperative pelvic irradiation in Stage IB cervical carcinoma with poor prognostic features: follow-up of a gynecologic oncology group study. Int J Radiat Oncol Biol Phys 2006;65:169-76.
61. Rubin SC, eds. Chemotherapy of Gynecologic Cancers: Society of Gynecologic Oncologists Handbook. 2nd. Ed. Philadelphia: Lippincott Willams & Wilkilns; 2004.
62. Sardi JE, Giaroli A, Sananes C, Ferreira M, Soderini A, Bermudez A, et al. Long-term follow-up of the first randomized trial using neoadjuvant chemotherapy in stage Ib squamous carcinoma of the cervix: the final results. Gynecol Oncol 1997;67(1):61-9.
63. Singh N, Arif S. Histopathologic parameters of prognosis in cervical cancer-a review. Int J Gynecol Cancer 2004;14:741-50.
64. Smith-McCune K, Sawaya GF. Update on quadrivalent human papillomavirus vaccination and pregnancy outcomes: is contraception advisable? Obstet Gynecol 2009;114(6):1168-9.
65. Thomas GM. Improved treatment for cervical cancer-concurrent chemotherapy and radiotherapy. N Engl J Med. 1999;340(15):1198-200.
66. Tinga DJ, Timmer PR, Bouma J, Aalders JG. Prognostic significance of single versus multiple lymph node metastases in cervical carcinoma stage IB. Gynecol Oncol 1990;39(2):175-80.
67. Tsai CS, Lai CH, Chang TC, Yen TC, Ng KK, Hsueh S, et al. A Prospective Randomized Trial to Study the Impact of Pretreatment FDG-PET for Cervical Cancer Patients with MRI-Detected Positive Pelvic but Negative Para-Aortic Lymphadenopathy. Int J Radiat Oncol Biol Phys 2010;76:477-84.
68. Whitney CW, Sause W, Bundy BN, Malfetano JH, Hannigan EV, Fowler WC Jr, et al. A randomized comparison of fluorouracil plus cisplatin versus hydroxyurea as and adjunct to radiation therapy in stages IIB-IVA carcinoma of the cervix with negative para-aortic lymph nodes. J Clin Oncol 1999;17:1339-48.

10-2

부인암

자궁체부암, 질암, 외음암

박종섭 / 이근호 / 허수영 / 김찬주
이성종 / 김인아 / 장나영

Ⅰ. 자궁내막암

1. 역학

자궁내막암은 세계 여성암의 발생률에서 유방암, 자궁경부암, 대장암, 폐암, 위암, 난소암에 이어 7위를 차지하고 있다. 발생률은 지역에 따라 다르며, GLOBOCAN 2002 자료에 의하면 서구 선진국에서는 연령표준화발생률이 10만 명당 13.6명인 것에 비해 저개발국에서는 10만 명당 3.0명으로, 개발도상국과 아시아 지역보다는 서구 선진국에서 많이 발생하는 것으로 알려져 있다. 우리나라의 경우 한국중앙암등록사업 2009년도 연례보고서에 따르면 전체 여성암 중 10위(1.9%)를 차지하고 있다.

자궁내막암의 발생률은 1970년대 초반 이후 빠르게 증가하다가 1980년대 초반부터 다시 이전 수준으로 감소하고 1980년대 중반 이후에는 편평기를 보이고 있다. 우리나라의 경우는 1991년에 비하여 2002년에는 다섯 배 이상의 현저한 증가를 나타내고 있는데, 이러한 추세는 인구 고령화와 같은 인구학적 변화와 생활양식의 변화에 따른 비만의 증가 등을 반영한 결과로 추정되고 있다.

자궁내막암의 발생은 지역적 차이와 함께 인종적 차이를 나타내고 있는데, 미국 내 아시아인이나 흑인은 백인들보다 낮은 발생률을 나타내지만 다른 지역의 아시아인이나 흑인보다는 높은 발생률을 보인다.

자궁내막암의 발생 연령은 대부분 50~65세 사이이며, 40세 이하는 3~5% 정도로 흔하지 않다. 우리나라의 경우도 1997년도 이전에는 60~69세에서 가장 많은 분포를 보였으나, 1998년도부터는 50~59세에 가장 많은 분포를 보였다.

2. 위험인자

(1) 자궁내막암의 발생 기전

임상병리학적 발생 기전에 따라 자궁내막암을 크게 두 가지 형태로 분류할 수 있는데, 에스트로겐의 영향을 받아 발생하는 호르몬 유발성 암인 제1형과, 다른 암들에서 볼 수 있는 다양한 원인에 의해 유전자의 돌연변이나 결손 등이 초래되어 발생하며 호르몬의 영향과 관련 없는 제2형이다. 고에스트로겐과 관련된 자궁내막암 제1형은 다낭성 난소질환의 병발이 많고, 월경불순, 비만, 고혈압 등의 다양한 위험인자가 관계된 경우가 많다. 주로 폐경 이전 및 폐경 이행기 여성들에서 발생하며 복합형 및 비정형 자궁내막증식증이 선행하거나 동반되어 나타난다. 병리 조직검사에서도 대부분 자궁내막모양샘암종*endometrioid adenocarcinoma*으로서 잘 분화된 양상(분화도 1, 2)이 특징적이다. 또한 임상적으로 낮은 병기에서 대부분 발견되며 원격전이가 적어 예후가 양호하다. 자궁내막암 제2형은 고에스트로겐 환경과는 상관관계가 없어 제1형의 위험인자와 연관되지 않는다. 폐경기 이후의 고령에서 위축성 자궁내막으로부터 발생하며 병리 조직검사에서 대부분 유두모양장액샘암종*papillary serous adenocarcinoma* 혹은 투명세포암종*clear cell carcinoma*으로 진단되고, 분화도가 나쁘며, 또한 임상적으로 자궁근층 침윤 및 초기 림프절전이가 많아 예후가 좋지 않다

(2) 위험인자

자궁내막암 환자에서 발견되는 위험인자는 비만, 낮은 가임 횟수, 지발 폐경(52세 이후), 폐경 후 출혈 증가, 무배란, 당뇨병, 고혈압, 자궁내막증식증, 자궁내막암의 가족력, 호르몬 투여 등이다

1) 월경 요인*menstrual factors*

초경 연령이 빠르고 폐경 연령이 늦은 여성에서 자궁내막암의 발생률이 높다. 월경 주기가 길거나 불규칙한 여성에서도 발생률이 높다.

2) 생식 요인*reproductive factors*

미산부는 경산부에 비하여 2～3배의 위험도를 나타내며, 첫 출산 때의 연령과 상관관계는 없지만, 마지막 출산 때의 연령이 높을수록 위험도가 감소한다. 불임증이 있는 여성에서도 위험도가 증가하는데, 불임과 관련 있는 질환인 다낭난소증후군*polycystic ovary syndrome*이 자궁내막암 발생과 밀접한 상관관계가 있다.

3) 사회경제적 요인

사회경제적 상태가 좋은 여성에서 위험도가 높은 것으로 보고되었지만, 이는 에스트로겐요법 사용이 더 많았고, 의료시설에 대한 접근성이 좋아 더 많이 진단되었기 때문인 것으로 생각된다.

4) 가족력

가족력과 관련한 연구자료는 매우 적은데, 몇몇 연구자들은 자궁내막암의 가족력이 위험도를 높인다고 했다. 대장암의 가족력이 자궁내막암의 위험도를 높인다는 보고도 있는데, 이는 린치II증후군*Lynch II syndrome*, 유전성 비용종성대장암*hereditary nonpolyposis colorectal cancer*과 관련된 것으로 생각된다.

5) 에스트로겐

내인성 에스트로겐이 증가되어 있는 다낭난소증후군이나 에스트로겐 분비 난소종양이 자궁내막암의 발생 위험도를 높인다. 그러나 혈청 에스트로겐의 수치와 자궁내막암의 직접적인 상관관계는 상충되는 결과들이 보고된다. 폐경 후 에스트로겐 보충요법 시에는 위험도가 증가하는데, 투여량이 증가하고 투여 기간이 길수록 위험도가 증가한다. 프로게스트론은 에스트로겐 수용체를 감소시키고 에스트로겐의 대사에 관여하는 효소의 활성을 증가시켜 에스트로겐의 효과에 길항작용을 한다. 에스트로겐과 프로게스틴이 포함된 복합호르몬을 투여받은 경우 자궁내막암의 위험도는 증가하지 않는다. 에스트로겐과 프로게스틴이 포함된 경구피임제는 자궁내막암의 위험도를 감소시킨다.

유방암 치료제로 사용되는 항에스트로겐 제제인 타목시펜을 사용하는 경우에도 자궁내막암의 발생 위험도가 2～3배 증가하며, 사용 기간이 길어질수록 위험도는 더욱 증가한다.

6) 신체질량*body mass*

체중이 많이 나가는 여성, 특히 비만한 여성의 경우 자궁내막암의 발생 위험도가 증가한다. 특히 몸통의 중심부나 상부의 무게가 더 중요한 것으로 생각된다. 지방조직에서 안드로스테네디온*androstenedione*이 에스트론으로 바뀌게 되어 과다한 에스트로겐이 자궁내막을 자극하여 자궁내막암 발생 위험을 높이는 것으로 생각된다

7) 당뇨와 고혈압

당뇨와 고혈압은 모두 자궁내막암의 발생 위험도를 증가시킨다. 이러한 질환들은 모두 비만과 관련이 있다. 당뇨의 경우 에스트로겐 수치의 증가, 고인슐린혈증, 인슐린유사 성장인자*insulin-like growth factor-I; IGF-I*와 관련하여 자궁내막암의 위험도가 증가한다고 생각된다

8) 흡연

흡연하는 여성에서 자궁내막암의 위험도는 감소한다. 이는 흡연이 항에스트로겐 작용을 하거나 혈중 안드로겐을 증가시키기 때문이라고 생각된다. 또한 흡연이 비만 발생을 줄이는 것과도 관련이 있을 것으로 생각된다.

9) 음식, 알코올, 운동

고지방, 저탄수화물, 저섬유 음식은 자궁내막암 발생 위험도를 높인다. 이러한 종류의 음식은 체중과 관련이 있을 뿐만 아니라 내인성 에스트로겐의 수치와 직접적 상관관계가 있다.

알코올과 에스트로겐 수치는 직접적인 상관관계는 없지만, 많은 알코올 섭취가 자궁내막암의 위험도를 높이는 것으로 보고된다.

신체적 활동이 많으면 자궁내막암의 위험도를 감소시키지만 이러한 이유가 비만과 관련된 것인지 독립적인 요인으로 작용하는지는 밝히기 어렵다.

3. 진단, 임상 검사 및 병기

(1) 자궁내막암 선별 검사

자궁내막암을 선별하는 이상적인 검사 방법은 없다. 자궁경부세포검사(PAP)와 자궁내막세포검사는 모두 민감

도가 떨어지며, 질초음파검사와 자궁내막 생검은 선별 검사로는 너무 비용이 많이 든다. 따라서 자궁내막암을 진단하기 위하여 정기적인 선별 검사를 시행할 필요는 없지만, 프로게스테론이 포함되지 않은 에스트로겐만을 투여하는 폐경기 여성, 비만한 폐경기 여성, 특히 자궁체부암·유방암·장암·난소암의 가족력이 있을 때, 다낭성 난소종양과 같은 무배란성 주기를 가지고 있는 폐경 전의 여성에서는 선별 검진이 필요하다.

(2) 임상적 특징

자궁내막암 환자의 90%는 불규칙한 질출혈이 있으며, 특히 대부분 폐경기 출혈을 나타낸다. 그러나 나이가 많은 여성의 경우 자궁경부의 폐쇄로 출혈이 없을 수 있으며, 자궁 내 혈종 혹은 농성 질 분비물을 보이는 자궁농양과 동반되는 경우도 있다.

폐경 주위기와 폐경기 출혈의 일반적인 원인은 위축성 내막염이 60~80%, 에스트로겐 보충요법이 15~25%, 다른 원인으로 자궁내막증식증, 자궁내막 용종, 자궁체부암 등이 있다. 폐경 주위기나 폐경기의 출혈은 양이 많지 않고 지속적이지 않는 경우에도 자궁체부암을 의심하고 적절한 검사를 시행해야 한다.

비록 비만과 고혈압이 위험인자이지만 대부분의 자궁내막암 환자는 신체검사에서 특이 징후를 보이지 않는다. 복부 검사도 대부분 이상이 없으며, 자궁내막암이 진행된 경우에는 복수가 있거나 간 또는 대망의 전이 병변을 촉지할 수도 있다.

(3) 진단 및 임상 검사

자궁내막암이 의심되는 환자는 우선 진단을 위하여 외래에서 자궁내막 흡입 생검을 시행한다. 정확도는 90~98%이다. 조직검사 결과가 음성이지만 출혈이 계속되는 경우에는 자궁경관 확장 및 긁어냄술*dilatation & curettage* 혹은 자궁경*hysteroscopy*을 시행해야 한다. 특히 자궁경은 진단되지 않은 지속적 또는 재발성 출혈이 있는 환자에서 용종이나 점막하근종과 같은 자궁내막의 병변을 평가하는 데 유용하다.

자궁내막암으로 판정된 환자에 대해서는 적절한 치료를 위하여 병력, 신체검사 결과 등을 포함하여 동반된 질환 등을 전반적으로 평가해야 한다.

초음파검사와 MRI(magnetic resonance imaging)는 자궁근층 침범 정도를 평가할 수 있어 수술 방법이나 림프절절제술의 시행 여부를 계획하는 데 도움을 준다(그림 10-13). 방광경, 직장경, 경직장조영술, 전산화단층촬영(CT) 등의 검사는 임상 증상, 신체검사 결과, 또는 비정상 검사 결과시 자궁 외 병변을 평가하기 위해 보류해둔다.

진행되거나 전이된 자궁내막암 환자는 혈청 CA 125 수치가 대부분 증가되어 있으며, 이는 치료에 대한 반응을 추적 관찰하는 데 도움이 된다. 그러나 혈청 CA 125 수치는 복막에 염증이나 감염이 있는 경우나 방사선에 의한 손상이 있는 여성에서 위양성으로 증가할 수 있고, 질에

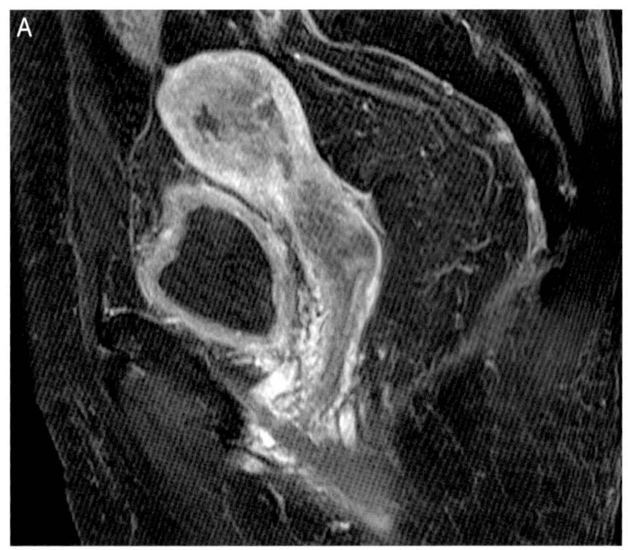

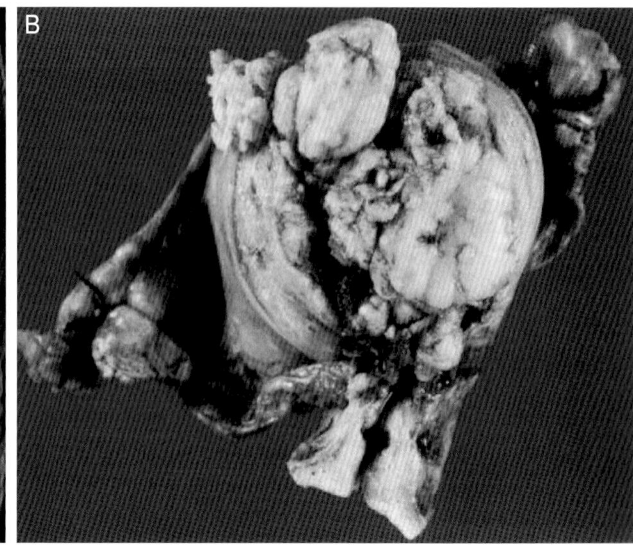

그림 10-13. 자궁근층에 절반 이상 침범한 자궁내막암의 MRI 소견(A), 자궁 장막까지 침범한 수술 후 소견(B)

만 국한된 전이가 있는 여성에서 정상일 수 있으며, 다른 임상 증상 없이 재발하는 경우를 예측하지 못하는 경우도 있다.

(4) 자궁내막암 병기 분류

자궁내막암의 병기로는 1971년 FIGO(International Federation of Gynecology and Obstetrics)에서 제안한 임상적 병기가 있는데, 마취하에서 골반 진찰, 자궁의 길이 측정, 자궁경관 긁어냄술, 자궁경검사, 방광경, 직장경검사, 폐 및 골격계의 방사선학적 검사 등 몇 가지 검사들을 기본으로 한다. 그러나 수술을 시행한 후 병기를 조사해 보면 상당한 예에서 병기가 과소평가된 것을 발견하게 되었고, 이에 따라 1988년 FIGO 암분과에서는 수술적 병기 결정을 제안하여 채택했다. 임상병기 분류는 지금도 수술이 적당하지 않을 때 이용된다.

2009년 FIGO 병기 분류가 새로이 개정되었는데(〈표 10-16〉), 4가지 주요한 변화가 있다. 첫째, 예전에 IA(종양이 자궁내막에만 국한된 경우)와 IB(자궁근층을 1/2 이내로 침범한 경우)로 분류되었던 것이 IA로 합쳐졌다. 그 이유는 조직분화도*grade* 1, 2인 IA, IB 환자에서 5년 생존율에 큰 차이가 없었기 때문이다. 그리고 IB는 자궁근층을 1/2 이상 침범한 경우로 분류되었다. 둘째, II기는 더 이상 A(자궁경관선 침범), B(자궁경부기질 침범)로 분류되지 않으며, 자궁경관선의 침범이 있는 경우는 이제 I기에 속한다. 셋째, 예전에는 IIIC(골반 및 대동맥 주위 림프절 침범군)를 IIIC1(골반 림프절 침범군)과 IIIC2(대동맥 주위 림프절 침범군)로 나누었는데, 현재까지의 연구 결과 대동맥 주위 림프절 침범 환자에서 예후가 더 좋지 않았기 때문이다. 넷째, 복부 세척 세포검사 결과 양성인 경우는 새로운 병기 분류 방식에서 제외되었다.

표 10-16 자궁내막암의 병기

병기	내용
병기 I기	자궁 내에 한정된 경우
IA	자궁근층을 1/2 미만 침범한 경우
IB	자궁근층을 1/2 이상 침범한 경우
병기 II기	경부기질에 침범하였으나 자궁 밖을 벗어나지 않은 경우
병기 III기	종양이 국소적 전이를 한 경우
IIIA	자궁 장막이나 자궁부속기를 침윤한 경우
IIIB	질이나 자궁방 조직을 침윤한 경우
IIIC	골반이나 대동맥 주변 림프절전이된 경우
IIIC1	골반 림프절 양성
IIIC2	골반 림프절에 상관없이 대동맥 주위 림프절 양성
병기 IV기	방광, 장의 점막에 원격전이된 경우
IVA	방광이나 장의 점막 침윤 시
IVB	원격전이 시(복강 내, 서혜부 림프절전이 포함)

복강 내 세포 양성 소견은 따로 표시한다.

4. 예후인자

자궁내막암 예후인자들이 많이 알려져 있으며, 환자의 치료 결과를 예측하는 데 도움을 준다. 암 병기는 생존율에 영향을 주는 가장 중요한 인자이며, 자궁근층의 침범 정도, 조직분화도, 병리조직학적 유형, 환자의 나이, 자궁 외 전이 유무, 종양의 크기, 복강내 세포검사, 호르몬수용체 유무, DNA 배수체 등도 중요한 예후인자이다.

젊은 여성의 경우 나이가 많은 환자보다 예후가 좋다고 보고되지만, 이는 나이가 많은 환자에서 조직학적 분화도가 좋지 않은 경우가 많은 것과 관련이 있으므로 환자의 나이는 독립 예후인자가 아니다.

자궁내막모양샘암종이 아닌 병리조직학적 유형의 자궁내막암은 약 10%에 해당하는데, 예후가 좋지 않다.

조직학적 분화도는 매우 중요한 예후인자 중 하나이다. 조직학적 분화도가 좋지 않을수록 생존율이 감소하며, 재발률도 조직학적 분화도 1은 7.7%, 2는 10.5%, 3은 36.1%로 점점 높아진다.

자궁근층의 침범이 깊은 경우 생존율이 감소하고 재발률도 증가한다. 자궁근층의 침범이 1/2 이상인 경우 림프계에 파급될 가능성이 높고 자궁 외 전이가 잘 일어나게 된다.

림프혈관 공간 침범*lymph-vascular space invasion*은 재발률과 생존율에 영향을 주는 독립 예후인자로서 병기 1인 환자의 약 15%에서 발견되는데, 림프혈관 공간 침범이 없는 경우 사망률은 9.1%이지만, 침범이 있는 경우는 26.7%로 증가한다.

자궁경부를 침범한 경우 자궁 외 전이 및 림프절 침범의 위험도가 증가하며 재발률도 증가한다. 자궁부속기 전이는 많은 다른 예후인자와 관련이 있으며 재발률의 증가를 보인다.

복강내 세포검사에서 악성세포가 발견된 경우 예후에

미치는 영향에 관해서는 보고들의 내용이 상반되며, 이러한 이유 때문에 새로운 병기 분류 방식에서는 제외되었다.

림프절전이는 특히 초기 자궁내막암 환자에서 중요한 예후인자인데, 병기 1 자궁내막암의 10%에서 골반 내 림프절전이가, 6%에서 대동맥 주위 림프절전이가 발견되며, 전이가 없는 환자의 재발률이 8%인 데 비하여 골반 내 림프절전이가 있는 환자는 45%, 대동맥 주위 림프절전이가 있는 환자는 64%의 재발률을 보인다.

에스트로겐 및 프로게스테론 수용체 양성의 정도는 매우 중요한 독립 예후인자이며, 프로게스테론 수용체가 에스트로겐 수용체보다 좀 더 영향이 큰 것으로 보고된다.

자궁내막암의 78%가 두배수체*diploid* DNA를 나타내는데, 두배수체가 아닌 경우 병기가 더 진행되거나 자궁근층의 침범 정도가 심하며 분화도가 좋지 않다.

자궁내막암의 예후인자로 많은 분자생물학적 표지자들이 보고되는데, *K-ras*의 돌연변이는 중요한 독립 예후인자이다. 그 외에도 *p53*의 이상, *PTEN* 돌연변이, 미소위성체 불안정성*microsatellite instability* 등이 관련이 있다고 알려져 있다.

5. 1차 치료

병리조직학적으로 다양한 자궁내막조직 소견이 나타나는데, 유두모양장액성암, 투명세포암 또는 암육종 등이 있다. 치료의 윤곽을 잡기 위해 자궁내막암을 세 가지 범주로 나누었다. ① 자궁 내 국한된 병변, ② 자궁경관의 침범이 의심되거나 자명한 경우, ③ 자궁 외 병변이 의심되는 경우. 자궁의 병리조직학적 평가에는 ① 자궁근층의 두께에 대해 자궁근층 또는 기질을 침범한 비율, ② 자궁경관 기질 또는 선을 침범한 경우, ③ 종양 크기, ④ 종양의 위치(자궁 저부 또는 자궁 하분절/자궁경부), ⑤ 병리조직학적 아형과 분화도, ⑥ 림프혈관강 침윤, ⑦ 유전학적 문제를 확인하기 위한 mismatch repair 분석의 고려 등이 포함되어야 한다. 림프절의 병리조직학적 평가는 복부 세척 세포검사와 림프절 침범의 정도(골반, 총장골동맥, 대동맥 주위 림프절)가 포함되어야 한다. 나팔관과 난소에 대한 병리조직학적 평가 또한 포함되어야 한다.

(1) 병변이 자궁 내에 국한되어 있는 경우

자궁내막암 환자의 대부분은 I기 상태에서 발견된다. 만약 의학적으로 수술 가능하다면, 자궁 저부에 국한된 자궁내막암 환자의 병기 설정을 위해 필요한 수술적 방법에는 복부 세척 세포검사와 전자궁절제술/양측 난관-난소절제술 및 골반·대동맥 주위 림프절절제술이 포함된다. 수술 중에는 복강 내 기관(횡경막, 간, 대망, 골반 및 장의 복막 표면 등)을 주의 깊게 관찰하고 촉진해야 한다. 수술 후 얻은 조직학적 검사 결과는 보조치료 결정에 최적의 근거가 된다. 골반 림프절과 대동맥 주위 림프절 절제 및 림프절의 병리조직학적 평가는 병변이 자궁 내에 국한된 환자뿐만 아니라 자궁경관의 침범이 의심되거나 자명한 환자까지 모든 환자에서 시행하는 것을 추천한다. 한편 초기 자궁내막암에 대한 기본 골반 림프절절제술의 역할에 의문을 제기한 최신 자료가 있다. 이러한 소견은 여전히 논쟁거리로 남아 있고, 북미지역에서는 아직 적용되지 않고 있다. 수술적으로 I기(분화도 관계 없이) 자궁내막암 환자의 5년 생존율은 88%이다.

의학적으로 수술할 수 없는 경우는 종양 표적 방사선치료*tumor directed RT*가, 환자들이 잘 견디며 골반강 내 병변을 조절하는 방법으로서 병의 진행을 장기적으로 막는 효과적인 치료 방법이라고 보고되고 있다.

연구에 의하면 환자의 15~20%에서, 수술 전 분화도(자궁내막조직검사나 소파술로 평가한)가 자궁적출 후 최종 조직검사에서 올라가는 현상을 보였다. 종양의 분화도가 증가할수록 수술 중 자궁근층 침범 정도 평가의 정확도가 감소한다(신선한 조직을 육안으로 관찰했을 때). 한 연구에 의하면, 침윤 깊이가 육안 검사에 의해 정확히 측정된 경우는 grade 1의 87.3%, grade 2의 64.9%, grade 3의 30.8%였다. 완전한 림프절절제술을 한 경우, 림프절을 절제하지 않거나 샘플링만 한 경우와 비교했을 때 다른 임상적, 조직학적 보정을 거친 후에도 통계학적으로 생존율이 향상되었다는 보고가 있어, 완전한 수술적 병기 설정의 적응증이 된다.

(2) 자궁경관의 침범이 의심되거나 육안으로 확인된 경우

자궁경관의 침범이 의심되거나 육안으로 확인된 환자의 경우는 자궁경관 생검이나 MRI검사를 고려해야 한다. 만약 검사 결과가 음성이면 병변이 자궁 내에 국한되어 있는 것으로 간주하고 치료한다. 자궁경관의 침범이 확인된 수술 가능한 환자에서는, 광범위 전자궁절제술과 양측 난관-난소절제술, 복부 세척 세포검사와 골반·대동맥 주위 림프절절제술을 시행한다. 다른 선택으로는, 먼저 방사선치료(point A에 75~80 Gy)(category B)를 실시한 후 전자궁절제술, 양측 난관-난소절제술, 대동맥 주위 림프절절제술을 시행하는 방법을 고려할 수 있다. 수술이 불가능한 환자의 경우는 종양 표적 방사선치료가 장기적인 국소재발 방지 및 생존율 향상을 가져올 수 있다.

(3) 자궁 외 병변이 의심되는 경우

자궁 외 병변이 의심되는 경우, 임상적으로 적응증이 된다면 CA 125 측정 또는 영상학적 검사(MRI 또는 CT)가 권장된다. 검사 결과가 음성인 환자는 자궁 내 국한된 병변의 환자와 같이 치료한다. 복강 내 병변(복수가 있거나 대망, 림프절, 난소 또는 복막 침범이 있는 경우)이 있는 경우 전자궁절제술, 양측 난관-난소절제술 및 복부 세척 세포검사, 선택적 골반·대동맥 주위 림프절절제술, 최대한의 종양감축술 등의 수술적 치료가 필요하다. 자궁 외 골반강의 병변(질, 방광, 장, 직장 또는 자궁 주위 조직 침범)이 있는 경우에는 방사선치료와 근접 치료를 시행하고, 수술이나 항암화학요법은 병행하기도 하고 하지 않기도 한다. 복강 외 병변(간 침범 시)이 있는 경우는 고식적 전자궁절제술, 양측 난관-난소절제술을 시행하고 추가적 치료로 방사선치료 또는 호르몬치료나 항암화학요법을 고려할 수 있다

6. 수술 후 보조치료

수술 후 보조치료에 대한 기본적인 개념은 종양 분화도가 나쁘거나 자궁근층 또는 자궁경관의 침범이 심한 환자에서는 더 적극적인 수술 후 보조치료가 필요하다는 것이다. I, II기 자궁내막암의 수술 후 보조치료 결정에 영향을 미치는 병리조직학적 요인은 환자의 나이, 림프혈관강 침윤, 종양의 크기, 자궁 하부 침범 등이다. 수술 후 병리 소견을 고려하여 환자들을 위험도에 따라 분류하고 적절한 치료 방법을 적용하는 것이 중요하다. 많이 사용되는 위험군 분류는 〈표 10-17〉과 같다.

표 10-17 I~II기 자궁내막암의 위험군 분류

저위험군	중간위험군	고위험군
IA, G1~2	IA, G3 IB, G1~2	IB, G3 II 유두모양장액성암, 투명세포암

저위험군은 림프절전이 및 재발률이 낮기 때문에 수술만 시행하는 것이 권장되며, 추가적인 방사선치료는 권장되지 않는다. 저위험군에서는 수술만 시행한 경우에도 5년 생존율이 90%일 정도로 성적이 좋으며, 저위험군 조기 자궁내막암에서 전 골반부에 외부 방사선치료를 추가하면 오히려 생존율을 저하시킨다는 최근의 메타분석 보고도 있다. 하지만 저위험군 중 자궁내막을 벗어나 자궁근층 절반 이하가 침범되면서 조직학적 등급이 2등급인 경우나 자궁경부 내선*endocervical gland*에 침윤이 있는 경우는 선택적으로 질 절단부에 강내 조사를 추가할 수도 있다.

중간위험군은 치료 방법에 대해 가장 논란이 많은 군이다. 과거에는 전 골반부 외부 조사를 많이 시행했으나 최근에는 질 절단부 근접 조사만을 시행하거나 추가 치료 없이 관찰만 하는 경향도 있으며, 80~90%의 생존율을 나타낸다. 중간위험군에서 수술적 병기가 완전히 결정되고 환자가 고령이거나 림프혈관 침윤*lymphovascular invasion*, 자궁경부 내선 침윤 등의 다른 위험인자가 없는 경우는 질 절단부의 재발을 줄이기 위한 강내 조사가 추천되는데, 다른 치료 없이 관찰만 하는 경우도 있다. 중간위험군에 대한 전 골반부 외부 조사에 대해서는 이견이 많은데, 최근 메타분석에서는 생존율에 유의한 영향을 미치지 못하는 것으로 분석되었으며, 질 절단부 근접치료와 비교한 3상 연구결과에서도 골반 내 재발률은 낮추지만 질 재발률이나 전체 생존율에는 차이가 없고 부작용은 더 높은 것으로 보고되어 모든 중간위험군 환자에게 골반부 외부 조사를 시행하는 것은 추천되지 않는다. 다만 수술 시 골반 림프절절제술이 제대로 이루어지지 않은 경우나 다른 위험인자가 있는 경우에는 선택적으로 외부 조사를 추가할 수도 있다.

I기 환자 중 고위험군인 경우 골반부 림프절 재발률이 높기 때문에 전 골반부 외부 방사선치료가 추천되며, 질 절단부에 강내 조사를 추가할 수도 있다. II기에 속하는 환자의 경우 전 골반부 외부 조사와 질 절단부 강내 조사를 실시한다. 고위험군의 5년 생존율은 70~80% 정도로 보고되고 있다.

질 절단부 강내 조사에는 전통적으로 많이 사용되던 저선량률 근접 조사와 최근 보편화된 고선량율 근접 조사가 있는데, 두 방법의 치료 효과는 비슷하지만 환자 편의성

과 의료인의 피폭 위험성 면에서 이점이 있는 고선량률 치료가 최근에 많이 사용되고 있다. 강내 조사 기구로는 곡선형*ovoid*이나 원통형*cylinder*이 사용되며, 목표 지점은 질 절단부의 근위부인데, 유두모양장액성암이나 투명세포암의 경우는 질 전체를 목표로 치료하기도 한다. 수술 후 질 절단부의 강내 조사만 시행 시 저선량률로 질점막하 0.5cm에 처방하는 경우에는 시간당 70∼80 cGy 정도의 선량률로 72시간에 걸쳐 조사한다. 고선량률의 경우는 다양한 선량과 분할기법이 사용되나 21 Gy를 3회에 걸쳐 일주일 정도의 간격을 두고 치료하는 경우가 많다. 외부 조사와 함께 강내 조사를 사용하는 경우, 30 Gy를 저선량률로, 또는 고선량률로 15 Gy를 3번에 나누어 분할 조사하는 방법이 많이 사용된다. 외부 조사의 경우 전 골반부를 조사야로 하고 총 45∼50 Gy를 5∼6주에 걸쳐 분할 조사하며, 하루에 1.8∼2.0 Gy, 주 5일 치료한다.

방사선치료로 인한 부작용은 자궁경부암의 경우와 비슷하다. 전 골반부 외부 방사선치료를 시행하면 급성 부작용으로 장염이나 방광염 등이 나타날 수 있다. 만성 부작용으로 흔한 것은 직장의 염증이나 협착, 방광염, 질협착 등이다. 최근 네덜란드에서 질 절단부 근접치료와 전 골반부 외부 방사선치료를 비교한 다기관 3상 연구의 삶의 질에 대한 결과가 발표되었는데, 근접치료군이 배변기능 및 증상과 사회적 기능면에서 유의하게 더 좋은 결과를 보였고, 성기능면에서는 차이가 없었다.

이처럼 방사선치료는 국소재발률을 줄일 수 있지만 생존율 자체를 연장시키거나 원격전이를 막지는 못하는 것으로 보고되었다. 질강 내 근접치료가 골반 방사선치료에 비해 독성이 적기 때문에, 자궁 내에 국한된 자궁내막암 환자 중 수술 후 보조치료가 필요하다고 생각되는 환자의 대부분에 대해 초기 자궁내막암의 수술 후 보조치료로 질강 내 근접치료만 시행하는 것이 합리적이라 생각된다.

자궁 외 병변이 있는 환자는 재발 위험도가 높기 때문에 수술 후 보조치료가 필요하다는 것은 모두가 합의한 부분이다. 그러나 최적의 수술 후 보조치료 방법은 아직 공식적으로 결정되지 않았다.

(1) 완전히 수술적 병기가 설정된 환자

일단 자궁내막암 환자의 수술적 병기가 설정된 후에는 병리 조직검사 결과에 따라 수술 후 보조요법을 결정한다. 조직학적 분화도, 자궁근층의 침윤 깊이, 병리학적 유형, 나이, 림프혈관강 침윤, 림프절전이는 초기 자궁내막암의 재발을 예측하는 중요한 예후인자로 알려져 있다.

I기 환자에서는 60세 이상, 림프혈관강 침윤, 종양 크기, 자궁하부 침윤을 위험인자로 설정한 후 이러한 위험인자의 존재 여부에 따라 보조치료를 세분한다. 모든 병기 I, grade 1∼3 환자는 수술 후 경과를 관찰한다. 다만 위험인자가 없는 병기 IA, grade 3 환자에서는 추적 관찰 또는 질강 내 근접치료 중에서 선택을 할 수 있으며, 위험인자가 있는 경우는 추적 관찰 또는 골반 방사선치료±질강 내 근접치료 중 선택할 수 있다.

IB 환자에서는 grade 1이며 위험인자가 없는 경우 경과를 관찰하고, grade 2∼3에서는 경과를 관찰하거나 질강 내 근접치료를 시행할 수 있다. 위험인자가 있는 IB 환자라면 grade 1에서는 경과 관찰 또는 질강 내 근접치료를 시행하고, grade 2에서는 경과 관찰 또는 질강 내 근접치료±골반 방사선치료 그리고 또는 질강 내 근접치료를 시행한다.

IC 환자에서 위험인자가 없다면 grade 1∼2에서는 경과 관찰 또는 질강 내 근접치료를 시행하고 grade 3에서는 골반 방사선치료 그리고 또는 질강 내 근접치료를 시행한다. IC 환자에서 위험인자가 있다면 grade와 관계없이 골반 방사선치료 그리고 또는 질강 내 근접치료가 권장된다.

수술적 병기가 설정된 IIA 환자의 수술 후 보조치료는 선택적 질강 내 근접치료가 권장된다. IIB, grade 1∼2 환자에서는 골반 방사선치료와 질강 내 근접치료를 시행한다. IIB, grade 3 환자에서는 항암화학요법을 추가할 수 있다.

복부 세척 세포검사 양성만 존재하는 IIIA 환자에서는 grade 3을 제외하고 경과를 관찰한다. 복부 세척 세포검사 양성이면서 grade 3인 자궁내막암 환자에서는 경과 관찰, 질강 내 근접치료 또는 골반 방사선치료±질강 내 근접치료±항암화학요법 중 선택할 수 있다. 그 외의 IIIA 환자에서는 grade 1∼2의 경우 종양표적 방사선치료±방사선치료 또는 항암화학요법±방사선치료 또는 골반 방사선치료±질강 내 근접치료 중 한 가지 방법을 선택하여 시행한다.

IIIB, IIIC 환자의 경우 grade에 상관 없이 종양표적 방사선치료±항암화학요법을 시행한다. IV기 환자에서는 최대한 종양감축술을 시행한 후 항암화학요법±방사선치료를 시행한다.

(2) 불완전하게 수술적 병기가 설정된 환자

완전한 수술적 병기 설정이 이루어지지 못하고 단순 자궁절제술 후 발견된 자궁내막암 환자라도 IA, grade 1～2인 경우는 경과를 관찰한다. 그러나 IB, IC, IIA, IIB 환자는 추가적인 영상학적 검사가 필요하다. IB, IIA 환자가 자궁근층 침윤이 50% 미만이고 영상학적 검사가 음성이라면, 경과를 관찰하거나 질강 내 근접치료±골반 방사선치료를 시행한다. 영상학적 검사가 양성인 IB, IIA 환자에게는 수술적 병기 설정을 위한 재수술 또는 원격전이 병변의 병리조직학적 확인 후 수술 후 추가 치료를 시행한다. 더욱 진행된 단계의 환자(IC, IIA에서 자궁근층 침윤이 50% 이상인 경우, IIB 또는 grade 3)에서도 우선 영상학적 검사를 시행하고, 영상학적 검사가 양성이면 수술적 병기 설정을 위한 재수술 또는 원격전이 병변의 병리조직학적 확인 후 필요 시 수술 후 추가 치료를 시행하고, 영상학적 검사가 음성이면 골반 방사선치료와 질강 내 근접치료±대동맥 주위 림프절 방사선치료±항암화학요법을 시행한다.

7. 수술 후 추적 관찰

1차 치료와 추가 치료가 모두 끝난 환자는 첫 2년 동안은 3～6개월 간격으로 병원을 방문하고 그 후로는 1년에 한 번씩 병원을 방문하도록 한다. 자궁경부세포검사는 첫 2년 동안은 6개월마다 실시하고 이후로는 매년 실시한다. 영상진단(흉부 X선 검사, 초음파, CT, MRI, PET)은 의사가 필요하다고 판단하는 경우 실시한다. CA 125도 선택적으로 검사한다. 재발 시 나타날 수 있는 증상에 대하여 환자에게 교육하는 것도 잊지 말아야 한다.

8. 재발 또는 원격전이된 자궁내막암의 치료

자궁내막암 재발은 주로 골반 내에서 국소적으로 일어나는 경우가 많다. 그중 가장 흔한 재발 부위는 질로서 골반 내 재발의 약 50%을 차지하는 것으로 보고되고 있다. 방사선치료 후 골반 내에서 국소적으로 재발이 일어나는 경우는 흔하지 않다. 그래서 이러한 환자의 치료는 여전히 논란의 여지가 많다.

재발된 부위에 이전에 체외 방사선치료를 시행했던 환자는, 재발에 대한 치료로 골반강의 수술적 확인 및 종양감축술 시행±수술 중 방사선치료*intraoperative radiation therapy*, 호르몬치료, 항암치료 중에서 선택할 수 있다. 광범위 수술(골반전적출술)은 시행 시 20% 정도의 생존율을 보이는 것으로 보고되고 있다. 그러나 이러한 환자에서는 제한된 질절제술±수술 중 방사선치료가 광범위 수술에 비해 더 적절한 치료가 될 것이다. 재발된 부위에 이전에 방사선치료를 받지 않았던 환자나 질강 내 근접치료만 받았던 환자의 경우는 수술적 확인과 종양감축술±수술 중 방사선치료, 또는 방사선치료와 질강 내 근접치료를 병행하는 방법 중에서 선택할 수 있다.

자궁내막암 재발이 질에 국한되어 있거나 골반 림프절에만 전이된 경우는 종양표적 방사선치료±질강 내 근접치료±항암화학치료 등의 추가적인 치료가 필요하다. 질에 재발된 자궁내막암을 방사선으로 치료할 경우 생존율은 40～50%로 보고되었고, 질 외로 병변이 진행되거나 골반 림프절 침범 소견이 있는 경우 결과는 더 나쁜 것으로 나타났다. 대동맥 주위 림프절 침범이나 총장골동맥 림프절 침범이 있는 환자는 종양표적 방사선치료±질강 내 근접치료 또는 항암화학요법으로 치료한다. 상복부 또는 복막의 재발 시, 미세병변이라면 항암화학요법±종양표적 방사선치료를 시행한다. 그러나 육안으로 확인되는 재발 병변이 있는 경우는 파종성 원격전이에 준하여 치료를 시행한다. 수술적으로 절제 가능한 고립성 원격전이의 경우 재발한 종양의 수술적 제거±방사선치료를 고려할 수 있다. 더 심각한 재발이나 수술적으로 제거 불가능한 고립성 병변은 파종성 전이에 준하여 치료를 시행한다.

파종성으로 원격전이를 일으킨 환자가 증상이 없고 grade 1인 경우 우선적으로 호르몬치료를 고려해볼 수 있으며, 호르몬치료에 불응한다면 항암화학요법을 시행한다. 호르몬치료와 항암화학요법에 반응이 없는 경우는 동원 가능한 지지요법*supportive care*을 시행하며 임상시험 약제의 사용을 고려한다. 파종성 원격전이 환자가 증상이 있고 grade 2～3에 해당하는 경우나 또는 부피가 큰 종양이 존재한다면 우선 항암화학요법을 시행하고 추가로 증상 완화를 위한 방사선치료를 고려한다. 이 경우도 항암화학요법이 효과가 없을 때는 최선의 지지요법과 함께 임상시험 약제의 사용을 고려한다.

초기 병기의 자궁내막암에 대해 수술만 시행한 경우 골반 내 재발률은 5～15% 정도이며, 이 중 70～75%가 다른 부위의 재발 없이 질에서만 재발한다. 이처럼 수술만 하고 방사선치료를 시행하지 않은 환자에서 질에만 국한되어 재발한 경우는 방사선치료를 적극적으로 시행하여 70~90%의 좋은 구제율을 얻을 수 있는 것으로 보고되었다. 골반부나 대동맥 주위 림프절에 재발한 경우는 방사선치료와 함께 항암화학치료를 시행할 수 있으며, 치료 성적은 질에서만 국소재발한 경우에 비해 좋지 않다. 이전에 수술 후 방사선치료를 시행한 환자에서 국소재발한 경우 골반적출술을 고려해볼 수도 있으나, 수술과 관련된 사망률이 10%에 이르는 등 치료에 따르는 위험성이 크기 때문에 매우 조심스럽게 사용해야 한다. 원격전이가 있는 경우는 호르몬치료나 항암화학치료가 시행되나 예후가 불량하다.

9. 호르몬치료

호르몬치료는 자궁내막모양 병리조직형의 경우에만 해당된다(즉, 유두모양장액성자궁내막암, 투명세포암, 암육종의 경우는 해당되지 않는다). 원격전이된 자궁내막암에서 호르몬치료는 주로 프로게스테론 제제가 이용된다. 타목시펜*tamoxifen*과 아로마테이즈 억제제*aromatase inhibitor*도 이용되고 있다. 어떤 약제, 용량 또는 용법도 더 우수한 효과를 보이지는 않는다. 원격전이된 자궁내막암 환자에서 치료에 대한 반응의 주예측인자는 잘 분화된 종양, 긴 무병 생존기간, 그리고 원격전이된 골반 외 병변의 위치(특히 폐)와 정도 등이 있다.

증상이 없거나 악성도가 낮은 파종성 원격전이의 경우, 에스트로겐 수용체와 프로게스테론 수용체 양성인 환자에서 프로게스테론 제제를 이용한 호르몬치료가 효과가 좋은 것으로 보고되고 있다. 타목시펜은 표준 프로게스테론 치료에 반응이 없었던 환자의 20%에서 반응을 보이는 것으로 보고되었다. 다른 호르몬 제제에 대해서는 아직 연구된 바가 없으며, 자궁내막암 환자를 호르몬 제제를 이용하여 추가 치료한 경우의 효과도 입증되지 않았다. 만약 호르몬 치료 후 병이 더 진행되는 것이 관찰된다면 항암화학요법을 고려할 수 있다. 그러나 호르몬치료나 항암화학요법에 대해 반응이 좋지 않다면 최선의 지지요법과 함께 임상시험 약제 사용을 고려한다.

10. 원격전이·재발성 자궁내막암의 항암화학요법

자궁내막암의 항암화학요법은 광범위하게 연구되고 있다. 단독요법은 보통 시스플라틴*cisplatin*, 카보플라틴*carboplatin*, 파클리탁셀*paclitaxel*, 그리고 독소루비신*doxorubicin*을 사용한다. 이러한 약물은 진행성 자궁내막암에서 21~36%의 반응률을 보였다.

예전에 효과를 보였던 2가지 병합 항암화학요법을 비교한 제3상 무작위 연구(GOG 177)가 진행되었다. 273명의 진행성·원격전이·재발성 자궁내막암 환자를 ① 시스플라틴, 독소루비신, ② 시스플라틴, 독소루비신, 파클리탁셀 요법*regimen*에 무작위로 배정했다. 3제 요법*3-drug regimen*은 약간의 생존율 향상(15개월 대 12개월)을 보였으나, 독성이 상당히 증가했다. 다른 다제 항암화학요법은 31~81%의 반응률을 보였으나, 상대적으로 연구 기간이 짧았다. 이러한 임상 연구에서 환자의 평균 생존기간은 약 1년이었다.

카보플라틴과 파클리탁셀은 난소암 연구에 기초하여 진행성·원격전이·재발성 자궁내막암 환자에게 점점 더 많이 쓰이고 있으며, 약 40%의 반응률과 평균 13개월의 생존기간을 보였다. 매주 저용량의 파클리탁셀과 카보플라틴을 사용하는 것도 유용하다. ① 카보플라틴, 파클리탁셀, ② 시스플라틴, 독소루비신, 파클리탁셀, 필그라스팀*filgrastim*(granulocyte-colony stimulating factor; G-CSF)을 비교하는 제3상 시험(GOG 209)이 현재 진행 중이다. 지금까지의 연구 결과로는, 환자가 견딜 수 있다면 다제 항암화학요법이 원격전이·재발성 자궁내막암 치료에서 더 선호되는 것으로 보인다.

11. 유두모양장액성암, 투명세포암

유두모양장액성암과 투명세포암은 예후가 불량한 조직형으로, 초기 병기에서도 림프관전이 및 원격전이를 잘하기 때문에 자궁내막성 조직형과는 다르게 치료해야 한다. 완전한 수술적 병기 설정이 이루어져야 하며, 진행된 병기인 경우라도 종양조직을 최대한 제거해주는 것이 중요하다. 발병률이 낮은 조직형이기 때문에 치료 방침에 대한 전향적인 연구가 진행되기 힘들어서 절대적인 표준치료 방침은 없으며 개인별로 선택적인 치료 방법이 필요하다. 최대한의 수술적 절제 후 항암화학요법과 방사선치료를 병행하는 방법이 많이 시행되고 있다. 항암화학요법은 백금과 탁산 기반의 복합요법에서 좋은 성적이 보고된 바 있고, 방사선치료는 전 복부 방사선치료보다는 전 골반부 방사선치료에 종양 침범 정도에 따라 선택적으로 다른 부위를 추가하는 방법이 추천된다. 최근에 미국의 여러 기관에서 142명의 I기 유두모양장액성암 환자를 모아 분석한 바에 따르면, 완전한 수술적 병기 설정 후에 추가 치료 없이 관찰만 한 경우 재발률이 30%로 자궁내막성 조직형과 비교했을 때 성적이 매우 좋지 않았으며, 재발의 절반 가량은 골반 밖에서 나타났다. 방사선치료만 받은 경우 골반 내 재발은 감소했으나 골반 외 재발을 막지 못해 전체 재발률은 25%로 큰 차이가 없었고, 항암화학요법을 받았거나 항암화학요법과 방사선치료를 동시에 받은 환자에서는 재발률이 11%로 감소했으며 무병 생존율도 향상되었다.

12. 자궁육종

자궁육종 역시 흔하지 않아서 대규모의 전향적 연구가 힘들기 때문에 절대적인 표준치료법은 없다. 자궁내막암과 마찬가지로 수술이 주된 치료 방법으로, 전자궁적출술과 양측 부속기절제술, 골반 림프절절제술 및 복강세포검사 등을 포함한 완전한 수술적 병기 결정을 해야 한다. 수술 후의 치료는 조직학적 아형에 따라 다르게 접근해야 한다.

조직형이 암육종*carcinosarcoma*(malignant mixed Mullerian tumor)인 경우의 치료는 유두모양장액성암이나 투명세포암의 경우와 비슷하다. EORTC(European Organization for Research and Treatment of Cancer)의 연구에 따르면 I, II기의 암육종에서 수술 후에 골반부 방사선치료를 추가하여 골반 내 재발률은 감소하였으나 생존율의 향상은 없었고, 모든 병기를 포함한 미국 부인암협회*Gynecologic Oncology Group; GOG*의 연구에서는 이포스파마이드*ifosfamide*, 메스나*mesna*, 시스플라틴의 복합 항암화학요법이 전 복부 방사선치료에 비해 생존율이 높았으나, 두 군의 성적 모두 만족스럽지 않아서 새로운 항암화학제제에 대한 연구가 계속되는 중이다.

조직형이 내배엽기질종양*endodermal stromal sarcoma*이거나 평활근육종 등의 육종인 경우는 수술 후 보조요법의 의의에 대해 더욱 논란이 많다. 저등급의 I, II기 내배엽기질종양의 경우는 수술 후 추가 치료 없이 관찰만 하는 것이 추천되며, 진행된 병기에는 호르몬치료나 골반 부위 방사선치료를 추가할 수 있다. 평활근육종이나 분화가 좋지 않은 고등급의 육종인 경우는 수술 후 독소루비신 기반의 항암화학요법이나 방사선치료를 시행할 수 있다. 골반부 방사선치료가 국소재발률을 낮춘다는 보고도 있으나 생존율의 향상은 없었으며, EORTC의 3상 연구에서 I~II기의 평활근육종에 대해 수술 후 골반부 방사선치료를 추가해도 국소제어율 및 생존율 향상을 가져오지 못한다는 결과를 발표한 바 있다. 더 진행된 병기에서는 독소루비신을 기반으로 하는 다양한 항암화학요법에 대한 연구가 진행 중이나 아직까지 결과는 만족스럽지 못하다. I~II기의 평활근육종의 경우 완치가 가능해 15년 생존율이 40~50% 정도이나, III~IV기의 경우는 5년 생존율도 15~30% 정도로 예후가 좋지 않다.

Ⅱ. 질암

1. 역학, 조직학적 분류, 예후

질암은 자궁경부에 연결되어 있는 질 부위에 생기는 암이다. 부인암 중 단지 1~2%만 차지하며, 한국에서는 매년 수십 건만 발생하는 매우 드문 암이다. 일찍 발견되면 잘 치료될 수 있으며 비교적 완치율이 높다.

질암 환자의 30% 정도는 과거 5년 이내에 자궁경부암으로 치료받은 경험이 있으며, 약 절반의 여성이 진단받기 전에 자궁적출술을 받은 것으로 보고되었다. 또한 자궁적출술을 받은 여성들의 60%에서는 질 상부 1/3 부위에 발생하였고, 그렇지 않은 여성은 약 1/3에서만 질 상부에서 발생하였다.

가장 흔한 형태는 질 내 편평한 세포에서 유래하는 편평세포암이며, 그 외에 질의 샘세포에서 생기는 선암이 있다. 편평세포암과 선암의 조직학적 구별은 매우 중요한데, 그 이유는 두 가지가 서로 다른 병리학적 소견과 자연사를 가지고 있기 때문이다. 약 85%를 차지하는 편평세포질암은 질벽을 따라 얇게 퍼지게 되면 나중에 질 주위 조직이나 자궁방조직으로 침윤하게 된다. 원격전이는 폐와 간에서 흔하다. 선암은 나머지 15% 정도를 차지하며, 대략 10대 후반이나 20대 초반의 젊은 여성에서 가장 많이 발견되며, 폐전이와 함께 쇄골하 및 골반 림프절 침범이 흔하다. 또한 매우 드물게 흑색종과 육종이 질에서 발견되기도 한다.

투명세포선암은 매우 드물며, 태아 시 디에틸스틸베스트롤*diethylstilbestrol; DES*에 노출된 경험이 있는 30세 미만 여성에서 흔하다. 만일 첫 삼분기에 노출되면 이 질환의 가능성이 높아지는데, 1970년대에 가장 많은 유병률

표 10-18 질암의 병기

병기	내용
병기 0기	상피내암
병기 I 기	질 내에 국한된 경우
병기 II기	질 주위 조직에 침범한 경우
병기 III기	종양이 골반 벽에 도달한 경우 골반이나 서혜부 림프절전이 시
병기 IVA기	방광이나 직장 점막이나 골반 밖으로 전이한 경우
병기 IVB기	원격전이

을 보였다. 질선종*vagianal adenosis*은 태아 시 DES에 노출되었던 젊은 여성에서 흔하며, 투명세포 선암과 함께 존재하는 경우가 많으나 선암으로 발전하지는 않는다. 선종은 자연적으로 편평세포 화생*squamous metaplasia*으로 바뀌며 대개 제거할 필요는 없다.

예후는 병기에 따라 달라지나(〈표 10-18〉), 나이가 60세 이상이거나, 진단 시 증상이 있었거나, 질 중앙과 아래 1/3 부위에 침윤하거나, 분화가 나쁘다면 생존율이 더 낮아진다. 또한 편평세포암에서는 질벽 침윤의 길이가 병기와 함께 예후에 밀접하게 관련된다고 알려져 있다.

2. 일반적인 치료 방침

일반적으로 병기에 따라서 치료적 방법이 선택된다. 그 밖에 병변의 크기와 위치, 자궁의 유무, 방사선치료 경험 등이 질암의 치료를 정하는 요소이다. 질은 방광과 직장에 근접해 있으며 종양 위치에 따라 골반 혹은 서혜부 림프절로 전이되므로 치료 방법을 선택할 때 충분히 고려해야 한다.

질 주위의 직장과 방광 때문에 제한점이 있어서 수술적 치료가 모든 경우에 적합하지는 않지만, 질의 일부만을 침범하고 림프절전이가 없는 초기의 병변이나, 직장이나 방광 사이에 누공이 생긴 IVA기는 수술이 유용하다. 반면 방사선치료법은 종양 제어율도 좋고 수술에 비해 장기의 기능적인 면도 보존할 수 있는 이점이 있다. 방사선치료법은 외부 방사선치료와 근접치료법이 있으며, 근접치료법에는 강내 근접치료와 조직 내 근접치료*interstitial brachy-therapy*가 있다. 수술이나 방사선치료 모두 초기에서는 효과적이나, 진행된 병기에서는 방사선치료가 효과적인 초기 치료법이다. 그러나 IV기 말에 해당되면 효과적인 치료법이 없다. 항암화학요법은 진행성 암에서 아직 완치 효과를 기대하지 못하며, 표준요법으로 정해지지도 않았다.

3. 병기별 치료 방법

(1) 편평상피내암

이 질환은 여러 부위에 생기는데, 주로 질 천장*vault*에서 발생한다. 질내 상피종양이 있는 경우 다른 생식기 종양과 연관되어 있을 가능성이 높으므로 자궁경부와 외음부를 주의 깊게 살펴야 한다. 치료 방침은 아래와 같으며, 효과는 비슷하다.

① 광범위 국소제거술(피부이식술).
② 여러 부위나 병변이 큰 경우는 피부이식술을 이용한 부분 혹은 전질제거술.
③ 5% 플루오로우라실*fluorouracil* 연고를 이용한 질 내 항암치료. 매주 1.5g을 10주간 도포.
④ 레이저치료.
⑤ 강내치료를 실시할 경우 완치율이 거의 100%로 성적이 좋으나, 만성 부작용 등을 고려해 앞의 치료 후에 재발하는 환자들을 대상으로 시행하는 경우가 많다.

(2) I 기 질암

1) 편평세포암-0.5cm 미만의 표재성 병변

분화도가 좋고 침윤 깊이가 0.5cm 미만 정도로 얕은 경우는 원통형 기구를 이용한 저선량률 강내치료만으로도 95~100%의 높은 국소제어율을 얻을 수 있다. 질 전체 점막에 60 Gy를 조사하고, 종양이 있는 부위는 20~30 Gy 정도를 추가로 조사한다.

병변이 상부에 위치할 때에는 넓은 국소절제술*wide local excision* 혹은 전질제거술을 질복원술과 같이 시행하기도 한다. 수술적 경계면이 가깝거나 양성인 경우에는 추가 방사선치료가 필요하다.

2) 편평세포암-0.5cm 이상의 심부 병변

침윤 깊이가 0.5cm 이상인 경우는 60~65 Gy를 전체 질 점막에 강내치료법으로 조사한 뒤, 침윤된 종양의 기저부도 70 Gy 정도를 받을 수 있도록 조직 내 근접치료로 추가치료를 한다. I기의 모든 환자에게 골반부 외부 방사선치료를 시행하는 것은 추천되지 않는다.

상부 1/3 부위인 경우 광범위 질절제술과 골반림프절제거술을 시행해야 하며, 가능하다면 새로운 질을 만들어야 한다. 만일 하부 1/3 부위에 침범한 경우에는 서혜부 림프절제술을 시행해야 하며, 추가 방사선치료도 고려해야 한다.

3) 선암

종양이 상피를 따라 전이하기 때문에 광범위 질절제술과 자궁적출술 그리고 림프절제거술이 필요하다. 심부 골반 림프절은 질 상부에 있는 경우에는 제거되어야 하며, 질 하부에 있는 경우에는 서혜부 림프절이 제거되어야 한다. 가능하다면 새로운 질을 만들어야 한다. 수술면이 가깝거나 양성이면 추가 방사선치료를 고려할 수 있다.

내강과 간질성 방사선치료가 효과적일 수 있으며, 질 하부 1/3에 침범이 있으면 골반 및 서혜부 림프절에 45~50 Gy의 방사선 조사가 필요하다. 제한된 경우에는 국소 광범위절제술, 림프절제거술, 간질성 치료가 시행되기도 한다.

(3) II~IVA기 질암

종양 침윤 깊이가 깊으며 분화도가 좋지 않은 일부 I기나 II~IV기의 경우 45~50 Gy의 골반부 외부 방사선치료를 시행한다. 진단 시 골반부 림프절이 커져 있는 경우는 3차원 입체조형치료 방법을 이용하여 커진 림프절에 15~20 Gy를 추가한다. 질 중·하부에 위치한 종양의 경우 서혜부 림프절에 전이할 가능성이 높다고 생각하여 치료하게 되는데, 진단 당시 서혜부 림프절이 없는 경우는 안쪽 서혜부 림프절에 45~50 Gy의 외부 방사선치료를 예방적으로 시행한다. 진단 시 서혜부 림프절이 커져 있는 경우는 전체 서혜부 림프절에 45~50 Gy를 조사한 후, 커진 림프절에 15~20 Gy를 추가한다. 45~50 Gy의 외부 방사선치료를 시행한 뒤 원발 종양이 있는 부위에 총 누적 선량이 70~85 Gy이 되도록 근접치료를 시행하며, 종양 침윤 깊이가 깊은 곳은 조직 내 근접치료를 사용하는 것이 좋다. 5년 생존율이 I기에서는 70~80%, II기에서는 50~70%, III~IVA기에서는 35% 전후로 보고되었다.

문헌에 보고된 2등급 이상의 방사선치료 부작용의 빈도는 15~25% 정도이다. 급성 부작용은 질점막의 급성 염증으로 인한 통증, 외부 방사선치료 시 서혜부와 회음부에서 발생하는 방사선피부염으로 인한 벗겨짐과 통증이 있다. 전 골반부에 외부 방사선치료를 시행할 경우 장과 방광, 요도의 염증으로 인한 증상도 발생할 수 있다. 만성 부작용으로는 질에 고용량의 방사선이 조사되는 데 따른 질의 협착과 섬유화, 질점막의 위축으로 인한 기능의 문제가 발생한다.

(4) IVB기 질암

증상 완화를 위한 방사선치료 혹은 항암화학치료법을 시행한다.

(5) 재발성 질암

재발하면 매우 나쁜 예후를 보인다. 대규모 연구에 따르면 50명의 재발 환자 중 단 5명이 수술이나 방사선치료로 완치되었다. 이 5명은 모두 병기 I, II기의 중앙 골반에서 재발된 예였다. 대부분의 재발은 치료 후 2년 안에 발생한다. 중앙 재발성 질암인 경우는 골반내용물적출술 *pelvic exenteration*이나 방사선치료를 시행할 수 있다. 백금 제제 등의 항암제는 효과가 없는 것으로 나타났으며, 아직 표준화된 항암치료는 없다.

III. 외음암

1. 역학

침윤성 외음암*invasive cancer of the vulva*은 매우 드문 암으로 여성 성기암들 중에서 약 5%를 차지하고 있는데, 우리나라의 발생 빈도는 아직 정확한 통계 자료가 없다. 외음암은 폐경 후 여성, 주로 65세 이상에서 호발하며, 국내에서는 대부분 55세에서 60세 사이에 발생하는 것으로 보고되었다. 한편 외음부 상피내암*vulvar intraepithelial neoplasia*은 주로 젊은 여성에서 발생한다. 호발 연령은 45세이며, 1970년 이후 2배 이상 증가하였다. 외음부 상피내암의 증가에도 불구하고 외음암의 발생 빈도가 일정한 것으로 볼 때, 서로 다른 발생 경로를 가지고 있거나, 외음암으로 발전하기 전에 상피내암에서 대부분 치료된 결과라고 판단된다.

외음암의 40%에서 사람유두종바이러스*human papillomavirus*가 발견되며, 사람유두종바이러스 양성 종양과 음성 종양으로 크게 나눌 수 있다. 사람유두종바이러스 양성 종양은 대부분 젊은 여성의 외음부 상피내암과 관련이 있고, 사람유두종바이러스 음성 종양은 대부분 고령 여성에서 발생하며 경피성 태선*lichen sclerosis*, 외음부 염증과 관련이 있다.

2. 증상

환자들 대부분은 외음부 종괴를 가지고 있으며 오랜 소양증을 호소한다. 그 외에도 작열감, 종괴, 부종, 출혈, 통증, 궤양 등이 있다.

3. 발생 부위 및 전이

외음암의 70%는 대음순 또는 소음순에서 발생하고 20%는 음핵에서 발생하여, 주변 장기인 질, 요도, 항문 부위로 전이되거나 림프행성 전이를 일으킨다. 질병 말기 상태에는 혈행성 전이를 일으켜 폐 또는 간으로 전이되기도 한다. 외음부 근처에는 풍부한 림프절조직이 존재하여 외음부의 바깥쪽에서 발생한 암의 경우, 초기 림프절전이는 대퇴 근막 위에 있는 표재 서혜 림프절*superficial inguinal lymph node*로 전이되고, 그 후 심부대퇴 림프절*deep femoral nodes*을 통해 골반 림프절로 전이된다. 1979년 디사이아*DiSaia* 등은 표재 서혜 림프절전이가 없으면 심골반 림프절로 전이가 일어나지 않는다고 보고하여, 표재 서혜 림프절을 감시림프절*sentinel lymph node*로 개념화하였다. 그러나 드물게 서혜 림프절전이를 거치지 않고 직접 대퇴 림프절전이를 일으키는 경우도 있다. 대부분의 외음암은 발생 부위 동측의 림프절로 전이되지만, 외음부의 중앙에서 발생한 암은 반대편 림프절까지 전이되는 경우도 있다. 골반 림프절로의 전이 빈도는 전체 외음암 중 9%로 드물게 발생하지만, 서혜 림프절전이 환자 경우에는 약 20%에서 골반 림프절전이 소견을 보이기도 한다.

4. 진단 및 병리조직

진단은 국소마취하에 wedge 또는 Keyes 조직 검사를 하여 시행한다. 이때 진피*dermis*와 결합조직*connective tissue*을 포함하여 기질 침범 깊이를 측정해야 한다. 양측 서혜 림프절을 잘 촉진해야 하며, 골반 검사도 시행해야 한다. 자궁경부세포검사와 질확대경을 이용하여 자궁경부 및 질 부위의 상피 내 병변 유무도 평가해야 한다. 드물게 콘딜로마 병변으로 오진하여 외음암 진단이 늦어지는 경우도 있다. 외음암의 가장 많은 조직학적 소견은 편평세포암종*squamous cell carcinoma*이 약 70%를 차지하며, 악성흑색종*melanoma*, 육종*sarcoma*, 기저세포암종*basal cell carcinoma*, 바르톨린샘암종*Bartholin gland carcinoma* 등이 있다.

표 10-19 외음부암의 병기(2008)

병기		내용
병기 I		종양이 외음부 내 한정
	IA	직경 2cm 이하, 조직 내 침윤 1.0mm 미만, 림프절전이 없음
	IB	직경 2cm 이상 또는 조직 내 침윤 1.0mm 이상, 림프절전이 없음
병기 II		종양 크기와 관계없이 회음부 침범(요로 하부 1/3, 질 하부 1/3, 항문), 림프절전이 없음
병기 III		종양 크기와 관계없이 서혜-대퇴부 림프절전이 있는 경우
	IIIA	림프절전이 1개(>5mm) 또는 림프절전이 1~2개(<5mm)
	IIIB	2개 이상 림프절전이(>5mm) 또는 3개 이상 림프절전이(<5mm)
	IIIC	림프절 피막 외부 전이가 있는 경우
병기 IV		요도 상부 2/3, 질 상부 2/3 침범 또는 원격전이
	IVA	상부 요로, 질점막, 방광점막, 직장점막 침범, 또는 골반뼈 서혜-대퇴부 림프절이 궤양 소견을 보이거나 제거되지 않을 경우
	IVB	골반 림프절전이

침윤 깊이는 진피 유두층*dermal papilla* 상피 기질 경계*epithelial-stromal junction*의 가장 표층 부위부터 종양의 가장 심층 부위까지의 거리를 측정

5. 병기 분류

1969년에 FIGO가 TNM 임상 병기법을 발표하였지만, 서혜부 림프절 진단이 환자의 30%에서 부정확하게 보고되었다. 이러한 임상 병기의 부정확성을 개선하기 위해 1988년에 수술적 병기법이 채택되었고, 2008년에 새로운 수술 병기법이 보고되었다(〈표 10-19〉).

6. 치료

(1) 수술 및 방사선치료

외음암은 일괄*en bloc* 제거가 원칙이며, 수술적으로 치료가 가능한 외음암의 경우 전통적으로 광범위 외음부절제 및 양측 서혜부 및 골반 림프절제술이 시행된다.

1) T1, T2 종양

종양이 외음부에 국한되어 있는 초기 병변의 경우는 질병의 상태에 따라 개별화된 치료가 필요하다. 1980년 이후로는 근치적 외음부절제술*radical vulvectomy*보다는 근치적 국소절제술*radical local excision*이 선호되는데, 수술로 인한 정신적 충격과 성기능 저하 등의 부작용을 최소화하

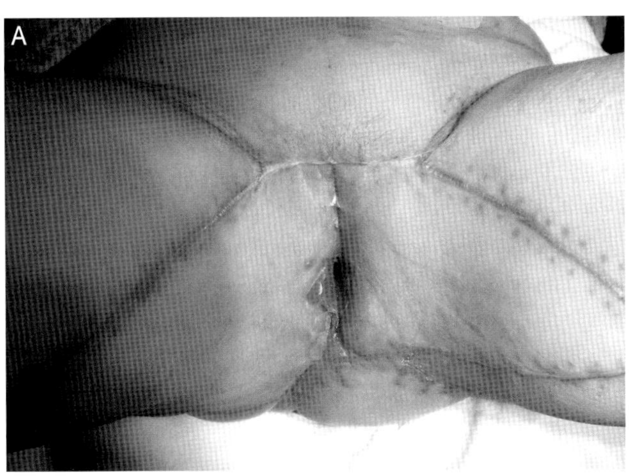

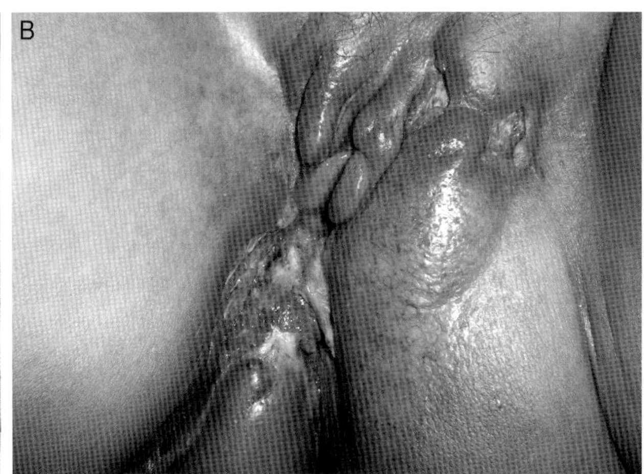

그림 10-14. 외음암에서 병변이 작은 젊은 여성이나 수술 후 큰 합병증이 예상되는 경우, 심리적 충격과 성기능 저하가 예상되는 경우에는 개인의 상황에 따라 개별화 치료를 시행한다.

기 위한 노력이다. 특히 병변이 외음부 외측, 후방 부위에 발생하여 음핵*clitoris*을 보존할 수 있는 경우 근치적 국소절제술이 선호된다. 만약 젊은 여성에서 외음부 종양이 음핵을 침범했거나, 수술 병소 경계*surgical margin*가 5mm 여유를 확보하지 못할 경우 원발 병소에 대한 국소 방사선요법이 고려될 수 있다. 근치적 적출술 또는 국소절제술 모두 절제된 병변이 최소 8mm의 여유를 가질 경우 재발 가능성이 낮아진다고 보고되었다.

종양의 크기가 2cm 이하이고 침윤 깊이가 1mm 이하이며 임상적으로 림프절전이의 증거가 없는 IA기의 경우는 서혜부 림프절에 재발하는 경우가 미미하기 때문에 원발 종양만 광범위절제술을 시행하고 림프절은 수술이나 방사선치료를 시행하지 않는다. IA기에서 수술 후 병리검사 결과 절제연이 8mm 이상으로 충분한 경우는 원발 부위에 추가적인 방사선치료를 시행하지 않고 관찰한다. 절제연이 양성이거나 8mm 미만으로 가까운 경우는, 재수술을 했을 때 주변 장기의 기능에 문제가 없을 것으로 판단되면 재수술을 시행하고 그렇지 않은 경우는 방사선치료를 시행한다. 절제연이 양성이거나 8mm 미만인 경우 방사선치료를 시행하면 그냥 관찰하는 것에 비해 재발률이 75% 정도 감소하고 절제연이 양성인 환자들에서는 생존율도 높아졌다는 보고가 있다. 수술 후 보조요법으로 외음부에만 방사선치료를 하는 경우 방사선의 양은 45~54 Gy 정도가 사용되며 절제연이 양성인 경우는 더 많은 양을 주기도 한다. IA의 경우 5년 생존율이 90% 이상으로 성적이 매우 좋은 것으로 보고되었다.

IB기이면서 병변이 한쪽에 국한된 경우는 병변 쪽의 서혜부 림프절절제술도 함께 시행한다. 원발 부위 침윤 깊이가 5mm 이내이면서 절제연이 충분하고 림프혈관 침윤*lymphovascular invasion*의 위험인자가 없는 경우는 IA와 마찬가지로 추가 치료 없이 관찰만 시행하며, 그렇지 않은 경우는 수술이 가능하면 수술을, 불가능하면 방사선치료를 시행한다. 서혜부 림프절절제술의 결과에 따라 림프절에 전이가 없는 경우는 추가 치료 없이 관찰하며, 전이가 있는 경우는 반대쪽 서혜부 림프절절제술도 시행한다. 전이된 림프절의 수가 2개 이상이거나, 1개이더라도 막을 뚫고 주변으로 침범한 경우*extracapsular extension*나 림프절절제술이 충분히 시행되지 않았을 경우(절제된 림프절 개수가 10~12개 이상이 아닐 경우)는 서혜부와 골반부 림프절에 45~50 Gy의 외부 방사선치료를 추가한다. GOG에서 수술 후 서혜부 림프절에 전이가 된 환자들을 대상으로 서혜부와 골반부 림프절에 방사선치료를 추가한 환자들과 골반부 림프절절제술을 추가한 환자들로 나누어 비교연구를 시행하였는데, 2년 생존율이 방사선치료군이 68%, 수술군은 54%로 유의한 차이를 보여 연구가 조기 종료되었다. 영상학적 검사상 골반부 림프절에 전이의 증거가 없다면 골반부 방사선치료 범위는 부작용을 최소화하기 위해 엉치엉덩관절의 중간 정도까지만 포함하는 것이 권장된다. IB이면서 병변이 중앙에 위치한 경우는 처음부터 양측 서혜부 림프절절제술을 시행한다. IB의 경우 5년 생존율은 70~80% 정도이다.

2) T3, T4 종양

T3, T4 종양에는 근치적 외음부절제술을 시행하는데, 외음암이 항문, 직장, 직장-질 중격, 요도 근처를 침범할 경

우에는 수술적 난이도에 따라 방사선요법 및 화학요법 등을 함께 사용한다. 골반내용물적출술이 시행되기도 하지만 수술 후 많은 합병증이 동반되기도 한다. 1984년 해커 *Hacker*등은 수술 전 방사선요법을 시행한 환자의 50%가 완치된 것으로 보고하였다.

(2) 방사선-화학 병합요법

수술을 할 경우 기능적인 저하가 우려되거나, 기능적으로 중요한 주변 장기를 같이 제거할 수밖에 없는 진행된 병기일 경우, 또는 고정되어 있거나 궤양이 있는 등 림프절의 전이 정도가 심한 경우에는 수술 전에 항암화학요법과 방사선치료를 함께 시행한다. 방사선치료는 원발 부위와 림프절을 모두 포함하여 45~55 Gy 정도를 조사한다. 항암화학요법 중 흔히 쓰이는 약제는 시스플라틴, 5-플루오로우라실, 마이토마이신-C*mitomycin-C*이다. GOG는, 진행된 병기의 외음부 환자 73명을 대상으로 수술 전 시스플라틴, 5-플루오로우라실과 47.6 Gy의 방사선치료를 동시에 실시한 연구의 결과를 발표하였는데, 국소진행된 원발 부위를 가진 환자 중 46%가 치료 후 임상적으로 완전관해를 보였고, 이 중 70%가 실제 수술 시 병리적으로도 완전관해를 보였다. 잔존암이 있었던 환자들도 대부분 절제연이 음성인 좋은 성적을 보고했다. 전이된 림프절의 수가 많거나, 림프절이 고정되거나 궤양이 있었던 환자들 40명의 경우도, 38명이 항암화학방사선치료 후 수술적 절제가 가능했고 15명은 병리적으로 림프절전이가 없는 것으로 보고되었다. 이러한 연구 결과를 바탕으로, 진행된 병기의 외음부암에서는 우선 수술 전 항암화학방사선치료를 시행한 후 치료 반응 여부에 따라 임상적으로 완전관해에 도달한 경우는 원발 부위를 조직 검사한 뒤에 음성으로 나오면 원발 부위는 수술하지 않고 관찰만 하는 것이 추천된다. 임상적으로 완전관해에 도달하지 못하거나 조직검사 결과 잔존암이 있는 경우에는 원발 부위에 수술을 시행하며, 수술이 여의치 않는 경우에는 추가 방사선치료를 시행한다. 서혜부 림프절에 전이가 있으나 고정되거나 궤양이 있는 림프절이 없는 경우는 처음부터 양측 서혜부 림프절절제술 시행 후 병리 결과에 따라 방사선치료를 추가적으로 시행하고, 처음부터 고정되거나 궤양이 있는 림프절이 있는 경우는 수술 전 항암화학방사선치료를 먼저 시행한 후 치료 반응에 따라 절제 가능한 경우는 절제하고, 불가능한 경우는 추가 방사선치료를 하는 것이 추천된다.

방사선치료로 인한 부작용은 대부분 피부와 질 하부의 점막 염증이다. 치료 부위의 특성상 45~50 Gy의 방사선량으로도 거의 모든 환자에서 습성 표피탈락*moist desquamation*이 나타날 정도로 급성 부작용이 심한 편이다. 이에 대한 대증요법으로, 좌욕을 자주 한 뒤 치료 부위를 깨끗이 건조시키고 통증에 대해서는 진통제를 사용하며 피부가 벗겨진 부위에 연고를 바르는 등의 적절한 대응이 필요하다. 치료 부위가 골반 부위를 포함하는 경우 장이나 방광의 염증으로 인한 증상도 발생할 수 있다. 이러한 급성 반응은 치료 종료 후 2~3주가 지나면 대부분 회복되지만, 일부 환자에서 만성 부작용으로 피부 위축이나 섬유화, 표피혈관확장증 등이 나타나기도 한다.

7. 합병증

수술 후 나타나는 가장 흔한 합병증은 장액종*seroma*으로 약 15%에서 발생한다. 그 다음으로 림프낭종, 요도 감염, 연조직염, 대퇴신경 손상, 혈전정맥염 등이 있다. 만성 합병증으로는 하지부종, 여성 생식기 탈출, 요실금, 근육 약화 등이 있다.

8. 생존율 및 예후

GOG의 보고에 의하면 5년 생존율은 I기부터 IV기까지 각각 98%, 85%, 74%, 31%이며, 수술로 치료할 수 있는 경우 5년 생존율은 약 70%로 좋은 성적을 나타낸다. 환자 치료에는 림프절전이 여부가 중요한 예후인자로 작용하며, 림프절전이가 없는 경우 생존율은 80%지만, 4개 이상의 림프절전이가 있을 경우 13%까지 낮아진다. 그 외에도 종양 배수성*ploidy*, 종양 크기 등이 예후에 영향을 준다. 80세 이상의 노인의 경우 ECOG(Eastern Cooperative Oncology Group) 활동도*performance status*와 림프절 피막외*extracapsule* 전이 여부가 중요하다.

참고문헌

1. 성석주, 김태진, 임경택, 정환욱, 이기헌, 박인서 등. 원발성 침윤성 외음부암의 임상적 고찰. 대한산부회지 2002;45:800-5.
2. 이해남, 이근호, 이정원, 김찬주, 박종섭, 남궁성은. 외음부암에 대한 임상병리학적 연구. 대부종콜포회지 2004;15:213-8.

3. 전혜원, 이재훈, 김재원, 박창수, 박노현, 송용상 등. 원발성 침윤성 외음암 22예의 임상적 고찰. 대부종콜포회지 1994;5:77-86.
4. ASTEC/EN.5 Study Group, Blake P, Swart AM, Orton J, Kitchener H, Whelan T, Lukka H, et al. Adjuvant external beam radiotherapy in the treatment of endometrial cancer (MRC ASTEC and NCIC CTG EN.5 randomised trials): pooled trial results, systematic review, and meta-analysis. Lancet 2009;373:137-46.
5. Chyle V, Zagars GK, Wheeler JA, Wharton JT, Delclos L. Definitive radiotherapy for carcinoma of the vagina: outcome and prognostic factors. Int J Radiat Oncol Biol Phys 1996;35:891-905.
6. Creasman W. Revised FIGO staging for carcinoma of the endometrium. Int J Gynaecol Obstet. 2009;105(2):109.
7. Creutzberg CL, van Putten WL, Koper PC, Lybeert ML, Jobsen JJ, Wárlám-Rodenhuis CC, et al. Surgery and postoperative radiotherapy versus surgery alone for patients with stage-1 endometrial carcinoma: multicentre randomised trial. PORTEC Study Group. Post Operative Radiation Therapy in Endometrial Carcinoma. Lancet 2000;355:1404-11.
8. DiSaia PJ, Creasman WT, Rich WM. An alternate approach to early cancer of the vulva 1979;133:825-32.
9. Dixit S, Singhal S, Baboo HA. Squamous cell carcinoma of the vagina: a review of 70 cases. Gynecol Oncol 1993;48(1):80-7.
10. Eddy GL, Marks RD Jr, Miller MC 3rd, Underwood PB Jr. Primary invasive vaginal carcinoma. Am J Obstet Gynecol 1991;165(2):292-6.
11. Fader AN, Drake RD, O' Malley DM, Gibbons HE, Huh WK, Havrilesky LJ, et al. Platinum/taxane-based chemotherapy with or without radiation therapy favorably impacts survival outcomes in stage I uterine papillary serous carcinoma. Cancer 2009;115:2119-27.
12. Faul CM, Mirmow D, Huang Q, Gerszten K, Day R, Jones MW. Adjuvant radiation for vulvar carcinoma: improved local control. Int J Radiat Oncol Biol Phys 1997;38:381-9.
13. Fleming GF, Brunetto VL, Cella D, Look KY, Reid GC, Munkarah AR, et al. Phase III trial of doxorubicin plus cisplatin with or without paclitaxel plus filgrastim in advanced endometrial carcinoma: a Gynecologic Oncology Group Study. J Clin Oncol 2004;22(11):2159-66.
14. Frank SJ, Jhingran A, Levenback C, Eifel PJ. Definitive radiation therapy for squamous cell carcinoma of the vagina. Int J Radiat Oncol Biol Phys 2005;62:138-47.
15. Gallup DG, Talledo OE, Shah KJ, Hayes C. Invasive squamous cell carcinoma of the vagina: a 14-year study. Obstet Gynecol 1987;69(5): 782-5.
16. Hacker NF, Leuchter RS, Bereck JS, Castaldo TW, Lagasse LD. Radical vulvectomy and bilateral inguinal lymphadenectomy through separate groin incisions. Obstet Gynecol 1981;58:574-9.
17. Herbst AL, Robboy SJ, Scully RE, Poskanzer DC. Clear-cell adenocarcinoma of the vagina and cervix in girls: analysis of 170 registry cases. Am J Obstet Gynecol 1974;119(5):713-24.
18. Johnson N, Cornes P. Survival and recurrent disease after postoperative radiotherapy for early endometrial cancer: systematic review and meta-analysis. BJOG 2007;114:1313-20.
19. Kauppila A. Oestrogen and progestin receptors as prognostic indicators in endometrial cancer. A review of the literature. Acta Oncol 1989;28(4):561-6.
20. Kim HS, Song YS. International Federation of Gynecology and Obstetrics (FIGO) staging system revised: what should be considered critically for gynecologic cancer? J Gynecol Oncol 2009;20(3):135-6.
21. Kong A, Powell M, Blake P. The role of postoperative radiotherapy in carcinoma of the endometrium. Clin Oncol (R Coll Radiol) 2008;20(6):457-62.
22. Krebs HB. Treatment of vaginal intraepithelial neoplasia with laser and topical 5-fluorouracil. Obstet Gynecol 1989;73(4):657-60.
23. Kucera H, Vavra N. Radiation management of primary carcinoma of the vagina: clinical and histopathological variables associated with survival. Gynecol Oncol 1991;40(1):12-6.
24. Lu KH. Management of early-stage endometrial cancer. Semin Oncol. 2009;36(2):137-44.
25. Montana GS, Thomas GM, Moore DH, Saxer A, Mangan CE, Lentz SS, et al. Preoperative chemo-radiation for carcinoma of the vulva with N2/N3 nodes: a gynecologic oncology group study. Int J Radiat Oncol Biol Phys 2000;48:1007-13.
26. Moore DH, Thomas GM, Montana GS, Saxer A, Gallup DG, Olt G. Preoperative chemoradiation for advanced vulvar cancer: a phase II study of the Gynecologic Oncology Group. Int J Radiat Oncol Biol Phys 1998;42: 79-85.
27. Muss HB. Chemotherapy of metastatic endometrial cancer. Semin Oncol 1994;21(1):107-13.
28. Nag S, Erickson B, Parikh S, Gupta N, Varia M, Glasgow G. The American Brachytherapy Society recommendations for high-dose-rate brachytherapy for carcinoma of the endometrium. Int J Radiat Oncol Biol Phys 2000;48:779-90.
29. Nout RA. Vaginal brachytherapy versus external beam pelvic radiotherapy for high-intermediate risk endometrial cancer: Results of the randomized PORTEC-2 trial. J Clin Oncol 2008;26(suppl):LBA5503.
30. Parthasarathy A, Cheung MK, Osann K, Husain A, Teng NN, Berek JS, et al. The benefit of adjuvant radiation therapy in single-node-positive squamous cell vulvar carcinoma. Gynecol Oncol 2006;103:1095-9.
31. Pecorelli S. Revised FIGO staging for carcinoma of the vulva, cervix, and endometrium. Int J Gynaecol Obstet. 2009;105(2):103-4.
32. Perez CA, Camel HM, Galakatos AE, Grigsby PW, Kuske RR, Buchsbaum G, et al. Definitive irradiation in carci-

noma of the vagina: long-term evaluation of results. Int J Radiat Oncol Biol Phys 1988;15(6): 1283-90.
33. Quinn MA. Hormonal treatment of endometrial cancer. Hematol Oncol Clin North Am 1999;13(1):163-87.
34. Randall ME, Filiaci VL, Muss H, Spirtos NM, Mannel RS, Fowler J, et al; Gynecologic Oncology Group Study. Randomized phase III trial of whole-abdominal irradiation versus doxorubicin and cisplatin chemotherapy in advanced endometrial carcinoma: a Gynecologic Oncology Group Study. J Clin Oncol 2006;24:36-44.
35. Reed NS, Mangioni C, Malmstrom H, Scarfone G, Poveda A, Pecorelli S, et al. Phase III randomised study to evaluate the role of adjuvant pelvic radiotherapy in the treatment of uterine sarcomas stages I and II: an European Organisation for Research and Treatment of Cancer Gynaecological Cancer Group Study (protocol 55874). Eur J Cancer 2008;44:808-18.
36. Rubin SC, Young J, Mikuta JJ. Squamous carcinoma of the vagina: treatment, complications, and long-term follow-up. Gynecol Oncol 1985;20(3): 346-53.
37. Stock RG, Chen AS, Seski J. A 30-year experience in the management of primary carcinoma of the vagina: analysis of prognostic factors and treatment modalities. Gynecol Oncol 1995; 56 (1): 45-52.
38. Sulak P, Barnhill D, Heller P, Weiser E, Hoskins W, Park R, et al. Nonsquamous cancer of the vagina. Gynecol Oncol 1988; 29 (3): 309-20.
39. Tangjitgamol S, Anderson BO, See HT, Lertbutsayanukul C, Sirisabya N, Manchana T, et al; Asian Oncology Summit. Management of endometrial cancer in Asia: consensus statement from the Asian Oncology Summit 2009. Lancet Oncol 2009;10(11):1119-27.
40. Taussig FJ. Cancer of the vulva: an analysis of 155 cases. Am J Obstet Gynecol 1940;40:764-70.
41. Thigpen JT, Brady MF, Alvarez RD, Adelson MD, Homesley HD, Manetta A, et al. Oral medroxy-progesterone acetate in the treatment of advanced or recurrent endometrial carcinoma: a dose-response study by the Gynecologic Oncology Group. J Clin Oncol. 1999;17(6):1736-44.
42. Thigpen T, Brady MF, Homesley HD, Soper JT, Bell J. Tamoxifen in the treatment of advanced or recurrent endometrial carcinoma: a Gynecologic Oncology Group study. J Clin Oncol 2001;19(2):364-7.
43. Woodman CB, Mould JJ, Jordan JA. Radiotherapy in the management of vaginal intraepithelial neoplasia after hysterectomy. Br J Obstet Gynaecol 1988;95(10): 976-9.
44. Wright VC, Chapman W. Intraepithelial neoplasia of the lower female genital tract: etiology, investigation, and management. Semin Surg Oncol 1992;8(4):180-90.

부인암

난소암, 난관암

송용상/김희승

I. 난소암

1. 상피성 난소암

(1) 역학

상피성 난소암*epithelial ovarian cancer*은 전체 난소암의 90% 이상을 차지하며, 난소의 체강세포*coelomic epithelium* 혹은 중피*mesothelium*로부터 기원하여 화생*metaplasia*을 거쳐 발생하는 암종이다. 처음 진단을 받는 환자의 약 2/3이 진행성 병기에 발견되기 때문에 여성 생식기에서 발생하는 악성종양들 중 가장 예후가 나쁘다. 2006년 FIGO 연보에 의하면 5년 생존율은 약 49%이며, 진행성 병기 및 발생 연령의 증가에 따라 20~23%까지 낮아져 매우 불량한 것으로 보고되었다. 북미 및 유럽에서는 암으로 인한 사망 원인 중 4번째를 차지하며, 미국에서는 매년 25,580명의 신환자가 발생하고 16,090명의 환자가 사망하는 것으로 알려져 있다. 국내의 경우 중앙암등록사업 보고서에 의하면 2003년 전체 여성 암 중 8위(3.6%)에서 2007년에는 9위(2.7%)로 다소 떨어진 듯하나, 전체 부인암 중 1991년 461명에서 2009년 1,783명으로 발생률이 점차 증가하고 있다.

상피성 난소암의 대부분은 산발적*sporadic*으로 발생하는 것으로 추정되나 5~10%에서는 유전성으로 발생하는데, 특히 *BRCA1* 또는 *BRCA2* 유전자 변이와 관련이 있으며, 유전성 난소암의 경우 산발적으로 발생하는 난소암에 비해 평균 10년 일찍 발생하는 경향을 보인다.

임상적으로 난소암은 약 80%가 폐경 여성에서 발생하며, 최고 발생 빈도 연령은 56~60세로 알려져 있다. 주로 저출산 및 불임이 난소암 발생과 관련 있다고 알려져 있는데, 그 이유는 월경 주기에 따라 난소 상피가 손상과 복구를 반복하는 과정에서 유전자의 변이 가능성이 증가하기 때문인 것으로 알려져 있다. 역으로 다출산, 경구피임약 복용, 모유 수유 등은 위험도를 다소 줄일 수 있는

표 10-20 상피성 난소종양의 조직형태학적 분류

장액성*serous*	양성*benign* 경계성*borderline* 악성*malignant*
점액성*mucinous*	양성 경계성 악성
자궁내막 모양*endometrioid*	양성 경계성 악성
투명세포*clear cell*	양성 경계성 악성
브레너*brenner*	양성 경계성 악성
혼합 상피성*mixed epithelial*	양성 경계성 악성
미분화성*undifferentiated*	
비분류성*unclassified*	

것으로 보고된 반면, 조기 초경 및 늦은 폐경은 발생 위험을 증가시키는 것으로 보고된 바 있다.

상피성 난소종양의 조직형태학적 분류는 〈표 10-20〉과 같다.

(2) 상피성 난소암의 조직형태학적 분류

1) 경계성 종양

경계성 종양*borderline ovarian malignancy*은 악성도가 상대적으로 낮은 난소의 종양*low malignant potential*으로 장기간 난소에 국한된 경우가 많고, 30~50세 사이의 폐경 전 여성에서 자주 발생한다. 난소 표면 상피에서 발생하는 종양의 15%를 차지하며, 진단을 위한 기준을 살펴보면 다음과 같다(그림 10-15).

① Epithelial hyperplasia in the form of pseudostratification, tufting, cribriform, and micropapillary architecture
② Nuclear atypia and increased mitotic activity
③ Detached cell clusters
④ Absence of destructive stromal invasion

난소를 벗어나 복강 내 전이성 종양을 보이는 경우는 약 20~25%로 보고되어 있으며, 상피성 난소암에 비해 좀 더 낮은 병기에서 자주 발견되며 예후가 좋다.

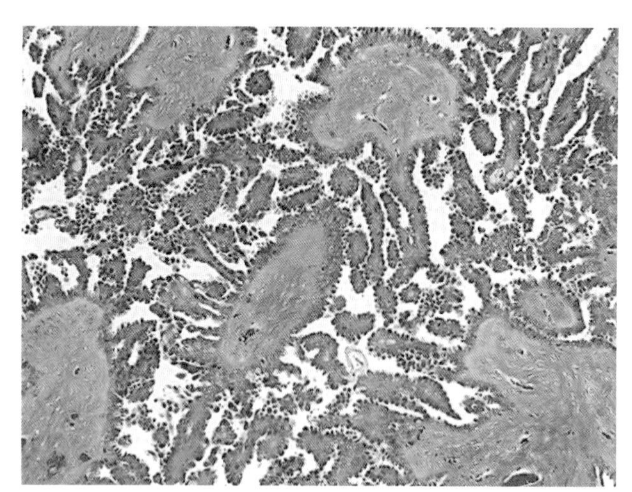
그림 10-15. 장액성 경계성 난소종양

2) 장액성 난소암

전체 상피성 난소종양의 약 40~50%는 장액성 종양이고, 이 중 20~35%는 장액성 난소암*serous adenocarcinoma*이다. 약 2/3에서는 양측성이며, 초기 난소암의 경우 약 1/3에서 양측성을 보인다. 육안적 소견으로 암세포가 유두 같은 돌기 모양으로 낭포 내에 증식하는 형태를 보이나, 암세포의 빠른 증식, 또는 미분화 등으로 견고한 고형성 종괴를 형성하는 경우도 있다. 약 25%의 장액성 난소암은 낭성 종괴이며, 60%는 낭성 및 고형성의 혼합성 종괴, 약 15%는 견고한 고형성 종괴 형태를 보인다. 현미경적 소견으로는 특징적으로 암세포의 침윤성 증식, 유두 모양 돌기 형성*papillary formation*, 사종체*psammoma body* 형성 등을 볼 수 있으며, 사종체의 경우 80%의 장액성 난소암에서 확인된다. 암세포로 구성된 상피는 여러 층이며, 세포의 악성화 및 세포분열, 기질 침윤 등이 상피세포 분화에 따라 여러 가지 형태를 나타낸다.

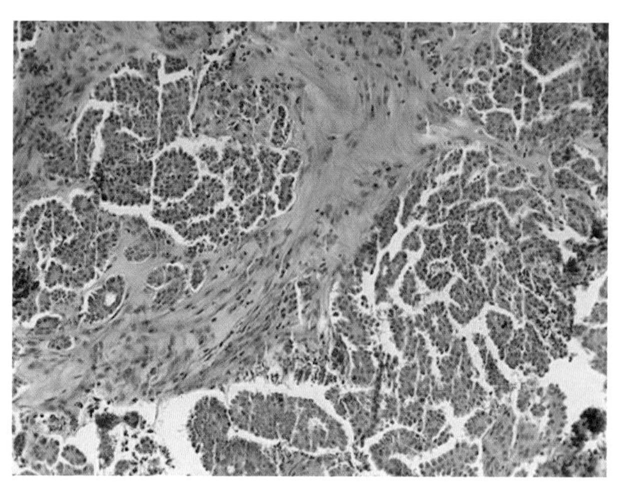
그림 10-16. 장액성 난소암

장액성 난소암의 약 25%는 고분화*well-differentiated* (grade 1), 약 35%는 중등도 분화*moderate-differentiated* (grade 2), 약 40%는 미분화*poorly differentiated*(grade 3)를 보인다. 사종체는 장액성 난소암의 특징적인 소견으로 암세포 증식에 따라 퇴행성 변화를 하는 세포의 원형질 내에 있는 lipid rich vesicle에 칼슘이 침착된 결과로 생각되며, 장액성 사종체암*serous psammocarcinoma*은 장액성 난소암의 드문 변형체로써 조직학적으로 대량의 사종체를 형성하며 저등급 세포 양상을 보인다. 비교적 진행이 느리고 좋은 예후를 보이며, 따라서 임상적 양상은 장액성 난소암보다는 장액성 경계성 종양과 유사하다(그림 10-16).

3) 점액성 난소암

점액성 난소종양의 약 60%는 경계성 종양이며, 점액성 난소암*mucinous adenocarcinoma*은 전체 난소암의 5~15%를 차지한다. 점액성 난소암의 8~10%에서 양측성으로 발생한다. 육안적으로 매끄러운 표면에 다낭성*multi-*

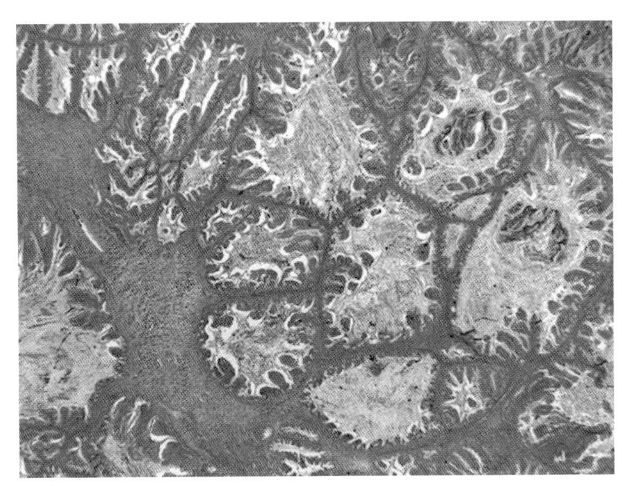
그림 10-17. 점액성 난소암

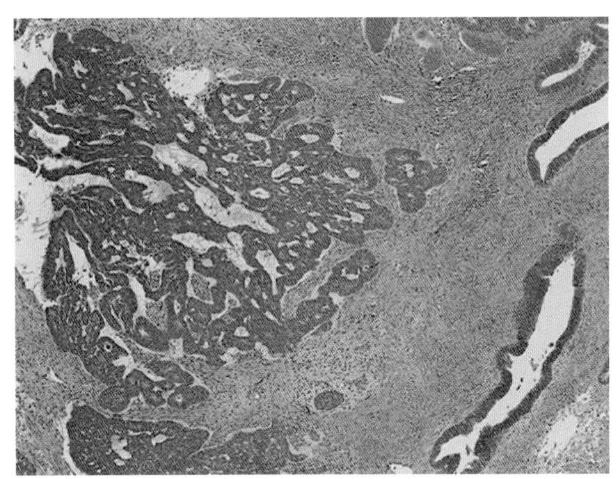
그림 10-18. 자궁내막모양난소암

*cystic*이며, 간혹 낭포 내 유두 모양 돌기가 결집하여 고형성 종괴를 형성하기도 한다. 현미경 소견으로는 다낭 낭포와 유두같이 생긴 돌기 모양의 세포 증식이 보이며, 고분화된 상피는 섬모가 없는 세포의 형태이다(그림 10-17).

점액성 난소종양은 양성과 경계성, 악성 모두 복강 가성점액종*pseudomyxoma peritonei*의 변형된 질환을 유발할 수 있다. 복강 가성점액종은 젤라틴 모양의 점액질이 점액성 세포에서 분비되어 골반강 및 복강을 가득 채우는 질환으로, 맹장, 난소 등이 원발 부위인 양성 및 악성 질환을 들 수 있다.

4) 자궁내막모양난소암

자궁내막모양난소암*endometrioid adenocarcinoma*은 상피성 난소암 중 두 번째로 빈도가 높아 모든 상피성 난소암의 약 20～30%를 차지하며, 자궁내막암의 15～20%에서 난소의 자궁내막모양난소암과 연관이 있는 것으로 알려져 있다. 육안적으로는 거대한 낭성 종양에 유연한 부위와 견고한 부위가 뒤섞여 있는 형태이며, 약 30%에서 양측성 병변을 보인다. 현미경적 소견으로는 샘세포*glandular cell*의 증식에 의한 자궁내막암과 흡사하다. 샘은 비정형적 타원형의 핵과 염기성 원형질을 갖는 원주세포로 구성되며, 세포의 증식이 다양하고, 유두 모양 돌기의 증식은 드물다(그림 10-18).

5) 투명세포난소암

투명세포난소암*clear cell carcinoma*은 상피성 난소암의 약 5%를 차지하며 30%에서 양측성으로 발생한다. 육안적으로는 특이 소견이 없으나 주로 낭종형이고, 간혹 종괴가 낭종 내로 돌출되는 모양을 보인다. 현미경적 소견으로는 작은 핵이 중앙에 위치하며 투명 원형질이 풍부한 다면체*polyhedral* 상피세포인 투명세포와 원주세포이다. 원형질 또는 핵이 돌출되는 것이 특징인 징모양세포*hobnail cell*로 낭종 또는 관 형태를 보인다(그림 10-19).

6) 브레너종양

이행세포종양*transitional cell carcinoma*세포와 다른 유형의 암들이 공존하는 양성 브레너종양을 일컫는다(그림 10-20). 상피성 난소암 중 악성 브레너종양*malignant Brenner tumor*은 매우 드물다.

7) 미분화난소암

난소의 상피세포가 분화 능력보다 증식 능력이 강할 때 미분화난소암*undifferentiated carcinoma*이 발생하는데, 대부분 장액성과 자궁내막 모양의 미분화세포로 이루어진다. 또한 세포 자체의 악성 변화 및 세포분열이 가장 심하

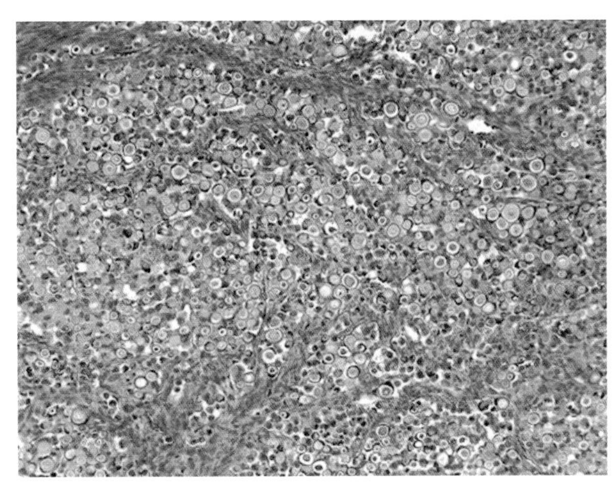
그림 10-19. 투명세포난소암

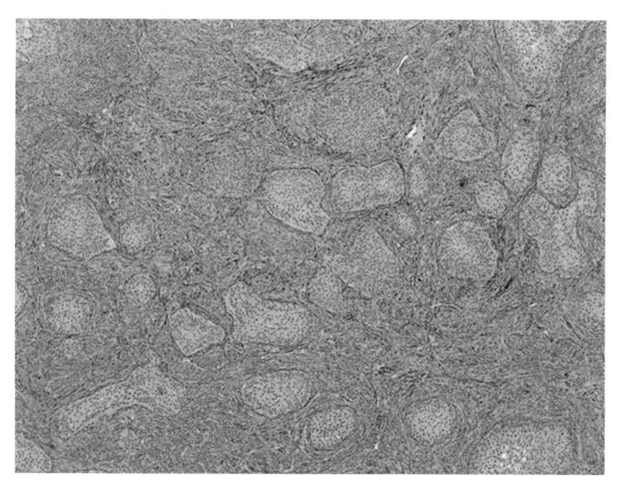

그림 10-20. 브레너종양

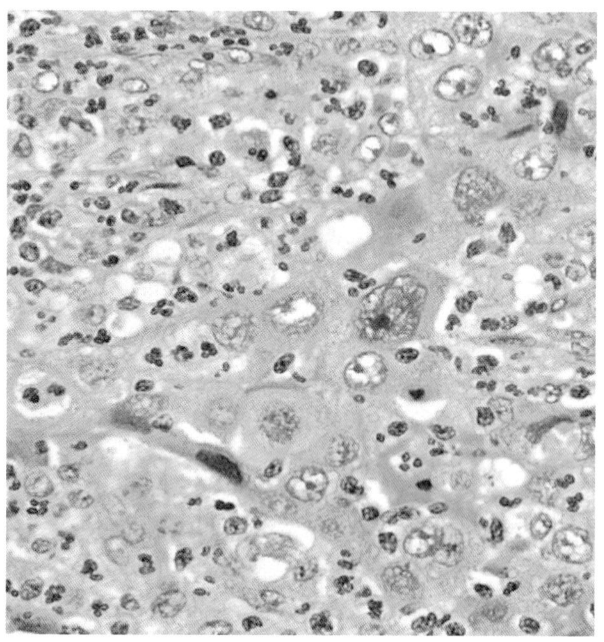

그림 10-21. 미분화난소암

여 상피성 난소암 중 예후가 매우 불량한 것으로 알려져 있다(그림 10-21).

8) 비분류성 난소암

비분류성 난소암*unclassified carcinoma*은 상피성 난소암 중 두 가지 세포 유형의 중간 상태여서 특별히 분류할 수 없는 경우로, 대부분은 장액성과 자궁내막모양세포 사이에서 분화가 중단된 범주에 속한다.

9) 원발성 복막암

원발성 복막암*primary peritoneal carcinoma*은 조직학적으로 난소의 장액성 종양과 구분하기 어렵다. 대부분 난소가 정상이거나 난소에 종양의 침범이 있더라도 미약하며, 주로 자궁천골인대*uterosacral ligament*, 골반 복막*pelvic peritoneum*, 대망*omentum* 등 복강 내 여러 곳을 침범한다. 임상적으로 난소암과 유사하며 중등도 및 불량한 분화를 보이는 경우가 많다. 복막에서 기원하기 때문에 이전에 양측 부속기절제술을 시행받은 여성에서도 원발성 복막암 발생이 가능하다.

(3) 임상증상

난소는 해부학적 위치상 복강 내에 위치하기 때문에 종양이 발생하더라도 증상 없이 진행되는 경우가 대부분이다. 따라서 난소암의 약 70%는 3기 이상의 진행된 암에서 비로소 발견된다. 난소암의 주증상으로는 복통(57%), 복부 팽만감(51%), 질출혈(25%) 등이 보고되고 있으나, 초기 난소암은 증상이 없는 경우가 대부분이어서 조기 진단을 하기 어렵다. 그러나 조기에 발견될 경우 치유율은 매우 높다.

초기 난소암의 경우 막연한 위장장애로 인한 복부 이상감, 소화장애, 복부 팽만감, 위장 불안, 가벼운 식욕감퇴, 기타 여러 경미한 증상들이 나타날 수 있으나 난소암의 특이 증상은 아니다. 이러한 모호한 증상들로 인해 난소암이 진단 수 개월 전에 나타나더라도 실제 검사상에 위장관의 구체적 병변이 없을 때가 많다. 그러나 진행성 난소암의 경우 복수의 생성, 대망전이, 장전이 등과 연관된 증상이 흔히 나타날 수 있는데, 이러한 증상으로는 복부 팽만, 헛배 부름, 변비, 구역, 식욕부진 등이 있다.

(4) 수술 전 진단 및 선별 검사

계획된 진단적 개복술을 시행하기 전에 혈액검사, 흉부 X선 사진, 전산화단층촬영술(CT), 자기공명영상(MRI), 양전자단층촬영술(PET 혹은 PET-CT) 등이 진단에 도움이 된다. 원발 부위의 종양은 물론 전이성 종양의 위치 판별에 도움이 되며, 뼈스캔*bone scan* 또한 전이성 병변 진단에 도움이 될 수 있다. 또한 수술 전에는 다른 장기의 암종으로부터 난소로의 전이를 배제하는 것이 중요하다. 원발성 대장암으로부터 난소로의 전이를 배제하기 위해 바륨 관장이나 대장내시경을 시행하고, 위장장애 증상이 있는 환자들에게는 상복부 위장관조영술 또는 위내시경을 시행한다. 유방에 종괴가 있는 경우에는 유방촬영술 및 유방초음파가 도움이 될 수 있다. 또한 자궁경부세포검사(Papanicolaou smear)는 난소암을 진단하는 데 있어서 역할은 미미하지만 반드시 시행하도록 한다. 질출혈을 보이는 경우 자궁내막 생검*endometrial biopsy* 및 자궁내막소파술*dilatation, curettage and biopsy*을 시행하여 자궁내막 또는 자궁경관으로의 전이 여부를 배제할 수 있다.

난소암의 선별 검사를 위해 이전부터 종양표지자인 CA-125 및 질경유초음파*transvaginal ultrasonography*를 이용한 선별 검사의 효용성에 관한 연구가 진행되어왔다. 그러나 전향적 코호트 연구들의 결과 CA-125 및 질경유초음파의 위양성률, 특히 폐경 전 여성에서 위양성률이 높기 때문에 비용 효과적인 면에서 선별 검사로서의 효용성이 적다고 평가되었다.

(5) 치료

1) 수술

수술은 난소암의 치료에서 가장 중요한 요법으로, 치료 및 병기 설정이 목적이다. FIGO에서 제안한 수술적 병기 설정이 현재까지 사용되고 있다. 상피성 난소암의 FIGO 병기는 〈표 10-21〉과 같다.

수술 시에는 횡격막 아래를 포함한 전체 복강 내를 적절히 살피기 위하여 정중앙 수직 하복부 절개선이 권유된다. 난소암의 주요 전파 경로는 복강 내 전이이다. 난소암은 보통 장막을 따라 진행하는 질환이며, 따라서 골반 내에 국한되었으리라고 생각되는 경우에도 모든 복막을 주의 깊게 살펴봐야 한다. 복강 내에 복수가 있으면 반드시 복수에 대한 세포검사를 시행해야 하며, 복수가 없는 경우에는 네 곳의 복강 내 세척을 시행한다. 첫 번째 검체를 얻기 위해 횡격막 아래를, 두 번째와 세 번째 검체를 얻기 위해 상행결장의 측면과 하행결장의 측면을, 그리고 네 번째 검체를 얻기 위해 복부와 골반 표면을 시행한다. 복부 표면을 주의 깊게 살피고 만져보아야 하는데, 이때 횡격막 아래 부분과 간 표면, 소장 및 대장의 장간막을 포함해야 한다. 비정상적으로 보이는 부분이 있다면 항상 의심하고 조직검사를 시행한다.

또한 환자의 종양세포 수가 적을수록, 즉 잔류 종양의 크기가 작을수록 생존율이 향상된다는 보고가 지속되고

표 10-21 상피성 난소암의 FIGO 병기

Stage I	Growth limited to the ovaries.
IA	Growth limited to one ovary; no ascites containing malignant cells. No tumor on the external surface; capsule intact.
IB	Growth limited to both ovaries; no ascites containing malignant cells. No tumor on the external surfaces; capsules intact.
IC	Tumor either stage Ia or Ib but with tumor on the surface of one or both ovaries; or with capsule ruptured; or with ascites present containing malignant cells or with positive peritoneal washings.
Stage II	Growth involving one or both ovaries with pelvic extension.
IIA	Extension and/or metastases to the uterus and/or fallopian tubes.
IIB	Extension to other pelvic tissues.
IIC	Tumor either stage IIa or IIb but with tumor on the surface of one or both ovaries; or with capsule(s) ruptured; or with ascites present containing malignant cells or with positive peritoneal washings.
Stage III	Tumor involving one or both ovaries with peritoneal implants outside the pelvis and/or positive retroperitoneal or inguinal nodes. Superficial liver metastasis equals stage III. Tumor is limited to the true pelvis, but with histologically proven malignant extension to small bowel or omentum.
IIIA	Tumor grossly limited to the true pelvis with negative nodes but with histologically confirmed microscopic seeding of abdominal peritoneal surfaces.
IIIB	Tumor of one or both ovaries with histologically confirmed implants of abdominal peritoneal surfaces, none exceeding 2 cm in diameter. Nodes negative.
IIIC	Abdominal implants >2 cm in diameter or positive retroperitoneal or inguinal nodes or both.
Stage IV	Growth involving one or both ovaries with distant metastasis. If pleural effusion is present, there must be positive cytologic test results to allot a case to stage IV. Parenchymal liver metastasis equals stage IV.

있어 상피성 난소암에 대한 종양감축술*cytoreductive surgery*이 보편화되어 있다. 현재 최적종양감축술*optimal debulking*의 개념이 도입되어 잔류 종양의 최대 직경이 1cm 이하인 경우로 정의되고 있다.

2) 질환의 진행 정도에 따른 치료

① 경계성 악성종양의 치료

경계성 난소종양의 치료 원칙은 종양을 완전히 제거하는 것이다. 제 I 기에서는 종양의 수술적 제거 후 보조요법은 필요하지 않으나 장기간의 주의 깊은 추적 관찰이 요구되며, 진행된 경우 보조요법에 대해 확실히 정립된 바는 없다. 질환이 일측성이고 가임력 보존이 필요할 경우 일측 부속기절제술이나 주의 깊은 난소낭종절제술*ovarian cystectomy*이 가능하다. 하지만 이때는 반대측 난소를 주의 깊게 관찰하며, 필요한 경우 조직검사, 복강 내 세포학적 검사 및 대망절제술을 시행해야 한다.

② 상피성 난소암의 치료

자궁절제술과 양측 부속기절제술을 포함한 수술적 병기 결정이 기본적인 치료 방침이다. 분화가 좋은 종양이거나 수술로 육안적으로 확인되는 대부분의 종양을 제거한 경우에는 수술 후 항암화학요법과 같은 보조적인 치료 방법으로 생존율 향상을 기대할 수 있다.

i) FIGO 병기 I

FIGO 병기 IA, grade 1인 초기 난소암의 경우 수술 후 보조적 항암화학요법으로 치료하지 않더라도 생존율이 매우 양호하다. FIGO IA 병기인 젊은 여성이 가임력 보존을 원할 경우 분화도를 고려하여 종양이 난소 내에 국한되어 있다는 것을 확인하면 일측 부속기절제술을 시행할 수도 있으나 주의 깊은 병기 결정 수술이 전제되어야 한다. 그러나 초기 난소암의 경우라도 암세포의 분화도가 불량하거나 복수가 있는 경우 혹은 조직학적으로 투명세포암일 경우 등 고위험군에 속할 때에는 수술 후 보조 항암화학요법을 시행해야 한다.

ii) FIGO 병기 II

자궁절제술과 양측 난소난관절제술, 대망절제술, 골반림프절절제술을 포함한 수술을 시행한 후 보조적 항암화학요법을 시행한다.

iii) FIGO 병기 III, IV

진행된 난소암의 치료에 대해서는 1차적 종양감축술 후 보조적 항암화학요법을 시행하는 방법과, 선행 화학요법*neoadjuvant chemotherapy* 후 종양감축술을 시행하고 다시 항암화학요법을 시행하는 방법이 있다. 두 방법의 생존율 효과는 유사하나 선행 항암화학요법을 먼저 시행한 경우 수술과 관련된 합병증을 줄일 수 있다는 장점이 있다. 그러나 가장 중요한 점은 수술을 시행할 때 종양을 최대한 제거해야 한다는 것이다.

3) 항암화학요법

① 표준요법

상피성 난소암의 항암화학요법에는 현재 탁산*taxane* 계열과 백금*platinum* 계열의 항암제를 이용한 복합 항암화학요법이 가장 널리 이용되고 있다. 즉, 파클리탁셀*paclitaxel* 혹은 도세탁셀*docetaxel* 중 한 가지 약제와 시스플라틴*cisplatin* 혹은 카보플라틴*carboplatin* 중 한 가지 약제를 조합하여 투여하는 것이 현재 표준치료로 받아들여지고 있다.

i) 백금 유도체

백금 유도체 항암제는 일종의 알킬화제*alkylating agent*로 DNA에 화학적으로 작용하여 세포독성 효과*cytotoxic effect*를 일으킨다. 시스플라틴과 카보플라틴이 대표적인 백금 유도체 항암제이다. 난소암 치료에 있어 시스플라틴 포함 요법과 시스플라틴을 포함하지 않은 요법을 비교한 여러 연구 결과에서 시스플라틴 포함 요법의 우수성이 보고되었다. 사이클로포스파마이드*cyclophosphamide*와 독소루비신*doxorubicin*의 복합요법을 시행받은 120명과, 2가지 약제에 시스플라틴을 더한 CAP 항암화학요법을 시행받은 107명을 비교한 연구에서 CAP 치료군이 전체반응률(51% 대 26%), 무병 생존기간(13개월 대 7개월), 전체 생존기간(15개월 대 9개월)에서 더 우수한 성적을 보였다. 45개 임상연구의 종합분석에서도 시스플라틴을 포함한 항암화학요법을 바로 적용한 경우가 다른 항암화학요법에 비해 우수한 성적을 보였으며, 시스플라틴을 단독으로 쓰기보다는 다른 항암제와 병용한 경우 생존기간이 향상되었다고 보고되었다.

시스플라틴보다 독성이 적은 유도체로 개발된 카보플라틴을 시스플라틴과 비교한 결과 무병 생존기간 및 전체 생존기간 등에서 차이가 없었다. 시스플라틴 포함 요법이 카보플라틴 포함 요법에 비교해 완전관해율이 32% 대 27%로 나타났으며, 1cm 미만의 잔여 종양을 가진 경우 시스플라틴 포함 요법이 치료성적의 향상을 보이는 경향이 있다고 보고되었으나, 종양이 큰 경우에는 차이를 알 수 없었다. 백금 유도체 포함 요법은 대개 6회를 반복하였으며, 횟수를 늘린다고 해서 효과가 증가하지는 않는 것으로 알려져 있다. 시스플라틴의 용량 증가에 관한 후향적 연구에서 반응 및 생존과 연관성이 있음이 시사되었으나, 현재까지의 성적으로는 시스플라틴을 75mg/m²/cycle 이상으로 쓰는 것이 더 효과적이라는 증거는 없다. 카보플라틴은 신장으로부터 빨리 배설되며 농도-시간 곡선하의 면적*area under the concentration-time curve; AUC*은 신사구체여과율*glomerular filtration rate; GFR*에 비례한다. 치료 효과는 AUC 6~7에서 최대에 도달하며, AUC를 더욱 높일 경우 오히려 독성이 증가하는 것으로 보고되었다.

ii) 탁산

난소암 치료에 있어 백금 유도체 항암제의 도입과 더불어 가장 주요한 발전은 탁산 계열 항암제를 추가하게 된 것이다. 1990년대 중반 이후 시행된 여러 임상시험의 결과로 탁산 계열 항암제가 기존에 사용하던 사이클로포스파마이드나 독소루비신 등의 약제에 비해 효과가 우수한 것으로 받아들여졌다.

파클리탁셀 및 도세탁셀과 같은 탁산 계열 항암제는 미세관*microtubule*에 작용하여 세포분열 주기의 G2/M기에 세포를 고착시킨다. 파클리탁셀은 시스플라틴에 불응하거나 관해 지속기간이 6개월 이내인 경우에도 효과를 보이며, 주된 부작용은 탈모증, 근육통과 골수억제이다. GOG(Gynecologic Oncology Group)에서 파클리탁셀과 시스플라틴 병용 및 사이클로포스파마이드와 시스플라틴 병용 항암화학요법을 FIGO III~IV 병기 환자 약 400명을 대상으로 비교한 결과, 파클리탁셀과 시스플라틴 병용 항암화학요법이 반응률, 완전관해율, 2차 수술률, 무병 생존기간 및 전체 생존기간 연장에서 더 우수함을 보고하였으며(GOG 111), 유럽과 캐나다의 공동 연구(OV-10) 결과에서도 비슷하게 10개월간의 생존기간 연장을 보였다.

탁산 병합요법의 시스플라틴과 카보플라틴을 비교하기 위해 GOG에서 FIGO III병기 환자 840명을 대상으로 카보플라틴(AUC 7.5)과 파클리탁셀(175mg/m²), 시스플라틴(75mg/m²)과 파클리탁셀(135mg/m²)을 무작위 투여하였을 때 두 군 간에 치료 효과의 차이가 없었으며, 시스플라틴을 투여한 군에서 대사 및 소화기계 부작용이 더 많았다. 다른 두 가지의 비교 연구에서도 치료 효과의 차이를 볼 수 없었다(GOG 158). 앞의 연구 결과를 기반으로 진행성 난소암 환자에서는 카보플라틴과 파클리탁셀 병합요법이 효과 및 독성의 측면에서 우선적으로 권고된다. 파클리탁셀과 카보플라틴 병합 항암화학요법은 주입 시간이 짧아 외래에서 시행할 수 있고, 파클리탁셀과 시스플라틴 병합 항암화학요법에 비해 부작용이 적다는 장점이 있다. 또한 시스플라틴 투여에 비해 많은 양의 수액 공급을 필요로 하지 않는다.

상피성 난소암에서 카보플라틴과 병용하는 파클리탁셀의 최적 용량 및 투여 방법은 아직 완전히 정립되지 않았다. 파클리탁셀 250mg/m²의 2상 임상연구에서는 반응률이 48%로 이보다 낮은 용량을 투여한 다른 연구보다 우수한 성적이 보고되었으나, 두 가지 용량의 파클리탁셀을 재발성 난소암을 대상으로 비교한 GOG 연구에서는 250mg/m²를 투여한 군이 175mg/m²를 투여한 군에 비해 치료 성적의 향상이 뚜렷하지 않았으며, 과립구집락자극인자*granulocyte colony-stimulating factor; G-CSF*를 투여해도 고용량군에서 현저하게 많은 부작용을 보였다.

② 선행 항암화학요법

FIGO III, IV병기의 진행된 난소암에서 어느 시점에서 종양감축술을 시행하는 것이 가장 효과적인지, 즉 항암화학요법 전인지 항암화학요법을 시행한 후인지에 대해서는 아직 논란이 있다. 1998부터 2006년까지 718명의 III, IV기 난소암을 대상으로 시행한 EORTC-GCG/NCIC-CTG 무작위 연구에서는 선행 항암화학요법 시행 후 수술했을 때 최적종양감축술이 가능했던 비율이 바로 수술을 시행했을 때보다 높게 나타났으나 생존율의 차이는 없었다. 그러나 수술 직후의 합병증이나 사망률은 더 낮았다. 이에 대한 추가적인 연구가 현재 진행 중이다.

③ 복강 내 항암화학요법

항암제를 복강 내에 직접 투여하는 경우 혈중 내 약물 농도보다 훨씬 높은 농도에 도달할 수 있을 것으로 기대되어 복강 내 항암화학요법*Intraperitoneal chemotherapy*에 대한 연구가 고안되었다. 2cm 미만의 잔류 종양이 있는 FIGO III병기 환자를 대상으로 복강 내에 시스플라틴 100mg/m²과 사이클로포스파마이드 600mg/m²를 투여하고, 정맥으로 시스플라틴 100mg/m²과 사이클로포스파마이드 600mg/m²를 투여하여 항암화학요법을 비교 분석한 결과, 복강 내 항암화학요법의 완전관해율(40% 대 31%)과 생존기간(49개월 대 41개월)이 우수하였고, 사망위험률이 더 낮은 것으로 보고되었으며(위험비=0.76), 청력 상실 및 호중구 감소도 복강 내 치료에서 보다 적은 것으로 보고되었다. 523명의 환자를 대상으로 정맥 내 6회의 파클리탁셀과 시스플라틴 병합 항암화학요법과, 2회의 카보플라틴(AUC=9) 투여 후 6회의 복강 내 시스플라틴 및 정맥 내 파클리탁셀 투여를 비교한 연구에서 무진행 생존기간이 28개월 대 22개월로 복강 내 항암화학요법군이 우수하였으며, 전체 생존기간도 63개월 대 52개월로 향상되었다. 다만 복강 내 항암화학요법은 부작용이 더욱 심하여 1차 요법으로 적극 권장하기는 어려울 것으로 보인다.

4) 분자표적치료

난소암에서도 다른 암과 마찬가지로 분자표적치료*molecular targeted therapy*에 대한 임상시험이 진행 중이다. 혈관내피성장인자*vascular endothelial growth factor; VEGF*에 대한 단클론항체*monoclonal antibody*인 베바시주맙*bevacizumab*을 이용한 3상 임상시험인 GOG 218이 현재 환자 등재를 마치고 생존율 추적 관찰 중에 있으며, 이와 유사한 ICON7도 진행되고 있다. 이 외에도 소라페닙*sorafenib*, 팔레투주맙*farletuzumab* 등을 이용한 분자표적치료에 대한 활발한 임상연구가 진행되고 있다.

5) 방사선요법

다른 부인암과 달리 난소암은 복강 내 파종이 흔하여 방사선요법을 시행할 경우 전 복부가 대상이 되므로 부작용이 상당할 것으로 고려된다. 또한 난소암은 항암제의 발달 및 이에 대한 반응이 효과적이어서 방사선요법은 1차적으로 고려되지 않는다. 그 근거로, 진행된 난소암에서 3주기의 고용량 시스플라틴과 사이클로포스파마이드 복합 항암화학요법 후 전 복부 방사선요법을 시행했을 때 방사선요법을 추가해도 치료 효과의 차이가 나타나지 않은 것으로 보고된 바 있다.

6) 재발성 상피성 난소암의 치료

① 재발성 상피성 난소암의 항암화학요법

과거 항암화학요법에 반응하였으며 무병 생존기간이 6개월 이상인 경우는 약제에 감수성이 있다고 판단된다. 이들은 백금 항암제 및 탁산 병합요법으로 치료할 수 있으며, 무병 생존기간의 정도에 따라 반응이 좌우된다. 백금 항암제나 탁산에 반응하지 않는 환자는 다른 항암제를 고려해야 하는데, 경구 에토포시드*oral etoposide*, 토포테칸*topotecan*, 리포소말 독소루비신*liposomal doxorubicin*, 젬시타빈*gemcitabine*, 비노렐빈*vinorelbine* 등이 현재 흔히 사용되고 있으나, 치료 반응은 20% 내외로 효과가 저조하다. 토포테칸은 2세대 반합성 캄토테신 유도체로서 알킬화제와 백금 항암제로 치료받은 경력이 있는 환자에서 파클리탁셀과 비교하여 유사한 치료 반응을 보였다. 139명의 재발성 난소암 환자를 대상으로 한 연구에서 13.7%의 전체 반응률, 백금 항암제에 반응하지 않는 환자에서는 12.4%의 반응률을 보였으며 생존기간은 47주였다. 주요 부작용은 호중구감소증이며 82%의 환자에서 grade 4의 호중구감소증이 나타났다. 경구용 에토포시드는 백금 항암제 내성 환자에서 완전관해율 7%를 포함하여 27%의 전체 반응률을 보였으며, 생존기간은 10.8개월이었고, grade 3 혹은 4의 혈액학적 독성이 흔하게 나타났다. 젬시타빈은 폐암이나 췌장암 같은 다른 고형 종양에 효과적인 피리미딘*pyrimidine* 유도체로서 백금 항암제나 파클리탁셀에 반응하지 않는 난소암에 효과가 있는 것으로 알려져 있다. 리포소말 독소루비신도 백금 항암제에 반응하지 않는 환자에서 26%의 반응률과 5.9개월의 무진행 생존기간이 보고되었고, grade 3 혹은 4의 비혈액학적 독성이나 점막에 대한 독성이 흔했다. 이 외에도 헥사메틸멜라민*hexamethylmelamine*과 이포스파마이드*ifosfamide*가 백금 항암제에 반응하지 않는 환자에서의 효과가 입증되어 있으나, 백금 항암제와 파클리탁셀에 모두 반응하지 않는 경우의 반응률은 10% 정도로 낮다.

또한 호르몬요법이 재발성 상피성 난소암 환자를 대상으로 오랫동안 시도되었으며, 프로게스테론 제제와 항에스트로겐이 시스플라틴 치료에서 재발한 상피성 난소암에서 10~15%의 반응률이 있는 것으로 보고되었다. GOG 연구에서는 타목시펜*tamoxifen*을 하루 20mg씩 투여하여 18%의 반응률을 보고하였으며, 이 가운데 10%는 임상적 완전관해를 보였고 반응을 보인 환자의 대부분에서 에스트로겐 수용체 증가가 관찰되었다. 호르몬요법은 세포독성 치료를 견딜 수 없거나 실패한 환자에서 시도해 볼 수 있으며, 종양표지자인 CA-125는 올라가지만 재발의 증거가 뚜렷하지 않은 환자에서도 시도해볼 수 있다. 임상적으로 완전관해 상태에 있는 환자에서 CA-125가 상승하는 것은 재발할 가능성이 높음을 시사하나, 구제항암화학요법*salvage chemotherapy*을 당장 시행한다고 해서 치료 효과가 더 높아진다는 증거는 아직까지 부족하다.

② 2차 종양감축술

1차 종양감축술 후 항암화학요법을 시행하여 완전관해나

부분관해를 보인 후 재발하는 경우 2차 종양감축술 시행을 고려해볼 수 있다. 2차 종양감축술은 재발까지의 기간이 12개월 이상이거나 육안적 봉변이 수술적으로 모두 제거될 수 있을 경우 고려할 수 있다.

7) 추적 관찰 및 예후

상피성 난소암은 급속히 성장하고 임상 병기가 어느 정도 진행된 후 증상이 나타나기 때문에 재발을 조기에 발견하는 데도 추적 조사가 필수적이다. 직경이 수 cm에 이르는 착상된 종양조직이 존재해도 이학적 검사나 CT로 발견하기가 쉽지 않기 때문에 상피성 난소암의 추적 조사에는 혈중 CA-125 측정과 CT를 포함한 영상검사의 적절한 시행이 요구된다.

① CA-125 측정

악성종양의 진단, 치료 결과의 평가, 추적 관찰 등에서 종양표지자는 임상적으로 매우 유용한 검사 중 하나이다. CA-125는 상피성 난소암의 병기, 치료 반응 및 진행을 반영하는 가장 유용한 종양표지자로 알려져 있으며, 최근 CA-125 단독 또는 다른 종양표지 물질과 복합적으로 측정하여 조기진단에 이용하고자 하는 많은 연구가 진행되고 있다. 상피성 난소암에 대한 1차 요법을 성공적으로 시행받은 환자들은 적어도 3개월마다 추적 조사를 받아야 하며, CA-125 수치는 매 검사 시 측정한다. 특히 CA-125 수치가 급격히 증가한 경우는 70% 이상에서 재발이 확인된다. 최근에는 CA-125 수치를 2번 이상 측정하여 정상치보다 50% 이상 증가하면 재발로 간주해야 한다고 보고된 바 있다. 혈장 CA-125 증가 후 평형을 유지하거나 임상검사상 음성 소견을 보인 경우는 무병기간으로 간주하여 추적 조사를 계속한다. CA-125 이외에 연구되고 있는 종양의 표지 물질로는 CA 19-9, CA 15-3, CA 72-4, TATI, TAG 72NB/70K UGF, LSA, STN 등이 있는데, 이들을 같이 측정하였을 때 CA-125가 증가된 경우 다른 종양표지 물질의 검사가 별다른 도움이 되지 않으나 CA-125가 음성인 경우는 도움이 되며, 특히 CA 19-9나 CA 72-4는 점액성 암의 추적 관찰에 CA-125보다 효과적이라고 알려져 있다. 그러나 이상과 같은 연구에도 불구하고 상피성 난소암의 완전관해나 재발을 정확히 판정할 수 있는 진단 수단이 없으므로 보다 전향적인 연구 결과가 나오기 전까지는 영상진단과 검사 소견 및 외과적 관찰을 종합한 진단을 통하여 암의 정확한 상태를 파악해야 한다.

② 추시개복술

추시개복술*second-look laparotomy*이란 재발의 위험성이 있고 1차 수술 시 육안적으로 보이는 암조직을 제거한 환자에서 수술 후 시험적 개복술을 시행하는 경우를 의미한다. 추시개복술 시 이전에 종양이 있었던 부위, 유착 혹은 표면이 불규칙한 부위의 조직검사를 시행하는데, 육안적으로 종양의 증거가 없는 경우의 30% 정도에서 미시적인 전이가 발견된다고 알려져 있다. 그러나 추시개복술이 환자의 생존율에 영향을 미치지는 않기 때문에 일반적으로 권고되고 있지 않으며 임상시험 등 제한적인 경우에 선택적으로 시행되고 있다.

2. 난소의 생식세포종양

난소의 생식세포종양*ovarian germ cell tumor*은 난소의 원시종자세포*primordial germ cell*에서 기원한다. 난소종양의 20~25%는 생식세포종양에 해당하며 이 중 약 3%만이 악성인 것으로 알려져 있다. 최근 진척된 진단 및 치료 효과로 괄목할 만한 완치율을 보이고 있으며, 특히 항암화학요법의 도입이 치료 효과 향상에 크게 기여했다. 또한 악성 생식세포종양을 가졌고 가임능력 보존이 필요한 젊은 여성들의 경우 가임력 보존수술 후 항암화학요법을 통해 장기생존과 함께 가임력의 보존을 기대할 수 있는 비교적 예후가 좋은 암종으로 분류되어 있다.

(1) 난소 생식세포종양의 조직학적 분류

세계보건기구(WHO)의 난소 생식세포종양 분류를 살펴보면 다음과 같다(〈표 10-22〉).

특히 난소의 악성 생식세포종양은 α-태아단백*α-fetoprotein; AFP*, 사람융모성선자극호르몬*human chorionic gonadotropin; hCG*을 분비하며, placental alkaline phosphatase; PLAP와 lactate dehydrogenase; LDH의 경우 이상종자세포종*dysgerminoma*의 약 95%에서 분비되는 것으로 알려져 있다. 종양표지자의 분비와 관련한 생식세포종양 분류를 살펴보면 그림 10-22와 같다.

(2) 임상 양상

상대적으로 천천히 증식하는 상피성 난소암과 달리 난소의 악성 생식세포종양은 빨리 자라며 그에 따른 골반통 증상이 특징이다.

표 10-22 난소의 생식세포종양 분류

1. 원시생식세포종*primitive germ cell tumor*
   - 이상종자세포종*dysgerminoma*
   - 난황낭종*yolk sac tumor*
   - 배아암종*embryonal carcinoma*
   - 다배아종*polyembryoma*
   - 비임신성 융모막암종*non-gestational choriocarcinoma*
   - 혼합생식세포종*mixed germ cell tumor*
2. 이배엽 혹은 삼배엽 기형종*biphasic or triphasic teratomas*
   - 미성숙기형종*immature teratomas*
   - 성숙기형종*mature teratomas*
3. 단배엽 기형종과 유피낭이 동반된 종양*monodermal teratoma and somatic-type tumors associated with dermoid cysts*
   - Thyroid tumor group
   - Carcinoid
   - Neuroectodermal tumor
   - Carcinoma
   - Melanocytic
   - Sarcoma
   - Sebaceous tumor
   - Pituitary-type tumor
   - Others

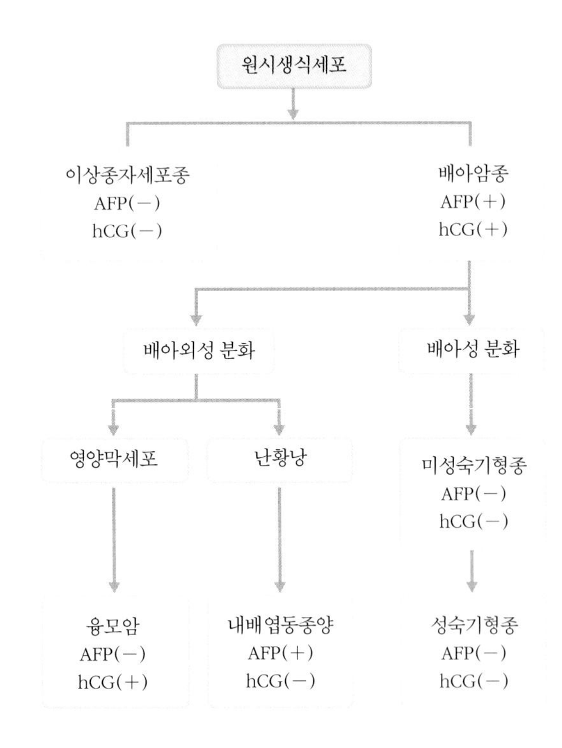

그림 10-22. 악성 난소 생식세포종양과 종양표지자의 관계

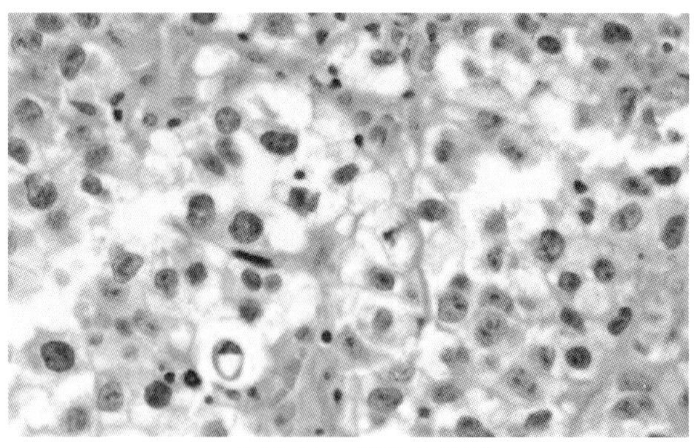

그림 10-23. 이상종자세포종

(3) 이상종자세포종

이상종자세포종*dysgerminoma*은 가장 흔한 난소의 악성 생식세포종양이며 원시생식세포종의 약 50%를 차지한다. 전체 난소암의 1~3%를 차지하며, 20세 이하에서는 5~10%를 차지한다. 이상종자세포종의 75%는 10~30세 사이에서 발생하며, 5%는 10세 이전에 발생한다. 이상종자세포종의 약 10%는 수술 중 양측성으로 관찰되며, 육안적으로 정상으로 보이는 반대측 난소의 경우에도 10%에서는 현미경적으로 이상종자세포종이 관찰된다.

1) 조직병리학적 소견

육안적으로 이상종자세포종은 분홍색 또는 크림색을 띠는 고형성 종괴이고, 분엽상의 외면과 절개면을 보인다. 조직학적으로는 크기가 크고 투명한 다각형의 종양세포가 일률적으로 증식된 형태로 관찰된다. 세포의 중앙에 위치한 핵은 크고 둥글고 균일하며 한 개 이상의 뚜렷한 핵소체를 가진다. 세포질에는 글리코겐*glycogen*이 풍부하며, 종양세포들은 배아의 원시종자세포와 형태학적으로 유사하며, 종양세포 사이의 기질에는 림프구 침윤이 흔히 관찰된다. 때로는 비치즈육아종*noncaseating granuloma*이 관찰된다. 약 5%에서 합포영양막세포*syncytiotrophoblast cell*가 관찰되며, 이로 인해 융모성선자극호르몬이 생성되기도 하고 여성호르몬의 변화로 성조숙증이 올 수도 있으며 드물게 남성호르몬의 과잉 생성이 관찰되기도 한다(그림 10-23).

2) 치료

초기 이상종자세포종의 치료는 주로 1차 병변의 제거 및 병기 설정을 기반으로 하는 수술적 치료로 이루어지며, 전이성 질환 치료를 위해 항암화학요법 및 방사선요법을 시행할 수 있다. 특히 환자의 대부분이 젊은 여성들이기 때문에 가임력 보존을 항상 고려해야 한다.

① 수술

난소 생식세포종양의 최소침습수술은 일측성 난소절제술이다. 가임력 보존을 원할 경우 반대쪽 난소, 난관 및 자궁은 비록 전이성 병변이 있더라도 보존하여 항암화학요법으로 치료한다. 그러나 가임력을 보존하더라도 전이성 병변을 발견하기 위한 철저한 병기 설정이 필요하다. 대부분의 환자들은 병기 설정 없이 일측성 부속기절제술 후 난소에 국한된 질환으로 발견되는 경우가 대부분인데, 이러한 경우 병기 설정을 위해 재수술을 시행하거나 정기적인 골반 및 복부 CT 혹은 항암화학요법을 시행할 수 있다. 또한 잠재적인 병변의 발견을 위해 LDH, AFP, u-hCG와 같은 종양표지자 검사를 정기적으로 시행한다.

② 방사선요법

이상종자세포종은 방사선요법에 매우 민감하지만 가임력 보존이 어렵기 때문에 1차 요법으로는 고려되지 않는다.

③ 항암화학요법

이상종자세포종의 치료 중 항암화학요법의 장점은 치료반응이 우수하면서 가임력 보존이 가능하다는 것이다. 가장 흔히 사용되고 효과적인 항암화학요법은 〈표 10-23〉과 같다.

3) 재발성 질환

재발의 약 75%는 초기 치료 후 1년 이내에 발생한다. 가장 흔한 재발 부위는 복강*peritoneal cavity* 및 후복강 림프절*retroperitoneal lymph node*이며, 1차 치료 방법에 따라 항암화학요법 및 방사선요법을 시행할 수 있다. 이전에 항암화학요법으로 BEP(bleomycin, etoposide, cisplatin)을 투여받았다면, POMB-ACE(vincristine, bleomycin, cisplatin, etoposide, actinomycin-D, cyclophosphamide) 및 고용량의 카보플라틴 및 시스플라틴 요법을 고려할 수 있다. 대안적으로 방사선요법이 시행될 수 있으나 가임력 보존이 어렵다는 단점이 있다.

4) 임신

이상종자세포종은 젊은 여성에서 흔하기 때문에 FIGO I기인 임신 여성의 경우 종양절제 후 임신 지속이 가능하다. 진행성 병기인 환자들의 경우 임신 주수에 따라 임신 지속 여부가 결정된다. 특히 임신 제2, 3분기 여성들의 경우 항암화학요법의 치료가 가능하다.

5) 예후

FIGO I기인 여성들을 대상으로 일측성 부속기절제술을 시행할 경우 5년 생존율이 95% 이상으로 예후가 양호한 것으로 알려져 있다. 10∼15cm 이상의 크기, 20세 미만에서 다수의 유사분열*numerous mitosis*과 역형성*anaplasia*, 수질 형태*medullary pattern*를 보이는 경우 재발이 많은 것으로 알려져 있다.

(4) 미성숙기형종

미성숙기형종*immature teratoma*은 두 번째로 흔한 악성 생식세포종양으로, 원시생식세포종의 약 20% 정도를 차지한다. 미성숙기형종은 대부분 다른 생식세포종양이 혼합된 생식세포종양*mixed germ cell tumor*으로 나타나며, 순수한 미성숙기형종은 전제 난소암의 1% 미만인 것으로 알려져 있다. 20세 이하의 연령에서 발생하는 난소암의 10∼20%를 차지하며, 이 연령대의 난소암으로 인한 사망의 30%를 차지한다(그림 10-24).

표 10-23 난소 생식세포종양 치료를 위한 복합 항암화학요법

BEP	Bleomycin	15 units/m²/week×5; then on day 1 of course 4
	Etoposide	100mg/m²/day×5 days every 3 weeks
	Cisplatin	20mg/m²/day×5 days, or 100mg/m²/day×1 day every 3 weeks
VBP	Vinblastine	0.15mg/kg days 1 and 2 every 3 weeks
	Bleomycin	15 units/m²/week×5; then on day 1 of course 4
	Cisplatin	100mg/m² on day 1 every 3 weeks
VAC	Vincristine	1∼1.5mg/m² on day 1 every 4 weeks
	Actinomycin-D	0.5mg/day×5 days every 4 weeks
	Cyclophosphamide	150mg/m²/day×5 days every 4 weeks

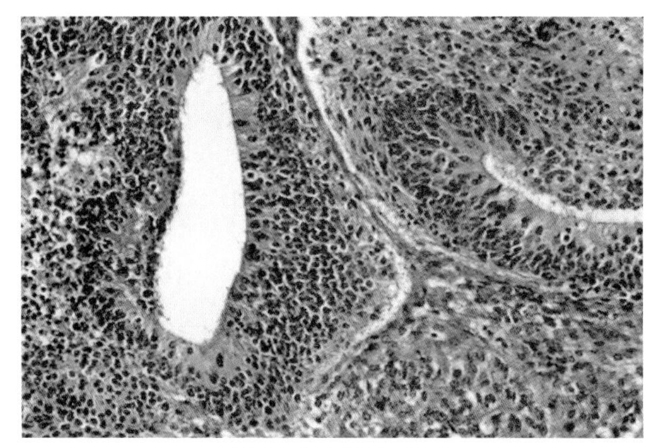
그림 10-24. 미성숙기형종

1) 조직병리학적 소견

육안적으로 주로 고형성이나 낭성인 경우도 있다. 종양의 절단면은 부드러운 고형성 부위와 낭성 부위가 보이는데, 고형성 부위는 신경계, 연골 및 뼈조직으로 구성되며 낭성 부분은 점액, 장액, 피지, 털 등으로 구성된다. 현미경적으로 종양은 세 가지 배엽에서 기원한 다양한 조직들이 불규칙하게 섞여 있는 형태이며, 이 중 최소한 한 성분 이상이 미분화된 배아세포로 구성된다. 미분화세포는 대부분 신경외배엽*neuroectoderm*에서 기원하는데, 이들은 주로 원시신경외배엽관*primitive neuroectodermal tubule*과 판상의 작고 둥근 악성 세포들로 구성되며 아교 조직*glial tissue*을 동반한다.

2) 치료

① 수술

병변이 난소에 국한된 폐경 전 환자에서는 일측 난소절제술 및 수술적 병기 설정이 시행되어야 하고, 폐경 여성에서는 자궁절제술과 양측 부속기절제술을 포함한 병기 설정이 시행되어야 한다. 반대편 난소로의 전이는 드물기 때문에 일반적인 반대편 난소의 절제 및 부분 절제는 필요하지 않다.

② 항암화학요법

FIGO IA, grade 1 미성숙기형종은 예후가 양호하여 수술을 제외한 보조적인 치료가 필요하지 않다. 그러나 grade 2 혹은 3인 경우 보조적인 항암화학요법이 필요하다. 현재까지 가장 효과적인 것으로 알려진 항암화학요법은 BEP 기반의 치료이다.

③ 방사선요법

방사선요법은 미성숙기형종의 1차요법으로 고려되지 않으며, 동시 항암화학방사선요법이 단독 항암화학요법 및 방사선요법에 비해 효과적이라는 근거도 부족하다.

3) 예후

미성숙기형종의 가장 중요한 예후인자는 조직의 분화도이다. 질환의 범위 및 FIGO 병기 또한 예후인자로 알려져 있으며, 종양이 완전 제거된 경우 불완전 제거된 경우에 비해 5년 생존율이 각각 94%, 50%로 보다 양호한 것으로 알려져 있다.

(5) 내배엽동종양

내배엽동종양*endodermal sinus tumor*은 일명 난황낭종*yolk sac tumor*으로 알려져 있으며, 난소의 생식세포종양 중 세 번째로 흔하다. 주로 16~18세 여성에서 발생하며, 환자들의 약 1/3은 초경 전에 발생한다. 환자의 약 75%가 복부 및 골반의 통증을 주증상으로 내원한다.

1) 조직병리학적 소견

육안적으로 내배엽동종양은 고형성이며 노란색을 띠고 이상종자세포종보다 잘 부스러져 출혈, 괴사 및 낭성 변화를 쉽게 관찰할 수 있다. 현미경적으로 내배엽동형*endodermal sinus pattern*에 특징적인 구조물이 관찰되는데 이를 쉴러-듀발 소체*Schiller-Duval body*라 한다. 빈 강*space* 내에 유두 모양의 돌기가 있고 돌기는 종양세포로 싸여 있으며 돌기의 중앙에는 혈관이 분포한다(그림 10-25).

2) 치료

① 수술

내배엽동종양의 수술적인 치료로 수술적 검색*surgical exploration*, 일측성 부속기절제술 및 동결절편검사가 시행되어야 한다. 자궁절제술 및 반대쪽 부속기절제술은 예후에 영향을 주지 않는다. 특히 양측성인 경우가 없어 반대측 난소의 조직검사가 금시기되고 있고, FIGO I~II

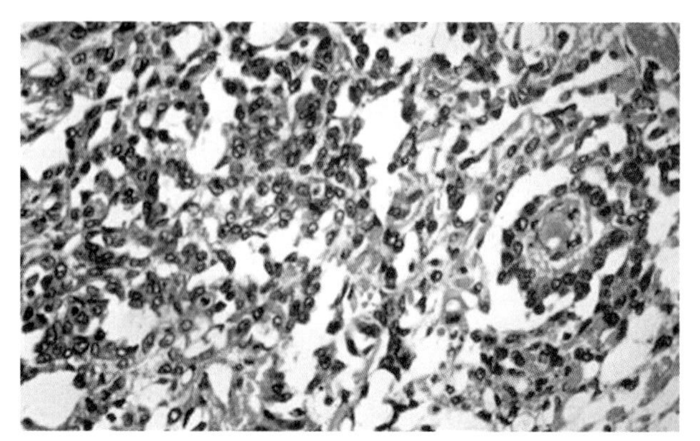
그림 10-25. 내배엽동종양

기 질환이 약 80%를 이루고 있다.

② 항암화학요법

내배엽동종양으로 진단받은 모든 환자는 항암화학요법을 시행받아야 한다. 주로 시스플라틴을 기반으로 한 항암화학요법, 특히 BEP 및 POMB-ACE 항암화학요법이 1차요법으로 사용된다.

3. 난소의 성삭기질세포종양 및 기타 종양

(1) 난소의 기질세포종양

난소의 성삭기질세포종양*ovarian sex-cord stromal cell tumor*은 전체 난소암의 5~8%를 차지하며, 성삭*sex-cord*, 난소의 기질*stroma* 및 중간엽*mesenchyme*에서 기원한다. 형태학적 특징에 따라 〈표 10-24〉와 같이 분류된다.

(2) 과립막-기질세포종*granulosa-stromal cell tumor*

전체 난소의 성삭기질세포종양 중 70%를 차지하며, 폐경기 여성에서 흔하게 발생한다. 진단 시 평균 나이는 50대이며, 양측성은 2% 정도에 불과하다.

1) 임상증상

주로 질출혈 및 복부팽만, 복통을 호소한다. 여성호르몬인 에스트로겐*estrogen*을 분비하는 암으로 폐경기 여성에서 월경 과다 및 불규칙한 질출혈을 보이며, 사춘기 전의 여성에서는 약 75% 정도에서 가성 성조숙 현상이 발현되기도 한다. 또한 5%에서는 자궁내막암이, 25~50%의 경우에서는 자궁내막증식증이 동반되기도 한다. 복수는 약 10%에서 확인되나 흉막삼출액은 거의 존재하지 않는다.

2) 병리학적 특징

과립막세포종의 경우 수 mm에서 20cm에 이르기까지 다양하고 양측성은 약 2%로 매우 드물다. 대부분의 경우 수액 또는 응고된 혈액으로 채워져 있는 수많은 소엽이 중격으로 분리된 낭성 형태나 출혈을 동반한 고형 형태로 나타난다. 현미경적 소견으로는 주로 과립막세포가 관찰된다. 잘 분화된 과립막세포는 세포질이 적고 원형 혹은 난원형이며 홈이 진한 세포핵*coffee-bean*이 흔하고, 이 세포들이 스스로 작은 군락이나 중심부 주위로 로제트*rosette*를 형성하는 경향을 보이는 칼-엑스너*Call-Exner* 소체를 보인다(그림 10-26).

3) 진단

임상적인 특징과 함께 종양표지자를 이용한 진단이 가능하다. 과립막세포에서 생성되는 인히빈*inhibin*, 소포 조절 단백질*follicle-regulating protein* 및 뮐러관 억제물질*Mullerian-inhibiting substance; MIS*을 포함한 여러 표지자들이 진단 및 감시를 위해 이용될 수 있다.

4) 치료

치료를 위해서는 우선 수술적 병기, 조직학적 유형, 나이 및 가임력 보존 여부 등과 같은 다양한 요인들을 고려해야 한다. 1차 요법으로는 대부분 수술적인 치료로 충분한 경우가 많고, 재발성 질환의 경우 보조적인 항암화학요법 및 방사선요법 등을 고려할 수 있다. 그러나 폐경기 전후의 여성 또는 진행된 질환, 양측의 난소를 침범한 경우 자궁절제술 및 양측 부속기절제술을 일반적으로 적용한다. 또한 자궁을 보존할 경우 여성호르몬에 의한 자궁내막증

표 10-24 난소의 성삭기질세포종양 분류

1. **과립막-기질세포종***granulosa-stromal cell tumors*
   - 과립막세포종*granulosa cell tumors*
   - 난포막종-섬유종군*tumors in thecoma-fibroma group*
     - 난포막종*thecoma*
     - 섬유종*fibroma*
     - 미분류종양*unclassified*
2. **남성아세포종***androblastoma*; **세르톨리-라이디히세포종** *Sertoli-Leydig tumors*
   - 고분화도*well-differentiated*
     - 세르톨리세포종*Sertoli cell tumor*
     - 세르톨리-라이디히세포종*Sertoli-Leydig cell tumor*
     - 라이디히세포종*Leydig cell tumor; hilus cell tumor*
   - 중등분화도*moderately differentiated*
   - 미분화도*poorly differentiated; sarcomatoid*
   - 이질성 요소를 갖는 경우*with heterologous elements*
3. **남녀성 세포함유종***gynandroblastoma*
4. **미분류 종양***unclassified*

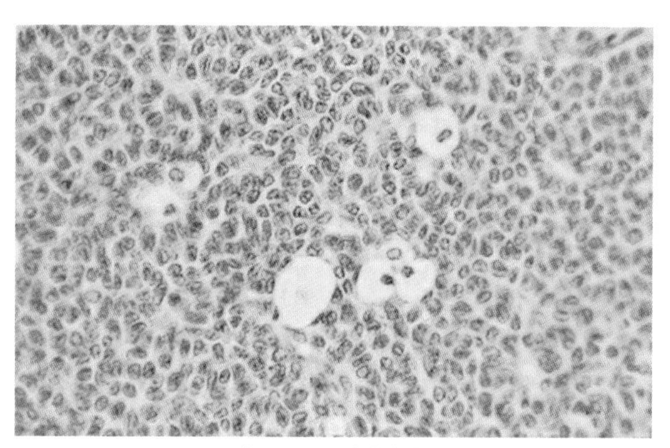

그림 10-26. 과립막세포종

식증 및 자궁내막암 유무를 확인하기 위해 반드시 자궁내막소파술을 시행한다.

① 수술

과립막세포종의 경우 양측성이 약 2%로 적기 때문에 향후 임신을 원하는 FIGO I기 환자들의 경우 일측 부속기절제술을 통한 가임력 보존 수술이 가능하다.

② 방사선요법

골반 방사선요법이 골반의 단독 재발에 대한 구제요법으로 도움이 된다는 보고는 있으나, 현재까지 보조적인 방사선요법이 효과적이라는 충분한 근거는 없다.

③ 항암화학요법

BEP(bleomycin, etoposide, cisplatin) 기반의 항암화학요법이 고려될 수 있으나, 재발을 예방하는 데 항암화학요법이 효과적이라는 근거 역시 없다. 이 외에 호르몬 제제 사용에 대한 연구도 시행되어왔으나, 효용성을 입증할 만한 근거는 부족하다.

5) 예후

과립막세포종은 악성도가 낮고 진행이 느려 10년 생존율이 약 90%, 20년 생존율이 75%에 이른다. 종양의 DNA 배수성*ploidy*이 생존율과 관련이 있어 DNA 두배수체*diploid* 종양의 경우 10년 생존율이 96%에 이른다.

(3) 세르톨리-라이디히세포종

세르톨리-라이디히세포종*Sertoli-Leydig cell tumor*은 전체 난소암의 0.2% 미만을 차지하며, 주로 30~40대에 흔하게 발생하고, 75%는 40세 미만에서 발생하는 것으로 알려져 있다. 이 종양은 전형적으로 안드로겐*androgen*을 분비하며, 환자들의 70~85%에서 탈여성화*defeminization* 및 남성화*virilization*가 나타난다. 그 결과 2차성 무월경, 유방 위축, 여드름, 다모증, 음핵 비대, 목소리의 남성화, 여성 체형 소실 및 측두 모발 소실 등이 발생할 수 있다.

1) 치료

1% 미만에서 양측성이기 때문에 가임력 여성의 치료 원칙은 일측 부속기절제 및 반대측 난소의 조직학적 평가로 충분하다. 그러나 노령 환자의 경우 자궁절제술 및 양측 부속기절제술이 적절하다. 항암화학요법 및 방사선요법의 경우 그 효용성에 관한 근거가 부족하며, 항암화학요법을 적용할 경우 VAC(vincristine, actinomycin-D, cyclophosphamide)를 고려할 수 있다.

2) 예후

5년 생존율은 70~90%로 보고되었고, 치료 이후의 재발은 흔하지 않은 것으로 알려져 있다. 그러나 분화가 나쁜 종양의 경우 예후가 불량하다.

(4) 난소의 기타 종양

1) 전이성 난소암*Krukenberg tumor*

난소로 전이된 종양의 30~40%를 차지하고 난소의 기질에서 발생하며 점액질을 함유하는 반지세포*signet ring cell*가 특징적이다. 원발 부위로는 위암이 가장 흔하며, 이외에도 대장암, 유방암, 담관암으로부터 전이될 수 있다. 전체 난소종양의 약 2%를 차지하며 대개 양측성으로 발생한다. 원발성 병변이 상당히 진행되기 전까지는 대부분 발견되지 않는 경우가 많아 생존율은 1년 미만이 대부분이다(그림 10-27).

2) 흑색종*melanoma*

난소로 전이되는 악성 흑색종은 극히 드물지만, 전이된 경우 광범위하게 파종되며, 치료 목적이 아닌 증상 완화의 목적으로 수술적 치료가 필요하기도 하다.

3) 카르시노이드종양*carcinoid tumor*

전이성 카르시노이드종양은 전이성 난소암의 2%를 차지하며, 또한 원발성 카르시노이드종양의 2%만이 난소로 전이된다. 이들 중 약 40%에서 카르시노이드종양증후군*carcinoid syndrome*이 나타나고, 폐경기 전후의 여성에서 장의 카르시노이드종양이 확인될 경우 난소전이를 예방하기 위해 난소 제거를 권고하고 있다.

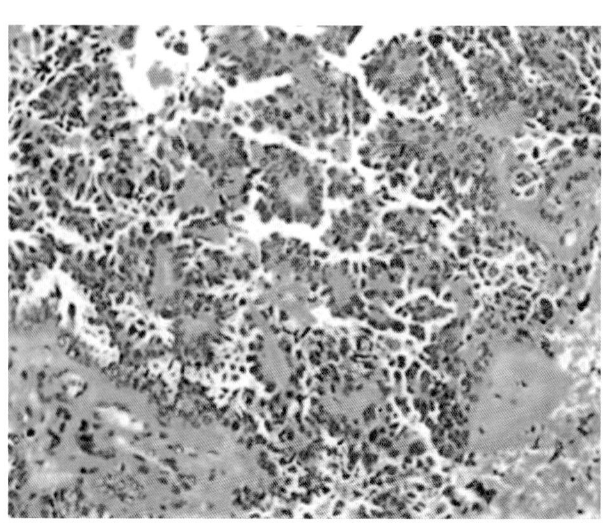

그림 10-27. 전이성 난소암

4) 림프종*lymphoma* **및 백혈병***leukemia*

림프종과 백혈병 역시 난소전이가 가능하며 대개 양측성으로 발생한다. 호지킨병*Hodgikin's lymphoma*의 약 5%에서 난소의 림프절전이를 보이는데, 이는 전형적으로 진행성 병기에서 나타난다. 버킷림프종*Burkitt' s lymphoma*의 난소전이는 비교적 흔하지만, 다른 유형의 림프종의 경우 난소전이는 드물며 또한 악성 백혈구세포의 침윤도 드물다. 일반적으로 대부분의 림프종에서는 비대림프절의 생검을 제외한 광범위한 수술적 병기를 필요로 하지 않지만 호지킨병의 경우에는 좀 더 광범위한 조사가 필요하다. 치료는 림프종과 백혈병의 치료에 준하며, 거대 난소종양을 제거하면 증상 완화와 추후 방사선 및 항암화학요법을 이용한 치료에 도움이 될 수 있다.

Ⅱ. 난관암

(1) 역학

난관암*fallopian tube cancer*은 전체 부인암의 약 0.3%에서 발생하는 매우 드문 암으로 조직학적 특성 및 종양의 진행 경과가 난소암과 매우 유사하다. 난관암은 주로 50~60대 여성에서 흔히 발생하며 *BRCA1* 및 *BRCA2* 유전자 변이가 있는 여성에서 발생 위험이 높은 것으로 보고되어 이 여성들을 대상으로 예방적인 자궁부속기절제술이 권고되고 있다.

(2) 임상적 특징

1) 증상 및 징후

난관암과 관련된 3대 증상(Latzko' s triad)으로 질출혈 및 질 분비물, 골반통이 알려져 있으며, 촉지되는 골반 종괴는 약 15% 미만에서 증상이 발견된다. 특히 질출혈 및 질

표 10-25 원발성 난관암의 FIGO 병기

Stage 0	Carcinoma in situ(limited to tubal mucosa)
Stage I	Growth limited to the Fallopian tubes
IA	Growth is limited to one tube, with extension into the submucosa and/or muscularis, but not penetrating the serosal surface; no ascites
IB	Growth is limited to both tubes, with extension into the submucosa and/or muscularis, but not penetrating the serosal surface; no ascites
IC	Tumor either Stage Ia or Ib, but with tumor extension through or onto the tubal serosa, or with ascites present containing malignant cells, or with positive peritoneal washings
Stage II	Growth involving one or both Fallopian tubes with pelvic extension
IIA	Extension and/or metastasis to the uterus and/or ovaries
IIB	Extension to other pelvic tissues
IIC	Tumor either Stage IIa or IIb and with ascites present containing malignant cells or with positive peritoneal washings
Stage III	Tumor involves one or both Fallopian tubes, with peritoneal implants outside the pelvis and/or positive regional lymph nodes. Superficial liver metastasis equals Stage III. Tumor appears limited to the true pelvis, but with histologically-proven malignant extension to the small bowel or omentum
IIIA	Tumor is grossly limited to the true pelvis, with negative nodes, but with histologically-confirmed microscopic seeding of abdominal peritoneal surfaces
IIIB	Tumor involving one or both tubes, with histologically-confirmed implants of abdominal peritoneal surfaces, none exceeding 2 cm in diameter. Lymph nodes are negative
IIIC	Abdominal implants N2 cm in diameter and/or positive retroperitoneal or inguinal nodes
Stage IV	Growth involving one or both Fallopian tubes with distant metastases. If pleural effusion is present, there must be positive cytology to be Stage IV. Parenchymal liver metastases equals Stage IV

분비물은 난관암 환자들의 50%가 호소하는 가장 흔한 증상으로 알려져 있고, 상피성 난소암과 유사한 양상으로 복강 내에 파종되는 양상을 보인다.

2) 진단

수술 전 진단은 15% 이내에서만 가능하며, 종양표지자인 혈청 CA-125 농도도 치료 전 65~80% 이상에서 증가되어 있으나 다른 질환에서도 상승이 가능하기 때문에 수술 전 진단에는 큰 도움을 주지 못한다.

3) 병기

난관암은 난소암과 마찬가지로 수술 후 조직검사 결과에 따른 FIGO 분류법에 따른다(〈표 10-25〉). 난관암은 난소암의 2/3 정도가 III, IV기인 것에 비하여 I, II기에 50% 정도 진단되는 경향이 있는데, 그 원인은 질 분비물이나 질출혈 등과 같은 증상이 비교적 빨리 나타나기 때문인 것으로 추정된다. 난소암에 비해 비교적 조기에 발견되는 경향이 있어 난소암에 비해 치료 성적이 약간 좋다. 전이의 형태는 난소암과 비슷하며, 42~59%에서는 림프절 전이를 보인다.

4) 치료

난관암의 치료 원칙은 난소암과 유사하다. 자궁 및 양측 부속기절제술을 비롯하여 대망절제술, 복막 및 의심 부위의 생검, 림프절 생검, 복강 내 세척검사를 시행하여 수술적 병기 및 최대종양감축술을 시행한다. 수술 후 보조적인 화학요법으로는 난소암과 마찬가지로 탁산 및 백금 제제를 이용한 복합 항암화학요법을 적용한다.

5) 예후

예후인자로서 수술적 병기, 잔류 종양의 크기, 종양의 분화도 등이 알려져 있다. 5년 생존율은 평균 40~50%이며, I기는 64~95%, II기는 37~75%, III기는 18~69%, IV기는 12~45%로 보고되어 있다.

6) 난관육종

난관육종*tubal sarcoma*은 매우 드문 형태로 악성 혼합중배엽종양*malignant mixed mesodermal tumor*으로 알려져 있고, 주로 60대에 발생하여 진단 시 진행성 병기인 경우가 많다. 수술적인 치료 후 백금 제제 기반의 항암화학요법이 1차 요법으로 시도되고 있으나 예후가 매우 불량하여 대부분의 환자가 2년 내에 사망한다.

참고문헌

1. Alvarado-Cabrero I, Young RH, Vamvakas EC, Scully RE. Carcinoma of the fallopian tube: a clinicopathological study of 105 cases with observations on staging and prognostic factors. Gynecol Oncol 1999;72:367-379.
2. Armstrong DK, Bundy B, Wenzel L, Huang HQ, Baergen R, Lele S, et al. Intraperitoneal cisplatin and paclitaxel in ovarian cancer. N Engl J Medl 2006;354:34-43.
3. Austin RM, Norris HJ. Malignant Brenner tumor and transitional cell carcinoma of the ovary: a comparison. Int J Gynecol Pathol 1987;6:29-34.
4. Baak JP, Chan KK, Stolk JG, Kenemans P. Prognostic factors in borderline and invasive ovarian tumours of the common epithelial type. Pathol Res Pract 1987;182:755-774.
5. Bell DA. Ovarian surface epithelial-stromal tumors. Hum Pathol 1991;22:750-762.
6. Berchuck A, Cirisano F, Lancaster JM, Schildkraut JM, Wiseman RW, Futreal A, et al. Role of BRCA1 mutation screening in the management of familial ovarian cancer. Am J Obstet Gynecol 1996;175:738-746.
7. Berek JS, Bast RC Jr. Ovarian cancer screening: the use of serial complementary tumor markers to improve sensitivity and specificity for early detection. Cancer 1995;76:2092-2096.
8. Berek JS, Hacker NF, Lagasse LD, Leuchter RS. Lower urinary tract resection as part of cytoreductive surgery for ovarian cancer. Gynecol Oncol 1982;13:87-92.
9. Berek JS, Hacker NF. Practical gynecologic oncology, 4th ed. Philadelphia, PA: Lippincott Williams & Wilkins, 2005:443-541.
10. Berek JS, Hacker NF. Sarcomas of the female genital tract. In: Eilber FR, Morton DL, Sondak VK, et al., eds. The soft tissue sarcomas. Orlando, FL: Grune & Stratton, 1987: 229-238.
11. Berek JS, Knapp RC, Malkasian GD, Lavin PT, Whitney C, Niloff JM, et al. CA125 serum levels correlated with second-look operations among ovarian cancer patients. Obstet Gynecol 1986;67:685-689.
12. Berek JS, Tropè C, Vergote I. Surgery during chemotherapy and at relapse of ovarian cancer. Ann Oncol 1999;10:S3-7.
13. Berek JS. Second-look versus second-nature. Gynecol Oncol 1992;44:1-2.
14. Bolis G, Colombo N, Pecorelli S, Torri V, Marsoni S, Bonazzi C, et al. Adjuvant treatment for early epithelial ovarian cancer: results of two randomized clinical trials comparing cisplatin to no further treatment or chromic phosphate (32P).Ann Oncol 1995;6:887-893.
15. Bookman MA, Tiersten AD, Pearce H. Phase III randomized study of paclitaxel and carboplatin with or without gemcitabine, doxorubicin HCL liposome, or topotecan in patients with stage III and IV ovarian epithelial or serous primary peritoneal carcinoma (GOG-

0182, SWOG-0182, ICON5). http://www.cancer.gov/ClinicalTrials/view_clinicaltrials.aspx?cdrid=68467&protocolnum=&version=healthprofessional.

16. Brand E, Pearlman N. Electrosurgical debulking of ovarian cancer: a new technique using the argon beam coagulator. Gynecol Oncol 1990;39:115-118.
17. Bristow RE, Tomacruz RS, Armstrong DK, Trimble EL, Montz FJ. Survival effect of maximal cytoreductive surgery for advanced ovarian carcinoma during the platinum era: a meta-analysis. J Clin Oncol 2002;20: 1248-1259.
18. Buchsbaum HJ, Lifshitz S. Staging and surgical evaluation of ovarian cancer. Semin Oncol 1984;11:227-237.
19. Calvert AH, Newell DR, Gumbrell LA, O' Reilly S, Burnell M, Boxall FE, et al. Carboplatin dosage: prospective evaluation of a simple formula based on renal function. J Clin Oncol 1989;7:1748-1756.
20. Cannistra SA. Is there a "best" choice of second-line agent in the treatment of recurrent, potentially platinum-sensitive ovarian cancer? J Clin Oncol 2002;20:1158-1160.
21. Cohen LS, Escobar PF, Scharm C, Glimco B, Fishman DA. Three-dimensional power Doppler ultrasound improves the diagnostic accuracy for ovarian cancer prediction. Gynecol Oncol 2001;82:40-48.
22. Conte PF, Alama A, Rubagotti A, Chiara S, Nicolin A, Nicolò, Rosso R, et al. Cell kinetics in ovarian cancer: relationship to clinicopathologic features, responsiveness to chemotherapy and survival. Cancer 1989;64:1188-1191.
23. Copeland LJ, Gershenson DM, Wharton JT, Atkinson EN, Sneige N, Edwards CL, et al. Microscopic disease at second-look laparotomy in advanced ovarian cancer. Cancer 1985;55:472-478.
24. De Palo G, Zambetti M, Pilotti S, Rottoli L, Spatti G, Fontanelli R, et al. Non-dysgerminomatous tumors of the ovary treated with cisplatin, vinblastine, and bleomycin: long-term results. Gynecol Oncol 1992;47:239-246.
25. Eisenhauer EA, Vermorken JB, van Glabbeke M. Predictors of response to subsequent chemotherapy in platinum pretreated ovarian cancer: a multivariate analysis of 704 patients. Ann Oncol 1997;8:963-968.
26. Engelen MJ, Kos HE, Willemse PH, Aalders JG, de Vries EG, Schaapveld M, et al. Surgery by consultant gynecologic oncologists improves survival in patients with ovarian carcinoma. Cancer 2006;106:589-598.
27. Federico M, Alberts DS, Garcia DJ, Emerson J, Fanta P, Liu R, et al. In vitro drug testing of ovarian cancer using the human tumor colony-forming assay: comparison of in vitro response and clinical outcome. Gynecol Oncol 1994;55: S156-163.
28. Finn CB, Luesley DM, Buxton EJ, Blackledge GR, Kelly K, Dunn JA, et al. Is stage I epithelial ovarian cancer overtreated both surgically and systemically? Results of a five-year cancer registry review. Br J Obstet Gyn 1992;99: 54-58.
29. Francis P, Schneider J, Hann L, Balmaceda C, Barakat R, Phillips M, et al. Phase II trial of docetaxel in patients with platinum-refractory advanced ovarian cancer. J Clin Oncol 1994;12:2301-2308.
30. Gershenson DM, Silva EG. Serous ovarian tumors of low malignant potential with peritoneal implants. Cancer 1990;65:578-585.
31. Gershenson DM. Menstrual and reproductive function after treatment with combination chemotherapy for malignant ovarian germ cell tumors. J Clin Oncol 1988;6: 270-275.
32. Gordon AN, Fleagle JT, Guthrie D, Parkin DE, Gore ME, Lacave AJ. Recurrent epithelial ovarian carcinoma: a randomized phase III study of pegylated liposomal doxorubicin versus topotecan. J Clin Oncol 2001;19:3312-3322.
33. Gore M, Oza A, Rustin G, Malfetano J, Calvert H, Clarke-Pearson D, et al. A randomised trial of oral versus intravenous topotecan in patients with relapsed epithelial ovarian cancer. Eur J Cancer 2002;38:57-63.
34. Greco FA, Hainsworth JD. One-hour paclitaxel infusion schedules: a phase I/II comparative trial. Semin Oncol 1995;22:118-123.
35. Guthrie D, Davy MLJ, Phillips PR. Study of 656 patients with "early" ovarian cancer. Gynecol Oncol 1984;17:363-369.
36. Hacker NF, Berek JS, Lagasse LD, Nieberg RK, Elashoff RM. Primary cytoreductive surgery for epithelial ovarian cancer. Obstet Gynecol 1983;61:413-420.
37. Hacker NF, Berek JS, Pretorius RG, Zuckerman J, Eisenkop S, Lagasse LD. Intraperitoneal cis-platinum as salvage therapy for refractory epithelial ovarian cancer. Obstet Gynecol 1987;70:759-764.
38. Harlan LC, Clegg LX, Trimble EL. Trends in surgery and chemotherapy for women diagnosed with ovarian cancer in the United States. J Clin Oncol 2003;21:3488-3494.
39. Hochster H, Wadler S, Runowicz C, Liebes L, Cohen H, Wallach R, et al. Activity and pharmacodynamics of 21-day topotecan infusion in patients with ovarian cancer previously treated with platinum-based chemotherapy. NewYork Gynecologic Oncology Group. J Clin Oncol 1999;17:2553-2561.
40. Holland DR, Le Riche J, Swenerton KD, ELIT L, SPINELLI J. Flow cytometric assessment of DNA ploidy is a useful prognostic factor for patients with granulosa cell ovarian tumors. Int J Gynecol Cancer 1991;1: 227-232.
41. Hoskins PJ, Swenerton KD. Oral etoposide is active against platinum-resistant epithelial ovarian cancer. J Clin Oncol 1994;12:60-63.
42. Hunter RW, Alexander NDE, Soutter WP. Meta-analysis of surgery in advanced ovarian carcinoma: is maximum cytoreductive surgery an independent determinant of prognosis? Am J Obstet Gynecol 1992;166: 504-511.
43. Hutson R, Ramsdale J, Wells M. p53 Protein expression in putative precursor lesions of epithelial ovarian cancer. Histopathology 1995;27:367-371.

44. Jacobs I, Davies AP, Bridges J, Stabile I, Fay T, Lower A, et al. Prevalence screening for ovarian cancer in postmenopausal women by CA 125 measurements and ultrasonography. BMJ 1993;306:1030-1034.
45. Jemal A, Siegel R, Ward E, Murray T, Xu J, Smigal C, et al. Cancer statistics, 2006. CA Cancer J Clin 2006;56:106-130.
46. Kanazawa K, Suzuki T, Sakumoto K. Treatment of malignant ovarian germ cell tumors with preservation of fertility: reproductive performance after persistent remission. Am J Clin Oncol 2000;23:244-248.
47. Kohn EC, Sarosy G, Bicher A, Link C, Christian M, Steinberg SM, et al. Dose-intense Taxol: high response rate in patients with platinum-resistant recurrent ovarian cancer. J Natl Cancer Inst 1994;86:18-24.
48. Krag KJ, Canellos GP, Griffiths CT, Knapp RC, Parker LM, Welch WR, et al. Predictive factors for long term survival in patients with advanced ovarian cancer. Gynecol Oncol 1989;34:88-93.
49. Kurman RJ, Scardino PT, McIntire KR, Waldmann TA, Javadpour N, Norris HJ. Malignant germ cell tumors of the ovary and testis: an immunohistologic study of 69 cases. Ann Clin Lab Sci 1979;9:462-466.
50. Li AJ, Karlan BY. Surgical advances in the treatment of ovarian cancer. Hematol Oncol Clin North Am 2003;17(4): 945-956.
51. Lopez A, Tessadrelli A, Kudelka AP, Edwards CL, Freedman RS, Hord M, et al. Combination therapy with leuprolide acetate and tamoxifen in refractory ovarian cancer. Int J Gynecol Cancer 1996;6:15-19.
52. Lund B, Jacobsen K, Rasch L, Jensen F, Olesen K, Feldt-Rasmussen K. Correlation of abdominal ultrasound and computed tomography scans with second-or third-look laparotomy in patients with ovarian carcinoma. Gynecol Oncol 1990;37:279-283.
53. Makhija S, Howden N, Edwards R, Kelley J, Townsend DW, Meltzer CC. Positron emission tomography/computed tomography imaging for the detection of recurrent ovarian and fallopian tube carcinoma: a retrospective review. Gynecol Oncol 2002;85:53-58.
54. Malmström H, Högberg T, Risberg B, Simonsen E. Granulosa cell tumors of the ovary: prognostic factors and outcome. Gynecol Oncol 1994;52:50-55.
55. Markman M, Glass T, Smith HO, Hatch KD, Weiss GR, Taylor SA, et al. Phase II trial of single agent carboplatin followed by dose-intense paclitaxel, followed by maintenance paclitaxel therapy in stage IV ovarian, fallopian tube, and peritoneal cancers: a Southwest Oncology Group trial. Gynecol Oncol 2003;88:282-288.
56. Markman M, Hall J, Spitz D, Weiner S, Carson L, Van Le L, et al. Phase II trial of weekly single-agent paclitaxel in platinum/paclitaxel-refractory ovarian cancer. J Clin Oncol 2002;20:2365-2369.
57. Markman M, Liu PY, Wilczynski S, Monk B, Copeland LJ, Alvarez RD, et al; Southwest Oncology Group; Gynecologic Oncology Group. Phase III randomized trial of 12 versus 3 months of maintenance paclitaxel in patients with advanced ovarian cancer after complete response to platinum and paclitaxel-based chemotherapy: a Southwest Oncology Group and Gynecologic Oncology Group trial. J Clin Oncol 2003;21:2460-2465.
58. Markman M, Rothman R, Hakes T, Reichman B, Hoskins W, Rubin S, et al. Second-line platinum therapy in patients with ovarian cancer previously treated with cisplatin. J Clin Oncol 1991;9:389-393.
59. Markman M, Zanotti K, Webster K, Peterson G, Kulp B, Belinson J. Phase 2 trial of single agent docetaxel in platinum and paclitaxel-refractory ovarian cancer, fallopian tube cancer, and primary carcinoma of the peritoneum. Gynecol Oncol 2003;91:573-576.
60. McBroom JW, Parker MF, Krivak TC, Rose GS, Crothers B. Primary appendiceal malignancy mimicking advanced stage ovarian carcinoma: a case series. Gynecol Oncol 2000;78:388-390.
61. McCaughey WT, Kirk ME, Lester W, Dardick I. Peritoneal epithelial lesions associated with proliferative serous tumours of the ovary. Histopathology 1984;8:195-208.
62. McGuire WP, Blessing JA, Bookman MA, Lentz SS, Dunton CJ. Topotecan has substantial antitumor activity as first-line salvage therapy in platinum-sensitive epithelial ovarian carcinoma: a Gynecologic Oncology Group Study. J Clin Oncol 2000;18:1062-1067.
63. McGuire WP, Hoskins WJ, Brady MF, Kucera PR, Partridge EE, Look KY, et al. Cyclophosphamide and cisplatin compared with paclitaxel and cisplatin in patients with stage III and stage IV ovarian cancer. N Engl J Med 1996;334:1-6.
64. Meden H, Marx D, Rath W, Kron M, Fattahi-Meibodi A, Hinney B, et al. Overexpression of the oncogene c-erb B2 in primary ovarian cancer: evaluation of the prognostic value in a Cox proportional hazards multiple regression. Int J Gynecol Pathol 1994;13:45-53.
65. Mikami M, Tei C, Kurahashi T, Takehara K, Komiyama S, Suzuki A, et al. Preoperative diagnosis of fallopian tube cancer by imaging. Abdom Imaging 2003;28:743-747.
66. Mills GB, Lu Y, Fang X, Wang H, Eder A, Mao M, et al. The role of genetic abnormalities of PTEN and the phosphatidylinositol 3-kinase pathway in breast and ovarian tumorigenesis, prognosis, and therapy. Semin Oncol 2001; 28:125-141.
67. Moore DH, Valea F, Crumpler LS, Fowler WC Jr. Hexamethylmelamine (altretamine) as second-line therapy for epithelial ovarian carcinoma. Gynecol Oncol 1993;51: 109-112.
68. Nardi M, Cognetti F, Pollera CF, Giulia MD, Lombardi A, Atlante G, et al. Intraperitoneal α-2-interferon alternating with cisplatin as salvage therapy for minimal residual disease ovarian cancer: a phase II study. J Clin Oncol 1990;6:1036-1041.
69. Negri E, Franceschi S, Tzonou A, Booth M, La Vecchia C, Parazzini F, et al. Pooled analysis of three European case-

control studies of epithelial ovarian cancer: I. Reproductive factors and risk of epithelial ovarian cancer. Int J Cancer 1991;49:50-56.
70. Newlands ES, Southall PJ, Paradinas FJ, Holden L, et al. Management of ovarian germ cell tumours. In: Williams CJ, Krikorian JG, Green MR, et al., eds. Textbook of uncommon cancer. New York, John Wiley and Sons, 1988, p.37-53.
71. NIH Consensus Development Panel on Ovarian Cancer. Ovarian cancer: screening, treatment and follow-up. JAMA 1995;273:491-497.
72. Olson SSH, Mignone L, Nakraseive C, Caputo TA, Barakat RR, Harlap S. Symptoms of ovarian cancer. Obstet Gynecol 2001;98: 212-217.
73. Ovarian Cancer Meta-analysis Project. Cyclophosphamide plus cisplatin versus cyclophosphamide, doxorubicin, and cisplatin chemotherapy of ovarian carcinoma: a meta-analysis. J Clin Oncol 1991;9:1668-1674.
74. Ozols RF, Ostchega Y, Curt G, Young RC. High-dose carboplatin in refractory ovarian cancer patients. J Clin Oncol 1987;5:197-201.
75. Parker WH, Broder MS, Liu Z, Shoupe D, Farquhar C, Berek JS. Ovarian conservation at the time of hysterectomy for benign disease. Obstet Gynecol 2005; 106(2):219-226.
76. Petricoin EF, Ardekani AM, Hitt BA, Levine PJ, Fusaro VA, Steinberg SM, et al. Use of proteomic patterns in serum to identify ovarian cancer. Lancet 2002;359:572-577.
77. Petru E, Pickel H, Heydarfadai M, Lahousen M, Haas J, Schaider H, et al. Non-genital cancers metastatic to the ovary. Gynecol Oncol 1992;44:83-86.
78. Piccart MJ, Floquet A, Scarfone G, Willemse PH, Emerich J, Vergote I, et al. Intraperitoneal cisplatin versus no further treatment: 8-year results of EORTC 55875, a randomized phase III study in ovarian cancer patients with a pathologically complete remission after platinum-based intravenous chemotherapy. Int J Gynecol Cancer 2003;13(suppl 2):196-203.
79. Piura B, Rabinovich A, Yanai-Inbar I, Cohen Y, Glezerman M. Primary sarcoma of the ovary: report of five cases and review of the literature. Eur J Gynaecol Oncol 1998;19:257-261.
80. Piver MS, Barlow JJ, Lele SB, Frank A. Survival after ovarian cancer induced intestinal obstruction. Gynecol Oncol 1982;13:44-49.
81. Plentl AM, Friedman EA. Lymphatic system of the female genitalia. Philadelphia, PA: WB Saunders, 1971.
82. Polverino G, Parazzini F, Stellato G, Scarfone G, Cipriani S, Bolis G. Survival and prognostic factors of women with advanced ovarian cancer and complete response after a carboplatin-paclitaxel chemotherapy. Gynecol Oncol 2005;99:343-347.
83. Ponder B. Genetic testing for cancer risk. Science 1997;278:1050-1058.
84. Pothuri B, Vaidya A, Aghajanian C, Venkatraman E, Barakat RR, Chi DS. Palliative surgery for bowel obstruction in recurrent ovarian cancer: an updated series. Gynecol Oncol 2003;89:306-313.
85. Powell JL, Otis CN. Management of advanced juvenile granulosa cell tumor of the ovary. Gynecol Oncol 1997;64:282-284.
86. Rebbeck TR, Lynch HT, Neuhausen SL, Narod SA, Van' t Veer L, Garber JE, et al; Prevention and Observation of Surgical End Points Study Group. Prophylactic oophorectomy in carriers of BRCA1 or BRCA2 mutations. N Engl J Med 2002;346:1616-1622.
87. Rishi M, Howard LN, Bratthauer GL, Tavassoli FA. Use of monoclonal antibody against human inhibin as a marker for sex-cord-stromal tumors of the ovary. Am J Surg Pathol 1997:21:583-589.
88. Robbins ML, Sunshine TJ. Metastatic carcinoid diagnosed at laparoscopic excision of pelvic endometriosis. J Am Assoc Gynecol Laparosc 2000;7:251-253.
89. Roman LD. Small cystic pelvic masses in older women: is surgical removal necessary? Gynecol Oncol 1998;69:1-2.
90. Rose PG, Nerenstone S, Brady MF, Clarke-Pearson D, Olt G, Rubin SC, et al. Secondary surgical cytoreduction for advanced ovarian cancinoma. N Engl J Med 2004;351: 2489-2497.
91. Rosenoff SH, Young RC, Anderson T, Bagley C, Chabner B, Schein PS, et al. Peritoneoscopy: a valuable staging tool in ovarian carcinoma. Ann Intern Med 1975;83:37-41.
92. Roth LM, Dallenbach-Hellweg G, Czernobilsky B. Ovarian Brenner tumors. I. Metaplastic proliferating and of low grade potential. Cancer 1985;56:582-591.
93. Rulin MC, Preston AL. Adnexal masses in postmenopausal women. Obstet Gynecol 1987;70:578-581.
94. Schumer ST, Cannistra SA. Granulosa cell tumor of the ovary. J Clin Oncol 2003;21:1180-1189.
95. Schwartz PE, Chambers SK, Chambers JT, Kohorn E, McIntosh S. Ovarian germ cell malignancies: the Yale University experience. Gynecol Oncol 1992;45:26-31.
96. Seidman JD, Kurman RJ. Subclassification of serous borderline tumors of the ovary into benign and malignant types: a clinicopathologic study of 65 advanced stage cases. Am J Surg Pathol 1996;20:1331-1345.
97. Shibata K, Kikkawa F, Mika M, Suzuki Y, Kajiyama H, Ino K, et al. Neoadjuvant chemotherapy for FIGO stage III or IV ovarian cancer: survival benefit and prognostic factors. Int J Gynecol Cancer 2003;13(5):587-592.
98. Silverberg SG. Prognostic significance of pathologic features of ovarian carcinoma. Curr Top Pathol 1989;78: 85-109.
99. Sjövall K, Nilsson B, Einhorn N. Different types of rupture of the tumor capsule and the impact on survival in early ovarian cancer. Int J Gynecol Cancer 1994;4:333-336.
100. Slamon DJ, Godolphin W, Jones LA, Holt JA, Wong SG, Keith DE, et al. Studies of the HER-2/neu proto-oncogene in human breast and ovarian cancer. Science

1989;244:707-712.

101. Sorensen P, Pfeiffer P, Bertelsen K. A phase II trial of ifosfamide/mesna as salvage therapy in patients with ovarian cancer refractory to or relapsing after prior platinum-containing chemotherapy. Gynecol Oncol 1995;56:75-78.
102. Sorensen P, Pfeiffer P, Bertelsen K. A phase II trial of ifosphamide/mesna as salvage therapy in patients with ovarian cancer refractory to or relapsing after prior platinum-containing chemotherapy. Gynecol Oncol 1995;56:75-78.
103. Stiff P, Bayer R, Camarda M, Tan S, Dolan J, Potkul R, et al. A phase II trial of high-dose mitoxantrone, carboplatin and cyclophosphamide with autologous bone marrow rescue for recurrent epithelial ovarian carcinoma: analysis of risk factors for clinical outcome. Gynecol Oncol 1995;57:278-285.
104. Tay EH, Grant PT, Gebski V, Hacker NF. Secondary cytoreductive surgery for recurrent epithelial ovarian cancer. Obstet Gynecol 2002;100:1359-1360.
105. ten Bokkel Huinink W, Lane SR, Ross GA; International Topotecan Study Group. Long-term survival in a phase III, randomised study of topotecan versus paclitaxel in advanced epithelial ovarian carcinoma. Ann Oncol 2004;15:100-103.
106. Tobachman JK, Greene MH, Tucker MA, Costa J, Kase R, Fraumeni JF Jr. Intra-abdominal carcinomatosis after prophylactic oophorectomy in ovarian cancer-prone families. Lancet 1982;2:795-797.
107. Travis LB, Holowaty EJ, Bergfeldt K, Lynch CF, Kohler BA, Wiklund T, et al. Risk of leukemia after platinum-based chemotherapy for ovarian cancer. N Engl J Med 1999;340:351-357.
108. Trimbos JB, Parmar M, Vergote I, Guthrie D, Bolis G, Colombo N, et al; International Collaborative Ovarian Neoplasm 1; European Organisation for Research and Treatment of Cancer Collaborators-Adjuvant Chemo-Therapy un Ovarian Neoplasm. International Collaborative Ovarian Neoplasm Trial 1 and Adjuvant Chemotherapy in Ovarian Neoplasm Trial: two parallel randomized phase III trials of adjuvant chemotherapy in patients with early-stage ovarian carcinoma. J Natl Cancer Inst 2003;95:105-112.
109. van Houwelingen JC, ten Bokkel Huinink WW, van der Burg ME, van Oosterom AT, Neijt JP. Predictability of the survival of patients with ovarian cancer. J Clin Oncol 1989;7:769-773.
110. van Nagell JR Jr, Higgins RV, Donaldson ES, Gallion HH, Powell DE, Pavlik EJ, et al. Transvaginal sonography as a screening method for ovarian cancer: a report of the first 1000 cases screened. Cancer 1990;65:573-577.
111. Vermorken JB, Pecorelli S. Clinical trials in patients with epithelial ovarian cancer: past, present and future. Eur J Surg Oncol 1996;22:455-466.
112. Whittemore AS, Gong G, Itnyre J. Prevalence and contribution of BRCA1 mutations in breast cancer and ovarian cancer: results from three U.S. population-based case-control studies of ovarian cancer. Am J Hum Genet 1997;60:496-504.
113. Williams SD, Blessing JA, Moore DH, Homesley HD, Adcock L. Cisplatin, vinblastine, and bleomycin in advanced and recurrent ovarian germ-cell tumors. Ann Intern Med 1989;111:22-27.
114. Wong LC, Ngan HYS, Ma HK. Primary treatment with vincristine, dactinomycin, and cyclophosphamide in non-dysgerminomatous germ cell tumour of the ovary. Gynecol Oncol 1989;34:155-158.

임신융모종양

김병기 / 송태종

I. 서론

임신융모종양*gestational trophoblastic neoplasia; GTN*은 발생이 드문 부인암이다. 임신영양막병*gestational trophoblastic disease; GTD*에는 포상기태*hydatidiform mole*, 침윤성기태*invasive mole*, 태반부착부위융모성종양*placental-site trophoblastic tumor*, 융모막암종*choriocarcinoma*이 포함된다. 이들 중 포상기태는 양성 임신영양막병으로 분류되며, 대부분 흡인 소파치료 후 자연 소멸되는 질환이다. 그러나 치료 후 소멸되지 않고 암세포로 전환되면 악성 임신영양막병이 되며 이를 임신융모종양이라고 한다. 임신융모종양은 대부분 포상기태 후에 발생하지만 자연유산, 인공유산, 그리고 만삭 임신 등 어떤 형태의 임신 후에도 발생할 수 있다.

임신영양막병의 발생 빈도는 세계적으로 지역에 따라 차이를 나타내는데, 아시아, 남미 국가에서는 120 임신에 1예 정도로 높고, 미국의 경우는 1,000 임신에 0.6~1.1예 정도로 낮다. 포상기태는 20세 이하나 40세 이상의 임신부에서 많고, 이전 임신이 포상기태였던 경우 다음 임신에서 포상기태 발생의 위험이 증가한다. 침윤성 기태는 15,000 임신당 1예 정도로 발생하며, 포상기태의 15%~29%가 침윤성 기태로 진행한다. 융모막암종은 40,000 임신당 1예 정도로 발생하며 포상기태의 3~5%가 융모막암종으로 진행하는데, 이러한 경우가 융모막암종의 약 50%를 차지한다. 융모막암종의 25%는 유산(1/15,000) 이후 발생하며, 나머지 25%는 만삭 임신(1/50,000) 이후 발생한다.

II. 포상기태

1. 병리조직학 및 유전학적 특징

포상기태는 육안적 형태, 병리조직학적 소견과 핵형을 기반으로 완전*complete* 포상기태와 부분*partial* 포상기태로 분류한다(〈표 10-26〉). 완전 포상기태는 배아 또는 태아 조직이 없으며 전반적인 융모의 수포성 부종 및 영양배엽세포*trophoblast*의 전반적인 증식이 특징이다(그림 10-28). 세포유전학으로 완전 포상기태는 핵형이 대부분 46XX이며 이들 모두 부계로부터 기원한다. 완전 포상기태는 정자와 난자가 수정되지만 난자의 핵이 없어지고 정자의 핵만이 자체 배가된 전적으로 부계 수태 산물의 증식이다. 따라서 대부분의 핵형은 46XX이나 10%에서는 46XY의 핵형을 나타낸다. 이 경우 두 개의 정자가 수정이 되어 46XY가 되지만, 역시 전적으로 부계의 염색체만으로 이루어진다.

표 10-26 완전 및 부분 포상기태

	완전 포상기태	부분 포상기태
배아조직	없음	있음
융모의 수포성 부종	전반적	부분적
영양배엽세포의 증식	전반적	부분적
부채꼴의 융모	없음	있음
영양배엽세포의 기질함입	없음	있음
핵형	46XX; 46XY	69XXY; 69XYY

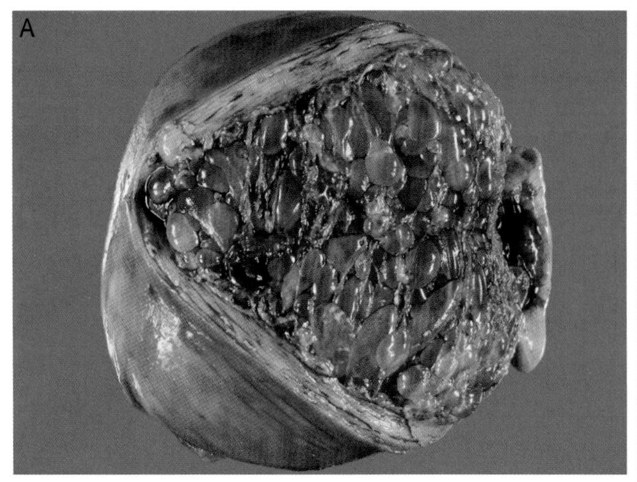

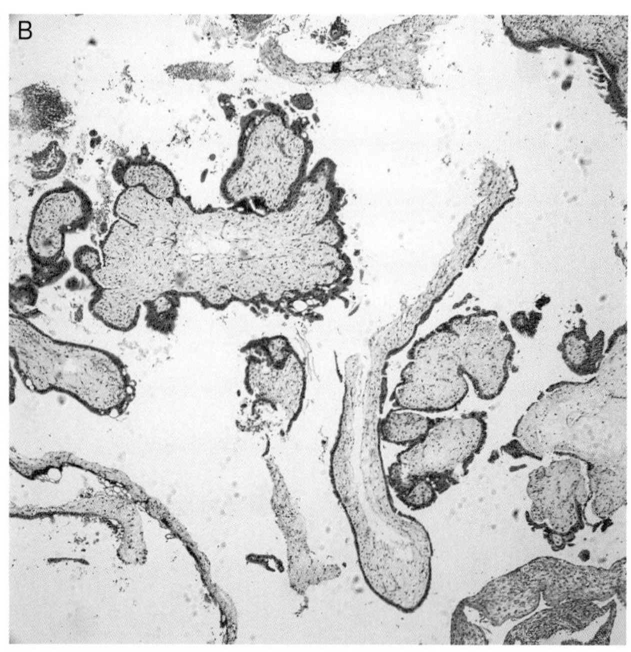

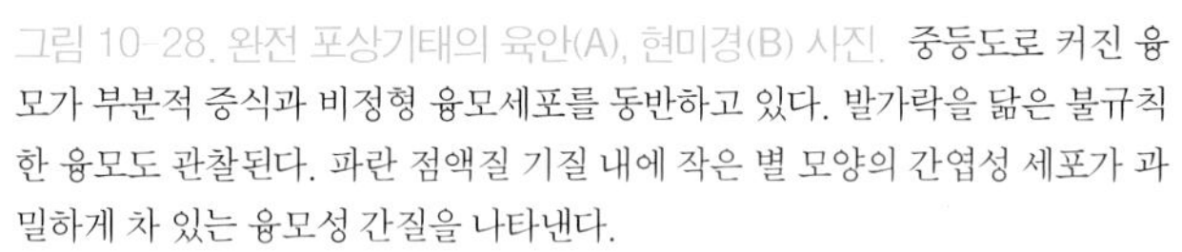
그림 10-28. 완전 포상기태의 육안(A), 현미경(B) 사진. 중등도로 커진 융모가 부분적 증식과 비정형 융모세포를 동반하고 있다. 발가락을 닮은 불규칙한 융모도 관찰된다. 파란 점액질 기질 내에 작은 별 모양의 간엽성 세포가 과밀하게 차 있는 융모성 간질을 나타낸다.

부분 포상기태는 배아 또는 태아조직을 동반하며 융모의 수포성 부종과 영양배엽세포의 증식은 부분적이다. 부분 포상기태의 핵형은 대부분 삼배수체(69XXY, 69XYY)를 가지는데, 이는 난자 한 개에 두 개의 정자가 수정된 것이다. 따라서 부분 포상기태는 태아는 형성하지만, 삼배수체의 특징인 성장 지연, 선천성 기형 등을 동반하게 된다. 부분 포상기태는 모든 예에서 삼배수체를 나타낸다.

2. 임상양상

(1) 완전 포상기태

① 질출혈은 가장 흔한 증상으로 약 97%에서 발생한다. 질출혈은 상당히 오랫동안 지속되며, 환자의 약 반수에서 혈색소 10g/100mL 이하의 빈혈 증상을 초래한다.

② 제태 연령에 비해 비대된 자궁 크기는 완전 포상기태의 특징적인 증상 중 하나지만 약 반수에서만 나타난다. 자궁은 내부의 영양막조직과 혈괴로 팽창되어 있다. 자궁 비대는 혈중 사람융모성선자극호르몬*human chorionic gonadotropic hormone; hCG*의 값과 비례한다.

③ 임신중독증은 완전 포상기태 환자의 약 27%에서 볼 수 있다. 고혈압, 단백뇨 및 반사의 이상 항진 등은 자주 관찰되나 경련은 드물다. 임신중독증은 자궁이 크고 hCG가 높은 환자에서 볼 수 있다. 임신 초기에 임신중독 증상이 나타나면 포상기태를 의심해야 한다.

④ 완전 포상기태 환자에서 항구토제 또는 수액요법이 필요한 임신 과다구토는 약 25%에서 볼 수 있으며 특히 자궁의 크기가 크거나 hCG가 높은 경우 잘 발생한다.

⑤ 임상 증상이 뚜렷한 갑상샘항진증은 완전 포상기태 환자의 약 7%에서 볼 수 있으며 심계항진, 피부 온난감, 진전*tremor*을 나타내며 T_4와 T_3을 측정함으로써 진단할 수 있다. 무증상의 포상기태 환자에서도 갑상샘항진증의 검사 소견이 흔히 나타날 수 있다. 갑상샘 기능검사가 항진된 환자에서 기태를 제거하면 검사가 정상으로 회복된다. 갑상샘항진증이 의심되면 기태 제거 전에 베타차단제를 투여하여 갑상샘 중독발작*thyroid storm* 및 심혈관계 합병증을 예방하여야 한다. 갑상샘 중독발작은 체온 상승, 섬망, 발작, 심방세동 및 심혈관계 허탈*cardiovascular collapse*을 초래한다. 혈중 hCG와 전체 T_4, T_3 농도 사이에는 양적 상관관계가 있기 때문에 일부 연구자들은 hCG가 포상기태 환자의 갑상샘 자극제라고 추정하였다. 그러나 아미르*Amir* 등은 완전 포상기태 환자 47명에서 갑상샘 기능을 측정하였으나 혈중 hCG와 유리 T_4 지수*free T_4 index*, 유리 T_3 지수와는 아무런 상관관계가 없다고 보고하였다. 따라서 포상기태의 갑상샘 자극인자는 확실히 규명되지 않았으며 융모 기원의 갑상샘 호르몬 자극인자가 연구되고 있다.

⑥ 영양막세포색전증으로 인한 호흡곤란증은 포상기태

환자의 약 2%에서 발생한다. 이들은 흉통, 호흡곤란, 빠른 호흡, 빈맥이 주요 특징이며, 기태 제거 후에도 심각한 호흡곤란증이 나타날 수 있다. 폐음 청취상 전반적인 수포음*rales*, 흉부 X선 촬영상 양측 폐침윤 소견을 보인다. 호흡곤란증의 징후와 증상은 대개 심폐 기능에 대한 보조적 치료를 하면 72시간 내에 호전된다. 이러한 호흡부전은 영양막세포에 의한 색전증뿐만 아니라 갑상샘 중독발작, 임신중독증, 수액 과다 보충에 의해서도 초래될 수 있다.

⑦ 완전 포상기태의 약 반수에서 지름이 6cm보다 큰 난포막황체낭*theca lutein ovarian cysts*을 볼 수 있다. 대개 양측성으로 오며 다낭성이다. 난포막황체낭은 hCG치가 높은 환자에서 볼 수 있으나 고프로락틴혈증도 연관이 있다고 한다. 자궁이 큰 경우 이학적 검사상 난포막황체낭을 촉진하기 어려울 수 있다. 그러나 골반초음파검사를 통해 정확히 확인할 수 있으며, 기태 제거 후 약 2~4개월에 자연 소실되기 때문에 합병증이 없으면 수술적 적응증이 되지 않는다. 현저한 난포막황체낭은 심한 골반 압박감을 초래할 수 있으며, 이러한 증상을 경감시키기 위하여 복강경하 또는 개복하 흡입술이 필요할 수 있다. 갑작스런 복통이 발생하면 복강경을 시행하여 낭종의 염전 또는 파열을 확인해야 하며 복강경 시술로 이러한 합병증을 적절히 처치할 수 있다.

⑧ 1980년대 초까지만 하더라도 완전 포상기태는 임신 2삼분기에도 종종 발견되었지만 현재는 주로 1삼분기에 발견된다. 이는 임신 초기에 완전 포상기태가 진단되기 때문이다. 그래서 최근 포상기태 환자의 경우, 제태 연령보다 큰 자궁을 보이는 경우는 28%, 임신 과다구토는 8%, 빈혈과 임신중독증은 각각 1%에서만 관찰되고 호흡곤란증이나 갑상샘항진증은 보기 드물다. 그러나 질출혈이나 현저한 hCG 상승은 여전히 관찰된다. 완전 포상기태의 경우 임신 1삼분기에는 영양배엽세포의 증식이 덜하고 융모가 작기 때문에 조직병리학적 감별 진단이 어려울 수 있다. 이로 인해 부분 포상기태나 자연유산으로 오인되기도 하는데, 이러한 경우 *P57*의 면역조직 화학검사가 완전 포상기태 진단에 유용하다. 탈락막세포의 핵과 모든 형태의 임신 시 융모의 영양배엽세포는 *P57*에 염색된다. 그러나 거의 모든 완전 포상기태는 융모 기질과 세포영양막의 *P57*에 대한 핵염색이 없지만, 부분 포상기태를 포함한 다른 모든 형태의 임신에서는 25% 이상에서 핵염색이 된다. 피셔*Fisher* 등은 *P57*이 염색되는 드문 형태의 완전 포상기태에서 모계 기원의 11번 염색체가 남아 있는 경우를 보고하였다.

(2) 부분 포상기태

부분 포상기태는 완전 포상기태의 특징적인 임상 증상은 없고 오히려 대부분 불완전유산 또는 계류유산의 증상을 보이며 기태 제거 후 병리조직학적으로 진단되기도 한다. 한 연구 보고에 의하면 부분 포상기태 환자 81명의 주요 증상은 질출혈이었으며 59명(72.8%)에서 나타났다. 12명(14.8%)은 태아 심박동이 없었고, 3명(3.7%)은 자궁 크기 증가, 2명(2.5%)은 임신중독증이 관찰되었으나, 난포막황체낭종, 임신 과다구토, 혹은 갑상샘항진증은 관찰되지 않았다. 기태 제거 전 임상 진단은 74명(91.4%)이 불완전 또는 계류유산으로 진단되었고 5명(6.2%)에서만 포상기태로 진단되었다. 기태 제거 전 혈중 hCG값이 100,000mIU/mL 이상인 경우는 30명 중 2명뿐이었다.

3. 질병 경과 과정

(1) 완전 포상기태

완전 포상기태도 국소 침윤과 원격전이의 가능성이 있다는 것은 잘 알려져 있다. 완전 포상기태의 기태 제거 후 15%의 환자가 자궁침윤을 보이고 4%가 전이를 보인다. 다음과 같은 위험인자를 한 개 이상 보이는 경우는 기태 제거 후 지속성 임신융모종양의 발생 위험도가 높은 고위험군으로 분류한다.

① 기태 제거 전 혈중 hCG값이 100,000mIU/mL 이상인 경우
② 재태 연령보다 자궁이 과다하게 클 경우
③ 6cm 이상의 난포막황체낭이 관찰된 경우

〈표 10-27〉은 저위험군 및 고위험군으로 분류한 완전 포상기태 환자 858명의 임상 경과 관찰 결과이다. 고위험군에서는 기태 제거 후에 국소적 자궁침윤이 31%, 원격전이가 8.8%에서 발생하였으며, 저위험군에서는 국소침윤이 3.4%, 전이가 0.6%에서 발생하였다. 환자의 연령이 고령인 경우 기태 제거 후 악성화의 빈도가 증가한다. 츠카모토*Tsukamoto* 등의 보고에 의하면 50세 이상 환자의 56%에서 기태 제거 후 지속성 임신융모종양이 발생했다

표 10-27 저위험군 및 고위험군 완전 포상기태의 임상 경과 관찰

결과		환자의 수	
		저위험군	고위험군
정상 퇴축		486/506(96.0%)	212/352(60.2%)
지속성 임신융모종양	비전이성	17/506(3.4%)	109/352(31.0%)
	전이성	3/506(0.6%)	31/352(8.8%)
합계		506/858(59.0%)	352/858(41.0%)

고 한다.

(2) 부분 포상기태

부분 포상기태 환자의 2~4%에서 기태 제거 후 지속성 임신융모종양이 발생한다. 그러나 완전 포상기태와 달리 부분 포상기태는 지속성 임신융모종양 발생을 예측할 수 있는 임상적 또는 병리학적 특징이 알려져 있지 않다.

4. 진단

골반초음파검사는 포상기태와 정상 임신을 구별하는 데 가장 좋은 방법이다. 그러나 포상기태와 퇴행성 수태물 감별은 상당히 어렵다. 완전 포상기태는 융모가 전반적으로 수종성 변화를 나타내어 초음파검사상 눈보라 모양 *snow-storm pattern*이 관찰되므로 임신 1삼분기에도 진단이 쉽다. 그러나 부분 포상기태는 초음파검사에서 태반 부위의 국소적 낭종의 증가 및 임신낭의 횡단면의 증가가 관찰되면 의심할 수 있다.

5. 치료

포상기태가 진단되면 환자는 임신중독증, 갑상샘항진증, 전해질 불균형 및 빈혈 등 동반된 내과적 합병증이 있는지를 먼저 확인해야 한다. 이러한 합병증을 조절한 후 기태 제거 방법을 결정한다.

(1) 자궁절제술

포상기태가 자궁에 국한되어 있고 환자가 수술적 불임을 원한다면 자궁절제술을 시행할 수 있다. 수술 시 동반된 난포막황체낭이 발견되더라도 난소를 제거할 필요는 없으며, 필요하다면 난소낭종 흡입으로 충분하다. 자궁절제술은 포상기태의 국소적 침윤 위험을 제거할 수 있지만 원격전이를 예방할 수는 없다.

(2) 흡입소파술

환자가 임신 능력 보존을 원하면 자궁 흡입소파술을 시행한다. 흡입소파술은 다음과 같이 시행한다.

① 옥시토신 점적 주입: 수술방에서 마취 시작 전에 투여한다.

② 자궁경부 개대: 자궁경부가 개대되면 자궁 출혈이 증가할 수 있다. 경부 개대 중에 자궁내강에 고여 있던 혈액 배출과 함께 출혈이 증가할 수 있지만 신속히 자궁 개대를 완료한다.

③ 흡입소파술: 흡입소파술 시작 수 분 내에 자궁은 급격히 크기가 줄어들며 출혈이 감소된다. 자궁이 14주 크기 이상으로 커져 있는 경우 한 손으로 자궁 저부를 문질러 자궁 수축을 유도하면서 시술하면 자궁 수축에도 도움이 되고 자궁 천공을 예방할 수 있다.

④ 확인: 흡입소파술로 기태 제거가 완료되었다고 생각되면 남아 있는 포상기태 조직을 확인하기 위하여 날카로운 큐렛으로 조심스럽게 내막을 긁어낸다. 흡입소파술 및 날카로운 큐렛으로 채취된 검체는 각각 조직검사를 한다.

(3) 예방적 항암화학요법

완전 포상기태 제거 후에 시행하는 예방적 항암화학요법에 대해서는 논란이 있다. 기태 제거 후 약 20%에서만 지속성 임신융모종양이 발생하는데, 독성을 가진 항암화학요법을 모든 환자에게 시행할 필요는 없기 때문이다.

한 연구에 따르면 기태 제거 시에 예방적으로 악티노마이신 *Dactinomycin D; Act D*를 1회 투여받았던 247명의 완전 포상기태 환자 중 10명(4%)에서 국소적 자궁침윤이 발생했고, 원격전이는 한 명도 발생하지 않았다(〈표 10-28〉). 또한 국소침윤이 있었던 10명의 환자도 모두 1회 항암화학요법 후 완전관해가 되었다. 따라서 예방적 항암화학요법이 전이의 예방뿐 아니라 국소적 자궁침윤 발생과 이환율도 감소시켰다고 한다. 김*Kim* 등과 Limpongsanurak 등은 완전 포상기태 환자에서 예방적 항암화학요법에 대한 전향적 무작위 연구를 시행하였고, 그 결과 예방적 항암화학요법을 시행받은 고위험군 포상기태 환자에서 지속성 임신융모종양의 발생이 의미 있게 감소했다고 보고했다.

표 10-28 기태 제거 후 예방적 Act D

	환자 수	
정상 퇴축	Act D	No Act D
지속성 임신융모종양	237(96.0%)	698(81.4%)
비전이성	10(4.0%)	126(14.6%)
전이성	0(0%)	34(4.0%)
합계	247(100%)	858(100%)

그러므로 예방적 화학요법은 특히 호르몬 추적 관찰이 불가능하거나 어려운 고위험 완전 포상기태 환자의 경우 유용할 수 있다.

6. 추적검사

(1) hCG

hCG는 융합세포영양막에서 합성되며 α와 β 사슬로 구성되어 있는 당단백호르몬이다. α 사슬은 당단백호르몬인 LH, FSH 및 TSH의 α 사슬과 유사하고 β 사슬이 이 호르몬의 특이성을 나타낸다. 특히 hCG와 LH는 hCG 검사상 경미한 교차반응을 나타내는데, 이는 두 호르몬의 α 사슬이 동일하기 때문이다. β 사슬 방사면역측정법이 임신융모종양 환자의 진단과 치료에 가장 유용한 검사이며, 생리적인 농도의 LH는 이 검사상 hCG 농도에 영향을 미치지 않는다.

기태 제거 후에는 정상치에 이를 때까지 β-hCG 측정을 매주 시행하고, 3주 연속 정상 상태를 보이면 3개월 연속 정상 상태 때까지 매달 측정한다. 기태 제거 후 β-hCG는 평균적으로 9주 정도에 정상이 되고, 기태 제거 후 hCG가 정상에 도달하면 이후 임신융모종양 발생의 위험도는 극히 낮다. 이러한 근거에 따라 최근에는 hCG 정상화 3개월 후부터 임신을 시도하기도 하는데, 이는 임신 가능성이 곧 끝나는 고령의 여성에서 특히 중요하다.

hCG 추적 관찰을 하는 동안 hCG의 혼란을 피하기 위하여 환자의 피임이 필요하다. 자궁 내 장치는 자궁 천공의 위험성 및 감염과 출혈의 가능성 때문에 권장되지 않는다. 수술적 불임을 원치 않는 환자라면 경구피임제 또는 콘돔 사용을 권장한다. hCG 관해 전에 경구피임제를 사용하면 임신융모종양 발생이 높아진다는 일부 연구 결과도 있지만, 대부분의 다른 연구들에서는 관련이 없는 것으로 보고되었다. 또한 경구피임제가 hCG 정상화까지의 시간에 영향을 미치지 않는 것으로 확인되어 기태 제거 후 호르몬 추적 관찰 기간 동안 경구피임제를 안전하게 처방할 수 있다.

Ⅲ. 임신융모종양

1. 비전이성 임신융모종양

완전 포상기태 제거 후 약 15%에서 지속적인 국소적 침윤성 임신융모종양이 발생하며, 기타 다른 종류의 임신 종결 후에도 드물게 나타날 수 있다. 비전이성 임신융모종양의 주요 증상은 기태 제거 후에도 지속되는 부정 질출혈, 난포막황체낭의 지속적 잔류, 자궁의 퇴축부전 또는 비대칭 비대, 지속적인 hCG 상승이다.

융모종양이 자궁근층을 침범하여(그림 10-29) 자궁 천공을 일으키면 복강 내 출혈을 유발하고, 자궁 내 혈관을 침윤하면 질출혈의 원인이 되기도 한다. 한편 거대 괴사성 종양을 형성하여 자궁벽을 침윤하면 감염의 온상이 되어 자궁패혈증을 초래하기도 한다. 자궁패혈증이 초래된 환자는 화농성 질 분비물과 심한 골반통을 호소한다.

포상기태 제거 후 발생하는 지속성 임신융모종양은 조직학적으로 포상기태 또는 융모막암종(그림 10-30)의 소견을 보이는데, 포상기태 이외의 임신 후 발생하는 지속

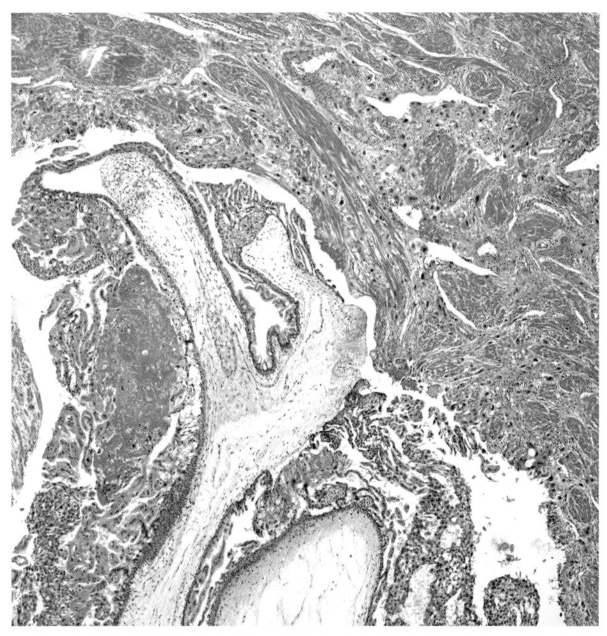

그림 10-29. 침윤성 포상기태. 포상기태가 자궁근층 내에서 관찰된다.

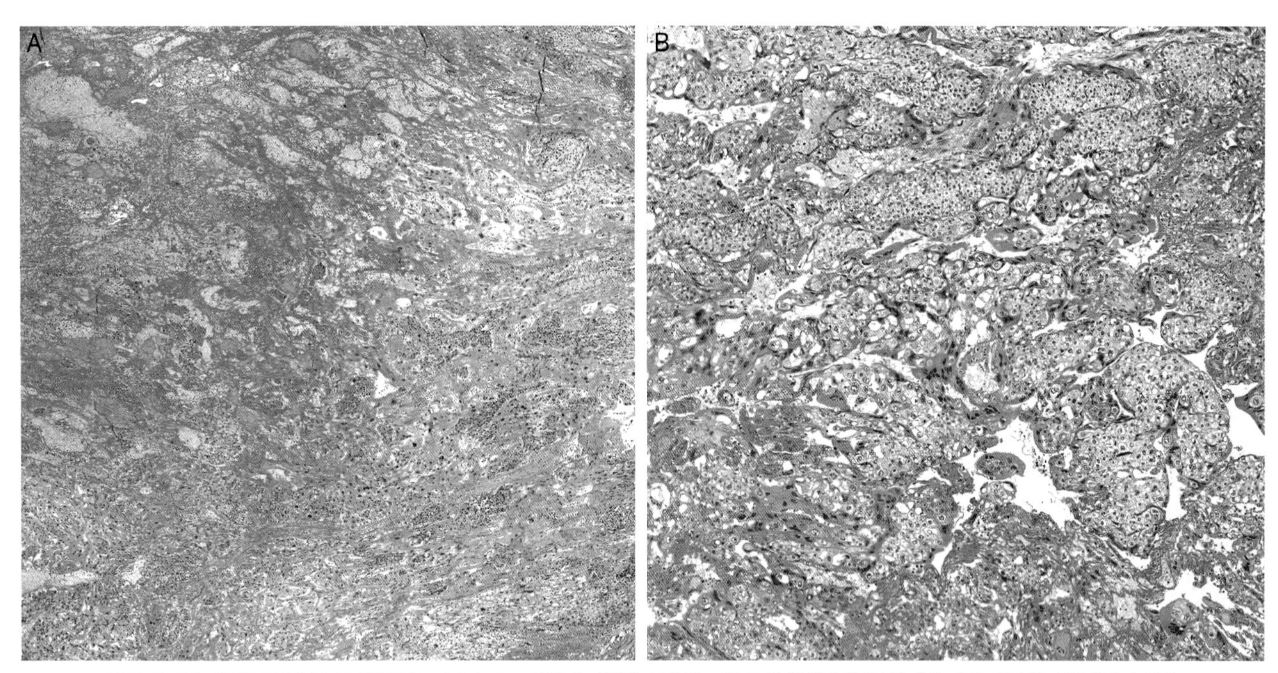

그림 10-30. 융모막암종의 병리조직학 사진(A, B). 출혈과 괴사를 동반한 그물 모양의 복잡한 두 형태의 다른 세포들로 구성되어 있다.

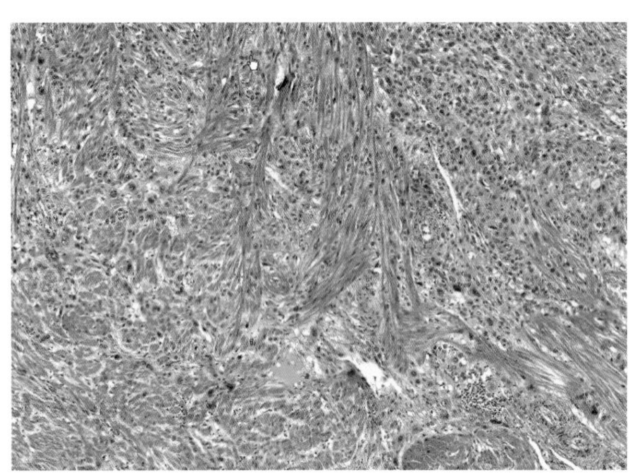

그림 10-31. 태반부착부위융모종양의 병리조직학 사진. 비정형의 중간융모세포 덩어리가 자궁근층의 근육 섬유를 뚫는 모습이 관찰된다.

성 임신융모종양은 항상 융모막암종의 조직 소견을 보인다. 융모막암종의 진단에 중요한 조직학적 특징은 융모막 융모 형태가 소실되면서 미분화된 융합성 영양배엽세포와 세포성 영양배엽세포의 증식 소견을 보이는 것이다.

태반부착부위융모종양은 임신융모종양의 드문 형태로, 태반이 자궁에 착상된 부위에서 발생하며 융모막융모는 거의 없고 대부분 단핵성 중간 영양배엽세포*intermediate trophoblast*들로 구성되어 있다(그림 10-31). 이 종양의 특징은 혈청 hCG가 낮고 태반젖샘자극호르몬*human placental lactogen; hPL*이 상승하는 것이다. 태반부착부위융모종양은 자궁 내에 국한되고 늦게 전이하는 경향을 나타내며, 다른 융모종양과 달리 항암화학요법에 잘 반응하지 않기 때문에 자궁 내에 국한된 초기 환자는 자궁절제술이 선호된다. 전이가 있는 경우에는 항암화학요법을 시행하게 되는데, 특히 선행 임신과의 간격이 4년 이내인 경우 완전관해가 되기도 한다.

2. 전이성 임신융모종양

완전 포상기태 제거 후 약 4%에서 전이성 임신융모종양이 발생하므로 이를 염두에 두어야 한다. 전이성 임신융모종양의 진단과 치료는 다른 암과 달리 병소 부위의 조직 채취에 따른 병리조직학적 확진 없이 혈중 hCG의 상승을 포함하여 임상적으로 이루어지기 때문에 대개 병리조직학적으로 규명되지는 않지만, 전이 병소의 병리는 대부분 융모막암종을 나타낸다. 융모막암종의 절반은 포상기태에서, 나머지 절반은 정상 임신을 포함하여 포상기태 외 다른 형태의 임신 후 발생한다. 융모막암종은 초기에 혈관을 침윤하고 광범위하게 전이하는 특징을 보인다. 융모종양은 미세한 혈관들을 침윤하는 경우가 많아 병소 부위의 출혈을 자주 일으키므로 종종 전이의 증상이 전이 병소의 출혈로 관찰되는 경우가 많다. 임신융모종양의 흔한 전이 장기는 폐(80%), 질(30%), 골반(20%), 뇌(10%), 간(10%), 장·신장·비장(<5%) 등이다.

(1) 폐전이

전이성 임신융모종양 환자 진단 시 80%에서 흉부 X선 촬영상 폐전이가 발견된다. 폐전이가 있는 경우 흉통, 기침, 객혈, 호흡곤란 등의 임상 증상을 보이며, 이러한 증상이 급성이거나, 혹은 만성으로 수 개월간 지속되기도 한다. 반면에 전혀 증상이 없는 환자에서도 흉부 X선을 통해 병변이 관찰되기도 한다.

폐전이는 흉부 X선에서 다음과 같은 4가지 특징적인 양상을 나타낸다. ① 폐포 또는 눈보라 모양, ② 경계가 분명한 둥근 모양, ③ 흉막 삼출, ④ 폐동맥 폐쇄에 의한 색전 모양.

호흡기 증상과 방사선검사 소견이 극적이기 때문에 원발성 폐질환 환자로 생각하기 쉬우며, 광범위한 폐 침윤에도 불구하고 생식기관에 융모종양의 증거가 없는 경우도 있다. 특히 선행 임신이 포상기태 이외의 임신인 경우 임신융모종양을 의심하기 힘들어서 개흉술 후 진단이 되기도 한다. 영양막세포의 색전으로 폐동맥의 폐쇄가 일어나 2차적으로 폐고혈압이 발생하기도 하며, 이에 따른 증상이 심각한 경우에도 흉부 X선 촬영상에서 변화가 거의 없는 경우도 있기 때문에 주의를 요한다.

(2) 질전이

질전이는 전이성 융모종양 환자의 약 30%에서 발생하며, 조직검사를 시행하는 경우 발달된 혈관을 손상시켜 심각한 출혈을 초래할 수 있으므로 주의를 요하며 반드시 시행해야 할 필요는 없다. 주로 질원개나 요도 하부에 잘 발생하며, 조직 괴사가 일어나면 출혈이나 화농성 분비물을 보인다.

(3) 간전이

간전이는 전이성 임신융모종양 환자의 약 10%에서 볼 수 있으며, 대부분 진단이 오랫동안 지연되어 종양이 상당히 진행된 경우에 발생한다. 전이 종양이 글리슨 피막 *Glisson's capsule*을 팽창시키면 상복부 또는 우상복부 통증을 호소한다. 간전이는 다량의 혈관과 취약한 조직으로 인해 파열되면 심각한 출혈로 사망할 수 있다.

(4) 중추신경계 전이

전이성 임신융모종양 환자의 약 10%에서 뇌전이가 관찰된다. 뇌전이는 거의 모든 환자에서 폐나 질의 전이도 동시에 관찰된다. 종양에 의한 뇌출혈로 인하여 급작스러운 신경장애를 초래할 수 있다.

3. 병기 설정

임신융모종양에 대한 병기 설정은 FIGO(International Federation of Gyncology and Obstetrics) 병기 설정과 WHO 예후점수제*prognostic scoring system*를 병용할 것을 권장한다(〈표 10-29〉, 〈표 10-30〉). I기는 지속적인 hCG 값의 상승과 종양이 자궁에 국한된 경우, II기는 종양이 질이나 골반에 전이된 경우, III기는 폐전이가 있는 경우,

표 10-29 예후인자에 의한 WHO 예후점수제

	Score			
	0	1	2	4
나이(세)	<40	>40		
이전 임신력	포상기태	유산	만삭 임신	
이전 임신 종결 후 치료 시작까지의 간격(개월)	<4	4~<7	7~<13	≥13
혈중 hCG(IU/L)	$<10^3$	10^3~$<10^4$	10^4~$<10^5$	$\geq 10^5$
가장 큰 종양 크기(자궁종양 포함)	<3cm	3~<5cm	≥5cm	
전이 병소	폐	신장, 비장	위장관, 간	뇌
전이 종양 개수		1~4	5~8	>8
이전에 실패한 항암제 요법			단일 약제	복합요법

환자의 병기와 예후 점수의 표기 방식은 병기는 로마 숫자로, 점수는 아라비아 숫자로 표기하며 병기와 위험점수는 콜론(:)으로 구분한다.
각 예후인자의 점수의 합이 6 이하인 경우 저위험군, 7 이상인 경우 고위험군이다.

표 10-30 임신융모종양의 FIGO 병기

I기	병변이 자궁 내에만 국한
II기	골반 및 질 부위 전이
III기	폐전이
IV기	그 외 다른 장기로의 전이

IV기는 뇌, 간, 신장, 위장관 전이가 있는 경우이다. IV기 환자는 대부분 항암화학요법에 내성을 가진 경우가 많아서 가장 고위험군에 해당되며, 대부분 포상기태 이외 임신 후에 발생하므로 병리조직학적으로 융모막암종을 나타낸다.

해부학적 병기 설정에 덧붙여, 약물 저항성을 예측하고 적절한 항암제의 선택에 도움을 주는 여러 요인들을 고려하는 것이 중요하다. Bagshaswe가 개발한 예후점수제 분류법은 항암화학요법의 내성을 신뢰성 있게 예측할 수 있다. 점수가 7점 이상일 때는 고위험군에 속하며 집중적 복합 항암화학요법을 권장한다. 병기 I기는 대부분 저위험군이며, 병기 IV기인 환자는 대부분 고위험군이나, 병기 II, III인 환자는 예후인자에 따라 고위험 또는 저위험군에 속할 수 있다.

4. 진단과 평가

지속성 임신융모종양의 적절한 처치를 위해서는 치료 시작 전에 병에 대한 정확한 평가가 필요하며, ① 병력 청취 및 이학적 검사, ② 혈중 hCG 측정, ③ 간, 갑상샘, 신장 기능 검사, ④ 일반 혈액검사(CBC)와 같은 기본적 평가를 한다.

전이 여부를 확인하기 위하여 ① 흉부 X선검사 혹은 CT, ② 복부와 골반 초음파검사 혹은 CT, ③ 뇌 CT 혹은 MRI, ④ 필요한 경우 복부 및 골반 장기의 혈관조영술, ⑤ 잠재 병소를 찾기 위한 전신 양전자단층촬영*positron emission tomography; PET*를 시행한다.

복부초음파검사 또는 CT 촬영은 간기능검사에서 이상을 보이는 환자에서 간전이를 판단하는 데 유용하며 뇌 CT 또는 MRI는 무증상 뇌전이를 조기에 발견할 수 있다. 폐나 질 전이가 없을 때는, 뇌 또는 간 전이의 가능성이 극히 드물다.

융모막암종 환자와 전이성 환자의 경우 뇌 CT가 정상이라 하더라도 뇌전이를 조기에 발견하기 위하여 뇌척수액 내 hCG값을 측정해왔다. 그러나 MRI와 PET의 발달로 인해 현재는 뇌척수액 내 hCG검사의 필요성이 매우 낮아졌다.

대변 잠혈검사는 지속성 임신융모종양을 가진 모든 환자에서 시행되어야 한다. 잠혈검사 결과가 양성이거나 환자가 위장관계 증상을 호소한다면 위장관계에 대한 철저한 영상의학적 검사를 해야 한다.

골반초음파검사는 임신융모종양의 자궁 침윤과 때로는 항암화학요법 저항성 자궁 내 종양을 찾는 데 유용하며, 특히 자궁절제술을 고려하는 환자에서 유용하다. 자궁절제술은 자궁 내 종양이 큰 경우 제거를 통하여 항암화학요법의 필요성을 감소시키거나 종양에 의한 출혈 및 감염의 가능성을 제거할 수 있다.

5. 치료

(1) FIGO 병기 I기(〈표 10-31〉)

1) 자궁절제술

환자가 임신을 더 이상 원하지 않는다면 자궁절제술을 시행한다. NETDC(New England Trophoblastic Disease Center)에서는 자궁절제술과 동시에 보조적 항암화학요법을 권장하고 있는데, 그 이유는 다음과 같다. ① 수술 중 종양세포의 파종 가능성을 낮추기 위해, ② 수술 중 종양 세포가 퍼진 경우 혈류와 조직에 항암제의 세포독성 수준을 유지하기 위해, ③ 수술 시 임상적으로 발견되지 않은 잠재적 전이 병소를 치료하기 위해. 예컨대 비전이성 질환으로 추정된 환자의 약 40%에서 잠재적 폐전이를 흉부 CT에서 확인했다는 보고도 있다. 이러한 수술과 동시에 시행되는 항암화학요법이 자궁절제술에 따른 출혈

표 10-31 FIGO 병기 I기 임신융모종양의 치료 지침

초기 치료	MTX-FA, 약제 저항성이면 Act D 또는 자궁제거술과 보조적 항암화학요법
약제 내성 종양	복합 항암화학요법 또는 자궁절제술과 보조적 항암화학요법, 부분 자궁절제술, 골반 동맥 항암화학요법
hCG 추적 관찰	3회 연속 정상값을 보일 때까지 매주 측정하며 12개월 동안 연속 정상값을 보일 때까지 매월 측정
피임	12개월간 정상 hCG값을 보일 때까지 시행

MTX: methotrexate, FA: folinic acid, Act D: actinomycin D, hCG: human chorionic gonadotropin

이나 패혈증의 위험을 증가시키지 않고 안전하며, 모든 환자에서 완전관해를 유도했다고 보고되었다.

자궁절제술은 태반부착부위융모종양에서 1차적 치료로 시행된다. 태반부착부위융모종양은 대부분 항암화학요법에 내성이 있는 경우가 많기 때문에 수술은 비전이성 태반부착부위융모종양 환자에게 특히 중요한 역할을 한다.

2) 항암화학요법

임신 능력을 유지하기를 원하는 환자에게는 단일 약제의 항암화학요법을 시행한다. NETDC에서 502명의 환자를 대상으로 1차적으로 메토트렉세이트*methotrexate* 혹은 악티노마이신 D 단일 약제 항암화학요법을 시행하였는데 83.4%에서 완전관해가 유도되었으며, 메토트렉세이트 혹은 악티노마이신 D에 내성을 나타냈던 83명(16.6%)의 환자도 복합 항암화학요법이나 수술 요법으로 치료가 되었다.

단일 약제 항암화학요법에 내성을 가진 환자가 임신 능력 유지를 원한다면 복합 항암화학요법을 시행하고, 단일 항암화학요법과 복합 항암화학요법 모두 내성을 나타내면서 환자가 임신 능력 유지를 원한다면 자궁 부분절제술이 고려될 수 있다. 자궁 부분절제를 시행하기 위해서는 종양의 위치를 정확히 찾는 것이 중요하며, 이를 위해 수술 전 초음파검사, MRI, 동맥조영술 또는 PET 검사가 도움이 될 수 있다.

3) 추적 관찰

병기 I기 환자는 치료 후 다음과 같은 추적 관찰을 받아야 한다. ① 3회 연속 정상값을 보일 때까지 매주 hCG 측정을 하며, ② 12개월 동안 연속 정상값을 보일 때까지 매월 hCG 측정을 하고, ③ 호르몬 추적 관찰 기간 동안 피임을 해야 한다.

(2) FIGO 병기 II, III기(〈표 10-32〉)

WHO 예후점수제로 저위험군에 해당되는 환자는 1차적으로 단일 약제 항암화학요법으로 치료하고, 고위험군 환자는 1차적으로 복합 항암화학요법으로 치료한다. NETDC의 결과를 보면 병기 II기 환자 28명 모두 관해가 되었다. 단일 약제 항암화학요법은 저위험군 임신융모종양 환자 20명 중 16명(80%)의 완전관해를 유도하였고, 내성을 가진 환자 4명은 복합 항암화학요법으로 치료되었다. 반대로 고위험군 환자 8명중 단지 2명만이 단일 약제 항암화학요법으로 관해가 되었고, 나머지 환자들은 복합 항암화학요법과 자궁 부분절제술을 시행하였다.

| 표 10-32 | FIGO 병기 II, III기 임신융모종양의 치료 지침

저위험군*	
초기 치료	메토트렉세이트-엽산, 약제 저항성이면 Act D
단일 약제 내성 종양	복합 항암화학용법
고위험군*	
초기 치료	복합 항암화학요법
약제 내성 종양	2차 복합 항암화학요법
hCG 추적 관찰	3회 연속 정상값을 보일 때까지 매주 측정하며 12개월 동안 연속 정상값을 보일 때까지 매월 측정
피임	12개월간 정상 hCG값을 보일 때까지 시행

* 국소적 자궁절제를 시행할 수도 있음

1) 질전이

질전이 병소는 혈관이 많고 매우 약하기 때문에 심한 출혈을 일으킬 수 있다. Yingna 등은 질전이가 나타난 51명의 환자 중 18명(35.3%)에서 질출혈이 있었다고 보고했다. 출혈이 심한 경우 출혈 부위를 막거나 광범위 부분 절제를 시행할 수 있으며 내장골동맥 색전술을 시행할 수도 있다.

2) 폐전이

NETDC 결과를 보면 병기 III기 환자 161명 중 160명(99.3%)은 완전관해가 되었다. 또한 저위험군 환자 110명 중 90명(81.7%)이 단일 화학요법으로 hCG 관해에 이르렀다. 단일 화학요법에 내성을 보인 나머지 20명의 저위험군 환자들은 복합 항암화학요법과 부분적 폐절제술을 통해 관해에 도달했다. 고위험군인 병기 III 환자 51명 중 50명(98%)은 1차적 복합 항암화학요법으로 완치되었다.

개흉술은 병기 III기 환자의 치료에서 역할이 제한적이다. 그러나 집중적인 항암화학요법에도 불구하고 폐전이 상태가 지속된다면 개흉술로 내성을 가진 부분을 절제할 수 있다. 지속되는 질병의 다른 부위를 배제하기 위해 전이에 대한 정밀 검사가 수술 전에 반드시 시행되어야 한다. 폐의 섬유성 결절은 완전관해에 도달한 후에도 흉부 방사선 촬영에 영구히 나타날 수 있다. 저항성 질환 때문에 개흉술을 시행한 환자에서 수술 후 항암화학요법은 잠재된 미세전이 가능성을 없애기 위해 시행되어야 한다.

3) 자궁절제술

자궁절제술은 전이성 GTN 환자에서 자궁출혈이나 패혈증을 치료하기 위해 시행될 수 있다. 더군다나 광범위한 자궁종양이 있는 환자에게 자궁절제술을 시행하면 전체 종양의 크기가 감소함으로써 항암화학요법 횟수를 감소시킬 수 있다.

4) 추적 관찰

병기 II, III 환자의 추적 관찰은 병기 I 환자와 같다.

(3) FIGO 병기 IV기(〈표 10-33〉)

이 환자들은 질환의 진행이 빠르고 다양한 치료에 반응이 없을 가능성이 매우 크므로 GTN 치료에 전문화된 병원에서 치료하는 것이 좋다.

병기 IV기 환자는 1차적 집중 복합 항암화학요법, 방사선치료와 수술을 병행할 수 있다. 1975년 이전에는 NETDC에서 치료받은 병기 IV기 환자 20명 중 단지 6명(30%)만이 완전관해에 도달했다. 그러나 1975년 이후에는 병기 IV 환자 21명 중 17명(81%)이 hCG 관해에 도달했다. 이러한 생존율 개선은 1차적 복합 항암화학요법에 방사선요법과 수술적 치료를 병행했기 때문이다.

1) 간전이

간전이에 대한 치료는 특히 어렵고 힘들다. 환자가 전신화학요법에 내성을 보인다면 화학요법을 간동맥 내로 주입하는 것이 특정 상황의 경우 완전관해를 유도할 수 있다. 또한 간절제는 내성을 보이는 종양 부분을 절제하기 위해서나 급성 출혈을 막기 위해 필요할 수도 있다.

표 10-33 병기 IV 임신융모종양의 치료 지침

초기 치료	복합 항암화학용법
뇌전이	두부 방사선 조사(3,000rads)
	개두술(합병증 치료)
간전이	절제(합병증 치료)
	간동맥 내 항암제 주입
약제 내성 종양*	2차 항암화학요법
hCG 추적 관찰	3회 연속 정상값을 보일 때까지 매주 측정하며 24개월 동안 연속 정상값을 보일 때까지 매월 측정
피임	24개월간 정상 hCG값을 보일 때까지 실시

* 선택적 국소 절제

2) 뇌전이

뇌전이가 진단되면 즉시 뇌 전체에 방사선 조사(3,000 cGy)를 시작해야 한다. 대신 국소 외부 방사선 조사를 사용할 수도 있다. Yordan 등은 항암화학요법 단독으로 치료받은 25명의 뇌전이 환자 중 11명(44%)이 사망했고, 두부 방사선 조사와 항암화학요법을 병행하여 치료한 환자 18명 중에서는 사망이 없었다고 보고하였다. 방사선 조사는 지혈과 종양 파괴 효과가 있기 때문에, 복합 항암화학요법과 두부 방사선 조사 치료를 병행하면 뇌출혈의 위험이 줄어들 수 있다.

급성 감압과 출혈 조절을 위해 개두술*craniotomy*이 필요할 수도 있고, 궁극적으로 화학요법으로 치료되어야 하는 환자의 치명적인 합병증을 치료하기 위해 개두술을 시행할 수도 있다. 드물게는 화학요법에 내성을 보이는 뇌전이가 부분 뇌 절제에 잘 반응하기도 한다. 다행스럽게도 관해 유지를 하고 있는 뇌전이가 있던 환자들에게는 신경학적 결손이 거의 남지 않는다.

3) 구제요법

기존의 효과적인 항암화학요법에도 불구하고 내성을 보이는 임신융모종양 환자를 치료하기 위해서는 새로운 약제가 필요하다. 이포스파마이드*ifosfamide*와 파클리탁셀*paclitaxel*, 파클리탁셀과 에토포시드*etoposide*, 시스플라틴*cisplatin*(TE/TO)으로 이루어진 새로운 3제 2중*three-drug doublet* 요법, FUDR(floxuridine)을 포함하는 요법, 5-FU와 악티노마이신 D 병합 요법, 자가골수이식을 동반한 고용량의 항암화학요법 등이 일부 환자에서 성공적이었던 것으로 보고되었다.

4) 추적 관찰

병기 IV의 모든 환자는 다음과 같은 추적 관찰을 받아야 한다.

① 3회 연속 정상값을 보일 때까지 매주 hCG 측정
② 24개월 동안 연속 정상값을 보일 때까지 매월 hCG 측정
③ 호르몬 추적 관찰 기간 동안 피임

이 환자들은 나중에도 재발의 위험성이 높기 때문에 지속적인 hCG 추적 관찰이 필요하다.

어떠한 hCG 측정법을 사용해도 어느 정도 황체호르몬의 교차 반응성을 피할 수 없다. 다양한 항암화학요법 후에는 난소의 호르몬 분비 기능이 손상되어 황체호르몬 농도가 증가한다. 따라서 복합 항암화학요법을 받는 환자

들은 황체호르몬 수치를 억제하고 교차 반응 문제를 예방하기 위해 경구피임제를 복용해야 한다. 어떤 환자들은 혈중 이종친화항체*heterophilic antibody* 때문에 hCG 수치가 가양성으로 상승될 수 있다. 유령융모막암종*phantom choriocarcinoma* 또는 유령 hCG를 가진 환자는 hCG 수치가 점진적으로 상승하지 않고 선행 임신이 불분명하다. 가양성 hCG 수치가 의심된다면 소변과 혈액 검체 둘 모두를 측정해야 한다.

Ⅳ. 항암화학요법

1. 단일 약제 항암화학요법

비전이성과 저위험군 전이성 임신융모종양 환자들은 악티노마이신 D 또는 메토트렉세이트 단일 약제 항암화학요법으로 대부분 완전관해된다. 악티노마이신 D는 2주에 한 번씩 5일 요법과 펄스 방식*pulse fashion*으로 투여할 수 있고, 메토트렉세이트는 2주에 한 번씩 5일 요법이나 매주 펄스 방식으로 투여할 수 있으며(〈표 10-34〉), 이들의 효과와 독성을 비교한 연구 결과는 아직 없다. Bagshawe와 Wilde가 처음으로 임신융모종양 환자에게 메토트렉세이트에 엽산*folinic*을 추가 투여하여 전신적 독성을 줄이는 방법을 보고했고, 이후 메토트렉세이트-엽산이 임신융모종양 환자를 치료하는 데 효과적이면서도 안전하다는 것이 확인되었다(〈표 10-35〉). NETDC에서 메토트렉세이트-엽산 요법으로 치료받은 185명의 환자 중 162명(87.6%)이 완전관해에 도달하였다. 메토트렉세이트-엽산으로 치료받은 병기 I의 임신융모종양 환자 163명중 147명(90.2%), 병기 II, III의 저위험군 환자 22명 중 15명(68.2%)이 완전관해를 보였다. 융모막암종과 전이성 임신융모종양 환자들, 그리고 치료 전 혈중 hCG가 50,000mIU/mL 이상인 환자들이 치료에 실패하는 경우가 더 많았다. 메토트렉세이트-엽산 치료 후 혈소판감소증, 과립구감소증, 그리고 간독성이 각각 3명(1.6%), 11명(5.9%), 26명(14.1%)에서 나타났다. 메토트렉세이트-엽산은 매우 효과적이며 독성은 적은 좋은 단일 약제 항암화학요법이다.

메토트렉세이트-엽산 치료 중 메토트렉세이트의 용량은 이전 주기에서 환자의 반응이 적절했다면 바꾸지 않는다. 적절한 반응이란 hCG 화학 요법 1주기 후 18일 내에 1log 이상 hCG 농도가 감소하는 것이다. 이전 주기의 치료에 대한 반응이 부적절하다면, 용량을 4일마다 1.0~1.5mg/kg/day씩 증가시킨다. 비전이성 및 저위험군 전이성 임신융모종양 환자에게 메토트렉세이트-엽산 투여를 두 주기 이상 시행해도 반응이 없다면, 메토트렉세이트에 저항하는 것으로 간주하고 악티노마이신 D 요법으로 대체한다. 악티노마이신 D 요법에도 hCG 농도가

표 10-34 단일 약제 항암화학요법

I. Actinomycin D treatment

A. 5-Day actinomycin D
Actinomycin D 12 μg/kg IV daily for 5 d
CBC, platelet count, aspartate aminotransferase daily
With response, retreat at the same dose
Without response, add 2 μg/kg to the initial dose or switch to methotrexate protocol

B. Pulse actinomycin D
Acitnomycin D 1.25 mg/m^2 every 2 wk

II. Methotrexate treatment

A. 5-Day methotrexate
Methotrexate 0.4 μg/kg IV daily for 5 d
CBC, platelet count daily
With response, retreat at the same dose
Without response, increase dose to 0.6 mg/kg or switch to actinomycin D protocol

B. Pulse methotrexate
Methotrexate 40 mg/m^2 IM weekly

표 10-35 메토트렉세이트와 엽산 요법

Day	Time	Follow-up tests and therapy
1	8 a.m.	CBC, platelet count, AST
	4 p.m.	Methotrexate, 1.0mg/kg
2	4 p.m.	Folinic acid, 0.1mg/kg
3	8 a.m.	CBC, platelet count, AST
	4 p.m.	Methotrexate, 1.0mg/kg
4	4 p.m.	Folinic acid, 0.1mg/kg
5	8 a.m.	CBC, platelet count, AST
	4 p.m.	Methotrexate, 1.0mg/kg
6	4 p.m.	Folinic acid, 0.1mg/kg
7	8 a.m.	CBC, platelet count, AST
	4 p.m.	Methotrexate, 1.0mg/kg
8	4 p.m.	Folinic acid, 0.1mg/kg

1log 이상 감소하지 않는다면 단일 요법으로써 악티노마이신 D에도 내성이 있는 것으로 간주하고 복합 항암화학요법으로 변경해야 한다.

2. 복합 항암화학요법

(1) MAC III

과거 NETDC에서 선호한 복합 항암화학요법은 메토트렉세이트, 악티노마이신 D, 사이클로포스파마이드(Cytoxan, CTX)를 포함한 MAC III(3제 요법)이었다. 그러나 3제 요법은 전이성 임신융모종양 환자나 고위험군 환자의 첫 번째 치료로는 부적절하다는 것이 알려졌다. 여러 연구 결과 MAC III 요법 시행 후 전이성 임신융모종양 환자와 고위험군 환자(≥7점) 43명 중 21명(49%)만이 관해되었다.

(2) EMA-CO

에토포시드는 비전이성 및 저위험군 환자 60명중 56명(93%)에서 완전관해를 보였다고 보고되었다. Bagshawev가 에토포시드, 메토트렉세이트, 악티노마이신 D, CTX, 빈크리스틴(EMA-CO: 〈표 10-36〉)을 포함한 새로운 복합화학요법으로 전이성 및 고위험군 환자에서 83%의 완전관해를 처음 보고했고, Bolis 등은 EMA-CO 요법이 전이성 및 고위험군 환자에서 76%의 완전관해를 나타냈다고 보고했다. Bower 등은 EMA-CO 요법이 고위험군 전이성 임신융모종양 환자 151명 중 130명(86.1%)에서 완전관해를 나타냈다고 보고했다. Newlands 등은 EMA-CO 요법과 척추강내 메토트렉세이트 투여를 통해 뇌전이가 있는 35명의 환자 중 30명(86%)의 완전관해를 보고했다.

EMA-CO 요법은 환자들이 견딜 만하고, 특히 적절한 조혈성장인자를 사용하면 독성 때문에 치료를 중단하는 경우가 거의 없어서 현재 전이성 및 고위험군 임신융모종양 환자에게 우선적으로 투여되고 있다. EMA-CO에 내성을 가진 환자는 치료 8일째 사이클로포스파마이드와 빈크리스틴 대신 에토포시드와 시스플라틴을 투여할 수 있다. 빈블라스틴, 블레오마이신*bleomycin*, 시스플라틴도 3제 요법에 내성을 가진 환자 7명 중 4명에서 완전관해를 보였다. 내성을 보이는 GTN 환자에게 효과를 보이는 다른 요법으로는 자가골수이식 또는 줄기세포 치료 외에 파클리탁셀, 에토포시드, 시스플라틴(TE/TO)으로 이루어진 3제 2중용법, FUDR(floxuridine)을 포함하는 요법, 5FU+악티노마이신 D 요법 등이 있다.

표 10-36 EMA-CO 요법

Course 1(EMA)	
Day 1	VP-16(etoposide), 100mg/m^2, IV infusion in 200mL of saline over 30 min
	Actinomycin D, 0.5mg, IV push
	Methotrexate, 100mg/m^2, IV push, followed by a 200mg/m^2 IV infusion over 12 hr
Day 2	VP-16(etoposide), 100mg/m^2, IV infusion in 200mL of saline over 30 min
	Actinomycin D, 0.5mg, IV push
	Folinic acid, 15mg, IM or orally every 12 hr for 4 doses beginning 24 hr after start of methotrexate
Course 2(CO)	
Day 8	Vincristine, 1.0mg/m^2, IV push
	Cyclophosphamide, 600mg/m^2, IV in saline

(3) 치료 기간

복합 항암화학요법은 약제 독성이 허용되는 한 일주일 간격으로 세 번 연속 정상 hCG 농도에 도달할 때까지 지속되어야 한다. 정상 hCG 농도에 도달하고 나면, 재발 위험을 줄이기 위한 공고요법*consolidation therapy*으로 최소한 두 주기 이상의 항암화학요법이 필요하다.

(4) 2차성 종양

임신융모종양으로 항암화학요법을 받은 환자들에게서 백혈병, 대장암, 악성 흑색종, 유방암 등의 2차성 종양 위험 증가가 보고되었다. 2차성 종양의 위험 증가는 복합 항암화학요법에 포함된 에토포시드 때문이다. 대장암, 악성 흑색종, 유방암의 비율 증가는 치료 후 각각 5년, 10년, 25년까지는 명확하지 않을 수 있으며, 최소한2gm/m^2 이상의 용량을 투여받았던 환자들에서 발생한다.

3. 향후 임신

(1) 포상기태 후 임신

포상기태 환자들은 추후에 정상 임신을 기대할 수 있다. 완전 포상기태로 NETDC에서 치료받은 환자 중 1,337명이 다음 임신을 했고, 이 중 만삭 정상 출산이 912명(68.1%), 미숙아 출산이 101명(7.6%), 자궁 외 임신 11명(0.9%), 사산 7명(0.5%), 반복 포상기태 20명(1.5%)이었다. 1분기와 2분기의 자연유산은 245명(18.3%)에서 나타났고, 41명(3.1%)은 치료적 유산을 시행했다. 선천성 기형이 1,020명의 신생아 중 40명(3.9%)에서 나타났고, 만삭 출산과 조산아 중 81명(19.6%)에게 1차 제왕절개 수술이 이루어졌다. 그러므로 완전 포상기태 환자에서 다음 임신의 산과적 합병증의 위험은 증가하지 않았다. 부분 포상기태 후 다음 임신에 관한 내용도 완전 포상기태 임신 환자와 유사했다.

포상기태를 경험한 환자는 다음 임신에서 포상기태 발생의 위험이 증가한다. 1%의 환자가 최소 두 번의 포상기태를 경험하였다. 반복되는 포상기태를 갖는 일부 환자들은 다른 남성과의 임신에서도 포상기태를 나타내기도 했다. 대부분 다음 포상기태는 더 악화된 조직학적 유형을 나타내고, 기태 제거 후에도 임신융모종양의 위험이 증가하는 것이 특징이다. 그러나 포상기태가 2회 반복된 후에도 다음 임신에서 정상 만삭 임신을 할 수 있다. 그러므로 다음 임신에서, 영양막병의 위험을 확인하기 위해 다음과 같은 두 가지 접근 방법이 필요하다.

① 정상 임신이 확인될 때까지 임신 제1삼분기 동안 골반 초음파검사를 시행한다.

② 잠재적인 융모종양을 배제하기 위해 분만 6주 후에 hCG 검사를 시행한다.

(2) 임신융모종양 후 임신

항암화학요법으로 치료한 임신융모종양 환자들은 치료 후 정상 임신을 기대할 수 있다. NETDC에서 항암화학요법으로 치료받은 임신융모종양 환자 631명이 다음 임신을 했고, 이 중 만삭 정상 출산이 422명(66.9%), 미숙아 출산 42명(6.7%), 자궁 외 임신 7명(1.1%), 사산 9명(1.4%), 반복 포상기태 9명(1.4%)이었다. 1삼분기와 2삼분기의 자연유산은 132명(22.4%)에서 나타났고, 28명(4.4%)은 치료적 유산을 시행하였다. 선천성 기형은 473명의 신생아 중 10명(2.1%)에서만 확인되었다. 만삭아와 조산아 중 81명(21.8%)에게 1차 제왕절개 수술이 시행되었다. 항암화학요법 약제가 기형 발생과 돌연변이 유발 가능성이 있다고 알려져 있지만 선천성 기형의 빈도는 증가하지 않았다.

참고문헌

1. Amir SM, Osathanondh R, Berkowitz RS, Goldstein DP. Human chorionic gonadotropin and thyroid function in patients with hydatidiform mole. Am J Obstet Gynecol. 1984;150:723-728.
2. Athanassiou A, Begent RH, Newlands ES, Parker D, Rustin GJ, Bagshawe KD. Central nervous system metastases of choriocarcinoma. 23 years' experience at Charing Cross Hospital. Cancer. 1983;52:1728-1735.
3. Bagshawe KD, Harland S. Immunodiagnosis and monitoring of gonadotrophin-producing metastases in the central nervous system. Cancer. 1976;38:112-118.
4. Bagshawe KD, Wilde CE. INFUSION THERAPY FOR PELVIC TROPHOBLASTIC TUMOURS. J Obstet Gynaecol Br Commonw. 1964;71:565-570.
5. Bagshawe KD. Risk and prognostic factors in trophoblastic neoplasia. Cancer. 1976;38:1373-1385.
6. Bagshawe KD. Treatment of high-risk choriocarcinoma. J Reprod Med. 1984;29:813-820.
7. Bakri Y, al-Hawashim N, Berkowitz R. CSF/serum beta-hCG ratio in patients with brain metastases of gestational trophoblastic tumor. J Reprod Med. 2000;45:94-96.
8. Benson CB, Genest DR, Bernstein MR, Soto-Wright V, Goldstein DP, Berkowitz RS. Sonographic appearance of first trimester complete hydatidiform moles. Ultrasound Obstet Gynecol. 2000;16:188-191.
9. Berkowitz RS, Birnholz J, Goldstein DP, Bernstein MR.. Pelvic ultrasonography and the management of gestational trophoblastic disease. Gynecol Oncol. 1983;15:403-412.
10. Berkowitz RS, Goldstein DP, Bernstein MR. Laparoscopy in the management of gestational trophoblastic neoplasms. J Reprod Med. 1980;24:261-264.
11. Berkowitz RS, Goldstein DP, Bernstein MR. Modified triple chemotherapy in the management of high-risk metastatic gestational trophoblastic tumors. Gynecol Oncol. 1984;19:173-181.
12. Berkowitz RS, Goldstein DP, Bernstein MR. Natural history of partial molar pregnancy. Obstet Gynecol. 1985;66:677-681.
13. Berkowitz RS, Goldstein DP, Marean AR, Bernstein M. Oral contraceptives and postmolar trophoblastic disease. Obstet Gynecol. 1981;58:474-477.
14. Berkowitz RS, Goldstein DP. Gestational Trophoblastic Neoplasia. In: Berek JS, Hacker NF, eds. Berek & Hacker's Gynecologic Oncology. 5th ed. Philadelphia: Lippincott Williams & Wilkins; 2005. p.593-613.
15. Bolis G, Bonazzi C, Landoni F, Mangili G, Vergadoro F, Zanaboni F, et al. EMA/CO regimen in high-risk gestational trophoblastic tumor (GTT). Gynecol Oncol. 1988;31:439-444.
16. Bower M, Newlands ES, Holden L, Short D, Brock C, Rustin GJ, et al. EMA/CO for high-risk gestational trophoblastic tumors: results from a cohort of 272 patients. J Clin

Oncol. 1997;15:2636-2643.
17. Cole LA, Butler S. Detection of hCG in trophoblastic disease. The USA hCG reference service experience. J Reprod Med. 2002;47:433-444.
18. Curry SL, Blessing JA, DiSaia PJ, Soper JT, Twiggs LB. A prospective randomized comparison of methotrexate, dactinomycin, and chlorambucil versus methotrexate, dactinomycin, cyclophosphamide, doxorubicin, melphalan, hydroxyurea, and vincristine in "poor prognosis" metastatic gestational trophoblastic disease: a Gynecologic Oncology Group study. Obstet Gynecol. 1989;73:357-362.
19. Curry SL, Schlaerth JB, Kohorn EI, Boyce JB, Gore H, Twiggs LB, et al. Hormonal contraception and trophoblastic sequelae after hydatidiform mole (a Gynecologic Oncology Group Study). Am J Obstet Gynecol. 1989;160: 805-809; discussion 809-811.
20. Dhillon T, Palmieri C, Sebire NJ, Lindsay I, Newlands ES, Schmid P, et al. Value of whole body 18FDG-PET to identify the active site of gestational trophoblastic neoplasia. J Reprod Med. 2006;51:879-887.
21. DuBeshter B, Berkowitz RS, Goldstein DP, Cramer DW, Bernstein MR. Metastatic gestational trophoblastic disease: experience at the New England Trophoblastic Disease Center, 1965 to 1985. Obstet Gynecol. 1987;69:390-395.
22. DuBeshter B, Berkowitz RS, Goldstein DP, Bernstein M. Vinblastine, cisplatin and bleomycin as salvage therapy for refractory high-risk metastatic gestational trophoblastic disease. J Reprod Med. 1989;34:189-192.
23. Feltmate CM, Batorfi J, Fulop V, Goldstein DP, Doszpod J, Berkowitz RS. Human chorionic gonadotropin follow-up in patients with molar pregnancy: a time for reevaluation. Obstet Gynecol. 2003;101:732-736.
24. Feltmate CM, Genest DR, Wise L, Bernstein MR, Goldstein DP, Berkowitz RS. Placental site trophoblastic tumor: a 17-year experience at the New England Trophoblastic Disease Center. Gynecol Oncol. 2001;82:415-419.
25. Feltmate CM, Growdon WB, Wolfberg AJ, Goldstein DP, Genest DR, Chinchilla ME, et al. Clinical characteristics of persistent gestational trophoblastic neoplasia after partial hydatidiform molar pregnancy. J Reprod Med. 2006;51: 902-906.
26. Fine C, Bundy AL, Berkowitz RS, Boswell SB, Berezin AF, Doubilet PM. Sonographic diagnosis of partial hydatidiform mole. Obstet Gynecol. 1989;73:414-418.
27. Fisher RA, Nucci MR, Thaker HM, Weremowicz S, Genest DR, Castrillon DH. Complete hydatidiform mole retaining a chromosome 11 of maternal origin: molecular genetic analysis of a case. Mod Pathol. 2004;17:1155-1160.
28. Fleming EL, Garrett L, Growdon WB, Callahan M, Nevadunsky N, Ghosh S, et al. The changing role of thoracotomy in gestational trophoblastic neoplasia at the New England Trophoblastic Disease Center. J Reprod Med. 2008;53:493-498.
29. Galton VA, Inggar SH, Jimenez-Fonseca J, Hershman JM. Alterations in thyroid hormone economy in patients with hydatidiform mole. J Clin Invest. 1971;50:1345-1354.
30. Gamer EI, Garrett A, Goldstein DP, Berkowitz RS. Significance of chest computed tomography findings in the evaluation and treatment of persistent gestational trophoblastic neoplasia. J Reprod Med 2004;49:411-414.
31. Garrett AP, Garner EO, Goldstein DP, Berkowitz RS. Methotrexate infusion and folinic acid as primary therapy for nonmetastatic and low-risk metastatic gestational trophoblastic tumors. 15 years of experience. J Reprod Med 2002;47:355-362.
32. Garrett LA, Garner EI, Feltmate CM, Goldstein DP, Berkowitz RS. Subsequent pregnancy outcomes in patients with molar pregnancy and persistent gestational trophoblastic neoplasia. J Reprod Med 2008;53:481-486.
33. Genest DR, Ruiz RE, Weremowicz S, Berkowitz RS, Goldstein DP, Dorfman DM. Do nontriploid partial hydatidiform moles exist? A histologic and flow cytometric reevaluation of nontriploid specimens. J Reprod Med 2002;47:363-368.
34. Giacalone PL, Benos P, Donnadio D, Laffargue F. High-dose chemotherapy with autologous bone marrow transplantation for refractory metastatic gestational trophoblastic disease. Gynecol Oncol. 1995;58:383-385.
35. Goldstein DP, Berkowitz RS. Current management of complete and partial molar pregnancy. J Reprod Med. 1994;39:139-146.
36. Goldstein DP, Berkowitz RS. Prophylactic chemotherapy of complete molar pregnancy. Semin Oncol. 1995;22:157-160.
37. Gordon AN, Gershenson DM, Copeland LJ, Stringer CA, Morris M, Wharton JT. High-risk metastatic gestational trophoblastic disease: further stratification into two clinical entities. Gynecol Oncol. 1989;34:54-56.
38. Growdon WB, Wolfberg AJ, Feltmate CM, Goldstein DP, Genest DR, Chinchilla ME, et al. Postevacuation hCG levels and risk of gestational trophoblastic neoplasia among women with partial molar pregnancies. J Reprod Med. 2006;51:871-874.
39. Jones WB, Schneider J, Shapiro F, Lewis JL, Jr. Treatment of resistant gestational choriocarcinoma with taxol: a report of two cases. Gynecol Oncol. 1996;61:126-130.
40. Kajii T, Ohama K. Androgenetic origin of hydatidiform mole. Nature. 1977;268:633-634.
41. Kim DS, Moon H, Kim KT, Moon YJ, Hwang YY. Effects of prophylactic chemotherapy for persistent trophoblastic disease in patients with complete hydatidiform mole. Obstet Gynecol. 1986;67:690-694.
42. Lawler SD, Fisher RA, Dent J. A prospective genetic study of complete and partial hydatidiform moles. Am J Obstet Gynecol. 1991;164:1270-1277.
43. Limpongsanurak S. Prophylactic actinomycin D for high-risk complete hydatidiform mole. J Reprod Med. 2001;46: 110-116.
44. Matsui H, Iitsuka Y, Suzuka K, Yamazawa K, Mitsuhashi A,

Sekiya S. Salvage chemotherapy for high-risk gestational trophoblastic tumor. J Reprod Med. 2004;49: 438-442.
45. Mosher R, Goldstein DP, Berkowitz R, Bernstein M, Genest DR. Complete hydatidiform mole. Comparison of clinicopathologic features, current and past. J Reprod Med. 1998;43:21-27.
46. Newlands ES, Bagshawe KD, Begent RH, Rustin GJ, Holden L. Results with the EMA/CO (etoposide, methotrexate, actinomycin D, cyclophosphamide, vincristine) regimen in high risk gestational trophoblastic tumours, 1979 to 1989. Br J Obstet Gynaecol. 1991;98:550 -557.
47. Newlands ES, Holden L, Seckl MJ, McNeish I, Strickland S, Rustin GJ. Management of brain metastases in patients with high-risk gestational trophoblastic tumors. J Reprod Med. 2002;47:465-471.
48. Osathanondh R, Berkowitz RS, de Cholnoky C, Smith BS, Goldstein DP, Tyson JE. Hormonal measurements in patients with theca lutein cysts and gestational trophoblastic disease. J Reprod Med. 1986;31:179-183.
49. Osborne R, Covens A, Mirchandani D, Gerulath A. Successful salvage of relapsed high-risk gestational trophoblastic neoplasia patients using a novel paclitaxel-containing doublet. J Reprod Med. 2004;49:655-661.
50. Papadopoulos AJ, Foskett M, Seckl MJ, McNeish I, Paradinas FJ, Rees H, et al. Twenty-five years' clinical experience with placental site trophoblastic tumors. J Reprod Med. 2002;47:460-464.
51. Pattillo RA, Sasaki S, Katayama KP, Roesler M, Mattingly RF. Genesis of 46,XY hydatidiform mole. Am J Obstet Gynecol. 1981;141:104-105.
52. Rustin GJ, Newlands ES, Lutz JM, Holden L, Bagshawe KD, Hiscox JG, et al. Combination but not single-agent methotrexate chemotherapy for gestational trophoblastic tumors increases the incidence of second tumors. J Clin Oncol. 1996;14:2769-2773.
53. Soper JT. Surgical therapy for gestational trophoblastic disease. J Reprod Med. 1994;39:168-174.
54. Soto-Wright V, Bernstein M, Goldstein DP, Berkowitz RS. The changing clinical presentation of complete molar pregnancy. Obstet Gynecol. 1995;86:775-779.
55. Stone M, Dent J, Kardana A, Bagshawe KD. Relationship of oral contraception to development of trophoblastic tumour after evacuation of a hydatidiform mole. Br J Obstet Gynaecol. 1976;83:913-916.
56. Sutton GP, Soper JT, Blessing JA, Hatch KD, Barnhill DR. Ifosfamide alone and in combination in the treatment of refractory malignant gestational trophoblastic disease. Am J Obstet Gynecol. 1992;167:489-495.
57. Szulman AE, Surti U. The syndromes of hydatidiform mole. I. Cytogenetic and morphologic correlations. Am J Obstet Gynecol. 1978;131:665-671.
58. Thaker HM, Berlin A, Tycko B, Goldstein DP, Berkowitz RS, Castrillon DH, et al. Immunohistochemistry for the imprinted gene product IPL/PHLDA2 for facilitating the differential diagnosis of complete hydatidiform mole. J Reprod Med. 2004;49:630-636.
59. Tsukamoto N, Iwasaka T, Kashimura Y, Uchino H, Kashimura M, Matsuyama T. Gestational trophoblastic disease in women aged 50 or more. Gynecol Oncol. 1985; 20:53-61.
60. Tuncer ZS, Bernstein MR, Wang J, Goldstein DP, Berkowitz RS. Repetitive hydatidiform mole with different male partners. Gynecol Oncol. 1999;75:224-226.
61. van Besien K, Verschraegen C, Mehra R, Giralt S, Kudelka AP, Edwards CL, et al. Complete remission of refractory gestational trophoblastic disease with brain metastases treated with multicycle ifosfamide, carboplatin, and etoposide(ICE) and stem cell rescue. Gynecol Oncol. 1997;65:366-369.
62. Wan X, Yang X, Xiang Y, Wu Y, Yang Y, Ying S, Li J. Floxuridine-containing regimens in the treatment of gestational trophoblastic tumor. J Reprod Med. 2004;49: 453-456.
63. Wolfberg AJ, Feltmate C, Goldstein DP, Berkowitz RS, Lieberman E. Low risk of relapse after achieving undetectable HCG levels in women with complete molar pregnancy. Obstet Gynecol. 2004;104:551-554.
64. Wong LC, Choo YC, Ma HK. Primary oral etoposide therapy in gestational trophoblastic disease. An update. Cancer. 1986;58:14-17.
65. Yamashita K, Wake N, Araki T, Ichinoe K, Makoto K. Human lymphocyte antigen expression in hydatidiform mole: androgenesis following fertilization by a haploid sperm. Am J Obstet Gynecol. 1979;135:597-600.
66. Yingna S, Yang X, Xiuyu Y, Hongzhao S. Clinical characteristics and treatment of gestational trophoblastic tumor with vaginal metastasis. Gynecol Oncol. 2002;84: 416-419.
67. Yordan EL Jr, Schlaerth J, Gaddis O, Morrow CP. Radiation therapy in the management of gestational choriocarcinoma metastatic to the central nervous system. Obstet Gynecol. 1987;69:627-630.

11

유방암

노동영 / 서창옥 / 임석아

Ⅰ. 유방암의 역학과 유전적 원인 및 위험인자

1. 유방암의 역학

유방암은 서구 여성에서 가장 발생 빈도가 높은 악성종양이며, 미국의 통계상 폐암에 이어 두 번째로 흔한 여성의 암 사망 원인이다. 또한 40~55세 미국 여성의 가장 흔한 사망 원인이기도 하다. 유방암 발병은 인종에 따라 상당한 차이를 보이는데, 2004년 세계보건기구(WHO) 산하 IARC (International Agency for Research on Cancer)의 자료에 따르면 북미와 유럽에서는 연간 10만 명당 70~100명 정도에서 유방암이 발생하나, 중국이나 일본과 같은 동북아시아 국가에서는 18~32명 정도에 불과하다. 한국인의 유방암 발생 빈도 역시 주변 국가와 비슷한 수준이나, 지난 10년 정도의 짧은 기간에 발생률이 급격히 증가하는 것이 특징이다. 국립암센터와 보건복지부의 자료에 따르면 한국인의 유방암은 2000년경 10만 명당 연간 24명 정도에 불과했으나 2009년에는 54명을 상회할 정도로 가파른 증가세를 보이고 있다. 또 하나의 특징은 서구 여성에 비해 젊은 나이에서 발생하며, 발생 빈도가 나이가 들수록 감소한다는 것이다. 주변국인 일본에서도 비슷한 유방암 발병 양상을 보이는 것으로 보아 이는 인종적 특성으로 판단된다. 미국 여성의 연령별 유방암 발생률이 60~70대에서 가장 높은 반면, 한국 여성은 40대 후반대에서 가장 많은 발병을 보인다.

2. 유방암의 유전적 원인

유방암의 발생 과정은 체세포에 저장된 유전적 변이 외에도 획득성 체세포 돌연변이*somatic mutation*가 추가되면서 발생한 특정 클론의 증식이 조절되지 않는 것에서 출발한다. 최근 인간 게놈 프로젝트가 완성된 이후 유전체의 발현 양상을 대규모로 분석하는 실험기법의 눈부신 발전과, 전 세계적으로 많은 환자와 대조군을 포함한 코호트 구축에 따라 기존에는 알지 못하였던 유전자에 대한 많은 보고들이 잇따르고 있다. 과거 유방암의 위험을 증가시키는 대표적인 유전자로는 *BRCA1*, *BRCA2*, *TP53*, *PTEN* 등의 변이가 알려졌으나, 최근 high throughput study를 통해 예전에는 위험도가 낮아 알려지지 않았던 다양한 유전적 변이가 발견되면서 가까운 미래에 이러한 유전자의 조합을 통해 보다 맞춤화된 고위험군 선별이 가능할 것으로 기대되고 있다. *CHEK2*, *ATM*, *PALB2*, *BRIP* 등의 변이를 가지는 여성에서는 1.5~5배 정도 유방암의 위험도가 증가하는 것으로 알려져 있고, *CASP8*, *FGFR2*, *MAP3K1*, *TOX3*, *LSP1*, *TNRC9* 등의 유전자 변이를 가지는 여성의 경우는 그보다 낮은 1.0에서 1.5배 사이의 위험도 증가를 보인다는 연구 결과가 보고되었다. 이와 같은 유전자 변이는 전체 인구집단에서 20~30% 정도의 높은 빈도를 보이므로 유방암 선별 검사의 대상군을 정하는 데 유용할 것으로 기대되나, 현재까지의 연구로는 위험도 예측의 측면에서 만족할 만한 결과는 보이지 않는다.

3. 유방암의 위험인자

유방암의 역학적 위험인자는 크게 호르몬성 위험인자와 식이 및 생활습관 관련 위험인자, 그리고 환경성 위험인자로 분류할 수 있다.

유방세포는 1차적으로 여성호르몬의 자극과 조절을 통해 분화와 퇴행 과정이 진행되므로 여성호르몬, 특히 에스트로겐에 노출되는 기간과 유방암의 위험은 관계가 밀접하다. 이는 미국의 CARE(Women' s Contraceptive and Reproductive Experiences) 연구와 SEER(Surveillance, Epidemiology, and End Results) 데이터를 종합하여 분석한 결과를 토대로 만든 게일*Gail* 모델에 여성의 초경 연령과 만삭 출산의 항목이 있는 것으로도 알 수 있다. 한국인의 자료를 분석한 연구에서도 초경 연령이 빠를수록, 폐경 연령이 늦을수록, 첫 만삭 분만의 연령이 늦고 횟수가 적을수록 유방암의 위험이 유의하게 증가하는 현상을 보였다. 그 외에도 생리주기의 규칙성이나 출산 간격, 유산 횟수 등이 유방암의 위험도에 영향을 미치는 인자로 제시된 바 있으나 아직은 논란이 있다. 체내 각종 성호르몬의 혈중 농도와 유방암 발생의 연관성에 대한 연구도 많이 진행되었으며, 혈중 에스트로겐 농도가 높을수록 폐경 후 유방암의 위험이 증가한다는 의견이 많다. 그러나 폐경 전 여성에서는 상관관계에 관한 근거가 부족하다.

그 외에도 경구피임제와 유방암의 연관성에 관해 많은 케이스-컨트롤 연구가 시행되었는데, 그러한 연구 결과들을 종합한 결과 연관성이 있을 확률은 낮은 것으로 정리되고 있다. 그러나 대부분의 연구들에서 경구피임제 사용이 연령에 따라 확연한 차이를 보이고 있어서 위험도에 관한 양적인 평가가 불확실하다는 단점이 있다. 호르몬 대체요법과 유방암의 연관성 역시 논란이 있는 부분이나, 최근 보고된 WHI(Women' s Health Initiative) 연구 결과에서 그 위험도에 관한 연관성이 많이 정리되고 있다. 연구에 따르면 에스트로겐과 프로게스테론 복합제제를 이용한 호르몬 대체요법을 장기간 시행받는 경우 유방암 위험이 유의하게 증가되었으며, 이 위험도는 복합 호르몬 대체요법 제제를 중단하면 정상화되었다. 그러나 에스트로겐 단독 제제는 유방촬영술이나 조직검사 등 시술의 증가는 동반하나, 유방암의 위험도는 변화가 없다는 결과를 보였다.

유방암의 위험도와 식이습관의 연관성은 서구에서 많이 연구되어왔으나 아직 일관된 결론에 도달하지 못하고 있다. 이민 연구와 지역간 유방암 발생률의 차이에서 출발한 고지방식과 유방암의 연관성 가설은 서구의 많은 환자-대조군 연구나 코호트 연구에서 유의한 연관성을 보이는 데 실패하였다. 그러나 최근 하나의 환자-대조군 연구와 코호트 연구에서 연관성이 유의하게 보고되어 아직까지 논란이 있다. 또한 최근 국내 유방암 환자들의 자료를 분석한 연구에서는 비만도가 높은 유방암 환자는 종양이 크고 호르몬 수용체 음성률이 높은 등 나쁜 예후인자와 연관이 있는 것으로 보고된 바 있다.

그 외에도 최근의 연구에서는 양성 유방질환으로 인해 유방 생검을 받은 환자들의 자료를 분석한 결과, 나이가 들면서 유방의 terminal ducto-lobular unit의 퇴행이 진행되는데, 이러한 퇴축*involution*의 정도가 늦으면 늦을수록 유방암의 위험도가 증가했다고 보고되면서 또 다른 조직학적 위험인자의 가능성을 열게 되었다.

Ⅱ. 유방암의 선별 검사와 고위험군 관리

1. 유방암 선별 검사

유방암의 조기 검진은 주로 유방촬영술과 이학적 검진을 통하여 이루어지는데, 유방촬영술은 이학적 검진상 발견되기 이전 단계에서 종양을 발견할 수 있는 장점이 있다. 최근 유방촬영술의 발전으로 조기 유방암과 비침윤암의 발견율이 국내에서도 현저하게 증가하였다. 선별 검사가 유방암의 사망률에 미치는 효과에 관한 무작위 연구에서는 선별 검사로 유방암 사망률이 약 25% 감소했다고 보고했다. 이러한 사망률 감소는, 유방암을 초기 단계부터 전신적 질환으로 간주해야 한다는 몇몇 주장에도 불구하고, 조기 진단과 초기 상태에서의 치료로 전이를 방지할 수 있으며 전신성 질환으로 간주해서는 안 된다는 증거가 될 수 있다. 한국유방암학회의 연령별 조기 검진 권고안에 따르면, 30세 이후부터는 매월 유방 자가검진을 실시하고 35세 이후부터는 2년 간격으로 의사를 통한 임상검진, 40세 이후부터는 1~2년 간격의 임상진찰과 유방촬영을 시행할 것을 권하고 있다.

2. 고위험군 관리

개인의 유방암 발생 위험을 평가하기 위해서는 환자의 나이와 비만도 등의 개인적 정보, 앞서 언급한 여러 호르몬적 인자(초경 연령, 첫 만삭 분만 시의 나이. 폐경 연령, 호르몬제 복용력, 모유 수유 여부 등), 개인의 유방질환 기왕력(유방 생검 여부, 비전형적 관상피증*atypical ductal hyperplasia*, 유소엽상피내암종*lobular carcinoma in situ*, 유방 치밀도*breast density*), 그리고 유방암이나 난소암에 대한 가족력을 파악하는 것이 필수적이다. 현재 게일 모델, 클라우스*Claus* 모델 등 여러 유방암 위험도 예측 모델이 개발되어 있으며, 각각의 모델에 포함되는 위험인자에 대해 〈표 11-1〉에 정리하였다. 이런 모델을 통해 위험도를 파악하여 고위험군으로 판정된 경우는 *BRCA* 돌연변이를 확인하기 위한 유전자 검사를 고려할 수 있으며, *BRCA* 돌연변이가 확인된 경우는 물론, 변이가 없더라도 다른 인자들로 인해 5년 내 유방암 발생 확률이 1.67% 이상으로 판단되면 예방을 위한 관리 및 상담을 진행해야 한다. NCI-게일 모델의 경우 온라인으로 위험도를 계산하는 서비스가 있지만 한국인을 포함한 아시아인의 위험도를 계산하는 근거는 불충분하다.

고위험군에서 유방암 발생을 예방하거나 조기에 진단하기 위해서는 유방과 난소에 대한 예방적 수술, 화학예방*chemoprevention*, close surveillance의 세 가지 접근에 대해 환자와 충분히 상의해야 한다. 하트만*Hartmann* 등은 메이요 클리닉*Mayo clinic*에서 진행한 후향적 환자-대조군연구에서 양측 예방적 유방절제술을 시행받은 214명의 고위험군 여성에서 14년의 추적 관찰 동안 4건의 유방암이 발생했다고 보고했는데, 이는 비슷한 위험을 가진 여성에 비해 90% 가까운 위험 감소를 보인 수치이다. 또한 *BRCA1/2* 변이가 있는 여성에서는 예방적 난소절제술 시행이 난소암뿐 아니라 유방암 발생 역시 50% 가까이 낮추는 것으로 보고되었다. 그러나 최근의 전향적 다기관 연구에서는 예방적 난소난관절제술이 *BRCA1*의 난소암과 *BRCA2*의 유방암의 위험은 유의하게 감소시켰으나, *BRCA2* 난소암과 *BRCA1* 유방암의 예방에는 통계적 유의성을 보이지 못했다. 고위험군의 화학예방에 관한 연구로는 NSABP P-1과 IBIS-I가 대표적이다. 두 연구 모두 고위험군에 대해 5년간 타목시펜*tamoxifen*을 예방적으로 투여한 결과 30~50%의 위험 감소를 동반했다고 보고했다. 홍미롭게도 호르몬 수용체 음성이 대부분인 *BRCA1*에서도 그 효과는 유의했다. 다른 약제로는 랄록시펜*raloxifene*과 아나스트로졸*anastrozole*이 연구 중이다.

표 11-1 유방암 위험인자 및 각 모델의 구성 요소

인자		Gail	Claus	BRCAPRO	IBIS	BOADICEA	Jonker
개인 정보	나이	○	○	○	○	○	○
	체질량지수	×	×	×	○	×	×
호르몬 및 생식 요인	초경 나이	○	×	×	○	×	×
	첫 출산 나이	○	×	×	○	×	×
	폐경 나이	×	×	×	○	×	×
	호르몬대체요법	×	×	×	○	×	×
유방질환의 병력	유방조직검사	○	×	×	○	×	×
	비정형관증식증	○	×	×	○	×	×
	소엽상피내암	×	×	×	○	×	×
유방암이나 난소암의 가족력	1촌 혈연관계의 유방암	○	○	○	○	○	○
	2촌 혈연관계의 유방암	×	○	○	○	○	○
	3촌 혈연관계의 유방암	×	×	×	×	○	×
	혈연관계 유방암 환자의 발병 나이	×	○	○	○	○	○
	혈연관계의 양측성 유방암	×	×	○	○	○	○
	혈연관계의 난소암	×	×	○	○	○	○
	남성 유방암	×	×	○	×	○	○

고위험군의 선별 검사는 가족 내에서 발병한 환자의 발병 나이를 고려하여 전문가와 상담 후 결정하도록 권하고 있으며, *BRCA1/2* 변이가 확인된 경우는 25세부터 진찰과 유방촬영을 시행하는 것을 권하고 있다. 그러나 산발성 유방암 환자를 선별하는 것에 비해 *BRCA1/2* 변이를 가진 고위험군에서는 유방촬영술의 민감도가 감소한다는 연구 결과가 있어 적절한 유방 선별 검사 방법에 대한 논란이 있다. 최근에는 유전성 유방암의 위험도가 높은 여성에서 선별 검사로 MRI를 시행하면 민감도가 높아진다는 연구 결과가 보고되어 고위험군에 대한 MRI 사용이 확대되고 있다.

Ⅲ. 유방의 병변에 대한 진단적 접근

1. 유방 종괴에 대한 생검의 판단

예전에는 촉지되는 종괴 등의 증상을 보이는 환자가 많았으나, 최근 선별 유방촬영술의 보편화로 무증상에서 영상검사의 이상 소견을 이유로 내원하는 환자의 비율이 급격히 증가하고 있다. 유방의 병변이 처음 발견되었을 때 가장 중요한 것은 해당 병변이 조직학적 진단을 필요로 하는 병변인지를 판단하는 것이다. 진행된 유방암에서 보이는 피부나 유두의 함몰, 주변과 경계가 불분명하면서 피부나 흉벽에 고정된 종괴, 액와 림프절 비후 등을 동반한 경우 임상적 진찰만으로도 생검을 결정하게 되지만, 대부분의 경우는 유방촬영술과 유방초음파 등의 영상검사 결과에 기반하여 생검 여부를 결정한다. 일반적으로는 ACR(American College of Radiology)에서 정한 BIRADS 분류를 통해 생검을 결정하게 되며, BIRADS 분류와 이후의 절차는 〈표 11-2〉에 정리하였다. BIRADS 분류법은 전통적으로 유방암을 의심하는 영상 소견인 군집성 미세석회화*clustered microcalcification*, 다형성 미세석회화*pleomorphic microcalcification*, 침상의 경계*speculated margin*, 불분명한 경계*ill-defined margin*, 미세분엽*microlobulation* 등의 항목은 물론 다른 여러 영상학적 특징을 망라하며, 통상적으로 3~4% 정도의 악성 가능성이 있을 때 생검을 권유한다. 그러나 임상적으로 악성이 의심되는 경우나 가족력이나 과거력상 특별한 고려 대상인 경우는 BIRADS 분류에서 양성이 의심되더라도 적극적으로 생검을 권해야 한다.

2. 유방 생검 방법

(1) 세침흡인세포검사

세침흡인세포검사는 1930년대부터 유방암 진단에 이용된 방법으로 시술이 간단하고 상대적으로 정확도가 높으며, 이환율이 낮고 진료 중 즉시 시행할 수 있으며 환자의 불편감이 낮다는 장점이 있다. 경험 많고 유능한 세포병리학자가 판독하는 경우 정확도가 높으며 연구들마다 차이가 있긴 하지만 민감도는 65~98% 정도, 특이도는 34~100% 정도로 보고되고 있다. 그러나 경험 많은 병리의사가 필요하고, 관상피내암과 같은 비침윤형 종괴를 제대로 진단하기 어려우며, 가음성의 확률이 비교적 높다는 단점이 있다. 가음성률은 4~9.6% 정도로 보고되고 있으며, 섬유화가 심한 종괴나 침윤성 소엽암일 경우 가음성률이 높게 나타난다. 최근 침생검의 이환율이 감소함에 따라 많은 경우 초음파 유도하 침생검으로 대체되고 있는 상황이다.

(2) 침생검검사

침생검은 충분한 양의 조직을 얻을 수 있으므로 세침흡인세포검사에 비해 더 정확한 진단이 가능하다. 유방 종괴의 진단에 있어 침생검의 민감도는 100%, 특이도는 98%

표 11-2 ACR BIRADS 분류

범주 1	정상 소견	이상 소견이 없는 경우
범주 2	양성 소견	악성으로 볼 만한 소견이 없는 경우(예: 단순 낭종)
범주 3	양성 추정	악성 가능성이 2% 미만으로 매우 낮음; 짧은 기간의 추적검사 권유
범주 4	의심되는 이상 소견	악성의 가능성이 중등도로 존재; 조직검사 필요함
범주 5	악성 강력히 추정	악성이 강력히 의심; 적당한 조치가 필요함
범주 6	확진된 유방암	조직검사로 암이 확진된 경우

정도로 보고된 바 있으며, 방사형 반흔*radial scar*이나 경화성 관상피증식증이 있는 경우 위양성의 소견이, 그리고 바늘의 굴절이나 잘못된 타게팅*targeting* 등으로 인한 위음성의 경우도 드물지만 가능하다. 침생검은 대부분 초음파 유도하에서 시행되고 있으며, 현재 유방암을 진단하는 방법 중 가장 흔히 사용되고 있다.

(3) 절제생검

절제생검은 병변을 외과적으로 절제하여 병리검사를 시행하는 것으로, 양성종양의 경우 완전한 치료가 동시에 된다는 장점이 있다. 국소마취와 전신마취 두 가지 방법이 있으며, 국소마취를 시행하는 경우는 환자의 통증을 줄이기 위해 견인을 약하게 하는 등의 노력이 필요하다. 피부 절개는 미용을 고려하여 선택되어야 하며 일반적으로 자연상태의 피부긴장선인 랑게르선을 따라 절개를 가하는데, 악성이 의심되는 경우 향후 수술의 절개선까지 고려하고 생검을 해야 한다. 절제생검을 하면서 전기소작기를 지나치게 사용하는 경우 세포의 소작효과*cautery effect*로 인해 병리 진단에 방해가 될 수 있으므로 주의해야 한다. 또한 향후 재수술 가능성이 있는 경우 절제된 표본의 방향을 잘 표시하여 재수술 시 불필요한 조직의 절제를 최소화할 필요가 있다. 최근 초음파 유도하 침생검을 이용한 유방암 진단이 보편화되면서 절제생검이 차지하는 빈도가 많이 감소했다. 절제생검으로 진단한 경우 최종적으로 절제되는 유방 조직의 양이 많아질 수 있어 미용적인 단점이 초래될 수 있다. 또한 최근 액와부 감시림프절 생검술을 시행할 때 이전에 절제생검을 받은 경우 생검술의 정확도가 감소한다는 논란이 있으므로, 유방암이 의심되면 감시림프절 생검술의 대상이 되는 경우 절제생검보다는 침생검을 우선시해야 한다.

절제생검은 이외에 초음파 유도가 힘든 미세석회화 병변의 조직 진단에도 유용하다. 이 경우 대부분 유방촬영술을 토대로 갈고리바늘 위치 선정*hookwire localization*을 한 후 시행하게 되며, 절제된 표본의 촬영술을 반드시 시행하여 목표한 석회화가 절제되었는지를 확인해야 한다.

(4) 피부생검과 절개생검

절개생검은 병리적 진단을 위해 병변의 일부만을 제거하는 것이다. 이는 과거에 종괴의 완전절제가 불필요할 때나 유방절제술 시행에 방해를 주지 않으려 할 때 많이 시행되었으나, 현재는 국소진행성 유방암의 선행 화학요법 전 조직 진단이나 국소재발성 유방암 진단에 가장 많이 이용되고 있다. 반면 피부 침윤이 동반된 염증성 유방암이나 유두의 파제트병*Paget's disease*과 같이 피부 전층을 절제하는 병리검사가 필요한 경우는 펀치생검*punch biopsy*를 통해 피부생검을 시행할 수 있다.

Ⅳ. 유방 종양의 병리적 분류

1. 유방의 악성종양

유방암은 임상적, 병리적, 생물학적 특징에 따라 다양한 양상을 보이는 질병군이며, 일반적으로 WHO 분류법을 통해 진단을 구분한다. 유방의 악성종양 중 가장 흔한 것은 침윤성 관암종*invasive ductal carcinoma*으로 전체의 65~80%를 차지한다. 침윤성 관암종은 다시 관상암종*tubular carcinoma*, 수질암종*medullary carcinoma*, 화생암종*metasplastic carcinoma*, 점액암종*mucinous carcinoma*, 선양낭성암종*adenoid cystic carcinoma* 등의 특수형 관암종으로 분류되며, 해당되지 않는 일반적인 종양은 달리 분류되지

표 11-3 유방 악성종양의 병리적 분류

비침윤성 상피암
관상피내암*ductal carcinoma in situ; DCIS*
소엽상피내암*lobular carcinoma in situ; LCIS*
침윤성 상피암
침윤성 소엽암*invasive lobular carcinoma*
침윤성 관암*invasive ductal carcinoma*
달리 분류되지 않은 침윤성 관암*invasive ductal carcinoma; NOS*
관상암*tubular carcinoma*
점액암*mucinous or colloid carcinoma*
수질암*medullary carcinoma*
체모양암*invasive cribriform carcinoma*
유두모양암*invasive papillary carcinoma*
선양낭성암*adenoid cystic carcinoma*
화생암*metaplastic carcinoma*
결체조직과 상피 복합암
엽상종양*phyllodes tumors*
암육종*carcinosarcoma*
혈관육종*angiosarcoma*

않은 침윤성 관암종*invasive ductal carcinoma, not otherwise specified; NOS*으로 진단된다.

두 번째로 흔한 유방의 악성종양은 침윤성 소엽암종 *invasive lobular carcinoma*이며 서구에서는 10~14% 정도로 빈도가 보고되나, 한국인에서는 상대적으로 빈도가 낮은 편이다. 정상적인 남자의 유방에는 소엽성 조직이 없기 때문에 남성에서의 발생은 매우 드물다. 유방 악성종양의 병리적 분류는 〈표 11-3〉에 정리했다.

2. 파제트병

파제트병은 전체 유방암의 2~3%를 차지하여 드문 임상 양상을 보이는 질환이다. 암세포의 침윤은 드물지만 유관을 따라 유두의 피부를 통해 전파된다. 유두의 습진성 병변을 나타내는 질환으로 소양감, 발적, 유두 분비가 증상이다. 전통적인 치료는 유방절제술인데, 유방절제술을 시행하는 이유는 파제트병이 있는 환자에서 유륜하 유관에 미만성으로 종양의 침윤이 있는 경우가 흔하며, 유두에서 상당히 떨어진 부분에서도 종양이 발견되는 경우가 있기 때문이다. 약 54%의 환자에서 유방 종괴가 있으며, 종괴의 대부분은 침윤성 유관암이거나 관상피내암이다. 이 질환의 예후는 병기와 관련이 있으며, 다른 형태의 유방암과 차이는 없다.

임상적 방사선검사상 국한된 파제트병일 경우 유방 보존 술식도 고려할 수 있는데, 일반 유방 보존 술식의 적응증과 다를 바 없으나, 다만 유두-유륜 복합구조를 제거해야 한다는 것을 염두에 두어야 한다. 유방보존술*breast conservation surgery*의 대상이 된다고 판단되는 경우 유방 MRI를 시행하면 동반 병변이 있는지를 더욱 정확히 알 수 있다. 9명의 파제트병 환자를 대상으로 한 연구에서는 8명에서 유방 내에 동반되는 침윤암 혹은 상피내암이 있었는데, 유방촬영술에서는 그중 25%만이 확인된 반면 MRI에서는 모두 종양이 발견되었다.

3. 상피내암종

(1) 관상피내암

관상피내암*ductal carcinoma in situ*은 기저막 내에 위치하면서 주위 기질 내로 침윤하지 않고 유관이나 유소엽에 국한된 악성 상피세포의 증식으로 정의된다. 임상적 양상이 다양하며 선별 검사로 유방촬영술이 사용되기 이전에는 주로 유방 종괴, 유두 분비 등의 증상이 주였으나, 유방촬영술이 사용된 이후에는 대부분 유방촬영술의 이상소견으로 발견된다. 선별 검사로 유방촬영술 사용이 보편화되면서 미국에서는 1990년대 말에 전체 유방암 중 17% 이상을 차지하게 되었고, 국내에서도 비율이 점차 증가하여 2002년에는 7% 이상이 되었으나 다른 선진국에 비해서는 낮은 편이다.

대부분의 관상피내암은 육안 소견이나 진찰 소견으로 발견하기 힘들지만, 종양의 분화가 나쁜 경우 및 침윤암이 국소적으로 동반된 경우는 촉지되는 종양의 형태로 진단되기도 한다. 관상피내암은 성장 유형이 다양하고 조직학적 아형이 복합적으로 보이는 경우가 많으며, 일반적으로는 면포형*comedo*, 체모양*cribriform*, 미세 유두 모양 *micropapillary*, 그리고 고형*solid*의 네 가지 유형으로 나눌 수 있다. 성장 양상과 세포 형태상으로 면포형과 비면포형*noncomedo type*으로 구분하기도 하는데, 면포형은 핵의 다형성과 빈번한 유사분열과 괴사가 특징이며, 비면포형은 핵이 단일하며 유사분열과 괴사가 적은 것이 특징이다. 면포형은 증식이 빠르고 erbB-2 암유전자의 발현이 많으며, 주위로의 침윤도 흔하여 세포학적으로 좀더 악성이다. 유방촬영상으로도 면포형은 종양의 괴사물로 인해 선형이나 조악한 과립형의 미세석회화를 보이는 반면, 비면포형은 병소의 분비물로 인해 섬세한 과립형의 미세석회화를 보인다. 이런 조직학적 아형은 상피내암의 핵 등급과 더불어 관상피내암의 치료성적을 예측하는 인자로 사용되기도 하는데, 대표적인 예가 실버스타인*Silverstein* 등이 제안한 밴 누이스*Van Nuys* 분류법이다.

관상피내암은 그 자연경과에 대한 이해가 아직 불충분하여 치료에 관한 논란이 있다. 과거 상피내암이 다발성으로 존재하는 경우가 많다는 것에 착안하여 유방절제술이 표준적 치료로 주장된 적도 있었으나, 최근에는 침윤성 유방암과 마찬가지로 수술 전 임상적으로 유방 보존이 가능하다고 판단되면 유방보존술로 충분히 치료할 수 있다. 최근의 연구에서 수술 전 시행한 유방 MRI가 기존의 유방촬영술과 유방초음파에 비해 병변의 다발성이나 범위를 판단하는 데 우월하다는 연구들이 많긴 하지만, 유방 MRI는 불필요한 유방절제술의 빈도를 높이는 바람직하지 않은 효과가 있다는 주장도 있으므로 아직은 사용에 논란이 있다. NSABP B-17과 EORTC 1083의 연구에서 유방보존술을 시행한 후 보조 방사선치료를 시행하는 경우의 치료 이득이 잘 입증되었으나, 모든 환자에게 보조 방사선치료를 시행할 것인지에 관해서는 아직도 논란이 있다. 실버스타인 등이 1999년 충분한 절제연을 확보하면서 보존을 시행한 관상피내암의 경우 보조방사선치료의 이득이 유의하지 않다고 보고했으나, 이후 하버드 연관 기관에서 진행된 전향적 연구에서는 크기가 작은 관상피내암에서 절제연이 충분한 경우에도 5년의 유방 내 재발이 12%로 보고되면서 연구가 조기 중단되기도 했다. 또한 NSABP B-24에서 유방보존술 후 타목시펜*tamoxifen* 치료가 재발을 감소시키는 것을 확인하였으나 전절제술 이후의 사용에 관해서는 논란이 있다.

관상피내암은 이론적으로는 액와부 림프절전이 여부를 평가할 이유가 없다. 그러나 병리검사의 현실적 한계로 인해 드문 경우 원발종양에서는 침윤성 암세포가 확인되지 않으나 액와부 림프절의 전이가 있을 수 있다. 또한 최근에는 대부분 침생검 등의 방법으로 상피내암을 수술 전에 진단하는 경우가 많으므로 실제 절제된 이후 많게는 50%에서 침윤성 암으로 상향 진단되는 경우가 있다. 종양의 크기가 큰 경우와 종괴의 형태로 발현하는 경우 침윤성 암이 동반될 위험이 높으며, 한국인의 연구에서도 이와 같은 결과가 나타난 적이 있다. 최근의 메타분석 연구는 수술 전 진단이 상피내암인 환자에서 7.4%의 액와부 림프절전이 확률을 보고하며 모든 상피내암 환자에 대한 감시림프절 생검을 주장했으나, 이에 대해서는 아직 논란이 있다.

(2) 소엽상피내암

1941년 푸트와 스튜어트는 유방의 소엽과 말단유관에서 발생한 비침윤성 유방암을 발견하고 소엽상피내암*lobular carcinoma in situ; LCIS*으로 명명하였다. 관상피내암과는 달리 특징적인 유방촬영술 소견이 없으며 대부분의 환자도 무증상인 경우가 많다. 이외에도 우연히 현미경적 검사에서 발견되는 경우가 대부분이며, 미만성, 다발성인 경우가 많다는 특징이 있다. 소엽상피내암으로 진단된 경우 향후 침윤성 유방암의 위험이 증가하는 것은 잘 알려져 있다. 일반적으로 1년에 1%의 환자에서 유방의 악성종양이 발생하며 그 종양의 대부분은 관상피내암 또는 침윤성 유관암이다. 원칙적으로는 향후 유방암의 위험을 표시하는 위험인자로 인식되는 경우가 많아 유방절제술 등의 적극적 수술이 필요하지 않으며, 침생검 등에서 진단된 경우에는 추가적 광범위 절제를 생략할 수 있다. 그러나 관상피내암이나 침윤성 유관암과의 조직학적 감별진단이 확실하지 않은 경우는 절제하는 것이 바람직하며, 임상, 병리, 영상학적 소견이 다른 경우도 수술의 대상이 된다. 치료는 고위험군에 대한 관리와 동일하게 환자와 상의하여 결정할 수 있다.

V. 유방암의 발생과 진행 및 전파

1. 에스트로겐과 유방암의 발생

유방암의 발생과 진행에 관해서는 여러 학설이 있으며, 최근 분자생물학적 실험기법이 발전하면서 연구가 활발히 진행되고 있다. 유방암 발생의 유전적 원인에 대해서는 앞에서 설명했기 때문에 여기서는 유방암의 발암기전에 관여하는 에스트로겐의 작용기전에 대해서만 간단히 논하고자 한다.

앞의 위험인자 부분에서 언급한 대로 에스트로겐과 같은 여성호르몬이 유방암 발생에 미치는 역할은 대규모 역학적 연구 결과에서 잘 규명되어 있다. 에스트로겐의 활성도를 반영하는 비만, 혈중 에스트로겐 농도, 혈중 안드로스텐디온*androstenedione*, 테스토스테론*testosterone*, 안드로겐*androgen* 농도 및 요중 에스트로겐 농도 등은 여러 역학연구에서 유방암의 위험도와 연관되어 있음이 보고되었다. 이처럼 유방암의 발암 과정에 에스트로겐이 작용하는 기전은 아직 정확히 알려지지 않았으나, 현재 대사산물에 의한 작용과 호르몬 수용체를 통한 작용 과정은 알려져 있다.

에스트로겐 및 그 대사산물인 카테콜*catechol*은 동물 모형에서 유방암을 유발하는 것으로 보고된 바 있다. 에스트로겐이 체내에서 간을 통해 세미퀴논*semiquinone*이나 퀴논*quinone*으로 대사되면서 그 결과물이 세포의 DNA의 불안정한 부가산물*adduct*를 형성하여 DNA의 퓨린 제거*depurination*와 돌연변이를 유발할 수도 있으며, 대사 과정에서 발생하는 활성산소물질*reactive oxygen species*이 DNA를 직접 산화시킴으로써 발암을 진행시키기도 하는 것으로 알려져 있다. 또한 에스트로겐은 유방조직의 호르몬 수용체와 결합하여 핵을 통한 전사의 활성화 및 핵을 통하지 않는 다양한 인산효소의 활성화 등을 통해 발암에 영향을 미치기도 하는 것으로 보고되고 있다.

2. 유방암의 진행

전통적으로 유방암의 진행과 전파를 바라보는 관점은 두 가지로 나뉜다. 일명 홀스테드 이론*Halsted theory*으로 불리는 유방암의 국소진행에 관한 관점은, 유방암을 국소적인 질환이며 유방과 액와부 림프절, 그리고 전신의 차례로 순차적으로 진행하는 질병으로 간주하는 것으로, 근치적 유방절제술*radical mastectomy* 도입으로 인해 유방암 치료 성적이 향상되는 현상을 20세기 초에 목격함으로써 시작되었다. 그러나 20세기 후반으로 접어들면서 조기 유방암 환자, 특히 림프절전이가 없는 환자에서도 전신전이가 흔히 발생한다는 점, 조기 유방암 환자의 혈액에서 순환 암세포*circulating tumor cell*가 상당한 빈도로 관찰된다는 점, 그리고 무엇보다 NSABP B-04와 NSABP B-06 등의 대규모 전향적 무작위 연구에서 유방과 액와부의 절제 범위가 환자의 생존에 영향을 미치지 않는다는 점 등을 들어 유방암을 발생 초기부터 전신적인 질환으로 간주하는 피셔 이론*Fisher theory*이 많은 지지를 받게 되었다. 피셔 이론은 종양의 순차적인 림프성 전이보다는 혈행성 전이에 더 관심을 두며, 국소치료의 변형이 전체적인 생존의 차이를 보인다는 데는 회의적인 입장이다. 그러나 최근 Oxford Overview에서 국소재발이 환자의 전체생존율에 유의한 영향을 미친다는 분석 결과가 발표되면서 논란이 다시 진행되고 있다. 최근에는 이러한 유방암의 전파 과정에 있어, 종양이 발생한 이후 혈행성 전파가 조기부터 시작되고 이 혈액 내의 암세포가 다시 원래의 종양으로 돌아와서 자라는 과정을 반복한다는 종양 자가 파종*tumor self-seeding*설도 관심을 받고 있다.

3. 유방암의 국소, 구역 전파

유방 내 유방암의 위치는 사분획으로 나누어 표시한다. 유방암은 상외부에서 가장 많이 발생하는데, 이는 상외부에 유방조직이 가장 많기 때문으로 생각된다. 종양의 위치에 따른 예후 차이에 관해서는 논란이 있으나 최근의 연구에서는 종양이 내측*medial side*에 위치한 경우 같은 병기에서도 예후가 나쁘다는 대규모 분석 결과가 보고된 바 있다. 이는 내측 유방암의 경우 내유 림프절로의 진행 확률이 높지만 감시림프절 생검이 용이하지 않아 병기가 낮아질 수 있음이 하나의 원인으로 제시되고 있다. 그러나 종양의 위치에 따른 예후 차이는 향후 추가 연구가 필요한 이슈이다.

유방암의 전파에 대해서는 하겐센*Haagensen*이 상세히 정리했다. 종양은 유관을 따라 유방실질과 림프절로 침윤을 일으키고, 계속해서 피부 및 대흉근막으로 직접 침윤을 일으킨다. 또한 풍부한 림프절을 따라 대흉근막과 유륜 하부의 림프절로 전파를 일으킨다. 이러한 다양한 전파 경로로 인하여 유방암은 촉지되는 병소 부위 이상으로 전파될 수 있다는 점을 염두에 두어야 한다.

유방암이 전이되는 구역 림프절은 액와, 내유 그리고 쇄골상부 림프절이다. 액와 림프절은 유방암의 전이가 가장 흔한 림프절이며, 전이의 빈도는 원발병소의 크기에 비례한다. 임상검진으로 액와 림프절의 전이 여부를 판단하는 것은 매우 부정확하며 가양성률과 가음성률이 상당히 높으므로 주의를 요한다. 실제로 액와 림프절이 촉지될 경우라도 약 25%에서 전이가 없으며, 촉지되지 않는 경우라도 약 30%에서 전이가 발견된다.

림프절전이는 예후와 밀접한 연관성이 있으며, 림프절전이가 없는 경우가 전이가 있는 경우보다 예후가 좋다. 예후는 또한 전이된 림프절의 수와도 관계가 있다. 액와부는 소흉근을 기준으로 3구역(level 1, 2, 3)으로 구분하는데, 이 구역으로의 림프절전이는 예후와 관련이 있다. 최근에는 액와부 림프절에 전이된 림프절의 개수보다도 전체 절제된 림프절의 개수에 비한 전이된 림프절의 비율*lymph node ratio*이 중요한 예후인자로서 가능성이 제시되고 있다.

예후와 관계된 다른 인자는 원발 병소의 크기이다. 피셔 등의 보고에 의하면 림프절전이 양성군에서는 원발 병소의 크기가 예후와 관련이 있으나, 림프절전이 음성군에서는 예후에 큰 영향을 미치지 않는 것으로 나타났다.

쇄골상부 림프절전이는 액와 림프절을 통해 진행되는데, 이곳의 전이가 발견되면 상당히 진행된 상태를 시사하며, 예후가 불량하다.

Ⅵ. 유방암의 병기 및 병기 결정을 위한 검사

유방암 치료 전 임상적 병기 및 원격전이 여부를 판단하는 것은 환자 치료 방침을 세우는 데 매우 중요한 단계이다. 최근 대규모 암등록사업 자료를 이용한 연구들에서 전이가 있는 유방암 환자에서 수술적 치료가 생존율 향상에 도움이 된다고 보고되기도 하지만, 그 연구의 방법 등에 관한 논란이 있는 상태이며, 대부분의 전이성 유방암 환자에게는 1차적으로 수술보다 전신치료를 권하게 되므로 수술 전 전신전이를 발견하는 것이 중요하다.

우선 병력 청취와 전신적 이학적 검사를 시행하며, 전혈구검사와 간기능검사 등의 혈액검사를 시행한다. 일부 유방검사가 부족한 환자는 양측 유방촬영술과 초음파를 확인하는 것이 좋다. 유방 MRI의 효용에 대해서는 아직 논란이 있다. 특히 최근의 연구에서는 유방 MRI 사용이 보존술의 빈도를 감소시키며 재수술 감소나 국소재발 방지와 같은 순기능은 없는 것으로 보고된 바 있다. 임상적으로 병기가 IIIA 이상으로 판단되는 경우는 뼈스캔*bone scan*이나 흉·복부 영상검사(CT나 초음파)를 고려할 수 있다. 또한 병기와 무관하게 환자가 증상을 호소할 때 전이성 병변의 가능성이 있는 경우 해당 검사를 진행하는 것이 바람직하다. 현재 많이 사용되고 있는 분류법은 UICC (International Union against Cancer)와 AJCC(American Joint Committee on Cancer) 병기 분류법이다(〈표 11-4〉).

표 11-4 유방암의 AJCC 병기 분류(2010, 7판)

종양의 크기(T)	
TX	종양의 크기를 알 수 없는 경우
T0	유방에 종양이 없는 경우
Tis	상피내암
Tis(DCIS)	관상피내암
Tis(LCIS)	소엽상피내암
Tis(Paget's)	유방실질의 침윤성 암종이나 상피내암과 연관되지 않은 파제트병. 유방실질에 파제트병과 관련하여 암이 있는 경우는 파제트병이 있음을 표기하되, 실질의 병변의 크기나 성격에 따라 분류
T1	종양의 크기가 20mm 이하
T1mi	종양의 크기가 1mm 이하
T1a	종양의 크기가 1mm 초과 5mm 이하
T1b	종양의 크기가 5mm 초과 10mm 이하
T1c	종양의 크기가 10mm초과 20mm 이하
T2	종양의 크기가 20mm 초과 50mm 이하
T3	종양의 크기가 50mm 초과
T4	종양의 크기에 상관없이 흉벽, 피부를 침윤(피부궤양이나 결절)하는 경우 참고: 진피만 침윤하는 경우는 T4로 분류하지 않음
T4a	흉벽에 침윤(대흉근에만 유착 혹은 침윤이 있는 경우는 제외)
T4b	염증성 암종의 기준에 맞지 않는 피부의 궤양, 동측의 피부 결절이나 피부 부종(오렌지 껍질 같은 피부 포함)
T4c	T4a와 T4b 둘 다 있는 경우
T4d	염증성 암종
국소 림프절전이(N)	
임상적 정의	
NX	국소 림프절전이 유무를 알 수 없는 경우
N0	국소 림프절전이가 없는 경우
N1	동측 액와부 레벨 I과 II에 움직이는 림프절전이
N2	동측 액와부 레벨 I과 II에 고정된 림프절전이, 혹은 임상적으로 액와부 림프절의 명확한 전이 근거 없이 동측 내유 림프절 발견

N2a	동측 액와부 레벨 I과 II에 서로 엉켜 있거나 다른 구조물에 고정된 림프절전이
N2b	임상적으로 명확한 동측 액와부 레벨 I과 II에 전이 없이 동측 내유 림프절전이만 발견
N3	동측 쇄골하 림프절(레벨 III)전이, 혹은 임상적으로 명확히 동측 액와부 레벨 I과 II에 전이 있으면서 동측 내유 림프절전이, 혹은 동측 쇄골상부 림프절전이
N3a	동측 쇄골하 림프절전이
N3b	동측 내유 림프절전이와 액와부 림프절전이 동반
N3c	동측 쇄골상부 림프절전이
병리학적 정의(pN)	
pNx	림프절전이 유무를 알 수 없는 경우(예: 이전에 제거되었거나, 병리학적 검사를 위해 채취되지 않은 경우)
pN0	조직학적으로 림프절전이가 없는 경우 참고: 격리종양세포*isolated tumor cell; ITC*는 세포의 크기가 0.2mm보다 작거나, 하나의 종양세포이거나, 혹은 한 조직 단면에서 200개 미만의 군집이 있는 경우로 정의한다. 격리종양세포는 일반적인 조직검사나 면역조직 화학검사 방법으로 확인할 수 있다. N 병기를 평가할 때, 격리종양세포만 포함하는 림프절은 전체적인 림프절 수에는 포함되나, 전이된 림프절의 수에는 포함되지 않는다.
pN0(i-)	면역조직 화학검사에서 림프절전이가 없는 경우
pN0(i+)	림프절에서 0.2mm를 넘지 않는 종양세포(H&E 염색이나 면역조직 화학검사에서 발견)
pN0(mol-)	분자학적 소견(RT-PCR)으로 림프절전이가 없는 경우
pN0(mol+)	분자학적 소견(RT-PCR)으로 림프절전이가 있으나 조직학적으로나 면역조직 화학검사에서는 림프절전이가 발견되지 않는 경우
pN1	미세전이 혹은 액와 림프절에 1~3개 전이, 혹은 임상적으로는 발견되지 않으나 감시림프절 생검에서 내유 림프절전이가 발견되는 경우
pN1mic	미세림프절전이(0.2mm보다 크거나 혹은 200세포 이상이나 2.0mm를 넘지 않는 경우)
pN1a	액와 림프절전이 1~3개이며 적어도 하나의 종양은 2.0mm 초과
pN1b	내유 림프절에 미세전이, 혹은 임상적으로는 발견되지 않았으나 감시림프절 생검에서 발견된 거대 전이
pN1c	액와 림프절전이 1~3개, 동시에 내유 림프절에 미세전이 혹은 임상적으로 발견되지 않았으나 감시림프절 생검에서 발견된 거대전이가 있는 경우
pN2	액와 림프절전이 4~9개, 혹은 액와 림프절전이 없이 임상적으로 발견된 내유 림프절전이
pN2a	액와 림프절전이 4~9개(적어도 하나의 종양은 2.0mm 초과)
pN2b	액와 림프절전이 없이 임상적으로 내유 림프절 발견
pN3	액와 림프절전이 10개 이상, 혹은 쇄골하(레벨 III 액와부) 림프절전이, 혹은 액와부 레벨 I과 II에 한 개 이상의 림프절전이가 있으면서 임상적으로 동측 내유 림프절전이가 있는 경우, 혹은 액와 림프절전이가 3개 초과하면서 임상적으로는 발견되지 않았지만 감시림프절 생검으로 내유 림프절에 미세전이 혹은 거대전이가 있는 경우, 혹은 동측 쇄골상부 림프절전이
pN3a	액와 림프절 10개 이상 전이(적어도 하나의 종양은 2.0mm 초과) 혹은 쇄골하(레벨 III 액와부)림프절전이
pN3b	액와 림프절에 한 개 이상의 림프절전이가 있으면서 임상적으로 동측 내유 림프절전이가 있는 경우, 혹은 액와 림프절에 3개 초과하는 전이가 있으면서 임상적으로는 발견되지 않았지만 감시림프절 생검으로 내유 림프절에 미세전이 혹은 거대전이가 있는 경우
pN3c	동측 쇄골상부 림프절전이
원격전이(M)	
M0	임상적으로나 영상학적으로 원격전이의 증거가 없는 경우
cM0(i+)	임상적으로나 영상학적으로 원격전이의 증거는 없으나, 환자의 증상이나 전이의 징후 없이 혈액, 골수, 혹은 다른 비국소 림프조직에서 0.2mm를 넘지 않는 종양세포가 분자학적으로나 현미경적으로 발견된 경우
M1	전형적인 임상적, 영상학적 수단 혹은 조직학적으로 0.2mm를 넘는 원격전이를 발견한 경우

Anatomic stage/Prognostic groups			
Stage 0	Tis	N0	M0
Stage IA	T1	N0	M0
Stage IB	T0	N1mi	M0
	T1	N1mi	M0
Stage IIA	T0	N1	M0
	T1	N1	M0
	T2	N0	M0
Stage IIB	T2	N1	M0
	T3	N0	M0
Stage IIIA	T0	N2	M0
	T1	N2	M0
	T2	N2	M0
	T3	N1	M0
	T3	N2	M0
Stage IIIB	T4	N0	M0
	T4	N1	M0
	T4	N2	M0
Stage IIIC	Any T	N3	M0
Stage IV	Any T	Any N	M1

Ⅶ. 유방암의 수술적 치료

1. 유방절제술의 변천

20세기 중반 홀스테드가 소개한 근치적 유방절제술은 유방, 흉근, 액와부 구조물과 유방의 피부를 절제하는 수술로 약 80년간 유방암의 표준 수술방법으로 인정되었다. 이후 흉근을 보존하는 변형적 유방절제술이 발전했으며, 1980년대 이후 미국과 유럽에서 대규모 전향적 연구를 통해 유방보존술이나 유방사분역절제술*quadrantectomy*이 수술 후 보조 방사선치료와 동반될 경우, 유방전절제술 혹은 근치적 유방절제술과 비교하여 생존율에 차이가 없음이 보고되면서 유방보존수술의 시대로 접어들었다.

그러나 현재에도 상당수의 유방암 환자에서 유방절제술이 선호되는 경우가 많은데, 종양의 위치와 환자의 전신상태, 환자의 선호 등을 고려하여 충분히 상의한 후 결정하는 것이 바람직하다. 유방절제술 방법을 간단히 설명하면 다음과 같다. 유방전절제술은 위로는 쇄골, 아래로는 복직근초, 내측으로는 흉골 경계부, 외측으로는 대흉근막을 따라 광배근까지 해부학적 경계를 따라 유두유륜복합체와 유선조직 전체를 제거한다. 피판의 두께는 모든 유방실질을 포함해야 하며, 피부 괴사의 위험을 최소화하기 위해서 피하지방과 표층의 혈관은 보존한다. 기존의 병리연구에서 대흉근의 근막을 따라 암세포가 침윤한 사례들이 보고된 바 있으므로, 모든 침윤성 유방암에서 유방절제술 시 대흉근막은 동반 절제하는 것이 바람직하며, 육안적으로 근육의 침범이 있을 경우에는 적절한 경계를 유지하면서 침범된 근육을 동반 절제할 수 있다. 국소진행성 암인 경우에는 수술을 용이하게 하고 위험을 감소시키기 위해 수술 전*neoadjuvant* 치료를 고려해야 한다. 수술과 연관된 사망률이나 재입원율은 1% 미만으로 보고된다. 유방수술 후 가장 흔한 합병증은 수술 부위 감염으로 문헌에 따라 1~5%로 보고되며, 그 밖에도 상처 괴사, 혈종, 만성 통증 등이 나타날 수 있다. 장액 형성은 유방수술 후 일반적이어서 합병증으로 간주하지 않는다.

2. 유방보존술의 절대적, 상대적 금기증

다중심성 유방암, 미만성 미세석회화를 보이는 경우와 치료적 방사선요법을 받은 과거력이 있는 경우, 임신 초기의 유방암의 경우, 수술 시 반복적 절제에서 절제연 양성을 보이는 경우 등은 유방보존술의 절대적 금기증에 해당되며 유방절제술을 시행한다. 유방보존술의 상대적 금기증은 방사선치료 시 상처 치유에 문제가 있을 수 있는 피부경화증, 루프스 등의 교원혈관성 질환이 해당되며, 이 밖에도 진단이 모호한 미만성 미세석회화가 있거나 한 분역 내에 다발성 종괴가 있는 경우, 유방 크기에 비해 종양의 크기가 큰 경우 등은 절제연이 확보되는지 여부와 수술 후 미용적 변형을 고려하여 유방 부분절제술을 할 수 있다.

3. 유방보존술의 수술법 및 수술 후 국소재발의 위험인자

미용적으로 만족스러운 성과를 얻으려면 위쪽 유방종양은 곡선*curvilinear*으로 절개선을 넣는 것이 좋고 아래쪽인 경우는 방사상*radial*으로 절개선을 넣는 것이 좋다. 그러나 최근 유방암을 충분히 절제하면서도 미용적 효과를 강조하는 암미용성형수술*oncoplastic surgery* 개념이 발전하면서 절제 후의 유방 성형 계획에 따라 다양한 절개선이 활용되고 있다.

국소재발에 영향을 미치는 요인은 크게 환자 요인, 질병 요인, 그리고 치료 관련 요인으로 나눌 수 있다. 환자 요인으로는 진단 당시의 나이가 30~40세 이전인 젊은 연령군에서 국소재발률이 높으며, *BRCA 1/2* 돌연변이가 있는 경우 역시 국소재발률이 높은 것으로 알려져 있다. 질병에 관련된 요인으로는 절제연이 양성이거나 매우 가까운 경우, 다중심 병변*multicentric lesion*, 림프혈관계 침범*lymphovascular invasion*이 있는 경우 국소재발률이 높고 전이율이 증가하여 생존율이 감소함이 보고되었다. 유방보존술 후 국소재발률과 연관이 있는 치료 관련 요인으로는 수술 후 보조 방사선치료를 시행하지 않은 경우 재발률이 유의하게 증가함이 잘 알려져 있으며, 최근의 연구에서 종양 전 부위에 추가*tumor bed boost* 방사선 조사를 시행한 경우의 재발률 감소 효과가 입증되었다. 한국인을 대상으로 한 연구에서도 유방보존술 시행 후 국소재발에 유의한 예후인자인, 나이가 35세보다 젊은 환자에서 유방 내 재발이 유의하게 증가했음이 보고된 바 있다.

4. 액와부 림프절전이의 평가 및 수술적 접근

겨드랑이 림프절전이 여부는 유방암의 강력한 예후인자 중 하나다. 따라서 겨드랑이 림프절전이 여부를 정확하게 판정하는 것은 환자의 예후를 예측하고 보조치료의 종류와 방법을 결정하는 데 필수적이다. 과거에는 유일한 액와부 림프절전이 여부 판정법이 액와부 림프절절제술이었으며, 그 경우 절제된 림프절의 개수에 따라 환자의 병기 판정의 차이나 예후의 차이의 가능성이 보고된 바 있다. 한국인 유방암 환자를 대상으로 한 연구에서도 같은 현상이 보고되었다.

NSABP B-04에서는 유방절제술만 시행받은 군에서 18%가 액와부 림프절 재발 소견을 보였으며, 이 중 79%가 2년 이내에 재발했고 95%가 5년 이내에 재발했다. 고연령군에서는 액와 림프절절제술을 시행하지 않은 환자라도 겨드랑이 림프절의 재발률이 낮다는 보고가 있으며, 액와부 수술을 시행받지 않은 환자에서 액와부 방사선치료를 추가하면 국소재발을 낮춘다는 보고가 있다. 그러나 이런 접근은 대부분 감시림프절이 활발하게 진행되기 전 시기에 액와 림프절절제술의 합병증을 고려한 접근들이며, 유방암의 가장 중요한 예후인자인 림프절전이 여부를 파악할 수 없다는 단점이 있다.

종양의 임상병리학적 특성과 겨드랑이 림프절전이 상태 예측에 대한 많은 연구들이 진행됐으나, 환자 및 종양의 특성만으로 만족할 만한 수준으로 정확히 림프절전이 상태를 예측할 수 있는 모델은 아직 확립되지 않았다. CT, MRI, PET 등의 영상검사 역시 림프절전이 여부를 예측하는 데 있어 민감도와 특이도가 만족스럽지 않다. 초음파유도하 액와부 림프절 생검술이 감시림프절 생검술로 인한 비용과 시간을 대체할 수는 있겠지만, 실제로는 수술적인 병기 결정을 대체하기에 미흡한 것이 사실이다.

1990년대에 소개된 감시림프절 생검술은 종양에서 처음 암세포가 배액되는 림프절을 염료나 핵의학동위원소를 이용하여 확인한 후 해당 림프절만 절제하여 병리검사를 시행하는 것으로, 림프절전이가 없는 환자에서 액와부 림프절절제술을 피할 수 있는 대안으로 여겨져 이용이 급격히 증가했다. 최근의 유방암 치료에서는 임상적으로 액와부 림프절전이가 없다고 판단되는 조기 유방암 환자의 액와부 림프절전이 여부를 확인하는 표준적 술식으로 인식되고 있다. 액와 림프절절제술과 감시림프절 생검술을 비교한 여러 임상 실험과 연구 결과 감시림프절 생검술의 유병률은 액와 림프절절제술보다 낮으며, 병기 진단의 정확도는 적어도 동등한 것으로 보고되었으며, 한 기관의 무작위 임상시험 결과 7년의 경과 관찰 기간 동안 두 시술로 인한 생존율이나 수술 후 합병증은 비슷한 것으로 보고되었다. 베로네시*Veronesi* 등과 크라그*Krag* 등은 감시림프절 생검술의 위음성률을 각각 8.8%, 9.7%로 보고하였다. 그러나 이런 광범위한 이용에도 불구하고 감시림프절 생검술의 장기적 안전성을 전향적 연구를 통해 입증한 근거는 아직 빈약한 상태이다. 최근의 암등록자료를 이용한 대규모 환자군의 후향적 연구에서 감시림프절 생검술을 광범위한 액와부 림프절 절제와 비교하여 동등한 예후를 보인 연구는 있으나, 현재 진행 중인 NSABP B-32의 결과가 나오면 더 정확히 안전성을 평가할 수 있을 것으로 기대된다.

액와부 림프절의 평가나 치료를 위해 감시림프절 생검술보다 액와부 림프절절제술이 선호되는 경우는 다음과 같다. 수술 전 세침흡인검사나 총조직검사로 겨드랑이 림프절전이가 확진된 경우나 이전에 불충분한 액와부 림프절절제술을 시행받은 경우, 그리고 그 수술의 범위가 정확히 기재되지 않은 경우, 감시림프절 생검의 경과에서 전이가 확인된 경우 등이다. 또한 감시림프절을 확인하는 데 실패한 경우와 선행 항암요법을 시행받은 경우에도 액와부 림프절절제술을 시행하는 것이 정확한 병기 판정과 치료를 위해 바람직하다.

5. 액와부의 외과적 해부학 및 액와부 림프절절제술의 합병증

겨드랑이 림프절은 3개의 구역으로 나뉘는데 소흉근*pectoralis minor*을 기준으로 외측*lateral*은 level Ⅰ, 근육의 뒤쪽에 있으면 level Ⅱ, 내측*medial side*을 level Ⅲ로 나눌 수 있다. 유방암 환자에서 전이된 림프절이 가장 많이 발견되는 곳은 Level I이며, 그중 특히 유방외 부위*extra-mammary region*에 감시림프절 역시 가장 많이 분포하는 것으로 알려져 있다. level I의 전이 소견은 없으나 level II, III에 전이가 있는 도약전이*skip metastasis*가 존재할 수 있는데, 도약전이는 대부분 level II에서 발견되기 때문에 액와부 림프절절제술이 결정되면 level I과 II를 같이 제거할 것을 권유한다. 그러나 적절한 수준의 액와부 림프절절제술의 범위는 아직까지 논란의 대상이다. 일본에서 514명의 환자를 대상으로 level I 절제와 level III 절제를 비교한 전향적 무작위 연구에서 림프절절제술의 범위는 치료 성적이나 수술 후 합병증의 빈도와는 관련이 없다고 보고되기도 했다.

액와부 림프절절제의 범위를 정하는 해부학적 구조물은 위쪽으로는 겨드랑이 정맥*axillary vein*, 상내측*superomedial*으로는 대흉근, 아래 방향은 앞톱니근*serratus*, 외측으로는 넓은등근*latissimus dorsi*이 기준이 된다. 대흉근의 외측을 절제하는 과정에서 내측가슴근신경*medial pectoral nerve*에 손상을 주지 않도록 조심해야 한다. 또한 액와부 림프절절제술 시 긴가슴신경*long thoracic nerve*, 가슴등신경*thoracodorsal nerve*, 그리고 갈비사이위팔신경*intercosto-brachial nerve*의 손상을 주의해야 한다.

액와부 림프절절제술 후 가장 문제가 되는 합병증은 수술받은 쪽 팔의 림프부종*lymphedema*이다. ALMANAC trial에서는 액와부 림프절절제술이 감시림프절 생검술에 비해 중증이나 심한 림프부종의 빈도가 유의하게 높은 것으로 보고되었다(5% 대 13%). 림프부종의 비교위험도*relative risk*는 0.37이었다(95% CI, 0.23~0.60). 현재까지 액와부 림프절절제술 이외에 림프부종의 발생을 예측하는 인자는 확인되지 않고 있다. 최근의 전향적 연구에서 수술 후 조기에 물리치료 등을 시작하면 림프부종 발생을 방지한다고 보고된 바 있다. 림프부종이 생기기 시작하면 꾸준한 관리를 통해 진행을 막는 것이 치료의 목적이며, 원상태로 완치되지는 않는다. 탄력 압박복*elastic compression garments*, 고압력 펌프, 붕대법*bandaging*, 재활운동 등의 병합요법을 통해 팔의 부피나 둘레를 15~75%로 감소시켰다는 보고가 있다. 그러나 고압력 펌프 등의 전통적인 치료법의 효과에 대해서는 아직 논란이 있으며, 최근의 연구에서 간헐적 기압식 압박*intermittent pneumatic compression*이 물리치료에 부가적인 치료효과를 보였다는 결과가 있다. 림프부종 외에도 팔이나 흉벽의 감각 이상이 갈비사이위팔신경 손상으로 유발되는 경우가 흔하며, 수술 후 어깨 관절 장애가 올 수도 있다.

Ⅷ. 유방암의 전신요법

유방암의 전신요법은 유방암 치료에 효과가 있는 항암제, 항호르몬제, 표적치료제*targeted therapy* 등을 투여하여 유방암을 치료하는 것이다. 유방암은 조기 발견에도 불구하고 새로 진단받은 유방암 환자의 30~40%에서 진단 당시 이미 액와 림프절에 전이가 있고, 20~70%의 환자가 국소적 병변으로 진단됨에도 불구하고 진단 후 10년 내에 전신전이로 사망하며, 수술 후 보조치료가 재발 감소와 생존율 향상에 중요한 역할을 하는 질환이다. 의학의 발전과 더불어 전이성 유방암은 암을 가진 상태에서도 상당한 기간 동안 생존하는 일종의 만성 질환으로 인식되고 있으며, 5~25%의 환자에서 항암약물치료에 의한 장기 생존을 기대할 수 있다. 치료 방침 결정은 현재까지 문헌에 보고된 의학적 근거에 기본을 두고 주치의의 경험 및 통찰과 환자의 전신상태, 환자 자신의 선택에 따르게 되는데, 모든 치료를 결정하기 전에 반드시 호르몬 수용체 발현도와 HER2 발현도를 확인하는 것이 향후 치료 방침 결정에 중추적인 역할을 한다고 인지할 필요가 있다. 분자생물학의 발전에 따라 유방암은 크게 ER-양성/HER2-음성(Luminal A와 Luminal B type); ER-음성/HER2-음성(basal type), HER2-양성의 군으로 대별할 수 있게 되었다. 각 군에 따라 보조치료 및 전이암의 치료 지침이 다르다.

유방암의 전신적 치료는 사용 시기 및 역할에 따라 세 가지로 나눌 수 있는데, 첫째, 근치적 목적의 수술 및 방사선치료로 완치된 환자에서 진단 시 존재하는 미세전이에 의한 재발을 억제하여 재발률을 낮추고 근치율을 상승시키기 위한 보조요법, 둘째, 이미 진단 당시에 원격전이가 있거나 수술이나 방사선치료 후 재발된 전이성 유방암이 대상인 구제요법, 셋째, 수술 혹은 방사선치료 등의 국소요법 전에 미리 전신요법을 1차 치료로 시행하는 선행요법 등이다.

1. 유방암의 수술 후 보조요법

(1) 보조 항암화학요법

보조 항암화학요법을 선택하기 위해서는 환자의 위험도 평가가 필수적인데, 가장 대표적인 예후인자는 림프절전이 정도이다. 그 외의 예후인자는 폐경 유무와 호르몬 수용체 발현 여부이며, 연령, 종양의 크기, 세포의 분화도, 핵등급, *HER2* 유전자가 치료 방법을 결정하는 인자이다.

1975년에 림프절 양성인 유방암 환자에서 보조요법으로 사이클로포스파마이드*cyclophosphamide*, 메토트렉세이트*methotrexate*, 5-플루오로우라실*5-fluorouracil*을 병용투여(CMF)한 결과가 처음 보고된 이후 보조 항암화학요법은 림프절 양성인 유방암 환자에서 표준치료로 시행되어 왔고, 그 효과가 많은 임상연구에서 입증되었으며, 림프절전이가 없는 고위험군 환자에서도 선별적으로 효과가 입증되어 사용되고 있다. 평균 추적 관찰기간이 19.4년인 가장 최근의 보고에 의하면, CMF 치료군이 치료를 시행하지 않는 군에 비해 생존율이 증가하였다. 생존율의 향상 정도는 폐경 전 여성이 폐경 후 여성보다 높았으며, 약물치료에 의한 폐경은 생존율 향상과 무관하였다. 폐경 전 여성에 비해 폐경 후 여성에서 효과가 낮았던 것은 폐경 후 여성에 대한 약제 투여의 용량 강도가 낮았기 때문으로 생각된다.

최근 유방암 환자 치료 지침을 결정하는 데 크게 도움이 되는 세 가지 연구 결과와 지침은 EBCTCG(Early Breast Cancer Trialist Collaborative Group) 메타분석, 미국 NCCN(National Comprehensive Cancer Network) 지침, 2009년 St. Gallen 지침과 Adjuvantonline 프로그램(www.adjuvantonline.com)이다.

1984~1985년에 설립된 EBCTCG는 유방암 분야에서 세계적으로 시행된 무작위 임상시험 자료를 모아 5년마다 보고하고 있는데, 가장 최근의 보고는 2005년 『랜싯 *Lancet*』에 보고된 2000년 분석 결과로, 1995년 이전에 시작한 임상시험을 대상으로 보조 약물요법에 대해 종합적으로 메타분석한 자료이다. EBCTCG에서 보고한 보조요법의 효과는 다음과 같이 요약할 수 있다. 단일 제제에 의한 치료보다는 다제 병용 투여가 효과적이었고, 다제 병용 약물요법의 치료 기간이 길다고 해서 반드시 치료 효능이 높지는 않고 대개 6~8개월 정도의 항암치료 기간이 적절하며, 다제 병용 약물요법으로 50세 이하의 여성군과 50~69세의 여성군 모두에서 재발률(각각 41.1% 대 53.5%, 53.4% 대 57.6%; $p<0.00001$)과 사망률(각각 32.4% 대 42.4%, 47.4% 대 50.4%; $p<0.0001$) 모두 감소하였고, 안트라사이클린*anthracycline*을 포함한 항암화학요법 후 타목시펜을 투여하자 50세 미만의 여성에서 사망률이 50% 이상 낮아졌다. 요약하면, 다제 병용 보조 항암약물요법이 폐경 전과 후, 림프절 양성과 음성인 여성 모두에서 재발률을 감소시키고 아울러 생존율을 향상시킨 것이 확인되었다. 그러나 2005년에 보고된 EBCTCG의 분석은 1995년 이전에 시작된 임상시험만 포함되고 보조요법으로 탁산*taxane*, 아로마테이즈 억제제*aromatase inhibitor*에 관한 임상시험 성적이 포함되지 않았으므로 탁산과 아로

마테이즈 억제제의 보조요법으로서의 역할은 미국 NCCN 지침과 2009년 St. Gallen 지침을 참고하여 실제로 임상에서 적용되고 있다(〈표 11-5〉).

현재 미국의 NCCN 지침에서는 70세 이하의 침윤성 유방암 환자에서 원발 종양의 크기가 1cm 이상인 경우는 액와 림프절의 전이 유무와 관계없이 보조 항암화학요법을 추천하고 있으며, 호르몬 수용체 양성인 환자의 경우는 연령, 폐경 유무, 액와 림프절전이 여부, 종양의 크기와 관계없이 보조 호르몬치료를 제시하고 있다. 2006년 지침부터 가장 크게 변화한 부분은 *HER2*에 따라 보조요법을 다르게 제시하고 더 이상 림프절 양성과 음성 환자에게 다른 항암화학요법을 추천하는 것이 아니라 유사한 항암화학요법을 제시하고 있는 점이다. 각각의 세부 지침은 NCCN 홈페이지(https://subscriptions.nccn.org)에서 확인할 수 있다. *HER2* 양성 T1cN0 이상인 모든 환자에게 보조요법으로 트라스투주맙을 투여한다.

2009년 St. Gallen 회의에서 가장 두드러진 특징은 과거에 저위험군*low risk group*, 중간 위험군*intermediate risk*

표 11-5 흔히 사용되는 보조 항암화학요법의 용량과 투여 일정

	용법 용량(mg/m²) 및 투여 방법	투여 간격(일)	주기 수
Classical CMF (경구)	Cyclophosphamide100, PO days 1~14 Methotrexate 40, IV days 1 and 8 5-FU 600, IV days 1 and 8	28	6
CMF(IV)	Cyclophosphamide 600, IV day 1 Methotrexate 40, IV day 1 5-FU 600, IV day 1	21	9~12
CAF	Cyclophosphamide100, PO days 1~14 Doxorubicin 30, IV days 1 and 8 5-FU 600, IV days 1 and 8	28	6
FAC	Cyclophosphamide 500, IV day 1 Doxorubicin 50, IV day 1 5-FU 500, IV days 1 and 8	21 혹은 28	6
FEC	Cyclophosphamide 75, PO days 1~14 Epirubicin 60, IV days 1 and 8 5-FU 500, IV days 1(and 8)	28	6
AC	Doxorubicin 60, IV day 1 Cyclophosphamide 600, IV day 1	21	4
EC	Epirubicin 100(60), IV day 1 Cyclophosphamide 800(600), IV day 1	21	6
AC-P or T	Doxorubicin 60, IV day 1 Cyclophosphamide 600, IV day 1(1~4주기)	21	4
	Paclitaxel 175, IV day 1(5~8주기) or Docetaxel 75~100, IV D1(5~8주기)	21	4
Dose-dense AC-P	Doxorubicin 60, IV day 1 Cyclophosphamide 600, IV day 1(1~4주기)	14	4
	Paclitaxel 175, IV day 1(5~8주기) G-CSF days 3~10(1~8주기)	14	4
TAC	Docetaxel 75, IV day 1 Doxorubicin 50, IV day 1 Cyclophosphamide 500, IV day 1	21	6
TC	Docetaxel 75, IV day 1 Cyclophosphamide 600, IV day 1	21	4

group, 고위험군*high risk group*으로 나누던 것과는 달리 호르몬 수용체(ER, PR), HER2 등의 예후인자의 존재 여부에 따라 현재 사용 가능한 모든 보조치료를 하도록 추천하고 있으며, 각각 치료의 적응증이 되는 환자군을 규정하기 위한 문턱값*threshold*을 만들어 〈표 11-6〉과 같이 나열한 점이다. 또한 〈표 11-7〉에 나타난 바와 같이 환자의 선호도가 보조치료를 결정하는 데 고려해야 할 사항에 포함되었다. 또한 과거에는 호르몬 반응성*endocrine responsiveness*을 보조치료 결정 과정에서 가장 먼저 고려하여 호르몬 반응성의 정의상 ER 양성 세포가 <10%인 경우는 호르몬 반응성 미확정*endocrine response uncertain*으로, 10% 이상인 경우 호르몬 반응성*endocrine responsive*으로 구분하였지만, 2009년 회의에서는 호르몬 반응성을 '에스트로겐 수용체 발현 존재'로 단순화하여 1% 이상 ER이 발현되면 항호르몬요법 고려를 추천하고 있다.

보조 항암치료는 3중음성유방암*triple negative breast cancer; TNBC*에서 가장 중요한 보조치료지만, 3중음성유방암에 속하면서도 림프절전이가 없는 일부 드문 조직학적 아형(수질성*medullary*, 아포크린*apocrine*, 샘낭 유방암 *adenoid cystic breast cancer*)의 경우 다른 전이 및 재발의 확

표 11-6 보조요법 결정을 위해 고려하는 주요 인자(St. Gallen International Expert Consensus 2009)

치료 종류		적응증	언급
항호르몬치료		ER 양성*	ER 음성, PgR 양성은 인위 결과로 간주
Anti-HER2 치료		ASCO/CAP HER2 양성〔>30% intense and complete staining(IHC) 또는 FISH>2.2+〕*	임상시험의 정의를 사용할 수 있음
항암화학치료	HER2-양성질환 (anti-HER2 치료 병행)	트라스투주맙을 항암화학치료와 병행 또는 부가하는 데 관한 임상시험의 증거는 제한적임*	강한 ER-양성, HER2-양성인 경우 내분비요법과 anti-HER2 치료의 병합이 타당하나 검증되지 않음.
	3중 음성유방암	대부분의 환자*,†	검증된 대체제가 없음, 대부분 위험도 증가
	ER-양성, HER2-음성 (내분비치료 병행)	위험도에 따라 다양함*	

* 종양의 크기가 1cm 미만이면서 액와부 림프절전이 및 전이 고위험 소견(예: 혈관 침윤)이 없는 환자의 경우 보조 전신치료가 필요하지 않을 수 있다. 그러나 만약 종양이 호르몬 반응성인 경우 항호르몬치료가 고려되어야 한다.
† Medullary carcinoma, apocrine carcinoma와 adenoid cystic carcinoma는 위험도가 낮으므로 3중 음성이라 하더라도 항암화학치료를 필요로 하지 않는다(액와부 림프절전이가 없고 기타 전이 위험 증가 소견이 없는 경우에 한함).
ER: estrogen receptor; PgR: progesterone receptor; ASCO: American Society of Clinical Oncology; CAP: College of American Pathologists; IHC: immunohistochemistry

표 11-7 ER 양성 HER2 음성 환자의 보조요법(St. Gallen International Expert Consensus 2009)

		항암내분비요법의 상대 적응증	치료 결정에 영향을 주지 않는 요인	내분비 단독요법의 상대 적응증
임상병리학적 요인	ER, PgR		낮은 ER, PgR level	높은 ER, PgR level
	병리 등급	Grade 3	Grade 2	Grade 1
	증식	High*	Intermediate*	Low*
	림프절	림프절 양성(침범 림프절 수≥4)	림프절 양성(침범 림프절 수 1~3)	림프절 음성
	PVI	광범위한 PVI		광범위한 PVI가 없음
	pT 크기	>5cm	2.1~5cm	≤2cm
	환자 선호도	가능한 모든 치료법 사용		항암 관련 부작용 회피
다유전자 분석†	Gene signature*	High score	Intermediate score	Low score

* 증식의 지표는 Ki67-labelling index의 평가(예: low, ≤15%; intermediate, 16~30%; high, >30%) 및 유사분열 빈도에 대한 병리 소견을 포함한다. 이런 지표들의 신뢰성은 지역의 설정에 따라 다양하다. 1세대의 유전적 특징은 ER, HER2와 증식성 유전자들의 표본 유전자를 포함하나, 현재는 그것들의 전체 점수만이 정보로 제공되고, 이것이 항암화학요법의 적응에 해당하는지 평가하는 요소로 사용된다.
† 다유전자 분석의 유용성은 인정되었고, 사용 가능해진다면 기존의 지표들로는 항암화학요법 추가 여부가 불분명한 환자들의 치료 결정에 도움이 될 것이다.
ER: estrogen receptor; PgR: progesterone receptor; pT: pathological tumoursize(i.e. size of the invasive component); PVI: peritumoral vascular invasion

률이 높을 만한 요소가 없다면 보조 항암치료가 필요하지 않으며, pT1aN0 ER 음성 환자의 경우도 보조 항암치료를 피할 수 있는 대상이 된다고 제안하고 있다.

현시점에서 표준치료로 하나의 요법을 결정하기는 어렵다. CMF 요법에 비해 안트라사이클린이 근간이 되는 항암치료의 효과가 우월함이 알려졌고, 여기에 탁산을 추가하는 항암치료가 표준치료로 받아들여졌으며, 최근 HER2를 표적으로 한 표적치료제의 역할이 알려지고 HER2가 표적인 트라스투주맙과 함께 혹은 순차적으로 안트라사이클린을 사용한 환자군에서 심장독성의 빈도가 높게 나타나면서 보조 항암치료에서 안트라사이클린을 배제하려는 연구들도 시도되고 있으며, 보조 항암치료를 하지 않아도 예후가 좋은 환자들을 선별하는 연구가 진행되고 있다.

1) 유방암의 보조 항암화학요법에서 탁산의 역할

전이성 혹은 재발성 유방암에서 탁산 계열 항암제(도세탁셀*docetaxel*, 파클리탁셀*paclitaxel*)를 단독 혹은 다른 항암제와 병용하여 사용하자 기존의 안트라사이클린 계열 항암제 중심 요법보다 높은 관해율을 보여주었고 생존기간 향상도 보고되어 탁산 계열 항암제가 가장 효과적인 약제로 받아들여지고 있다. 따라서 도세탁셀이나 파클리탁셀을 유방암의 보조 항암화학요법에 사용하여 치료 성적을 향상시키려는 시도가 활발히 진행되었다. 유방암에서 탁산을 포함하는 대표적인 보조 항암화학요법의 무작위 3상 연구 결과를 〈표 11-8〉에 요약하였다.

보조 항암화학요법으로서 탁산의 역할이 처음으로 증명된 CALGB 9344 연구에서는 AC→파클리탁셀에 의한 재발 감소 효과가 호르몬 수용체 음성인 경우에 국한되었고 양성인 환자들에서는 거의 효과를 기대하기 어려운 결과를 보여준 반면, NSABP B-28과 BCIRG 001 연구에서는 탁산 포함 요법군의 효과가 호르몬 수용체 양성 여부와 무관했다. 따라서 탁산을 포함하는 보조 항암화학요법과 호르몬 수용체 양성 여부와의 연관성은 명확한 결론을 내리기는 어려우나 호르몬 수용체 음성군에서 더 효과적일 것으로 생각된다.

CALGB 9344와 NSABP B28 연구에서는 액와 림프절 전이 수와 치료 효과가 상관관계를 보이지 않았으나, BCIRG 001 연구에서는 액와 림프절이 1~3개 양성인 경우 TAC군에서 무병생존율이 향상되었고($p=0.0009$) 4개 이상 양성인 경우는 양 군 사이에 유의한 차이가 없었다($p=0.163$). 탁산을 포함하는 보조 항암화학요법의 임상연구는 대부분 액와 림프절전이가 있는 환자를 대상으로 시행되었으며 MD 앤더슨 암센터의 연구만이 350명의 보조 항암화학요법 환자 중 97명(28%)의 액와 림프절 음성 환자를 포함하였으나, 이 연구의 초기 보고에서는 통계적으로 우월함을 입증하지 못했다.

결론적으로, 액와 림프절 양성 유방암의 보조요법에서 탁산의 역할에 관한 대규모 임상연구에서 탁산 포함 요법으로 무병생존율이 의의 있게 향상되었고, 2건의 연구에서는 전체생존율이 유의하게 향상되었다. 따라서 탁산

표 11-8 탁산 제제를 기반으로 한 항암요법의 임상시험 결과

Study	No. of patients	Nodal status	Median follow-up	Treatment	Outcome(5-yr) DFS		Outcome(5-yr) OS	
CALGB 9344	3121	Positive	69M	AC→P	70%	$p=0.0011$	80%	$p=0.0098$
				AC	65%		77%	
NSABP B-28	3060	Positive	64M	AC→P	76%	$p=0.008$	85%	$p=0.46$
				AC	72%		85%	
M.D. Anderson	524	Positive	60M	P→FAC	86%	$p=0.09$	23 deaths	$p=$ND
	(350)*	Negative		FAC	83%(4-yr)		24 deaths	
BCIRG 001	1491	Positive	55M	TAC	75%	$p=0.0010$	87%	$p=0.008$
				FAC	68%		81%	

A: doxorubicin; C: cyclophosphamide; P: paclitaxel; F: 5-fluorouracil; T: docetaxel; DFS: disease-free survival; OS: overall survival; NS: not significant; ND: not described

* Patients with adjuvant chemotherapy

계열 항암제를 포함하는 치료는, 액와 림프절 양성이며 HR 음성 등 불량한 예후인자를 지닌 환자에서는 적극적으로 고려해야 한다고 생각된다.

2) 유방암의 보조 항암화학요법에서 안트라사이클린의 생략

최근 HER2를 표적으로 한 표적치료제의 역할이 알려지고, HER2를 표적으로 하여 트라스투주맙과 함께 혹은 순차적으로 안트라사이클린을 사용한 환자군에서 심장독성의 빈도가 높게 나타나면서 보조 항암치료 중 안트라사이클린을 배제하려는 연구들이 시도되고 있다. US Oncology Group의 USOG 9735 임상시험의 7년 추적 관찰 보고를 보면 4회의 도세탁셀과 사이클로포스파마이드의 병합요법(T75/C600mg/m²)(TC)이 기존의 4회 AC 요법에 비해 무병생존율(81% TC 대 75% AC; P =0.033; HR 0.74)과 전체 생존율이(87% TC 대 82% AC; P=0.032; HR 0.69) 우월했다. 특히 이번 추적 보고에서는 TC 요법이 젊은 환자뿐 아니라 65세 이상의 환자에서도 우월했고, 호르몬 수용체 발현과 HER2 상태와 무관하게 전체 환자에서 우월했다. TC 요법의 경우 65세 이상의 환자에서 열성 호중구감소증이 더 흔히 나타났고, 빈혈*anemia*은 AC 요법에서 자주 나타났다. 이 연구에 포함된 환자의 50%는 림프절 음성 환자로서 현시점에서 액와 림프절 음성 고위험군 환자에서 AC 대신 TC를 보조 항암화학요법으로 사용하는 것을 고려해볼 수 있겠으나, 우리나라의 실정에서는 보험으로 인한 제한이 따르고 있다. 이 연구에서 약 40%는 림프절이 1~3개 전이된 환자였으며 10%만이 림프절이 4개 이상인 환자였으므로 4개 이상의 액와 림프절 양성인 환자의 경우는 안트라사이클린 기본 항암치료 후 순차적으로 탁산을 투여한 임상시험의 결과에 따라 안트라사이클린을 함유한 항암치료 후 순차적으로 탁산을 고려하는 것이 적절하다고 판단된다

안트라사이클린의 감수성 예측에 중요한 HER2 과발현 외에도 안트라사이클린에 대한 감수성은 국소이성화효소 2-α*topoisomerase 2-α; TOP2A* 유전자나 TOP2A 단백질의 변화와 관련 있을 것이라고 알려져 있으며, TOP2A를 이용하면 안트라사이클린에 대한 반응을 예측하는 데 유용할 수 있다. TOP2A는 HER2와 17번 염색체(chromosome17q21)에 인접해 있고 동시에 증폭을 보이는 경우가 많다. BCIRG 006의 결과 TOP2A 유전자의 증폭이 없는 경우(정상 60%, 결손*deletion* 5%) 비트라스투주맙-안트라사이클린*nontrastuzumab-anthracycline*군(71%)에서 DFS는 시간이 지나면서 감소하나, 트라스투주맙을 추가한 군(AC-TH & TCH, 83% & 81%)은 지속적으로 유지되었다. 그러나 이러한 차이는 *TOP2A* 유전자의 동시 발현군(35%)에서는 없었다. 즉, 세 군이 비슷한 DFS(83~85%)를 보여주었다. *TOP2A*의 증폭이 없는 경우 트라스투주맙 추가가 필요하며, *TOP2A*의 증폭이 있는 경우 트라스투주맙 추가 없이 안트라사이클린과 탁산만으로도 동등한 치료 효과를 보여주며, *TOP2A*의 유무와 관계없이 효과와 독성을 고려한다면 TCH가 무난하리라 추정할 수 있다. 또한 이 연구에 의하면 *HER2*와 *TOP2A* 유전자가 동시 발현할 때만 안트라사이클린에 더 강한 감수성이 예측된다. 유방암에서 *TOP2A*의 증폭은 8% 내외에서 관찰되나 임상적 측정이 용이하지 않아 현시점에서 임상 적용을 하기는 어렵고, 아직은 *TOP2A*에 따라 안트라사이클린을 생략하기 어렵다고 생각된다.

3) 유전자 발현에 근거한 보조 항암치료의 결정

분자생물학의 발전으로 cDNA 마이크로어레이*microarray*나 단백질체학*proteomics* 등의 진보된 기술이 도입되어 유방암과 관련된 유전자나 단백질을 다량으로 분석할 수 있게 되었고, 유방암의 신선조직*fresh tissue*을 이용한 유전자 발현 프로필*gene expression profile*이 기존의 임상적, 병리학적 인자보다 더 유용한 예후인자임이 보고되었다. 현재 개발되어 있는 두 가지의 상업적 방법*commercial method*으로는 파라핀 포매조직을 이용한 Oncotype Dx assay와 신선냉동조직을 이용한 Multigene DNA microarrays가 있으며 각각 NCCN 지침과 St. Gallen 지침에 포함되어 있는데, 현실적으로 고가여서 우리나라에서 적용하기 어려운 점이 있으나 국제 배송(www.OncotypeDx.com)을 통하여 검사하는 것은 가능하다.

21-Gene Recurrence Score Assay(Oncotype Dx)는 호르몬 수용체 양성 림프절 음성 환자의 보조 항암화학요법의 결정에 이용할 수 있는 RT-PCR based multigene assay로서 유방암 관련 유전자를 분석하여 재발 지수*recurrence score; RS*를 알려준다. 처음 보고된 연구에서는 NSABP B-14 임상연구에 참여하여 타목시펜을 복용한 림프절 음성 환자 중에서 668개의 종양조직 블록*tumor block*을 검사하여 결과를 얻을 수 있었는데, 재발 가능성에 따라 저위험군(RS<18), 중간 위험군(RS 18~31), 고위험군(RS>31)은 각각 51%, 22%, 27%였고, 이 환자들의 10년 재발률은 7%, 14%, 31%였다. 환자의 나이, 종양의 크

기, 종양의 분화 정도, *HER-2* status, 호르몬 수용체 유무, RS를 변수로 다변량 분석을 시행했을 때, RS와 나쁜 분화도가 유의한 예후인자였다. 또한 하위그룹*subgroup* 분석에서 RS는 모든 나이, 모든 크기의 종양 그룹에서 재발을 예측할 수 있었는데, 종양의 크기가 1cm 이하인 109명의 환자 중에서도 44명의 환자는 RS가 중간 위험군 또는 고위험군에 속하여 10년 재발률이 15~20%였다. NSABP-20 연구는 2,306명의 ER-양성, 림프절 음성 환자를 대상으로 타목시펜 단독 대 타목시펜+CMF 또는 MF군으로 무작위 배정하여 비교한 연구로, 타목시펜+CMF군에서 타목시펜 단독군에 비해 재발(HR 0.52; P<0.0001)과 사망(HR 0.78; P<0.0063) 위험이 감소함을 보고하였다. 이 연구에서 종양조직 블록 사용이 가능했던 651명의 환자에 대해 21-gene recurrence score assay를 적용한 결과, 고위험군에서 항암화학요법의 이득이 가장 컸고(HR=0.26) 10년째 절대적인 재발 확률을 27.6% 감소시켰으며 저위험군의 경우 항암화학요법에 의한 이득이 가장 적었다(RR=1.31, 10년째 절대적인 재발 확률 1.1% 차이). 미국에서 Oncotype Dx assay는 ER-양성, 림프절 음성 환자에서 진단적 검사로 허가를 받았고, 2009년 이후 NCCN 지침은 이 환자군에서 Oncotype Dx를 시행하는 것을 추천하고 있으며, 실제 10년 후 재발률에 있어 항암화학요법에 의한 이득이 3% 정도인 저위험군 환자들에서는 항암화학요법을 피하는 결정을 하는 데 유용하다.

70-Gene Prognostic Signature(Mammaprint)는 반트비어*Van't Veer* 등이 Netherland Cancer Institute에서 치료받은 55세 미만, 5cm 미만의 림프절 음성 환자 78명의 신선냉동조직*fresh frozen tissue*을 이용한 유전자 발현 프로파일링*gene expression profiling*을 시행하여 환자의 재발 위험을 예측할 수 있도록 개발한 것이다. 감독 분류*supervised classification*를 이용해 환자의 임상 경과와 연관된 231개의 유전자를 선별하고 이를 상관관계가 깊은 70개의 유전자로 압축하여 좋은 예후와 나쁜 예후 카테고리로 분류하였다. Internal validation에서 70-gene prognostic signature는 83%의 환자에서 예후를 정확히 예측할 수 있었다. 이후 53세 미만인 295명의 환자(림프절 양성 144명, 림프절 음성 151명)를 대상으로 한 external validation study에서 70-gene profile은 10년 전체생존율이 95%(±2.6%)인 좋은 예후 그룹*good-prognosis group*(115 tumors)과 10년 생존율이 55%(±4.4%)인 좋지 않은 예후 그룹*poor-prognosis group*을 정확히 구분했다. 또한 다변량 분석에서도 종양의 크기, 혈관 침습, 항암화학요법 여부와 함께 원격전이의 위험을 예측할 수 있는 가장 강력한 예후인자였다. 환자의 여러 임상적, 병리학적 인자를 이용한 St. Gallen, NIH criteria 등 기존의 도구와 비교한 연구에서는 70-gene profile이 항암화학요법이 필요한 고위험 그룹을 선별하는 데서는 기존 도구와 비슷하였으나, 항암화학요법이 필요없는 저위험 그룹을 선별하는 데는 좀 더 높은 정확성을 보였다.

(2) HER2 양성 유방암 환자의 보조요법제로서의 트라스투주맙

인간 표피성장인자 수용체*human epidermal growth factor receptor; EGFR*는 HER 또는 erbB라고 불리는 수용체 티로신 키나아제*receptor tyrosine kinase*의 일종으로 HER1 (epidermal growth factor receptor), HER2(c-erbB2/neu), HER3(c-erbB3), HER4(c-erbB4)의 4가지 세포 표면 수용체족*cell surface receptors family*으로 구성되어 있다. 이들은 성장인자 리간드*ligand*와 결합하여 세포의 성장, 분화 및 생존에 영향을 미친다. HER2/neu는 염색체 17q21에 위치해 있는 c-erbB2 유전자에 의해 인코드*encode*되는 185kD의 세포 표면 단백이며 유방의 상피세포에서 정상적으로 발현된다. 악성종양 중 유방암에서 가장 잘 알려져 있는데, 침윤성 유방암의 25~30%에서, 염증성 유방암의 50%에서 HER2가 과발현된다고 알려져 있다. HER2가 과발현된 유방암은 재발 위험성이 높고 예후가 나쁘며 파클리탁셀, CMF, 타목시펜에 대한 저항성과 관련이 있으나, 독소루비신*doxorubicin*에 대한 반응은 오히려 좋은 것으로 알려져 있다.

트라스투주맙(허셉틴*Herceptin*)은 $p185^{HER2}$에 대한 치료용 항체로, HER2를 과발현하는 종양세포에서 HER2를 하향 조절한다. 트라스투주맙의 효과는 여러 작용 기전으로 나타난다. 전사 수준에서 HER2 수용체를 하향 조절하여 수용체의 숫자를 감소시키고 이질이합체*heterodimer*의 형성을 부분적으로 방해하며, 세포 주기 중 G1 arrest를 유발하고 *p27*을 유도하여 세포들이 S기*phase*로 이행하는 것을 감소시키는 것으로 알려져 있다. 또한 동물실험에서 항체 의존 세포독성*antibody-dependent cellular cytotoxicity; ADCC*을 활성화시키고 신생혈관 형성을 억제한다고도 알려져 있다. 트라스투주맙은 시스플라틴, 독소루비신, 도세탁셀, 비노렐빈, 사이클로포스파마이드 등의 항암제에 대한 감수성을 증가시키는 것으로 알려져 있다.

보조요법으로서 트라스투주맙의 역할에 관한 5개의 대규모 임상시험(NSABP B-31, NCCTG N9831, BCIRG 006, HERA, FinHer)이 진행되었다. 사용된 항암제의 종류가 다양하고 트라스투주맙의 투여 시작 시기와 일정이 다르며 투여 기간에도 차이가 있었으나, HER2가 과발현된 환자에 트라스투주맙을 1년간 투여하면 재발 위험도가 50% 감소하고, 추적 관찰기간이 짧음에도 불구하고 전체 생존기간이 연장됨이 2005년 이후 보고되기 시작했다(〈표 11-9〉). 따라서 림프절 양성, HER2 양성인 환자에서는 보조 항암화학요법과 더불어 트라스투주맙 투여가 추천되고 있으며 2009년 7월부터 우리나라에서도 보험 적용이 가능해졌다. 이 효과는 HER2 과발현군에 국한되므로 면역조직 화학검사상 3+이거나 면역조직 화학검사상 2+인 경우는 FISH 검사상 *HER2* 유전자의 증폭이 있는 경우에 한해 사용해야 할 것이다. 보조요법으로서 트라스투주맙은 종양의 크기, 림프절전이 여부, 호르몬수용체 양성/음성과 관련 없이 모든 환자에서 재발의 위험도를 낮추는 것으로 알려져 있다. NCCN 지침의 경우 종양의 크기가 1cm 이상인 경우 림프절 음성이어도 트라스투주맙 보조치료를 추천하고 있다.

트라스투주맙의 특이한 부작용으로는 심장독성이 있는데, 보조요법으로 안트라사이클린을 포함한 항암화학요법을 시행하면 안트라사이클린을 포함하지 않은 항암화학요법보다 심장독성이 생길 확률이 증가한다. 또한 과거에 심장질환 혹은 고혈압이 있었던 경우, 나이가 65세 이상인 경우, 좌심실 박출률*left ventricular ejection fraction*이 정상의 하한선인 경우 심장독성이 생길 확률이 높다. 그러므로 트라스투주맙 보조치료를 시작하기 전에 반드시 심장기능을 확인해야 하며, 치료 중에는 심장기능 추적 관찰이 필요하다.

트라스투주맙을 투여하는 기간(1년 대 2년 대 9주), 트라스투주맙을 항암제 치료 후 연속적으로 투여할지 항암제와 동시에 투여할지는 더 연구되어야 할 문제이나, NCCTG 9831에서 비교한 것을 보면, 탁산 항암치료 시 트라스투주맙을 동시 투여한 군에서 연속 투여한 군보다 성적이 우월했다.

현재까지 진행된 모든 연구에서는 림프절전이가 있는 유방암 혹은 림프절 음성 중 고위험군을 대상으로 항암치료와 함께 보조요법으로서 트라스투주맙을 사용하였다. 그래서 과연 트라스투주맙이 항암치료를 하지 않은 상태에서 보조요법으로서도 효과가 있을지, 림프절 음성이면서 종양의 크기가 작은 경우, 특히 1cm보다 작은 경우 트라스투주맙이 보조치료에서 역할을 할 수 있을지는 아직 알려져 있지 않다.

표 11-9 보조요법으로 트라스투주맙(H)이 포함된 임상시험 결과 요약

임상연구	환자 수	치료군	림프절 양성 (%)	3년 무병생존율	위험비(HR)	3년 전체 생존율	위험비(HR)	심장독성에 의한 치료 중단(%)
HERA	3,387	Adjuvant CTx	68	74	0.64	90	0.66	4.3
		Adjuvant CTx→H		81		92		
NSABP B31	3,351	4AC→4P	94	75, 73	0.48	92	0.67	18
NCCTG N9831	3,969	4AC→4P+H		87, 86	0.49	94	0.63	
BCIRG 006	3,222	4AC→4P	71	81	0.61	93	0.59	NA
		4AC→4P+H		87	0.67	97	0.66	
		DCH		86		95		
FinHER	232	VD→CEF	84	78	0.42	90	0.41	NA
		VD+H→CEF		89		96		
PACS04	528	FE100C→H/No	61/58		0.86		1.27	16
		E75D75→H/No						

(3) 보조 호르몬요법

유방암에 대한 호르몬요법은 암 치료에 이용된 첫 분자생물학적 표적치료이다. 1896년 비트슨*Beatson*이 폐경 전 유방암 환자에게 난소절제술을 시행하여 치료 효과를 보임으로써 새로운 치료법의 가능성을 제시한 이래 에스트로겐이 유방암 발생에 중요한 역할을 한다는 것이 발견되었고, 이를 억제 또는 차단함으로써 치료 효과를 기대할 수 있음을 알게 되었다. 호르몬요법은 유방암의 60~70%에 존재하는 에스트로겐 수용체(ER)를 표적으로 한다. ER은 α와 β의 두 가지 형태로 존재한다. ER α는 에스트로겐과 결합하여 특정한 유전자의 전사는 활성화시키고 다른 유전자의 전사는 억제하는데, ER의 활성화에 의해 유도된 몇몇 유전자의 단백질 산물은 종양의 성장과 생존에 중요한 역할을 한다. 그러므로 유방암에서 이 경로를 막는 치료 방법은 효과적인 표적치료 중 하나다. 환자의 나이, 폐경 유무, 액와 림프절 침범 유무, 종양의 크기에 관계없이 유방암 조직이 호르몬(에스트로겐, 프로게스테론) 수용체를 발현하는 경우 모두 대상이 된다. 단, 에스트로겐을 차단함으로써 생길 수 있는 폐경기증후군 증상을 경험하기 싫어하며 종양의 크기가 1cm 미만인 폐경 전 여성이나, 종양의 크기가 1cm 미만이면서 정맥혈전증 병력이 있는 노인 여성은 호르몬치료의 예외가 될 수 있다.

폐경 전 여성에서 에스트로겐이 가장 많이 생성되는 부위는 난소이다. 아주 소량의 에스트로겐만이 난소 이외의 조직에서 안드로스테네디온*androstenedione* 및 테스토스테론의 말초 방향화*peripheral aromatization*에 의해 에스트론*estrone*과 에스트라디올*estradiol*로 변환된다. 반면 폐경 후 여성의 경우는 에스트로겐이 난소에서 거의 생성되지 않으며, 대부분 말초 방향화에 의해 에스트로겐이 생성되기 때문에 폐경 전 여성과 폐경 후 여성에 적용되는 보조 호르몬요법에는 차이가 있다.

에스트로겐의 역할을 억제 또는 차단하는 방법은 크게 3가지로 나눌 수 있는데, ① 타목시펜이나 선택적 ER 조절인자*selective ER modulator; SERM*와 같이 에스트로겐 수용체를 차단하거나 ② 수술, 방사선치료 또는 고세렐린*goserelin*과 같은 LH-RH(leutinizing hormone-releasing hormone) 효현제*agonist*로 난소의 기능을 차단, 억제*ovarian ablation/suppression*하는 방법, ③ 아로마테이즈 억제제와 같은 약제로 에스트로겐의 말초 전환*peripheral conversion*을 억제하는 방법이 있다. 폐경 전 여성의 경우 에스트로겐 수용체를 차단하거나 난소를 차단 또는 억제하는 것이 기본적인 방법이고, 폐경 후 여성의 경우는 에스트로겐 수용체를 차단하거나 아로마테이즈 억제제를 사용하는 것이 치료의 근간이다.

1) 선택적 에스트로겐 수용체 조절제–폐경 전후 여성

타목시펜은 아직도 유방암의 보조 호르몬치료에서 가장 많이 사용되고 있는 약제이며, 이와 구조적, 기능적으로 유사한 구조를 가진 토레미펜*toremifen*도 이용되고 있다. 특히 타목시펜은 1986년 림프절 양성 유방암, 1990년 림프절 음성 유방암 환자의 보조 호르몬치료제로 미국 FDA의 승인을 받은 이래 유방암의 표준 보조 호르몬치료제로 알려져왔다. 비스테로이드성인 이 약제들은 ER과 결합하여 에스트로겐 길항제와 에스트로겐 효현제의 작용을 함께 보여 골밀도, 혈중 지질 농도, 반대쪽 유방에 대한 부가적인 효과도 기대할 수 있다.

EBCTCG 2000에서 보고된 보조 호르몬요법의 결과에 대한 요약은 다음과 같다.

① 타목시펜은 호르몬 수용체가 양성인 폐경 전과 폐경 후의 유방암 환자 모두에게 유용하다고 알려져 있다.
② 호르몬 수용체 양성인 경우 림프절전이 유무에 상관없이 치료 효능은 동일하였다.
③ 타목시펜은 특히 폐경 후 여성 및 ER 양성인 환자에서 생존기간의 연장이 뚜렷하였다. 폐경 후 여성에서는 타목시펜에 의한 이득이 항암화학요법에 의한 이득을 능가하는 것을 알 수 있다. 또한 보조 항암요법을 시행하지 않은 경우 타목시펜을 사용한 군과 사용하지 않은 군 사이의 차이가 더 뚜렷하다.
④ ER의 존재 유무가 호르몬치료에 대한 반응을 예측할 수 있는 예측인자*predictive factor*로 알려졌는데, 호르몬 수용체를 발현하지 않는 유방암에서 보조적 타목시펜 사용은 이득이 없으므로 ER 양성인 유방암 환자에서만 보조 타목시펜을 사용하는 것이 추천된다
⑤ 현시점에서 가장 적절한 타목시펜 투여 용량과 기간은 매일 20mg을 5년간 투여하는 것이다.

타목시펜의 부작용은 얼굴 홍조*hot flushes*, 질 분비물의 증가 등이 가장 흔하고 자궁내막암, 정맥혈전증 등의 위험도가 약간 높아지는데, 치료의 이득과 손실을 따져볼 때 치료의 효과가 훨씬 크므로 폐경 전후 호르몬 수용체 양성인 유방암 환자의 표준 보조 호르몬치료로 인정되고 있다.

2) 난소의 기능을 차단 · 억제하는 방법-폐경 전 여성

폐경 전 여성의 경우는 난소가 에스트로겐 생성의 가장 주요한 장소이므로 에스트로겐 수치를 낮추는 가장 효과적인 방법은 난소기능을 억제하는 것이라고 생각할 수 있다. 1960~1970년대부터 수술 후 보조적으로 수술적 난소적출술이나 방사선치료를 이용한 난소 제거*ovarian ablation*를 시행하는 소규모 무작위 연구가 시행되었는데, 이 초기 연구들은 대상 환자의 수가 적고 연구 디자인 등에 문제점이 있어서 효과를 평가하기 어려운 점이 있었다. 2000년 EBCTCG 분석에 의하면 12개의 임상연구에서 50세 미만의 여성 환자를 대상으로 분석한 결과 난소제거를 시행한 환자들이 다른 보조요법을 시행받지 않은 대조군의 환자들에 비해 통계적으로 유의하게 무병 생존기간*disease free survival; DFS*과 전체 생존기간이 증가했는데, 이러한 효과는 림프절 양성 및 음성인 환자 모두에게서 나타났다.

폐경 전 여성에 대한 수술적 난소적출술이나 방사선치료를 이용한 난소 제거는 그에 따른 이환율과 사망률이 다르고 또한 비가역적이라는 단점이 있다. 따라서 최근 20여 년간 LH-RH 효현제를 이용하여 약물적 난소 억제*medical ovarian suppression*을 시도하는 연구들이 많이 시행되었다. 그중 규모가 가장 큰 연구는 ZEBRA(Zoladex Early Breast Cancer Research Association) 연구로, 50세 이하의 폐경 전 여성 중 림프절 양성인 stage II 환자 1,640명을 대상으로 수술이나 방사선치료 등의 국소치료를 시행한 후 무작위 배정하여 고세렐린 투여(3.6mg s.c. every 28 days for 2 years) 또는 6회의 CMF 항암화학요법을 시행하고 치료 결과를 분석하였다. 7.3년의 추적기간 중 전체 환자의 무병 생존기간은 CMF군이 고세렐린군에 비해 우월했는데(P=0.007), ER 양성인 환자군만을 분석했을 때는 양 군 사이에 무병 생존기간의 차이를 보이지 않았고(P=0.597), ER 음성인 환자군에서만 CMF군이 우월하였다(P=0.0001). 전체 환자 및 ER 양성인 환자군에서는 생존율의 차이가 보이지 않았지만 ER 음성인 환자군에서만 CMF군이 생존기간의 연장을 나타내, ER 양성인 폐경 전, 림프절 양성인 환자에서 고세렐린이 보조 항암화학요법의 대안으로 여겨지게 되었다.

보조 항암요법 후 난소기능 억제제 추가 투여의 전체적인 효과는 아직 분명하지 않으나 INT 0101 연구에 의하면 호르몬 수용체 양성, 림프절 양성인 환자를 대상으로 CAF 항암화학요법(사이클로포스파마이드 100mg/m^2 p.o. for 14 days, 독소루비신 30mg/m^2 i.v. on days 1 and 8, 5-플루오로우라실 500mg/m^2 i.v. on days 1 and 8 every 28 days, 6 cycles), CAF+고세렐린(3.6mg s.c. every 28 days for 5 years), CAF+고세렐린+타목시펜(20mg p.o. for 5 years)을 시행하여 9년간 추적 관찰한 결과 CAF+고세렐린+타목시펜군에서 재발률이 통계적으로 유의하게 감소했다(HR 0.73, P<0.01). 그러나 전체 생존기간은 3군 사이에 통계적으로 유의한 차이가 없었다. 이 연구 결과는 항암화학요법 후 무월경이 오지 않는 호르몬 수용체 양성인 폐경 전 여성에서는 난소 제거 혹은 억제가 이득을 줄 가능성을 제시하고 있다.

3) 아로마테이즈 억제제-폐경 후 여성

최근 몇 년간 활발하게 연구되고 있는 분야가 아로마테이즈 억제제를 사용한 유방암의 보조 호르몬요법이다. 아로마테이즈는 유방 종양조직, 지방, 근육, 뇌에 존재하며, 부신수질에서 만들어진 안드로겐을 에스트로겐으로 전환시키고 폐경 후에는 에스트로겐의 주요 공급원이다. 따라서 이 아로마테이즈를 억제하면 폐경 후 여성의 보조 호르몬요법으로 효과적일 수 있다. 새로 개발된 3세대 아로마테이즈 억제제인 아나스트로졸*anastrozole*(아리미덱스*Arimidex*), 레트로졸*letrozole*(페마라*Femara*), 엑세메스탄*exemestane*(아로마신*Aromasin*) 등은 1세대 아미노글루테티마이드*aminoglutethimide*에 비해 효과가 우수하고 부작용도 적어 임상적으로 많이 사용되고 있다. 전이성 유방암의 치료뿐만 아니라 보조 호르몬요법도 많은 임상적 연구가 진행되었고 보조 호르몬요법의 큰 흐름을 바꾸는 중요한 역할을 하고 있다. 그 결과들을 요약하면 다음과 같다.

① 선행적*upfront* 아로마테이즈 억제제-처음부터 타목시펜 대신 아로마테이즈 억제제를 사용하는 경우

i) ATAC trial(아나스트로졸 5년 대 타목시펜 5년 대 복합군 5년)

아나스트로졸은 전이성 유방암에 대한 1차 및 2차 약으로 미국 FDA 및 한국 식품의약품안전청(KFDA)의 인정을 받았고, 수술 후 보조 호르몬요법으로서 미국 FDA의 공인을 받았는데, 이는 ATAC trial(아리미덱스, 타목시펜 단독 그리고 복합군)의 결과에 기인한 것이다. 이 연구는 9,366명의 환자 중 유방암 수술 또는 수술 후 항암화학요법을 마친 폐경 후 환자를 대상으로 매일 아나스트로졸 1mg 복용군(n=3125), 매일 타목시펜 20mg 복용군

(n = 3116), 그리고 두 가지 약제의 복합군(n = 3125)으로 무작위 배정하여 5년간 치료를 시행했다. 호르몬 수용체 양성인 5,216명의 환자를 100개월간 추적한 결과를 보면, 시간이 갈수록 두 군 사이의 재발률 차이가 증가하여 5년 2.8%, 6년 3.8%, 9년 4.8%의 절대적 차이가 보고되었다. 이러한 현상은 아나스트로졸도 기존의 타목시펜과 같이 잔효*carryover effect*가 있음을 보여주고 있다. 무병 생존기간 연장(HR 0.85, p = 0.003), 재발까지의 기간 연장(HR 0.76, p = 0.0001), 원격전이까지의 시간 연장(HR 0.84, p = 0.022), 반대편 유방암의 발생 감소(40% reduction, p = 0.01) 모두 통계적으로 유의하게 아나스트로졸군이 우월하여 호르몬 수용체 양성인 폐경 후 여성의 보조 호르몬요법으로 아나스트로졸을 처음부터 5년간 사용하는 것이 기존의 타목시펜 5년 사용에 비해 우월함이 보고되었다. 전체 생존기간의 유의한 차이는 보이지 않았으나, 아나스트로졸군에서 유방암-특이 생존율이 높은 경향을 보였다(HR 0.9, p = 0.2). 아나스트로졸군에서 골절률이 2.93%로 타목시펜군의 1.9%보다 높았으나 (p<0.0001), 치료 종료 후의 골절률에는 차이가 없었다.

ii) BIG 1-98 연구(레트로졸 5년 대 타목시펜 5년)

IBCSG(International Breast Cancer Study Group)에서 실시한 BIG 1-98 연구 중 타목시펜군(매일 20mg p.o. 5년 투여)과 레트로졸군(매일 2.5mg p.o. 5년 투여)의 비교 결과가 발표되었다. 호르몬 수용체 양성인 폐경 후 여성 8,010명을 대상으로 수술 후 보조 호르몬요법으로 타목시펜군(20mg p.o. daily for 5 years), 레트로졸군(2.5mg p.o. daily for 5 years), 타목시펜 2년 후 레트로졸 3년군, 레트로졸 2년 후 타목시펜 3년군으로 나누어 치료한 성적 중 4,003명의 레트로졸군, 4,007명의 타목시펜군에 관한 분석이 시행되었는데, 레트로졸군이 타목시펜군에 비해 5년 무병생존율이 통계적으로 유의하게 증가하고(84% 대 81.4%, HR 0.81, P = 0.003), 국소재발이 감소(P = 0.047)할 뿐 아니라 원격재발도 현격히 감소(HR 0.73, P = 0.001)했다고 보고되었다. 부작용면에서는 레트로졸군에서 혈전색전증*thromboembolism*, 자궁내막암, 질출혈의 부작용은 감소한 반면, 골관절, 심질환 빈도 및 고콜레스테롤 혈증의 빈도는 높았다. 아직 추적 기간이 짧지만 선행적 아로마테이즈 억제제의 사용 가능성을 제시하는 연구 결과라 할 수 있다. 이 연구에 포함된 순차적 아로마테이즈*sequential aromatase* 사용에 대한 결과는 좀 더 추적 관찰 기간이 길어져야 발표될 것으로 생각된다.

② 조기 순차적 아로마테이즈 억제제-타목시펜에서 아로마테이즈 억제제로 바꾸는 경우

기존에 타목시펜을 2~3년간 사용하고 있던 환자의 경우 아나스트로졸(ITA, ABCSG8/ARNO trial) 혹은 엑세메스탄(IES)으로 약제를 바꾸어 투여하면 재발률이 감소했다. 4개의 임상시험에서 타목시펜을 2~3년간 사용한 후 3세대 아로마테이즈 억제제로 바꾸어 투여하거나 지속적으로 타목시펜을 연속 투여하는 것을 비교 연구했다. ITA(Italian Tamoxifen Anastrozole) 시험에서는 2~3년간 타목시펜을 투여받은 폐경 후 유방암 환자 426명을 무작위 배정하고 타목시펜 투여를 지속하여 총 5년간의 타목시펜 치료를 완료한 군과 아나스트로졸로 바꾸어 총 5년간 투여한 군을 비교 분석하였다. 아나스트로졸 순차 투여를 받은 환자에서 재발 위험률이 훨씬 적었고(HR 0.35, p = 0.001), 사망자 수가 더 적은 경향(P = 0.10)을 보였다. 이 임상시험의 최근 추적 보고에서 무병 생존기간의 HR은 0.56(p = 0.01)으로 아나스트로졸 순차 투여군에서 우월하였고, 아직 전체 생존기간의 유의한 차이는 없었다(p = 0.1). IES(Intergroup Exemestane Study) 임상시험의 경우 폐경 후 유방암 환자 4,742명에 2~3년간 타목시펜을 투여한 후 무작위 배정하여 타목시펜을 5년간 지속 투여하거나 엑세메스탄 순차 투여를 시행하여 비교 분석했다. 중앙 추적기간 55.7개월 결과 보고에서 무병 생존기간은 엑세메스탄 순차 치료군이 우월했고(HR 0.76, p = 0.0001), 전체 생존기간의 우월성은 ER 양성 유방암 환자에서만 유의한 차이가 있었다(HR 0.83, log rank p = 0.05). 또한 전향적으로 계획된 ABCSG(Austrian Breast and Colorectal Cancer Study Group) trial 8과 Arimidex Nolvadex(ARNO 95) 시험에 등록된 3,224명의 환자를 대상으로 한 종합 분석 결과가 보고되었다. 이 복합 분석에 포함된 환자들은 타목시펜 2년 투여 후 무작위 배정되어 타목시펜을 지속적으로 총 5년간 투여받거나 타목시펜을 2년간 사용한 후 순차적으로 아나스트로졸을 3년간 투여받았다. 중앙 추적기간 28개월 보고에서 무사건 생존*event free survival*은 아나스트로졸 순차 투여군에서 우월하였고 (HR 0.60, p = 0.0009), 전체 생존기간의 유의한 통계적 차이는 관찰되지 않았다. 중앙 추적기간 58개월인 ARNO 95 임상시험 단독 분석에서는 타목시펜 2년 투여 후 순차적으로 아나스트로졸을 3년 투여한 군이 무병 생존기간

(HR 0.66, p=0.049)과 전체 생존기간(HR 0.53; 95% CI 0.28~0.99; P=0.045) 모두 유의하게 우월하다고 보고되었다. ABCSG 8, ARNO 95와 ITA 메타분석에서 아나스트로졸 순차 투여 시 전체 생존이 유의하게 향상(HR 0.71; 95% CI 0.52~0.98; P=0.04)되었다.

③ **연장 보조 임상시험**_extended adjuvant trial_-**타목시펜을 5년간 사용하고 추가로 아로마테이즈 억제제를 사용하는 경우**

타목시펜을 5년간 사용한 환자가 추가로 타목시펜을 사용하는 경우, 5년보다 연장하여 10년간 타목시펜을 사용하는 것은 추가적 이득이 없음이 알려졌고, 현재 표준치료에서는 5년간 타목시펜을 사용한다. 그러나 5년간 타목시펜을 사용한 후 추가로 아로마테이즈 억제제를 사용할 때 이득이 있는지에 대하여 NCIC-CTG(National Cancer Institute of Canada Clinical Trialist Group)를 중심으로 North America InterGroup과 BIG(Breast International Group)가 MA-17 연구를 시행했다. 이 연구에서는 수술 후 5년간 타목시펜 보조 호르몬요법을 시행받고 재발의 증거가 없는 환자들이 추가로 레트로졸(2.5mg daily, n=2593) 또는 위약_placebo_(n=2594)을 5년간 복용하였다. 2.4년의 추적 관찰 후 분석을 시행한 초기 보고에서 4년 추정 무병생존율은 레트로졸군에서는 93%, 위약군에서는 87%(HR 0.57, P=0.00068)였고, 국소 및 원격재발이 레트로졸군에서 적었으며(2.4% 대 4.1%), 반대편 유방암의 발생 빈도도 레트로졸군에서 적었다(0.5% 대 1%). 그러나 4년 추정 전체생존율은 양 군 사이에 차이를 발견할 수 없었다(P=0.25). 부작용면에서는 레트로졸군에서 홍조, 관절염, 관절통, 근육통 등이 많았고(P=0.05), 질출혈은 위약군에서 많았다(P=0.01). 전체적으로 레트로졸군이 부작용이 적고 43%의 재발률 감소 및 4년 무병 생존율 6% 증가, 전체 생존율 2% 증가 효과를 보이는 등 위약군에 비해 현저히 성격이 좋아 DSMC(data and safety monitoring committee)의 추천에 따라 연구가 조기 중단되고 결과가 조기 발표되었다. 2004년 ASCO에서 30개월 추적 관찰한 결과를 보고했는데, 전체 환자에서는 생존기간 차이가 나타나지 않았지만 림프절 양성의 하위그룹에서는 통계적으로 유의하게 레트로졸군에서 생존기간 연장이 관찰되었다(HR 0.61, P=0.04).

물론 폐경 후 여성의 보조 호르몬요법으로서 아로마테이즈 억제제는 가장 적절한 사용 기간, 장기간 사용 시의 부작용, 대상 환자 선별 등 아직 해결되지 않은 의문점이 많지만 현재까지의 임상시험 결과를 토대로 폐경 후 유방암 환자에 대한 보조 호르몬요법에서 아로마테이즈 억제제 사용을 타목시펜과 함께 표준요법 중 하나로 고려해야 한다. 특히 재발 위험도가 높은 림프절전이가 양성이거나 HER2/neu 유전자가 과발현된 경우 타목시펜보다 아로마테이즈 억제제가 더 효과적일 것으로 생각된다.

2. 선행요법

(1) 선행 항암화학요법

선행 항암화학요법_neoadjuvant chemotherapy_은 수술이 불가능하지만 원격전이가 없는 국소진행성 유방암 혹은 염증성 유방암 환자에서 암의 크기를 줄여 수술이 가능하도록 사용되는 치료 방법으로, 최근에는 수술 가능한 유방암 환자에서도 유방보존술을 위해 시행하는 등 사용 범위가 확대되었다. 선행 항암화학요법은 전이 위험성이 큰 환자의 전신 치료를 조기에 시작하고 수술 범위를 줄여주며 인체의 약제 반응을 직접 볼 수 있어 치료 효과를 예측할 수 있게 한다.

수술 가능한 환자의 경우 유방보존술을 원하나 유방 전체의 크기에 비해 유방암의 크기가 커서 유방보존술을 시도하기 어려우면 선행 항암화학요법의 대상이 된다. 그러나 다중심성 암종_multicentric carcinoma_이나 광범위한 관내 암종_intraductal component_의 경우, 환자가 유방전절제술을 원하는 경우는 유방보존술의 대상이 되지 않으므로 선행 항암화학요법을 추천하면 안 된다. 선행 항암화학요법이 가장 효과적인 대상은 단중심성_unicentric_, 고등급_high grade_, ER 음성인 경우이다. 수술 가능한 유방암 환자에 시행한 선행 항암화학요법 후의 임상적인 반응률은 5-플루오로우라실, 에피루비신, 사이클로포스파마이드(FEC)를 사용한 EORTC 연구의 49%에서 독소루비신+사이클로포스파마이드(AC)에 도세탁셀을 추가한 효과를 비교한 3상 연구인 NSABP 18 연구의 91% 사이이며, 병리학적 완전관해율_pathologic complete response; pCR_은 AC4 군에서 4%, AC4 후 도세탁셀 4를 투여한 군에서 19%였고, 선행 항암화학요법 후 유방보존술이 가능했던 환자는 전체의 약 25~30%였다. 실제로 선행 항암화학요법 후 잔존 유방암은 원래 유방암이 있던 위치에 산재해 있으며, 수술 전 영상검사로 잔존암이 있는지 알아내는 데는 한계가 있다.

HER2 양성 유방암의 경우 수술 전 선행 항암화학요법을 시행할 때 기존의 항암제에 트라스투주맙을 추가하면 병리학적 완전관해율이 향상되는 것이 MD 앤더슨 암센터의 임상연구와 NOAH 연구를 통해 밝혀졌다. MD 앤더슨 암센터의 임상연구의 경우 FEC 4회 후 파클리탁셀 24주를 진행한 환자에 트라스투주맙을 추가하자 병리학적 완전관해율이 26%에서 65%로 의미 있게 향상되었고, 그 후 환자들을 추가하여 연구한 결과 병리학적 완전관해율은 54.5%로 보고되었다. 중앙 추적 관찰 기간 36개월에서도 무병 생존기간의 연장이 보고되었다. 지아니*Gianni* 등이 시행한 NOAH 연구 역시 국소진행성 혹은 염증성 유방암 환자를 대상으로 독소루비신+파클리탁셀 3→파클리탁셀 4→CMF 3를 시행한 군과, 같은 항암치료에 트라스투주맙을 추가 투여한 군을 비교했는데, 3년 무병 생존율이 56%에서 71%로 유의하게 향상되었다(HR 0.59, p=0.013).

그러나 선행 항암화학요법을 시행한 9개의 무작위 배정 연구에 관한 메타분석에 의하면 선행 항암화학요법을 시행한 환자에서 국소재발률이 높아지는 것으로 보고되었다(HR 1.22; 95% CI, 1.04~1.45). 일부 연구에서는 임상적으로 완전관해가 되자 수술을 시행하지 않은 경우도 포함되어 있었으므로 이를 감안하여 결과를 받아들여야 한다. 즉, 임상적 완전관해인 상당수의 환자들은 병리학적 완전관해가 아니므로 수술의 역할이 중요하다. NSABP B18 연구에서도 선행 항암화학요법 전 유방보존술이 원래 가능했던 환자에서 유방보존술 후 국소재발률이 7%인 것에 반해 유방보존술이 원래 불가능했던 환자에서는 국소재발률이 15%로 높았다. 이는 선행 항암요법 전 유방암의 범위보다 수술 시 절제한 유방암의 범위가 적기 때문에 일어날 수 있는 상황으로, 선행 항암요법 전 원래 존재한 유방암의 위치와 범위에 marker clip을 넣어 표시하면 도움이 될 수 있다. 생존기간 연장 효과가 조기 유방암의 경우 증명되지 않았고, 선행 항암화학요법 후 수술 범위의 결정이 매우 어려운 것을 감안하면, 유방보존술을 시행할 수 있는 조기 유방암의 경우는 선행 항암화학요법이 추천되지 않는다.

(2) 선행 항호르몬요법*neoadjuvant hormone therapy*

호르몬 수용체 양성 환자의 경우는 항호르몬제를 수술 전에 투여하여 유방보존술의 비율을 높일 수 있다. 진단 당시 유방보존술이 불가능했던 337명의 폐경 후 환자에게 타목시펜을 4개월간 매일 20mg 투여한 경우 유방보존술의 비율이 35%였고, 레트로졸 2.5mg을 4개월간 매일 투여한 경우 유방보존술의 비율이 45%로 유의하게 향상되었다. 레트로졸에 대한 임상적 반응은 HER1 혹은 HER2 과발현 환자에서 더 뚜렷했다. 타목시펜 20mg 혹은 아나스트로졸 1mg 혹은 타목시펜 20mg과 아나스트로졸 1mg을 병합하여 투여한 후의 유방보존술 비율은 각각 31%, 44%, 24%였다(p=0.23). 두 연구에서 유방보존수술의 비율은 높아졌지만 병리학적인 완전관해는 매우 드물었고, 병리학적 완전관해의 예후인자 역할도 선행 항암화학요법을 시행한 연구에 비해 불명확했다. 그러나 비교적 짧은 3~4개월간의 항호르몬제 투여 후 병리학적 완전관해가 없다고 해서 항호르몬제에 내성이 있다고 생각해서는 안 된다. 보조 항호르몬제의 생명 연장 효과가 이미 증명되어 있으므로 수술 전 선행치료로서의 항호르몬제 투여는, 유방보존술을 원하지만 유방보존술이 어려운 일부 폐경 후 환자들에게 국한되어 시행할 만한 방법으로 생각된다.

3. 전이성·재발성 유방암의 치료

유방암의 흔한 전이 장소는 뼈, 폐, 간, 림프절, 흉벽, 뇌이다. 호르몬 수용체 양성 환자의 경우 골전이가 처음 생기는 경우가 흔하고, 호르몬 수용체 음성이거나 HER2 양성 환자의 경우는 실질 장기 전이가 흔히 나타나며, 침윤성 엽상유방암의 경우 침윤성 관상유방암에 비해 흉막이나 복막 전이가 상대적으로 흔하다. 전이성 유방암의 치료 목표는 암의 진행을 늦추어 생존기간을 연장시키며 환자가 생존하는 동안 환자의 삶의 질을 향상시키고 유지하는 것이다. 이 목표를 달성하기 위해 최적의 치료 방침에 따라 가능한 모든 형태의 치료법을 순차적으로 적용하게 된다. 치료 방침 결정은 현재까지 문헌에 보고된 의학적 근거에 기본을 두고*evidence based medicine* 주치의의 경험 및 통찰과 환자의 전신상태, 환자 자신의 선택에 의존하게 되는데, 결정하기 전 반드시 호르몬 수용체 발현도와 HER2 발현도를 확인하는 것이 향후 치료 방침 결정에 중추적인 역할을 한다는 것을 인지할 필요가 있다.

타장기 전이가 발견되어 치료가 필요한 유방암 환자들은 대부분 과거에 조기 유방암으로 근치적 수술을 받은 후 무병 상태로 지내다가 재발한 환자이며, 약 10%는 처

| 표 11-10 | 전이성 유방암에서 치료의 결정을 위한 요소

종양 증식 속도가 느린 것과 관련된 인자	종양 증식 속도가 빠른 것과 관련된 인자
무병 생존기간이 긴 종양(첫 진단 후 2년 이후 재발)	무병 생존기간이 짧은 종양(첫 진단 후 2년 이내 재발)
호르몬 수용체 양성	호르몬 수용체 음성
이전 치료에 대한 반응성 있음	이전 치료에 대한 반응성 없음
내부 실질장기 침범 없음	내부 실질장기 침범 있음, 중추신경계 침범 있음
병변의 부피가 작고 국소적 분포	다발성 분포, 병변의 범위가 넓음
HER2 발현 없음	HER2 증폭 있음

내부 실질장기: 뇌, 간, 폐 등

음 진단 시부터 전이성 병변을 가지고 있는 stage IV 환자이다. 이 두 부류의 환자를 전이성 유방암 환자로 통칭하고자 한다.

전이성 유방암 환자의 치료를 결정하려면 골전이 여부를 포함한 암의 전이 정도와 위치, 호르몬 수용체 발현도, HER2 발현도 등의 생물학적 특성, 환자의 전신 수행능력, 암의 전이에 의한 증상 유무, 폐경 여부, 심각한 합병증이 병발할 위험성, 암의 진행 속도, 과거 보조 항암치료 시행 여부, 무병 생존기간, 전이 후 치료한 과거력, 과거 전이성 질환에 대한 치료 기간과 최대 반응 등에 관한 정보가 매우 중요하다(〈표 11-10〉). 암의 진행 속도가 느리고 합병증의 위험성이 낮으며 삶의 질을 더 중요시하는 환자에서는 치료 효과와 부작용의 측면을 고려하여 1차적으로 호르몬치료를 시행하게 된다. 호르몬치료에 대한 반응이 좋을 경우에는 2~3차 호르몬치료를 순차적으로 적용해도 상당한 효과를 기대할 수 있다. 그러나 진행 속도가 빠르고 합병증의 위험성이 높으며 호르몬 수용체가 음성인 경우 생존기간 연장과 최대의 종양 감소가 1차적인 치료 목적이 되고, 이러한 환자에서는 항암화학요법을 우선 선택하게 된다(그림 11-1). 즉, 환자의 위험도나 치료 부작용, 치료 효과 등에 대한 통찰이 치료 방침을 결정하는 데 중요한 요소들이며, 이들에 대한 명확한 정보를 환자에게 제공하여 가장 적당한 치료를 선택하도록 돕는 것이 주치의의 역할이다.

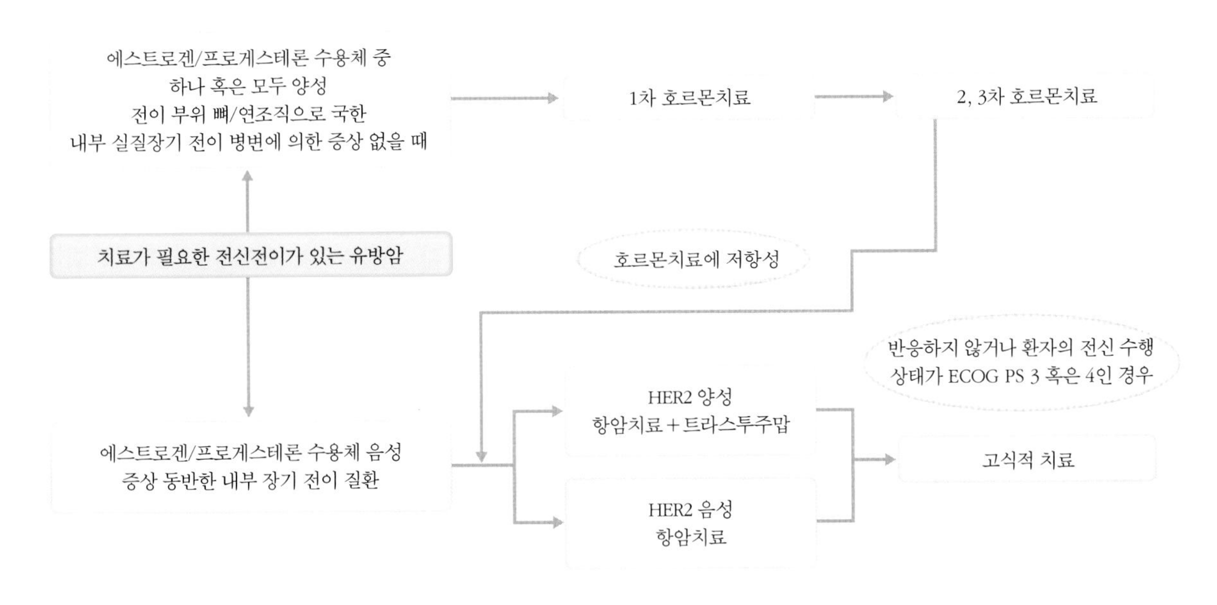

그림 11-1. 전이성 유방암 환자의 치료 알고리즘

(1) 내분비 반응 질환*endocrine responsive disease*에 대한 항호르몬치료

호르몬 수용체가 양성인 경우, 증상이 있고 급격히 진행되는 실질 장기의 전이가 없다면 항호르몬 치료를 먼저 고려한다. 이때 환자의 폐경 상태 여부를 먼저 확인해야 한다. 일반적으로 폐경의 정의는 다음과 같다. 양측 난소절제술을 시행한 경우, 60세 이상인 경우, 50세 이상 60세 미만으로 과거에 타목시펜, 토레미펜, 항암제를 사용한 적이 없는 여성이 1년 이상 무월경인 경우, 50세 미만의 여성으로 과거에 타목시펜, 토레미펜, 항암제를 사용한 과거력이 있는 경우 1년 이상의 무월경이 있어도 반드시 FSH(30~40mIU/mL 이상), 에스트라디올 농도를 측정했을 때 폐경 후 범위여야 한다. 보조 항암치료 전에 폐경 전 상태였다면 항암제에 의한 무월경이 있어도 항암치료가 종료된 후에 난소 기능이 회복될 수 있으므로 연속적으로 여러 번 혈액검사를 하여 FSH, E2가 폐경 후 범위인 것을 확인한다.

폐경 후 여성에서 사용 가능한 호르몬 치료제는 타목시펜과 토레미펜, 비스테로이드*nonsteroidal* 아로마테이즈 억제제(아나스트로졸, 레트로졸), 스테로이드 아로마테이즈 억제제인 엑세메스탄, 순수 항에스트로겐인 풀베스트란트*fulvestrant*, 프로게스틴*progestin*(메게스트롤 아세트산염), 안드로겐(플루옥시메스테론*fluoxymesterone*), 고용량 에스트로겐*high-dose estrogen*(에티닐 에스트라디올*ethinyl estradiol*) 등이 있다. 과거에 보조요법으로 항에스트로겐 제제를 사용했거나, 최근 1년 내에 항에스트로겐 제제(타목시펜, 토레미펜)에 노출되었던 폐경 후 여성의 경우 1차 치료제로 선택적*selective* 아로마테이즈 억제제를 사용할 것을 추천한다. 또한 과거에 타목시펜을 사용한 적이 없거나 중단한 지 1년 이상이 지난 경우 타목시펜보다 선택적 아로마테이즈 억제제의 효과가 우월하기는 하지만 차이가 크지 않아 타목시펜 혹은 선택적 아로마테이즈 억제제로 치료를 시작해볼 수 있다. 선택적 아로마테이즈 억제제 치료 후 진행된 경우 풀베스트란트 사용을 추천할 수 있다. 풀베스트란트는 에스트로겐 효현 작용이 없는 순수 에스트로겐 억제제로 에스트로겐과 경쟁적으로 ER에 결합하여 ER의 이합체 형성과 DNA와의 결합을 방해하고 ER을 하향 조절한다. 한 달에 한 번 근육주사로 아로마테이즈 억제제를 사용한 진행성 유방암 환자의 반응률은 14.3%였고, 6개월 이상 안정 병변인 환자는 20.8%였다. 과거에 타목시펜을 사용했던 환자에서 풀베스트란트는 아나스트로졸과 효과가 비슷하지만, 반응 지속 기간은 아나스트로졸보다 길다. 또한 과거 비스테로이드 아로마테이즈 억제제(아나스트로졸, 레트로졸) 치료에 실패한 폐경 후 진행성 유방암 환자를 대상으로 한 3상 임상연구에서 스테로이드 아로마테이즈 억제제인 엑세메스탄과 풀베스트란트의 clinical benefit rate(32.2% 대 31.5%, $p = 0.853$)가 유사했다.

폐경 전 여성에서 사용 가능한 항호르몬제는 타목시펜 외에 LHRH(leuteinizing hormone-releasing hormone) 효현제인 고세렐린, 루프롤라이드*luprolide*, 수술적 혹은 방사선을 이용한 양측 난소절제술, 프로게스틴(메게스트롤 아세트산염), 안드로겐(플루옥시메스테론), 고용량 에스트로겐(에티닐 에스트라디올) 등이 있다. 과거에 타목시펜을 사용한 적이 없거나 중단한 지 1년 이상이 지난 경우 타목시펜으로 치료를 시작할 수 있으며, LHRH 효현제와 타목시펜을 함께 사용하는 경우 각각의 단독 사용에 비해 우월하다. 과거에 보조요법으로 항에스트로겐 제제를 사용했거나, 최근 1년 내에 항에스트로겐 제제(타목시펜, 토레미펜)에 노출되었던 폐경 전 여성의 경우 난소절제술 혹은 LHRH 효현제와 함께 폐경 후 여성에서와 같은 항호르몬제 사용이 추천되고 있다.

대개 1차 항호르몬치료에 의한 무진행 생존기간은 8~12개월이고, 2차 항호르몬치료에 의한 무진행 생존기간은 4~6개월이지만, 경우에 따라서는 장기간 하나의 항호르몬치료로 반응을 지속할 때도 있다. 2차 이상의 항호르몬치료의 순서를 결정하기 위해 참고할 만한 high-level의 근거는 제한되어 있지만, 호르몬치료에 반응이 있고 실질 장기의 전이가 없는 유방암 환자의 경우 순차적인 항호르몬치료로 생명의 연장이 가능하다. 그러나 폐의 림프성전이*lymphangitic pulmonary metastases*, 간전이, 중추신경계 전이가 있는 경우는 항암화학요법을 고려하는 것이 좋다. 또한 호르몬치료를 시작한 지 6개월 이내에 진행성 병변이 되는 경우 항암화학요법을 고려하도록 한다.

(2) Endocrine non-responsive disease에 대한 항암치료

호르몬치료에 저항이 생기거나 호르몬 수용체가 음성인 전이성 유방암, 실질 장기의 광범위한 전이가 있는 전이성 유방암 치료의 근간은 항암제를 이용한 항암치료이다. 항암치료는 피로, 구역, 구토, 골수억제, 신경병증, 설사, 탈모 등의 힘든 부작용들이 있으므로 환자의 전이성 유방암의 심각성과 항암치료의 독성을 저울질하여 적절한 치료를 선택하는 것이 중요하다. Endocrine non-responsive disease의 항암치료 결정에 가장 중요한 인자는 HER2이며, HER2 과발현 존재 여부에 따라 항암제 선택이 좌우된다. 현재 전이성 유방암에 흔히 사용되는 항암제는 〈표 11-11〉과 〈그림 11-2〉에 나열되어 있다.

호르몬 수용체가 음성인 유방암의 치료는 항암화학요법이 근간이며, 초치료로 안트라사이클린과 탁산을 단일 약제로 사용하거나 다른 약제와 병용하는 것이 효과적이며 가장 널리 쓰이고 있다. 전이성 유방암에서 파클리탁셀은 CMF-프레드니솔론*prednisolone* 치료와 반응률 및 무진행 생존기간 측면에서 볼 때 효과가 대등하며 독소루비신보다 우월함을 입증하지 못했다. 도세탁셀은 독소루비신보다 우수한 반응률과 무진행 생존기간을 보였다. 치료 반응률과 무진행 생존기간의 측면에서 볼 때 탁산과 독소루비신 병용요법이 각각의 단독 투여보다 우수하지만, 독성이 증가하고 전체 생존기간의 연장 효과가 뚜렷하지 않아 환자의 상황에 맞추어 탁산(파클리탁셀, 도세탁셀)과 안트라사이클린 사용을 적절히 조절해야 한다. 특히 조기에 재발한 유방암의 경우 빠르게 진행하는 특성을 고려하여 환자의 전신상태가 양호하면 적극적인 병용 항암화학요법을 시행할 것을 추천한다. 탁산 치료를 받은 경험이 없는 환자의 경우 단독 약제보다는 탁산과 대사길항물*antimetabolite* 병용요법이 반응률도 높고, 무진행 생존기간과 전체 생존기간이 연장된다(〈표 11-12〉).

| 표 11-11 | 전이성 유방암 치료에 사용되는 항암제와 표적치료제

Anthracyclines and related agents	Doxorubicin* Epirubicin
	Mitoxantrone
	Liposomal doxorubicin†
Alkylating agents	Cyclophosphamide
Platinum agents	Cisplatin, Carboplatin
	Oxaliplatin
Vinca alkaloids	Vinorelbine†
	Vinblastine
Taxanes	Paclitaxel*
	Nanoparticle albumin-bound paclitaxel
	Docetaxel* Ixabepilone†
Antimetabolites	5-Fluorouracil‡
	Capecitabine†
	TS-1†
	Methortrexate‡
	Gemcitabine†
Targeted agents	Trastuzumab(HER2 directed therapy)
	Lapatinib
	Bevacizumab(Antiangiogenic therapy)

* 대개 1차 약제로 쓰임
† 질환의 진행 과정 중 쓰이는 경우가 대부분
‡ 1차 약제와 동반 투여

파클리탁셀 단독 투여 시 용량 및 방법은 175~200mg/m² 3시간 투여를 매 3주마다 반복하는 것이 적절하다. 고용량으로 투여하는 경우의 우월성은 입증되지 않았으나, 3주 간격으로 투여하는 것에 비해 매주 투여하는 것이 반응률과 진행까지의 시간 연장면에서 우월하다. 739명의 재발성 혹은 전이성 유방암 환자를 대상으로 한 US intergroup study에서 파클리탁셀(P) 대 독소루비신(A) 대 병용군(AP)을 비교하였는데, 전체 반응률은 각각 33% 대 34% 대 40%, 진행까지의 기간은 5.9개월 대 6.2개월 대 8.0개월로 병용군에서 우월한 성적을 보고하였으나 중앙 생존기간은 차이가 없었다. 최근에는 파클리탁셀과 젬시타빈을 병용한 화학요법이 파클리탁셀 단독에 비해 반응률(41.4% 대 26.2%, $p=0.0002$), 진행까지의 기간(6.14개월 대 3.98개월, $p=0.0002$), 전체 생존기간 (18.6개월 대 15.8개월, $p=0.0489$)면에서 우월함이 보고되었고, grade 3 혹은 4 호중구감소증과 grade 2~4 피로 및 신경병증이 병용군에서 조금 더 흔했다.

도세탁셀 60~100mg/m²을 단독 투여하면 44~73%의 반응률과 25~44주의 반응 기간이 나타났다. 과거에 보조치료 혹은 진행성 유방암 치료를 위해 알킬화 제제가 포함된 항암치료를 시행한 326명의 전이성 환자에서 도세탁셀 100mg/m²과 독소루비신 75mg/m²을 1차 치료제로 투여한 결과 반응률이 48% 대 33%로 도세탁셀이 우월성을 보였으나, 진행까지의 시간은 26개월 대 21개월로 차이가 없었다. 파클리탁셀과 도세탁셀을 3주 요법으로 비교한 임상시험에서는 도세탁셀의 효과가 우월하였

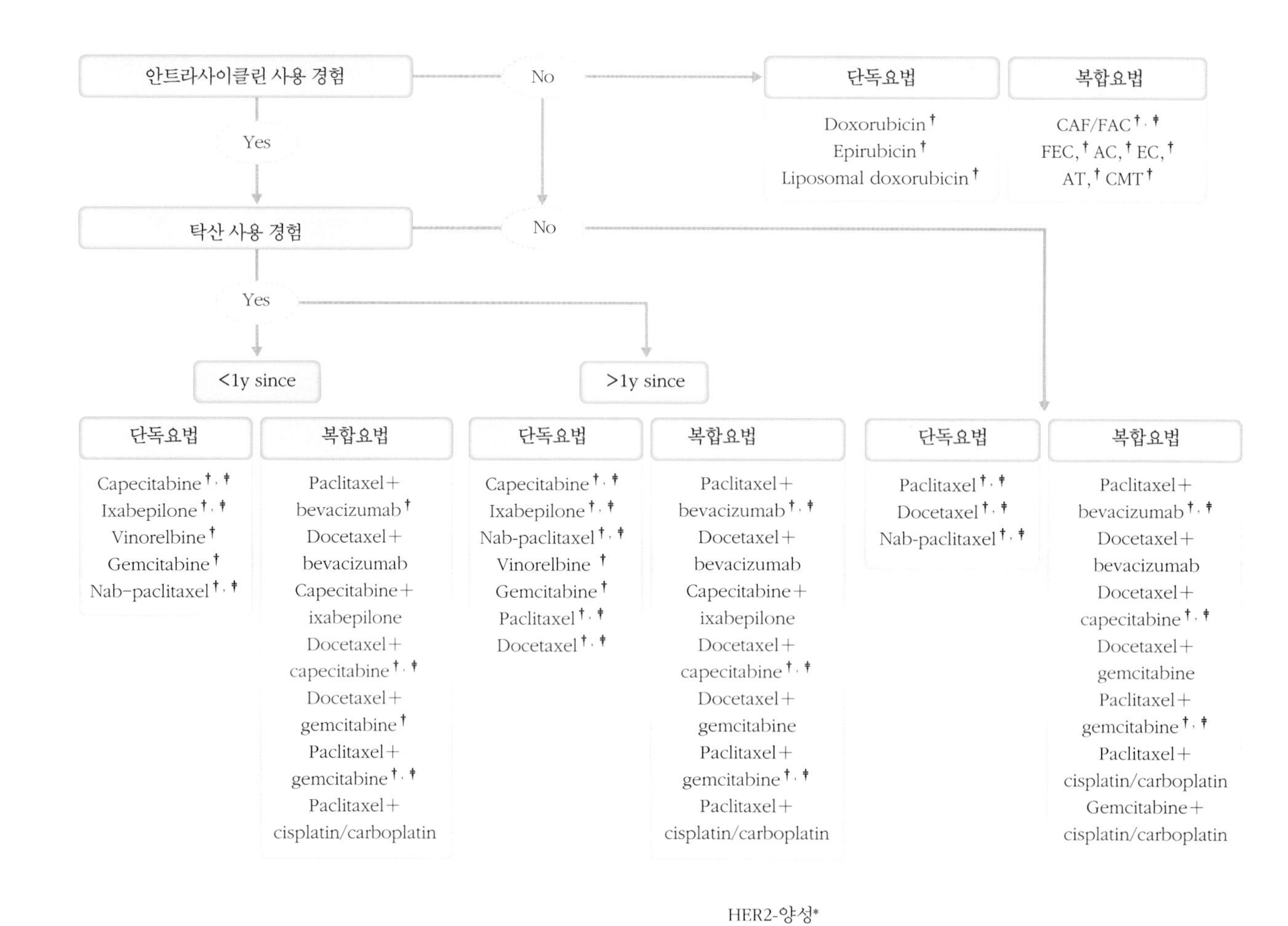

HER2-양성*

Trastuzumab+paclitaxel‡(±carboplatin)†
Trastuzumab+docetaxel†(±carboplatin)
Trastuzumab+vinorelbine†

AC: doxorubicin/ cyclophosphamide; AT: doxorubicin+docetaxel or paclitaxel; CAF/FAC: cyclophosphamide, doxorubicin+fluorouracil; CMF: cyclophosphamide, methotrexate, fluorouracil; EC: epirubicin+cyclophosphamide; FEC: fluorouracil, epirubicin+cyclophosphamide; HER2: human epidermal growth factor receptor 2
* 임상연구에서 보고된, 진행 중인 약제(www.clinicaltrials.gov)
† 재발성/전이성 유방암에 대해 NCCN에서 권고한 약제
‡ 미국 FDA 승인 약제

그림 11-2. 재발성/전이성 유방암의 1차 약제

지만, 독성 역시 높아 병의 상태와 환자의 전신상태에 맞추어 약제를 선택해야 한다. 도세탁셀과 카페시타빈 *capectabine*의 병용치료가 도세탁셀 단독치료에 비해 우월함이 보고되었으나, 독성이 중증도가 심하고 빈도가 빈번하여 환자의 전신상태를 고려한 선택이 필요하다.

유방암의 표준치료 약제로 생각되고 있는 안트라사이클린과 탁산 이후 여러 가지 치료제가 개발되었고, 최근에는 nab-파클리탁셀, 에리불린*eribuline*과 익사베필론*ixabepilone*도 우리나라에서 사용 가능해졌다.

카페시타빈(Xeloda)은 대사 길항물질 제제로서 안트라사이클린과 탁산 저항성 전이성 유방암에 관하여 미국 FDA의 승인을 받았다. 카페시타빈은 종양 특이성이 있도록 개발된 5-FU 전구물질로서 경구 투여가 가능하며 5-FU 연속 정주 시의 불편함을 개선하면서 생체 이용도나 약동학적 성질이 동등하다는 장점이 있다. 제2상 임상시험 결과 전체 반응률이 20~24%이며, 반응 지속기간이 7~8개월, 진행까지의 기간(TTP)이 3개월, 전체 생존기간이 10~12개월이었으며, 안트라사이클린과 탁산 모두에 저항성을 보인 환자에서도 29%의 반응을 보여 여러 약물과의 병합요법이 연구되고 있다. 그러나 50% 이상에

| 표 11-12 | 최근 보고된 전이성 유방암의 주요 3상 임상시험 결과 요약

Clinical trial		Patients	Line of therapy	ORR	TTP	OS
O' Shaughnessy 등, 2002	Docetaxel	N=511	1st, 2nd, or 3rd after anthracycline (prior paclitaxel permitted)	30%	4.2개월	11.5개월
	Docetaxel+Capecitabine			42%	6.1개월	14.5개월
					HR=0.652	HR=0.775
				P=0.006	P=0.001	P=0.126
Albain 등, 2008	Paclitaxel	N=529	1st after anthracycline (Taxane naïve)	26.2%	4.0개월	15.8개월
	Paclitaxel+Gemcitabine			41.4%	6.1개월	18.6개월
					HR=0.70	HR=0.82
				P=0.0002	P=0.0002	P=0.0489
Chan 등, 2009	Docetaxel+Gemcitabine	N=305	1st or 2nd after anthracycline (Taxane in neo/adjuvant setting)	32%	8.05개월(PFS)	19.25개월
	Docetaxel+Capecitabine			32%	7.98개월(PFS)	21.45개월
				P=0.931	P=0.121	P=0.983
Gradishar 등, 2005	Paclitaxel	N=454	≥1st After anthracycline(78% of pts)	19%	16.9주	
	Nab-paclitaxel			33%	23주	
				P=0.001	HR=0.75	
					P=0.006	
Thomas 등, 2007	Capecitabine	N=752	≥1st Resistance to anthracycline & taxane	14%	4.2개월	11.1개월
	Capecitabine+Ixabepilone			35%	5.8개월	12.9개월
				P<0.001	HR=0.75	HR=0.90
					P=0.0003	P=0.194
Hortobagyi 등, 2008	Capecitabine	N=1221	≥1st Resistance to anthracycline & taxane	29%	4.4개월	15.6개월
	Capecitabine+Ixabepilone			43%	6.2개월	16.4개월
					HR=0.79	HR=0.90
					P=0.0005	P=0.1162

서 수족증후군 부작용이 나타나 가장 큰 제한점이 되고 있다. 그외에 위장관의 독성으로 설사, 구강염, 구토 등이 흔하며, 골수기능 저하는 비교적 적다.

젬시타빈(Gemzar)도 대사 길항물질 제제이며 단일 약제로 제2상 임상시험한 결과 1차 치료제로서 전체 반응률 37%, 2차 치료제로서 전체 반응률 26%를 보였고, 3차 치료제로 사용하였을 때 전체 반응률 18%였다. 호중구 감소, 혈소판 감소, 무력증 등의 부작용이 있으나 경미하여 탁산, 비노렐빈, 안트라사이클린, 시스플라틴 등과의 병합요법으로도 사용되고 있다. 최근 과거에 안트라사이클린으로 치료받았던 전이성 유방암 환자에서 파클리탁셀과 젬시타빈을 병용할 경우 파클리탁셀 단독 치료에 비해 반응률, 진행까지의 시간, 전체 생존기간의 우월성이 입증되었다.

표 11-13 익사베필론 임상시험 결과 요약

	반응률(%)	반응 기간(중앙값)	전체 생존기간(중앙값)
1st line (previously anthracycline treated)	41.5 (95% CI, 29.4% to 54.4%)	8.2개월 (95% CI 5.7～10.2 months)	22개월 (95% CI 15.6～27 months)
Taxane-resistant	12 (95% CI, 4.7% to 26.5%)	10.4개월	8.2개월
Anthracycline, taxane, capecitabine resistant	11.5 (95% CI, 6.3% to 18.9%)	5.7개월	8.6개월

비노렐빈(Navelbine)은 빈블라스틴의 신경독성을 경감시킨 반합성 빈카 알칼로이드*vinca alkaloid*로서 제2상 임상시험 결과 전이성 유방암에서 12～41%의 반응률을 보이고 있어 단독 사용할 경우 탁산보다 반응률이 떨어지지만 다른 항암제와 병용할 경우 좋은 반응률과 장기간의 반응 기간이 보고되고 있다. 약물의 독성은 혈관염과 혈관 외 유출에 의한 피부 괴사, 말초신경독성과 몸의 통증, 자율신경독성으로 인한 변비가 비교적 흔하다.

젬시타빈과 비노렐빈 두 약제의 병용요법의 반응률은 40～55% 내외로 보고되고 있다. 젬시타빈, 비노렐빈, 카페시타빈은 반응률이 유사하고, 공통적으로 탈모가 매우 경미하거나 없는 장점을 가지고 있어 환자들이 조금 더 수월하게 견딜 수 있다. 카페시타빈은 경구 투여 항암제로서 정맥주사를 회피하는 환자나 정맥을 찾기 힘든 환자에게 먼저 권할 수 있다.

익사베필론*Ixabepilone*(BMS247550)은 최근 이용 가능해진 에포틸론 B 유사물질*epothilone B analogue*로 microtubule stabilizing을 일으키는 약제이다. 익사베필론은 안트라사이클린을 사용한 과거력이 있는 환자에서 전이성 유방암에 대한 1차 치료제로 시험되었으며, 탁산 저항성 전이성 유방암 환자 및 안트라사이클린-탁산-카페시타빈 저항성 전이성 유방암 환자에서 쓰이는 2상 임상시험이 진행되었고, 결과는 〈표 11-13〉과 같이 요약할 수 있다.

페레즈*Perez* 등의 보고에 의하면, 빈번한 grade 3/4 독성으로는 말초신경병증*peripheral sensory neuropathy*(14%)과 호중구감소증(54%)이 있다. 또한 과거에 안트라사이클린과 탁산을 사용한 진행성 환자들에서 카페시타빈 단독과 카페시타빈, 익사베필론 병합요법을 시행한 것을 비교한 3상 연구 결과 PFS는 4.2개월 대 5.8개월(HR 0.75, p=0.0003), 반응률 14% 대 35%(p<0.0001)로 병합요법군에서 효과가 우월하였으나 호중구감소증과 관련된 treatment related death도 병합요법군에서 빈도가 높았다.

nab-파클리탁셀(Abraxane; Abraxis BioScience)은 파클리탁셀의 albumin-bound 130-nm particle form으로 solvent bound-paclitaxel(sb-파클리탁셀)에 함유되어 있는 Cremophor vehicle에 의한 독성을 줄여 효과적으로 고용량 파클리탁셀을 주기 위해 개발되었다. 전이성 유방암의 1차 치료로서 nab-파클리탁셀 300mg/m² 3주요법, 100mg/m² 매주요법, 150mg/m² 매주요법, 그리고 도세탁셀 100mg/m² 매 3주요법을 비교한 3상 임상시험(n=302) 결과 nab-파클리탁셀 150mg/m² 매주요법 투여 시 표준 치료인 도세탁셀에 비해 유의한 무진행 생존기간 연장이 관찰되었다(12.9개월 대 7.5개월, P=0065). nab-파클리탁셀 100mg/m² 매주요법, 혹은 150mg/m² 매주요법은 반응률이 49%, 45%로 도세탁셀 100mg/m² 매 3주요법(35%)에 비해 높았지만, 통계적으로 유의한 차이는 없었다. nab-파클리탁셀 300mg/m² 매 3주요법은 도세탁셀과 유사한 무진행 생존기간과 반응률을 보였다. Grade 3/4 피로, 호중구감소증, 열성호중구감소증은 nab-파클리탁셀군에서 더 적었고, 말초신경병증의 빈도는 모든 군에서 비슷했다. 우리나라에서 개발된 Cremophor EL-free polymeric micelle formulation paclitaxel인 제넥솔*genexol*-PM도 우리나라에서 시행한 전이성 유방암의 1차 혹은 2차 요법으로서의 2상 임상시험 결과 반응률이 58.5%였고, median TTP는 9개월이었다.

연구 중인 약물을 1차 치료제로 사용할 경우 생존기간 혹은 독소루비신을 근간으로 하는 항암치료에 대한 치료 반응에 별 영향을 미치지 않는다는 CALGB 연구 결과 보고처럼, 어떤 약제를 먼저 사용하느냐는 전체 생존율에 영향을 미치지 않을 것으로 생각된다. 그림 11-1과 같은 알고리즘을 바탕으로 약물 독성의 차이점에 근거하여 적절히 투여해야 할 것이다.

(3) 표적치료제

기존 항암제는 DNA나 미세관*microtubule*에 작용하여 세포독성을 나타내므로 정상세포에 대한 독성을 피할 수 없으나 새로운 분자표적 항암제들은 세포의 신호전달 경로, 세포주기 조절인자, 세포사멸, 혈관신생 등 다양한 표적에 작용하도록 고안되어 상대적으로 정상세포의 손상이 적어 임상연구가 활발히 진행되고 있다. 이 약제들은 대부분 세포증식 억제*cytostatic* 작용을 하며 장기간 지속 투여한다는 점에서 기존의 항암제와 다르다(〈표 11-14〉).

신호전달 경로에 작용하는 약제로 HER-2/neu가 표적인 트라스투주맙(Herceptin)과 EGFR(epidermal growth factor receptor)과 HER2가 표적인 라파티닙*lapatinib* (Tykerb), 혈관이 표적인 혈관내피세포 성장인자*vascular endothelial growth factor; VEGF* 억제제인 베바시주맙 *bevacizumab*(Avastin)이 현재 임상에서 사용되고 있다.

1) HER2의 표적치료제

HER2/neu는 20~30%의 유방암 환자에서 유전자 증폭이나 단백질의 과발현이 보고되고 있다. HER2/neu는 종양의 증식 및 전이의 촉진과 연관되어 불량한 예후를 예견하기 때문에 종양치료의 표적이 되었다. 전이성 유방암 환자의 전신 요법을 선택할 때는 반드시 HER2 수용체 검사를 시행해야 한다. HER2 양성은 HER2 IHC3+인 경우 혹은 FISH가 양성인 경우이며, HER2 IHC2+인 경우는 FISH를 시행하여 양성 여부를 확인한다.

트라스투주맙은 HER2 수용체와 결합하는 인체화된 단클론 항체이다. 과거에 항암치료에 노출되지 않은 HER2 양성 환자에서 FISH를 통해 단일 약제로 사용 시 30~35%의 반응률이 보고되었고, 전이성 유방암에서 사전 항암치료를 받은 환자의 경우 15~20%의 반응률을 보였다. 트라스투주맙을 탁산 혹은 독소루비신, 사이클로포스파마이드 등과 병행사용 시 반응률, 반응 지속기간, 진행까지의 기간, 전체 생존기간이 향상되었다. 이 연구에서 항암화학요법 단독군 환자의 약 2/3가 병의 진행이 확인된 후 트라스투주맙 치료를 받은 것을 감안하면, 전체 생존기간이 증가한 것은 의미 있는 일이다. 그러므로 항암화학요법을 고려할 때 HER2 양성이 확인되면 트라스투주맙과 항암제의 복합요법을 우선적으로 사용하며, 가능하면 전이성 유방암으로 진단받은 시점에서 트라스투주맙 병용을 고려하는 것이 추천된다. 미열, 오한, 피로감 같은 전신증상이 주로 첫 주사 시에 발현되나, 심각한 부작용은 드물다. 안트라사이클린 제제와 병합사용 시 심장독성이 유의하게 증가하는 것을 관찰할 수 있어 가능하면 안트라사이클린과의 병용투여는 권고되지 않는다.

트라스투주맙과 병용하는 항암제로는 파클리탁셀과 도세탁셀 등의 탁산 제제가 권장된다. 현재까지 트라스투주맙과 병용하여 효과가 있는 것으로 알려진 약제로는 파클리탁셀, 도세탁셀, 비노렐빈, 젬시타빈, 카페시타빈, 리포소말*liposomal* 독소루비신, 시스플라틴 등이 있다. 두 가지 항암제와 트라스투주맙 병용도 보고되어, 파클리탁셀+카보플라틴이나, platinum salts+도세탁셀 등과 트라스투주맙을 병용하는 것이 탁산 단독 사용이나 트라스투주맙 병용보다 우월하다고 알려져 있으나, 독성도 흔하기 때문에 환자의 상태에 따라 선택하는 것이 좋다. 현재 NCCN 가이드라인에서는 HER2 양성 전이성 유방암의 1차 치료로 트라스투주맙과 파클리탁셀+카보플라틴 3제 병합요법 또는 트라스투주맙과 파클리탁셀, 도세탁셀, 또는 비노렐빈과의 복합요법을 추천하고 있으나, 우리나라의 경우 보험 기준의 제한 때문에 트라스투주맙과 파클리탁셀 혹은 도세탁셀의 복합요법을 우선적으로 고려하는 것을 추천한다.

트라스투주맙을 매주 투여하는 방법(4mg/kg loading, 매주 2mg/kg 투여)이 초기에 흔히 사용되었지만, 반감기가 28일로 길며, 8mg/kg을 투여한 후 3주마다 6mg/kg을 투여하는 방법이 매주 투여와 비슷한 효과를 보이고, 환자의 편의 측면에서도 우월하여 요즘 자주 사용되고 있다.

트라스투주맙은 진행성 병변(PD)이 될 때까지 투여하는 것이 추천되고 있으며, 전 임상 연구나 후향적 연구 결과들을 보면 PD가 된 후에도 다른 항암제와 복합하여 사용하는 것이 좋다는 증거들이 있다. 특히 트라스투주맙을 사용하는 도중 다른 곳은 병의 진행 소견이 없고 중추신경계에서만 병소가 보일 경우 트라스투주맙을 지속하는 상태에서 뇌전이 등의 중추신경계 병변을 치료하는 것이 바람직하다. HER2 과발현은 항호르몬 요법에 대한 저항성과 관련이 있으며, 이는 HER2 수용체와 ER 사이에

표 11-14 전이성 유방암에서 표적치료제가 포함된 주요 3상 임상시험 결과 요약

Clinical trial	Patients	ORR	PFS	OS
Slamon 등	N=469			
AC or Paclitaxel		32%	4.6개월	20.3개월
AC or Paclitaxel+		50%	7.4개월	25.1개월
Trastuzumab		P<0.005	P<0.001	P=0.046
Marty 등	N=186		TTP	
Docetaxel		34%	6.1개월	22.7개월
Docetaxel+Trastuzumab		62%	11.7개월	31.2개월
		P=0.0002	P=0.0001	P=0.325
Geyer 등	N=324		TTP	
Capecitabine		14%	4.4개월	
Capecitabine+Lapatinib		22%	8.4개월	
			HR=0.49	
		P=0.009	P<0.001	P=0.72
Miller 등.2007	N=722			
Paclitaxel		21.2%	5.9개월	25.2개월
Paclitaxel+Bevacizumab		36.9%	11.8개월	26.7개월
			HR=0.60	HR=0.88
		P<0.001	P<0.001	P=0.16
Miles 등. 2009	N=736			
Docetaxel		46.4%	8.1개월	31.9개월
Docetaxel+Bev 7.5mg/kg		55.2%	9.0개월	30.8개월
Docetaxel+Bev 15mg/kg		64.1%	10.0개월	30.2개월
		p=0.0739	HR=0.80, P=0.045	HR=1.05, P=0.7198
		p=0.0003	HR=0.67, P=0.0002	HR=1.03, P=0.8528
Robert 등. 2009	N=1,237			
Capecitabine		24%	5.7개월	21.2개월
Capecitabine+Bevacizumab		35%	8.6개월	29.0개월
		P=0.0097	HR=0.69, P=0.0002	HR=0.85, P=0.27
		38%	8.0개월	23.8개월
		51%	9.2개월	25.2개월
		P=0.0054	HR=0.64, P<0.0001	HR=1.03, P=0.83
Baselga 등. 2009	N=220			
Capecitabine		30.7%	4.1개월	
Capecitabine+Sorafenib		38.3%	6.4개월	
			HR=0.576	
		P=0.1229	P=0.0006	

상호작용이 있기 때문으로 생각된다. 이를 근거로 아나스트로졸에 트라스투주맙을 추가하는 효과를 연구한 TAnDEM study가 수행되었다. 그 결과 아나스트로졸 단독군(반응률 6.8%, 진행까지의 기간 2.4개월)에 비해 아나스트로졸+트라스투주맙군(반응률 20.3%, 진행까지의 기간 4.8개월)이 우월하였으나, 두 군 모두의 성적이 항암치료와 트라스투주맙을 병용한 것에 비해 양호하지 않았다. 전신상태가 좋은 HER2 양성 환자의 경우 1차 치료로 호르몬치료보다는 항암화학요법과의 병용치료를 고려하는 것이 적절하다.

라파티닙은 EGFR및 HER2 티로신 키나아제*tyrosine kinase*를 억제하는 경구용 약제이다. 이전에 트라스투주맙을 사용하지 않은 환자에서 단독 사용 시 24%의 반응률과 31.2%의 임상적 효과, 28.4주의 반응 지속기간을 보였는데, 특이할 만한 사항은 grade 4 독성이 없었고, 138명의 환자 중 4명에서만 1~2도의 무증상 LVEF 감소를 보였다. 라파티닙의 주된 독성은 설사, 피부발진, 구역 및 피로이다. 최근 카페시타빈과 라파티닙의 복합요법이 카페시타빈 단독과 비교해 우월하다는 3상 임상 시험 결과가 발표되었다(진행까지의 중앙값: 각각 36.9주 및 19.7주). 또한 독성의 현저한 증가가 없었고, 뇌전이에 대해 분명한 효과가 나타났다. 우리나라에서도 2010년 3월부터 보험제도권 안에서 사용이 가능해졌다.

2) 신생혈관 억제 치료

종양의 성장에는 신생혈관 형성이 관여한다. 종양세포는 혈관 신생을 촉진시키며, 이 과정에 작용하는 가장 중요한 물질이 혈관내피세포 성장인자(VEGF)이다. 혈관내피세포 성장인자 수용체는 정상 혈관보다는 종양 혈관에 과발현되므로, 혈관내피세포 성장인자는 신생혈관 억제 치료*antiangiogenic therapy*에 이용될 수 있는 좋은 표적이다.

베바시주맙은 유전자 재조합 인형 단클론 항체*recombinant humanized murine monoclonal antibody; rhuMab*로서 혈관내피세포 성장인자와 결합하여 혈관내피세포 성장인자 수용체인 Flt-1/KDR에 결합하지 못하게 하여 신생혈관 형성을 억제함으로써 항암효과를 나타낸다. 이전에 항암화학요법을 받았던 전이성 유방암 환자를 대상으로 한 무작위 3상 연구에서 베바시주맙과 카페시타빈을 함께 사용할 경우 카페시타빈보다 반응률이 향상되었으나 무진행 생존기간이나 전체 생존기간은 연장되지 않았다. 반면 매주 파클리탁셀과 베바시주맙을 병용한 경우 매주 파클리탁셀 단독 사용에 비해 전체 반응률과 무진행 생존기간이 현저히 향상되었다(11.8개월 대 5.9개월, HR 0.6, p=0.001). 베바시주맙을 사용한 군에서는 고혈압, 출혈, 3~4도의 단백뇨*proteiuria*, 신경병증*neuropathy* 등이 관찰되었다. 이 연구는 매주 파클리탁셀 사용군의 반응률이 다른 연구에 비하여 상대적으로 낮은 것이 문제인데, 이는 용량이나 투여 방법, 환자 선택의 문제와 연관될 수 있다. 최근 AVADO 연구 결과 도세탁셀 단독 투여에 비해 베바시주맙 7.5mg/kg 혹은 15mg/kg을 추가한 군에서 무병 생존기간 연장(8.1개월 대 9개월 대 10개월, p=0.045, p=0.0002)이 보고되었으나, 전체 생존기간의 향상은 관찰되지 않았다. 베바시주맙은 효과를 예측할 수 있는 인자가 아직까지 밝혀지지 않아 "표적이 없는 표적 치료제"라고 불리기도 한다.

3) Poly(ADP-ribose) 중합효소*polymerase*(PARP) 억제제

BRCA 돌연변이가 있는 유방암의 경우 DNA 복구 기전에 장애가 생겨 DNA 단일 가닥이 손상되면 PARP에 의존하여 손상이 복구되는데, 여기에 PARP 억제제를 투여하면 손상 수복이 일어나지 않아 세포가 사멸하게 된다. 3중음성유방암은 BRCA 돌연변이가 있는 유방암과 성질이 비슷하고 호르몬 수용체나 HER2 수용체가 없어서 최근에 개발된 표적치료제의 사각지대로서 예후가 불량하다고 알려져 있었다. PARP-1 억제제인 BSI-201을 젬시타빈과 카보플라틴과 함께 투여한 경우 젬시타빈과 카보플라틴 투여에 비해 임상적 반응률, 무진행 생존기간, 전체 생존기간이 향상되었다는 무작위 2상 임상시험 결과가 발표되었다. 그러나 최근 3중음성유방암의 1차 항암치료로 젬시타빈과 카보플라틴에 PARP 억제제를 추가했을 때의 효과에 관한 3상 연구 결과, PARP 억제제 추가의 효과가 입증되지 않았다고 보고되었다. 올라파립*olaparib*이라는 또다른 PARP 억제제가 BRCA 돌연변이가 있는 유방암, 난소암 환자에서 단독 투여 시 38%의 반응률을 보고하여 향후 전망은 밝다.

(4) 전이 위치에 따른 특별 고려 사항

1) 골전이가 동반된 경우

뼈는 유방암에서 가장 흔히 전이가 일어나는 곳이다. 골전이는 유방암으로 사망한 환자의 90% 이상에서 발견되며, 병적 골절, 고칼슘 혈증, 척수압박과 같이 암에 수반하는 심각한 합병증을 초래하는 원인이 된다. 골전이 치료 방법은 다양하여, 여러 치료를 동시에 혹은 순차적으로 시행한다. 골전이 환자 치료의 4가지 목표는 ① 통증 조절*pain relief*, ② 기능의 유지와 회복*preservation & restoration of function*, ③ 뼈의 안정화*skeletal stabilization* ④ 국소 종양 조절*local tumor control*이다.

골전이 환자는 뇌, 폐, 간 등의 전이 환자보다 생존기간이 더 길며, 골전이만 있는 경우는 중앙 생존기간 약 3년을 기대할 수 있다. 통증을 수반한 골전이에는 방사선치료가 고전적으로 시행되었으나, 유방암에서 사용 가능한 호르몬치료와 파골세포의 활성을 억제하는 비스포스포네이트(pamidronate, zolendronate 주사제) 치료가 발전함에 따라 특정 시점에서 환자에게 어떤 치료가 가장 도움이 되는지 가려내야 할 것이다. 방사선치료는 골전이 환자에서 단기적으로 효과가 있으나, 방사선 조사 부위에만 효과가 국한되며 전체 생존율 향상에 기여하는 정도가 적지만, 항암약물요법이나 호르몬요법은 생존기간을 연장시킨다고 알려져 있다. 그러나 적절한 시기에 방사선치료를 시행하지 않으면 환자의 삶의 질을 유지시키는 데 큰 문제가 생길 수 있으므로 적절한 방사선치료 시기를 결정하는 것도 중요하다.

1차적으로 호르몬치료나 항암약물치료가 종양의 특성이나 환자의 취향에 따라 선택되어야 하며, 추가적으로 비스포스포네이트를 병합하는 것이 합당한 치료 접근으로 여겨진다. 방사선치료는 위의 치료로 조절되지 않는 통증을 수반한 골전이나 병적 골절의 위험성이 높은 경우에만 제한적으로 사용하는 것으로 역할이 축소되고 있다. 전이의 조기 진단과 적극적인 치료가 환자의 삶의 질과 기능을 향상시키는 데 도움이 된다.

비스포스포네이트의 종류로는 1세대인 clondronate, etidronate, 2세대인 tiludronate, pamidronate, 3세대인 ibandronate, zolendronate가 있다.

몇 개의 대규모 무작위 연구에 의하면 골용해성 골전이*osteolytic bone metastasis*가 있는 유방암 환자에서 비스포스포네이트 투여(pamidronate 90mg을 3~4주마다 정주하거나 zolendronate 4mg을 4주마다 정주)로 골절 위험도를 낮출 수 있고 전이와 관련된 합병증을 감소시킬 수 있으며 골전이 치료를 위한 방사선치료나 수술의 필요성을 줄일 수 있으나, 생존기간이나 객관적인 반응률에는 유의한 차이가 없었다. 2009년 이후 NCCN 지침에서 골전이 여부에 따라 전이성 유방암 환자의 치료를 구분해야 할 만큼 골전이의 중요도가 높아졌다. 2003년 11월에 개정된 유방암 환자에 대한 비스포스포네이트의 ASCO 지침을 고려하여 요약하면 다음과 같다.

① 방사선적 검사로 골용해성 골전이가 있는 경우 혈청 크레아틴*creatinine*이 3mg/dL 미만이라면 pamidronate(90mg을 2시간에 걸쳐 4주마다 정주) 혹은 zolendronate(4mg을 15분에 걸쳐 3~4주마다 투여)를 칼슘(1,200~1,500mg/일), 비타민 D_3(400~800 IU/일)와 함께 투여한다. 함께 사용하는 항암제 혹은 항호르몬제의 일정에 따라 3~5주 간격으로 투여 간격을 조정할 수 있다.

② zolendronate가 골용해성 병변*lytic bone lesion*에 대하여는 pamidronate보다 우수할 가능성이 있다.

③ 약제 투여 전 매 주기에 혈청을 측정해야 하고 혈청 칼슘, 전해질, 마그네슘, 헤모글로빈/적혈구 용적률*hematocrit*을 정기적으로 측정해야 한다. 그러나 알부민뇨*albuminuria*를 정기적으로 추적 관찰할 필요는 없다.

④ 비스포스포네이트 치료 시 이용할 적당한 생화학적 표지자*biochemical marker*는 아직 알려져 있지 않다.

⑤ 골동위원소 촬영상 이상이 있으나 단순 촬영상 정상인 경우 CT 혹은 MRI에 뼈의 용해성 병변이 있으면 비스포스포네이트 투여를 고려한다.

⑥ 그러나 골동위원소 촬영에만 이상이 있고 단순 방사선 사진, CT, MRI상 뼈의 파괴 병변이 없는 경우 비스포스포네이트는 추천되지 않는다.

⑦ 골전이가 없는 경우 비스포스포네이트는 추천되지 않는다.

⑧ 일단 비스포스포네이트를 시작하면 환자의 전신 수행능력이 현저하게 떨어지기까지는 계속 투여하는 것이 추천되나, 과거 임상시험에서는 24개월까지 투여하였다.

⑨ 골전이에 의한 통증의 존재 여부 자체가 투여를 결정하는 조건은 아니며, 골용해성 전이*osteolytic metastasis*에 의한 통증이 있는 경우 pamidronate나 zolendronic acid를 항암치료 혹은 호르몬치료와 함께 사용하면 통증을 완화시킬 수 있다.

턱의 골괴사*osteonecrosis*는 비스포스포네이트의 심각한 부작용으로, 비스포스포네이트의 누적용량*cumulative dose*이 높을 때, 턱에 골수염*osteomyelitis*이나 염증이 있을 경우, 항암치료 혹은 코르티코스테로이드*corticosteroid* 치료를 함께 하는 경우, 구강 위생 상태가 좋지 않고 치주질환*periodontal disease*이나 치아 농양*dental abscess*이 있는 경우 발생 빈도가 높으므로 구강 위생에 주의하며 비스포스포네이트 치료 중의 치과 치료는 가능하면 피해야 하고, 반드시 필요한 경우는 비스포스포네이트 투여를 잠시 중단한다.

2) stage IV-NED(no evidence of dieseae)

재발된 유방암 환자에서 전이 병변이 일부 부위에 국한된 경우에는 가능하면 완치 목적의 국소적 치료(수술 혹은 방사선치료)도 적극적으로 생각하도록 한다. 예를 들어 폐의 고립 결절이 있거나, 겨드랑이 이외의 부위에 림프절 단독전이가 있거나, 단독 골전이가 있을 경우 MD 앤더슨 암센터의 후향적 연구 보고에 의하면 수술적 제거를 하고 안트라사이클린이 포함된 항암화학요법을 하거나, 적절한 항호르몬치료를 하면 10년 동안 재발 없이 생존할 가능성이 25~30%이다.

3) 전이성 유방암에서 원발 종양에 대한 국소 치료

과거에는 전이성 유방암의 유방수술이나 방사선치료는 유방 통증이 심하거나 피부 궤양이 있는 경우에만 제한적으로 시행되었으나 최근 전신적인 치료가 발달하고 유효성이 좋아지면서 전이성 유방암으로 진단된 유방암 환자에서 원발성 유방암의 국소치료에 대한 관심이 증대하고 있다. 16,023명 대상의 후향적 연구에 따르면, 원발성 유방암에 대한 수술을 한 경우 다변량 분석*multivariated analysis*에서도 HR의 감소를 보여 생존기간 연장이 보고되었다(HR0.61, 95% CI 0.58~0.65)(57,58). 후향적 연구이므로 선택오차*selection bias*를 배제할 수는 없으며 현시점에서는 전이성 유방암의 치료 과정 중 언제 어떻게 국소치료를 적용할 것인가가 명확하지 않으나, 전이성 유방암에서 전이 병변이 항암치료에 반응하는 경우 유방암의 국소적 치료도 고려할 필요가 있을 것으로 생각된다. 그러나 전이성 병변이 있는 유방암 환자에서 원발성 유방암의 수술적 치료를 먼저 시행하는 것은 적절하지 않다고 생각된다.

4. 전신요법의 요약

지금까지의 연구 결과에 근거하여 각 환자에 가장 적절한 보조요법, 항암화학요법, 표적치료제, 항호르몬요법을 제안할 수 있다. 또한 독성, 비용, 치료의 불편함에 비해 얻을 수 있는 효과를 비교하여 환자에게 적절한 치료 방법을 제안하는 것은 오케스트라의 지휘자 역할을 하는 종양학 전공자인 우리의 역할이라고 생각된다. 항암제에 대한 정확한 지식과 풍부한 경험은 적절한 환자에게 적절한 치료를 제공하는 데 필수적이다. 치료 효과를 극대화하기 위해서는 적절한 환자의 선택, 적절한 약제의 선택, 환자에 따른 암의 분자생물학적 특성에 대한 정확한 정보, 임상시험의 치료 효과에 대한 정확한 이해에 근거를 둔 치료의 선택이 필요하다.

IX. 유방암의 방사선치료

유방암은 방사선에 비교적 반응이 좋은 종양이며, 방사선치료는 수술, 항암화학요법, 호르몬요법 등 다른 치료 방법들과 적절하게 병합되어 유방암 치료에 효과적이고 널리 적용되고 있다.

유방암 치료에서 방사선치료가 적용되는 경우는 첫째, 초기(stage 0, 1, 2) 유방암에서 유방을 보존하기 위하여 유방보존적 수술을 한 후이며(primary radiotherapy), 둘째, 유방전절제술 후 국소재발 위험이 높은 환자들에게 보조요법으로 시행되며(post-operative adjuvant radiotherapy), 셋째, 국소적으로 진행된 유방암에서 항암화학요법을 먼저 시행한 후 수술 또는 방사선치료를 적절히 적용하는 다방면 요법의 일환으로 사용되고, 넷째, 유방전절제술 후 국소적 재발이 있을 때 구제치료로 사용되며(salvage radiotherapy), 다섯째, 항암화학요법 등의 적극적 치료로 생존기간이 길어진 전이성 유방암 환자에서 삶의 질을 높이기 위한 고식적 방사선치료가 시행된다. 따라서 현재 방사선종양학과에서 방사선치료를 받는 수효도 유방암 환자가 가장 많다. 1986년도에 우리나라에서 전국적으로 방사선치료를 받았던 신환자의 6.1%가 유방암 환자였지만 2000년도에는 10.9%, 2006년도에는 18.7%를 넘어섰다. 이런 증가는 유방암 발생 빈도가 증가한 것도 원인이지만 1990년대 이후 도입된 유방보존술과 1990년대 후반에 재조명된 유방절제술 후 방사선치료의 적응증이 확대된 것이 주된 이유이다. 즉, 전향적 대규모 임상시험을 통하여 방사선치료의 효과를 입증함으로써 암 치료율을 향상시키고 동시에 방사선치료 영역을 확대한 대표적인 질환이 유방암이다. 또한 유방암은 전이가 있더라도 생존기간이 길기 때문에 삶의 질을 향상시키기 위한 고식적 치료가 필요하며 이에 방사선치료가 효과적이기 때문에 앞으로도 방사선치료를 받는 유방암 환자의 수는 늘어날 것으로 전망된다.

1. 조기 유방암에서 유방보존수술 후 시행되는 근치적 방사선치료

AJCC 병기 I, II기에서 유방을 보존하기 위하여 부분유방절제술과 액와 림프절절제술 또는 감시림프절 생검 *sentinel lymph node biopsy* 후 방사선치료를 하는 방법은 1990년 이후 우리나라에서도 보편화되고 있으며 관상피내암(0기)에서도 적용이 확대되고 있다. 이때 방사선치료의 목적은 수술 후 남아 있는 미세현미경학적 잔존암을 제거하는 것인데, 50 Gy 정도의 많지 않은 방사선량으로 치료가 가능하며 부작용이나 후유증도 극히 미미하다.

단일 기관 연구에서 유방보존술이 유방전절제술의 대안으로 성공적이라는 결과가 발표된 후 1970년대와 1980년대 미국과 유럽에서 시행된 6개의 대단위 전향적 무작위 연구들에서 국소재발률이나 생존율에서 유방보존술이 유방전절제술과 차이가 없음이 확인됨으로써 유방보존술의 효과에 대해서는 더 이상의 논란이 없다. 다만 유방보존수술 후 모든 환자들이 방사선치료를 받아야 하는가, 또한 어떤 요인들이 유방보존술의 결과에 영향을 주는가 하는 문제들이 현재 논란의 대상들이다. 유방보존술 후 국소재발률도 진단영상의 발전, 영상유도하의 정확한 절제술과 절제연 평가, 방사선치료 기술의 발전, 병합항암화학요법 등으로 인해 과거의 5～10%에서 2～3% 이하로 감소하였다.

유방보존술에서 방사선치료가 꼭 필요한가 하는 문제에 관해 EBCTCG(Early Breast Cancer Trialists' Collaborative Group)가 메타분석을 통해 7,300명을 분석한 결과, 유방보존수술만 시행한 군이 유방보존술 후 방사선치료를 시행한 군보다 10년 국소재발률이 더 높았다(N0에서 29.2% 대 10%, N(+)에서 47% 대 13%). 더욱 중요한 것은 방사선치료가 생존율에도 영향을 주어서, 방사선치료를 추가한 군의 15년 사망률이 더 낮았다는 점이다(41% 대 35%). 또한 T1N0이고 절제연이 음성인 선택된 소그룹 대상의 연구들에서도 방사선치료를 하지 않으면 재발률이 의미 있게 증가하였으며 항암화학요법이나 호르몬치료(타목시펜)는 방사선치료를 대신하지 못했다. 다만 70세 이상이고 에스트로겐 수용체 양성인 환자들에서는 호르몬치료만 해도 재발률이 높지 않다는 결과가 보고되고 있다. 따라서 현재까지 방사선치료가 필요치 않은 소그룹은 확인되지 않은 상태다. 절제연에 암세포의 침윤이 없으면서 미용 효과를 저해하지 않는 범위에서 최소한의 여유를 두고 종양을 제거한 다음 방사선치료를 하는 것이 바람직하다고 할 수 있다. 절제연이 양성이라도 광범위하지 않다면 종양과 주변 부위에 추가로 방사선치료를 시행하여 조사선량을 증가시킴으로써 국소제어를 이룰 수 있다고 보고되고 있다.

(1) 유방보존술의 적응증

유방보존술의 목적은 유방암 치료뿐만 아니라 만족할 만한 미용 효과이다. 유방보존수술을 했을 때 미용 효과가 나쁘지 않고 국소재발의 위험이 높지 않은 예들을 잘 선택해야 좋은 치료 성적을 얻을 수 있다. 따라서 T1, T2, N1 유방암은 유방보존술의 적응증이 될 수 있지만, 다음의 경우는 유방보존술보다 유방전절제술이 바람직하다.

① 유방촬영술상 미세석회화 음영이 한쪽 사분원을 지나 유방 전체에 전반적으로 있거나, 여러 번의 시도에도 절제연에 암의 침윤이 있을 때. 이 경우는 재발률이 높기 때문에 유방보존술은 바람직하지 않다.

② 종양의 위치와 크기, 유방의 크기 등을 고려할 때 유방전절제술 후 유방재건술을 하는 것이 유방보존술보다 미용 효과가 더 우수할 것으로 예견될 때.

③ 1기 또는 2기 임신

④ 방사선에 의한 후유증이 심할 것으로 예견되는 질병이 있을 때 등이다. 전신피부경화증*systemic scleroderma*, 전신홍반루푸스*systemic lupus erythematosus*, 다발근육염*polymyositis*, 피부근육염*dermatomyositis* 같은 아교질 혈관질환*collagen vascular disease*은 방사선에 대해 매우 예민하여 유방섬유증, 통증, 흉벽 괴사와 같은 합병증이 생길 우려가 크므로 방사선치료가 필요한 유방보존술보다 유방전절제술이 바람직하다. 류마티스관절염은 방사선에 의한 합병증이 증가하지 않는 것으로 알려져 있다. 따라서 병력과 이학적 검사 소견, 유방촬영술 소견, 적출한 유방의 병리학적 소견, 환자의 요구도 등을 종합적으로 판단하여 유방보존술의 대상을 선별해야 한다. 40세 미만의 젊은 연령이나 70세 이상의 고령이 유방보존술의 금기 사항은 아니지만 35세 미만이거나 BRCA 1/2 변이가 있는 경우는 재발률이 높으므로 유방전절제술을 고려해야 한다. 〈표 11-15〉는 2007년 미국 NCCN에서 발표한 환자 선택 권고안이다.

표 11-15 NCCN의 환자 선택 권고안(유방보존술의 금기)

절대적 금기
유방이나 흉부의 방사선치료 병력
임신기간 중 방사선치료가 예상되는 경우
악성을 시사하는 미세석회화가 넓게 분포하는 경우
유방 병변의 범위가 넓어 음성 절제연을 얻기 어려운 경우
상대적 금기
활성 중인 결체조직질환(특히 경화증, 루푸스)
종양 크기>5cm
국소적인 절제연 양성
35세 미만 혹은 BRCA 1/2 변이가 있는 폐경 전 여성

Carlson RW 등, 2007.

(2) 유방보존술 시의 방사선치료 방법

방사선치료의 경우 0기나 1기에서는 유방만 치료하며, 전이된 림프절의 수가 4개 이상일 때는 쇄골상부 림프절도 치료한다. 감시림프절 검사나 액와 림프절절제술이 제대로 시행된 경우는 액와에서 재발하는 경우가 매우 드물고 방사선치료가 상완부종, 유방부종, 상완신경총병증*brachial plexopathy* 등 합병증의 발생 빈도를 높이므로 액와 부위는 치료하지 않는다. 액와 림프절전이가 1~3개인 경우(N1)는 쇄골상부 림프절 치료를 권고할 만한 확실한 근거가 없지만 젊은 연령층, 림프절전이율이 20%를 넘을 때, extracapsular extension이 2mm를 넘을 때, 광범위한 림프혈관 침범*extensive lymphovascular space invasion; LVSI*이 있을 때는 쇄골상부 림프절 치료를 고려한다. 내유 림프절 치료에 대해서도 아직 의견의 일치를 보지 못하고 있다. 내유 림프절에서 재발하는 빈도가 낮고 방사선폐렴 등 부작용이 발생할 가능성이 높다는 단점이 있으나, 내측 유방암이나 액와 림프절전이가 있는 환자들에서 내유 림프절전이 빈도가 높고 생존율의 향상을 보인 연구들이 내유림프절을 포함하여 치료했다는 점들은 내유 림프절 치료를 옹호하는 소견들을 뒷받침한다. 현재 유럽과 캐나다에서 대단위 전향적 연구가 시행되고 있으며, 우리나라에서도 다기관 임상연구가 진행 중이다.

전체 유방과 치료할 림프절에 하루 1.8~2 Gy씩의 선량을 5~5 1/2주에 걸쳐 45~50 Gy를 조사한 후 1~2주에 걸쳐 10~20 Gy를 종양 부위에 추가 조사하는 것이 통상적인 분할 조사 방법이다. 추가 조사의 효용성에 대해서는 EORTC에서 전향적 연구를 시행하였는데, 16 Gy의 추가 조사가 10년 유방 내 재발률을 10.2%에서 6.2%로 낮추었으며, 모든 연령층에서 도움이 되었고 특히 40세 이하 연령층에서 효과가 컸다.

유방을 치료할 때는 폐나 심장에 방사선이 조사되는 것을 피하기 위하여 접사면*tangential field*으로 조사하며, 유방의 굴곡을 보완하기 위하여 쐐기와 같은 보상체를 사용한다. 최근에는 좀 더 나은 선량 분포를 위하여 다엽콜리메이터*multileaf collimator; MLC*를 이용한 4~8 segment의 세기조절 방사선치료*intensity modulated radiotherapy; IMRT*를 적용하기도 한다. 유방과 함께 쇄골상부 림프절이나 내유 림프절을 치료하기 위해서는 더욱 정교한 치료기술이 필요한데, 최근에는 이런 복잡한 치료계획 과정이 CT simulation을 이용함으로써 보다 용이해졌다(그림 11-3).

(3) 새로운 방사선치료 방법

현재 유방보존술 후 시행되는 방사선치료는 유방 전체를 치료하는 것이 표준적인 방법이나, 치료에 장기간이 소요되는 점이 유방보존술 적용 확대에 장애 요인이 되고 있다. 치료 기간을 줄이는 방법(가속저분할 방사선치료 *accelerated hypofractionated radiotherapy*)이 시도되고 있으며, 종양 부위에만 방사선을 조사하는 방법들(부분유방 방사선치료*partial breast irradiation*)도 시도되고 있다. 또한 표준적인 방사선치료에서도 정상조직에 조사되는 방사선량을 줄이고 유방의 미용 효과를 높이기 위하여 세기조절 방사선치료에 대한 연구가 활발하다.

가속저분할 방사선치료는 한 번에 조사하는 방사선량이 많기 때문에 만성 독성을 우려하여 총 방사선량을 줄이고 있다. 한 번에 2.5 Gy 이상, 4~16번에 걸쳐 총 23~42.5 Gy까지 다양한 프로토콜로 무작위 연구가 시행되었는데, 추적 기간은 짧지만 현재까지 국소재발률이나 만성 독성 측면에서 통상적인 치료와 차이가 없다고 보고되고 있다. 따라서 만성 독성을 평가하기 위해서는 장기 추적이 좀더 필요하다는 일부 의견이 있지만, 영국과 캐나다, 유럽 일부에서는 이미 시행되고 있다. 이 치료법은 1기이고 ER 양성인 환자 중 고령이거나 허약하여 5~6주간 매일 치료받으러 다니기 어려운 환자들에게 장점이 있다.

과거 임상연구에서 나타난 유방보존술 후 유방암의 재발 양상을 보면, 유방보존술 후 초기 종양이 위치했던 부위 주변의 재발은 20~30%인 반면, 초기 종양이 위치했

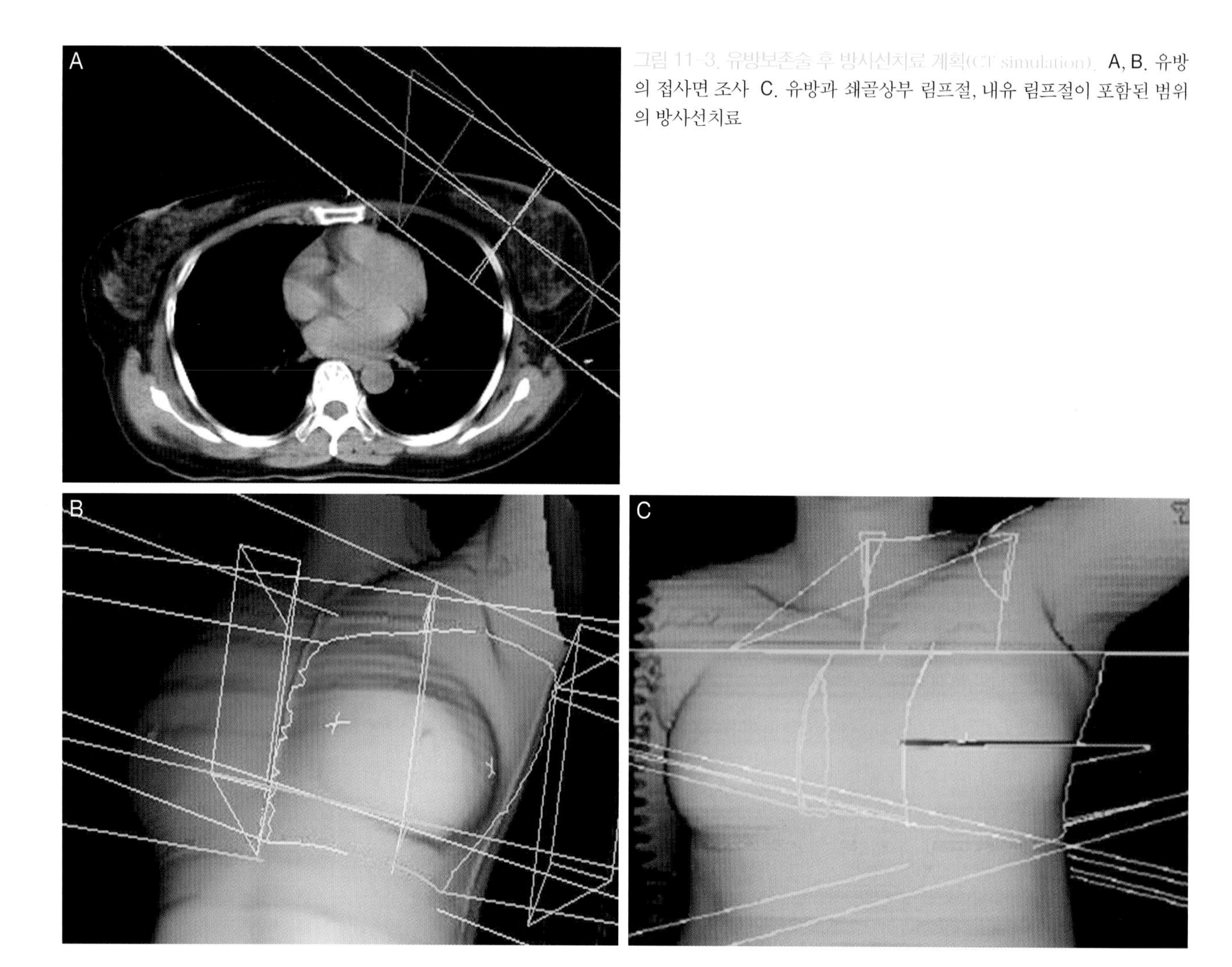

그림 11-3. 유방보존술 후 방사선치료 계획(CT simulation). A, B. 유방의 접사면 조사 C. 유방과 쇄골상부 림프절, 내유 림프절이 포함된 범위의 방사선치료

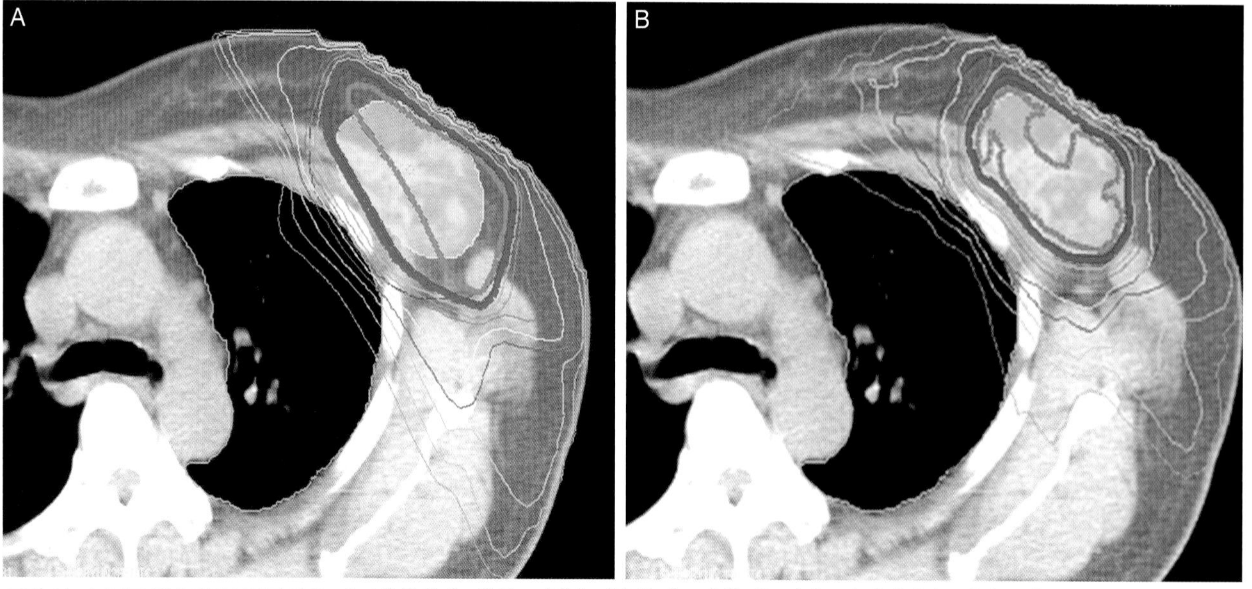

그림 11-4. 부분 유방 방사선치료 계획. A. 3차원 입체조형치료기법을 이용한 치료 계획. B. 세기조절 방사선치료기법을 이용한 치료 계획. 95% 등선량 곡선이 표적용적을 잘 포함하고 있다.

던 부위가 아닌 다른 부위의 재발은 5% 이내여서 유방 전체에 대한 방사선치료의 필요성에 대한 의문이 제기되었다. 또한 앞에서 기술한 바와 같이 5~6주간의 방사선치료에 대한 부담으로 유방보존술을 시행받지 못하는 환자들에 대해서도 유방보존술 적용을 높이고자 방사선치료 기간을 줄이려는 노력들이 시도되었다. 그 방법으로 방사선치료 범위는 줄이고 1회 조사량은 크게 하여 방사선치료 기간을 1주일로 줄이는 가속 부분 유방 방사선치료*accelerated partial breast irradiation; APBI*에 대한 연구가 활발하다. 현재 사용되고 있는 부분 유방 방사선치료 방법에는 조직 내 근접치료*interstitial brachytherapy*, 풍선 근접치료*balloon brachytherapy*, 수술 중 방사선치료*intra-operative radiotherapy*, 3차원 입체조형방사선치료*3-dimensional conformal radiotherapy*, 세기조절 방사선치료 등이 있는데, 각 치료법의 장단점이 다르기 때문에 병원의 여건에 따라 다양하게 적용되고 있다(그림 11-4). APBI는 종양이 있었던 부위 외에는 현미경적 잔존암이 없다는 가정이 필요하므로 환자를 잘 선택하는 것이 치료 성공의 지름길이다. 미국방사선종양학회*American Society of Radiation Oncology; ASTRO*에서 2009년에 발표한 권고안에서는 침윤성 관내암종*infiltrating ductal carcinoma*이고 2cm 이하이며, 액와 림프절전이가 없고 절제연이 2mm 이상 음성이며, ER 양성인 60세 이상의 환자를 APBI의 대상으로 정하고 있다. 50세 이하, BRCA1/2 변이 양성, 3cm보다 큰 종양, 액와 림프절전이, 광범위한 림프혈관 침범, 3cm 이상의 extensive intraductal component, 다발성 병변*multicentric disease*, 선행 화학요법을 한 경우 중 한 가지만 해당되어도 APBI는 적절치 않다고 권고하고 있다.

2. 근치적 유방전절제술 후 방사선치료

근치적 유방전절제술 후 보조요법으로 시행되는 방사선치료는, 흉벽이나 주변 림프절에 남아 있는 미세 잔류암을 제거함으로써 국소재발을 감소시키기 위한 것으로 많은 연구들에서 효과가 증명된 바 있다. 방사선치료의 또 다른 효과는 생존율 향상이다. 이는 원격전이는 없이 국소적인 잔존암이 유일한 잔존암인 경우가 있으며, 이것이 추후 발생하는 원격전이의 원천이 될 수 있다는 개념이다. 과거 시행된 연구들에 따르면 방사선치료가 국소재발률은 감소시키지만 생존율은 증가시키지 못한다고 보고되었지만, 최근의 연구들에서는 생존율도 높인다고 보고되고 있다.

과거 연구들에서 생존율이 증가하지 못했던 이유는 첫째, 방사선치료기기 및 치료 기술이 발달하기 이전에는 방사선 조사 범위와 조사량이 적절하지 못하여 주변 정상조직(심장이나 폐)에 과도한 방사선이 조사됨으로써 치료 후유증에 의한 사망률이 높았기 때문이다. 둘째, 시행된 연구들의 대상 환자 수가 적고 무작위*randomization*가 철저히 이루어지지 않았으며, 또한 많은 연구들이 항암화학요법을 포함시키지 않았기 때문에 높은 원격전이율로 방사선치료의 국소제어 효과가 희석되었을 가능성이 있다. 따라서 보다 향상된 치료 방법을 사용하여 후유증으로 인한 사망률을 최소화하고 항암화학요법을 시행한 최근의 보고들에서는 현저하게 향상된 생존율이 나타남으로써 수술 후 보조요법으로서 방사선치료의 역할이 다시 강조되고 있다. 덴마크에서 시행된 DBCG 82b trial에서 변형 유방전절제술을 받은 폐경 전 환자들에서 액와 림프절전이가 있거나 종양이 5cm 이상이거나 피부나 흉근막 침투가 있을 때 9cycle의 항암화학요법(CMF)에 방사선치료를 추가했을 때, 항암화학요법만 시행한 군에 비해 10년 국소재발률은 35% 대 9%로 낮아졌고 10년 생존율은 45% 대 54%로 향상되었다. 폐경 후 환자들에서 시행된 DBCG 82c trial에서도 변형 유방전절제술 후 타목시펜만 사용한 환자군과 방사선치료를 추가한 환자군을 비교했을 때 10년 국소재발률은 35% 대 8%로 낮아졌고 10년 생존율은 36% 대 45%로 상승했다. 증례 수가 많지 않았으나 캐나다의 British Columbia trial도 비슷한 국소재발률 감소와 생존율 향상을 보였다. 또한 EBCTCG의 메타분석에서도 액와 림프절전이가 있는 환자들의 5년 국소재발률이 방사선치료를 받은 환자군은 6%였고 방사선치료를 받지 않은 환자군은 23%였으며, 5년 국소재발률 감소가 4 대 1의 비율로 15년 사망률을 감소시킴을 확인하였다. 과거 한때 수술 후 보조요법으로 항암화학요법이 많이 사용되면서 항암화학요법의 국소제어 효과에 대한 기대 때문에 방사선치료가 생략되기도 하였으나 항암화학요법만으로는 국소제어가 미흡함이 밝혀지고 덴마크의 연구와 같은 전향적 연구 결과가 나오면서 방사선치료의 필요성이 재조명되고 있다.

(1) 수술 후 방사선치료의 적응증

근치적 또는 변형 근치적 유방전절제술 후 국소재발률은 5~35%로 보고되고 있으며, 원발 병소의 크기와 액와 림프절로의 전이 유무 및 전이의 정도에 따라 재발률에 차이가 나타난다. 즉, 액와 림프절전이가 없는 경우는 국소재발률이 6%에 불과하나, 전이가 있는 경우는 국소재발률이 약 25%이다. 또한 3개 이하의 림프절전이가 있을 때는 재발률이 10~20% 내외이나, 4개 이상일 때는 재발률이 25% 이상이다. 과거 발표된 연구 결과를 토대로 2001년 미국 임상암학회에서 발표한 치료 지침에 의하면 4개 이상의 액와 림프절전이가 있는 경우는 방사선치료를 권장*recommend*하며, 액와 림프절전이가 있는 T3 종양을 가진 환자나 수술 가능한 3기 환자에게는 방사선치료를 권고*suggest*하고 있다. 하지만 액와 림프절전이가 1~3개인 T1, T2 종양에서는 아직 방사선치료를 추천할 만한 확실한 데이터가 없다고 보고하고 있다. 그러나 액와 림프절전이가 있거나 T3, T4인 폐경 전 환자들을 대상으로 시행된 덴마크의 연구와 캐나다 British Columbia randomized trial에서 국소제어율뿐만 아니라 생존율도 향상되었고, 2007년 발표된 EBCTCG 메타분석에서도 액와 림프절전이가 1~3개인 N1 환자들에서 15년 유방암 사망률이 감소하는 것을 볼 수 있었다. 또한 N1 환자 중 국소재발률이 높을 것으로 예상되는 고위험군을 찾기 위한 여러 연구들에서 40~45세 이하의 젊은 연령, 높은 조직학적 분화도, T2 이상의 큰 종양, LVSI(lympho-vascular space invasion) 양성, ER 음성군 등의 요인이 있는 환자들에서 국소재발이 높았다. 따라서 확실한 근거가 나오기 전에는 위와 같은 연구 결과를 근거로 N1 환자들에게 선택적으로 방사선치료를 하는 것이 바람직해 보이며, 림프절전이가 있거나 T3, T4인 모든 환자로 수술 후 방사선치료의 적응증을 확대 적용하여 방사선치료의 효과를 다시 검증해볼 가치가 있다. 국소재발률이 6%에 불과한 N0 환자들 중에서도 젊은 연령, LVSI 양성, 높은 조직학적 분화도, T2 병기 등의 인자들을 가진 환자들은 10% 이상의 국소재발률을 보이므로 방사선치료 적용을 고려해볼 수 있다.

(2) 전절제술 후의 방사선치료

유방전절제술 후 가장 흔한 재발 부위인 흉벽과 쇄골상부 림프절에 45~50 Gy를 5주에 걸쳐 조사하며, 필요에 따라 위험 부위에 10 Gy 정도를 추가 조사한다. 림프절전이가 없는 환자들에서는 흉벽만 치료하기도 한다. 내유림프절 치료의 필요성에 대해서는 유방보존술 시의 방사선치료에서 기술한 바와 같이 논란이 있으며 전향적 무작위 연구가 진행 중이다. 초기 유방암에서 유방보존술 후 방사선치료를 하는 경우와 달리 흉벽의 피부 선량을 충분히 조사하는 것이 중요하며, 피부 선량을 증가시키기 위해 전자선이나 조직보상체*bolus*를 사용하기도 한다. 심장이나 폐에 조사되는 선량을 최소화하면서 상당히 넓은 부위를 조사해야 하므로 세심한 치료 계획이 필요하며 CT simulation이 도움이 된다.

(3) 방사선치료의 합병증

과거에는 방사선치료 후 많은 합병증이 발생했고 사망에 이르는 치명적인 부작용도 있었지만, 최근에는 경험 축적과 치료 기술의 발달로 합병증 발생률이 급격히 감소했고, 그 정도도 경미해졌다. 유방암에 대한 방사선치료 후 생길 수 있는 합병증으로는 상완부종, 상완신경총병증, 견관절 기능장애*decreased arm mobility*, 연조직 괴사, 늑골골절, 방사선폐렴, 2차 암, 심장질환 등이 있다. 이 중 상완부종이 가장 흔히 볼 수 있는 부작용인데, 수술(액와 림프절절제술)이나 방사선치료로 인한 림프절의 소멸과 2차적인 정맥혈전증, 감염 등이 원인이라고 생각된다. 보고된 빈도는 20~25%이며, 수술만 했을 때보다 방사선치료를 추가하였을 때 발생 빈도가 증가한다. 또한 액와 부위에 방사선치료만 했을 때는 상완부종의 빈도가 4%지만, 액와 림프절절제술 후 방사선치료를 하면 13%의 빈도를 보인다.

방사선폐렴은 방사선치료 후 1~3개월에 나타나는 초기 폐렴기*early degenerative pneumonic phase*와 3~7개월에 진행되는 후기 섬유화기*late regenerative phase of scarring or fibrosis*의 형태로 나타난다. 폐렴기 때는 흉부 X선 사진상 폐렴과 같은 음영이 방사선이 조사된 부위에 나타나며 기침, 가래, 호흡 곤란, 발열 등이 나타날 수 있다. 증상이 없이 X선 사진 소견만 있는 경우가 대부분이며, 증상이 있더라도 2~3개월 내에 없어지고 더 이상 임상적으로 문제가 되지 않는다. 그러나 방사선이 조사된 폐의 용적이 넓고 방사선량이 많은 경우는 3~6주에도 폐렴이 나타날 수 있으며, 증상이 심해서 부신피질호르몬, 항생제 등으로 치료해야 하는 경우도 있다. 기술한 바와 같은 발전된 치료 방법으로 치료한 경우 임상적으로 증상이 나타

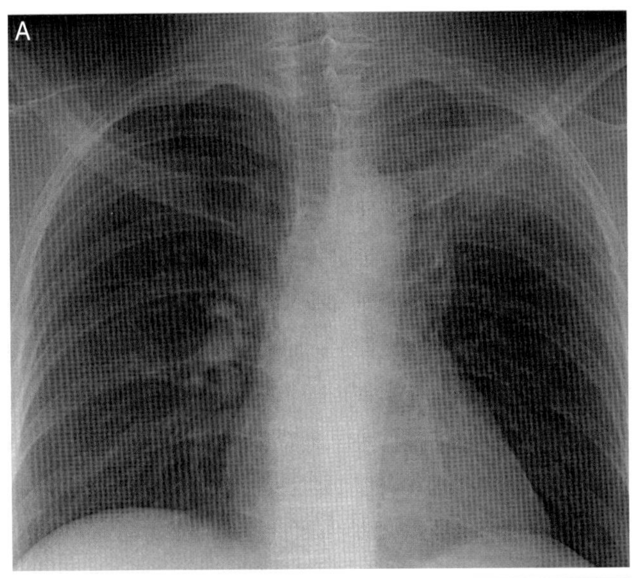

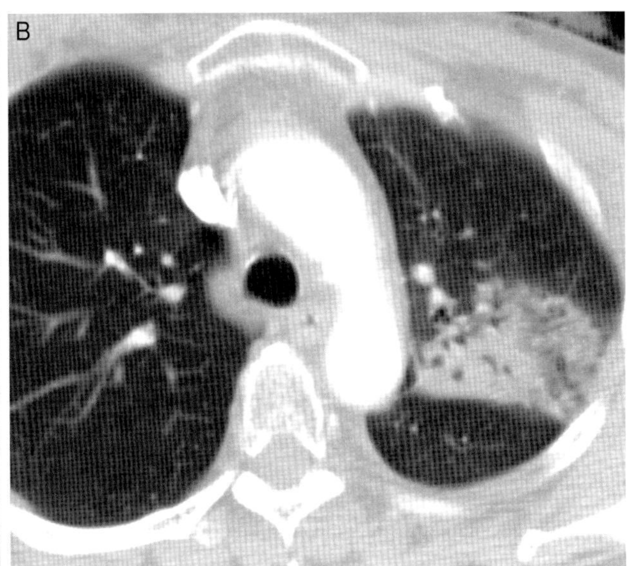

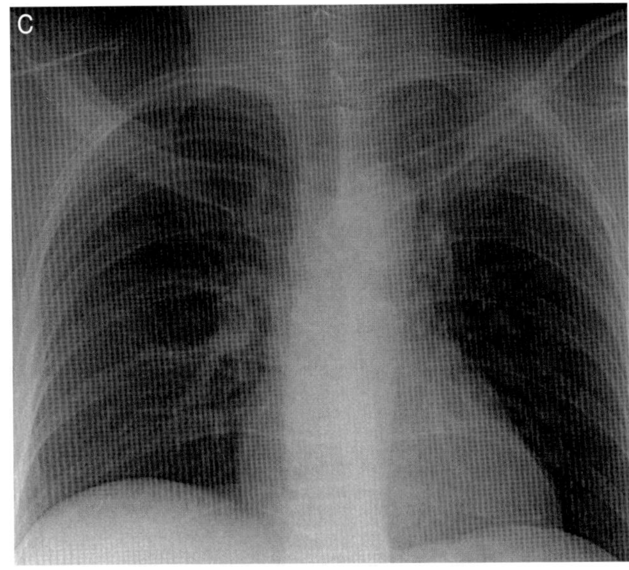

그림 11-5. 유방전절제술 후 방사선치료로 발생한 방사선폐렴. A. 방사선치료 후 1개월 째 흉부 X선 사진. 왼쪽 폐 상부에 폐렴성 음영이 보인다. B. 같은 시기의 CT 사진. C. 방사선치료 4개월째 흉부 X선 사진. 폐렴 음영이 사라지고 경미한 섬유화 변화만 있다.

나는 방사선폐렴은 매우 드물지만, 쇄골상부 림프절 치료를 위한 조사야에 폐의 상부가 포함되므로 이 부위에 폐렴 음영이나 섬유화 소견이 보이는 것은 흔한 일이다. 이 소견은 우리나라에 많은 폐결핵과 구별되지 않으므로 폐결핵으로 오인하고 치료하는 일이 없도록 감별 진단에 유의해야 한다(그림 11-5).

방사선에 의한 상완신경총병증은 어깨 부위의 통증, 상완과 손의 감각 과민, 쇠약 증상을 보이는데, 종양에 의한 상완신경총병증과 감별해야 한다. 약 1%의 발생 빈도를 보이는데, 액와 부위에 50 Gy 이상 조사했거나 항암화학요법을 병행했을 때 빈도가 높아진다. 최근의 방사선치료에서는 액와 부위를 방사선 조사 영역에 포함시키는 경우가 많지 않고 50 Gy 이상 조사하는 경우도 적으므로 방사선에 의한 상완신경총병증은 매우 드물다. 따라서 상완신경총병증이 있을 때는 우선 암의 재발을 의심해야 한다. 연조직 괴사 역시 통상적인 분할조사법(하루 1.8~2 Gy씩, 주 9~10 Gy 조사)으로 50 Gy 정도 조사하면 거의 생기지 않는다.

3. 국소진행성 유방암에 대한 방사선치료

전신성 전이는 없으나 국소적으로 암이 진행되어 있는 경우, 즉 임상적 병기 T3, T4, N2, N3 환자들은 수술적 절제가 가능해도 전이를 많이 일으키기 때문에 예후가 좋지 않다. 따라서 이미 전신적인 질환으로 보고 수술하기 전에 항암화학요법을 먼저 시행함으로써 원발 병변을 축소시켜 수술적 절제를 용이하게 할 뿐 아니라 전신적 현미경적 전이를 제어한다. 항암화학요법을 먼저 시행한 후 치료에 대한 반응을 평가하여 유방보존술이나 유방전절제술을 시행하고 수술 후 방사선치료를 해야 한다. 수술 후 병리학적 완전관해를 보인 환자들도 방사선치료가 반드시 필요하다. 방사선치료는 흉벽과 남아 있는 유방조직, 내유 림프절을 포함한 주변 림프절을 모두 포함하여 치료한다. 항암화학요법에 반응이 없어서 수술하지 못하는 경우에는 통증 등 증상 완화를 목적으로 방사선치료를 할 수 있다.

4. 국소재발 유방암에 대한 방사선치료

근치적 또는 변형 근치적 유방전절제술 후 항암화학요법을 시행하더라도 방사선치료를 하지 않으면 5~35%의 국소재발이 있을 수 있다. 유방암에서 국소재발이란 유방이 제거된 흉벽과 주변 림프절에서의 재발을 말하는데, 흉벽에서 재발하는 경우가 가장 흔하다. 주변 림프절은 액와 림프절, 쇄골상부 림프절, 내유 림프절을 말하는데, 액와 림프절절제술을 제대로 했을 때는 액와 림프절에서 재발하는 경우가 매우 드물고, 원발 병소가 유방의 내측에 있었을 때는 수술 당시 액와 림프절전이가 없었다 하더라도 내유 림프절에서 재발하는 경우를 드물지 않게 볼 수 있다. 국소재발한 유방암을 방사선치료하였을 때 5년 국소제어율은 43~62%, 5년 생존율은 35~82%, 10년 생존율은 26~62%로 보고되고 있다. 국소제어에 가장 중요한 요인은 방사선치료를 할 때 남아 있는 재발암의 크기이므로, 흉벽에서 재발한 경우 수술이 가능한 병변이면 수술로 종괴를 제거하고 방사선치료를 해야 한다. 따라서 재발의 형태가 수술로 제거하기 용이해야 국소제어가 될 가능성이 높으며, 염증성*inflammatory-type*의 재발 형태는 국소제어가 힘들다. 방사선치료의 범위는 재발한 부위뿐만 아니라 전체 흉벽과 주변 림프절, 즉 유방절제술 후 보조요법으로 시행되는 방사선치료와 같은 방법으로 치료해야 추가적인 국소재발 가능성을 방지할 수 있다고 권장된다. 이미 방사선치료를 받았던 환자에서 재발한 경우 전체 흉벽을 재치료하면 합병증 발생 확률이 높으므로 항암화학요법과 함께 제한된 범위의 방사선치료를 한다.

5. 전이성 유방암에 대한 방사선치료

유방암은 다른 암에 비하여 비교적 만성적인 질환이다. 특히 최근에는 항암화학요법과 호르몬요법의 발달로 생존기간이 길어짐으로써 환자들의 삶의 질을 향상시키기 위한 고식적 치료의 중요성이 강조되고 있다. 유방암은 특히 뼈에 광범위하게 전이하는 경우가 많으며 뇌에도 전이가 잘 되는데, 방사선치료는 뼈와 뇌의 전이암에 효과적인 치료 방법 중 하나로서 큰 역할을 한다.

유방암 환자에서 골전이가 발견되는 경우는 증상이 있는 경우와 없는 경우, 또 유방암 진단을 받기 전과 후 등 여러 임상적인 상황이 있고, 골전이의 범위와 뼈 파괴의 진행 정도, 유방암의 전신 진행 정도, 수행 상태 등 많은 요인들을 고려하여 어떤 환자들을 언제 어떻게 적절하게 치료할 것인지를 결정해야 한다. 특히 최근에는 MRI나 PET 등으로 증상이 없는 골전이들이 많이 발견되고 있으며 비스포스포네이트 같은 약제, 경피적 척추후굴풍선복원술*kyphoplasty* 같은 수술 등 치료 방법이 예전보다 다양해졌으므로 더 적극적인 다학제적 접근이 필요하다. 전통적으로 골전이로 인한 통증을 완화하기 위하여, 또는 병적 골절이나 척수신경 압박을 예방하기 위하여 외부 방사선조사가 시행되었고 60~70%의 반응률을 보였다. 방사선치료의 범위나 조사량, 조사 기간 등은 환자들의 전이 정도, 전신 수행 상태, 예견되는 생존기간 등을 종합적으로 평가하여 정한다. 통상적으로 3 Gy씩 10번, 4~5 Gy씩 5번 조사하는 방법이 많이 사용되고 있으나, 장기 생존이 예상되는 경우는 기간을 오래 잡고 고선량을 조사하기도 하며 전신 수행 상태가 좋지 않은 경우는 8 Gy 한 번으로 치료를 끝내기도 한다. 최근에는 광범위하지 않은 척추전이 등 작은 크기의 골전이에 대하여 신속한 통증 완화를 유도하고 장기간 관해를 유지하도록 방사선수술*radiosurgery*을 시행하기도 한다.

유방암이 뇌에 전이된 경우는 전이암의 개수와 크기, 위치, 전신 질환 유무 등을 고려하여 수술, 전뇌 조사*whole brain irradiation*, 방사선수술이 다양하게 적용되고 있다. 즉, 뇌로 전이된 암이 한 개이고 전신 질환이 잘 제어되고 있는 상태라면 수술로 종괴를 제거하거나 방사선수술을 하고 전뇌 조사를 2주에 걸쳐 25~30 Gy 시행하는 것이 권장된다. 또한 전이암이 4개 이하이고 수행 상태가 좋고 전신 질환이 양호하면 전뇌 조사 후 방사선수술 또는 방사선수술 단독으로 치료한다. 방사선수술 후 전뇌 조사를 추가하는 경우 뇌독성이 증가할 우려도 있지만, 추가 뇌전이를 감소시킴으로써 전이암으로 인한 인지

기능 장애를 방지하는 효과가 있다. 따라서 어떤 환자군에서 방사선수술만 하고 전뇌 조사를 하지 않아도 되는지에 대해서는 지속적인 연구가 필요하다. 전이암의 숫자가 많거나, 전신 질환이 진행되고 있거나, 뇌수막을 따라 전이된 경우*leptomeningeal carcinomatosis* 등은 전뇌 조사만 고려한다.

참고문헌

1. 김성배, 김우건, 노우철, 박희숙, 백남선, 안세현 등. 유방암의 전신적 보조요법 In: 한국유방암학회 편. 유방학 제2판, 대한민국, 일조각 2005, p.472-531.
2. 보건복지가족부: 국가암등록사업 연례 보고서(2007년 암발생, 2007년 암유병, 1993~2007년 암생존 현황), 2009.
3. 최국진, 김효진 서현숙. 유방암 In: 박재갑, 박찬일, 김노경 편저 종양학 일조각, 2003, p.556-585.
4. Albain KS, Nag SM, Calderillo-Ruiz G, Jordaan JP, Llombart AC, Pluzanska A, et al. Gemcitabine plus paclitaxel versus paclitaxel monotherapy in patients with metastatic breast cancer and prior anthracycline treatment. J Clin Oncol 2008;26:3950-7.
5. Amir E, Freedman OC, Seruga B, Evans DG. Assessing women at high risk of breast cancer: A review of risk assessment models. J Natl Cancer Inst 2010;102:680-91.
6. Ansari B, Ogston SA, Purdie CA, Adamson DJ, Brown DC, Thompson AM. Meta-analysis of sentinel node biopsy in ductal carcinoma in situ of the breast. Br J Surg 2008;95:547-54.
7. Aoyama H, Shirato H, Tago M, Nakagawa K, Toyoda T, Hatano K, et al. Stereotactic radiosurgery plus whole-brain radiation therapy vs stereotactic radiosurgery alone for treatment of brain metastases: a randomized controlled trial. JAMA 2006;295(21):2483-2491.
8. Aoyama H, Tago M, Kato N, Toyoda T, Kenjyo M, Hirota S, et al. Neurocognitive function of patients with brain metastasos who received either whole brain radiotherapy plus stereotactic radiosurgery or radiosurgery alone. Int J Radiat Oncol Biol Phys 2007;68(5):1388-1395.
9. Arimidex, Tamoxifen, Alone or in Combination(ATAC) Trialists' Group, Forbes JF, Cuzick J, Buzdar A, Howell A, Tobias JS, et al. Effect of anastrozole and tamoxifen as adjuvant treatment for early-stage breast cancer: 100-month analysis of the ATAC trial Lancet Oncol. 2008;9:45-53.
10. Bartelink H, Horiot JC, Poortmans PM, Struikmans H, Van den Bogaert W, Fourquet A, et al. Impact of higher radiation dose on local contral and survival in breast-conserving therapy of early breast cancer: 10 year results of the randomized boost versus no boost EORTC 22881-10882 trial. J Clin Oncol 2007;25:3259-3265.
11. Baselga J, Roche H, Costa F, et al. SOLTI-0701: A Multinational Double-Blind, Randomized Phase 2b Study Efficacy and Safety of Sorafenib Compared to Placebo When Administered in Combination with Capecitabine in Patients with Locally Advanced or Metastatic Breast Cancer (BC). [abstract 45] 2009 San Antonio Breast Cancer Symposium. San Antonio, TX, 2009.
12. Boccardo F, Rubagotti A, Puntoni M, Guglielmini P, Amoroso D, Fini A, et al. Switching to anastrozole versus continued tamoxifen treatment of early breast cancer: preliminary results of the Italian Tamoxifen Anastrozole Trial. J Clin Oncol 2005;23:5138-5147.
13. Bonneterre J, Thurlimann B, Robertson JF, Krzakowski M, Mauriac L, Koralewski P, et al. Anastrozole versus tamoxifen as first-line therapy for advanced breast cancer in 668 postmenopausal women: results of the Tamoxifen or Arimidex Randomized Group Efficacy and Tolerability study. J Clin Oncol 2000;18:3748-57.
14. Burstein HJ, Harris JR, Morrow M. Cancer of Breast. In: DeVitaVT, Lawrence TS, Rosenberg SA, eds. Cancer : Principles & practice of oncology. 8th ed. Philadelphia: Wolters Kluwer, Lippincott Williams & Wilkins; 2008. p.1606-1654.
15. Burstein HJ, Storniolo AM, Franco S, Forster J, Stein S, Rubin S, et al. A phase II study of lapatinib monotherapy in chemotherapy-refractory HER2-positive and HER2-negative advanced or metastatic breast cancer. Ann Oncol 2008;19:1068-74.
16. Buzdar A, Douma J, Davidson N, Elledge R, Morgan M, Smith R, et al. Phase III, multicenter, double-blind, randomized study of letrozole, an aromatase inhibitor, for advanced breast cancer versus megestrol acetate J Clin Oncol 2001;19:3357-66.
17. Buzdar AU, Jonat W, Howell A, Jones SE, Blomqvist CP, Vogel CL, et al. Anastrozole versus megestrol acetate in the treatment of postmenopausal women with advanced breast carcinoma: results of a survival update based on a combined analysis of data from two mature phase III trials. Arimidex Study Group. Cancer 1998;83:1142-52.
18. Cabioglu N, Hunt KK, Buchholz TA, Mirza N, Singletary SE, Kuerer HM, et al. Improving local control with breast-conserving therapy: a 27-year single-institution experience. Cancer 2005;104:20-29.
19. Carlson RW, Anderson BO, Burstein HJ, Carter WB, Edge SB, Farrar WB, et al. Invasive breast cancer. J Natl Compr Canc Netw 2007;5:246-312.
20. Chan S, Romieu G, Huober J, Delozier T, Tubiana-Hulin M, Schneeweiss A, et al. Phase III study of gemcitabine plus docetaxel compared with capecitabine plus docetaxel for anthracycline-pretreated patients with metastatic breast cancer. J Clin Oncol 2009;27:1753-60.
21. Chia S, Gradishar W, Mauriac L, Bines J, Amant F, Federico M, et al. Double-blind, randomized placebo controlled trial of fulvestrant compared with exemestane after prior nonsteroidal aromatase inhibitor therapy in postmenopausal women with hormone receptor-positive,

advanced breast cancer: results from EFECT. J Clin Oncol 2008;26:1664-70.
22. Chlebowski RT, Kuller LH, Prentice RL, Stefanick ML, Manson JE, Gass M, et al. Breast cancer after use of estrogen plus progestin in postmenopausal women. N Engl J Med 2009;360:573-87.
23. Chow E, Harris K, Fan G, Tsao M, Sze WM. Palliative radiotherapy trials for bone metastases: a systematic review. J Clin Oncol 2007;25(11):1423-1436.
24. Clarke M, Collins R, Darby S, Davies C, Elphinstone P, Evans E, et al. Effects of radiotherapy and of differences in the extent of surgery for early breast cancer on local recurrence and 15-year survival: An overview of the randomised trials. Lancet 2005;366:2087-106.
25. Clinical Practice Guidelines in Oncology. v.1.2010. Breast cancer, (updated 2010 May) at Available from: https://subscriptions.nccn.org/login.aspx. date 2010-05-02
26. Colleoni M, Zahrieh D, Gelber RD, Holmberg SB, Mattsson JE, Rudenstam CM, et al. Site of primary tumor has a prognostic role in operable breast cancer: The international breast cancer study group experience. J Clin Oncol 2005;23:1390-400.
27. Coombes RC, Hall E, Gibson LJ, Paridaens R, Jassem J, Delozier T, et al. A randomized trial of exemestane after two to three years of tamoxifen therapy in post-menopausal women with primary breast cancer. N Engl J Med 2004;350:1081-1092.
28. Cox A, Dunning AM, Garcia-Closas M, Balasubramanian S, Reed MW, Pooley KA, et al; Kathleen Cunningham Foundation Consortium for Research into Familial Breast Cancer; Breast Cancer Association Consortium. A common coding variant in casp8 is associated with breast cancer risk. Nat Genet 2007;39(3):352-8.
29. Cuzick J, Stewart H, Peto R, Fisher B, Kaae S, Johansen H, et al. Overview of randomized trials of post-operative adjuvant radiotherapy in breast cancer. Cancer Treat Rep 1987;71:15-29.
30. Cuzick J, Stewart H, Rutqvist L, Houghton J, Edwards R, Redmond C, et al. Cause-specific mortality in long term survivors of breast cancer who participated in trials of radiotherapy. J Clin Oncol 1994;12:447.
31. Doyle AJ, Murray KA, Nelson EW, Bragg DG. Selective use of image-guided large-core needle biopsy of the breast: Accuracy and cost-effectiveness. AJR Am J Roentgenol 1995;165:281-4.
32. Early Breast Cancer Trialists Collaborative Group. Effects of chemotherapy and hormonal therapy for early breast cancer on recurrence and 15-yr survival: an overview of the randomized trials. Lancet 2005;365:1687-1717.
33. Early Breast Cancer Trialists' Collaborative Group. Effects of radiotherapy and of differences in the extent of surgery for early breast cancer on local recurrence and 15 year survival: an overview of the randomized trials. Lacet 2005:366:2087-2106.
34. Easton DF, Pooley KA, Dunning AM, Pharoah PD, Thompson D, Ballinger DG, et al. Genome-wide association study identifies novel breast cancer susceptibility loci. Nature 2007;447:1087.
35. Effects of radiotherapy and of differences in the extent of surgery for early breast cancer on local recurrence and 15-year survival: an oveview of the randomized trials. Early Breast Cancer Trialists' Collaborative Group. Lancet 2005;366:2087-2106.
36. Ferlay J, Bray F, Pisani P, Parkin DM. Globocan 2002: Cancer incidence, mortality and prevalence worldwide. IARC cancerbase 2004;5:2.0.
37. Fisher B, Anderson S, Bryant J, Margolese RG, Deutsch M, Fisher ER, et al. Twenty-year follow-up of a randomized trial comparing total mastectomy, lumpectomy, and lumpectomy plus irradiation for the treatment of invasive breast cancer. N Engl J Med 2002;347:1233-1241.
38. Fisher B, Dignam J, Wolmark N, DeCillis A, Emir B, Wickerham DL, et al. Tamoxifen and chemotherapy for lymph node-negative, estrogen receptor-positive breast cancer. J Natl Cancer Inst. 1997;89:1673-1682.
39. Foulkes W. Inherited susceptibility to common cancers. N Engl J Med 2008;359:2143.
40. Geyer CE, Forster J, Lindquist D, Chan S, Romieu CG, Pienkowski T, et al. Lapatinib plus capecitabine for HER2-positive advanced breast cancer. N Engl J Med 2006;355(26):2733.
41. Goldhirsch A, Ingle JN, Gelber RD, Coates AS, Thurlimann B, Senn HJ; Panel members. Thresholds for therapies : highlights of the St Gallen International Expert Consensus on the primary therapy of early breast cancer. Ann Oncol 2009;20:1319-29.
42. Goss PE, Ingle JN, Martino S, Robert NJ, Muss HB, Piccart MJ, et al. A randomized trial of letrozole in post-menopausal women after five years of tamoxifen therapy for early-stage breast cancer. N Engl J Med 2003;349:1793-1802.
43. Gradishar WJ, Krasnojon D, Cheporov S, Makhson AN, Manikhas GM, Clawson A, et al. Significantly longer progression-free survival with nab-paclitaxel compared with docetaxel as first-line therapy for metastatic breast cancer. J Clin Oncol. 2009;27:3611-9.
44. Gradishar WJ, Tjulandin S, Davidson N, Shaw H, Desai N, Bhar P, et al. Phase III trial of nanoparticle albuminbound paclitaxel compared with polyethylated castor oil-based paclitaxel in women with breast cancer. J Clin Oncol 2005;23:7794-803.
45. Halverson KJ, Perez CA, Kuske RR, Garcia DM, Simpson JR, Fineberg B. Isolated local regional recurrence of breast cancer following mastectomy: radiotherapeutic management. Int J Radiat Oncol Biol Phys 1990;19:851-858.
46. Hardy J, Singleton A. Genomewide association studies and human disease. N Engl J Med 2009;360:1759-68.
47. Hardy J, Singleton A. Genomewide association studies and human disease. N Engl J Med 2009;360:1759-68.

48. Hartmann LC, Schaid DJ, Woods JE, Crotty TP, Myers JL, Arnold PG, et al. Efficacy of bilateral prophylactic mastectomy in women with a family history of breast cancer. N Engl J Med 1999;340:77-84.
49. Hortobagyi GN, Theriault RL, Porter L, Blayney D, Lipton A, Sinoff C, et al. Efficacy of pamidronate in reducing skeletal complications in patients with breast cancer and lytic bone metastases. N Engl J Med 1996;335:1785-91.
50. Howell A, Cuzick J, Baum M, Buzdar A, Dowsett M, Forbes JF, et al; ATAC Trialists' Group. Results of the ATAC (Arimidex, Tamoxifen, Alone or in Combination) trial after completion of 5 years' adjuvant treatment for breast cancer. Lancet 2005;365:60-2.
51. Howell A, Robertson JF, Abram P, Lichinitser MR, Elledge R, Bajetta E, et al. Comparison of fulvestrant versus tamoxifen for the treatment of advanced breast cancer in postmenopausal women previously untreated with endocrine therapy: a multinational, double-blind, randomized trial. J Clin Oncol 2004;22:1605-13.
52. Jakesz R, Jonat W, Gnant M, Mittlboeck M, Greil R, Tausch C, et al; ABCSG and the GABG. Switching of post-menopausal women with endocrine-responsive early breast cancer to anastrozole after 2 years' adjuvant tamoxifen: combined results of ABCSG trial 8 and ARNO 95 trial. Lancet 2005;366:455-462.
53. Jonat W, Gnant M, Boccardo F, Kaufmann M, Rubagotti A, Zuna I, et al. Effectiveness of switching from adjuvant tamoxifen to anastrozole in postmenopausal women with hormone-sensitive early-stage breast cancer: a meta-analysis. Lancet Oncol 2006;7:991-6.
54. Jonat W, Kaufmann M, Sauerbrei W, Blamey R, Cuzick J, Namer M, et al; Zoladex Early Breast Cancer Research Association Study. Goserelin versus cyclophosphamide, methotreaxate, fluorouracil as adjuvant therapy in premenopausal patients with node-positive breast cancer: The Zoladex Early Breast Cancer Research Association study. J Clin Oncol 2002;20:4628-4635.
55. Jones S, Holmes FA, O'Shaughnessy J, Blum JL, Vukelja SJ, McIntyre KJ, et al. Docetaxel with cyclophosphamide is associated with an overall survival benefit compared with doxorubicin and cyclophosphamide: 7-year follow-up of US Oncology Research Trial 9735. J Clin Oncol 2009;27:1177-1183.
56. Jones SE, Erban J, Overmoyer B, Budd GT, Hutchins L, Lower E, et al. Randomized phase III study of docetaxel compared with paclitaxel in metastatic breast cancer. J Clin Oncol 2005;23:5542-5551.
57. Katipamula R, Degnim AC, Hoskin T, Boughey JC, Loprinzi C, Grant CS, et al. Trends in mastectomy rates at the mayo clinic rochester: Effect of surgical year and pre-operative magnetic resonance imaging. J Clin Oncol 2009;27:4082-8.
58. Kauff ND, Domchek SM, Friebel TM, Robson ME, Lee J, Garber JE, et al. Risk-reducing salpingo-oophorectomy for the prevention of brca1- and brca2-associated breast and gynecologic cancer: A multicenter, prospective study. J Clin Oncol 2008;26:1331-7.
59. Kauff ND, Satagopan JM, Robson ME, Scheuer L, Hensley M, Hudis CA, et al. Risk-reducing salpingo-oophorectomy in women with a brca1 or brca2 mutation. N Engl J Med 2002;346:1609-15.
60. Kaufman B, Mackey JR, Clemens MR, Bapsy PP, Vaid A, Wardley A, et al. Trastuzumab plus anastrozole versus anastrozole alone for the treatment of postmenopausal women with human epidermal growth factor receptor 2-positive, hormone receptor-positive metastatic breast cancer: results from the randomized phase III TAnDEM study. J Clin Oncol 2009;27:5529-37.
61. Kaufmann M, Jonat W, Blamey R, Cuzick J, Namer M, Fogelman I, et al; Zoladex Early Breast Cancer Research Association (ZEBRA) Trialists' Group. Survival analyses from the ZEBRA study. Goserelin(Zoladex) versus CMF in premenopausal women with node-positive breast cancer. Eur J Cancer 2003;39:1711-1717.
62. Kaufmann M, Jonat W, Hilfrich J, Eidtmann H, Gademann G, Zuna I, et al. Improved overall survival in post-menopausal women with early breast cancer after anastrozole initiated after treatment with tamoxifen compared with continued tamoxifen: the ARNO 95 Study. J Clin Oncol 2007;25:2664-70.
63. Key T, Appleby P, Barnes I, Reeves G; Endogenous Hormones and Breast Cancer Collaborative Group. Endogenous sex hormones and breast cancer in postmenopausal women: Reanalysis of nine prospective studies. J Natl Cancer Inst 2002;94:606.
64. Kim MY, Oskarsson T, Acharyya S, Nguyen DX, Zhang XH, Norton L, et al. Tumor self-seeding by circulating cancer cells. Cell 2009;139:1315-26.
65. Kim Y, Choi JY, Lee KM, Park SK, Ahn SH, Noh DY, et al. Dose-dependent protective effect of breast-feeding against breast cancer among ever-lactated women in korea. Eur J Cancer Prev 2007;16:124.
66. Krag DN, Anderson SJ, Julian TB, Brown AM, Harlow SP, Ashikaga T, et al; National Surgical Adjuvant Breast and Bowel Project. Technical outcomes of sentinel-lymph-node resection and conventional axillary-lymph-node dissection in patients with clinically node-negative breast cancer: Results from the nsabp b-32 randomised phase iii trial. Lancet Oncol 2007;8:881-8.
67. La Vecchia C. The pill and cancer. Eur J Cancer Prev 2000;9:219-21.
68. Lee JW, Han W, Ko E, Cho J, Kim EK, Jung SY, et al. Sonographic lesion size of ductal carcinoma in situ as a preoperative predictor for the presence of an invasive focus. J Surg Oncol 2008;98:15-20.
69. Lee KS, Chung HC, Im SA, Park YH, Kim CS, Kim SB, et al. Multicenter phase II trial of Genexol-PM, a Cremophor-free, polymeric micelle formulation of paclitaxel, in patients with metastatic breast cancer. Breast Cancer Res Treat 2008;108:241-50.

70. Luini A, Galimberti V, Gatti G, Arnone P, Vento AR, Trifiro G, et al. The sentinel node biopsy after previous breast surgery: Preliminary results on 543 patients treated at the european institute of oncology. Breast Cancer Res Treat 2005;89:159-63.
71. Marty M, Cognetti F, Maraninchi D, Snyder R, Mauriac L, Tubiana-Hulin M, et al. Randomized phase II trial of the efficacy and safety of trastuzumab combined with docetaxel in patients with human epidermal growth factor receptor 2-positive metastatic breast cancer administered as first-line treatment: the M77001 study group. J Clin Oncol 2005;23:4265-74.
72. McTiernan A, Chlebowski RT, Martin C, Peck JD, Aragaki A, Pisano ED, et al. Conjugated equine estrogen influence on mammographic density in postmenopausal women in a substudy of the women's health initiative randomized trial. J Clin Oncol 2009;27:6135-43.
73. Milanese TR, Hartmann LC, Sellers TA, Frost MH, Vierkant RA, Maloney SD, et al. Age-related lobular involution and risk of breast cancer. J Natl Cancer Inst 2006;98:1600-7.
74. Miles DW, Chan A, Romieu G, et al. Final Overall Survival Results from the Randomised, Double-Blind, Placebo-Controlled, Phase III AVADO Study of Bevacizumab (BV) Plus Docetaxel (D) Compared with Placebo (PL) Plus D for the First-Line Treatment of Locally Recurrent (LR) or Metastatic Breast Cancer (mBC) [abstract 41], The 2009 San Antonio Breast Cancer Symposium. San Antonio, TX 2009.
75. Miller K, Wang M, Gralow J, Dickler M, Cobleigh M, Perez EA, et al. Paclitaxel plus bevacizumab versus paclitaxel alone for metastatic breast cancer. N Engl J Med 2007;357:2666-76.
76. Miller KD, Chap LI, Holmes FA, Cobleigh MA, Marcom PK, Fehrenbacher L, et al. Randomized phase III trial of capecitabine compared with bevacizumab plus capecitabine in patients with previously treated metastatic breast cancer. J Clin Oncol 2005;23:792-9.
77. Moon HG, Han W, Noh DY. Comparable survival between pn0 breast cancer patients undergoing sentinel node biopsy and extensive axillary dissection: A report from the korean breast cancer society. J Clin Oncol 2010;28:1692-9.
78. Moon HG, Han W, Noh DY. Underweight and breast cancer recurrence and death: A report from the korean breast cancer society. J Clin Oncol 2009;27:5899-905.
79. Nabholtz JM, Buzdar A, Pollak M, Harwin W, Burton G, Mangalik A, et al. Anastrozole is superior to tamoxifen as first-line therapy for advanced breast cancer in postmenopausal women: results of a North American multicenter randomized trial. Arimidex Study Group. J Clin Oncol 2000; 18:3758-67.
80. Nabholtz JM, Falkson C, Campos D, Szanto J, Martin M, Chan S, et al; TAX 306 Study Group. Docetaxel and doxorubicin compared with doxorubicin and cyclophosphamide as first-line chemotherapy for metastatic breast cancer: results of a randomized, multicenter, phase III trial. J clin Oncol 2003;21:968-975.
81. Norton L, Slamon D, Leyland-Jones B, Wolter J, Fleming T, Eirmann W, et al. Overall survival advantage to simultaneous chemotherapy plus humanized anti-HER 2 monoclonal antibody Herceptin in Her 2-overexpressing metastaic breast cancer. Cancer 1998;83:1142.
82. Osborne CK, Pippen J, Jones SE, Parker LM, Ellis M, Come S, et al. Double-blind, randomized trial comparing the efficacy and tolerability of fulvestrant versus anastrozole in postmenopausal women with advanced breast cancer progressing on prior endocrine therapy: results of a North American trial. J Clin Oncol 2002;20: 3386-95.
83. O'Shaughnessy J, Miles D, Vukelja S, Moiseyenko V, Ayoub JP, Cervantes G, et al. Superior survival with capecitabine plus docetaxel combination therapy in anthracycline-pretreated patients with advanced breast cancer: phase III trial results. J Clin Oncol. J. Clin Oncol 2002;20:2812-2823. 85. Overgaard M, Hansen PS, Overgaard J, Rose C, Andersson M, Bach F, et al. Post-opeative radiotherapy in high-risk premenopausal women with breast cancer who receive adjuvant chemotherapy. Danish Breast Cancer Cooperative Group 82b Trial. N Engl J Med 1997;337:949-55.
84. Overgaard M, Jensen M, Overgaard J, Hansen PS, Rose C, Andersson M, et al. Postoperative radiotherapy in high-risk postmenopausal breast-cancer patients given adjuvant tamoxifen. Danish Breast Cancer Cooperative Group DBCG 82c randomized trial. Lancet 1999;353: 1641-1648.
85. Paik S, Shak S, Tang G, et al. Genomic health 21 gene panel predicts benefit from chemotherapy- results from NSABP B-14 and B-20 (abstract). Presented at the 2004 San Antonio Breast Cancer Symposium, San Antonio, TX, December 2004.
86. Paik S, Shak S, Tang G, Kim C, Baker J, Cronin M, et al. A multigene assay to predict recurrence of tamoxifen-treated, node-negative breast cancer. N Engl J Med 2004; 351:2817.
87. Patchell RA, Tibbs PA, Regine WF, Dempsey RJ, Mohiuddin M, Kryscio RJ, et al. Postoperative radiotherapy in the treatment of single metastases to the brain: a randomized trial JAMA 1998;280(17):1485-1489.
88. Perez EA, Lerzo G, Pivot X, Thomas E, Vahdat L, Bosserman L, et al. Efficacy and safety of ixabepilone (BMS-247550) in a phase II study of patients with advanced breast cancer resistant to an anthracycline, a taxane, and capecitabine. J Clin Oncol 2007;25:3407-14.
89. Perez EA, Romond EH, Jeong J, Davidson NE, Geyer CE, Martino S, et al. Updated results of the combined analysis of NCCTG N9831 and NSABP B-31 adjuvant chemotherapy with/without trastuzumab in patients with HER2-positive breast cancer. J Clin Oncol 2007;24:18S(abstract 512).

90. Pharoah PD, Antoniou AC, Easton DF, Ponder BA. Polygenes, risk prediction, and targeted prevention of breast cancer. N Engl J Med 2008;358:2796.
91. Piccart-Gebhart MJ, HERA trial study team. Trastuzumab after adjuvant chemotherapy in HER2-positive breast cancer. N Engl J Med 2005;353:1659-1672.
92. Polgar C, Van Limbergen E, Potter R, Kovacs G, Polo A, Lyczek J, et al; GEC-ESTRO breast cancer working group. Patient sselection for accelerated partial-breast irradiation (APBI) after breast-conserving surgery: Recommendations of the Groupe Europeen de Curietherapie-European Society for Therapeutic Radiation Oncology(GEC-ESTRO) breast cancer working group based on clinical evidence (2009). Radiother Oncol 2010;94:264-273.
93. Rabinovitch R, Kavanagh B. Double helix of breast cancer therapy: Intertwining the halsted and fisher hypotheses. J Clin Oncol 2009;27:2422-3.
94. Ragaz J, Olivotto IA, Spinelli JJ, Phillips N, Jackson SM, Wilson KS, et al. Locoregional radiation therapy in patients with high-risk breast cancer receiving adjuvant chemotherapy: 20 year results of the British Columbia randomized trial. J Natl Cancer Inst 2005;97:116-126.
95. Rapiti E, Verkooijen HM, Vlastos G, Fioretta G, Neyroud-Caspar I, Sappino AP, et al. Complete excision of primary breast tumor improves survival of patients with metastatic breast cancer at diagnosis. J Clin Oncol 2006;24:2743.
96. Rivera E, Holmes FA, Buzdar AU, Asmar L, Kau SW, Fraschini G, et al. Fluorouracil, doxorubicin, and cyclophosphamide followed by tamoxifen as adjuvant treatment for patients with stage IV breast cancer with no evidence of disease. Breast J 2002;8:2.
97. Robert NJ, Dieras V, Glaspy J, Brufsky AM, Bondarenko I, Lipatov ON, et al. RIBBON-1: Randomized, double-blind, placebo-controlled, phase IIItrial of chemotherapy with or without bevacizumab(B) for first-line treatment of HER2-negative locally recurrent or metastatic breast cancer(MBC). [abstract 1005], 2009 ASCO Annual Meeting. Orlando, FL, 2009, pp 42s.
98. Robertson JF, Osborne CK, Howell A, Jones SE, Mauriac L, Ellis M, et al. Fulvestrant versus anastrozole for the treatment of advanced breast carcinoma in postmenopausal women: a prospective combined analysis of two multicenter trials. Cancer 2003;98:229-38.
99. Roche H, Fumoleau P, Spielmann M, Canon JL, Delozier T, Serin D, et al. Sequential adjuvant epirubicin-based and docetaxel chemotherapy for node-positive breast cancer patients: the FNCLCC PACS 01 Trial. J Clin Oncol 2006;24:5664-71.
100. Roche H, Yelle L, Cognetti F, Mauriac L, Bunnell C, Sparano J, et al. Phase II clinical trial of ixabepilone (BMS-247550), an epothilone B analog, as first-line therapy in patients with metastatic breast cancer previously treated with anthracycline chemotherapy. J Clin Oncol 2007;25:3415-20.
101. Romond EH, Perez EA, Bryant J, Suman VJ, Geyer CE Jr, Davidson NE, et al. Trastuzumab plus adjuvant chemotherapy for operable HER2-positive breast cancer. N Engl J Med 2005;353:1673-84.
102. Rosen LS, Gordon DH, Dugan W Jr, Major P, Eisenberg PD, Provencher L, et al. Zoledronic acid is superior to pamidronate for the treatment of bone metastases in breast carcinoma patients with at least one osteolytic lesion. Cancer 2004;100:36-43.
103. Rossouw JE, Anderson GL, Prentice RL, LaCroix AZ, Kooperberg C, Stefanick ML, et al; Writing Group for the Women's Health Initiative Investigators. Risks and benefits of estrogen plus progestin in healthy postmenopausal women: Principal results from the women's health initiative randomized controlled trial. JAMA 2002;288:321-33.
104. Ruiterkamp J, Voogd AC, Bosscha K, Tjan-Heijnen VC, Ernst MF. Impact of breast surgery on survival in patients with distant metastases at initial presentation: A systematic review of the literature. Breast Cancer Res Treat 2010;120:9-16.
105. Ryu S, Jin R, Jin JY, Chen Q, Rock J, Anderson J, et al. Pain control by image-guided radiosurgery for solitary spine metastasis. J Pain Sympt Man 2008;359(3):292-298.
106. Silverstein MJ, Lagios MD, Groshen S, Waisman JR, Lewinsky BS, Martino S, et al. The influence of margin width on local control of ductal carcinoma in situ of the breast. N Engl J Med 1999;340:1455-61.
107. Silverstein MJ, Poller DN, Waisman JR, Colburn WJ, Barth A, Gierson ED, et al. Prognostic classification of breast ductal carcinoma-in-situ. Lancet 1995;345:1154-7.
108. Slamon D, Eiermann W, Robert N, et al: BCIRG 006: 2nd interim analysis phase III randomized trial comparing doxorubicin and cyclophosphamide followed by docetaxel (AC/ET) with doxorubicin and cyclophosphamide followed by docetaxel and trastuzumab (AC/ETH) with docetaxel carboplatin and trastuzumab (TCH) in HER-2/neu positive early breast cancer patients. 29th Annual San Antonio Breast Cancer Symposium, abstract 52, 2006.
109. Slamon DJ, Leyland-Jones B, Shak S, Fuchs H, Paton V, Bajamonde A, et al. Use of chemotherapy plus a monoclonal antibody against HER2 for metastatic breast cancer that overexpresses HER2. N Engl J Med 2001;344:783-92.
110. Sledge GW, Neuberg D, Bernardo P, Ingle JN, Martino S, Rowinsky EK, Wood WC. Phase III trial of doxorubicin, paclitaxel, and the combination of doxorubicin and paclitaxel as front-line chemotherapy for metastatic breast cancer: An intergroup trial (E1193). J Clin Oncol 2003;21:588-592.
111. Smith BD, Arthur DW, Buchholz TA, Haffty BG, Hahn CA, Hardenbergh PH, et al. Accelerated partial breast irradiation consensus statement from the American Society for Radiation Oncology(ASTRO). Int J Radiat

Oncol Biol Phys 2009;74(4):987-1001.
112. Smith I, Procter M, Gelber RD, Guillaume S, Feyereislova A, Dowsett M; HERA study team. 2-year follow-up of trastuzumab after adjuvant chemotherapy in HER2-positive breast cancer: a randomised controlled trial. Lancet 2007;369:29-36.
113. Szolnoky G, Lakatos B, Keskeny T, , Varga E, Varga M, Dobozy A, et al. Intermittent pneumatic compression acts synergistically with manual lymphatic drainage in complex decongestive physiotherapy for breast cancer treatment-related lymphedema. Lymphology 2009;42: 188-94.
114. The Breast International Group(BIG) 1-98 Collaborative Group. A comparison of letrozole and tamoxifen in postmenopausal women with early breast cancer. N Engl J Med 2005;353:2747-2757.
115. Thiebaut AC, Kipnis V, Chang SC, Subar AF, Thompson FE, Rosenberg PS, et al. Dietary fat and postmenopausal invasive breast cancer in the national institutes of health-aarp diet and health study cohort. J Natl Cancer Inst 2007;99:451-62.
116. Thomas E, Tabernero J, Fornier M, et al. Phase II clinical trial of ixabepilone (BMS-247550), an epothilone B analog, in patients with taxane-resistant metastatic breast cancer. J Clin Oncol 2007;25:3399-406.
117. Thomas ES, Gomez HL, Li RK, Chung HC, Fein LE, Chan VF, et al. Ixabepilone plus capecitabine for metastatic breast cancer progressing after anthracycline and taxane treatment. J Clin Oncol 2007;25:5210-7.
118. Torres Lacomba M, Yuste Sanchez MJ, Zapico Goni A, Prieto Merino D, Mayoral del Moral O, Cerezo Tellez E, et al. Effectiveness of early physiotherapy to prevent lymphoedema after surgery for breast cancer: Randomised, single blinded, clinical trial. BMJ 2010;340: b5396.
119. Van de Vijver MJ, He YD, Van' t Veer LJ, Dai H, Hart AA, Voskuil DW, et al. A gene-expression signature as a predictor of survival in breast caner. N Engl J Med 2002;347:1999.
120. Van' t Veer LJ, Dai H, van de Vijver MJ, He YD, Hart AAM, Mao M, et al. Gene expression profiling predicts clinical outcome of breast cancer. Nature 2002;415:530-536.
121. Veronesi U, Cascinelli N, Mariani L, Greco M, Saccozzi R, Luini A, et al. Twenty-year follow-up of a randomized study comparing breast-conserving surgery with radical mastectomy for early breast cancer. N Engl J Med 2002;347:1227-32.
122. Wang J, John EM, Horn-Ross PL, Ingles SA. Dietary fat, cooking fat, and breast cancer risk in a multiethnic population. Nutr Cancer 2008;60:492-504.
123. Warner E, Plewes DB, Shumak RS, Catzavelos GC, Di Prospero LS, Yaffe MJ, et al. Comparison of breast magnetic resonance imaging, mammography, and ultrasound for surveillance of women at high risk for hereditary breast cancer. J Clin Oncol 2001;19:3524-31.
124. Whelan TJ, Kim DH, Sussman J. Clinical Experience Using Hypofractionated Radiation Schedules in Breast Cancer. Sem Radiat Oncol 2008;18:257-264.
125. Yager JD, Davidson NE. Estrogen carcinogenesis in breast cancer. N Engl J Med 2006;354:270-82.
126. Zakhireh J, Gomez R, Esserman L. Converting evidence to practice: A guide for the clinical application of mri for the screening and management of breast cancer. Eur J Cancer 2008;44:2742-52.

갑상샘암

박도준/윤여규
이규언/정준기/오영택

Ⅰ. 빈도 및 역학

갑상샘암은 우리나라에서 2000년을 기점으로 발생이 급증하고 있다. 특히 여성에서 급격히 증가하여 국가암정보센터 자료에 의하면 2006년부터는 여성의 암 중 가장 많이 발생하는 것으로 보고되고 있다.

갑상샘암은 2009년 통계에서 우리나라 전체 암의 약 16.6%를 차지하여 첫 번째로 흔히 발생하며, 10만 명당 64.4명이 발생하였다. 남자에서는 6번째로 흔히 발생하여 남자에서 발생한 암 중 5.2%를 차지하며 남자 10만 명당 20.8명에서 발생한다. 여자에서는 가장 많이 발생하는 암 1위이며, 2009년 한 해 동안 여자에서 발생한 암의 28.7%를 차지하였다.

미국의 SEER 데이터베이스에 의하면 갑상샘암은 2003~2007년에 걸쳐 남자에서는 인구 10만 명당 5.2명, 여자에서는 10만 명당 15.2명이 발생하였다. 2007년 한 해 동안의 통계를 보면 갑상샘암은 여자에서 인구 10만 명당 18.1명이 발생하여 여자에서 5번째로 많이 발생했다.

이처럼 갑상샘암이 최근 많이 발생하는 이유는 여러 가지가 있으나, 가장 중요한 원인은 고해상도 갑상샘 초음파검사가 보편화되면서 작은 크기의 갑상샘암이 조기에 발견되기 때문으로 보인다. 남자에 비해 여자에서 5~6배 이상 많이 발생한다. 서울대학교병원의 조사에 의하면 2005년 이후 갑상샘암이 가장 많이 발생하는 연령대는 41~60세 사이로, 이 연령대에서 발생하는 갑상샘암이 전체의 59%를 차지하며, 발견 당시 환자의 평균 연령은 49세였다.

요오드 결핍 지역에서는 상대적으로 소포암 발생이 증가하나, 우리나라와 같이 요오드 섭취가 풍부한 지역에서는 유두암이 거의 대부분을 차지한다. 또한 갑상샘유두암은 갑상샘 초음파 소견이 특징적이어서 크기가 작을 때도 진단이 쉽기 때문에 갑상샘암 중에서 차지하는 비율이 점점 증가하고 있다. 서울대학교병원의 분석에 의하면 2005년 이후 갑상샘유두암은 전체 갑상샘암의 약 92.2%를 차지하고 있다.

한편 갑상샘암은 예후가 좋기 때문에 상당수의 환자가 사망하지 않으므로 유병률이 매우 높아서 발생률의 약 10배 정도로 추정된다.

Ⅱ. 분화 갑상샘암-갑상샘유두암 및 소포암

1. 병태생리 및 조직 소견

갑상샘유두암과 소포암은 조직학적 소견이나 발생 기전은 서로 다르나 예후가 비슷하기 때문에 분화 갑상샘암으로 같이 취급하며, 치료 방침도 비슷하다.

갑상샘유두암의 조직학적 소견은 섬유혈관 중심조직 *fibromuscular core*을 입방형 혹은 원주형의 종양세포가 둘러싸고 있으며, 이것이 나뭇가지 같은 유두 모양의 증식 소견을 보인다. 핵의 모양은 젖빛 유리 같으며, 핵구 *groove*, 핵내봉입체 *intranuclear inclusion body*가 상당수에서 나타난다. 이러한 핵의 소견은 유두암을 강력하게 시사하는 진단 기준이 된다. 세침흡인세포 검체에서도 쉽게 관찰되며, 이러한 특징적인 핵의 모양을 보면 갑상샘유두암으로 진단이 가능하다. 사종체*psammoma body*라고 부르는 층상으로 배열된 둥근 석회화 구조가 관찰되기도 한다.

소포암은 대부분 피막을 형성하고 있어 육안으로는 양성종양과 감별이 어렵고, 조직학적 검사에서 피막 침범이나 혈관 침입이 있으면 소포암으로 진단한다. 세포핵의 크로마틴은 정상이거나 혹은 정상보다 많이 분포한다.

갑상샘유두암을 유발하는 분자병리학적 기전은 비교적 잘 알려져 있다. 상당수의 갑상샘유두암은 RAS-BRAF-MAP 키나아제*kinase* 신호전달 체계의 이상에 의해 발생하는데, 각각의 신호전달 단백질 이상은 갑상샘유두암을 유발한다. 특징적인 것은 각각의 신호전달 단백질의 이상이 상호배제적으로 발생한다는 점이다. 예를 들어 갑상샘유두암 조직에 *BRAF* 점돌연변이가 있는 경우에는 RAS나 MAP 키나아제의 이상이 발견되지 않으며, 마찬가지로 RAS의 돌연변이가 있는 경우에는 BRAF와 MAP 키나아제가 정상이고, MAP 키나아제의 돌연변이가 있으면 *RAS*나 BRAF는 이상이 없다.

암유전자의 일종인 *BRAF*의 점돌연변이는 갑상샘유두암에서 매우 흔히 발견되는데, 특히 우리나라에서는 약 70% 정도의 유두암에서 *BRAF* 점돌연변이가 발견된다. *BRAF* 점돌연변이가 있는 경우는 그렇지 않은 경우에 비해 예후가 좀 더 나쁜 것으로 보인다.

RET-PTC 암유전자 재배열도 갑상샘유두암에서 발견되는데, 우리나라에서는 빈도가 많지 않다. *RET-PTC* 암유전자 재배열은 방사선 노출 후 발생하는 갑상샘유두암에서 흔히 발견된다. 1986년 구소련의 체르노빌에서 일어난 원자력발전소의 방사능 유출 사건 이후 주위 지역에서 갑상샘유두암 발생이 급증했는데, 대부분 *RET-PTC* 암유전자 재배열에 의한 갑상샘유두암이었다.

갑상샘유두암은 주위 조직 침범이나 림프절전이가 흔히 발생하며, 약 20~45%에서 다중심성 종양이 발견된다. 갑상샘소포암은 유두암에 비해 림프절전이는 적은 대신 혈관을 따른 전이가 더 많으며, 원격전이도 더 흔하다.

2. 임상상 및 진단

대부분의 갑상샘유두암과 소포암은 증상이 없는 상태에서 갑상샘 결절의 형태로 발견된다. 일반적으로 인구의 5% 정도에서 갑상샘 결절이 만져지며, 초음파검사를 하면 40세 이상의 남자에서는 약 20%, 여자에서는 60% 정도에서 작은 결절이 갑상샘에서 발견된다.

갑상샘암이 빨리 자라는 경우 압박 증상이나 통증이 나타날 수 있으며, 주위 조직을 침범하는 경우에도 증상이 발생한다. 신경을 침범하는 경우 쉰 목소리가 나타나거나 연하곤란, 호흡곤란이 나타날 수 있으며 기관을 침범하게 되면 객혈이 발생할 수 있다.

결절이 딱딱하고 주위 조직에 유착되어 있어 잘 움직이지 않거나 결절과 같은 쪽에 림프절이 만져지는 경우에는 갑상샘암을 의심해야 하나, 상당수의 갑상샘암은 일반 양성 결절과 비슷하게 만져지므로, 만져지는 양상만으로는 암의 가능성을 배제할 수는 없다.

만져지는 갑상샘 결절의 경우 세침흡인세포검사를 시행하는 것이 원칙이다. 초음파로 발견된 갑상샘 결절의 경우, 대한내분비학회 및 대한갑상선학회의 2010년 권고안에 의하면 크기가 1cm 이상이면 임상적으로 의미 있는 암의 위험이 있으므로 세침흡인세포검사를 시행하도록 하고 있지만, 고위험군이거나 초음파검사상 악성을 시사하는 소견(앞뒤가 긴 모양*taller than wide*, 침상*speculated* 혹은 불규칙한 경계, 고형 성분의 저에코, 미세 및 거대 석회화, 경부 림프절 종대의 동반 등)을 보이는 경우 1cm 이하에서도 세침흡인세포검사를 시행하도록 하고 있다. 2009년에 개정된 미국갑상선학회*American Thyroid Association; ATA*의 권고안을 보면 고위험군에서 초음파검사상 악성을 시사하는 소견이 보이더라도 결절의 크기가 0.5cm보다 큰 경우에만 세침흡인세포검사를 시행하고, 전이가 의심되는 경부 림프절 종대가 동반된 경우에만 크기에 제한 없이 세침흡인세포검사를 시행할 것을 권고하고 있다.

갑상샘암이 의심되는 경우에는 세침흡인세포검사가 필요하다. 갑상샘기능검사나 티로글로불린*thyroglobulin* 측정은 진단에 도움이 되지 않으며, 갑상샘스캔도 대개 도움이 되지 않는다. 결론적으로, 크기가 크거나 갑상샘 초음파검사상 갑상샘암이 의심되는 경우는 세침흡인세포검사를 시행해야 하며, 특히 갑상샘암의 위험인자가 있는 경우에는 더욱 적극적으로 세침흡인세포검사를 시행한다.

3. 예후

갑상샘유두암과 소포암은 일반적인 다른 암에 비해 좋은 경과를 보인다. 과거에 발표된 외국의 보고를 종합하면 유두암의 10년 생존율은 89%, 소포암의 10년 생존율은 71%로서 소포암이 유두암보다 약 2배 높은 사망률을 보인다. 최근의 통계를 보면 작은 갑상샘암들이 많이 발견되면서 경과가 더 좋은 결과를 보여 각각 98%, 92%까지 보고되고 있다. 서울대학교병원의 자료를 보면 갑상샘유두암에 의한 누적 사망률은 5년 내 0.8%, 10년 내 2.2%, 20년 사망률은 약 9.1%로, 외국의 보고에 비해 약간 높았다. 누적 재발률은 5년에 18.2%, 10년에 33.4%, 20년에 49.9%로 나타났다. 10년 사망률은 우수한 편이나 20년 사망률이 외국에 비해 약간 높게 나타나는 이유는 2000년대 이후 1cm 미만의 갑상샘유두암 환자의 비율이 증가한 점과, 2000년 이전에는 수술을 할 때 엽절제술만 시행한 경우가 많았고, 수술 후 방사성요오드 치료를 시행한 환자의 비율이 외국과 달랐던 것이 원인일 가능성이 있다.

갑상샘암이 발견되면 수술이 필요하며 수술 후 병기에 따른 적절한 후속 치료가 필요하다. 미국 SEER 데이터베이스를 분석한 결과를 보면 갑상샘암 환자가 여러 이유로 수술을 받지 못한 경우의 5년 생존율은 65.5%에 불과하여 비슷한 병기에서 수술을 받은 환자의 생존율 95.1%에 비해 현저히 낮음을 알 수 있다. 즉, 갑상샘암이 예후가 좋고 천천히 진행하기는 하지만 적절히 치료하지 않을 경우 사망 확률이 높아짐을 알 수 있다.

갑상샘유두암의 예후와 관련되는 인자로는 진단 연령, 암의 크기와 분화도, 주위 조직의 침범 여부, 림프절전이 여부, 원격전이 등이 있다. 일반적으로 암의 예후를 예측하는 AJCC의 TNM 분류가 갑상샘암에도 적용되지만, TNM 분류는 근본적으로 사망률을 예측하기 위해 만들어진 것이어서, 사망률이 낮고 재발률이 높은 갑상샘암의 임상적 의의는 다른 암에 비해 덜하다. 그러나 질병의 사망률 예측과 암 등록에 대한 필요성 때문에 AJCC/UICC 병기 분류는 모든 갑상샘분화암 환자에게 권장된다. 그러나 갑상샘암의 재발률을 제대로 예측하기 위해 2009년 ATA 권고안에서는, 갑상샘암의 주위 조직 및 림프절 침범, 조직학적 형태, 첫 번째 방사성요오드 치료 후 시행한 전신 스캔에 나타난 갑상샘 이외 부위의 방사성요오드 흡수 등을 토대로 저위험군, 중간위험군, 고위험군으로 분류하고 있다.

4. 갑상샘암의 치료

(1) 수술

1) 갑상샘유두암의 수술적 치료

갑상샘유두암은 원격전이와 무관하게 1차적으로 수술을 시행한다. 갑상샘유두암에 사용되고 있는 술식은 협부를 포함한 엽절제술, 육안적으로 보이는 모든 갑상샘을 제거하는 갑상샘전절제술, 그리고 회귀후두신경이 성대로 들어가는 부위의 반대 측 정상 갑상샘조직을 약 1g 정도 남기는 갑상샘근전절제술이 있다. 갑상샘아전절제술은 수술 후 방사성요오드 치료의 효과를 현저하게 떨어뜨리는 경향이 있어 갑상샘암의 수술로는 추천되지 않는다.

이 등은 2008년에 우리나라와 일본 그리고 IAES(International Association of Endocrine Surgeons) 회원들의 갑상샘분화암 수술 방식을 설문 조사를 통하여 비교, 보고했다. 이 보고에 의하면 같은 위험군에 속하는 환자들에서도 나라에 따라 각각 다른 수술방식이 적용되는 것을 알 수 있는데, 특히 종양의 크기가 1~2cm 사이로 비교적 큰 갑상샘유두암의 경우 미국과 유럽의 10% 내외에서 엽절제술을 선택하였지만, 일본은 94%에서 갑상샘엽절제술을 선택한다고 회신하였다. 1cm보다 크기가 작은 미세유두암의 경우 미국과 유럽에서는 50% 정도에서 갑상샘전절제술을 선택했으나, 일본에서는 2~3%가 전절제술을 선택했는데, 우리나라에서는 65%가 전절제술을 선택했다. 이러한 결과에서 알 수 있는 것은, 아직도 갑상샘유두암의 수술방식에 대해 전문가들 사이에 결정적인 의견 일치가 없다는 것이다. 이는 갑상샘유두암의 생물학적 특징, 즉 다른 암에 비해 사망률이 매우 낮고 그로 인하여 전향적 무작위 비교연구가 쉽지 않다는 사실에서 기인한다.

갑상샘유두암 수술에 있어서 갑상샘전절제술 또는 갑상샘근전절제술의 장점은 뚜렷하다.

① 수술 후 방사성요오드 치료의 효과를 극대화할 수 있다.
② 수술 후 추적 검사에 사용되는 티로글로불린 검사의 민감도를 향상시킨다.
③ 약 50%까지 보고되는 다발성 병변을 제거할 수 있다.

한편 갑상샘유두암에서 엽절제술을 주장하는 근거는, 후향적 연구에 기반을 둔 것이기는 하지만 저위험군에서 갑상샘전절제술과 엽절제술 간에 사망률 및 재발률의 차이가 없고 갑상샘전절제술은 합병증 발생이 높아진다는 점이다. 엽절제술을 주장하는 측은 또한 남겨진 갑상샘에 존재하는 잠재적 병소는 임상적으로 의의를 갖지 않는다고 주장하고 있다.

결론적으로 이야기하면, 고위험군에서 갑상샘전절제술이 갑상샘엽절제술보다 좋은 성적을 보인다는 것에 대해서는 이견이 없는 듯하다.

갑상샘유두암은 생물학적으로 공격적이지 않은 암임에도 불구하고 주변 경부 림프절로 전이되는 경우가 흔하다. 수술 후의 병리 보고에 의하면 중앙 림프절의 경우 30~80%, 측경부의 경우 10~30%까지 림프절전이가 보고되고 있다. 그러므로 갑상샘유두암에서 경부 림프절의 수술 범위에 대해서는 많은 논란이 있다. 일단 경부 림프절의 수술에 대해 이야기하려면, 메모리얼 슬로언-케터링 암센터의 분류에 따라 1, 6, 7구역을 포함하는 중앙 림프절과 2, 3, 4, 5구역을 포함하는 측경부 림프절로 나누어 생각하는 것이 편하다. 또한 유두암의 전이가 임상적으로 확실한 경우에 시행하는 치료적 경부 림프절절제술과, 전이의 증거가 없을 때 시행하는 예방적 경부 림프절절제술로 나누어 생각할 수 있다.

측경부 림프절의 수술 적응증에 대해서는 이견이 없다. 예방적 측경부 림프절절제술은 권장되지 않으며, 임상적으로 전이가 명백할 경우에만 경부 림프절절제술을 시행한다. 커진 림프절만 제거하는 berry picking은 재발률이 높으므로 권고되지 않으며 2, 3, 4구역의 연조직을 모두 제거하는 것이 추천된다. 5구역의 경우는 전이가 흔치 않으므로 항상 제거할 필요는 없으며, 전이된 림프절이 주변 조직을 직접 침범하지 않는 한 척수부신경*spinal accessory nerve*, 내경정맥*internal jugular vein*, 흉쇄유돌근*sternocleidomastoid muscle* 등의 기능적 구조물들은 보존하는 것이 원칙이다.

중앙 림프절의 경우는 치료적 절제술과 예방적 절제술의 범위가 다르다. 임상적으로 전이가 명백한 경우, 즉 촉지되는 림프절 종대가 있거나 수술 전 영상검사상 림프절 전이가 의심되는 소견이 있을 경우는 치료적 중앙 림프절 절제술을 시행하며, 이 경우 원발 종양이 있는 동측을 포함하여 원발 종양이 없는 반대측의 중앙부 림프절까지 제거하는 것이 원칙이다.

논란이 되는 것은 예방적 중앙 림프절절제술이다. 예방적 중앙 림프절절제술 시행이 주장되는 근거는 무엇보다도 중앙 경부 림프절로의 빈번한 전이이다. 또한 경부에는 미세한 구조물들이 많아서 재수술 시 합병증의 빈도가 높아지므로 재수술의 원인이 되는 림프절 재발을 중앙 림프절절제술을 통하여 예방해야 한다는 주장이 있다. 일부 후향적 연구는 예방적 경부 림프절절제술을 시행한 군에서 그렇지 않은 군에 비해 재발 및 사망이 감소했음을 보고하기도 한다.

예방적 중앙 림프절절제술을 반대하는 근거는, 임상적으로 현재 문제가 되지 않는 림프절전이는 장래에도 임상적으로 의미 있는 재발을 일으킬 가능성이 적으며, 예방적 수술을 시행한 군과 시행하지 않은 군 사이에 사망률의 차이가 없고 경부 림프절절제술 자체가 신경 손상, 부갑상샘 기능저하 등의 합병증 발생을 의미 있게 증가시킨다는 점이다.

다른 논의와 마찬가지로 대규모의 전향적 무작위 연구가 쉽지 않은 상황이기 때문에 결정적인 연구 결과가 나오기는 어렵지만, 예방적 중앙 림프절절제술은 어느 정도 재발률을 감소시키는 효과가 있을 것으로 보인다. ATA나 우리나라 갑상선학회의 권고안에서도 우선적으로 예방적 중앙 림프절절제술을 고려할 것을 권고하고 있다. 하지만 모든 갑상샘유두암에서 중앙 림프절절제술을 무차별적으로 적용하는 것은 신중해야 할 필요가 있다.

2) 갑상샘소포암의 수술적 치료

갑상샘소포암의 경우 수술적 치료가 가장 중요하다는 데는 이견이 없다. 그러나 갑상샘소포암이나 허들세포암의 특성상 수술 전 검사로 악성 여부를 평가하기 어렵기 때문에 수술 전 검사에 기초한 초기 치료 방법의 결정에는 이견이 있을 수 있다. ATA의 갑상샘 결절 및 암 권고안에서는 세침흡인검사 결과 소포 병변 혹은 소포종양으로 보고된 경우 갑상샘스캔 결과 결절과 일치하는 기능성 결절이 관찰되지 않는다면 엽절제술 혹은 갑상샘전절제술을 시행하도록 권고했다. 그리고 허들세포종양이 의심되는 경우에는 갑상샘스캔 없이 바로 엽절제술 혹은 전절제술을 시행할 것을 권고했다. 엽절제술은 소포성 종양 또는 허들세포종양이 의심되는 단일 결절이 있고 크기가 4cm 미만인 경우 시행하기를 권고했다. 엽절제술만을 시행한 경우 수술 후 병리 결과에 따라 잔여 갑상샘절제술 여부를 결정해야 한다. 병리 결과가 침습성*invasive* 소포암으로 보고되었다면 잔여 갑상샘절제술을 시행한다. 암 크기가 작고 갑상샘에 국한되어 있으며 좋은 예후를 보이는 젊은 환자군에서는 엽절제술만을 시행하자는 주장도 있으나, 이와는 다르게 캐디*Cady* 등은 갑상샘전절제술을 권유했다. 갑상샘전절제술을 권유하는 이유는 첫째, 좋은 예후를 보일 것으로 예상된 환자군에서도 예후가 좋지 않은 경우가 있으며, 둘째, 전절제술을 시행할 경우 방사성요오드 치료를 용이하게 하여 더 좋은 치료 성적을 보이고 방사성요오드 치료 후 전신 스캔 시 좋은 영상을 얻을 수 있으며, 셋째, 티로글로불린을 항암표지자로 사용할 수 있기 때문이다. 침습성 소포암인 경우 잔여 갑상샘 절제술을 시행한 후 방사성동위원소 요오드 요법을 시행하며, 허들세포암의 경우에도 방사성요오드 섭취율이 저조한 것으로 알려져 있으나 방사성요오드 치료가 재발률을 낮추는 것으로 보고되고 있어 다른 분화 갑상샘암과 마찬가지로 수술 후 요오드 치료를 권장한다.

(2) 방사성요오드 치료

1) 갑상샘절제술 후 치료

갑상샘전절제술 혹은 갑상샘근전절제술을 시행하고 남아 있는 정상 갑상샘조직과 혹시 있을 수 있는 암조직을 방사성요오드로 치료한다. 이 잔여 조직 제거술*ablation*은 고위험군의 모든 환자와 일부 중간위험군 환자에게 시행한다(〈표 12-1〉). 유두암은 20~45%가 갑상샘 내에 다발성으로 발생하므로 잔여 조직에서 재발이 우려되며, 잔여 갑상샘조직에서 티로글로불린이 생산되고 강한 방사성요오드 섭취가 있다. 재발·전이암이 있는 경우 혈청 티로글로불린 측정 시 위양성, 방사성요오드 전신촬영 시 위음성을 초래할 수 있으므로, 이를 제거해야 암의 경과 관찰이 용이하다.

많은 연구자들이 수술 후 방사성요오드로 잔여 정상조직을 파괴한 경우 방사성요오드 치료를 하지 않은 경우보다 국소재발률 및 사망률이 낮아진다고 보고하였다. 그러나 1cm 이하이면서 종양이 갑상샘 한쪽 엽에만 국한된 저위험군은 엽절제술 후 방사성요오드 치료 없이 갑상샘호르몬 억제요법으로 충분하다는 연구 결과도 있다.

표 12-1 갑상샘수술 후 방사성요오드 제거술의 적응증

병기 III, IV 환자
45세 이하의 병기 II 환자
45세 이상의 병기 II 환자 일부
일부 병기 I 환자
-림프절전이
-갑상샘 밖의 조직, 혈관 침범
-예후가 나쁜 조직형

2) 잔여·재발·전이암의 치료

잔여·재발·전이암에 대한 방사성요오드 치료를 위해서는 먼저 암세포가 방사성요오드를 충분히 섭취할 수 있어야 한다. 보통은 검사 용량(1~10mCi 정도)의 I-131이나 I-123 스캔으로 방사성요오드가 병소에 충분히 집적되는지 판단한다. I-123은 예민도가 I-131보다 20배이고, I-131과 달리 베타선을 방출하지 않아 갑상샘기절*thyroid stunning*이 없으므로 가능하면 I-123으로 진단적 스캔을 시행한다(최근에는 진단 목적의 전신 스캔을 생략하기도 한다). 전신 스캔에서 비특이적 섭취가 침샘, 눈물샘, 유방, 위, 장관, 신장, 방광에 나타난다. 간혹 목이나 흉부에서 타액이 일시적으로 정체하여 식도 중간부의 섭취를 볼 수 있다. 젊은이에서는 가슴샘이 보이기도 한다.

3) 치료 전 처치*preparation*

수술 6주 후나, 갑상샘호르몬을 먼저 투여한 경우 이를 중단하여 혈청 갑상샘 자극 호르몬 농도가 적어도 30mU/L 이상으로 충분히 상승한 후에 방사성요오드를 투여한다. 평소에 T_4를 투여한 경우에는 혈중에서 빨리 소실되는 T_3로 바꾸어 2~4주간 투여한 후 중지하고 2주가 지나면 I-131 치료량을 투여한다. 이때 생기는 갑상샘기능저하 상태를 견디지 못하거나 암이 자극되어 커지는 경우, 내인성 TSH 생성에 문제가 되면 갑상샘호르몬을 중단하지 않고 재조합 인간 갑상샘자극호르몬*recombinant human TSH; rhTSH*을 근육주사한다. rhTSH는 0.9mg을 2일간 근육주사하고, 3일째에 방사성요오드를 투여한다.

방사성요오드의 조직 내 섭취를 높이기 위해서는 투여 전 적어도 2주간은 요오드 함유 식품이나 약물을 억제해야 한다. 특히 요오드 함유량이 많은 방사선 조영제는 수개월 전에 금해야 한다.

4) 투여량

수술 이후 잔여 정상 갑상샘조직을 제거하기 위한 I-131의 양은 잔여 조직의 양과 의사에 따라 다르다. 잔여 병소가 의심되거나 예후가 나쁜 조직형(키큰세포 변형, 원주형세포 변이종, 섬형)인 경우 75~200mCi가 적절하며, 입원하지 않고 30mCi를 2~3번 투여하기도 한다.

재발·전이암에서는 보통 국소재발이나 림프절전이 시 100~150mCi, 원격전이가 있는 경우는 150~300mCi를 투여하며, 간혹 300mCi를 초과하는 경우도 있다. 재투여가 필요할 때에는 말초혈액의 백혈구 수 및 혈소판 수를 확인하여 3~6개월 사이에 시행한다.

투여한 I-131이 여러 요인 때문에 병소에 충분량이 도달하지 못하여 치료 효과가 없는 경우도 있다. 이때 골수가 방사선 피폭에 가장 예민하므로, 골수에 200rad 미만이 피폭되도록 용량을 계산하여 MSD(Maximal Safe Dose)를 투여할 수 있다. 추적량으로 I-131 2mCi를 투여한 후 3일간 혈액 방사능으로 골수 피폭량을 계산하고 역산하여 골수에 200rad의 피폭을 줄 수 있는 최대 안전 용량을 산출한다. 서울대학교병원에서는 기존의 I-131 고정량의 치료에 듣지 않는 47명의 환자에게 MSD 방법으로 평균 340mCi 정도 투약하여 7명(17%)에서 완전관해, 15명(32%)에서 부분관해의 효과를 얻었다.

총 I-131 축적량은 소아는 500mCi, 성인은 800mCi 이하로 유지하는 것이 좋다. 원격전이가 심한 경우에는 혈구 변화를 살피면서 2,000mCi 이상 투여할 수도 있지만 그만큼 부작용의 빈도가 높다.

5) 치료 성적

서울대학교병원에서 지난 20년간(1984~2004년) 2,036명의 환자에서 시행한 방사성요오드 제거술 후 전신 스캔 결과 313명(15.4%)에서 림프절전이, 109명(5.4%)에서 폐전이, 29명(1.4%)에서 골전이를 발견하였다. 이 중 소포암의 경우 원격전이가 많아, 10.4%에서 폐전이, 7.4%에서 골전이가 있었다. 폐전이의 경우 방사성요오드에 잘 반응하여 35%에서 완전관해, 40%에서 부분관해에 도달하였다. 특히 미만성 폐전이의 경우 예후가 아주 좋았다. 골전이는 방사성요오드 치료만으로는 완전관해에 도달하지 못하고 수술, 외부 방사선치료 등을 적절히 병용하여야 한다. 병소별로 계산하여 9%에서 완전관해, 61%에서 부분관해를 관찰하였다.

6) 병용요법

종양 내 방사성요오드의 체류를 연장시키기 위하여 리튬을 사용할 것을 권하기도 한다. 또 다른 방법은 갑상샘암의 분화 촉진제인 레티노이드산*retinoic acid* 병용요법이다. 방사성요오드를 투여하기 6주전부터 1~1.5mg/kg의 레티노이드산을 투여한다. 기존의 방사성요오드 치료에 듣지 않는 전이암 환자는 이 병용치료로 20~40%에서

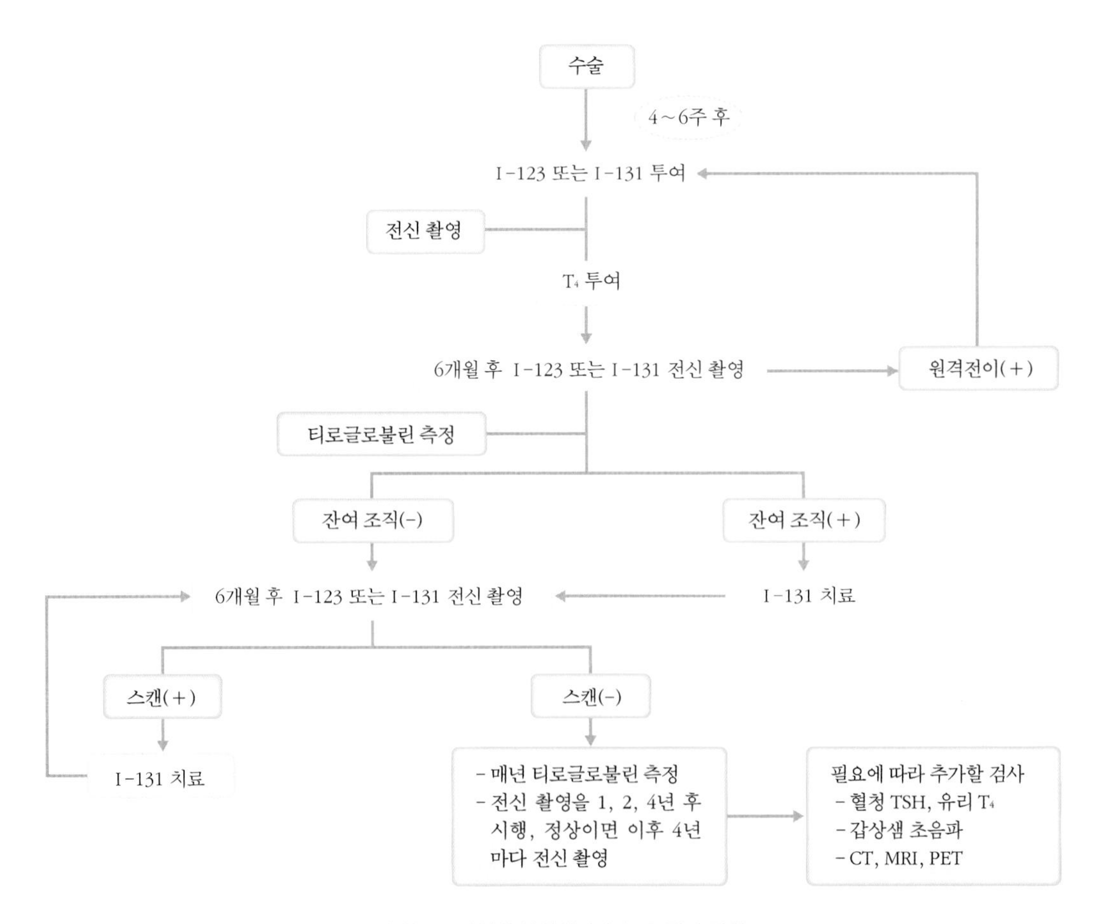

그림 12-1. 갑상샘 분화암의 수술 후 경과 관찰

효과를 보인다.

7) 부작용

조기에 나타나는 합병증으로 일과성 침샘염이 가장 문제가 된다. 침샘에 요오드를 농축하는 능력이 있기 때문인데, 치료 후 첫 3일 이내에 동통, 부종이 양측으로 나타나고, 나중에 침의 분비가 감소된다. 치료 중 물을 많이 마시고 침샘을 많이 자극하는 레몬이나 신 사탕을 먹으면 증세를 줄일 수 있다. 아미포스틴*amifostine*이나 콜린성 약물을 사용하기도 한다. 소화불량, 오심, 구토 등 방사선 위염 증상이 나타나면 약물로 대응치료를 한다. 방사선 염으로 인해 전이 부위에 동통, 출혈, 부종 등이 나타날 수 있다. 뇌전이가 있는 경우 뇌출혈 및 뇌부종이 유발될 수 있으므로 방사선 조사 등으로 증세가 호전된 후 방사성요오드를 치료해야 한다.

장기간 후 나타나는 합병증으로 골수성백혈병, 불임 등이 있으므로 주의가 필요하다.

8) 경과 관찰

분화된 갑상샘암은 예후가 양호하여 1차 치료 후 수 년 혹은 수십 년간 환자가 생존하지만, 그 경과 중에 언제라도 재발이 가능하므로 장기적인 경과 관찰이 필요하다. 분화된 갑상샘암의 재발 및 전이를 발견하기 위해서는 정기적인 진찰과 혈청 티로글로불린 측정, 방사성요오드 전신 촬영, 목의 초음파나 CT검사, 흉부 CT 촬영이 필요하다. F-18(^{18}F) FDG-PET는 혈청 티로글로불린이 높으나 요오드 전신 스캔이 음성인 경우 재발·전이암을 잘 찾는다.

수술 4~6주 후에 I-131치료를 시행하고 6개월 후에 방사성요오드 전신 촬영을 실시한다. 그 사이에 T_4를 투여하여 TSH를 억제시킨다. 전신 촬영상 잔여 조직이 남아 있거나 원격전이가 확인되면 재차 I-131 치료를 시행하며 전신 촬영상 갑상샘조직이나 전이 부위가 완전 제거될 때까지 반복한다.

방사성요오드 전신 촬영상 잔여 조직이 없으면 T4 억제요법을 실시하며 6개월 후에 다시 전신 촬영을 실시하고 잔여 조직이나 전이가 나타나면 다시 치료를 반복한다. 잔여 조직이 완전 제거된 경우에는 전신 촬영을 1, 2, 4년 후에 시행하고, 계속 정상이면 이후 4년마다 시행한다. 혈청 티로글로불린은 매년 측정하며, 경우에 따라 혈청 TSH 및 유리 T_4를 같이 측정한다(그림 12-1).

(3) 갑상샘호르몬 치료

갑상샘암으로 갑상샘전절제술을 시행한 환자뿐 아니라 엽절제술을 시행한 환자에도 갑상샘호르몬을 투여한다. 이는 갑상샘자극호르몬(TSH)이 정상 갑상샘세포뿐 아니라 유두암이나 소포암과 같은 분화 갑상샘암세포의 성장에도 영향을 미치기 때문에 갑상샘호르몬을 투여하여 TSH를 억제하면 재발을 억제할 수 있기 때문이다. 갑상샘유두암이나 소포암의 표면에는 정상 갑상샘암세포와 마찬가지로 갑상샘자극호르몬 수용체가 존재한다. 최근 갑상샘암의 재발을 알아내는 방법으로 갑상샘자극 호르몬 수용체의 mRNA를 측정하는 것이 유용할 수 있다는 보고도 있다. 따라서 갑상샘호르몬을 투여하여 갑상샘자극호르몬을 억제하면 갑상샘암의 성장을 억제할 수 있다. 갑상샘호르몬 투여가 갑상샘암의 재발을 억제할 수 있음은 메타분석 결과에서도 확인된다.

갑상샘호르몬 투여에 있어 TSH를 어느 정도까지 억제해야 하는지에 대해서는 아직 확실한 연구 결과가 없다. 특히 갑상샘암의 병기 분류에 따라 TSH 억제 정도를 각각 다르게 해야 하는지에 대해서는 확실하지 않다. 현재까지의 연구 결과들을 보면 병기 3이나 4 이상의 경우에는 TSH를 0.1mU/L 이하로 유지하는 것이 재발 방지에 도움이 되나 병기 1, 2의 경우에는 그 효과가 확실하지 않다. 지나치게 갑상샘호르몬을 많이 투여할 경우 골다공증의 위험성이 증가하며, 부정맥 등에 미치는 영향 등을 볼 때 환자의 상태에 따라 TSH를 적절히 억제하기 위해 갑상샘호르몬 투여량을 조절하는 조치가 필요하다.

현재 갑상샘호르몬 투여량 조절에 관한 2009년 ATA 진료 지침은 다음과 같다.

① 잔존 갑상샘암이 있는 경우: 특별한 경우가 아닌 한 계속 TSH를 0.1mU/L 이하로 유지한다.
② 고위험군이지만 임상적, 생화학적으로 갑상샘암의 재발 증거가 없는 경우: 5~10년간 TSH를 0.1~0.5 mU/L로 유지한다.
③ 저위험군 환자로 갑상샘암의 재발 증거가 없는 경우: TSH를 정상의 낮은 범위(0.3~2mU/L)로 유지한다.
④ 방사성요오드 치료로 잔류 갑상샘을 제거하지 않았으나 초음파검사에서 재발 증거가 없고 갑상샘호르몬 치료에 의해 혈청 티로글로불린이 측정되지 않는 경우: TSH를 정상의 낮은 범위(0.3~2mU/L)로 유지한다.

(4) 방사선치료

1) 유두암, 소포암

일반적으로 분화가 잘 된 유두암이나 소포암에서는 외부 방사선치료를 시행하지 않으나 외부 조직을 침윤한 T4 분화암에서 수술 후 보조치료로서 고려할 수 있다. 이런 경우 방사성요오드 치료와의 순서에 유의해야 하는데, 방사성요오드 치료를 외부 방사선치료보다 먼저 시행하는 것이 선호되고 있다. 이론적으로 외부 방사선치료가 먼저 시행될 경우 외부 방사선 조사 부위에서 방사성요오드의 섭취를 감소시킬 가능성이 있기 때문이다. 방사성요오드 치료 시 방사성요오드 섭취가 활발한 종양조직이 있어 외부 방사선치료를 시행하는 경우에는 약 3개월 후에 시행하는 것이 권고된다.

2) 수질암

NCCN 종양 치료 지침에서는 주변 조직을 침윤한 T4 병변의 경우 수술 후 방사선치료를 고려할 수 있으며, 수술 후 절단면이 종양과 가깝거나 침범하고 있는 경우, 다발성 림프절전이가 관찰되고 림프절의 캡슐을 뚫은 소견이 관찰될 경우에는 반드시 수술 후 방사선치료를 시행해야 한다는 주장도 있다. 그러나 외부 방사선치료의 역할은 아직도 명확하지 않다. 국소재발한 경우에도 외부 방사선치료를 고려할 수 있다.

3) 역형성암

단독 치료보다는 수술, 외부 방사선치료, 항암화학약물요법 등 가능한 치료 방법을 적절하게 병합하는 것이 가장 바람직하지만 효과적인 치료 방법이 확립되어 있지는 않다. 수술 후에나 수술이 불가능할 경우 방사선치료를 시행하게 되는데, 빠르게 성장하는 종양의 특성을 고려하여 가속분할조사법을 적용하는 것이 일반적이다.

5. 갑상샘암의 장기 추적 관찰

혈청 티로글로불린 측정은 갑상샘암 추적에 매우 중요하며, 민감도와 특이도에 있어 갑상샘암 재발을 예측하는 데 매우 유용한 지표가 된다. 티로글로불린 측정 시 약 25% 정도의 환자에게 항티로글로불린 항체가 존재하는데, 이 경우 현재의 측정 방법으로는 정확한 티로글로불린치를 알 수 없기 때문에 문제가 되나, 항체가 없는 경우 티로글로불린 측정은 갑상샘암의 장기 추적에 매우 유용하다.

원칙적으로 갑상샘전절제술을 시행하고 이후 잔여 갑상샘조직을 방사성요오드를 이용하여 제거한 경우, 갑상샘호르몬을 투여하여 TSH를 억제하고 있다면 이론적으로 티로글로불린은 측정되지 않아야 한다. TSH를 억제하고 있는데도 불구하고 티로글로불린이 0.3mU/L 이상인 경우에는 잔존 갑상샘암 혹은 갑상샘암의 재발 가능성이 있으므로 진단적 전신 요오드 스캔을 비롯한 영상검사를 고려해야 한다. 티로글로불린이 억제되어 있는 경우에는 수술 후 방사성요오드 치료로 잔류 갑상샘을 제거한 지 1년 정도 되는 시점에서 갑상샘호르몬 투여를 중단하거나 유전자 rhTSH으로 TSH를 30mU/L 이상으로 자극한 후 티로글로불린치를 측정한다. 만약 티로글로불린이 1mU/L 인 경우라면 이후에는 1년에 1회 정도 티로글로불린치를 측정하면 된다. 티로글로불린치가 1 이상인 경우에는 갑상샘암의 재발에 대한 검사가 필요하다. 티로글로불린치가 갑상샘호르몬 투여 중단 후 10mU/L 이상, rhTSH 사용 시 5mU/L 이상으로 증가하면 초음파와 경부 및 흉부 CT 내지는 PET-CT를 시행하며, 티로글로불린치가 그 이하인 경우에는 요오드 전신 스캔을 비롯한 여러 검사 방법을 고려한다.

경부 초음파검사는 티로글로불린과 함께 갑상샘암 환자의 장기 추적 관찰에 가장 중요한 검사로, 이전에 중요하게 여겨졌던 요오드 전신 스캔을 대신하고 있다. 경부 초음파검사에서 5~8mm 이상인 림프절이 발견되면 세침흡인세포검사 및 흡인물에 대한 티로글로불린 측정을 하여 재발 여부를 확인한다. 이보다 크기가 작은 림프절의 경우에는 초음파로 경과 관찰을 할 수 있다.

6. 전이된 갑상샘암의 치료

추적 관찰 중 전이암이 발견되는 경우, 전이암이 일정 부위에 국한되었다면 수술적 제거가 가장 바람직하며, 이는 완치도 바라볼 수 있는 치료이다. 크기가 크고 수술적으로 접근이 가능한 전이암은 수술이 가장 좋은 치료 방법이지만, 크기가 작고 접근이 어려운 경우에는 고용량의 I-131 방사성요오드 치료를 시행할 수 있다. I-131의 용량은 경험적 치료일 때에는 대개 300mCi 이하로 치료한다. 방사성요오드 치료에 반응이 있는 경우에는 계속 치료를 시행하는 것이 원칙이나, 반응하지 않는 경우에는 표적치료제를 이용한 항암치료를 시행할 수 있다. 독소루비신*doxorubicin*을 기본으로 한 항암치료는 최근에는 거의 사용되지 않으며, 티로신 키나아제 억제제뿐 아니라 혈관 증식 억제제, 면역치료제, 유전자 치료 등 다양한 방법이 시도되고 있다.

Ⅲ. 역형성 갑상샘암

역형성암은 매우 드물게 발생하는 갑상샘암으로, 빈도가 매우 낮은 2% 정도로 보고되고 있다. 최근 초음파에 의해 분화된 갑상샘암이 크기가 작은 상태에서 쉽게 발견되기 때문에 이전 보고에 비해 상대적으로 빈도가 낮아지고 있다. 또한 상당수의 역형성암이 갑상샘소포암이나 유두암과 같은 분화 갑상샘암에서 유전자 변이 등에 의해 발생하는 것을 감안하면, 현재처럼 조기에 갑상샘암을 진단하여 수술할 경우 갑상샘암에서 역형성암이 차지하는 비율뿐 아니라 절대 환자 수도 감소할 것으로 예상된다.

역형성 갑상샘암은 진행 속도가 매우 빠르고 예후가 매우 불량하여, 조기에 발견하여 수술하지 않으면 사망률이 거의 100%에 달한다. 진단 시 평균 연령은 65세 이상으로 높고, 60~70% 정도가 여자에서 발생한다. 우리나라에서 10년간 5개 병원에서 진료한 121명의 역형성암 환자를 분석한 결과를 보면, 발생 평균 연령은 약 65세였으며 41개월간 추적 관찰한 결과 불과 8명만이 생존하고 나머지 환자는 사망하였으며, 사망하기까지 기간의 중간값은 약 5.1개월이었다.

분화된 갑상샘암의 발생 기전이 비교적 잘 알려져 있는데 비하여 역형성암의 발생 기전은 잘 알려져 있지 않다. 조직학적 소견은 다양하게 나타나나 임상적 양상과 큰 관련은 없다. 약 50% 정도의 역형성암은 선행한 분화 갑상샘암이 있거나 동시에 분화 갑상샘암이 발견되는데, *p53* 종양억제유전자의 소실 등과 같은 여러 유전자 변이가 관련되는 것으로 알려져 있다.

역형성암 환자의 대부분은 갑자기 커진 목의 종괴로 인해 내원한다. 커지는 속도는 매우 빨라 수 주, 혹은 수 개월 사이에 갑자기 종괴가 발생한다. 통증이 동반되는 경우도 종종 있으며, 기도 압박이나 주위 조직 침범에 의해 호흡곤란이나 목소리 변화 등도 나타난다. 진행 속도가 너무 빠른 경우에는 급성 갑상샘염과의 감별 진단이 필요한 경우도 있다. 병원에 내원할 당시에는 종양의 크기가 대개 5cm 이상이며, 주위 조직 침범 및 림프절전이가 대부분에서 발견된다.

역형성 갑상샘암은 진단 당시 원격전이가 발견되지 않더라도 모든 병기가 4기로 분류된다. 발견 당시 90%의 환자에서 이미 주위 조직에 대한 직접적인 암의 침범이 있으며 20~50%에서는 원격전이가 동반되어 있다. 원격전이의 90%는 폐나 흉막 전이이며, 골전이, 뇌전이도 발견된다. 워낙 빠르게 진행하기 때문에 환자의 약 50%는 기도 압박에 의해 사망하며, 나머지 환자들은 원격전이와 관련된 증상에 의해 사망한다.

치료 방법은 아직까지 효과적이라고 인정되는 것이 없다. 발생 빈도가 매우 낮을 뿐 아니라 진행 속도가 너무 빨라 임상시험 자체를 시행하기가 불가능하기 때문이다. 현재 시행되는 치료 방법들도 단일 기관의 성적을 토대로 한 경험적 방법에 불과하다. 진단 당시 경부에 국한되어 있고 혈관 침범이나 기도 침범이 없어 수술이 가능한 경우라면 일단 외과적 절제가 필요하다. 그러나 크기가 작아 갑상샘에 국한되어 있는 종양이 아니라면 외과적 절제를 하더라도 생존을 증가시키지 못한다. 일단 갑상샘절제술을 성공적으로 시행한 후에는 방사선치료를 시행하는데, 효과가 그리 좋지 못하다. 독소루비신을 투여하면서 동시에 방사선치료를 병합할 경우 생존기간이 늘어난다는 보고가 있으나 다른 항암제와의 병합요법은 효과가 없는 것으로 알려졌으며, 아직까지 효과적인 항암제 치료 방법도 확립되지 않았다. 현재까지의 연구 결과를 종합하면 독소루비신이 어느 정도 효과가 있을 가능성이 있기 때문에 항암제 치료를 할 경우에는 독소루비신을 기본으로 하고 여기에 다른 항암제를 추가하는 병합요법 등을 고려할 수 있으나 아직까지 확실한 치료 방법은 없다.

Ⅳ. 갑상샘수질암

갑상샘유두암, 소포암, 역형성암은 모두 갑상샘 소포세포에서 발생하는 암인 데 비해 갑상샘수질암은 칼시토닌을 분비하는 갑상샘 소포곁 C세포*parafollicular C cell*에서 발생하며, 갑상샘암 중 4% 정도를 차지한다고 알려져 있으나 한국인에서는 이보다 낮은 1.2~2% 정도가 발생한다. 산발성 갑상샘수질암은 전체 갑상샘수질암의 약 75~80%를 차지하며 40~50대에 많이 발생하는데, 여성에서 남성에 비해 약간 더 많이 발생한다. 유전적 요인에 의해 가족성으로 발생하는 경우가 20~25% 정도 되는데 제2

형 다발성 내분비신생물*muliple endocrine neoplasia type 2*이나 가족성 갑상샘수질암의 형태로 나타난다. 갑상샘수질암 환자에서 유전성 여부를 판정하는 것은 매우 중요하다. 이는 예후를 판정하는 데도 중요할 뿐 아니라, 가족에 대한 유전자 검사를 통해 예방적으로 갑상샘절제술을 시행하여 발병을 막기 위해서도 필요하다.

가족성 갑상샘수질암의 대부분에서 암유전자인 *RET*의 점돌연변이가 발견된다. *RET* 암유전자의 돌연변이는 그 위치에 따라 임상 양상이 달라지고 상염색체 우성유전을 하기 때문에, 갑상샘수질암으로 진단하는 경우 환자의 가족력을 알아봐서 가족성 수질암이 의심되는 경우에는 유전자 검사가 필요하다. 특히 *RET* 유전자의 티로신 키나아제 부위에 점돌연변이가 발생하는 제2B형 다발성 내분비신생물의 경우는 예후가 매우 나쁘기 때문에 치료할 때 이를 감안하여야 한다. 환자 가족에게 유전자 검사를 시행하여 점돌연변이가 발견되면 예방적 갑상샘절제술을 시행해야 하는데, *RET* 유전자의 어느 위치에 점돌연변이가 발생하는지에 따라 수질암의 발생 연령이나 악성도가 달라지므로 유전자 검사 결과는 어느 시기에 예방적 갑상샘절제술을 시행할지 여부를 판정하는 데 매우 중요하다.

갑상샘수질암은 대부분 갑상샘 결절의 형태로 발견되는데, 확진은 세침흡인검사를 통한 세포 모양 관찰 및 칼시토닌 면역화학염색을 통해 가능하며 혈액 내 칼시토닌 측정이 도움이 될 수 있다. 특징적인 균일한 원형 및 난형 세포가 발견되고 아밀로이드 침착이 있는 경우에는 진단이 쉽지만 경우에 따라서는 역형성암과 감별하기 어렵기 때문에 칼시토닌에 대한 면역화학염색이 필요하다. 일반적으로 갑상샘 결절이 발견되었을 때 칼시토닌을 일상적으로 측정해야 하는지에 대해서는 논란이 많다. 크기가 크지 않은 경우에는 수질암이라 하더라도 칼시토닌이 상승하지 않는 경우가 많으며, 칼시토닌 측정치가 애매한 경우에 시행하는 검사 중 정확한 검사법으로 알려진 펜타가스트린 자극검사는 현재 국내에서 펜타가스트린을 구할 수 없기 때문에 시행할 수 없다. 칼슘 자극검사는 예민도가 떨어지기 때문에 비용효과면에서 일상적인 칼시토닌 측정이 필요 없다는 주장도 있으나, 일단 칼시토닌이 혈액 내에서 100pg/mL 이상으로 증가한 경우에는 갑상샘수질암이 강력히 의심되기 때문에 이 측정을 옹호하는 의견도 많다.

갑상샘수질암은 흔히 림프절로 전이되기 때문에 진단 당시에 이미 50% 정도에서 림프절전이가 발견된다. 발견 당시 주위 조직 침범 및 압박에 의하여 15% 정도의 환자에서 목소리 변화나 음식물이 잘 넘어가지 않는 등의 증상이 나타나며, 5～10%에서는 원격전이가 발견된다.

일단 갑상샘수질암이 발견되면 가족성인지 여부를 판정하는 것이 중요하다. 이는 환자의 예후에도 중요할 뿐 아니라 동반될 수 있는 부신의 크롬친화세포종*pheochromocytoma*을 미리 발견하기 위해서도 꼭 필요하다. 크롬친화세포종이 있는지를 모르고 환자를 수술하기 위해 마취하는 경우 종양에서 에피네프린이나 노르에피네프린이 갑자기 분비되어 환자가 위기상황에 빠질 수도 있기 때문이다. 갑상샘수질암은 림프절전이가 흔히 동반되기 때문에 수술하기 전에 전이 여부를 확인하는 경부 초음파 검사가 필요하며, 의사의 판단에 따라 CT 등을 시행하기도 한다.

갑상샘수질암의 1차 치료는 수술이다. 갑상샘전절제술과 더불어 양측 중앙 림프절절제술을 시행한다. *RET* 유전자 돌연변이가 발견되어 예방적 갑상샘절제술을 시행하는 경우, 제2A형 다발성 내분비신생물이고, 초음파상 림프절 비대가 없으며, 자극검사에서 칼시토닌의 증가가 없으면 림프절 절제를 생략하고 갑상샘전절제술만 시행할 수 있다. 유전성 갑상샘수질암의 경우 대개 5세경에 예방적 갑상샘전절제술을 시행하나 *RET* 암유전자의 코돈 883, 918, 922번에 돌연변이가 있는 경우에는 진단 즉시, 혹은 1세가 되기 전에 수술을 시행한다. 반면 코돈 768, 790, 791번 돌연변이의 경우에는 자극검사에서 칼시토닌이 증가하지 않으면 10세 정도까지 기다린 후 수술해도 무방하다.

갑상샘수질암은 갑상샘 소포세포에서 발생한 암이 아니기 때문에 방사성요오드 치료는 필요 없으며, 일상적인 외부 방사선 조사도 시행하지 않는다. 주위 조직 침범과 광범위한 림프절전이가 있는 경우 외부 방사선 조사가 효과적이라는 보고가 있으나 아직 일반화시킬 정도로 많이 보고되지는 않은 상황이다. 갑상샘 소포세포에서 발생한 암이 아니므로 갑상샘호르몬 투여도 갑상샘기능을 정상화할 정도의 용량만 투여하면 되며, TSH를 억제할 정도의 과량을 투여할 필요는 없다.

수술 후 추적 관찰로는 칼시토닌 및 CEA의 정기적인 측정과 경부 초음파와 같은 영상검사를 시행한다. 수술 후 칼시토닌이 측정되지 않는 경우는 6～12개월 후 다시 측정하며, 증가하지 않으면 이후 매년 칼시토닌을 측정한다. 칼시토닌이 측정되는 경우에는 우선 영상검사를 시행하며, 여기서 잔존암이 발견되지 않으면 6개월 간격으로 칼시토닌을 측정한다. 이를 통하여 칼시토닌이 2배 증가하기까지 걸리는 기간을 확인하여 칼시토닌이 2배 증가하는 기간이 2년 이내라면 증가 기간의 1/4 기간마다, 칼시토닌이 2배 증가하는 데 걸리는 기간이 2년 이상이면 1년마다 칼시토닌을 측정한다. 칼시토닌이나 CEA가 20% 이상 증가하는 경우에는 경부 초음파검사를 시행하며, 150pg/mL 이상으로 증가하는 경우에는 원격전이에 대한 검사를 시행한다.

원격전이 없이 국소재발이 확인되면 수술을 시행하며, 수술을 시행할 수 없으면 방사선 조사를 시행한다. 원격전이가 있더라도 국소 질환인 경우에는 수술이나 선택적 방사선치료를 시행한다. 항암제치료의 효과는 제한적이며, 다카바진*dacarbazine*, 플루오로우라실*fluorouracil*, 독소루비신 등이 시도되었으나 반응을 보이는 경우는 10~20% 정도에 불과하다. 최근에 티로신 키나아제 억제제와 같은 표적치료제를 이용한 임상시험이 활발히 진행되고 있으며, 장기적으로 이러한 표적치료제의 역할이 커질 것으로 예상된다.

V. 갑상샘림프종 및 기타 전이암

갑상샘림프종은 갑상샘암의 0.5~1%를 차지하는 드문 암으로, 국내에서는 전체 갑상샘암의 0.1~0.7% 정도를 차지하는 것으로 보고되었다. 남자보다 여자에서 더 많이 발생하며, 주로 B세포형이며, 특히 광범위 큰 B세포*diffuse large B cell*형이 70% 정도를 차지한다. 하시모토갑상샘염이 있었던 환자의 경우 림프종 발생 확률이 정상인에 비해 67~80배 정도 높으므로, 이 병이 있었던 환자에서 수 주, 수 개월 사이에 갑자기 갑상샘이 비대해지고 림프절이 같이 만져지는 경우에는 림프종을 의심해야 한다. 림프종 치료는 일반적인 림프종과 마찬가지로 화학요법 및 방사선치료가 표준치료법이다. 이전에는 수술적 치료도 많이 시행되었으나 완치율이 낮아 최근에는 거의 시행되지 않는다.

갑상샘은 혈액 공급이 매우 풍부한 장기인 데 비해 전이암은 매우 드물다. 신장암이 유일하게 비교적 갑상샘에 잘 전이되는 암이다. 이에 따라 신장암 환자에서 갑상샘에 결절이 발견되는 경우에는 신장암의 전이 가능성을 확인해야 한다. 이외에 폐암, 유방암 등이 갑상샘에 전이될 수 있으나 증례 보고의 대상이 될 정도로 매우 드물다.

참고문헌

1. 국가암정보센터 홈페이지 암통계, http:// www.cancer.go.kr/cms/statics/incidence/index.html.
2. 이가희, 박영주, 궁성수, 김정한, 나동규, 류진숙 등. 대한갑상선학회 갑상선결절 및 암 진료 권고안 개정안. 대한갑상선학회지 2010;3;65-96
3. 조보연. 임상갑상선학. 제3판. 서울: 고려의학; 2010. p.567-695.
4. Bal C, Padhy AK, Jana S, Pant GS, Basu AK. Prospective randomized clinical trial to evaluate the optimal dose of 131 I for remnant ablation in patients with differentiated thyroid carcinoma. Cancer 1996;77(12):2574-80.
5. Cady B, Rossi R, Silverman M, Wool M. Further evidence of the validity of risk group definition in differentiated thyroid carcinoma. Surgery 1985;98(6):1171-8.
6. Cady B, Sedgwick CE, Meissner Wa, Wool MS, Salzman FA, Werber J. Risk factor ananlysis in differentiated thyroid cancer. Cancer 1979;43(3):810-20.
7. Cooper DS, Doherty GM, Haugen BR, Kloos RT, Lee SL, Mandel SJ, et al; American Thyroid Association (ATA) Guidelines Taskforce on Thyroid Nodules and Differentiated Thyroid Cancer. Revised American Thyroid Association management gudelines for patients with thyroid nodules and differentiated thyroid cancer. Thyroid 2009;19;1167-214.
8. De Jong SA, Demeter JG, Lawrence AM, Paloyan E. Necessity and safety of completion thyroidectomy for differentiated thyroid carcinoma. Surgery 1992;112(4):734-7.
9. Emerick GT, Duh Q-Y, Siperstein AE, Burrow GN, Clark OH. Diagnosis, treatment, and outcome of follicular thyroid carcinoma. Cancer 1993;72:3287-95.
10. Fujimoto Y, Obara T, Okamoto T. Papillary thyroid carcinoma: Rational for hemithyroidectomy. In: Clark OH, Duh QY, Kebebew E, eds. Textbook of Endocrine Surgery. 2nd ed. Philladelphia: Elsevir-Saunders; 2005. pp.102-9.
11. Gimm O. Surgery for Medullary Thyroid Cancer. In: Oertli D, Udelsman R, editors. Surgery of the Thyroid and Parathyroid Glands. Heidelberg: Springer-Verlag; 2007. pp.147-59.
12. Grebe SK, Hay ID. Follicular cell-derived thyroid carcinomas. Cancer Treat Res 1997;89:91-140.
13. Grebe SK, Hay ID. The role of surgery in the management of differentiated thyroid cancer. J Endocrinol Invest 1997;20(1):32-5.
14. Grebe SK, Hay ID. Thyroid cancer nodal metastases:

biologic significance and therapeutic considerations. Surg Oncol Clin N Am 1996;5:43-63.

15. Haigh PI, Ituarte PH, Wu HS, Treseler PA, Posner MD, Quivey JM, et al. Completely resected anaplastic thyroid carcinoma combined with adjuvant chemotherapy and irradiation is associated with prolonged survival. Cancer 2001;91(12):2335-42.
16. Hay ID, Bergstralh EJ, Grant CS, McIver B, Thompson GB, van Heerden JA, et al. Impact of primary surgery on outcome in 300 patients with pathologic tumor-node-metastasis stage III papillary thyroid carcinoma treated at one institution from 1940 through 1989. Surgery 1999;126(6):1173-81; discussion 81-2.
17. Hay ID, Grant CS, Taylor WF, McConahey WM. Ipsilateral lobectomy versus bilateral lobar resection in papillary thyroid carcinoma: a retrospective analysis of surgical outcome using a novel prognostic scoring system. Surgery 1987;102(6):1088-95.
18. Hay ID, Grant CS, van Heerden JA, Goellner JR, Ebersold JR, Bergstralh EJ. Papillary thyroid microcarcinoma: a study of 535 cases observed in a 50-year period. Surgery 1992;112(6);1139-46.
19. Hay ID, Hutchinson ME, Gonzalez-Losada T, McIver B, Reinalda ME, Grant CS, et al. Papillary thyroid micro-carcinoma: a study of 900 cases observed in a 60-year period. Surgery 2009;144(6):987-8.
20. Henry JF, Gramatica L, Denizot A, Kvachenyuk A, Puccini M, Defechereux T. Morbidity of prophylactic lymph node dissection in the central neck area in patients with papillary thyroid carcinoma. Langenbecks Arch Surg 1998;383(2):167-9.
21. Kebebew E, Duh QY, Clark OH. Total thyroidectomy or thyroid lobectomy in patients with low-risk differentiated thyroid cancer: surgical decision analysis of a controversy using a mathematical model. World J Surg 2000;24:1295-302.
22. Kim TY, Kim KW, Jung TS, Kim JM, Kim SW, Chung KW, et al. Prognostic factors for Korean patients with anaplastic thyroid carcinoma. Head Neck 2007;29(8):765-72.
23. Kim WB, Kim TY, Kwon HS, Moon WJ, Lee JB, Choi YS, et al. Management Guidelines for Patients with Thyroid Nodules and Thyroid Cancer. J Korean Soc Endocrinol 2007;22:157-87.
24. Kloos RT, Eng C, Evans DB, Francis GL, Gagel RF, Gharib H, et al; American Thyroid Association Guidelines Task Force. Medullary Thyroid Cancer: Management Guidelines of the Americal Thyoid Association. Thyroid 2009;19(6):565-612.
25. Leung SF, Law MW, Ho SK. Efficacy of low-dose iodine-131 ablation of post-operative thyroid remnants: a study of 69 cases. Br J Radiol 1992;65:905-9.
26. Mazzaferri EL, Jhiang SM. Long-term impact of initial surgical and medical therapy on papillary and follicular thyroid cancer. Am J Med 1994;97;418-428.
27. Mazzaferri EL. An overview of the management of papillary and follicular thyroid carcinoma. Thyroid 1999;9;421-427.
28. Mihai R, Farndon JR. Medullary Carcinoma of the Thyroid. In: Randolph GE, eds. Surgery of the Thyroid and Parathyroid Glands. Philadelphia: Elsevier Science 2003. p.232-43.
29. Mirallie E, Sagan C, Hamy A, Paineau J, Kahn X, Le Neel JC, et al. Predictive factors for node involvement in papillary thyroid carcinoma. Univariate and multivariate analyses. Eur J Cancer 1999;35(3):420-3.
30. Moley JF, Shervin N. Medullary Thyroid Carcinoma. In: Clark OH, Duh QY, Kebebew E, editors. Textbook of Endocrine Surgery. 2nd Edition. Philadelphia: Elsevier Science; 2005. p.129-41.
31. Moley JF, Wells SA. Compartment-mediated dissection for papillary thyroid cancer. Langenbecks Arch Surg 1999;384:9-15.
32. Nikiforova MN, Biddinger PW, Caudill CM, Kroll TG, Nikiforov YE. PAX8-PPARgamma rearrangement in thyroid tumors: RT-PCR and immunohistochemical analyses. Am J Surg Pathol 2002;26(8):1016-23.
33. Nilsson O, Lindeberg J, Zedenius J, Ekman E, Tennvall J, Blomgren H, et al. Anaplastic giant cell carcinoma of the thyroid gland: treatment and survival over a 25-year period. World J Surg 1998;22(7):725-30.
34. Pasieka JL. Anaplastic thyroid cancer. Curr Opin Oncol 2003;15:78-83.
35. Passler C, Scheuba C, Prager G, Kaserer K, Flores JA, Vierhapper H, et al. Anaplastic(undifferentiated) thyroid carcinoma(ATC). A retrospective analysis. Langenbecks Arch Surg 1999;384(3):284-93.
36. Scheumann GF, Gimm O, Wegener G, Hundeshagen H, Dralle H. Prognostic significance and surgical management of locoregional lymph node metastases in papillary thyroid cancer. World J Surg 1994;18(4):559-67; discussion 567-8.
37. SEER(Surveillance, Epidemiology and End Results) database, http://seer. cancer.gov/statfacts/html/thyro.html.
38. Shah MD, Hall FT, Eski SJ, Witterick IJ, Walfish PG, Freeman JL. Clinical course of thyroid carcinoma after neck dissection. Laryngoscope 2033;113(12);2102-7.
39. Shaha AR, Shah JP, Loree TR. Low-risk differentiated thyroid cancer: the need for selective treatment. Ann Surg Oncol 1997;4:328-33.
40. Sherman SI, Wirth LJ, Droz JP, Hofmann M, Bastholt L, Martins RG, et al; Motesanib Thyroid Cancer Study Group. Motesanib diphosphate in progressive differentiated thyroid cancer. N Engl J Med 2008;359:31-42.
41. Simon D, Goretzki PE, Witte J, Roher HD. Incidence of regional recurrence guiding radicality in differentiated thyroid carcinoma. World J Surg 1996;20:860-6; dis-cussion 6.
42. Spencer CA, LoPresti JS, Fatemi S, Nicoloff JT. Detection of residual and recurrent differentiated thyroid carcinoma by serum thyroglobulin measurement. Thyroid 1999;9:435-441.

43. Tennvall J, Lundell G, Wahlberg P, Bergenfelz A, Grimelius L, Akerman M, et al. Anaplastic thyroid carcinoma: three protocols combining doxorubicin, hyperfractionated radiotherapy and surgery. Br J Cancer 2002;86(12):1848-53.
44. Tisell LE, Nilsson B, Molne J, Hansson G, Fjalling M, Jansson S, et al. Improved survival of patients with papillary thyroid cancer after surgical microdissection. World J Surg 1996;20(7):854-9.
45. Venkatesh YS, Ordonez NG, Schultz PN, Hickey RC, Goepfert H, Samaan NA. Anaplastic carcinoma of the thyroid. A clinicopathologic study of 121 cases. Cancer 1990;66:321-3.
46. White ML, Gauger PG, Doherty GM. Central lymph node dissection in differentiated thyroid cancer. World J Surg 2007;31:895-904.
47. Xing M. BRAF mutation in papillary thyroid cancer: pathogenic role, molecular bases, and clinical implications. Endocr Rev 2007;28:742-62.
48. Young RL, Mazzaferri EL, Rahe AJ, Dorfman SG. Pure follicular thyroid carcinoma: impact of therapy in 214 patients, J Nucl Med 1980;21(8):733-7.

12-2

내분기계암

부신종양

김성연

Ⅰ. 부신피질의 종양

1. 부신피질의 병리

(1) 증식증

증식증이란 기능항진 혹은 보상 변화와 관련된 병적 변화이며, 단일 기관에서 증가된 세포 수로 정의된다. 고코르티솔증의 가장 흔한 내인성 원인인 뇌하수체종양에 의한 고코르티솔증(쿠싱병)에서는 육안적으로 볼 때 부신의 증대는 심하지는 않으나 정상 크기의 2배쯤 된다. 각 부신의 무게는 간혹 12g까지 이르는 경우도 있으나 보통 6~8g 범위에 있다(정상 부신의 무게는 3~6g). 조직학적으로는 치밀한 망상대의 확장된 내부층과 확실하게 경계가 나뉘는 투명세포의 바깥층을 볼 수 있다. 이소성 부신피질자극호르몬(ACTH)증후군에서 부신의 모양은 보통 크기가 적어도 12g에서 최대 30g까지 큰 것 외에는 쿠싱병과 비슷하다. 거대결절성 부신증식증(3cm 이상의 결절로서 부신피질의 무게는 보통 30~50g, 최대 100g)은 보통 장기간의 ACTH 자극에 의한 부신의 2차적 반응으로 나타나지만(쿠싱병이 오래 지속될 때 나타날 수 있으며 아직도 ACTH 의존성) 드물게 자율성으로 나타나기도 한다(ACTH 비의존성 거대결절성 부신증식증). 이에 반해 색소성 미세결절성 부신증식증(부신은 색소를 띠고 정상 무게이며 1~5mm의 소결절을 가지고 있다)은 자율성을 가지고 영아를 포함한 소아에서 주로 나타난다. 이때 ACTH 비의존성 거대결절성 부신증식증에서와 같이 ACTH 농도는 낮거나 측정되지 않는다. 이 질환은 드물며 가족성으로 생길 수 있다.

(2) 부신피질선종

부신선종은 조직학적으로는 정상 부신세포와 비슷하나 기능상 자율성을 가진 부신피질세포의 양성 신생물이다. 10cm 이상의 양성종양도 보고되어 있으나, 선종은 보통 5cm를 넘지 않으며 무게는 보통 100g 이하이다. 조직학적으로 세포 형태의 다양성과 종양 괴사가 나타날 수 있으나 드물다. 비록 일률적인 차이는 있지만 신생물의 정확한 기능적 유형을 단지 조직학적 소견에 근거를 두고 기술할 수는 없다. 선종은 대부분 호르몬을 분비하지 않는 비기능성 종양이며, 일부는 고코르티솔증 혹은 고알도스테론증증후군을 나타낼 수 있고, 드물게 안드로겐 과잉을 보인다. 그러나 부신 안드로겐인 디히드로에피안드로스테론 황산염*dehydroepiandrosterone sulfate; DHEAS*을 과다 분비하는 큰 종양은 세포 형태의 다양성, 종양괴사, 유사분열 등의 소견을 보이므로 암의 병리학적 소견에 합당하다.

(3) 부신피질암

부신피질암의 무게는 100~5,000g 사이이며 괴사와 출혈 부위가 흔히 발견되는데, 이는 악성과 일치하는 소견이다. 또한 침습과 전이가 흔하며 현미경적인 대형 핵, 고색소성, 비대한 핵소체 등을 가진 세포의 존재는 모두 악성과 일치하는 소견이다. 핵의 변화는 500g 이상의 종양에서 더 흔히 관찰되며, 혈관 침습과 유사분열의 존재는 악성종양의 진단을 가능케 한다. 부신피질 신생물에서는 특히 종양의 크기가 50~100g 사이인 경우 암을 진단하기가 쉽지 않다. 부신피질암과 선종은 면역염색 양상이 비슷하므로 감별은 임상 소견 및 조직학적 기준에 의존해야 한다. 양성과 악성은 자연 경과의 차이가 확실하나 조직학적으로 감별이 항상 용이하지는 않다. 단지 믿을 수 있는 기준은 림프절 혹은 원격전이의 존재이다. 악성종양의 일부는 부신 안드로겐을, 드물게 에스트로겐을 비정상적으로 분비하므로 이 호르몬의 과다 분비는 부신피질암을 감별하는 근거가 된다

2. 부신피질종양의 임상양상

(1) 쿠싱증후군 혹은 고코르티솔증

1) 원인

쿠싱증후군*Cushing syndrome*은 비정상적으로 코르티솔을 과다하게 분비하는 질환으로 규정할 수 있다. 환자의 약 60%는 ACTH를 분비하는 뇌하수체종양을 가지고 있으며, 그 결과 양측성 부신피질증식증을 동반한다(쿠싱병이라 명명하며, ACTH 의존성 쿠싱증후군에 속한다). 종양의 대부분은 전형적으로 미세 선종이나, 일부는 거대 선종이며 국소적으로 침습하기도 한다. 이소성 ACTH 증후군은 뇌하수체가 아닌 곳의 병변(예: 소세포폐암)에서 ACTH를 생성하며 그 결과 양측성 부신피질 증식을 보이는 경우를 말한다(ACTH 의존성 쿠싱증후군에 속한다). 또한 드물지만 종양세포가 이소성으로 부신피질 자극호르몬 방출호르몬(CRH)을 생성하며 그 결과 양측성 부신 증식을 초래(이소성 CRH 증후군)할 수 있는 것으로 보고되었다. 쿠싱증후군의 일부는 기능성 부신선종과 부신암에 의해 생긴다(ACTH 비의존성 쿠싱증후군). 그러나 임상에서 쿠싱증후군의 가장 흔한 원인은 의인성*iatrogenic*으로, 외부에서 장기간 다량의 당질코르티코이드를 투여하는 경우 나타난다.

2) 임상 및 검사 소견

임상 소견은 체간 비만, 고혈압, 피로감, 쇠약감, 조모증*hirsutism*, 무월경, 복부 선조, 피하조직의 감소, 조직 부종, 당뇨병, 골다공증 등이 특징이다. 지질 분포가 달라져 목 뒤쪽*buffalo hump*, 쇄골 상부, 얼굴(월상안*moon face*) 등에 비정상적으로 축적된다. 상·하지의 근육 소모가 뚜렷한 소견이며, 전신적인 동맥경화증과 신경화증 또한 관찰할 수 있다. 당질코르티코이드의 만성적 혈중 농도 증가는 면역계에 나쁜 영향을 미친다. 예를 들면 당질코르티코이드의 과잉은 바이러스 감염(단순포진*herpes simplex*)을 만연시키며 결핵, 히스토플라스마증*histoplasmosis* 및 다른 진균 감염을 재활성화시킨다.

당질코르티코이드에 의한 골다공증은 골절을 잘 일으킬 수 있다. 무혈관성 괴사도 나타날 수 있으며, 근육 소모, 음성 니트로겐 균형, 조직 회복률 감소, 그 결과 생기는 근병증 등은 당질코르티코이드에 의한 단백 분해의 증가 때문에 생긴다. 당질코르티코이드는 간에서 당신생을 촉진하고 내당능장애와 당뇨병을 초래할 수 있다. 중추신경계에 미치는 증상으로는 흥분, 수면 장애, 우울증, 기분 고조, 정신병 등이 있다.

생화학적 검사상 24시간 요중 유리 코르티솔과 17-수산화코르티코스테로이드*hydroxycorticosteroid*, 17-케토스테로이드*ketosteroid* 농도가 증가되어 있으며 혈중 코르티솔의 일교차가 상실된다. 심한 코르티솔 분비 증가와 함께 저칼륨혈증성 대사성 알칼리증이 관찰될 수 있고, 림프구 및 호산구감소증, 단핵구감소증, 백혈구증가증 등이 말초 혈액에서 나타나며, 골융해 작용의 항진에 의해 요중 칼슘 배설이 증가되어 있다.

3) 진단 방법

쿠싱증후군은 원인 질환에 따라 치료가 다르므로 진단뿐 아니라 원인 질환의 감별이 중요하다. 쿠싱증후군 진단에 가장 좋은 선별 검사는 하룻밤의 1mg 덱사메타손 억제검사와 24시간 요중 유리 코르티솔 측정이다. 정상인에 대한 하룻밤 1mg 덱사메타손 억제검사에서 덱사메타손 1mg을 오후 11~12시 사이에 투여했을 때 그 다음날 아침에 혈장 코르티솔 농도는 1.8μg/dL 이하로 억제된다. 만약 혈장 코르티솔 농도가 그 이상이 되면 아마도 ACTH 분비는 자동적이며 환자는 쿠싱증후군일 가능성이 높다. 또한 24시간 요중 유리 코르티솔 농도가 증가되어 있는 경우, 특히 250μg 이상이면 쿠싱증후군일 가능성이 높다. 그 다음 저용량의 덱사메타손(0.5mg의 덱사메타손을 6시간마다 2일간 투여)으로 혈중 코르티솔이 1.8μg/dL 이하 또는 24시간 요중 코르티솔이 30μg 이하로 억제되지 않으면 쿠싱증후군으로 확진한다(저용량 덱사메타손 억제검사).

쿠싱증후군으로 확진되면 원인 질환을 감별하는 것이 중요한데, 이때 사용하는 방법으로 혈장 ACTH 측정, 고용량 덱사메타손 억제검사 및 CRH 자극검사가 있다. ACTH 비의존성 쿠싱증후군(부신선종 혹은 드물게 암)에서는 ACTH가 낮거나 측정되지 않는다. 이에 반해 ACTH 의존성 쿠싱증후군(쿠싱병과 이소성 ACTH 증후군)에서는

혈장 ACTH가 정상이거나 높다. 또한 쿠싱병에서는 뇌하수체가 ACTH를 과다하게 분비하는 방향으로 재조절되어 있어 저용량의 덱사메타손에는 억제되지 않으나 고용량의 덱사메타손(2mg의 덱사메타손을 6시간마다 2일간 투여)에서는 혈중 코르티솔은 기저치의 반 이하로 또는 24시간 요중 유리 코르티솔은 기저치의 80~90% 이상으로 억제된다(고용량 덱사메타손 억제검사). 고용량 덱사메타손으로 코르티솔 생성이 억제되지 않으면 부신종양 혹은 이소성 ACTH 증후군을 암시하며, 혈장 ACTH 측정으로 이 두 질환을 감별할 수 있다. 또한 쿠싱병에 비해 부신종양 혹은 이소성 ACTH 증후군에서는 CRH 투여에도 변화하지 않는 높은 혈중 코르티솔 농도(혹은 ACTH 농도)가 질환 감별에 도움이 된다(CRH 자극검사).

4) 고코르티솔증의 방사선학적 평가

생화학적 검사 후 종양의 위치 확인과 특징에 대한 검사를 시행한다. 생화학적 검사에서 쿠싱병이 의심되면 가돌리늄을 이용한 터키안장 MRI를 시행한다. 쿠싱병의 원인은 뇌하수체 미세 선종이 대부분이므로 보고자마다 차이가 있으나 터키안장 MRI로 60~90%에서 선종을 발견할 수 있다. 하추체정맥동 채혈*inferior petrosal sinus venous sampling*은 ACTH 과잉 생성이 뇌하수체에서 유래한 것을 확인하는 데(즉, 쿠싱병과 이소성 ACTH 증후군의 감별) 매우 중요한 정보를 제공할 뿐 아니라, MRI로 발견되지 않는 뇌하수체 미세 선종의 위치 확인에도 도움을 줄 수 있다. 하추체정맥동 채혈은 침습적 검사로서 방사선과 의사의 경험과 기술이 절대적으로 필요하다.

부신 CT는 작은 부신 이상을 확실히 발견할 수 있으며 피질 종양과 증식증을 감별할 수 있다. CT로 쿠싱증후군 환자의 부신종양을 조기에 발견하면 불필요한 검사를 줄일 수 있다. 쿠싱증후군 환자의 15~30% 정도가 고코르티솔증의 원인으로 원발성 부신종양을 가지고 있다. 편측성 부신종양을 진단하려면 반대쪽 정상 부신 확인이 필요하며(위축 소견이 관찰되면 더욱 가능성이 높다), 부신증식증(쿠싱병)은 양쪽 부신이 커져 있으면 진단할 수 있다. MRI는 CT의 예민도에 특이도를 추가할 수 있는 장점이 있어 T2 영상의 밝기로 암과 선종을 감별하는 데 도움이 된다. 기능성 및 비기능성 선종은 T2 영상에서 간보다 더 검게 나타난다. 원발성이든 전이성이든 암은 간과 비슷하게 혹은 약간 밝게 나타난다. 표지된 요오드콜레스테롤을 이용한 동위원소 부신스캔은 양쪽 증식증으로부터 반대쪽 부신의 억제를 동반한 편측성 부신선종에 대한 감별에 도움을 준다. 또한 미세결절성증식증에도 도움이 되는데 이 경우 양쪽 부신에서 영상을 얻을 수 있다. 양측성 부신 절제 후 재발한 고코르티솔증의 경우 만성 ACTH 자극으로 인해 이소성 부신 조직이 증대되므로, 부신스캔은 이를 발견하는 데도 도움이 된다. 단점으로는 방사선 조사량, 동위원소와 스캔의 이용 가능성의 제한이나 악성 부신 신생물에서 좋은 영상을 얻지 못한다는 점 등을 들 수 있다. 이 검사는 동위원소를 섭취하지 못하는 부신암과 섭취하는 부신선종을 감별하는 데도 유용하다. 그러나 이 방법은 진단적 정확도가 CT보다 낮아 특별한 경우를 제외하고는 현재 임상에서 거의 사용되지 않는다.

(2) 원발성 알도스테론증

1) 원인

원발성 알도스테론증의 전형적인 원인(60~70%)은 단일 알도스테론 생성 부신피질선종(콘*Conn* 증후군)이며 나머지(30~40%)는 양측성 부신증식증(특발성 고알도스테론증)이 차지한다고 과거 보고되어왔으나, 최근에는 특발성 고알도스테론증이 증가하여 50% 이상을 차지한다. 특발성 고알도스테론증은 부신의 미만성 결절성 변화와 조직학적인 구상대의 증식이 특징이다. 다른 드문(1% 미만) 원인으로는 알도스테론 생성암, 당질코르티코이드억제성 알도스테론증, 원발성(편측성) 부신증식증 등이 있다. 어떤 원인이든 공통적 결함은 알도스테론의 과잉 생성이며, 그 결과 신장에서 나트륨 재흡수와 동시에 칼륨과 수소이온 배설이 증가할 뿐 아니라 혈장 레닌 활성도가 억제된다.

2) 임상 소견

가장 흔한 임상적 이상 소견은 오랫동안 지속된 고혈압과 저칼륨혈증이다. 고혈압 환자의 원발성 알도스테론증 발생 빈도는 0.5~2% 정도이며, 30~40대에서 가장 흔하고, 여자가 남자에 비해 3배 정도 많다. 그러나 최근 진단을 위한 선별 검사가 쉬워짐에 따라 전체 고혈압 환자에서 확진 검사로 확인된 원발성 알도스테론증은 전체 고혈압 환자의 5~10%까지 보고되고 있으며, 이 중 50% 이상이 특발성 고알도스테론증이다. 원발성 알도스테론증은 가장 흔하게 확인되고 특별하게 치료되며 완치 가능한 형태의 2차성 고혈압이다. 저칼륨혈증의 증상과 징후로는 신경근육의 쇠약감, 심장 부정맥, 다뇨, 다음, 경련, 이상

감각, 테타니, 마비, 시력장애, 급사 등이 있다. 저칼륨혈증에 의해 인슐린 분비와 작용이 방해되어 환자의 50%에서 내당능장애가 나타난다. 많은 예에서 경도 혹은 중 정도의 고혈압이 유일한 증상일 수 있으며, 심한 고혈압과 약물에 저항이 있는 저항성 고혈압*resistant hypertension*도 드물지 않다.

생화학적 이상에는 저칼륨혈증, 고나트륨혈증, 저마그네슘혈증 등이 있다. 소변 이상으로는 암모니아 배설의 증가, 저칼륨혈증에 의한 소변 농축능의 장애, 경미한 단백뇨 그리고 세균뇨와 신우신염의 빈도 증가 등이 있다. 그러나 최근 증가한 특발성 고알도스테론증에서는 혈청 칼륨이 정상인 경우가 흔하다

3) 진단

과거에는 고혈압 환자가 충분히 염분을 섭취하면서 적어도 2주간 이뇨제를 포함한 항고혈압제를 끊은 후 저칼륨혈증을 동반하지 않으면 원발성 알도스테론증의 진단은 고려하지 않았다. 이러한 항고혈압제를 끊은 후 자연 발생하는 저칼륨혈증을 진단 범주에 포함시키는 경우 원발성 알도스테론증은 전체 고혈압 환자의 0.5% 미만이었다. 그러나 최근 원발성 알도스테론증 환자 대부분은 저칼륨혈증을 동반하지 않으며 한 번의 간단한 검사(혈장 알도스테론 농도와 혈장 레닌 활성도의 비*plasma aldosterone concentration; PAC ng/mL/plasma renin activity; PRA ng/mL/hr ratio*)로 선별이 가능하다. 레닌-안지오텐신-알도스테론계에 영향을 미치는 항고혈압제인 이뇨제, 전환효소(ACE) 억제제*inhibitors*, 안지오텐신 수용체 차단제(ARB), 베타 차단제를 2~4주간 끊고 스피로놀락톤*spironolactone*을 적어도 4~6주간 끊은 후 검사를 시행해야 한다. 검사의 특성과 표준화의 결핍 등 불확실성이 일부 제기되고 있으나 PAC/PRA비는 원발성 알도스테론증에 처음 선택되는 선별 검사로 널리 인정받고 있다. PAC/PRA비가 30 이상을 보이면 원발성 알도스테론증을 의심하고, 알도스테론 분비의 자율성을 확진 검사(즉, 염분 부하 검사: 생리식염수 정맥 주입 검사에 억제되지 않는 혈중 알도스테론 농도)로 확인한다.

생화학적으로 원발성 알도스테론증 진단이 내려지면 선종(혹은 편측부신증식증)과 특발성 고알도스테론증의 양측성 증식증의 감별이 매우 중요하다. 알도스테론분비선종과 원발성 편측부신증식증에서 편측성부신절제술은 모든 환자의 저칼륨혈증을 정상화시키고 1/3~1/2의 환자의 혈압을 정상화시키며 나머지 환자에서는 고혈압을 호전시킨다. 이에 반해 양측성 부신증식증을 보이는 특발성 고알도스테론증에서 양측성 부신절제술은 저칼륨혈증을 정상화시키나, 고혈압은 거의 교정하지 못한다. 초기에는 부신 CT가 이 아형들을 감별하는 데 가장 좋은 검사로 생각되었으나, 비기능성 부신피질선종(비기능성 부신우연종)이 많이 발견됨에 따라 호르몬 과잉 분비를 종괴의 존재만으로 추정할 수는 없게 되었다. 뿐만 아니라 크기가 작은 알도스테론분비선종인 경우 CT 소견에서는 양측성 결절 혹은 정상 부신 소견으로 판독할 수 있으므로 특발성으로 잘못 진단될 수 있다. 젊은 연령(40세 미만)의 원발성 알도스테론증 환자에서는 부신 우연종이 흔하지 않으므로 이 경우 CT에서 한쪽 부신에 직경 1cm 이상의 종괴가 있고 반대쪽 부신이 정상이면 부신정맥 채혈 없이 알도스테론분비선종 진단 아래 편측성 부신절제술을 시행하는 것이 타당하다. 그러나 많은 예에서 CT는 정상 부신 소견, 경미한 부신 두께 증가, 편측성 미세 결절(직경 1cm 미만) 혹은 드물게 양측성 거대 결절을 보일 수 있으며, 또한 비기능성 부신피질우연종이 동반될 수 있다. 이때 수술을 고려한다면 비록 침습적 방법이기는 하나 부신정맥 채혈이 원발성 알도스테론증 환자에서 편측성과 양측성 알도스테론 과다 분비를 감별하는 데 필수적인 진단 방법이 된다. 이렇게 분류하였을 때 과거와는 매우 다르게 알도스테론분비선종은 전체 환자의 약 30~35%, 특발성 고알도스테론증은 약 65%를 차지한다. 따라서 이 두 아형을 감별하기 위해 먼저 부신 CT를 시행하고 그 후 부신정맥 채혈을 시행한다. 다른 자세 자극검사, 부신스캔, 알도스테론 전구 물질인 18-수산화코르티코스테론*hydroxycorticosterone* 측정 등이 도움이 될 수 있다.

4) 치료

전통적으로 원발성 알도스테론증 치료는 혈압의 정상화에 초점을 두었으나, 최근 연구에서 알도스테론이 신장에서의 작용 외에 심혈관계에 직접 해로운 작용을 하는 것이 밝혀졌다. 내과적 혹은 외과적 치료 방법 선택은 원발성 알도스테론증의 원인, 즉 편측성(알도스테론분비선종)과 양측성 알도스테론 과분비(특발성 고알도스테론증)의 감별 진단에 따라 결정된다.

① 외과적 치료

복강경을 이용한 부신절제술이 알도스테론분비선종 혹은 편측성 부신증식증에 대해 선택되는 치료 방법이다. 이 치료 방법은 개복수술에 비해 입원 기간이 짧고 이환

율이 낮다. 알도스테론분비선종 수술 후 모든 환자에서 고혈압이 호전되며 30~50%에서는 완치된다. 수술 후 지속적인 고혈압의 위험인자로는 본태성 고혈압의 가족력, 고령, 신부전 및 수술 전 스피로놀락톤에 대한 혈압 반응의 실패 등이 있다.

② 내과적 약물치료

알도스테론 수용체에 대한 경쟁적 길항작용을 나타내는 스피로놀락톤은 특발성 고알도스테론증 환자나 수술을 거절하는 알도스테론분비선종 환자에서 선택되는 약물이다. 저칼륨혈증은 스피로놀락톤 치료로 대부분 호전되나 혈압 반응은 충분치 못하다. 스피로놀락톤의 효과적인 하루 용량은 50~200mg이다. 스피로놀락톤은 안드로겐과 프로게스테론 수용체에도 결합하기 때문에 남자에서 여성형 유방, 성선기능저하증 및 발기부전, 여자에서 월경불순 등이 나타나므로 적은 용량을 제외하고는 내과적 치료에 장기간 사용하는 것은 문제가 있다. 새로운 알도스테론 수용체 길항제인 에플레로논*eplerone*은 안드로겐과 프로게스테론 수용체에는 결합하지 않으며 선택적으로 알도스테론 수용체와 결합한다. 그러나 이 약물은 스피로놀락톤에 비해 매우 고가이므로 장기간 사용 시에 문제가 된다. 특발성 고알도스테론증에 사용할 수 있는 다른 약물로는 상피세포 소디움 통로 억제제인 아밀로라이드*amiloride*가 있다. 스피로놀락톤에 부작용이 있는 경우 사용하고, 용량은 5~15mg을 하루 2회 투여한다. 그러나 아밀로라이드는 스피로놀락톤에 비해 원발성 알도스테론증 치료 효과가 떨어진다.

(3) 우연히 발견되는 부신 종괴(부신우연종)

고해상도의 CT(혹은 MRI, 초음파)촬영이 가능해지면서 새로운 진단 문제가 발생하였다. 즉, CT촬영에서 우연히 발견된 부신 종괴를 가진 무증상의 환자에 대한 평가이다. 전체 인구의 5~10%에서 발견되는 이러한 부신 종괴의 대부분은 양성이고 호르몬을 분비하지 않는 비기능성 부신피질선종이며 부신암은 드물다. 우연히 발견되는 부신 종괴(부신우연종)에 대한 평가에서 두 가지 문제가 야기된다. 즉, 이 종양이 기능성인지(호르몬을 분비하는지), 그리고 암인지 확인하는 것이다. 비기능성 부신암도 존재하나, 상당한 부신피질암이 부신 안드로겐인 DHEAS를 포함한 어떤 종류의 스테로이드를 과잉 분비하는 것으로 알려졌다. 무증상의 부신 종괴를 평가하는 첫걸음은 주의 깊은 병력 검사, 혈압을 포함한 신체검사이다. 즉, 체중 변화, 쇠약감 혹은 저칼륨혈증, 쿠싱증후군, 고혈압, 남성화 혹은 여성화, 월경의 변화, 잠재성 암의 증거(대변 잠혈검사, 파파니콜로퍼바른표본검사, 빈혈) 등을 확인해야 한다.

무증상의 부신 종괴 평가를 위한 호르몬 검사에는 반드시 24시간 요중 메타네프린*metanephrine*, 카테콜아민, 예민도는 떨어지지만 바닐릴만델산*vanillylmandelic acid; VMA* 측정이 포함되어야 한다. 24시간 요중에서 이들이 증가되어 있으면 크롬친화세포종*pheochromocytoma*일 가능성이 높다. 임상적 의의는 확실치 않으나 전임상 쿠싱증후군*subclinical Cushing's syndrome*을 배제하기 위해 모든 환자에게 하룻밤 동안 1mg 덱사메타손 억제검사를 시행한다. 환자가 고혈압이 있으면 PAC/PRA ratio와 혈청 칼륨을 반드시 측정해야 한다. 안드로겐과 에스트로겐을 과잉 분비하는 기능성 부신피질종양의 빈도는 매우 낮기 때문에 임상적으로 이 질환들이 의심되는 환자는 호르몬 검사를 시행해야 한다. 따라서 여자나 어린이가 조모증 혹은 남성화의 임상적 증거를 보일 때 혈장 DHEAS(및 테스토스테론)을 측정해야 한다. 임상적으로 여성화가 의심된다면 혈청 에스트라디올*estradiol*을 측정해야 한다.

생화학적으로 비기능성 종양인 경우 CT, MRI 혹은 FDG-PET을 통해 나타나는 부신 종괴의 크기와 모양이 양성과 악성을 감별하는 데 사용되어왔다. CT 혹은 MRI에서 촬영되는 부신 종괴의 크기는 악성과 양성을 감별하는 데 가장 좋은 지침자이다. 그 외에 종괴의 모양, 조영제 투여 전후의 종양의 특징 등이 감별에 도움을 준다. 자세한 내용은 부신피질암의 영상에서 설명하겠다.

다른 종양과 달리 CT 유도에 의한 세침흡인세포검사는 부신 종괴의 악성과 양성의 감별에 큰 도움이 되지 않는다. 악성과 양성 병변의 감별이 제한되는 진단적 가치와 바늘 통로를 통한 전이, 출혈 등의 합병증 때문에 거의 시행되지 않지만, 전이성 암이나 부신의 침윤성 질환이 의심되는 경우 간혹 시행할 수 있다. 이때는 반드시 크롬친화세포종을 배제한 후 시행해야 한다.

무증상의 부신 종괴에 대한 접근 방식은 그림 12-2에 요약되어 있다. 치료에 중요한 정보를 제공하므로 제안된 검사, 즉 생화학적 검사와 CT, 필요하면 MRI를 각 환자에게 시행해야 한다. 생화학적 검사로 크롬친화세포종과 원발성 알도스테론증으로 진단되면 수술을 시행하나, 전임상 쿠싱증후군인 경우 임상적 의의가 확실치 않으므

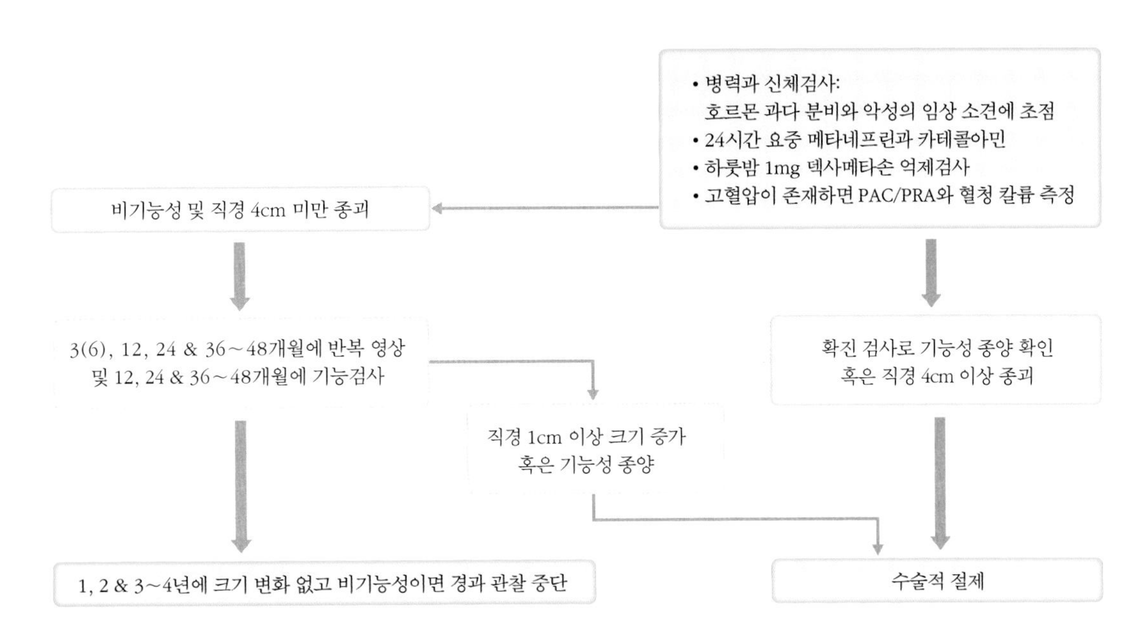

그림 12-2. 부신우연종의 평가 1. 여러 부위에 전이가 존재하면 위의 평가가 불필요하다. 2. 전이 혹은 감염이 의심되면 CT 유도 세침흡입세포 검사를 시행한다. 3. 영상 특징과 연령 및 임상 소견에 근거하여 위의 평가 흐름도는 수정이 가능하다.
PAC/PRA: plasma aldosterone concentration/plasma renin activity ratio

로 일반적으로 호르몬 측정과 CT로 경과 관찰을 한다. 비기능성 종괴인 경우 CT에서 종괴의 직경이 4cm 이상이면 수술의 적응이 된다. 4cm 이상의 낭포성이 아닌 부신 종괴의 경우에도 양성 가능성이 훨씬 높으나 암의 빈도가 높으므로 대부분의 전문가가 이 부신 종괴들의 수술적 절제를 추천하고 있다. CT 소견상 4.0cm 미만의 종괴는 양성 선종이나 크롬친화세포종 및 조기암을 반드시 염두에 두어야 하며, 이 경우 MRI가 종괴의 감별에 유용하다. 외과적 절제를 시행하지 않을 때는 종괴가 커지는지 확인하기 위하여 3~6개월 후 CT 재검사가 필요하다. 이때 크기가 커지면 수술이 추천된다. 크기가 변화가 없으면 6~12개월마다 재검사를 시행하고, 3~4년 동안 크기에 변화가 없으면 더 이상 경과를 관찰할 필요가 없다. 경과 관찰을 끝내기 전에 반드시 호르몬 검사를 다시 시행하여 기능성 종양을 배제하여야 한다. 이러한 방식은 기능성과 악성 부신 종괴의 조기 수술을 추천하는 한편 비기능성 양성 부신선종의 수술적 절제를 가능한 한 피하도록 하고 있다.

(4) 부신피질암

부신피질종양은 50세 이상의 인구에서 유병률이 3%로 흔하지만, 부신피질암은 빈도가 100만 명당 0.5~2명으로 드문 악성 질환이며 전체 암 사망의 0.04~0.2%에 해당한다. 부신피질암은 다양한 임상 소견을 보이며 일반적으로 예후가 불량하다. 그러나 빈도에 대한 보고는 과거 조사에 근거를 두고 있으므로 현재 실제 빈도는 더 높을 것이다. 특히 남부 브라질의 소아에서 예외적으로 높은 부신피질암의 빈도가 보고되어 있으며(15세 미만에서 3.4~4.2명/100만 명으로 세계의 다른 곳보다 10배나 높다) 이 경우 *TP53* 종양억제유전자 변이와 관련이 있다. 남자에 비해 여자에서 빈도가 더 높으며, 연령 분포는 10대 미만의 소아기와 40대에 최고를 보이는 두 정점 형태를 보인다.

1) 분자 병인론

부신피질암의 분자 병인은 아직 밝혀져 있지 않다. 부신피질암이 두 번째 타격*hit*에 의해 부신선종부터 발생하는지도 명확하지 않다. 일부 예에서는 이런 과정이 관찰되었으나 우연히 발견된 부신 신생물의 장기간 경과 관찰 결과에서는 이와는 다른 것으로 추정된다. 부신피질암에서는 *TP53* 종양억제유전자를 포함하는 염색체 17p13부위의 비활성 변이와 IGF-II 과발현을 유도하는 11p15부위의 변화가 자주 관찰된다. 실험실 연구로부터 과발현된 IGF-II는 IGF-I 수용체를 통해 작용을 나타내 부신 암세포를 증식시킬 수 있음이 제안되고 있다. 따라서 IGF-II-IGF-I 수용체 경로가 미래의 부신피질암 치료에서 유망한 표적이 될 것이다.

2) 임상 소견

임상 소견은 소아와 성인에서 다소 차이가 있다. 성인 부신피질암의 40%는 비분비성 종괴로 나타나며, 우연히 발견되거나 복부 혹은 옆구리 통증을 조사하는 동안 발견된다. 약 60%의 환자에서 부신 스테로이드 호르몬 과잉 소견이 나타난다. 남성화를 동반하든지 동반하지 않든지 간에 급속히 진행되는 쿠싱증후군이 가장 흔히 나타나는 소견이다. 여자에서 안드로겐을 분비하는 부신피질암에서는 조모증과 함께 목소리가 깊어지고 남성 형태의 탈모 및 희발성 월경과 같은 남성화 소견을 보인다. 에스트로겐을 분비하는 여성화 종양은 드물며, 에스트로겐 분비 부신종양을 가진 남자는 여성형 유방과 고환 위축을 보이는데, 이 경우 거의 틀림없이 악성이다. 알도스테론 분비 부신피질암은 더욱 드물며 고혈압과 심한 저칼륨혈증(평균 혈청 칼륨 2.3±0.08mEq/L)의 소견을 나타낸다. 그러나 부신피질암에서 심한 저칼륨혈증은 코르티솔 과잉 분비에 의해 주로 발생하며, 이러한 현상은 신장에서 11β 수산화탈수소효소 제2형*11β-hydroxydehydrogenase type 2*에 의한 코르티솔의 비활성화가 충분히 일어나지 않아 코르티솔이 염류 코르티코이드 수용체에 결합하여 작용을 나타내기 때문이다. 이에 반해 소아 부신피질암의 90%는 호르몬을 분비하며 거의 대부분 단독 혹은 코르티솔과 함께 안드로겐을 분비한다. 소아에서 쿠싱증후군의 소견만 나타나는 경우는 5% 미만이다.

호르몬을 분비하지 않는 것처럼 보이는 많은 부신피질암에서 종종 안드로스테네디온*androstenedione* 혹은 17α 수산화프로게스테론*17α hydroxyprogesterone*과 같은 스테로이드 전구 물질이 많이 측정되므로 그로 인해 종양이 부신피질에서 유래되었다는 것을 확인할 수 있다. 호르몬적으로 비활성인 부신피질암은 큰 종양의 종괴 효과로 인해 생기는 복부 불쾌감(오심, 구토, 복부 팽만감) 혹은 배부통의 소견으로 나타난다. 그러나 부신피질암이 호르몬 과잉 분비 소견이나 종괴 효과 없이 부신 영상에서 우연종으로 발견되는 경우가 증가하고 있으며(부신우연종에서 설명), 일부 환자에서만 식욕부진, 체중감소 혹은 고열 등의 소견을 관찰할 수 있다

3) 진단

① 호르몬 검사

부신피질암 수술 전에는 반드시 주의 깊게 호르몬을 평가해야 한다. 호르몬 분비 형태가 병변의 악성 가능성을 높이므로(즉, 농도 높은 혈중 DHEAS 혹은 스테로이드 전구 물질, 드물게 에스트라디올) 수술 전략(복강경수술 대신 개복수술)에 영향을 미칠 수 있다. 뿐만 아니라 종양의 자율적인 코르티솔 분비는 수술 후 부신피질부전증의 위험과 관련이 있다. 부신피질암의 다양한 고코르티솔증과 급속한 진행 때문에 쿠싱증후군의 전형적 소견을 관찰할 수 없는 경우가 가끔 있으며(비전형적 혹은 전임상 쿠싱증후군), 수술 후 종양 재발을 감시하기 위한 표지자로 사용하기 위해 철저한 호르몬 검사를 시행해야 한다. 또한 영상학적으로 부신피질암과 크롬친화세포종과의 감별이 쉽지 않으므로 수술 전에 크롬친화세포종을 배제하는 것이 중요하다.

② 영상

CT, MRI 혹은 최근의 FDG-PET에서 진단된 부신 종괴의 크기와 모양이 양성과 악성을 감별하는 데 사용되어왔다. 부신 종괴의 크기는 악성을 암시하는 가장 좋은 지침자이다. 한 보고에 의하면 발견 당시 종양 크기의 중앙값은 약 10cm였으며, 30~40%에서 전이성 질환의 확실한 증거가 있었다. CT와 MRI 영상을 쉽게 사용함으로써 이 암들의 조기 발견이 가능해졌는데, 이때 종괴의 크기가 특히 중요하다. 직경 5cm 이상의 종괴는 이 경우에도 75%가 양성이지만 부신피질암의 빈도가 높아지므로 수술로 제거할 것을 추천하고 있다 그러나 5cm보다 작은 부신피질암의 빈도가 증가하고 있다고 보고되고 있는데, 크기가 작은 발생 초기에 가장 큰 도움이 되는 것은 수술적 치료라는 것은 명약관화하다. 최근의 부신피질종양 치료 지침서를 보면 직경 4cm보다 큰 종양은 악성일 가능성이 높으므로 제거할 것을 권유하고 있다. 또한 이보다 작은 부신피질암을 양성종양으로 잘못 진단하는 것을 피하기 위해 경과 관찰 영상을 반드시 시행하여 조기 종양 성장을 확인해야 하며, 초기에는 3~12개월마다 시행한다(기간은 종양의 크기와 아래에 언급하는 영상학적 모양에 따라 결정한다).

부신피질암은 정맥 조영제 투여 후 경계가 불규칙하고 고형 성분이 불규칙적인 조영 증강을 보이는 등 불균질성이며 가끔 석회화를 보인다. 림프절 혹은 다른 부위(폐와 간) 전이뿐 아니라 국소 침습 혹은 하대정맥으로의 종양 확장 등을 진행된 부신피질암에서 종종 관찰할 수 있다. 비증강 CT에서 하운스필드 단위*hounsfield unit; HU* 측정은 양성 부신 병변의 악성을 감별하는 데 매우 유용하다.

10개의 연구를 종합 분석한 결과를 보면 10HU 미만을 기준으로 했을 때 비증강 CT에서 부신 병변을 양성 선종으로 진단할 수 있는 예민도와 특이도는 각각 71%와 98%였다. 그러나 최근 조직학적으로 확진된 151예의 부신 종괴를 분석한 한 연구를 보면 선종에서 비증강 HU의 중앙값은 19(범위 -19에서 43)이며 암에서는 36으로 둘 사이에는 중복이 심했다. 부신피질암에서 지질 함량이 낮은 특징을 확인하기 위해서는 조영제가 사라지는 속도를 분석하는 지연 증강 CT를 사용할 수 있다. 비증강 CT에서 HU가 20 이상이거나 10~15분 지연 증강 CT에서 조영제가 사라지는 정도가 50% 미만이든지 지연 HU가 35 이상이면 악성을 의심한다.

가돌리늄으로 증강시키고 화학 이전*chemical shift* 방법을 사용한 최신 역동성 MRI는 양성 병변으로부터 악성을 감별하는 유용성이 CT와 비슷하다. 즉, 지방 함량은 양성과 악성 부신 종괴를 감별하는 데 중요한 역할을 한다. 부신피질암은 T1 가중 영상에서 전형적으로 간과 동일한 음영을 보이며, T2 가중 영상에서는 중간 정도 증가한 음영을 보인다. 가돌리늄 증강 후에는 더욱 명확해지며 조영제 소실*washout*은 서서히 나타난다. 이런 소견에 근거하여 양성과 악성 부신 종괴를 감별할 수 있는 MRI의 예민도는 81~89%이며 특이도는 92~99%에 달한다는 보고가 있다. MRI는 주위 장기와 하대 정맥으로의 침습을 가장 잘 확인할 수 있으므로 수술을 계획할 때 역시 유용하다. 그러나 MRI는 CT보다 비용이 많이 들고 표준화되어 있지 않다. 각 병원에서는 그 병원 방사선과 의사의 경험에 따라 이 방법들을 사용해야 한다.

요오드콜레스테롤 유사체에 의한 부신스캔은 널리 사용되고 있지 않은데, 시간이 많이 소요되고 비교적 고용량의 방사선에 노출된다. 또한 CT와 MRI 이상으로 진단적 가치가 있는지도 의문이다. 반대로 최근 연구에서 FDG-PET는 증명되거나 의심스러운 악성종양을 가진 환자의 경우 양성 부신 병변에서 악성을 감별하는 데 유용함이 밝혀졌다. 그러나 제한된 부신피질암 환자의 수 때문에, 부신피질암 진단과 경과 관찰 중 전이를 발견하기 위한 FDG-PET의 역할에 대해서는 많은 연구가 필요하다.

부신 영상의 새로운 방법으로는 ^{11}C-메토미데이트*metomidate*-PET가 있다. 메토미데이트는 부신의 11β 수산화효소*11β-hydroxylase*와 결합하므로 다른 병변으로부터 부신피질 병변을 감별하는 데 매우 뛰어나다. 따라서 이 방법은 부신피질암에서 가능한 전이성 병변을 확인하는 데 특히 도움이 될 것이다

영상 방법은 부신 병변을 특징지을 수 있을 뿐만 아니라 병기를 결정하는 데도 중요하다. 폐와 간이 가장 자주 전이되므로 부신피질암 환자는 고해상도 흉부와 복부 CT(혹은 MRI)를 반드시 시행해야 한다. 진단 당시 뼈에 통증이 있을 때 뼈스캔을 시행하여 병변 부위의 섭취 증가를 확인하며 곧이어 고식적인 X선 검사를 시행한다.

부신 종괴의 생검은 바늘 통로를 통한 전이, 출혈 등의 합병증과 악성과 양성 병변의 감별에 제한적인 진단적 가치 때문에 일반적으로 추천되지 않는다. 의심되는 부신피질암에서 수술적 치료가 가능하지 않거나 내과적 치료를 시작하기 전에 진단을 할 수 없는 경우에만 생검을 시행해야 한다.

③ 병리학적 평가

병리학적 진단은 경험 많은 병리학자가 수행해야 한다. 양성과 악성 부신 병변의 감별은 육안적 소견(종양의 무게, 출혈, 완전하거나 갈라진 피막)과 가장 널리 사용되고 있는 방법인 와이스 점수*Weiss score*에 의한 현미경적 진단 점수에 근거를 둔다. 핵의 비전형성, 비전형적이며 높은 빈도의 유사분열(50배 고배율 영역에서 5개 이상), 혈관과 피막 침습, 괴사 등은 악성을 암시한다. 뿐만 아니라 넓은 섬유성 띠*band*는 양성 종괴로부터 부신피질암을 감별하는 특징적인 소견이다.

추가적으로 중요한 정보는 면역조직 화학검사에서 얻는다. 악성 병변에서 양성을 감별하는 데 효과적인 Ki67 염색의 가치가 여러 연구에서 증명되고 있다. 뿐만 아니라 높은 발현(>10%)은 나쁜 예후와 관계되기 때문에 Ki67 발현은 예후와도 관련성이 있다. D11, 인히빈-α *inhibin-α* 및 크로모그라닌 *Achromogranin A*와 같은 표지자도 종양이 부신피질에서 유래되었는지 확인 혹은 배제하는 데 도움이 된다. 여러 새로운 표지자(LOH at 17p13, IGF-II 과발현, 사이클린 *Ecyclin E*)도 양성과 악성 부신 병변을 감별하는 데 제안되었다.

④ 병기

2004년 WHO에서 제정한 부신피질암 병기 체계를 보면, 병기 I과 II는 국한되어 있으며 각각 직경 5cm 이하와 이상을 의미한다. 국소적으로 침습적인 종양 혹은 국소 림프절로 전이한 종괴는 병기 III으로 분류되며, 병기 VI는 다른 부위에 전이된 경우이다. 그러나 이들 병기 체계의

표 12-2	WHO의 부신피질암 병기 체계
병기 I	종양의 크기가 5cm 미만으로 림프절 및 원격전이가 없음
병기 II	병기 I 과 같으나 종양의 크기가 5cm 이상
병기 III	국소 침습 혹은 림프절전이가 있는 종양
병기 IV	국소 침습과 림프절전이가 동시에 있거나 혹은 원격전이가 있을 때

예후적인 가치는 많은 환자를 대상으로 직접적으로 비교된 적이 없다. 병기 분류의 주된 목적 중 하나는 의사 사이의 정보 교환을 용이하게 하는 것이므로 수정이 필요하다는 증거가 나타날 때까지는 이 새로운 WHO 분류가 추천된다(〈표 12-2〉).

3. 부신피질 신생물의 치료

(1) 부신피질선종

양성 선종에 대한 확실한 치료 방법은 복강경을 통해 선종이 있는 부신을 외과적으로 절제하는 것이다. 쿠싱증후군을 일으키는 부신선종을 절제한 환자의 경우 수술 중이나 후에 스테로이드 보충이 필요하나 염류 코르티코이드 보충은 필요하지 않다. 수술 후 당질 코르티코이드 보충은 환자가 시상하부-뇌하수체-부신축의 억제에서 회복될 때까지 필요하며, 주로 6개월~1년간 필요한데 드물게 2년까지 필요한 경우도 있다. 선종을 외과적으로 절제하면 완치가 된다. 50~100g의 무게이며 조직학적으로 양성으로 보이는(유사분열과 혈관 침습이 없음) 큰 병변은 호르몬 이상의 발견, CT 혹은 MRI 촬영 등을 포함한 주의 깊은 경과 관찰이 필요하다.

(2) 부신피질암

1) 수술

병기 I~III에서는 숙련된 외과 의사가 시야에 있는 모든 종양을 수술적으로 완전히 절제한 경우만이 현재까지 완치 가능성이 가장 높다. 특히 절제면에 암이 없는 경우(R0)는 예후가 좋다. 수술은 침습된 기관 전체를 일괄*en bloc* 제거할 정도로 광범위해지는 경우가 종종 있으며, 이 경우 일반적으로 림프절 절제가 포함된다. 이때 종양 유출*spillage*을 막고 국소재발의 위험을 감소시키기 위해 종양 피막에 손상을 주지 않는 것이 매우 중요하다. 하대정맥 혹은 신정맥의 종양 혈전에서도 완전한 종양 제거가 가능하나 가끔 심장우회술이 필요하다. 고립성 전이 병변에도 적극적인 수술적 절제가 추천된다. 부신피질암의 경우 복강경 부신절제술 사용에는 논란이 있다. 복강경을 이용한 최소침습적 부신절제술은 수술 후 동통이 적고 입원 기간을 줄일 수 있으므로 1992년에 도입된 이래 양성 부신종양 치료에 많이 선택된다. 그러나 최근 주위 조직에 침습했거나 림프절이 커져 있거나 크기가 큰 부신피질암에서는 개복술을 사용하는 것에 의견이 일치되고 있다. 복강경 부신절제술로 25예의 부신피질암을 절제한 연구 결과를 보면 40%에서 국소재발 혹은 복막 파종이 관찰되었다. 이외에도 여러 연구에서 복강경 부신절제술의 높은 국소재발률이 보고되었다. 따라서 부신피질암에 대한 복강경 부신절제술은 적절하게 고안된 전향적 연구에 포함된 환자에서만 시행되어야 한다. 부신피질암이 의심되어 복강경 부신절제술을 시행하고자 하는 환자에게 현재 이 방법은 치료의 표준 방법이 아님을 반드시 알려주어야 한다.

전이성 질환이 존재할 때 종양의 용적 감소*debulking*의 역할에 대해서도 논란이 있다. 본래 종양을 불완전하게 절제한 경우 혹은 수술로 치료되지 않는 전이성 질환은 특히 불량한 예후와 관련이 있으며 대부분의 연구에서 중앙 생존값이 12개월 미만이다. 그러나 종양의 용적 감소는 호르몬이 과잉일 때 조절에 도움을 주며 환자에 따라 다른 치료 방법 선택을 용이하게 할 수 있을 것이다. 현재 국소재발 혹은 전이성 질환에 대한 수술은 가치 있는 치료 방법으로 인정받고 있으며, 후향적 연구에서도 생존율의 향상과 관련이 있었던 것으로 보고되었다.

2) 방사선요법

방사선요법은 종종 부신피질암 치료에 효과가 없는 것으로 생각되어왔으나, 여러 보고에 따르면 종양 반응률이 40%에 달한다고 한다. 이 연구들은 방법과 반응 기준이 최근의 표준을 충족하지 않으며 또한 대상 환자 수가 적은 문제점도 있지만, 연구 결과들은 부신피질암이 방사선치료에 저항성을 보이지 않음을 시사한다. 따라서 수술로 치료되지 않는 국소 질환 조절에 방사선치료가 추천된다. 방사선요법(30~40 Gy)은 대부분의 골(및 뇌)전이에 대해 선택되는 치료 방법이다.

수술 후 보조 방사선요법에 대해서는 정보가 충분치 않다. 과거부터 완전히 수술로 암이 제거되었다고 생각된 일부 환자에 보조적으로 방사선요법이 사용되었으나 그 효과는 확실치 않다. 중요한 사실은, 여러 보고에 따르면 부신피질암이 있는 소아의 전이성 질환은 반드시 국소재발이 선행하였다는 점이다. 이러한 관찰과 이후의 소규모 연구에 근거하여 최근 병기 III의 부신피질암 혹은 고위험 병기 II의 환자에서 종양 수술 후 방사선요법(4~5주간 45~55 Gy)이 추천된다. 첫 분석에서는 대조군에 비해 국소재발이 감소했다. 앞으로 이 치료 방법의 효능을 평가하기 위한 무작위 연구가 더 필요할 것이다

3) 내과적 치료

① 마이토테인

마이토테인*mitotane, o,p'-DDD*은 부신피질암 치료에 유용한 유일한 부신 특이 약물이다. 마이토테인은 부신피질 세포에 특이 세포독성을 나타내며 속상대와 특히 망상대의 국소 변성을 초래하는 반면 구상대의 변화는 상대적으로 경미하다. 부신 용해 작용을 나타내기 위해서는 이 약물의 대사 활성이 필수적이다. 반응성의 아실 클로라이드*acyl-chloride*가 거대 분자, 특히 미토콘드리아 단백질에 공유 결합을 하여 마이토테인의 생물학적 활성도를 중재하거나 혹은 마이토테인의 주대사물인 아세틸산 유도체인 오피디클로로페닐아세틸산*o,p'-dichlorophenylacetic acid*으로 전환한다. 그 외에도 자유 라디칼*free radical*에 의한 산화 손상이 마이토테인의 부신 용해 작용에 기여한다. 부신 스테로이드 생합성의 장애는 역시 스테로이드 합성 효소에 대한 마이토테인의 직접 억제 작용 때문이다. 마이토테인은 부작용과 혈중 농도에 따라 알약으로 투여한다. 마이토테인은 오래전부터 부신피질암에 사용되었고 1970년 미국 FDA의 공인을 받은 이래 초기 연구에서 좋은 성적이 보고되었다. 그러나 최근 20년 사이의 전향적 연구 혹은 10명 이상의 재발성 혹은 전이성 부신피질암 환자를 대상으로 한 연구를 분석해보면 대부분의 환자에서 호르몬 과잉은 조절되나(혈청 DHEAS, 요중 유리 코르티솔, 17-히드록시코르티코이드, 17-케토스테로이드 감소) 객관적인 종양 크기 감소는 약 25%의 환자에서만 관찰되었다. 마이토테인 치료 시작 후 반응은 보통 첫 6주에 나타나며, 진행된 부신피질암 환자에서 완전관해(혹은 완치 자체)는 거의 없고 이 약물에 객관적인 반응을 보인 전이성 부신암 환자의 대부분은 후에 재발하나 몇몇 환자는 장기간 생존한다.

여러 연구에서 효능과 독성을 예측하기 위해 혈중 마이토테인 농도 측정이 중요하다는 것이 증명되었다. 항종양 반응을 나타내기 위해서는 마이토테인의 혈중 농도가 14ng/mL 이상이 되어야 한다고 후향적 연구에서 정의되었으며, 그 후 연구에서 객관적인 항종양 반응은 마이토테인 농도가 14ng/mL 이상인 환자에서만 관찰되었기 때문인 것으로 확인되었다. 대부분의 환자에서 처음에 하루 1.5g부터 시작하여 위장관 부작용에 따라 급속히 증량하여 하루 5~6g까지 올린다. 이러한 고용량 치료법에서는 치료 시작 후 14일째 혈중 마이토테인 농도 측정이 필요하다. 그 후 용량은 마이토테인의 혈중 농도와 부작용에 따라 조절한다.

마이토테인은 좁은 치료창*therapeutic window*을 가지고 있고 부작용이 자주 나타나는데, 이는 종종 용량 때문에 발생한다. 80% 이상의 환자가 적어도 하나 이상의 부작용을 경험한다. 이 부작용은 주로 위장관 부작용(식욕부진, 오심, 구토, 설사)으로 나타나거나 혹은 중추신경계(우울증, 현기증, 진전, 두통, 혼돈, 쇠약감)를 침범한다. 중추신경계 부작용 가능성은 마이토테인의 혈중 농도가 20ng/mL 이상일 때 크게 증가한다. 일반적으로 부작용은 마이토테인을 끊으면 소실된다. 마이토테인은 반감기가 길기 때문에 용량을 변화시키지 않더라도 혈중 농도와 부작용이 대개 시간이 경과함에 따라 증가한다. 오심을 치료하는 데는 5-수산화트립타민 *hydroxytryptamine*(serotonin) 차단제가 유용하다. 유의한 신경정신과적 부작용이 나타나는 경우에는 약을 적어도 1주간 끊고 저용량부터 다시 시작한다.

마이토테인 치료는 부신 용해 작용 때문에 부신피질부전증을 초래한다. 이때 마이토테인은 당질 코르티코이드의 대사를 증가시키므로 고용량(하루 히드로코르티손 50mg)의 당질코르티코이드 보충이 필요하다. 당질코르티코이드 보충이 충분하지 않으면 마이토테인의 부작용이 증강되고 내성이 저하된다.

결론적으로 마이토테인은 고코르티솔증 조절에는 효과적이나 항종양 약물로는 효능이 제한되어 있다. 더욱이 중간 정도의 효과를 얻으려면 부작용이 나타나는 용량까지 사용해야 하므로 이 약물을 추천하지 않는 전문가도 있다. 최근 진행성 부신피질암 환자에서 세포독성 화학요법과 마이토테인의 병합요법의 효과에 대한 연구가 진행되고 있다

부신피질암의 재발률은 85%에 이를 정도로 높기 때문에 마이토테인을 보조요법으로 사용하게 된다. 일부 연

구에서는 수술로 완전히 제거한 후 보조요법으로 마이토테인을 사용하여 효과를 보았다고 보고되었으나, 대부분의 연구는 보조적 마이토테인 치료의 효과를 관찰하지 못하였고 한 연구에서는 오히려 마이토테인의 보조요법이 좋지 않은 효과를 보였다. 따라서 부신피질암의 보조요법으로서 마이토테인의 효능을 평가하기 위한 무작위 대조 연구가 시급히 필요하다.

② 화학요법

부신피질암의 경우 마이토테인 외에 세포독성 화학요법*chemotherapy*에 대한 경험은 아직 제한적이다. 세포독성 약물의 여러 조합이 사용되어왔으나 효과는 뚜렷하지 않으며, 현재까지 부신피질암 치료에 지속적으로 효과적인 세포독성 화학요법은 없다.

최근 에토포시드*etoposide*, 독소루비신*doxorubucin*, 시스플라틴*cisplatin*을 병합하여 치료한 한 연구 결과에 따르면 일부에서만 반응한 다른 보고와 달리 72명의 환자 중 완전관해를 보인 환자가 5명이었으며 전체 반응률이 49%였다고 보고하였으며, 이러한 성공률은 유의한 부작용을 동반했다. 그 후 독성이 덜한 치료법인 마이토테인과 스트렙토조토신*streptozotocin* 병합요법이 제안되었으며, 측정 가능한 질환을 가진 36%의 환자에서 완전 혹은 부분 반응이 관찰되었다. 이 연구들로부터 진행된 환자에서 마이토테인+에토포시드+독소루비신+시스플라틴의 병합요법과 마이토테인+스트렙토조토신 병합요법의 효과를 비교하기 위한 첫 제3상 임상 연구가 시작되었다(국소적으로 진행되거나 전이성인 부신피질암 치료에 대한 제1차 국제 무작위 연구).

부신피질암에서 세포독성 치료의 제한된 반응은 다약제 내성 유전자 *MDR*-1의 높은 발현과 연관이 있으며, 그 결과 약물 방출 펌프인 *p*-당단백의 농도가 증가한다. 따라서 *p*-당단백의 길항제가 세포독성 화학요법의 효능을 증강시킬 수 있으며, 또한 마이토테인이 다약제 내성을 원상태로 회복시킬 수 있다는 실험실에서의 증거는 세포독성 요법에 대한 마이토테인 병합요법에 타당성을 부여하고 있다. 그러나 생체 내에서 마이토테인이 세포독성 약물의 종양 반응도를 어느 정도 증강시키는지는 명확하지 않다

③ 호르몬 과잉의 치료

부신피질암에서 스테로이드 호르몬의 과잉 분비는 자주 병의 부담을 증가시키고 삶의 질에 심한 영향을 미친다. 특히 쿠싱증후군은 종종 저칼륨혈증, 근육 쇠약, 골다공증, 골절 및 감염 합병증을 초래한다. 작용이 늦게 나타나며 용량에 따른 독성이 있기 때문에 마이토테인 치료 단독만으로는 모든 환자에서 호르몬 과잉 분비를 급속히 조절하기가 불충분하다. 케토코나졸*ketoconazole*, 메티라폰*metyrapone*, 아미노글루테티마이드*aminogluthetimide* 및 에토미데이트*etomidate* 같은 부신 억제 약물이 스테로이드 합성 효소를 차단하여 코르티솔 농도를 정상 범위로 낮추는 데 성공적으로 사용되어왔다. 이 약제들 중 일부는 실험실에서 항증식 효과를 보였으며 임상적으로 가끔 종양 반응도 보고되었다. 그중 케토코나졸(하루 400~1,200mg)이 가장 흔히 사용되며 마이토테인과 병합할 수 있다. 정맥으로 투입한 에토미데이트(하루 80mg을 지속적으로 주입)는 코르티솔 농도를 강력하게 낮출 수 있으므로 응급 상태(글루코 코르티코이드에 의한 정신증)에서 사용할 수 있다. 이 부신 억제 약물들을 사용할 때는 코르티솔을 표적 범위에 유지시키고 부신피질부전증을 피해야 하므로 경험 많은 내분비과 의사의 주의 깊은 감시가 반드시 필요하다

한 증례 보고에 의하면 저칼륨혈증을 교정하기 위해 사용한 스피로놀락톤은 마이토테인의 항종양 효과를 방해할 수 있다. 정확한 기전은 모르지만 마이토테인을 사용하는 저칼륨혈증 환자에서는 아밀로라이드를 사용하는 것이 좋다.

4) 새로 개발되는 치료법

① 부신피질암에서 약 내성 극복

부신피질암이 표준 세포독성 화학요법에 저항을 보인다는 것은 오래전부터 알려져 있다. 분자 수준에서 부신피질암은 높은 농도의 다제내성 단백 MDR1(*p*-당단백으로 알려져 있음)을 표현한다. *ABCB1* 유전자에 의해 부호화되는 이 단백은 대략 170~180KDa의 세포막 단백으로서 소수성 세포독성 약물인 독소루비신, 빈크리스틴, 탁솔 등을 세포 밖으로 이동시키는 ATP 의존성 약제 유출 펌프 기능을 한다. 정상 부신피질 조직은 높은 농도의 MDR1을 생성하며, 이러한 작용은 대부분의 부신피질암에서 유지된다. MDR1 표현이 부신피질암에서 약제 내성의 중요한 원인일 가능성이 높으나 MDR1 비의존성 약제 내성 기전도 역시 존재하므로 이로 인해 시스플라틴과 같은 친수성 약제가 효과를 나타내지 못한다.

이 약제 내성을 극복하기 위하여 MDR1-매개 약제 이

송의 경쟁적 억제제가 화학요법의 효과를 높이기 위해 도입되었다. 초기 연구에는 D-베라파밀(L-베라파밀과 달리 칼슘 통로 차단제는 아니다)과 마이토테인 자체가 포함되었다. 이들 병합요법의 반응률은 그 후 개발된 제2세대 경쟁적 억제제를 사용한 연구에서와 마찬가지로 낮았다. 이러한 실패에도 불구하고 더 강력한 MDR1 억제제에 대한 연구가 지속되었고, 최근 화학요법과 제3세대 억제제와의 병합요법 효과를 평가하는 제2상 임상실험이 진행되고 있다.

② 혈관 표적 치료

체내의 모든 세포와 같이 종양은 산소와 영양분을 혈액 공급에 의존한다. 이러한 지식으로부터 종양의 성장을 멈추고 이미 성장한 종양을 치료하는 방법으로 혈액 공급에 목표를 맞춘 치료법이 개발되었다. 혈관을 표적으로 한 치료는 2가지 다른 방법으로 나눌 수 있다. 즉 새로운 혈관 성장을 방해하는 방법(항혈관 신생제)과 이미 만들어진 종양 혈관을 붕괴시키는 방법이다.

혈관내피 성장인자*vascular-endothelial growth factor; VEGF*와 그 수용체(VEGFR)는 신생 혈관이 생기는 부위로의 내피 증식과 이동에 대한 주요 신호가 되는데, 이 신호를 차단하는 것이 이 분야에서 주된 연구 목표가 되고 있다. 항VEGF 치료의 성공은 진행성 대장암 및 직장암에서 관찰되었으며, 이로 인해 항혈관 신생 개념을 증명할 수 있었다. VEGF를 목표로 한 치료 전략에는 수용체 전 단계에서 효과를 차단하는 것이 목표인 VEGFR 항체들〔예: 베바시주맙*vevacizumab*(Avastin)〕과 그 후 단계인 VEGFR 키나아제를 억제하는 다양한 작은 분자 억제제들이 포함된다. 부신피질암에 대한 베바시주맙의 효과가 보고되었으며, 많은 환자를 포함시킨 연구가 앞으로 진행될 계획이다.

신생 혈관 억제를 목표로 한 치료 외에도 특이적으로 종양 혈관을 표적으로 하는 물질을 개발하는 것 또한 가능하다. 종양 혈관은 저산소증 부위 및 무산소성 해당 작용 산물의 축적 때문에 생긴 유의한 산혈증 부위를 가지고 있으면서 조직화되지 않는 경향이 있다. 이런 환경에서 세포는 상대적으로 미숙한 형태를 보이며 종양 혈관의 내피세포벽에 특이 표지자를 표현하게 된다. 모두 세포 표면 항원인 이 단백들은 개발되는 물질의 직접적인 표적물이 되거나 단클론 항체를 통해서와 같이 다른 치료 물질이 종양으로 귀향하는 신호물로 사용될 수 있다.

③ 새로운 치료 표적을 확인하는 마이크로어레이 연구

부신피질암에서 붕괴되는 신호전달 체계는 최근까지도 일부만 밝혀져 있다. 약물 개발에 적절한 새로운 전달 체계를 밝히기 위한 치우침 없는 접근으로 양성과 악성 부신피질종양을 연구하기 위해 비교 마이크로어레이 *microarray* 방법이 두 연구에서 시행되었으며, 두 연구 결과 모두 IGF-II의 상향 조절을 확인하여 과거의 관찰을 증명하였다. 그 외에 섬유아세포 성장인자 수용체 제1형(FGFR1)의 상향 조절이 보고되었으나, 다른 성장인자 수용체는 증가하지 않았다. 또한 Wnt 신호 증강이 보고되어 있으며, 흥미롭게도 Wnt 신호는 ACTH 비의존성 거대결절성 부신증식증에서 부신 증식과 역시 관련되어 있다. 이 연구들에서 상향 조절 외에 다양한 스테로이드 합성 효소가 하향 조절되어 있음이 확인되었다.

④ 작은 분자의 티로신 키나아제 억제제 역할

만성 골수성백혈병 치료에서 BCR-ABL 티로신 키나아제 억제제인 이마티닙*imatinib*(글리벡)의 효과가 관찰된 이후, 전형적인 수용체 티로신 키나아제인 단백질 키나아제의 작은 분자 억제제 개발을 위한 연구가 폭발적으로 시작되었다. 앞에서 언급한 마이크로어레이 연구 결과에 근거하면 부신피질암의 티로신 키나아제 억제제의 가장 적절한 표적물은 IGF-II와 결합하는 IGF-I 수용체에 대한 억제제가 될 것이다. 최근 개발된 두 화합물은 조직 배양과 쥐 모델에서 좋은 IGF-I 수용체 억제 효과가 관찰되었으나 현재 이 화합물들에 관한 임상연구는 없다. 이 물질에 대한 임상연구는 아직 시작되지 않았으나 추후 실험에서 전망이 보이면 부신피질암은 이 물질들의 매우 우수한 표적 악성종양이 될 것이다. 마이크로어레이 연구에서 일관성 있게 관찰되는 또 하나의 신호체계 이상은 FGFR1의 상향 조절이다. 비록 비소세포폐암이나 갑상샘암을 대상으로 개발된 비특이적 키나아제 억제제가 이들 수용체에 작용하는 것이 분자 연구에서 밝혀져 있지만, FGFR가 표적인 특이 치료제는 아직 개발되지 않았다.

최근 실험 중인 티로신 키나아제 억제제 중 이미 비소세포폐암 치료에 허용된 상피세포 성장인자 수용체(EGFR) 억제제가 부신피질암에도 사용될 수 있을 것이다. EGFR는 양성 부신선종과 비교하여 발현 정도는 증가되어 있지 않은 듯하나 부신피질암의 거의 대부분에서 발현된다. 현재 제피티닙*gefitinib*(이레사)에 의한 임상 연구가 진행되고 있다. 다른 티로신 키나아제 억제제(예: 혈소

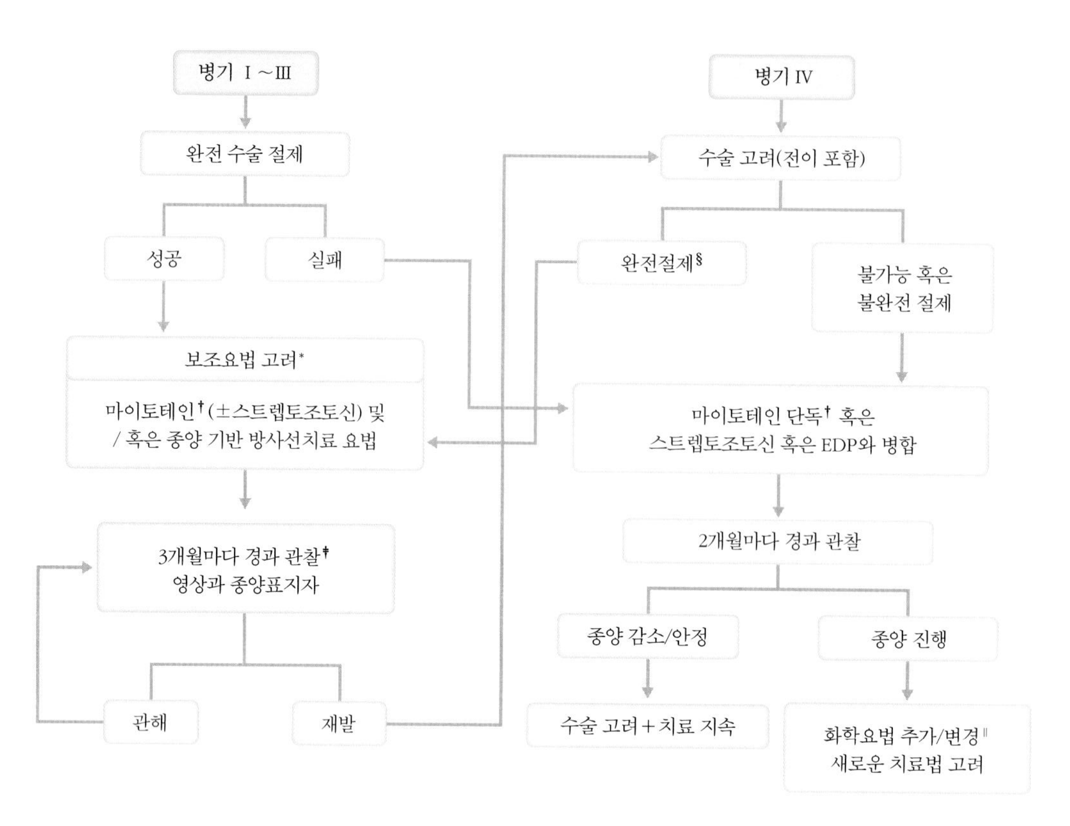

그림 12-3. 부신피질암의 치료 흐름도 *보조요법은 모든 재발 고위험군(직경>10cm, 고유사분열률)에 반드시 고려, †마이토테인 농도 측정 필요, ‡완전관해 2년 후에는 영상촬영 간격 연장, §병기 Ⅳ에서 완전 절제 후 반드시 보조요법 시행, ‖전문병원에 의뢰
EDP: 에토포시드, 독소루비신, 시스플라틴

판 유래 성장인자)를 개발하기 위해 상당한 투자가 이루어졌지만 부신피질암에서 혈소판 유래 성장인자 수용체와 다른 키나아제가 과발현되지 않는 듯하기 때문에 이 물질들이 치료제로 추가될지는 확실치 않다

그외에는 다른 암에서와 같이 유전자요법과 면역요법, 최근에 비록 실험실 연구에서 밝혀졌지만 부신피질암세포주인 H295 세포의 성장을 억제하는 PPAR-γ(peroxisome proliferator-activated receptor-γ)작용제인 로시글리타존*rosiglitazone* 사용 등이 가능한 치료 방법이 될 수 있을 것이다.

5) 경과 관찰 및 예후

부신피질암은 드물고 매우 악성인 종양이다. 기능성 종양인 경우 종양 재발을 조기에 발견하려면 호르몬 표지자를 3개월마다 측정해야 한다. 대부분 종양 재발을 감시하는 데는 영상이 더 유용하다. 국소재발 혹은 전이의 수술적 제거가 유용한 치료 방법이므로 첫 2년 동안은 CT(복부+흉부)를 통해 3개월마다 병기를 재설정하는 것이 반드시 필요하다. 그러나 2년이 지나도 재발 위험이 높으므로 영상 촬영 간격을 늘리는 반면에 규칙적인 병기 재설정은 적어도 5년 동안 계속해야 한다. 그림 12-3은 이러한 치료 흐름을 보여준다. 경과 관찰에서 FDG-PET의 역할은 확립되지 않고 있다. 초기 연구들은 PET가 특히 국소재발을 발견하는 데 도움이 된다고 암시하였으나, 직경 1cm 미만의 작은 폐결절은 종종 시각화되지 않는다.

예후는 대부분 병기에 달려 있다. 그러나 대부분의 환자는 병기 Ⅲ과 병기 Ⅳ에 속한다. 부신암의 전이 부위는 림프절(68%), 폐(71%), 간(42%), 뼈(26%) 등이다. 수술로 완치 가능한 것은 대개 병기 Ⅰ 혹은 Ⅱ의 종양이며, 처음부터 주위 조직으로 침습되었을 때 평균 생존율은 2.3년에 불과하다. 대부분의 의사는 국소적으로 진행되거나 전이된 환자에서도 가능하면 이 종양들을 적극적으로 수술로 절제할 것을 추천한다. 253명의 환자를 포함하여 진행된 한 연구는 5년 생존율을 병기 Ⅰ에서 60%, 병기 Ⅱ에서 58%, 병기 Ⅲ에서 24%, 병기 Ⅵ에서 0%로 각각 보고하고 있다. 또 다른 연구에서는 전체적인 5년 생존율이 16~38%였다. 진단 당시 전이성 질환(병기 Ⅵ)의 생존 중앙값은 아직도 12개월 미만이다.

병기 외에 생존율에 대한 다른 예후 표지자를 확인하기

위한 연구는 제한되어 있다. 기능성 여부, 연령, 성별 등은 주된 역할을 하지 못하는 것 같으며, 직경 10cm 이상의 큰 종양은 완전절제 후 생존율 저하와 관련이 있었다. 뿐만 아니라 높은 유사분열률, 종양 괴사, 비전형적 유사분열 형태, 높은 Ki67 염색 및 TP53 변이의 증거 등이 진행성 부신피질암 및 불량한 예후와 관련이 있었으며 이 결과들은 향후 연구에서 확인이 필요하다. 예후 표지자는 보조요법으로 도움을 받을 수 있는지 여부를 확인하기 위하여 정상 종양 절제면(R0)을 가진 환자에서 특히 유용할 것이다.

(5) 이소성 ACTH 증후군

쿠싱증후군과 심한 저칼륨혈증(<3.3mEq/L)은 이소성 ACTH 증후군을 조기에 진단하는 데 필요하다. 진단 시 주로 고용량 덱사메타손 혹은 CRH 투여에도 변화하지 않는 높은 혈중 코르티솔 농도(혹은 ACTH 농도)와 CRH 투여에도 변화하지 않는 뇌하수체를 관류하는 혈액 내에서 낮은 ACTH 농도를 보이는 하추체 정맥동 채혈 결과에 진단의 근거를 둔다. CRH를 투여한 후 양측성 하추체 정맥동과 말초에서 동시에 측정한 ACTH 농도를 통해 뇌하수체 쿠싱병과 이소성 ACTH 증후군을 언제나 감별할 수 있다. 원인 종양은 소세포폐암, 기관지 카르시노이드, 가슴샘 카르시노이드 혹은 췌장 신경내분비종양, 갑상샘 수질암, 크롬친화세포종의 순이다. 이소성 ACTH 분비 종양의 위치를 확인하기 위해 추천되는 검사로는 흉부와 복부 CT, 흉부와 복부 MRI가 있으며, 크롬친화세포종 진단을 위한 요중 메타네프린과 카테콜아민, 갑상샘수질암을 배제하기 위한 혈중 칼시토닌 등이 있다. 또한 흉부나 복부의 의심스러운 병변은 세침흡인생검 혹은 흡인액의 ACTH 방사면역 측정으로 확인할 수 있다.

이소성 ACTH 증후군 진단이 내려진 후의 주된 임상적 문제는 일부 환자에서는 이소성 ACTH 분비의 출처를 찾는 것이며, 또한 일부에서는 공격적인 본래의 종양을 치료하는 것이다. 수술, 항암요법 혹은 방사선요법으로 종양이 제거되면 장기간 완치가 가능하다. 기관지 카르시노이드 환자들은 약 50%가 림프절전이를 가지고 있기 때문에 림프절과 함께 엽절제술을 시행한다. 이를 통해 악성 잠재성에도 불구하고 약 75%의 환자가 수술적 절제술로 완치된다.

이들 이소성 ACTH 분비 종양은 악성이며 전이할 수 있다. 그러므로 이소성 ACTH 증후군의 일부 환자에서 본래 질환을 완전히 제거하는 것은 불가능하며, 이 경우 치료는 생명에 위협을 주는 대사 및 호르몬 이상을 교정해 주는 방향으로 진행되어야 한다. 저칼륨혈증과 과도한 염류 코르티코이드 활성도는 칼륨 보충과 스피로놀락톤으로 치료할 수 있으며, 고코르티솔증은 케토코나졸, 메티라폰, 아미노글루테티마이드 혹은 마이토테인으로 치료할 수 있다. 종양에 의한 이소성 ACTH 증후군을 가지고 있으면서 여러 방사선학적 검사에도 불구하고 종양 부위를 발견하지 못한 환자와, 안정되어 있으나 절제 불가능한 전이성 질환을 가진 환자에서는 양측부신절제술이 추천된다.

Ⅱ. 부신수질의 종양

1. 크롬친화세포종

크롬친화세포종은 대부분 부신수질에 존재하는 크롬친화성세포에서 발생한 카테콜아민 생성 종양이다. 부신 외 크롬친화성세포에서 발생하는 경우 부신외크롬친화세포종*extraadrenal pheochromocytoma* 혹은 부신경절종*paraganglioma*이라고 명명한다.

(1) 원인과 발생 기전

전체 고혈압 환자의 0.1% 정도에서 나타나는 드문 질환이지만 수술로 완치 가능한 고혈압이므로 임상적으로 중요하다. 치료하지 않으면 발작적이고 심한 고혈압 혹은 부정맥 등으로 사망할 수 있다. 10% 정도는 악성인 크롬친화세포종은 80~90%의 환자에서 부신에 위치하며, 부신 외에 위치하는 크롬친화세포종은 전형적으로 복부와 흉부에 있는 교감신경절과 복부 대동맥이 갈라지는 부위에 있는 주커칸들기관*organ of Zuckerkandl*에서 발견된다. 그 외에 드문 위치로는 경부, 방광 등이 있다. 대부분의 크롬친화세포종은 노르에피네프린뿐 아니라 약간의 에피네프린을 분비한다. 드물지만 에피네프린을 주로 혹은 전적으로 분비하기도 한다.

양측성 부신수질 크롬친화세포종은 갑상샘의 수질암과 1차성 부갑상샘항진증과 함께 제2A형 다발성 내분비 신생물*multiple endocrine neoplasia type 2A; MEN 2A*을, 특징적인 체형과 얼굴 모양, 갑상샘수질암과 함께 제2B형 다발성 내분비 신생물(MEN 2B)을 형성하며 이 증후군들은 상염색체 우성으로 유전된다. 또한 크롬친화세포종은 신경섬유종증*neurofibromatosis; NF, von Recklinghausen disease*과 폰히펠-린다우증후군*von Hippel-Lindau syndrome; VHL*과 관련이 있다.

(2) 임상 소견

5개월에서 82세까지 넓은 연령 분포에서 생기는 것으로 보고되고 있으나 주로 20~40대 사이에서 가장 흔하다. 통상적으로 나타나는 증상은 지속적(50%)이거나 혹은 발작적인 고혈압(50%)이지만, 고혈압이 없는 경우도 있다. 고혈압은 기저 혈중 카테콜아민의 증가 혹은 종양과 관련된 간헐적인 카테콜아민 방출에 의해 나타난다. 크롬친화세포종의 매우 흔한 징후와 증상으로는 발한, 두통, 심계항진 등이 있다. 흔한 증상은 아니나 빈맥, 호흡곤란, 기립성 저혈압, 빈호흡, 홍조, 진전, 협심증, 현훈, 쓰러지는 기분, 체중감소, 지방 소모, 변비, 오심 등이 있다. 환자는 임상적으로 중요한 상심실성과 심실성 이상맥 혹은 심정지를 나타낼 수 있다. 발작적으로 이 소견들이 나타날 수 있으며 발작의 발현 시기와 기간, 유발인자, 빈도 등을 알 수 있는 뚜렷한 방식은 없으나 일부에서는 발작의 유발인자를 확인할 수 있다.

급성으로 악화되지 않으면 신체 소견상 단지 고혈압, 기립성 저혈압, 진전 혹은 체중감소 등만 관찰될 수 있다. 제2형 다발성내분비신생물 환자에서는 갑상선 결절이 만져지며 또한 신경섬유종을 관찰할 수 있고 복부 종괴가 만져지기도 한다. 최근에는 영상검사를 쉽게 시행할 수 있으므로 고혈압과 증상이 없는 무증상의 부신우연종으로 발견되는 경우가 많아지고 있다.

기본 생화학적 검사는 정상이지만 내당능 장애, 현성 당뇨병을 보일 수 있다.

(3) 진단 방법

부신의 다른 질환과 마찬가지로 크롬친화세포종을 진단할 때는 먼저 이 질환을 강하게 의심해야 한다. 고혈압 환자의 발한, 두통, 빈맥의 3증상은 이 질환을 암시한다. 의심이 되면 종양에서 카테콜아민의 과다한 생성을 생화학적 검사로 증명함으로써 크롬친화세포종으로 진단한다. 임상에서 크롬친화세포종 진단을 놓치면 환자의 사망을 초래할 수 있으므로 초기 생화학적 검사 선택에서 가장 중요하게 고려해야 하는 사항은 이 드문 종양을 가진 환자에서 양성을 나타내 수 있는 검사의 신뢰도가 높아야 한다는 것이다. 또한 이 검사의 음성 결과는 확실히 이 질환을 배제해줌으로써 반복적인 혹은 다른 생화학적 검사와, 고가이며 불필요한 영상검사를 피하게 해주어야 한다. 최근 여러 연구에서 혈장 유리 메타네프린 측정이 다른 검사에 비해 크롬친화세포종 진단 혹은 배제에 가장 좋은 검사로 증명되어, 이 질환의 진단에 처음으로 선택되고 있다. 혈장 유리 메타네프린 검사가 국내에서와 같이 불가능하거나 검사의 결과가 가볍게 양성이라면(이 경우 특이도가 높은 검사라고 해도 종양이 드물기 때문에 위양성일 가능성이 진양성일 가능성보다 훨씬 높다) 다음으로 추천되는 검사는 24시간 요중 분류된 메타네프린*fractionated metanephrine*(메타네프린과 노르메타네프린) 및 카테콜아민이다. 혈중 카테콜아민 측정이 가끔 도움을 줄 수 있으며, 요중 바닐릴만델산 측정은 예민도가 낮아 크게 도움이 되지 않는다. 종양이 전적으로 도파민만 분비한다면 요중 호모바닐산*homovanillic acid*과 도파민 농도가 증가한다.

다음으로 크롬친화세포종의 병변 부위를 확인하기 위해 CT 혹은 MRI와 같은 해부학적 위치 확인 검사를 시행한다. CT로 대부분 종양의 위치를 확인할 수 있으며, MRI는 부신 외 종양의 위치를 확인하는 데 더욱 효과적이다. 이 방법들은 예민도는 높으나(95% 이상에서 진단 가능) 특이도는 낮다. 123(혹은 131)메타요오드벤질구아니딘*metaiodobenzylguanidine*(^{123}I 혹은 ^{131}I -MIBG)을 이용한 스캔은 종양의 기능성을 측정하고 확인할 수 있다. 이 검사는 예민도는 낮으나 특이도는 매우 높으며, 재발하거나 전이된 크롬친화세포종 확인, 병변을 찾기 어려운 경우(부신 외 위치), 양측성인 경우 등에서 유용하다. 앞의 검사들로도 확실하지 않을 때는 6-(^{18}F)fluorodopamine 혹은 6-(^{18}F)fluoroDOPA PET가 병변 부위 결정에 도움이 된다는 것이 최근 밝혀졌다. 크롬친화세포종과 감별이 필요한 질환 혹은 상태로는 고아드레날린성 본태성 고혈압, 약물 복용(예: 모노아민산화제 억제제), 클로니딘 금단*clonidine withdrawal*, 불안 발작 등이 있다.

(4) 유전자 검사

최근의 분자유전학 발전은 크롬친화세포종의 약 10%가 유전된다는 과거의 연구 결과를 바꾸어놓고 있다. 오래전부터 크롬친화세포종은 MEN 2, VHL 및 NF type 1과 같은 우성으로 유전되는 가족성 암의 한 소견으로 알려져 있다. 반면에 *RET* 유전자(MEN 2의 원인 유전자)와 *VHL* 유전자 변이의 확인은 외견상 단일 가족성 혹은 산발성 크롬친화세포종에서 MEN 2와 VHL 질환의 조기 진단을 가능하게 해준다. 더욱이 석신산염 탈수소효소 아단위 *succinate dehydrogenase subunit* 유전자(*SDHB*, *SDHC* 및 *SDHD*)의 배선*germline* 변이가 크롬친화세포종 및 두부와 목의 부신경절종 발생 감수성을 높일 수 있다는 결과는 크롬친화세포종의 발생에 관련된 유전인자의 역할을 한층 높이고 있다. 외견상 산발성 크롬친화세포종 환자의 15~24%에서 배선 변이(한 보고에서 271명 중 66명에서 배선 변이가 발견되었다: *VHL* 30명, *RET* 13명, *SDHB* 12명, *SDHD* 11명)가 발견된다는 사실은 모든 크롬친화세포종 환자에 대한 유전자 검사의 필요성을 제시하고 있다. 그러나 앞으로 더 많은 연구 결과가 나오기까지는 제한된 환자에게 실시하는 것이 타당하다. 즉, ① 크롬친화세포종의 가족력이 있을 때, 혹은 이미 알려진 감수성증후군과 연관된 종양(예: 두부와 목의 부신경절종, 혈관모세포종 *hemangioblastoma*, 신장세포암*renal cell carcinoma*, 갑상샘수질암*medullary thyroid cancer* 등)을 동반할 때, ② 환자에서 증후군 원인*syndrome cause*에 대한 임상적, 생화학적 혹은 방사선학적 증거가 있을 때, ③ 젊은 나이에 크롬친화세포종이 발생할 때, ④ 양측성 혹은 다발성 종괴가 존재할 때, ⑤ 부신 외에 위치하거나 혹은 악성 크롬친화세포종일 때 등에 대한 정보는 이 환자들에서 유전자 검사가 필요하다는 것과 또한 어떤 감수성 유전자를 검사해야 할지를 알려준다.

(5) 치료

크롬친화세포종은 대부분 양성종양이므로 수술 절제로 치료한다. 수술 방법은 개복수술에서부터 복강경 보조하의 수술과 전적으로 복강경에 의한 수술이 있다. 대부분의 병원에서는 크기가 작으며 합병증이 없는 종양인 경우 복강경 시술 혹은 복강경 보조 시술로 좋은 결과를 보고하고 있다. 수술 전 고염식이 또는 수액 공급에 의한 혈액량의 팽창 외에 수술 전 α 아드레날린성 차단제인 페녹시벤자민*phenoxybenzamine*, 프라조신*prazosin* 혹은 테라조신 *terazosin*을 투여하면 수술 전이나 수술 중의 발작적인 고혈압을 막을 수 있다. α 아드레날린성 수용체를 차단한 후에 β 아드레날린 수용체 차단제(길항제)를 빈맥 혹은 부정맥이 있을 때 추가한다. 프로프라놀롤*propranolol* (혹은 다른 β 아드레날린성 수용체 차단제)을 수술 전 3~4회 경구 투여한다.

동맥 카테터, 폐동맥 부유 카테터, 폴리 카테터 삽입 등 수술 중과 직후의 혈역학적 감시가 환자 치료에 필수적이다. 마취제로는 아트로핀과 같은 약물과 할로겐화 탄화수소를 피해야 한다. 수술 중 고혈압을 치료하기 위해 나트륨 니트로푸루시드*nitroprusside* 혹은 펜톨아민*phentolamine* 과 같이 신속히 작용하는 약물을 선택한다. 수술 후 혈장과 요중 카테콜아민 농도는 약 1주일 동안 증가되어 있다. 수술 사망률은 1% 미만으로 보고되어 있으며, 고혈압은 75% 환자에서 완치되고, 나머지 25%도 항고혈압제 치료에 잘 반응한다. 성공적인 수술 절제 후의 수명은 그 연령의 정상인과 비슷하며 재발률은 약 10%이다.

(6) 악성 크롬친화세포종

악성 크롬친화세포종은 드문 종양으로 전체 크롬친화세포종의 약 10%에 해당하며 남자에서 더 흔하다. 이 종양의 일부는 첫 발현 시 전이성 병변을 가지고 있으나 상당수의 종양은 외관상 양성이며 절제 후 경과 관찰 동안에 재발하거나 전이된다. 초기 수술 후 0.2~28.7년 사이에 재발 혹은 전이가 나타난다. 재발·전이성 크롬친화세포종의 발견은 원발성 및 초기 크롬친화세포종 발견과 같은 방법으로 해야 한다. 즉, 요중 및 혈청 메타네프린 혹은 카테콜아민 측정, CT, MRI, ^{123}I-MIBG(혹은 ^{131}I-MIBG) 스캔 등을 포함하여 매년 이 검사들의 일부를 시행하고 주의 깊게 경과를 관찰해야 한다. 이 경우 악성 크롬친화세포종의 빈도는 10% 이상이 되며 30~50%까지 달한다고 한다.

임상적, 생화학적 및 조직학적 소견은 양성종양으로부터 악성 감별에 크게 도움을 주지 못한다. 최근에 도입된 많은 분자표지자들이 연구되었지만 그들의 임상적 의미는 앞으로의 연구에서 밝혀져야 할 것이다. 여러 영상 방법이 이 종양에 대한 진단과 병기 결정을 위해 사용되었다. 방사선 표지 MIBG 및 최근의 ^{18}F-fluorodopamine과 ^{18}F-fluorodopa PET는 전이성 크롬친화세포종 발견에서 높은 예민도와 특이도를 발휘하며 또한 방사선 약물치료에 적합한 환자를 확인하는 데도 도움을 준다. 악성 크롬친화세포종의 5년 사망률은 50% 이상이므로 최근 사용하는 치료 방법의 개선이 필요하다. 주된 치료 목표는 종양 감소와 카테콜아민 과다 분비 증상 조절에 있다. 최근까지 가장 좋은 치료 방법은 수술적 종양 제거술이며, 그후 보조요법으로 ^{131}I-MIBG를 이용한 방사선 약물치료가 있다. 그러나 이 치료들로는 거의 대부분의 환자가 완치되지 않는다. 화학요법이 전이성 질환에 사용되어왔으나, 이 방법은 단지 부분적이거나 완화 효과만을 나타낸다. 다른 형태의 방사성동위원소 단독 치료 혹은 화학요법과의 병합요법의 역할에 대한 연구가 현재 진행되고 있다. 현재 진행 중인 마이크로어레이 연구는 세포 증식/주기 조절에 새롭고 중요한 세포 내 경로를 밝혀주고 새로운 약리학적 약물 개발을 가능케 해줄 것이다.

1) 악성 크롬친화세포종의 해부학적 영상 및 기능 영상

악성 부신크롬친화세포종은 크기가 크고 모양이 불규칙적이며 약간의 괴사와 주위 침습을 보인다. 전이 질환은 보통 크롬친화성 조직이 존재하지 않는 부위에 나타나며 하대동맥, 신장, 간을 침범해 들어가서 국소적으로 퍼진다. 부신경절종은 두경부부터 골반까지 발견된다

해부학적 영상 방법은 형태, 모양, 조직 밀도에 따라 주로 병변을 평가하는 반면에 기능 영상은 종양 대사와 수용체 표현을 평가한다. 크롬친화세포종을 찾기 위해 널리 사용되는 해부학적 영상 방법에는 CT, MRI, 초음파 등이 있다. CT는 예민도 77～98%, 특이도 29～92%를 보이면서 직경 1cm 이상의 원발성 종양과 전이성 부신 외 병변을 찾을 수 있다. 밀도가 40～50HU를 보이면서 임상적 소견 및 생화학적 검사가 타당한 경우 크롬친화세포종을 암시한다. MRI는 CT와 비교할 때 더 높은 예민도(90～100%)와 특이도(50～100%)를 보이며 부신 외 질환 발견에는 더 우수하다. T2 가중 영상에서 신호 강도가 증가하는 것은 크롬친화세포종의 특징적인 소견이나 진단적이지는 않다. 특히 큰 종양의 신호 강도는 T2 가중 영상에서 출혈이나 괴사 때문에 낮을 수 있다. 초음파 영상은 원천적으로 진단적 가치가 제한되며 임신 여성이나 소아에서 사용한다. 그러나 이 방법은 경부 부신경절종의 평가에 유용하다.

다른 형태의 종양과 달리 크롬친화세포종 세포의 대부분은 시냅스전 교감신경세포로의 카테콜아민 섭취에 주된 역할을 하는 사람 노르에피네프린 운반체*human norepinephrine transporters; hNET*와 과립 모노아민 운반체*vesicular monoamine transporter; VMAT*를 표현한다. 카테콜아민 혹은 그 유도체인 방사선 표지 리간드*ligand* 역시 이 수송체들을 통해 크롬친화성세포 내로 운반된다. 크롬친화세포종의 기능 영상은 카테콜아민 섭취, 합성·분비 경로에 특이적인 리간드를 사용하거나 혹은 비특이적인 리간드를 사용하여 시행한다. ^{131}I-MIBG 혹은 더 많이 사용되는 ^{123}I-MIBG 스캔에 의한 특이 기능 영상은 크롬친화세포종 진단과 병기 결정에 광범위하게 사용되어왔다. 전신 촬영을 통해 CT 혹은 MRI에 보이지 않는 질환의 범위를 결정할 수 있으며 다발성 종양이나 전이 부위를 찾는 데 도움이 된다. 물리적 성질, 영상의 질, 예민도(83～100% 대 77～90%)의 관점에서 ^{123}I-MIBG가 ^{131}I-MIBG보다 우수하며, 이 스캔들은 항상 단일광자방출 전산화단층촬영술(SPECT)을 포함한다. 그러나 도파민 생성 종양은 보통 MIBG로 증강되지 않으며, 이때는 PET가 유용하다. 비특이적 기능 영상 스캔은 ^{111}In-pentetreotide를 이용하여 종양의 소마토스타틴 수용체 2형과 5형의 발현을 표적으로 하여 시행된다. ^{111}In-pentetreotide 스캔은 비전이성이며 단일 부신 크롬친화세포종에서는 가치가 떨어지지만 MIBG에 보이지 않는 부신 외 질환과 전이를 발견할 수 있다.

6-^{18}F-fluorodopamine을 이용한 PET 영상은 ^{123}I-MIBG보다 높은 비율로 전이성 크롬친화세포종을 발견할 수 있는 반면, 6-^{18}F-fluoroDOPA는 부신외크롬친화세포종과 경부 부신경절종에 대한 영상에서 더 우수하다. 포도당이 종양 내에서 부분적으로 대사되므로 이를 이용하면 비특이적 기능성 영상인 ^{18}F-FDG-PET는 특히 ^{131}I-MIBG 혹은 ^{123}I-MIBG가 음성인 경우 포도당에 친화적인 전이성 병변을 확인할 수 있다.

전체적으로 부신 크롬친화세포종에 대한 최근 영상 검사 방법의 예민도는 90～100%, 부신 외 질환과 전이 혹은 재발의 발견에서는 약 90%를 나타낸다. 먼저 부신과 복부, 그리고 임상 소견에 따라 흉부와 경부에 CT 혹은 MRI를 시행해야 한다. 부신 외 질환이나 전이 질환이 의심되거나, 해부학적 영상이 음성이거나 뚜렷하지 않을 때는 특이 리간드(MIBG, fluorodopamine, fluoroDOPA 등)를 이용한 기능 영상을 시행해야 한다. 만약 특이 기능 영상 결과가 음성이면 비특이적 기능 영상(FDG-PET)을 질환의 범위를 확인하기 위해 시행해야 한다.

2) 치료

수술이 악성 크롬친화세포종을 완치시킬 수 있을 것이다. 그러나 종양의 파종 때문에 완치적 절제 가능성은 거의

없다. 그럼에도 불구하고 수술은 종양의 용적을 감소시킴으로써 증상을 경감하고 또한 다른 치료법의 효능을 증강시킬 수 있다. 특히 호르몬 분비 종양과 관련이 있을 때는 비록 전이 질환이 존재하더라도 수술을 항상 고려해야 한다. 종양의 용적과 증상을 감소시키기 위한 치료는 수술적 종양 용적 감소 혹은 절제술부터 시작하여 방사선핵종요법 혹은 화학요법을 시행한다. 그러나 비교 연구 결과가 없기 때문에 이러한 방법이 생존율에 도움을 주었는지는 현재 명확한 증거가 없다. 이런 치료에 반응하지 않는 경우 카테콜아민 과잉 증상을 치료 혹은 완화시키기 위해 α와 β 아드레날린성 수용체 차단제, 혹은 다른 항고혈압제 및 카테콜아민 합성을 억제하는 α-메틸 파라 티로신*α-methyl para tyrosine*으로 장기간 내과적 치료를 한다.

① 원발 종양의 수술과 세포 감소 방법

수술적 치료는 원발성 종양과 국소 및 원격전이 부위의 절제에 목표를 둔다. 국소적으로 재발되거나 간이나 폐에 전이된 단일 혹은 소수의 전이 종괴는 수술로 절제할 수 있다. 수술은 단독만으로는 완치가 거의 불가능하나 복부 종괴 크기와 호르몬 활성도를 감소시키고 다른 치료(화학요법과 방사선 요법)의 반응을 높이며, 또한 생명을 위협하는 해부학적 부위의 전이를 제거함으로써 수명을 연장시킬 수 있다. 악성이거나 악성의 위험이 높고 큰 종양의 경우는 복강경수술보다 개복수술이 선택된다. 이때 전부신절제술, 국소 림프절의 절제 및 원격전이의 제거가 추천된다. 간전이가 있을 때는 동맥색전술 혹은 화학색전술로 일시적인 반응을 얻을 수 있다. 비슷한 결과를 동결절제술*cryoablation* 및 고주파*radiofrequency*절제술로 얻을 수 있다.

② 방사선 약물치료

i) ^{131}I-MIBG 치료

악성 크롬친화세포종에서 방사선 표지 MIBG를 사용하는 근거는 이 물질이 세포막을 통과하고 hNET와 VMAT를 통하여 종양 세포질 과립에 저장되는 능력에 있다. 1984년 치료에 처음 사용된 후 서로 다른 연구 계획들이 ^{131}I-MIBG를 사용하여 다양한 총용량을 투여하면서 수백 명의 환자를 치료해왔다. 골수 부작용 때문에 총용량이 제한되지만 진단적 ^{123}I-MIBG 혹은 ^{131}I-MIBG에서 유의하게 방사성동위원소를 섭취하는(주사한 용량의 1% 이상) 환자가 이 치료법에 적응이 된다. 전이 부위의 약 60%에서 ^{131}I-MIBG가 섭취된다. 최근에는 수술 검체에서 VMAT의 정량적 측정이 ^{131}I-MIBG 치료에 적절한 환자의 선택에 도움을 줄 수 있다. 3~14개월 간격으로 평균 3.7회, 1회당 100~300mCi를 투여하여 치료한 166명의 환자를 대상으로 한 연구를 분석해보면 객관적인 종양 반응은 30%의 환자에서 관찰할 수 있었고 43%에서 질환이 더 이상 진행하지 않았으며 23%에서는 질환이 진행하였다. 호르몬 반응은 15~45%였다. 일반적으로 제한된 질환을 지닌 환자에서 종양 반응의 기회가 높았으며 연조직 전이 환자들이 골격전이 환자들에 비해 반응이 좋았다. ^{131}I-MIBG 치료 후 종양 반응에 관계없이 호르몬과 증상 반응이 더욱 자주 관찰되었다. 또한 마지막 치료 후 6개월에 반응을 보이거나 진행하지 않은 환자에서 장기간의 진행 없는 생존이 관찰되었다. 그러나 다른 보고에서는 초기 반응 후 18개월에 72%의 환자에서 질환이 진행했다. 투여한 총용량과 치료 반응의 관계와는 달리 초기에 고용량(>500mCi)을 사용한 환자가 초기에 저용량을 사용한 환자보다 오래 생존하였기 때문에 첫 ^{131}I-MIBG 용량이 환자의 반응과 생존을 결정하는 중요한 요소가 될 수 있다. 여러 번 나누어 최대 누적 용량에 도달하게 하는 방법보다 한 번에 고용량으로 치료하는 방법(400~900mCi)이, 그리고 여러 번 나누어 투여할 때도 초기에 고용량(300~400mCi)을 투여하는 방법이 선호되고 있다. 고용량의 누적량에도 불구하고 환자들은 ^{131}I-MIBG 치료를 잘 견딘다. 부작용으로는 주로 일시적 백혈구감소증과 혈소판감소증이 나타나며, 심한 골수억제, 감염, 간부전(광범위한 간전이 환자에서)은 드물게 관찰된다.

환자의 대부분은 ^{131}I-MIBG 치료로는 완치가 불가능하다. 치료 효과는 치료 당시 질환의 범위에 달려 있으므로 ^{131}I-MIBG 치료는 수술 직후 보조요법으로 잔여 질환을 제거하는 유용한 도구가 될 수 있을 것이다. 또한 다른 형태의 치료와 결합할 때 가능한 상승 효과에 대해 확인이 필요하다. 수술 혹은 ^{131}I-MIBG 치료 후의 진행성 질환인 경우 다른 치료 방법과 ^{131}I-MIBG의 통합 치료 결과가 평가되어야 한다. 화학요법을 시행받는 환자를 미리 ^{131}I-MIBG로 치료하면 종양 반응은 더 커지지만 독성을 증가시킨다. 반면에 화학요법에 영상학적 반응을 보인 경우 ^{123}I-MIBG 섭취가 증가할 수 있으며 이로 인해 성공적인 ^{131}I-MIBG 치료가 뒤따를 수 있다. 그러나 적은 환자 수, 서로 다른 연구 계획서, 방사선량계를 사용하지 않은 연구들 및 개별적 경과 관찰 등이 포함된 현재의 후향적 연구로부터 유출한 경험에 근거했기 때문에 확실한 추천 방법은 없다.

ii) 방사능 소마토스타틴 유도체 치료

크롬친화세포종에서 소마토스타틴 수용체가 발현되므로 소마토스타틴 유도체인 옥트레오타이드*octreotide*와 란레오타이드*lanreotide*에 근거한 방사선 약물이 사용되어왔다. ^{111}In-pentetreotide/^{111}In-DOTA-octeotide, ^{90}Y-DOTA-octreotide ^{177}Lu-DOPA-octreotate, ^{111}In 및 ^{90}Y-DOTA-lanreotide를 포함한 다른 물리적 성질을 가진 여러 방사선 약물이 개발되었다. ^{131}I-MIBG치료에서와 같이 스캔에 높은 섭취율을 보이는 환자만(보통 ^{111}In-pentetreotide로 평가) 이 치료 방법으로 효과를 볼 수 있다. 호르몬 분비와 종양 성장은 25%의 환자에서 안정되고 심지어 20%에서는 감소한다고 보고되어 있다. 부작용은 주로 백혈구감소증과 혈소판감소증이다. 방사선으로 표지되지 않은 옥트레오타이드 치료는 일반적으로 거의 성공적이지 못하며, 일부 환자에서만 일시적 반응이 관찰된다. 이러한 결과는 이 종양들이 현재 사용 가능한 소마토스타틴 유도체가 높은 친화도로 결합하는 소마토스타틴 수용체 2형을 다른 신경내분비종양에 비해 낮게 표현하며 따라서 종양/혈액 방사능 활성도비가 낮기 때문이다.

iii) 방사선 약물 병합요법

일부 환자는 MIBG 양성과 음성 병변을 가지고 있으며 이러한 음성 병변은 ^{111}In-pentetreotide 스캔에 섭취를 보이므로 방사선 표지 MIBG와 소마토스타틴 유도체를 사용한 병합요법이 상승 효과를 나타낼 가능성이 있다. 또한 서로 다른 부작용(^{131}I에 의한 골수독성과 주로 ^{177}Lu에 의한 신장독성)은 고용량의 장기 제한 용량을 더 사용할 수 있게 한다. 각각의 단독 요법보다 ^{90}Y-와 ^{177}Lu-octreotide의 병합이 더 효과적임이 관찰되었으나 소마토스타틴 수용체 2형의 비교적 낮은 표현 때문에 적응증이 제한된다. 또한 ^{131}I-MIBG와 ^{177}Lu-octreotate의 병합은 심한 골수독성을 나타낼 가능성이 있는 단일 고용량 ^{131}I-MIBG보다 더 효과적일 것이다. 앞으로 파시레오타이드*pasireotide*(SOM230)와 같이 광범위하게 소마토스타틴 수용체에 친화도(2형과 5형에 모두에 높은 친화도)를 보이는 소마토스타틴 유도체의 개발은 이 치료 방법의 적응성을 높일 것이다.

③ 화학요법

수술이 불가능하거나 잔여 질환이 광범위하게 존재할 때, 혹은 전이성 질환에서는 화학요법을 고려할 수 있다. 사이클로포스파마이드*cyclophosphamide*, 빈크리스틴 *vincristine* 및 다카바진*dacarbazine*의 병합요법(CVD)은 비록 짧은 기간이지만 50%의 환자에서 부분관해 및 일시적인 증상 호전을 보였기 때문에 효과적인 화학요법으로 보고되었다. 그 후 CVD는 악성 크롬친화세포종 치료에 표준 화학요법으로 사용되어왔으며, 증상과 호르몬 반응은 50~100%에서 관찰되나 종양 반응은 매우 낮다. CVD는 종양 괴사에 따른 급격한 카테콜아민 방출에 의해 고혈압 위기를 초래할 수 있기 때문에 카테콜아민 합성을 억제하는 α 메틸 파라 티로신 병합 치료가 주장되었다. CVD와는 별도로 에토포시드와 시스플라틴, 안트라사이클린*anthracycline*과 CVD 혹은 시토신 아라비노시드*cytosine arabinoside* 치료가 일부 성공을 거두며 사용되었다. 이 개별적 화학요법들은 완화에는 유용함이 증명되었으며 종양의 예후를 개선시킬 수는 있지만, 더 특이적인 화학치료제가 필요하다.

④ 외부 방사선요법

방사선요법은 수술이 불가능한 종양 조절 및 통증을 초래하는 골전이를 완화시키기 위해 고려된다. 그러나 방사선요법 동안에는 방사선의 종양 파괴에 의해 급속히 악화되는 고혈압과 염증 징후를 주의 깊게 감시해야 한다.

⑤ 현재 개발 중인 새로운 치료 방법

최근 새로운 화학요법이 악성 크롬친화세포종 환자에게 시도되었다. 테모졸로마이드*temozolomide*와 탈리도마이드*thalidomide*를 병합한 요법이 악성 크롬친화세포종 환자의 40%에서 생화학적 반응을, 33%에서는 영상학적 반응을 이끈 것이 관찰되었다. 그러나 환자의 대부분에서 림프구감소증을 동반하는 기회 감염이 발생했다. 최근 악성 종양의 마이크로어레이 연구를 통해 혈관신생인자의 과발현, 수용체 항체 및 항VEGF 작용의 티로신 키나아제 억제제를 포함한 신호 전달 경로를 방해하는 표적요법에 대한 새로운 원칙이 개발되고 있다. 소규모의 악성 크롬친화세포종 환자를 대상으로 한 연구에서 이마티닙*imatinib*(글리벡)은 효과가 없는 것으로 밝혀졌다. 그러나 최근 항혈관 신생 및 항종양 활성도를 가지면서 혈소판 유래 성장인자 수용체, VEGFR를 포함한 다양한 티로신 키나아제 등을 표적으로 하는 경구 다표적 수용체 티로신 키나아제 억제제인 수니티닙*sunitinib*을 사용한 환자에서 좋은 효과를 관찰하였다는 보고가 있다. 비록 소규모 연구이고 경과 기간이 짧아 확실한 결론을 내리기 어려우나 수니티닙은 악성 크롬친화세포종 치료에 매우 유망한 약물이 될 것으로 생각된다. 앞으로 이와 관련하여 잘 계획된 연구가 필요하다.

소마토스타틴 수용체 2형과 5형을 발현하는 종양에서 소마토스타틴 표적 화학요법이 유용함이 증명되고 있으며 효능을 확인하기 위한 추가 연구가 필요하다. 소마토스타틴 유도체와 항혈관 신생인자 혹은 유전자요법의 병합요법을 포함한 새로운 접근은 이 종양에 대한 중요한 치료 방법이 될 것이다. 뿐만 아니라 다양한 방사선핵종의 물리적 특성은 방사선 약물 치료 반응에 영향을 미칠 수 있다. ^{131}I는 매우 낮은 흡수치를 나타내므로 작은 종양에는 적절치 못하나, MIBG와 결합한 α 방출자인 ^{211}At(MABG)는 잔여 종양과 미세전이의 제거에 더 효과적일 것이다. 짧은 거리에서 상당한 활성도를 보이는 ^{177}Lu-octreotate는 작은 병변, 미세전이에 대한 ^{131}I-MIBG 치료를 보완할 수 있으며, 이들의 병합요법은 서로 다른 장기 제한 용량 때문에 비교적 부작용이 적다.

참고문헌

1. 김성연. 부신질환의 최신지견. in 내분비질환의 최신지견. 대한내분비학회, 1995, pp.49~68.
2. 민헌기. 임상내분비학 2판. 서울, 고려의학. 1999.
3. Allolio B, Fassnacht M. Clinical review: Adrenocortical carcinoma: clinical update. J Clin Endocrinol Metab 2006; 91(6):2027-37.
4. Chrisoulidou A, Kaltsas G, Ilias I, Grossman AB. The diagnosis and management of malignant phaeochromocytoma and paraganglioma. Endocr Relat Cancer 2007;14(3):569-85.
5. Joshua AM, Ezzat S, Asa SL, Evans A, Broom R, Freeman M, et al. Rationale and evidence for sunitinib in the treatment of malignant paraganglioma/ pheochromo-cytoma. J Clin Endocrinol Metab 2009;94(1):5-9.
6. Kirschner LS. Emerging treatment strategies for adrenocortical carcinoma: a new hope. J Clin Endocrinol Metab 2006;91:14-21.

12-3

내분기계암

췌장의 내분비종양

최성호 / 오도연

I. 총론

1. 췌장의 내분비 기능

췌장은 소화액을 분비하는 외분비 기능뿐 아니라 각종 호르몬을 분비하는 내분비 기능도 가지고 있으며, 이 기능은 랑게르한스 소도에서 비롯된다. 랑게르한스 소도는 약 1백만 개가 췌장 전체에 분포되어 있으며, 인슐린을 분비하는 B세포, 글루카곤을 분비하는 A세포, 소마토스타틴을 분비하는 D세포 등이 각각 75%, 20%, 5%의 비율로 구성되어 있다. 췌장의 랑게르한스 소도세포는 APUD계에 속하는 세포의 일종으로서 완전 분화된 정상세포에서는 해당 세포 고유의 호르몬을 분비하지만, 종양세포는 APUD 세포의 다양한 펩티드 및 아민 호르몬 분비기능에 따라 분화 이전의 기저세포가 분비할 수 있는 인슐린, 글루카곤, 소마토스타틴, 가스트린, 세크레틴, VIP, GIP, PP 등 각종 호르몬을 단독 또는 복합으로 분비할 수 있다.

2. 췌장 내분비종양의 역학

췌장 내분비종양*pancreatic endocrine tumors*은 췌장 소도에서 기원한 저등급에서 중간 등급*low to intermediate grade*의 종양이다.

대표적인 췌장의 내분비종양은 인슐린종*insulinoma*, 글루카곤종*glucagonoma*, 가스트린종*gastrinoma*, 비포마*vipoma*, 소마토스타틴종*somatostatinoma* 등이다. 췌장 내분비종양의 기능성 여부는 질병의 정도, 분비성 상태 그리고 분비된 펩티드가 온전한지 여부 등에 달려 있다. 췌장 내분비종양은 일반적으로 췌장의 다른 악성종양에 비해서 훨씬 완만한 경과를 보인다.

췌장 내분비종양의 역학을 보면, 부검상 0.5~1.5%의 빈도로 나타나나 임상적으로는 내분비종양증후군의 발현에 따라 종양이 발견되는 것이 대부분이기 때문에 부검상의 빈도보다는 낮다. SEER(Surveillance, Epidemiology, and End Results) 프로그램은 미국에서 1973년부터 2003년도까지 고분화에서 중등도 분화의 악성 췌장 내분비종양을 등록하였는데, 전체 췌장암 중에서는 약 1%를 차지하는 발생률을 보이고 유병률은 전체 췌장암의 10%를 차지하는 것으로 보고하였다.

남녀별 발생 비율은 SEER 자료에 의하면 남자에서 조금 더 흔하다. 진단 시의 중간 연령은 59세이나, 35세 미만의 연령에서도 상당수가 발생한다.

췌장 내분비종양의 생존율은 시간에 따라 발전하여, 1973년과 1988년 사이에 진단받은 모든 환자의 중간 생존기간은 28개월이었고, 1989년부터 2003년 사이에 진단받은 모든 환자의 중간 생존기간은 45개월이었다 ($p=0.001$).

특히 1989년부터 2003년도 사이에 진단받은 췌장 내분비종양을 국소성*localized*, 구역성*regional*, 전이성*metastatic*으로 나누어보면 중간 생존기간이 각각 136개월, 89개월 그리고 25개월이었다.

3. 췌장 내분비종양의 분류

(1) Tumor grade, differentiation-WHO의 분류

췌장의 내분비종양에 관한 WHO의 분류는 3가지로 구성된다(〈표 12-3〉).

최근 ENETS(European Neuroendocrine Tumors Society)에서는 좀더 간단한 grading 시스템을 발표하였다(〈표 12-4〉).

(2) Tumor, Node, Metastasis류

WHO와 ENETS에서 제안한 TNM 병기가 있으나, 이 시스템의 임상적 유용성은 더 입증되어야 한다.

4. 췌장 내분비종양 진단

영상검사로는 조영증강 CT, MRI, EUS 등이 이용되며, FNA 조직검사 등을 통하여 조직학적 확진을 해야 진단할 수 있다.

조직학적 확진 없이 종양표지자*tumor marker*의 상승으로 췌장 내분비종양을 진단할 수는 없다. CgA는 기능성 혹은 비기능성 췌장 내분비종양 전체의 60~100%에서 상승되어 있다. 췌장 내분비종양을 진단하는 데 있어서 CgA의 민감도 및 특이도는 70~100% 정도이다. 일부 연구에서는 CgA가 종양의 양을 반영하거나 치료에 대한 반응과 관련이 있어 치료 후 CgA가 감소한다고 하였으나, CgA의 해석에는 주의가 필요하다. 예를 들어 소마토스타틴 아날로그가 CgA의 혈중 농도에 영향을 주기 때문에 Long-acting 소마토스타틴 아날로그를 투여한 후에는 일정 기간이 지난 적절한 시점에 혈액 채취를 해야 한다.

NSE(Neuron-specific enolase)도 이용되는 종양표지자인데 CgA에 비해서는 특이도가 낮다.

표 12-3 WHO의 췌장 내분비종양 분류

고분화 내분비종양*well-differentiated endocrine tumor; WDET*
- WDET of benign behavior: <2cm 미만, 췌장에 국한, 혈관 침윤성이 없음, 비기능성이거나 기능성인 경우는 인슐린종만 해당
- WDET of uncertain behavior: 췌장에 국한, >2cm 이상 혹은 혈관 침윤성 존재, 기능성(어떤 타입도 가능) 혹은 비기능성

고분화 내분비암종*well-differentiated endocrine carcinoma; WDEC*
low grade with synchronous metastasis, 혹은 국소 침윤성, 기능성(어떤 타입도 가능) 혹은 비기능성

저분화 내분비암종*poorly-differentiated endocrine carcinoma; PDEC*
high grade

표 12-4 ENETS의 grading 시스템

Grade	Mitotic count(10HPF)	Ki 67 Index(%)
G1	<2	<2
G2	2~20	3~20
G3	>20	>20

5. 췌장 내분비종양의 수술적 치료

(1) 수술의 역사(〈표 12-5〉)

표 12-5 췌장 내분비종양의 수술의 역사

1926년	Warren이 특별한 임상적 특징이 없던 환자에서 췌장 소도세포종양*islet cell tumor*을 처음으로 기술(20 autopsy cases)
1927년	Zanetti가 '비기능성 췌장 내분비종양*nonfunctioning endocrine pancreatic tumor*' 이라는 용어를 처음으로 기술
	Wilder가 간전이가 확인된 인슐린분비성 췌장소도세포암종*insulin-secreting islet cell carcinoma* 제거를 처음으로 발표
1929년	Howland가 췌장 체부의 양성 인슐린종*insulinoma*의 종양 적출을 통해 기능성 췌장 내분비종양의 외과적 치료에 대해 처음으로 기술
	Graham이 췌장 소도세포종양의 외과적 절제를 처음으로 기술
1940년	Whipple이 췌장 소도세포암종의 치료를 위해 췌십이지장절제술을 처음으로 시행
1942년	Becker가 당뇨, 체중감소, 빈혈이 있는 췌장 내분비종양 환자에서 비정상적인 피부 발진을 기술
1955년	Zollinger, Ellison이 Gastrinoma syndrome(gastric hypersecretion, peptic ulceration, non-beta cell islet tumors)을 제안함
1957년	Priest, Alexander가 췌장 소도세포종양과 심한 수양성 설사의 연관성을 처음으로 기술
	Danforth가 전이성 췌장 내분비종양에서 간절제 시행
1958년	Verner, Morrison이 VIP의 과다 분비와 관련된 증후군에 대해 기술
1966년	McGavran이 괴사 용해성 이동성 홍반*necrolytic migratory erythema* 양상의 특징적인 피부질환을 보이는 임상적 증후군에서 상승된 글루카곤*glucagon* 수치에 대해 기술
1977년	Ganda가 소마토스타틴종증후군*somatostatinoma syndrome*에 대해 처음으로 기술
1979년	Krejs가 소마토스타틴종에 대해 더 자세히 기술
1982년	Hannover가 전이성 내분비종양에 대해 사체 기증 간이식술에 대해 기술

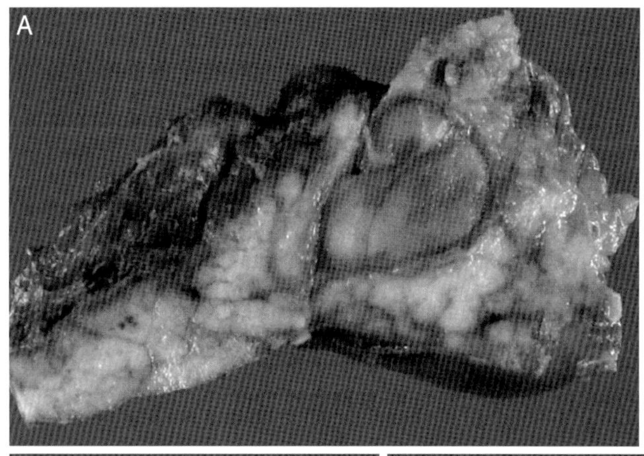

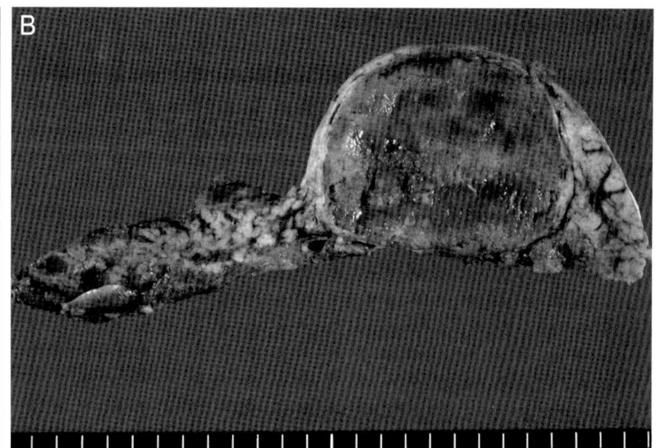

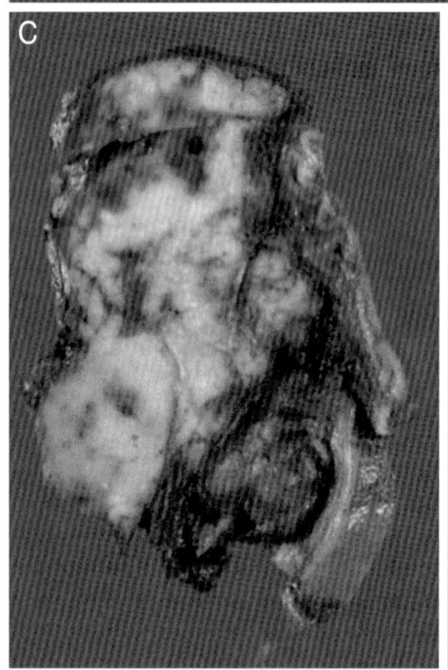

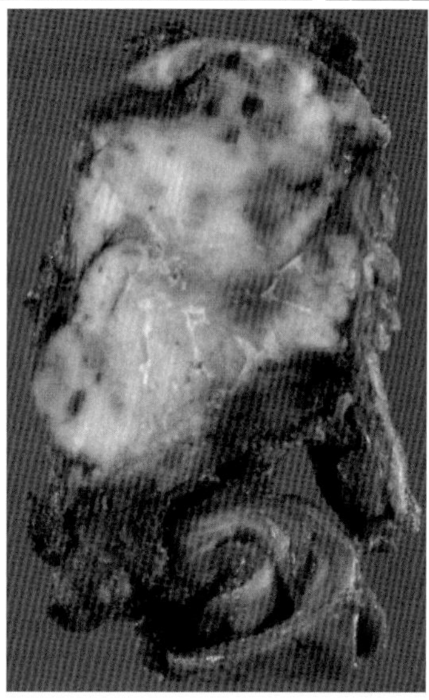

그림 12-4. 양성, 경계성 및 악성 췌장 내분비종양의 절단면 사진. A. 양성 B. 경계성 C. 악성

(2) 종양의 악성도 예측(〈표 12-6〉, 그림 12-4)

대부분의 췌장 내분비종양은 특발성으로 발견되지만 다발 내분비샘종양이나 드물게 폰히펠-린다우*von Hippel-Lindau* 증후군의 일부로 나타나기도 한다. 또한 후기 합병증으로 부신피질자극호르몬*adrenocorticotropic hormone; ACTH* 과다 분비나 쿠싱증후군 등을 일으키기도 한다.

(3) 외과적 절제의 적응증

수술적 절제는 췌장 내분비종양에 있어 현재까지 알려진 가장 효과적인 방법으로, 호르몬 과다 분비에 의한 증상의 완화 및 생존율 향상을 기대할 수 있다. 치료적 절제가 아닌 고식적 절제라 하더라도 세포감소 수술*cytoreductive surgery* 효과로 인한 증상의 경감을 기대할 수 있다. 일반적으로 췌장의 내분비 및 외분비 기능을 보존하기 위해 최소한의 췌장 절제가 요구되나, 종양의 크기가 크거나 악성이 의심되는 경우에는 적극적인 절제가 필요하다. 일반적으로 췌장 내분비종양의 수술적 절제의 적응증은 기능성

표 12-6 악성을 암시하는 내분비종양의 병리학적 특징

종양 크기
주변 조직 또는 점막 하층의 침범
넓은 고형 부위가 우세한 구조적 이형성
괴사의 존재
핵 세포질 비가 감소한 세포 이형성
유사분열수 >2/10HPF*
Ki-67 지수의 증가
혈관 침범과 신경 주위 조직의 침범
세포 탈분화(크로모그라닌 A의 소실)
핵의 p53 축적

*HPF: high power field(고배율 시야)

종양에서 호르몬 과다 분비로 인한 증상을 보이는 경우나, 비기능성 종양에서 폐쇄적 또는 체질적*constitutional* 증상을 보이는 경우를 들 수 있다. 수술 전 종양의 악성도를 예측할 수 있는 방법이 정립되어 있지 않고 2cm 미만의 작

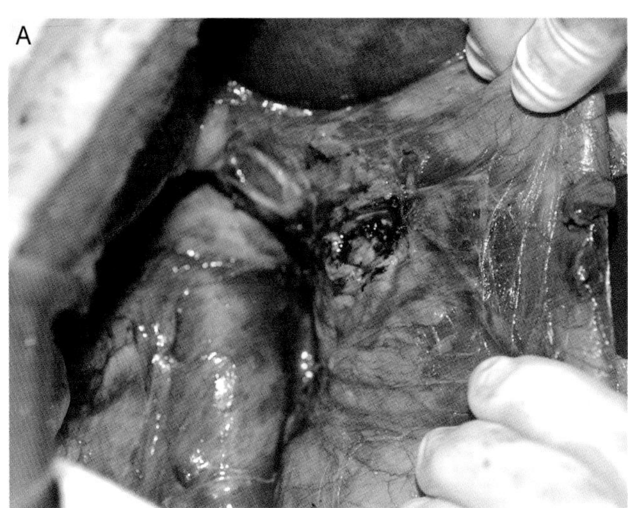

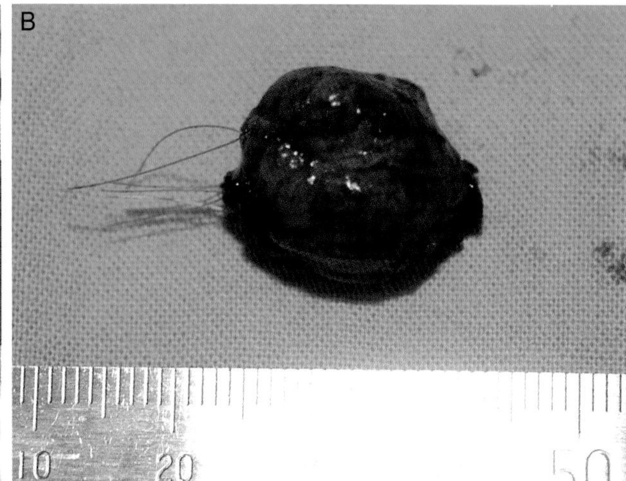

그림 12-5. 췌장 두부에 위치한 양성 내분비종양의 적출술

은 종양도 악성이거나 림프절 또는 간전이를 동반하는 경우가 증가하고 있어 모든 췌장 내분비종양은 절제가 원칙이다.

종양의 특성에 따라 적응증을 다시 분류하면 다음과 같다.

① 단일성 양성 비기능성 종양*solitary benign nonfunctional tumor*: 증상을 유발하는 경우, 또는 무증상이지만 크기가 1cm 이상인 경우.

② 다발성 양성 비기능성 종양*multiple benign nonfunctional tumor*: 예방적으로 수술을 고려한다.

③ 악성 비기능성 종양*malignant nonfunctional tumor*

췌장 내분비종양의 수술적 치료는 호르몬 증가에 의한 임상적 증후군의 조기 발견과 적절한 수술 전 국소화, 적절한 절제 방법 선택 등에 대한 면밀한 고찰이 필요하다.

(4) 수술적 방법

원발 종양 치료를 위해 현재 사용되는 수술적 방법은 다음과 같다.

① 종양적출술*enucleation*(그림 12-5)

② 췌장미부절제술*distal pancreatectomy* 또는 췌장아전절제술*subtotal pancreatectomy*(그림 12-6)

③ 췌장중심부절제술*medial pancreatectomy*

④ 췌십이지장절제술*pancreatoduodenectomy*(그림 12-7)

⑤ 췌장전절제술*total pancreatectomy*

종양적출술은 종양의 크기가 4cm 미만으로 작고 주췌관과 많이 떨어져 있으며 양성인 경우 시행하면 일반적인 췌장절제술과 비슷한 수술 후 결과를 나타낸다. 그러나

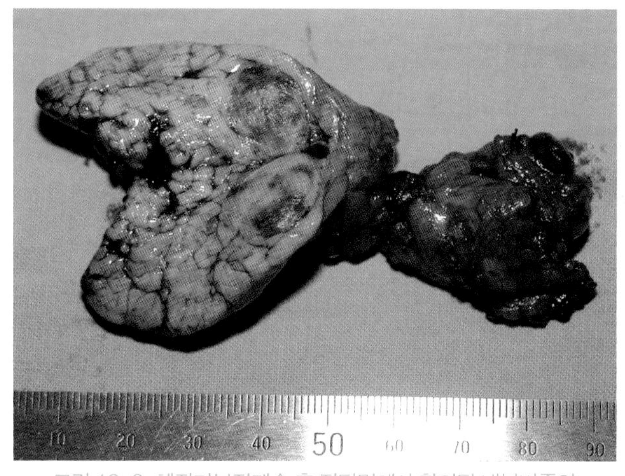

그림 12-6. 췌장미부절제술 후 절단면에서 확인된 내분비종양

크기가 크고 악성이 의심되는 종양인 경우 췌장 중심부절제술이나 췌십이지장절제술과 같은 적극적인 완전절제가 요구된다. 휘플 수술*Whipple's procedure*은 십이지장 가스트린종*duodenal gastrinoma*이나 췌장 두부에 종양이 있는 경우 고려할 수 있으나, 추후 간전이가 발생하는 경우 색전증을 시행하면 담도공장 문합 부위를 통한 상행성 감염 위험이 있기 때문에 치료가 어렵게 될 수도 있다. 췌장전절제수술은 크기가 큰 악성종양이 조기에 발견된 경우나 제1형 다발내분비샘종양*multiple endocrine neoplasia type 1*에서 재발한 종양이 성장 속도가 빠른 경우에 한해 드물게 시행된다.

최근 여러 센터에서 복강경을 이용한 췌장종양적출술이나 췌장미부절제술의 빈도가 증가하여 재원 기간의 감소 및 환자의 만족감 증가에 기여하고 있다. 그러나 췌장

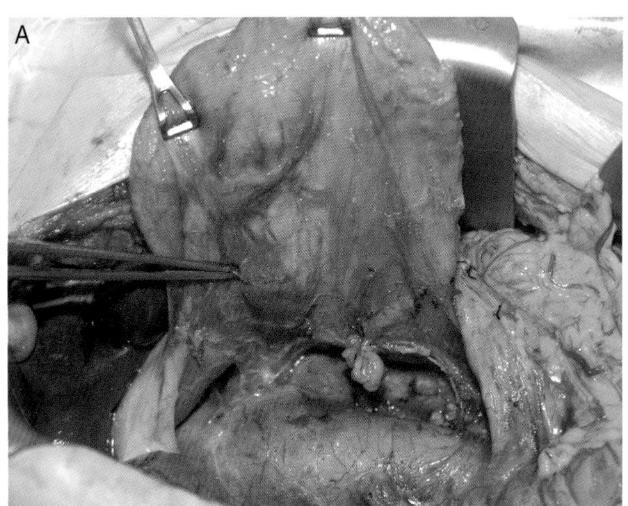

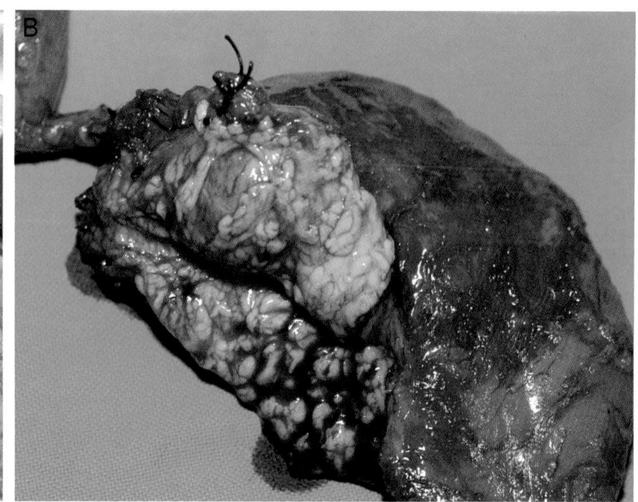

그림 12-7. 췌장 두부에 위치한 내분비종양의 췌십이지장절제술

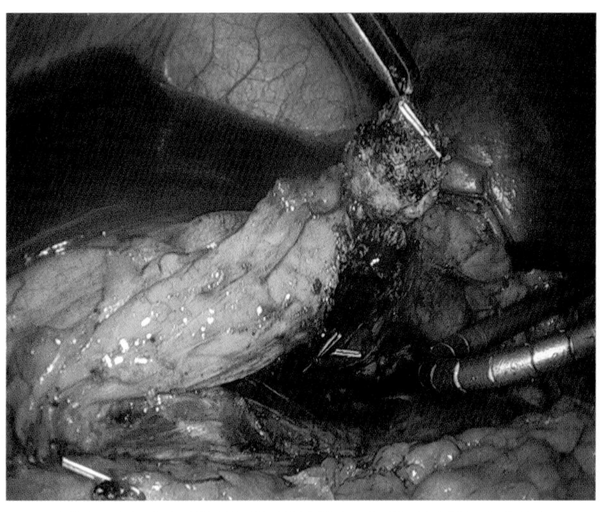

그림 12-8. 췌장 체부에 위치한 내분비종양의 복강경적 절제술

루*pancreatic fistula*와 같은 합병증의 위험은 여전히 높기 때문에(20~40%) 환자의 선택에 유의해야 하고 복강경 전문가가 수술을 진행해야 한다(그림 12-8).

수술 전후에 소마토스타틴 유사제*somatostatin analogue*를 사용하면 수술 후 췌장루의 발생을 의미 있게 감소시킬 수 있다는 보고도 있다. 췌장액 누출의 위험이 높을 것으로 예상되는 췌장절제술이나 종양적출술을 시행한 경우 옥트레오타이드*octreotide*를 100~200ug SQ 용량으로 하루 3~4번 일주일간 투여하나 항상 일반적으로 사용되지는 않는다.

다발성 양성 비기능성 종양인 경우 췌장미부절제술과 췌장두부종양적출술을 같이 시행하거나 육안적으로 확인되는 종양들을 모두 적출하는 방법을 사용한다. 췌장종양 절제와 함께 비장절제술을 함께 시행하는 경우에는 비장절제술 후 패혈증*post-splenectomy sepsis*을 막기 위해 퇴원 전에 폐렴구균*pneumococcus*, 수막구균*meningococcus*, 인플루엔자균*haemophilus influenza*에 대한 백신을 투여한다.

Ⅱ. 각론

1. 인슐린종

(1) 개요

인슐린종*insulinoma*은 B세포 기원 종양으로 인슐린의 과분비 현상이 나타난다. 가장 흔한(25%) 기능성 췌장내분비종양으로 알려져 있으며 40~60세에 흔하고, 5~10%는 제1형 다발내분비샘종양과 관련되어 있다. 인슐린종의 84%는 양성종양이고, 16%는 악성이며, 15% 정도는 다발성 또는 미만성으로 나타난다. 2cm 미만인 경우가 90% 이상에서 관찰된다. 임상증상으로는 인슐린 과분비에 의한 저혈당과 이로 인한 두통, 시각장애, 지각변화, 경련, 발작, 혼수, 운동장애, 감각소실 등 뇌기능 장애현상이 나타나며, 정신과 환자로 오인되기 쉽고, 방치하면 불가역성 뇌손상을 초래하거나 사망할 수 있다. 기타 심혈관계 질환이나 위장관질환이 나타난다.

인슐린종은 공복 또는 운동 시 뇌기능장애 증상의 발현에 의해 진단할 수 있다. 이때 혈당은 50mg/100mL 이하이며, 포도당의 경구 또는 정맥 투여로 증상이 소실되는 휘플의 3주징*Whipple triad*으로 이루어진다. 공복 시 혈당이 50mg/100mL 이하로 낮음에도 불구하고 혈장인슐린이 비정상으로 높아 인슐린/혈당의 비는 0.3 이상이고, 높은 농도의 프로인슐린과 C-펩티드가 검출된다. 진단이 뚜렷하지 않으면 72시간 지연 공복 시의 혈당과 인슐린을 측정하거나 유발검사, 억제검사를 시행하여 확진한다.

일반적으로 인슐린종은 크기가 작기 때문에 위치 확인이 어렵다. 초음파촬영은 가장 간단한 방법이지만 정확도가 25% 정도로 낮다는 단점이 있는데, 최근에는 내시경 초음파를 이용하여 정확도가 많이 향상되었다. 전산화단층촬영(CT)도 종양의 크기가 2cm 이하이면 발견하기 어렵고 정확도도 40～50% 정도이나, 동적 CT*dynamic CT*를 이용하면 진단율을 높일 수 있다. 현재 보편화되고 있는 자기공명영상(MRI)도 이용할 수 있다. 관혈적 방법으로는 동맥조영술이 있는데, 힘든 방법이지만 정확도가 40～90%로 가장 높다. 경피경간적 간문맥 및 비정맥도자 및 호르몬측정술은 매우 어려운 방법이기 때문에 통상적으로 사용하는 방법은 아니고 진단이 어려운 특별한 경우에 시행한다.

이 중 내시경초음파는 주췌관과의 해부학적 연관성을 나타내주고, 십이지장과 평행하게 진입시키는 경우 췌장의 구상돌기*uncinate process*를 관찰할 수 있는 장점이 있다. 선택적 동맥 자극법은 다발 내분비샘종양이나 췌도세포증*nesidioblastosis*과 같이 췌장 내에서 다발적으로 인슐린이 분비되는 경우에 특히 유용하다. 프로 인슐린*pro-insulin*의 비율이 높은 경우 악성종양의 가능성을 의심할 수 있으나 양성종양의 25%에서도 가능하다. 악성 인슐린종은 4cm 이상의 큰 종양이 많고 진단 시에 전이되어 있는 경우가 흔하다.

(2) 수술 전후 준비

심각한 저혈당을 일으키는 환자는 지체 없이 수술을 고려해야 하며, 이러한 경우 뜻하지 않은 저혈당 위험을 막기 위해 수술 전날 밤에 포도당*glucose*의 정맥 투여가 필요한 경우도 있다. 또한 수술 전 저혈당을 조절하기 위해 디아족사이드*diazoxide*를 사용할 수 있으나 때때로 심한 체액 저류 및 전신부종을 유발할 수 있으므로 유의해야 한다. 수술 중에는 정맥 내에 연결되어 있는 포도당을 제거하고 혈당을 모니터링한다. 수술 시 인슐린종이 제거된 후 일반적으로 수 분에서 수 시간이 지나면 혈당 증가가 예상되며, 소량의 인슐린이 수술 후 하루간 필요한 경우도 있다. 큰 종양을 수술한 경우에는 인슐린종의 효과가 얼마간 지속될 수 있기 때문에 포도당 투여 및 모니터링이 필요한 경우도 있다.

(3) 수술적 방법

수술 전 종양의 위치를 파악하는 것이 가장 중요하다. 복부 CT, 내시경 초음파, 복부 MRI로도 위치가 결정되지 않는다면 문맥채혈 검사 또는 복강동맥 칼슘자극검사를 이용하여 췌장의 두부나 췌미부 중 대략적인 위치를 파악하고 수술에 임해야 한다. 위치를 파악하지 못한 채 임의적인 아전 또는 좌측 췌절제술을 시행하는 것은 권장되지 않는다.

수술 중 췌장 내 종괴 촉지와 더불어 초음파*intra-operative ultrasonography; IOUS*를 사용함으로써 다발성 병변이나 3mm 크기의 작은 병변까지 확인할 수 있으며, 주췌관이나 담도와의 해부학적 연관성을 확인하면서 보다 안전한 종양 절제를 시행할 수 있다. 주췌관 근처에 종괴가 의심되는 경우에는 수술 전 내시경적 역행성 췌담도조영술*endoscopic retrograde cholangiopancreatography*이나 십이지장절개술*duodenotomy*을 통해 도관*catheter*을 삽입함으로써 보다 안전하게 종괴적출술을 시행할 수 있다.

종괴가 췌장 체부나 미부에 있는 경우에는 초음파로 췌장의 등쪽과 배쪽을 관찰하고, 두 손가락을 사용한 촉지가 가능하도록 췌장을 충분히 가동화*mobilization*시킨다. 췌장 두부나 구상돌기에 종괴가 의심되는 경우에는 십이지장 가동화*Kocher maneuver*를 통한 주위 조직 절제가 필요하다. 크기가 크거나 악성이 의심되는 종양은 췌십이지장절제술*pancreaticoduodenectomy*를 시행한다. 췌미부에 종양이 있는 경우에는 종양적출술을 시도해고, 종양이 주췌관에 근접해 있는 경우에는 췌장루의 위험을 줄이기 위해 췌장미부절제술을 시행한다. 또한 종양이 췌미부에 있으며 크기가 크거나 악성이 의심되는 경우에는 비문*splenic hilum* 전이가 흔하기 때문에 췌장미부절제술과 함께 비장절제술을 시행한다.

종양이 췌장 두부의 중앙에 있거나 구상돌기에 있는 경우에는 촉지가 힘들며, 수술 전 췌장염을 앓았던 경우에도 종양을 발견하기 힘들다. 그러나 종양이 발견되지 않는다고 해서 임의적으로 췌장미부절제술을 하는 것은 권장되지 않으며, 이러한 경우 폐복 후 추가적인 생화학적 검사를 통해 다시 진단을 시도하는 것이 좋다.

악성 인슐린종의 경우 췌장절제술을 통해 증상 완화 및 생존율 향상을 기대할 수 있지만, 전이되어 있는 경우가 많다. 이러한 경우에는 항암치료에 대한 반응 정도에 의해 생존율이 결정된다. 악성종양이라 하더라도 가능한 한 종괴를 줄여야 하며, 악성 인슐린종의 10년 생존율은 30% 내외이다.

2. 성인 췌도세포증

(1) 개요

성인 췌도세포증*adult nesidioblastosis*은 췌장 내 β세포의 미만성 과형성으로 인해 과도하게 많은 인슐린이 분비되는 질환으로서, 특징적으로 식후 2~4시간 사이에 저혈당 증상을 일으킨다. 높은 인슐린, C-펩티드 수치 및 췌장 내에서 다발적으로 비정상적인 인슐린 분비를 보이는 선택적 동맥 자극법의 결과로 진단할 수 있다.

(2) 수술적 방법

췌장아전절제술을 통해 저혈당 증상의 60~90%에서 호전을 기대할 수 있다. 수술 전 디아족사이드를 투여하면 췌장 절제 범위를 결정하는 데 도움이 될 수 있다. 수술 후에도 특히 여성에서는 완치가 드물어서 칼슘 차단제*calcium blocker*를 통한 내과적 치료가 필요한 경우도 있다.

3. 글루카곤종

(1) 개요

글루카곤종*glucagonoma*은 A세포 기원 종양으로 글루카곤의 과분비에 의한 증상이 나타난다. 기능적 췌장 내분비종양의 10% 내외를 차지하는 드문 종양으로 50세 이전에 대부분 발생한다.

임상증상으로 괴사용해성 이동성 홍반증*necrolytic migratory erythema*이 주로 하복부, 회음부, 대퇴부에 발생하며, 제2형 당뇨병 증상이 나타난다. 글리코겐, 지방 등의 과다한 분해로 체중감소, 빈혈, 부종, 설염, 구순염 등이 발생한다.

고혈당증 및 비정상 당부하 검사 소견, 혈장 글루카곤이 500pg/mL 이상 그리고 괴사 용해성 이동성홍반증의 피부 생검을 통하여 진단되며, 그 밖에 빈혈, 체중감소의 일반 임상 소견도 진단에 도움이 된다.

종양의 국소화 방법은 인슐린종에 쓰이는 것과 비슷하다. 외과적 치료 원칙은 인슐린종과 동일하며, 내과적 치료는 단백질 및 아미노산을 정맥 내에 투여한다. 정맥염과 폐전색증에는 항응고제를 투여한다.

(2) 수술 전후 준비

소마토스타틴 유사제와 아미노산 투여, 항생제 사용을 통해 수술 전 환자의 전신상태를 개선시키고 피부 병변을 호전시킬 수 있다. 글루카곤종에서 심부정맥혈전증*deep vein thrombosis*이나 폐색전증*pulmonary embolism*이 나타나는 빈도가 높기 때문에 수술 전후에 예방적으로 고용량의 헤파린*low-molecular weighted heparin*을 투여한다.

(3) 수술적 방법

글루카곤종은 췌장 미부에 더 호발하는 경향이 있고 천천히 성장하지만, 일반적으로 발견이 늦기 때문에 발견 당시에는 4~10cm 정도로 커져 있는 경우가 흔하며 림프절 전이 빈도도 높다. 수술은 일반적으로 췌장말단절제술과 구역 림프절절제술을 시행한다. 전이가 되어 있더라도 질환의 경과는 느린 편이며, 10년 생존율은 50% 내외로 보고되고 있다.

4 가스트린종(궤양 유발 종양, 졸링거-엘리슨증후군)

(1) 개요

G세포 기원 종양으로 전격성 소화성 궤양, 위산의 과다분비, 췌장 소도의 종양 등 3주징이 있다. 가스트린종은 기능성 췌장 내분비종양의 20%를 차지하며 대부분은 특발성으로 발견되나, 제1형 다발내분비샘종양 환자의 25%에서 동반되기도 한다. 일반적으로 크기가 크고 조기에 림프절전이(45%)나 간전이(60%)를 일으키는 악성도가 높은 종양으로 알려져 있다. 십이지장 제1 또는 2구부에서 주로 발견되며 이 경우 림프절전이를 흔하게 일으키지만 간전이는 후기에 발생하고 빈도도 낮아 성공적으로 수술하면 좋은 예후를 기대할 수 있다. 췌장 내에서 발생하는 가스트린종의 경우 췌장 내 분포는 균일한 것으로 알려져 있다.

임상증상으로는 장의 흡수 능력을 초과하는 대량의 위액 분비로 인해 극심한 설사 및 지방변이 나타나며 다발성 소화성 궤양이 십이지장 및 공장에 발생한다.

진단은 위산의 기초분비량이 시간당 15mEq H+ 이상이며, 위산의 기초분비량 대 최대분비량의 비가 0.6 이상, 그리고 혈장 가스트린이 500pg/mL 이상인 검사 소견으로 이루어진다. 종양의 국소화 방법은 인슐린종과 동일하다.

치료는 H2 수용체 길항제가 개발된 이후 위전절제술보다는 보존적 치료법이 이용되고 있다. H2 수용체 길항제인 시메티딘, 라니티딘, 파모티딘을 투약 1시간 전 위산 농도가 10mEq H+ 이하가 되도록 충분량을 투여한다. 오메프라졸은 하루 1회 투여로 강력한 위산분비 억제 효과를 보이는데, 아직까지 보편화되지 않았다.

높은 악성도를 나타내는 예후인자로는 췌장에서 기원한 큰 종양, 간 또는 뼈의 전이, 높은 혈청 내 가스트린 수치, 쿠싱증후군이 동반된 경우 등이다. 크기가 작은 십이지장 가스트린종의 경우 10년 생존율이 90% 내외이나, 췌장 기원인 경우 60% 내외이다.

(2) 수술 전후 준비

일반적으로 수술 전이나 수술 중 위산의 과분비를 조절하기 위해 적절한 양의 프로톤 펌프 억제제*proton pump inhibitor; PPI*가 필요하며, 이때 위산 분비량은 10 mEq/hr 이하로 조절한다. 소마토스타틴 유사제 사용 또한 가스트린종 치료에 도움이 되나 프로톤 펌프 억제제의 위산 억제 효과를 의미 있게 증가시키지는 않는다. 수술 후에도 일정 기간 위산 과분비 현상이 지속되기 때문에 수 주일 동안은 프로톤 펌프 억제제를 사용해야 한다.

(3) 수술적 방법

십이지장 가스트린종의 경우 종적 십이지장 절개*longitudinal duodenotomy*를 통해 십이지장 내강을 내번*inversion*한 후 십이지장 전체를 주의 깊게 촉지해야 한다. 작은 점막하 종양의 경우 점막 절제로 제거가 가능하지만 5mm 이상의 큰 종양은 십이지장 전벽 절제*full-thickness wall excision*가 필요하다. 췌장 두부에 있는 가스트린종은 일반적으로 크기가 커서 췌십이지장절제술이 필요하며 췌장 주위 림프절에도 같이 시행한다. 절제 가능한 전이성 간병변이 있는 경우 동반 절제함으로써 좋은 결과를 기대할 수 있다.

5. 비포마

(1) 개요

비포마*Vipoma*의 90%는 췌장에서 발생하고, 10%는 자율신경계의 신경조직에서 발생한다. 양성 단일 종양, 악성 종양, 다발성 종양 또는 증식증이 각각 40%, 40%, 20%의 비율로 발생하며, 중년 여자에서 호발한다.

소장 외분비세포의 cAMP를 자극하기 때문에 다량의 수분 및 전해질이 소장 내로 분비되며, 위산 분비를 억제하고 췌장의 중탄산염 분비를 촉진하며 혈관 확장을 일으킨다. 이로 인하여 다량의 설사, 탈수, 저칼륨증, 무산 또는 저산증 상태가 된다(WDHA/H증후군, 췌장 콜레라).

진단은 임상증상과 함께 고농도의 혈장 VIP로 규명한다. 치료는 종양절제가 원칙이며, 전이가 있어도 가능한 한 원발부 종양을 적출한다.

(2) 수술 전후 준비

비포마 환자의 경우 체내 포타슘*potassium* 및 중탄산염*bicarbonate*의 소실이 심해 대사성 산혈증이나 탈수 및 저칼륨혈증을 유발하는 심한 분비성 설사를 일으킬 수 있다. 따라서 환자는 수술 전 수액 투여 및 전해질검사를 통해 생명을 위협하는 정도의 체액 소실이나 전해질 불균형으로부터 회복되어야 하며, 이때 소마토스타틴 유사제가 도움이 될 수 있다.

(3) 수술적 방법

비포마종은 일반적으로 크기가 크고 췌장 미부에서 주로 발견된다. 50%에서는 진단 당시 전이가 확인된다. 수술은 일반적으로 췌장아전절제술을 시행하며, 간이나 폐전이가 동반된 경우 전이병변절제술 또는 전기소작술*radiofrequency ablation; RFA*을 시행한다. 소마토스타틴 유사제 치료를 용이하게 하기 위해 담낭제거술을 일반적으로 같이 시행한다. 5년 생존율은 전이 병변이 없는 경우와 있는 경우 각각 90%, 60%로 보고되고 있다.

6. 소마토스타틴종

(1) 개요

소마토스타틴종*somatostatinoma*은 D세포 기원으로서 매우 드문 내분비종양이다. 호발 연령은 40~60세이며, 주로(46~75%) 췌장 두부에서 커다란 단일성, 고형성 악성 종괴 형태로 나타난다. 그 외 췌장 미부(30%), 십이지장, 바터팽대부, 공장, 담낭관 부위에서도 발견될 수 있다. 췌장에서 발생된 경우 평균 크기가 십이지장에서 발생된 경우보다 크며, 53~84%에서 림프절, 간, 뼈에 전이를 일으킨다.

소마토스타틴은 다른 췌장 호르몬의 분비를 억제하므로 당뇨병, 지방변, 저산증, 담석증, 소화불량 등을 일으킨다. 담석증 환자가 당뇨병, 지방변이 있을 때 의심해볼 필요가 있으며, 현재까지 보고된 것들의 대부분은 담석증 수술 도

중 발견되었다. 혈장 인슐린과 글루카곤이 동시에 감소하고 혈장 소마토스타틴이 증가하며, 임상증상 중 특히 담석증, 당뇨병, 지방변이 공존할 때 진단이 가능하다. 혈청 내 소마토스타틴 수치의 상승 소견을 보이며(정상: 1.0~12pg/mL) 수술 전 진단이 어려운 경우가 많고 대부분 수술 후 조직병리 소견으로 나타난다. 발생률이 낮고 장기 추적관찰이 어려워 현재까지 최선의 치료법이 정립되지 않았다. 외과적 절제술이 주요한 치료이며 그 외에 스트렙토조토신*streptozotocin*, 5-FU, 독소루비신*doxorubicin* 등의 항암화학제제 및 소마토스타틴 유사제 등이 치료에 이용되나, 일부에서만 효과를 보인다.

(2) 수술적 방법

일반적으로 2cm 미만은 국소절제만으로 충분하나 그 이상의 크기인 경우 췌십이지장절제술이 필요하다. 종양의 완전절제를 기대할 수 있는 경우는 65% 정도이며, 70%의 경우 간이나 림프절전이를 동시에 보인다. 성공적인 절제 후 장기 생존을 기대할 수 있다. 췌장이나 십이지장에서 기원한 원발성 종양으로 전이성 병변을 보이는 경우 원발성 종양을 수술적으로 절제하고 수술 후 항암치료나 방사선치료를 시행함으로써 60%의 5년 생존율을 보였다. 절제 불가능한 전이성 간병변이 있는 경우 증상 완화를 위해 간동맥색전술을 고려해볼 수 있다. 불량한 예후인자는 불완전절제, 림프절전이 또는 원격전이, 나쁜 분화도, 비기능성 종양인 경우 등이다.

7. 전이성 종양

(1) 개요

췌장 내분비종양에서 국소 림프절전이(27~83%), 간전이(9~79%) 및 림프절과 간 동시 전이(27~33%)가 가능하며, 실제로 원격전이가 있는 대부분의 환자에서 간전이가 발견된다. 간 외 전이는 드물며 폐전이(6%), 골전이(2%), 뇌전이(1%) 등이 보고되고 있다.

새로운 항암화학요법 및 면역제제가 개발되었으나, 전이성 병변에 대해서는 외과적 절제가 현재까지는 가장 효과적인 방법이라고 할 수 있다.

(2) 전이성 간종양

내분비종양의 간전이 빈도는 46~93%이다. 간전이가 확인된 경우 전이 병변이 다발성이거나 양측 엽을 침범한 경우가 대부분이며, 단일 병변으로서 근치적 절제가 가능한 경우는 실제로 많지 않다. 현재까지 간절제술이 생존율 향상과 질환의 경과를 호전시키는 가장 효과적인 치료법으로 알려져 있다. 간절제술에 대해 알려진 적응증은 증상 있는 환자이거나, 무증상이면서 절제 가능한 원발 종양을 가진 환자이면서 간종괴가 비수술적인 방법으로 치료되지 않는 경우를 들 수 있다. 수술적 방법은 간엽절제술*hemihepatectomy*, 간분절절제술*segmentectomy*, 쐐기절제술*wedge resection*, 종양적출술*enucleation* 등이다. 종양의 90% 이상이 절제된 경우 적절한 증상 호전 효과를 기대할 수 있다(그림 12-9). 전이성 병변이 간의 양측 엽에 모두 존재하는 경우에는 다음과 같은 방법을 고려해볼 수 있다.

① 간좌엽 내에 있는 종양 절제 및 우측 간문맥색전술 (또는 우측 간문맥의 외과적 차단) 시행 4~6주 후에 우측 엽절제술
② 간절제술과 국소 종양제거술(전기소작술 또는 냉동요법 *cryotherapy*)의 병합
③ 반복적 간절제술*repeated hepatectomy*

종양의 부하*tumor burden*를 줄여 호르몬-연관 증상을 호전시키고 생존율을 향상시키기 위해 종양의 외과적 절제나 전기소작술을 시행한다. 사미엔토*Sarmiento* 등은 간 내 전이성 내분비종양에 대해, 간절제술이 안전하고 대부분의 환자에서 호르몬-연관 증상의 호전을 보여 삶의 질을 높였으며, 84%가 5년 내 재발률을 보이긴 했지만 생존

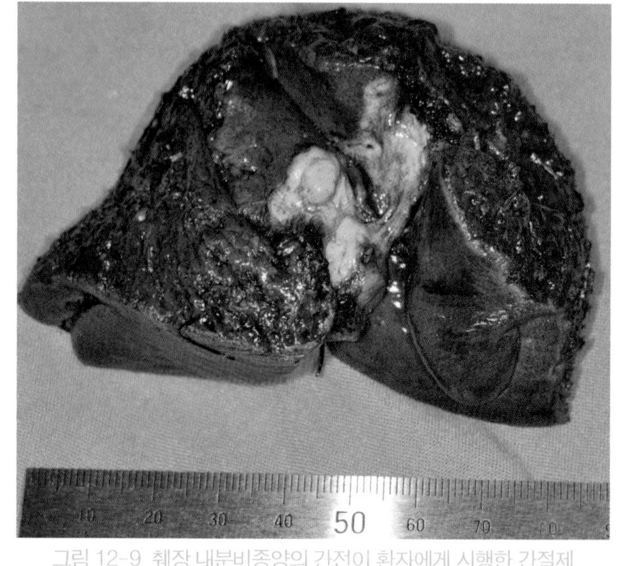

그림 12-9. 췌장 내분비종양의 간전이 환자에게 시행한 간절제

율 향상을 가져왔다고 보고했다.

종양의 간 침범 정도가 적은 경우 간절제술을 통해 좋은 결과를 기대할 수 있으나, 실제로 종양 절제나 전기소작술 후 많은 환자에서 새로운 종양이 재발한다. 췌장 내분비종양의 간전이 시에 전이성 병변을 완전히 절제한 후의 5년 생존율은 70~80%로 보고되고 있다. 체임벌린 *Chamberlain* 등의 연구는 내분비종양의 전이성 병변으로 간절제를 시행받은 환자에서 간 내 종양의 침범 정도가 75% 미만을 차지하는 경우 좋은 예후를 보였고, 고식적 절제*palliative resection*와 치료적 절제*curative resection*에 따른 예후 결과에 차이가 없었음을 보고하였다. 그 외 절제 범위, 간 외 질환의 존재 유무, 원발성 종양의 위치, 단엽 또는 양엽 침범 유무 등에서도 생존 결과에 차이를 보이지 않았다.

보다 안전한 간절제를 위해서는 수술에 적합한 환자 선택뿐 아니라 적절한 수술 전 평가, 적절한 수술 술기 및 마취, 수술 후 치료가 필요하다고 할 수 있다.

(3) 간이식수술

간이식수술*liver transplantation*은 90% 이상의 간절제가 예상되는 절제 불가능한 간전이 환자에서 다량의 호르몬 분비에 의한 증상 및 복강 내 종양에 의한 종괴 효과*mass-effect*가 심한 경우 선택할 수 있는 방법이다. 랑*Lang* 등의 연구에서는 간이식수술 후 높은 빈도의 재발이 일어났으나 증상 호전과 생존율 향상이 나타났다고 보고하였다.

간이식수술은 원발성 종양 제거와 간이식수술을 동시에 시행하는 1단계 방법*one-step LTx*과 간이식수술 전에 원발성 종양을 먼저 제거하는 2단계 방법*two-step LTx*으로 나눌 수 있다. 2단계 방법은 간이식수술 전에 간 이외의 전이 병변의 존재 유무를 미리 확인할 수 있고, 간전이 병소의 성장 정도를 직접 확인함으로써 질환의 임상 경과를 정확히 평가할 수 있는 장점이 있다. 그러나 반복되는 수술로 인해 복강 내 유착과 출혈의 위험성이 증가할 수 있다. 호르몬 과다 분비에 의한 증상으로 인해 전반적 상황이 좋지 않은 환자의 경우 간의 동시 절제가 빠른 증상 호전을 기대할 수 있기 때문에 환자에 따라 수술 방법을 달리 해야 한다(〈표 12-7〉).

간 외에 십이지장과 췌장이 같이 포함된 이식편을 사용하는 경우나 간 외의 상복부 장기 일부를 같이 제거하는 경우 이식 후 결과가 좋지 않음이 확인되었다. 또한 원발성 종양이 췌십이지장이거나, 간비대를 동반하는 경우에도 간이식 후 예후가 좋지 않았다.

| 표 12-7 | 내분비종양의 간전이에서 간이식술의 적응증

1. 증명된 유암종의 병력
2. 원발 종양이 문맥계통으로 배출되는 경우
3. 종양의 전이가 전체 간의 <50% 인 경우
4. 이식 전 기간 동안에 반응이 좋거나 안정적인 경우
5. 간 외 질환의 증거가 없는 경우

나이<55세

헤밍*Hemming* 등의 연구에서는 췌장 내분비종양을 포함한 간담도 악성종양에서 치료적 절제를 위한 간과 췌장의 동시 절제 시에 소수의 췌장루 또는 담도루*biliary fistula*와 같은 합병증 발생을 제외하면 선택된 환자군에서 안전하게 시행할 수 있었고 양호한 생존율을 가져왔다고 보고했다.

(4) 그 외 전이성 간종양의 치료

전기소작술은 제한된 수(5~10개 이내)의 작은(4cm 미만) 전이 병변에 대해 고려할 수 있는 방법으로서, 특히 간 양측 엽을 모두 침범한 경우 간엽절제술과 병합하여 사용할 수 있다. 전기소작술 후 국소재발은 10% 내외로 보고되고 있으며, 합병증 발생은 5% 내외이다. 전이 병변 근처에 큰 혈관이나 담도가 있거나 간문부 근처에 있는 경우에는 피하는 것이 좋다. 그 외 간동맥색전술이나 소마토스타틴 유사제, 항호르몬제제 및 인터페론*interferon* 사용을 고려해볼 수 있다. 간절제술 후 남아 있는 다발성의 작은 병변들의 경우 항암치료로 치료를 기대할 수 있으나 그 효과는 아직 증명되지 않았다.

(5) 수술 후 합병증 및 예후

현재까지 보고된 합병증은 일반적인 췌장 수술 후 발생하는 합병증과 큰 차이가 없다. 췌장루가 가장 흔하며, 그 외에 지연위배출*delayed gastric emptying*, 복강 내 농양 *intra-abdominal abscess*, 담도루, 흉막흉수*pleural effusion* 등이 있다.

일반적으로 양성 기능성 종양이거나 완전절제된 악성 종양의 경우 좋은 예후를 보이고 있다. 빌리모리아 *Bilimoria* 등의 연구에서는 나이, 원격전이, 종양 분화도, 종양의 기능성 유무, 수술적 절제 방법 등을 독립적인 예

표 12-8 췌장 내분비종양의 pTNM 분류

원발 종양*primary tumor*(**T**)

TX 원발 종양이 평가되지 않음

T0 원발 종양의 증거가 없음

T1 종양이 췌장에 국한되어 있고 크기가 2cm 미만

T2 종양이 췌장에 국한되어 있고 크기가 2~4cm 사이

T3 종양이 췌장에 국한되어 있고 크기가 4cm 이상이거나 십이지장 또는 담도에 침범이 있음

T4 주변 큰 혈관(복강동맥 또는 상장간맥동맥), 위, 비장, 대장, 부신에 종양이 침범. T병기에 상관없이 다발성인 경우에 (m)을 추가

부위 림프절*regional lymph nodes*(**N**)

NX 부위 림프절이 평가되지 않음

N0 부위 림프절 전이가 없음

N1 부위 림프절 전이

원격전이*distant metastasis*(**M**)

MX 원격전이가 평가되지 않음

M0 원격전이 없음

Stage	T	N	M
I	1	0	0
IIa	2	0	0
IIb	3	0	0
IIIa	4	0	0
IIIb	Any	1	0
IV	Any	Any	1

표 12-9 췌장 병기 시스템(neuroendocrine tumor와 exocrine & endocrine pancreas를 모두 포함, AJCC,* 7판)

원발 종양*primary tumor*(**T**)

TX 원발 종양이 평가되지 않음

T0 원발 종양의 증거가 없음

Tis 상피내 암종

T1 종양이 췌장에 국한되어 있고 가장 큰 직경이 2cm 이하

T2 종양이 췌장에 국한되어 있고 가장 큰 직경이 2cm보다 큼

T3 종양이 췌장을 넘어서 확장되어 있지만 복강동맥 또는 상장간막동맥의 침범은 없음

T4 종양이 복강동맥 또는 상장간맥 동맥을 침범(절제 불가능한 원발 종양)

부위 림프절*regional lymph nodes*(**N**)

NX 부위 림프절이 평가되지 않음

N0 부위 림프절전이가 없음

N1 부위 림프절전이

* AJCC: American Joint Committee on Cancer

후인자로 보았으며, 이 중 나이와 종양 분화도 및 원격전이를 종양 절제 후 생존을 예측하는 모델의 변수로 제안했다. 포미아노브스카*Pomianowska* 등은 절제 가능한 췌장 내분비종양의 절제 후 장기 생존에 영향을 미치는 변수를 WHO, TNM 분류(〈표 12-8〉), R2 절제, Ki 67 발현이 2% 이상일 때 등으로 보았고, R0 절제의 경우 R1 절제에 비해 의미 있는 예후의 상승을 보이지 않았다고 보고했다.

현재까지 예후 예측, 보조적 치료 여부의 결정, 임상시험 자료로서의 활용 등에 필요한 종양의 병기 시스템이 연구되고 있다. WHO에서 제정한 PET 병리조직학적 분류 및 AJCC 암 병기 매뉴얼(〈표 12-9〉) 등이 종양의 병기 및 예후를 예측할 수 있는 자료로 제시되었고, 그 외에 발표된 여러 가지 임상 보고에 의하면 원격전이, 절단면 양성 소견, 나이, 종양 분화도 등이 불량한 예후인자로 소개되었다.

8. 진행성 췌장 내분비종양의 내과적 치료

진행성, 절제 불가능한 췌장 내분비종양은 완치가 되지 않는다. 이 경우 치료의 목적은 증상에 대한 조절 및 예방과 생존기간의 연장이 된다. 저등급에서 중간 등급의 췌장 내분비종양의 경우는 전체 생존기간이 약 2년에 가깝다. 이 경우 종양이 천천히 자라지만 결국 다양한 증상을 야기하여 삶의 질을 떨어뜨리게 된다. 따라서 질병이 진행될 때에는 적극적인 치료가 필요하다.

이 경우 사용 가능한 치료법으로는 세포독성 항암치료, 생물학적 치료(소마토스타틴 유사제, 인터페론, 분자표적치료제등), 간색전술 혹은 고주파치료 등이 있다.

(1) 진행성 췌장의 내분비종양에 대한 세포독성 항암치료

그 동안 세포독성 항암치료에 대한 연구가 진행되어왔으나, 효과가 뚜렷하게 확립된 것은 없는 실정이다. 그동안 진행된 연구들을 해석할 때 주의해야 할 점들이 있다. 우선, 췌장 내분비종양은 빈도가 드물기 때문에 주로 카르시노이드(유암종)와 함께 치료에 대한 연구가 진행되었다는 점이다. 또한 치료에 대한 반응을 평가하는 방법의 경우 현재 수용 가능한 방법과 다른 것들을 이용했다. 예를 들어 신체 검진만으로 종양 반응 평가를 하거나 간-비장 스캔을 가지고 종양 반응 평가를 한 것 등이다. 또한 어떠

한 연구도 최적의 보존치료*best supportive care*와 비교하여 질병 무진행 생존기간이나 전체 생존기간의 향상을 살펴보지 않았다.

단독 약제로 많이 연구된 것으로는 스트렙토조토신, 독소루비신, 5-FU, 클로로조토신, 에토포시드, 카보플라틴 등이 있다.

복합요법으로 많이 연구된 항암치료로는 5-FU와 스트렙토조토신의 복합요법이 있는데, 몇 가지 연구에서 반응률이 29%에서 높게는 63%까지 보고되었다.

ECOG에서는 5-FU+스트렙토조토신 복합요법과 독소루비신+스트렙토조토신 복합요법을 비교하였는데, 반응률 45% 대 69%, 질병 진행 시까지의 기간 7개월 대 20개월, 전체 생존기간 1.4년 대 2.2년으로 독소루비신+스트렙토조토신 복합요법이 더 우월함을 보고하였다.

5-FU와 스트렙토조토신, 독소루비신의 복합요법에 대해서도 연구되었는데, 반응률은 40%, 55%가 보고된바 있다.

테모졸로마이드와 탈리도마이드의 복합요법에 대한 2상 임상연구 결과도 발표됐는데, 반응률은 25%였다.

테모졸로마이드와 베바시주맙의 복합요법 및 테모졸로마이드와 카페시타빈의 복합요법 역시 연구되었다.

(2) 진행성 췌장 내분비종양의 생물학적 치료제

인터페론은 췌장 내분비종양에서 많이 연구된 대표적인 생물학적 제제이며, 주로 Low-grade의 내분비종양을 대상으로 연구되었다. 그러나 대부분의 연구들이 다양한 신경내분비종양과 췌장 내분비종양을 포함하였다. 일부 연구는 12%의 반응률을 보고하였다.

소마토스타틴 유사제도 많이 연구된 생물학적 제제이다. 소마토스타틴은 뇌, 췌장, 뇌하수체, 위장관 그리고 종양조직에 발현되는 수용체에 결합하는 호르몬이다. 소마토스타틴 수용체는 5가지 타입이 있다. 소마토스타틴 유사제인 옥트레오타이드와 란레오타이드는 소마토스타틴 2번 수용체에 높은 결합력으로 결합하며, 소마토스타틴 5번 수용체에는 상대적으로 덜 강한 결합력으로 결합한다. 최근 새로이 개발된 파시레오타이드(SOM230)는 소마토스타틴 1, 2, 3, 5번 수용체에 결합한다. 이러한 소마토스타틴 유사제는 기능성 신경 내분비종양에서 호르몬 신드롬의 증상을 조절하는 효과가 있다. 이렇게 호르몬 분비에 대한 증상을 조절하는 효과 외에도 항종양 효과가 있음이 최근에 보고되었다. 2009년도에 보고된 PROMID 연구에서는 중간창자에서 발생한 전이성 고분화 신경내분비종양을 대상으로 옥트레오타이드 LAR를 투여하는 군과 플라시보를 투여하는 군을 비교했는데, 질병 진행 시까지의 기간이 각각 14.3개월 대 6개월($p=0.000072$)로 옥트레오타이드 LAR를 투여한 군에서 향상되었으며, 기능성이건 비기능성이건 치료 효과는 동일했다.

(3) 진행성 췌장의 내분비종양에 대한 분자표적치료제

최근에는 췌장의 내분비종양을 포함하여 신경 내분비종양의 생성 기전과 진행, 원격전이의 과정에 관여하는 분자학적 기전에 대한 보고가 발표되어 이 질환에 대한 이해가 깊고 넓어졌다. 종양에서 주로 활성화되어 있다고 판단되는 것으로는 혈관 신생*angiogenesis*, PI3K/AKT/mTOR 경로*pathway*가 대표적이다.

수니티닙*sunitinib*은 VEGFR, PDGFR에 작용하는 저분자*small molecule*의 티로신 키나아제 억제제로, 진행성 카르시노이드와 췌장 내분비종양을 대상으로 한 2상 임상연구에서 췌장 내분비종양에서는 반응률 16.7%, 질병 진행 시까지의 기간은 7.7개월로 나타났다.

최근에 진행된 3상 임상연구에서, 절제 불가능한 췌장의 신경내분비종양 환자에서 보존적 치료만 시행하는 것에 비해 수니티닙을 복용하는 것이 질병 무진행 생존기간을 유의하게 증가시킴이 보고되었다. 또한 신경내분비종양 low-to-intermediate grade에서 mTOR 억제제*inhibitor*인 RAD001(에베롤리무스*everolimus*)과 옥트레오타이드 LAR의 복합요법을 이용한 2상 임상연구가 질병 무진행 생존기간 60주, 3년 생존율 78%로 좋은 성적을 보여주었다. 최근에는 세포독성 항암치료에 실패한 췌장 내분비종양에서 RAD001의 효과에 대한 2상 임상연구에서도 RAD001의 항종양 효과가 입증되었다. 또한 RAD001과 보존적 치료 간의 치료 효과의 차이를 알아보기 위한 3상 임상연구가 현재 진행되고 있다.

9. 진행성 췌장 내분비종양에 대한 간 표적치료

(1) 간 색전술

그간의 연구들 대부분은 카르시노이드와 췌장 내분비종양의 간전이를 포함하여 연구를 진행했다. 간색전술의 생화학적 반응은 13%에서 52%로 보고되고 있고, 종양 반응은 37%에서 38%로 보고되고 있다. 따라서 췌장 내분비종양의 간전이가 있는 환자에서 선택적으로 간색전술을 시행하는 것은 추천될 만한 치료법이다.

(2) 간 고주파치료

비록 간의 고주파치료가 체계적으로 간에 대한 다른 치료법과 비교된 바는 없지만, 이전의 한 보고에서는 치료받은 환자 중 79%가 증상이 완화되었다.

참고문헌

1. Akerström G, Falconi M, Kianmanesh R, Ruszniewski P, Plöckinger U; Mallorca Consensus Conference participants; European Neuroendocrine Tumor Society. ENETS Consensus Guidelines for the Standards of Care in Neuroendocrine Tumors: pre-and perioperative therapy in patients with neuroendocrine tumors. Neuroendocrinology 2009;90(2):203-8.
2. Akerström G, Hellman P, Hessman O, Osmak L. Surgical treatment of endocrine pancreatic tumours. Neuroendocrinology 2004;80:62-6.
3. Akerström G, Hellman P. Surgery on neuroendocrine tumours. Best Pract Res Clin Endocrinol Metab 2007;21:87-109.
4. Akerström G, Hellman P. Surgical aspects of neuroendocrine tumours. Eur J Cancer 2009;45:237-50.
5. Arima H, Natsugoe S, Maemura K, Hata Y, Kumanohoso T, Imamura H, et al. Asymptomatic somatostatinoma of the pancreatic head: Report of a case. Surg Today 2010;40:569-73.
6. Bajetta E, Procopio G, Ferrari L, Catena L, Del Vecchio M, Bombardieri E. Update on the treatment of neuroendocrine tumors. Expert Rev Anticancer Ther 2003;3:631-42.
7. Berber E, Flesher N, Siperstein AE. Laparoscopic radiofrequency ablation of neuroendocrine liver metastases. World J Surg 2002 ;26(8):985-90.
8. Bilimoria KY, Talamonti MS, Tomlinson JS, Stewart AK, Winchester DP, Ko CY, et al. Prognostic score predicting survival after resection of pancreatic neuroendocrine tumors: analysis of 3851 patients. Ann Surg 2008;247:490-500.
9. Bolanowski M, Kos-Kudła B. Diagnostic and therapeutic opportunities in neuroendocrine tumors of the gastroenteropancreatic system. Postepy Hig Med Dosw 2005;59:48-55.
10. Casadei R, Ricci C, Rega D, D' Ambra M, Pezzilli R, Tomassetti P, et al. Pancreatic Endocrine Tumors Less Than 4 cm in Diameter: Resect or Enucleate? A Single-Center Experience. Pancreas 2010;39(6):825-8.
11. Chamberlain RS, Canes D, Brown KT, Saltz L, Jarnagin W, Fong Y, et al. Hepatic neuroendocrine metastases: does intervention alter outcomes? J Am Coll Surg 2000;190:432-45.
12. Chernicoff D, Bukowski RM, Groppe CW Jr, Hewlett JS. Combination chemotherapy for islet cell carcinoma and metastatic carcinoid tumors with 5-fluorouracil and streptozotocin. Cancer Treat Rep 1979;63(5):795-6.
13. Choi YS, Park JK, Lee SH, Yoon WJ, Lee JK, Ryu JK, et al. A case of pancreatic somatostatinoma. Korean J Gastroenterol 2006;48:351-4.
14. Dralle H, Krohn SL, Karges W, Boehm BO, Brauckhoff M, Gimm O. Surgery of resectable nonfunctioning neuroendocrine pancreatic tumors. World J Surg 2004;28: 1248-60.
15. Eriksson B, Oberg K. An update of the medical treatment of malignant endocrine pancreatic tumors. Acta Oncol 1993;32(2):203-8.
16. Gupta S, Johnson MM, Murthy R, Ahrar K, Wallace MJ, Madoff DC, et al. Hepatic arterial embolization and chemoembolization for the treatment of patients with metastatic neuroendocrine tumors: variables affecting response rates and survival. Cancer 2005;104(8):1590-602.
17. Hemming AW, Magliocca JF, Fujita S, Kayler LK, Hochwald S, Zendejas I, et al. Combined resection of the liver and pancreas for malignancy. J Am Coll Surg 2010;210:808-14, 814-6.
18. Isacoff WH, Moss RA, Pecora AL, Fine Rl. Temozolomide/capecitabine therapy for metastatic neuroendocrine tumors of the pancreas. A retrospective review. J Clin Oncol 2006;24(18s):14023.
19. Jaeck D, Oussoultzoglou E, Bachellier P, Lemarque P, Weber JC, Nakano H, et al. Hepatic metastases of gastroenteropancreatic neuroendocrine tumors: safe hepatic surgery. World J Surg 2001;25(6):689-92.
20. Kouvaraki MA, Ajani JA, Hoff P, Wolff R, Evans DB, Lozano R, et al. Fluorouracil, doxorubicin, and streptozocin in the treatment of patients with locally advanced and metastatic pancreatic endocrine carcinomas. J Clin Oncol 2004;22(23):4762-71.
21. Kouvaraki MA, Shapiro SE, Cote GJ, Lee JE, Yao JC, Waguespack SG, et al. Management of pancreatic endocrine tumors in multiple endocrine neoplasia type 1. World J Surg 2006;30:643-53.
22. Kulke MH, Lenz HJ, Meropol NJ, Posey J, Ryan DP, Picus J, et al. Activity of sunitinib in patients with advanced neuroendocrine tumors. J Clin Oncol 2008;26(20):3403-10.
23. Kulke MH, Stuart K, Enzinger PC, Ryan DP, Clark JW, Muzikansky A, et al. Phase II study of temozolomide and bevacizumab in patients with advanced neuroendocrine tumors. J Clin Oncol. 2006;24(4044):189s.
24. Kulke MH, Stuart K, Enzinger PC, Ryan DP, Clark JW, Muzikansky A, et al. Phase II study of temozolomide and thalidomide in patients with metastatic neuroendocrine tumors. J Clin Oncol. 2006;24(3):401-6.

25. Lang H, Schlitt HJ, Schmidt H, Flemming P, Nashan B, Scheumann GF, et al. Total hepatectomy and liver transplantation for metastatic neuroendocrine tumors of the pancreas-a single center experience with ten patients. Langenbecks Arch Surg 1999;384:370-7.
26. Le Treut YP, Grégoire E, Belghiti J, Boillot O, Soubrane O, Mantion G, et al. Predictors of long-term survival after liver transplantation for metastatic endocrine tumors: an 85-case French multicentric report. Am J Transplant 2008;8:1205-13.
27. Moertel CG, Hanley JA, Johnson LA. Streptozocin alone compared with streptozocin plus fluorouracil in the treatment of advanced islet-cell carcinoma. N Engl J Med 1980;303(21):1189-94.
28. Moertel CG, Lefkopoulo M, Lipsitz S, Hahn RG, Klaassen D. Streptozocin-doxorubicin, streptozocin-fluorouracil or chlorozotocin in the treatment of advanced islet-cell carcinoma. N Engl J Med 1992;326(8):519-23.
29. Oberg K, Eriksson B, Janson ET. Interferons alone or in combination with chemotherapy or other biologicals in the treatment of neuroendocrine gut and pancreatic tumors. Digestion 1994;55(Suppl3):64.
30. Phan GQ, Yeo CJ, Hruban RH, Littemoe KD, Pitt HA, Cameron JL. Surgical experience with pancreatic and peripancreatic neuroendocrine tumors: review of 125 patients. J Gastrointest Surg 1998;2:472-82.
31. Pomianowska E, Gladhaug IP, Grzyb K, Røsok BI, Edwin B, Bergestuen DS, et al. Survival following resection of pancreatic endocrine tumors: importance of R-status and the WHO and TNM classification systems. Scand J Gastroenterol 2010;45(7-8):971-9.
32. Rinke A, Müller HH, Schade-Brittinger C, Klose KJ, Barth P, Wied M, et al; PROMID Study Group. Placebo-controlled, double-blind, prospective, randomized study on the effect of octreotide LAR in the control of tumor growth in patients with metastatic neuroendocrine midgut tumors: a report from the PROMID Study Group. J Clin Oncol 2009;27(28):4656-63.
33. Ruiz-Tovar J, Priego P, Martínez-Molina E, Morales V, Sanjuanbenito A, Lobo E. Pancreatic neuroendocrine tumours. Clin Transl Oncol 2008;10:493-7.
34. Sarmiento JM, Heywood G, Rubin J, Ilstrup DM, Nagorney DM, Que FG. Surgical treatment of neuro-endocrine metastases to the liver: a plea for resection to increase survival. J Am Coll Surg 2003;197:29-37.
35. Site-specific biology and pathology of gastro-enteropancreatic neuroendocrine tumors. Klöppel G, Rindi G, Anlauf M, Perren A, Komminoth P. Virchows Arch 2007;451 Suppl 1:S9-27.
36. Sutcliffe R, Maguire D, Ramage J, Rela M, Heaton N. Management of neuroendocrine liver metastases. Am J Surg 2004;187:39-46.
37. Tomono H, Kitamura H, Iwase M, Kuze S, Toyoda F, Mori N, et al. A small, incidentally detected pancreatic somato-statinoma: report of a case. Surg Today 2003;33: 62-5.
38. Yao JC, Eisner MP, Leary C, Dagohoy C, Phan A, Rashid A, et al. Population based study of islet cell carcinoma. Ann Surg Oncol 2007;14:3492.
39. Yao JC, Lombard-Bohas C, Baudin E, Kvols LK, Rougier P, Ruszniewski P, et al. Daily oral everolimus activity in patients with metastatic pancreatic neuroendocrine tumors after failure of cytotoxic chemotherapy: a phase II trial. J Clin Oncol 2010;28(1):69-76.
40. Yao JC, Phan AT, Chang DZ, Wolff RA, Hess K, Gupta S, et al. Efficacy of RAD001 (everolimus) and octreotide LAR in advanced low-to intermediate-grade neuroendocrine tumors: results of a phase II study. J Clin Oncol 2008;26(26):4311-8.

12-4

내분기계암

유암종 및 유암종증후군

김상완 / 장진영

Ⅰ. 역사

유암종*carcinoid*은 1888년 르바르슈*Otto Lubarsch*가 처음으로 임상적, 조직병리학적으로 기술했다. 그는 소화기계의 일반적인 선암과 달리 유암종은 다중심성 기원과 선형성이 결여된 사실을 기술했다. 1907년 병리학자인 오베른도르퍼*Oberndorffer*가 병리학적으로 양성 소견을 보이나 임상적으로 선암 같은 양상을 보이는 회장종양에 대해 "Karzinoide"라는 용어를 처음 사용했다. 유암종은 매우 서서히 자라며 침습과 전이를 하지 않는 양성종양으로 여겨졌다. 여러 기관에 광범위하게 발생할 수 있는 유암종은 폐와 위장관계에 가장 흔히 발생하고 가슴샘, 난소, 고환, 심장에서도 발생한 예가 보고되었다. 1954년에 도슨*Thorson* 등이 유암종증후군에 관해 기술하였으며, 이보다 1년 전 렘벡*Lembeck*은 유암종에서 세로토닌을 추출했다.

Ⅱ. 계통발생학

유암종은 신경내분비세포에서 유래된다. 포유동물의 위장관계와 췌장은 신경 외배엽에서 기원하는 많은 유형의 내분비세포를 포함하고 있다. 이러한 세포들은 세로토닌이나 카테콜아민과 같은 생물학적 아민*amine*의 전구물질이 되는 아미노산을 세포 속으로 이동시켜 탈탄산화*decarboxylation*하는 능력을 가지고 있기 때문에 APUD (amine precursor uptake and decarboxylation) 개념이 주창되었다. 그러나 내분비세포들은 중배엽이나 내배엽에서도 기원할 수 있기 때문에 이 APUD라는 개념은 나중에 수정되었다. 많은 유암종이 유래하는 창자크롬친화세포*enterochromaffin cell*는 세로토닌과 같은 아민, neurokinin-A, substance P 같은 폴리펩티드를 생산, 분비하는 특징을 가지고 있다. 유암종은 위장관의 창자크롬친화세포뿐만 아니라 기관지의 내분비세포에서도 기원할 수 있다. 이 세포들에서 유래하는 종양에서는 가스트린*gastrin*, 가스트린 관련 펩티드, 그렐린*ghrelin*, 칼시토닌*calcitonin*, 췌장 폴리펩티드, ACTH, CRH, GHRH, 소마토스타틴*Somatostation*, 글루카곤*glucagon*, 칼시토닌 유전자 관련 펩티드 등이 분비될 수 있다. 당단백질인 크로모그라닌-A*chromogranin-A*의 경우 모든 유형의 유암종에서 공통으로 분비되기 때문에 유암종 환자에서 가장 중요한 종양표지자로 이용되고 있다.

Ⅲ. 분자유전학

유암종의 진단, 위치 확인, 치료 분야에서 많은 발전이 이루어졌음에도 불구하고 발생 원인과 관련된 인자들은 아직 밝혀지지 않고 있다. 종양 발생에 대한 분자유전학적 기전에 대해서도 잘 알지 못하는 실정이다. 제1형 다발내분비샘종양(MEN-1)뿐만 아니라 산발성 앞창자*foregut* 유암종에서도 종종 염색체 11q13에서의 대립유전자의

| 표 12-10 | 유암종의 분류

앞창자	중간창자	뒤창자
조직병리학적 소견		
Argyrophilic	Argentaffin 양성	Argyrophilic
CgA 양성	CgA 양성	SVP-2 양성
NSE 양성	NSE 양성	CgA 양성, NSE 양성
분자유전학적 소견		
Chromosome 11q13 deletion	Chromosome 18q, 18p deletion	알려지지 않음
분비하는 물질		
CgA, 5-HT, 5-HTP, histamine, ACTH, GHRH, CGRP, somatostatin, AVP, glucagon, gastrin, NKA, substance P, neurotensin, GRP	CgA, 5-HT, NKA, substance P, prostaglandin E1 and F2, bradykinin	PP, YY, somatostatin
유암종증후군		
있음(30%)	있음(70%)	없음

ACTH: adrenocorticotropic hormone, AVP: arginine vasopressin, CgA: chromogranin A, CGRP: calcitonini gene-releasing hormone, GRP: gastrin releasing peptide, 5-HT: 5-hydroxytryptamine, 5-HTP: 5-hydroxytryptophan, NKA: neurokinin, NSE: neuron-specific enolase, PP: pancreatic peptide, YY: peptide YY, SVP-2: synaptic vesicle protein 2.

소실이 관찰되며, 산발성 앞창자유암종의 1/3에서 MEN-1 유전자의 체세포 돌연변이가 보고되었다. 한 연구에 의하면 중간창자*midgut*유암종의 88%에서 18번 염색체의 결손이 관찰되었으나 *Smad4/DPC4* locus에서는 관찰되지 않았다. 그러나 *Smad4/DPC4/DCC* locus의 끝분절*telomere*에 대해서는 종양억제유전자의 소실 가능성이 있는지 추가적인 연구가 필요하다. 유암종의 유전자 발현 배열 분석 결과 *RET* 원발암유전자*protooncogene*의 발현 증가가 관찰되었으나 돌연변이는 발견되지 않았다. 최근 연구에서는 Notch 신호전달 경로가 위장관유암종에서 신경내분비 분화와 세로토닌 생성의 중요한 조절 인자임이 제시되었다.

Ⅳ. 분류

1963년 유암종의 태생학적 기원과 조직학적, 생화학적, 임상적 특징 간의 관련성을 바탕으로 앞창자유암종(흉곽내, 위장, 십이지장 유암종), 중간창자유암종(소장, 충수돌기, 대장 근위부 유암종), 뒤창자유암종(대장 원위부, 직장 유암종)으로 분류하는 방법이 소개되었다. 이 방법은 유암종 환자의 임상적 평가에는 유용하지만 단점이 많았다. 그래서 WHO는 유암종이 기원한 부위뿐만 아니라 다양한 조직병리학적 특징을 고려한 새로운 분류법을 제시했다(〈표 12-10〉).

서구 여러 나라의 유암종 발생률은 비슷하며, 10만 명당 2.8~4.5명 정도로 추산된다. 유암종은 증상이 없는 경우가 많기 때문에 실제 발생률은 더 높을 것으로 생각된다. 실제 여러 연구에서 충수돌기유암종이 포함되지 않은 경우가 있는데, 충수돌기유암종이 포함된 부검 연구에서는 10만 명당 발생률이 8.2명에 달하였다. 유암종증후군의 발생은 10만 명당 0.5명 정도이다. 1970년 이전 미국의 통계에서 유암종이 가장 흔하게 발생한 부위는 충수돌기였으며 직장, 회장, 폐, 기관지가 그 뒤를 이었다. 1973년부터 1999년까지 시행된 SEER(Surveillance, Epidemiology and End Results)의 통계를 보면 위장관계(67.5%) 및 호흡기계(25.3%)에서 가장 많이 발생했다. 위장관계에서는 소장(41.8%), 직장(27.4%), 위장(8.7%)이 흔한 발생 장소였고, 소장 중에서는 회장 부위가 가장 흔했다. 전체적으로 과거에 비해 호흡기계 및 위장의 유암종이 증가했고, 충수돌기유암종은 감소했다. 유암종 발생은 65~75세에서 10만 명당 7.5~9.5명으로 최고를 보였고 남자가 우세하였으나, 50세 이전의 연령에서는 충수돌기유암종과 폐유암종 모두에서 여성이 우세했다.

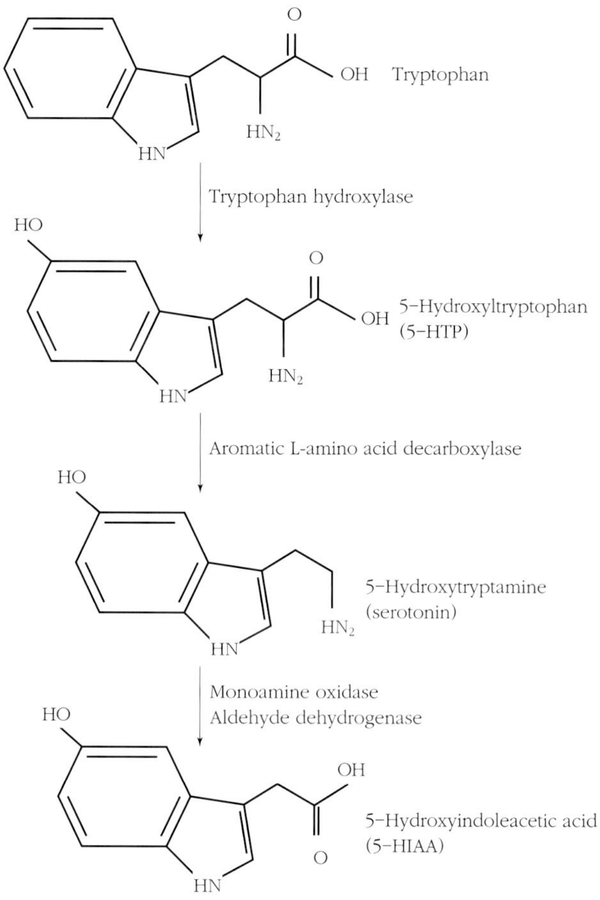

그림 12-10. 세로토닌의 생합성과 대사 과정

V. 생화학

1953년 렘벡이 유암종으로부터 세로토닌을 분리한 이후 유암종증후군은 세로토닌의 과다 분비와 관련되어 있음이 알려지게 되었다. 세로토닌의 생합성과 그 대사체에 관해서는 그림 12-10에 요약하였다. 전이가 동반된 중간창자와 앞창자의 유암종은 각각 76%, 30%에서 세로토닌을 분비하며 5-히드록시인돌아세트산*5-hydroxyindoleacetic acid; 5-HIAA*의 요중 배설이 증가되어 있다. 하지만 앞창자에서 기원한 유암종의 경우 5-히드록시트립토판*5-hydroxytryptophan; 5-HTP*을 세로토닌으로 전환시키는 5-L-아미노산 탈카르복실라아제*5-L-amino-acid decarboxylase* 효소가 적은 경우가 흔하여 세로토닌보다는 5-HTP를 주로 분비한다. 유암종의 증상 중에서 세로토닌은 주로 설사 발생과 관련이 있고 다른 생물학적 활성물질들은 안면홍조와 기관지 수축에 더 중요한 역할을 담당한다. 이 외에도 유암종에서는 칼리크레인*kallikrein*이라는 효소가 발견되는데, 이것은 혈장의 키니노오겐*kininogen*으로부터 라이실 브라디키닌*lysyl-bradykinin*과 브라디키닌*bradykinin*을 만들며 홍조와 관련이 있다. 이 물질들은 혈관 확장, 저혈압, 빈맥, 부종을 일으킬 수도 있다. 위장 및 폐 유암종에서는 히스타민 분비가 관찰되는데, 이 때문에 환자들에서 특징적인 선홍색 홍조가 나타난다. 또한 프로스타글란딘*prostaglandin*(E1, E2, F1, F2), 도파민*dopamine*, 노르에피네프린*norepinephrine* 등도 유암종에서 발견된다. Substance P는 카르복실*carboxyl* 말단을 공유하며 탁키키닌*tachykinin*이라 불리는 폴리펩티드의 일종으로 1977년 유암종에서 발견되었다. 이 외에도 뉴로키닌 A*neurokinin A*, 뉴로펩티드 K*neuropeptide K*, 엘레도이신*eledoisin* 등 많은 탁키키닌 관련 폴리펩티드가 유암종에서 확인되었다. 인슐린, 가스트린, 소마토스타틴, S-100 단백질, 폴리펩티드 YY, 췌장 폴리펩티드, hCG-α(human chorionic gonadotropin α subunit), 모틸린 *motilin*, 칼시토닌, VIP(vasoactive intestinal polypeptide), 엔도르핀*endorphin* 등 다른 폴리펩티드들도 면역조직 화학염색을 통해 발견되었다. 기관지유암종 환자에서 이소성 ACTH 또는 CRH 분비로 인해 쿠싱증후군이 나타날 수 있고 앞창자유암종 환자의 경우 GHRH의 이소성 분비로 인한 말단거대증이 나타날 수 있다. 폰레클링하우젠*von Recklinghausen*병의 일부로 발생한 십이지장유암종의 경우 소마토스타틴을 분비할 수도 있다.

Chromogranin/secretogranin족은 CgA, CgB, secretogranin II 등으로 이루어져 있다. CgA는 439개의 아미노산으로 이루어져 있는 산성의 당단백이며 분자량은 48kDa이다. 이것의 이염기*dibasic* 분할 부위에서 만들어진 조각들이 접합되어 vasostatin, chromostatin, pancreastatin 등을 생성한다(그림 12-11). 이러한 아민과 호르몬은 세포 내 고밀도의 소포*vesicle*에 저장되어 있다가 자극이 있을 때 함께 분비된다(그림 12-12). CgA의 생리적 기능은 아직 규명되지 않았으나, CgA가 모든 신경내분비세포 내에 존재하며 호르몬과 아민과 함께 분비된다는 사실은 분비 과립 내의 CgA에 저장 역할이 있음을 시사한다. CgA는 앞창자, 중간창자, 뒤창자 등의 여러 유암종에 대한 중요한 조직 및 혈중 표지자이다.

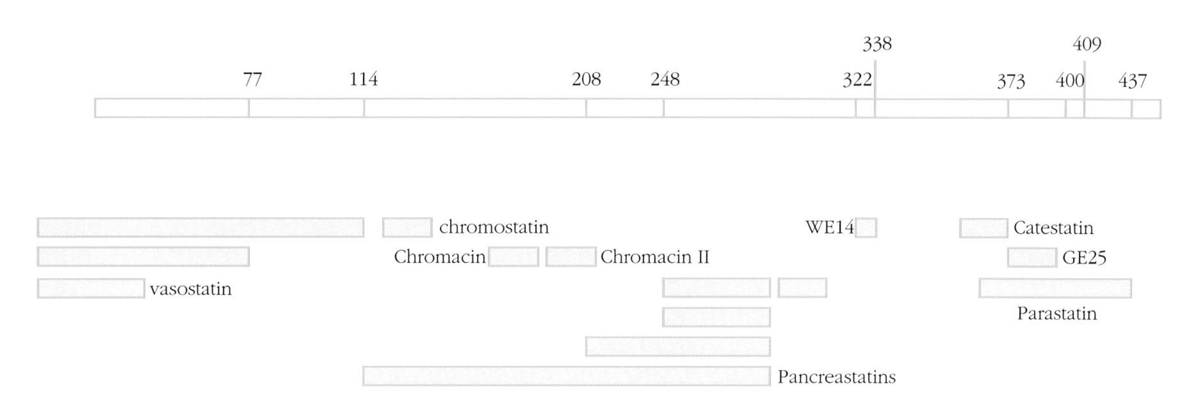

그림 12-11. Chromogranin A와 관련된 펩티드

Ⅵ. 임상양상

유암종의 임상양상은 종양의 위치, 분비되는 호르몬, 질환의 범위에 따라 다르게 나타날 수 있다. 일반적으로 폐유암종은 일반적인 흉부 방사선검사에서 우연히 발견되지만 중간창자유암종은 장폐색, 복부 불편감, 통증으로 인해 발견된다. 그러나 폐유암종도 CRH나 ACTH 분비에 의한 쿠싱증후군이나 세로토닌, 5-HTP, 히스타민의 분비에 의한 유암종증후군 형태로 나타날 수 있다. 중간창자유암종도 때때로 세로토닌과 탁키키닌의 분비에 의해 유암종증후군으로 발현할 수 있다. 회장에 발생한 유암종이 가장 흔히 일으키는 문제는 장폐색이며 다음으로 복부 통증, 유암종증후군을 구성하는 홍조와 설사 등이 있다. 이들은 증상이 모호한 경우가 많아 진단이 2~3년 늦어지기도 한다.

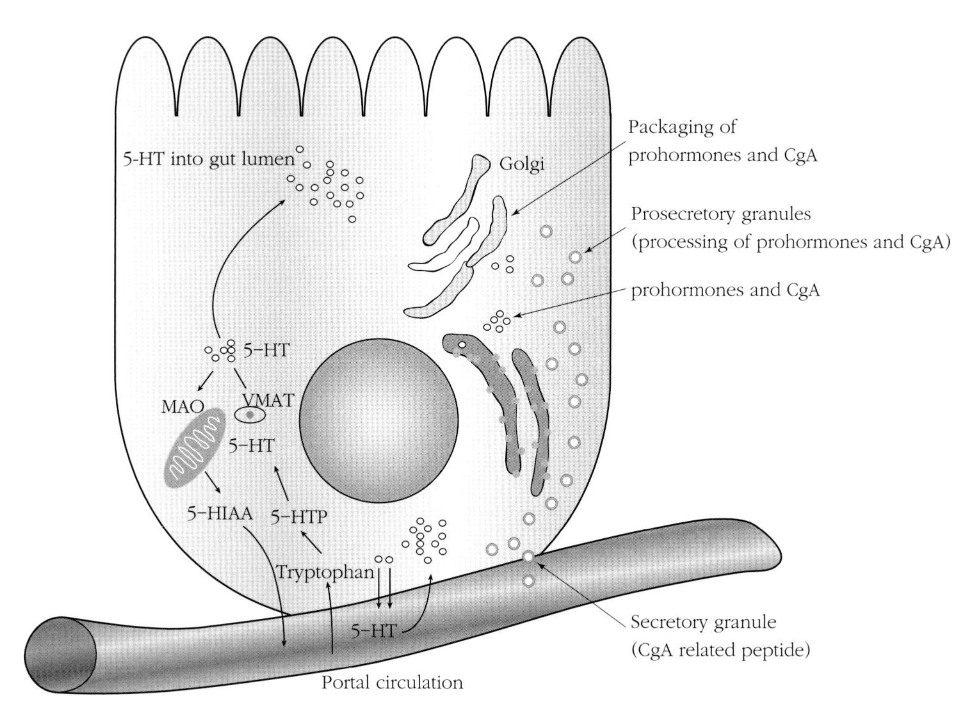

그림 12-12. 창자크롬친화세포의 모형도. 5-HT(5-hydroxytryptamine) 합성을 위한 첫 단계로 혈중으로부터 트립토판이 세포막을 통해 운반된다. 세포 내 트립토판은 처음에 5-HTP를 거쳐 다시 5-HT로 전환되어 분비낭에 저장된다. 분비낭으로 5-HT가 이동하는 데는 VMAT(vesicular monoamine transporters)가 필요하다. 기저측막*basal lateral membrane*을 통해 5-HT는 순환 혈액으로 유리된다. MAO(Monoamine oxidase)는 5-HT를 5-HIAA로 분해한다. 펩티드 전호르몬*prohormone*은 CgA(chromogranin A)와 다른 과립 단백질과 함께 거친 세포질세망에서 합성된 후 골지체로 이동되어 전분비 과립*prosecretory granule*으로 포장된다. 자극이 생기면 세포 외 유출*exocytosis*에 의해 과립으로부터 분비 물질이 방출된다.

1. 유암종증후군

1954년 도슨 등은 간에 전이된 소장의 악성 유암종, 우심장의 판막질환, 말초의 혈관 운동 증상, 기관지 조임, 청색증의 임상 증상을 보이는 경우를 유암종증후군이라고 기술하였다. 전통적인 유암종증후군은 홍조, 설사, 우심장부전, 기관지 조임 등의 특징이 있으며 소변에서 5-HIAA 배설이 증가되어 있지만, 어떤 환자들은 이 중 한두 가지만 나타내기도 하고 체중감소, 발한, 펠라그라와 유사한 피부병변을 보이기도 한다. 유암종증후군의 발생은 1차 종양의 크기와 위치, 전이 병소의 위치와 범위에 의해 결정된다. 유암종증후군은 소장이나 근위부 대장에서 기원하는 종양에서 가장 흔하다. 반면 기관지나 직장 유암종에서는 거의 발생하지 않는다. 모든 증상을 보이는 환자는 보통 간전이가 있는 경우이다. 그 이유는 문맥으로 유리된 아민과 펩티드가 간 내에서 불활성화되지 못하기 때문이다. 간전이 병소의 정맥 저류는 간 내 불활성화를 거치지 않고 직접 체순환으로 들어가게 된다. 간전이가 없는 경우는 난소와 기관지의 유암종이 유암종증후군과 관련될 가능성이 높은데, 분비된 물질들이 문맥을 거치지 않고 직접 체순환으로 들어가기 때문이다.

2. 홍조

문헌에는 홍반성, 자홍색*violaceous*, 지연성*prolonged*, 선홍색*bright red*의 4가지 홍조가 기술되어 있다. 홍반성 홍조가 가장 잘 알려져 있는데, 갑자기 넓은 홍반성 홍조가 안면, 목, 흉부 상부에 나타나고 보통 1~5분 정도 지속된다. 초기의 중간창자유암종과 관련 있으며, 중간창자유암종 환자의 20~70%에서 보고되고 있다. 자홍색 홍조도 비슷한 부위에 나타나고 거의 비슷하거나 약간 오래 지속되는데 안면에 혈관확장증을 동반하기도 한다. 이 홍조는 진행된 중간창자유암종과 관련이 있으며 환자들은 적응이 되기 때문에 잘 느끼지 못한다. 지연성 홍조는 보통 수 시간 지속되지만 때론 수 일까지 지속될 수 있다. 때로는 전신에서 나타나고 심한 눈물, 침샘의 종창, 저혈압, 안면 부종을 보이기도 한다. 지연성 홍조는 악성 기관지유암종과 관련이 있다고 알려져 있다. 마지막으로 선홍색 홍조는 몸에서 군데군데 나타나며 만성 위축성위염, 창자크롬친화세포의 과증식, 종양 환자들에서 관찰된다. 이 홍조는 히스타민이나 히스타민 대사체의 분비가 증가되는 것과 관련이 있다.

홍조는 신체적, 정신적 스트레스나 감염, 알코올, 매운 음식이나 카테콜아민, 칼슘, 펜타가스트린과 같은 약제로 인해 유발될 수 있다. 유암종증후군에서 홍조의 병태생리는 아직 불확실하다. 과거에는 세로토닌이나 세로토닌 대사체의 과분비와 전적으로 관련이 있다고 생각되었으나, 어떤 환자들은 혈중 세로토닌이 매우 높지만 홍조가 일어나지 않고 세로토닌 길항제를 투여해도 홍조에 효과가 없었다. 한 연구에서 펜타가스트린이나 알코올 등으로 홍조를 유발하였을 때 홍조 반응의 강도와 탁키키닌 분비에 명확한 상관관계가 있음이 관찰되었다. 이외에도 칼리크레인과 브라디키닌의 분비가 증가되었다. 히스타민은 폐유암종과 위유암종에서 홍조의 매개물질로 생각된다. 탁키키닌, 브라디키닌, 히스타민은 잘 알려진 혈관확장제이며 소마토스타틴 유사체는 이 물질의 혈중 농도를 감소시킴으로써 홍조를 소실시킨다. 유암종증후군의 홍조와 특발성 및 폐경에 의한 홍조는 구별되어야 하는데, 특발성 홍조는 비교적 이른 나이에 시작하며 가족력이 있고 종양 발생이 없다. 폐경에 의한 홍조는 대개 전신에 나타나며 심한 발한을 동반한다.

3. 설사

설사는 유암종증후군 환자의 30~80%에서 나타나는데 그 병태생리는 잘 알려져 있지 않으며 아마도 여러 인자가 관련되어 있을 것으로 생각된다. 설사는 흔히 복부의 경련통을 동반하는데 여기에는 내분비, 주변분비, 역학적 인자가 기여한다. 종양에서 세로토닌, 탁키키닌, 히스타민, 칼리크레인, 프로스타글란딘 등이 분비되면 장의 연동 운동, 전기역학적 활성, 긴장도 등을 자극한다. 장 절제, 림프관 확장, 장간막 섬유화, 세균 과성장, 종양에 의한 소장의 부분적 폐쇄, 빠른 장 통과 등에 의해 흡수 장애가 올 수도 있다. 소장의 분비 증가, 흡수 장애, 빠른 장 통과 등은 대장 근위부의 정상적인 저장 및 흡수 능력을 초과하여 설사를 유발한다. 세로토닌이 증가된 유암종증후군 환자들에서 소장과 대장의 통과 시간이 유의하게 감소했으며, 상행성 대장의 용적이 더 적었고, 식후 대장의 긴장도가 증가되었다. 이러한 결과들은 유암종증후군과 관련된 설사가 대장과 소장을 모두 침범하는 장 운동 기능의 유의한 변화 때문임을 시사한다. 많은 유암종증후군 환자들은 소장을 광범위하게 절제하게 되므로 짧은창자증후군*short bowel syndrome* 증상을 나타낼 수 있다. 유암종증후군의 설사는 장 운동과 장내 전해질, 체액 준비에 대한 세로토닌의 작용 때문으로 생각되는데, 실제로 온단세트론*ondansetron*, 케탄세린*ketanserin* 등 세로토닌 수용체 길항제를 사용할 경우 어느 정도 설사를 경감시킬 수 있다.

4. 유암종 심질환

유암종 종양의 독특한 내분비 작용에 의해 20%의 환자에서 심내막, 판막 첨판*leaflets*, 심방과 심실에서 나타난 판 모양의 비후가 발생한다. 이러한 섬유성 변화는 협착이나 혈류의 역류를 가져온다. 심내막 내피 아래에서 새로운 콜라겐이 형성되는 것은 유암종 심질환의 진단적인 소견이다. 심에코 검사를 통해 유암종 환자의 70%에서 초기 병변을 찾아낼 수 있다. 최근에는 진단이 빨라지고 소마토스타틴 유사체나 인터페론-α와 같은 약제의 사용으로 유암종 심질환 발생이 많이 감소하고 있다. 1980년대에 시행된 연구에서는 유암종 환자의 40%가 심장 합병증으로 사망한다고 보고하였지만, 지금은 심장 합병증은 매우 드물며 환자들은 주로 종양의 진행에 의해 사망한다. 우심장 섬유화의 원인은 아직 확실하지 않지만, 대부분 간전이가 있는 환자에서 일어나며 좌심장에서는 동일한 병변이 관찰되지 않기 때문에 섬유화를 유발하는 물질이 직접 우심장으로 흘러 들어가서 폐 순환을 통해 중화되거나 분해되는 것으로 추정된다.

5. 기관지 조임

유암종증후군 환자에서 실제 천식은 드물다. 기관지 조임의 원인 물질은 알려지지 않았지만, 호흡기계의 평활근을 수축시키며 기도에 국소적인 부종을 유발할 수 있는 탁키키닌과 브라디키닌이 매개물질로 제시되었다.

6. 유암종증후군의 다른 증상

심장 외에 복강 내 또는 후복강의 섬유화가 나타날 수 있으며 장간막의 동맥과 정맥의 폐쇄, 음경의 페이로니씨병*Peyronie's disease*도 관찰된다.

7. 유암종 위기

유암종 위기는 소마토스타틴 유사체가 도입된 이후 크게 감소하였다. 유암종 위기는 마취, 색전증 시술, 화학요법, 감염에 의해서 또는 저절로 발생하는데, 심한 홍조, 설사, 저혈압, 고체온증, 빈맥 등을 보이며 치료하지 않으면 환자가 사망할 수 있다. 따라서 유암종 위기를 예방하기 위해 수술 중이나 전후에 소마토스타틴 유사체를 투여한다. 시간당 50~100mcg의 옥트레오타이드*octreotide* 정주와 함께 히스타민 H1 및 H2 수용체 차단제, 생리 식염수 투여가 추천된다.

8. 유암종의 다른 증상

폐와 가슴샘의 유암종의 경우 CRH나 ACTH의 이소성 분비로 인한 쿠싱증후군이 나타날 수 있다. 앞창자유암종의 GHRH 이소성 분비로 인한 말단거대증도 보고되었다. 위유암종은 전체 위 신생물 중 1% 미만을 차지한다. 창자크롬친화세포로부터 기원하는 위유암종은 임상적, 조직학적으로 3가지의 다른 유형을 보인다. 제1형은 A형 만성 위축성위염과 관련되어 있으며 80%를 차지한다. 제2형은 제1형 다발 내분비샘종양의 졸링거-엘리슨*Zollinger-Ellison*증후군과 관련되어 있으며 6%를 차지한다. 제3형은 고가스트린 혈증이 없는 산발성 위유암종으로, 보다 악성적인 경과를 보이며 50~60%에서 간전이가 발생한다.

Ⅶ. 진단

유암종증후군의 진단은 혈중이나 요중 세로토닌 또는 그 대사물의 측정에 달려 있다. 진단에는 5-HIAA 측정이 가장 흔히 사용된다. 만일 환자가 바나나, 파인애플, 호두, 피칸*pecan*, 아보카도, 히코리*hickory* 등 세로토닌이 많이 들어 있는 음식을 먹거나 구아이페네신*guaifenesin*, 아세트아미노펜*acetaminophen*, 살리실산염*salicylate*, L-도파*L-dopa* 등을 복용하는 경우 위양성이 증가한다. 요중 5-HIAA의 정상 범위는 2~8mg/24시간요이다. 한 연구에 의하면 유암종증후군 환자의 92%가 5-HIAA의 과생성을 보였고, 다른 연구에서는 5-HIAA가 유암종증후군의 진단에 민감도 73%, 특이도 100%를 나타냈다. 요중 5-HIAA 외에도 혈중이나 혈소판의 세로토닌 농도가 중요한 정보를 줄 수 있다. 특히 혈소판의 세로토닌 농도가 요중 5-HIAA보다 민감한 장점이 있으나 일반적으로 사용하기 어려운 문제가 있다. 앞창자유암종이 있는 환자들은 비전형적인 유암종증후군을 보일 수 있으므로 5-HIAA가 정상이거나 약간 상승되어 있다면 5-HTP나 5-

HT와 같은 트립토판 대사체를 요중에서 측정해야 한다.

혈중 CgA는 유암종 환자의 56~100%에서 상승되어 있으며 종양의 크기와 비례한다. 혈중 CgA는 췌장내분비종양이나 다른 신경내분비있는 환자들에서도 상승되어 있기 때문에 유암종에 특이적이지 않다. 혈중 NSE(neuron specific enolase) 역시 유암종의 표지자로 사용되고 있지만 CgA보다 민감하지 않으며 환자의 17~47%에서만 증가되어 있다.

대부분의 유암종은 증상이 없는 상태로 건강검진 중 우연히 발견되거나, 다른 질환으로 인한 수술 도중에 우연히 진단되는 경우가 많다. 방사선학적 검사로 소장조영술, CT, 복부 초음파, 혈관조영술 등이 이용되며, 핵의학적 검사로 111-인듐 표지 펜테트레오타이드*^{111}In-labeled pentetreotide*를 이용한 소마토스타틴 수용체 섬광조영술*scintigraphy*이 이용된다. CT 및 MRI는 장관 및 장간막 침범 정도, 림프절 및 간 전이를 판정하는 데 유용한 검사이며, 약 80% 정도의 민감도를 가지고 있다. 소장조영술에서는 종양에 의한 섬유화 및 소장의 꺾임 등으로 인해 다발성의 결손 음영이 나타날 수 있으며, 혈관조영술이나 초음파검사도 간 침범 여부나 장간막 침범 여부를 판정하는 데 이용할 수 있다. 111-인듐*Indium* 표지의 소마토스타틴 수용체 섬광조영술은 유암종의 소마토스타틴 수용체 발현율이 높은 점을 이용한 검사로 약 80~90%의 민감도를 보이며, 기존의 영상의학적 검사에서 명확히 진단되지 않는 경우에 효과적인 방법으로 보고되고 있다.

유암종의 원격전이 발생률은 발생 위치, 크기, 침습 깊이, 성장 양상에 따라 좌우된다. 충수돌기유암종은 원격전이가 거의 일어나지 않으나, 회장의 유암종은 약 1/3이 원격전이를 동반한다. 위장관유암종의 약 3/4은 1cm 미만의 크기이며, 이 경우 원격전이의 빈도는 약 2% 정도이다. 하지만 1~2cm 크기의 유암종의 약 50%, 2cm 이상 유암종의 80~90%에서는 원격전이가 관찰된다.

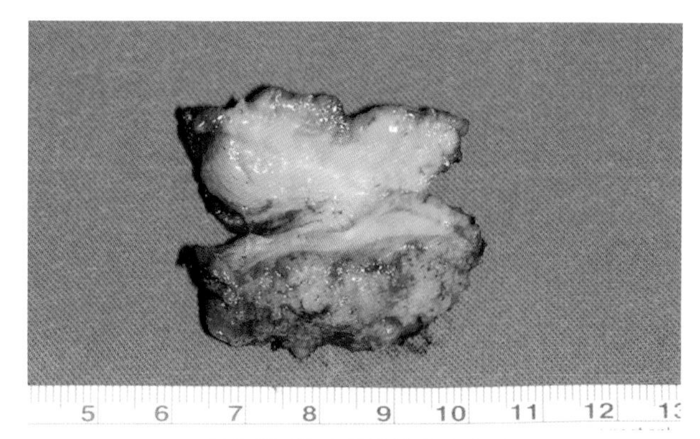

그림 12-13. 유암종의 육안 소견

유암종의 육안 소견은 일반적으로 작고 단단한 점막 하 종괴이며, 단면은 황색을 띠고 있다(그림 12-13). 대개 종양을 덮고 있는 점막층은 유지되어 있는 경우가 많고, 점막하층 침습 소견이 거의 모든 경우에서 관찰되며, 근육층 침범도 흔히 관찰된다. 유암종은 성장 속도가 비교적 느리지만, 장막을 침범한 이후에는 심한 결합조직 형성 반응*desmoplastic reaction*을 나타내 장간막의 섬유화, 장관의 꺾임이나 간헐적 폐쇄를 유발하는 경우가 흔하다. 소장의 유암종은 약 1/5~1/3에서 다발성으로 발견되며,

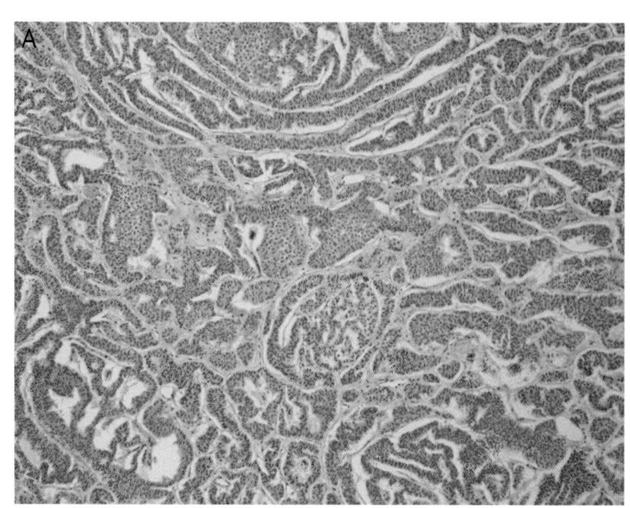

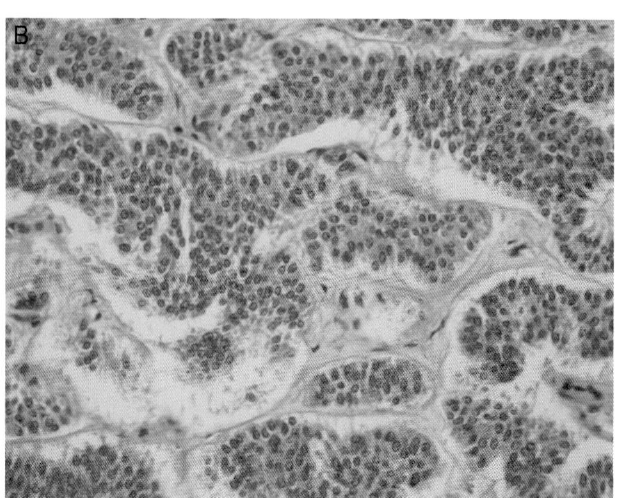

그림 12-14. 유암종의 현미경적 소견. A: ×100 B: ×400

다른 악성종양이 약 10~20% 환자에서 함께 진단된다. 유암종의 현미경적 소견은 작고 둥근 핵을 지니고 크기가 비교적 균등한 종양세포들이 집단적으로 모여 있으며, 때로 선*acini* 또는 로제트*rosette* 형태로 보이는 경우도 있다(그림 12-14). 또한 작은 핵소체와 세밀한 과립을 함유한 세포질이 관찰되며, 유사분열을 보이는 경우는 드물다.

Ⅷ. 치료

1. 유암종증후군

홍조를 유발시키는 조건들을 피하며 니코틴아미드*nicotinamide*를 보충한다. 심부전이 있는 경우 이뇨제를 사용하고 천명이 있는 경우 기관지 확장제를 사용한다. 설사를 조절하기 위해 로페라미드*loperamide*나 디페녹실레이트*diphenoxylate* 등을 투여하고 증상이 지속될 경우 세로토닌 수용체 길항제나 소마토스타틴 유사체를 사용해볼 수 있다.

(1) 5-HT 수용체 길항제

5-HT 수용체는 14 종류가 있으며 대다수는 현재 길항제가 없다. 5-HT1과 5-HT2 수용체의 길항제로서 메티세르자이드*methysergide*, 사이프로헵타딘*cyproheptadine*, 케탄세린*ketanserin* 등이 설사를 조절하기 위해 사용되지만 홍조를 감소시키지는 못한다. 메티세르자이드는 후복강 섬유화를 일으킬 수 있기 때문에 사용이 제한적이다. 5-HT3 수용체 길항제인 온단세트론*ondansetron*, 트로피세트론*tropisetron*, 알로세트론*alosetron*은 거의 모든 환자에서 설사와 오심을 조절할 수 있으며 때로 홍조에도 효과가 있다. 히스타민 H1과 H2 수용체 길항제의 병용 투여(예: diphenhydramine과 cimetidine이나 ranitidine)는 앞창자유암종 환자의 홍조를 조절할 수 있다.

(2) 소마토스타틴 유사체

소마토스타틴의 합성 유사체(옥트레오타이드, 란레오타이드*lanreotide*)는 유암종증후군을 보이는 환자의 증상을 조절하기 위해 가장 널리 사용되고 있는 약제이다. 이 약제들은 증상을 경감시키거나 요중 5-HIAA를 감소시키는 데 효과적이다. 옥트레오타이드는 80% 이상의 환자에서 설사와 홍조 등의 증상을 감소시켰으며 환자의 70%에서 요중 5-HIAA 배설을 50% 이상 감소시켰다. 경증이나 중등도인 환자들은 처음에 8시간마다 100mcg의 피하 주사를 시작한다. 반응은 개인별로 다양하며 어떤 환자들은 하루에 3,000mcg까지 투여받기도 한다. 란레오타이드도 비슷한 결과가 보고되고 있다.

또한 소마토스타틴 유사체는 유암종 위기의 증상을 조절할 뿐 아니라 수술이나 마취, 항암화학요법, 스트레스 등과 같은 유발 인자에 의한 증상을 예방하는 데도 효과적이다. 마취 24~48시간 전에 옥트레오타이드 150~150mcg을 6~8시간마다 사용하고 시술 동안 지속하는 것이 추천된다. 최근에는 옥트레오타이드와 란레오타이드의 서방형 제제인 옥트레오타이드-LAR(long-acting release)와 란레오타이드-PR(prolonged release, lanreotide autogel)이 사용 가능하다. 소마토스타틴 유사체의 단기 부작용은 주사 부위의 통증과 복부 불쾌감, 오심, 설사 등의 위장 증상이 가장 흔하지만 일시적인 경우가 많으므로 치료를 중단하지는 않는다. 장기간 사용 시의 중요 부작용은 담석, 지방변, 당대사 이상 등이 있다. 한 연구에 의하면 52%에서 담석이나 담즙 슬러지가 발생하였으며 7%에서 수술이 필요했다.

(3) 인터페론-α

인터페론-α(IFN-α)는 단독 또는 간동맥색전술과 병용하여 유암종증후군의 증상을 조절하는 데 효과적이다. 인터페론-α 단독 요법으로 42%의 치료 반응이 있었으며, 간동맥색전술과 병용한 경우에는 1년간 치료하였을 때 환자의 43%에서 설사가 호전되고 86%에서 홍조가 호전되었다.

(4) 간동맥색전술

유암종증후군의 증상을 조절하기 위해 간동맥색전술 단독 또는 화학요법을 병용한 화학색전술이 사용되고 있다. 주된 부작용으로 오심, 구토, 동통, 발열 등이 있으며, 환자의 5~7%가 간동맥폐쇄에 의한 합병증으로 사망한다는 보고가 있다.

(5) 기타 약제

소규모 연구에서 증상을 조절하는 데 효과가 있다고 알려진 약제들이 있다. 파라클로로페닐라닌*parachlorophenylanine*은 트립토판 수산화효소*tryptophan hydroxylase*를 억제하여 트립토판을 5-HTP로 전환시킨다. 하지만 정신학적 부작용으로 인해 장기간 사용할 수 없다. α-메틸도파*α-methyldopa*는 5-HTP의 5-HT로의 전환을 억제하지만 효과가 부분적이다.

2. 유암종

유암종의 치료에서 현재까지는 수술적 절제가 유일하게 완치를 기대할 수 있으며 가장 많이 추천되는 방법이다. 그러나 크기가 작은 소장유암종의 절제 범위에 대해서는 아직 약간의 논란이 있는 상태여서 림프절전이를 동반하지 않은 1cm 미만의 종양은 소장 분절절제만으로 충분하다는 의견도 있고, 크기가 매우 작을 때에도(<0.5mm) 림프절전이를 동반하는 경우가 많기 때문에 다른 수술 중 우연히 발견된 유암종이라 할지라도 소장의 분절절제와 함께 구역 림프절을 포함한 장간막절제를 반드시 시행해야 한다는 의견도 있다. 종양의 크기가 1cm 이상인 경우, 또는 종양의 크기와 상관없이 구역 림프절전이를 동반한 경우나 다발성인 경우는 광범위 국소절제술과 함께 장간막절제술을 시행해야 한다. 근치적 절제 후 5년 생존율은 50~85% 정도로 보고되고 있다.

충수돌기에 발생한 유암종의 치료는 일반적으로 크기에 따라 1cm 미만인 경우에는 충수돌기절제술, 2cm 이상의 경우에는 우측 대장절제술*right hemicolectomy*이 권장되나, 1cm에서 2cm 사이의 충수돌기유암종의 수술 범위에 대해서는 아직 논란이 있다. 직장에 발생한 유암종의 경우도 다른 부위의 유암종과 유사하게 크기가 클수록 전이가 많은 경향을 보인다. 크기가 1cm 미만인 경우 림프절전이 및 원격전이가 극히 드물어 국소 절제나 전기소작술로 치료할 수 있지만, 2cm 이상인 경우에는 매우 높은 전이 빈도를 보여 근치적 절제술이 필요한 경우가 많다. 직장에 발생한 유암종의 경우에도 1~2cm 크기인 경우의 수술 범위에 대해 논란이 있으며, 림프절전이 여부, 환자의 전신 상태, 필요한 수술의 위험도에 따라 수술 방법을 결정하게 된다.

제I형 또는 II형의 위유암종은 일반적으로 비침습적이며 원격전이의 비율도 낮아 좋은 예후를 나타낸다. 이에 반해 제III형 위유암종의 경우 침습성이 강하며 원격전이도 비교적 흔하다. 1cm 미만이면서 3~5개 미만의 I, II형 위유암종은 내시경적 절제술로 치료할 수 있으며, 1cm 이상 또는 5개 이상의 위유암종이나 내시경적 절제술 이후 재발한 경우에는 국소절제술로 치료할 수 있다. 일부 다발성이거나 큰 유암종을 가진 젊은 환자의 경우에는 위전절제술이 추천되기도 한다. 일부에서는 고가스트린혈증을 감소시키기 위해 전정부절제술을 권장하기도 하나, 시행 여부에 대해서는 아직 논란이 있는 상태이다. 전정부절제술은 가스트린에 의한 종양의 성장을 막기 위해 시행되는데, 전정부절제술 후 유암종의 퇴행이 보고되고는 있지만, 모든 환자에서 유암종의 퇴행을 가져오는 것은 아니며, 이를 예측할 수 있는 요인에 대해서도 아직 알려진 것이 없다. 제III형 또는 악성 유암종은 광범위한 수술적 절제가 필요하며, 위전절제술 또는 부분절제술과 구역 림프절절제술이 필수적이다.

대부분의 다른 종양과는 달리 유암종은 원격전이가 있더라도 수술적 절제의 적응이 된다. 이때 치료의 주된 목적은 암세포 축소 수술*cytoreductive surgery*을 통해 호르몬과 관련된 증상을 완화시키고 생존기간을 연장하는 것이다. 광범위한 전이를 동반한 경우에도 구역 림프절을 포함한 원발 장기의 절제가 권장되기도 하며, 간전이가 있는 경우에도 간절제를 포함해 최대한 종양을 제거하는 것이 증상 완화와 생존기간 증가를 가져올 수 있다고 보고되고 있다. 간전이를 동반한 유암종에서 간이식을 통한 장기 생존이 일부에서 보고되고 있으나, 아직까지 간이식의 효용성은 명확히 알려져 있지 않다.

참고문헌

1. Andaker L, Lamke LO, Smeds S. Follow-up of 102 patients operated on for gastrointestinal carcinoid. Acta Chir Scand 1985;151:469.
2. Andersson T, Wilander E, Eriksson B, Lindgren PG, Oberg K. Effects of interferon on tumor tissue content in liver metastases of carcinoid tumors. Cancer Res 1990;50:3413-5.
3. Andrew A. The APUD concept: where has it led us? Br Med Bull 1982; 38:221-5.
4. Anthony L, Johnson D, Hande K, Shaff M, Winn S, Krozely M, et al. Somatostatin analogue phase 1 trials in neuroendocrine neoplasms. Acta Oncol 1993;32:217-23.
5. Bajetta E, Rimassa L, Carnaghi C, Seregni E, Ferrari L, Di Bartolomeo M, et al. 5-Fluorouracil, dacarbazine, and epirubicin in the treatment of patients with neuroendocrine tumors. Cancer 1998;83:372-8.
6. Barcklay TH, Shapira DV. Malignant tumors of the small intestine. Cancer 1983;51:878-81.
7. Buscail L, Estève JP, Saint-Laurent N, Bertrand V, Reisine

T, O'Carroll AM, et al. Inhibition of cell proliferation by somatostatin analogue RC-160 is mediated by somatostatin receptor subtypes SSTR2 and SSTR5 through different mechanisms. Proc Natl Acad Sci USA 1995;92: 1580-4.
8. Eriksson B, Bergström M, Örlefors H, Sundin A, Oberg K, Långström B. Use of PET in neuroendocrine tumors: in vivo applications and in vitro studies. Q J Nucl Med 2000; 44:68-76.
9. Eriksson BK, Larsson EG, Skogseid BM, Löfberg AM, Lörelius LE, Oberg KE. Liver embolizations of patients with malignant neuroendocrine gastrointestinal tumors. Cancer 1998;83:2293-301.
10. Granberg D, Wilander E, Öberg K, Skogseid B. Prognostic markers in patients with typical bronchial carcinoid tumors. J Clin Endocrinol Metab 2000;85:3425-30.
11. Granberg D, Wilander E, Stridsberg M, Granerus G, Skogseid B, Oberg K. Clinical symptoms, hormone profiles, treatment, and prognosis in patients with gastric carcinoids. Gut 1998;43:223-8.
12. Hanssen LE, Schrumpf E, Jacobsen MB, Kolbenstvedt AN, Kolmannskog F, Bergan A, et al. Extended experience with recombinant a2b interferon with or without hepatic artery embolization in the treatment of midgut carcinoid tumors. Acta Oncol 1991; 30:523-7.
13. Iacangelo AL, Eiden LE. Chromogranin A: current status as a precursor for bioactive peptides, a granulogenic/sorting factor in the regulated secretory pathway. Regul Pept 1995;58:65-88.
14. Janson ET, Gobl A, Kälkner KM, Oberg K. A comparison between the efficacy of somatostatin receptor scintigraphy and that of in situ hybridization for somatostatin receptor subtype 2 messenger RNA to predict therapeutic outcome in carcinoid patients. Cancer Res 1996;56:2561-5.
15. Jensen RT. Carcinoid tumors and carcinoid syndrome. In: Kasper DL, Fauci AS, eds. Harrison' s Principles of Internal Medicine: Endocrine Tumors of the Gastrointestinal Track and Pancreas. 16th ed. McGraw-Hill; New York: 2005. p.2222-6.
16. Juan Rosai. Carcinoid tumors and related endocrine tumors. In: Houston M, editor. Rosai and Ackerman' s Surgical Pathology. 9th ed. Mosby: 2004. p.730-3.
17. Löllgen RM, Hessman O, Szabo E, Westin G, Akerström G. Chromosome 18 deletions are common events in classical midgut carcinoid tumors. Int J Cancer 2001;92:812-5.
18. Metz SA, McRae JR, Robertson RP. Prostaglandins as mediators of paraneoplastic syndromes: review and update. Metabolism 1981;30:299-316.
19. Öberg Kjell. Carcinoid tumors, the carcinoid syndrome, and related disorders. In: Kronenberg HM, Melmed S, editors. Williams Textbook of Endocrinology. 11th ed. Philadelphia; Saunders; 2008. p.1821-40.
20. Öberg K, Stridsberg M. Chromogranins as diagnostic and prognostic markers in neuroendocrine tumours. Adv Exp Med Biol 2000;482:329-37.
21. Quaedvlieg PF, Visser O, Lamers CB, Janssen-Heijen ML, Taal BG. Epidemiology and survival in patients with carcinoid disease in the Netherlands: an epidemiological study with 2391 patients. Ann Oncol 2001;12:1295-300.
22. Robertson JIS, Peast WS, Andrews TM. The mechanism of facial flushes in the carcinoid syndrome. Q J Med 1962; 31:103-23.
23. Robiolio PA, Rigolin VH, Wilson JS, Harrison JK, Sanders LL, Bashore TM, et al. Carcinoid heart disease: correlation of high serotonin levels with valvular abnormalities deleted by cardiac catheterization and echocardiography. Circulation 1995;92:790-5.
24. Wilander E, Lundqvist M, Öberg K. Gastrointestinal carcinoid tumours. Prog Histochem Cytochem 1989;19:1-85.
25. Zeh HJ 3rd. Cancer of the small intestine. In: DeVita VT, Lawrence TS, Rosenberg SA, eds. DeVita, Hellman & Rosenberg' s Cancer: Principles & Practice of Oncology, 8th ed. Lippincott Williams & Wilkins: 2008. p.1196-9.

12-5

내분기계암

다발내분비샘종양

김경원

내분비계에서 발생하는 유전성 종양 중 가장 중요한 것은 다발내분비샘종양 제1형과 제2형이다. 이 질환들은 여러 곳의 내분비 기관에 각기 다른 종양이 발생하는 것이 특징으로, 동시에 두 종류 이상의 종양이 발생하기도 하며, 경우에 따라서는 시간이 지난 후에 다른 종양이 발생하기도 한다. 따라서 이러한 종양의 특성을 파악하는 것은 첫 진단에 유용할 뿐 아니라 향후 치료 방침을 결정하는 데도 중요하다. 특히 유전적 특성과 돌연변이의 발견은 아직 질병이 나타나지 않은 소아의 치료 방침을 결정하는 데 매우 유용하다.

Ⅰ. 다발내분비샘종양 제1형

뇌하수체와 부갑상샘, 췌장에 동시에 발생하는 종양은 1963년에 베르머*Wermer*에 의해 처음 기술되어 베르머 증후군으로 불리다가 이후 제1형 다발성내분비선종으로 명명되었고, 최근에는 제1형 다발내분비샘종양*multiple endocrine neoplasia type 1; MEN 1*으로 불린다. MEN 1은 상염색체 우성으로 유전되며, 염색체 11번의 장완에 존재하는 암억제유전자인 메닌*menin*(MEN 1 gene이 만드는 단백질)의 돌연변이에 의해 MEN 1이 발생한다.

1. 임상 양상

(1) 부갑상샘항진증

1차성 부갑상샘항진증*hyperparathyroidism*은 MEN 1에서 가장 흔한 소견으로 95~100%의 환자에서 발견되며, 가장 먼저 발견되는 이상이다. 일반적인 부갑상샘항진증 환자와는 달리 발병 연령이 더 젊고(전형적으로 25세 대 55세), 남녀비의 차이가 없으며, 부갑상샘암으로 진행하지 않는다는 것이 특징이다. 또한 병리소견상 선종이 아닌 과형성을 보인다는 점, 한 개가 아닌 여러 개의 부갑상샘에 문제가 생겨 수술 시 더 많이 제거해야 하며 결과적으로 수술 후 부갑상샘 기능 저하의 확률이 높다는 것도 특징이다. 수술 후에도 일반적인 원발성 부갑상샘항진증과 달리 MEN1에서는 부갑상샘항진증의 절반 가까이 재발하기 때문에 재발한 환자는 MEN1의 가능성을 염두에 두어야 한다. 부갑상샘항진증에 대한 치료는 수술이다. 3.5개를 제거하는 수술을 하거나 4개의 부갑상샘을 모두 제거한 후 그중 1개의 부갑상샘을 팔에 이식하는 방법이 있다. 부갑상샘 절제로 혈중 칼슘을 정상화함으로써 가스트린*gastrin* 분비를 줄여 췌도세포의 성장과 형질 변환을 억제하겠다는 기대가 있으나, 수술이 가스트린세포의 형질 변화를 늦춘다거나 예방한다는 확실한 증거는 없다.

(2) 장췌장 신경내분비종양

MEN 1 환자에서 두 번째로 흔하게 발견되며(50~60%), 30%는 악성종양이다. 대부분의 종양은 펩티드호르몬*peptide hormone*을 분비하여 특징적인 임상증후군을 일으킨다. 그러나 이런 임상증후군의 발현은 서서히 일어나기 때문에 진단이 늦어지거나 어렵고 악성종양의 전이도 종종 발견된다. 가스트린종은 가장 흔하게 발견되는 장췌장

신경내분비종양*enteropancreatic neuroendocrine tumor*이며, 졸링거-엘리슨*Zollinger-Ellison*증후군을 일으킨다. MEN 1 환자의 40~50%에서 발현하며, 위산과다나 악성종양으로 인한 합병증이 문제가 된다. 설사, 식도 역류 및 소화성 궤양으로 인한 증상들이 있다. 위산 분비의 증가(≥ 15MEq/hr), 혈중 기저 가스트린 수치의 상승(> 200pg/mL) 등으로 진단할 수 있다. 위산 분비를 억제하는 치료를 받고 있거나 무위산증*achlorhydria*인 환자, 수술 후 위의 방*antrum*이 남은 경우, 위날문막힘*gastric outlet obstruction*, 고칼슘혈증의 경우 혈중 가스트린 농도 상승이 있을 수 있다.

졸링거-엘리슨증후군의 치료는 가스트린종의 외과적 적출이 원칙이다. 증상 완화를 위한 약물치료로는 H2 수용체 길항제(시메티딘*cimetidine*, 라니티딘*ranitidine*)와 프로톤 펌프 억제제(오메프로졸*omeprozole*, 란소프라졸*lansoprazole*, 에소메프라졸*esomeprazole* 등)를 사용한다. 프로톤 펌프 억제제의 효과가 H2 수용체 길항제보다 좋은 것으로 알려졌다. 옥트레오타이드*octreotide*를 사용한 경우 가스트린의 분비가 줄고 종양의 크기가 감소하였다는 보고도 있다. MEN 1 환자의 경우 MEN 1 없이 가스트린종이 생긴 환자와는 달리 수술을 시행하여 가스트린종을 제거하더라도 혈중의 가스트린 수치가 정상으로 돌아오는 경우가 드물기 때문에 적절한 치료 방법이 무엇이냐에 대해 논란이 많다. MEN 1 환자의 가스트린종은 췌장보다는 십이지장에서 더 많이 발견되므로 췌장에서 가스트린종이 발견되지 않는 경우에는 십이지장을 확인해야 한다. 수술의 범위에 대해서는 종양만을 제거하는 것보다는 췌장절제술을 시행하는 것이 향후 재발과 전이를 줄이는 데 좋다는 의견이 많으나, 췌장 절제로 인해 당뇨병과 소화효소의 결핍이 나타날 수 있으므로 신중해야 한다. 수술장에서 췌장에서 종양이 발견되더라도 십이지장을 절개하여 종양의 유무를 확인할 필요가 있다는 주장도 있다. 가스트린종은 종종 간으로 전이되기 때문에 확인이 필요하다.

인슐린종*insulinoma*은 두 번째로 흔한 장췌장 신경내분비종양으로 MEN 1 환자의 10%에서 발견된다. MEN 1 환자에서 나타나는 인슐린종의 임상 양상은 일반적인 인슐린종의 경우와 차이가 없다. 따라서 진단은 저혈당에도 불구하고 혈액 속의 인슐린과 C-펩티드, 혹은 프로인슐린치가 증가되어 있으면 가능하다. 인슐린종의 위치를 확인하기 위해서는 CT가 도움이 되며, 인슐린종이 보이지 않는 경우에는 췌장으로 가는 동맥에 칼슘을 주사한 후 간정맥에서 혈액을 채취하여 인슐린 농도의 증가를 확인함으로써 췌장에서 존재 여부를 확인하기도 한다. 수술이 치료 방법이다.

MEN 1 환자에서 글루카곤종*glucagonoma*은 가스트린종이나 인슐린종에 비해 드물게 발견된다. 가장 대표적인 증상은 고혈당이며, 환자에 따라 특징적인 홍반*necrolytic migratory erythema*을 동반하기도 한다. 보통 발견 당시부터 종양의 크기가 크고 전이가 있다. 치료는 수술로 제거하는 것이 원칙이며, 간에 전이가 있는 경우 간동맥색전술을 시행한다. 일부 환자에서 옥트레오타이드를 사용한 보고가 있으나 성적은 좋지 않았다.

MEN 1 환자에서 나타나는 수양성 설사와 저칼륨혈증, 저염산증*hypochlorhydria*, 산증이 동반되는 수양성 설사증후군*watery diarrhea syndrome*(VIPoma)은 췌장의 종양이나 유암종에 의한 VIP(vasoactive intestinal peptide)의 과분비 때문에 생긴다. 보통 발견 당시부터 종양의 크기가 크고 전이가 같이 있기 때문에 치료 방법은 글루카곤종과 비슷하다. 옥트레오타이드로 설사를 치료했다는 보고도 있다. 장췌장 신경내분비종양의 1/3에서 췌장 펩티드*pancreatic peptide; PP*종양(PPoma)을 발견할 수 있는데, 호르몬 분비에 의한 임상 증상은 없고 종양의 크기가 커짐에 따라 종양 자체에 의한 증상만 유발하기 때문에 늦게 발견되는 경향이 있다.

(3) 뇌하수체종양

MEN 1 환자의 30%에서 뇌하수체종양이 발견되며, 그중 프롤락틴선종*prolactinoma*이 가장 많이 발견된다. 전체 MEN 1 환자 중 부갑상샘종양과 가스트린종에 이어 3번째로 흔한 종양이다. 일반적인 경우에 비해 다발성*multicentric*이고 크기가 큰 경우가 많다. 치료는 도파민 작용제인 브로모크립틴*bromocriptine*, 카버골린*cabergoline* 등을 투여하며, 일부에서는 종양의 크기를 감소시키기 위해 수술적 치료(경접형동 접근법*transsphenoid approach*)를 하기도 한다.

MEN 1 환자의 뇌하수체종양 중 약 15% 정도가 말단비대증의 양상으로 나타나며, 일반적인 말단비대증의 경우와 임상적으로 차이가 없다. 말단비대증은 뇌하수체에서 발생한 종양에서 시상하부의 자극 없이도 성장호르몬을 과다 분비하여 발생하기도 하고 성장호르몬 자극호르몬이 증가하여 발생하기도 한다. 치료는 경접형동 접근법이 원칙이다. 소마토스타틴 유사체인 옥트레오타이드는 성장호르몬치를 떨어뜨리고 일부 환자에서는 종양의 크기도 감소시킨다.

쿠싱증후군은 뇌하수체종양에서 ACTH를 분비하여 생기는 경우가 많지만, 유암종에서 ACTH를 분비하거나 이소성 CRH를 분비하기 때문인 경우도 있다. 치료 원칙은 일반적인 쿠싱증후군과 동일하다.

(4) 카르시노이드종양

카르시노이드종양*carcinoid tumor*은 대개 앞창자(가슴샘, 기관지, 위십이지장 등)에서 유래하며(일반적인 유암종은 중간창자와 뒤창자에서 유래), 남자에서는 가슴샘(70%가 악성), 여자에서는 기관지(20%가 악성)에 생기는 경우가 많다. 다른 MEN 1종양보다 늦게 발현하며 대부분 증상이 없다.

(5) 부신 · 갑상샘종양 및 지방종

부신피질에 비기능성 양성종양이 발생하며 악성종양은 드물다. 갑상샘종양도 많이 발견되나 일반인들에서도 많이 발견되기 때문에 MEN 1과의 연관성은 확실치 않다.

2. 다발내분비샘종양 제1형 환자의 선별 검사

선별 검사는 유전학적 검사와 비유전학적 검사 두 가지로 크게 나눌 수 있다. 유전학적 검사는 환자 가족에서 보인자를 찾는 것인데, 최근 원인 유전자인 menin이 발견됨에 따라 더욱 정확한 검사가 가능해졌다. 유전자 검사상 보인자로 밝혀지면 주요 종양에 대해 정기적 검사를 받아야 한다.

비유전학적 검사로는 혈청 칼슘과 PTH를 측정하는 것이 가장 손쉽고 간편하다. 프롤락틴 측정은 보인자를 찾는 데도 도움이 되며, 첫 번째 임상 양상이 프롤락틴 분비종양으로 오는 환자의 경우 조기 진단에 유용하다. 가스트린의 측정은 조기 진단에 도움이 될 수 있으나 비용이 많이 든다. 일반적으로 가족 구성원의 비유전학적 선별 검사는 5년마다 반복하는 것이 추천된다.

보인자로 밝혀진 경우에는 정기적으로 부갑상샘항진증, 프롤락틴 분비 종양, 말단비대증, 쿠싱증후군에 대한 검사를 받아야 하는데, 혈청 칼슘, 프롤락틴, 가스트린, 성장호르몬, IGF-I의 수치를 측정하며, 덱사메사손 억제검사에 의한 코르티솔 측정 등이 필요하다. 호르몬 이상이 발견되면 뇌하수체에 대한 방사선학적 검사를 5년마다 반복한다. 췌장의 종양은 증상을 일으키기 전에는 수술이 필요하지 않기 때문에 굳이 미리 검사하여 수술할 필요가 없다.

Ⅱ. 가족성 갑상샘수질암과 다발내분비샘종양 제2a형 및 2b형

1. 임상 양상

1961년 시플*Sipple*은 양측성 크롬친화세포종과 갑상샘종양이 같이 발생한 증례를 보고하였다. 이러한 현상이 가족 안에서 호발하며 갑상샘종양은 수질암이라는 것이 보고되었고, 유전적 경향이 높다는 것도 알려졌다. 또한 이 질환은 상염색체 우성 유전을 하며 유전자의 표현율*penetrance*이 매우 높았다. 이후 1차성 부갑상샘항진증이 이 질환에 동반되는 것이 알려졌고, 1968년에 다발내분비샘종양 제2형으로 명명되었는데, 최근에는 다발내분비샘종양 제2a형(MEN 2a)으로 불린다. 최근 유전학적 연구 결과 가족성 갑상샘수질암*familial medullary thyroid cancer; FMTC*, MEN 2a, MEN 2b의 원인 유전자가 10번 염색체에 존재하는 *RET* 암유전자의 돌연변이에 의한 것임이 밝혀졌다.

갑상샘수질암은 MEN 2a 환자에서 가장 흔하게(100%) 발현한다. 크롬친화세포종은 50%, 부갑상샘항진증은 20%의 환자에서 발견된다. MEN 2b의 경우도 갑상샘수질암은 모든 환자에서 나타나고 60%의 환자에서 크롬친화세포종이 발견된다. MEN 2b 환자에서 발견되는 갑상샘수질암은 일반적으로 악성도가 높아 30세 이내에 대부분 사망한다. MEN 2b 환자의 경우는 점막신경종*mucosal neuroma*, 소화기계 신경절신경종증*ganglioneuromatosis*, 마르판증후군과 비슷한 모습 등의 특징 때문에 다른 임상 증상이 나타나기 전에 진단이 가능한 경우가 많다.

가족성 갑상샘수질암은 유전적으로 MEN 2와 마찬가지로 갑상샘수질암이 발생하고 유전자의 이상도 비슷하나 갑상샘수질암 외의 다른 종양은 발견되지 않는 경우를 지칭한다. 그러나 장기간 추적을 할 경우 다른 부위의 종양이 발견되는 경우가 종종 있다.

(1) 갑상샘수질암

가족성 갑상샘수질암이나 MEN 2a, MEN 2b에서 발생하는 갑상샘수질암의 조직학적 소견은 일반 갑상샘수질암과 동일하다. 그러나 가족성으로 발생한 갑상샘수질암의 경우는 양측성이 많고 종양이 여러 개가 동시에 발생한다. 갑상샘수질암은 칼시토닌을 분비하는 갑상샘의 C세포에서 발생하며, MEN 2b에 동반되는 경우 가장 악성도가 높다.

갑상샘수질암의 치료는 갑상샘전절제술이 필수적이다. 특히 갑상샘수질암은 방사성요오드 치료가 불가능하기 때문에 수술로 완전 절제를 하지 않으면 자꾸 재발한다. 최초의 조직학적 소견이 악성이 아니었다고 할지라도 나중에 악성으로 변하는 경우도 있으므로 수술로 완전절제를 한다. 수술 시 중심부의 림프절은 모두 제거하여야 하며 외측의 림프절도 적절히 제거한다. 림프절에 전이가 있는 경우에도 수술로 완전절제하면 완치도 가능하다. 수술 전에 크롬친화세포종과 부갑상샘항진증이 있는지 확인해야 하며, 특히 크롬친화세포종이 있는 경우에는 크롬친화세포종 수술을 먼저 시행한 다음 갑상샘수질암 수술을 한다. 그러나 재발이나 불충분한 제거 때문에 재수술을 해야 하는 경우에는 예후가 좋지 않다. 수술 후 칼시토닌이 측정되지 않고, 또한 펜타가스트린*pentagastrin*으로 자극한 후에도 칼시토닌이 증가하지 않으면 갑상샘수질암이 수술로 완치되었다고 할 수 있다. 칼시토닌 외에도 사용할 수 있는 종양표지자로는 CEA가 있다.

(2) 크롬친화세포종

MEN 2a의 경우 50%의 환자에서 크롬친화세포종이 발생한다. 크롬친화세포종은 MEN 2a나 2b 모두 50% 정도에서 양측성이다. 한쪽에만 크롬친화세포종이 있는 MEN 2a의 경우 반대쪽 부신을 검사하면 많은 경우에 부신수질의 과형성이 발견된다. MEN 2a는 상염색체 우성 유전을 하지만 유전자의 발현이 100%는 아니다. MEN 2a나 2b에서 발견되는 크롬친화세포종은 악성인 경우는 적고, 대개 부신 내에 국한되어 있다. 조직학적 소견은 일반적인 크롬친화세포종과 구분하기가 불가능하다.

MEN 2a에서 발생하는 크롬친화세포종의 경우 초기에 소변을 통한 에피네프린 배설이 증가하고 혈중 메타네프린*metanephrine*이 증가한다. 초기에는 바닐릴만델린산*vanilylmandelinic acid; VMA*의 배설이 증가하지 않아서 초기 선별검사로는 유용하지 않다. 이러한 검사를 통해 초기 단계에서 발견하여 수술할 경우 예후가 훨씬 좋다.

크롬친화세포종이 생화학적 검사에서 밝혀지면 복부 CT나 MRI로 그 위치를 확인한다. ^{131}I-MIBG(메타요오드벤질구아니딘*metaiodobenzylguanidine*)는 카테콜아민의 유사체로 부신수질의 크롬친화성세포에 선택적으로 축적되므로 진단에 도움이 되며 부신 외의 부위에 생긴 크롬친화세포종 진단에도 유용하다.

양쪽 부신 모두에서 크롬친화세포종이 발견되는 경우에는 양측 부신절제술을 시행하는데, 한쪽에서만 크롬친화세포종이 발견된 경우의 치료 원칙은 아직 확립되지 않았다. 대개 반대편 부신의 이상이 수술 전 방사선학적 검사에서 발견되지 않으면 한쪽 부신만 절제하는데, 반대편 부신에서 크롬친화세포종이 발생할 확률이 10년에 50%나 되기 때문에 처음 수술할 때 양측 부신절제술을 시행하는 것이 좋다는 의견도 있다. 수술 전과 수술 도중에는 α와 β 아드레날린 길항제를 투여해야 한다.

(3) 부갑상샘항진증

MEN 1과 동일한 원칙으로 치료한다.

2. 다발내분비샘종양 제2형의 유전학적 특징

종양의 원인은 RET 전암유전자*proto-oncogene*의 돌연변이 *RET*이다. *RET*는 티로신 키나아제 수용체*tyrosine kinase receptor*의 유전자로, GFRα와 결합한다. 원래 RET 수용체의 역할은 발생학기의 여러 세포의 정상적인 이동을 지시하는 것으로 RET 수용체 복합체(즉, RET와 GFRα)와 GDNF(glial cell-derived neurotrophic factor)의 상호작용을 통해 일어난다. RET는 신경능선*neural crest*에서 유래한 여러 조직에 분포한다.

3. 다발내분비샘종양 제2형의 선별 검사

다발내분비샘종양 제2형이나 가족성 갑상샘수질암이 의심되는 경우에는 환자의 혈액에서 채취한 백혈구에서 DNA를 분리하여 *RET* 암유전자의 돌연변이를 검사한다. 새로운 환자의 경우, MEN 2a와 가족성 갑상샘수질암은 10번과 11번 엑손에서 거의 대부분의 돌연변이가 발견되며(609, 611, 618, 620, 630, 634번 코돈), MEN 2b의 경우는 16번 엑손(918번 코돈)에서 돌연변이가 발견되므로, 이 세 군데의 엑손을 중합효소반응을 통하여 증폭한 후 DNA

염기서열을 확인하여 돌연변이를 찾는다. 돌연변이가 발견되면 갑상샘수질암이 100% 발견 당시 혹은 조만간 발생할 것으로 생각하고 치료를 시작한다.

갑상샘수질암의 경우는 종양에서 칼시토닌을 분비하기 때문에 진단에 이용할 수 있다. 갑상샘수질암 환자의 거의 대부분은 기저 칼시토닌이 증가해 있으며, 혹은 자극 후 칼시토닌치가 증가하기도 한다.

현재 가장 보편적으로 사용되는 방법은 의심되는 환자에서 먼저 *RET* 돌연변이를 확인하고, 위험도에 따라 갑상샘전절제술을 시행하는 것이다. 만일 환자가 MEN 2a나 2b로 의심될 때에는 갑상샘에 대한 수술을 하기 전에 크롬친화세포종의 존재 여부를 확인해야 한다.

크롬친화세포종에 대해서는 매년 혈중 또는 24시간 소변검사로 카테콜아민*catecholamine*과 메타네프린을 측정하고, 2~3년마다 부갑상샘항진증의 선별 검사를 위해 혈중 칼슘과 부갑상샘호르몬을 측정한다.

4. 치료

갑상샘수질암의 조기 진단은 MEN 2와 가족성 갑상샘수질암의 완치를 가능하게 했다. MEN 2a 환자를 발견하면 그 가족 구성원에 대한 선별 검사가 필수적이다. 이때 *RET* 암유전자의 돌연변이 여부를 검사하는 것이 가장 정확하고 완전한 검사이다. 이처럼 증상이 없는 상황에서 *RET* 유전자의 돌연변이를 발견하여 수술할 경우 C세포의 증식만 있거나, 아니면 수질암이 발생했더라도 갑상샘 내에만 국한되어 있는 경우가 대부분이므로 완치를 바라볼 수 있다. 갑상샘수질암의 치료는 갑상샘전절제술이 원칙이다. 변이 유전자를 가진 아이의 경우 중심 림프절 절제술을 같이 시행하고, 1cm가 넘는 수질암을 가진 환자의 경우 주변 림프절전이의 가능성(80% 이상) 때문에 좀더 광범위한 수술이 필요할 수 있다. 수술 시기는 위험도에 따라 결정되는데, MEN-2b와 관련된 883, 918, 922 코돈의 돌연변이가 있을 경우 갑상샘수술을 첫 1~6개월 내에 시행하도록 한다. 611, 618, 620, 630, 634, 891 코돈의 돌연변이가 있을 때는 6세 이전에 시행하도록 한다. 나머지 609, 768, 790, 791, 804, 912 코돈의 돌연변이를 가진 환자는 수질암의 악성도가 심하지 않아 확립된 진료지침은 없는데, 적당한 나이(6~10세쯤?)에 수술을 하자는 의견과, 자주 칼시토닌 자극검사를 시행한 후 이상이 나타날 때만 하자는 의견으로 나뉘고 있다.

MEN 2a나 2b 환자의 경우 크롬친화세포종이 양측 부신 모두에 존재할 가능성이 높으므로 양쪽을 확인해야 한다. MEN 2에서 발견되는 크롬친화세포종은 부신 이외의 조직에서는 발견되지 않으며 또한 모두 양성이므로 부신 이외의 조직을 검사한다거나 악성종양의 경우처럼 광범위하게 절제할 필요가 없다. 모든 환자는 수술 전에 충분한 기간 동안 α 아드레날린 차단제를 사용해야 한다.

Ⅲ. 다분비선 자가면역증후군

자가면역질환에 의한 부신피질저하증이 부신기능뿐 아니라 흔히 다른 내분비기관의 이상과 동반되어 나타나는 것이 알려지면서 이들을 한데 묶어 다분비선 자가면역증후군이라고 명명하게 되었다. 물론 자가면역 기전 외에도 여러 내분비기관의 기능저하가 함께 나타날 수 있으며, POEMS증후군 등에서 발견된다.

1. 제1형 다분비선 자가면역증후군

제1형 다분비선 자가면역증후군(다른 이름은 autoimmune polyendocrinopathy-candidiasis-ectodermal dystrophy; APECED)의 진단은 만성 피부점막칸디다증, 부갑상샘저하증, 부신피질저하증 중 두 가지 이상이 발견되면 가능하다. 제2형에 비해 드물게 발생하지만 발생 시기는 훨씬 빨라서 소아기에 이미 이상이 나타난다. 10세 이전에 피부점막칸디다증이 발생하는 것이 시작이므로, 소아에서 피부 점막에 칸디다증이 있는 경우 면역계 이상이 있는지 여부를 확인하는 것과 동시에, 드물기는 하지만 제1형 다분비선 자가면역증후군을 의심할 필요가 있다. 피부 점막의 칸디다증은 거의 대부분 구강 내에서 발생한다.

75% 이상의 환자에서 부갑상샘저하증이 발생하며, 부신피질저하증은 이보다는 늦게 나타난다. 그 외 성기능저하, 위축성 위염과 이에 따른 악성 빈혈, 백반증, 탈모증이 나타날 수 있으며 자가면역성 만성 간염 등도 간혹 동반된다. 제1형 당뇨병이나 자가면역성 갑상샘질환 등도 발병한다.

2. 제2형 다분비선 자가면역증후군

제2형 다분비선 자가면역증후군은 제1형 다분비선 자가면역증후군보다 흔하며 여자에서 더 많이 발생하고 성인기에 발병한다. 부신피질저하증 환자에서 제1형 당뇨병이나 그레이브스병, 하시모토 갑상샘염과 같은 자가면역성 갑상샘염이 발생할 때 진단된다. 그러나 제1형과는 달리 만성 피부점막칸디다증이 없으며, 유전 형태가 다양하게 나타날 수 있다. 상당수의 환자에서 성선저하증이 나타나며, 위축성 위염과 악성 빈혈, 백반증, 탈모증, 중증근무력증 등이 동반될 수 있다.

3. 치료

다분비선 자가면역증후군의 치료 방법은 각각 부족한 호르몬을 보충하는 것이다. 제1형의 경우 칸디다증은 항진균제(플루코나졸*fluconazole*, 케토코나졸*ketoconazole*)를 사용한다.

치료 자체는 개별 장기 호르몬의 부족 시와 동일하지만 제2형의 경우는 몇 가지 주의할 필요가 있다. 즉, 부신피질저하증에 대한 평가 없이 갑상샘저하증에 대한 치료를 시행할 경우 심한 부신위기*adrenal crisis*를 초래할 수 있음을 항상 염두에 두어야 하며, 제1형 당뇨병 환자의 경우 저혈당이나 인슐린 요구량의 감소가 부신피질저하증의 초기 증상으로 나타날 수 있으므로 이에 유의해야 한다.

Ⅳ. 기타 내분비종양증후군

VHL(폰히펠-린다우*von Hippel-Lindau*)증후군은 상염색체 우성 유전질환으로 *VHL*유전자(tumor suppressor 유전자)의 돌연변이로 인해 발생한다. 중추신경계의 종양, 신장세포암, 크롬친화세포종, 췌도세포종양이 나타난다.

참고문헌

1. Eisenbarth GS, Gottlieb PA, Barker JM. Immunoendocrinopathy Syndromes. In: Kronenberg H, Melmed S, Polonsky K, Larsen P, eds. Williams Textbook of Endocrinology. Philadelphia: Saunders, 2008.
2. Gagel R, Marx S. Multiple Endocrine Neoplasia. In: Kronenberg H, Melmed S, Polonsky K, Larsen P eds. Williams Textbook of Endocrinology. Philadelphia: Saunders. 2008.
3. Jimenez C, Gagel R. Disorders affecting multiple endocrine systems. In: Fauci A, Braunwald E, Kasper D, Hauser S, Longo D, Jameson J, Loscalzo J, eds. Harrison's Principles of Internal Medicine. McGraw-Hill 2008:2358-2365.

연조직 육종

정승용 / 이세훈 / 김학재

연조직은 해부학적 구조물을 연결하고 지지하거나 싸고 있는 골격 외 결합조직을 지칭하며, 근육과 인대 등 운동과 관계된 기관이나 섬유조직, 지방, 활막조직 등 지지조직 구조 등을 포함한다. 연조직은 신체의 모든 부분에 분포되어 있고 체중의 50% 이상을 차지하며 이 중 400개 이상의 근육이 성인 체중의 약 40%를 차지한다.

연조직 육종은 연조직에서 발생한 악성종양으로 조직병리 소견, 발생 장소와 임상 양상이 다양하다. 육종을 의미하는 'sarcoma'라는 단어는 그리스어의 'sarkoma'에서 유래한 것으로 '살코기가 자라나는 모습'이라는 뜻이다. 대부분의 종양들과 마찬가지로 조기에 진단되면 완치 가능성이 높지만, 진단 당시 국소적으로 많이 진행되었거나 원격전이가 있는 경우에는 완치 가능성이 희박하다.

Ⅰ. 역학

국가암등록사업 연례보고서에 따르면 2009년 한 해 동안 우리나라에서 총 835명의 결합 및 연조직 육종 환자가 등록되어 전체 암환자의 0.4%를 차지하였으며, 이 중 남자는 492명, 여자는 343명이었다. 2003년 657명, 2005년 645명, 2007년 796명, 2009년 835명으로 증가 추세를 나타내고 있으며, 연령별로는 40~60대에 호발한다(〈표 13-1〉).

대부분의 연조직 육종은 명확한 원인이 밝혀지지 않았으나, 일부 발생과 관련된 인자들이 확인되었다. 그중 유전적 변이에 의해 발생하는 연조직 육종은 2가지 유형으로 구분하는데, 하나는 특정 유전자의 변이와 관련되어 발생하는 질환들로 신경섬유종증 1형, 망막모세포종, 리-프라우메니증후군*Li-Fraumeni syndrome* 등이 있다(〈표 13-2〉). 다른 한 유형은 비특이적 유전자 변이와 관련된 질환들로 여러 유전적 손실 또는 획득으로 복잡한 불균형을 보이는 핵형*karyotype*이 특징이다. 대부분의 성인 방추세포 육종*spindle cell sarcoma*과 다형성 육종*pleomorphic sarcoma*이 이에 속한다. 이러한 유형의 육종에서 *Rb-1*과 *p53* 유전자의 이상이 흔히 발견된다.

유방절제술과 액와 림프절절제술을 시행한 환자에서

표 13-1 2005~2009 연조직 육종의 성별, 연령군별 5년간 유병자 수(2007년 국가암등록사업 연례 보고서)

연령군	0~9	10~19	20~29	30~39	40~49	50~59	60~69	70~79	80~	전체
전체	163	172	221	328	469	509	457	373	155	2,847
남	85	92	128	85	252	266	263	208	70	1,549
여	78	80	93	143	217	243	194	165	85	1,298

표 13-2 유전질환과 관련된 연조직 육종

유전질환	육종	유전자	염색체
신경섬유종 I형 (폰레클링하우젠병)	악성 말초신경초종	NF-1	17q11.2
망막모세포종	연조직 육종, 골원성 육종	*Rb*-1	13q14
리-프라우메니증후군	연조직 육종, 골원성 육종	*TP53*	17p13
가드너증후군	섬유육종, 유건종	*APC*	5q21
베르너증후군	연조직 육종	*WRN*	8p12
골린증후군	섬유육종, 횡문근육종	*PTC*	9q22.3
결절성 경화증	횡문근종, 횡문근육종	*TSC1*	9q34
		TSC2	16p13.3

자주 발견되는 상지의 림프관육종*lymphangiosarcoma*은 유방암 자체보다는 수술 후 발생한 상지의 림프부종이 원인인 것으로 생각된다.

많은 환자에서 최근에 발생한 외상 병력을 발견할 수 있지만, 경미한 외상은 원인 인자라기보다는 단지 질환 부위에 대한 관심을 불러일으켜 병소를 일찍 발견하게 하는 것 같다. 3-메틸콜란트렌 같은 화학적 발암인자나 바이러스도 동물실험에서는 연조직 육종을 일으키지만, 아직까지 인체에서의 증거는 없다.

방사선치료를 받았던 부위에서 육종이 발생하는 경우는 드물지만, 과거 이온화 방사선에 노출되었던 부위에서 육종이 발생하는 경우가 증가하는 듯하다. MD 앤더슨 암센터에서는 1944년부터 1984년까지 331명의 흉벽육종 환자 중에서 단지 5%인 16명의 환자가 방사선으로 인해 육종이 유발되었음을 발견하였다. 골육종은 방사선과 관련된 육종 중 가장 많은 비율을 차지한다.

금속 이식물, 총알, 포탄의 파편, 뼈 이식물 등의 이물질 이식도 관련이 있다는 보고가 있으며, 잠복기는 길게는 40년까지라는 보고도 있지만 아직까지 이물질이 관련된 육종의 정확한 발생률에 대하여 알 수는 없다.

Ⅱ. 병리학적 분류

1. 분류 원칙

연조직마다 각각 양성과 악성 종양이 존재하며, 양성 연조직 종양의 악성화는 드문 것으로 나타나 있다. 아직까지 병리학자들 사이에서도 분류 기준에 대한 논란이 있으며, 이러한 이유로 연조직 육종의 발생률은 보고자마다 다르다.

육종과 비슷하지만 전이를 일으키지 않는 종양들도 있는데, 이들 중(유건종, 융기성 피부섬유육종) 많은 경우가 육종과 같이 국소 부위의 심한 침윤 양상을 보이므로 이 종양들이 양성인지 악성인지를 구분하는 것이 치료 방침을 세우는 데 중요하다. 조직 손상은 연조직의 증식성 병변을 유발하여 많은 유사분열을 보이므로 육종과 감별을 요할 때가 있는데 대표적인 예가 골화성근염*myositis ossificans*이다.

각 연조직 육종의 전이는 종양의 등급*grade*에 좌우된다. 저등급 육종인 경우 국소적 침윤이 많더라도 전이는 드문 반면, 고등급인 경우는 전이를 일으키는 경우가 흔하다. 일반적인 등급의 기준—조직학적 세부 유형, 분화도, 유사분열률, 핵형태학, 세포충실도*degree of cellularity*, 세포역형성*cellular anaplasia* 또는 다형성 그리고 괴사의 유무 등—은 쉽게 정량화될 수 있는 것은 아니다. 그러나 여러 조직형의 육종에 따라 등급을 부여할 수는 있다.

미국 국립암연구소*National Cancer Institute; NCI*의 코스타*Costa* 등은 조직형, 유사분열 수, 괴사의 정도, 다형성, 세포충실도 그리고 원발 병소의 세포간질 등의 조직학적 특성과 환자의 전반적인 예후의 관계를 조사하였다. 그 결과 괴사의 정도만이 재발까지의 경과($p=0.0025$)와 생존($p=0.002$)에 연관이 있었음을 밝혀내고, 육종의 등급 체계를 괴사의 정도에 따라 2등급은 괴사가 전혀 없거나 거의 없는 고등급 종양으로, 3등급은 괴사가 중간 정도 또는 그 이상 존재하는 고등급 종양으로 정하자고 제안했다.

기원세포만으로 종양이 양성인지 악성인지 감별하기는 매우 힘들며 분화가 잘 된 육종이라도 그 종양의 기원세포를 알 수 없을 때가 많아 때때로 병리의사들이 종양의 등급을 부여하기 어려울 때가 있다. 그러나 등급은 환자의 치료 방침을 세우는 데 있어서 매우 중요하므로 외과의와 병리의사는 서로 협조하여 반드시 등급을 부여해야 한다.

현재까지 일치된 연조직 육종의 진단 기준과 분류 기준은 없으며, 따라서 각 조직형별 빈도도 보고자마다 매우 다르다. 실제로 육종조직에 대한 재검토의 경우 병리학자 사이에서 진단의 일치도가 61~66% 정도로 매우 낮음을 알 수 있다. 이러한 병리 분류상의 문제들과 병리조직학적 등급이 병리상의 분류보다 연조직 육종의 병리생

표 13-3 연조직 육종의 병리조직학적 분류(WHO)

지방세포종양*adipocytic tumors*
- 역분화 지방육종*dedifferentiated liposarcoma*
- 점액성·원형세포지방육종*myxoid/round cell liposarcoma*
- 다형성 지방육종*pleomorphic liposarcoma*

섬유모세포·근섬유모세포종양*fibroblastic/myofibroblastic tumors*
- 섬유육종*fibrosarcoma*
- 저등급 점액성섬유육종근섬유육종*myxofibrosarcoma, low grade*
- 저등급 섬유성점액성육종*low grade fibromyxoid sarcoma*
- 경화성 상피모양섬유육종*sclerosing epitheloid fibrosarcoma*

섬유조직구성 종양*fibrohistiocytic tumors*
- 미분화 다형성육종*undifferentiated pleomorphic sarcoma*
- 악성 섬유성조직구종*malignant fibrous histiocytoma; MFH*

평활근종양*smooth muscle tumors*
- 평활근육종*leiomyosarcoma*

골격근종양*skeletal muscle tumors*
- 횡문근육종*rhabdomyosarcoma*

혈관종양*vascular tumors*
- 상피모양혈관내피종*epithelioid hemangioendothelioma*
- 맥관육종*angiosarcoma*

말초신경종양*tumors of peripheral nerves*
- 악성 말초신경초종*malignant peripheral nerve sheath tumor*

연골-골종양*chondro-osseous tumors*
- 골격외연골육종*extraskeletal chondrosarcoma*
- 골격외골육종*extraskeletal osteosarcoma*

불확실 분화 종양*tumors of uncertain differentiation*
- 활막육종*synovial sarcoma*
- 상피모양육종*epithelioid sarcoma*
- 포상연부육종*alveolar soft part sarcoma*
- 연조직투명세포육종*clear cell sarcoma of soft tissue*
- 골격외 점액성연골육종*extraskeletal myxoid chondrosarcoma*
- 원시신경외배엽종양*primitive neuroectodermal tumor*(PNET), 골격외 유잉종*extraskeletal Ewing tumor*성육종
- 결합조직형성 소원형세포종양*desmoplastic small round cell tumor*
- 신장외 막대형종양*extrarenal rhabdoid tumor*
- 미분화육종*undifferentiated sarcoma*

태를 더 반영한다는 사실이 연조직 육종을 하나의 군으로 다룰 수 있는 이유인 것이다(〈표 13-3〉).

Ⅲ. 임상 소견

결합조직은 우리 몸의 어느 곳이나 분포되어 있기 때문에 원칙적으로 연조직 육종은 어느 곳이나 생길 수 있다. 이 장에서 다루지 않는 내장기관 기원 육종을 제외하고 지금까지의 여러 보고들을 종합하면 약 60%가 사지에 생기며, 하지에서의 발생률은 상지보다 3배 정도 높고, 하지 중에서도 약 75%가 슬관절 이상에서 발생한다. 나머지 발생 부위는 두경부(9%), 체부(31%) 등이다. 체부육종의 약 40%는 후복막에서 발생한다. 부위별 치료 원칙은 발생 부위에 따라 다르다.

연조직 육종의 일반적인 예후가 나쁜 원인은 신경섬유나 근, 근막을 통한 주위 조직으로의 침윤이 심하고 조기에 혈행성 전이를 일으키기 때문이다. 전이 장소로는 폐가 가장 많고 골, 간 순으로 나타난다. 지금까지 보고된 종양절제술 후 재발까지의 기간은 2년 이내가 약 80~87%이며, 수술 방법에 따른 재발률은 절단 또는 근치적 국소절제술에서는 약 20~25%인 반면, 보존적 국소절제술에서는 약 59%로 보고되고 있다. 일반적으로 종양으로부터 각 방향으로의 절제연이 클수록 국소재발이 적은 것으로 나타난다.

국소 림프절전이는 비교적 드물어 약 3.2~5.8%로 보고되고 있으나 상피모양육종(20~40%), 활막세포육종(17%), 횡문근육종(12%) 등에서는 높게 나타난다.

Ⅳ. 진단

대부분의 환자는 증상이 없이 연조직의 종괴를 주소로 내원한다. 주위에 중요한 장기가 없는 경우가 많으므로 크기가 상당히 커질 때까지 증상이 없는 경우가 많다. 증상의 대부분은 종괴가 주위의 신경이나 근육을 압박하거나 인장함으로써 생긴다. 악성과 양성을 감별할 수 있는 증상의 특성이 없으므로 모든 연조직의 종괴는 원칙적으로 조직생검을 해야 한다. 조직생검에서 중요한 점은 생검의 위치와 절개의 방향을 염두에 두어 추후 근치적 절제 시 절제 부위에 조직생검 부위가 포함될 수 있도록 고려해야 한다는 점이다.

적절한 조직을 채취하기 위해서는 절개생검 또는 절제생검을 해야 한다. 경험이 많다면 여러 번의 투관침(중심부

바늘)생검*core-needle biopsy*도 가능하지만, 흡인세포검사는 좋은 진단 방법이 아니며 부적절하다. 때로는 면역조직 화학검사와 전자현미경검사가 진단을 위하여 필요할 때도 있다. 절제생검을 할 것인지 절개생검을 할 것인지는 종양의 크기와 위치에 따라 결정한다. 종양이 사지에 생겼을 때는 절개를 종방향으로 해야 추후 근구역절제*muscle compartment excision* 시 방해가 되지 않는다. 사지 이외의 부위에서도 근육의 종축과 평행하게 절개를 해야 한다. 병소가 둔부에 있을 경우 후에 피판*skin flap*을 사용할 것을 대비하여 가능하면 절개를 아래쪽에서 해야 한다.

육종은 자라면서 주위 조직을 압박하여 가성피막*pseudocapsule*을 형성하는데, 거의 대부분의 경우 이 가성피막으로 침윤한다. 따라서 수술 시 가성피막을 포함하여 제거해야 근치적 절제가 된다. 크기가 3cm 미만일 경우에는 절제생검이 가능하나, 3cm 이상이면 절개생검이 필요하다. 이 경우 추후 근치적 수술 시 지장이 없도록 가능하면 적은 절개선을 사용하여 조직의 절제면 손상을 최소화해야 하며, 생검 후 생긴 혈종으로 종양이 전이될 수 있으므로 지혈을 철저히 해야 한다.

임상검진으로 종양의 크기, 주위 또는 심부조직과의 유착 여부, 병소 부위의 기능적 상태, 조직검사 부위와의 관계, 손상이나 다른 내과적 질환의 유무를 판단할 수 있다.

방사선적 검사로는 연조직촬영, 전산화단층촬영(CT), 자기공명영상(MRI), 초음파, 흉부 단층촬영, 동맥촬영술 그리고 뼈스캔 등이 있다. 원발 병소의 침범 정도를 측정하는 데 가장 중요한 진단 방법은 CT와 MRI인데, MRI는 CT에 비하여 종양과 근육의 구분이 더 잘 되며, 여러 각도에서 단층면이 잘 보이는 장점이 있어 절제 여부를 추정하는 데 더욱 유용하다고 할 수 있다.

동맥촬영술은 주요 혈관들의 위치와 상태를 파악하며, 종양과 주요 혈관의 근접성, 종양에 의한 주요 혈관 위치의 변화, 그리고 종양의 침범 여부 등을 관찰할 수 있다.

육종의 골 침범은 매우 드물지만 골막과 연조직 사이에서 일어나는 연조직 반응을 뼈스캔으로 관찰할 수 있다. 뼈스캔상 양성인 경우 골 침범을 시사한다기보다는 주위 종양의 관류 증가에 따른 골막 반응인 경우가 많다. 이러한 소견은 수술 시 골막 또는 골의 절제 여부를 결정하는 데 도움을 줄 수 있다.

후복막 육종의 경우 초음파, CT, 경정맥신우조영술 등의 검사가 필요하며, 때에 따라서는 상부위장관조영술, 동맥촬영술, 대정맥조영술이 도움이 된다.

V. 병기 분류

조직학적 유형과 등급, 종양 크기와 침윤 정도는 병기 결정에 필수적 요소들이다. 이 중 원발 병소의 조직학적 등급은 성인의 연조직 육종에서 가장 중요한 예후인자이다.

표 13-4 | 연조직 종양의 병기 분류와 조직학적 등급(AJCC 7판)

원발종양(T)
- Tx 원발종양을 산정할 수 없음
- T0 원발종양의 증거가 없음
- T1 종양의 크기가 5cm 이하
  - T1a 표재성 종양
  - T1b 심부 종양
- T2 종양의 크기가 5cm 초과
  - T2a 표재성 종양
  - T2b 심부 종양

림프절(N)
- Nx 림프절을 산정할 수 없음
- N0 림프절전이 없음
- N1 림프절전이 있는 경우

원격전이(M)
- M0 원격전이 없음
- M1 원격전이 있는 경우

조직학적 등급*histologic grade*(G)
- Gx 등급 산정할 수 없음
- G1 Grade 1
- G2 Grade 2
- G3 Grade 3

병기

Stage IA	T1a	N0	M0	G1, Gx
	T1b	N0	M0	G1, Gx
Stage IB	T2a	N0	M0	G1, Gx
	T2b	N0	M0	G1, Gx
Stage IIA	T1a	N0	M0	G2, G3
	T1b	N0	M0	G2, G3
Stage IIB	T2a	N0	M0	G2
	T2b	N0	M0	G2
Stage III	T2a, T2b	N0	M0	G3
	Any T	N1	M0	Any G
Stage IV	Any T	Any N	M1	Any G

조직학적 등급은 1등급(고분화)에서 3등급(저분화)까지 분류할 수 있다.

AJCC(American Joint Committee for Cancer Staging)의 분류에 의하면, 병기 결정에 가장 중요한 인자가 등급이다. 자세한 분류 원칙은 〈표 13-4〉에 나타나 있다.

메모리얼 슬로언-케터링 암센터의 자료에 의하면 병기가 1기인 경우 5년 생존율은 90%, 무병 생존율은 86%, 2기인 경우 81%, 72%, 3기인 경우 56%, 52%로 병기가 진행할수록 생존율, 무병 생존율이 감소함을 알 수 있다.

조직학적 등급, 발생 부위, 종양의 크기, 림프절전이 여부 등이 예후에 영향을 미치는 인자들로 보고되고 있다.

Ⅵ. 치료

국소재발을 막기 위하여 수술 시 가장 고려해야 할 점은 적절한 변연을 확보하는 것이다. 1950년대 초반까지만 해도 연조직 육종의 수술은 정상조직을 거의 제거하지 않고 종양만 제거하는 국소 절제였다. 그러나 이러한 접근 방법은 약 86%(50~93%)의 국소재발을 초래했다. 국소재발을 막기 위하여 주위의 연조직만을 좀더 광범위하게 절제하는 광역 국소절제술*wide local excision*도 수술만으로는 약 49%의 국소재발을 일으켰다. 좀더 근치적인 방법인 절단술이나 근구역 절제로 국소재발률이 14%(7~18%)까지 낮아졌다. 그러나 이러한 접근은 국소 치유는 증가시켰으나 기능적인 장애를 초래하므로 최근에는 병합요법을 도입하여 사지보존술식*limb saving procedure*과 국소재발을 낮추는 방법이 시도되고 있다.

1. 수술적 치료

외과적 절제는 연조직 육종에서 가장 중심이 되는 치료이다. 하지만 절제의 범위, 방사선, 항암화학요법과의 적절한 병용 방법 등에 대해서는 아직 논란의 여지가 있다.

(1) 사지의 육종

이네킹*Enneking*이 분류한 수술 방식은 다음과 같다. 피막내 절제*intracapsular excision*는 가성피막을 절개하고 종양을 제거하는 것으로, 이 방법은 육안적으로도 종양을 남기게 되므로 진단적인 방법으로만 사용 가능하다.

변연부 절제*marginal excision*는 가성피막을 포함하여 육안으로 보이는 모든 종양을 절제하는 것이다. 가성피막은 주위 조직의 압축으로 형성되고 육종이 이 가성피막으로 대부분 침습하므로 이 방법만으로는 약 90%가 국소재발을 일으킨다.

광역절제술*wide excision*은 종양과 주위의 일정한 범위를 두고 정상조직을 절제하는 것이다. 이 방법은 종양을 포함하는 구조물을 모두 제거하는 것은 아니며 국소재발률은 약 50%이다.

근치절제술은 종양을 포함하여 모든 해부학적 구조를 함께 절제하는 것으로, 절제된 표본에는 근육의 기시부에서 부착부까지와 구획에 포함되는 주위의 골, 관절이 포함되어야 한다. 사지의 절단 등이 이 술식에 포함되며 국소재발률은 약 14%이다.

1) 절단술

족지절단술, 수지절단술, 경중족골절단술, 시메*Syme*절단술 등은 족부와 발목 관절에 대한 방법으로 변연을 확보하기 어려운 경우가 많다. 따라서 보조적 방사선치료와 병합치료해야 하는 경우가 많다.

그 외 종양의 발생 부위에 따라 하퇴절단술*below-knee amputation*, 대퇴절단술*above-knee amputation*, 고관절이단술*hip disarticulation*, 편측골반절제술*hemipelvectomy*, 변형편측골반절제술*modified hemipelvectomy*, 대편측골반절제술*extended hemipelvectomy* 등을 시행할 수 있다. 상지의 경우도 하지와 마찬가지로 적용될 수 있다.

메모리얼 슬로언-케터링 암센터의 자료에 의하면 1960년대 후반까지 절단술이 시행된 비율이 50%였던 것이 최근에는 5% 미만으로 감소되었다고 한다. 절단술은 원격전이가 없으면서 장기적 재활 가능성이 높은 환자에서 절단 외의 방법으로는 절제가 불가능한 경우에 국한되어야 한다.

2) 비절단술

광범위 절제술은 사지의 육종에서 가장 많이 시술되는 방법인데, 이 방법만으로는 국소치유율이 50% 정도밖에 되지 않으므로 보조적 방사선요법을 병행해야 한다. 절제 시 피부, 피하조직을 포함하여 종괴에서 각 방향으로 2cm 이상을 포함하는 정상조직을 절제해야 하며, 이전의 반흔, 조직생검 부위 그리고 혈종 등도 절제 범위에 포함되어야 하고, 종괴가 노출되지 않도록 해야 한다. 수술 시 각 절제 변연부를 금속 클립으로 표시하면 추후의 방사선요법 시 도움을 줄 수 있다.

림프절전이는 상당히 드물기 때문에 림프절절제는 통상적으로 실시하지 않으며, 임상적으로 전이가 의심되는 경우나 생검으로 진단되었을 경우에 시행한다.

근구역절제는 대퇴 등과 같이 근막 등으로 구획이 되어 있는 해부학적 부위에서 발생한 육종에 유용한 시술이다. 육종은 근막 이상을 침범하는 경우가 적으므로 이 시술로 충분히 종양의 절제가 가능하다.

(2) 체간육종

체간육종*truncal sarcomas*에 대한 치료는 사지의 육종 치료 방법과 원칙적으로는 큰 차이가 없으나, 몇 가지 특징이 있다. 두경부, 종격동, 후복막에서 발생한 육종은 해부학적인 문제로 충분한 변연을 두고 절제하기가 불가능한 경우가 많다. 따라서 고등급 육종일 때에는 보조적 방사선치료를 반드시 병행해야 한다. 흉곽이나 복벽에서 발생한 경우 피부를 제외하고 전층에 걸쳐서 절제해야 하며, 인조물을 사용하는 경우에도 방사선치료를 해야 한다.

후복막에서 발생한 육종의 경우 대부분 상당한 크기가 될 때까지 증상이 없는 경우가 많으며 국소침윤도 많다. 후복막육종 중에는 지방육종과 평활근육종이 가장 많다.

후복막육종은 미세현미경적 음성 변연을 얻기가 어려우므로 육안적으로 보이는 종양을 모두 제거하는 데 역점을 두어야 한다. 충분한 절제를 위해서는 약 68~75%에서 주위 조직의 절제가 필요하며, 가장 흔히 절제되는 장기는 대장과 신장이다.

후복막육종의 예후에 관해서는 보고자마다 차이가 있지만, 스톰*Storm* 등은 5년 생존율을 저등급에서 54%, 고등급에서 23%로 보고하고 있다. 후복막육종의 또 다른 특성은 국소재발이 많다는 점인데, 아바스 등은 국소재발률을 63%라고 보고하고 있다. 예후에 관여하는 인자로서 종양의 완전절제 여부(육안적)가 중요한데, 수술 시 완전절제가 가능한 경우는 약 49%인 것으로 알려져 있다. 맥그라스 등은 5년 생존율이 완전절제술 시 70%인 반면에 부분절제 또는 생검만 시행한 경우는 8%라고 보고했다.

2. 방사선치료

(1) 방사선치료의 역할

일반적으로 연조직 육종의 방사선치료는 수술 전후에 보조적으로 시행한다. 보조적 방사선치료의 목표는 수술 이후 발생하는 국소재발을 줄이고 사지절단술*exteremity amputation*을 시행하지 않게 함으로써 사지 기능을 보존하여 삶의 질을 향상시키는 것이다. 1980년대 미국 국립암연구소의 보고를 비롯하여 많은 연구들에서 보조적 방사선치료의 역할을 보고했다. 로젠버그*Rosenberg* 등은 사지절단술과 사지보존술 후 방사선치료를 시행받은 환자들의 치료 결과를 비교한 무작위 전향적 연구에서 두 군 간에 재발률이 차이가 없음을 보고하였고, 이어 양*Yang* 등은 사지보존술 후 방사선치료를 시행받은 군과 시행받지 않은 군에서 각각 1%와 30%의 국소재발률을 보고함으로써 사지보존술 후 방사선치료가 국소재발을 방지하는 것을 증명했다. 연조직 육종의 방사선치료는 30~40년간 많은 경험이 축적되면서 방사선치료의 적응증을 규명하려는 노력들이 있는데, NCCN(national comprehensive cancer network) 진료 지침에서는 모든 고분화 종양과 5cm 이상 또는 수술 절제연이 가깝거나 양성인 저분화 종양의 경우 보조적 방사선치료를 시행하도록 권고하고 있다.

(2) 방사선치료의 실제

1) 방사선치료의 시기

연조직 육종에서 보조적 방사선치료의 시행 시점에 대해서는 논란이 많지만, 일반적으로 수술 후에 시행하는 것이 보편화되어 있다. 수술 후 방사선치료는 여러 연구에서 효과와 안정성이 검증되어 있는데, 수술 후 6~8주 이내에 시행하는 것이 원칙이며, 종양이 있었던 부위와 피부 절개 상흔, 경우에 따라서는 배액관 절개창을 모두 포함한 부위에 방사선을 조사한다. 수술 후 방사선치료는 확실한 방사선치료의 적응증을 알 수 있고 미세 잔여병변을 효과적으로 제거할 수 있다는 장점이 있지만, 수술 부위와 수술 배액관 부위 등을 방사선치료 범위에 포함시켜야 하므로 방사선치료 범위가 넓어지기 때문에 장기적으로는 치료 부위의 섬유화와 조직 부종의 위험도가 증가한다는 단점이 있다.

수술 전 방사선치료는 수술 후 방사선치료에 비해 조사되는 방사선량이 적고(수술 전 종양조직 주위 혈관조직이 풍부하여 방사선에 대한 반응이 좋기 때문), 조사 범위를 줄일 수 있어 방사선치료에 의한 독성을 줄일 수 있다. 또한 국소적으로 진행한 경우나 완전절제가 어려운 큰 종양의 경우 수술 전 방사선치료를 함으로써 수술을 가능하게 한다. 반면, 수술 전 방사선치료를 시행한 경우 피부 손상으로 인해 수술이 지연될 수 있고, 수술 후에도 창상 치유가

표 13-5 | 연조직 육종에서 수술 전 방사선치료와 수술 후 방사선치료의 비교

수술 후 방사선치료
방사선치료 시행이 필요한 환자 구별이 가능
수술 후 창상 합병증의 발생이 적음
조직 섬유화, 관절 강직, 부종 합병증의 발생이 높음
수술 전 방사선치료
방사선치료 범위와 조사량을 줄일 수 있음
방사선치료 범위에 대한 구별이 보다 명확함
수술 후 창상 합병증 발생이 많음

늦어지는 단점이 있다(〈표 13-5〉). 일반적으로 수술 시기는 방사선치료 후 발생하는 피부에 대한 급성 방사선 반응을 줄이고, 방사선 조사 후 종양의 감소를 충분히 유도하기 위해 방사선치료 3~6주 후에 시행하는 것을 원칙으로 한다.

오설리번*O'Sullivan* 등은 수술 전과 수술 후의 방사선치료를 비교한 대규모 무작위 전향적 연구를 시행하였는데 국소재발률이나 무진행생존율은 양 군 간에 차이가 없었다(그림 13-1).

하지만 조기 합병증인 창상 합병증은 수술 전 방사선치료를 시행한 군(35%)이 수술 후 방사선치료를 시행한 군(17%)보다 두 배 정도 많았는데, 이는 주로 하지에 국한된 현상이었다. 초기 결과에서는 조직 섬유화와 관절 경직, 부종 등의 만기 합병증이 수술 후 방사선치료를 시행한 군에서 높게 보고되었지만, 추가적인 보고에서는 이에 대한 차이가 없는 것으로 나타났다.

최근 평활근육종*leiomyosarcoma*과 골액막육종*synovial sarcoma* 등 일부 육종이 수술 전 방사선치료에서 생존율이 높은 것으로 보고되었지만 아직은 이에 대한 연구가 더 필요하다.

2) 방사선치료의 방법

연조직 종양의 방사선치료 방법은 크게 외부 방사선치료*external beam radiotherapy*와 근접 방사선치료*brachytherapy*로 나눌 수 있다. 외부 방사선치료는 선형가속기를 이용하여 만든 고에너지의 X선이 환자의 피부를 통과하여 환자

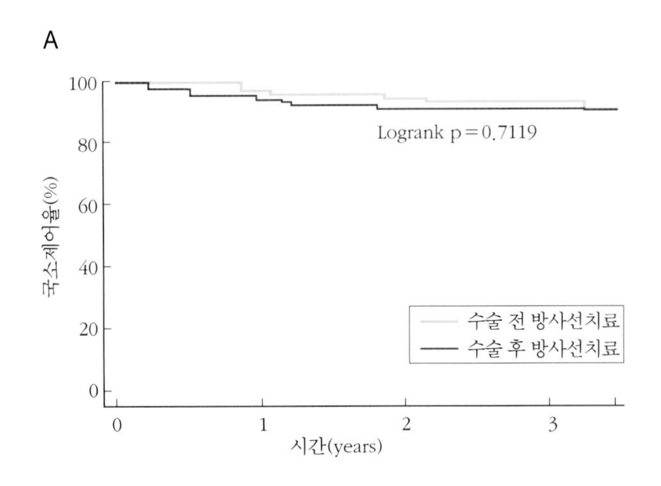

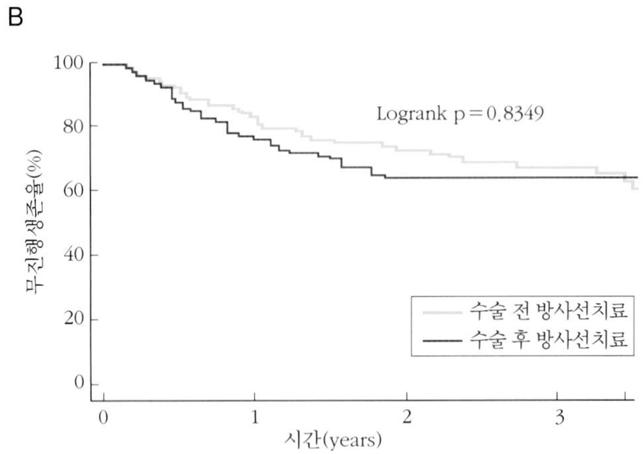

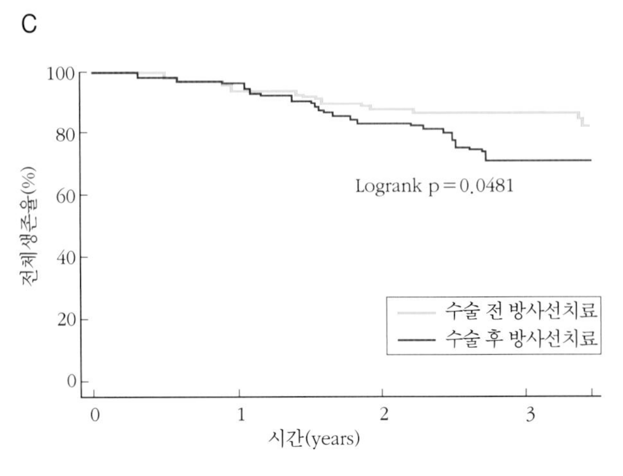

그림 13-1. 수술 전 방사선치료와 수술 후 방사선치료 시행 시 A. 국소제어율, B. 무진행생존율, C. 전체생존율의 비교(O'Sullivan 등, 2002)

내부의 치료 부위까지 도달하여 암세포를 죽이는 것이고, 근접 방사선치료는 방사성동위원소를 암세포에 가까이 위치시켜 정상적인 조직에는 거의 영향을 주지 않고 암세포에만 많은 방사선을 조사하는 방법이다.

① 외부 방사선치료

임상에서 가장 많이 사용하는 치료 방법이다. 외부 방사선치료는 치료에 앞서 치료 계획을 통해 표적 체적*target volume*을 설정하고, 설정한 치료 계획에 대한 정확성 및 재현성을 확인하기 위해 모의치료*treatment simulation*를 시행한다. 통상적으로 표적 체적이라 함은 방사선이 조사되어야 하는 치료 범위로서, 수술 후에 미세 잔여 병변이 존재할 가능성이 있는 부위를 모두 포함해야 하기 때문에 종양 부위*tumor bed*에서 종방향*longitudinally*으로는 5cm, 횡방향*axially*으로는 2cm의 정상조직을 포함한 부위로 정의할 수 있다.

수술 전 종양조직은 주위 혈관조직이 풍부하여 방사선에 대한 반응이 좋기 때문에 수술 후에 조사되는 방사선량이 적어 5,000 cGy 정도를 조사하는 것이 원칙이다. 수술 후 방사선치료를 시행하는 경우는 다량의 방사선이 필요하기 때문에 축소조사야 방법*shrinking field technique*을 사용한다. 축소조사야 방법이란 4,500~5,000 cGy까지는 미세 잔여 병변에 의한 잠재성 전이 부위까지 포함하는 넓은 치료 범위로 치료한 후 1,600~2,000 cGy는 종양 부위만을 포함한 축소 범위로 치료하는 방법으로, 이를 통해 치료 효과를 극대화시키는 것이 목적이다. 수술 후 조사되는 방사선량은 과거로부터의 경험적 사용에 근거한 것으로, 이에 대한 무작위 전향적 연구는 아직 없다. 최근 스토클*Stoeckle* 등은 수술 후 방사선치료를 시행받은 200명의 환자들을 대상으로 진행한 후향적 연구의 결과를 보고했다. 이 연구에서는 수술 후 절제연이 음성인 환자들에게는 5,040 cGy의 방사선량을 조사하고, 절제연이 양성인 환자들에게는 1,000에서 1,500 cGy의 방사선량을 추가로 조사했는데, 절제연이 음성인 환자들의 국소재발 무병생존율이 93%로 보고되어 수술 후 방사선치료를 시행하는 경우에도 수술 전의 경우와 비슷한 방사선량을 조사해야 한다는 의견이 있지만 이에 대해서는 추가적인 연구들이 필요하다.

외부 방사선치료의 전체적인 치료 기간은 하루에 180~200 cGy씩 주 5회에 걸쳐 수술 전 방사선치료의 경우 5~6주, 수술 후 방사선치료의 경우 7~8주 정도가 소요된다.

② 근접 방사선치료

근접치료는 외부 방사선치료와는 달리 오직 종양 기저부로부터 1~2cm의 정상조직만을 포함하여 치료하기 때문에 치료 효과*therapeutic ratio*를 극대화할 수 있다. 또한 전체 치료 기간이 4~6일로 외부 방사선치료의 5~8주에 비하여 월등히 짧고 치료 비용이 적게 든다는 장점이 있다.

피스터스*Pisters* 등은 첫째, 완전절제 후 어떤 환자에게 보조적인 방사선치료가 효과적인지, 둘째, 보조적인 근접치료만으로 충분한 보조적 치료가 되는지를 알기 위하여 완전절제 후 보조적인 근접치료를 받는 군과 받지 않는 군을 나누어 무작위 전향적 연구를 시행하였다. 결과는 보조적 근접치료를 받은 군 중 고분화 종양에서 통계학적으로 유의하게 국소 조절이 높았다. 고분화 종양 중 보조적 근접치료를 받은 군은 82%의 국소 제어율을 보였지만, 수술만 한 군에서는 69%였다($p=0.01$). 저분화 종양에서는 근접치료로 국소 조절을 높이지는 못했으나 수술만 한 군에서는 국소재발이 20~30%로 매우 높았다. 미국 국립암연구소에서는 저분화 육종 치료에 대해 전향적 무작위 연구를 실시하여 외부 방사선치료가 국소 조절에 이점이 있음을 명확히 했다.

일반적으로 수술 후 6일 이내에 근접 방사선치료를 시행하면 창상 합병증의 위험도가 증가하기 때문에 수술 후 6일 이후에 시행하는 것을 원칙으로 하고 있다. 또한 해부학적 구조상 근접 방사선치료로 종양 부위에 충분한 선량을 줄 수 없는 경우나 신경혈관다발과 같은 중요한 구조물에 예상보다 많은 방사선량이 조사될 것으로 예측되는 경우는 가급적 근접 방사선치료를 시행하지 않는다. 경우에 따라서는 외부 방사선치료 시행 후 추가적인*boost* 목적으로 근접 방사선치료를 시행하기도 한다.

3) 고식적 방사선치료

연조직 육종에서 방사선치료를 단독으로 시행하는 경우는 거의 없지만, 의학적 이유로 수술이 불가능한 경우에는 고식적 목적의 방사선치료를 고려해볼 수 있다. 테퍼*Tepper* 등이 보고한 바에 의하면 방사선치료를 단독으로 시행한 경우 5년 국소 제어율과 생존율은 각각 33%와 25%로 나타났다. 종양의 크기에 따라 국소 조절률이 차이를 보였는데, 5cm 미만, 5cm와 10cm 사이, 10cm 이상에서 각각 51%, 45%, 9%의 5년 국소 조절률을 보였다. 또한 조사된 방사선량에 따라서도 치료 성적의 차이를 보여 6,300 cGy 이상의 방사선량을 받은 환자들은 그 이하의 방사선량을 받은 환자들에 비해 5년 국소 조절률(60% 대 22%), 5년 무병생존율(36% 대 10%), 5년 전체 생존율(52% 대 14%)이 좋은 것으로 나타났다.

방사선치료 단독으로 시행하는 경우 그 효과를 극대화하기 위해 항암치료를 동시에 시행하고자 하는 노력들이 있는데, 롬버그*Rhomberg* 등은 razoxane을 이용한 동시 항암화학방사선요법이 방사선치료를 단독으로 시행한 경우보다 치료 반응률(74% 대 49%)과 국소 조절률(64% 대 30%)이 향상됨을 보고하였다.

4) 후복막육종

후복막육종*retroperitoneal sarcoma*은 사지에 생긴 육종과 구별되는 몇 가지 특징이 있다. 사지에 생기는 육종과는 달리 종양의 발생 위치 때문에 증상이 늦게 나타나므로 진단 당시 종양이 비교적 큰 상태로 진단되고, 종양의 발생 위치 주변에는 중요 장기들이 많기 때문에 수술이나 방사선치료가 용이하지 않다. 또한 후복막육종은 상당히 드문 종양이므로 후향적 연구들이 대부분이기 때문에 정확한 치료 지침을 수립하기가 어렵다.

후복막육종은 수술 후 수술 절제연이 양성인 경우가 많다는 특성 때문에 방사선치료의 역할이 중요시되고 있는데, 일부의 후향적 연구에서 수술 후 방사선치료를 추가한 경우 5년 국소 조절률은 51~71%에 이르는 것으로 보고되었다. 하지만 후복막육종의 방사선치료는 조사 부위에 척수, 신장, 간, 소장 등과 같이 방사선에 민감한 장기들이 가깝게 위치하고 있어서 방사선치료에 따른 합병증이 문제가 될 수 있다. 따라서 연조직 육종에서 일반적으로 처방되는 방사선량(6,000~7,000 cGy)보다는 적은 선량(4,500~5,000 cGy)을 처방한다. 방사선치료의 시기에 대해서는 논란이 많지만, 몇 가지 이유에 의해 수술 전 방사선치료를 권고하고 있다. 첫째, 수술 후 방사선치료의 경우는 수술 후 장의 움직임이 떨어지게 되고 이로 인해 고선량의 방사선이 조사되는 부분이 생기게 되므로 합병증이 나타날 가능성이 높아진다. 둘째, 수술 전 방사선치료는 종양과 일부 종양 주위만을 포함하므로 종양 기저부 전체와 수술 당시 삽입된 클립 등을 모두 포함해야 하는 수술 후 방사선치료의 경우보다 치료 범위가 더 적어질 수 있다. 셋째, 산소 수준은 방사선치료의 감수성과 밀접한 관계가 있는데, 수술 후에는 수술로 인한 상처 조직으로 인해 조직 내에 산소가 낮은 상태로 존재하여, 정상적인 산소 수준이 유지되고 있는 상태로 시행되는 수술 전 방사선치료에 비해 종양에 대한 방사선 감수성이 떨어지게 된다.

최근 수술 전 방사선치료를 시행한 무작위 전향적 연구들의 결과에 의하면 5년 무병 생존율과 5년 전체 생존율은 각각 46%와 50%였고, 완전절제가 된 환자들의 경우는 5년 국소 무재발생존율이 60%에 이르는 것으로 나타났다.

(3) 방사선치료의 발전

연조직 육종의 치료는 최근까지 많은 발전을 이루었지만, 일부 환자들에서 국소재발이 발생하고 치료에 의한 독성이 문제가 되는 경우가 있다. 연조직 육종은 다른 암에 비해 발생 빈도가 적기 때문에 대규모 연구가 어려운 실정이다. 현재 방사선치료 분야에서는 방사선치료 기술이 급격히 발전함에 따라 부작용을 최소화하면서 방사선량을 증가시키려는 연구가 진행 중이다. 아직은 초기 단계지만 세기조절 방사선치료*intensity modulated radiotherapy; IMRT*라는 기법이나, 보통의 X선과는 다른 물리적 성질을 가진 양성자를 사용한 방사선치료에서 고무적인 결과들이 보고되고 있다. 환자를 대상으로 시행한 치료 결과가 나와 있지 않지만, 세기조절 방사선치료를 이용한 치료 계획과 일반 방사선치료의 치료 계획에 의한 선량 분포를 비교해보면, 피부와 피하조직에 조사되는 방사선량이 세기조절 방사선치료에서 유의하게 적은 것을 알 수 있다. 이는 수술 후 발생할 수 있는 창상 합병증과 섬유화 등의 만성 합병증을 줄일 수 있을 것으로 기대할 수 있다.

3. 화학요법

(1) 고식적 화학요법

연조직 육종은 일반적으로 항암제에 대한 반응이 좋지 않다고 알려져 있다. 일반적으로 독소루비신*doxorubicin*과 이포스파마이드*ifosfamide*가 가장 효과가 좋은 약제로 알려져 있으며, 최근 개발된 욘델리스*Yondelis*(trabectedin, ecteinascidin, ET-743)가 적은 부작용과 효능을 입증한 바 있다. 또한 다른 암종과 마찬가지로 암에 대한 분자유전학적 이상이 밝혀지면서 새로운 기전의 항암제가 효능을 입증할 것으로 기대되고 있다.

1) 독소루비신

전이된 연조직 육종 환자에서 단독요법으로 20% 전후의 반응을 보이며 약제의 용량과 반응 간에 비례 관계가 알려져 있다. 이 약제와 관련된 심장독성, 골수 억제 등의 부작용을 줄이기 위한 방편으로 리포솜 형태의 독소루비신이 개발되었고, 부작용은 줄이면서 효능은 유지되는 것으로 보고되어 있는데 2010년 초 현재 국내에서 상용화되어 사용되지는 못하고 있다.

2) 이포스파마이드

이포스파마이드는 사이클로포스파마이드*cyclophosphamide*의 유도체로 개발되었으나, 사이클로포스파마이드보다 연조직 육종에 대한 효능은 더 좋은 것으로 알려져 있다. 독소루비신과 비슷한 반응률을 보이고 독소루비신을 포함한 화학요법에 실패한 환자에서도 효과가 있어 교차내성이 없는 효과적인 구제 화학요법제이다. 용량-반응 관계가 입증되어 있으며, 고용량의 이포스파마이드는 특히 활막육종에 효능이 좋은 것으로 알려져 있다. 출혈성방광염의 위험 때문에 약제 주입 시에는 수액을 충분히 공급하고 메스나*mesna*와 같은 요로계 보호제를 같이 투여해야 한다.

3) 욘델리스

다양한 연조직 육종을 포함한 임상시험에서 욘델리스는 7%의 종양 반응률을 보였는데, 특히 점액모양 지방육종과 평활근육종에서 반응이 좋았다. 지방육종의 한 형태인 점액모양 원형세포지방육종의 경우 12번과 16번 염색체 간의 전위, t(12; 16)를 갖고 있는데, 이 형태의 종양은 50～60%의 종양 반응률을 보인다.

4) 기타 약제

다카바진*dacarbazine*(DTIC)은 15～18%의 반응률을 보이며 특히 평활근육종에 효과가 있고, 다카바진의 경구 형태 약제인 테모졸로마이드*temozolomide* 역시 평활근육종에 대한 효과가 보고되어 있다.

독소루비신과 같은 계통의 약제인 에피루비신*epirubicin*은 18% 정도의 반응률을 보이며, 이외에 메토트렉세이트, 사이클로포스파마이드, 5-플루오로우라실, 에토포시드, 시스플라틴, 카보플라틴 등은 효과가 미미하다.

파클리탁셀*paclitaxel*은 혈관육종, 특히 두피의 혈관육종에 대한 효과가 보고되어 임상에서 이용되고 있다.

5) 복합화학요법

단일제제로 효과가 입증된 독소루비신, 이포스파마이드, 다카바진을 근간으로 한 다양한 복합화학요법이 개발되어 실제 임상에 이용되고 있는데, 단일요법보다 높은 반응률을 보고하고는 있지만, 생존기간의 연장을 보여주는 복합화학요법은 없는 실정이다. 대표적인 복합화학요법으로 CYVADIC(사이클로포스파마이드, 빈크리스틴, 독소루비신, 다카바진), ADIC(독소루비신과 다카바진), MAID(독소루비신, 이포스파마이드, 다카바진) 등이 있다.

최근 개발된 약제인 젬시타빈*gemcitabine*과 도세탁셀*docetaxel*의 복합요법의 효과도 보고되어 있다. 제3상 임상시험의 중간 결과에서 이 복합요법이 젬시타빈 단독요법에 비해 반응률뿐 아니라 생존기간의 연장을 보여 최종 결과가 주목된다. 특히 평활근육종과 악성 섬유성조직구종(MFH)이 이 요법에 잘 반응했다.

(2) 보조·선행 화학요법

수술, 방사선치료 등의 국소치료를 받은 연조직 육종 환자의 절반 이상은 주로 원격전이로 인해 사망하게 된다. 따라서 근치적 절제술을 받은 환자에서 원격전이에 의한 재발을 막아 생존기간을 연장시키는 보조 화학요법에 대한 연구가 많이 진행되었다. 독소루비신 또는 독소루비신 유사 약제가 단독 혹은 복합요법으로 보조 화학요법에 이용되고 있다.

보조 화학요법을 수술 전에 시행할 것인가, 수술 후에 시행할 것인가도 해결해야 할 중요한 문제이다. 소아 육종의 경우 수술 전 선행 화학요법의 효능이 인정되어 널리 이용되고 있지만, 성인의 연조직 육종에 대해서는 의견이 분분하다.

무작위 배정 시험들이 진행되었지만, 대부분의 연구가 환자 수가 적어 통계적 검증력이 충분하지 못했다. 1997년에 발표된 메타분석에서는 14개 연구의 총 1,568예의 결과를 분석했는데, 독소루비신을 포함한 보조 화학요법이 국소적 재발에 있어 6%의 10년 무병생존율 증가, 10%의 10년 무원격전이 생존율 증가, 10%의 10년 무병생존율 증가를 보였다. 10년 전체 생존기간에서는 54% 대 50%로 화학요법군이 길었지만, 통계적인 유의성을 보이지 못했다. 이 중 886명이 해당된 사지의 육종 환자들에서는 10년 생존율이 7% 증가했고, 이 차이는 통계적으로 유의했다.

연조직 육종의 특성상 보조 화학요법 연구가 소규모이고, 다양한 환자군(조직형, 병기, 조직학적 등급)이 포함되었으며, 다양한 용량 강도의 화학요법이 시행됨으로써 보조 화학요법의 잠재적인 작은 이득을 입증할 수 없었다. 실제로 최근 연구에서 연조직 육종의 경우 조직형, 조직학적 등급에 따라 화학요법에 대한 반응에 차이가 있음이 밝혀지고 있으므로 보조 화학요법의 효과를 이에 따라 개별화해야 한다. 또한 환자의 나이, 전신 상태에 따라 치료에 대한 독성이 달라지므로 보조 화학요법의 효능과 독성에 대하여 환자와 충분히 논의하고 결정해야 할 것이다.

(3) 화학요법 시의 고려 사항

연조직 육종은 화학요법에 저항성이 있다고 알려져 있지만, 연조직 육종이 매우 다양한 질환을 묶어놓은 질환군이므로 개별 조직형별로 반응에 차이가 있음을 충분히 고려해야 한다. 소위 소아 육종으로 알려져 있는 유잉육종, 횡문근육종, 골육종은 화학요법에 대한 반응이 좋은 것으로 잘 알려져 있다. 성인 연조직 육종 중에서는 활막육종, 점액모양 원형세포지방육종이 화학요법에 대한 반응이 상대적으로 좋다. 반대로 위장관기질종양, 폐포연부육종 *alveolar soft parts sarcoma*, 저등급 또는 중등급의 연골육종은 화학요법에 대해 저항성이 매우 높다.

폐 부위에만 원격전이가 국한되어 있는 경우 수술적 전이절제술이 장기적인 무병생존을 가져올 수 있으므로 적절한 환자에서는 시행해야 한다.

평활근육종의 경우 독소루비신에 대한 반응이 좋지만 이포스파마이드에 대한 반응은 좋지 않으며, 자궁에 발생한 평활근육종은 다른 부위의 평활근육종에 비해 화학요법에 대한 반응이 좋다.

활막육종은 이포스파마이드에 대한 반응이 좋은 종양으로 알려져 있다. 활막육종이 5cm 이상으로 사지에 발생한 환자가 이포스파마이드 보조 화학요법을 받은 경우 4년 질병특이생존율이 88%로, 화학요법을 받지 않은 환자의 67%에 비하여 통계적으로 유의하게 높았다.

혈관육종 중 특히 두피에 발생하는 혈관육종의 경우 파클리탁셀에 대한 치료 반응이 좋다고 알려져 있어 다른 연조직 육종과 구별되게 탁산*taxane* 계열의 항암화학요법을 시도할 수 있다.

데스모이드*desmoids*(aggressive fibromatoses)는 수술적 치료가 가장 중요한 종양이나, 절제의 대상이 되지 않는 진행성인 경우 약물요법을 고려할 수 있다. 비스테로이드성 항염증약제 투여나 타목시펜 같은 항호르몬치료를 우선적으로 시행하고 이후에 독소루비신 근간 치료를 고려한다. 이마티닙*imatinib*에 대한 반응도 보고되고 있다.

(4) 새로운 화학요법제의 개발

연조직 육종에서 특이한 분자유전학적 이상이 발견되면서 이를 표적으로 하는 연구가 활발히 진행되고 있다. 이미 위장관기질종양의 예에서 보았듯이 분자유전학적 이상은 좋은 치료 효과를 얻을 수 있는 단초를 제공한다.

또한 신생혈관 억제제의 경우 종양의 분자유전학적 이상에 관계없이 진행성 종양의 공통적인 특징인 신생혈관 생성을 표적으로 하고 있어 연조직 육종에 대해서도 임상시험이 활발히 진행되고 있다.

향후 10년간 과거의 10년에 비하여 수 배에 이르는 약제가 다양한 조직형의 연조직 육종에 대하여 실제 사용이 가능해질 것으로 기대된다.

참고문헌

1. 김지수, 한원식, 노동영, 윤여규, 오승근, 최국진. 후복막육종. 대한암학회지 1998;30;370-377.
2. Adjuvant chemotherapy for localised resectable soft-tissue sarcoma of adults: meta-analysis of individual data. Sarcoma Meta-analysis Collaboration. Lancet 1997;350:1647-54.
3. Al Yami A, Griffin AM, Ferguson PC, Catton CN, Chung PW, Bell RS, et al. Positive surgical margins in soft tissue sarcoma treated with preoperative radiation: Is a post-operative boost necessary? Int J Radiat Oncol Biol Phys 2010;77(4):1191-7 (Epub ahead of print)
4. Cantin J, McNeer GP, Chu FC, Booher RJ. The problem of local recurrence after treatment of soft tissue sarcoma. Ann Surg 1968;168:47-53.
5. Coindre JM, Trojani M, Contesso G, David M, Rouesse J, Bui NB, et al. Reproducibility of a histopathologic grading system for adult soft tissue sarcoma. Cancer 1986;58:306-309.
6. Costa J, Wesley RA, Glastein E, Rosenberg SA. The grading of soft tissue sarcomas. Results of a clinicopathologic correlation in a series of 163 cases. Cancer 1984;53:530-541.
7. Demetri GD, Chawla SP, von Mehren M, Ritch P, Baker LH, Blay JY, et al. Efficacy and safety of trabectedin in patients with advanced or metastatic liposarcoma or leiomyosarcoma after failure of prior anthracyclines and ifosfamide: results of a randomized phase II study of two different schedules. J Clin Oncol 2009;27:4188-96.
8. Eilber FC, Brennan MF, Eilber FR, Eckardt JJ, Grobmyer SR, Riedel E, et al. Chemotherapy is associated with improved survival in adult patients with primary extremity synovial sarcoma. Ann Surg 2007;246:105-13.
9. Enneking WF. Staging of musculoskeletal neoplasms. In: Current concepts of diagnosis and treatment of bone and

soft tissue tumors. Heidelberg: Springer-Verlag, 1984.
10. Enzinger FM, Weiss SW. Soft tissue tumors. St. Louis: CV Mosby, 1988.
11. Hong L, Alektlar KM, Hunt M, Venkatraman E, Leibel SA. Intensity-modulated radiotherapy for soft tissue sarcoma of the thigh. Int J Radiat Oncol Biol Phys 2004;59(3):752-759.
12. Kaushal A, Citrin D. The role of radiation therapy in the management of sarcomas. Surg Clin N Am 2008;88:629-646.
13. Kepka L, DeLaney TF, Suit HD, Goldberg SI. Results of radiation therapy for unresected soft-tissue sarcomas. Int J Radiat Oncol Biol Phys 2005;63(3):852-859.
14. Lawrence W Jr, Donegan WL, Natarajan N, Mettlin C, Beart R, Winchester D. Adult soft tissue sarcomas. A pattern of care survey of the American College of Surgeons. Ann Surg 1987;205:349-359.
15. Maki RG, Wathen JK, Patel SR, Priebat DA, Okuno SH, Samuels B, et al. Randomized phase II study of gemcitabine and docetaxel compared with gemcitabine alone in patients with metastatic soft tissue sarcomas: results of sarcoma alliance for research through collaboration study 002 [corrected]. J Clin Oncol 2007;25:2755-63.
16. Malkin D, Li FP, Strong LC, Fraumeni JF Jr, Nelson CE, Kim DH, et al. Germ line p53 mutations in a familial syndrome of breast cancer, sarcomas and other neoplasms. Science 1990;250:1233-1238.
17. McGrath PC, Neifeld JP, Lawrence W Jr, DeMay RM, Kay S, Horsley JS 3rd, et al. Improved survival following complete excision of retroperitoneal sarcomas. Ann Surg 1984;200:200-204.
18. O'Sullivan B, Davis AM, Turcotte R, Bell R, Catton C, Chabot P, et al. Preoperative versus postoperative radiotherapy in soft-tissue sarcoma of the limbs: a randomised trial. Lancet 2002;359(9325):2235-2241.
19. Pisters PW, Harrison LB, Leung DH, Woodruff JM, Casper ES, Brennan MF. Long-term results of a prospective randomized trial of adjuvant brachytherapy in soft tissue sarcoma. J Clin Oncol 1996;14(3):859-868.
20. Presant CA, Russell WO, Alexander RW, Fu YS. Soft-tissue and bone sarcoma histopathology peer review: The frequency of disagreement in diagnosis and the need for second pathology opinions. The Southeastern Cancer Study Group experience. J Clin Oncol 1986;4:1658-1661.
21. Rosenberg SA, Tepper J, Glatstein E, Costa J, Baker A, Brennan M, et al. The treatment of soft-tissue sarcomas of the extremities: prospective randomized evaluations of (1) limb-sparing surgery plus radiation therapy compared with amputation and (2) the role of adjuvant chemotherapy. Ann Surg 1982;196(3):305-315.
22. Simon MA, Enneking WF. The management of soft tissue sarcomas of the extremities. J bone Joint Surg[Am] 1976;58:317.
23. Souba WW, McKenna RJ, Meis J, Benjamin R, Raymond AK, Mountain CF. Radiation-induced sarcomas of the chest wall. Cancer 1986;57:610-615.
24. Stewart AJ, Lee YK, Saran FH. Comparison of conventional radiotherapy and intensity-modulated radiotherapy for post-operative radiotherapy for primary extremity soft tissue sarcoma. Radiother Oncol 2009;93(1):125-130.
25. Stoeckle E, Gardet H, Coindre JM, Kantor G, Bonichon F, Milbéo Y, et al. Prospective evaluation of quality of surgery in soft tissue sarcoma. Eur J Surg Oncol 2006;32:1242-1248.
26. Storm FK, Sondak VK, Economou JS. Sarcomas of the retroperitoneum. In: Eliber FR, Morton DL, Sondak VK, et al, eds. The soft tissue sarcomas. New York: Grune & Stratton, 1987, pp.239-248.
27. Tepper JE, Suit HD. Radiation therapy of soft tissue sarcomas. Cancer 1985;56:475-479.
28. Yang JC, Chang AE, Baker AR, Sindelar WF, Danforth DN, Topalian SL, et al. Randomized prospective study of the benefit of adjuvant radiation therapy in the treatment of soft tissue sarcomas of the extremity. J Clin Oncol 1998;16(1):197-203.

13-2

골연부 육종

골육종

김한수/김태민/김학재

Ⅰ. 역학 및 임상 특징

골육종*osteosarcoma*은 원시 간엽조직에서 기원하는 악성 기질세포*malignant stromal cell*로부터 종양성 유골*tumor osteoid*을 만드는 것이 특징인 악성종양이다. 원발성 악성 골종양 중에서 가장 흔한 종양임에도 워낙 발생률이 낮아 100만 명당 3~4명 가량의 빈도로 발생하며, 우리나라에서 한 해에 발생하는 신환자의 수는 150명 정도이다. 연골육종, 유잉육종과 함께 가장 대표적인 뼈암이며, 원발성 뼈암의 약 절반을 차지한다.

남녀 비율은 1.4:1로 남자에서 약간 호발한다. 10대 중반에 가장 호발하며 환자의 75%는 8~25세 사이에서 발생한다. 속발성 골육종은 원발성에 비하여 훨씬 적지만, 파제트병, 골괴사, 양성 골종양(섬유성 이형성증, 동맥류성 골낭종, 다발성 골연골종증 등) 또는 방사선 조사 병력 등이 있는 환자에서 속발할 수 있다. 중년 이후에 발생하는 골육종 환자는 속발성인 경우가 많을 것으로 추정된다. 장관골에서 80% 이상 발생하고 그 다음 원위 대퇴골, 근위 경골, 근위 상완골 순이며, 다음으로 근위 대퇴골, 골반골, 근위 비골, 원위 경골 등 어느 장관골에서든 발생할 수 있다. 전체의 절반 이상이 슬관절 주위의 골간단*metaphysis*에서 나타난다. 골육종에서 진단적 가치가 있는 특이적인 염색체 이상이나 유전자 변이는 없으나, *p53* 유전자와 *Rb1* 유전자의 돌연변이가 일부에서 동반되기도 하며, 리-프라우메니증후군과 망막세포종이 있는 환자에서 종종 관찰된다.

증상은 병소 부위의 통증이 가장 흔하며, 종창*swelling*, 압통과 통증으로 인한 인접 관절 운동의 장애 등을 호소한다. 일반적으로 동통은 초기에는 간헐적으로 발생하다가 점차 지속적인 형태가 되고, 병세가 진행된 경우 체중감소, 발열, 식욕부진 등의 전신 증상이 나타난다. 연골육종이 상당히 진행될 때까지 통증이 심하지 않은 경우가 많은 것에 비해, 골육종과 유잉육종은 초기부터 상당한 통증을 호소하는 경우가 많다. 이학적 검사상 종양이 피질골을 뚫고 나가 인접 연조직 내로 침투한 경우에는 압통을 동반한 고정성 종괴가 만져질 수 있다. 처음부터 병적 골절*pathologic fracture*이 있거나 수술 전 항암치료 중 발생할 수 있는데, 약 10~15%에서 생기는 것으로 알려져 있다. 혈액검사에서는 약 반수에서 혈중 알칼리성 인산분해효소가 증가하며, 약 30%에서 젖산 탈수소효소*lactate dehydrogenase; LDH*가 증가하나 특이적이지 못하다.

Ⅱ. 진단

1. 영상 소견

골간단부 골수강 내에 골 파괴로 인한 용해성 음영이나 골 형성에 의한 골 경화성 음영이 보이며 골 용해성과 경화성이 혼재되어 보이기도 한다. 정상 부분과의 경계는 불분명하고, 피질골을 파괴시키고 나와 연조직 종괴를 형성한다. 골막 반응은 골육종이 피질을 뚫고 골막을 밀어 올릴 때 생기는 단절된 모양의 코드만 삼각*Codman's* *triangle*을 보이며, 햇살 모양*sunburst appearance*의 경화성 병변이 보이기도 한다. 종양은 성장판*growth plate*을 통과하여 골단*epiphysis*과 인접한 관절강 내로 침투할 수도 있다. MRI는 골수강 내 종양의 범위와 성상, 도약전이*skip lesion*, 주변 연조직으로의 침범 범위, 신경 혈관과의 관계, 인접 관절 내 침범 여부를 정확하게 나타내주기 때문에 병기와 절제연*surgical margin*의 결정을 위해 필수적인 검사다. 종양 주위 조직의 종창, 종양 내의 괴사, 종양의 크기 변화 등도 알 수 있어 수술 전 화학요법의 효과를 판정하는 데도 필수적이다. T1 강조 영상에서 저신호에서 중등도 신호 강도로, T2 강조 영상에서 고신호 강도로 나타난다. 인접한 뼈, 또는 도약전이를 보기 위해서 병변이 있는 뼈 전체를 포함하여 촬영해야 한다. 다른 뼈로의 전이, 종양의 활성도, 도약전이 등을 알기 위해서는 Tc-99m MDP 뼈스캔*bone scan* 검사가 필요하며, 섭취 증가의 소견을 보인다. FTG-PET/CT는 원격전이와 종양의 활성도 등을 민감하게 보여주며 기존 Tc-99m 뼈스캔 검사를 대치하여 쓰이고 있다. 그러나 작은 폐전이 병변은 위음성으로 나타날 수 있으므로 폐전이 여부는 반드시 CT를 통하여 확인한다. 골육종은 환자의 15%에서 진단 당시 이미 폐전이가 있을 정도로 초기부터 폐전이를 잘 하므로 CT를 시행해야 하며, 수술 후에도 정기적으로 폐 CT를 해야 한다.

2. 병리 소견

골육종 진단에서 가장 중요한 소견은 악성 기질세포로부터 직접 만들어지는 종양 유골조직을 확인하는 것이다. 골육종은 크게 골수강 내에 발생하는 것과 골 표면에서 발생하는 것으로 나뉜다. 전형적인 골육종은 골수강 내에서 발생하며, 조직학적으로 다수를 구성하는 세포 형태에 따라 골모세포형, 연골모세포형, 섬유모세포형, 소원형세포형, 혈관확장형 등으로 구분한다. 섬유모세포형이나 연골모세포형이 골모세포형에 비해 항암화학요법에 대한 반응이 비교적 좋지 않으나 전체적인 예후에는 조직학적 타입에 따른 차이가 없다. 표면에 생기는 골육종은 비교적 조직학적 악성도가 낮은 방골성 골육종*parosteal osteosarcoma*과 골막성 골육종*periosteal osteosarcoma*이 대표적으로, 이들은 전형적인 골육종에 비하여 예후가 좋다. 방골성 골육종은 장관골, 특히 대퇴골 원위 골간단부 피질골의 뒷면에서부터 후방으로 자라는 모양이 전형적이며 20대에 호발한다. 종종 골수강 쪽으로 침투가 동반되기도 하나 전형적인 골육종에 비해서는 골수강 내에서 아주 적은 범위만을 차지한다. 조직학적 소견은 종양 유골조직 사이의 공간을 주로 섬유모세포형의 세포들이 차지하고 있다. 저악성도의 육종이므로 역분화성*dedifferentiated* 방골성 골육종이 아니라면 화학요법을 시행하지 않는다. 골막성 골육종은 방골성 골육종과 달리 장관골의 골간부에 발생하며 조직학적으로 연골모세포 성분이 흔히 관찰된다. 고악성도 표면골육종*high grade surface osteosarcoma*은 매우 드물며, 골수강 내의 전형적인 골육종과 조직학적 소견이 동일하다.

3. 생검

생검은 골종양에 대한 가장 확실한 진단 방법이다. 다른 모든 검사 후 최종 진단 단계에 시행하는데, 이는 생검으로 인해 종양 주위에 출혈이나 염증 등이 야기될 수 있으므로 방사선적 검사, 특히 MRI에 지장을 주기 때문이다. 적절한 계획 없이 시행한 생검은 사지구제술을 할 수 있는 환자의 사지를 절단할 수밖에 없도록 만들 수 있을 뿐만 아니라 예후에 나쁜 영향을 미치게 되므로 세심한 주의가 필요하다. 생검에 쓰인 피부 절개선이나 침 삽입 부위는 최종 수술에서 반드시 함께 절제되어야 하므로 생검은 가능하면 최종적인 수술을 계획하고 시행할 의사가 하는 것이 바람직하다.

생검 방법은 투관침 생검법*core needle biopsy*과 수술적 생검*open biopsy, incisional biopsy*이 있다. 침 생검의 장점으로는 국소마취로도 가능하고, 치료적 수술을 할 때 생검 부위를 절제하기가 쉬우며, 창상 치유를 기다릴 필요가 없으므로 검사 후 즉시 화학치료나 방사선치료 등을 시작할 수 있고, 또한 생검으로 인한 혈종 형성이 적어 정상조직이 종양세포에 오염되는 기회가 적으므로 사지구제술을 계획한다면 수술적 생검보다 유리하다고 할 수 있다. 특히 척추, 골반과 같이 수술적 생검 시 종양세포가 주위 조직에 많이 파급되는 부위에서 유용하다. 그러나 충분한 조직을 얻을 수 없어 잘못된 진단을 내리는 경우가 수술적 생검보다는 흔하다는 단점이 있다.

수술적 생검은 충분한 검체를 얻을 수 있어 검체 채취에 따른 오류가 적고 정확한 진단을 얻을 수 있는 반면, 적절하게 시행되더라도 혈종 형성 및 정상조직에 대한 종양세포의 전파, 감염, 병적 골절 등이 증가하는 단점이 있다.

생검 시 사지에 대한 횡적 절개는 금기이며 대부분의 경우에서 종적 절개를 시행해야 하고, 중요한 혈관이나 신경을 피하여 종양조직에 도달해야 한다. 피부 절개는 최종 수술 시 사용할 피부 절개와 같은 선상에 위치하도록 가능한 한 짧게 하며, 생검 부위는 최종 수술 시 그 부위가 절제될 수 있도록 선정해야 한다. 생검 경로는 정상 해부학적 구획을 넘나들지 않도록 하여 종양세포의 전파를 방지해야 한다. 또한 한 근육을 관통하여 병소에 접근해야 하며 근육과 근육 사이로 접근해서는 안 된다. 출혈 부위나 괴사 부위를 피하여 시행해야 하며, 종양의 주변부에서 채취하는 것이 바람직하다. 충분한 양의 조직을 채취한 후 철저히 지혈하고 근막을 단단히 봉합한다. 생검으로 인한 골 결손 부위에서 지혈이 충분치 않으면 골 시멘트로 막는다. 혈종 예방을 위해 배액을 시행하는 경우 절개 부위 내에 위치하도록 하며, 흡입형 배액은 시행하지 않는다. 수술적 생검 도중 동결절편검사*frozen section biopsy*를 하여 종양세포가 확실하게 채취됐는지를 확인한다. 골육종이 많이 발생하는 대퇴골 원위부는 전외측이나 전내측 모두 접근할 수 있으며 외측 광근이나 내측 광근을 통과하는 접근법을 사용해야 한다. 경골 근위부는 전외측 접근의 경우 근육으로 종양세포를 파급시킬 수 있으므로 전내측 접근이 원칙이다.

4. 병기 결정*staging*

1980년 미국 근골격계종양학회*Musculoskeletal Tumor Society*에서는 Enneking 등이 중심이 되어 근골격계 종양의 SSS(surgical staging system)을 발표했다(〈표 13-6〉). 이 병기 시스템은 조직학적 악성 정도(G, histologic grade), 해부학적 위치(T, anatomical site), 원격전이의 유무(M, presence or absence of distant metastasis)에 따라 분류한 것으로, 수술 계획을 하는 관점에서 수십 년간 유용하게 쓰이고 있다. 조직학적 악성 정도는 저악성도와 고악성도로 구분했고, 해부학적 위치(T)는 구획 내*intracompartmental*와 구획 외*extracompartmental*로 구분했는데, 구획*compartment*이란 종양의 파급에 자연적인 방어벽*barrier*으로 작용하는 해부학적 구조를 뜻한다. 여기에는 피질골, 골막, 관절 연골, 관절막, 건막*fascial septa* 등이 방어벽으로 작용한다. 이상을 종합하여 surgical staging system을 구성하면 〈표 13-6〉과 같다.

전이가 없는 전형적인 골육종은 90% 정도는 진단 당시 이미 피질골을 뚫고 나온 경우가 대부분이어서 전이가 없다면 Stage IIB에 해당한다.

AJCC(American Joint Committee on Cancer) 병기 결정 시스템의 경우, 저악성도를 I, 고악성도를 II로 나눈 것은 Enneking 시스템과 같다. 그러나 구획이란 개념 대신 종양의 크기를 도입하여 8cm를 기준으로 하여 작으면 A, 크면 B로 나누었다. 또한 주병변이 있는 동일 뼈에 도약전이가 있는 경우를 III로 지정한 점이 Enneking 시스템과 가장 큰 차이이며, 원격전이가 있는 경우를 IV로 정했다(〈표 13-7〉).

표 13-6 원발성 악성 골종양의 Enneking 병기 체계

Stage	Tumor	Metastasis	Grade
IA	T1	M0	G1
IB	T2	M0	G1
IIA	T1	M0	G2
IIB	T2	M0	G2
III	T1 or T2	M1	G1 or G2

T1: 종양이 구획 내에 있음, T2: 종양이 구획 밖으로 퍼짐, M0: 국소전이 및 원격전이 없음, M1: 국소전이 혹은 원격전이, G1: 저등급, G2: 고등급

표 13-7 원발성 악성 골종양의 AJCC 병기 체계(2009, 제7판)

Stage	Tumor	Lymph Node	Metastasis	Grade
IA	T1	N0	M0	G1 or G2
IB	T2	N0	M0	G1 or G2
IIA	T1	N0	M0	G3 or G4
IIB	T2	N0	M0	G3 or G4
III	T3	N0	M0	G3 or G4
IVA	Any T	N0	M1a	Any G
IVB	Any T	N1	Any M	Any G
IVB	Any T	Any N	M1b	Any G

Tx: 원발종양 평가 불능, T0: 원발종양의 증거 없음, T1: 종양의 최대 크기가 8cm 이하, T2: 종양의 최대 크기가 8cm 이상, T3: 원발 뼈 내에 불연속적인 종양 존재, Nx: 국소 림프절 평가 불능, N0: 국소 림프절전이 없음, N1: 국소 림프절전이 있음, Mx: 원격전이 평가 불능, M0: 원격전이 없음, M1: 원격전이 있음, M1a: 폐전이, M1b: 다른 장기들에 원격전이, Gx: 등급 평가 불능, G1: 잘 분화됨(저등급), G2: 중간 정도 분화됨(저등급), G3: 약하게 분화됨(고등급), G4: 거의 분화되지 않음(고등급)

Ⅲ. 수술 치료

1. 절제연에 따른 수술 방법의 종류

병소내 절제술*intralesional resection*은 소파술과 같이 종양을 제거하면서 종양이 모두 외부에 노출되는 수술 방법으로, 종양의 잔존은 물론이고 수술 범위 전체가 종양에 오염될 가능성이 있다. 종양의 가성피막*pseudocapsule* 또는 그 주위의 반응층*reactive zone*을 통과해 종양을 절제하는 변연절제술*marginal resection*도 종양 실질이 완전히 노출되지는 않지만 종양세포가 얼마든지 남을 수 있기 때문에 골육종 수술에서 의도적으로 실시하지는 않는다.

광범위 절제술*wide resection*은 종양과 반응층을 포함한 주위의 정상조직까지 모든 방향에서 충분한 두께로 제거하는 수술 방식으로 골육종 수술에서 원칙적인 방법이다. 이렇게 해야만 주병소 주위에 흩어져 있는 종양세포를 모두 제거할 수 있다. 근치적 절제술*radical resection*은 종양 전체와 종양이 위치한 구획 전체를 제거하는 것으로, 그 절제연*resection margin*은 근막과 뼈의 경계를 넘어 병소가 있는 근육의 기시부와 부착부까지, 그리고 인접 관절에서 반대쪽 인접 관절까지 포함한다. 국소재발의 측면에서 광범위 절제연과 근치적 절제연의 차이는 없으므로, 사지보존술 이후 최대한의 기능 보존을 고려한다면 광범위 절제술이 유리하다.

2. 사지구제술(사지보존술)

사지구제술*limb salvage surgery*은 절단술에 대비되는 개념으로, 종양이 있는 팔 또는 다리를 절단하지 않고 수술하는 방법을 모두 포함한다. 1980년대 들어 MRI와 같은 진단 장비의 발전과 항암화학요법, 방사선치료 등의 보조적 치료 방법들이 발전하여 사지구제술 발전을 가능하게 했는데, 특히 1986년 사이먼*Simon* 등이 대퇴골 원위부 골육종의 경우 절단술을 받은 환자와 사지구제술을 받은 환자의 생존에 차이가 없다는 결과를 발표한 이래 사지구제술을 받는 환자의 수가 급격히 증가했다. 현재는 모든 사지 육종 환자의 90% 정도가 절단하지 않고 사지구제술을 받고 있다. 우수한 생체 적합성과 생역학적 성질을 가지는 종양 대치물*tumor prosthesis*의 개발 또한 사지구제술의 적응증을 넓힌 중요한 요인이다. 사지구제술의 절대적 적응증이나 금기는 없다. 그러나 가능하면 종양이 작고 뼈 안에 국한되어 주위 연조직으로의 침범이 적을수록 좋으며 광범위 절제연을 얻을 수 있어야 한다. 주요 혈관이나 신경을 침범했지만 사지구제술이 필요하다면 신경이나 혈관 이식까지 같이 시행할 수도 있다. 또한 사지구제술이 적어도 절단하는 것보다는 나중에 기능적으로 우수해야 하며, 환자가 수술 전과 수술 후의 화학요법을 견딜 수 있어야 한다. 종양에 의해 병적 골절이 일어나면 혈종을 통해 정확히 범위를 알 수 없는 정도까지 종양세포가 퍼지게 된다. 이런 경우에는 국소재발의 위험이 크지만 병적 골절의 전위가 심하지 않고 유합이 가능하며 수술 전 화학요법에 반응이 있다면 사지구제술이 성공할 수 있다. 조직검사로 생긴 혈종이 매우 큰 경우는 주위 연조직의 심한 오염이 의심되므로 사지구제술을 시행하기 어려우며, 긴 치료 과정 동안 환자의 협조를 기대하기 어려운 경우도 상대적 금기에 속한다. 심부 감염이 있는 부위에서는 금속 종양 대치물 삽입이나 동종골 이식이 실패할 위험이 대단히 높으므로 이런 방법을 이용한 사지구제술은 피하는 것이 좋다.

(1) 수술의 단계 및 원칙

사지구제술은 다음 세 단계를 거친다. 먼저 종양을 광범위 절제술로 제거하는 것으로, 충분한 절제연을 확보하는 것이 국소재발을 막기 위하여 가장 중요한 단계이다. 수술 전 제거할 뼈와 연조직의 범위를 MRI 소견을 통하여 구체적으로 결정해야 한다. 다음 단계는 결손된 골격을 재건*skeletal reconstruction*하는 것이다. 종양 제거 후 골격의 결손은 적게는 10cm에서 많게는 이환된 뼈 전체가 될 수도 있다. 결손된 범위와 정도에 따라 재건 방법이 달라질 수 있다. 골격 제거 후 재건술이 필요하지 않은 부위는 쇄골, 비골*fibula*, 장골*ilium*, 치골*ischium* 일부, 척골 원위부 등이다. 이러한 뼈는 부분적으로 제거하고 재건하지 않아도 기능적으로 큰 문제는 없지만, 이를 제외한 대부분의 장관골은 제거한 다음 어떤 방법으로든 재건하는 것이 기능적으로 우수하다. 사지구제술의 마지막 단계는 연조직을 재건해주는 것이다. 골격을 재건한 부분에 있던 근육을 원래대로 붙여서 근력 유지와 함께 관절 운동을 가능하게 만들고, 인대를 재건하여 관절의 안정성을 확보하며, 금속과 피부 사이에 연조직이 부족하면 근육을 이전하여 종양 대치물과 같은 구조물을 덮어줌으로써 감염 위험을 줄이도록 한다.

(2) 골격 재건 방법*types of skeletal reconstruction*

종양 대치물*tumor prosthesis* 삽입술은 세계적으로 가장 많이 사용되는 방법이다. 티타늄 합금 또는 특수 코발트-크롬 합금을 이용하여 골관절 결손 크기에 맞게 조립하여 삽입할 수 있고 필요에 따라 주문 제작할 수도 있다. 수술 후 즉시 안정성을 얻을 수 있고 조기에 관절 운동을 할 수 있다. 시멘트를 사용하지 않는 경우에는 삽입물과 뼈 사이가 단단히 고정될 때까지 2~3개월간 체중 부하를 제한하며, 시멘트를 사용한 경우에는 수술 후 즉시 체중 부하가 가능하다. 단점으로는 종양 대치물 자체와 관련된 문제로 삽입물의 역학적인 부전*mechanical failure*, 뼈와의 고정 실패에 따른 해리*loosening*, 심부 감염과 같은 합병증이 있을 수 있다. 성장이 끝나지 않은 환자에서 성장판을 제거한 경우 나중에 초래될 하지 길이의 차이를 보정할 수 있는 확장형 종양 대치물을 제작하여 사용하기도 하나 성인보다 합병증이 더 많이 발생한다.

동종골이식술(Allograft)은 다른 사람의 뼈를 이용하여 결손 부위를 재건하는 방법으로, 최근 우리나라에서도 장기 및 조직 기증이 활발해지면서 사용 빈도가 늘고 있다. 장점으로는 환자 자신의 뼈나 기타 연조직과 이식한 동종골 사이의 생물학적 치유*biologic healing*를 좀더 기대할 수 있다는 것이 가장 중요하다. 단점은 동종골은 생체조직이 아니라 죽은 조직이기 때문에 인접한 환자 자신의 뼈와의 골 유합이 매우 오래 걸린다는 점이며, 그밖에 감염성 질환의 전파 가능성, 동종골의 약화로 인한 흡수 또는 골절, 관절 부분에서의 2차적 퇴행성 변화 등의 문제점이 있다.

동종골을 이식하면서 관절 부분만을 인공관절로 대치하는 것을 동종골-종양 대치물 복합체*allograft-prosthesis composite*라고 한다. 이식한 동종골 관절 연골의 시간 경과에 따른 퇴행성 변화와 그에 따른 2차적인 관절 문제를 근본적으로 없앤 방법으로, 골간부 쪽은 동종골을 사용하여 환자의 골과 견고하게 금속 내 고정을 하며, 동종골과 금속 대치물 사이는 골시멘트를 이용하여 고정한다. 이론적으로 동종골이식술과 종양 대치물의 장점을 모두 가질 수 있다. 이식골과 환자의 골이 확실히 유합된다면, 골 결손이 큰 부위의 재건에서 전체를 모두 금속 대치물로 치환하는 것보다는 좀더 생물학적으로 유리할 것으로 생각된다.

자가골이식술이란 종양 제거 후 종양 대치물이나 동종골 대신 제거된 뼈에서 종양을 제거한 다음 다시 삽입하는 방법이다. 이때 종양을 제거하기 위하여 저온 열처리, 방사선 조사, 액화질소 처리 등의 방법을 이용한다. 환자 자신의 비골*fibula*을 연결하고 동·정맥을 포함하여 채취한 뒤 결손 부위에 이식하는 방법인 생비골이식술은 상완골이나 원외 요골의 재건에 유용하다.

그 밖에 장관골의 간부에 위치한 종양을 제거한 다음 외고정 장치를 부착하고 견인 골형성*distraction osteogenesis* 방법을 이용하여 골 결손 부위를 복원하는 방법, 골반뼈에서 종양을 제거한 후 아무런 재건을 하지 않는 절제관절유합술*resection arthroplasty*, 관절 부위에 인공관절을 삽입하지 않고 골 유합시키는 관절유합술 등이 있다.

(3) 사지구제술 후의 합병증

수술 후 초기 합병증은 주로 연조직과 관련되어 나타난다. 가장 흔한 합병증은 피부 괴사나 창상 문제로 인한 감염인데, 금속이나 이식한 뼈 주변의 연조직 부족으로 인하여 피부가 금속이나 이식한 뼈의 바로 바깥에 위치하는 경우 종종 발생할 수 있다. 특히 경골 근위부 종양의 수술 후에 자주 발생하는데, 비복근 피판으로 덮고 피부 이식을 하면 막을 수 있다. 또한 이러한 창상은 수술 후 화학요법이나 방사선요법을 지연시키게 되므로 환자의 예후에 영향을 줄 수 있다. 혈관 손상이나 혈전으로 인한 순환 장애가 올 수도 있다. 관절의 기능 장애는 주변 근육의 절제 정도, 사지의 길이 변화, 수술 후 고정 기간 등 여러 요인의 영향을 받게 된다. 동종골이식술을 할 경우, 이식된 동종골과 환자의 뼈 사이의 불유합이나 동종골의 지연 골절 또는 흡수 등이 발생할 수 있다.

3. 절단술

최근 사지구제술과 함께 화학요법, 방사선요법 등 보조요법의 발달로 절단술의 절대적인 적응증은 매우 줄었지만, 가장 확실한 수술적 치료이기 때문에 아직도 상당수의 환자가 절단술을 시행받고 있다. 현재는 종양절제 후 재건술이 불가능할 만큼 침범 범위가 넓거나, 주요 신경 혈관을 침범하여 그 원위부의 회복을 기대하기 어려울 때, 사지구제술 후에 재발했거나 치료하기 어려운 합병증이 생겼을 때, 또는 감염이 동반되어 다른 재건술을 시도할 수 없을 때 절단술이나 관절이단술이 시행된다. 또한 화학요법, 방사선요법과 병행하여 원위부에서 더 절단하도록 할 수도 있다. 원칙적으로 절단된 골단이나 남아 있는 연조직에 종양세포가 없어야 하며, 충분한 절제연을 얻기 위하여 MRI에서 보이는 병변에서 가장 먼 근위부보다 적어도 5cm 이상 근위부에서 절단해야 한다. 절단이나 관절이단술은 종양의 수술적 치료에서 가장 마지막으로 시행되는 것이므로 절제연 확보도 충분히 하는 것이 바람직하다. 절제연에 종양의 오염이 의심될 때에는 동결절편검사로 확인해야 한다.

4. 해부학적 대표 부위의 치료

대퇴골 원위부는 골육종이 가장 호발하는 부위이다. 생검은 내측이나 외측 광근을 통해서 접근한다. 대퇴골은 MRI로 확인된 종양에서 가장 멀리 떨어진 근위부로부터 적어도 3cm 이상 근위부에서 절제한다. 종양의 범위에 따라 사두근을 절제하는데, 사두근을 거의 전부 절제해야 할 정도로 큰 종양의 경우에는 관절고정술을 하는 것이 종양 대치물을 삽입하는 것보다 수술 후 기능이 낫다. 종양이 슬관절 내로 침범하였다면 관절을 노출시키지 않고 관절 외 절제*extracapsular resection*를 한다. 이때 슬와혈관 침범 여부를 확인하는 것이 필수적이다.

슬개건을 종양 대치물에 잘 부착시키고, 필요하다면 절제된 사두건을 재건하기 위해 넓적다리뒤인대*hamstring* 이전을 할 수도 있다.

경골 근위부는 골육종이 두 번째로 호발하는 부위이다. 연조직이 거의 없고 정상적으로 경골의 내측면이 피부 밑에 바로 놓여 있는 해부학적 제한점 때문에 사지구제술을 하는 경우 대퇴골 원위부에 비해 국소 합병증이 발생할 확률이 높고 슬개건을 종양 대치물이나 이식한 동종골에 부착해야 하기 때문에 우수한 기능적 결과를 얻기가 쉽지 않다. 생검은 내측 골간단 부위를 통해야 전방 근육과 비골신경의 오염을 피할 수 있다. 골격 재건 후에 내측 비복근을 이동하여 종양 대치물을 덮어서 깊숙이 위치하게 하고 슬개건 신전기능에 도움이 되게 한다.

상완골 근위부는 종양 제거 후 종양 대치물이나 이종골을 사용하여 가동성 관절을 만들 수도 있으나, 어떤 방법으로 재건하더라도 만족스러운 운동 범위를 확보하기가 매우 어렵다. 생검은 상완골 삼각근의 앞 1/3을 통하여 접근한다.

근위 대퇴골은 두꺼운 근육으로 둘러싸여 있어서 광범위 절제연을 확보하기가 비교적 용이하며 종양 대치물을 이용하여 좋은 기능적 결과를 얻을 수 있다.

골반골은 복잡한 해부학적 구조로 인하여 절제술을 하기가 기술적으로 어려우며, 특히 종양이 큰 경우에는 방광, 직장 등의 골반 내 장기들로부터 광범위 절제연을 확보하기가 어렵다. 따라서 골반골의 골육종이나 연골육종은 다른 장관골의 종양보다 국소재발률이 높다. 그러나 최근에는 내비게이션 시스템을 종양절제술에 이용하여 수술 전 계획한 절제 위치와 최대한 일치하게 골반골을 절제함으로써 안전하고 기능적으로 우수한 결과를 얻고 있다.

5. 폐전이를 동반한 골육종

골육종은 진단 시 약 15~25%의 환자가 이미 폐전이를 가지고 있으며, 사망까지는 90% 이상에서 폐전이가 발견된다. 이 환자들의 예후는 물론 사지에 국한된 골육종 환자보다 좋지는 않으나, 진단 시 발견된 폐의 전이성 병변이 반드시 근치적 치료를 배제하는 것은 아니다. 절제 가능한 모든 육안적인 폐 병소를 제거하고 사지의 절단술 또는 절제술을 시행한 뒤 집중적인 화학요법을 사용하기도 하나, 최근에는 전이가 없는 경우와 같이 수술 전 화학요법을 시행한 후 원발 병소와 전이 병소 제거술을 시행하는 경향이 있다. 또는 화학요법으로 시작하여 원발성 종양을 제거하고 다시 화학요법을 시행한 후 전이성 병소에 대한 수술적 치료를 하기도 한다. 수술 전 화학요법에 반응이 좋은 환자들이 완치되는 경우가 가장 많다. 절제 불가능한 전이일 경우 화학요법을 먼저 쓰는 것이 적절하며 이것이 완전절제를 가능하게 할 수 있다. 전이성 병변이 있는 환자들에 대한 치료 결과도 향상되고 있으나 아직도 매우 좋지 못하다. 한쪽 폐에 국한된 병변, 3개 이하의 폐결절, 그리고 폐결절의 수술을 통한 완전 제거 등이 예후를 좋게 한다. 또한 결절의 크기, 폐전이의 발생 시기 등도 관련이 있다.

6. 병적 골절

수술 전 항암치료 중에 골절이 발생하면 일단 부목이나 캐스트로 고정한 후 원래 계획했거나 진행 중이던 항암화학요법을 그대로 지속하고, 화학요법의 효과를 평가하면서 추후 수술 여부 및 방법을 결정한다. 화학요법에 대한 반응이 좋은 경우라면 골절 부위에서 골유합이 진행되고 출혈과 종양으로 인한 주변 조직의 오염이 상당히 감소하여 원래 계획한 사지 보존술을 시행할 수 있다. 수술 전 화학요법에 반응이 적었던 환자에서 골 파괴 및 전위가 매우 심하고 골절 부위 출혈로 인하여 주변 조직으로 광범위하게 종양이 퍼졌을 것으로 생각되면 절단수술을 시행한 후 항암화학요법을 할 수도 있다.

7. 골육종의 예후

항암화학요법이 사용되기 전에는 골육종의 장기 생존율이 20%에 불과했으나 1990년대 이후에는 65~75%에 이르게 되었다. 수술 전 항암화학요법에 대한 불량한 반응, 부적절한 절제연, 진단 시 이미 커져 있는 종양, 14세 이하 또는 40세 이상의 연령, 국소재발, 진단 시의 많은 알칼리성 인산분해효소, 그리고 남자 환자인 경우 약간 더 나쁜 예후를 보인다. 모든 환자의 약 30%는 재발을 하는데, 폐에서 가장 흔하고 다음으로는 국소재발과 다른 뼈로의 전이이다.

Ⅳ. 항암화학요법

효과적인 보조 항암화학요법이 알려지기 전까지 골육종의 예후는 매우 불량했다. 진단 당시 전이가 없는 상태에서 수술요법만으로 치료받은 환자의 대부분은 결국 전이 병소가 발생하고 사망했다. 1946년과 1971년 사이에 보고된 11개의 논문을 정리하여 1972년에 발표된 논문에 의하면 1,337명의 환자를 대상으로 원발 부위를 수술한 후 6개월 이내에 약 반수의 환자에서 전이(주로 폐)가 발생했고, 20% 미만의 환자만이 5년간 생존했다. 이 연구의 결정적인 결론은 명백한 전이가 없는 골육종 환자의 80%가 임상 증상이 없는 미세전이를 갖고 있다는 것이다. 이러한 결과에 따라 1970년대와 1980년대에 보조 항암화학요법의 임상시험이 시작되었다. 1970년대 후반기에는 보조 항암화학요법의 역할로 인해 골육종 환자의 예후가 호전되었다. 하지만 메이요 클리닉*Mayo Clinic*의 다른 연구 결과는 골육종 환자가 보조 항암화학요법과는 무관하게 1970년대 이전보다 전반적으로 예후가 호전되었다고 보고하여 보조 항암화학요법의 역할에 대한 이의를 제기하였다.

1980년대 중반에 MIOS(Multi-Institutional Osteosarcoma Study)의 연구자들과 UCLA의 연구자들은 골육종에서 보조 항암화학요법의 역할에 대한 논란을 해결하기 위해 2개의 무작위 비교 임상시험을 실시했다. 두 연구 모두 원발 부위 수술 후 보조 항암화학요법을 실시하지 않은 환자를 대조군에 포함시켰다. 이 연구로 골육종에서 보조 항암화학요법이 효과가 있음이 증명되었다. 대조군의 생존율은 1970년대 이전의 성적과 같았기 때문에 골육종의 자연사는 지난 20년간 변하지 않았으며, 수술만으로 치료받은 골육종 환자의 20% 미만이 재발 없이 생존 가능하다는 것이 확실해졌다. 또한 1970년대에 시도되었던 여러(대조군 없이 실시된) 보조 항암화학요법 임상시험에서 배경으로 인용된 역사적 경험이 1980년대와 1990년대의 연구에서도 대조군으로서 똑같이 유효하다는 것이 증명되었고, 미세전이가 진단 당시 거의 모든 환자에서 존재한다고 추정할 수 있게 되었다. 메이요 클리닉의 연구 결과에서 보조 항암화학요법 없이 치료한 환자가 호전된 예후를 설명할 수는 없지만, MIOS와 UCLA의 연구에서 수술 후 보조 항암화학요법을 실시하면 환자의 생존을 연장시킨다는 것이 입증되었고, 보조 항암화학요법은 모든 골육종 환자에게 권고되었다. 1978년 로젠*Rosen*은 수술 전 항암화학요법을 도입했는데, 이는 미세전이 제거뿐만 아니라 원발 종양을 줄이는 것과 동시에 수술 전 항암화학요법의 조직학적 반응을 평가할 수 있는 것이 장점이 었다. 또한 이러한 시도는 사지보존수술과 맞물려 발전하였는데, 인공삽입물*endoprosthesis* 제작에 시간이 걸리기 때문에 치료를 연기하는 것보다 수술 전 항암화학요법을 먼저 시작하게 되었다. 이러한 시도로 인해 1986년과 1993년 사이에 수술 전 항암화학요법을 시행한 군과 바로 수술을 시행한 군을 비교하는 무작위 임상시험이 진행되었는데, 생존율의 증가는 보이지 못했다. 하지만 수술 전 항암화학요법에 대한 조직학적 반응은 생존에 대한 중요한 예측인자인 것과 동시에 보조 항암화학요법을 선택하는 데 중요하기 때문에 수술 전 항암화학요법은 널리 사용되기 시작했다.

1. 보조 항암화학요법

골육종에 대한 보조 항암화학요법의 이론적 근거는 전이 병소의 크기가 충분히 작을 때 치료를 시작하면 미세전이를 박멸시킬 수 있다는 실험적 사실에서 유래한다. 원발 부위를 수술로 제거한 후 보조 항암화학요법을 실시하는 치료 전략은 이미 다른 소아암 치료에서 성공적으로 적용되어왔다. 그러나 골육종은 비교적 항암제에 내성이 있기 때문에 육안적 골육종 치료에 단일 항암제 혹은 복합 항암화학요법을 사용한 결과는 실망스러웠다. 그중에서 독소루비신, 시스플라틴, 고용량 메토트렉세이트와 류코보린 구제요법과 이포스파마이드가 좋은 치료 반응을 보여 널리 사용되고 있다.

1981년과 1984년에 UCLA에서 시행한 연구를 보면, 59명의 환자 중 32명은 고용량 메토트렉세이트, 독소루비신, 블레오마이신, 사이클로포스파마이드, 닥티노마이신을 투여받았는데, 이들의 2년 무병생존율은 55%로 보조 항암화학요법을 받지 않은 환자의 생존율 20%보다 유의하게 길었다. 링크*Link* 등도 비슷한 연구 결과를 발표하였는데 사이클로포스파마이드, 블레오마이신, 닥티노마이신, 메토트렉세이트, 독소루비신, 시스플라틴을 투여받은 환자는 2년 무재발 생존율이 66%로 보조 항암화학요법을 받지 않은 환자의 생존율 17%보다 높았다.

보조 항암화학요법의 결과를 분석하면 최근에 더 강한 보조 항암화학요법으로 치료받은 환자의 예후가 호전되는 경향이 있다. 육안적 골육종에 항암효과가 있는 항암제가 몇 개로 제한되어 있음을 고려할 때 보조 항암화학요법의 결과들은 괄목할 만하다. 현대의 강한 보조 항암화학요법으로 치료받은 골육종 환자의 약 60~65%가 재발 없이 생존할 수 있었다. 현재 복합 항암화학요법에 이용되는 항암제는 독소루비신, 시스플라틴과 고용량 메토트렉세이트 등이다. 골육종의 보조 항암화학요법에서 인정되는 고용량 메토트렉세이트의 효과는, 일반적으로 널리 인정받고 있지는 않으나 육안적 골육종에서 보고된 결과를 보면 무반응에서 반응률 80%까지 다양하다. CCG(Children's Cancer Group)에서는 고용량의 메토트렉세이트 치료와, 중간 용량의 메토트렉세이트, 독소루비신의 병합치료를 비교하였으나 고용량 메토트렉세이트의 장점을 발견하지 못했고 전체 생존율도 아드리아마이신 단독요법의 결과와 별다른 차이가 없었다. EOI(European Osteosarcoma Intergroup)에서는 골육종의 수술 전후 항암화학요법으로 독소루비신+시스플라틴 요법과 독소루비신+시스플라틴+고용량 메토트렉세이트 요법을 비교하였는데 독소루비신+시스플라틴 요법의 무병생존율이 매우 좋았다. 그러나 고용량 메토트렉세이트를 투여받은 군의 용량 강도에 문제가 있었고 전체 생존율 성적도 최근의 다른 연구에서 관찰된 것보다 매우 불량했다. 한편 IOR(Instituto Ortopedico Rizzoli)의 연구에서 복합 항암화학요법을 실시할 때 고용량 메토트렉세이트가 중간 용량 메토트렉세이트보다 원발 병소의 반응이나 생존율에서 월등한 결과를 보고하고 있다. 또한 고용량 메토트렉세이트는 단독 투여보다 병용투여 시 사지 보존 수술과 생존율이 증가한다고 보고되고 있다. 이러한 메토트렉세이트의 효과는 메토트렉세이트에 반응을 보이지 않았던 환자에게 고용량을 투여할 때 효과가 나타나는 것으로 보아 용량 의존성일 가능성이 있다.

이포스파마이드의 효과도 비교적 최근에 증명되었다. 시스플라틴, 독소루비신 등의 1차 약제를 사용했던 환자들에서 재발한 경우에도 좋은 반응률을 보이고 있으며, 메모리얼 슬로언-케터링 암센터(MSKCC) 프로토콜 T-20나 IOR OS-91 등에서 결과들이 보고되고 있다.

2. 수술 전 항암화학요법

1973년 메모리얼 슬로언-케터링 암센터에서는 수술 후 선택된 환자에게 개인에 맞는 인공삽입물을 제작하여 사용함으로써 사지 보존 수술을 처음으로 시도하였고, 인공삽입물 제작에 필요한 약 3개월 동안 골육종의 진행을 막기 위하여 항암화학요법을 실시했다. 후향적 분석에 따르면, 수술 전 항암화학요법을 받은 환자가 같은 시기에 수술 후 보조 항암화학요법을 받은 환자보다 생존율이 높았다.

메모리얼 슬로언-케터링 암센터에서 시행한 조직학적 평가에 따르면, 수술 전 항암화학요법에 따른 원발 부위의 조직학적 반응이 강력한 예후인자임이 발견되었고, 조직학적 반응이 불량한 경우는 비록 수술 후 같은 항암제로 보조 항암화학요법을 계속하더라도 원격전이가 발생할 가능성이 많았다. 수술 전 항암화학요법에 대한 조직학적 반응이 중요한 예후인자임은 그 후 여러 연구에서 확인되었고, 전이를 동반하지 않은 골육종에서 가장 강력한 예후인자 중 하나로 인정되었다.

비록 수술 전 항암화학요법의 초기 추진력은 사지보존 수술이었지만, 여러 이론적 장점 때문에 모든 골육종 환자에게 적용되었다.

생검으로 진단된 직후에 항암화학요법을 실시하면 대부분의 환자에 존재한다고 생각되는 미세전이 병소에 대한 치료를 일찍 시작할 수 있기 때문에, 수술 후 상처가 아물 때까지 한 달 이상 전신 항암화학요법 시행이 지연

표 13-8 | 골육종에 대한 수술 전 항암화학요법의 결과

Regimens	Investigators	Number of patients	Relapse-free survival
HDMTX+VCR+DOX+BCD(T-7 regimen)	MSKCC	54(<21 years)	74%
HDMTX+VCR-DOX+BCD±CDDP(T-10 regimen)	MSKCC	79(<21 years)	76%
DOX+HDMTX+(BCD or CDDP)±interferon(COSS 80)	GPO	116	68%
HDMTX+DOX+CDDP	Mount Sinai	25	77%
HDMTX+VCR+DOX+BCD±CDDP(CCG-782)	CCG	231	56%
HDMTX+DOX+CDDP+IFOS(COSS 82)	GPO	125	58%
DOX+CDDP±HDMTX	EOIS	231	63%(-HDMTX) 48%(+HDMTX)
IA CDDP+(HD/IDMTX)+DOX±BCD	IOR	127	51%(overall) 58%(HDMTX) 42%(IDMTX)
HDMTX+DOX+IA CDDP±etoposide, IFOS	IOR	164	63%
(IA CDDP vs HDMTX)+DOX(TIOS I)	MDACC	43	60%
IA CDDP+DOX±CTX(TIOS III)	MDACC	24	-
HDMTX+DOX+IFOS±CDDP	CCG	95	82%
HDMTX+DOX+CDDP BCD(POG 8651)	POG	100	70%(chemotherapy) 73%(immediate surgery)
HDMTX+VCR+DOX+BCD+CDDP vs DOX+CDDP	EOI	391	44%
HDMTX+BCD+DOX+CDDP(T-12 regimen)	MSKCC	61	76%
HDMTX+DOX+CDDP±IFOS±MTP-PE	CCG/POG	679	67%

HDMTX: high-dose methotrexate, VCR: vincristine, DOX: doxorubicin, BCD: Bleomycin+cyclophosphamide+dactinomycin, IFOS: ifosfamide, MTP-PE: muramyl-tripeptide phosphatidylethanolamine, MSKCC: Mermorial Sloan-Kettering Cancer Center, GPO: German Society for Pediatric Oncology, CCG: Children's Cancer Group, COSS: Germany-Austria-Swiss Cooperative Osteosarcoma Study, EOIS: First European Osteosarcoma Intergroup Study, IA: intraarterial, IOR: Instituto Ortopedico Rizzoli, TIOS: Treatment and Investigation Osteosarcoma Study, MDACC: M.D. Anderson Cancer Center, POG: Pediatric Oncology Group, EOI: European Osteosarcoma Intergroup

되는 전통적인 보조 항암화학요법보다 실질적인 장점이 있다. 전신치료를 조기에 실시함으로써 항암제 내성 암세포의 출현을 줄일 수도 있다. 외과 의사에게도 수술 전 항암화학요법이 인공삽입물을 제작할 수 있는 시간을 제공하고 원발 부위의 크기를 줄일 수 있어서, 선택된 환자에게 사지보존수술을 적용할 수 있는 기회를 높이는 장점이 있다.

수술 전 항암화학요법을 사용한 대표적인 임상시험의 결과가 〈표 13-8〉에 요약되어 있다. 치료 약제는 보조 항암요법에 사용되는 약제와 동일하나, 주로 독소루비신, 시스플라틴과 고용량 메토트렉세이트 등이 조기에 투여되어야 효과적이다. 이포스파마이드 또한 수술 전 항암요법에서 효과적인 것으로 알려져 있다. 고용량 메토트렉세이트의 필요성은 시스플라틴, 독소루비신 병합요법 2회 사용 시 메토트렉세이트를 각각 $8g/m^2$, $10g/m^2$, $12g/m^2$로 투여한 IOR/OS-2, IOR/OS-3, IOR/OS-4 연구에서 혈중 메토트렉세이트 농도가 700μmol/L를 기준으로 의미 있는 차이를 보인 것에 의해 확인되었다.

원발 부위의 반응은 다양하며, 양호한 조직학적 반응은 환자의 30~85%에서 관찰되었다. 전체 결과는 매우 우수했지만, 수술 전 항암화학요법 없이 같은 강도의 항암제를 사용한 보조 항암화학요법의 연구 결과와 비교할 만했다. 더욱이 수술 전 항암화학요법을 이용한 치료 전략에 있어서 원발 부위의 조직학적 반응에 따른 수술 후 항암화학요법의 개인별 치료의 중요성은 아직 명확하지 않다. CCG에서는 T-10 요법의 효과를 확인하기 위한 다기

관 연구를 실시했는데, 그 결과는 메모리얼 슬로언-케터링 암센터에서 초기에 발표한 결과만큼 좋지는 않았으며, 28%의 환자에서 원발 부위의 양호한 조직학적 반응이 나타났을 뿐이었다. 이 환자들의 예후는 매우 좋아서 5년 무재발 생존율이 87%로 예측되었다. 불량한 반응을 보인 나머지 환자들에게는 수술 후 다른 항암화학요법을 실시했지만 이득을 얻지는 못했다(5년 무재발 생존율 49%). 전체적으로, CCG 연구의 56% 환자에서 5년 무재발 생존이 예측되었는데 메모리얼 슬로언-케터링 암센터의 초기 결과와 비교할 때 실망스러운 것이었다. GPO(German Society of Pediatric Oncology)는 COSS-82 시험에서 개인별 치료 전략을 검사하였다. CCG의 시험에서와 같이 조직학적으로 불량한 반응을 보인 환자들은 결국 나쁜 치료 결과를 초래했고, T-10 요법과 같은 구제 항암화학요법도 예후를 증진시키지 못했다. GPO의 연구자들은 새로 진단된 환자의 초기 치료에서 항암효과가 좋은 항암제 사용을 보류해서는 안 된다고 결론지었다. IOR에서도 수술 전 항암화학요법의 도입으로 전반적인 치료 성적이 시간이 흐름에 따라 향상되었으나, 수술 전 항암화학요법을 받은 환자나 받지 않은 환자나 치료 결과가 같은 것을 근거로, 예후가 개선된 것은 수술 전 항암화학요법을 사용했기 때문이라기보다 효과가 개선된 항암제를 사용했기 때문이라고 결론을 내렸다. 수술 전 항암화학요법을 실시한 대부분의 연구에서와 같이 IOR에서도 조직학적으로 양호한 반응을 보인 환자들의 예후는 좋았지만 불량한 반응을 보인 환자들에게 개인별 치료를 실시했는데도 나쁜 예후를 변화시키지는 못했다. 또한 최근 연구에서 고용량 메토트렉세이트, 독소루비신과 동맥 내 시스플라틴 복합 항암화학요법을 수술 전에 실시하고 양호한 반응을 보인 환자들은 같은 항암화학요법으로 21주간 더 치료했고, 불량한 반응을 보인 환자들에게는 이포스파마이드와 에토포시드를 추가하여 30주간 치료했는데, 71%의 환자가 양호한 반응을 보였고 이들 중 71%가 5년 무병 생존할 것으로 예측되었다. 불량한 반응을 보인 환자들의 예측 무병 생존율은 양호한 반응을 보인 환자들과 동일했다. 이 연구 결과는 불량한 반응을 보인 환자들에게 구제 항암화학요법을 실시하여 좋은 치료 결과를 보여준 드문 연구 사례 중 하나이다.

메모리얼 슬로언-케터링 암센터 연구의 최근 결과는 추적기간이 길어지면서 초기의 희망적인 예비 결과에 비해 감소되었으며, 수술 전 항암화학요법의 유무에 관계없이 전체 무병 생존에 명백한 차이가 없었다. 수술 전 항암화학요법에 따른 조직학적 반응이 무병 생존과 전체 생존을 예측할 수 있는 강력한 예후인자이지만, 메모리얼 슬로언-케터링 암센터의 연구자들이 조직학적으로 나쁜 반응을 보인 환자들에게 개인별 항암화학요법을 실시한 결과는 무병 생존의 개선을 입증하지 못했다. 수술 전 항암화학요법을 실시하면 치료 결과를 개선시킬 수 있는지를 확인하기 위한 POG 연구의 초기 결과에서 전체 무재발 생존율은 수술 전 항암화학요법과 무관하게 동일했다. 또한 전체 치료 결과도 수술 직후 보조 항암화학요법만으로 치료받았던 과거 환자들의 결과와 동일했다. 그러므로 수술 전 항암화학요법(조직학적 반응에 따라 개인별 항암화학요법을 실시하든 안 하든)이 완치 면에서 소아 골육종의 예후를 개선시키는 것 같지는 않다. 오히려 최근 치료 결과의 개선은 항암화학요법의 강도를 증가시켰기 때문으로 생각된다.

이탈리아와 스칸디나비아 반도에서 진행된 연구는 고용량 이포스파마이드를 메토트렉세이트, 시스플라틴, 독소루비신에 추가하였을 때의 성적을 발표했는데, 5년 무병 생존율은 63%, 5년 생존율은 75%로 표준치료와 비슷한 성적을 보였다. 브라질에서 시작된 연구는 이포스파마이드, 메토트렉세이트, 시스플라틴, 독소루비신에 카보플라틴, 에피루비신을 추가했는데 오히려 5년 무병생존율이 45.5%, 5년 생존율이 60.5%로 전통적인 약제 병합요법에 비해 낮았다. 2005년에 CCG와 POG는 전통적인 복합 항암화학요법에 생물학적 제제인 MTP-PE(muramyl tripeptide-phosphatidylethanolamine)을 추가한 연구를 진행했는데, MTP-PE를 추가한 군에서 5년 무재발 생존율이 72%로 유의하게 높음을 발표했다.

수술 전 항암화학요법에 따른 원발 부위의 반응 여부는 강력한 예후 예측인자이지만, 진단 당시에 환자 개인이 양호한 반응을 보일지 예측할 수는 없다. 조직학적으로 불량한 반응을 보인 환자는 재발하며, 수술 후 항암화학요법을 개인별로 시행해도 나쁜 예후에 영향을 미칠 수 없다는 것이 명백하므로, 치료 시작 전에 반응을 예측할 수 있는 새로운 전략이 필요하며, 나쁜 예후가 예측되는 환자에게는 더 과감한 치료 전략을 치료 초기에 사용할 수 있다.

3. 수술 전 항암화학요법의 효과 측정

원발 병소의 치료 효과는 임상적 소견과 방사선학적 자료로 측정할 수도 있으나, 수술 전 항암화학요법 후 절제한 암의 조직학적 반응을 측정하는 것이 표준방법으로 인정되고 있다. 수술 전 항암화학요법의 치료 효과 측정에는 세포충실도와 괴사 정도에 따른 등급 체계가 이용되고 있다. 등급 체계는 필연적으로 부정확하거나 표본 추출 오류가 있을 수 있다. 그러나 수술 절제 표본을 여러 부분에서 적절하게 잘라내어 조사함으로써 치료 반응 정도의 측정에서 신뢰성과 재현성을 확보할 수 있다. 여러 등급 체계 중 메모리얼 슬로언-케터링 암센터의 휴보스가 고안한 것이 널리 이용되고 있다(〈표 13-9〉). 이 체계에 따르면 원발 부위에서 광범위한 반응이나 완전반응을 가리키는 III, IV도의 반응은 양호한 반응으로, I도나 II도의 반응은 원발 부위의 극미한 파괴를 가리키며 불량한 반응으로 구분된다. 휴보스 등급 체계를 이용한 연구에서 양호한 반응을 보인 환자의 예후는 매우 좋고, 불량한 반응을 보인 환자의 예후는 원격전이가 많다. 그러므로 재발이 예견되는 고위험군 환자는 치료 초기에 조직학적 반응에 따라 명백히 구분할 수 있다. 휴보스 등급 체계는 치료효과 측정을 위한 다른 등급 체계의 모범이 되어왔다.

수술 전 항암화학요법에 따른 조직학적 반응의 측정은 예후 측정에 매우 중요하지만 이러한 반응 정도를 환자 관리에 바로 적용하는 데는 문제점이 있는데, 그 이유는 여러 등급 체계에 따라 조직학적 반응의 규정이 다르므로 임상시험 결과를 비교하는 것이 어렵기 때문이다. GPO가 사용한 등급 체계는 치료 반응을 6가지로 나누고 있고, 최근의 GPO 연구에서는 90%의 암병소 파괴를 양호한 반응으로 정의하고 있다. MD 앤더슨 암센터에서는 치료 반응을 3등분하여 40% 이하의 암병소 파괴를 무반응 혹은 의심스런 반응으로, 40~60%의 암병소 파괴를 부분반응으로, 60% 이상의 암병소 파괴와 섬유혈관 재생 소견을 결정적 반응으로 구분한다. 메모리얼 슬로언-케터링 암센터의 최근 연구자료에 의하면 IV도 반응인 경우에만 매우 좋은 예후를 예측할 수 있고, II도나 III도 반응의 경우 예후가 동일하다. 그러므로 수술 전 항암화학요법 후 측정한 조직학적 반응에서 IV도 반응인 경우에만 양호한 반응으로 인정해야 한다는 것이다. 수술 전 항암화학요법의 기간과 조직학적 반응 평가 기준이 이처럼 서로 다른 것이 임상성적을 평가하는 데 문제가 된다. 수술 전 항암화학요법을 오래할수록 양호한 반응을 보이는 환자가 증가하지만, 수술 전 항암화학요법을 늘리면 조직학적 반응의 예후 예측 가치를 잃을 수 있고, 이렇게 해서 얻은 양호한 조직학적 반응이 반드시 좋은 치료 결과로 이어지지는 않을 수도 있다.

4. 수술 후 항암화학요법의 개인별 치료

수술 전 항암화학요법의 가장 강력한 이론적 매력은, 환자 개인에 대한 항암화학요법의 효과를 측정할 수 있고, 그 효과에 따라 수술 후 보조 항암화학요법을 개인별로 선택할 수 있다는 것이다. 메모리얼 슬로언-케터링 암센터의 연구 결과에 의하면 수술 전 항암화학요법에 양호한 반응을 보인 경우 수술 후 보조 항암화학요법으로 같은 치료를 실시하면 좋은 결과를 보이는 반면, 수술 전 항암화학요법에 무반응인 경우는 훨씬 덜 좋은 예후를 보이며, 다른 항암제를 사용하면 좋은 효과를 기대할 수 있었다.

이러한 치료 전략은 메모리얼 슬로언-케터링 암센터에서 T-10 치료계획서를 개발하여 개척했다. 환자는 치료 전 항암화학요법으로 고용량 메토트렉세이트, BCD 복합요법과 독소루비신으로 치료받고, 양호한 조직학적 반응

표 13-9 수술 전 항암화학요법에 대한 조직학적 반응 체계

Salzer-Kuntschik		Picci		Huvos	
I	생존하는 종양세포가 없음	Total	생존하는 종양세포 없음	IV	종양의 증거 없음
II	생존하는 하나의 종양세포 혹은 군집<0.5cm	Good	괴사율 90~99%	III	생존하는 종양세포가 흩어져 일부에서 관찰됨
III	생존하는 종양세포<10%	Fair	괴사율 60~89%		
IV	생존하는 종양세포 10~50%	Poor	괴사율<60%	II	항암치료로 인해 괴사한 부위에 생존하는 종양이 있음
V	생존하는 종양세포>50%				
VI	효과 없음			I	효과가 없거나 거의 없음

(Ⅲ, Ⅳ도 반응)을 보인 환자들은 동일한 항암제를 수술 후에 계속 투여받는다(T-10B 요법). 불량한 조직학적 반응(Ⅰ, Ⅱ도 반응)을 보인 환자들은 수술 후 독소루비신, 시스플라틴과 BCD 복합요법의 T-10A 요법으로 치료받는다. 수술 전 항암화학요법을 받은 환자의 39%(21세 이하의 환자를 분석할 경우 51%)만이 양호한 조직학적 반응을 보이지만, 양호한 반응을 보인 거의 모든 환자들은 재발 없이 생존할 것으로 예측되었다. 조직학적으로 불량한 반응을 보인 환자들은 시스플라틴을 포함한 항암화학요법을 시행받았는데, 초기에 약 85%의 환자가 재발 없이 3년 생존할 것으로 예측되었다. 이 연구의 예비 보고에서 T-10 요법과 조직학적 반응에 따라 수술 후 다르게(T-10A 혹은 T-10B) 치료받은 환자의 90%가 3년 무병 생존할 것으로 예측되었다. 수술 전 항암화학요법에 조직학적으로 양호한 반응과 불량한 반응을 보인 환자들 사이의 결과가 더 이상 중요한 차이를 보이지 않음으로써 조직학적으로 불량한 반응을 보인 환자는 대체 항암화학요법을 통해 구제할 수 있다는 주장을 지지하고 있다. 이러한 좋은 예비 결과 때문에 T-10 요법은 1980년대에 착수한 여러 골육종 치료 연구의 모형이 되어왔으며, 거의 모든 연구가 수술 전 항암화학요법을 사용하고 수술 후 조직학적 반응에 따라 항암화학요법을 사용하는 방식으로 시행되었다.

5. 동맥 내 항암화학요법

수술 전 항암화학요법을 통해, 특히 독소루비신과 시스플라틴을 원발암 부위 동맥에 직접 주입하여 암혈관에 많은 항암제를 운반할 수 있다. 약역학 연구에서 동맥 내 항암제 투여로 높은 국소 항암제 농도를 얻을 수 있다는 것이 확인되었고, 동맥 내 항암제 투여를 받은 환자에서 원발 병소의 극적인 반응이 관찰되어 사지보존술을 촉진하였다. 그러나 이 요법은 동맥 내 주입 후 부주의에 따라 피부에 근육괴사가 발생할 수 있기 때문에 혈관촬영술을 잘 할 수 있는 의료기관에 국한하여 제한적으로 실시되어왔다. 동맥 내 항암화학요법의 원리는 여러 가지 이유 때문에 아직 명확하지 않다. 항암화학요법이 사용되기 전에도 사지 원발 병소의 조절은 거의 문제가 되지 않았으며, 궁극적으로 환자를 사망하게 하는 것은 폐의 미세전이 병소였다. 골육종 환자에서 예후가 개선된 원인은 미세전이 병소에 대해 전신 항암화학요법을 사용했기 때문이었지 국소병소 조절이 향상되었기 때문은 아니었으며, 오히려 사지보존수술은 극적으로 증가했다. 동맥 내 항암화학요법은 원발 부위로 운반되는 항암제를 증가시키지만, 한편으로는 미세전이 병소로의 항암제 운반은 희생시키는 결과를 초래한다. 대부분의 동맥 내 항암화학요법은 하나의 항암제를 첫 2~3개월간 사용하는데, 골육종 환자의 예후를 개선시킨 것은 여러 항암제를 이용한 복합 항암화학요법 적용에 따른 결과였다. 항암제를 동맥 내로 주입했을 때 관찰되는 반응이 같은 항암제를 정맥 내로 주입했을 때의 반응보다 월등하다는 근거는 없다. GPO의 COSS-86 연구에 따르면 동맥 내 항암화학요법을 받은 환자에서 원발 병소의 반응은 같은 항암제를 정맥으로 투여받은 환자의 반응보다 월등하지 못하였고, 동맥 내 항암화학요법을 실시했을 때 무재발 생존의 개선면에서 치료 결과가 월등하지도 않았다. 동맥 내 항암화학요법을 개척한 MD 앤더슨 암센터의 최근 연구에 의하면, 동맥 내 시스플라틴 투여 후 수술과 보조 항암화학요법을 받은 소아 환자들의 전체 무병 생존율은 60%로 예측되었는데, 이는 다른 다기관의 연구 결과(수술 전 동맥 내 항암화학요법을 실시하든 안 하든)와 비교할 때 실망스러운 결과였다.

동맥 내 항암화학요법이 골육종 치료 결과를 개선시키지는 못하지만, 수술 전 항암화학요법으로 동맥 내 항암화학요법을 실시함으로써 원발 부위의 반응을 최대화하여 사지보존수술을 증진시키고, 사지보존수술을 받을 수 있는 환자 수를 최대화할 수 있을 것으로 추정되어왔다. IOR 연구에 따르면 수술 전 항암화학요법(고용량 메토트렉세이트, 독소루비신, 시스플라틴)을 동맥 혹은 정맥으로 시행했을 때 동맥 내 투여를 받은 환자군에서 원발 부위에 양호한 반응을 보인 환자의 수가 훨씬 많았으나 사지보존수술을 받은 환자의 수는 별다른 차이가 없었다고 한다. 그러므로 전체 완치율과 사지보존수술률 면에서 볼 때 동맥 내 항암화학요법은 더 많이 연구되어야 한다.

6. 수술 방법 선택에 미치는 국소 항암화학요법의 영향

사지 골육종의 치료에서 비교적 새로운 개념이 동맥 내 국소 항암화학요법 사용이다. 수술 전 정맥 내 항암화학요법의 결과를 개선시키고, 병기를 낮추고, 사지보존술률을 높이기 위해 종양전문 외과의와 내과의들은 수술 전 동맥 내 항암화학요법을 이용하고 있다. 아마도 이러한 치료로 원발암 부위의 항암제 농도를 높일 수 있을 것이다. 독소루비신과 시스플라틴이 가장 많이 사용되고 있다.

말라위 등에 의하면, 동맥 내 치료 전에는 사지 절단이 필요했던 골육종 환자의 82%에서 좋은 임상적 반응을 얻었고 사지보존술 시행이 가능하였으며, 절제 가능하다고 생각되었던 환자 중 단 한 명만 수술 전 동맥 내 치료 도중 진행했을 뿐이다. 동맥 내 항암화학요법이 전체 생존율에서 유의한 차이를 보이지 않는데도 불구하고, 일부 의사들은 동맥 내 항암화학요법을 실시하면 사지 육종 환자에서 높은 생존율을 기대할 수 있다는 선입관을 갖고 있다. 사지 골육종의 치료에 있어 수술 전 (동맥 내 혹은 정맥 내) 항암화학요법에 대한 환자의 반응을 측정하지 않고 1차적으로 사지절단술로 치료하는 일은 없어야 하겠다.

V. 방사선치료

1. 골육종의 방사선치료

일반적으로 골육종은 방사선 감수성이 낮은 종양으로 알려져 있다. 역사적으로 골육종에 대한 방사선치료는 1960년대 후반 사지절단술을 대신하여 사지구제술을 시행하고자 하는 목적으로 수술 전 방사선치료를 시도하면서 많은 연구가 진행되었다. 하지만, 효과적인 항암화학요법이 도입되어 골육종의 치료 성적이 급격히 향상되면서 골육종에 대한 방사선치료는 일부 임상 상황에서만 시행되고 있다. 대개 수술 후 수술 절제연이 양성인 경우, 척추나 두개저와 같이 수술적 절제가 어려운 부위에 발생하거나 환자가 수술을 거부하는 경우, 골육종으로 인해 뼈 통증이 심한 경우에 증상 완화를 위해 방사선치료를 시행하고 있다.

2. 방사선치료의 실제

(1) 국소 방사선치료

종양의 발생 부위에 따라 차이가 있지만, 근치적 방사선치료는 수술을 거부한 골육종 환자들의 장기 생존을 가능하게 한다고 보고되고 있다. 오자키*Ozaki* 등은 골반부에 골육종이 발생한 환자들 중 근치적 목적의 방사선치료를 시행받은 환자들과 시행받지 않은 환자들의 5년 전체 생존율이 각각 16%와 0%로 방사선치료를 시행받은 환자들의 생존율이 높음을 보고하였다. 마착*Machak* 등은 수술을 거부한 31명의 사지 육종 환자들에게 항암화학요법 후 근치적 방사선치료를 시행한 결과를 보고하였다. 이 치료에서는 원발 종양과 일정 부분 정상조직을 포함한 치료 범위에 4,000~6,800 cGy의 방사선량을 조사했다. 이 보고에 따르면 5년 전체 생존율은 61%였고, 특히 선행 항암화학요법에 반응이 좋았던 환자들의 5년 전체 생존율은 90%에 이르렀다. 국소 조절률은 전체 환자에서 56%였는데, 조사된 방사선량에 따라 차이를 보여 5,000 cGy 이상 조사받은 환자들과 그 이하로 조사받은 환자들의 국소 조절률은 각각 60%와 23%였다.

이처럼 사지절단술을 거부한 환자들에게 선행 항암화학요법 후 근치적 방사선치료를 시행한 성적들이 보고되고 있지만, 아직 방사선치료의 명확한 역할을 정의하기에는 어려움이 있다.

최근 방사선치료 기법의 발전으로 인해 골육종에 대한 방사선치료가 재평가되어야 한다는 의견도 있다. 특히 세기조절 방사선치료나 양성자를 이용한 방사선치료를 통해 정상조직의 손상을 최소화하여 치료 효과를 높이려는 연구들이 진행되고 있다.

(2) 폐에 대한 예방적 방사선치료

골육종이 폐전이를 많이 일으키는 질환으로 인식되면서 예방적 목적으로 폐에 방사선치료를 시행하려는 연구들이 진행되었다. 일반적으로 폐에 대한 방사선치료는 합병증을 고려하여 2~3주의 기간에 걸쳐 1,500~2,000 cGy 정도의 방사선을 조사하게 된다.

실제로 1970년대와 1980년대에 3개의 무작위 전향적 연구들이 보고되었는데, 메이요 클리닉의 보고와 첫 번째 EORTC(European Organization for Research and Treatment of Cancer) 연구에서는 예방적 폐 방사선치료가 생존율을 증가시키는 경향이 나타났다. 그러나 이후에 시행된 두 번째 EORTC 연구 결과에서는 전체 생존율 및 무병 생존율이 폐의 방사선치료 여부와 관계없이 동일했고, 폐의 방사선치료 후 감염성 폐질환과 제한성 폐질환 등으로 인한 심한 폐기능 장애가 나타났다. 현재 골육종에서는 폐에 대한 예방적 방사선치료가 거의 시행되지 않고 있다.

참고문헌

1. Bacci G, Ferrari S, Bertoni F, Ruggieri P, Picci P, Longhi A, et al. Long-term outcome for patients with non-metastatic osteosarcoma of the extremity treated at the Instituo Ortopedico Rizzoli according to the Instituto Ortopedico Rizzoli/Osteosarcoma-2 protocol: an updated report. J Clin Oncol 2000;18:4016-27.
2. Bacci G, Ferrari S, Delepine N, Bertoni F, Picci P, Mercuri M, Bacchini P, et al. Predictive factors of histologic response to primary chemotherapy in osteosarcoma of the extremity: study of 272 patients preoperatively treated with high-dose methotrexate, doxorubicin, and cisplatin. J Clin Oncol 1998;16:658-63.
3. Bacci G, Longhi A, Versari M, Mercuri M, Briccoli A, Picci P. Prognostic factors for osteosarcoma of the extremity treated with neoadjuvant chemotherapy: 15 year experience in 789 patients treated in a single institution. Cancer 2006;106:1154-1161.
4. Bielack SS, Kempf-Bielack B, Delling G, Exner GU, Flege S, Helmke K, et al. Prognostic factors in high-grade osteosarcoma of the extremities or trunk: an analysis of 1702 patients treated on neoadjuvant cooperative osteosarcoma study group protocols. J Clin Oncol 2002; 20:776-790.
5. Bramer JA, van Linge JH, Grimer RJ, Scholten RJ. Prognostic factors in localized extremity osteosarcoma: A systematic review. Eur J Surg Oncol 2009;35:1030-1036.
6. Bramwell VH, Burgers M, Sneath R, Souhami R, van Oosterom AT, Voûte PA, et al. A comparison of two shoet intensive adjuvant chemotherapy regimens in operable osteosarcoma of limbs in children and young adults: the first study of the European Osteosarcoma Intergroup. J Clin Oncol. 1992;10:1579-91.
7. DeLaney TF, Liebsch NJ, Pedlow FX, Adams J, Dean S, Yeap BY, et al. Phase II study of high-dose photon/proton radiotherapy in the management of spine sarcomas. Int J Radiat Oncol Biol Phys 2009;74(3):732-739.
8. Edge SB, Byrd DR, Compton CC, Fritz AG, Greene FL, Trotti A, eds. AJCC cancer staging manual. 7th ed. New York: Springer, 2009.
9. Eilber F, Giuliano A, Eckardt J, Patterson K, Moseley S, Goodnight J. Adjuvant chemotherapy for osteosarcoma: a randomized prospective trial. J Cancer Clin Oncol. 1987; 5(1):21-6.
10. Enneking WF, Spanier SS, Goodman MA. A system for the surgical staging of musculoskeletal sarcoma. Clin Orthop 1980;153:106-120.
11. Federmann N, Bernthal N, Eliber FC, Tap WD. The multidisciplinary management of osteosarcoma. Curr Treat Opin Oncol 2009;10:82-93.
12. Ferrari S, Smeland S, Mercuri M, Bertoni F, Longhi A, Ruggieri P, et al; Italian and Scandinavian Sarcoma Groups. Neoadjuvant chemotherapy with high-dose ifosfamide, high-dose methotrexate, cisplatin, and doxorubicin for patients with localized osteosarcoma of the extremity: A joint study by the Italian and Scandinavian Sarcoma Gropy. J Clin Oncol 2005;23:8845-52.
13. Friedman MA, Carter SK. The therapy of osteogenic sarcoma: current status and thoughts for the future. J Surg Oncol 1972;4:482-610.
14. Hudson M, Jaffe MR, Jaffe N, Ayala A, Raymond AK, Carrasco H, et al. Pediatric osteosarcoma: therapeutic strategies, results and prognostic factors derived from a 10-year experience. J Clin Oncol 1990;8:1988-97.
15. Kuhelj D, Jereb B. Pediatric osteosarcoma: a 35-year experience in Slovenia. Pediatr Hematol Oncol 2005; 22:335-343.
16. Larrier NA. Sarcomas of bone and soft tissue. In: Halperin EC, Perez CA, Brady LW, eds. Principles and Practice of Radiation Oncology. 5th ed. Philadelphia: Lippincott Williams & Wilkins;2008. p.1801-5.
17. Link MP, Goordin AM, Miser AW, Green AA, Pratt CB, Belasco JB, et al. The effect of adjuvant chemotherapy on relapse-free survival in patients with osteosarcoma of the extremity. N Engl J Med 1986;314:1600-6.
18. Link MP, Goorin AM, Horowitz M, Meyer WH, Belasco J, Baker A, et al. Adjuvant chemotherapy of high-grade osteosarcoma of the extremity. Updated results of the Multi-Institutional Osteosarcoma Study. Clin Orthop Relat Res 1991;270:8-14.
19. Longhi A, Errani C, De Paolis M, Mercuri M, Bacci G. Primary bone osteosarcoma in the pediatric age: state of the art. Cancer Treat Rev 2006;32:423-36.
20. Machak GN, Tkachev SI, Solovyev YN, Sinyukov PA, Ivanov SM, Kochergina NV, et al. Neoadjuvant chemotherapy and local radiotherapy for high-grade osteosarcoma of the extremities. Mayo Clin Proc 2003; 78(2): 147-155.
21. Malawer M, Buch R, Reaman G, Priebat D, Potter B, Khurana J, et al. Impact of two cycles of preoperative chemotherapy with intraarterial cisplatin and intravenous doxorubicin on the choice of surgical procedure for high-grade bone sarcoma of the extremities. Clin Orthop 1991;270:214-222.
22. Malawer M, Helman L, O'Sullivan B. Sarcomas of Bone. In: DeVita V, Lawrence T, Rosenberg S, editors. CANCER Principles & Practice of Oncology. 8th ed. Philadelphia: Lippimcott Williams & Wilkins; 2008. p.1794-1833.
23. Meyer WH, Pratt CB, Poquette CA, Rao BN, Parham DM, Marina NM, et al. Carboplatin/ifosfamide window therapy for osteosarcoma: results of the St Jude Children's Research Hospital OS-91 trial. J Clin Oncol 2001;19:171-82.
24. Meyers PA, Gorlick R, Heller G, Casper E, Lane J, Huvos AG, et al. Intensification of preoperative che-motherapy for osteosarcoma: results of the Memorial Sloan-Kettering (T12) Protocol. J Clin Oncol 1998;16:2452-8.
25. Meyers PA, Heller G, Healey J, Huvos A, Lane J, Marcove

R, et al. Chemotherapy for nonmetastatic osteosarcoma: the Memorial-Sloan Kettering experience. J Clin Oncol 1992;10:5-15.

26. Meyers PA, Heller G, Healey J. Ostogenic sarcoma with clinically detectable metastasis at initial presentation. J Clin Oncol 1993;11:449-53.
27. Meyers PA, Schwartz CL, Krailo M, Kleinerman ES, Betcher D, Bernstein ML, et al. Osteosarcoma: a randomized, prospective trial of the addition of ifosfamide and/or muramyl tripeptide to cisplatin, doxorubicin, and high-dose methotrexate. J Clin Oncol 2005;23:2004-11.
28. Ozaki T, Flege S, Kevric M, Lindner N, Maas R, Delling G, et al. Osteosarcoma of the pelvis: experience of the Cooperative Osteosarcoma Study Group. J Clin Oncol 2003;21(2):334-341.
29. Provisor AJ, Ettinger LJ, Nachman JB, Krailo MD, Makley JT, Yunis EJ, et al. Treatment of non-metastatic osteosarcoma of the extremity with pre-and post-operative chemotherapy, CCG-782: a report from the Children's Cancer Group. J Clin Oncol 1997;15:76-84.
30. Rosen G, Caparros B, Huvos AG, Kosloff C, Nirenberg A, Cacavio A, et al. Preoperative chemotherapy for osteogenic sarcoma: selection of postoperative adjuvant chemotherapy based on the response of the primary tumor to preoperative chemotherapy. Cancer 1982;49: 1221-30.
31. Simon MA, Aschliman MA, Thomas N, Mankin HJ. Limb-salvage treatment versus amputation for osteosarcoma of the distal end of the femur. J Bone joint Surg Am 1986; 68(9):1331-7.
32. Ta HT, Dass CR, Choong PF, Dunstan DE. Osteosarcoma treatment: state of the art. Cancer Metastasis Rev. 2009;28: 247-63.
33. Weiner MA, Harris MB, Lewis M, Jones R, Sherry H, Feurer EJ, et al. Neoadjuvant high dose methotrezate, cisplatin, and doxorubicin for the management of paients with nonmetastatic osteosarcoma. Cancer Treat Rep 1986;70:1431-2.
34. Winkler K, Beron G, Delling G, Heise U, Kabisch H, Purfürst C, et al. Neoadjuvant chemotherapy of osteosarcoma: results of a randomized cooperative trial (COSS-82) with salvage chemotherapy based on histological tumor response. J Clin Oncol 1988;6:329-37.
35. Winkler K, Beron G, Kotz R, et al. Neoadjuvant chemotherapy for osteogenic sarcoma: results of a co-operative German/Austrian study. J Clin Oncol 1984;2: 617-624.

14 피부암, 악성 흑색종

조광현/신경환/이근욱

피부에 발생하는 원발성 피부 악성종양은 기저세포암*basal cell carcinoma*, 편평세포암*squamous cell carcinoma*, 악성 흑색종*melanoma*이 대표적이며, 그 외에 진피 또는 피하지방에 발생하는 악성종양은 발생 빈도가 매우 낮다. 피부암은 일반적으로 기저세포암 및 편평세포암이 대부분을 차지하는 비非흑색종 피부암과 악성 흑색종으로 구분한다. 비흑색종 피부암은 백인에서 가장 높은 빈도로 발생하는 악성종양으로서 미국에서는 매년 100만 명이 넘는 새로운 환자가 발생하는 것으로 알려져 있다. 그러나 비흑색종 피부암은 등록하지 않는 경우가 대부분이므로 실제 발생 예는 알려진 것보다 많을 것으로 추측된다. 피부에 발생하는 악성 흑색종은 전 세계적으로 매년 발생 빈도가 증가하고 있으며, 특히 백인에서 발생이 급증하는 악성종양으로서 주목을 받고 있다. 미국의 최근 통계를 보면, 악성 흑색종은 새로 진단되는 암의 약 5%를 차지하고 있다.

동양인과 흑인의 기저세포암, 편평세포암, 피부 악성 흑색종의 발생 빈도는 백인에 비해 현저히 낮으며, 백인도 거주 지역에 따라 발생 빈도에 차이가 있다. 이러한 차이의 중요한 원인은 자외선에 대한 피부 반응이 인종에 따라 다르며, 지역에 따라 자외선 노출 정도의 차이가 있기 때문으로 추정된다. 우리나라의 경우 국립암센터의 중앙암등록사업 자료에 의하면 2009년도 전체 암 발생 사례 가운데 피부암은 0.2%를 차지하고 있다. 그러나 우리나라도 평균수명의 연장과 함께 노인 인구가 증가함에 따라 피부암 발생이 점차 증가할 것으로 전망된다.

I. 기저세포암

기저세포암은 백인에서는 피부암 가운데 가장 발생 빈도가 높아서 비흑색종 피부암의 75~80%를 차지하며 미국에서 진단되는 모든 암 가운데 25%를 차지한다. 기저세포암은 동양인에서도 가장 흔한 피부암이지만, 백인과 비교하면 발생 예가 절대적으로 적을 뿐 아니라 비흑색종 피부암 가운데 차지하는 비중도 백인보다는 적다. 그러나 1970년대 이후의 보고에 의하면, 일본에서는 기저세포암이 전체 피부 악성종양에서 차지하는 비율이 30% 이상으로 피부에 발생하는 원발성 악성종양 중 가장 많다. 우리나라에서도 1990년대 이후에 나온 통계적 관찰에 의하면 기저세포암 발생이 점점 증가하여 전체 피부 악성종양에서 차지하는 비율이 40%를 상회하며 피부암 중 가장 흔히 관찰되는 암이 되었다. 기저세포암은 표피와 모낭의 기저세포*basal cell*와 유사한 종양세포와 이를 둘러싸는 섬유성 기질로 구성된다. 기저세포암의 발생 과정은 아직 확실히 밝혀지지 않았으나, 미분화된 다잠재력을 가진 상피배아세포에서 발생하는 것으로 생각된다. 레버*Lever*는 기저세포암을 1차 상피 배아에서 기원하고 불완전하게 분화한 세포로 이루어진 모반성 종양 또는 과오종으로 간주하는 것이 타당하다고 주장하고 자신이 저술한 책에서 기저세포암이란 명칭 대신 기저세포 상피종*basal cell epithelioma*이란 용어를 사용했다. 기저세포암의 기원은 아직까지 확실하지 않은데, 세계보건기구(WHO)의 2006년 분류에 의하면 피부부속기 종양으로 되어 있다.

기저세포암은 전이를 일으키는 경우가 매우 드문데, 이 또한 기저세포암이 진정한 암종이 아니라는 주장의 근거가 된다. 그러나 기저세포암은 제거하지 않으면 크기가 증가하여 조직의 국소적 파괴를 일으키며, 아주 드물지만 전이를 일으키는 예도 있으므로 암으로 간주되어 최근에는 기저세포종이란 용어는 거의 사용하지 않는다.

1. 발생 원인

기저세포암 발생의 가장 중요한 요인으로 인정받고 있는 것은 강한 자외선에 대한 노출이다. 태양광선 노출 시에 피부가 쉽게 일광화상을 입으며 피부색이 희고 잘 그을리지 않는 사람에서 기저세포암의 발생 위험이 특히 높다. 예를 들면 금발머리, 푸른 눈, 하얀 피부를 가진 북유럽 계열의 백인이 강한 자외선에 노출된다면 기저세포암 발생 가능성이 매우 높을 것이다. 그러나 자외선이 기저세포암 발생에 미치는 기전은 확실히 밝혀져 있지 않다. 태양광선에 많이 노출되는 부위인 손등이나 손가락에서 발생하는 예가 드문 것으로 보아 직업적으로 장기간에 걸쳐 자외선에 노출되는 것보다 어린 시절 또는 청년기에 강한 자외선에 노출된 경우가 더 위험성이 높다고 알려져 있다. 또한 태양광선 비노출 부위에도 발생하며 얼굴에서도 눈꺼풀이나 협부*nasolabial fold*에 많이 발생하는 것으로 미루어 태생학적으로 융합되는 부위와 기저세포암의 발생이 연관되어 있다는 가설이 있다.

유전적 질환에서 기저세포암이 발생하는 경우도 알려져 있는데 색소성건피증*xeroderma pigmentosum*이나 기저세포모반증후군*basal cell nevus syndrome*에서 발생하는 것이 대표적인 예이다. 대부분의 기저세포모반증후군 환자와 산발적인 기저세포암 환자의 1/3에서 hedgehog 신호전달 체계의 핵심적 역할을 하는 *PATCHED1(PTCH1)* 유전자의 변이가 발견되어 hedgehog-patched pathway가 기저세포암 발생에 중요한 것으로 널리 받아들여지고 있다. 그 외에 외상을 받은 부위 또는 종두의 흉터 등에서도 발생할 수 있으며, X선 조사를 받는 부위의 발생, 만성 비소중독 환자에서의 발생도 보고된 바 있으나 편평세포암의 경우보다는 그 예가 적다.

2. 임상증상

기저세포암은 색소성건피증, 기저세포모반증후군, 선상 기저세포모반에서 속발한 경우를 제외하고는 대부분 50

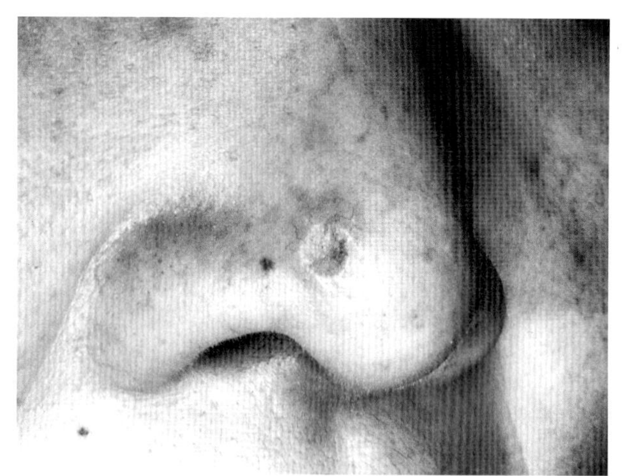

그림 14-1. 코에 발생한 기저세포암 경계가 융기되고 중심부가 함몰되어 있으며 밀랍처럼 반들반들한 표면을 보인다.

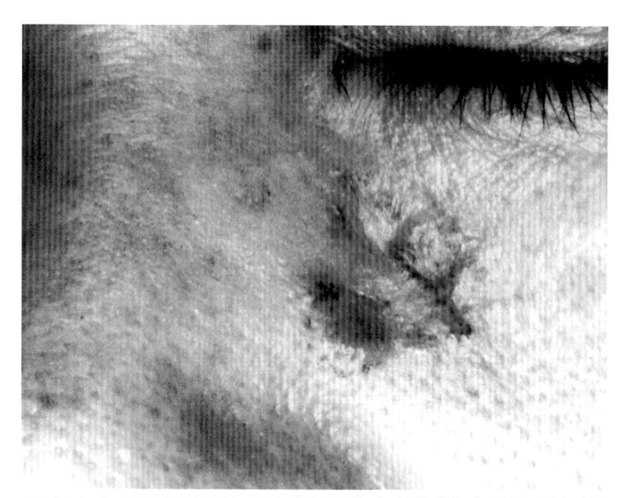

그림 14-2. 안면에 발생한 기저세포암 융기된 경계부와 함몰된 중심부가 특징이며 약간의 색소를 포함하고 있다.

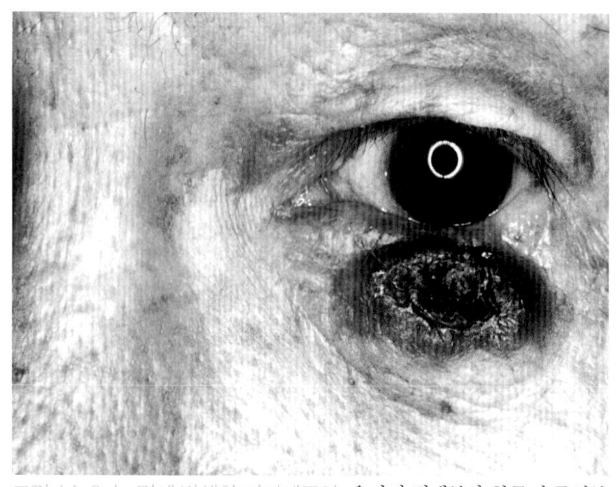

그림 14-3. 눈 밑에 발생한 기저세포암 융기된 경계부와 함몰된 중심부를 보이며 색소를 많이 포함하고 있다.

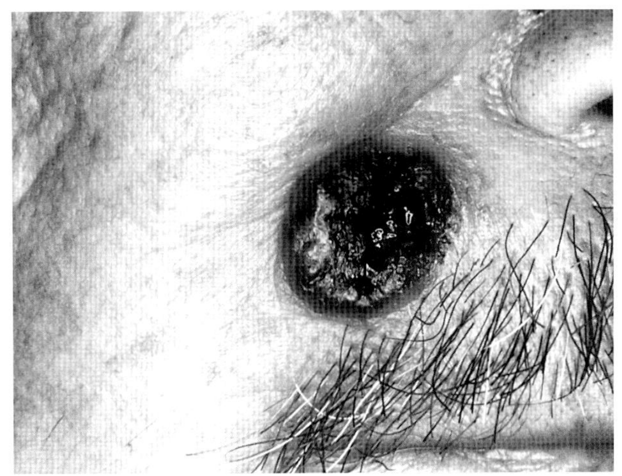

그림 14-4. 기저세포암 색소를 포함하고 있어서 지루각화증, 악성 흑색종과 감별이 필요하다.

대 이후의 연령층에서 발생하며 남녀간의 발생 비율에는 큰 차이가 없다. 병변은 태양광선에 노출되는 부위인 얼굴에 발생하는 경우가 80% 이상을 차지하며, 특히 코, 눈꺼풀 주위, 협부에 많이 발생한다(그림 14-1, 14-2, 14-3). 얼굴 이외의 부위에 발생하는 예가 산발적으로 관찰되지만 하지에 발생하는 경우는 드물다. 온대지역에서는 대개 병변이 단발성으로 관찰되지만, 태양광선이 강한 지역이나 열대지역에서는 다발성 병변을 드물지 않게 볼 수 있다. 임상적으로 몇 가지 유형으로 분류하기도 한다.

(1) 결절궤양형 기저세포암*nodoloulcerative basal cell carcinoma*

가장 흔한 유형으로서 전형적인 병변은 작고 투명한 분홍빛의 밀랍으로 보이는 결절이며, 서서히 크기가 증가하여 표면에 흔히 혈관 확장을 보인다. 병변은 1~2년 사이에 직경 0.5cm 정도의 크기에 도달하는데, 이때 치료하지 않으면 국소적 성장 속도가 증가하며 중심부의 궤양을 형성한다. 병변의 경계부는 융기되고 말려 올라간 듯한 모양이다. 서서히 성장하기는 하지만 오랜 기간이 경과하면 피하의 연조직, 연골, 골을 파괴할 수 있으며, 골조직이나 순환 혈액에 기저세포암이 도달하면 아주 드물게 전이를 일으킬 수도 있으나, 문헌상 보고된 전이성 기저세포암은 300예 미만이다.

(2) 색소형 기저세포암*pigmented basal cell carcinoma*

기저세포암은 어떠한 유형에서든지 갈색 또는 흑색의 색소를 포함한 병변을 색소형으로 분류하는데, 대부분 결절궤양형이면서 색소를 포함하고 있다. 우리나라와 일본을 포함한 동양인의 기저세포암은 대부분의 예가 색소를 포함한 색소형으로서 악성 흑색종 또는 지루각화증과의 감별이 필요한 경우가 많다(그림 14-4).

(3) 경피증양형 기저세포암*sclerosing basal cell carcinoma*

임상적으로 한국성 경피증*localized scleroderma*의 병변과 유사하게 편평하거나 약간 함몰된 상아색 또는 노란색의 경결성 판으로 나타난다. 결절궤양형과 달리 융기된 투명한 경계부가 뚜렷하지 않으며, 병변 중심부의 궤양은 발생하지 않는다.

(4) 표재형 기저세포암*superficial basal cell carcinoma*

단발성 또는 다발성으로 약간의 침윤이 있는 인설성 홍반성 판으로 나타나며, 주변부로 서서히 병변이 확대되어 병변의 크기는 수 mm에서 수 cm에 이른다. 보웬*Bowen*병이나 양성의 염증성 피부질환과 감별이 필요하다. 표재형 기저세포암은 다른 유형들과 달리 몸통에 주로 발생한다.

(5) 핑커스*Pinkus*의 섬유상피종*fibroepithelioma*

기저세포암의 매우 드문 아형으로서 대부분 등의 아래쪽에 살색의 구진으로 나타나며, 연섬유종과 감별이 어려울 수도 있다. 국내 피부과 문헌에는 3예가 보고되어 있다.

3. 병리조직

기저세포암은 표피의 기저세포와 유사하게 보이는 상피세포가 빽빽하게 배열된 덩어리들이 진피에서 관찰되며, 대부분의 경우 이들은 표피와 연결되어 있다. 종양세포 덩어리의 가장자리에 위치한 세포는 울타리 모양으로 배열되어 종양을 둘러싸는 것이 특징이다. 반면 종양세포 덩어리 안쪽의 종양세포들은 여러 방향으로 놓여 있다. 기저세포암의 두 번째 중요한 요소는 종양세포의 덩어리를 둘러싸고 있는 종양의 기질이며, 종양의 상피조직과 기질 사이에는 밀접한 상호 관계가 있다. 종양의 상피조직과 기질 사이에는 흔히 열구*cleft*가 관찰되는데, 이것이 기저세포암의 진단에 중요한 소견이다. 색소형 기저세포암에서는 종양 내에서 많은 양의 멜라닌 색소가 관찰된다.

4. 치료

기저세포암의 치료 방법에는 여러 가지가 있으나 환자의

연령, 종양의 위치 및 크기, 종양의 형태에 따라 치료법을 선택하게 된다. 선택할 수 있는 치료법으로는 외과적 절제, 소파 및 전기소작술, 냉동요법, 국소약물요법, 광역동요법, 방사선치료 등이 있다. 일반적으로 시행되는 방법은 외과적 절제술이다. 소파 및 전기소작술이나 냉동요법은 국내에서는 잘 시행되지 않는다. 국소적으로는 이미퀴모드*imiquimod* 연고나 5-플루오로우라실*5-fluorouracil; 5-FU* 연고를 도포하는 방법이 있다. 광역동요법은 초기의 병변이나 표재성 기저세포암의 치료에 이용될 수 있으나 재발 여부를 주의 깊게 관찰해야 한다. 방사선치료는 50세 이하의 환자에서는 미용 및 방사선 자체의 발암 효과로 인하여 거의 사용되지 않으나, 고령 환자의 눈꺼풀, 코, 입술 주위에 종양이 발생한 경우에 고려할 수 있다. 종양의 경계가 불분명하고 위험도가 높은 기저세포암, 재발한 기저세포암의 경우 가장 좋은 치료법은 모즈*Mohs* 미세현미경수술이다. 이것은 제거한 조직에서 종양세포의 존재를 현미경으로 확인해가면서 종양을 완전히 제거하는 방법이다. 일반적인 치료법은 원발성 기저세포암 완치율이 90~95%인 데 반해, 모즈 미세현미경수술은 96~98%로서 치료 성공률이 매우 높다. 그 밖에 재조합 α-2 인터페론*interferon*의 병변 내 주입으로 치료 효과를 나타낸 보고도 있으나 일반적인 치료법은 아니다. 피부의 기저세포암이 전이를 동반하는 경우는 지극히 드물다. 전신전이가 발생한 경우 예후가 매우 불량하여 생존기간의 중간값이 8개월 내외로 알려져 있다. 전이가 동반된 경우에 시행하는 전신 항암화학요법에 대한 자료는 매우 부족한 실정이며, 시스플라틴*cisplatin*을 포함한 항암화학요법을 시행한 경우 반응률이 77%까지 이르는 것으로 알려져 있다.

Ⅱ. 편평세포암

피부의 편평세포암은 표피의 각질형성세포에서 기원하는 악성 피부 종양으로, 전이 위험성이 있으며 기저세포암의 경우와 마찬가지로 백인의 발생 빈도가 높다. 동양인에서는 편평세포암의 발생 빈도가 백인보다 절대적으로 낮지만, 서양에서는 기저세포암과 편평세포암의 비율이 4:1 정도인 데 비해 한국에서는 2~3:1로서 기저세포암에 대한 상대적 비율이 높은 편이다. 편평세포암의 발생 부위는 일광 노출이 중요한 유발 요인인 오스트레일리아나 미국의 텍사스 지방에서는 얼굴, 목, 팔에 발생하는 경우가 많고, 뉴기니아 흑인에서는 화상 또는 외상성 반흔이 잘 생기는 다리에 많이 발생한다. 타이 또는 인도네시아와 같이 일광 노출과 궤양 및 반흔이 다같이 중요한 원인으로 관여하는 경우에는 얼굴과 목, 하지에 골고루 발생한다. 우리나라의 발생 예를 보면 한때는 성기부에 발생하는 예가 많은 것으로 보고된 바도 있고, 화상 반흔에서 발생하는 예가 많아서 사지에 발생하는 예들이 많은 때도 있었으나, 점차 자외선 노출에 의한 발생 예가 증가하여 최근의 통계에 의하면 머리에 발생하는 예가 가장 많다. 그러나 기저세포암보다는 얼굴 이외의 부위에 발생하는 예가 많은 편이다.

1. 발생 원인

편평세포암의 원인은 다양하지만 장기간에 걸친 자외선 노출이 가장 중요한 발생 요인이다. 과도한 자외선 노출과 편평세포암 발생의 상관관계는 자외선 노출과 기저세포암 발생의 상관관계보다 높으며, 동물실험에서 과도한 자외선 조사 후에 발생하는 암은 편평세포암이다. 백색증*albinism* 환자에서 피부 편평세포암의 발생이 많은 것도 자외선으로 인한 암의 발생에서 피부색이 차지하는 중요성을 말해준다. 자외선에 의해 발생하는 편평세포암은 광선각화증*actinic keratosis*에서 속발하는 경우도 많다. 자외선에 의해 손상된 피부에서 발생한 편평세포암에서는 *p53* 유전자의 변이가 중요하다고 밝혀져 있다. 골수염에 의한 누공, 만성 궤양, 화상 반흔 등에서 속발한 편평세포암을 Marjolin's ulcer라고 하며 국내에서는 과거에 화상 반흔에서 발생한 예가 많았다. 굴뚝청소부들의 음낭에 발생한 역사적 예에서 볼 수 있듯이 발암성 화학물질이 편평세포암을 유발하는 것은 잘 알려져 있다. 대표적인 예가 방향족 탄화수소로서 직업적으로 면실유*cottonseed oil*나 절삭유*cutting oil*에 접촉하면 편평세포암이 발생할 위험이 있다. 또한 국내에서는 비소제 복용에 의한 편평세포암 발생 사례가 과거에 다수 보고된 바 있다. X선이나 라듐에 의한 만성 방사선피부염에서도 편평세포암이 발생할 수 있다. 성기부, 구강, 손가락의 피부에 발생한 편평세포암에서 사람유두종 바이러스*human papilloma virus; HPV*의 DNA가 검출되어 이 바이러스가 편평세포암 발생에도 관여하리라고 생각되는데, 특히 HPV16의 발현 빈도가 가장 높다. 서양에서는 장기 이식을 받고 면역억제치료를 받는 사람에서 편평세포암이 발생하는 빈도가 높다는 것이 잘 알려져 있다. 이 환자들에서는 피부암 중 기저세포암과 편평세포암의 발생 비율이 역전되어 있음이 관찰되어, 편평세포암의 초기 발생 단계를 조절하는 데 면역계가 중요한 역할을 한다는 것을 시사한다.

2. 임상증상

편평세포암은 60대 이후의 연령층에서 주로 발생하며, 남녀의 발생 비율은 2:1 정도로 남자에서 많이 나타난다. 기저세포암과 달리 피부의 원발성 편평세포암을 진단할 수 있는 특징적인 임상 소견은 없다. 종양은 발생 원인에 따라 임상 소견이 다르지만 일반적으로 인설, 딱지, 미란 또는 궤양을 동반한 판 또는 결절로 나타나는데, 초기에는 하부의 조직에 고정되어 있지 않지만 병변이 진행하면 점점 미만성이 되고 하부의 조직을 침범한다. 진행된 병변의 표면은 균열이 생기고 삼출물에 의해 악취를 풍기게 된다.

(1) 자외선에 손상된 피부에 발생한 편평세포암

나이가 많은 사람의 얼굴에서 크기가 증가하는 단단한 결절로 나타나며, 이미 존재하는 광선각화증에서 발생하는 경우도 있다(그림 14-5). 광선각화증과 같이 다발성으로 발생할 수도 있고, 병변의 크기가 증가하면서 궤양을 형성할 수 있다. 자외선에 손상된 피부에서 발생하는 편평세포암은 전이율이 낮다.

(2) 만성 염증성 피부질환 및 흉터에서 발생한 편평세포암

오래된 하지의 궤양, 만성 염증성 피부질환, 화상 흉터 등에서 궤양의 경계부가 색다른 소견을 보이거나 크기가 증가하는 결절성 병변이 발생하면 편평세포암의 가능성을 고려하여 반드시 피부 생검을 시행해야 한다(그림 14-6). 이때 발생한 편평세포암은 전이율이 높으므로 주의해야 한다.

(3) 성기부에 발생한 편평세포암

음경에 발생한 편평세포암은 과거에는 국내에서 보고 예가 많았으나 지금은 많이 감소했는데, 거의 대부분 포경수술을 시행하지 않은 남자에서 발생하며 불결한 위생상태와 관련이 있다(그림 14-7). 최근에는 국내외에서 성기부에

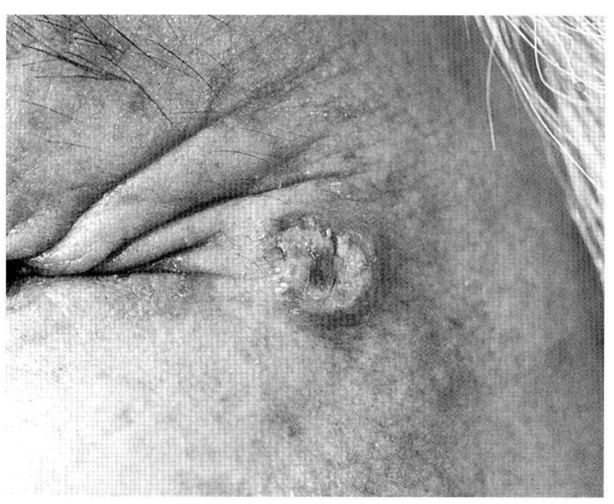

그림 14-5. 얼굴에 발생한 편평세포암 광노화*photoaging*된 피부에 결절로 나타났다.

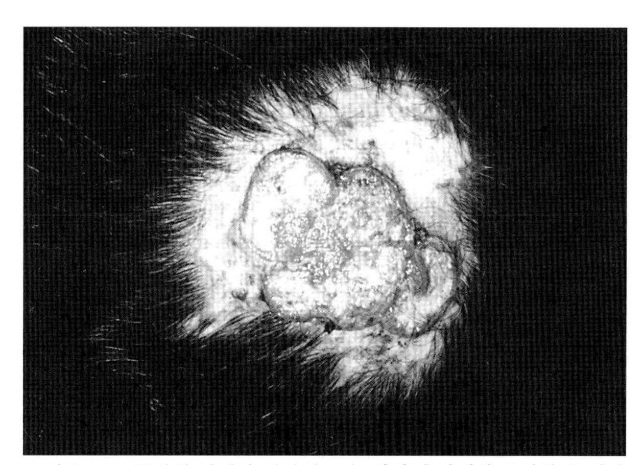

그림 14-6. 두피에 발생한 편평세포암 화상 흉터에서 속발한 표면이 불규칙하게 융기된 판으로 보인다.

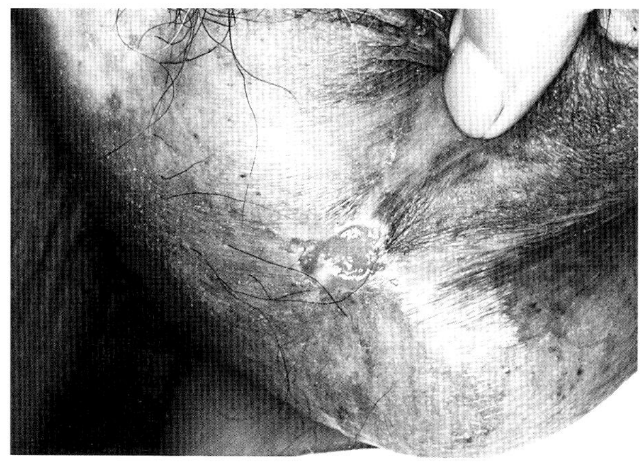

그림 14-7. 음낭에 발생한 편평세포암 궤양성 병변이다.

발생한 편평세포암에서 HPV 감염이 증명된 예들이 보고된 바 있다. 성기부에 발생한 거대 콘딜로마*giant condyloma of Buschke-Loewenstein*는 남성의 귀두부와 포경수술을 하지

않은 포피, 여성의 외음부에 발생하는 유두종양 증식으로 역시 HPV와 연관이 있다고 생각되며, 분화가 좋은 편평세포암으로 간주된다. 절삭유에 오래 노출되어 음낭에 발생하는 편평세포암은 최근 보호의복 착용 등으로 인해 현저히 감소했다.

(4) 입술에 발생한 편평세포암

거의 대부분 아랫입술에 발생한다(그림 14-8). 과거에는 파이프 때문이라는 주장도 있었으나 현재는 태양광선 노출이 주원인으로 생각된다. 입술의 미란, 균열 또는 각화증을 동반한 부분적인 융기로 시작되어 단단한 결절이 되고 입술 안쪽으로 자라면서 궤양을 형성한다. 입술에 발생한 편평세포암은 전이율이 높으므로 주의해야 한다.

(5) 손가락, 발가락에 발생한 편평세포암

손가락, 발가락의 피부에 발생하는 편평세포암은 주로 손발톱 밑이나 주위에 발생한다. 종양은 매우 서서히 성장하며 손발톱의 변형을 동반하는 경우가 흔하다. 임상적으로 진균 및 세균 감염, 화농성 육아종, 사마귀 및 기타 종양과 감별해야 한다.

(6) 면역억제 환자에서 발생한 편평세포암

면역억제 환자에서 발생한 편평세포암은 광선 노출부에 주로 발생하며 진단하기 어려우므로 임상적으로 의심스러운 결절이나 딱지가 있는 병변은 피부 생검을 시행해야 한다. 국내에서 보고된 예는 아주 적다.

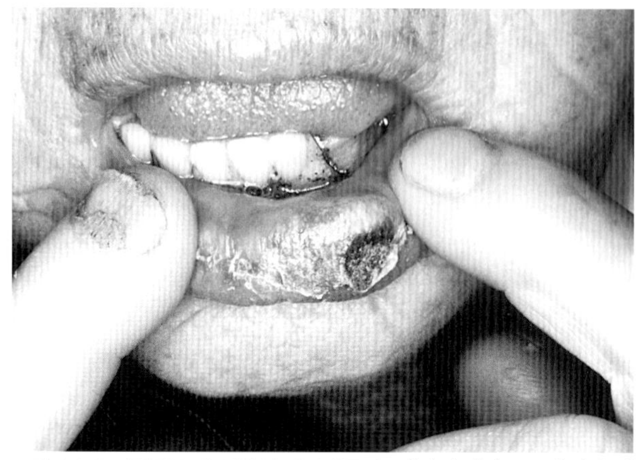

그림 14-8 아랫입술에 발생한 편평세포암. 궤양성 병변으로 딱지가 덮여 있다.

(7) 사마귀 모양 암종

사마귀 모양 암종은 악성도가 낮은 편평세포암의 한 변형으로 간주된다. 임상적으로 서서히 성장하여 사마귀 모양으로 돌출하는 덩어리를 형성하며 마침내는 조직 깊숙이 침투한다. 구강 내에 발생하는 유형을 입안 꽃유두종증 *oral florid papillomatosis*, 성기부에 발생하는 유형을 거대 콘딜로마, 발바닥에 생기는 유형을 터널상피종 *epithelioma cuniculatum* 이라고 부른다.

3. 병리조직

편평세포암은 표피에서 유래한 침습성 암종으로, 비전형적인 상피세포로 구성된 종양의 불규칙한 덩어리가 표피에서 진피로 증식하는 것을 볼 수 있다. 침습성 종양의 덩어리는 잘 분화되어 정상처럼 보이는 편평상피세포와 비전형적인 편평상피세포가 뒤섞여 있는데, 비전형적 세포가 많을수록 악성도가 높은 것으로 간주된다. 비전형적 세포는 다양한 크기와 모양, 크고 진한 세포핵, 뚜렷하지 않은 세포간교 *intercellular bridge*, 세포의 개별각화 *individual cell keratinization*, 비전형적 세포분열 등을 나타낼 수 있다. 편평상피세포의 분화는 각질 *keratin* 을 형성하는 방향으로 이루어지므로 분화가 좋은 편평세포암에서는 특징적인 각질진주 *horn pearl* 를 볼 수 있다. 각질진주란 중심부로 갈수록 편평상피세포가 각화 *keratinization* 되는 모양이 동심원적 배열로 나타난 것인데, 대개 중심부에서 완전한 각질을 형성하지는 못하며 각질진주 내에 케라토하이알린 *kerato-hyaline* 과립이 없거나 드물게 관찰된다.

4. 치료

편평세포암의 치료는 종양의 재발이나 전이의 위험도를 고려하여 선택한다. 종양의 크기가 2cm 이상이거나 깊이가 깊고, 뼈, 신경, 근육 등을 침범한 경우는 고위험군이다. 소파 및 전기소작술, 광역동요법, 냉동요법, 이미퀴모드 *imiquimod* 연고, 탄산가스 레이저 등은 종양의 치료 범위를 정확하게 확인할 수 없으므로 표피에 국한된 편평세포암 치료에만 적응되며 침습적 편평세포암에서는 일반적으로 사용하지 않는다. 침습적 편평세포암의 일반적인 치료는 외과적 절제술이다. 방사선치료는 고령 환자에서 발생한 표재성이나 중등도 위험의 편평세포암에 사용하거나, 외과적 절제 후 보조적 치료법으로 사용할 수 있다. 아랫입술에 발생한 경우는 병변이 다발성일 가능성과 전이율이 비교적 높다는 것을 고려할 때 광범위한 절제가 필요하다. 정상 피부를 많이 보존해야 하는 부위 또는 흉터나 방사선 조사 부위에서 발생한 편평세포암, 재발성 편평세포암은 모즈 미세현미경수술이 가장 좋은 방법이다. 림프절의 생검 또는 절제는 임상적으로 림프절의 종대가 촉진되는 경우에만 시행하는 것이 일반적이다. 그러나 임상적으로 림프절 종대가 촉진되지 않더라도 고위험군에서는 영상의학적 검사를 통하여 전이 여부를 확인하는 것이 필요하다.

기저세포암과 마찬가지로 전신전이가 동반된 피부 편평세포암에 대한 전신 항암화학요법에 관한 자료는 많지 않으며, 시스플라틴을 포함한 항암화학요법이 많이 사용되고 있다.

Ⅲ. 피부의 악성 흑색종

악성 흑색종은 신경능선*neural crest*에서 유래된 조직의 색소를 생성하는 세포, 즉 멜라닌세포에서 기원한 악성종양이다. 멜라닌세포는 태생기 초기에 신경능선에서 피부, 점막, 포도막색*uveal tract*, 뇌막*meninges*으로 이동하여 정상적으로 표피, 모근구*hair bulb*, 연수막*leptomeninges*, 망막 등에 존재하게 된다. 대부분의 악성 흑색종은 피부에 원발성으로 발생하지만 피부 이외에 멜라닌세포가 존재하는 부위 어느 곳에서나 발생할 수 있으며, 실제로 피부에 발생하는 악성 흑색종이 많지 않은 우리나라에서는 악성 흑색종의 1/3이 피부 이외의 부위에서 발견된다.

피부의 악성 흑색종은 인종과 거주 지역에 따라 발생 빈도에 많은 차이를 나타내는데, 오스트레일리아나 뉴질랜드에 거주하는 유럽계 백인에서 발생 빈도가 특히 높은 것으로 보고되어 있으며, 동양인이나 흑인에서는 발생 빈도가 낮다. 서구의 백인에서 발생하는 피부 악성 흑색종의 특징은 비교적 젊은 나이에 발생한다는 것과 발생 빈도가 매년 빠르게 증가한다는 것이다. 미국에서 악성 흑색종이 진단되는 평균 나이는 52세로서 다른 흔한 암에 비해 10년 정도가 빠르며, 45세 이하에서 진단되는 경우가 25% 이상이다. 동양인에서 발생하는 악성 흑색종에 관한 연구는 대부분 일본인을 대상으로 조사된 것으로서 백인에 비해 발생 빈도는 매우 낮다. 그러나 일본인에서도 악성 흑색종의 발생 빈도가 매년 완만하게 증가하는 것으로 보고되고 있다. 또한 서구의 백인에서 발생하는 악성 흑색종은 몸통, 하지, 머리와 목의 피부에 주로 분포하는 데 비해, 동양인의 피부에 발생하는 악성 흑색종은 발바닥, 손바닥, 손발톱 밑에 주로 발생하는 것으로 알려져 있다. 일본에서는 이러한 말단 흑색종*acral melanoma*에 대한 임상 및 병리조직학적 연구와 함께 말단 흑색종의 전구 병변을 발견하고자 하는 노력이 꾸준히 진행되어 왔다. 우리나라에서는 악성 흑색종의 빈도가 비교적 낮은 것으로 알려져 있으나 최근 여러 증례를 모아 임상적 관찰을 시행한 결과와 치료 경험이 보고된 바 있으며, 국내에서도 악성 흑색종이 아주 드물지는 않은 것으로 점차 인식되고 있다.

1. 발생 원인

백인을 대상으로 한 역학 조사에 의하면 악성 흑색종의 발생은 자외선 노출과 밀접한 관련이 있다. 그러나 자외선이 악성 흑색종 발생에 어떠한 방식으로 영향을 미치는지는 확실히 밝혀지지 않았으며, 자외선 노출만으로 모든 악성 흑색종의 원인을 설명하지는 못하고 있다. 최근의 연구에 의하면 백인의 몸통에 많이 발생하는 표재확산흑색종*superficial spreading melanoma*이나 결절흑색종*nodular melanoma*은 간헐적으로 심한 일광화상을 입는 것이 악성 흑색종 발생에서 위험요소로 작용하는 반면, 얼굴에 많이 발생하는 악성흑색점흑색종*lentigo maligna melanoma*은 편평세포암 발생의 위험요소와 동일하게 오랜 기간 동안 자외선 노출이 축적되는 것이 더욱 위험하다고 보고되었다. 그러나 동양인이나 흑인에 가장 많은 유형인 말단흑자흑색종*acral lentiginous melanoma*은 자외선과의 관련성이 연구된 바 없다. 백인에서 밝혀진 그 밖의 위험요소로는 피부색이 흰 것, 몸에 멜라닌세포 모반이 100개 이상(어린이의 경우 50개 이상), 악성 흑색종의 가족력 및 개인력이 있는 것 등이 알려져 있다. 악성 흑색종의 전구질환으로 악성 흑색점*lentigo maligna*, 선천성 멜라닌세포모반*congenital melanocytic nevus*, 이형성 모반*dysplastic nevus*이 알려져 있으며 국내에서도 악성 흑색점과 선천성 멜라닌세포모반에서 악성 흑색종이 발생한 예가 산발적으로 보고되어 있다.

2. 임상 소견

피부에 발생하는 원발성 악성 흑색종은 임상 및 병리조직학적 소견을 기초로 악성 흑색점흑색종, 표재확산흑색종, 결절흑색종, 말단흑자흑색종의 4가지로 분류하는 것이 일반적이다. 피부에 발생하는 원발성 악성 흑색종의 95%는 이 분류에 따른 4가지 유형에 속하게 되므로, 이러한 임상적 유용성 때문에 이 분류법이 널리 인정되고 있다. 그밖에 드문 아형으로 분류되는 섬유조직형성흑색종 *desmoplastic melanoma*, nevoid melanoma, Spitzoid melanoma 등은 서양에서는 알려져 있으나 우리나라에서는 거의 보고된 바 없으며, 점막에 발생하는 악성 흑색종은 드물게 관찰된다.

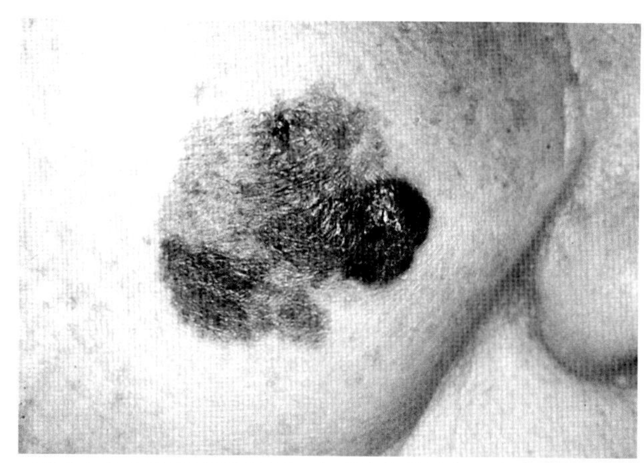

그림 14-9. 악성 흑색점흑색종. 오랫동안 얼굴에 존재하던 갈색반에 흑색 결절이 발생했다.

(1) 악성 흑색점흑색종

악성 흑색점흑색종은 백인에서 발생하는 흑색종의 10%, 일본인에서 발생하는 흑색종의 2.5%를 차지하며 흑인에서는 드물게 관찰된다. 우리나라에서는 최근에 몇 예가 보고된 바 있는 드문 아형이다. 악성 흑색점흑색종은 오랫동안(보통 10~15년)의 수평적 성장 시기가 특징인데, 이와 같이 비전형적 멜라닌세포의 증식이 표피 안에 국한되어 있는 시기를 악성 흑색점흑색종의 전구 병변인 악성 흑색점*lentigo maligna* 또는 흑색 주근깨*melanotic freckle of Hutchinson*라고 부른다. 악성 흑색점은 70대 이상의 고령층에서 광선 노출 부위인 얼굴에 주로 발생하며(그림 14-9), 백인에서는 목이나 손등에도 드물게 발생한다. 임상적으로는 갈색의 반점으로서 오랜 기간에 걸쳐 크기가 서서히 증가하며, 약 5%에서 악성 흑색점흑색종으로 이행한다. 수직적 성장 시기에 도달하기 전에 4~7cm까지 크기가 커질 수도 있다. 임상적으로 경결 부위가 병변 내에 나타나거나 흑청색의 결절이 발생하면 수직적 성장이 일어난 것으로 간주되며 이 시기에는 전이 능력을 갖게 된다.

(2) 표재확산흑색종

표재확산흑색종은 백인에게 가장 흔한 유형의 흑색종으로 백인에서 발생하는 흑색종의 약 70%를 차지하며, 일본인에서 발생하는 흑색종의 2.5%가 이에 해당된다. 우리나라에서는 통계마다 약간의 차이는 있으나 드물게 관찰된다. 표재확산흑색종은 백인을 대상으로 조사한 바에 의하면 40~50대에 발생하며, 간헐적으로 강한 자외선에 노출된 것과 관련이 있다. 여성은 하지에, 남성은 등에 호발한다. 임상적으로는 불규칙한 아치 모양의 경계를 갖는 색소성 병변으로 나타나는데, 흑색, 갈색 또는 적색 등의 다양한 색조를 나타낸다(그림 14-10). 표재확산흑색종은 수 개월에서 4~5년에 이르기까지 표피 내와 진피 유두부에 표재성으로 종양세포의 확장이 있는 수평적 성장 시기를 거쳐 임상적으로 구진 또는 결절이 발생하는 수직적 성장 시기로 이행한다. 백인종에서는 기존의 멜라닌

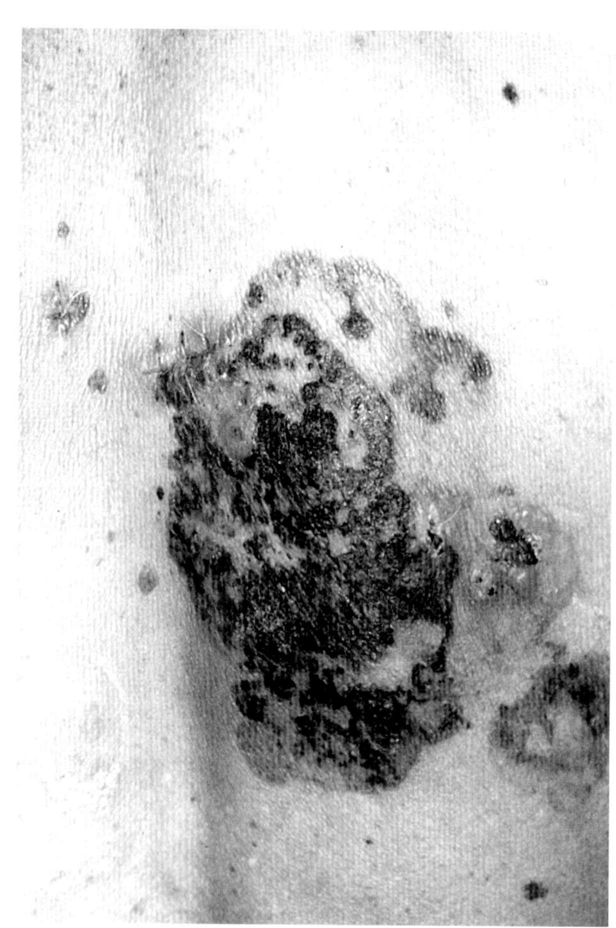

그림 14-10. 표재확산흑색종. 등에 발생한 색소성 반으로 물감이 번지듯 퍼져 나가는 모습이다.

세포모반*melanocytic nevus*에서 악성 흑색종이 속발하는 경우가 잘 알려져 있다. 거대 선천성 멜라닌세포모반*giant congenital melanocytic nevus*을 제외한 멜라닌세포모반에서 속발하는 악성 흑색종의 유형은 대부분 표재확산흑색종이다.

(3) 결절흑색종

결절흑색종이란 처음 임상적으로 병변을 인지할 때부터 결절로 나타나는 유형으로서, 백인에서는 두 번째로 많은 아형이다. 종양세포가 표피에 국한된 시기가 있을 것으로 생각되지만 이때에는 눈에 보이지 않으므로 임상적으로는 정상으로 보이는 피부에 흑색의 결절로 나타나게 된다. 병변은 매우 빠르게 성장하여 흑청색 또는 흑갈색의 결절로 나타나지만, 색깔이 없는 경우도 있고*amelanotic melanoma*, 표피의 파괴로 인한 궤양성 결절을 형성하기도 한다. 임상적으로 병변을 인지했을 때는 이미 하부의 결체조직을 침범한 경우가 대부분이어서 예후가 불량한 경우가 많다. 신체의 어느 부위에서나 발생할 수 있으나 몸통에서 가장 많이 호발한다.

(4) 말단흑자흑색종

발바닥, 손바닥 및 손발톱 밑 피부에 발생하며 미국에서는 흑인에서 발생하는 악성 흑색종 중 가장 많은 유형으로 보고되었다. 비슷한 시기에 일본에서는 'melanoma of palmar-plantar-subungal-mucosal type'으로 처음 기술되었으나 최근에는 점막에 발생하는 악성 흑색종은 독립적으로 분류하는 경향이 있다. 말단흑자흑색종은 흑인과 동양인에서 발견되는 악성 흑색종 가운데 가장 많은 비율을 차지하며 한국인에서도 가장 많이 관찰되는 아형이다. 흑인과 동양인에서는 절대적으로 악성 흑색종의 발생 빈도가 낮기 때문에 말단흑자흑색종의 절대적인 발생 숫자에 있어서는 백인과 차이가 없다는 주장도 있다. 말단흑자흑색종은 악성 흑색점흑색종과 유사한 병리조직학적 소견을 보일 수 있으나, 악성 흑색점흑색종에 비하여 젊은 연령층에서 발생하고 발생 부위가 다르며 일광 노출과 관련이 없다는 점이 임상적으로 다르다. 종양이 깊게 침범된 후 발견되는 경우가 대부분이어서 예후가 나쁜 예가 많다. 수평적 성장 시기에는 암갈색 또는 흑색의 경계가 불확실하며 불규칙한 반점으로 나타난다. 수평적 성장 시기는 10년까지 이를 수도 있으나, 일반적으로 악성 흑색점흑색종에 비해 짧다고 알려져 있다. 수직 성장이 시작되면 병변의 중앙부에 구진 또는 결절이 발생하며, 결절은 궤양을 형성하기도 한다.

(5) 말단흑색종

말단흑색종은, 발바닥과 손바닥, 손발톱 밑에서 발생하는 흑색종이 모두 병리조직학적으로 말단흑자흑색종의 소견을 나타내지는 않으므로, 임상적으로 사지의 말단부*acral region*에서 발생하는 악성 흑색종을 연구하기 위해 제안되었다. 말단흑색종은 백인의 경우 피부에 발생하는 흑색종의 5%에 불과하지만, 일본인에서는 45~50%, 홍콩의 중국인에서는 75%를 차지하며, 우리나라에서 관찰된 예는 비교적 적으나 피부에 발생하는 흑색종의 약 60% 이상을 차지하는 것으로 보고되어 있다. 말단흑색종의 대부분은 발바닥에 발생하며(그림 14-11), 특히 발꿈치에 호발한다. 일본에서는 전체 피부 악성 흑색종의 32%가 발바닥에 발

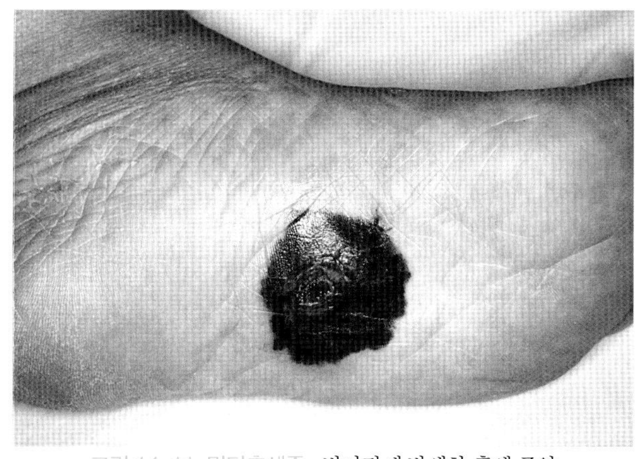

그림 14-11. 말단흑색종. 발바닥에 발생한 흑색 종양

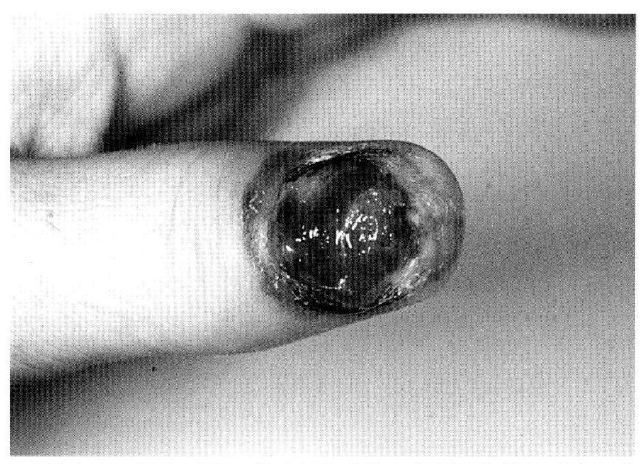

그림 14-12. 말단흑색종. 엄지손톱 밑에서 발생한 흑색종. 손톱이 파괴되고 주위로 흑색반이 번진 것을 볼 수 있다.

생하며 이는 말단흑색종의 약 70%에 해당한다고 하는데, 우리나라의 발생 양상도 이와 유사한 것으로 생각된다. 손발톱 밑에 발생하는 악성 흑색종의 호발 부위는 엄지손톱 밑으로 보고되어 있다(그림 14-12). 말단흑색종은 병리조직학적으로 말단흑자흑색종에 해당하는 예가 가장 많으며 그 다음이 결절흑색종, 표재확산흑색종의 순서로 보고되어 있다. 우리나라의 통계에 의하면 피부의 악성 흑색종은 말단부, 특히 발바닥에 많이 발생하는 것으로 일치된 결과를 보이고 있으며, 병리조직학적으로는 말단흑자흑색종이 가장 많은 것으로 보고되었다.

3. 진단

악성 흑색종은 다른 암과 마찬가지로 초기에 진단하여 수술하는 것이 매우 중요하다. 따라서 육안적으로 잘 관찰하는 것이 중요한데, 서구와 일본에서는 임상 소견을 더욱 세밀하게 관찰할 수 있는 피부 표면 현미경*dermoscopy* 사용이 보편화되어 있다. 확진을 위한 검사는 피부 생검이다. 악성 흑색종의 최종 진단은 병리조직검사에 의거하지만, 임상적으로 미국에서는 ABCD의 기준, 즉 색소성 병변이 ① 병변의 비대칭성*asymmetry*, ② 경계*border*의 불규칙성, ③ 색조*color*의 비균일성, ④ 크기*diameter*가 0.6cm 이상인 경우에는 일단 의심을 해야 한다고 한다. 그러나 결절흑색종은 이런 기준에 잘 맞지 않는 경우가 있으므로 주의해야 한다. 최근에는 ABCD 기준에 E를 덧붙이기도 하는데, E란 evolving, 즉 이미 존재하던 색소성 병변에 어떤 변화가 있을 경우에는 일단 주의를 기울이는 것이 필요하다는 것이다. "미운 오리새끼" 징후라는 것도 있는데, 주위의 병변과 다른 색소성 병변이 있을 때 주의해야 한다는 것이다. 영국에서는 7가지 기준, 즉 ① 병변의 피부 감각이 약간 변화하거나 가벼운 소양증이 있을 때, ② 최대 직경이 1cm 이상, ③ 병변 크기의 증가, ④ 경계가 불규칙한 모양, ⑤ 색조가 일정치 않고 다양함, ⑥ 염증, ⑦ 출혈 또는 딱지*crust*를 형성하는 경우 등을 제시하고 있다. 색소성 병변의 직경이 1cm 이상이며, 주위의 경계가 불규칙하고, 불규칙한 색소침착을 보이거나, 궤양 또는 딱지를 형성하거나 출혈이 일어나는 경우는 양성의 색소성 병변에서는 드물기 때문에 일단 피부 생검을 시행하는 것이 좋다. 임상적으로 악성 흑색종이 의심되는 병변은 완전절제가 가능한 경우는 넓게 절제하지 말고 좁은 여백*narrow margin*을 두고 절제 생검을 한다. 절제 생검이 불가능한 경우는 병변이 가장 두꺼울 것으로 예측되는 부위에서 절개 생검을 한다.

악성 흑색종을 진단한 다음에는 적정한 치료와 예후를 예측하기 위해서 정확한 병기*stage*를 파악하는 것이 중요하다. 악성 흑색종의 단계는 다른 암과 마찬가지로 원발성 종양의 두께 또는 범위(T), 림프절의 전이 범위(N) 및 원격전이(M)를 나타내는 TNM 분류를 채택하고 있다. 먼저 림프절의 전이 여부를 파악하기 위해 림프절이 만져지는가를 신체검진으로 확인하고, 현미경적 전이를 파악하기 위해서는 감시림프절 생검*sentinel lymph node biopsy*을 시행할 수도 있다. 감시림프절이란 원발성 악성 흑색종이 가장 먼저 전이되었을 가능성이 있는 림프절을 의미한다. 원격전이를 파악하기 위한 검사로는 CT, MRI, PET, 흉부 X선 촬영, 혈중 LDH치 측정 등이 있는데, 민감성과 특이성은 높지 않다.

4. 악성 흑색종의 생물학

선천성 멜라닌세포 모반 또는 악성 청색모반에서 발생한 악성 흑색종과 같이 진피에서 발생하는 악성 흑색종도 있으나, 대개의 경우 피부의 악성 흑색종은 진피-표피 경계부에 위치한 비전형적 멜라닌세포에서 시작되는데, 악성흑색점흑색종, 표재확산흑색종, 말단흑자흑색종에서는 수평적 성장기에서 수직적 성장기로 이행하는 시기를 가장 중요하게 생각한다. 처음의 수평적 성장 시기에는 원발성 흑색종이 원심적으로 성장하며, 이때 병변은 편평하고 경계가 불규칙하지만 전체적인 모양은 둥글거나 타원형이다. 수평적 성장 시기는 수 년간 지속되며 이 시기에는 병변이 거의 전이하지 않으므로 수평적 성장기에 외과적 수술을 시행하면 일반적으로 악성 흑색종을 완치시킬 수 있다.

편평하던 병변에서 국소적 결절이 나타나면 수직적 성장 시기로 이행된 것으로 간주되며, 이때에는 새로운 클론의 종양세포가 나타난 것으로 생각된다. 결절은 수평적 성장 시기에 비해 훨씬 빨리 성장하며, 종양은 결체조직을 침범하고 마침내 혈관 또는 림프관에 도달하여 전이를 일으키게 된다. 결절흑색종은 처음부터 수직적 성장을 시작하는 단일한 단계의 성장 유형을 보인다. 결절흑색종에는 수평적 성장 시기가 없는 것인지 혹은 단축된 것인지에 관하여는 논란이 많으나, 임상적으로 정상으로 보이는 피부에 결절이 발생함으로써 수평적 성장 시기를 임상적으로 관찰할 수 없다.

5. 치료

(1) 외과적 치료

원발성 피부 악성 흑색종의 표준치료법은 외과적 절제이다. 악성 흑색종의 외과적 수술 시에 종양의 경계에서 정상 피부를 어느 정도 포함하여 절제할 것인가에 관하여는 아직까지 확실한 결론이 없다. 과거에는 종양 경계에서 4cm 또는 5cm 정도의 정상 피부를 포함하여 외과적 절제를 시행하였으나, 종양이 표피에 국한된 경우는 0.5~1cm, 종양의 두께가 1mm 이하인 악성 흑색종에서는 종양의 경계에서 주위의 정상 피부를 1cm 정도 포함하면 충분하다는 것이 일반적인 견해이다. 종양의 두께가 1mm 이상인 경우에 관하여는 아직 논란이 있는데, 종양의 두께가 2mm 이상이면 적어도 종양의 2cm 정도 주위의 정상 피부를 포함해야 하며 깊이는 피하조직과 근막까지 포함하여 제거하는 것이 권장되고 있다. 실제로는 이러한 권장사항과 병변의 해부학적 위치를 고려하여 수술한다. 손발톱 밑에 발생한 악성 흑색종의 경우는 손가락 또는 발가락을 절단하게 되는 경우가 많다.

원발병소 주위 림프절로의 전이가 임상적으로 증명되지 않은 환자들의 경우, 원발병소 절제 시 추가적으로 감시림프절 생검을 시행하는 것이 도움이 되는지에 대한 임상연구가 현재 계속 진행되고 있다. MSLT-1 3상 임상연구에서는 1.2~3.5mm의 두께를 가진 흑색종 환자들을 대상으로 원발병소만을 절제하는 경우와 원발병소 절제와 추가적으로 감시림프절 생검을 시행하는 경우의 치료 성적에 대하여 비교했다. 감시림프절 생검을 시행한 군에서 만약 림프절조직에서 흑색종세포가 발견된 경우에는 곧바로 완전 림프절제술을 추가적으로 시행하였다. MSLT-1 연구 결과, 감시림프절 생검을 추가적으로 시행한 경우에 원발 부위만을 절제한 경우에 비하여 5년 무병생존율*disease-free survival; DFS*이 유의하게 향상되었으나 (78% 대 73%, p=0.009), 생존기간*overall survival; OS*의 증가를 보이지는 못했다. 감시림프절 생검을 시행한 환자군 내에서는 감시림프절에서 종양이 발견된 경우 예후가 더욱 불량했다. 림프절전이가 있었던 환자들만을 따로 분석했을 때, 감시림프절 생검에서 림프절전이가 발견되어 완전 림프절 절제를 즉시 시행받은 환자들은 감시림프절 생검을 하지 않고 경과 관찰 중에 임상적으로 림프절전이가 발견된 후 림프절절제술을 받은 환자들보다 생존기간이 길었다. 결론적으로, MSLT-1 연구는 원발 병소절제술 후 감시림프절 생검을 추가적으로 시행하는 경우에 원발 병소절제술만 시행하는 경우보다 생존기간이 향상된다는 증거를 보여주진 못하였지만, 감시림프절 생검이 환자의 예후를 예측하는 데 도움을 주며, 감시림프절 생검을 통하여 림프절전이가 확인될 경우 즉시 완전 림프절 절제를 시행함으로써 환자의 예후를 향상시킬 가능성이 있음을 시사한다. MSLT-1 연구에 이어 현재 진행 중인 MSLT-2 연구에서는 이미 감시림프절 생검에서 림프절전이가 발견된 환자들을 대상으로 추가적인 완전 림프절절제술을 시행하는 경우와 단순 관찰을 하는 경우의 치료 성적 차이를 분석하기 위한 무작위 비교 임상시험을 진행하고 있다.

위와 같은 연구 결과를 살펴본다면, 진료 현장에서 림프절전이가 임상적으로 의심되지 않는 모든 악성 흑색종 환자들을 대상으로 감시림프절 생검을 시행할 것인지에 대한 확실한 정답은 현재 없는 실정이라고 할 수 있다. 흔히 인용되고 있는 미국의 NCCN(National Comprehensive Cancer Network) 임상진료 가이드라인에서는 원발 부위 병소절제술을 시행할 때 감시림프절 생검을 추가적으로 시행하는 것을 선택 가능한 치료법으로 제시하고 있으며, 이에 대한 정보를 환자에게 알려줄 것을 권고하고 있다. 만약 감시림프절 생검을 통해 림프절전이가 발견되면 통상적인 진료 상황에서는 완전 림프절 절제를 추가적으로 시행할 것을 권고하고 있으며, 적절한 임상시험이 있는 경우 이에 참여하여 완전 림프절절제술의 대안적 치치(MSLT-2 연구에서처럼 면밀한 관찰을 시행하는 경우 등)를 고려해볼 수도 있다.

반면에 감시림프절 생검을 통해서가 아닌 신체검진이나 영상 등을 통하여 임상적으로 림프절전이가 확인된 경우의 표준치료법은 원발 병소 절제와 동시에 완전한 림프절 절제를 시행하는 것이다.

(2) 화학요법제의 국소 관류

악성 흑색종이 한쪽 팔이나 다리에 다발성으로 발생하여 수술이 불가능한 경우, 화학요법제를 혈관을 통하여 관류시킬 수 있다. 고용량의 항암제를 전신적 독성이 적은 방법으로 사용하는 국소적인 항암요법이라고 할 수 있다. 그러나 이 방법은 심한 국소적 조직 손상과 부작용을 일으킬 수 있으므로, 국소 관류를 시행할 경우에는 이 치료법으로 얻을 수 있는 이득과 위험도를 충분히 고려한 후 시행하는 것이 필요하다.

(3) 방사선치료

악성 흑색종에 대한 방사선치료는 수술이 어려운 경우의 1차적 치료, 원발 종양 또는 국소 림프절의 절제 후 보조적 치료, 국소 림프절전이 가능성이 높은 부위의 선택적 치료, 원격전이 또는 국소재발에 대한 고식적 치료 등의 목적으로 흔히 사용된다. 1일 선량 3~8 Gy의 저분할 방사선치료*hypofractionated radiation therapy*가 흔히 적용된다. 5cm 이하의 악성 흑색종의 경우, RTOG(Radition Therapy Oncology Group)의 연구에 의하면 방사선치료 시 31%의 완전관해율을 보였다.

(4) 수술 후 보조치료*adjuvant treatment*

1) 고용량 인터페론-α

고용량 인터페론-α 2b가 수술 후 보조치료제로서 얼마나 효능이 있는지 알아보기 위한 3개의 무작위 3상 연구가 완전절제가 이루어진 피부흑색종 환자들을 대상으로 진행되었다.

ECOG 1684 연구에서는 병기 IIB(두께 4.0mm 이상이며 림프절전이는 동반되지 않음) 또는 병기 III(국소 림프절 또는 in transit 전이가 동반된 경우) 환자들이 포함되었는데, 중간 추적 관찰기간이 6.9년인 시점에서는 무재발 생존기간*relapse-free survival; RFS*(중앙값 1.72년 대 0.98년, $p=0.0023$) 및 생존기간(중앙값 3.82년 대 2.78년, $p=0.0237$)이 모두 통계적으로 유의하게 향상되었으나, 중간 추적 관찰기간이 12.6년으로 더 연장된 시점에서는 무재발 생존기간 향상은 지속되었으나($p=0.02$), 생존기간 향상은 더 이상 관찰되지 않았다($p=0.18$). ECOG 1684 연구보다 더 많은 환자들이 등록된 ECOG 1690 연구에서도 무재발 생존기간의 향상은 보였으나, 생존기간의 향상은 관찰되지 않았다. ECOG 1694 연구는 완전절제가 이루어진 환자들을 대상으로 고용량 인터페론-α 2b와 실험적인 백신의 효능을 비교했는데, 인터페론을 투약받은 환자들에서 백신을 투약받은 환자들보다 의미 있는 무재발 생존기간과 생존기간의 향상이 관찰되었다. 하지만 ECOG 1694 연구는 고용량 인터페론 치료에 대한 대조군이 단순 관찰군이 아닌 백신 치료군이었으므로, 고용량 인터페론 치료의 효과를 명확히 알려준다고 볼 수는 없다. ECOG 1684와 1690 연구에 포함된 환자들의 자료를 합하여 시행한 분석에서도 마찬가지로 고용량 인터페론 치료를 통한 무재발 생존기간의 향상이 관찰되었으나 생존기간의 향상은 관찰되지 않았다.

미국의 NCCN 가이드라인에서는, 완전 제거가 시행된 환자들 중 흑색종의 병기가 IIB, IIC 및 III인 경우에 고용량 인터페론-α 2b 요법을 고려해볼 수 있다고 기술하고 있다. 앞에서 언급한 바와 같이 고용량 인터페론 요법이 무재발 생존기간 향상은 가져왔지만 생존기간의 향상을 일관적으로 보여주지는 못했으므로, 이에 대한 정보를 환자에게 충분히 설명하고 치료를 통한 잠재적 이득 및 손해(부작용)에 대하여 충분히 알린 후 치료 여부를 결정하도록 권하고 있다. 만약 환자가 인터페론 치료를 받지 않기로 결정한 경우에는, 별다른 치료 없이 주기적 경과 관찰을 하거나 수술 후 보조치료에 대한 새로운 임상시험에 등록하여 치료를 받도록 권고하고 있다. 병기가 제자리*in situ* 상태이거나 IA인 경우에는 보조치료가 전혀 추천되지 않으며, 병기가 IB 또는 IIA인 경우에는 경과 관찰만 하든지 또는 보조치료에 대한 새로운 임상시험이 있는 경우 이에 등록시킬 것을 권고하고 있다. 인터페론의 독성으로는 몸살증상, 근육통, 두통, 고열, 오한, 식욕부진, 활동성 장애, 백혈구감소증, 혈청 트랜스아미 증가 등이 관찰될 수 있다.

2) 기타

고용량 인터페론 요법 외에 다른 생물학적 요법, 항암화학요법 또는 면역요법이 수술 후 보조치료로 시행된 경우 재발을 줄이거나 생존기간을 연장시킨다는 증거는 현재까지 없다. 중등도 용량 및 저용량 인터페론 치료법은 고용량 인터페론 요법에 비해 별다른 효능을 입증하지 못했다.

(5) 전이성 흑색종의 치료

1) 생물학적 약제

면역체계가 흑색종의 발병 기전에 관련이 있다는 사실이 알려져 있어 여러 종류의 생물학적 약제들이 전이성 흑색종의 치료에 시도되었다. 이 중 가장 많이 사용되고 있는 것은 인터페론-α와 인터루킨-2*interleukin-2*이며, 그 밖에 각종 단클론항체와 능동 면역요법 등이 연구되고 있다.

① 인터페론-α

재조합 인간 인터페론-α는 흑색종에 대한 항암효과가 있는 것으로 알려져 있다. 반응률은 약 15%로서 다른 항암제와 마찬가지로 대부분 피부, 피하조직, 림프절, 폐의 전이에 양호한 반응을 나타내며 완전반응은 5% 정도이다. 인터페론-α 치료는 다른 치료제와 비교해서 반응이 나타나는 기간이 상당히 지연될 수 있다는 점이 특이하다. 적정 용량은 확정된 것이 없으나 일반적으로 고용량 사용 시 완전반응이나 반응 지속기간이 연장되는 경향이 있다. 투여 횟수는 단속성, 간헐성 투여보다 매일 혹은 1주에 3번 투여하는 것이 효과가 좋다. 독성으로는 몸살증상, 근육통, 두통, 고열, 오한, 식욕부진, 활동성 장애, 백혈구감소증, 혈청 트랜스아민 증가 등이 관찰되나 치료의 중단으로 극복될 수 있다. 인터페론-α는 기타 항암제나 면역제제와 복합하여 치료가 시도되고 있다.

② 인터루킨-2

인터루킨-2는 전이성 흑색종에 대하여 1998년에 미국 식품의약국(FDA)의 승인을 받았다. 고용량 정맥 내 인터루킨-2 요법은 12～21%의 반응률을 보이는데, 심한 부작용이 동반될 수 있음에도 불구하고 일부의 환자(약 6%)에서는 장기간 지속되는 완전관해를 달성할 수 있다. 고용량의 인터루킨-2에 의한 부작용은 매우 심해 핍뇨, 폐부전, 중추신경계 이상, 부정맥, 저혈압 및 드물지만 심근경색증 등이 발생할 수 있다. 이 부작용들은 신경계 이상을 제외하고는 급속히 호전되는데, 치료에 의한 사망률은 1～2%로 대부분 심근경색증이나 중심도관 감염에 의한 패혈증이 사망 원인이었다. 따라서 고용량 인터루킨-2 주사를 투약하는 경우에는 환자의 상태 변화에 대한 세심한 모니터링 및 응급상황 발생 시 적절하고 신속한 대응이 필수적이다.

2) 항암화학요법

전이성 흑색종에 효능을 보인 세포독성 항암제에는 다카바진*dacarbazine*, 테모졸로마이드*temozolomide*, 백금 유사체*platinum analogs*, 니트로소우레아*nitrosourea* 및 미세관에 작용하는 약제*tubular toxin* 등이 있다.

① 단일 약제를 이용한 항암화학요법

DTIC로도 불리는 다카바진은 전이성 흑색종에서 단일 약제로서 가장 효능을 보이는 약제 중 하나로, 단일 약제로서의 반응률이 8～20% 정도이다. 특히 피부, 피하조직, 림프절, 폐가 침범된 환자에서 양호한 반응을 보이나, 간, 뼈 및 뇌에 전이된 환자에서는 불량한 성적을 나타낸다. 종양 반응의 정도는 대부분의 경우 부분관해를 보이며, 반응 유지기간은 4～6개월 정도이다. 흑색종에 대한 새로운 치료요법이 개발되어 임상시험을 시행하게 되는 경우에 비교를 위한 대조군으로 다카바진 단독치료군이 흔히 사용된다. 다카바진 단독으로 치료받은 환자들을 장기간 추적 관찰할 경우 6년 이상 생존하는 경우는 전체 환자의 2% 미만에 지나지 않는다. 다카바진은 환자들이 일반적으로 잘 감내하며, 주된 부작용은 구역, 구토에 국한된다.

테모졸로마이드는 다카바진의 유사체로서, 생리적 pH에서 MTIC로 분해되는데, 이는 다카바진의 활성대사체*active metabolite*에 해당된다. 테모졸로마이드는 다카바진과는 달리 경구로 투약되며, 뇌혈관 장벽*blood brain barrier*을 통과한다. 전이성 흑색종 환자 305명을 대상으로 시행한 3상 연구에서 테모졸로마이드는 다카바진과 비교하여 종양의 무진행 생존기간*progression-free survival; PFS*(중앙값 1.9개월 대 1.5개월, p＝0.012)을 통계적으로 유의하게 향상시켰으나, 생존기간을 유의하게 연장시키지는 못했다(7.7개월 대 6.4개월).

니트로소우레아 계통의 약제에는 카르무스틴*carmustine*(BCNU), 로무스틴*lomustine*(CCNU), 세무스틴*semustine*(methyl-CCNU) 등이 포함된다. 반응률은 13～18%이며, 혈액학적 독성 및 탈모가 DTIC보다 심하고 누적효과가 있다. 양호한 반응을 나타내는 부위는 DTIC와 유사한 피부, 피하조직, 림프절, 폐 등이며, 이 약제들은 지용성이므로 뇌전이에 대한 예방 및 치료에 효과적일 것이라고 기대된 것과는 달리 중추신경계의 병변에 의미 있는 효과를 보이지는 못했다.

흑색종에 항암효과가 있다고 알려져 있는 기타 약물로는 시스플라틴과 카보플라틴*carboplatin*과 같은 백금 유사체 약물들, 빈데신*vindesine*, 빈크리스틴*vincristine* 및 빈블라스틴*vinblastine*과 같은 빈카 알칼로이드*vinca alkaloid* 계통의 약물들, 미세관 연결을 강화시키는 탁산*taxane*의 일종인 파클리탁셀*paclitaxel* 등을 들 수 있다. 이 중 시스플라틴과 빈카알칼로이드 계통의 약물은 흑색종에 대한 복합화학요법에 널리 사용되고 있다. 파클리탁셀은 1차 치료에 실패한 흑색종 환자들에서 2차 또는 3차 약제로서 단독요법 또는 타목시펜*tamoxifen*이나 카보플라틴과 같은 다른 약제와의 복합요법을 통하여 중등도의 효능을 보였다.

② 복합항암화학요법

전이성 흑색종 환자들을 대상으로 한 초창기 연구에서, CVD 요법(다카바진, 빈블라스틴 및 시스플라틴의 복합항암화학요법*combination chemotherapy*) 및 다트머스*Dartmouth* 용법(다카바진, 카르무스틴, 시스플라틴 및 타목시펜의 복합항암화학요법)을 사용하는 경우 기존의 단일 약제 치료법보다 종양의 반응률이 높아진다고 보고된 바 있다. 하지만 이런 반응률의 상승이 무진행 생존기간 또는 생존기간의 연장으로 연결되지는 않는 것이 확인되었다. 240명의 환자가 등록되어 다카바진 단독요법과 다트머스 복합항암화학요법의 차이를 비교한 3상 임상연구에서, 다트머스 용법이 다카바진 단독에 비하여 종양의 반응률을 상승시키는 경향을 보였으나(19% 대 10%, p=0.09), 양 군의 생존기간은 모두 7개월로 아무런 차이가 없었다. 반면 복합항암화학요법을 사용할 경우 단일 약제요법보다 독성이 증가하게 되므로 사용에 신중을 기해야 할 것이다.

③ 생물학적 약제와 항암화학요법의 병용

인터페론과 인터루킨 같은 생물학적 약제들이 전이성 흑색종에서 효능을 보였기 때문에 이들을 항암화학요법과 병용하여 치료하는 방법에 관하여 많은 연구들이 진행되었다. 많은 무작위 배정 3상 연구가 이루어졌으나, 독성이 증가되는 경우가 많은 반면에 생존기간의 연장을 보여주지는 못했다. 대규모의 환자를 포함한 메타분석에서 생물학적 약제와 항암화학요법을 병용한 치료를 받은 경우와 생물학적 약제를 사용하지 않고 항암화학요법만을 시행한 경우를 비교해보았을 때, 종양반응률의 증가는 보였으나, 생존기간의 향상을 보여주지 못함이 확인되었다. 따라서 통상적인 진료 현장에서 전이성 흑색종 환자들을 대상으로 생물학적 약제와 항암화학요법을 병용하여 사용하는 것은 권고되지 않으며, 일부 선택적인 환자들(예컨대 증상이 있거나 종양의 진행이 빨라서 치료에 대한 빠른 종양 반응이 필요한 경우)에서 고려해볼 수 있을 것이다.

④ 새로운 약제들

오블리머센*oblimersen*은 세포자멸사*apoptosis*를 억제하는데 중요한 Bcl-2 단백질을 비활성화시키는 안티센스 올리고핵산염*antisense oligonucleotide*이다. 이전에 치료받지 않은 771명의 전이성 흑색종 환자들을 대상으로 2개의 군(다카바진과 오블리머센 병용치료군 대 다카바진 단독군)으로 나누어 비교하는 3상 연구가 시행되었는데, 다카바진과 오블리머센 병용치료군이 다카바진 단독치료군에 비하여 통계적으로 유의하게 높은 종양반응률(14% 대 8%)과 연장된 무진행 생존기간(2.6개월 대 1.6개월)을 보였다. 하지만 생존기간은 연장 경향을 보이기는 했으나 통계적으로 유의하지는 않았다(9.0개월 대 7.8개월, p=0.08). 임상시험 연구자들은 하위집단분석*subgroup analysis*을 통하여 혈중 젖산탈수소효소*lactic dehydrogenase; LDH*가 정상인 흑색종 환자들에서는 생존기간이 연장됨(11.4개월 대 9.7개월, p=0.02)을 보여주었다. 이를 확증하기 위하여 혈중 LDH 수치가 정상인 전이성 흑색종 환자들만을 대상으로 오블리머센과 다카바진 병용치료의 효능을 확인하는 추가적 3상 연구가 현재 진행되고 있다. 오블리머센은 아직 미국 FDA의 승인을 받지 못한 상태이다.

최근에 2개의 새로운 약제가 3상 임상시험을 통해 효능이 입증되어 미국 FDA의 승인을 받았다. 첫 번째 약제는 세포 내 BRAF 키나아제의 활성 돌연변이*activating mutation*를 억제해주는 것으로 알려진 베무라페닙*vemurafenib*이다. 서양의 경우 전이성 흑색종 환자의 약 45%에서 *BRAF* 유전자를 활성화시키는 돌연변이(V600E)가 발견된다. 베무라페닙은 V600E 돌연변이가 동반된 BRAF 단백질을 억제하는 작용을 한다. 최근 BRAF의 V600E 돌연변이를 가졌고 기존에 다른 항암화학요법을 시행받지 않았던 675명의 전이성 흑색종 환자들이 등록된 3상 임상시험에서 베무라페닙은 다카바진에 비하여 종양의 무진행 생존기간 및 환자의 생존기간을 의미 있게 향상시켰음이 증명되었다. 두 번째 약제는 CTLA-4(cytotoxic T-lymphocyte antigen-4)라고 불리는 면역 수용체를 차단하는 단클론 항체인 이필리무맙*ipilimumab*이다. 이필리무맙은 2개의 3상 임상시험을 통하여 효능이 입증되었는데, 그중 한 임상연구에서는 기존에 다른 항암치료를 시행받지 않았던 전이성 흑색종 환자들을 대상으로 이필리무맙과 다카바진의 복합 항암화학요법과 다카바진 단독요법을 비교했다. 이 연구에는 502명의 환자들이 포함되었는데, 이필리무맙과 다카바진 복합요법군 환자들의 생존기간이 다카바진 단독요법군 환자들보다 의미 있게 연장됨이 확인되었다(중앙 생존기간 11.2개월 대 9.1개월, p<0.001). 이필리무맙은 T세포를 활성화시키므로 면역 관련 반응이 부작용으로 발생할 가능성이 높아 주의가 요구된다. 특히 자가면역질환을 가진 환자들이 심각한 부작용을 겪을 가능성이 높은 것으로 알려져 있으며, 설사가 부작용으로 흔히 발생하였다.

그 외에도 여러 새로운 약제들이 전이성 흑색종 환자들을 대상으로 활발히 임상시험되고 있다.

3) 수술적 치료

비록 전이가 동반된 IV기 또는 재발성 흑색종 환자라 할지라도, 병변의 범위가 국한되어 있는 경우에는 수술적 치료(전이절제술)를 고려할 수 있다.

6. 예후

악성 흑색종의 병기가 진행될수록 예후는 나쁘다. 즉, 국소 림프절에 전이가 발생하면 다른 종양과 마찬가지로 전이된 림프절이 많을수록 예후가 불량하며, 전신에 원격전이가 발생하면 예후는 더욱 나쁘다. 임상적 인자로서 환자의 연령, 성별, 병변의 발생 부위, 병변의 육안적 소견 등이 거론된 바 있는데, 여성의 예후가 약간 좋다는 것이 인정될 뿐 나머지는 큰 의미가 없는 것으로 간주된다. 악성 흑색종이 피부에 국한된 I 또는 II 병기의 경우, 예후를 결정하는 가장 중요한 것은 병리조직 표본의 종양의 두께이다. 종양의 두께를 측정하는 방법으로 서양에서 널리 인정되는 것은 브레슬로우*Breslow*의 두께 측정이다. 이 방법은 H&E 염색 표본에서 표피의 과립 세포층으로부터 종양세포가 가장 깊게 침윤된 곳까지의 두께를 재는 것으로, 종양의 두께가 깊을수록 환자의 생존율은 낮아진다. 종양의 침윤 정도를 측정하는 또 다른 방법으로 클라크 등급*Clark level*이 있는데, 이것은 종양의 침윤 정도를 5가지 등급으로 나누어 ① I등급: 종양세포가 표피에 국한된 경우, ② II등급: 종양세포가 유두진피를 침범한 경우, ③ III등급: 종양세포가 유두진피를 모두 채우고 망상진피를 막 침범하려는 경우, ④ IV등급: 종양세포가 망상진피를 침범한 경우, ⑤ V등급: 종양세포가 피하지방층을 침범한 경우로 분류하고 있다. 클라크 등급은 병리조직 표본을 검경하는 사람에 따라 견해가 다를 수 있다는 단점이 있다. 우리나라에서는 대부분 악성 흑색종이 많이 진행된 다음에 발견되므로 브레슬로우의 두께 측정이 거의 적용되지 못하고 있어서 일반적으로 병리보고서에는 클라크 등급으로 표시되고 있다. 그 밖에 병리표본에서 종양의 궤양이 발견되거나 분열하는 종양세포가 많으면 예후가 불량한 것으로 알려져 있다.

참고문헌

1. 김동현, 권인호, 조광현. 피부 악성종양의 통계적 고찰(2001~2005). 대한피부과학회지 2008;46(12):1581-1587.
2. 박경덕, 이석종, 이원주, 김도원, 정호윤, 조병채. 피부 악성 흑색종의 임상 및 병리조직학적 소견. 대한피부과학회지 2007;45:149-158.
3. 신정현, 조소연, 황규광, 함정희. 최근 15년간(1984~1988년) 피부 악성종양의 역학적 고찰. 대한피부과학회지 1999;37(12):1743-1751.
4. 전지선, 윤숙정, 이지범, 김성진, 원영호, 이승철. 최근 20년(1987~2006)간 광주, 전남 지역에 발생한 피부 악성 종양 1,430예에 관한 통계적 고찰. 대한피부과학회지;47(6):667-673.
5. 조광현. 악성흑색종. 대한의학협회지 1993;36:387/
6. 조광현, 윤호준, 최종원, 김미선, 김연경, 문상은 등. 손가락, 발가락에 발생한 피부의 편평세포암. 대한피부과학회지 2005;43:60-66.
7. Bedikian AY, Millward M, Pehamberger H, Conry R, Gore M, Trefzer U; Oblimersen Melanoma Study Group. Bcl-2 antisense(oblimersen sodium) plus dacarbazine in patients with advanced melanoma: The Oblimersen Melanoma Study Group. J Clin Oncol 2006;24:4738-45.
8. Chapman PB, Einhorn LH, Meyers ML, Saxman S, Destro AN, Panageas KS, et al. Phase III multicenter randomized trial of the Dartmouth regimen versus dacarbazine in patients with metastatic melanoma. J Clin Oncol 1999;17:2745-51.
9. Crowson AN. Basal cell carcinoma: Biology, morphology and clinical implications. Mod Pathol 2006;19 suppl 2:S127-S147.
10. Flaherty KT, Puzanov I, Kim KB, Ribas A, McArthur GA, Sosman JA, et al. Inhibition of mutated, activated BRAF in metastatic melanoma. N Engl J Med 2010;363:809-819.
11. Guthrie TH Jr, Porubsky ES, Luxenberg MN, Shah KJ, Wurtz KL, Watson PR. Cisplatin-based chemotherapy in advanced basal and squamous cell carcinomas of the skin: results in 28 patients including 13 patients receiving multimodality therapy. J Clin Oncol. 1990;8:342-6.
12. Kirkwood JM, Manola J, Ibrahim J, Sondak V, Ernstoff MS, Rao U; Eastern Cooperative Oncology Group. A pooled analysis of eastern cooperative oncology group and intergroup trials of adjuvant high-dose interferon for melanoma. Clin Cancer Res 2004;10(5):1670-7.
13. Lever WF. Pathogenesis of benign tumors cutaneous appendages and of basal cell epithelioma. Arch Dermatol Syphilol 1948;57:679.
14. Mackie RM. Skin cancer. 2nd ed., London: Martin Dunitz, Ltd., 1996, p.182.
15. Middleton MR, Grob JJ, Aaronson N, Fierlbeck G, Tilgen W, Seiter S, et al. Randomized phase III study of temozolomide versus dacarbazine in the treatment of patients with advanced metastatic malignant melanoma. J Clin Oncol 2000;18:158-66.
16. Morton DL, Thompson JF, Cochran AJ, Mozzillo N,

Elashoff R, Essner R, et al; MSLT Group. Sentinel-node biopsy or nodal observation in melanoma. N Engl J Med 2006;355:1307-17.
17. NCCN Clinical Practice Guidelines in Oncology 2010. Available from: http://www.nccn.org.
18. Paek SC, Sober AJ, Tsao H, et al. Cutaneous melanoma. In: Wolff K, Goldsmith LA, Katz SI, Gilchrest BA, Paller AS, Leffell DJ, eds. Fitzpatrick's Dermatology in General Medicine, 7th ed. New York: McGraw-Hill;2008. p.1134-57.
19. Pfeiffer P, Hansen O, Rose C. Systemic cytotoxic therapy of basal cell carcinoma: a review of the literature. Eur J Cancer 1990;26:73-77.
20. Robert C, Thomas L, Bondarenko I, O'Day S, M D JW, Garbe C, et al. Ipilimumab plus dacarbazine for previously untreated metastatic melanoma. N Engl J Med 2011;364:2517-2526.
21. Sasse AD, Sasse EC, Clark LG, Ulloa L, Clark OA. Chemoimmunotherapy versus chemotherapy for metastatic malignant melanoma. Cochrane Database Syst Rev 2007;CD005413.
22. Tada M, Miki Y. Malignant skin tumors among dermatology patients in university hospital of Japan. A statistical survey 1971-1975. J Dermatol 1984;11:313.

15

중추신경계 종양

정희원 / 박철기 / 김일한

I. 총론

중추신경계 종양이란 뇌-척수 조직이나 이를 싸고 있는 막으로부터 발생하는 원발성 종양*primary neoplasm*과 두부나 척추에서 멀리 떨어진 부위에서 뇌-척수나 경막으로 전이된 2차성 종양*secondary neoplasm*을 총칭하여 일컫는 말이다. 두개골 및 두피 등 중추신경계 주변 구조물에서 발생한 종양도 넓은 의미의 중추신경계 종양에 포함시키기도 한다. 중추신경계 종양은 뇌-척수 실질이나 뇌실 내에서 발생한 축내 종양*intraaxial tumor*과, 수막종*meningioma*, 뇌하수체종양*pituitary tumor*, 신경초종*schwannoma*처럼 지주막하 공간이나 뇌막에 발생한 축외 종양*extraaxial tumor*으로 나누는 분류가 진단 및 치료에 흔히 이용된다. 뇌종양은 조직학적으로 양성 또는 악성으로 구분이 가능하지만, 양성일지라도 주위로 침윤하는 양상이 흔하고, 악성일지라도 다른 신체 부위로의 전이가 적은 등 다른 부위의 고형암들과는 다른 특성을 나타낸다.

1. 발생 빈도

원발성 중추신경계 종양의 발생 빈도는 외국 통계의 경우 연간 인구 10만 명당 18.16명이며, 그중 39.6%가 악성종양이다. 수치 전체 악성종양의 2% 미만을 차지하고 있으나, 15세 미만의 연령군에서는 전체 악성종양의 20~40%로서 림프-조혈계에 이어 두 번째로 발생 빈도가 많다. 우리나라는 원발성 중추신경계 종양의 발생 빈도가 외국보다 낮아 연간 인구 10만 명당 11.69명이며, 악성종양의 빈도도 30.7%이다. 소아 연령의 원발성 중추신경계 종양 발생 빈도는 한국의 경우 연간 10만 명당 3.63명인데, 20세 이후 나이에 비례해 증가하는 경향을 보이고 45세 이후에 급격히 증가한다(그림 15-1). 소아 연령에 많이 발생하는 종양으로 대표적인 것은 수모세포종*medulloblastoma*, 생식세포종양*germ cell tumor*, 털모양별아교세포종*pilocytic astrocytoma* 등이며, 주로 성인 연령에서 발생하는 종양은 수막종*meningioma*, 뇌하수체선종*pituitary adenoma*, 신경초종, 교모세포종*glioblastoma* 등이다. 조직학적 진단을 기준으로 볼 때 외국과 한국 모두 수막종이 가장 흔한 원발성 중추신경계 종양이지만 분포는 차이가 있다(〈표 15-1〉). 외국은 수막종을 제외하면 교모세포종, 뇌하수체선종, 신경초종 순으로 발생 빈도를 보이는 반면, 한국은 뇌하수체선종, 신경초종, 교모세포종 순이다.

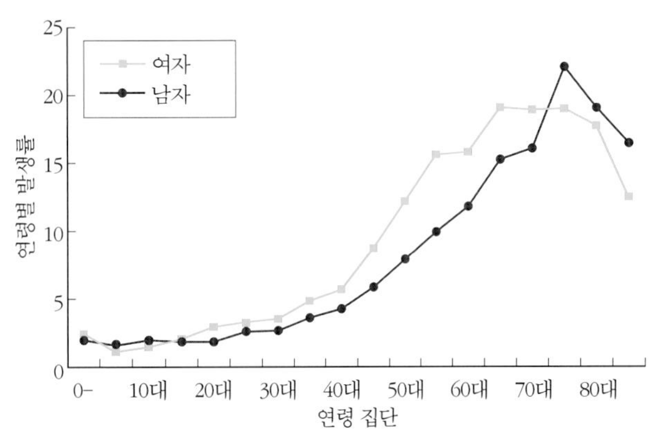

그림 15-1. 연령별 원발성 뇌종양 발생 빈도

표 15-1 원발성 중추신경계 종양의 빈도

종류	외국 통계*	국내 통계†
신경상피종양*neuroepithelial tumors*	30%†	19%
수막종*tumors of meninges*	33%	31%
뇌하수체종양*tumors of sella*	12%	16%
신경초종*cranial & spinal nerve tumor*	9%	11%
림프종 *lymphoma*	3%	2%
기타	13%	21%

* Central Brain Tumor Registry of the United States, 2004~2005
† Korea Central Cancer Registry and Brain Tumors Registration Committee, 2005

표 15-2 뇌종양과 관련 있는 전암유전자

유전자	염색체 위치	활성화 기전
EGFR	7p12	증폭, 재배열
PDGFR-A	5q31-q32	증폭, 재배열
bFGF	4q25	과발현
IGF-1/IGF-1R	12q23;15q26.3	과발현
ros-1	6q22	과발현
H-ras, N-ras	11p15;1p13	과발현, 점돌연변이
c-myc, N-myc	8q24;2p23-p24	증폭
gli	12q13-q14	증폭
met	7q31	과발현
gsp	20q12-q13.2	점돌연변이

2. 발생 원인

암의 유발에서 주된 역할을 하는 유전자군은 전암유전자*protooncogene*와 종양억제유전자*tumor suppressor gene*의 두 가지가 있다. 이 유전자들은 정상적으로는 세포가 성장하고 분열하는 복잡한 과정을 조율하는 기능을 하는데, 전암유전자는 성장과 분열을 촉진하고, 종양억제유전자는 이를 억제한다. 정상조직에서는 두 유전자군이 균형과 조화를 잘 이루고 있으나, 전암유전자가 돌연변이가 되면 암유전자*oncogene*가 되어 성장 촉진 단백질을 과다 생성하거나 활성이 높은 단백질을 생성하여 세포의 과도한 증식을 유발하게 된다(〈표 15-2〉). 이와 반대로 종양억제유전자는 돌연변이에 의해 비활성화되어 적절치 못한 생장을 억제하는 단백질이 세포 증식을 제동하는 역할을 하지 못하게 된다. 종양억제유전자에 대한 연구 결과는 1969년 해리스*Harris* 등이 처음 발표했으나 주목을 받지 못하다가 1989년 *p53*이 종양억제유전자임이 밝혀지고 나서 이에 관한 연구가 활성화되었다. 현재까지 밝혀진 종양억제유전자는 16개 정도이며, 이들 중 뇌종양과 관련된 종양억제유전자는 9개 정도이다(〈표 15-3〉).

표 15-3 뇌종양과 관련 있는 종양억제유전자

유전자	염색체 위치	종류
p53	17p13.1	별아교세포종, 교모세포종
NF1	17q11.2	모양세포성 별아교세포종
NF2	22q12	신경초종, 수막종
Rb1	13q14	교모세포종
CDKN2	9p21	교모세포종
PTEN	10q23.3	교모세포종
APC	5q21	수모세포종
Gorlin locus	9q31	수모세포종
MEN1 locus	11q13	뇌하수체 선종

(1) 유전자 발현의 변화

1) 신호전달 체계의 이상

많은 전암유전자는 세포의 외부에서 전달되는 증식 신호를 세포핵 내로 전달하는 단백질의 정보를 가지고 있다. 이 전암유전자들 중 하나가 돌연변이되어 신호전달 체계에 이상이 나타나면 외부의 자극 없이도 계속 세포증식 신호를 보내 세포가 과도하게 증식하게 된다. 이런 신호전달 체계는 여러 가지 경로가 밝혀져 있지만 가장 잘 알려진 것은 ras-MAPK 체계이다.

① 성장인자와 그 수용체

i) 표피성장인자*epidermal growth factor* 수용체(EGFR)

악성 교세포종에서 가장 흔히 증폭을 보이는 유전자이다. 교모세포종에서 EGFR의 증폭은 거의 대부분이 반드시 염색체 10번의 결손과 동반되는 것으로 알려져 있으며, 이 경우 염색체 17p의 결손이나 p53의 돌연변이는 일어나지 않는다.

ii) 혈소판유래 성장인자*platelet-derived growth factor; PDGF*

많은 교모세포종에서 발현되고, 수용체가 자가 성장인자로 작용한다.

iii) 기초섬유모세포 성장인자*basic fibroblast growth factor; bFGF*

정상 별아교세포에서도 발현되고, 종양세포에서는 과발현되는 맥관 형성인자인 동시에 암 유발인자이다.

iv) 인슐린유사성장인자*insulin-like growth factor 1; IGF-1*

교모세포종 세포주의 성장에 필수적이다.

v) 전환성장인자*transforming growth factor-β; TGF-β*

세포의 증식과 분화에서 복잡한 역할을 하며 교세포종의 발현에도 중요한 역할을 한다. 또한 강력한 면역억제 기능을 가지고 있어 교모세포종 환자들의 다양한 세포매개성 면역기능 이상의 원인 물질로 추정된다.

② 세포질 내 신호전달 체계의 암유전자

i) *ras*

인체 암에서 처음으로 발견된 암유전자로, 돌연변이가 일어나면 성장인자 수용체의 신호가 없어도 지속적인 성장 신호를 보내게 된다. 악성 신경교종의 71%에서 과발현된다.

ii) *NF1*

정상적으로는 ras 단백질과 길항작용을 통해 세포의 증식을 억제한다. 이 유전자는 염색체 17q11.2에 위치하며, 결함이 생기면 악성 신경교종이나 시신경 교세포종이 발병하는 것으로 알려져 있다.

iii) *PTEN*(phosphatase and tensin homologue deleted on chromosome 10, MMAC1)

염색체 10q23-24 위치의 이형 접합성의 상실이 교모세포종의 경우 약 70%에서 보고되고 있다. 이 유전자는 작용 기전과 구조가 아직 정확하게 밝혀지지는 않았으나, 신호전달 체계상의 단백질 키나아제*protein kinase*에 길항작용을 하는 인산분해효소*phosphatase*의 기능 외에 텐신*tensin*과 유사하게 세포가 조직 내에서 정상적인 위치에 존재하도록 하는 기능이 있는 것으로 보여 종양의 침윤성과 전이를 조절할 가능성이 높다.

2) 핵단백질의 변이

c-Fos, c-Jun 등은 전사 촉진인자로 알려져 있고 세포핵 내 전사인자인 Myc도 발암인자로 알려져 있으나, 이들의 기능과 작용 기전은 더 많은 연구를 통해 밝혀져야 한다.

3) 세포주기의 이상

사이클린*cyclin*과 사이클린 의존성 키나아제*cyclin-dependent kinase; CDK* 및 유전자 결함을 수리하는 기전에 일부 유전자의 변이로 인한 결함이 발생하면 정상적인 세포주기의 조절 기능이 사라지게 된다. DNA 복제와 염색체 분리에 직접 관여하는 유전자는 외부 환경과 격리되어 있고, 자동성을 가지고 있으며, 암의 발병 과정에서 돌연변이는 거의 없다고 알려져 있는 반면, G1기의 진행을 조절하는 인자는 변이되는 경우가 많다. 세포주기를 조절하는 두 개의 제한점*check point*이 있는데, 하나는 G1 제한점이고 다른 하나는 G2 제한점이다. 세포주기가 G1 제한점을 통과하는 것은 CDK들에 의해 조절되고 있으며 CDK의 억제인자로는 INK4 단백질이 알려져 있는데, INK4 단백질은 Rb 단백질을 인산화하는 사이클린 D-의존성 CDK를 억제한다. Rb 경로에 이상이 생기는 현상은 암 발생에서 매우 중요한 부분이다.

① Rb 경로

i) 사이클린 D1

염색체 11q13에 위치하고 있는 D1 locus 혹은 CCND1 유전자의 증폭이나 전위에 의해 과발현된다. 그리고 이와 결합하는 CDK4의 유전자도 신경교종을 포함한 여러 종양에서 증폭된다.

ii) p16

염색체 9p21에 위치하고 있는 CDK 억제유전자인 p16의 결손은 교세포종을 포함한 많은 종양에서 발견된다.

iii) Rb1

Rb1은 염색체 13q14에 위치한 암억제유전자로서 비활성화가 교모세포종의 20~65%에서 발견된다.

iv) CDK4

교모세포종을 포함한 몇 가지의 종양에서 증폭된다.

② p53-의존성 G1 제한점

p53은 염색체 17p13.1에 위치하며, 세포주기의 진행, 손상된 DNA의 복구, 세포자멸사*apoptosis*, 맥관 형성 억제 등 다양한 생체 과정에 관여한다. p53은 전사인자로 작용하며 CDK의 억제인자인 p21을 활성화하여 세포주기가 S기*synthesis phase*로 진행하는 것을 방지한다.

4) 세포자멸사 기전의 소실

세포에는, 유전자 조절체계에 결정적 이상이 생기거나 개체 전체의 상태를 정상으로 유지하는 데 필수적이면 스스로 죽게 하는 능동적 자살기전*apoptosis*이 있다. p53 단백질이 비활성화되면 유전적으로 결함이 심한 세포가 제거될 확률이 줄어들며 Bcl-2 단백질은 세포자멸사 체계를 무력화시킨다.

5) 텔로머레이스의 활성화

말단소체*telomere*는 세포분열의 횟수를 점검하고 복제될 수 있는 최대횟수를 제한하는 역할을 하는데, 암세포에서는 말단소체를 복제하는 효소인 텔로머레이스*telomerase*가 활성화되어 있으므로 세포가 끊임없이 증식하게 된다.

(2) 유전학적 손상의 원인

1) 방사선

전리방사선은 DNA 염기의 변화를 일으켜 돌연변이를 유발하거나, 손상 회복 능력이 있는 염기의 유도를 차단한다.

2) 화학물질

동물실험을 통해 다환식 방향족 탄화수소*polycyclic aromatic hydrocarbon*와 질소화합물*nitrous compound* 등과 같은 화학물질의 돌연변이 유발성이 알려져 있다. 역학적 연구를 통해 질소화합물이 고무 공장 직원들의 뇌종양 위험성을 증가시키고, 염화유기물*organic chloride*은 농부들의 종양 발생 위험성을 증가시킨다는 것이 밝혀졌으며, 염화비닐*vinyl chloride*과 여러 석유화합물의 위험성도 확인되었다.

3) 바이러스

바이러스의 종양 발생 기전에 대한 가설은 두 가지가 있다. 그중 하나는 바이러스의 유전자 자체에 암유전자가 있으며 이것이 숙주로 침입하여 세포 증식을 자극한다는 것이고, 다른 하나는 숙주의 유전자 속으로 바이러스의 유전자가 침투하여 세포 증식에 관여하는 유전자의 구조나 표현의 정도를 변화시킨다는 것이다. 인체에서 바이러스 감염과 중추신경계 종양의 직접적인 관계는 확인되지 않았지만 원발성 중추신경계 림프종 환자는 엡스타인-바 바이러스(EBV) 감염 비율이 높으며 종양조직 내에서 바이러스가 관찰된다. 동물실험에서 아데노바이러스*adenovirus*가 교모세포종, 수모세포종과 유사한 종양을 유발하는 것이 밝혀졌다.

4) 뇌손상

뇌손상 후 뇌세포가 다시 세포 증식기에 들어가면 종양 발생의 위험성이 증가하는 것으로 추정되지만 역학적 또는 실험적 근거는 거의 없다.

5) 면역결핍

항암제에 의한 면역억제 환자, 이식수술 후의 면역억제 환자, 선천성 면역 결핍이나 후천성면역결핍증후군(AIDS)에서 뇌종양의 발생 빈도가 높다. 최근 AIDS 환자가 증가함에 따라 원발성 중추신경계 악성 림프종의 발생이 증가하고 있다.

3. 뇌종양의 분류

뇌종양은 분류의 종류가 많고 복잡하여 세계보건기구(WHO)의 분류가 기준이 되고 있다. 2007년에 개정된 WHO의 신경계 종양 분류는 〈표 15-4〉와 같다.

표 15-4 WHO의 신경계 종양 분류(2007)

TUMOURS OF NEUROEPITHELIAL TISSUE	
Astrocytic tumours	
Pilocytic astrocytoma	9421/1
Pilomyxoid astrocytoma	9425/3
Subependymal giant cell astrocytoma	9384/1
Pleomorphic xanthoastrocytoma	9424/3
Diffuse astrocytoma	9400/3
Fibrillary astrocytoma	9420/3
Gemistocytic astrocytoma	9411/3
Protoplasmic astrocytoma	9410/3
Anaplastic astrocytoma	9401/3
Glioblastoma	9440/3
Giant cell glioblastoma	9441/3
Gliosarcoma	9442/3
Gliomatosis cerebri	9381/3
Oligodendroglial tumours	
Oligodendroglioma	9450/3
Anaplastic oligodendroglioma	9451/3
Oligoastrocytic tumours	
Oligoastrocytoma	9382/3
Anaplastic oligoastrocytoma	9382/3
Ependymal tumours	
Subependymoma	9383/1
Myxopapillary ependymoma	9394/1
Ependymoma	9391/3
Cellular	9391/3
Papillary	9393/3
Clear cell	9391/3
Tanycytic	9391/3
Anaplastic ependymoma	9392/3
Choroid plexus tumours	
Choroid plexus papilloma	9390/0
Atypical choroid plexus papilloma	9390/1
Choroid plexus carcinoma	9390/3

Other neuroepithelial tumours	
Astroblastoma	9430/3
Chordoid glioma of the third ventricle	9444/1
Angiocentric glioma	9431/1
Neuronal and mixed neuronal-glial tumours	
Dysplastic gangliocytoma of cerebellum(Lhermitte-Duclos)	9493/0
Desmoplastic infantile astrocytoma/ganglioglioma	9412/1
Dysembryoplastic neuroepithelial tumour	9413/0
Gangliocytoma	9492/0
Ganglioglioma	9505/1
Anaplastic ganglioglioma	9505/3
Papillary glioneuronal tumour	9509/1
Rosette-forming glioneuronal tumour of the fourth ventricle	9509/1
Central neurocytoma	9506/1
Extraventricular neurocytoma	9506/1
Cerebellar liponeurocytoma	9506/1
Paraganglioma of the filum terminale	8680/1
Tumours of the pineal region	
Pineocytoma	9361/1
Pineal parenchymal tumour of intermediate differentiation	9362/3
Pineoblastoma	9362/3
Papillary tumour of the pineal region	9395/3
Embryonal tumours	
Medulloblastoma	9470/3
Desmoplastic/nodular medulloblastoma	9471/3
Medulloblastoma with extensive nodularity	9471/3
Anaplastic medulloblastoma	9474/3
Large cell medulloblastoma	9474/3
CNS primitive neuroectodermal tumour(PNETs)	
CNS PNET, NOS	9473/3
CNS Neuroblastoma	9500/3
CNS Ganglioneuroblastoma	9490/3
Medulloepithelioma	9501/3
Ependymoblastoma	9392/3
Atypical teratoid / rhabdoid tumours	9508/3

TUMOURS OF CRANIAL AND PARASPINAL NERVES

Schwannoma(neurilemoma, neurinoma)	9560/0
Cellular	9560/0
Plexiform	9560/0
Melanotic	9560/0
Neurofibroma	9540/0
Plexiform	9550/0
Perineurioma	9571/0
Intraneural perineurioma	9571/0
Soft tissue perineurioma	9571/0
Malignant peripheral nerve sheath tumour(MPNST)	9540/3
Epithelioid	9540/3
MPNST with divergent mesenchymal and / or epithelial differentiation	9540/3
Melanotic	9540/3

TUMOURS OF THE MENINGES

Tumours of meningothelial cells	
Meningioma	9530/0
Meningothelial	9531/0
Fibrous (fibroblastic)	9532/0
Transitional (mixed)	9537/0
Psammomatous	9533/0
Angiomatous	9534/0
Microcystic	9530/0
Secretory	9530/0
Lymphoplasmacyte-rich	9530/0
Metaplastic	9530/0
Chordoid	9538/1
Clear cell	9538/1
Atypical	9539/1
Papillary	9538/3
Rhabdoid	9538/3
Anaplastic(malignant)	9530/3
Mesenchymal tumours	
Lipoma	8850/0
Angiolipoma	8861/0
Hibernoma	8880/0
Liposarcoma	8850/3
Solitary fibrous tumour	8815/0
Fibrosarcoma	8810/3
Malignant fibrous histiocytoma	8830/3
Leiomyoma	8890/0
Leiomyosarcoma	8890/3
Rhabdomyoma	8900/0
Rhabdomyosarcoma	8900/3
Chondroma	9220/0
Chondrosarcoma	9220/3
Osteoma	9180/0
Osteosarcoma	9180/3
Osteochondroma	9210/0
Haemangioma	9120/0
Epithelioid haemangioendothelioma	9133/1
Haemangiopericytoma	9150/1
Angiosarcoma	9120/3
Kaposi sarcoma	9140/3

Primary melanocytic lesions	
Diffuse melanocytosis	8728/0
Melanocytoma	8728/1
Malignant melanoma	8720/3
Meningeal melanomatosis	8728/3
Other neoplasms related to the meninges	
Haemangioblastoma	9161/1
LYMPHOMAS AND HAEMOPOIETIC NEOPLASMS	
Malignant lymphomas	9590/3
Plasmacytoma	9731/3
Granulocytic sarcoma	9930/3
GERM CELL TUMOURS	
Germinoma	9064/3
Embryonal carcinoma	9070/3
Yolk sac tumour	9071/3
Choriocarcinoma	9100/3
Teratoma	9080/1
Mature	9080/0
Immature	9080/3
Teratoma with malignant transformation	9084/3
Mixed germ cell tumours	9085/3
TUMOURS OF THE SELLAR REGION	
Craniopharyngioma	9350/1
Adamantinomatous	9351/1
Papillary	9352/1
Granular cell tumour	9582/0
Pituicytoma	9432/1
Spindle cell oncocytoma of the adenohypophysis	8291/0
METASTATIC TUMOURS	

4. 종양의 해부학적 위치와 임상증상의 관계

(1) 두개강내 종양

뇌종양의 임상증상은 종양이 자라는 과정에서 다음 4가지 기전에 의해 발생한다. ① 뇌피질의 자극 증상에 의한 전간 발작, ② 국소적으로 신경을 압박하여 발생되는 신경마비 증상, ③ 종양의 크기가 증가하면서 나타나는 두개강내압 상승 증상, ④ 뇌실질의 전위*displacement* 증상이다.

1) 일반적 증상 및 증후

두통은 두개강내 종양 환자에서 흔한 초기 증상이다. 식욕부진, 오심, 구토가 동반되는 경우가 많고, 아침에 잠에서 깨어난 후 더 심한 두통을 호소한다. 구토는 소아, 특히 천막하부 종양 환자에서 잘 나타난다. 성격이나 감정의 변화, 정신적 능력 저하와 집중력 저하가 나타나기도 한다. 두통과 구토, 유두부종은 두개강내압 상승 시 나타나는 3대 증상이며, 이 외에도 현기증, 정신장애, 경련, 경부 강직, 생체 징후의 변화 등이 나타난다. 두개강내압 상승은 ① 뇌종양 자체의 용적, ② 뇌부종, ③ 뇌척수액 통과 장애, ④ 정맥계의 차단, ⑤ 뇌척수액 흡수 기전의 장애 등으로 초래된다.

2) 국소적 증상

간질 환자 중 뇌종양이 원인인 경우는 10% 미만이지만, 천막상부*supratentorial* 종양을 가진 환자의 약 20%에서는 간질이 초기 증상으로 나타난다. 두개강내 종양이 있는 환자의 약 5%가 진단되기까지 10년 이상의 간질 병력을 가지고 있으며, 간질 환자의 0.74~1.7%가 두개강내 종양을 갖는다. 국소적 간질은 뇌종양에서 기인할 가능성이 높으므로 다른 원인이 밝혀지기 전까지는 종양의 가능성을 의심해야 한다. 정신운동성 간질*psychomotor seizure*, 후각 환시 현상, 미각의 변화가 있을 경우는 더욱 신빙성이 있다.

실질침윤성 종양의 분포는 해당 뇌조직의 부피에 비례하여 전두엽에서 가장 흔히 발생하고, 두정엽, 측두엽의 순서로 이어진다. 전두엽증후군은 두통, 인격 변화에서부터 반대측 반신마비까지 다양하게 발현되며, 우성 반구를 침범하면 언어장애를 동반할 수 있다.

종양이 측두엽에 위치할 때는 시야장애, 환청, 공격적 행동 등이 나타나며, 우성반구의 경우에는 명칭실어증*dysnomia*, 감각성실어증이 동반될 수 있다. 두정엽을 침범할 경우 감각장애, 시야장애가 나타나며, 우성반구의 경우 읽기·쓰기 장애, 실행증*apraxia*이 동반될 수 있다. 종양이 시상 부위를 침범할 경우 뇌실폐쇄에 의한 수두증으로 두통이 나타날 수 있으며 감각 저하, 이상 감각 등을 호소할 수 있다. 다뇨증과 다음다갈증*polydipsia*은 송과체종, 종자세포종, 두개인두종, 제3뇌실 부근의 종양 등이 시상하부를 압박할 때 발생한다. 안구의 상향 운동능력이 저하되는 증상인 파리노증후군*Parinaud syndrome*은 송과체종양 환자에서 흔히 관찰된다.

뇌간을 침범하거나 압박하는 종양은 미세한 크기의 변화(1～2mm)로도 사망이나 심각한 증상을 초래할 수 있다. 응시마비는 뇌간에 병소가 있을 경우 나타나며 대뇌피질 병소에서는 거의 볼 수 없다. 소뇌종양의 경우 중앙부위를 침범하면 보행실조*gait ataxia*, 반구 부위를 침범하면 사지의 운동실조가 나타난다. 소뇌교각부의 종양은 청력장애, 평형감각장애 등과 함께 제5, 7, 8, 9, 10, 11, 12 뇌신경마비 증상을 초래할 수 있다. 터키안장 부위*sellar turcica*의 종양은 시력 및 시야장애, 호르몬 이상에 따른 증상을 나타낸다.

3) 두개강내 종양에 의한 위급한 증상

천막 상부에 급속히 커지는 종괴가 있으면 측두엽 가장 내측에 있는 갈고리이랑*uncus*이 천막 하부로 밀려나는데(경천막탈출*transtentorial herniation*), 이때 천막절흔에서 동안신경, 후대뇌동맥 및 대뇌다리*cerebral peduncle*를 압박하여 혼수, 동공산대, 반신마비, 시야장애 등을 초래한다. 경천막탈출을 일으키는 요인으로는 종양의 성장, 종양 내 출혈, 종양 주변 부종, 저나트륨혈증이나 저삼투압증후군, 전간발작 등이 있다. 원발성 종양으로서 출혈을 잘 일으키는 종양은 교모세포종과 핍지교세포종이며, 전이성 종양으로는 폐암, 흑색종, 신세포암, 융모막암*choriocarcinoma* 등이 있다.

천막 하부 내 용적이 증가하면 뇌조직을 천막 상부로 밀 수도 있지만 대개 대공*foramen magnum*을 통하여 아래쪽으로 밀어낸다. 소뇌편도가 아래쪽으로 이동하여 연수를 압박하게 되면 경부강직, 사지의 긴장성 신장*cerebellar fit*, 호흡이상 등을 초래한다(tonsillar herniation). 대공을 통한 뇌탈출은 폐쇄성수두증에 의해서도 초래될 수 있다.

4) 뇌종양의 척수 및 기타 전이

일부 뇌종양은 지주막하*subarachnoid* 공간이나 뇌실*ventricle*로 전파된다. 이러한 증상은 수모세포종*medulloblastoma*이나 원시신경외배엽종양*primitive neuroectodermal tumor; PNET*, 원발성 중추신경계림프종에서 흔히 관찰된다. 뇌종양이 중추신경계 밖으로 전이되는 것은 흔하지 않지만 교모세포종, 수모세포종 등에서 일부 보고되고 있다. 허리 통증, 방광기능 이상 등과 같은 신경학적 증세를 동반하는 경우 뇌척수액을 통한 전이를 의심해봐야 한다.

(2) 척수종양

1) 척수강의 해부학적 특성

두개골 내면과 경막은 서로 단단히 붙어 있어서 경막 외 공간이 없는 데 비해 척추 부위는 지방 및 혈관을 포함한 경막 외 공간이 잘 발달되어 있는데, 이 공간은 척추간공*intervertebral foramen*을 통하여 종격동이나 후복강 공간과 연결되어 있다. 척추부 경막 외 종양의 대부분은 전이성 종양인데, 이 척추간공을 통하여 경막 외 공간을 침범하게 된다.

2) 척수종양의 신경학적 증상

척수종양은 국소적으로 발생 부위에 바로 미치는 영향과 척수 내의 운동, 감각통로에 영향을 미치는 말단부 영향의 두 가지 형태로 증상을 초래한다. 말단부 영향은 종양 부위보다 하부에서 신경지배를 받는 구조물들의 감각저하, 운동장애로 나타난다. 종양의 침범으로 인한 국소적 영향은 해당 부위 통증, 신경근 침범으로 나타나는 감각 및 운동장애 등을 초래한다.

5. 진단적 검사

(1) 방사선학적 검사

뇌종양의 방사선학적 검사에는 자기공명영상(MRI)과 전산화단층촬영(CT)이 주로 이용된다. MRI는 시상*sagittal* 및 관상*coronal* 단면의 영상을 쉽게 얻을 수 있고 빔 경화인공음영*beam hardening artifact*이 없기 때문에 후두와 또는 두개저부의 종양을 진단하는 데 특히 유리하며, 척수종양 진단에서도 우선적으로 사용된다. 또한 시상단면 영상을 통해 방사선치료 부위를 정하는 데도 도움이 된다. 조영증강은 조영제가 혈뇌장벽이 결손된 종양 혈관을 통해 유출되거나 혈관 분포가 많을 경우 나타나는 현상으로, 이를 이용하면 종양을 더 제대로 확인할 수 있으며 종양의 종류와 악성도를 판정하는 데도 도움이 된다.

감별 진단을 위한 1차적 분석은 종양을 위치별로 분류하여 종양의 발생 부위가 뇌실질 내인지 아니면 뇌실질 밖인지를 구별하는 것으로, CT나 MRI에서 구별할 수 있다. 경우에 따라 혈관 촬영을 시행하면 주된 유입 혈관과 혈관의 전위 소견을 통하여 감별에 도움이 될 수도 있다.

혈관조영술은 동맥류, 수막종 같은 종양이나 혈관 기형이 의심되는 경우의 혈관 분포, 두개저부 종양에서 중요 뇌혈관과의 위치 관계를 알기 위해 이용된다. 중재적 방사선시술을 통해 종양 혈관에 대한 색전술을 실시하면 종양을 쉽게 제거할 수 있다.

종양의 범위를 알 수 있는 가장 좋은 검사는 MRI이며, 가돌리늄*gadolinium* 조영증강 후의 T1 강조 영상 혹은 교종은 혈뇌장벽의 손상이 없는 경우가 있기 때문에 조영증강 범위의 밖으로 종양이 파급될 수 있다. 따라서 조영증강이 되지 않는 신경교종의 경우 T2 강조 영상에서 부종과 같이 고신호 강도를 보이는 범위를 종양의 범위로 판단할 수 있다. 그 밖에 관류*perfusion* MRI, 확산*diffusion* MRI, 확산 텐서 영상*diffusion tensor image* 등 새로운 MRI 기법이 종양의 성상 파악을 위해 이용되고 있다. 뇌종양의 발견율은 일반적으로 MRI와 CT가 비슷하지만, MRI가 CT에 비해 많은 장점이 있어 종양이 의심되는 환자에서 우선적으로 시행되고 있다. MRI의 장점은 다음과 같다. ① CT보다 민감도가 높아 CT에서 발견하기 어려운 동등음영 또는 경미한 저음영의 조영증강되지 않는 종양의 발견율이 더 높다. ② 종양 혹은 주변 부종의 파급 범위를 보다 적확히 나타낸다. ③ 조직특성화 면에서도 더 좋아서, 종양 내 낭종의 유무 및 내용물의 특성, 출혈성 괴사의 유무, 과혈관성의 유무 등을 알아내는 데 좋다. ④ 시상 및 관상 영상을 쉽게 얻을 수 있어 수술 및 방사선치료 계획의 수립에 더 큰 도움을 준다. ⑤ 조영제 주입 후 조영증강의 유무 및 정도가 CT보다 예민하다. CT가 MRI보다 좋은 점은 종양 내 석회화의 유무를 더 쉽게 알 수 있고, 두개저부에 발생한 종양의 경우 골파괴 현상을 자세하게 알 수 있다는 점이다.

뇌종양의 CT, MRI 소견은 종양의 위치, 모양, 크기, 파급 범위 및 내부 조직의 병리학적 소견(세포 밀도, 낭성 변화, 괴사, 출혈, 석회화, 과혈관성 유무 등)을 반영하므로, 정확한 영상진단을 위해서는 종양의 호발 부위, 호발 연령과 함께 병리학적 소견과 이들의 CT 음영 및 MRI 신호강도에 대한 이해가 필수적이다.

(2) 뇌종양의 대사적 영상*metabolic imaging*

CT 및 MRI만으로는 악성도나 재발 등을 정확히 판단하기 어려운 경우가 적지 않다. 그 이유는 방사선 영상진단의 기준은 주로 병변의 형태 및 신호 강도와 조영증강 정도인데, 모양의 경우 악성도에 따라 차이가 있을 수 있으나 반드시 일치하는 것은 아니며 신호 강도 및 조영증강 역시 수술이나 방사선치료 후에는 정확한 평가가 어려울 수 있기 때문이다. 즉, 이들 해부학적 영상정보가 종양의 특성을 명확하게 대변하지 못하는 경우도 있다. 이에 대한 보완책으로 동위원소를 이용한 기능적 영상 방법을 생각할 수 있는데, 탈륨*thalium*-201 및 Tc-99m MIBI가 오래전부터 종양 영상을 위해 사용되었으며, 이 밖에 In-111 옥트레오타이드*octreotide* 및 I-123 티로신*tyrosine* 등도 연구되어왔다. 또한 최근에는 다양한 양전자 방출체를 이용한 양전자단층촬영(PET)이 종양학 분야에 도입되어 악성종양의 재발 및 방사선치료 후의 괴사와의 감별 등에서 좋은 결과를 보이고 있다. FDG는 현재 PET 영상을 위하여 가장 널리 사용되는 양전자 방출체로서 세포의 당대사를 반영하는 영상을 얻을 수 있다. 종양세포의 에너지 대사의 차이를 이용하여 진단을 시도하는 FDG PET가 가장 흔히 사용되는 방법의 한 축이라고 한다면, 다른 한편으로 종양의 증식 자체를 비교 대상으로 이용할 수 있다. 이와 관련해서는 아미노산 섭취, 단백질 합성 혹은 DNA 합성 등을 이용할 수 있는데, 각각의 단계에 따라 해당되는 물질인 C-11-메티오닌*methionine*, C-11-티로신 그리고 C-11-티미딘*thymidine* 및 F-18 플루오로데옥시우리딘*fluorodeoxyuridine* 등의 양전자 방출체를 사용하면 이와 같은 검사가 가능하다.

(3) 종양표지자와 뇌척수액 검사

적혈구증가증은 혈관모세포종 환자의 일부에서 나타나며, 호르몬을 분비하는 뇌하수체 선종은 혈중 호르몬수치가 진단과 경과 관찰에 도움이 된다. 생식세포종양 중에서 영양세포는 융모막 성선자극 호르몬(β-HCG)을, 난황낭은 태아단백질(α-FP)을 분비한다. 뇌척수액 세포검사는 지주막하 공간으로 잘 전이되는 수모세포종, 뇌실막세포종, 맥락유두암, 생식세포종 환자의 추적검사에 유용하다.

6. 치료

(1) 수술적 치료

수술은 종양의 부피를 가장 신속하게 감소시킬 수 있으며 병리조직학적 검사에 필요한 검체를 충분히 얻을 수 있다. 수술의 목적은 완전 적출이 가능한 경우에는 완치를 기대하는 것이고, 이것이 불가능하다면 종양의 부피를 줄여 두개강내압과 종양 부하*tumor burden*를 감소시키는 것이다. 중심선 부위 심부, 즉 뇌교나 뇌량의 신경교종, 우성반구 심부의 종양, 미만성인 종양 등 수술적 제거가 바람직하지 않은 경우에는 정위적 조직생검*stereotactic biopsy*

이 유용하다. 국소마취하에 천공술*trephination*을 시행하면 정확히 원하는 위치의 조직검사가 가능하다.

종양이 발생한 위치가 기능적으로 중요한 부위인 경우 수술 중 뇌파나 유발전위를 감시하여 수술에 따른 손상으로부터 뇌를 보호하며 안전하게 수술할 수 있다. 수술 중 감시의 목적은 새로운 신경학적 장애를 조기에 파악하여 원인을 즉시 제거하고, 수술 중 발생 가능한 전신적 합병증, 즉 저혈압이나 저산소증을 교정하며, 종양 주변의 중요한 뇌신경의 위치를 수술자에게 조기에 알려 보존할 수 있도록 하고, 육안적으로 혹은 수술 현미경상에서 불분명한 종양의 위치를 정확하게 파악하는 것이다. 최근 시행 중인 수술 중 감시장치로는 심혈관계 및 호흡 관련 감시장치와 수술 중 초음파, CT, MRI, 혈관조영술 및 항법 시스템*navigation system* 등이 있고, 신경생리학적 감시장치로는 도플러*doppler*를 포함하여 EEG, EP, EMG, NCV 등이 있다.

(2) 방사선치료

1) 방사선치료의 범위

방사선치료는 완전절제된 양성 또는 저등급 교종 등을 제외한 대부분의 뇌종양에 효과적으로 적용된다. 방사선의 총선량, 1회당 선량, 조사 영역의 크기 및 범위 등은 뇌종양의 병리조직학적 유형, 원발 부위 및 침윤 정도 등에 따라 결정된다. 일반적으로 방사선치료는 수술 후 2~4 주 사이에 시작하고, 45~60 Gy를 5~7주 동안 분할하여 조사한다. 1일 1회 1.8~2 Gy 정도의 방사선량이 흔히 사용된다. 뇌정위방사선수술*stereotactic radiosurgery*은 감마나이프나 선형가속기를 이용하여 1회에 직경 3~4cm 미만의 작은 종양을 치료하는 고정밀 기법이다. 크기가 4cm 이상이거나 중요 기관*critical organ*에 인접한 종양에 대해서는 분할치료를 시도할 수 있다.

(3) 화학요법

1) 뇌종양의 항암화학요법 시 일반적인 고려 사항

항암제 또는 표적요법제의 투여는 원발성 중추신경계림프종의 1차 치료 수단이지만, 다른 중추신경계 종양의 치료에서는 수술 또는 방사선치료의 보조적 치료 수단으로 이용된다. 악성 뇌종양의 항암화학요법에 대한 반응은 종양의 혈류량, 종양의 항암제 농도, 그리고 다약제 내성의 존재 유무에 영향을 받는다는 점에서는 다른 종양과 유사하지만, 혈뇌장벽의 존재 같은 독특한 점들이 존재한다. 교종 같은 중추신경계 실질 내의 침윤성 뇌종양에서도 뇌모세혈관은 정상이며, 정상조직과 같은 혈뇌장벽이 존재한다. 이는 실제 CT나 방사성동위원소 뇌스캔 시 모세혈관에서 뇌종양 내로의 조영제나 동위원소 유출이 매우 적은 것으로도 알 수 있다. 따라서 모세혈관을 통하여 종양에 도달하는 약제의 양은 매우 적을 수밖에 없고, 장기간 혈중 농도가 안정적인 약제도 확산에 의해 종양 내에서 충분한 농도에 이르기가 어렵다. 최근 개발되어 다른 악성종양에서 좋은 효과를 보이는 표적치료제들도 대부분의 경우 혈뇌장벽을 통과하지 못하여 예상을 밑도는 성적을 보이고 있다. 따라서 BCNU, CCNU, 프로카바진 등 혈뇌장벽을 쉽게 통과할 수 있는 약제만이 중추신경계 종양에 항종양 효과를 나타낸다고 알려져 있다. 충분한 양의 항암제를 뇌에 도달시키기 위하여 만니톨*mannitol*과 같은 약제를 이용하여 혈뇌장벽을 파괴하기도 하고, 뇌척수액을 통해 약제를 주입하기도 하며, 동맥을 통하여 약제를 주입하기도 한다. 그러나 혈뇌장벽을 파괴할 경우 많은 양의 항암제가 정상 뇌에 들어가 일시적으로 증상 악화나 간질 등을 유발할 수 있다. 페니토인*phenytoin*, 카바마제핀*carbamazepine*, 페노바비탈*phenobarbital*과 같은 항전간제는 시토크롬*cytochrome* P-450 효소를 활성화하여 파클리탁셀*paclitaxel*, 빈크리스틴*vincristine*, 이리노테칸*irinotecan* 등의 항암제 혈중 농도를 낮추므로 주의해야 한다.

2) 국소 약제 투여 시 고려 사항

정맥이나 경구를 통한 약제 투여 외에 두개강내나 척수내의 종양에 대한 국소 약제 투여 방법에는 뇌척수액 내 투여, 경동맥 투여, 종양 내 투여 등의 방법이 있다. 국소적으로 약제를 투여하는 방법은 정맥이나 경구 투여에 비하여 종양에 고농도의 약제를 투여할 수 있는 장점이 있다. 뇌척수액 내 약제 투여는 원발암 혹은 전이암의 수막전이 치료에 흔히 사용되는 방법으로, 약제가 뇌척수액 내에서는 높은 농도를 유지하지만 혈중 농도는 높지 않아 전신적인 독성이 낮다. 그러나 뇌실질 내로 투과할 수는 없으므로 일반적인 중추신경계 종양에는 사용할 수 없다. 뇌척수액 내로 흔히 투여하는 약제는 메토트렉세이트, 시타라빈, 치오테파 등이다. 세 약제 모두 발열, 백질뇌증, 수초염 등의 부작용이 나타날 수 있고, 5mm 이상의 병변이나 뇌척수액 흐름이 차단되어 있는 경우에는 치료 효과가 감소된다. 뇌척수액 내로 약제를 투여하면 청소율이 매우 낮아 신경계 독성이 나타날 수 있다.

경동맥이나 척추동맥을 통한 동맥 투여 시 약제가 처음 종양을 통과할 때는 종양 모세혈관을 통해 많은 약제가 종양 내에 분포하게 되는 점이 장점으로 여겨졌으나, 실제 종양에 흡수되는 약제는 매우 적어서 약제의 용량을 줄이지 않는 한 전신적인 독성은 감소하지 않는다.

종양 내에 직접 약제를 투여하는 방법은 수술로 종양을 제거한 부위에 항암제를 함유한 고분자 중합체를 직접 부착하여 잔존 암세포를 치료하는 것이 대표적이다. 하지만 이 경우에도 충분한 약물 농도를 유지할 수 있는 거리가 몇 mm 정도에 불과하여 효과가 제한적이다.

(4) 면역요법

생체 내 면역 감시기능이 저하되면 정상세포로부터 변화된 암세포가 증식하여 암으로 발전하게 되고, 암이 진행되면 숙주의 면역능력이 저하된다. 면역요법이란 이렇게 저하된 면역기능을 증강시켜 종양을 치료하는 것이다. 즉, 면역세포 또는 세포의 생성 물질 등을 이용하여 종양세포를 직접 파괴하거나, 종양세포의 증식 및 분열을 억제하고 숙주의 면역기능을 강화시켜 종양에 대한 숙주의 반응을 개선하는 것이다. 이 요법은 비특이적 면역요법과 특이적 면역요법으로 나눌 수 있는데, 전자에는 균체 또는 균체 성분을 이용한 BCG, N-CWS, OK-432 등이 있고 항생물질인 베스타틴*bestatin*, 식물 등의 추출 성분인 크레스틴*krestin*, 렌티난*lentinan* 등과 최근 주목받고 있는 시토카인(interferon, IL-1, IL-2, IL-3, TNF) 등을 이용한 치료법이 있다. 후자에는 능동적 면역요법*active immunotherapy*과 수동적 면역요법*passive immunotherapy*이 있는데, 단클론 항체*monoclonal antibody* 요법, LAK 요법, TIL 요법 등이 그것이다.

(5) 유전자치료법*gene therapy*

유전자를 조작하고 변화시키거나 세포 내에 이입하여 암치료에 이용하고자 하는 연구가 활발히 진행되고 있다. 암유전자의 활성화를 차단하거나 암억제유전자의 비활성화를 회복시켜 암 발생의 직접적인 원인을 제거하는 것이 가장 이상적이나, 현재까지는 기술적 어려움으로 인하여 인체에 극히 조심스럽게 시도되고 있다. 유전자치료에는 여러 가지 방법이 있는데, ① herpes simplex thymidine kinase; HSV-tk 유전자와 같은 자살 유전자를 이용하는 방법, ② 시토카인 유전자를 도입하여 면역세포를 활성화시키는 방법, ③ anti-sense oligomers를 이용하여 발암유전자의 발현을 억제하거나 체내 면역체계에 대한 저항성을 유도하는 세포 내 인자의 발현을 억제하는 방법, ④ 다중 약제 내성*multidrug resistance* 유전자를 이용한 chemoprotection, ⑤ 암세포 특이 항원 유전자를 도입하여 체내 면역반응을 유발하는 방법, ⑥ 독소*toxin* 유전자를 이입시키는 방법 등이 있다.

(6) 생물학적 치료법

우리 몸에 자연적으로 존재하는 여러 가지 생물학적 반응조절물질*biologic response modifiers*을 이용하여 암 주변의 생물학적 환경을 변화시키거나 암 자체의 생물학적 행태를 변화시킴으로써 암의 성장을 억제하는 치료법이다. 생물학적 치료에는 anti-angiogenesis therapy, differentiator therapy, growth factor therapy 등이 있다.

Ⅱ. 각론

1. 대뇌별아교세포종

(1) 병리학적 분류

1970년부터 중추신경계 종양에 대한 WHO의 조직학적 분류를 위해 각국의 신경병리학자들이 참여하여 뇌종양의 명칭과 분류를 일원화하고자 연구한 결과 1979년 첫 번째 분류가 완성되었다. 이후 개정 작업이 진행되어 1992년에 새로운 WHO 뇌종양 분류법이 나왔는데, 이 새 분류법의 특징은 미국과 유럽의 분류법이 상당히 통일

표 15-5 별아교세포종의 조직학적 분류 및 악성도(WHO, 2007 분류)

진단	1 단계	2단계	3단계	4단계
뇌실막밑 거대세포별아교세포종	○			
털모양 별아교세포종	○			
확산성 별아교세포종		○		
다형성 황색별아교세포종		○		
역형성형 별아교세포종			○	
교모세포종				○
신경교육종				○

되었다는 것과 문헌상 여러 학자가 기술한 조직학적 유형을 많이 수용했다는 것이다. 2007년 개정된 WHO 분류에서는 뇌종양을 악성도에 따라 4단계로 분류하였다(〈표 15-5〉). 보통 1, 2단계를 양성, 3, 4단계를 악성으로 분류한다.

(2) 수술의 이론적 근거

양성 신경교종은 자연적인 병력이 충분히 연구되지 않아 치료 방법에 대해서도 논란이 많다. 과거 일부 학자들은 조직검사나 수술적 절제술을 포함한 초기의 적극적인 치료가 불필요하며 보존적인 'wait-and-see' 방법이 안전하고 효과적이라고 보고했으나, 일부는 수술을 연기할 경우 악성종양을 양성으로 오진하는 경우가 20~50%까지 이르며 신경학적 기능을 악화시킬 가능성이 높고 생존기간을 단축시킬 위험성이 있다며 조기 수술을 권장했다. 많은 저자들의 후향적 연구에서 수술적 절제 정도가 양성 신경교종의 예후에 영향을 주며, 수술 후의 사망률과 유병률이 각각 1%와 4%로 낮고, 관찰에 따르는 오진율이 50%까지 이른다고 보고되고 있어, 대부분의 양성 신경교종 환자에서는 수술적 방법을 고려하게 된다. 더구나 1단계에 해당하는 털모양별아교세포종이나 뇌실막밑 거대세포 별아교세포종*subependymal giant cell astrocytoma*의 경우는 수술만으로도 완치 가능성이 매우 높다.

악성 신경교종은 본질적으로 광범위한 침윤성 종양이므로 수술만으로는 완전 제거가 불가능하며, 보조적 방사선치료 및 화학요법을 고려해야 한다. 그러나 가능한 한 광범위한 절제가 생존의 연장에 기여한다는 보고가 우세한데, 이는 종양의 부담을 줄여 보조적 화학요법과 방사선치료에 대한 반응을 높이고 환자의 신경학적 상태를 호전시키기 때문으로 생각된다. 따라서 ① 정확한 조직학적 진단, ② 신경학적 증상의 개선, ③ 보조요법의 치료 효과 증대를 위해 수술을 적극적으로 시행해야 한다.

(3) 대뇌별아교세포종의 수술 원칙

수술의 목적은 완전 적출이다. 종양 제거 시 종양 내부에서 바깥쪽으로 진행해나가면 반짝이는 종양 주변의 정상 백질을 확인할 수 있으며, 이 경계면에서 수술을 멈추고 지혈하여 마무리한다. 그러나 수술 시야에서는 종양의 경계를 정확히 확인할 수 없기 때문에 수술 중 초음파, 뇌정위적 표시자나 뇌항법장치를 이용하여 수술하기도 하며, 5-ALA과 같은 형광 물질을 주입한 후 종양을 증강시키고 현미경에 특수 카메라를 부착하여 종양을 정상조직으로부터 구분하기도 한다. 그 밖에 수술 중 CT나 MRI를 쓰기도 한다. 위치 때문에 수술적 제거가 불가능한 종양이나 미만성 종양은 입체정위적 기구를 이용한 조직생검을 한다. 종양이 운동중추나 언어중추 같은 매우 중요한 기능 피질에 위치한 경우는 각성수술*awake surgery*로 뇌지도화*brain mapping*를 시행하여 종양을 제거하기도 한다.

재발 시에는 별아교세포종에 대해 재수술을 실시하는 것이 효과적일 수 있다. 별아교세포종에 대한 1차 수술 때의 원칙이 2차 수술에도 적용된다. 그러나 재수술은 조직이 이전의 치료에 의해 변화했기 때문에 기술적으로 더 어렵고 수술 후 감염률도 높다. 악성 신경교종의 재발 시 재수술은 신경학적 증상의 호전, 삶의 질 향상 및 보조적 치료의 효과를 증진시킬 수 있다고 판단될 경우 시행한다. 재발성 악성 신경교종은 doubling rate가 매우 높아서 효과 있는 보조적 치료를 하지 않으면 효과가 매우 짧다. 수술은 단지 보조적 치료의 부담을 감소시키는 효과만 있다. 또한 1차 수술 이후 재발하기까지 걸린 시간이 수술 여부를 결정하는 데 중요한 인자인데, 재발한 이후에는 어떠한 치료를 하더라도 재발하기까지 걸린 기간의 반 정도 생존하는 것으로 알려져 있어 재발 기간이 6개월 미만이면 수술의 적응이 되지 않는다.

(4) 방사선치료

소아의 소뇌낭성 별아교세포종이나 유아기 털모양별아교세포종은 전적출한 경우 추가적인 방사선치료가 필요 없다. 수술이 불충분한 경우 수술 직후 방사선치료를 하거나 주기적으로 경과를 관찰하여 종양이 재증식하면 방사선치료를 고려한다. 그 외의 별아교세포종은 전적출 여부에 관계없이 수술 후 방사선치료를 시행하는 경우의 5년 생존율이 36~55%로, 시행하지 않은 경우의 19~32%에 비해 예후가 양호하다. 5세 미만의 소아는 합병증의 우려가 있으므로 재발이 있을 때까지 경과를 관찰하거나 조사량을 줄여 치료한다.

SGSG(Scandinavian Glioblastoma Study Group) 연구 결과 악성 신경교종의 경우 방사선치료를 받은 군이 대조군에 비해 2배의 중앙 생존기간을 보였다. 이후 여러 연구를 바탕으로 한 후향적 분석 연구에서도 전반적인 사망 위험을 19% 줄이는 것으로 나타나 수술 후 보조적 방사

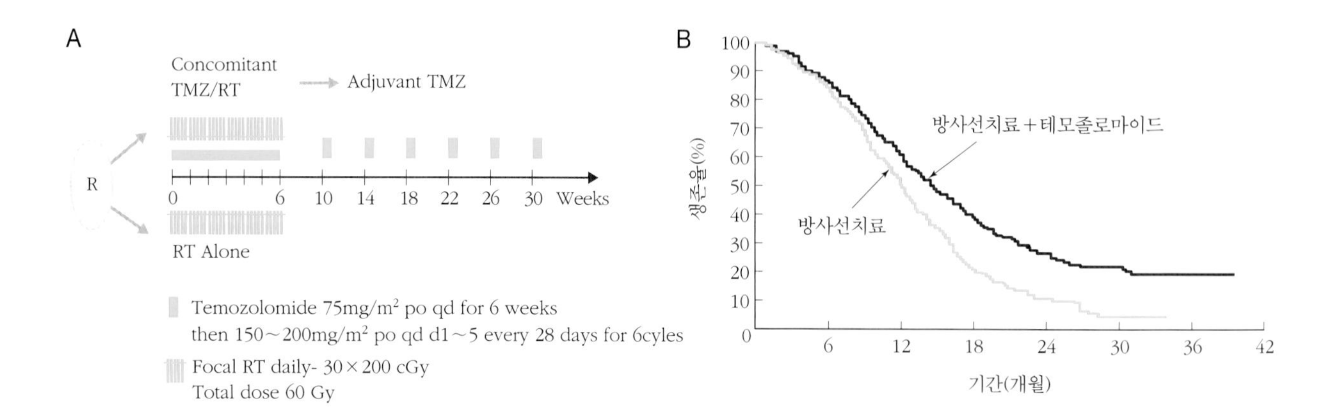

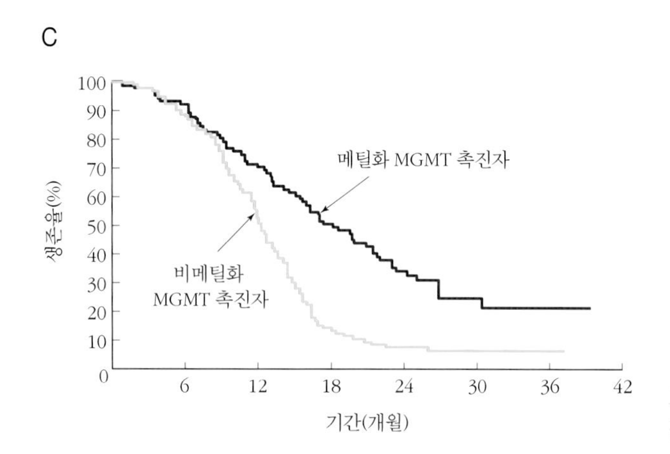

그림 15-2. 교모세포종에 대한 방사선치료와 테모졸로마이드 병합치료 결과와 MGMT 상태에 따른 예후

선치료가 표준치료로 자리 잡았다.

대부분의 악성 교종은 최초 진단 시 단일 병소에 위치하며 재발 시에도 80~90%가 원발 부위의 2cm 이내에서 발생하므로, 전뇌 방사선치료보다는 국소 방사선치료를 시행하는 것이 합리적이다. 통상적인 방사선치료 일정은 1회 선량 1.8~2 Gy로 1일 1회씩 일주일에 5회, 총 59.4~60 Gy를 원발 부위 주변에 국소 조사하는 것이다. 과분할조사*hyperfractionated radiotherapy*는 RTOG나 BTCG 등에서 시행한 임상연구 결과 생존율 향상에 영향을 주지 못하는 것으로 밝혀졌다.

비교적 근래에 방사선치료와 테모졸로마이드*temozolomide*의 병용치료가 새로 진단된 교모세포종의 진행을 늦추고 생존기간을 연장시키는 효과가 있다는 사실이 EORTC와 NCIC에서 시행한 대규모 무작위 3상 연구를 통해 증명되었다. 이후 예후인자 분석에서는 MGMT(O6-methylguanine-DNA methyltransferase) 촉진자*promoter*의 메틸화 여부가 테모졸로마이드 병용의 효과를 예측하는 가장 중요한 인자로 밝혀졌다(그림 15-2).

나이가 많고 신체활동 능력이 떨어지는 교모세포종 환자의 경우는 테모졸로마이드를 병용하여 방사선치료를 해도 예후가 불량하다. 이러한 환자에게 통상분할 방사선치료 대신 저분할 방사선치료를 시행하여 치료 기간을 단축시키려는 연구가 진행되었고, 통상분할 치료와 저분할 치료 사이에 생존기간의 차이가 없었다.

(5) 화학요법

별아교세포종 환자에 대한 항암화학요법 시행 여부는 조직학적 진단에 의거하여 결정하는데, 4가지 병리학적 소견(핵다형성, 유사분열, 내피세포 증식, 괴사) 중 어느 것도 관찰되지 않으면 1급, 하나 또는 둘이 관찰되면 각각 2급과 3급, 셋 이상이 관찰되면 4급으로 분류한다. 1급 별아교세포종에는 항암요법을 시행하지 않는다. 2급 별아교세포종도 전통적으로는 항암요법이 잘 듣지 않는 것으로 여겨져왔으나, 백금계 항암제를 포함한 항암요법이 소아 환자에서 50%의 반응률을 보이며 방사선치료를 수 년간 연기할 수 있다는 보고가 있다. 이 경우에도 미미한 조영증강을 보이는 경우 항암요법에 반응을 보이지 않았다. 성인 환자에서는 PCV(프로카바진*procarbazine*, CCNU, 빈크리스틴*vincristine*) 3제요법과 테모졸로마이드가 부분적인 효과가 있다는 연구 결과가 있으나 추적기간이 짧고 환자 수가 적어 항암화학요법의 시행을 권할 수는 없다. NCOG(Northern California Oncology Group)의 연구는 역형성 별아교세포종 환자에서 방사선치료 이후 보조화학요법으로 PCV 3제 복합요법이 BCNU 화학요법에 비해 유의한 생존기간 연장을 가져왔다고 보고했다(중앙 생존기간: PCV군 151.1주, BCNU군 82.1주; p=0.009). 또한 역형성 별아교세포종에서 방사선치료 후 보조적 PCV 요법이 2년 생존율을 31%에서 37%로 향상시켰다는 메타분석*meta-analysis* 결과가 있으나, 비슷한 시기에 보고된 다른 대규모 무작위 임상연구에서는 효과를 입증하지 못했다. 재발한 역형성 별아교세포종 환자에서는 테모졸로마이드가 35%(항암치료 무경험) 또는 20%(니트로소우레아 항암치료 경험)의 반응률을 보였다.

악성 교종에 대한 항암화학요법은 1970년대에 니트로소우레아가 도입되면서 그 전기가 마련되었다. BCNU(카르무스틴*carmustine*)는 첫 2상 임상연구에서 80mg/m^{2}를 6~8주 간격으로 3일간 연속 투여하여 50%대의 반응률을 보여 매우 고무적인 결과를 나타냈다. 이후 로무스틴과 세무스틴이 유사한 정도의 성적을 나타낸다고 보고되었다. 현재까지 효과적이라고 알려진 약제는 니트로소우레아(특히 BCNU) 외에 시스플라티딘, 카보플라티딘, 테니포사이드, 히드록시유레아, 프로카바진, 파클리탁셀 등이 있으나 BCNU 이상의 효과를 보이지 못했다. 과거에는 악성 교종의 보조요법으로 니트로소우레아에 기반한 복합화학요법이 주로 사용되었으나, 2005년에 보고된 연구에서는 악성 교종의 수술적 절제 후 방사선치료와 테모졸로마이드를 포함한 보조요법이 방사선치료 단독보다 우월하였다. 특히 MGMT의 전사 개시 부위에 메틸화된 경우 더 좋은 예후를 보였다. 재발하거나 진행하는 악성 교종 환자를 대상으로 한 항암화학요법은 일부에서는 효과가 있으나 대부분 도움을 받는 기간이 길지 못하다. 재발한 악성 교종 환자에서 테모졸로마이드가 프로카바진과 비교하여 좀 더 좋은 결과를 보였으나 무진행 생존기간의 중앙값은 12.4주, 반응률은 5.4%에 불과했다. 더구나 교종을 겨냥하여 개발된 디아지쿠온(AZQ)이나 스피로무스틴에서도 실망스러운 결과가 보고되었다. 최근 연구에서 EGFR의 선택적 억제제인 얼로티닙*erlotinib*과 제피티닙*gefitinib*이 단독요법으로 약간의 효과를 보였으며, EGFR 활성에 의존적인 종양 특성을 가진 경우 더 좋은 반응이 관찰되었다. 이리노테칸*Irinotecan*과 혈관신생을 억제하는 베바시주맙*bevacizumab*의 병합요법도 가능성 있는 결과를 보고했다.

동맥을 통한 화학요법은 ACNU, 시스플라틴, 에토포시드 등이 연구되었는데, 정맥을 통한 화학요법과 달리 종양에 고농도의 약제를 전달할 수 있다는 장점이 있으나, 안통, 간질, 실명, 뇌병증 등의 심각한 독성을 동반하는데 비해 장점은 명확하지 못하다. 전신적 독성을 최소화하면서 약제 전달을 최대화하려는 시도의 일환으로 간질항암화학요법*interstitial chemotherapy*이 시행되고 있는데, 재발한 교종 환자 222명에서 가능한 한 최대한의 절제를 시행한 후 카르무스틴을 포함한 폴리머를 사용한 군과 대조군으로 나누어 전향적 무작위 연구를 시행한 결과, 카르무스틴 폴리머를 사용한 군의 중앙 생존기간이 7.2개월로 대조군의 5.3개월에 비해 통계적으로 유의한 차이가 있음이 보고되었다(p=0.006). 현재 카르무스틴 외에도 다른 약제를 함유한 폴리머를 대상으로 한 연구가 진행되고 있다. 그러나 연구가 진행되면서 이러한 간질항암화학요법이 생존기간을 유의하게 연장하지는 못하면서 감염 등의 합병증만 높였다는 결과들이 보고되고 있다.

2. 뇌간교종

(1) 임상적, 병리학적 고려 사항

성인에서는 전체 뇌종양 중 1% 미만을 차지하나, 소아에서는 전체 뇌종양 중 10% 정도를 차지한다. 뇌간교종*brain stem gliomas*은 별아교세포종, 교모세포종, 뇌실막세포종의 순서로 호발하며, 성장 형태는 중심성, 미만성, 침윤성이거나 국소적 침윤성 혹은 외장성이다. 초기 증상은 한쪽의 외전신경*abducens nerve*마비나 안면신경마비가 오는 경우가 90%이며, 이어서 반신마비, 사지의 운동실조, 보행실조, 하지마비, 감각장애, 주시장애 등의 긴신경로징후*long tract sign*가 나타난다. 뇌간 중심 부위에 국한된 종양의 경우는 긴신경로징후가 뇌신경마비보다 선행할 수 있다.

전반적으로 예후가 불량하여 5년 생존율이 0~38%이며, 중앙 생존기간은 1년 미만이다. 침윤성인 종양보다 비침윤성인 종양이, 역형성 등급이 높은 종양보다 역형성이 심하지 않은 외장성 종양이 예후가 좋다. 방사선학적으로 국소형 종양*focal tumor*은 대부분이 조직학적으로 양성종양이고, 미만성 종양*diffuse tumor*은 조직학적으로 60~80%가 악성 신경교종이다.

(2) 치료

수술의 목적은 조직 진단이다. 적출을 시도하는 경우는 연수-경수 경계 부위의 배측 외장성 종양이나 국소적 종괴로 나타난 종양이 대상이다. 방사선치료가 1차적 치료 방법이며, 생존율을 높이고 75~90%의 환자에서 신경학적 결손을 호전시킨다. 표준적인 방사선치료 방법은 54 Gy를 통상 분할조사하는 것인데, 방사선치료에 대한 영상학적 반응률은 높지만, 대개 효과가 일시적으로 지속되며 중앙 생존기간이 1년을 넘지 않고 2년 생존기간은 10%선에 불과하다. 매우 불량한 예후에도 불구하고 딱히 방사선치료 외의 대안이 없기 때문에 선량 증가, 분할조사 방식, 방사선 감작제 등 다양한 측면으로 연구가 진행되어왔으나, 기존 치료 방법과 비교하여 치료 성적의 향상을 증명하지 못했다. 주된 화학요법 제제는 니트로소우레아이며, 재발성 또는 진행성 뇌간교종에서 효과가 있었다는 보고가 있지만 아직 완전히 입증되지는 못했다. 1차치료로서 방사선 단독보다 방사선과 항암치료의 병합요법이 더 효과적이라는 증거는 없다. 미만성 종양은 방사선치료나 화학요법도 예후가 불량하며, 중앙 생존기간이 소아에서는 44주, 성인에서는 66주로 보고되어 있다.

3. 소뇌별아교세포종

(1) 임상적, 병리학적 고려 사항

소뇌의 별아교세포종은 대뇌나 뇌간에 발생하는 별아교세포종에 비해 예후가 매우 양호하다. 20세 미만의 연령층에서 자주 발생하며, 주변과의 경계가 명확하고 낭성 변화를 보일 때가 많다. 소아기 후두와 종양의 25%를 차지하며, 이 중의 89%가 양성이고 조직학적으로는 털모양 별아교세포종이 대부분이다.

(2) 수술적 치료

낭성 부분이 있는 곳의 소뇌피질을 절개한 후 수술현미경을 이용하여 벽결절*mural nodule*을 찾아서 제거하고 종양세포가 없는 낭벽은 그대로 둔다. 실질성 종양은 주변의 소뇌백질과 주의 깊게 분리하여 제거하는데, 치아핵*dentate nucleus*이나 소뇌다리*cerebellar peduncle*, 뇌간에 깊이 들어가 있지 않는 한 완전 적출에 어려움은 없다.

(3) 방사선치료 및 화학요법

완전 적출하면 방사선치료는 필요 없으며, 아전적출했을 때는 조직 소견과 환자의 연령을 고려하여 방사선치료를 시행한다. 수술만으로 혹은 수술 및 방사선요법으로 대개 완치되므로 일반적으로 화학요법의 적응증은 아니다. 재발하거나 진행한 경우 카보플라틴을 사용할 수 있고, 악성인 경우에는 대뇌의 악성교종에 준하여 항암치료를 시행한다.

4. 시신경 · 시교차 · 시상하부 신경교종

(1) 임상적, 병리학적 고려 사항

시신경*optic* · 시교차*chiasmal* · 시상하부 신경교종*hypothalamic gliomas*은 대부분 20세 이전에, 그중에서도 10세 이전에 75%가 발생한다. 신경섬유종증 1형 환자의 약 15%에서 발병하며, 양측성으로 발병하는 경우도 있다. 임상적으로 사시, 안구진탕, 시야장애, 발달지연, 대두증, 운동실조, 반신마비, 안구돌출, 조발 사춘기*precocious puberty*를 보인다. 시상하부를 침범하는 경우 쇠약*emaciation*, 과운동성, 도취감*euphoria*을 보이는 특징적인 간뇌증후군*diencephalic syndrome*이 나타난다.

병리학적으로 털 모양 및 별 모양의 별아교세포가 가장 흔하지만 악성 별아교세포 및 교모세포종까지 다양한 형태가 나타날 수 있다. 진단적 검사 시 CT에 비해 MRI가 종양의 위치를 잘 보여주며 시상하부 침범 여부도 알아보기 용이하다. 예후인자로 환자의 연령이 2세 이하이고 종양이 chiasmatic-hypothalamic type일 때는 예후가 나쁘고, NF-I과 동반된 경우에는 예후가 좋은 것으로 알려져 있다.

(2) 수술적 치료

시신경교차를 침범하지 않은 단일 시신경교종은 수술적 제거를 한다. 시력이 상실되었거나 외모를 추하게 하는 안구돌출이 있으면 수술의 적응이 된다. 두개강을 통하여 안와에 접근하므로 종양에 침범된 시신경을 완전 제거하고 안구는 보존할 수 있어 미용상 유리하다. 종양이 큰 경우 부분적출을 통하여 감압을 해주기도 하지만, 시신경교차를 절제하는 것은 양측 실명을 일으키므로 금기이다.

(3) 방사선치료 및 화학요법

많은 환자가 10세 이전에 발병하므로 방사선치료를 조기에 시행할 경우 발달장애를 초래할 우려가 있다. 백금계 항암제를 투여하여 질병의 진행과 방사선치료의 시행을 늦출 수 있음이 알려져 있으며, 최근에는 진행성 환자에게 2차 치료로 테모졸로마이드를 투여하여 역시 질병의 진행을 늦추었다는 보고가 있다.

5. 핍지교종

(1) 임상적, 병리학적 고려 사항

핍지교종*oligodendroglioma*은 25~49세 사이에 호발한다. 대부분(80%)이 대뇌반구에 생기지만, 15% 정도는 뇌실에서 발생하고, 시상 부위에서 기원하여 뇌실 내부로 자라기도 한다. 육안적으로 경계가 잘 구분되는 것이 보통이고 20%에서 낭성 병변이 있다. 뇌척수액을 따라 전파될 확률은 10%이다.

임상적 증상은 대뇌반구에 생기는 별아교세포종과 비슷하지만, 병력이 7~8년으로 길고 간질 발작이 보다 흔하다는 점이 다르다. 50%에서 산발적인 석회화가 있으며 CT로 확인이 가능하다.

(2) 수술적 치료

대뇌반구에 생기는 종양에 대한 수술 원칙은 별아교세포종과 같다. 종양과 정상조직의 경계는 별아교세포종의 경우보다 명확할 수 있으나 침윤성 성장을 하므로 외과적으로 완치시키기는 어렵다. 이전 수술 부위에서 자주 재발하는데, 이 경우 재수술이 바람직하다.

(3) 방사선치료

방사선치료는 종양 재발까지의 시간을 연장하고 장기 생존자의 수를 증가시킨다. 아전적출된 경우 수술 후 방사선치료를 시행하면 5년 생존율이 14% 정도 증가한다. 양성 핍지교종은 방사선치료가 적응되지 않고, 악성 핍지교종이나 재발한 경우에 적응이 된다. 현재 저등급 핍지교종에 대한 방사선치료는 50~54 Gy가 표준선량으로 받아들여지고 있다. 재발 위험이 낮은 환자군에서는 방사선치료로 인한 독성 발생을 우려하여 수술 후 진행이 확인될 때까지 방사선치료 시행을 늦추는 기대치료(wait-and-see)가 한 가지 선택 방법으로 제안되었다. 저위험군과 고위험군을 구분하기 위해 몇 가지 모델이 제시되었으나 이를 바탕으로 한 전향적 무작위 연구의 결과는 아직 없다.

(4) 화학요법

핍지교종은 전체 교종의 3~5%를 차지하는 드문 종양으로서 별아교세포종에 비해 항암제에 매우 민감하다. 1980년대부터 역형성 핍지교종에 대한 성공적인 화학요법의 성적이 많이 보고되고 있는데, 현재 가장 많이 이용되는 것은 PCV 복합화학요법이다. 수술 또는 방사선치료 후 보조 화학요법을 시행한 경우 핍지교종 환자에서는 5년 생존율이 58%, 역형성 핍지교종 환자에서는 3년 생존율이 50%이며, 핍지별아교세포종 환자에서는 2년 무병 생존율이 80%로 보고되고 있다. 카이른크로스와 맥도날드는 재발한 핍지교종 환자에게 PCV 복합화학요법을 시행하고 중앙 생존기간을 1.2년으로 보고하였다. 재발한 역형성 핍지교종에서는 테모졸로마이드가 44%의 반응률을 보인다고 보고되었다. 현재 RTOG는 처음 진단받은 환자에 대한 방사선 단독요법과 PCV 선행화학요법 후 방사선치료를 비교하는 그룹 간 무작위 연구를 진행하고 있다. 저등급 핍지교종에서도 방사선치료 후 PCV 요법을 시행하면 무진행 생존율이 증가한다는 보고가 있다. 핍지교종에서 1p/19q 결손이나 t(1p;19q)의 염색체 이상이 있는 경우 항암요법에 더 좋은 반응을 보인다.

6. 뇌실막세포종

(1) 임상적, 병리학적 고려 사항

뇌실막세포종*ependymoma*은 뇌실막(상의세포)에서 기원하므로 척수의 중심관*central canal*, 종사*filum terminale*, 뇌실 표면에 인접한 백질 부위 등에 생겨 뇌척수액의 흐름을 막는 경향이 있다. 두개 내 종양의 60%는 천막 하부에 발생하며 제4뇌실에서 가장 호발한다. 천막 상부 종양은 50%가 뇌실 내에서 기원하며 대부분이 측뇌실(75%)에 생긴다. 악성 뇌실막세포종은 뇌척수액의 경로를 따라 전파될 가능성이 높다.

증세는 종양의 위치에 따라 달라지는데, 뇌실내 종양은 두개내압 증가와 수두증을 초래하여 두통, 구토, 유두부종, 운동실조, 현훈 등이 나타난다. 국소적 신경학적 결손은 천막 상부 뇌실외 종양에서 자주 생긴다. 악성종양의 경우 방사선학적 검사, 뇌척수액 세포학검사를 통해 종양세포 전이 여부를 확인해야 한다.

(2) 수술적 치료

대뇌반구의 종양은 낭성인 경우가 많고, 충실성 종양인 경우라도 주변과의 경계가 좋으므로 완전 적출이 가능하다. 제4뇌실 종양의 경우 뇌실 바닥에 단단히 붙어 있거나 루시카*Luschka*공을 통하여 소뇌다리뇌각 뇌신경을 침범한 경우를 제외하면 전적출이 가능하다. 잔여 종양의 여부가 방사선치료의 결과와 관련 있으므로 종양을 가능한 한 많이 제거해야 한다.

(3) 방사선치료 및 화학요법

방사선치료는 부분절제가 이루어졌거나 역형성 뇌실막세포종일 때 대상이 된다. 과거에는 두개척수 조사 시행을 근간으로 하였으나, 후향적 분석 연구에 의하면 90% 이상의 치료 실패가 원발 부위에서 발생하는 것으로 밝혀졌다. 따라서 현재는 원발 부위에 54 Gy 선량으로 국소 방사선치료를 시행하는 것이 표준적인 치료로 받아들여지고 있다. 전 척수에 대한 방사선치료는 뇌척수액에서 종양세포가 발견되거나 방사선학적 검사로 전이가 확인된 경우에 시행한다. 악성 뇌실막세포종에 대해서는 수술 후 방사선치료 시 화학요법을 병행할 수 있으나 생존율을 향상시킨다는 증거는 미약하다. 재발성 종양, 악성종양에 대한 화학요법의 결과는 악성 별아교세포종보다 양호하다.

7. 수막종

(1) 임상적, 병리학적 고려 사항

수막종*meningioma*은 뇌막의 지주막세포로부터 기원하므로 상시상정맥동 주변과 대뇌 원개부*convexity* 등 지주막융모*arachnoid villi*가 많이 존재하는 부위에 호발한다. 수막종은 실질외 종양이므로 주변 뇌조직이나 신경을 압박해서 증상을 나타낸다. 수막종은 조직학적으로 분화가 잘 되어 있고 성장 잠재력이 낮으며 침윤성은 없는 경우가 대부분이나, 악성 수막종은 드물게 높은 성장 잠재력을 보이고 주위 조직을 침범하는 경향이 있다.

(2) 수술적 치료

수막종은 수술로 완치가 가능하지만, 위치에 따라 수술적 접근이 어려운 경우도 있고 혈관 분포가 매우 많거나 중요한 구조물을 둘러싸기도 하므로 언제나 수술이 용이한 것은 아니다. 수막종은 대개 성장 속도가 느리고 환자가 고령인 경우가 많으므로 외과 의사는 무리하게 종양을 제거하려 하기보다는 부위에 따른 위험성과 환자에게 미치는 영향을 잘 생각해야 한다. 종양이 있다고 해서 모두 수술을 요하는 것은 아니며, 특히 고령의 환자를 수술할 때에는 부분 적출이 적절한 경우도 있다. 과거 20여 년에 걸쳐 수술기법의 발달로 노령의 환자에서도 수술이 가능해졌으며, 두개저 해부학에 대한 이해와 수술기법의 발달로 해면정맥동이나 추체사대부 같은 부위의 수술도 가능해졌다.

(3) 방사선치료

양성종양의 전적출 이후에는 방사선 조사가 필요하지 않다. 아전적출 이후에 방사선치료를 시행하면 재발까지의 기간을 연장하고 재성장을 억제하여 장기생존을 기대할 수 있다. 웬켈*Wenkel* 등이 발표한 후향적 연구에서는 부분절제 후 방사선치료 추가 시 5년 무진행률이 93%, 10년 생존율이 77%로 나타나 완전절제에 근접한 성적을 보여주었다. 일부에서는 방사선치료 단독으로 치료하기도 하며 감마나이프와 같은 정위방사선 수술이 효과적이다.

악성 수막종은 5년 생존율이 28~58%로 예후가 불량하고, 완전절제 후 재발률이 40~80% 내외로 재발하는 경우가 많으므로 수술적 제거의 정도에 관계없이 방사선치료가 필요하다. 서울대학교병원에서 방사선치료를 시행한 비정형 뇌수막종의 치료 성적만을 분석한 결과에 의하면 3년, 5년 무병 생존율이 각각 66%, 46%였다.

(4) 항암치료

재발한 수막종 중 추가 수술이나 방사선치료를 시행하기 어려운 경우 항암치료의 대상이 되며, 새로 진단되거나 방사선치료를 받지 않은 수막종에는 항암치료를 시행하지 않는다. 수막종 세포가 에스트로겐과 프로게스테론 수용체를 발현하는 점에 착안하여 항에스트로겐제인 타목시펜*tamoxifen* 투여가 시도되었으나 효과가 없음이 판명되었고, 항프로게스테론제인 미페프리스톤*mifepristone*은 첫 연구에서 효과를 보였으나 후속 연구에서는 효과가 입증되지 못했다. 세포독성 화학요법으로는 1997년 스렐*Schrell* 등이 경구로 히드록시유레아를 장기간 투여하여 제한적인 효과가 있음을 입증했고, 1997년 카바*Kaba* 등은 저용량의 인터페론-α를 피하주사하여 종양의 크기가 감소하는 경우가 있음을 보고했다.

8. 원발성 중추신경계 림프종

(1) 임상적, 병리학적 고려 사항

AIDS와 관련되지 않은 원발성 중추신경계 림프종*primary CNS lymphoma*은 전체 림프종의 1%에 불과하며 대개 조직구형의 B세포 계열이다. AIDS의 전 세계적인 유행으로 중추신경계 림프종의 발생 빈도가 증가했다.

남자에서 더 많이 발생하며, 이전에는 30～50대에 가장 많이 발생했으나 AIDS의 유행 이후로는 호발 연령이 낮아져 20～30대가 되었다. 발생 부위는 52%가 천막 상부에, 12%가 소뇌, 2%가 뇌간에 발생하고, 척수에 발생하는 경우는 0.5% 미만이며 34%는 다발성이다. 혼돈, 기면, 기억장애 이후 반신마비나 언어장애가 나타나는 경우가 가장 흔하다.

방사선학적 검사상 다발성이며 균일하게 조영증강을 보이는 병변이 뇌실 근처, 기저핵, 시상, 뇌량 등에 있으면 중추신경계 림프종이 의심된다. 종양이 종괴효과*mass effect*를 보이는 경우는 드물다.

(2) 수술적 치료

다발성인 경우와 뇌심부에 위치한 경우 수술이 근치적이지 못하기 때문에 입체정위적 기구를 이용한 조직 생검만 시행하기도 한다. 크기가 큰 단일 종양이 대뇌반구에 존재할 때, 다른 방법으로 두개강내압이 조절되지 않으면 수술적 감압을 해주는 것이 좋다. 종양이 뇌막을 미만성으로 침윤한 경우 뇌실복강단락술이 필요하다.

(3) 방사선치료

원발성 중추신경계 림프종은 악성 경과를 보이므로 대증요법만 시행할 경우 증상 발현부터 생존까지의 기간은 1～3.3개월이며, 방사선치료를 시행할 경우 일시적으로 호전되나 중앙 생존기간은 10～18개월, 5년 무병 생존율은 3%에 불과하다. 다발성으로 생기고 뇌척수액 공간으로 잘 전이되며, 방사선검사보다 종양 범위가 큰 경우가 많으므로 전체 두개강내 공간에 방사선 조사를 시행한다. 환자 연령, 활동능력*performance status*이 가장 중요한 예후인자이다. AIDS에 병발된 환자는 그렇지 않은 환자보다 예후가 매우 불량하다.

전체 뇌를 치료 범위로 하고 안와후부를 포함시키는 것이 좋다. 척수에 대해서는 방사선치료보다 척수강내 화학요법을 병용한다.

(4) 화학요법

외과적 절제술은 생존기간을 연장하지 못하므로 조직학적 진단을 얻는 것 외에는 역할이 없다. 방사선치료는 가장 많이 사용되어왔고 스테로이드와 병합하면 대부분의 환자에서 완전관해를 얻을 수 있지만, 대개 수 개월 내에 재발하며 5년 생존율은 3～4%밖에 되지 않는다. 방사선치료는 적어도 40 Gy 이상 시행해야 효과적인데, 방사선치료 단독 시행 시 중앙 생존기간은 16개월 정도이다. 따라서 이처럼 불량한 치료 성적을 개선하기 위해 항암화학요법과 방사선치료를 병합한 시도가 많이 이루어졌다. 이때 사용된 항암화학요법은 매우 다양한데, CHOP(사이클로포스파마이드*cyclophosphamide*, 빈크리스틴, 독소루비신*doxorubicin*, 프레드니솔론*prednisolon*)이나 그 변형 항암화학요법은 방사선치료와 병합했을 때 방사선치료 단독요법에 비해 뚜렷한 생존기간 증가를 보이지 못했다. 이는 사이클로포스파마이드나 독소루비신의 혈뇌장벽 통과가 불량하기 때문인 것으로 생각된다. 데 안젤리스 등은 고용량의 메토트렉세이트를 방사선치료와 병합한 후 중앙 생존기간 42개월, 5년 생존율 22.3%의 매우 우수한 치료 효과를 보고하였다. 그러나 항암방사선요법은 신경계 독성 발생이 많아서 이를 줄이기 위해 고용량 메토트렉세이트를 이용한 항암치료만 시행하고 방사선치료는 미루는 치료법(Bonn protocol, ANOCEF group)들이 시도되었으며, 그 결과 중앙 생존기간 50개월, 신경계 독성 발생률 3%의 양호한 성적이 나타났다. 항암방사선요법과 고용량 메토트렉세이트 항암치료를 비교하면 전자가 무진행 생존기간이 길고 후자가 삶의 질과 신경계 독성의 발생이 양호하며 전체 생존기간은 비슷하다. 원발성 중추신경계 림프종 환자에서 연수막 파종이 발생하는 빈도는 연구마다 차이가 있어 0～50%로 보고되고 있으나, 레니 등이 원발성 중추신경계 림프종 477예를 메타분석하여 보고한 바에 의하면 척수강내 화학요법이 생존율을 증가시키는 것으로 나타났으므로 척수강내 화학요법을 함께 시행하는 것이 바람직할 것으로 생각된다. 그러나 최근 연구에서 척수강내 전이가 없는 경우 척수강내 화학요법을 시행하지 않아도 좋은 성적이 발표되었는데, 이 또한 향후 연구되어야 할 부분이다.

9. 원시신경외배엽종양

(1) 임상적, 병리학적 고려 사항

1973년 하트*Hart*와 얼*Earle*이 태아기 신경모세포를 닮은 미분화세포로 구성된 각종 종양을 PNET라 명명하였다. 원시신경외배엽종양*primitive neuroectodermal tumors; PNET*의 특징은 미분화 상태로 남아 있거나, 신경세포 또는 교세포의 다양한 단계로 분화하는 원시세포이다. 미분화세포는 기질세포에서 역분화를 일으킨 종양으로, 현미경상 90~95%가 미분화세포로 구성돼 있으며 부분적으로 상의모세포, 해면모세포*spongioblast*, 별아교모세포*astroblast*, 신경모세포 등으로 분화될 수 있다. PNET는 단일 종양세포의 미분화 형태가 아니고 부분적이나마 여러 세포 형태의 미분화세포성 종양이란 점과 상당한 중간엽 성분을 가지고 있다는 것이 특징이다. 이 종양은 수질피종*medulloepithelioma*, 신경모세포종*neuroblastoma*, 해면모세포종*spongioblastoma*, 상의모세포종*ependymoblastoma*, 송과체모세포종*pineoblastoma*, 수모세포종으로 분류되는데, 수모세포종 외에는 발생 빈도가 낮다. 주위와의 경계가 분명하고, 일부에서만 뇌실질로 이행하여 붙어 있고, 연성이며, 분엽, 출혈, 괴사 및 석회화를 일으킨다. 임상적으로 성장이 빠르고 중추신경계 전반으로 퍼져나가는 경향이 있으므로 두개강내 척수 전반에 걸친 검사를 시행해야 한다.

(2) 치료

1차적 치료는 수술로 가능한 수준까지 종양 부피를 줄이는 것이며, 수술 원칙은 별아교세포종에서 기술한 바와 같다. 방사선치료는 두개강 및 척수 전반에 걸쳐 시행하며 조사량은 수모세포종과 비슷하다. 5년 생존율은 25% 정도이고, 원시세포 구성비가 90% 이상인 경우는 예후가 불량하다. 수모세포종과 유사한 항암치료를 시행한다.

10. 수모세포종

(1) 임상적, 병리학적 고려 사항

PNET의 개념이 도입되면서, 수모세포종*medulloblastoma*이 PNET의 일종인 소뇌*cerebellar* PNET라고 주장하는 설과, 천막 상부 PNET와 조직형은 같지만 예후면에서 차이가 나므로 수모세포종은 별개의 종양이라는 설이 대립하고 있다. 수모세포종은 제4뇌실 천장의 배아성 신경외배엽세포에서 기원하는 것으로 생각되며, 소아 뇌종양의 20%를 차지하고 5~9세 사이에 가장 호발하는데, 20~30세 사이에도 작지만 한 번의 최고점이 있다. 소뇌의 중앙선 부위와 충부*vermis* 후부에 가장 많이 발생하며, 청소년이나 성인에서 발생하면 소뇌반구에 발생하는 비율이 높아진다. 중추신경계 내의 다른 부위에 전이할 가능성이 높아 30%에서 뇌척수액에서 종양세포가 발견되거나 방사선학적 검사에서 전이가 확인된다. BUdR(bromodeoxyuridine) 표지지수가 신경교종은 1~14%인 데 비해 수모세포종은 30%로 매우 높은 성장 잠재력을 갖는다.

5년 무병 생존율은 50% 정도이며, 초기 진단 시 종양의 진행 정도가 중요한 예후인자이다. 고위험군은 ① 종양을 75% 이상 제거하지 못했거나(잔여 종양 1cc), ② 뇌간을 침범했거나, ③ 척수, 대뇌, 연뇌막 전이가 있거나, ④ 수술 후 2주 후 뇌척수액에서 종양세포가 나오거나, ⑤ 나이가 4세 이하인 집단으로, 두개척수 방사선치료를 하고 화학요법을 시행하더라도 5년 후 질병 없는 생존율이 25~30%인 반면, 위험인자가 없는 집단은 66~70%에 이른다. 재발하는 부위는 주로 원발 부위이며, 전신적 전이는 10~30%에서 일어나는데 사지의 뼈나 늑골, 림프절 순서로 일어난다.

(2) 수술적 치료

수술 수 일 내지 수 주 전에 뇌실복강단락술을 시행하면 수술 전 이병률과 치사율을 줄이고 수술 시야를 좋게 할 수 있는 반면, 두개강 외 전이와, 종양과 소뇌의 상향 탈출*hernia*의 문제점이 나타날 수 있다. 수술 전 2~3일간 다량의 스테로이드 등을 사용하여 뇌부종 및 뇌척수액의 생산을 감소시킨 후 수술하면 동일한 결과를 얻을 수 있다. 수술의 목적은 전적출이며, 종양이 제4뇌실 바닥, 기타 중요 구조물을 침윤하지 않은 경우 가능하다. 적극적인 수술을 통해 장기생존율을 높이고 수두증을 해결할 수 있다. 종양의 전적출은 장기생존율을 높인다.

(3) 방사선치료

진단 당시 이미 25~30% 환자에서 척수전이가 발견되므로 두개강 및 척수 전반에 걸친 방사선치료를 시행해야 한다. 방사선량은 원발 병소에 55 Gy까지 조사하고, 환자의 위험군에 따라서 표준위험군의 경우 23.4 Gy, 고위험군의 경우 30~36 Gy를 전뇌 및 척수에 조사한다. 방사선치료에 화학요법을 병용하는 치료가 시도되고 있는

데, 표준위험군에서는 방사선 단독군에 비해 생존율의 차이가 없으나 치료 후유증을 감소시키기 위한 방사선 조사량의 감소를 위해 사용되고 있으며, 고위험군에서는 화학요법 병용군에서 약간의 생존율 증가를 보이고 있다. 3세 미만의 소아는 방사선으로 인한 신경발달 장애의 위험이 높기 때문에, 전이가 없는 경우 방사선치료 없이 항암화학요법을 1차치료로 우선 시행한다. 방사선치료는 3세 이후로 연기하거나 재발 시 구제요법으로 사용한다.

(4) 화학요법

수모세포종은 항암화학요법에 반응하는 종양이다. 표준위험을 가진 수모세포종 환자에서 항암치료를 방사선치료와 병행하면 무병 생존기간을 유지하면서 두개척추 방사선요법의 용량을 줄일 수 있는 것으로 알려져 있다. 또한 고위험 수모세포종 환자에서는 방사선치료에 항암치료를 병행하는 경우 방사선치료 단독보다 생존율이 향상된다. 이때 방사선치료로는 표준 용량의 두개척추 방사선요법이 주로 시행된다. 재발한 수모세포종은 빈크리스틴, 니트로소우레아, 프로카바진 등의 여러 항암제에 반응하지만 장기간 유지되지는 않는다.

11. 송과체부위종양

(1) 임상적, 병리학적 고려 사항

송과체부위종양*pineal region tumors*은 전체 두개강내 종양의 1% 정도로 드물지만, 소아기 환자에서는 3~8%를 차지하여 상대적으로 흔한 편이다. 종류로는 생식세포종양, 송과체실질종양, 교세포종, 비종양성 낭종 혹은 종괴 등이 있다. 생식세포종양은 10대에 가장 호발하고 30대 이후에는 거의 발생하지 않는다. 종자세포종*germinoma*이 가장 흔해서 33~50%를 차지하고, 신경교종이 25%로 두 번째로 흔하며 그중 별아교세포종이 가장 많다. 생식세포종 중에서도 종자세포종, 배아암*embryonal carcinoma*, 내배엽성 동종양*endodermal sinus tumor*, 융모막암*choriocarcinoma*의 순서로 악성도가 높아진다. 생식세포종은 한 가지 세포로 구성되지 않고 몇 가지 종양세포가 혼합되어 있는 혼합 생식세포종 형태가 30~50%에 이른다. 내배엽성 동종양에서는 α-태아단백질*fetoprotein;* α*-FP*, 융모막암에서는 β-HCG가 특이적인 종양표지물질이다. 배아암에서는 두 가지 물질이 모두 분비되고 종자세포종과 양성 기형종에서는 분비되지 않으므로 이 종양표지물질들을 중심으로 생식세포종을 분류 및 진단할 수 있다.

신경학적 증상은 폐쇄성 수두증과 시각경로의 침범에 기인한 것들이다. 두통, 구토, 기면, 복시 등이 나타나며, 안증상으로는 파리노증후군(양안 상방 주시의 장애)이 가장 흔하고 대광 반사장애, 폭주*convergence*장애, 유두부종, 스큐편위*skew deviation* 등이 올 수 있다.

병리조직학적 진단과 질병의 진행 범위가 치료 방침을 정하는 데 매우 중요하다. 예후는 종양의 종류와 진행 범위에 따라 달라지는데, 성숙한 기형종은 수술로 완치되며 종자세포종은 방사선치료로 좋은 결과를 얻는다. 신경교종은 다른 부위와 비슷한 예후를 보인다.

(2) 수술적 치료

과거에는 뇌실복강단락술만 시행하고 조직학적 진단 없이 방사선치료를 했으나, 이제는 조직학적 진단을 하고 가능하다면 완전 적출을 시도하는 것이 권장된다. 수술적 제거는 기형종, 지주막 낭종, 수막종같이 방사선치료에 듣지 않거나 방사선치료가 필요 없는 병변에 특히 중요하다. 입체정위적 기구를 이용한 조직 생검도 가능하다. 최근에는 내시경을 이용한 조직 생검과 제3뇌실천공술 후 화학요법 혹은 방사선치료 방법이 이용되고 있다.

(3) 방사선치료

생식세포종은 뇌실벽이나 연뇌막을 통해 퍼지려는 침윤성향이 있고, 뇌척수액 전이의 빈도는 7~12%이다. 따라서 방사선치료 시 뇌실계, 전체 뇌 또는 뇌척수 전체에 대한 방사선 조사를 고려해야 한다. 전이되지 않은 생식세포종은 뇌실계를 포함하여 종양 부위에 방사선치료를 하거나 또는 저선량의 뇌척수 방사선치료를 포함하여 방사선치료를 하며, 전이가 있을 경우에는 뇌척수 방사선치료를 시행한다. 방사선치료로 인한 신경인지기능 및 내분비기능 저하의 위험을 줄이기 위하여 방사선치료의 선량과 범위를 정하는 연구가 진행되고 있다. 비생식세포성 악성 종자세포종은 전신적 화학요법 후 뇌척수 방사선치료를 시행한다.

조직검사 결과에 따라서 척수로 전이될 가능성이 거의 없는 종양들은 수술적 제거 후 국소적 방사선치료를 할 수 있고, 송과체모세포종처럼 전이 성향이 높은 종양이나 또는 검사상 전이가 확인된 경우에는 뇌척수 방사선치료를 시행한다.

(4) 화학요법

종자세포종은 화학요법에 의해 완전관해가 가능하여 시스플라틴, 카보플라틴, 블레오마이신, 사이클로포스파마이드 등의 항암제를 포함한 복합항암요법을 먼저 시행한 다음 방사선치료를 함으로써 방사선 용량을 낮추고 만족할 만한 장기생존율을 얻을 수 있다. 항암치료만 시행하면 반응률은 높으나 재발하는 경우가 많아 권장되지 않는다. 항암치료와 방사선치료 후 시행한 고용량 항암치료와 자가조혈모세포이식술이 유망한 결과를 보고하였으나 아직 연구 단계라고 할 수 있다. 재발한 종양에 대한 자가조혈모세포이식은 성적이 좋지 않다. 비종자세포종성 생식세포종은 화학요법의 결과가 훨씬 좋지 않아서 부분관해가 대부분이며, 수 개월 혹은 수 년 내에 재발하는 것이 보통이다.

12. 뇌하수체선종

(1) 임상적, 병리학적 고려 사항

주된 임상증상은 양귀쪽 반맹*bitemporal hemianopia*으로 시작되는 시력장애이며 두통은 20%에서 나타난다. 종괴가 해면정맥동을 침범하면 제3, 4, 5, 6 뇌신경 마비증상, 종괴의 크기가 커서 몬로공이 폐쇄될 때는 수두증에 의한 증상이 나타날 수 있으며, 내분비증상은 종양에 의한 정상조직의 압박이나 종양에 의해 과다하게 분비되는 호르몬으로 인해 나타난다. 유즙분비종양일 경우 남자에서는 성기능장애, 여자에서는 무월경 및 유루가 나타나며, 성장호르몬분비종양이면 말단비대증*acromegaly* 혹은 거인증이 생긴다. 부신피질자극호르몬이 과다하게 분비되면 쿠싱병을 초래한다. 호르몬을 분비하지 않는 종양의 경우 정상조직을 압박하여 호르몬 분비를 감소시키는데, 성장호르몬이 가장 먼저 감소하며 이어 성선자극호르몬이 감소한다.

종양은 79%가 내분비적으로 활성이며, 그중 52%가 프로락틴을, 27%가 성장호르몬을, 20%가 부신피질자극호르몬을, 0.3%가 갑상샘자극호르몬을 분비한다. 종양의 기능적 상태와 종양의 크기, 주위 조직 침범 여부 등이 중요한 예후인자이다.

(2) 수술적 치료

크기가 크고 내분비적으로 비활성인 종양의 경우는 시로를 감압하고 종양 크기를 줄이는 것이 수술의 목적인 데 비해 호르몬을 분비하는 종양, 특히 미세 선종인 경우에는 완전절제를 통해 호르몬 과분비 상태를 교정하는 것이 목적이다.

거의 대부분의 경우 수술은 안전하고 환자에게 부담도 적은 경접형동접근법을 이용한다. 최근에는 내시경을 이용하여 수술하는 방법이 개발되어 안전도가 더욱 높아지고 입원 기간도 단축되었다. 그러나 안상부 종양이 매우 단단하거나 중두개와나 전두엽 밑으로 퍼져 있을 때는 개두술을 통해 제거한다.

(3) 방사선치료

호르몬 과분비 때문에 발견된 미세 종양은 수술로 완전 제거가 가능하므로 지속적인 호르몬 수치 상승이 없다면 방사선치료는 필요 없다. 그러나 거대 종양은 주변 조직을 침범하므로 아전적출 후 방사선치료를 시행하여 잔여 종양을 위축시키며 재발을 억제하고 호르몬 수치도 낮출 수 있다. 환자의 상태가 불량하여 수술이 불가능하거나 수술을 거부하는 환자의 경우는 방사선치료 및 내과적 치료가 1차적 치료방법이 된다. 방사선치료는 종양의 성장을 90% 이상에서 억제하지만, 호르몬 수준이 정상화되는 데는 2년 이상의 장기간이 소요되며 뇌하수체기능부전 등의 부작용이 문제가 될 수 있다. 분비성 뇌하수체선종에 대한 표준적인 방사선치료 선량은 통상 분할치료 시 50.4~54 Gy이다. 시신경 압박 증상이 없는 경우 정위방사선수술의 적응증이 된다.

(4) 내과적 치료

도파민 작용물질인 브로모크립틴이 이용되나 유즙분비호르몬 수치와 종양의 크기를 영구적으로 감소시키는 것이 아니며, 장기간 사용할 경우 부작용이 문제된다. 또한 장기간 투여 시 종양이 단단해져서 외과적 적출이 어렵게 되는 단점이 있다. 그러나 수술이 부담되는 환자이거나 종양의 범위가 광범위한 경우에는 먼저 브로모크립틴을 6주 정도 사용하여 종양의 크기를 감소시킨 후 수술을 할 수 있고, 종양이 완전히 적출되지 않은 경우나 재발한 경우에도 사용할 수 있다. 최근에는 Pergolide 등과 같이 비교적 부작용이 적은 새로운 약제들이 개발되어 일부 환자에서 사용되고 있다. 특히 브로모크립틴에 반응하지 않는 유즙분비선종에서 좋은 결과들이 보고되고 있다. 유즙분비선종의 경우에는 이와 같은 도파민 작용제

*dopamine agonist*에 대한 반응이 좋아 미세 선종뿐만 아니라 거대 선종에서도 1차 치료로 이용되는 경향이 있다. 성장억제호르몬(소마토스타틴) 작용 물질인 옥트레오타이드는 근육주사해야 하는 불편함이 있지만, 성장호르몬 수치를 감소시키고 말단비대증의 종양 크기를 감소시키는 경우도 있어서 수술 전, 수술 후 보조적 요법으로 이용된다. 그러나 유즙분비선종에 비해 종양 크기의 감소 효과는 미미한 편이다.

13. 두개인두종

(1) 임상적, 병리학적 고려 사항

두개인두종*craniopharyngiomas*은 소아에 주로 발생하며 라트케*Rathke*낭 잔류세포에서 기원한다. 종양은 낭성인 경우가 많으며, 낭 내용물은 단백질 함량이 높고 칼슘을 포함하여 CT, MRI로 쉽게 확인된다. 임상적으로 두개내압 상승과 뇌하수체-시상하부-시교차 기능 이상을 나타낸다. 소아는 주로 두통, 구토 등 두개내압 상승 증상을, 성인은 주로 시각장애를 호소한다.

(2) 수술적 치료

전두부, 측두부 개두술을 통한 미세수술 접근법을 주로 이용하며 경우에 따라 경접형동접근법을 사용한다. 수술의 목적은 완전 적출이지만, 적극적으로 제거할 경우 뇌하수체, 뇌하수체 줄기*pituitary stalk*의 손상을 피할 수 없어서 이후 요붕증, 뇌하수체 기능저하에 대한 치료가 필요하다. 입체정위적 기구로 낭 내용물만 배출하고 방사성동위원소(yttrium-90, phosphorous-32)를 주입하여 치료하는 방법도 있으며, 통상적인 방사선치료 후 재발한 경우에도 이용할 수 있다.

(3) 방사선치료

성인의 경우 보존적 수술 후 방사선치료를 하는 것이 삶의 질을 높이고 정신사회적 장애, 시상하부-뇌하수체 기능장애, 요붕증 등을 줄일 수 있는 가장 좋은 방법이다. 3세 미만의 소아는 가능하면 나이가 들 때까지 방사선치료를 연기한다. 3차원 입체조형치료나 뇌정위 방사선수술 등의 치료를 시행하여 정상조직을 보호할 수 있다.

14. 소뇌다리뇌각신경초종

(1) 임상적, 병리학적 고려 사항

소뇌다리뇌각신경초종*cerebellopontine angle neurilem-momas*은 전정신경초종*vestibular schwannoma*(acoustic neuroma라고도 함)이 가장 흔하며 삼차신경초종*trigeminal neurinoma*이 다음으로 호발한다. 전정신경초종은 천천히 자라므로 임상적 증세가 나타날 때는 종양이 이미 상당한 크기에 도달한 경우가 많다. 압박에 의해 안면신경, 3차신경 증상을 많이 나타내며 설인신경, 미주신경을 압박하는 경우도 있다. 더 진행되면 연수를 압박하고 뇌척수액 흐름을 막아서 수두증을 유발할 수 있다. 40대에 가장 흔하지만 신경섬유종증 2형에 병발해서 생기는 경우보다 젊은 연령층에서 생기며 양측성으로 발병한다.

(2) 수술적 치료

수술의 목적은 완전 적출이며, 환자의 연령, 남아 있는 청력, 종양의 크기 및 위치를 고려하여 수술 접근법을 선택한다. 종양 적출 시 수술 후 합병증으로 안면신경마비 등 뇌신경마비가 남을 수 있다. 신경섬유종증 2형에서 생기는 종양은 치료 방침을 정하기 어렵기 때문에 보존적 치료를 하다가 증상이 수술을 반드시 필요로 하는 경우에 큰쪽을 먼저 수술하는 방법을 쓰기도 한다.

(3) 방사선치료

종양이 작은 경우는 뇌정위 방사선수술이 효과적인 치료법이다. 종양의 크기가 큰 경우에는 통상분할 방사선치료의 적응증이 되기도 한다.

15. 척삭종

(1) 임상적, 병리학적 고려 사항

척삭종*chordomas*은 안배부터 미골까지 원시 척삭*notochord*이 있었던 부위를 따라 발생하고 다엽성의 경막 외 종양으로 다양한 경도를 보이며 때로 경막을 침범한다. 조직학적 소견으로 늘어나고 담공포*physaliferous*세포들이 끈 모양으로 배열되어 있다. 분명한 연골 모양 조직을 갖는 변형인 연골모양척삭종은 보다 양호한 예후를 보인다. 사대부 종양은 증세가 모호하여 늦게 진단되기 쉬우며, 환자는 두통, 간헐적 복시 등을 주로 호소한다.

(2) 치료

두개강내 종양의 수술 목적은 조직 진단, 이후의 방사선치료 효과 향상, 증상의 호전이다. 수술 및 방사선치료 후 재발하면 수술만이 유일한 치료 방법인데, 이전 수술의 흔적, 방사선치료에 의한 조직 손상으로 인해 합병증 발생률이 높다.

50 Gy 정도의 통상적인 방사선치료 시 국소적 치료율은 27%이며, 용량을 높이면 성적이 좋아지지만 시신경, 뇌신경, 뇌간, 척수 등 주변의 중요한 조직들 때문에 안전하게 투여할 수 있는 양에 제한이 있다. 하전입자 빔*charged particle beam*을 이용하면 필요한 곳에만 많은 양의 방사선을 조사할 수 있어 치료율을 높일 수 있다.

16. 혈관모세포종

혈관모세포종*hemangioblastoma*은 두개내 종양의 2%를 차지하며 주로 소뇌반구 및 충부에 생긴다. 대개 단일 병변이지만 다발성일 수 있고 뇌간, 척수, 천막 상부에 발생하기도 한다. 폰히펠-린다우증후군*von Hippel-Lindau syndrome*에 병발될 수도 있는데, 이 경우 신세포암, 다발성 낭성신, 췌장낭종, 크롬친화세포종, 적혈구증가증이 동반될 수 있다. 주로 20대에 생기며 두개내압 증가와 소뇌기능장애에 의한 증상을 나타낸다. 매우 천천히 자라므로 임상적인 진행 속도는 느리다.

조직학적으로 다수의 모세혈관, 내막세포로 덮인 혈관동으로 이루어져 있으며, 사이사이에 지질을 포함한 거짓황색종*pseudoxanthoma* 세포들이 모여 있다. 대개 낭성 종양이며, 내용물은 단백질이 많은 황색 액체이다. 혈관 분포가 많은 붉은색 벽결절이 있으며, 결절 이외의 낭벽은 비종양성 교세포 반응이다. 뇌간, 척수에 발생하는 경우 충실성 종양으로 생길 수 있다.

소뇌 종양은 낭 내용물을 배출하고 충실성 종양 부위를 적출함으로써 쉽게 제거될 수 있다. 뇌간의 충실성 종양처럼 수술 위험성이 높거나 수술 후 잔여 종양, 재발성인 종양에 대해서는 방사선치료를 시행한다.

17. 맥락유두종, 맥락유두암

(1) 임상적, 병리학적 고려 사항

맥락유두종, 맥락유두암*choroid plexus papilloma and carcinoma*은 어느 연령에도 생길 수 있으나 주로 12세 미만의 소아에서 발생한다. 불규칙한 소엽상을 가진 붉은색 종괴이며, 조직학적으로는 정상 맥락총으로 보인다. 악성종양의 특성을 보이는 경우 맥락유두암으로 분류한다. 소아에서는 측뇌실에, 성인에서는 제4뇌실에 많이 발생하며, 제3뇌실 종양은 매우 드물다. 수두증을 일으키는 원인은 뇌척수액 흐름의 폐쇄, 종양에 의한 뇌척수액 과분비, 출혈에 의한 뇌척수액 흡수의 장애 등이 있다. 국소적 신경학적 결손이 없는 두개내압 상승이 가장 흔한 증상이다.

뇌실 내, 지주막하 공간으로의 전이가 자주 일어나므로 척수강조영술 및 뇌척수액검사가 필요하다. 악성종양에 대해서는 수술, 방사선치료, 뇌실 내 화학요법 등이 필요하다.

(2) 치료

맥락유두종의 수술 목적은 완전 적출이다. 노출된 종양은 급양 혈관을 처리한 후 제거하며, 절반 정도는 종양 제거만으로 수두증이 호전되지만 나머지는 단락술을 필요로 한다. 맥락유두암은 뇌실 또는 지주막하 전이가 44%에서 생길 수 있으므로 뇌척수 방사선치료를 고려해야 한다. 척수강조영술 및 뇌척수액 검사상 정상이면 종양 부위만 방사선치료를 하고 척수강 내 화학요법 혹은 전신적 화학요법을 병용하기도 한다. 맥락유두종에는 화학요법을 시행하지 않으며, 악성종양에 대해서는 재발성인 경우 초기 치료 시 방사선치료와 병행하여 시행한다.

18. 척수종양

(1) 임상적, 병리학적 고려 사항

척수종양*spinal axis tumors*은 실질 침범보다는 척수, 척수신경의 압박에 의해 증상이 나타난다. 대부분의 척수종양은 경막 외 종양이지만, 원발성 척수종양은 대부분이 경막 내 종양이다.

신경초종은 흉추부에 호발하고 종종 추간공을 통해 자라나서 아령 모양이 되기도 하며, 수막종은 대공 부위 및 흉추부에 잘 생긴다. 별아교세포종은 척수 어느 부위에서나 고루 발생하고, 뇌실막세포종은 원추부, 말총에 자주 발생한다. 척삭종은 천추부에 호발한다.

임상적으로 ① 척수 감각운동성경로증후군, ② 동통성 신경근-척수증후군, ③ 중심척수공동증증후군으로 구분된다. 감각운동성 증상은 척수의 압박에 의해 일어나며 수 개월에 걸쳐 서서히 진행하는데, 초기에는 비대칭이고 운동력 약화가 우세하다. 신경근-척수증후군은 신경근의 압박 및 침윤에 의해 나타나며, 침범된 신경근 지배 영역의 칼로 찌르는 듯한 통증으로 발현된다. 기침, 재채기 등 두개강내압을 올리는 동작을 하면 악화된다. 국소적 이상감각, 통증감각 장애, 근력 약화, 근위축이 생긴다. 척수공동성 기능저하는 척수 내 종양이 중심성 회백질을 파괴하거나 공동을 만들어 생기며, 하위 운동신경원 파괴로 근력 약화, 근위축, 반사 소실과 함께 감각해리 등이 나타난다.

(2) 수술적 치료

1) 일반적 고려 사항

수술현미경이 반드시 필요하며, 수술 중 초음파는 종양 침범 부위를 확인하고 충실성 종양과 낭성 종양을 감별하는 데 매우 유용하다. 기타 레이저, CUSA도 종양 제거에 도움이 된다.

2) 수술 계획

MRI가 가장 유용한 기본적 검사이며, 혈관 분포가 많은 종양일 경우 혈관조영술이, 골파괴가 심할 경우는 CT가 도움이 된다. 수술 전 척수 내 종양의 위치와 척수의 상관관계를 숙지해야 하며 부종을 완화시키기 위해 스테로이드를 투여한다.

3) 척수 내 경막 외 종양의 제거

신경초종은 신경소근(주로 배측)에서 기원한다. 종양 제거를 위해서는 종양이 기원한 소근을 절제해야 한다. 대개의 수막종은 후방 접근법으로 제거가 가능하지만, 대공 부위의 앞쪽에 위치한 수막종은 추골동맥을 둘러싸서 완전 제거가 불가능할 수도 있다.

4) 척수 내 종양의 제거

후궁판 절제 후 경막을 절개하고 척수가 확장된 부분에 길이 방향으로 절개한 후 종양과 척수의 경계 부위를 확인하고 중심 부분의 종양을 제거하면서 분리면을 따라 진행한다. 경계가 불확실한 경우 완전 제거는 불가능하지만 종양의 크기를 줄임으로써 장기적인 증상 완화가 가능하다. 동결표본검사상 악성으로 나오면 종양을 제거하지 않고 수술을 마치고 방사선치료를 시행한다. 혈관모세포종은 혈관 분포가 매우 많으므로 급양 혈관을 소작한 곳에서부터 척수와 분리하여 한 덩어리로 제거한다. 척수 뒤쪽에 위치하고 낭성 병변을 동반한 경우 수술이 용이하다.

(3) 방사선치료

불완전 제거한 종양에 대해서는 방사선치료를 하여 치료율과 무병 생존기간을 향상시킬 수 있다. 양성 별아교세포종의 방사선치료 후 5년, 10년 생존율은 각각 60~90%, 40~90%이나, 악성종양인 경우 예후가 훨씬 불량해서 8개월 이상 살지 못한다는 보고도 있다.

(4) 화학요법

두개내 별아교세포종, 핍지교종, 뇌실막세포종 등에 효과적인 약물이 척수종양에도 효과적일 것으로 생각되지만 실험군, 대조군을 갖춘 임상실험의 결과는 보고되지 않았다.

참고문헌

1. Atlas SW, Lavi E. Intraaxial brain tumors. In: Atlas SW(ed). Magnetic resonance imaging of the brain and spine. 2nd ed., Philadelphia: Lippincott-Raven, 1996, pp.315-422.
2. Barker FG 2nd, Israel MA. The molecular biology of brain tumors. Neurol Clinics 1995;13:701-721.
3. Berger MS, Keles E, Geyer JR. Cerebral hemispheric tumors of childhood. Neurosurg Clin N Am 1992;3:839-852.
4. Black P. Management of malignant glioma: role of surgery in relation to multimodality therapy. J Neurovirol 1998;4:227-236.
5. Brada M, Ross G. Radiation therapy in the management of malignant gliomas. Baillieres Clin Neurol 1996;5:319-43.
6. Brandes AA, Fiorentino MV. The role of chemotherapy in recurrent malignant gliomas: an overview. Cancer Invest 1996;14:551-559.
7. Brem H, Piantadosi S, Burger PC, Walker M, Selker R, Vick NA, et al. Placebo-controlled trial of safety and efficacy of intraoperative controlled delivery by biodegradable polymers of chemotherapy for recurrent gliomas. The Polymer-brain Tumor Treatment Group. Lancet 1995;345:1008-12.
8. Buckner JC, Peethambaram PP, Smithson WA, Groover RV, Schomberg PJ, Kimmel DW, et al. Phase II trial of primary chemotherapy followed by reduced dose radiation for CNS germcell tumors. J Clin Oncol 1999;17:933.
9. Castillo M, Scatliff JH, Bouldin TW, Suzuki K. Radiologic pathologic correlation: intracranial astrocytoma. AJNR 1992;13:1609-1616.
10. CBTRUS(2009). CBTRUS Statistical Report: Primary Brain and Central Nervous System Tumors Diagnosed in the

United States in 2004-2005. Source: Central Brain Tumor Registry of the United States, Hinsdale, IL. Available from: www.cbtrus.org.
11. Chung RY, Chiocca EA. Gene therapy for tumors of central nervous system. Surg Oncol Clin N Am 1998;7:589-602.
12. Clarke J, Butowski N, Chang S. Recent advances in therapy for glioblastoma. Arch Neurol 2010;67(3):279-83.
13. Cushing H, Eisenhardt L. Meningiomas, Their classification, regional behavior, life history and surgical end results, Vol.1, Springfield: Charlse C. Thoams, 1938.
14. Dropcho EJ. Neurotoxicity of cancer chemotherapy. Semin Neurol 2010;30(3):273-86.
15. Fortin D, Cairncross GJ, Hammond RR. Oligodendroglioma: an appraisal of recent data pertaining to diagnosis and treatment. Neurosurgery 1999;45:1279-1291.
16. Fraass BA, Kessler ML, McShan DL, Marsh LH, Watson BA, Dusseau WJ, et al. Optimization and clinical use of multisegment IMRT for high dose conformal therapy. Semin radiat Oncol 1999;9:60.
17. Gunel M, Piepmeier JM. perioperative assessment and technical considerations, in Bernstein M, Berger MS(eds): Neuro-oncology. The essentials, ed1. New York: Thieme, 2000, pp.115-121.
18. Hakim R, Alexander E 3rd, Loeffler JS, Shrieve DC, Wen P, Fallon MP, et al. Results of linear accelerator-based radiosurgery for intracranial meningiomas. Neurosurgery 1998;42:446-454.
19. Hegi ME, Diserens AC, Gorlia T, Hamou MF, de Tribolet N, Weller M, et al. MGMT gene silencing and benefit from temozolomide in glioblastoma. N Engl J Med. 2005;352(10):997-1003.
20. Johnson DG, Walker CL. Cyclins and cell cycle checkpoints. Annu Rev Pharmacol Toxicol 1999;39:295-312.
21. Kleihues P, Burger PC, Scheithauer BW. Histological typing of tumours of the central nervous system. WHO. Berlin: Springer-Verlag, 1993.
22. Kleihues P, Burger PC, Scheithauer BW. The new WHO classification of brain tumors. Brain Pathology 1992;3:255-68.
23. Kristiansen K, Hagens S, Kollevold T, Torvik A, Holme I, Nesbakken R, et al. Combined modality therapy of operated astrocytomas Grade III and IV: Confirmation of the value of postoperative irradiation and lack of potentiation of bleomycin on survival time: a prospective multicenter trial of the Scandianavian Glio-blastoma Study Group. Cancer 1981;47:749.
24. Lesser GJ, Grossman SA. The chemotherapy of adult primary brain tumors. Cancer Treat Rev 1993;19:261-281.
25. Levin VA. Cancer in the Nervous System, New York: Churchill Livingstone, 1996.
26. Linstadt D, Wara WM, Edwards MS, Hudgins RJ, Sheline GE. Radiotherapy of primary intracranial germinomas: the case against routine craniospinal irradiation. Int J Radiat Oncol Biol Phys 1988;17:291.
27. Louis DN, Ohgaki H, Wiestler OD, Cavenee WK, Burger PC, Jouvet A, et al. eds. WHO classification of tumours of the central nervous system. 4th edition Lyon, France: International Agency for Research on Cancer: 2007.
28. Matsutani M, Sano K, Takakura K, Fujimaki T, Nakamura O, Funata N, et al. Primary intra-cranial germ cell tumors: a clinical analysis of 153 histolo-gically verified cases. J Neurosurg 1997;86:446-455.
29. Mehta MP, Buckner JC, Sawaya R, et al. Neoplasms of the Central Nervous System. In: DeVita, Hellman, and Rosenberg' s Cancer: Principles & Practice of Oncology, 8th ed. Philadelphia: Lippincott Williams & Wilkins; 2008. p.1975-2032.
30. Neyns B, D' haeseleer M, Rogiers A, Van de Cauter J, Chaskis C, Michotte A, et al. The role of cytotoxic drugs in the treatment of central nervous system gliomas. Acta Neurol Belg 2010;110(1):1-14.
31. Packer RJ, Goldwein J, Nicholson HS, Vezina LG, Allen JC, Ris MD, et al. Treatment of children with medulloblastoma with reduced dose craniospinal radiation therapy and adjuvant chemotherapy: a Children' s Cancer Group study. J Clin Oncol 1999;17: 2127.
32. Philippon JH, Clemenceau SH, Fauchon FH, Foncin JF. Supratentorial low-grade astrocytoma in adults. Neurosur-gery 1993;32:554-559.
33. Plate KH, Breier G, Millauer B, Ullrich A, Risau W. Up-regulation of vascular endothelial growth factor and its cognate receptors in a rat glioma model of tumor angiogenesis. Cancer Res 1993;53:5822-5827.
34. Prestorn-Martin S. Descriptive epidemiology of primary tumors of the spinal cord and spinal meninges in Los Angeles County, 1972-1985. Neuroepidemiology 1990; 9:106.
35. Rice CD, Merchant RE. Systemic treatment with murine recombinant interleukin-1 beta inhibits the growth and progression of malignant glioma in the rat. J Neurooncol 1992;13:43-55.
36. Rutka JT, Tsugu A, Jung S, et al. Recent developments in the molecular biology of human brain tumors. in Salcman M(ed): Current techniques in neurosurgery. 3rd eds., philadelphia: Springer, 1998, pp.188-207.
37. Samii M, Matties C. Management of 1000 vestibular schwannomas(acoustic neurinoma): surgical management and results with emphasis on complications and how to avoid them. Neurosurgery 1997;40:11-23.
38. Schrell UM, Rittig MG, Anders M, Koch UH, Marschalek R, Kiesewetter F, et al. Hydroxyurea for treatment of unresectable and recurrent meningiomas. II. Decrease in the size of meningiomas in patients treated with hydroxyurea. J Neurosurg 1997;86:840-844.
39. Sekhar LN, Swamy NK, Jaiswal V, Rubinstein E, Hirsch WE Jr, Wright DC. Surgical excision of meningiomas involving the clivus: preoperative and intraoperative features as

predictors of postoperative functional deterioration. J Neurosurg 1994;81:860-868.
40. Sheline GE, Wara WM, Smith V. Therapeutic irradiation and brain injury. Int J Radiat Oncol Biol Phys 1980;6:1215.
41. Sierra del Rio M, Rousseau A, Soussain C, Ricard D, Hoang-Xuan K. Primary CNS lymphoma in immunocompetent patients. Oncologist 2009;14(5):526-39.
42. Sloff JL, Kernohan JW, MacCary CS. Primary intramedullary tumors of the spinal cord and filum terminale. Philadelphia: WB Saunders, 1964.
43. Stupp R, Mason WP, van den Bent MJ, Weller M, Fisher B, Taphoorn MJ, et al; European Organisation for Research and Treatment of Cancer Brain Tumor and Radiotherapy Groups; National Cancer Institute of Canada Clinical Trials Group. Radiotherapy plus concomitant and adjuvant temozolomide for glioblastoma. N Engl J Med 2005;352(10):987-96.
44. Tindall GT, Barrow DL, Tindall SC. Current management of pituitary tumors. part II. Contemp Neurosurg 10(3), 1998.
45. Turner DA. perioperative care of the neurosurgical patient, in Rengachary SS, Wilkins RH (eds): Principles of neurosurgery. 1st ed., London: Wolfe, 1994.
46. Tyler JL, Diksic M, Villemure JG, Evans AC, Meyer E, Yamamoto YL, et al. metabolic and hemodynamic evaluation of gliomas using positron emission tomography. J Nucl Med 1987;28:1123-1133.
47. Yang KM, Chang HS, Ahn SD, Choi EK. Multiple Daily Fractionated RT for Malignant Glioma. J Korean Soc Ther Radiol 1994;12(2):151-157.
48. Yung WK, Prados MD, Yaya-Tur R, Rosenfeld SS, Brada M, Friedman HS, et al. Multicenter phase II trial of temozolomide in patients with anaplastic astrocytoma or anaplastic oligoastrcytoma at first relapse. Temodal Brain Tumor Group. J Clin Oncol 1999;17:2762.

16

소아·청소년의 고형 종양

신희영/박현진/이지원/박은실
김혜리/박경덕/이준아/임도훈

I. 소아·청소년 종양의 역학 및 특성

1. 소아·청소년 종양의 역학

국내에서는 매년 15세 미만에서 약 1,200명, 18세 미만에서 약 1,500명의 새로운 종양 환자가 발생한다. 2009년 국가암등록사업 연례보고서에 따르면 15세 미만에서는 백혈병이 대다수(30.3%)를 차지하며, 중추신경계 종양(13.3%), 림프종(11%), 생식세포종양(9.3%), 신경모세포종*neuroblastoma*(7.1%), 횡문근육종*rhabdomyosarcoma*(2.8%), 망막모세포종*retinoblastoma*(2.4%), 간모세포종*hepatoblastoma*(1.7%), 유잉육종*Ewing sarcoma*(1.1%) 등의 순으로 다양한 종양이 발생한다. 암종*carcinoma*은 드물며 주로 중배엽 기원의 육종*sarcoma*이 주를 이룬다.

국내 소아·청소년 종양 환자의 생존율은 그간 매우 향상되어 18세 미만의 5년 생존율이 1990년대 초반의 55%에서 2000년대 후반에는 76%에 이르게 되었다. 하지만 소아·청소년 종양은 사고사 다음으로 많은 소아·청소년 사망의 원인이다.

(1) 연령의 영향

① 신경모세포종, 망막모세포종 그리고 윌름스종양*Wilms tumor*처럼 어린 나이에 발생 빈도가 높아 출생 전 요소가 종양 발생에 관여하는 것으로 생각되는 종양이 있고, 골종양이나 림프종처럼 연령이 증가할수록 발생률이 높아 출생 후 요소가 중요한 인자가 되는 종양이 있다. 또한 같은 종양이 다른 두 연령층에서 발생 빈도가 높은 경우도 있다.

② 조직학적으로 같은 종양이 연령에 따라 다른 생물학적 특성을 보일 수 있다. 예를 들어 신경모세포종은 1세 미만에 발생하면 예후가 좋고 그 이후에 발생하면 예후가 나쁘며, 천미부 기형종은 2개월 이후 발견되면 50% 이상에서 악성이다.

(2) 성의 영향

거의 모든 종양이 남아에서 호발한다. 기형종은 여아에서 흔하나 남아에서 더 악성이다.

(3) 종족의 영향

어떤 종양들은 민족에 따라 특성이 다르다. 흑인은 백인에 비해 발생률이 낮으며, 특히 유잉육종과 고환종양은 흑인에서 아주 낮다. 또한 급성 림프모구백혈병은 백인과 달리 흑인에서는 어린 나이에 발생률이 낮으나 T세포형이 많아 예후는 좋지 않다.

(4) 지역의 영향

버킷림프종은 우간다 등의 특정 지역에서 폭발적으로 발생하고, 망막모세포종은 인도에서 호발한다. 호지킨병은 선진국에서 더 흔하다. 이는 아마도 유전적 요소나 환경적 요소에 의한 것으로 생각된다.

2. 소아·청소년 종양의 유전적·생물학적 특성

(1) 암억제유전자의 상실

종양억제유전자는 세포의 과도한 증식을 억제하는 기능을 하므로, 이 기능이 상실되면 세포가 과도하게 증식하거나 생존하게 되고, 악성 세포로 변환*transformation*하게 된다. 중요한 종양억제유전자는 *p53* 유전자, *RB* 유전자, *WT1* 유전자, *NF1*, *NF2* 유전자 등이 있다. 너드슨*Knudson*의 두이벤트 가설*two-hit theory*에 따르면, 종양억제유전자의 2개의 유전자가 모두 소실되거나 변이를 일으키는 경우에 종양이 발생하게 된다.

리-프라우메니*Li-Fraumeni*증후군은 염색체 17p13.1에 위치한 *p53* 유전자의 변이에 의해 발생하며, 가족 내에서 유방암, 뇌종양, 골육종, 연조직 종양, 폐암 등이 발생하게 된다. 망막모세포종의 경우 염색체 13q14에 있는 망막모세포종 유전자인 *RB1* 유전자 2개를 모두 잃으면 발생한다. 또한 망막모세포종에서는 골육종의 발생 빈도도 증가한다. 염색체 11p13에 위치한 *WT1* 유전자의 소실은 윌름스종양 발생과 관련이 있으며, 17q11.2에 위치한 *NF1* 유전자가 소실되거나 염색체 22q12.2에 위치한 *NF2* 유전자가 소실되어 발생하는 신경섬유종증*neurofibromatosis*에서는 뇌종양, 신경섬유종, 크롬친화세포종*pheochromocytoma*, 신경집종*schwannoma*, 청신경집종*acoustic neuroma*이 많이 발생한다.

(2) 암유전자의 활성화

신경모세포종의 경우 *MYC* 암유전자의 증폭이 관찰된다.

(3) 염색체 전위에 의한 융합*fusion* 유전자 생성

유잉육종에서 11번과 22번 염색체의 전위에 의하여 결합유전자인 *EWS-FLI* 유전자가 생성되며, 횡문근육종의 2번, 13번 염색체의 전위에 의해 결합유전자 *PAX3-FKHR*가 생성되거나 1번, 13번 염색체의 전위에 의해 결합유전자 *PAX7-FKHR*가 생성되어 종양 발생에 관여하게 된다.

(4) 암의 발생이 증가하는 유전질환

어떤 유전질환에서는 특정 암의 발생률이 증가한다.

① 염색체 수의 이상: 다운증후군은 급성 백혈병의 발생률이 10배 이상 높고, 클라인펠터증후군*Klinefelter syndrome*은 유방암의 발생률이 60배 높다.

② 취약한 염색체*chromosomal fragility*와 DNA 복구 장애를 갖는 질환: 색소피부건조증에서는 피부암의 빈도가 높고, 블룸증후군*Bloom syndrome*, 판코니 빈혈, 모세관확장실조증*ataxia-telangiectasia*에서는 백혈병의 발생 빈도가 높다.

③ 면역결핍을 초래하는 유전적 질환: 비스코트-올드리치증후군*Wiskott-Aldrich syndrome*, X 연관 면역결핍, X 연관 무감마글로불린혈증, 중증 복합면역결핍증에서는 면역 감시가 완전하지 못하므로 백혈병, 악성 림프종의 발생 빈도가 높다.

3. 소아·청소년 종양의 비특이적 임상 소견

소아·청소년 종양에서 흔한 초기 증상으로는 발열, 림프절 비대, 복부 종괴, 종격 종괴, 뼈의 통증, 범혈구감소증, 출혈, 아침에 심해지는 두통과 구토가 있다. 이러한 증상들은 성인과 달리 비특이적이므로 진단과 치료가 늦어지는 경우가 있다.

어떤 종양은 생물학적으로 활성을 띠어서 진단이나 예후 판정에 도움이 되는 종양태아단백이나 물질을 생산한다. 또 어떤 종양은 양측성으로 조직에 침투하므로 수술적 조치가 시행되기 전에 완벽한 검사가 중요하다. 악성이 아닌 질환이 암과 혼동될 수도 있으며, 어떤 암은 다른 암과 임상양상이 비슷하다

4. 예후인자

대부분의 소아·청소년암은 좋은 예후군과 나쁜 예후군으로 나눌 수 있다. 병기, 위치, 질병의 범위가 예후의 판정에 있어 전통적인 요소이나, 종양의 조직학적 분화도, 면역학적 분류, 분자생물학적 분석을 통하여 더욱 정확하게 예후를 판정할 수 있다. 예후군을 결정하면 치료의 강도를 조절할 수 있다. 경과가 좋을 것이라고 생각되는 환자에게는 약하고 부작용이 적은 치료를 시행할 수 있고, 예후가 나쁠 것이라고 예상되는 환자에게는 강력한 치료를 시행할 수 있다. 그러나 예후인자는 역동적이고 인위적이기 때문에 치료의 결과가 다르게 나타날 수 있으며, 예전에는 중요한 위험 요인이었지만 치료에 따라 영향이 없을 수도 있다.

몇 가지 소아·청소년 종양에서 조직학적 변이가 발견되었으며, 이는 예후를 예견하는 지표가 되고 있다. 예를 들어 윌름스종양은 조직학적 변이에 따라 예후의 좋고 나쁨이 나뉜다. 예후가 나쁜 조직학적 변이의 종양을 가진 환자의 57%가 종양 때문에 사망하지만, 예후가 좋은 조

직학적 변이의 종양을 가진 환자들은 7%만이 종양 때문에 사망한다. 면역학적 분류로도 예후를 예측할 수 있는데, 급성 림프모구백혈병 공통 항원(CALLA)이 있는 백혈병이 항원이 없는 것보다 예후가 좋다.

5. 소아·청소년 종양의 치료

소아·청소년 종양의 성공적인 치료는 임상실험실 자료뿐만 아니라 소아·청소년 종양 전문가, 각 분야의 외과 전문가, 방사선종양학과 전문가, 영상의학과 전문가, 핵의학자, 병리학자, 약리학자 등이 잘 조화된 팀을 필요로 한다. 또한 소아·청소년 종양 환아는 육체적·정서적 스트레스도 크기 때문에 정신·사회적 지지치료도 중요하다. 소아·청소년 종양에 대한 치료는 더욱 전문화되고 있다. 치료 방법(수술, 방사선치료, 화학요법)은 성인과 비슷하지만 몇 가지 차이점이 있다.

(1) 수술적 방법

두 가지의 원칙이 있다. 첫째, 치료될 수 없을 정도로 확산된 질병을 갖는 소아·청소년은 없다고 생각해야 하고, 둘째, 완치될 수 있도록 근치술을 주저 없이 행하고 기능장애와 신체장애*deformity* 유발을 최소화해야 한다. 수술 전 선행 화학요법과 방사선치료를 통해 암의 종괴를 줄여 수술을 쉽게 할 수 있다. 사지에 병변이 있는 환아에서는 사지를 보존하는 수술을 통해 생존율 향상에 도움을 준다.

소아·청소년 종양 수술에서 주의할 사항은 다음과 같다.

① 과도한 혈액 손실: 대개의 소아·청소년 종양은 크고 혈관성 기원을 갖거나 하대정맥이나 대동맥 같은 주요 혈관을 둘러싸고 있다.

② 혈액 사고: 응급 수혈 시 혈액은 37°C, pH 7.4로 주어야 한다〔차고 산성인 혈액(10°C, pH 7.0)을 주면 심장마비의 우려가 있다〕. 성인에서는 별 의미가 없는 혈액 손실이 소아·청소년에서는 생명을 위협하는 조건이 될 수 있다는 것을 반드시 인지하고 있어야 한다. 예를 들면 1세의 소아에서 400mL의 혈액 손실은 절반의 혈액을 잃은 것이다.

③ 열손실: 성인에 비해 체표면적이 커 열손실이 많고 저체온증이 잘 온다. 이러한 이유로 저체온증, 심계항진, 대사성 산혈증, 지혈 이상 등이 과도한 열손실 때문에 생길 수 있다. 이것을 피하기 위해서는 수술실이 따뜻하며, 지속적인 감시가 이루어져야 한다.

(2) 방사선치료

방사선치료의 1차적 목표는 성인과 마찬가지로 정상조직에 대한 방사선 조사를 가능한 한 최소화하면서 효과적으로 종양을 죽일 수 있는 양의 방사선을 조사하는 것이다. 그런데 소아·청소년의 경우는 방사선치료로 인한 성장 지연과 2차암 발생 가능성 때문에 성인의 방사선치료에 비해 더 많은 주의가 필요하다. 기술적으로 수용할 만한 방사선 조사를 위해서는 주의 깊은 치료 계획과 모의치료*simulation*가 필수적이고, 환자가 어리거나 비협조적인 경우 고정과 마취가 필요할 때도 있다.

성인 환자에 비해 소아·청소년 환자에 대한 방사선치료 시에 특히 고려해야 할 부분은 뼈에 대한 방사선치료이다. 방사선 조사로 인하여 성장판 손상 가능성이 크기 때문에 대칭적인 방사선 조사를 통하여 불균형적인 성장을 예방하도록 노력해야 하며, 그 밖에 연조직이나 근육 혹은 치아 부위의 방사선치료 시에도 치료 후의 비대칭적인 성장 가능성을 고려하여 치료 계획을 세워야 한다. 한편 화학요법과 병용 시에는 방사선치료의 독성에도 주의를 기울여야 한다. 뇌에 방사선치료를 시행할 경우에는 메토트렉세이트의 신경독성에 주의해야 한다. 심장에 방사선이 조사될 경우에는 독소루비신이 유발하는 심근병증, 골반 부위에 방사선이 조사될 경우에는 사이클로포스파마이드가 유발하는 출혈성방광염처럼 화학요법에 의해 야기될 수 있는 독성이 악화될 수 있다

(3) 화학요법

소아·청소년 종양과 성인 종양의 주요한 차이는 화학요법에 대한 감수성과 병용화학요법으로 완치될 수 있는 가능성이다. 지난 30년 동안 완치된 소아·청소년 종양 환자의 수는 증가하고 있다. 소아·청소년에게 쓰는 약은 원칙적으로 성인과 같다. 병용화학요법이 일반적이고 대부분 고용량으로 쓰인다(신생아 제외). 화학요법의 급성 부작용에 대한 내구력이 성인보다 더 뛰어나기 때문이다. 많은 화학요법이 성인에게 적용되는 것보다 더욱 강력하고, 자주 약을 복용시킨다. 그리고 골수억제나 감염에 대한 용량의 변형도 적지만 소아·청소년의 정상적인 성장을 고려하여 적절한 용량의 사용과 변형이 필요하다. 척수 내에 약물을 투여할 때 약물 용량의 상한선은 체표면적보다는 나이에 토대를 둔다. 화학요법 치료는 대개 1~3년 동안의 기간을 필요로 한다. 짧은 치료 기간으로도 충분한 저

| 표 16-1 | 윌름스종양과 연관된 증후군

증후군	임상양상	유전적 이상
WAGR 증후군(Wilms tumor, aniridia, genitourinary abnormality and mental retardation)	무홍채증, 비뇨생식기계 이상, 정신지체	11p13의 결실 (*WT1*과 *PAX6*)
Denys-Drash 증후군	조기에 발생하는 신부전, 거짓남녀한몸증*pseudohermaphrodism*	*WT1*의 과오*missense* 돌연변이
Beckwith-Wiedemann 증후군	장기비대증, 큰혀증*macroglossia*, 선천복벽탈장, 반신비대	11p15.5, p57KIP57의 이상

위험군의 환아를 결정하는 데 많은 노력을 기울이고 있으나 아직도 많은 소아·청소년들이 장기간의 치료를 받아야 한다. 학교에 다닐 수 있고 일상생활에 지장이 없도록 유지요법을 받는 많은 환아에 대해 경구투여 약물을 쓴다. 그러나 경구투여 약물의 생체이용률*bioavailability*이 낮고 환아들이 약을 잘 복용하지 않을 수 있기 때문에 치료에 실패할 수 있어 주의 깊은 감시가 필요하다. 장기생존의 가능성이 증가함에 따라 성장하는 기관의 손상도 증가하므로 화학요법 약물을 선택할 때는 신중히 고려해야 한다.

(4) 보조치료

치료의 목적은 종양의 퇴치뿐만이 아니다. 신체적 부작용을 최소화하고, 가족과 사회의 기능적 구성원이 될 수 있도록 도움을 주어야 하고, 가능한 한 정상적으로 자라고 성장할 수 있도록 기회를 제공해야 한다. 이렇게 치료가 이루어지기 위해서는 잘 조화된 학교 교육, 정신심리적 조언, 환아·형제·가족에 대한 사회·심리 지지가 필요하다. 최근에는 치료 기간 중에도 교육을 제공하기 위한 병원학교가 활성화되어 운영되고 있어 완치 후의 삶의 질 향상에 큰 영향을 미치고 있다.

Ⅱ. 윌름스종양

1. 역학 및 유전학적 특성

윌름스종양의 발생 빈도는 100만 명당 8명 가량이며, 소아에서 발생하는 종양 중 약 6%를 차지하고 복부에 발생하는 소아 종양 중에서는 두 번째로 흔하다. 75% 이상이 5세 미만에서 발생하며, 호발 연령은 2~5세이다. 대부분의 경우에는 산발적으로 발생하나, 약 1~2%의 환자는 가족력을 가지며, 가족력이 있는 경우에는 상염색체 우성으로 유전된다.

윌름스종양은 무홍채증, 반신비대, 비뇨생식기계 기형 등 선천 기형을 동반하는 경우가 많으며 WAGR 증후군, Denys-Drasy 증후군, Beckwith-Wiedemann 증후군과 연관되어 발생하기도 한다(〈표 16-1〉).

현재까지 가장 잘 알려진 원인 유전자는 신장과 생식샘의 발달에 관여하는 *WT1* 유전자로 염색체 11p13에 위치하고 있으며, 그 외에도 11p15에 위치한 *WT2* 유전자, 1p, 7p, 16q, 17p에 위치한 유전자와의 관련성이 보고되고 있다.

2. 병리 소견

① 보통 하나의 큰 종괴로 나타나며 그 표면은 매끄럽다.
② 퇴화성 신조직으로 된 섬유성 가성막으로 둘러싸여 있고 낭성 부위 및 괴사와 출혈을 함유하고 있다.
③ 석회화는 드물다.
④ 약 7%가 양측 신장에 존재한다.
⑤ 조직학적 형태
 i) 예후 양호군: 윌름스종양의 약 90%를 차지하며, 상피*epithelial*, 발생 모체*blastemal*, 그리고 간질*stromal* 성분의 삼상*triphasic* 소견을 보인다.
 ii) 예후 불량군: 핵이 매우 크고 과다 염색성을 보이며, 세포분열이 증가되어 있다. 이러한 역형성은 국소적이거나 혹은 광범위하게 퍼져 있을 수 있으며, 재발률 및 사망률이 높다. 보통 연령이 조금 높은 아이들에게서 발생한다. 투명세포육종*clear cell sarcoma*은 예후 불량군의 한 아형으로 뼈로 잘 전이되는 특징을 보인다.
 iii) 기존에 윌름스종양의 일종으로 생각되었던 간상종양*rhabdoid tumor*은 더 이상 윌름스종양으로 분류되지 않으며, 뇌로 전이되는 경우가 있고 예후가 불량하다.

3. 임상증상

① 복부 종괴로 우연히 발견되는 경우가 흔하다. 단단하고 크게 만져지며, 배의 중앙선을 넘는 경우는 드물다.
② 복부 통증이나 구토를 보이기도 하며, 약 10~25%의 환자가 혈뇨를 보인다.
③ 신동맥의 압박으로 인해 고혈압을 보일 수 있다.
④ 신경모세포종 환아와 비교하여 윌름스종양 환아는 연령이 조금 높고 전신 증상이 적다.
⑤ 윌름스종양 환자의 약 20%에서 진단 당시 전이가 발견된다. 혈류성 전이의 호발 부위는 폐(85%)와 간(15%)이다. 투명세포육종에서는 골전이가 있을 수 있다. 국소 림프절은 15~20%의 환자에서 침범하는데, 예후가 나쁜 조직형에서 전이가 많다.

4. 진단

① **요 카테콜아민 대사 산물 검사**: 신경모세포종과 감별하기 위해 시행한다.
② **초음파**: 진단 초기에 간편히 사용할 수 있고 신정맥에 종양에 의한 혈전이 생겼는지의 유무나 하대정맥에 종양이 침범했는지의 여부를 확인할 수 있다.
③ **복부 전산화단층촬영**(CT): 종양의 크기, 주위 조직으로의 침투 범위, 반대편 신장의 검색 등에 도움이 된다. 전형적인 윌름스종양은 괴사를 동반한 비균질 종괴를 보이고, 종양과 정상 신조직과의 경계가 뚜렷하게 나타난다. 종양 내의 출혈이나 석회화는 신경모세포종에 비해 비교적 드물다.
④ 폐전이를 발견하기 위해 흉부 CT를 시행한다. 지속적으로 뼈의 통증을 호소하는 경우나 투명세포육종 환자의 경우는 뼈스캔*bone scan*이 필요하며, 간상종양 환자는 중추신경계 MRI 혹은 CT 검사가 필요하다.

5. 병기와 예후인자

종양의 병기는 미국 COG(Children's Oncology Group, 기존의 National Wilms Tumor Study Group)의 병기 분류를 많이 이용한다(〈표 16-2〉). 윌름스종양은 대체로 좋은 예후를 보여 전체적인 생존율이 약 90%에 달한다. 병기와 조직학적 유형, 종양의 크기 등이 예후와 관련 있으며, 전이가 있는 경우, 역형성의 조직학적 유형, 종양이 500g보다 큰 경우 등이 좋지 않은 예후에 속한다.

표 16-2 윌름스종양의 병기 분류(COG)

병기	내용
병기 I	종양이 신장에 국한되고 완전히 절제된 경우. 신장의 피막이 손상되지 않고, 종양이 제거 전에 파열되지 않음. 신장동*renal sinus*으로 침범이 없으며, 잔존 종양이 없는 경우
병기 II	종양이 피막 밖으로 침범하였으나 완전절제된 경우. 신장동*renal sinus*으로의 침범, 신장 외 혈관의 색전, 신장 외 혈관의 침범이 있을 수 있음
병기 III	복부에 국한된 종양이 완전절제되지 않은 경우: 림프절 전이, 종양 유출, 복막 오염이 있거나 수술 절제면에 종양이 있는 경우도 이에 속함
병기 IV	혈행성 전이(폐, 간, 뼈, 뇌 등)
병기 V	진단 시 양측 신장의 침범

6. 치료

윌름스종양의 치료는 수술과 항암치료 및 방사선치료로 구성된다. COG와 SIOP(International Society of Pediatric Oncology) 두 그룹은 수술 전 화학요법에 대한 방침이 다르다. SIOP에서는 수술 전 4주 가량의 항암치료를 추천하고 있고, COG에서는 신장적출술을 먼저 시행하도록 하고 있다. 하지만 COG에서도 양측성 종양이거나, 종양의 범위가 광범위해서 수술이 불가능한 경우, 혹은 하대정맥에 광범위한 종양의 침범이 있는 경우에는 수술 전 항암치료를 하도록 하고 있다.

(1) 수술

수술의 목적은 전이에 상관없이 원발 종양을 제거하는 것이다. 종양의 크기가 종양의 파열 없이 안전하게 절제할 정도인지, 양측성 침범의 증거가 있는지 등을 수술 전에 고찰하는 것이 필요하다.

① 종양이 중앙선을 넘거나 주위 조직에 고정되어 보이는 등 안전한 1차적 절제를 하기에는 너무 큰 경우에는 수술 전 화학요법을 시도할 수 있다. 수술 전 화학요법은 2~3주 내에 80%의 환자에서 종양을 실질적으로 위축시킬 수 있어 수술을 안전하고 효과적으로 할 수 있게 해준다. 만약 수술 전 화학요법을 고려하면 침생검이나 작은 후복강 절개를 통한 개방 생검으로 확진을 먼저 해야 한다. 이 방법으로 전 복강의 종양 오염 가능성을 최소화하고 오진과 불필요한 치료의 가능성을 낮출 수 있다.
② 양측성 윌름스종양의 가능성은 수술 전에 확인되어야 한다. 비록 종양을 전체적으로 절제할 수 없더라도 양

측성 질환의 예후는 좋다(약 60~85%의 생존율). 신장 실질의 한쪽이나 양쪽을 남길 수만 있다면 모든 종양을 제거해야 한다.

③ 신정맥은 결찰하는 것이 좋으며, 수술에 의한 종양세포 오염 때문에 나타날 수 있는 재발을 줄여야 하고, 대정맥 손상으로 인한 출혈도 조심해야 한다. 수술 중에는 간에 대한 전이 유무를 살펴봐야 한다. 또한 신장과 대동맥 주위, 후복막의 림프절을 관찰하여 커졌거나 의심스러운 림프절은 생검을 하거나 절제해야 한다. 수술 시 종양 부위, 종양의 범위, 잔존 종양은 금속 클립 등으로 표시해야 한다. 종양 절제가 중요하지만, 수술 후 항암화학요법 및 방사선치료 등으로 잔류 종양을 파괴하는 것도 용이하므로 위험을 동반하는 무리한 종양 적출은 삼가는 것이 좋다.

(2) 방사선치료

윌름스종양에 대한 방사선치료의 적응증 및 방사선량에 관하여 꾸준한 연구가 진행되어왔다. NWTS-2, 3, 4의 연구 결과를 종합하면 병기 I과 예후가 좋은 조직학적 유형의 병기 II에서는 방사선치료가 필요하지 않고, 예후가 좋은 조직학적 유형의 병기 III에서는 적절한 항암치료가 동반되었을 때 1,000 cGy와 2,000 cGy의 방사선량 사이에 치료 성적의 차이가 보이지 않았다.

최근 치료 방침은 병기 II이면서 역형성인 경우와 병기 III 이상에서 복부 방사선치료를 시행하며, 폐전이가 있는 경우에는 양폐야에 방사선 조사를 시행하는 것이다.

(3) 화학요법

항암화학요법은 여러 임상연구를 통해 발전되어왔다. 윌름스종양에서 항암화학요법은 병기와 조직학적 유형에 따라 치료 방침이 달라진다. 최근 종료된 NWTS-5에서는 병기 I과 병기 II면서 예후가 좋은 조직학적 유형의 경우는 빈크리스틴과 악티노마이신 D를 사용하며, 병기 III~IV면서 예후가 좋은 조직학적 유형에서는 독소루비신을 추가로 사용했다. 또한 광범위한 역형성을 보이면서 병기가 II 이상인 경우에는 빈크리스틴과 독소루비신, 사이클로포스파마이드, 에토포시드를 사용했다(〈표 16-3〉). NWTS-5 연구 결과, 역형성을 보이며 병기 II 이상인 경우의 치료 성적이 기존보다 향상되기는 했으나 여전히 상당수의 환자가 재발했다.

NWTS-5의 후속으로 COG에서 현재 진행하고 있는 AREN 프로토콜에서는 유전자검사 결과 등을 종합하여 그룹을 세분했고, 각 그룹별로 재발의 위험도에 따라 치료 방침을 달리했다. 아주 예후가 좋은 그룹에서는 신장 적출술만 시행한 후 추가적 치료를 하지 않는 것을 비롯하여, 역형성을 보이는 그룹에서 새로운 치료 프로토콜을 사용하는 것 등을 시험 중이다.

(4) 재발 환자의 치료

재발한 경우에는 기존의 병기, 조직형, 사용한 항암요법 약제, 방사선치료 유무 등에 따라 치료 방법을 결정한다. 기존의 조직형이 예후 양호군이면 재발 후 치료에 반응을 더 잘하는 것으로 알려져 있다. 재발 후에는 독소루비신, 카보플라틴, 이포스파마이드, 토포테칸, 이리노테칸, 도세탁셀, 에토포시드 등을 사용해볼 수 있다. 고용량 항암치료 및 자가조혈모세포이식이 사용되기도 한다.

Ⅲ. 신경모세포종

1. 역학

신경모세포종은 중추신경계 종양을 제외하면 소아에서

표 16-3 윌름스종양의 치료 개략(NWTS-5)

병기 I/예후가 좋은 조직학적 유형 혹은 역형성의 조직학적 유형	AMD+VCR, 18주간
병기 II/예후가 좋은 조직학적 유형	AMD+VCR, 18주간
병기 III/예후가 좋은 조직학적 유형	AMD+VCR+ADR, 24주간, 복부 방사선치료
병기 IV/예후가 좋은 조직학적 유형	AMD+VCR+ADR, 24주간, 복부 및 흉부 방사선치료
병기 II~IV/광범위한 역형성의 조직학적 유형	VCR+ADR+CPM+VP, 24주간, 복부 및 흉부(폐전이가 있는 경우) 방사선치료

ADR: 독소루비신, AMD: 악티노마이신 D, CPM: 사이클로포스파마이드, VCR: 빈크리스틴, VP: 에토포시드

가장 흔한 고형 종양으로 약 8~10%를 차지하여 소아·청소년 1백만 명당 10명의 발생 빈도를 보인다. 생후 첫 1개월에 진단된 악성종양의 50%, 1년 내에 진단된 악성종양의 1/3을 차지하고 있어 영아에서 가장 흔한 종양이고, 여아보다 남아에서 많이 발생한다(남아:여아=1.1:1). 백인에 비해 흑인에서 발생이 현저히 낮은 것으로 보아 환경적 인자의 중요성이 제시되고 있으나 현재까지 발병 원인이 명확히 밝혀지지 않았다.

2. 유전적 특성

(1) 생식세포 돌연변이*germinal mutation*

신경모세포종은 분화의 생물학적 측면과 종양 발생의 관계를 밝히는 좋은 모델이 되고 있다. 접합체 이전*prezygotic*과 이후*postzygotic* 2단계에서 돌연변이가 일어나 악성화가 되는 가설(two-hit theory)이 신경모세포종에 적용된다. 신경모세포종은 또한 유전질환, 기형증후군 등과 연관이 있어 드물지만 여러 질환이 동시에 발생할 수 있다. 가족성 신경모세포종은 매우 어린 나이에 발병(9개월, 일반적으로 22개월에 발병)하며, 다발성 원발종양이 특징적이다. 상염색체 우성으로 유전되는 희귀 질환이지만, 그 존재는 배아 단계에서의 돌연변이가 종양 발생을 촉진한다는 것을 증명해준다. 비가족성 신경모세포종 환자의 경우 형제나 후손의 발생 위험은 낮다. 가족성 신경모세포종의 특이하고 구조적인 핵형 이상은 발견되지 않는다.

(2) 체세포 돌연변이*somatic mutation*

1) 대립유전자 획득 및 종양유전자 활성*allelic gain and oncogene activation*

신경모세포종의 DNA 함량*content*은 크게 near-diploid 및 near-triploidy로 분류되는데, 이는 특히 영아의 질병 치료 결과에 영향을 미치는 요인이다. 신경모세포종은 염색체 1번 단완(1p36)의 부분 단일염색체와 염색체 17번의 이상이 세포유전학적 특징이다. 또한 쌍을 이룬*double-minutes; DM* 작은 균등염색 부위*homogeneously staining regions; HSR* 유전자 증폭은 *MYCN* 유전자 증폭에 의한 것으로 염색체 2p24에 위치한다. 일반적으로 두배수체*diploid*당 10개 이상의 MYCN copy를 유전자 증폭이라고 간주한다. *MYCN* 유전자의 증폭 수는 종양의 임상적 악성도와 관련이 있고, 병기나 나이와 무관한 독립적 예후 인자이다. *MYCN* 유전자의 수는 진단 후 18개월의 평가에서 병기*stage*, 무진행 생존*progression-free survival*과 관련이 있다. 병기 I, II, IVS에서는 5~10%, 진행된 병기에서는 30~40%에서 *MYCN* 유전자 증폭이 관찰된다. 그러나 *MYCN* 유전자의 증폭 없이 *MYCN* mRNA 및 MycN 단백의 발현이 증가된 세포주가 존재하므로 이 경우 예후에 미치는 영향에 대해서는 연구가 필요하다.

17번 염색체 장완의 불균형 획득*unbalanced gain*이 독립적으로, 또는 1번 염색체 전위와 연관하여 일어날 수 있고 약 절반 정도의 환자에서 관찰된다고 보고되었으나 임상적 예후와의 연관은 명확하지 않다.

2) 대립유전자 소실과 종양억제유전자*allelic loss and tumor suppressor genes*

1p 결실 및 11q 결실은 각각 25~35%, 35~45%의 신경모세포종에서 발견되며, 특히 11q 결실은 *MYCN* 유전자 증폭이 없는 경우에만 관찰된다고 알려져 있고, 최근 연구에서는 질병의 재발을 예측할 수 있는 독립적 인자라는 보고가 있어 임상적 적용이 기대되는 유전자 이상이다. 그러나 흔히 알려진 종양억제유전자인 p53의 돌연변이는 매우 드물게 관찰되고, *CDKN2A*(INK4A/p16)의 이상은 보고된 바 없다.

3) 뉴로트로핀*neurotrophin* 수용체의 발현

TrkA, TrkB, TrkC가 뉴로트로핀 인자*neurotrophin factor*에 대한 티로신 키나아제*tyrosine kinase* 수용체로 클로닝되었고, 이 수용체에 대한 리간드로 각각 NGF, BDNF, NT-3 등이 알려져 있다. 이 중 TrkA의 발현 증가는 저연령, 저병기, *MYCN* 유전자 증폭이 없는 경우에 관찰되고 이 경우 예후가 양호하다. 반면 TrkB의 발현은 *MYCN* 유전자 증폭과 밀접한 관련이 있고 종양의 성장을 촉진시키며, 항암약제의 내성과도 관련되어 있다.

(3) 신경모세포종의 유전자 모델

① 세포분열 이상으로 인한 hyperdiploid 또는 near-triploid 모델로 다른 유전자의 증폭 및 결실은 동반되지 않지만 TrkA의 발현이 증가되어 있는 형태이다.

② 염색체의 이상*aberration*을 동반한 near-diploid 모델로 일반적으로 불균형 17q 획득 및 TrkB 발현이 동반된다.

i) 3p, 11q 또는 다른 결실이 동반되며 *MYCN* 유전자의 증폭은 없고 일반적으로 1p의 결실이 있다. 이 환자들은 나이가 많고 병기가 진행되어 있다.

ii) *MYCN* 유전자의 증폭이 있으며 1p 결실이 있다. 이

표 16-4 신경모세포종의 유전적·임상적 분류

Feature	Type 1	Type 2A	Type 2B
MYCN	정상	정상	증폭
DNA 배수성	Hyperdiploid/ near triploid	Near diploid/ near tetraploid	Near diploid/ near tetraploid
17q 획득	드묾	흔함	흔함
3p, 11q LOH	드묾	흔함	드묾
1p LOH	드묾	흔치 않음	흔함
TrkA 표현	높음	낮거나 없음	낮거나 없음
TrkB 표현	불완전	낮거나 없음	높음
TrkC 표현	높음	낮거나 없음	낮거나 없음
나이	보통 <1yr	보통 <1yr	보통 1~5yr
병기	보통 1, 2, 4S	보통 3, 4	보통 3, 4
3년 생존율	95%	~50%	~25%

LOH: loss of heterozygosity
Brodeur GM, 2003.

종양은 TrkB와 BNDF의 발현이 있어 autocrine survival pathway를 작동한다. 1~5세 사이의 연령 분포를 보이고 병기가 진행된 상태이며 빠르게 진행하는 등 대개 치명적이다(<표 16-4>).

3. 병리 소견 및 생물학적 표지자

(1) 병리 소견

신경모세포종은 '작고 둥글고 푸른 세포종양' 이다. 따라서 작고 둥근 핵을 가진 소아·청소년 종양인 유잉육종, 비호지킨림프종, 횡문근육종, 말초 원시신경외배엽종양 *peripheral primitive neuroectodermal tumor* 또는 말초 신경상피종*peripheral neuroepithelioma*, 미분화 연조직 육종(횡문근육종 포함) 등과의 감별이 필요하다. 신경모세포종은 교감신경 및 부신으로 발달될 신경절에서 유래하므로 교감신경이 분포된 장소에서 발생한다. 전형적인 조직학적 형태는 세포의 분화 성숙의 정도에 따라 신경모세포종, 신경절신경모세포종*ganglioneuroblastoma*, 신경절신경종 *ganglioneuroma* 등으로 나뉜다. 신경절신경종은 가장 많이 분화가 진행된 형태로, 성숙 신경절세포, 호중구, 슈반세포*Schwann cells* 등으로 구성된다.

(2) 생물학적 표지자

표지자의 농도가 낮으면 예후가 좋은 것으로 알려져 있다.

① 바닐릴만델산*vanillylmandelic acid; VMA*과 호모바닐린산*homovanillic acid; HVA*: 환자의 약 95%에서 상승되어 있고, 진단 및 치료 반응의 평가 및 치료 종료 후 재발 예측 시에도 유용하게 사용된다.
② 뉴런특이에놀라아제*neuron specific enolase; NSE* 상승
③ 페리틴*ferritin*: 진행된 병기의 약 40~50%에서 증가
④ disialoganglioside(GD2): 혈액 내 증가

4. 임상증상

신경모세포종은 교감신경계를 따라 어느 부위에든 발생한다. 호발 부위는 복부이며 부신(40%), 척추 주위 신경절(25%), 흉부(15%), 골반(5%) 등에서 발생한다. 흉부에 발생하는 원발 종양은 1세 이하의 영아에서 흔하다. 약 1% 정도에서는 원발 부위 종양을 찾을 수 없다. 진단 시 영아의 1/2, 연장아의 2/3에서 전이가 발견된다. 림프성, 혈행성 전이를 하는데, 진단 시 약 35%에서 국소 림프절 전이가 동반되어 있다. 혈행성 전이 호발 부위는 골수, 골, 간, 피하조직 등이다.

초진 시 증상은 원발 부위와 전이 부위에 달려 있다. 가장 흔한 소견은 복부나 측부에서 만져지는 단단하고 불규칙한 덩어리로 중앙선을 넘어갈 수 있다. 그 외 식욕부진, 구토, 드물게 복통이 동반될 수 있다. 반드시 윌름스종양과 감별해야 한다. 두경부 및 상부 흉부 종괴 시 호너증후군(단측 축동, 안검하수, 안구 함몰, 무한증)이 잘 수반된다. 눈과 안와 주변 침범 시에는 안구돌출*proptosis*, 상안구 종괴, 출혈반, 안검부종, 안검하수 등이 나타나고 대뇌 침범으로 인한 유두부종, 망막 출혈, 사시, 시신경 위축, 호너증후군 등이 동반된다. 흉부나 후종격동 침범 시 호흡 압박, 척수 압박 증상, 림프절 압박, 호너증후군, 홍채이색증이 동반된다. 골반에 종양이 위치할 경우 변비, 요정체, 무통증 종괴 등이 촉진될 수 있다. 척추 주위 종괴는 국소 동통 및 압통, 절뚝거림, 하지 쇠약, 근육 위축, 반사 이상, 하지 마비, 방광 장애 등이 동반될 수 있다. 진단 시 환자의 60~75%에서 이미 전이가 동반되는데 골수전이가 가장 많다. 골수 및 골의 침범 시 통증으로 보채거나 다리를 저는 등의 증상이 나타나기도 하고, 골수 부전 증상, 즉 빈혈, 출혈 및 감염 등으로 발열이 동반된다.

종양에 수반되는 증후군은 다음과 같다.

① **옵소크로누스-폴리마이오크로누스증후군**: 운동실조, 불안정 안구 움직임, 근육간대경련이 특징이며, 이 중

후군을 동반하는 환자의 예후는 양호하다. 면역 관련 항종양 숙주 반응과 관련이 있을 것으로 생각되며, 약 70% 이상에서 장기 신경학적 휴유증이 동반된다.

② **혈관활동성 장 펩티드(VIP)에 의한 난치성 수양성 설사**: 저칼륨혈증 및 탈수가 동반되고, 주로 성숙한 조직학적 형태인 신경절신경종이나 신경절신경모세포종에서 관찰된다. 종양의 완전절제 시 증상이 소실된다.

5. 진단

대개 부신수질 또는 교감신경절을 따라 발생하므로 조직학적으로 신경 근원세포임이 증명되어야 확진이 된다. 골수를 흔히 침범하므로 골수 검사로 신경모세포를 확인하고 동시에 소변에서 카테콜아민 대사물을 검출하여 진단하기도 한다. 종양 특이 유전인자 및 조직학적 검사를 시행해야 한다.

CT는 신경모세포종 진단에 가장 좋은 영상 방법이며, 1차 종양과 전이 종양의 위치, 침범 부위를 결정하기 위해 모든 환자에게 시행해야 한다. 85%의 환자에서 석회화 소견을 관찰할 수 있다. MRI는 종양을 다양한 면에서 볼 수 있고 혈관 해부학적인 양상을 보여주며, 척수와 골수 침범을 알 수 있고 외과적 제거 부위를 결정하는 데 도움을 준다. 골수스캔 및 뼈스캔은 전이 여부를 확인하기 위해 모든 환자에서 시행되고 있다. 골수 검사는 양측에서 조직검사를 시행하는 것이 원칙이다. ^{99m}Tc-diphosphonate 뼈스캔은 골전이 발견에 도움이 된다. ^{131}I-MIBG (metaiodobenzylguanidine)는 대부분의 신경모세포종을 영상화할 수 있다.

6. 병기

최근에는 INSS(International neuroblastoma staging system)의 병기를 따르는 경향이 있다(〈표 16-5〉).

7. 예후인자

1세 미만이 1세 이상보다 예후가 좋으며, INSS 병기가 높을수록 예후가 불량하다. I기 환자는 수술적 절제만으로 완치가 가능한 반면, IV기 환자는 중등도 이상의 강도로 다양한 치료 방법을 사용해야 생존이 가능하다. *MYCN* 유전자 증폭은 예후에 중대한 영향을 미치는데, 특히 1세 미만의 IV기 환자에서 *MYCN* 유전자 증폭은 절대적인 예후 불량 요인이다. 그러나 연령이 올라갈수록 65% 이상의 환자에서 *MYCN* 유전자 증폭이 동반되고 또한 이 연령군의 치료 성적이 매우 불량하여 예후인자로서 의미가 약하다. 2세 미만의 진행성 병기의 경우 종양세포의 배수성*ploidy*은 강력한 예후인자이다. 혈청의 페리틴 농도가 높을수록 질병의 활성도를 반영하고 예후가 불량하다. NSE는 세포질 에놀라아제*enolase* 단백으로 신경세포와 관련되어 있음을 의미하며, NSE가 높을수록 생존율이 나쁘다. 빠른 세포 교체 및 종양의 범위를 반영하는 LDH의 상승 또한 예후 관련 인자로 생각된다. 여러 유전자 이상 가운데 1p, 11q 결실은 예후 불량 요인이며, 서구에서는 예후 결정 기준에 포함된다.

표 16-5 신경모세포종의 병기 분류법(INSS)

병기	내용
병기 I	종양이 발생한 국소에 국한되어 있고 미세 잔존 종양 존재에 상관없이 종양의 완전절제 가능. 동측과 반대편 림프절에서 현미경적으로 종양이 없음
병기 IIA	종양이 한쪽에만 있으나 수술로 완전절제가 안 된 경우, 동측 림프절이 현미경상 침범되어 있지 않음
병기 IIB	IIA와 같으나 동측의 림프절이 침범되어 있음, 반대쪽의 림프절은 현미경상 침범되어 있지 않음
병기 III	종양이 중앙선을 넘었을 때 또는 종양은 한쪽에만 국한되어 있으나 반대측의 림프절이 침범된 경우 또는 종양이 중앙선에서 시작되고 양측 림프절이 침범되어 있을 때
병기 IV	종양이 멀리 떨어진 림프절, 뼈, 골수, 간, 혹은 기관까지 전이를 일으킬 때
병기 IVS	1세 미만의 영아로서 종양의 단계는 I, IIA, IIB에 속하는데 전이가 간, 피부, 골수에 국한되어 있는 경우

8. 치료

전통적인 치료 방법은 수술, 방사선치료, 화학요법이다.

(1) 수술

가능하다면 완전절제를 해야 한다. 그러나 대부분의 복부 신경모세포종은 중앙부로 뻗어 있고 대동맥의 주요 분지를 감싸고 있어서 일반적인 수술 수기로는 제거할 수 없다. 일반적으로 복부 종양은 조직 생검을 하고 집중적인 화학요법이나 방사선치료를 한 후 2, 3차 시도를 해야 한다. 만약 2, 3차 수술로 완전한 육안적 제거가 가능하다면 생존할 가능성도 높아진다. 전이된 병변을 지닌 환자의 경우 1차성 암을 제거하는 것이 생존율을 증가시키는지에 대해서는 논란이 많다. 그러나 전이 병변이 조절될 수 있는 환자에 있어서는 1차성 암종을 2차적으로 제거하는 데 성공하면 비교적 생존기간을 늘릴 수 있다. 병기 IVS 환자에 있어서 수술은 보조적이다. 모든 전이 병변이 화학요법으로 또는 자발적으로 퇴화된 후에는 남아 있는 1차성 암을 제거할 수 있지만 이것이 꼭 필요하다고 입증되지는 않았다.

(2) 방사선치료

신경모세포종 환아에서 방사선치료는 수술 후 잔존 병변이나, 수술로 제거할 수 없는 큰 병변, 또는 전이된 병변을 치료할 때 사용된다. 최근에는 다약제를 이용한 화학요법이 발달하여 저위험군 및 중간 위험군에서는 방사선치료를 줄이고 있다. 최근의 연구 결과에 의하면 I기 환아에서 수술만 시행하였을 경우 89%의 무병생존율을 나타내고 있다. 미세 잔여 병변을 가지고 있는 II기 신경모세포종에서는 국소 방사선치료가 도움이 될 수 있다. POG(Pediatric Oncology Group) 연구에서는 III기의 신경모세포종 환아를 수술 후 화학요법군과 수술 후 화학요법 및 2,400~3,000 cGy의 방사선치료군으로 나누어 치료한 결과 3년 무병생존율이 화학요법 단독군에서는 32%, 화학요법 및 방사선치료군에서는 59%로 보고되어 유의한 차이를 보였다. 그러나 현재는 더 강력한 화학요법 및 *MYCN* 유전자 증폭 등을 고려하여 치료 방침을 정하므로 방사선치료 단독에 의한 생존율 상승은 기대할 수 없다는 것이 결론이다. 현재 대부분의 소아 종양 치료 그룹에서는 중간 위험군에서 수술을 시행했는데도 불구하고 질병의 진행이 있거나 화학요법 종료 시점까지도 절제하지 못한 예후 불량 조직형이 아니라면 방사선치료는 시행하지 않는 추세이다. 고위험군 환자에서는 원발 종양의 국소 조절 및 불응성 전이 부위의 조절을 위하여 1,000~2,100 cGy 정도의 방사선을 조사한다. IVS기 영아에서 간 비대로 인한 호흡부전이 있거나 종양이 화학요법에 반응하지 않는다면 방사선치료의 적응증이 된다.

(3) 화학요법

재발하거나 진행한 신경모세포종 환자를 대상으로 시행한 II상 임상연구에서 시스플라틴, 사이클로포스파마이드, 에토포시드, 독소루비신 등의 약물이 34~45% 범위의 부분 반응 이상을 보여, 현재 사용되고 있는 병합요법의 기본 약제로 쓰이고 있다.

(4) 위험군별 치료 전략

신경모세포종의 임상 형태는 예후인자의 분석에 따라 평가 가능하며, 현재 대부분의 소아 종양 치료 그룹들은 세분화된 예후 인자를 적용하여 위험군을 분류하여 치료하고 있다(〈표 16-6〉). 환자의 연령, 진단 시 병기, 조직 병리 소견, *MYCN* 유전자 증폭, DNA 배수성에 따라 환자군을 저위험군, 중간 위험군, 고위험군으로 분류할 수 있다. 저위험군에 해당하는 환자의 대부분은 다양한 치료로 인해 궁극적으로 생존이 가능하게 되었으나, 고위험군 환자의 대부분은 재발로 인하여 치료에 실패한다.

1) 저위험군 치료

저위험군이란 병기 I, II(1세 이상이면서 *MYCN* 유전자 증폭이 있고 예후 불량 조직형은 제외됨) 및 국소화된 병변을 가진 영아(IIB 또는 III) 또는 IVS 병변을 가진 1세 미만 영아로 hyperdiploidy와 예후 양호 조직형 및 *MYCN* single copy를 가진 경우이다.

저위험군은 수술만으로 완치율 90% 이상을 보이며, 화학요법을 추가로 시행한다고 해서 생존율이 더 높아지지는 않는다는 것이 결론이다. 그러나 *MYCN* 유전자의 증폭이 있는 소수의 저위험군 환자의 경우 예후가 불량하다는 보고가 있지만 명확한 치료 방침이 정해지지는 않았다. 병기 IVS의 영아는 대부분 저위험군에 속하여 85~92%의 생존 확률이 있지만, 2개월 미만의 영아에서 생명을 위협하는 호흡부전이 동반되는 경우가 있고 드물게 *MYCN* 유전자의 증폭이 있거나 예후 불량 조직형을 보이는 경우 병기 IV기와 유사한 종양의 성질을 보이기도 한다.

2) 중간 위험군 치료

중간 위험군 환자는 1세 미만이며 병기 III 또는 IV기이면서 *MYCN* 유전자 증폭이 없는 경우, *MYCN* 유전자 증폭이 없는 IVS 환자 중 예후 불량 조직형을 보이거나 또는 DNA index가 1인 경우(또는 두 가지 모두 해당), 1세 이상 환자 중 병기 III기이고 *MYCN* 유전자 증폭이 없고 예후 양호 조직형인 경우에 해당한다. 중등도 강도의 화학요법 및 방사선치료를 시행한 경우 *MYCN* 유전자 증폭이 없는 III기 중간위험군 환자의 4년 생존율은 100%에 해당하나, 한 가지 이상의 예후 불량 인자를 가지는 환자의 경우는 1세 미만이 90%의 생존율을, 1세 이상이 75%의 무사건 생존율을 보였다. *MYCN* 유전자 single copy를 가진 영아는 중간 강도의 화학요법만으로 93%의 무사건 생존율을 기록하였으나, *MYCN* 유전자 증폭이 있는 경우

표 16-6 COG 위험군 분류와 치료 방침 결정 개요

INSS 병기	연령	MYCN 증폭	Shimada 조직형	DNA 배수성	위험군
1	0~21세	어느 것이나*	어느 것이나†	어느 것이나‡	저위험군
2A/2B	<1세	어느 것이나*	어느 것이나†	어느 것이나‡	저위험군
	≥1~21세	비증폭	어느 것이나†	-	저위험군
	≥1~21세	증폭	양호	-	저위험군
	≥1~21세	증폭	불량	-	고위험군
3	<1세	비증폭	어느 것이나†	어느 것이나‡	중간 위험군
	<1세	증폭	어느 것이나†	어느 것이나‡	고위험군
	≥1~21세	비증폭	양호	-	중간 위험군
	≥1~21세	비증폭	불량	-	고위험군
	≥1~21세	증폭	어느 것이나	-	고위험군
4	<1세	비증폭	어느 것이나†	어느 것이나‡	중간 위험군
	<1세	증폭	어느 것이나	어느 것이나	고위험군
	≥1~21세	어느 것이나	어느 것이나	-	고위험군
4S	<1세	비증폭	양호	>1	저위험군
	<1세	비증폭	어느 것이나†	=1	중간 위험군
	<1세	비증폭	불량	어느 것이나‡	중간 위험군
	<1세	증폭	어느 것이나	어느 것이나	고위험군

* *MYCN*이 증폭되지 않거나 또는 증폭이 된 경우
† 예후 양호 조직형이거나 또는 예후 불량 조직형인 경우
‡ DNA배수성이 1을 초과하거나 또는 1인 경우(1세 미만 환자)

는 고위험군에 해당하며 약 10%의 무사건 생존율을 보였다. 이와 같은 중간 위험 환자의 경우는 광범위한 수술 및 방사선치료를 생략하고 화학요법 기간을 단축함으로써 치료로 인한 장기간의 후유증을 줄이고자 하는 치료 전략이 연구되고 있다.

3) 고위험군 치료

대부분의 신경모세포종 환아는 고위험군에 속한다. 이 고위험군은 전이된(병기 IV) 1세 이상의 환자 및 병기 III기에 해당하고 *MYCN* 유전자 증폭이 동반된 경우, 또는 예후 불량 조직형인 경우, 병기 II기에 해당하고 *MYCN* 유전자 증폭과 예후 불량 조직형인 경우, IVS 병기에 해당하고 *MYCN* 유전자 증폭이 동반된 경우이다. 전통적으로 장기 생존율은 15% 미만이다. 집중적인 관해 화학요법과 함께 골수박멸성 공고 화학요법 및 자가조혈모세포 구제 및 미세 잔존 질병을 위한 표적치료 등으로 점차 생존율이 증가하고 있지만, 이러한 치료들로 인한 장·단기 합병증 또한 해결해야 할 과제이다. 관해 화학요법의 목적은 가능한 한 원발 종양 및 전이 종양의 크기를 줄이는 것이다. 초기 화학요법에 약 70%에서 반응하며 부분반응 이상의 반응을 보인다. 공고 치료의 목적은 관해 화학요법에서 보인 반응을 공고히 유지하고 잔존 종양을 완전히 제거하는 것이다. 공고 요법으로 골수박멸성 화학요법 및 자가조혈모세포 구제를 시행한 결과 약 40~60%의 무질병 생존율 향상을 보였으며, 두 번 연속의 골수박멸성 화학요법이 비교적 쉽고 빠른 골수 생착을 보임에 따라 소수의 그룹에서 시도되고 있다. 또한 고용량 화학요법 및 자가조혈모세포 구제 후 남아 있는 미세 잔존 질병을 제거하기 위해 여러 약제들을 이용한 방법이 시도되고 있다. 13-*cis*-retinoid acid는 세포의 분화를 촉진할 뿐 아니라 동시에 신경모세포종 세포의 성장을 억제한다는 것이 생체 외 실험에서 알려짐에 따라 골수박멸성 화학요법 종료 후 사용되었고, 유의한 생존율의 향상을 보였다. ^{131}I-MIBG는 진단 시 전이의 발견뿐 아니라 환자의 치료에도 널리 활용되고 있다. 이미 선행 치료를 받은

후 재발한 환자의 약 40～50%에서 치료 반응을 보였고 독성이 낮다고 보고되었으며, 최근에는 항암화학요법 시 처음부터 ^{131}I-MIBG를 병합하여 사용하는 방법이 시도되고 있어 그 결과가 기대된다.

Ⅳ. 망막모세포종

1. 역학 및 유전

소아·청소년의 눈에 생기는 원발성 종양 중 가장 흔한 망막모세포종(소아·청소년 종양의 3%)은 망막의 핵층*nuclear layer*에서 생기는데, 다병소성, 양측성, 선천성, 유전성, 후천성 등 다양하게 나타날 수 있다. 종양은 염색체 이상을 가지기도 하며, 유전형은 2차 종양이 발생할 위험이 높다.

망막모세포종은 미국의 경우 1년간 출생한 5,000～34,000명당 1명에서 발생하여 연간 200예가 발생하는데, 우리나라에서는 매년 15세 미만에서 약 25예가 발생한다. 소아·청소년기인 4세 이전(평균 17개월)에 80%가 진단되며, 6세 이후에 진단되는 경우는 드물다. 진단 시 망막모세포종의 20～30%가 양측성이다.

망막모세포종은 유전, 비유전, 염색체 결손으로 발생할 수 있다. 유전형은 40%를 차지하는데, 상염색체 우성으로 유전되며, 새로운 돌연변이로 생길 수도 있다. 실제로 환자의 90%는 가족력이 없다.

망막모세포종은 암유전학을 이해하는 데 중요한 모델이 된다. 두 이벤트 가설에 의하면 망막모세포종이 발생하려면 2회의 돌연변이가 필요하다. 첫 번째 돌연변이는 배아세포에서, 두 번째 돌연변이는 체세포에서 발생하며, 산발형에서는 양쪽 돌연변이 모두 체세포에서 발생한다. 유전형의 망막모세포종은 대부분 양측성(한쪽의 질환은 25%를 차지한다)으로, 배아 성숙에 있어서 돌연변이가 양측 망막 원기*anlage*에 영향을 미치는 시기에 발생하는지 한쪽 눈에만 영향을 미치는 시기에 발생하는지에 따라 결정된다고 생각되고 있다. 양측성 망막모세포종을 지닌 환자에서 뒤이어 송과체모세포종*pinealoblastoma*이 발생하는 경우도 있는데, 이를 삼측성 망막모세포종*trilateral retinoblastoma*이라고 한다.

소수의 환자에서 염색체 13q14의 결손이 발견되고 이 중 일부가 정신박약, 소두증, 지체이상 등의 증상을 나타낸다. rDNA 프루브를 사용하여 특정한 망막모세포종 유전자좌(RB1)를 확인 가능하며, 이를 이용하여 염색체 소실을 확인할 수 있다. 망막모세포의 유전자인 *RB1* 유전자는 13q14에 존재하는 종양억제유전자로, 20만 염기쌍이고 세포 분열 조절에 영향을 주는 p110 단백질을 합성한다. 망막모세포종 유전자의 13q14좌 안에서 RB 상동염색체 하나의 상실은 종양화에 불충분하나, 비분리나 점돌연변이에 의한 양쪽 상동염색체의 상실은 종양 생성과 관련이 있다.

RB1 유전자의 변이를 가진 망막모세포종 환자에서는 2차 종양의 발생률이 증가하는데, 2차 종양은 10년에 4.4%, 20년에 18.3%, 이후 30년에 26.1%의 빈도로 발생하며, 방사선 조사를 받은 환자에서는 2차 종양 발생 빈도가 더 높다.

양측성 망막모세포종에 이환된 부모의 자녀에서 망막모세포종이 발생할 위험은 50%이다. 일측성과 양측성 모두에서 가족력이 있는 경우에는 환자의 형제와 자녀에서 망막모세포종이 발생할 확률은 각각 40%, 환자의 정상 형제의 자손에서 발생할 확률은 7%이다. 가족력이 없는 경우 두 번째 아이가 환자일 확률은 첫 아이가 일측성인 경우 1%, 양측성인 경우 6%이며, 환자의 자녀에서 발생할 확률은 일측성과 양측성인 경우에 각각 8%, 40%이다. RFLP법으로 조기 진단과 태아 검사를 할 수 있으나, 모자이크 현상 등으로 인해 항상 정확한 예측이 가능한 것은 아니다. 망막종*retinoma* 환자의 자녀는 망막모세포종 발생률이 높다.

2. 병리 소견

망막모세포종은 망막의 내과립층*internal nuclear layer*이나 외과립층*external nuclear layer*에서 발생하며, 세포질이 적고 염색질이 많은 핵을 가진 작은 원형세포로 구성된다. 조직학적 검사상 혈관 주위의 응집, 괴사, 석회화, 플렉스너-윈터 염색 로제트를 볼 수 있다. 종양은 대부분 다병소성이며 84%가 평균 4～5개의 병변을 가진다. 이 다병소성과 시신경 침범 여부가 치료 계획에 영향을 준다. 망막모세포종의 내장성*endophytic* 성장은 유리체로, 외장성*exophytic* 성장은 망막 하부로의 침범이 특징이며 결과적으로 망막박리를 초래한다. 내장성 성장에서 종양 파편이 떨어져 나와 유리체에 퍼지면 예후가 나쁘다.

대개는 눈과 안와에 국한된 질병을 갖는다. 종양의 진행은 망막하 파종→브루크막→맥락막→각막이며, 각막은 도출정맥을 통해 퍼지기도 한다. 망막박리와 더불어 녹내장이 생길 수 있고 사상판*lamina cribrosa*을 통해 시신경을 따라 퍼져 간다. 만약 시신경을 따라 10~20mm 퍼져 간다면 뇌막이 침범되고 예후가 매우 나쁘다. 사망의 47%는 직접적인 두개 내 침범의 결과이다. 혈행성 전이 부위는 주로 골, 골수, 림프절이며 폐전이는 드물다.

3. 임상증상

① **백색동공***leukocoria*: '고양이눈' 반사
② **사시**: 특히 일측성일 때의 초기 증후, 시력장애
③ **안와의 염증, 앞방 출혈, 불규칙한 모양의 동공, 안구돌출증, 경부 림프절 비대, 통증**: 영아는 시력 소실, 녹내장이나 염증이 없으면 통증이 없음
④ 감별 진단으로는 장내유충이행증(toxocara granuloma), 코우츠병, 백내장, 수정체후 섬유증식증, 맥락막 결손, 유리체의 1차성 지속성 증식, 미숙아 망막증 등이 있다.

4. 진단과 병기

① **안구 내 침습**: 직·간접 검안경, 초음파검사
② **안와 내 침습**: X선, CT
③ **전이**: 척수액 검사, 두개 CT와 MRI, 복부 CT, 골수검사, 뼈스캔
④ 방수*aqueous humor*에서 젖산탈수소효소*lactic dehydrogenase; LDH*가 증가될 수 있다.
⑤ 병기의 경우 안구 내 종양에는 IIRC(International Intraocular Retinoblastoma Classification)가 널리 사용되며, 안구 외 종양을 포함한 TNM 병기 분류법도 함께 사용되고 있다(〈표 16-7〉).

표 16-7 망막모세포종의 병기 분류법

International Intraocular Retinoblastoma Classification
Group A: 매우 낮은 위험군
중요한 구조와 떨어진 위치에 작은 이산성 종양만 있는 경우 크기가 3mm 이하의 종양
망막 내에 국한 황반속 오목*foveola*에서 3mm 이상 떨어진 위치 시신경에서 1.5mm 이상 떨어진 위치 유리체 내부나 망막하부 파종이 없는 경우
Group B: 낮은 위험군
유리체 내부나 망막하부 파종이 없고, 위치나 크기와 상관없이 작은 이산성 종양이 망막에 있는 경우
Group A가 아닌 종양 유리체 내부나 망막하부 파종이 없는 경우
Group C: 중간 위험군
부분적인 유리체 내부나 망막하부 파종이 있고, 위치나 크기와 상관없이 작은 이산성 종양이 망막에 있는 경우
파종이 부분적으로 국한 방사선 등 국소치료로 치료 가능 종양은 이산성이나, 위치나 크기는 상관없음
Group D: 고위험군
광범위한 유리체 내부나 망막하부 파종이 있고/있거나, 크고 비이산성의 내장성*endophytic*, 외장성*exophytic* 종양이 있는 경우 Group C에 비해 파종이 더 광범위한 경우
광범위한 망막 내 파종성 종양 1/4 이상의 망막 박리 판 양상의 망막하 출혈
Group E: 최고 위험군
종양으로 인하여 해부학적 구조나 기능에 이상이 생긴 경우
비가역성의 신생혈관 녹내장 광범위한 안구 내 출혈 무균성의 안와봉소직염 앞유리체 경계면*anterior vitreous face* 앞쪽을 침범한 경우 수정체까지 종양이 침범한 경우 미만성 침습성망막모세포종 종양과 관련된 전신성 소모 상태가 동반된 경우

임상적인 TNM 병기	
종양의 크기(T)	
cTx	원발 종양의 크기 정도를 판별할 수 없는 경우
cT0	원발 종양의 증거가 없는 경우
cT1	안구의 2/3 이하 크기의 종양, 유리체 내부나 망막하부 파종이 없는 경우
cT2	안구의 2/3 이하 크기의 종양, 유리체 내부나 망막하부 파종이 있는 경우 망막 박리가 동반될 수도 있음
cT3	안구의 2/3 이상 크기의 종양 혹은 광범위한 종양 관련 현상이 동반된 경우
cT4	영상검사에서 안구 외 질환이 확인되는 경우
국소 림프절(N)	
cNC	림프절전이 여부를 판별할 수 없는 경우
cN0	림프절전이가 없는 경우
cN1	주변*regional* 림프절전이가 없는 경우
cN2	원격 림프절전이가 있는 경우
전이(M)	
cMX	원격전이 여부를 판별할 수 없는 경우
cM0	원격전이가 없는 경우
cM1	원격전이가 있는 경우

5. 치료

(1) 치료 계획

① 일측성·양측성의 여부, 종양의 크기와 수, 종양의 위치, 유리체와 각막, 시신경의 침범 유무, 전이 유무를 먼저 결정해야 한다.

② 치료의 첫째 목적은 시력을 보존하며 종양을 완치하는 것이고, 둘째 목적은 치료로 인한 후기 합병증을 감소시키는 것이다.

③ **국소 병소**: 과거에는 종양의 완치만을 목적으로 안구 적출술을 시행하였으나, 최근에는 안구 내 종양을 효과적으로 치료할 수 있는 새로운 국소 치료법과 효과적인 전신 화학요법의 병합을 통해 안구 적출을 줄이고 완치와 시력 보존 모두를 추구하는 경향이 있다.

④ **전이 병소, 진행성 병소**: 통상적인 화학요법만으로는 예후가 매우 불량하다. 화학요법 이후에도 잔존 종양이 크게 남아 있는 경우에는 방사선치료를 고려할 수 있으며, 치료에 반응이 없거나 재발된 경우에는 안구 적출술을 시행한다. 최근에는 치료에 반응하지 않는 환자에서 고용량 화학요법과 조혈모세포이식을 시행하면 생존율을 향상시킨다는 보고가 있다.

(2) 수술 및 국소치료

1) 진행된 일측성 종양

치료 후 시력을 회복할 가능성이 없는 경우에는 안구 적출술을 시행한다. 특히 시신경 침범이나 녹내장을 가진 환아는 안구 적출이 최선의 치료이다. 안구 적출 시에는 시신경을 따른 전이를 막기 위해 적어도 10mm 이상의 시신경을 제거해야 한다. 만약 현미경검사상 시신경 침범이 있으면 수술 후 화학요법이나 국소 방사선치료를 추가해야 한다. 인공 안구는 6주 후에 적용할 수 있다. 3세 이전의 소아에서는 안구 적출 후 안와가 정상적으로 자라지 않고 얼굴만 성장하므로 안와가 더욱 가라앉을 위험이 있다.

2) 국소 종양

유두경 4배 이하의 국소적 일측성 혹은 양측성 종양에서는 다른 치료와 병합하여 광응고술*photocoagulation* 혹은 냉동요법*cryotherapy*을 시행한다. 광응고술은 작은 종양을 없애고 종양의 혈관을 파괴할 수 있으며, 방사선 조사 후 잔존하거나 재발한 종양에도 효과적이다. 이러한 시술은 종양이 직접 보여야 가능하므로 통상적으로 전신 마취하에 직접 검안경을 보면서 시행하며, 한 달 간격으로 반복적으로 시행하는 것이 일반적이다. 시술 대상은 종양이 쉽게 시신경유두나 황반과 구분되어야 하고, 맥락막에 침범이 있으면 안 되며, 큰 영양혈관도 있어서는 안 된다. 냉동요법는 특히 작은 종양(4 유두경 이하 혹은 직경이 3.5mm 이하이고 두께 2mm 이하인 경우)과 방사선치료에서 실패한 환자에 유용하다. 그러나 유리체 침범에는 효과가 없고, 말초 병변도 효과적으로 치료되지 않는다. 또한 냉동요법나 광응고술은 망막박리나 출혈 등의 합병증이 있을 수 있다.

3) 양측성 종양

최근에는 양안 모두 이환된 경우 전신 화학요법을 1차적으로 실시하여 종양을 감소시키고 반응 정도에 따라 국소치료나 방사선치료를 병합하여 시력 보존이나 회복을 기대해볼 수 있다. 최근 전신 화학요법을 방사선치료와 국소치료와 병합한 결과, 치료율이 거의 80%에 이른다고 보고되고 있다.

(3) 방사선치료

망막모세포종은 방사선에 민감한 종양이다. 방사선치료의 목적은 국소 병변을 관리하고 시력을 보존하는 데 있으나 안와의 기형, 2차 악성 종양 등의 합병증을 유발할 수 있어 최근에는 1차적으로는 적용하지 않고 병합 치료에 반응하지 않는 환자에서만 시도하는 경향이 있다. 대부분 환아들은 한쪽 눈이나 양쪽 눈에 다발성 종양을 갖기 때문에 거상연 경계*ora serrata*를 포함한 망막 전체에 조사하게 된다. 대부분의 임상적 선량은 180～200 cGy씩 4,500～5,400 cGy이다(4～6주).

(4) 화학요법

최근 망막모세포종에서 화학요법의 역할이 증가하고 있으며, 특히 양측성이거나 진행된 환자에서는 다른 치료와 병용요법으로 이용된다. 가장 많이 사용되는 치료제는 카보플라틴, 빈크리스틴, 에토포시드, 독소루비신, 사이클로포스파마이드 등이다. 중추신경 뇌막을 침범한 환자에게는 척수 내 혹은 뇌실 내로 메토트렉세이트를 투여하여 도움을 줄 수 있다. 또한 대퇴동맥을 통하여 미세 카테터를 안동맥에 직접 거치하고 멜팔란 등의 항암제를 직접 주입하는 방법도 효과적으로 종양의 크기를 줄일 수 있음이 보고되고 있다.

V. 원발성 간종양

소아에서 간종양은 드물다. 간의 1차성 종양은 소아기 악성종양의 약 1%를 차지하며, 미국의 경우 연간 소아 100만 명당 1.6명의 발생 빈도를 보인다. 소아 간종양의 약 50~60%가 악성종양이고, 이 악성종양의 약 65%가 간모세포종이다. 그 다음으로 간세포암종*hepatocellular carcinoma*이 많고 드물게 혈관육종*angiosarcoma*, 악성 생식세포종양*malignant germ cell tumor*, 횡문근육종, 미분화성 육종 등도 발생한다. 우리나라를 비롯한 동아시아 지역에서는 간세포암종의 발생률이 다른 지역에 비하여 높은데, 이는 높은 B형간염 보균율로 인한 주산기 감염이 많기 때문이다.

1. 역학 및 유전적 특성

① 남자에서 호발한다(남자:여자=1.65:1).

② 출생 후 0~1개월과 16~18개월 사이에 최고조에 이르는 발생 양상을 보이며, 4세 이전에 90%가, 5세 이전에 97%가 발병한다. 드물게 성인에게서 보고되기도 하지만 5세 이후에 발생하는 간모세포종은 좀더 공격적이고 간세포암의 특징을 가지고 있어 이행성 간세포종양*transitional liver cell tumors*으로 불리기도 한다.

③ 대부분의 소아 악성 간종양은 주요 유전증후군과 뚜렷한 관련이 없다.

i) *APC*(adenomatous polyposis coli) 유전자의 생식세포 돌연변이*germline mutation*를 가지는 경우 간모세포종의 발생 위험도가 일반인에 비해 800배 정도이다. *APC* 돌연변이를 가진 부모가 간모세포종을 가진 아이를 낳을 확률은 0.4%이다.

ii) Beckwith-Wiedemann증후군은 간모세포종을 포함하여 다른 배아종양*emryonal tumor*의 발생과 관련이 많다(〈표 16-8〉).

iii) 간세포암은 B형간염 바이러스에 의한 만성 간염과 관계가 많다. B형간염 바이러스의 주산기 감염은 6~7세 이후의 암종 발생과 관계가 있으며 성인에 비해 잠복기가 짧다는 것을 시사한다.

2. 임상증상과 진단

간모세포종은 대부분 생후 18개월 이내의 환자에서 무증상의 복부 종괴로 발견된다. 진찰 소견상 복부 팽대와 간비대를 보이고, 종양이 진행하면 체중감소, 식욕부진, 구토, 복통이 나타날 수 있다. 주로 국소 림프절과 폐로 원격전이된다.

이에 비하여 간세포암종은 주로 연장아에서 발생하며 진단 시의 중앙 연령은 12세이다. 간의 종괴, 복부 팽만, 식욕부진, 체중감소, 복통 등이 나타나며, 드물지만 종양의 파열이나 복강 내출혈로 인한 급성 복통이 초기 증상인 경우도 있다. 혈청 α-태아단백질*α-fetoprotein; AFP* 농도는 간모세포종의 70%에서, 간세포암종의 50%에서 증가되어 있어, AFP는 유용한 혈청 내 종양표지자로서 진단과 치료 후 재발의 추적 관찰에 이용되고 있다. 간모세포종의 약 1/3이 혈소판증가증을 동반한다.

그 외에 B·C형간염에 대한 혈청 검사, 단순 복부 방사선촬영 등을 실시하며, 복부 초음파로 악성 간종양과 양성 혈관종양을 감별 진단하거나 CT나 MRI로 종양의 침윤 정도와 수술 가능성을 확인할 수 있다. 전이 병소의 진단을 위해서는 흉부 CT와 뼈스캔을 실시한다.

3. 치료

(1) 간모세포종의 치료

일반적으로 소아의 악성 간종양의 예후는 원발 종양의 완전절제 여부에 달려 있다. 유럽에서 사용하는 수술 전 병

표 16-8 간종양이 호발하는 유전증후군

유전증후군	종양의 종류	관여하는 유전자
가족성 선종용종*familial adenomatous polyposis*	간모세포종, 선종, 간세포암종, 담낭 선종	*APC*
Beckwith-Wiedemann증후군	간모세포종, 혈관내피종	Multiple candidates
Simpson-Golabi-Behmel증후군	간모세포종	*GPC3*
세염색체증후군 18*Trisomy 18*	간모세포종	No single gene
리-프라우메니증후군	간모세포종, 미분화 육종	*TP53*

표 16-9 북미의 수술 후 병기와 유럽의 수술 전 병기 비교

병기	북미의 수술 후 병기 *North American Staging: Postsurgical Staging*	유럽의 수술 전 병기 *European Staging SIOPEL and PRETEXT: Presurgical Staging*
병기 I	전이 없음: 종양이 완전 절제된 경우	한 곳의 사분면에만 종양이 있는 경우: 나머지 인접한 세 곳의 사분면에는 종양이 없음
병기 II	전이 없음: 종양은 절제되었으나 현미경적 병소가 존재하는 경우(절제면에 종양세포가 침윤해 있는 경우, 수술 중 종양 파열이 있는 경우)	사분면의 인접한 두 곳에 종양이 있는 경우: 나머지 인접한 사분면의 두 곳에는 종양이 없음
병기 III	원격전이가 없음: 종양 절제가 불가능하거나 종양을 절제하였으나 육안적 잔여 종양이 있거나 또는 림프절 침윤이 있는 경우	사분면의 인접한 세 곳 또는 인접하지 않은 두 곳에 종양이 존재: 사분면의 한 곳 또는 인접하지 않은 두 곳에 종양이 없음
병기 IV	원격전이가 있는 경우	사분면 모두 종양이 존재: 종양이 없는 사분면은 없음

기나 북미에서 사용하는 수술 후 병기 모두 수술을 통한 완전절제 가능 여부에 중점을 두고 있다(〈표 16-9〉). 약 50~60%의 간모세포종은 완전절제가 가능하다. 간의 약 85%를 절제한 경우에도 수술 3~4개월 후에는 간조직이 재생하여 정상 크기가 된다. 간모세포종에 대한 화학 요법으로는 시스플라티 + 독소루비신이나 시스플라틴 + 빈크리스틴 + 5-플루오로우라실, 또는 시스플라틴 대신 카보플라틴을 사용하는 병합요법이 효과적이다. I·II 병기는 종양 절제면의 현미경적 잔류 종양 유무에 따라 구별되며, 두 병기 모두 수술과 보조 화학요법을 실시하면 90% 이상의 생존율을 얻을 수 있다.

대부분의 환자는 초기 진단 시 수술적 절제가 불가능한데, 이 경우 시스플라틴과 독소루비신을 이용한 수술 전 화학요법으로 종양의 크기를 줄인 후 수술로 완전절제하고, 다시 화학요법을 실시하면 60%의 생존율을 얻을 수 있다. 화학요법에 반응은 있으나 완전절제가 불가능하고 원격전이가 없는 경우에는 간이식을 실시할 수 있다.

원격전이가 있는 간모세포종 환자들의 완치율은 훨씬 낮지만, 원발 병소와 폐전이만 있는 경우에는 수술과 화학요법으로 완치가 가능하기도 하다.

저위험군은 화학요법을 줄이고 고위험군은 화학요법을 강화하는 위험군별 치료법, 동맥 내 국소 화학요법, 종양 색전술, 항AFP 항체를 이용한 치료법 등의 효과에 대한 연구가 현재 진행 중이다.

진단 당시 종양이 퍼진 정도와 원격전이 여부가 중요한 예후인자이다. 간의 좌측이나 우측 가장자리에만 종양이 침범한 경우 100%의 3년 무병 생존율이 가능한 반면, 원격전이가 있는 경우 3년 무병 생존율은 20~35%에 불과하다.

(2) 간세포암종의 치료

항암요법에 잘 반응하는 간모세포종과는 달리 다발성의 간세포암종에서 완전절제가 가능한 경우는 30~40%에 불과하다. 완전절제가 가능한 환자들 중에서도 30% 정도만 장기 생존이 가능하며, 완전절제가 불가능한 경우에는 10% 미만의 장기 생존율을 보인다. 원격전이가 있는 경우, 종양이 큰 경우, 혈관이 침습당한 경우, 염색체 검사상 홀배수체성*aneuploidy*인 경우 예후가 나쁘다. 섬유층판성*fibrolamellar*간세포암종은 예후가 약간 좋은데, 사춘기에 호발하고 간경변을 동반하지 않으며 AFP는 정상이지만 트랜스코발라민*transcobalamin*의 혈청 농도가 증가되어 있다

시스플라틴, 독소루비신, 에토포시드, 5-플루오로우라실이 포함된 화학요법이 유효하지만 장기 생존율을 향상시키지는 못하고 있다. 2007년부터 소라페닙*sorafenib*(넥사바)이 미국 FDA로부터 간세포암종에 대한 사용 허가를 받고 성인에서 사용되기 시작하였다. 원발 종양의 크기가 5cm 미만이고 간기능의 저하가 심한 경우에 간이식이 효과적이라는 보고가 있으나, 간이식과 화학적 색전술의 치료 효과는 아직 연구 중이다. B형간염 보균 산모로부터 출생하는 신생아에 대한 수동 및 능동 면역을 통한 주산기 감염 예방이나 전국적인 B형간염 예방 접종을 통해 이 종양의 발생률을 감소시킬 수 있다. 티로신혈증*tyrosinemia*으로 인한 간세포암종 역시 NTBC〔2-(2-nitrotrifluoromethylbenzoy)-1, 3-cyclohexendione〕치료가 도입된 후 감소하고 있다.

VI. 생식세포종양

생식세포종양은 수정된 배아*embryo*에서 장차 여자에서는 난자, 남자에서는 정자로 분화될 예정인 원시종자세포 *primordial germ cells*에서 발생하는 종양이다. 원시종자세포는 배아 발생 3주 말에 난황낭*yolk sac*의 내배엽*endoderm*에서 기원하여, 배아가 성장하고 분화하는 동안 후복강의 생식기능선*genital ridge*으로 이동하게 된다. 이 부위에서 여자에서는 난소, 남자에서는 고환이 생성되며, 난소와 고환의 원시종자세포로부터 난자와 정자가 만들어진다.

1. 역학 및 분류

생식세포종양은 소아·청소년 종양의 3~4%를 차지하며, 발생 위치와 병리조직학적 특성에 따라 분류될 수 있다. 생식세포종양의 40%가 난소와 고환에서 발생하고, 60%는 성선(난소와 고환)이 아닌 곳에서 발생하는데, 천미부(꼬리뼈 부위), 종격동, 두개강, 후복막강 등에서 나타날 수 있다. 난소와 고환에서 발생하는 성선의 종양은 원시종자세포가 정확한 위치로 이동하였으나 분화 과정에서 이상이 있을 때 발생하게 되며, 성선 외 생식세포종양은 배아 발생 시기에 원시종자세포가 이동하는 과정의 이상이 원인이 된다. 즉, 원시종자세포는 정상적으로는 남아에서는 고환, 여아에서는 난소로 발달하게 될 위치로 이동하여 분화 증식해야 하는데 이동 중에 정체되거나 다른 위치에서 분화 증식하게 되는 경우, 성선 외 생식세포종양이 발생한다. 이 경우 주로 종격동, 천미부, 두개강의 송과체*pineal gland* 등 신체의 정중앙에 위치하여 발생하는데 이는 원시종자세포가 이동하는 경로에서 발생하기 때문이다. 그러나 성선 외 생식세포종양이 이동의 이상 때문이라기보다 원래 위치에 존재하던 원시종자세포의 분화 이상으로 발생한다는 설명도 있다.

생식세포종양은 매우 다양한 조직 소견을 나타내는데, 이는 원시종자세포가 정자 및 난자로 분화될 세포로서 배아 및 배아 외*extraembryonic* 조직을 생성할 수 있는 능력을 지니고 있기 때문이다. 분화가 억제된 경우를 종자세포종*germinoma*, 분화가 된 경우는 배아조직과 배아 외 조직으로 분화된 경우로 나뉜다. 배아조직으로 분화된 경우에는 기형종*teratoma*과 배아암종*embryonal carcinoma*이 있고, 기형종*teratoma*은 배아조직으로 분화되어 외배엽, 중배엽, 내배엽에서 기원한 조직 소견을 보인다(그림 16-1).

또한 조직 소견에 따라 양성 및 악성으로 분류되는데, 양성으로는 성숙 기형종*mature teratoma*이 있고, 악성으로는 악성도가 낮은 종양에서 높은 순서로 종자세포종, 미성숙 기형종*immature teratoma*, 배아암종, 내배엽동종양 *endodermal sinus tumor*, 융모막암종*choriocarcinoma*이 있다. 그러나 하나의 종양에 다른 종양이 섞여 있는 경우도 있는데, 특히 천미부, 후복막강, 송과체의 종양들은 기형종과 내배엽동종양 또는 배아암종이 혼재하는 혼합 생식세포종양으로 나타날 수 있다. 생식세포종양은 일반적으로 폐, 간, 림프절 및 중추신경계에 전이될 수 있고 드물게는 뼈, 골수 및 다른 기관에 전이될 수도 있다.

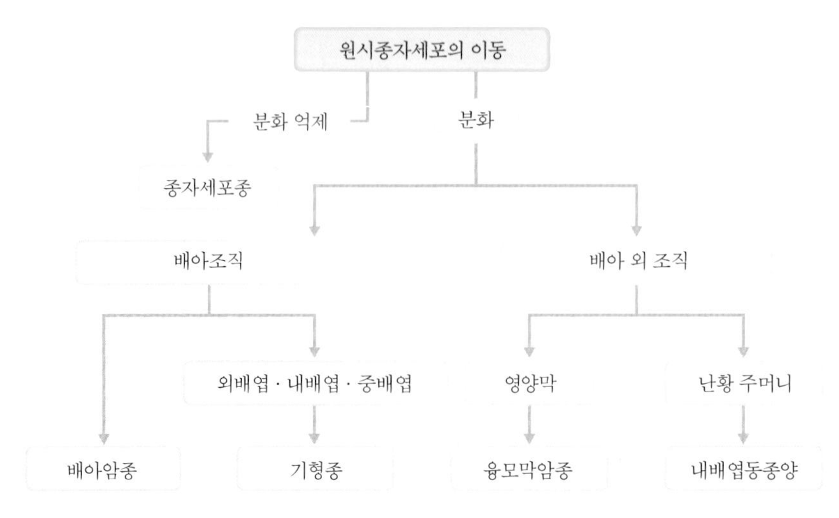

그림 16-1. 생식세포 기원 종양의 발생 과정

2. 원인 및 유전학적 특성

생식세포종양의 67%가 성선 외에서 발생한다. 성선 외 기형종과 고환의 난황낭 종양*yolk sac tumor*은 영아와 소아·청소년에서 발생한다. 난소의 기형종과 이상종자세포종*dysgerminoma*은 청소년기에 최고의 발생률을 보인다. 생식세포종양의 발생 원인은 아직 완전히 밝혀지지 않았다. 중추신경계, 비뇨생식계와 하부 척추의 기형이 존재할 때 생식세포종양이 동반될 가능성이 높아질 수 있으며, 그 외에도 남아에서는 잠복고환*cryptorchidism*이 있는 경우 고환에서 생식세포종양이 발생할 확률이 10~50배 높아진다. 염색체 이상이 동반될 수도 있는데, 12p 등완염색체는 고환의 생식세포종양과 성선 외 생식세포종양에서 발견되는 이상이며, 1, 3, 6, 8, 13, 20, 21번 염색체의 부분적인 소실 및 획득*gain*과 K-ras, N-ras 변이 등도 생식세포종양과 연관되어 있음이 밝혀지고 있다.

3. 병리조직학적 분류에 따른 특성

(1) 기형종

기형종은 외배엽, 중배엽 및 내배엽의 3개 생식세포층에서 기원한 세포들을 내포하고 있다. 소아기에 난소와 성선 외 종양에서 가장 흔하게 볼 수 있는 종양이다. 49%가 신생아에서 발견되는데, 천미부 기형종이 가장 흔하며(40%), 그 다음 난소(37%), 두경부(6%), 후복막(5%), 종격동(4%), 중추신경계(4%), 고환(3%)의 순이다.

기형종은 조직학적으로 성숙, 미성숙, 악성으로 분류된다. 성숙 기형종은 성숙된 세포들로 구성되며 잘 분화된 조직(뇌, 피부, 위장관, 골 등)으로 구성되어 있어 양성이다. 미성숙 기형종은 미성숙한 내배엽, 중배엽, 외배엽 조직을 포함할 수 있으나 주로 미성숙한 신경상피*neuroepithelium*를 포함한다. 성숙 및 미성숙 기형종은 악성 생식세포종양인 종자세포종, 융모막암종, 내배엽동종양 혹은 태생암이 섞일 수 있으며, 이 경우 악성 생식세포종양과 같은 임상 양상을 보이게 되며, 가장 악성인 생식세포종양에 준하여 치료한다.

(2) 종자세포종

난소에서 발생한 경우 이상종자세포종이라 하고, 고환에서 발생한 경우 고환종*seminoma*이라고 하며, 성선 외에서 발생한 경우는 종자세포종이라고 한다. 이상종자세포종은 소아기와 청소년기에 가장 흔한 난소의 악성 생식세포종양이며, 고환종은 20세 이후에 가장 흔한 고환의 악성 종양이다. 고환종은 20세 이전에는 드물게 나타나며 나이가 들어야 증상이 나타나는데, 이는 고환종의 증식 속도가 아주 느리기 때문이다.

(3) 내배엽동종양 또는 난황낭종양

내배엽동종양은 난황낭종양으로도 명명된다. 소아기의 가장 흔한 악성종양으로 영아와 유아기 남아에서는 가장 흔한 고환 종양이다. 또한 천미부에서 발생하는 생식세포종양 중 악성종양으로는 가장 많이 나타난다. 난소와 고환에서 발생한 경우 매우 악성으로서 림프계를 통해 급속하게 전이되며 실질 장기에 전이된 경우가 많다. 종양이 매우 악성이고 재발의 위험이 높기 때문에 진단 당시 종양의 단계*stage*나 전이 정도에 상관없이 수술과 화학요법을 진행한다.

(4) 융모막암종

융모막암종은 태반의 융모막에 있는 세포에서 기원한 매우 희소한 악성 생식세포종양이다. 임신 동안 태반에서 기인한 경우, 임신성 융모막암종이라 하며 15~19세의 임신 여성에서 주로 나타난다. 임신하지 않은 소아에서 발생한 종양은 몸 안에 있었던 태반의 융모막세포에서 기원한 경우이며, 이러한 종양은 비임신성 융모막암종이라 한다.

(5) 배아암종

배아암종은 주로 다른 종류의 생식세포종양과 섞여서 나타나는 악성종양이다. 고환에서 주로 나타나며 다른 신체 부위로 잘 전이한다. 이 종양이 양성종양(성숙 기형종)과 혼합되어도 악성으로 간주한다.

(6) 성선모세포종

성선모세포종*gonadoblastoma*은 드문 생식세포종양으로 거의 성숙 이상의 성선을 갖고 있는 환자에서 20살 이내에 발생하는데, Y염색체와 관련되어 있다. 이 종양의 33%는 종자세포종과 동반된다.

4. 발생 부위에 따른 특성

(1) 난소

난소 종양은 매우 드물며 소아기 악성종양의 약 1%를 차지한다. 난소 종양은 어느 시기에나 발생하지만 8~9세 경 증가하기 시작하여 19세에 가장 많이 발생한다. 난소 종양 발생은 성선 호르몬이 증가하는 시기에 나타나는데, 이는 성선 호르몬이 원인이 될 수 있음을 시사한다. 성인의 난소 종양과 달리 소아의 난소 종양 중 2/3 이상이 생식세포종양이며, 발생 빈도 순으로 보면 이상종자세포종이 가장 많고 내배엽동종양, 미성숙 기형종(그림 16-2), 혼합 생식세포종양, 배아암종 순이다. 가장 많은 증상은 복부 통증으로 80% 이상의 환자들이 호소한다. 만성이지만 1/3의 환자들은 급성 복통을 호소하기도 한다. 급성 복통을 호소하는 경우 난소 염전*torsion*과 연관된 경우가 있어 주의를 요한다. 다른 증상으로는 복부 종괴, 발열, 변비, 무월경, 질출혈 등이 있으며 드물게 배뇨 곤란을 호소하기도 한다. 성조숙증을 보이는 경우도 있는데 이는 내배엽동종양, 융모막암종, 혼합 생식세포종양에서도 나타날 수 있다. 이상종자세포종은 20%에서 양쪽 난소 모두에서 발생할 수 있으나, 다른 생식세포종양은 대부분 한쪽 난소에서만 발생한다.

(2) 고환

소아의 고환 종양은 드물며 남아의 악성 고형 종양 중 약 2%를 차지한다. 이 중 약 75%는 생식세포종양인데, 내배엽동종양이 2/3 이상으로 가장 많고 기형종이 그 다음으로 많다. 대부분의 고환 종양은 불규칙적이고 통증이 없는 음낭 덩어리를 주증상으로 하며, 별다른 증상이 없는 것이 진단이 늦어지는 원인이 되고 있다. 고환 종양은 약 20%에서 음낭수종이나 서혜부탈장과 동반되기도 한다.

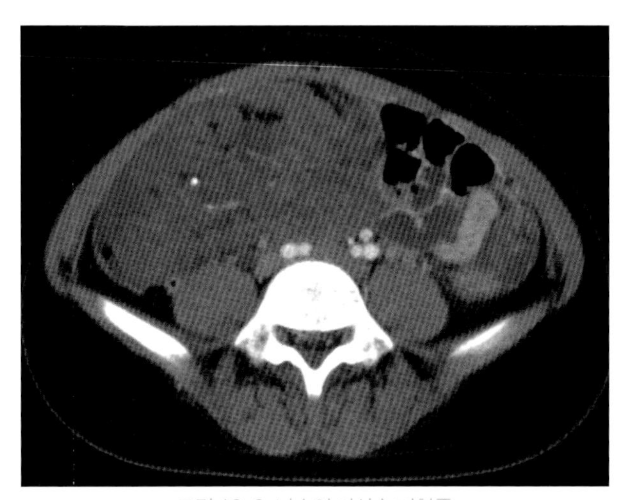

그림 16-2. 난소의 미성숙 기형종

잠복고환은 고환 종양의 위험 요소인데, 약 10%의 고환 종양 환자에서 동반되며, 잠복고환이 있는 경우 고환 종양 발생의 위험성이 10~50배에 이른다. 소아의 고환 종양은 약 90% 이상이 국소적인 데 비해 성인은 약 39%만이 국소적으로 나타나며, 전이는 후복막강과 흉강 내 전이가 가장 많다. 고환의 생식세포종양이 양쪽으로 나타나는 경우는 약 4~7%로 드문 편이다. 이런 경우 환아들의 진단 당시 나이가 한쪽 고환의 종양을 가진 환아들보다는 어린 편이다. 양쪽 고환의 종양은 동시에 발견되기보다는 시간 간격을 두고 발견되며, 평균 30개월 정도의 차이를 보인다.

(3) 천미부

천미부 기형종은 소아기에 가장 흔한 생식세포종양이다. 전체 생식세포종양의 약 40%를 차지하며 성선 외 생식세포종양 중에서는 약 78%를 차지하는데, 약 75%의 환자가 여아이다. 선천성 기형이 약 18%의 환자들에서 동반되며, 그중 근골격계 기형이 24%, 중추신경계 기형이 26%에서 나타난다. 천미부에 외부 종양이 있는 영아에서는 수막척수류*meningomyelocele*, 척삭종*chordoma*, 중복직장, 신경유래종양, 지방종, 꼬리흔적*vestigial tail*, 혈관종과 감별해야 한다. 외부 종양이 없는 영아에서는 천골 전 병변을 찾는 데 비대칭성 둔근간 주름이 중요하다. 대부분의 종양이 밖으로 돌출되어 나타나므로 80%에서 생후 한 달 이내에 발견하게 된다. 생후 2개월 전에 진단되면 악성의 비율은 남아의 10%, 여아의 7%이나, 진단이 2개월 이후까지 늦어지면 남아에서 67%, 여아에서 47%가 악성으로 발전한다. 진단 당시 약 17%의 천미부 종양이 악성인데, 난황낭종양이나 배아암종이 나타날 수 있으며 5%에서는 전이가 동반된다.

천미부 종양은 4가지 형태로 나뉘는데, 돌출된 부분이 가장 많은 Ⅰ형의 경우에는 악성이 8%이나, 돌출된 부분이 없는 Ⅳ형에서는 38%가 악성이다. 따라서 주의 깊은 직장검사가 이러한 영아들에게 필수적이다.

(4) 종격동

흉곽 내 생식세포종양은 주로 남아의 전종격동에서 나타난다. 청소년기에 진단되는 경우 증상이 없을 수도 있지만 영아와 유아의 경우 호흡기 계통의 증상을 보일 수 있다. 성숙 기형종, 미성숙 기형종 등이 대부분이지만 융모막암종, 내배엽동종양 등이 발견되기도 한다. 종격동의 생식세포종양은 종종 클라인펠터증후군(47, XYY)과 연관되어 나타날 수도 있다. 가슴샘종, 가슴샘낭종, 림프종, 림프혈관종, 지방종, 기관지낭종, 신경유래종양 등과 감별하여 진단해야 한다.

(5) 복부

1차적인 발생 장소는 주로 후복막이지만, 위, 망*omentum*, 간을 침범할 수도 있다. 복부 증상과 출혈이 있을 수 있고, 윌름스종양, 신경모세포종, 림프종, 횡문근육종과 감별해야 한다.

(6) 두개강

원발성 두개강 내 종양은 송과체에 62%, 안장 위 부위*suprasellar region*에 31%로 가장 많고, 이 두 부위에 걸쳐 있는 경우가 7%이다(그림 16-3). 증상은 종양이 성장하는 모양과 조직에 따라 다르지만 대부분 시각장애, 요붕증, 뇌하수체 저하증, 식욕저하, 성조숙증 등을 호소할 수 있다. 조직학적으로 2/3 이상이 종자세포종이며 나머지는 내배엽동종양, 융모막암종 등과의 혼합 생식세포종양으로 나타난다.

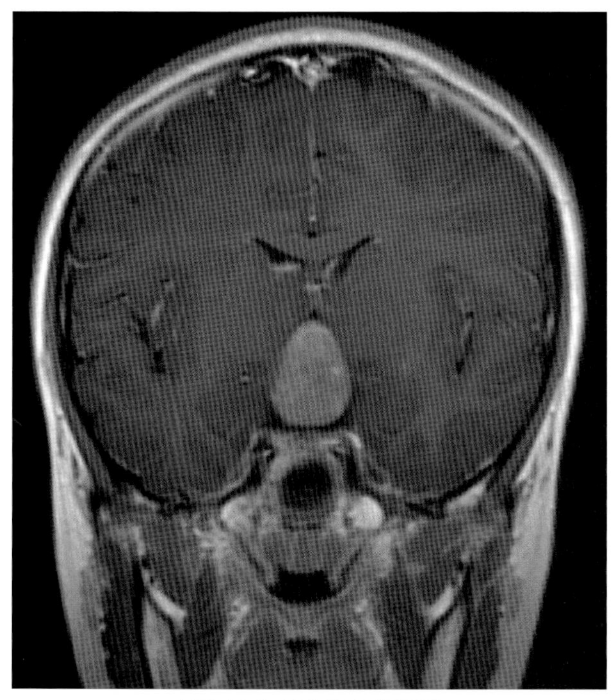

그림 16-3. 안장 위 종자세포종

표 16-10 생식세포종양의 조직학적 유형에 따른 암 표지자

조직학적 유형	암 표지자	
	AFP	β-HCG
이상종자세포종*dysgerminoma*	-	±
고환종*seminoma*	-	±
미성숙 기형종*immature teratoma*	±	-
배아암종*embryonal carcinoma*	+++	+++
내배엽동종양*endodermal sinus tumor*	+++	-
융모막암종*choriocarcinoma*	-	+++

5. 진단

병력 청취와 신체검사 외에 정확한 진단을 위해 다음의 검사를 시행한다.

(1) 조직 생검

정확한 병리조직학적 진단을 위해 시행한다.

(2) 종양표지자(〈표 16-10〉)

1) α-태아단백질

AFP는 원래 태아 시기 혈청에 나타나는 단백질로 재태 연령 12~14주에 가장 높게 나타나고, 만 1세가 되면 성인 수준인 10ng/dL까지 감소한다. 연령에 비해 AFP가 높게 상승되어 있다면 생식세포종양을 의심해볼 수 있는데 특히 내배엽동종양, 배아암종에서 상승된 소견을 보인다.

2) 사람 융모성선자극호르몬

β-사람 융모성선자극호르몬*β-subunit of human chorionic gonadotropin; β-HCG*은 태반의 융합영양막*syncytiotrophoblast*에서 생성되는 호르몬으로 주로 융모막암종, 배아암종에서 증가된 소견을 보일 수 있다.

3) 혈청 젖산탈수소효소

혈청 젖산탈수소효소는 생식세포종양에만 국한되지 않고 다양한 종류의 고형 종양에서 증가될 수 있으며 생식세포종양의 특정한 조직학적 아형에 구별 없이 증가할 수 있다. 그러나 이상종자세포종에서는 LDH 동종효소 1이 증가되어 나타날 수 있는데 이를 통해 종양의 크기를 예측할 수 있다.

4) 태반 알칼리 인산분해효소

태반 알칼리 인산분해효소*placental alkaline phosphatase; PLAP*는 태아 시기의 혈청 알칼리인산분해효소의 동종효소로 고환종에서 증가된 소견을 보일 수 있다.

5) 암배아 항원(CA-125, CA-19-9)

암배아 항원*carcinoembryonic antigen; CEA*, CA-125, CA-19-9은 난소의 생식세포종양에서 증가된 소견이 보일 수 있다.

(3) 영상학적 진단

1) 초음파촬영

촉지되는 덩어리가 있는 경우 가장 처음에 시행하는 검사로서 종양이 고형인지 낭성인지 알 수 있다.

2) CT 또는 MRI

종양의 위치와 침범 부위, 석회화나 지방의 유무, 전이 여부를 자세히 알 수 있다. 전이를 확인하기 위한 추가 검사로는 뼈의 전이를 확인할 수 있는 뼈스캔, 골수 침범 여부를 확인할 수 있는 골수검사가 있다.

6. 치료

소아의 생식세포종양은 병리조직학적 분류, 발생 부위, 발생 연령, 전이 여부에 따라 치료 방침을 결정하게 된다. 수술 및 악성도에 따른 화학요법이 주된 치료가 된다. 혼합생식세포종양의 치료는 가장 악성도가 높은 종양에 따라 시행한다.

1) 수술

기형종과 같은 양성종양은 수술이 가장 확실한 치료가 될 수 있다. 악성종양도 절제가 가능하면 수술을 먼저 시행하며, 종양이 주변의 장기로 침범되어 있어 장기를 같이 절제해야 하는 경우에는 조직검사 후 화학요법을 시행하여 종양의 크기를 줄이고 수술하게 된다. 난소에 발생한 생식세포종양의 경우 대부분의 환자들에서 임신을 고려한 적절한 시술을 시행해야 한다. 한쪽 난소에 종양이 생기는 경우가 대부분이므로 종양이 생긴 쪽의 난소-난관은 절제하고 반대쪽과 자궁은 보존하는 수술을 시행하게 된다. 양쪽 난소 모두에 종양이 생겼을 때 임신을 고려하는 경우에는 그 조직형에 따라 한쪽 난소만 수술한 후 화학요법을 시행하나 재발의 위험이 있다.

2) 방사선치료

화학요법 및 화학요법 후 재수술을 시행한 뒤에도 잔여 병변이 남아 있는 경우 시행한다. 뇌에 발생한 종자세포종, 내배엽동종양, 융모막암종의 경우 화학요법과 함께 방사선치료를 시행한다. 방사선에 잘 반응하는 종자세포종은 2,000~3,000 cGy의 저선량을 조사하며 화학요법 후 잔여 병변이 없더라도 방사선치료를 시행하여야 한다. 성숙 기형종을 제외한 그 밖의 생식세포종양은 5,000 cGy 이상의 고선량 방사선이 필요하나 방사선치료의 범위 등에 대해서는 추가적인 연구가 필요하다.

3) 화학요법

지난 20년간 화학요법이 발전함에 따라 생식세포종양에 대한 치료 성적도 많이 향상되었다. 악티노마이신 D, 빈블라스틴, 블레오마이신, 독소루비신, 시스플라틴, 에토포시드는 단독으로도 효과가 있지만 조합하면 더 효과적이어서 현재 시스플라틴+빈블라스틴+블레오마이신(PVB), 시스플라틴+에토포시드+블레오마이신(PEB)이나 카보플라틴+에토포시드+블레오마이신(JEB)의 병합요법이 사용되고 있다(〈표 16-11〉). 치료에 반응하지 않는 경우와 재발한 경우 고용량의 에토포시드와 카보플라틴을 투여한 후 자가조혈모세포이식을 하는 방법도 현재 진행되고 있다.

4) 천미부 기형종의 치료

골반의 방사선과적 검사에서는 종양의 석회화와 천추의 파괴가 나타난다. 바륨 관장, CT촬영, 경정맥신우조영술(IVP)은 종양의 골반 내 전파 정도를 알기 위해 필요하다. 폐전이의 유무를 평가하기 위한 X선 사진도 필요하다. 혈청 내 AFP 수치도 악성 시 증가하기 때문에 진단 시와 재발 시 지표가 된다. 혈청 페리틴도 증가하는데, 종양에 특징적이지는 않지만 또 다른 생물학적 지표로 이용할 수 있다.

수술적인 접근은 종양이 골반 외에 존재하는가, 골반 내에 존재하는가, 복부 내로 퍼져 있는가에 따라 달려 있다.

표 16-11 소아·청소년 생식세포종양의 화학요법

약제 용법		권장 용량	경로	일
PVB	시스플라틴(platinum)	20mg/m²	IV	1~5
	빈블라스틴	0.2mg/kg	IV	1~2
	블레오마이신	15U/m²	IV	2, 9, 16
PEB	시스플라틴(platinum)	20mg/m²	IV	1~5
	에토포시드	100mg/m²	IV	1~5
	블레오마이신	15U/m²	IV	1
JEB	카보플라틴	600mg/m²	IV	1
	에토포시드	120mg/m²	IV	1~3
	블레오마이신	15U/m²	IV	2

주요 수술 합병증은 대량의 출혈이며 대부분의 소아·청소년에서 요도괄약근의 손상이 온다. 치료의 성공 여부는 조직학적 형태와 원발 종양의 수술적 적출 가능성에 달려 있다. 수술적 적출 시 꼬리뼈*coccyx*를 같이 제거해야 재발하지 않게 된다. 환자가 양성이고 적출 가능한 종양을 갖고 있다면 극소수를 제외하고 수술만으로도 생존이 가능하다. 만약 국소적이며 양성으로 재발한다면 재적출로 치료할 수 있다. 반대로 악성 성향을 띠거나 수술적으로 적출이 불가능한 종양이 있는 환자는 10% 미만이 생존한다.

7. 예후

생식세포종양은 치료에 대한 반응이 좋으므로 대체로 예후가 양호하다. 1기의 고환 종양의 경우는 전체 생존율이 95~100%에 이른다. 난소 종양의 경우 전체적인 5년 생존율은 70~80%이며, 1기인 경우 90~95%이다. 종양의 병리학적 분류에 따라 예후에 차이가 있어 미성숙 기형종의 경우 수술로 완전절제되면 5년 생존율이 94%인 반면 불완전절제인 경우는 50%로 낮아진다. 내배엽동종양의 경우 과거 화학요법이 시작되기 전에는 2년 생존율이 25%였으나 화학요법을 시작한 이후 60~70%로 높아졌다.

Ⅶ. 횡문근육종

1. 역학과 유전

횡문근육종은 소아·청소년 고형 종양의 5~8%를 차지한다. 횡문근육종은 소아·청소년 또는 청년기에 발생할 수 있다.

횡문근육종의 호발 연령은 2~6세 사이의 소아기와 14~18세 사이의 청소년기에 두 정점을 보이고 있다. 다른 소아·청소년 악성종양과 같이 신경섬유종증, 골린씨 기저세포모반증후군, 태아 알코올증후군 등 여러 선천성 질환과 관계가 있고, 횡문근육종 환아의 친척에서 유방암과 다른 암의 발생이 증가한다고 한다. 뇌종양과 부신피질 악성종양을 가진 소아·청소년의 형제에서 횡문근육종 발생률이 증가하는 등 가족적 연관성이 보고되어 있다.

2. 병리 소견

1958년에 혼*Horn*과 엔터라인*Enterline*은 횡문근육종을 다음과 같은 4가지 아형으로 분류할 것을 주장하였다.

(1) 태아형*embryonal type*

소아·청소년 환아의 50~60%를 차지하고 다수의 큰 호염기성의 근모세포와 원시둥근세포, 방추형의 세포가 특징적이다. 태생기 세포와 비교하면 1~7주 태아에서 발생하는 근육과 유사하다.

(2) 포상형*alveolar type*

폐포와 같은 독특한 조직 형태에 의해 구분된다. 종양 세포와 거대 다핵세포는 막을 이루고 폐포강 내로 돌출되어 있다. 포상형은 특징적으로 t(2;13)(q35;q14) 전좌를 보이며, 그 결과 융합유전자인 *PAX-FKHR*이 형성되는 것으로 알려져 있다. 특징적으로 사지에 잘 발생하고 림프절전이를 잘하며 태아형보다 예후가 나쁘다고 알려져 있다.

(3) 포도상형*botryoid type*

융종성 및 부종성의 혼합*myxoid* 소견으로 대략 감별할 수 있지만 조직학적으로 태아형 횡문근육종과 유사하다. 특징적인 소견은 종양의 점막 표면 바로 하방에 평행으로 위치한, 상대적으로 세포질이 거의 없는 다층의 방추세포대인 형성층*cambium layer*이다.

(4) 다형성형*pleomorphic type*

소아·청소년에서는 거의 볼 수 없고 주로 30~50세의 성인에서 발생한다. 더욱 빽빽하게 배열된 방추세포와 다핵 거대세포로 구성된 잘 분화된 종양이다.

횡문근육종은 세포학적 특징에 의해 예후가 좋은 쪽과 나쁜 쪽으로 분류된다.

염색체 전좌 t(2;13) (q37;q14)가 포상형 횡문근육종에서 흔히 나타나고 염색체 11번 단완의 이질성의 소실이 있다. 종양세포의 DNA 양은 병리조직형과 관계가 있으며, 과이배수성은 예후가 가장 좋고(태아형), 거의-사배수성 종양(포상형)이 중간, 이배수성 종양이 가장 예후가 나쁘다.

① **나쁜 예후**(18.5%): 퇴행성 그룹은 다형성, 다염색성이며 단형성 그룹은 동일한 세포 모양, 균일한 크기의 둥근 세포이다.

② **좋은 예후**(81.5%)

3. 임상양상

횡문근육종의 발생 부위는 두경부(38%), 비뇨생식계(21%), 사지 말단부(18%), 체부(7%), 후복막강(7%)의 순이다. 횡문근육종은 두경부에서 가장 많이 발생하는데, 종양의 원발 부위에 따라 다양한 임상증상이 나타날 수 있다. 단일 병변은 안구가 가장 흔한 원발 장소인데 이러한 경우에는 안검하수, 사시, 시신경 마비 등이 올 수 있다. 또한 종양이 뇌막 부근, 특히 기저부 뇌막 근처를 침범하면 뇌막증상, 중추신경 마비, 호흡곤란 등을 초래할 수 있으며, 중추신경계 전이, 림프계나 혈관계 전이와 같이 연속되는 구조를 따라 직접 전이될 수 있다. 중이에서 발생하는 종양은 용종 모양·포도상 종괴로 나타나며 이통과 만성 중이염, 안면신경마비를 초래한다. 비인두 종양은 기도의 폐쇄, 부비동염, 코피, 국소 동통을 포함한 증상을 보이며, 중추신경계에 침범하거나 원격전이 소견을 보이는 경우가 있다. 비뇨생식기계에 발생한 횡문근육종은 여아에서 흔히 포도상이나 군집된 용종 모양의 질 종괴로 나타난다. 고환 주위 종양 환자의 26%에서 복강내 림프절전이가 있고 때로 복부 종괴로 나타나기도 한다. 사지에 발생하는 횡문근육종은 무통성 종괴로 진단된다. 이들은 국소 림프절전이의 비율이 50% 이상이며 대부분의 병리학적 아형이 포상형으로 좀 더 공격적인 경향을 보인다.

전이의 빈도는 원발 장소에 따라 다양하다. 비뇨생식기계(26%), 고환 주위 조직(26%), 사지와 회음부(10~15%)에 발생한 횡문근육종은 림프절전이 소견을 보이는 경우가 많다. 소아·청소년에서 발생한 횡문근육종의 15% 가량은 진단 시 원격전이가 있는 경우가 있으며, 이때 가장 흔한 전이 부위는 폐, 뼈, 골수와 간이다.

4. 진단

횡문근육종은 생검을 통해 진단하며, 종양에 특이적인 표지인자는 없다. 사지와 몸통의 횡문근육종은 국소 림프절 전이의 빈도가 높으므로 수술 시 감시*sentinel*림프절 지도화*mapping*가 권장되고 있다. 횡문근육종의 진단 시 아래와 같은 검사들을 시행하는 것이 권고된다.

① 원발 부위의 CT 혹은 MRI
② 골수 흡인 및 생검
③ 뼈스캔
④ 흉부 CT
⑤ 뇌척수액 검사(뇌막 주위에 발생한 종양의 경우)

5. 병기의 분류

IRSG(International Rhabdomyosarcoma Study Group)의 횡문근육종 치료 방침은 수술과 수술 후 화학요법+/-방사선치료였으며, 수술 후 종양의 잔존 여부가 수술 후 치료의 선택에 중요한 요인이었다. 따라서 수술에 의한 절

표 16-12 IRSG의 횡문근육종 임상그룹과 병기 분류

IRSG 임상그룹		IRSG* 병기				
그룹	정의	병기	원발 부위	크기(T)	국소 림프절(N)	전이(M)
I	종양이 국소적이고 외과적으로 완전절제되었으며 국소 림프절 침윤이 없는 경우	1	안구/두경부(뇌막 주위 제외) 비뇨생식기(방광/전립선 제외)	Any size	N_0 or N_x	M_0
II	국소 침범이 있고 완전절제된 경우 A. 육안적으로 적출되었으나 현미경적 병소가 남은 것 B. 국소 림프절 침윤은 있으나 완전절제된 국소 종양으로 현미경적으로도 남은 병소가 없는 것 C. 국소 침범 및 국소 림프절 침윤이 있으며, 육안적으로 모두 적출되었으나 현미경적 병소가 남은 것	2	그 외 부위	≤5cm	N_0 or N_x	M_0
III	수술 부위에 아직 남아 있거나 단지 조직검사만 하고 절제하지 못한 경우	3	그 외 부위	≤5cm	N_1	
				>5cm	N_0/ N_1/ N_x	M_0
IV	진단 시 원격전이가 되어 있는 경우	4	모든 부위	Any size	N_0/ N_1/ N_x	M_1

* IRSG: Intergroup Rhabdomyosarcoma Study Group
N0: regional nodes not clinically involved; N1: regional nodes clinically involved by tumor; Nx: clinical status of regional nodes unknown(especially sties that preclude lymph node evaluation); M0: no distant metastasis; M1: distant metastasis at diagnosis.

제 정도에 기초한 IRS 임상 병기 분류법이 사용되어왔다. 그러나 최근에는 종양의 원발 부위, 진단 시 종양의 크기(T), 국소 림프절전이(N), 원격전이 여부(M) 등을 고려한 TNM 병기 분류법을 함께 사용하고 있다(〈표 16-12〉).

6. 치료

1950년 두경부 횡문근육종에서 방사선치료의 효과가 드러나고 1961년 핑켈*Pinkel* 등이 횡문근육종 수술 후 화학요법을 시행한 이래 수술, 화학요법, 방사선치료를 이용하는 다중적 접근법*multimodal approach*이 기본이 되어왔다.

진단 당시 종양의 범위, 병리조직학적 분류, 원발성 병변이 치료 계획과 예후에 중요한 요소로 작용한다.

1972년 미국에서 IRSG가 결성되어 순차적으로 임상시험(IRS)을 수행하여왔으며 현재 5번째 임상시험(IRS 연구 V)이 진행 중이다. 4차례의 임상시험 결과 도출된 수술, 방사선치료, 화학요법에 대한 기본적인 자료들은 다음과 같다.

(1) 수술

완전한 절제가 가장 좋은 치료법이다. 위치, 크기 그리고 범위 또는 기능 상실의 위험성 때문에(예: 안구, 질, 방광) 완전절제가 불가능하다면 화학요법과 방사선치료를 시행한 후에 추시 수술*second look*로 잔존 종양을 제거하는 것이 권고된다. 종양의 침범이 의심되는 모든 림프절을 제거해야 하나, 예방적 림프절 절제는 도움이 되지 않는다. 단, 정소 주위 횡문근육종*paratesticular rhabdomyosarcoma*은 진단 시 환자 연령이 10세 이상인 경우 임상적으로 종양 침범의 증거가 없더라도 동측 후복강 림프절*retroperitoneal lymph node*을 절제하는 것이 권유된다. 이는 정소 주위 횡문근육종의 경우 10세 이상인 환자들이 10세 미만 환자들보다 림프절 재발의 위험성이 높은 것으로 알려졌기 때문이다. 조직학적 검사 결과 후복강 림프절에 국소전이가 있는 경우에는 이 부위에 방사선치료를 시행한다.

(2) 방사선치료

IRS 연구 III의 결과, 미세 잔여 병변이 있거나 육안으로 확인된 잔여 병변이 있는 경우에는 수술 후 방사선치료가 생존율을 증가시킨다. 그러나 완전절제한 국소 종양(I 그룹), 특히 병리학적 아형이 태아형인 경우에는 방사선치료를 시행할 필요가 없다. 방사선치료는 최초 치료 시작 전에 침범된 종양의 전체 부위와 국소 림프절(국소전이된 경우)을 포함하여 시행한다. 원격전이가 있는 그룹 IV 환자들은 원발 부위와 전이 부위에 방사선치료를 시행한다. 두경부 뇌막 주위의 횡문근육종인 경우, 원발 부위를 중심으로 인근 뇌막을 방사선 조사 범위에 포함시킨다. 뇌막 전체나 두개강 내 다발성 전이 병변이 있는 경우에는 전뇌*whole brain* 방사선치료와 척수강 내 화학요법을 시행한다. IRS 연구 IV 결과 다분할조사*hyperfractionation* 방사선치료군(110 cGy씩 하루에 2회 치료, 총 5,940 cGy)과 전통적 방사선치료군(180 cGy씩 하루에 1회 치료, 총 5,040 cGy)의 종양 제어율을 비교하였지만 두 군 간에 차이가 없었기에 현재 진행 중인 IRS 연구 V에서는 전통적 방사선치료 방법을 채택하고 있다.

(3) 화학요법

횡문근육종의 화학요법에서는 VAC(빈크리스틴, 악티노마이신 D, 사이클로포스파마이드)가 대표적인 치료 약제이다. 진행된 횡문근육종(그룹 III, IV) 환자들의 생존율을 향상시키기 위하여 VAC 기본 약제에 독소루비신, 시스플라틴, 에토포시드를 추가하였으나 생존율이 향상되지는 않았다. 반면 사이클로포스파마이드의 용량을 증량하자(IRS 연구 III, 0.9g/m^2→IRS 연구 IV, 2.2g/m^2) 태아형 횡문근육종의 무질병 생존율이 향상되었다. IRS 연구 IV에서 VAC, VAI(빈크리스틴, 악티노마이신 D, 이포스파마이드), VIE(빈크리스틴, 이포스파마이드, 에토포시드)로 치료받은 환자군들의 생존율을 비교하였는데 각 치료군 사이에 무질병 생존율, 전체 생존율 차이가 없었다.

IRS 연구 V에서는 재발의 위험도에 따라 환자들을 저위험군(3년 무질병 생존율 88%), 중간 위험군(3년 무질병 생존율 55~76%), 고위험군(3년 무질병 생존율<30%)으로 나누고 이들에게 맞춤형 치료를 시행하고 있다. 저위험군에서는 화학요법 약제로 VA를 사용하며, 방사선치료의 유무에 따른 생존율을 비교한다. 중간 위험군에서는 VAC와 방사선치료를 기본으로 하며 여기에 토포테칸*topotecan*을 추가했을 때 치료 성적을 비교하는 것을 목표로 한다. 고위험군에서는 6주간의 upfront window 기간 동안 이리노테칸*irinotecan*과 빈크리스틴을 투여하고 그 효과를 판정하여 유지 치료 기간 동안 이리노테칸 사용 여부를 결정한다(〈표 16-13〉).

표 16-13 IRSG 연구 V

위험군	병기	그룹	원발 부위	크기	연령	조직아형	전이	림프절	치료
저위험군	1	I	양호	a or b	<21	태아형	M_0	N_0	VA
아군 A	1	II	양호	a or b	<21	태아형	M_0	N_0	VA + XRT
	1	III	안구	a or b	<21	태아형	M_0	N_0	VA + XRT
	2	I	불량	a	<21	태아형	M_0	N_0 or Nx	VA
저위험군	1	II	양호	a or b	<21	태아형	M_0	N_1	VAC + XRT
아군 B	1	III	안구	a or b	<21	태아형	M_0	N_1	VAC + XRT
	1	III	양호(안구 제외)	a or b	<21	태아형	M_0	N_0/N_1/Nx	VAC + XRT
	2	II	불량	a	<21	태아형	M_0	N_0 or Nx	VAC + XRT
	3	I/II	불량	a	<21	태아형	M_0	N_1	VAC(+ XRT, 그룹 II)
	3	I/II	불량	b	<21	태아형	M_0	N_0/N_1/Nx	VAC(+ XRT, 그룹 II)
중등도	2	III	불량	a	<21	태아형	M_0	N_0 or Nx	VAC±Topo + XRT
위험군	3	III	불량	a	<21	태아형	M_0	N_1	VAC±Topo + XRT
	3	III	불량	b	<21	태아형	M_0	N_0/N_1/Nx	VAC±Topo + XRT
	1/2/3	I/II/III	양호 혹은 불량	a or b	<21	포상형	M_0	N_0/N_1/Nx	VAC±Topo + XRT
	4	I/II/III/IV	양호 혹은 불량	a or b	<21	태아형	M_1	N_0/N_1/Nx	VAC±Topo + XRT
고위험군	4	IV	양호 혹은 불량	a or b	<21	태아형	M_1	N_0/N_1/Nx	CPT-11, VAC + XRT
	4	IV	양호 혹은 불량	a or b	<21	포상형	M_1	N_0/N_1/Nx	CPT-11, VAC + XRT

양호: 안구, 두경부(뇌막 주위 제외), 비뇨생식기(방광과 전립선 제외), 담도; 불량: 방광, 전립선, 사지, 뇌막 주위, 몸통, 후복강, 골반
a: 지름≤5cm, b: 지름>5cm
VAC: vincristine, actinomycin D, cyclophosphamide; XRT: radiotherapy; Topo: topotecan; CPT-11: irinotecan

7. 예후

예후인자는 종양의 침범 정도, 조직 및 세포학적 소견, 원발 장소와 나이이다.

① **종양의 침범 정도**: 2년 무병 생존율은 그룹 I이 85%, II가 72%, III이 75%, IV가 50%이다.
② **조직학적 유형**: 포상형이 태아형에 비해 예후가 좋지 않다.
③ **원발 장소**: 방광, 전립선, 사지, 뇌막 주위, 몸통, 후복강, 골반에 발생한 경우 예후가 나쁘다.

VIII. 유잉육종 계열 종양

1921년 유잉*James Ewing*은 골형성과 관계없는 작고 동그란 세포로 구성되고 혈관이 풍부하며 출혈성인 골종양에 대해 기술하였다. 원발성 악성 골종양 중 두 번째로 많이 발생하는 유잉육종은 미분화 신경조직에서 기원하는 것으로 생각되고 있다. 분자세포학적 연구들은 이 종양의 분자학적 병인에 대하여 중요한 단서를 제시하고 있다. 과거 말초 미분화 신경외배엽종양*peripheral primitive neuroectodermal tumor; PPNET*은 유잉육종과 다른 종양으로 분류되어왔으나 최근 이들에서도 유잉육종에 특징적인 염색체 이상이 나타난다는 것이 밝혀졌다. 따라서 현재 뼈에 발생하는 '고전적인' 유잉육종, 연조직의 유잉육종, 말초 미분화 신경외배엽종과 아스킨종양*Askin tumor*들을 유잉육종 계열 종양*Ewing sarcoma family of tumors; ESFT*으로 간주하며 동일한 방침에 따라 치료하고 있다.

1. 역학

유잉육종은 주로 10대에 잘 발생하고 5세 이하나 30세 이상에서는 드물다. 13세까지는 남녀 발생률이 같다가 그 후에는 남아에서 약간 더 많다(남:여 = 1.3:1). 유잉육종의 발생률은 인종에 따른 차이가 큰 것으로 알려져 있다. 15세 이하 미국 백인 소아·청소년에서는 1백만 명당 3.3명

이 발생하는 것으로 알려져 있으나, 아시아계나 히스패닉계에서는 발생률이 이보다 낮으며, 아프리카계에서는 극히 드물게 발생한다.

2. 병리 소견

유잉육종은 독특한 형태학적 특성이 없는 미분화된 둥근세포종으로, 광학현미경 소견상 동일한 종양세포들의 덩어리이다. 유잉육종은 다른 작고 둥글고 파란 세포종들을 배제한 후에야 진단되는데, 소아·청소년 연령의 경우에는 악성 림프종, 횡문근육종, 수모세포종, 신경모세포종과 감별해야 하며, 폐병변이 있는 30세 이상의 성인 환자의 경우는 소세포암을 배제해야 한다. 근래 CD99, MyoD1, CD45, TdT, neuron-specific enolase 등 다양한 면역세포화학적 방법에 의해 유잉육종의 진단율이 높아졌다.

거의 대부분의 유잉육종 계열 종양은 염색제 전좌에 의해 만들어진 융합유전자를 가지고 있다. 유잉육종 계열 종양의 85%에서 t(11;22)(q24;q12) 전좌에 의해 융합유전자인 *EWS-FL1*이, 약 10%에서 t(21;22)(q22;q12)에 의해 융합유전자 *EWS-ERG*가 형성된다. 나머지 5% 유잉육종 계열 종양들도 *EWS-ETV1*, *EWS-ETV4*, *EWS-FEV* 등의 다양한 융합유전자들을 가지고 있다.

3. 임상양상

종양의 발생 장소에 따라 임상양상에 차이가 있다. 대부분(60%)의 유잉육종 계열 종양은 뼈에 발생하며, 드물게는 연조직(30%)에 발생하기도 한다. 종양이 호발하는 뼈 부위는 골반(26%), 대퇴골(20%), 경골/비골(18%), 흉벽(16%), 상지(9%), 척추(6%)의 순이다. 환자들은 국소 통증이나 부종 등의 증상을 호소하지만, 골반에 발생하는 경우에는 종양의 크기가 아주 커지기 전까지는 증상이 없을 수도 있다. 발열, 피로, 체중감소 등의 전신적 증상들은 대개 전이가 있는 환자에서 나타난다.

유잉육종 환자들의 20~25%는 폐(10%), 뼈(10%), 폐와 뼈 혹은 기타 장소(5%)에 전이가 있는 상태로 진단된다. 일반적으로 뼈에 전이된 환자들이 폐에 전이된 환자들보다 예후가 불량한 것으로 알려져 있다.

4. 진단

유잉육종 진단은 종양조직 생검을 통하여 이루어진다. 유잉육종 진단 시에는 아래와 같은 진단적 검사들이 권고된다.

① 원발 부위의 CT 혹은 MRI
② 뼈스캔
③ 흉부 CT
④ 골수 흡인 및 생검

5. 치료

유잉육종 환자들의 치료 방침을 계획할 때 고려해야 할 가장 중요한 요소는 진단 시 전이의 유무이다. 유잉육종은 국소치료(수술이나 방사선치료)만으로는 생존율이 10%가 넘지 않는다. 따라서 성공적인 치료를 위해 화학요법을 국소치료와 병행한다.

(1) 국소 종양

선행*neoadjuvant* 화학요법, 수술 혹은 방사선치료 등의 국소치료, 보조*adjuvant* 화학요법의 단계적 방식이 일반적인 유잉육종 치료 원칙이다. 국소치료 방법으로 절제가 가능한 경우에는 수술을 시행하는 것이 원칙이며, 수술 후 미세병변이 남아 있거나 수술이 불가능한 경우에는 방사선치료를 시행한다. 유잉육종에 대한 화학요법에는 빈크리스틴, 독소루비신, 사이클로포스파마이드, 악티노마이신 D가 사용되어왔다. 이 약제들을 병합하여 투여했을 때 진단 시 전이가 없는 환자들의 5년 무질병 생존율은 종양의 원발 부위, 사이클로포스파마이드 용량에 따라 차이는 있지만 52~60%였다. 이 약제들에 이포스파마이드, 에토포시드를 추가하여 생존율이 70% 이상을 달성하게 됨에 따라(POG-8850/CCG-7881), 사이클로포스파마이드 혹은 이포스파마이드를 증량하거나 투여 간격을 줄이는 임상시험(POG-9354/CCG-7942)이 수행되었으나, 표준치료군과 용량 강화군 사이의 생존율이 차이가 없는 것으로 보고되었다. 최근에는 유럽을 중심으로 진단 시 종양의 크기, 원발 부위, 수술 전 화학요법에 대한 반응도 등의 지표를 이용하여 재발의 위험도에 따른 맞춤치료를 시행하고 있다(EURO-EWING 99). 이 임상시험에는 특히 고위험군에 고용량 화학요법과 조혈모세포이식을 시행하는 치료법이 포함되어 있어 고용량 화학요법의 효용성에 대한 체계적인 분석이 가능할 것으로 기대된다.

(2) 전이성 종양 또는 재발한 종양

화학요법의 도입으로 국소 종양이 있는 환자들의 생존율이 크게 향상된 것과는 대조적으로 전이성 유잉육종 환자들의 5년 생존율은 아직도 20~25%에 불과하다. 전이성 유잉육종 환자들에게 고용량 화학요법과 조혈모세포이식이 시행되고 있지만, 아직까지 그 효과에 대해서는 논란이 있다. 일부 연구자들은 이러한 치료 방식이 전이성 유잉육종 환자들의 생존율을 향상시켰다고 보고하지만, 아직까지 고용량 화학요법의 효과를 무작위, 전향적인 방식으로 검증한 임상시험이 시행된 바가 없다.

재발한 유잉육종 환자들의 예후는 5년 생존율이 20% 미만으로 대단히 불량하다. 이들을 대상으로 사이클로포스파마이드+토포테칸 혹은 이리노테칸+테모졸로마이드*temozolomide*를 병합한 구제 화학요법을 시행하여 40% 가량의 환자들에서 반응이 있다고 보고되었다.

6. 예후

진단 시 종양이 전이되어 있거나 환아의 나이가 많은 경우(15세 이상), 종양의 크기가 큰 경우, 몸통이나 골반에서 발생한 종양, 수술 전 화학요법에 종양 괴사율이 90% 미만인 경우는 그렇지 않은 경우보다 예후가 불량한 것으로 알려져 있다. 특히 종양의 전이 여부는 가장 강력한 예후인자로, 진단 시 전이가 없는 환자들의 5년 생존율은 60~70%이지만 전이가 있는 경우에는 20~30%에 불과하다.

IX. 소아·청소년기의 드문 육종

소아·청소년의 모든 연조직 종양의 약 25~45%는 횡문근육종과 다른 조직 형태를 가지고 있으며 소아·청소년 종양의 약 3%를 차지한다. 이러한 육종 형태는 성인에서 더 흔히 볼 수 있지만 예후는 소아·청소년에서 더 좋다. 예후의 차이는 영아와 어린 소아·청소년에서 뚜렷한데, 종양이 양성의 성격을 가지며 수술만으로도 좋은 결과를 보이기 때문이다. 사춘기에 발생하는 연조직 종양은 성인과 비슷한 성질을 갖는다. 연조직 종양이 가장 흔한 장소는 사지와 몸통이며 특히 후복막강에서 흔하다(〈표 16-14〉).

1. 섬유육종

섬유육종*fibrosarcoma*은 비교적 소아·청소년과 사춘기 연령에서 흔한 비횡문근 연조직 종양이다. 이것은 사지에 가장 흔하며 주로 말단 부위에 나타난다. 5세 미만의 영아와 10~15세의 소아·청소년 두 연령층에서 흔한데, 영아의 종양이 양성을 취하는 경우가 더 많다. 섬유육종은 종양세포들이 규칙적으로 배열된 청어뼈 형상의 방추세포종양이다. 중요한 양상은 세포분열, 핵의 다형태성, 각각의 퇴행형 종양세포에서 호염기성이 증가한다는 것이다. 세포는 치밀하게 구성되어 있으나 레티큘린 염색상 광학현미경상 잘 보이지 않는 콜라겐 섬유의 규칙적인 배열을 볼

표 16-14 소아기에 드문 비횡문근육종의 특징

종양	기원세포	호발 장소	호발 연령	예후인자
섬유육종	섬유모세포			
영아형		사지, 몸통	<2세	<5세
성인형		사지(무릎, 허벅지)	15세	
악성 신경초종	슈반세포	사지, 몸통, 후복강	소년기	팔다리, 몸통
	섬유모세포			
활막육종	중배엽세포	사지(상지>하지)	청소년기	<14세, <5cm, 석회화
악성 섬유조직증	섬유모세포	하지	10세	
혈관주위세포종	혈관 주위 세포	사지, 후복강, 두경부	10~20세	저병기, <5cm
영아형		사지, 몸통		
포상연부육종	신경	하지, 두경부	15~35세	어릴수록, 안부, <5cm
평활근육종	평활근	후복강, 위장관, 혈관		<5cm
지방육종	원시중배엽	사지, 후복강	0~2세, 10대	소아 점액형

수 있다. 감별해야 하는 질환으로는 섬유종증*fibromatosis*(국소재발을 잘하나 전이되지 않음), 결절성 근염, 화골성 근염, 염증성 종양*inflammatory myofibroblastic tumor* 등이 있으며, 악성종양으로는 악성 신경초종, 매우 분화되지 않은 태아성 횡문근육종이 있다.

섬유육종에 대한 표준치료는 광범위 국소절제이며, 대개 보조적 치료는 필요하지 않다. 방사선치료나 화학요법은 절제가 불가능한 경우에만 제한적으로 사용된다. 빈크리스틴, 독소루비신, 사이클로포스파마이드 병합요법, 빈크리스틴, 악티노마이신 D, 사이클로포스파마이드 병합요법, 이포스파마이드, 에토포시드 등을 병합한 화학요법이 이용되어왔으며, 일부에서는 이러한 치료에 의해 섬유육종이 퇴행되었다는 보고도 있다.

2. 악성 신경초종

악성 신경초종*malignant peripheral nerve sheath tumor, malignant schwannoma*은 신경초에서 발생하는 악성종양으로, 소아·청소년에서 나타나는 비횡문근육종의 약 5~10%를 차지한다. 약 50%의 환자가 선천성 증후군인 제 1형 신경섬유종증*type I neurofibromatosis*과 관련되어 있다. 가장 흔한 원발 부위는 사지(42%)이며, 후복막강(25%), 몸통(21%) 순이다. 수술이 치료에서 주요한 역할을 하며 수술 시 종양의 경계가 불분명한 경우 방사선치료가 필요하다. 화학요법의 역할은 뚜렷하지 않다. 재발한 경우 이포스파마이드, 에토포시드 병합요법을 시행하여 부분적으로 종양이 퇴행되었다는 보고가 있다.

3. 악성 섬유성조직구종

악성 섬유성조직구종*malignant fibrous histiosarcoma; MFH*은 성인의 사지에 발생한 육종의 가장 흔한 조직학적 진단이다. 세인트 주드*St. Jude*병원에서는 비횡문근육종 환자 62명 중 5명이 MFH로 진단되었다. 전형적인 현미경학적 양상은 악성 섬유종을 닮았으나 세포의 특징적 다형태성, 지질을 포함한 세포 등의 다양한 세포, 좀더 악성인 성상으로 구별된다. 방사형 종양세포 배열에서 한 세포 속이 다른 세포 속과 직각을 이루는 것을 보면 이 종양을 진단할 수 있다.

이 종양은 소아·청소년에서 드물기 때문에 성인의 경우를 기초로 치료한다. 초기 처치는 종양의 광범위 국소절제이며, 종양에 대한 방사선치료와 함께 사지구제수술을 하는 것이 사지의 종양을 절단하는 것만큼이나 성공적이다. 보조적 화학요법의 효과는 잘 알려져 있지 않다. MFH를 가진 7명 중 2명이 종양을 수술로 완전히 절제한 후 보조적 화학요법을 시행받았고 각각 1.4년, 9년간 생존하였다. 보조요법을 하지 않은 경우에도 생존하는 경우가 있다. 빈크리스틴, 악티노마이신 D, 사이클로포스파마이드±독소루비신이 진행된 질환에서 종양의 객관적인 퇴행을 가져왔으며, 그룹 III, 그룹 IV인 5명 중 4명이 완전 또는 불완전 종양 퇴행을 보였고, 2명이 각각 4.6년, 5.4년 동안 무질병 상태로 생존하고 있다.

4. 활막육종

활막육종*synovial sarcoma*이 흔히 발생하는 부위는 하지, 허벅지나 무릎, 상지 순이고, 대략 15~20%가 두경부, 흉부에서 발생한다. 섬유육종과 구분하기 곤란한 방사세포 섬유선종과 상피세포에서 기원한 선조직으로 구성되어 있다.

예후를 결정하는 중요한 인자는 종양의 크기, 원발 부위, 나이 혹은 상피 모양*epitheloid* 양상이 많은지의 여부 등이며, 생존율은 사지에 국한된 경우 70%이다. 소아·청소년에서는 드물게 나타나며 적절한 치료 기준도 정해져 있지 않은 상태이다. 광범위한 종양 제거술이 가장 좋은 치료법이고, 방사선치료는 현미경적으로 남아 있는 종양의 치료에 도움이 된다. 치료의 계획은 뼈와 연조직을 최대한 보호하면서 정상적인 기능과 성장을 유지시키는 것이다. 종양 전반에 대한 방사선치료의 효과는 입증되어 있지 않다. 소아·청소년에 대한 보조적 화학요법은 효과가 명확하지 않으며, 수술 후에 사이클로포스파마이드와 독소루비신이 사용된다. 진행된 환아에 화학요법이 사용되었다는 보고도 있다. 대부분 사이클로포스파마이드와 독소루비신이 포함되며 여기에 빈크리스틴, 악티노마이신 D 등이 추천된다. 또한 이포스파마이드와 에토포시드도 효과가 있다.

5. 혈관주위세포종

혈관주위세포종*hemangiopericytoma*은 소아·청소년 연조직 육종의 3%를 차지한다. 혈관을 둘러싸고 있는 주위 세포에서 기원한 종양으로서 피하조직에서 기원하지만 국소적으로 침윤하거나 전이하기도 한다. 가장 흔히 발생하는 부위는 사지(특히 하지)이며, 다음으로는 후복강, 머리,

목, 흉부 순이다. 신생아에서는 혈관주위세포종이 드물고 조직학적으로 성인과 비슷하지만 성인보다 양성의 결과를 보인다.

치료는 광범위한 종양절제술이며 방사선치료는 완전 제거가 어려운 경우에 사용한다. 화학요법은 전이된 경우에 빈크리스틴, 사이클로포스파마이드, 독소루비신, 메토트렉세이트, 미톡산트론 등이 사용된다. 생존율은 성인 환자의 경우 30~70% 정도이다.

6. 포상연부육종

포상연부육종*alveolar soft part sarcoma*은 15~35세 사이에 발생하는 드문 육종이다. 이 종양은 성인에서는 사지의 골격근에서 기원하며 소아·청소년에서는 머리나 목 부위에서 흔하다. 대부분 천천히 자라고 통증이 없으며, 경과는 대부분 진행형이며, 전이되는 장소는 폐, 뇌, 골, 림프절 등이다. 치료 방법은 완전 국소절제이며, 재발된 경우에는 방사선치료와 화학요법이 사용된다. 많은 경우에서 재발하며 사망한다. 재발을 예방하는 새로운 계획이 이 질환을 치료하는 데 필요하다.

7. 평활근육종

평활근육종*leiomyosarcoma*은 소아·청소년에서는 드물며 소아·청소년 연부 육종의 2%를 차지한다. 가장 흔히 발생하는 장소는 후복강의 혈관조직, 말초 지방조직, 위장관조직 등이다. 이 종양세포는 길쭉한 담배 모양의 핵과 밝은 호산성 세포질을 갖고 있으며 이 세포들이 평행하게 배열되어 모여 있다. 이 종양의 모습은 섬유육종과 비슷하나, 호산성 핵은 정상조직의 평활근과 비슷하다. 치료는 절제술이며, 화학요법과 방사선요법은 효과가 확실치 않다. 종양을 완전히 제거할 경우 위장관 이외에서 기원한 종양은 예후가 좋지만, 위장관에서 기원한 것은 좋지 못하다. 소아·청소년에 있어서 대장과 직장에서 기원한 것은 드물지만 제거가 가능하면 예후가 좋다.

8. 지방육종

지방육종*liposarcoma*은 호발 연령이 40~60세이지만, 10대 초반의 소아·청소년에서도 발생한다. 드물게 영아나 유아에서도 발생하지만 대부분 양성을 보인다. 가장 흔히 발생하는 장소는 사지와 후복강이다. 치료는 수술적 제거이며, 화학요법은 효과가 확실치 않으나, 방사선치료는 현미경적 침범일 때 도움이 된다.

참고문헌

1. 종양질환. 안효섭 편. 소아과학. 제9판 보정판. 서울: 대한교과서, 2008:813-863.
2. 중앙암등록본부. 국가암등록사업 연례 보고서(2009년 암등록통계), 보건복지부. 2011.
3. Balmer A, Zografos L, Munier F. Diagnosis and current management of retinoblastoma. Oncogene 2006;25: 5341-5349.
4. Brodeur GM. Neuroblastoma: biological insights into a clinical enigma. Nat Rev Cancer 2003;3:203-216.
5. De Potter P. Current treatment of retinoblastoma. Curr Opin Ophthalmol 2002;13:331-336.
6. Hayes-Jordan A, Andrassy R. Rhabdomyosarcoma in children. Curr Opin Pediatr 2009;21:373-378.
7. Kiss S, Leiderman YI, Mukai S. Diagnosis, classification, and treatment of retinoblastoma. Int Ophthalmol Clin 2008;48:135-47.
8. Lanzkowsky P. Manual of pediatric hematology and oncology. 4th ed. Burlington, MA: Elsevier Academic Press, 2005:645-660.
9. Pizzo PA, Poplack DG, eds. Principles and practice of pediatric oncology, 5th ed. Philadelphia, PA: Lippincott Williams & Wilkins, 2006.
10. Raney RB, Maurer HM, Anderson JR, Andrassy RJ, Donaldson SS, Qualman SJ, et al. The Intergroup Rhabdomyosarcoma Study Group (IRSG): major lessons from the IRS-I through IRS-IV studies as background for the current IRS-V treatment protocols. Sarcoma 2001;5:9-15.
11. Rodriguez-Galindo C, Spunt SL, Pappo AS. Treatment of Ewing Sarcoma Family of Tumors: Current Status and Outlook for the Future. Med Pediatr Oncol 2003;40:276-287.

17

악성 림프종

허대석/안용찬

진행된 병기에 진단되더라도, 적절한 항암제 투여로 완치에 이를 수 있는 대표적인 종양이 악성 림프종이다. 악성 림프종은 크게 호지킨림프종*Hodgkin's lymphoma*과 비호지킨림프종*non-Hodgkin's lymphoma*으로 구별된다.

우리나라 중앙암등록본부 발표 자료에 의하면 1999년 이후 악성 림프종의 발생은 해마다 증가하여, 2009년 한 해에 악성 림프종으로 진단된 환자는 4,093명(표준화 발생률 8.2명/10만 명)이었다(그림 17-1). 북미, 유럽, 오스트레일리아(표준화 발생률 10~15명/10만 명) 등에 비해서는 상대적으로 적게 보고되고 있다. 이 중 호지킨림프종 환자가 5%(220명), 비호지킨림프종 환자가 95%(3,873명)를 차지하고 있다.

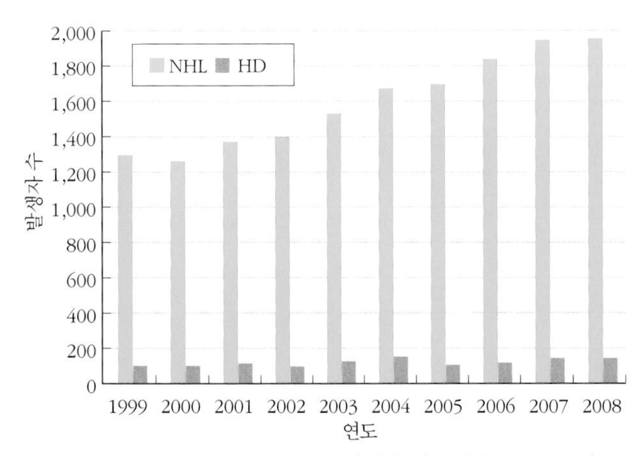

그림 17-1. 한국인의 악성 림프종 발생 추이(중앙암등록본부 발표). NHL: 비호지킨림프종, HD: 호지킨림프종

비호지킨림프종은 2009년 기준으로 5년 암 유병 현황에서 6,351명을 차지하여 9번째로 흔한 종양이다. 또한 2009년에 암으로 사망한 69,780명 가운데 비호지킨림프종 사망자는 1,302명으로 사망 기준으로도 10번째 암이다.

I. 원인

악성 림프종은 장기이식 후 면역억제제를 복용 중인 환자, 후천성면역결핍증(AIDS) 환자, 자가면역질환 등 면역기능이 저하된 환자에서 호발한다. 따라서 이러한 요인이 있는 경우 주의 깊은 관찰이 요망된다. 암조직검사에서 바이러스(주로 엡스타인-바 바이러스*Epstein-Barr virus*)가 자주 발견되는 점으로 미루어, 면역기능 저하 상태의 바이러스 감염이 영향이 있을 것으로 추정된다.

위에서 발생하는 점막 관련 림프조직림프종*mucosa-associated lymphoid tissue lymphoma*의 경우 헬리코박터 필로리*helicobacter pylori; H. pylori* 감염과 연관성이 있다고 알려져 있으며, 안구 주위에 발생하는 악성 림프종의 경우 임상적으로 여러 해에 걸쳐 진행하는 완만한 경과를 보이는데 클라미디아 시타시*chlamydia psittaci*와 관련성이 있다고 밝혀졌다.

Ⅱ. 병리학적 분류

악성 림프종은 단일 질환이 아니며, 조직생검을 통하여 리드-스턴버그*Reed-Sternberg*세포의 존재 여부 등을 고려하여 호지킨림프종과 비호지킨림프종으로 구분한다.

(1) 호지킨림프종

호지킨림프종은 리드-스턴버그세포 출현뿐만 아니라 구성 세포와 섬유성 배경 등을 고려하여 진단한다. WHO 분류법에 의하면 결정성 림프구 우세형*nodular lymphocyte predominant*과 전형적인*classical* 형태로 구분하고, 전형적인 호지킨림프종은 결절성 경화형*nodular sclerosis*, 혼합 세포형*mixed cellularity*, 림프구 풍부형*lymphocyte-rich*, 림프구 부족형*lymphocyte-depleted*의 아형으로 분류된다. 우리나라에서는 결절성 경화형*nodular sclerosis*, 혼합 세포형 *mixed cellularity* 두 가지 아형이 대부분을 차지한다.

(2) 비호지킨림프종

라파포트*Rappaport* 분류 방식에 근간을 두고 개발된 미국 국립암연구소 분류체계*NCI Working Formulation*가 비호지킨림프종 분류에 널리 사용된 적이 있다. 이 체계는 적극적인 항암치료를 하지 않은 상태의 자연경과 소견을 바탕으로 하여 저등급*low grade*, 중등급*intermediate grade*, 고등급*high grade*의 3등급으로 분류하였다. 저등급은 수 년에 걸쳐 진행하고 무통성*indolent*이며, 중등급은 수 개월에 걸쳐 진행하며 공격적*aggressive*이고, 고등급은 급성 백혈병처럼 수 주에 걸쳐 악화되어 과공격적*highly aggressive*인데, 병리 등급과 임상 경과의 연관성이 높아 항암치료 계획 수립에 널리 활용되고 있다.

그러나 미국 국립암연구소 분류체계에는 림프종이 유래된 면역세포에 따른 특성이 고려되지 않았기 때문에 악성 림프종의 다양한 아형들을 정의하지 못하는 문제가 있다. 이 같은 문제를 해결하고자 제안된 분류법이 REAL 분류법이며, 이후 WHO에서 몇 차례 개정 과정을 거쳐 현재에 이르고 있다.

REAL/WHO 분류에서 비호지킨림프종은 전구세포 *precursor lymphoid*, B세포 유래*mature B-cell*, T세포 혹은 NK세포 유래*mature T-cell and NK-cell*로 구분된다. 전구세포 유래에는 9아형, B 세포 유래에는 39아형, T 혹은 NK세포 유래에는 22아형 등 70종류의 아형으로 세분화되어 있다. 아형별로 특이한 병리 소견과 임상 경과들을 포함하고 있으나, 너무 세분화되어 있어 항암치료 계획 수립에 특이적으로 적용되는 경우는 드물다.

Ⅲ. 임상적 분류

호지킨림프종은 림프절을 따라 인접 림프절로 단계적으로 진행하는 것이 일반적이다. 따라서 몸의 한정된 부분에 나타나며 종양이 퍼지는 방향도 예측할 수 있다. 이와 달리 비호지킨림프종은 온 몸에 분산*centrifugal*되어 나타나고 종양이 어디로 진행될지 예측하기 어려운 경우가 많다. 또한 피부나 내부 장기처럼 림프절 외 부위 침범이 상대적으로 흔히 관찰된다. 전신치료인 항암화학요법이 주된 치료 방법이다.

병리학적인 분류만으로는 비호지킨림프종을 정확히 파악할 수 없으며, 치료 방침을 결정하는 데도 어려움이 많다. 이런 점으로 인해 원발 부위를 고려한 악성 림프종의 임상적 특성에 대한 연구 및 치료 방침 결정이 널리 인정받고 있다. 한 예로, 안구 주위에 발생하는 악성 림프종 *ocular adnexal lymphoma*의 경우, 병리학적으로 악성도가 낮은 변연부 B세포림프종*marginal zone B-cell lymphoma*이 대부분이며 임상적으로도 수 년에 걸쳐 진행하는 완만한 경과를 보인다(그림 17-2). 림프절 이외의 인체 조직에서 발생하는 악성 림프종*extra-nodal lymphoma*이 가장 흔히 나타나는 곳은 위장관으로, 주로 위를 중심으로 발생하고 소장, 대장에서는 상대적으로 드물다. 특히, 위장에서 발

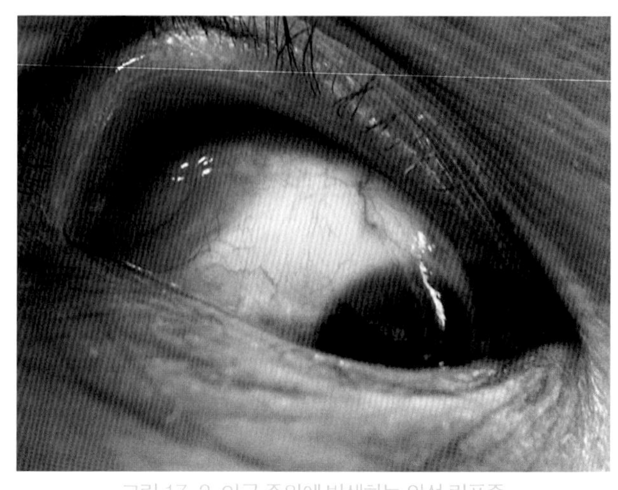

그림 17-2. 안구 주위에 발생하는 악성 림프종

표 17-1 한국인에서 관찰되는 비호지킨림프종의 아형들

연구자 (대상 환자 진단 시기)		중앙암등록본부 (1998~2002년)	Ko YH 등 (1994.11.~1996.10.)	강윤구 등 (1989.1.~1995.12.)
환자 수		6,970	1,466	802
B세포 계통	광범위큰B세포*diffuse large B-cell*림프종	4,122(59.1%)	634(43.2%)	419(52.2%)
	종격큰B세포*mediastinal large B-cell*림프종	12(0.2%)	7(0.5%)	
	버킷*Burkitt's*림프종	154(2.2%)	16(1.1%)	7(0.9%)
	외투세포*mantle cell*림프종	114(1.6%)	22(1.5%)	18(2.2%)
	소포(여포)중심세포*follicle center*림프종	322(4.6%)	91(6.2%)	41(5.1%)
	변연부B세포*marginal zone B-cell*림프종	382(5.5%)	252(17.3%)	52(6.5%)
	B-CLL(small lymphocytic lymphoma)	193(2.8%)	33(2.3%)	12(1.5%)
	림프형질세포성*lymphoplasmacytoid*	24(0.3%)	11(0.8%)	6(0.7%)
	기타	272(3.9%)	31(2.1%)	1(0.1%)
T/NK 세포 계통	말초 T세포*peripheral T-cell*림프종, 비특이형*unspecified*	535(7.7%)	138(9.4%)	111(13.8%)
	혈관중심성 T세포*angiocentric T-cell*(NK/T-cell lymphoma)	290(4.2%)	129(8.7%)	84(10.5%)
	역형성큰세포*anaplastic large cell*림프종	97(1.4%)	22(1.5%)	15(1.9%)
	혈관면역모구 T세포*angioimmunoblastic T-cell*림프종	130(1.9%)	15(1.0%)	13(1.6%)
	T-림프모구*T-lymphoblastic*	219(3.1%)	42(2.9%)	20(2.5%)
	기타	104(1.5%)	23(1.6%)	3(0.3%)

생하는 악성 림프종의 하나인 점막연관림프조직림프종*mucosa-associated lymphoid tissue lymphoma; MALT lymphoma*의 경우는 *H. pylori*와 연관되어 있어 진단 및 치료 방침이 특이하다.

Ⅳ. 한국인의 악성 림프종

악성 림프종은 나라마다 발병 양상이 다르다. 우리나라에서 관찰되는 악성 림프종은 다음과 같은 특징을 보인다. ① 호지킨림프종이 드물다(4.4%). ② 비호지킨림프종 중 소포성*follicular* 림프종과 같은 저등급이 드물다. ③ 서양과 비교하여 T림프구나 NK림프구에서 유래한 림프종이 상대적으로 많다(〈표 17-1〉).

특히 NK세포나 T세포 유래 림프종의 경우, 명확한 종괴를 형성하지 않고 발열, 피부 발진 등 비특이적 증세를 주로 나타내며 발병하는 경우가 있기 때문에 진단 시 주의가 요망된다. 따라서 원인 불명 열 환자의 감별 진단에 악성 림프종이 포함되어야 한다.

우리나라에 상대적으로 흔한 아형으로는 NK/T-세포 림프종 비형*extranodal NK/T-cell lymphoma, nasal type*이 특이하다. 대부분의 환자는 콧속의 종괴로 진단되는데, 일부 환자에서는 종괴가 두경부에서 발견되기도 하고 피부와 같은 부위에서 발생하는 것도 관찰된다. NK/T-세포 림프종은 해부학적 구조에 따라 상부 호흡소화관*upper aerodigestive tract*(UAT)과 상부 호흡소화관 외*non-upper aerodigestive tract* 아형으로 세분화되며, 전자의 경우가 약 3/4을 차지한다. 특히 콧속을 침범하는 질환의 경우 국소종양침습성*local tumor invasiveness*이 있으면 예후가 불량하다. 또한 B림프구 계통의 림프종과 비교하여 독소루비신*doxorubicin*에 잘 반응하지 않고 예후가 불량하다. 따라서 치료 방침 결정 및 예후 예측을 위하여 다음의 병기 체계가 필요하다.

한 병원을 방문한 악성 림프종 환자를 1989~1998년, 1999~2008년도로 나누어 비교했을 때, 최근 MALT계 림프종은 증가 추세(8.6%→16.7%)를 보인 반면, T/NK-세포 림프종은 감소하는 추세(15.7%→13.5%)를 보였다.

V. 병기 결정

그림 17-3은 병기 결정을 위한 림프절 영역*nodal group*의 해부학적 위치를 도시한 것이다. 기본적으로는 앤 아버 분류법*Ann Arbor classification*을 따르나, 1989년 코츠월즈*Cotswolds*에서 논의된 수정안이 널리 이용되고 있다(〈표 17-2〉). 악성 림프종의 범위는 침범된 림프절 영역을 기준으로 평가한다.

병기 결정을 위하여 개복술이 시행된 적도 있었으나, 영상 진단이 발달하면서 CT, PET-CT와 같은 검사가 크게 기여하고 있다. 골수 침범 여부를 밝히기 위해 골수천자 및 생검도 시행된다.

2007년 International Harmonization Project에서 발표한 양전자단층촬영(PET)의 역할은 다음과 같다.

호지킨림프종, 광범위큰B세포림프종*diffuse large B cell lymphoma; DLBCL*에서는 치료 전 검사가 도움을 준다. 그러나 다른 아형, 특히 저등급 림프종에서 나타나는 효용성에 대해서는 아직 근거가 부족하다.

① 림프모구*lymphoblastic* 혹은 버킷*Burkitt*림프종과 같은 고등급 비호지킨림프종, ② 중등급 비호지킨림프종 중 부비동, 고환, 경막 외 막*epidural*, 골수 등을 침범하거나 HIV 감염과 연관된 경우, ③ 림프절 외 기관을 2군데 이상 침범한 경우에는 뇌척수액 침범의 위험이 높기 때문에 요추천자가 치료 전 검사로 추천된다.

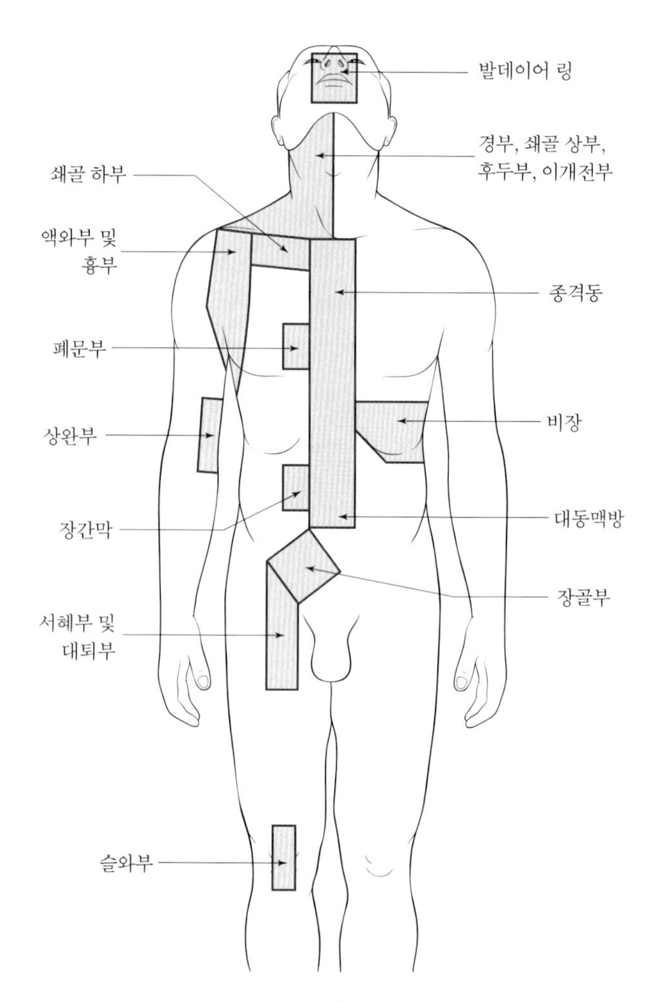

그림 17-3. 대표적인 림프절 영역

표 17-2 악성 림프종의 병기 분류

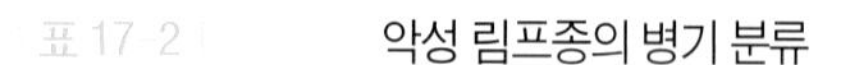

병기	성상
I	하나의 림프절 영역(I) 또는 림프절 외 기관 침범(IE)
II	횡경막 동측의 두 개 이상의 림프절 영역(II) 또는 하나의 림프절 외 기관과 인접한 림프절 침범(IIE). 침범한 해부학적 영역의 수는 접미어로 표시(예: II3)
III	횡경막 양측의 림프절 영역(III) 또는 림프절 외 기관과 림프절 침범(IIIE)
	III1: 비장, 복강, 문맥 림프절 침범, III2: 대동맥 주위, 장간막, 장골 림프절 침범
IV	림프절 침범과 관계없는, 림프절 외 기관의 미만성 또는 파종성 침범
모든 병기에서 적용	
A	무증상
B	발열(>38℃), 체중 감소(지난 6개월간 10% 이상), 자는 동안 옷을 흠뻑 적실 정도의 식은땀
코츠월즈의 주요 수정안	
1)	병변이 크면 접미사 X를 붙임(종격동이 1/3 이상 넓어지거나, 최대 크기 10cm 이상 종양)
2)	병기는 임상적 병기(CS)와 병리학적 병기(PS)로 구분

VI. 예후인자

환자의 전신상태를 객관화해서 수치화하기는 쉽지 않다. 일반적으로 자각증상이 다음과 같을 때 예후가 좋지 않다(B 증상).

① 최근 6개월간 10% 이상의 체중감소

② 원인 불명의 발열(38℃ 이상)

③ 자는 동안 옷을 흠뻑 적실 정도의 식은땀

이외에도 예후에 영향을 주는 인자들이 많다. 중등급

| 표 17-3 | 비호지킨림프종 국제 예후지수 International NHL Prognostic Factors Project

위험인자	
1) 연령	60세 이하 혹은 60세 초과
2) 병기	I, II기 혹은 III, IV기
3) 림프절 외 침범 부위의 수	0, 1 혹은 2 이상
4) 환자의 활동 정도(ECOG PS)	0, 1 혹은 2, 3, 4
5) LDH	정상 혹은 비정상
위험군	**위험인자의 수**
저위험군	0, 1
중저위험군	2
중고험군	3
고위험군	4, 5

림프종에 대한 예후인자로는 ① 연령(60세 초과), ② 혈청 LDH 농도(상승), ③ 활동도(2~4), ④ 병기(III 혹은 IV), ⑤ 림프절 외 침범 부위 2곳 이상의 경우 예후가 불량하다. 이 같은 예후인자를 골라 위험군을 분석한 지표로 국제 예후지수*international prognostic index*가 임상상과 연관성이 높다(〈표 17-3〉).

소포성림프종의 예후 판단에는 GELF(Groupe d' Etude des Lymphomes Folliculaires), FLIPI(Follicular Lymphoma International Prognostic Index)-1, 진행성 외투세포림프종*mantle cell lymphoma*의 예후 판단에는 MIPI(mantle cell lymphoma International Prognostic Index), 말초 T-세포림프종*peripheral T-cell lymphoma, unspecified*의 예후 판단에는 PIT(Prognostic Index for Peripheral T-cell lymphoma) 등이 이용된다.

Ⅶ. 치료 원칙

호지킨림프종에서는 방사선치료도 항암화학요법과 함께 중요한 역할을 하고 있다. 그러나 비호지킨림프종은 항암화학요법이 주된 치료 방법이다.

예후인자가 양호한 세포형(nodular sclerosis, lymphocyte-rich, mixed cellularity)의 I, II 병기인 호지킨림프종은 항암화학요법과 방사선치료에 반응을 잘 하고 치료 결과도 탁월한 편이다. 과거에는 광역 방사선 조사*extended field radiation therapy*를 포함한 방사선치료가 매우 중요한 치료 방침이었으나, 근래에는 방사선치료의 만기 부작용과 2차 암의 위험을 피하기 위해 항암화학요법을 근간으로 하는 치료 방침이 주로 적용되고 있다. 방사선치료를 추가하는 경우에도 과거보다 저선량(20~30 Gy)의 방사선을 병변이 있었던 부위에만 국한하여 조사하는 방식*limited field radiation therapy*이 널리 채택되고 있다. 메타분석*meta analysis* 결과에 의하면 방사선치료를 추가하면 완전관해율은 현저히 향상되지 않지만, 무병생존율과 생존율은 현저히 향상되는 것으로 나타났다.

III 병기 이상의 호지킨림프종은 항암화학요법이 가장 중요한 치료 방침이며, 국소 방사선치료*involved field radiotherapy* 추가가 반응률과 생존율 향상에 도움이 되는지 여부에 대해서는 아직 논란의 여지가 있다.

비호지킨림프종의 일반적 치료 원칙은 ① 조직형, ② 병기, ③ 전신상태 등을 고려하여 결정된다. 비교적 완만한 임상 경과를 보이는 저등급 비호지킨림프종의 경우, 정기적 검진을 하면서 관찰할 수 있다. 그러나 증상이 있는 경우는 치료가 추천된다. 질병이 국소적인 경우 방사선치료를, 전신질환인 경우 항암화학요법이 고려될 수 있다. I, II 병기의 저등급 비호지킨림프종에서는 국소 방사선치료가 완치를 기대할 수 있는 유일한 치료법이다. 국소 방사선치료는 통상 20~30 Gy의 저선량을 병변 부위에만 국한하여 조사하며*involved field radiation therapy*, 부작용의 위험이 경미하면서도 높은 국소 종양 억제를 얻을 수 있다. 대표적인 예가 안와, 위장에 발병한 점막 관련 림프조직림프종인데 저선량의 방사선치료로 90% 수준의 높은 완치율을 얻을 수 있다.

중등급 비호지킨림프종의 경우, 호지킨림프종과 달리 방사선치료 단독으로는 만족할 만한 결과를 얻기가 어렵다. 종양 크기가 10cm 미만(non-bulky)인 제I, II기 환자에 현재 널리 적용되는 치료 방침은 R-CHOP(리툭시맙*rituximab*, 사이클로포스파마이드*cyclophosphamide*, 독소루비신*doxorubicin*, 빈크리스틴*vincristine*, 프레드니솔론*prednisolone*) 항암화학요법 3회 시행 후 30~36 Gy의 국소 방사선치료를 추가하거나, R-CHOP 항암화학요법 6회 시행 후 종양 반응을 평가하여 국소 방사선치료의 추가 여부를 판단하는 것으로, 환자의 80~90%가 장기 무병생존이 가능하다. 종양 크기가 10cm 이상인 I, II 병기의 경우에는 R-CHOP 항암화학요법 6회 시행 후 종양 반응에 따라 30~40 Gy의 국소 방사선치료 추가 여부를 결정한다. III 병기 이상

표 17-4 PET 결과를 반영한 항암치료에 대한 반응 기준

반응	정의	림프절	비장, 간	골수
완전관해	모든 병변의 소멸	-PET 양성 병변: 소실 -PET상 애매한 병변 혹은 음성 병변: CT에서 정상적인 크기로 감소	촉진되지 않아야 하며, 결절은 소실되어야 함	침윤이 없어야 함. 애매한 경우는 면역조직검사로 확정
부분관해	계측 가능한 병변이 감소하고, 새로운 병변은 생기지 않은 상태	최대 6개 대표적 병변의 SPD값이 50% 이상 감소. 다른 병변 크기가 커지지 않음	결절 SPD값이 50% 이상 감소. 비장이나 간의 크기가 더 이상 증가하지 않음	무관
안정	관해 혹은 진행의 기준에 맞지 않는 상태	-PET 양성 병변: 동일, 새로운 병변 발생이 없을 것 -PET상 애매한 병변 혹은 음성 병변: CT에서 크기 변화가 없을 것		
진행(재발)	새로운 병변 혹은 기존 병변 50% 이상 증가	1.5cm 이상의 새 병변 혹은 SPD가 50% 이상 증가	SPD가 최저점 기준으로 50% 이상 증가	새로운 침윤(혹은 재침윤)

SPD: sum of the product of the diameters

인 경우에는 항암화학요법 단독을 우선 적용하며, 임상 경과에 따라 종양 크기가 10cm 이상이었던 부위에 대하여 국소 방사선치료 추가를 고려할 수 있다.

한편 고등급 비호지킨림프종 치료는 급성 림프구성백혈병의 치료 원칙과 유사하다.

최근 항암화학요법이 발전하여, 진행된 병기에 진단되더라도 적절한 항암제 투여로 완치에 이를 수 있는 종양의 수가 증가하고 있는데, 그중 대표적인 종양이 악성 림프종이다. 비호지킨형림프종도 그간 불치의 병 중 하나로 생각되었으나, 적극적인 항암화학요법 적용으로 많은 환자에서 장기생존이 관찰되고 있으며, 특히 비호지킨형림프종의 한 유형인 광범위큰B세포림프종의 경우 전체 환자의 약 50~70%가 장기생존이 가능하다.

치료 반응의 평가에는 PET가 이용되고 있는데, 그 기준은 다음과 같다(〈표 17-4〉).

치료 후 PET을 이용한 반응 평가 시점은 항암화학요법 후 적어도 3주 후, 일반적으로는 6~8주 후가 추천된다. 방사선치료를 마친 뒤에는 8~12주 후 시행하는 것이 바람직하다. 치료 과정 중 PET의 역할에 대해서는 아직 연구 중이나, 치료 후 정기검진에 PET을 사용하는 것은 추천되지 않는다.

(1) 장기 보존

위장관에 발생한 악성 림프종의 경우 과거에는 절제술을 시행하는 경우가 많았으나, 현재에는 항암화학요법 및 방사선치료만으로도 동일한 치료 성적이 기대된다. 따라서 위절제술 등 수술을 시행함으로써 삶의 질이 저하되는 것을 방지하는 장기 보존을 전제한 치료 방침이 우선적으로 고려되어야 한다.

(2) B형간염

우리나라와 같이 B형간염 바이러스 보균자가 많은 나라에서는 항암화학요법 후 간염의 발생 및 악화 위험이 높다. 여*Yeo* 등은 46명의 HBsAg(-) anti-HBc(+) 림프종 환자에서 CHOP 치료 후에는 어느 누구도 간염 발생이 없었으나, R-CHOP로 치료한 21명 중 5명에서 B형간염 바이러스가 활성화되는 것을 관찰하였다. 니이츠*Niitsu* 등도 리툭시맙*rituximab*을 사용한 이후, HBsAg 음성 환자 중 anti-HBc 양성인 환자에서 B형간염이 발생했다고 보고했다. 김*Kim* 등은 HBsAg 양성 환자에게 라미부딘*lamivudine*을 예방적으로 투약하여 항암화학요법 후 B형간염이 재발하는 것을 억제할 수 있었다는 연구 결과를 보고했다.

VIII. 호지킨림프종에 대한 항암화학요법

호지킨림프종에 대해서는 전통적으로 MOPP(메클로레타민*mechlorethamine*, 온코빈*oncovin*, 프레드니솔론*prednisolone*, 프로카바진*procarbazine*)치료법이 표준치료법으로 널리 사용되어왔다. 우리나라에서는 메클로레타민을 구하기가 쉽지 않기 때문에 사이클로포스파마이드를 사용하는 C-MOPP 치료법이 이용되었다. 하지만, 문제는 알킬화제*alkylating agent*로 인한 불임, 2차 종양 발생 등의 장기 부

작용이었다. 이 같은 문제점을 개선한 치료법이 ABVD(아드리아마이신*adriamycin*, 블레오마이신*bleomycin*, 빈블라스틴*vinblastine*, 다카바진*dacarbazine*) 복합화학요법이다.

뢰플러*Loeffler* 등은 체계적 문헌 고찰을 통해 항암화학요법과 방사선치료의 병용치료가 항암화학요법 단독 치료보다 우수한 점이 없다고 정리했고, 프랭클린*Franklin* 등도 항암화학요법 후 공고요법으로 방사선치료를 추가했으나 도움이 되지 않았다고 정리했다.

Ⅸ. 비호지킨림프종에 대한 항암화학요법

단일 제제 화학요법만으로는 장기 생존을 기대하기 어려운 중등급 및 고등급 비호지킨림프종의 경우, 1970년대 초 CVP 요법에 아드리아마이신, 블레오마이신 등을 추가한 4~5제 복합화학요법(CHOP, BACOP, CHOP-Bleo, C-MOPP, COMLA)을 3~4주마다 반복하는 소위 제1세대 복합화학요법이 60%의 완전관해율과 35% 전후의 장기 생존율을 나타내면서 전환점을 이루었다. 그러나 여전히 많은 환자가 완전관해에 이르지 못하고, 완전관해에 이른 환자도 많은 수가 일정 기간 후 재발하는 것이 문제였다. 이같이 재발된 환자는 대부분 항암화학요법에 더 이상 반응하지 않고 생존기간도 길지 못했다.

이 같은 제1세대 복합화학요법의 문제점을 보완하여 보다 나은 치료 성적을 거두기 위해 1970년대 후반에 시도된 M-BACOD, COP-BLAM, ProMACE-MOPP, CHOP-HOAP-bleo-IMVP-16 등의 화학요법이 소위 제2세대 복합화학요법이다. 제2세대 복합화학요법은, 항암치료를 하면 종양의 크기는 작아지나 치료를 거듭함에 따라 약제에 대한 잔여 종양의 내성이 증가하기 때문에 이를 최소화하기 위해서는 치료 초기부터 가능한 한 많은 수의 유효한 약제를 일시에 사용해야 한다는 노턴-사이먼*Norton-Simon*의 가설에 바탕을 두었다. 이 치료법은 대체로 6가지 이상의 항암제를 사용하며, 골수 억제 작용을 하는 항암제를 3주마다 투여하는 사이에 골수 억제 작용이 없는 약제들을 투여함으로써 치료의 강도를 높였다. 실제 치료 성적도 완전관해율이 75%, 장기 생존율이 50% 전후로 제1세대 복합화학요법보다 나은 성과를 거두었다. 제1세대와 제2세대 복합화학요법의 성적에서 가장 큰 차이점은 완전관해율인데, 제2세대 요법은 많은 수의 유효한 약제를 일시에 투여함으로써 제1세대 요법으로는 완전관해에 이를 수 없었던 예후가 나쁜 환자군의 일부가 완전관해에 이르러 전체 환자의 생존율이 향상되었다. 그러나 일단 완전관해에 도달한 환자 중 장기생존에 이르는 비율은 두 군 사이에 차이가 없었다.

이 같은 배경에서 다음 단계로 1980년대에 소개된 치료법이 MACOP-B, COPBLAM-III, ProMACE/CytaBOM과 같은 제3세대 복합 화학요법이다. 유방암 및 난소암에 대한 항암화학요법의 임상 성적이 치료 시 사용한 약제의 용량과 비례한다는 임상적 관찰이 보고되었고, 동물실험에서도 항암효과는 약제의 용량에 비례한다는 등의 실험적 결과가 나왔다. 이에 바탕을 두고, 조기에 많은 항암제를 충분히 사용해야 항암화학요법이 최대의 효과를 얻고 약제에 대한 내성의 출현을 막을 수 있으며 보다 나은 임상 성적을 기대할 수 있다는 주장이 제기되었다. 제3세대 복합화학요법은 제2세대 요법과 마찬가지로 많은 약제를 조기에 투여했고, 약제 강도를 증가시키기 위하여 약제의 용량 및 투여 방식에서 많은 변화를 시도했다. 현재까지 제3세대 요법의 치료 성적은 완전관해율이 80% 이상이며 전체 환자의 3분의 2에서 장기 생존이 보고되고 있다.

그러나 2, 3세대 요법의 결과 대부분은 엄밀한 제3상 임상연구를 거친 결과가 아니고, 연구에 따라 대상 환자의 구성이 불균일하며, 관찰 기간도 짧다. 또한 이 같은 새로운 치료법들은 투여 방식이 복잡하고, 많은 부작용을 유발하며, 비용면에서도 환자에게 많은 부담을 준다. SWOG(Southwest Oncology Group)가 중심이 되어 중등급 및 고등급 비호지킨림프종 환자에 대한 CHOP, m-BACOD, ProMACE-CytaBOM, MACOP-B 치료법을 제3상 비교 연구한 결과 각 치료법의 항암효과에는 차이가 없었다. 비호지킨림프종에 대한 항암화학요법의 근간은 여전히 CHOP(사이클로포스파마이드, 독소루비신, 빈크리스틴, 프레드니손*prednisone*)이다.

1. 표적치료제

단세포군 항체로는 처음으로 1997년 미국 식품의약국(FDA)으로부터 허가를 취득한 약제가 범B세포 항원*pan-B-cell antigen*인 CD20을 표적으로 개발된 리툭시맙*rituximab*이다. CD20는 세포질 내로 들어가지도 않기 때문에 좋은 표적이다. 작용 기전에는 antibody-dependent cellular cytotoxicity; ADCC 등이 관여하는 것으로 알려져 있다.

초기의 임상연구에서는 재발한 소포성림프종에 리툭시맙이 단독으로 사용되어 50%의 반응을 보였다. 이후 광범위큰B세포림프종 환자를 대상으로 많은 임상연구가 진행되었다. 그중 가장 중요한 임상연구 결과는 GELA (Groupe d' Etude des Lymphomes de l' Adulte) 연구에서 보고되었다. 이 연구는 60세에서 80세 사이의 노령 광범위큰B세포림프종 환자가 대상이었다. II, III, IV기 환자가 치료되었는데, CHOP 단독치료에 비하여 리툭시맙을 추가한 치료(R-CHOP)가 완전관해율, 생존 성적이 모두 우월하다는 결과를 보여주었다. Intergroup/ ECOG trial, Canadian population study 등을 통해서도 R-CHOP 치료법이 CD20 양성인 광범위큰B세포림프종에서 우수함이 입증되었다.

또한 MinT(MabThera International Trial) 연구에서는 대상 환자의 연령을 18~60세로 낮추고 II~IV기 환자뿐만 아니라 병변이 큰 I기 환자까지도 포함한 결과 리툭시맙 추가가 우수함이 드러났다. 이 같은 임상연구 결과에 근거하여 리툭시맙을 포함한 항암화학요법은 광범위큰B세포림프종, 소포성림프종에서 표준치료법으로 인정되고 있다.

이외에도 외투세포림프종*mantle cell lymphoma*, 원발성종격큰B세포림프종, 혈관내종격큰B세포림프종, 버킷림프종, 면역결핍, 에이즈, 장기이식과 관련하여 발생하는 악성 림프종 등에서 효과가 보고되고 있다.

방사성동위원소를 이용하여 radioimmunoconjugate를 만들어 항암 효과를 극대화하려는 시도도 이루어지고 있다. 리툭시맙에 동위원소를 결합시킨 제품으로 대표적인 약제는 ^{90}Y-Ibritumomab Tiuxetan(Zevalin, Biogen-IDEC)과 ^{131}I-Tositumomab(Bexxar, Glaxo SmithKline)으로, 모두 미국 FDA의 승인을 받았다. 과거에 리툭시맙 치료를 받은 적이 있는 노인 재발성/저항성 DLBCL 환자 중 조혈모세포이식술의 대상이 되지 못하는 104명을 대상으로 ^{90}Y-Ibritumomab 치료를 하자 19%의 반응률을 보였다.

T-세포림프종에서는 CD2, CD4, CD30, CD52, CCR4를 표적으로 항체가 개발되고 있다. Denileukin diftitox (ONTAK)는 인터루킨-2 수용체를 차단할 목적으로 개발되었다. 피부T세포림프종*cutaneous T-cell lymphoma*에서 효용성이 입증되어 미국 FDA의 허가를 받았으며, 여러 악성 림프종에 대한 임상연구가 진행 중이다.

알렘투주맙*alemtuzumab*은 humanized anti-CD52 단클론 항체로서 불응성 PTCL 환자를 대상으로 임상시험이 수행되어 14명의 환자 중 3명에서 완전관해가 관찰되었다. 그러나 거대세포 바이러스 재활성화*cytomegalovirus*(CMV) *reactivation*, 폐아스페르길루스증*pulmonary aspergillosis*, EBV 혈구포식*hemophagocytosis* 등의 심각한 부작용으로 5명의 환자가 사망하였다.

2. 조혈모세포이식

그렙*Greb* 등은 체계적 문헌 고찰을 통하여, 전통적인 항암화학요법이 고용량 항암화학요법 후 조혈모세포이식술을 시행받는 것보다 1차 치료로서 우수하다고 정리했다.

재발에 대한 2차 항암화학요법에 반응을 보이는 환자는 고용량 항암화학요법 후 조혈모세포이식술을 시행받는 것이 추천된다. EORTC-PARMA 연구에서, 재발이 확인된 60세 이하의 악성 림프종 환자 중 2차례의 항암화학요법 이후 고용량 항암화학요법과 조혈모세포이식술을 시행받은 군과 항암화학요법을 4차례 더 시행받은 환자를 비교한 결과, 조혈모세포이식군에서 무병생존율(46% 대 12%), 전체생존율(53% 대 32%) 모두 향상되는 것이 관찰되었다.

재발이 진단 후 늦게(12개월 후) 발생한 환자가 재발이 빨리 발생한 환자에 비하여 치료 성적이 우수했다(8년 생존율 29% 대 13%). 완전관해에 이르지 못한 환자라도 항암화학요법에 반응하면 고용량 항암화학요법으로 상당 기간 생존을 유지할 수 있었고, 말초혈액을 이용한 조혈모세포이식술도 골수이식술에 상응하는 결과를 보였다.

조혈모세포이식 연구는 리툭시맙이 널리 사용되기 이전인 1990년대에 실시되었기 때문에, 표적치료제 도입으로 치료 성적이 향상된 현 시점에서도 타당한지에 대해서는 검토가 필요하다.

참고문헌

1. 강윤구, 김봉석, 김태원, 류민희, 이승숙, 류백렬 등. REAL 분류에 근거한 한국인 비호즈킨 림프종의 임상-병리학적 특성. 대한암학회지 1999;31(4):641-52.
2. 류민희, 박영이, 김학균, 이대호, 정주영, 김동완 등. International Prognostic Index Model에 근거한 Aggressive 비

호즈킨 림프종의 예후인자 분석. 대한암학회지 1998;30(6):1269-78.
3. 오명돈, 백경란, 송영욱, 최강원. 불명 열 환자 55명의 원인 질환에 관한 연구. 감염 1993;25:1-8.
4. 중앙암등록본부. 2008년 국가암등록통계 참고자료(2010. 12. 28).
5. 허대석. 악성 림프종에서 표적치료제의 역할. 녹십자의보 2008;36(1):26-30.
6. 허대석, 이근석, 허주령, 방영주, 박선양, 김철우 등. 불명 열로 발현한 말초 T-세포 림프종의 임상상. 대한암학회지 1998;30(2):329-37.
7. Cheson BD, Pfistner B, Juweid ME, Gascoyne RD, Specht L, Horning SJ, et al. Revised Response Criteria for Malignant Lymphoma. J Clin Oncol 25:579-586.
8. Chopra R, Goldstone AH, Pearce R, Philip T, Petersen F, Appelbaum F, et al. Autologous versus allogeneic bone marrow transplantation for non-Hodgkin's lymphoma: a case-controlled analysis of the European Bone Marrow Transplant Group Registry data. J Clin Oncol 1992;10(11):1690-5.
9. Fanale MA, Younes A. Monoclonal Antibodies in the Treatment of Non-Hodgkin's Lymphoma. Drugs 2007;67(3):333-350.
10. Fisher RI, Gaynor ER, Dahlberg S, Oken MM, Grogan TM, Mize EM, et al. Comparison of a standard regimen (CHOP) with three intensive chemotherapy regimens for advanced non-Hodgkin's lymphoma. N Engl J Med 1993;328(14):1002-6.
11. Franklin JG, Paus MD, Pluetschow A, Specht L. Chemotherapy, radiotherapy and combined modality for Hodgkin's disease, with emphasis on second cancer risk. Cochrane Database Syst Rev 2005;(4):CD003187.
12. Freedman AS, Takvorian T, Anderson KC, Mauch P, Rabinowe SN, Blake K, et al. Autologous bone marrow transplantation in B-cell non-Hodgkin's lymphoma: very low treatment-related mortality in 100 patients in sensitive relapse. J Clin Oncol 1990;8(5):784-91.
13. Greb A, Bohlius J, Schiefer D, Schwarzer G, Schulz H, Engert A. High-dose chemotherapy with autologous stem cell transplantation in the first line treatment of aggressive non-Hodgkin lymphoma (NHL) in adults. Cochrane Database Syst Rev. 2008;(1):CD004024.
14. Herbst C, Rehan FA, Brillant C, Bohlius J, Skoetz N, Schulz H, et al. Combined treatment improves tumor control and overall survival in patients with early stage Hodgkin lymphoma: a systematic review. Hematologica 2010;95(3):494-500.
15. IARC. WHO Classification of Tumours of Haematopoietic and Lymphoid Tissues. 2008.
16. Juweid ME, Stroobants S, Hoekstra OS, Mottaghy FM, Dietlein M, Guermazi A, et al. Use of positron emission tomography for response assessment of lymphoma: consensus of the Imaging Subcommittee of International Harmonization Project in Lymphoma. J Clin Oncol 2007;25(5):571-8.
17. Kim GE, Cho JH, Yang WI, Chung EJ, Suh CO, Park KR, et al. Angiocentric lymphoma of the head and neck: patterns of systemic failure after radiation treatment. J Clin Oncol 2000;18(1):54-63.
18. Kim JS, Chung SJ, Choi YS, Cheon JH, Kim CW, Kim SG, et al. Helicobacter pylori eradication for low-grade gastric mucosa-associated lymphoid tissue lymphoma is more successful in inducing remission in distal compared to proximal disease. Br J Cancer 2007;96(9):1324-8.
19. Kim JS, Hahn JS, Park SY, Kim Y, Park IH, Lee CK, et al. Long-term outcome after prophylactic lamivudine treatment on hepatitis B virus reactivation in non-Hodgkin's lymphoma. Yonsei Med J 2007;48(1):78-89.
20. Kim TM, Heo DS. Extranodal NK/T-cell lymphoma, nasal type: new staging systemc and treatment strategies. Cancer Sci 2009; 100: 2242-8.
21. Kim TM, Lee SY, Jeon YK, Ryoo BY, Cho GJ, Hong YS, et al. Clinical heterogeneity of extranodal NK/T-cell lymphoma, nasal type: a national survey of the Korean Cancer Study Group. Ann Oncol 2008;19:1477-84.
22. Kim TM, Park YH, Lee SY, Kim JH, Kim DW, Im SA, et al. Local tumor invasiveness is more predictive of survival than International Prognostic Index in stage I(E)/II(E) extranodal NK/T-cell lymphoma, nasal type. Blood 2005;106:3785-90.
23. Ko YH, Kim CW, Park CS, Jang HK, Lee SS, Kim SH, et al. REAL classification of malignant lymphomas in the Republic of Korea: incidence of recently recognized entities and changes in clinicopathologic features. Hematolymphoreticular Study Group of the Korean Society of Pathologists. Revised European-American lymphoma. Cancer 1998;83:806-12.
24. Lister TA, Crowther D, Sutcliffe SB, Glatstein E, Canellos GP, Young RC, et al. Report of a Committee Convened To Discuss the Evaluation and Staging of Patients with Hodgkin's Disease: Cotswolds Meeting. J Clin Oncol 1989;7:1630-1636.
25. Loeffler M, Brosteanu O, Hasenclever D, Sextro M, Assouline D, Bartolucci AA, et al. Meta-analysis of chemotherapy versus combined modality treatment trials in Hodgkin's disease. International Database on Hodgkin's Disease Overview Study Group. J Clin Oncol 1998;16(3):818-29.
26. Marcus R, Hagenbeek A. The therapeutic use of rituximab in non-Hodgkin's lymphoma. European J Haematology 2007;78(Suppl 67):5-14.
27. Mills W, Chopra R, McMillan A, Pearce R, Linch DC, Goldstone AH. BEAM chemotherapy and autologous bone marrow transplantation for patients with relapsed or refractory non-Hodgkin's lymphoma. J Clin Oncol 1995;13(3):588-95.
28. Morgner A, Schmelz R, Thiede C, Stolte M, Miehlke S. Therapy of gastric mucosa associated lymphoid tissue lymphoma. World J Gastroenterol 2007;13(26):3554-66.
29. Nam H, Ahn YC, Kim YD, Ko Y, Kim WS. Prognostic

significance of anatomic subsites: results of radiation therapy for 66 patients with localized orbital marginal zone B cell lymphoma. Radiother Oncol 2009;90(2):236-41.

30. National Comprehensive Cancer Center Network(2011, version 1) Available from: http://www. nccn.org/professionals/physician_gls/PDF/nhl.pdf.
31. Niitsu N, Hagiwara Y, Tanae K, Kohri M, Takahashi N. Prospective analysis of hepatitis B virus reactivation in patients with diffuse large B-cell lymphoma after rituximab combination chemotherapy. J Clin Oncol 2010;28(34):5097-100.
32. Oh DY, Choi IS, Kim JH, Rhu MH, Kim TY, Heo DS, et al. Management of gastric lymphoma with chemotherapy alone. Leuk Lymphoma 2005;46(9):1329-35.
33. Philip T, Guglielmi C, Hagenbeek A, Somers R, Van der Lelie H, Bron D, et al. Autologous bone marrow transplantation as compared with salvage chemotherapy in relapses of chemotherapy-sensitive non-Hodgkin's lymphoma. N Engl J Med 1995;333(23):1540-5.
34. Phillips GL, Fay JW, Herzig RH, Lazarus HM, Wolff SN, Lin HS, et al. The treatment of progressive non-Hodgkin's lymphoma with intensive chemoradiotherapy and autologous marrow transplantation. Blood 1990;75(4):831-8.
35. Physician Desk Query (PDQ) Cancer Information Summaries: Adult Treatment: Available from: http://www.cancer.gov/cancertopics/pdq.
36. Ratanatharathorn V, Uberti J, Karanes C, Abella E, Lum LG, Momin F, et al. Prospective comparative trial of autologous versus allogeneic bone marrow transplantation in patients with non-Hodgkin's lymphoma. Blood 1994;84(4):1050-5.
37. Schroy PC, Freedman AS. Management of gastrointestinal lymphomas. UpToDate 2008. (www.uptodate.com)
38. Shipp MA, Abeloff MD, Antman KH, Carroll G, Hagenbeek A, Loeffler M, et al. International Consensus Conference on high-dose therapy with hematopoietic stem-cell transplantation in aggressive non-Hodgkin's lymphomas: report of the jury. Ann Oncol 1999;10(1):13-9.
39. The International Non-Hodgkin's Lymphoma Prognostic Factors Project. A predictive model for aggressive non-Hodgkin's lynphoma. New England Journal of Medicine 1993;329(14):987-994.
40. Yeo W, Chan TC, Leung NW, Lam WY, Mo FK, Chu MT, et al. Hepatitis B virus reactivation in lymphoma patients with prior resolved hepatitis B undergoing anticancer therapy with or without rituximab. J Clin Oncol 2009;27(4):605-11.
41. Yoon SO, Suh C, Lee DH, Chi HS, Park CJ, Jang SS, et al. Distribution of lymphoid neoplasms in the Republic of Korea: analysis of 5318 cases according to the World Health Organization classification. Am J Hematol 2010;85(10):760-4.
42. Yu JI, Nam H, Ahn YC, Kim WS, Park K, Kim SJ. Involved-lesion radiation therapy after chemotherapy in limited-stage head-and-neck diffuse large B cell lymphoma. Int J Radiat Oncol Biol Phys 2010;78(2):507-12.

18-1 백혈병

급성 백혈병

박선양/홍세미

서양에서는 급성 백혈병*acute leukemias*과 만성 백혈병이 비슷한 빈도로 발생하나, 국내에서는 만성 림프구성백혈병이 드물며 급성 백혈병이 전체 백혈병의 87%를 차지한다. 급성 백혈병 중 급성 골수성백혈병*acute myelogenous leukemia; AML*의 발생 빈도는 급성 림프모구백혈병*acute lymphoblastic leukemia; ALL*의 2배에 달한다.

급성 백혈병의 3/4은 성인에서 발생하는데, 성인에서는 80%가 AML, 20%가 ALL인 반면 소아의 급성 백혈병은 80%가 ALL이며 AML은 20%에 불과하다. 지난 20~30년간 전체 백혈병의 발생 빈도는 크게 변하지 않았으나, 50세 이상의 남성에서는 AML의 발생 빈도가 2배 가량 증가하였다. 이는 평균 수명이 연장됨에 따라 고령의 AML 환자가 증가하기 때문으로 생각된다. AML 환자의 중앙 연령은 65~68세이다(그림 18-1). ALL은 소아에서 빈발하나 성인 ALL은 50세 이후에 증가하는 양상을 보인다(그림 18-2).

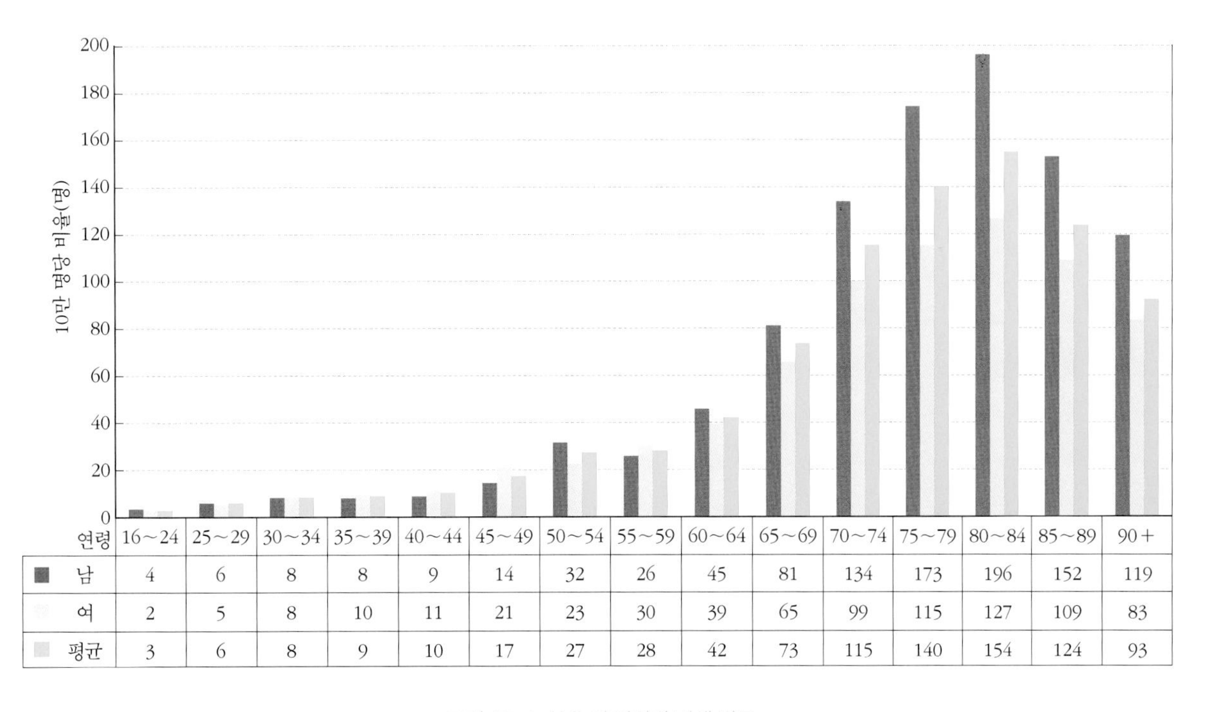

연령	16~24	25~29	30~34	35~39	40~44	45~49	50~54	55~59	60~64	65~69	70~74	75~79	80~84	85~89	90+
남	4	6	8	8	9	14	32	26	45	81	134	173	196	152	119
여	2	5	8	10	11	21	23	30	39	65	99	115	127	109	83
평균	3	6	8	9	10	17	27	28	42	73	115	140	154	124	93

그림 18-1. AML의 연령별 발생 빈도

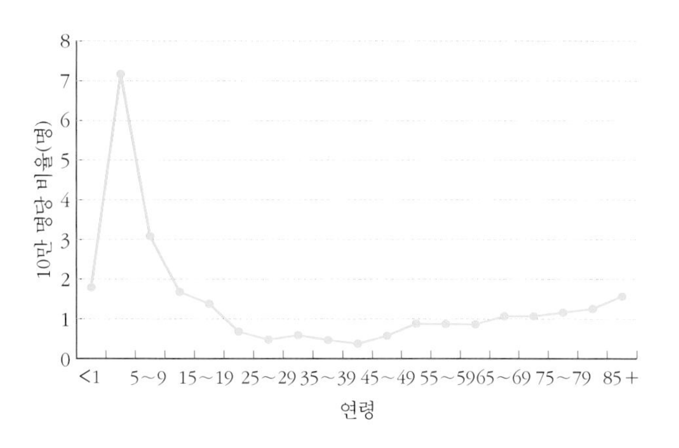

그림 18-2. ALL의 연령별 발생 빈도

I. 발병 원인

급성 백혈병의 발병 원인을 밝히는 것은 대부분의 환자에서 불가능하나, 유전성 소인, 바이러스, 방사선 조사, 화학약품 등에 대한 직업성 노출과 항암제 등의 치료약제들이 원인이 될 수 있는 것으로 알려져 있다. 즉, 이러한 원인들에 의하여 암유전자 또는 인접 부위의 유전자들이 변화하면 암유전자가 활성화되어 백혈병을 유발하는 것으로 생각되고 있다.

1. 유전성 소인

급성 백혈병 환자에서 발견되는 여러 유전자 병변이 알려짐에 따라 급성 백혈병의 발병 원인에 유전이 관여하는 가능성에 대한 관심이 증폭되고 있다. 유전과 급성 백혈병이 가장 뚜렷한 연관성을 보이는 예는 다운*down*증후군이다. 21번 염색체의 세염색체증*trisomy*을 특징으로 하는 다운증후군 환자에서는 급성 백혈병의 발생 빈도가 건강인의 20배에 이른다. 체성염색체의 홀배수체*aneuploidy*와 연관된 급성 백혈병 발생은 다운증후군 외에도 클라인펠터*Klinefelter*증후군(XXY)과 파타우*Patau*증후군(D-trisomy)에서 찾아볼 수 있다.

판코니*Fanconi*증후군, 블룸*Bloom*증후군, 모세관확장실조*ataxia telangiectasia* 등 손상에 취약한 염색체와 유전자 재배열이 특징인 유전성 질환들도 급성 백혈병 발생과 연관성이 있다. 블룸증후군과 모세관확장실조, 그리고 브루톤형 X연관 무감마글로불린혈증*Bruton type X-linked agammaglobulinemia*, 선천 무감마글로불린혈증*congenital agammaglobulinemia*, 중증 복합면역결핍*severe combined immune deficiency*, 비스코트-올드리치*Wiscott-Aldrich*증후군 등에서는 면역능력 결핍이 급성 백혈병 발병과 연관성이 있는 것으로 생각되고 있다. 이밖에 쌍생아와 급성 백혈병 환자의 형제 등 가족의 발병도 유전성 소인이 급성 백혈병의 병인에 관여할 가능성을 시사하고 있다.

2. 바이러스

급성 백혈병의 원인으로 알려진 대부분의 바이러스는 바이러스의 RNA 주형으로부터 만들어진 DNA를 인체의 유전자*genome*에 함입시킬 수 있는 역전사*reverse-transcriptase* 기능을 가진 레트로바이러스*retrovirus*들이다. 아프리카와 일본 남부 등 특정 지역에서 감염된 환자의 3~5%에서 성인 T세포백혈병/림프종*adult T-cell leukemia/lymphoma*을 일으키는 사람T세포림프종/백혈병바이러스-I*human T-cell leukemia/lymphoma virus-I; HTLV-I*가 대표적이며, 이외에도 HTLV-II 및 HTLV-V가 악성 T세포 질환들을 유발할 수 있는 것으로 알려지고 있다.

3. 방사선 조사

원자폭탄이 투하되었던 일본의 지역에서는 급성 백혈병의 발생 빈도가 10~15배 가량 높았으며, 과거 강직척추염*ankylosing spondylitis* 치료를 위하여 X선 조사를 받았던 환자들에서도 백혈병 발생률이 5배 정도 증가하였다. 이밖에도 P32 치료를 받은 진성적혈구증가증 환자와 라듐*radium*에 노출된 노동자들에서 급성 백혈병의 발생 빈도가 증가하는 것이 알려졌다. 치료 용량의 방사선 조사는 일반적으로 알킬화제 등 항암제들에 비해 미약한 백혈병 발병 원인이다.

4. 화학약품와 그 밖의 직업성 노출

벤젠은 혈액세포의 유전자 손상을 초래하여 재생불량성 빈혈을 일으키며, 대부분 환자에서 혈구감소증 소견을 보인 지 5년 이내에 AML이 발생한다. 벤젠 외에도 석유*petroleum* 제품과 페인트, 방부제, 에틸렌옥시드*ethylene oxide*, 제초제, 살충제와 전자장에 대한 노출이 백혈병 발병률을 높이는 것으로 알려져 있다.

5. 항암화학요법제

항암제, 특히 알킬화제와 국소이성화효소*topoisomerase* II 억제제들은 2차성 백혈병을 일으킬 수 있다. 질소 머스타드*nitrogen mustard*, 프로카바진*procarbazine*, 클로람부실

chlorambucil, 사이클로포스파마이드*cyclophosphamide*, 멜팔란*melphalan*, 부설판*busulfan*, 디히드록시부설판 *dihydroxybusulfan*, 니트로소우레아*nitrosourea*, 치오테파 *thiotepa* 등의 알킬화제로 치료받은 위장관암 및 뇌암 환자들에서는 4~7년 후에 AML 또는 골수형성이상증후군 *myelodysplastic syndrome; MDS*이 발생할 수 있다. 알킬화제에 의한 AML은 골수형성이상 소견을 보인다.

에토포시드*etoposide*, 테니포시드*teniposide* 등 국소이성화효소 II 억제제에 의한 AML은 발생 기간이 짧아 6개월 내지 5년(중앙기간 2~3년) 후에 AML이 발생한다. 국소이성화효소 II 억제제에 의한 AML에서는 MDS가 선행되거나 골수형성이상 소견을 보이지 않는 예가 많고 11q23 또는 21q22를 포함하는 염색체 전좌가 동반되기도 한다.

Ⅱ. 진단과 분류

급성 백혈병은 과거 FAB(French-American-British) 분류의 진단 기준에 따라 골수의 모구*blast*가 전체 유핵 세포의 30% 이상일 때 진단하였으나, 현재는 국제보건기구 *World Health Organization; WHO*의 분류 진단 기준에 따라 AML의 경우 모구가 20% 이상일 때 진단한다. 급성 백혈병은 골수천자 및 골수생검으로 얻은 골수 표본을 광학현미경을 이용하여 형태학적으로 관찰하고 세포화학적 검사, 생화학적 검사, 면역학적 검사, 세포유전학적 검사와 분자생물학적 검사 등을 통하여 진단한다.

1976년에 소개되었고 1985년에 개정된 FAB 분류법은 급성 백혈병을 광학현미경상의 형태학적 소견과 세포화학적 소견에 따라 AML과 ALL로 분류하고, 이를 각각 M0-M7과 L1-L3의 아형으로 세분하였다. 현재 사용되는 AML의 WHO 분류는 백혈병 세포의 형태학적 특성뿐만 아니라 세포유전학적 특성과 임상적 특성을 반영하고 있다(〈표 18-1〉).

특정 유전자 이상이 동반된 AML은 예후 등 임상적 특성에 차이를 보인다. 이를 반영하여 AML의 WHO 분류는 t(8;21)(q22;q22), inv(16)(p13;q22), t(16;16)(p13;q22), t(15;17)(q22;q12), t(9;11)(p22;q23), t(6;9)(p23;q34), inv(3)(q21;q26.2) 또는 t(3;3)(q21;q26.2)과 t(1;22)(p13;q13)를 갖는 AML을 따로 분류한다.

WHO 분류에서는 AML의 경우 MDS에서 진행되었거나 골수형성이상 소견을 보이는 경우와 원발성 AML을 구분하는데, 이는 AML 발생 기전과 예후가 다른 것으로 생각되기 때문이다. 즉, MDS와 연관된 AML은 골수형성이상 소견이 골수 내 여러 계열의 혈액세포에서 관찰되고, 염색체 결손처럼 예후가 나쁜 세포유전학적 소견이 동반된 경우가 많으며, 치료에 잘 반응하지 않는다.

항암화학요법 후 발생하는 AML은 예후가 불량한데, 알킬화제에 의한 경우와 국소이성화효소 II 억제제에 의한 경우가 있다. 초기의 WHO 분류에서는 두 종류의 약제에 의한 AML을 나누었으나 현재는 하나로 분류한다. 특정되지 않은 AML은 FAB 분류법과 거의 같게 분류한다.

FAB 분류에서 이용되었던 ALL의 L1~L3 분류는 임상적 유용성이 적어 현재는 많이 사용되지 않으며, 대신 면역형 및 세포유전학/분자생물학적 분류가 흔히 이용된다. ALL은 면역표현형에 따라 B-lineage ALL과 T-lineage ALL로 분류하며, B-lineage ALL은 precursor B ALL, pre-B ALL 및 mature B (L3) ALL로 세분할 수 있다(〈표 18-2〉).

1. 형태학적 검사

급성 백혈병은 AML과 ALL로 대별된다. 세포질 내에 과립이나 아우어막대*Auer rod*, 또는 단구성 백혈병에 특징적인 핵의 중첩이나 구열 소견이 관찰되는 경우를 제외하고는 광학현미경 관찰로 AML의 골수모구와 ALL의 림프모구를 감별하기가 쉽지 않다.

AML 중 FAB 분류상의 M1~M3에서는 과립구성 분화를 한 골수모구가 관찰된다. M4 및 M5는 단구성 분화를 한 AML이며, M6는 적혈구성 분화를, M7은 거핵구성 분화를 한 AML이다. M3 중 세포질 내 과립구가 거의 없는 변이형을 M3 변이*variant*, M4 중 비정상형의 호산구 수의 증가가 동반된 아형을 M4e로 세분하며, M5는 분화 정도에 따라 M5a와 M5b로 세분한다. AML을 세분하는 데는 광학현미경상의 형태학적 소견 외에도 세포화학적 검사가 필요하며, M7의 진단에는 세포막의 GPIb 또는 GPIIb/IIIa를 검색하는 면역학적 검사나 세포질 내 혈소판 과산화효소*platelet peroxidase*를 관찰하는 전자현미경 검사가 필요하다.

이외에도 전자현미경 검사로 과산화효소 양성 과립이 관찰되거나 면역표현형 검사에서 골수구성 분화의 소견이 있지만 광학현미경상의 형태학적 소견이나 세포화학

표 18-1 AML의 WHO 분류(2008)

반복유전자이상급성골수성백혈병*acute myeloid leukemia with recurrent genetic abnormalities*

t(8;21)급성골수성백혈병*AML with t(8;21)(q22;q22); RUNX1-RUNX1T1*

inv(16)/t(16;16)급성골수성백혈병*AML with inv(16)(p13.1q22) or t(16;16)(p13.1;q22); CBFB-MYH11*

t(15;17)급성전골수구백혈병*APL with t(15;17)(q22;q12); PML-RARA*

t(9;11))급성골수성백혈병*AML with t(9;11)(p22;q23); MLLT3-MLL*

t(6;9)급성골수성백혈병*AML with t(6;9)(p23;q34); DEK-NUP214*

inv(3)/t(3;3)급성골수성백혈병*AML with inv(3)(q21q26.2) or t(3;3)(q21;q26.2); RPN1-EVI1*

t(1;22)급성골수성백혈병*AML(megakaryoblastic) with t(1;22)(p13;q13); RBM15-MKL1*

NPM1돌연변이급성골수성백혈병*provisional entity: AML with mutated NPM1*

CEBPA돌연변이급성골수성백혈병*provisional entity: AML with mutated CEBPA*

골수형성이상관련급성골수성백혈병*acute myeloid leukemia with myelodysplasia-related changes*

치료관련골수성종양*therapy-related myeloid neoplasms*

상세불명급성골수성백혈병*acute myeloid leukemia, not otherwise specified; NOS*

최수분화 급성골수성백혈병*acute myeloid leukemia with minimal differentiation*

미성숙 급성골수성백혈병*acute myeloid leukemia without maturation*

성숙 급성골수성백혈병*acute myeloid leukemia with maturation*

급성골수단구백혈병*acute myelomonocytic leukemia*

급성단모구 및 단구백혈병*acute monoblastic/monocytic leukemia*

급성적혈구계백혈병*acute erythroid leukemia*

순수적혈구계백혈병*pure erythroid leukemia*

적혈구계백혈병, 적혈구계/골수계*erythroleukemia, erythroid/myeloid*

급성거핵모구백혈병*acute megakaryoblastic leukemia*

급성호염기구백혈병*acute basophilic leukemia*

골수섬유증동반 급성범골수증*acute panmyelosis with myelofibrosis*(syn.: acute myelofibrosis; acute myelosclerosis)

골수성육종*myeloid sarcoma*(syn.: extramedullary myeloid tumor; granulocytic sarcoma; chloroma)

다운증후군 관련 골수계 증식*myeloid proliferations related to Down syndrome*

일과성골수계조혈이상*transient abnormal myelopoiesis*(syn.: transient myeloproliferative disorder)

다운증후군관련골수성백혈병*myeloid leukemia associated with Down syndrome*

모구성형질세포양수지상세포종양*blastic plasmacytoid dendritic cell neoplasm*

계통모호급성백혈병*acute leukemias of ambiguous lineage*

급성미분화백혈병*acute undifferentiated leukemia*

t(9;22)혼합형급성백혈병*mixed phenotype acute leukemia with t(9;22)(q34;q11.2); BCR-ABL1*

t(v;11q23)혼합형급성백혈병*mixed phenotype acute leukemia with t(v;11q23); MLL rearranged*

상세불명B림프구/골수성혼합형급성백혈병*mixed phenotype acute leukemia, B/myeloid, NOS*

상세불명T림프구/골수성혼합형급성백혈병*mixed phenotype acute leukemia, T/myeloid, NOS*

NK세포림프모구백혈병/림프종*provisional entity: Natural killer(NK)cell lymphoblastic leukemia/lymphoma*

표 18-2 ALL의 면역표현형에 따른 분류

		소아의 빈도	성인의 빈도
B세포계	Precursor B	70	55
	Pre B	10	15
	Mature B(L3)	5	5
T세포계		15	25

적 검사 소견상 골수구성 분화의 소견이 관찰되지 않는 M0형이 있다. M0를 진단하려면 M7이나 ALL이 아니라는 것을 각각 전자현미경 검사와 면역표현형 검사로 증명해야 한다.

ALL은 세포 크기, 핵/세포질 비율, 핵소체의 존재 여부 및 수, 핵막의 균질성 등에 따라 L1~L3로 세분할 수 있다. 소아에서는 L1형이, 성인에서는 L2형이 가장 흔하다. AML과 가장 흔히 혼동되는 형은 L2형이다. 가장 드문 형은 L3형인데, 버킷*Burkitt*림프종에서 관찰되는 림프모구과 같이 세포질 내에 많은 공포들이 관찰되는 것이 특징이다. 이 공포들은 중성 지질*neutral lipid*(oil red O)에 의해 양성으로 염색된다.

2. 세포화학적 검사

급성 백혈병을 AML과 ALL로 분류하고 각각을 세분하는 데에는 세포질 내 함유 물질들을 특수한 세포화학적 기법을 이용해 염색하여 관찰하는 과정이 필요하며, 특히 FAB 분류법상 AML을 세분하는 데 도움이 크다. 세포화학적 염색에서 가장 흔히 이용되는 물질은 과산화효소, 비특이 에스테르 분해효소*nonspecific esterase*와 PAS(periodic acid-Schiff) 등이다.

과산화효소는 과산화수소*hydrogen peroxide*에 의한 산화 작용을 촉매하는 세포질 효소이다. AML과 ALL을 구별하는 데 가장 유용한 골수세포형 과산화효소*myeloperoxidase*는 과립구과 단구의 과립에 있으며 림프구에는 존재하지 않는다.

림프모구와 골수모구 등 다양한 조혈모세포에 존재하는 비특이 에스테르 분해효소는 나프톨-ASD 아세트산염 *naphthol-ASD acetate* 또는 α-나프틸 아세트산염*α-naphthyl acetate* 등의 기질을 이용하여 검사한다. 비특이 에스테르 분해효소는 단구성 백혈병인 M4 및 M5에 가장 강하게 염색되며, 불화나트륨*sodium fluoride*에 의해서 억제된다. M1~M3 또는 ALL 세포에서의 비특이 에스테르 분해효소 염색은 불화나트륨에 의해 억제되지 않는다.

PAS 염색은 세포질 내 탄수화물과 탄수화물을 함유하는 단백 또는 지질을 검색하는 데 이용된다. PAS 양성 물질은 L1 및 L2 세포에 다량 존재하고 단구성 백혈병인 M4 및 M5 세포에 소량 존재한다. 따라서 PAS 염색은 PAS 음성이거나 미량의 미세한 과립성 PAS 양성 물질만을 갖고 있는 ALL과 M1 및 M2의 감별 진단에 유용하다. 그러나 PAS 반응은 약 50%의 ALL 환자에서 음성 반응을 보이기 때문에 이용도가 감소되고 있다. M6의 적혈구성 백혈병세포는 특징적으로 PAS 양성 물질이 다량 응집되어 있는 경우가 많다.

이밖에 ALL에서는 산성인산분해효소*acid phosphatase*, β-글루쿠론산분해효소*glucuronidase*와 메틸 그린 피로닌*methyl green pyronine* 등의 염색이 이용되기도 하며, L3 진단에는 중성 지질을 검출하는 오일레드*oil red O* 염색이 이용된다.

3. 면역표현형 검사

(1) AML

AML의 진단에 흔히 이용되는 검사는 CD11, CD13, CD33, CD14, HLA-DR, CD41과 CD42이다. CD33은 AML 환자의 약 3/4에서 양성이고, CD13은 2/3에서 양성이며, CD14는 전 AML의 1/3, M4 및 M5의 1/2에서 양성이다. CD11은 단구성 분화를 하는 AML의 1/2에서 양성이다. CD41와 CD42는 M7의 진단에 유용하며, 적혈구에 특징적인 글리코포린*glycophorin*은 M6의 진단에 이용된다(〈표 18-3〉).

(2) ALL

B세포계 ALL은 거의 전례에서 CD19 양성이며, cCD79a가 가장 신빙도가 높은 항원이다. 이외에 B세포계 ALL에

표 18-3 급성 백혈병 분류에 유용한 면역표현형

	가장 예민	가장 특이	유용
AML	CD33	cMPO	CD11, CD13, CD14, HLA-DR
T-ALL	CD7	cCD3	CD1, CD2, CD3, CD4, CD5, CD8, CD10, TdT
B-ALL	CD19	cCD79a	CD15, CD20, CD22, sIg, TdT, HLA-DR

서는 CD15, CD20 및 CD22가 흔히 양성이고, 대부분 HLA-DR 양성이다. 성숙된 B세포인 L3, 즉 버킷*Burkitt*형 ALL에서는 카파*κ* 또는 람다*λ*형의 세포막 면역글로불린이 검출된다(〈표 18-3〉).

T세포계 ALL에서는 CD7이 가장 예민도가 높은 항원이며, cCD3이 가장 신빙도가 높은 검사이다. T-ALL에서는 CD1, CD2, CD3, CD4, CD5, CD8, CD10, TdT 등도 유용한 표지이다. CD4와 CD8은 각각 helper T세포 및 suppressor T세포를 나타낸다(〈표 18-3〉).

(3) 혼합형 급성 백혈병

급성 백혈병에는 골수구성 분화 소견과 림프구성 분화 소견이 동시에 관찰되는 혼합형*mixed-lineage* 급성 백혈병도 있다. 혼합형 급성 백혈병에는 골수구성 분화 소견과 림프구성 분화 소견이 한 세포에서 동시에 관찰되는 경우(biphenotypic type)도 있고, 각각 다른 세포들에서 관찰되는 경우(bilineage type)도 있으며, 병 경과 중 표현형이 변화되는 경우(lineage-switch type)도 있다. 두 가지 계열의 면역표현형 소견이 모두 뚜렷할*true biphenotypic* 때와 어느 한 계열의 표현형이 약간만 표현될*aberrent expression* 때를 구분하는데, 후자는 예후에 차이가 없으나 전자는 예후가 불량한 것으로 알려져 있다.

4. 생화학적 검사

급성 백혈병 진단에 흔히 이용되는 생화학적 단백효소 검사에는 혈청*lysozyme*과 말단 데옥시뉴클레오티딜 전이효소*terminal deoxynucleotidyl transferase; TdT*가 있다. 라이소자임*lysozyme*인 뮤라미데이스*muramidase*는 단구에 존재하며 세포 파괴 시 유리된다. 따라서 AML, 특히 M5b 및 M4 환자에서는 혈청과 소변 내 뮤라미데이스 농도가 증가한다. 그러나 세포분화가 이루어지지 않은 M5a에서는 일반적으로 증가하지 않는다.

TdT는 데옥시뉴클레오티딜 서열을 복사하는 DNA 중합효소*polymerase*로서, 가슴샘 피질과 드물게 골수 내 림프구 형태의 일부 소세포에서만 관찰되고, 말초혈액의 T 및 B 림프구에는 존재하지 않는다. TdT는 대부분의 pre-B-ALL과 T-ALL 환자에서 증가되며, B-ALL에서는 드물고, AML에서도 5~10%에서만 검출된다. TdT 검사는 생화학적 방법으로 시작되었으나, 최근에는 TdT 항체를 이용한 간접 면역형광법으로 보다 흔히 시행되고 있다.

5. 세포유전학적 및 분자생물학적 검사

(1) AML

백혈병세포의 세포유전학적 이상은 원발성 AML 환자에서는 약 2/3, 2차성 AML 환자에서는 거의 모든 예에서 관찰된다. 원발성 AML 환자에서 관찰되는 염색체 이상은 +8, t(15;17)(q22;q11), t(8;21)(q22;q22), 12p 재배열, del(5q), -Y, 11q23 재배열, 12p 재배열, -7, +22, +21, 9q34 재배열, +13, +4, del(7q) 등이다. 2차성 AML에서는 del(7q), del(5q), t(1;3)(p36;q21), t(1;7)(p11;p11), t(2;11)(p21;q23) 등이 흔히 관찰된다.

AML에서 관찰되는 염색체 이상은 골수 및 말초혈액의 형태학적 소견, FAB 아형과 환자의 연령층과 연관성이 있다. AML에서 가장 흔한 염색체 전좌인 t(8;21)(q22;q22)과 t(15;17)(q22;q11), 그리고 5~10%의 환자에서 관찰되는 inv(16)은 AML 환자에서만 나타나며 젊은 연령의 환자에 더 흔하다. inv(16)은 M4e와 연관성이 크다. t(8;21)(q22;q22)는 약 반수의 예에서 M2, 아우어 막대, -X 또는 -Y와 연관되어 있다. M3 환자에서만 관찰되는 t(15;17)(q22;q11)은 PML-RARA 유전자 재배열을 일으키며 ATRA(all-trans retinoic acid) 치료에 반응하는 기전과 관련이 있다. t(1;22)(p13;q13) AML은 거핵구성 백혈병에서 흔히 관찰된다.

염색체 전좌 같은 균형성 염색체 이상은 암세포를 만드는 합성 유전자를 생성하여 급속하게 급성 백혈병을 유발하기가 쉽고, 종양억제유전자를 소실시키는 염색체 결손이나 세염색체증 같은 불균형성 염색체 변이는 비효율적 조혈을 하는 골수형성이상 소견을 나타내는 경우가 흔하다.

(2) ALL

ALL 환자는 65~90%에서 세포유전학적 이상이 관찰되며, Ig 및 T세포 수용체*receptor* 유전자 재배열도 관찰된다. ALL에서는 t(9;22)(q34;q11), t(4;11)(q21;q23)과 t(8;14)(q24;q32) 등이 흔히 관찰된다. ALL에서의 염색체 이상은 면역표현형과의 연관성이 가장 뚜렷하다. t(8;14)(q;24;32), t(2;8)(p12;q24) 및 t(8;22)(q24;q11)와 같은 8q24 이상은 sIg을 발현하는 B-ALL인 L3, 즉 버킷형 ALL에서 관찰된다. t(4;11)(q21;q23)은 혼합표현형 백혈병과의 연관성이 보고되었다.

성인 및 소아 ALL에서는 세포유전학적 및 분자생물학

표 18-4 B-ALL의 세포유전학적/분자생물학적 분류

	핵형	소아 빈도(%)	성인 빈도(%)	소아 무사고 생존율(%)	성인 무사고 생존율(%)
Hyperdiploidy	>50chr	25	5	80~90	40~50
TEL/AML1	t(12;21)	25	3	85~90	-
MYC	t(8;14)	2	5	75~85	60~70
BCR/ABL	t(9;22)	5	33	20~40	<10
MLL/AF4	t(4;11)	3	6	30	15

표 18-5 T-ALL의 세포유전학적/분자생물학적 분류

	핵형	소아 빈도(%)	성인 빈도(%)	소아 무사고 생존율(%)	성인 무사고 생존율(%)
HOX11 expression	t(10;14) t(7;10)	3	33	90	60
NOTCH1 mutations	-	50	50	90	-
TCR	t(14q11)	15	25	70	60
MLL-ENL	t(11;19)	2	2	95	-

적 소견이 많이 다르고, 이는 치료 예후에도 큰 영향을 미친다(〈표 18-4〉, 〈표 18-5〉).

(3) 필라델피아 염색체와 BCR-ABL 유전자 재배열

만성 골수성백혈병*chronic myelogenous leukemia; CML* 환자의 약 95%에서 관찰되는 염색체 전좌인 t(9;22)(q34;q11)에 의해 작아진 22번 염색체, 즉 필라델피아*Philadelphia* 염색체(Ph)는 성인 AML 환자의 약 5%, 성인 ALL 환자의 약 25%, 그리고 소아 ALL 환자의 약 10%에서 관찰된다. Ph에서는 BCR-ABL 유전자 재배열에 의하여 p210(M-BCR, 주로 CML 만성기) 또는 p190(m-BCR, 주로 급성 백혈병) 등의 BCR-ABL 단백을 생성한다. 정상세포에서는 p145 ABL 단백이 생성된다.

Ⅲ. 임상 소견

AML 환자의 증상은 대부분 빈혈, 백혈구 증가 또는 감소와 혈소판 감소에 기인한다. 피로 및 쇠약감과 식욕부진, 체중감소 등의 증상이 나타날 수 있으며, 발열 등 감염 소견과 점상 출혈, 반상 출혈 등 출혈 증상이 관찰될 수 있다. 이밖에 비장 비대, 간 비대, 림프절 비대, 흉골 압통 등의 이학적 소견이 관찰될 수 있다. M4 또는 M5 등 단구성 백혈병에서는 치은, 피부, 연조직 또는 뇌막으로의 백혈병세포 침윤이 특징적이다.

말초혈액검사에서는 빈혈, 백혈구 수의 증가 또는 감소와 골수모구 등 미성숙 백혈구, 혈소판 수 감소 등의 소견이 관찰될 수 있다. 골수충실도는 대부분 환자에서 증가되어 있으며 감소된 예는 5% 이하로 드물다. 골수 내 거핵구는 대부분 감소되어 있다. 골수충실도가 아주 높을 때나 낮을 때, 골수섬유화가 심할 때, 그리고 골수괴사가 있을 때는 골수천자가 어려울 수 있다.

혈청생화학적검사에서는 혈청 젖산탈수소효소*lactate dehydrogenase; LDH* 농도가 대부분의 환자에서 증가되어 있으며, 요산, BUN, 크레아티닌*creatinine* 농도도 증가될 수 있다. 간기능검사 소견의 이상도 관찰될 수 있으며, AML에서는 뮤라미데이스 농도와 비타민 B_{12} 결합 단백 및 엽산 결합 단백의 농도가 증가될 수 있다. 섬유소원 감소 등 파종혈관내응고는 M3 환자에서 흔히 발생한다. AML, 특히 M5b 및 M4 환자에서는 혈청과 소변 내 뮤라미데이스 농도가 증가된다. 그러나 세포분화가 이루어지지 않은 M5a에서는 일반적으로 증가되지 않는다.

Ⅳ. 급성 백혈병의 치료

1. AML

(1) 관해유도요법

AML의 관해유도요법으로는 시타라빈*cytarabine*(100mg/m²)과 다우노루비신*daunorubicin*(45~60mg/m²)을 각각 7일 및 3일간씩 투여하는 소위 7-3요법이 가장 대표적이다. 이는 40여 년 전 소개되었으나 아직까지도 표준 치료법으로 인정받고 있다. 다우노루비신을 다른 안트라사이클린*anthracyclin*으로 대치하는 치료법들이 시도되었으나, 독소루비신*doxorubicin*은 점막 및 위장관 독성이 많아 추천되지 않으며, 암사크린*amsacrine*, 미톡산트론*mitoxantrone*, 이다루비신*idarubicin* 등도 다우노루비신보다 우수하다는 근거가 미약하다.

미톡산트론은 점막염 발생이 가볍고, 고령인 환자에서 내용성이 큰 것으로 보고되었다. 이다루비신은 일부 보고에서 다우노루비신에 비해 관해율 및 관해 유지 기간을 향상시킨다고 하였으나 유의한 차이가 없다는 보고도 있고, 다우노루비신을 60mg/m²으로 증량하여 투여하면 효과가 같다는 보고도 있어 뚜렷한 장점이 있다고 결론 내리기 어렵다. 시타라빈도 고용량으로 시도되었으나 보다 우수한 효과가 증명되지는 않았으며, 7-3요법에 6-티오구아닌*6-thioguanin*, 에토포시드, 플루다라빈*fludarabine*, 토포테칸*topotecan* 등을 추가해도 치료 성적이 향상되지 않았다.

조혈성장 촉진인자는 관해유도요법 시 중성구감소증 기간을 감소시킬 수 있어 보조요법으로는 역할이 인정되지만, 백혈병세포를 세포주기로 이행시켜 항암화학요법의 효과를 증대시키려는 시도는 효과가 증명되지 않았다.

(2) 관해 후 치료

1970년대와 1980년대 초기에는 AML 환자에서 완전관해 후 유지요법을 1~3년간 시행하였으나, 장기생존율은 20%에 머물렀다. 공고요법은 장기생존율을 25~30%까지 상승시켰으나, 최근에는 보다 강력한 공고요법인 강화요법으로 장기생존율을 40~50%까지 높일 수 있어 강화요법이 관해 후 치료의 근간이 되고 있다. 공고요법 또는 강화요법을 시행하는 환자에서는 유지 치료는 추가 이득이 없어 더 이상 이용되지 않는다.

관해 후의 강화요법은 고용량 시타라빈이 근간이다. 그러나 시타라빈의 적정 용량, 투여 스케줄, 공고요법의 횟수 등에 대해서는 이견이 있다. CALGB의 전향적 연구 결과에 따르면 고용량 시타라빈(3g/m² 4일)이 중간 용량(400mg/m² 4일)이나 표준 용량(100mg/m²)보다 유의하게 치료 성적이 우수했다.

화학요법 외에 AML의 관해 후 강화요법에는 동종조혈

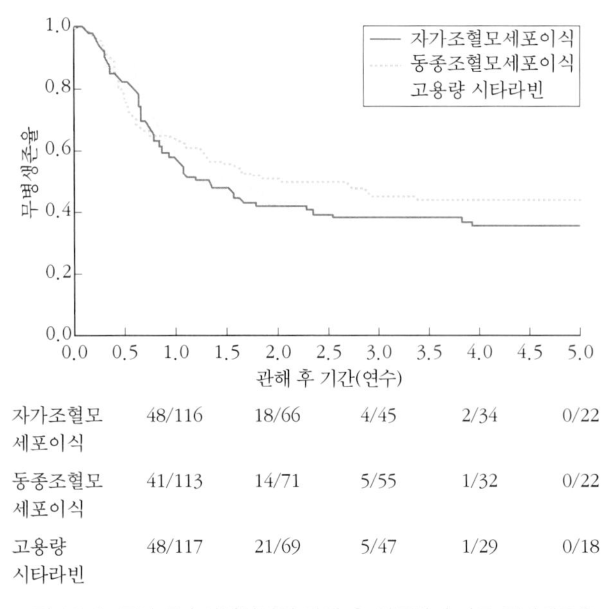

자가조혈모 세포이식	48/116	18/66	4/45	2/34	0/22
동종조혈모 세포이식	41/113	14/71	5/55	1/32	0/22
고용량 시타라빈	48/117	21/69	5/47	1/29	0/18

그림 18-3. 급성 골수성백혈병의 관해 후 치료법에 따른 무병생존율
SWOG, CALGB, ECOG의 공동연구

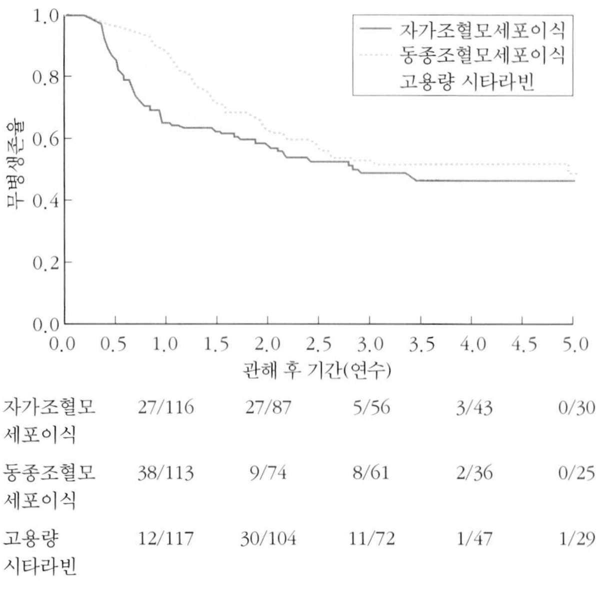

자가조혈모 세포이식	27/116	27/87	5/56	3/43	0/30
동종조혈모 세포이식	38/113	9/74	8/61	2/36	0/25
고용량 시타라빈	12/117	30/104	11/72	1/47	1/29

그림 18-4. 급성 골수성백혈병의 관해 후 치료법에 따른 전체생존율
SWOG, CALGB, ECOG의 공동연구

모세포이식과 자가조혈모세포이식이 있다. 동종조혈모세포이식 후에는 이식된 면역세포가 백혈병세포를 공격하는 이식편 대 백혈병(graft 대 leukemia, GVL) 효과가 있어 재발률이 20% 정도로 낮다. 동종조혈모세포이식은 이식편 대 숙주병, 감염 및 간독성 등의 합병증과 이에 따른 30%에 이르는 치명률이 단점이다. 자가조혈모세포이식은 재발률이 20~60%로 높으나 합병증이 적은 비교적 안전한 치료법이다. 그러나 자가조혈모세포이식은 항암화학요법에 비해 유의한 수명 연장 효과가 증명되지 않았다.

1차 관해된 AML 환자에서 관해 후의 강화요법으로 어떤 치료를 선택하는 것이 가장 유리한지에 관하여는 많은 연구가 진행되었으나 아직도 이견이 완전히 해소되지는 않았다. 미국의 SWOG(Southwest Oncology Group), CALGB(Cancer and Leukemia Group B)와 ECOG(Eastern Cooperative Oncology Group)의 공동연구 결과 무병생존율은 동종조혈모세포이식, 자가조혈모세포이식, 항암화학요법 순으로 각각 43%, 35%, 35%였으나 통계적으로 유의성은 없었으며, 전체생존율은 각각 46%, 43%, 52%였다. 항암화학요법이 자가이식보다 1차 관해 후 생존율이 다소 우수했고, 전체생존율에서는 경미하지만 항암화학요법이 다른 두 가지 이식치료에 비해 우수했다. 재발률은 동종이식, 자가이식, 항암화학요법 순으로 각각 29%, 48%, 61%였지만, 치료에 따른 사망률은 각각 25%, 14%, 3%로 항암화학요법이 가장 낮았다(그림 18-3, 그림 18-4).

AML 환자의 예후는 세포유전학적 소견으로 분류한 예후군에 따라 차이가 크다(〈표 18-6〉, 그림 18-5). 최근 세포유전학적 소견 외에 분자생물학적 소견이 예후에 미치는 영향에 관한 연구가 많이 진행되어 보다 정확한 예후군 분류가 가능해졌다(〈표 18-7〉).

관해 후 치료로 항암화학요법을 시행하면 재발률이 저위험군, 중간위험군, 고위험군별로 각각 25%, 50%와

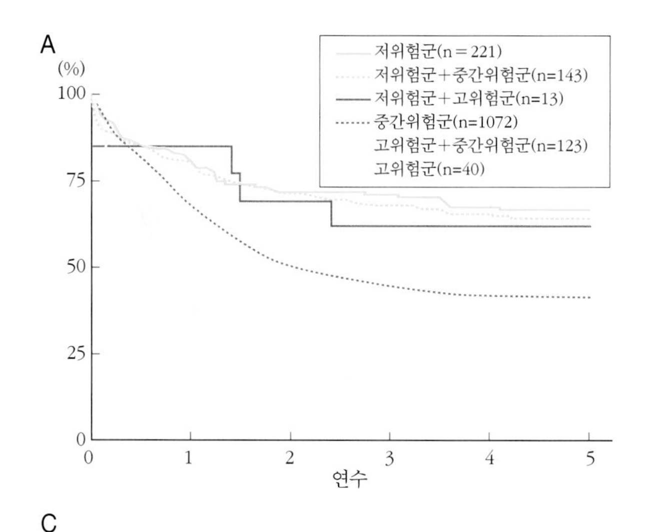

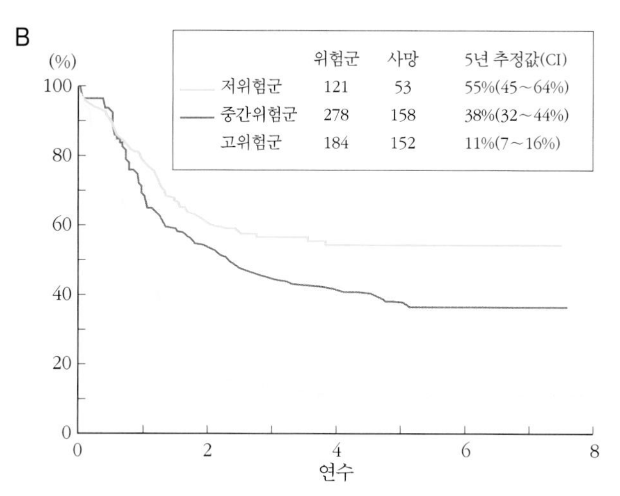

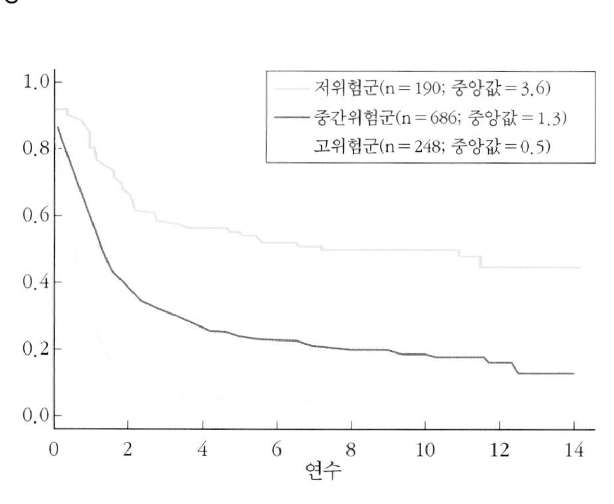

그림 18-5. 급성 골수성백혈병의 염색체 소견에 따른 예후군별 전체 생존율 A. MRC B. SWOG C. CALGB

표 18-6 AML의 예후에 영향을 주는 염색체 소견

	MRC	SWOG	CALGB
저위험군	inv(16)/t(16;16)/del(16q) t(15;17) t(8;21) with/without secondary abn	inv(16)/t(16;16)/del(16q) t(1517) with/without secondary abn t(8;21) lacking del(9q) or complex abn	inv(16)/t(16;16) t(8;21)
중간위험군	normal +8 +21 +22 del(7q) del(9q) abn 11q23 all others	normal +8 +6 -Y del(12p)	Normal +8 +21 -Y del(5q) -7/del(7q) del(9q)/t(6;9) t(6;11)/t(9;11)/t(11;19)/+11/del(11q)
고위험군	del(5q)/-5 -7 abn 3q t(9;22) t(6;9) complex(5)	del(5q)/-5 -7/del(7q) abn 3q, 9q, 11q, 20q, 21q, 17p t(6;9) t(9;22) complex(3)	inv(3)/t(3;3) abn(12p) complex(3)

MRC: Medical Rearch Council; SWOG: Southwest Oncology Group; CALGB: Cancer and Leukemia Group B

표 18-7 세포유전학적 및 분자생물학적 소견에 따른 급성 골수성백혈병의 예후군

Genetic group	Subsets
저위험군	t(8;21)(q22;q22); RUNX1-RUNX1T1
	inv(16)(p13.1q22) or t(16;16)(p13.1;q22); CBFB-MYH11
	Mutated NPM1 without FLT3-ITD (normal karyotype)
	Mutated CEBPA(normal karyotype)
중간위험군-I	Mutated NPM1 and FLT3-ITD(normal karyotype)
	Wild-type NPM1 and FLT3-ITD(normal karyotype)
	Wild-type NPM1 without FLT3-ITD (normal karyotype)
중간위험군-II	t(9;11)(p22;q23); MLLT3-MLL
	Cytogenetic abnormalities not classified as favorable or adverse
고위험군	inv(3)(q21q26.2) or t(3;3)(q21;q26.2); RPN1-EVI1
	t(6;9)(p23;q34); DEK-NUP214
	t(v;11)(v;q23); MLL rearranged
	−5 or del(5q); −7; abnl(17p); complex karyotype

75% 정도이다. 따라서 저위험군에서는 항암화학요법이 추천되고, 고위험군에서는 동종조혈모세포이식이 추천된다. 중간위험군에서는 치료 방법 간에 유의한 성적 차이가 없어 항암화학요법이나 동종조혈모세포이식을 모두 선택할 수 있으나, 최근에는 동종조혈모세포이식을 선호하는 경향이 있다. 자가조혈모세포이식은 저위험군 및 중간위험군 환자에서는 시도해볼 수 있으나, 고위험군에서는 추천되지 않는다.

1차 관해 환자에서 관해 후 치료법을 결정할 때는 세포유전학적 및 분자생물학적 소견은 물론 환자의 연령과 전신상태, 관해에 이르는 데 소요된 시간, 조혈모세포 공여자의 조건 등을 종합적으로 고려하는 것이 바람직하다.

(3) 급성 전골수성백혈병

급성 전골수성백혈병*acute promyelocytic leukemia; APL*, M3 환자에서는 ATRA를 1일 45mg/m^{2}씩 경구 투여하는 분화유도요법이, 화학요법 시행 시 출혈 증상의 악화를 가져올 수 있는 파종혈관내응고를 신속히 호전시키고 90~95%의 완전관해율을 얻을 수 있는 표준치료법이다. APL이 의심되면 유전학적 확진이 되기 전이라도 ATRA를 투여하고 출혈 합병증을 예방하기 위한 성분 수혈요법을 시

행하는 것이 출혈에 의한 사망을 줄이는 데 도움이 된다. ATRA 치료와 안트라사이클린 기반 항암화학요법을 동시에 시행하면 치료 성적이 더 우수하다. 실제 관해가 오지 않은 경우는 매우 드물며, 치료를 지속하면서 2~3주 후에 다시 골수 검사를 시행하는 것이 추천된다. 항암화학요법을 시행하기 어려운 환자들에서는 재발된 APL 환자들에서 탁월한 치료 효과가 증명된 As2O3(arsenic trioxide, ATO)과 ATRA의 병용요법을 통해 86~95%의 완전관해율을 얻었다고 보고되었다.

ATRA와 안트라사이클린 기반 항암화학요법의 병용치료로 완전관해에 이른 APL 환자에게는 2~3회 이상의 공고요법을 시행하고 2년 정도의 유지요법을 시행하는 것이 추천된다. 공고요법에는 ATRA와 안트라사이클린 단독 또는 시타라빈과의 병합요법이 이용되는데, 특히 진단 시 백혈구 수가 10,000/μL 이상이었던 고위험군의 경우 시타라빈 추가가 추천된다. 유지요법에는 ATRA 단독 또는 6-MP와 메토트렉세이트의 병용요법이 이용된다.

ATRA와 항암화학요법에 반응하지 않거나 재발하는 APL 환자는 ATO/ATRA 병용요법으로 80~90%가 재관해에 이를 수 있으며, 1~3년 생존율이 50~70%로 보고되었다. ATO 치료를 할 수 없었던 과거의 보고에서도 ATRA와 통상적인 항암화학요법을 시행하여 80% 내외의 재관해율을 얻은 것으로 보고되었다. 관해에 실패하였거나 재관해된 APL 환자에 대해서는 동종조혈모세포이식을 고려한다. 분자생물학적 관해에 이르렀고, 1차 관해 기간이 1년 이상으로 길었던 환자에서는 ATO, ATRA와 항암화학요법으로도 장기생존을 기대할 수 있으며, 채취한 자가조혈모세포가 분자생물학적 관해 상태이면 자가조혈모세포이식도 고려해볼 수 있다.

(4) 재발성 및 불응성 AML

재발성 및 불응성 백혈병에 대한 화학요법에서는 고용량 시타라빈 투여가 가장 효과가 크다. 재발된 AML의 경우 1차 관해 유지 기간이 6~12개월 이상이면 치료 성적이 더욱 양호하다. 그러나 화학요법만으로는 장기생존율이 5% 미만에 그치며 대부분 완치가 불가능하지만, 동종조혈모세포이식은 25%의 장기생존율과 10%의 완치율을 기대할 수 있다. 따라서 2차 관해기에는 가능하면 동종조혈모세포이식을 시행해야 한다. 동종조혈모세포이식은 재발 초기에 시행해도 비슷한 성적을 기대할 수 있다.

환자의 형제자매 중 적절한 조혈모세포 공여자가 없는 경우에는 한국골수은행협회*Korean Marrow Donor Program; KMDP*를 통하여 HLA형이 일치하는 조혈모세포 공여 자원자를 찾아 비혈연 간 조혈모세포이식을 받을 수 있다.

(5) 고령 AML 환자의 치료

AML의 발생 연령이 높아짐에 따라 고령 AML 환자의 치료가 큰 문제로 대두되고 있다. 60세 이상의 고령 AML 환자는 젊은 AML 환자에서 통상 이용되는 강력한 항암

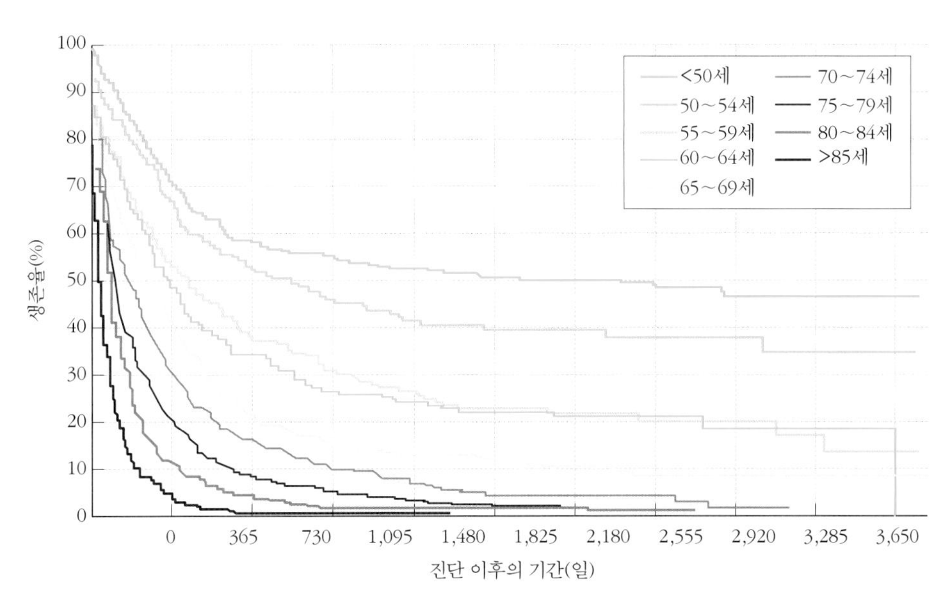

그림 18-6. 연령별 AML 환자의 수명

화학요법을 견디지 못하는 경우가 많다. 또한 고령 AML 환자는 MDS에서 진행된 경우가 많고, 고위험군 AML에서 관찰되는 염색체 이상을 동반하는 경우도 많다. 따라서 고령 AML 환자는 예후가 불량하다(그림 18-6).

상술한 AML 치료 지침은 모두 60～65세 미만의 환자를 대상으로 한 임상시험 결과 개발되었다. 고령 AML 환자의 수가 지속적으로 증가하는 점을 고려하면 고령 AML 환자에 대한 적절한 치료법과 치료 지침 개발의 중요성이 어느 때보다 강조된다. 고령 AML 환자도 전신상태가 허락하면 시타라빈과 안트라사이클린을 투여하는 7-3요법을 이용한 관해유도요법을 통해 45～65%의 환자가 완전관해에 도달할 수 있다. 그러나 3년 내에 85%가 재발하며 5년 생존율은 10% 정도이다.

강력한 항암화학요법을 시행할 수 없는 고령 AML 환자의 경우에는 저용량 시타라빈, decitabine, azacytidine, 젬투주맙*gemtuzumab* 오조가미신*ozogamicin*, 클로파라빈*clofarabine*, 라로무스틴*laromustine*, FLT3 억제제들이 시도되고 있다. 고령 AML 환자의 치료 돌파구는 최근 개발되고 있는 세포 전달 경로 차단제 등 표적치료제와 향후 더욱 발전될 비골수박멸성 조혈모세포이식술*non-myeloablative stemcell transplantation*이 될 것으로 기대된다.

(6) 예후인자

AML 환자의 예후는 ① 연령, ② 2차성 백혈병 여부 또는 선행 혈액질환의 유무, ③ 백혈구 수, ④ FAB 분류법상의 아형, ⑤ 염색체검사 소견, ⑥ 관해유도요법 후 호전 속도 등의 영향을 받는다. 환자의 연령뿐만 아니라 전신상태도 관해에 도달하는 데 영향이 크다.

2차성 백혈병 환자에서는 관해율이 25～50%에 불과하다. 백혈구 수는 관해율과 관해 유지 기간 모두에 영향을 미치며, 100,000/μL 이상인 환자는 특히 수명이 짧다. APL(M3)를 제외한 FAB 아형은 예후에 큰 영향이 없다. APL은 ATRA 치료로 예후가 양호하며, inv(16)(p13;q22)이 많이 동반되는 M4e도 예후가 좋다. 1회의 관해유도요법으로 관해에 도달하는 환자의 예후가 좋으며, 관해 시 골수모구가 1% 이하인 환자의 예후가 보다 양호하다.

60세 미만의 환자들 중 20%에서는 예후가 양호한 t(15;17)(q22;q11), t(8;21)(q22;q22) 또는 inv(16)(p13;q22), t(16;16)(p13;q22)이 관찰되며, 이 환자들은 완전관해율이 85% 이상이고 관해 후 재발률은 30～40%에 불과하다. 15% 정도의 환자들에서는 불량한 예후를 나타내는 2개 이상의 염색체 이상이나 -5, -7, 5q-, 또는 3q 이상이 관찰된다. 이 환자들은 고령이고 2차성 백혈병인 경우가 많으나, 젊은 환자의 경우도 5년 생존율이 20% 미만이다. 이밖에 11q23 재배열, t(9;22)(q34;q11) 등을 보이는 환자들도 예후가 불량하다.

예후가 양호한 CBF 백혈병에서도 성인의 30%에서 KIT 돌연변이가 관찰되며, 이 경우 예후가 불량하다. 전체 AML 환자의 60%에 이르는 중간위험군 환자들의 60～70%는 정상 핵형을 보이는데, 이들 중 25～30%에서는 FLT3 ITD가 관찰되며 예후가 불량하다. 정상 핵형을 보이는 환자들 중 각각 50% 및 10%에서 NPM1 돌연변이와 CEBPA 돌연변이가 관찰되는데, 이들은 예후가 양호하다.

2. ALL

(1) 관해유도요법

성인 ALL의 관해유도요법으로는 빈크리스틴*vincristine*과 프레드니솔론*prednisolone*에 다우노루비신을 추가한 VPD 요법, 또는 다우노루비신과 L-아스파라기나아제*L-asparaginase*를 추가한 VPDL 요법이 흔히 이용되며, 완전관해율은 80～90%에 이른다.

(2) 관해 후 치료

ALL에서는 관해 후 생존기간 연장 효과가 증명된 6-MP와 메토트렉세이트를 이용한 유지요법과, 관해유도 시 사용된 빈크리스틴 및 프레드니솔론과 고용량의 메토트렉세이트, 사이클로포스파마이드, L-아스파라기나아제, ara-C, 에토포시드 또는 테니포시드 등을 이용한 공고요법과 강화요법을 시행한다.

ALL은 환자의 연령이 높아질수록 예후가 불량하다(그림 18-7). 과거 성인 ALL은 비교적 강도가 약한 관해 후 치료를 해왔으나, 소아 ALL 치료 성적과 차이를 보이는 원인을 분석하는 과정에서 성인 ALL도 소아에서처럼 강력한 항암화학요법을 시행하여 치료 성적을 향상시킬 수 있다는 것이 알려졌다. 즉, 성인 ALL의 치료 성적이 소아보다 불량한 이유는 나이뿐만 아니라 관해 후 항암화학요법 시 투여되는 항암제 투여량이 적기 때문인 것으로 알려졌다(〈표 18-8〉).

최근 시도되고 있는 강력한 관해 후 항암화학요법은 고위험군에 속하는 소아와 성인에서 각각 80% 및 50%의

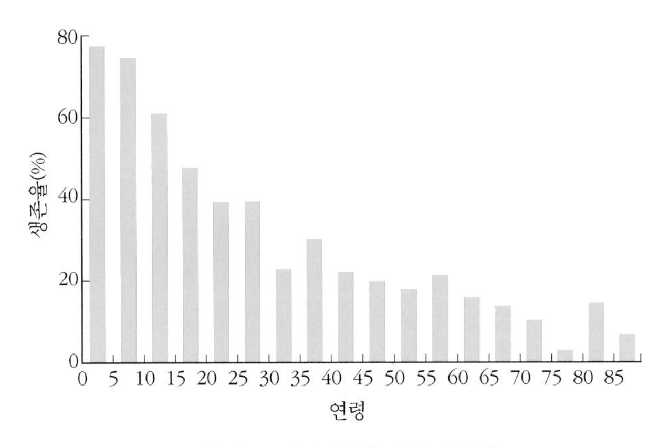

그림 18-7. 연령별 ALL 환자의 수명

| 표 18-8 | 소아 및 성인 ALL에 사용된 관해 후 항암화학요법 투여량 비교

	CCG-BFM	A-BFM	CALGB
덱사메타손	210mg/m^2	420mg/m^2	140mg/m^2
빈크리스틴	22.5mg/m^2	45mg/m^2	14mg
L-아스파라기나아제	90,000u/m^2	318,000u/m^2	48,000u/m^2
독소루비신	75mg/m^2	150mg/m^2	90mg/m^2
사이클로포스파마이드	3,000mg/m^2	4,000mg/m^2	3,000mg/m^2
IT-메토트렉세이트	132mg, RT	132mg	105mg
두부 방사선 조사	216mg, no RT	1,800 cGy	2,400c Gy

장기생존율을 기록하고 있다. 적절한 관해 후 요법의 기간은 명확히 증명되지는 않았으나 보통 2~3년간 치료한다. 소아에서는 무작위 연구를 통하여 3년 이상은 유지요법을 계속해도 재발 방지나 수명 연장 효과가 없는 것이 알려져 있다.

1차 관해에 이른 성인 ALL 환자에 대한 동종조혈모세포이식의 역할은 AML에 비해 이론이 더 많다. 이는 무작위 연구 성적에서 화학요법이나 동종골수이식 결과 유의한 수명 연장 효과가 관찰되지 않았으며, 동종조혈모세포이식에 따르는 높은 치명률과 합병증, 그리고 재발률 때문이다. Horowitz 등이 보고한 IBMTR 성적에서도 화학요법과 동종골수이식을 받은 1차 관해 환자의 5년 생존율이 각각 38%와 44%로 통계적으로 유의한 차이가 없었다. 따라서 현재 일반적으로 표준위험군으로 분류되는 ① 35세 미만의 환자, ② B세포 ALL의 백혈구 수 30,000/μL 이하 및 T세포 ALL의 백혈구 수 100,000/μL 이하, ③ T세포 ALL, ④ 4주 내 완전관해된 환자 등에서는 항암화학요법이 추천된다.

그러나 15~30%에 이르는 Ph 양성 환자를 비롯하여 고위험군에 속하는 t(4;11)(q21;q23) 또는 t(1;19)(q23;p13)을 보유한 환자, 백혈구 수가 높은 환자, 완전관해에 이르기까지 시간이 오래 걸린 환자들에게는 완전관해 후 동종조혈모세포이식이 추천된다. 특히 Ph 양성 환자에 대해서는 절대적으로 동종조혈모세포이식이 추천된다. 자가조혈모세포이식은 어느 경우에도 다른 치료법에 비해 우수한 치료 성적이 확인되지 않았다.

재발 후의 동종조혈모세포이식 성적도 비교적 양호하다. 2차 관해는 30~35%에서 가능하고, 2차 관해 상태에서 동종골수이식을 받으면 약 30%(18~45%)의 환자가 장기간 무병 생존한다. 관해가 되지 않는 불응성 ALL에서도 무병생존율 23%였다는 보고가 있다. 따라서 ALL의 구제화학요법 성적이 무병생존율 5~10% 정도로 불량한 것을 감안하면, 불응성 또는 재발성 ALL 환자에서는 동종조혈모세포이식의 치료 성적이 우수하다고 생각된다.

(3) 중추신경계 및 고환 침범

성인 ALL에서 진단 당시 중추신경계 백혈병의 발생 빈도는 소아의 경우와 비슷한 5~10% 정도이다. 그러나 중추신경계는 항암화학 약제들이 혈뇌장벽을 잘 투과하지 못하여 효과적으로 치료가 되지 않는 영역*sanctuary area*이다. 따라서 초기 항암화학 약제에 의하여 골수 및 말초혈액에서 완전관해 소견을 보였다고 해도 중추신경계는 아직 관해 상태가 아닐 가능성이 많으며, 중추신경계 예방 치료를 시행하지 않을 경우 성인 ALL 환자 중 약 40%가 중추신경계 재발을 일으키게 된다. AML에서는 병 경과 중 중추신경계 침범의 빈도가 5~10%에 불과하기 때문에 예방적 중추신경계 치료를 시행하지 않는다.

중추신경계 예방 치료로는 전뇌 방사선 조사와 메토트렉세이트 또는 복합 항암약제(메토트렉세이트, 시타라빈*cytarabine*, 히드로코르티손*hydrocortisone*)의 경막 내 주입법, 그리고 최근에는 고용량 메토트렉세이트 전신 투여법 등이 이용되고 있다. 방사선치료는 전뇌와 제2경추까지 포함하여 18 Gy의 방사선량을 조사한다.

ALL 환자의 중추신경계 발병 위험인자로는 고혈청 LDH, 백혈구 수, 골수 내 S-phase 세포 비율이 높은 경우와 B-ALL 등이 있다. 중추신경계에서 발병했을 때는 경막 내로 메트트렉세이트를 단독 투여하거나 시타라빈 및 히드로코르티손*hydrocortisone*과 함께 복합 투여를 시행한다. 뇌신경 또는 말초신경 마비 등의 소견이 동반된 경우에는 신경 내 깊은 부위까지 백혈병세포가 침투했을 가능성이 높은데, 이러한 곳은 항암화학약제가 도달하기 어려우므로 방사선치료 시행이 필요하다.

이러한 중추신경계 치료 시의 주요 부작용으로는 반복되는 척수천자로 인한 지망막염*arachnoiditis*이 있으며, 요통, 발열, 수막증*meningism* 등의 증상도 나타난다. 방사선치료 시에는 경면*somnolence*이 발생할 수 있고, 항암약제 투여로 인해 골수기능 저하가 심화될 수 있으며, 그 밖에 탈수*demyelinization*증후군 발생도 보고된 바 있다.

남성의 고환에도 혈뇌장벽과 비슷한 혈고환장벽이 존재하는 것으로 알려져 있다. 그러나 고환에 대해서는 수정능력 상실 등의 문제 때문에 중추신경계에서처럼 예방 목적의 방사선치료는 시행하지 않으며, 재발 시에만 치료 목적으로 방사선 조사를 시행한다. 일반적으로 18~24 Gy의 방사선을 조사한다.

(4) 예후인자

ALL 환자의 관해율, 관해 유지 기간 또는 수명 등에 영향을 주는 인자들은 ① 연령, ② 백혈구 수, ③ 관해에 도달하는 기간, ④ 면역표현형, ⑤ 유전자 및 염색체 소견 등이 있다. 환자의 연령이 30세가 넘으면 예후가 나쁘고, 백혈구 수가 50,000/μL 이상이거나 완전관해에 이르는 데 4주 이상이 소요되면 관해 후 재발률이 높다. 면역표현형 중에서는 pre-pre-B-ALL과 골수구성 항원을 나타내는 환자들의 예후가 나쁘다. FAB 아형 중에서는 L3형이 예후가 불량하다. ALL 환자에서는 저두배수*hypodiploidy*(45개 미만), BCR-ABL 유전자 재배열, MLL 유전자 재배열이 있을 때 예후가 불량하고, 저두배수, ETV6-CBFA2 유전자 재배열이 있을 때 예후가 양호하다.

3. 합병증

급성 백혈병 환자의 주요 사인은 감염과 출혈이다. 감염이 출혈보다 5배 가량 흔하다. 특히 관해유도요법 후에는 필연적으로 심한 백혈구감소증과 혈소판감소증이 동반되어 감염증과 출혈 증상이 발생할 수 있다. 급성 백혈병 환자에서는 이 밖에도 파종혈관내응고가 발생하여 중증의 출혈 증상을 일으킬 수 있으며, 백혈구 수가 높은 환자에서는 백혈구정체증과 급성 종양용해증후군, 그리고 간, 신장 등 주요 장기의 합병증도 문제가 된다.

(1) 감염

급성 백혈병 환자는 진단 시 감염증이 동반되어 있는지를 면밀히 조사하여 치료 전에 강력한 항생제를 사용하여 조기에 적절한 치료를 시행하는 것이 중요하다. 그람음성 패혈증이 동반된 경우는 치료하지 않을 경우 24시간 내에 20~30%의 환자가 사망한다. 급성 백혈병 환자의 발열은 백혈병 자체에 의해서도 발생할 수 있으나 원칙적으로 감염증이 동반되어 있다고 보고 균배양 검사와 강력한 광범위 항생제 투여 등 적절한 조치를 취해야 한다. 흔한 감염 장소로는 구인두부, 폐, 혈액, 직장 주위와 요로 등이 있다. 따라서 발열 증상이 있는 급성 백혈병 환자에 대해서는 흉부 X선 검사와 함께 치료 전에 이 부위들의 균배양 검사가 선행되어야 한다.

진균성 감염은 고령의 환자와 나쁜 예후 예측인자들을 가진 환자에서 더 흔히 발생한다. 폐에 결절성 또는 공동성 폐렴 소견이 발생하거나 늑막 마찰음이 청진되는 환자, 그리고 부비강염이 발생하는 환자는 아스페르길루스 *Aspergillus* 감염 가능성을 생각해야 한다.

(2) 혈소판감소증

혈소판감소증은 급성 백혈병 환자에서 고유한 증상 중 하나이며, 치료 중 더욱 심화된다. 출혈 합병증이 중요한 합병증 중 하나이다. 급성 백혈병 환자에게 관해유도를 위한 화학요법을 시행하여 감염이나 점막염이 발생하면 출혈 위험성이 더욱 증가한다. 따라서 화학요법 후 골수기능이 회복될 때까지 3~4주간에는 혈소판 수를 10,000~20,000/mm^3 이상으로 유지시켜주기 위한 예방적 혈소판 수혈이 필요하다. 출혈 증상, 고열, 백혈구증다증, 급속한 혈소판 수 감소, 혈액응고 이상, 중심정맥 삽관 등 침습적 시술 시행, 응급상황에서 농축 혈소판 공급이 원활하지 않을 수 있을 때에는 이보다 높은 기준을 적용한다. 외과적 또는 침습적 시술, 그리고 중심정맥관 삽관, 기관지 및 식도내시경 생검, 부비동천자, 골수 생검 시에는 40,000~50,000/μL를 유지시키는 것이 추천된다. 골수천자 및 생검은 20,000/μL 미만에서도 가능하다.

수혈을 자주 받은 환자들은 혈소판 수혈에 대한 불응성이 발생하여 혈소판 수혈 후에도 혈소판 수가 증가하지 않는 경우가 흔하다. 이러한 혈소판 수혈에 대한 불응성은 대부분 혈소판 동종면역에 기인하나, 발열, 감염, 패혈증, 파종혈관내응고 또는 비장 비대를 동반한 환자들에서도 발생할 수 있다. 동종면역된 혈소판 수혈 불응성 환자에서는 HLA A 및 B가 일치하는 혈소판 공여자의 농축 혈소판을 수혈하는 것이 효과적이다.

혈소판 동종면역에는 HLA Class I과 혈소판에는 없는 Class II 항원의 노출이 필요하기 때문에 농축 혈소판에 오염되어 있는 백혈구를 제거하면 혈소판 동종면역을 감소시킬 수 있다. 혼합림프구반응*mixed lymphocyte reaction*을 억제하는 자외선 B 조사는 백혈구의 항원 전달을 차단시켜 동종면역을 감소시킬 수 있다.

혈소판 동종면역이 되어 있는 환자에서는 예방적 목적의 혈소판 수혈은 권장되지 않는다. 그러나 일단 출혈 증상이 생기면 혈소판 수나 동종면역 여부에 관계없이 혈소판 수혈을 시행한다.

(3) 파종혈관내응고

AML 중 파종혈관내응고의 가장 흔한 아형은 APL이다. APL 세포에 함유되어 있는 과립에서 방출되는 procoagulant가 혈관내응고증을 유발하는데, 검사 소견 중 섬유소원 농도의 감소가 가장 예민한 지표이다. 항암화학요법을 시작하면 초기에 백혈병세포가 파괴되면서 유리되는 다량의 procoagulant에 의하여 파종혈관내응고와 출혈 증상이 더욱 심해질 수 있다.

APL 환자의 파종혈관내응고에 대한 치료는 혈액성분 보충요법을 철저히 하는 것으로 시작한다. APL 환자는 치료 시 출혈 요인이 많기 때문에 혈소판풍부혈장 또는 농축 혈소판을 투여하여 혈소판 수를 100,000/mm^3 이상 유지시키는 것이 바람직하다. 섬유소원 농도의 감소가 심하면 동결침전제제*cryoprecipitate*를 투여하여 혈장 섬유소원 농도를 150 mg/dL 이상 유지시켜야 한다. 그 밖의 혈액응고 인자들의 감소는 프로트롬빈 시간이 정상 상한선에서 2~3초 이내에 들도록 교정해주는 것을 목표로 신선동결혈장을 투여한다.

ATRA는 APL 환자의 파종혈관내응고도 조기에 회복시킬 수 있어 치료에 큰 도움이 된다. APL 환자에서 ATRA로 관해유도요법을 시행할 때는 치료 전 증강되었던 섬유소 용해계의 활성화가 약화되면서 혈전증 발생이 촉진될 수 있다. 이런 우려가 있을 경우에는 헤파린*heparin* 투여를 고려한다.

참고문헌

1. Armstrong SA, Look AT. Molecular genetics of acute lymphoblastic leukemia. J Clin Oncol 2005;23:6306.
2. Bassan R, Gatta G, Tondini C, Willemze R. Adult acute lymphoblastic leukaemia. Crit Rev Oncol Hematol 2004;50:223.
3. Bennett JM, Catovsky D, Daniel MT, Flandrin G, Galton DA, Gralnick HR, et al. Proposed revised criteria for the classification of acute myeloid leukemia. A report of the French-American-British Cooperative Group. Ann Intern Med 1985;103:626.
4. Burnett A, Wetzler M, Lowenberg B. Therapeutic advances in acute myeloid leukemia. J Clin Oncol 2011;29:487.
5. Cassileth PA, Harrington DP, Appelbaum FR, Lazarus HM, Rowe JM, Paietta E, et al. Chemotherapy compared with autologous or allogeneic bone marrow transplantation in the management of acute myeloid leukemia in first remission. N Engl J Med 1998;339:1649.
6. Craddock C, Tauro S, Moss P, Grimwade D. Biology and management of relapsed acute myeloid leukaemia. Br J Haematol 2005;129:18.
7. Dohner H, Estey EH, Amadori S, Appelbaum FR, Büchner T, Burnett AK, et al; European LeukemiaNet. Diagnosis and management of acute myeloid leukemia in adults: recommendations from an international expert panel, on behalf of the European Leukemia Net. Blood 2010;115:453.
8. Douer D. Is asparaginase a critical component in the treatment of acute lymphoblastic leukemia? Best Pract Res Clin Haematol 2008;21:647-58.
9. Graux C, Cools J, Michaux L, Vandenberghe P, Hagemeijer A. Cytogenetics and molecular genetics of T-cell acute lymphoblastic leukemia: from thymocyte to lymphoblast. Leukemia 2006;20:1496.
10. Horowitz MM, Messerer D, Hoelzer D, Gale RP, Neiss A, Atkinson K, et al. Chemotherapy compared with bone marrow transplantation for adults with acute lympho-blastic leukemia in first remission. Ann Intern Med 1991; 115:13.
11. Juliusson G, Antunovic P, Derolf A, Lehmann S, Möllgård L, Stockelberg D, et al. Age and acute myeloid leukemia: real world data on decision to treat and outcomes from the Swedish Acute Leukemia Registry. Blood 2009;113: 4179.
12. Marcucci G, Haferlach T, Dohner H. Molecular genetics of adult acute myeloid leukemia: Prognostic and Therapeutic implications. J Clin Oncol 2011;29:475.
13. Mathews V, DiPersio JF. Stem cell transplantation in acute myelogenous leukemia in first remission: what are the options? Curr Hematol Rep 2004;3:235.
14. Pui CH, Evans WE. Treatment of acute lymphoblastic leukemia. N Engl J Med 2006;354:166.
15. Sanz M, Lo-Coco F. Modern approaches to treating acute promyelocytic leukemia. J Clin Oncol 2011;29:495.
16. Schiffer CA, Anderson KC, Bennett CL, Bernstein S, Elting

LS, Goldsmith M, et al; American Society of Clinical Oncology. Platelet transfusion for patients with cancer: Clinical practice guidelines of the American Society of Clinical Oncology. J Clin Oncol 2001;19:15198.
17. Slovak ML, Kopecky KJ, Cassileth PA, Harrington DH, Theil KS, Mohamed A, et al. Karyotypic analysis predicts outcome of preremission and postremission therapy in adult acute myeloid leukemia: a Southwest Oncology Group/Estern Cooperative Oncology Group study. Blood 2000;96:4075.
18. Tallman MS, Gilliland DG, Rowe JM. Drug therapy for acute myeloid leukemia. Blood 2005;106:1154.
19. Thalhammer-Scherrer R, Mitterbauer G, Simonitsch I, Jaeger U, Lechner K, Schneider B, et al. The immunophenotype of 325 adult acute leukemias: relationship to morphologic and molecular classification and proposal for a minimal screening program highly predictive for lineage discrimination. Am J Clin Pathol 2002;117:380.

만성 백혈병

방수미

I. 만성 골수성백혈병

1. 배경

만성 골수성백혈병*chronic myelogenous leukemia; CML*은 원시 조혈세포의 변형으로 발생하는 혈액암이다. 치료하지 않는 경우, 골수의 과형성 및 순환 혈액 내의 분환된 과립구 계열 세포를 특징으로 하는 만성기에서 가속기 및 급성기로 진행하게 된다. 가속기 및 급성기의 특징은 분화 중단과 모세포의 축적 및 정상 조혈기능의 정지로 인한 과립구 및 혈소판 감소이다. CML은 *BCR-ABL* 종양유전자의 융합을 초래하는 필라델피아 염색체라는 특정 염색체 이상이 병인임을 확인한 첫 번째 종양이다. 이 유전자에 대한 연구는 잔존 종양에 관한 민감한 검사법 개발 및 종양유전자에 의해 비정상적으로 활성화된 티로신 키나아제의 활성도를 억제하는 표적치료제의 개발로 이어졌다. CML은 조혈모세포이식으로 완치가 가능함을 알게 된 첫 번째 종양이기도 하다. 따라서 CML은 질병의 분자유전학적 반응에 따라 여러 다양한 치료를 단계적으로 적용하는 '맞춤' 치료가 가능한 질병의 모델이다.

2. 원인과 역학 및 유전학

1800년대 중반 CML은 설명할 수 없는 심한 비장 비대와 백혈구증가증이 있을 때 가능성이 높은 질환으로 인지되기 시작하였다. 1960년 노웰*Nowell*과 헝거포드*Hungerford*는 CML 환자의 골수세포를 이용하여 세포 주기 중기에 작은 염색체를 발견하는 새로운 방법을 개발하여 이 질병의 역사에 한 획을 긋게 된다. 이 비정상적인 염색체는 인체 종양 중 처음으로 한 종양에 지속적인 변화가 나타나는 첫 번째 이상 염색체였고, 발견된 도시 이름을 따서 필라델피아 염색체(Ph염색체)로 명명되었다. 롤리*Rowley*는 Ph염색체가 9번과 22번 염색체 사이의 전이〔t(9;22)(q34;q11)〕로 발생함을 밝혔다. 1980년대가 되자 이 전이 부분을 분석하여 22번 염색체의 *BCR*(breakpoint cluster region) 유전자가 9번 염색체의 *ABL*(Abelson leukemia virus) 유전자와 융합하여 종양유전자를 형성함을 알게 되었다. 이 종양유전자는 지속적으로 활성화되는 세포질 내의 티로신 키나아제의 유전자 정보이며 종양의 주요 원인이다. 1970년대까지 CML은 불치병으로 인식되었고, 대부분의 환자에서 병의 진행으로 인한 치명적인 결말을 초래하였다. 동종이식을 적용하면 CML이 완치될 수 있음을 확인한 이후에도 공여자가 없는 환자나 치료 관련 독성을 감당하지 못하는 환자가 다수를 차지하였다. 최근 비정상적으로 활성화된 티로신 키나아제의 효소작용을 선택적으로 억제하는 이마티닙 메실레이트가 치료제로 도입된 이후 CML 환자에서 높은 관해율과 향상된 생존기간을 보여주고 있다.

CML은 가장 흔한 골수증식성 질환이고, 전체 백혈병 발병률에서 15～20%를 차지한다. 미국에서 매년 인구 10만 명당 1명에서 1.5명의 빈도로 발생하며, 중앙 연령은 67세이고 연령 증가에 따라 빈도도 증가한다. 여성보다 남성에서 발병이 좀 더 흔하고, 5세부터 20세 사이에 발생하는 CML은 전체 CML의 10% 정도를 차지하며 소아 백혈병 중 CML의 비율은 3%에 불과하다. 일란성쌍생아 중 한 명이 이환되었을 경우, 다른 쌍생아에서 CML이 발생할 위험도는 일반인과 다르지 않다. 일부 환자에서는 방사선치료가 발병의 원인이기도 하다. 이는 고용량 방사선에 노출된 후 생체 외 골수세포에서 *BCR/ABL* 융합유전자가 발현되는 현상이나 원자폭탄 투하 후 생존자군에서 CML의 발생이 다른 지역 주민들보다 높았던 점 등이 근거이다. 아주 예민한 PCR 방법을 적용하여 검사해보면 정상 건강인에서도 적은 농도로 *BCR/ABL* 융합유전자가 관찰되는 경우도 있다. 이런 현상들은 조혈세포에서 *BCR-ABL* 융합유전자가 다른 유전자 변화보다 상대적으로 더 흔히 발생할 가능성을 시사하며, 높은 발병 빈도의 원인도 설명이 가능하게 한다. 그러나 Ph염색체가 처음 형성되는 기전과 시간에 따라 병의 발병으로 이어지는 데 관여하는 기전은 여전히 밝혀지지 않았다.

3. 분자생물학적 발병 기전

전형적인 CML 환자의 90% 이상에서 Ph염색체가 발견된다. 9번과 22번 염색체 장완 사이의 균형전위*balanced translocation*에 의해 Ph염색체가 만들어진다. 22번 염색체에서 전위되는 염색체의 길이가 길어서 정상의 60% 정도가 남는 짧아진 22번 염색체를 Ph염색체라고 부른다. 9번 염색체의 q34 밴드에서 절단이 일어나며 이로 인해 *ABL* 유전자가 22번 염색체의 *BCR* 유전자로 전위된다. 환자에 따라 절단점 밀집 부위의 절단 위치가 다를 수 있으나 한 환자에서는 절단 부위가 모든 세포에서 동일하다. *ABL*은 쥐에서 백혈병을 유발시키는 아벨슨 바이러스의 *v-ABL*과 동종 인자이다. 이 유전자의 전위에 의해 새로운 융합유전자(*BCR-ABL*)가 만들어지고 분자량이 210,000kD(P210)인 새로운 단백질이 합성된다. P210은 티로신 키나아제로 CML 세포의 무분별한 증식을 유도하는 것으로 생각된다. P210 단백질을 만드는 유전자를 갖고 있는 레트로바이러스를 쥐의 세포에 주입하면 CML과 유사한 질병을 일으킨다. 즉, 이 융합유전자가 CML의 발생과 직접적인 연관이 있다는 가설을 뒷받침한다. Ph염색체는 적혈구계, 골수구계, 단핵구계와 거핵세포구계에서 나타나며 B림프구에서도 관찰되는 수가 많으나 T림프구에서는 드물게 나타나며 골수의 섬유아세포에서는 나타나지 않는다. 이렇게 다양한 세포에서 관찰되는 것은 CML 세포가 다능 조혈모세포에서 유래한다는 것을 의미한다. 원숭이*simian* 육종 바이러스의 동종인자인 *c-Sis*는 혈소판 유래 성장인자(PDGF)를 만들며 22번 염색체에서 9번 염색체로 전위되나 절단 부위와는 떨어져 있고 만성기의 백혈병세포에서는 발현되지 않는다.

세포유전학적 변화가 없거나 전형적인 t(9;22)(q34;q11)이 아닌 다른 염색체 이상이 있고 임상적으로 전형적인 CML 환자에서도 *BCR-ABL* 유전자와 P210 단백질이 발견될 수 있다. 이 환자들은 Ph염색체 양성인 환자와 예후가 같다. Ph염색체와 *BCR-ABL* 유전자가 음성인 환자들은 전형적인 CML과는 다른 양상을 보이며, 골수이형성 증후군 환자와 유사한 양상을 보이는 경우가 많다. 즉, CML 환자는 ① Ph염색체와 *BCR-ABL* 유전자가 양성인 경우, ② Ph염색체는 음성, *BCR-ABL* 유전자는 양성인 경우, ③ Ph염색체와 BCR-ABL 유전자가 음성인 경우의 3가지 형태로 분류할 수 있다. 그러나 Ph염색체와 *BCR-ABL* 유전자 음성인 환자는 전형적인 CML과 예후가 다르므로 CML이 아닌 다른 질환으로 구분하는 것이 타당하다.

대부분의 환자는 골수세포의 100%에서 Ph염색체가 발견된다. 그러나 이 환자들의 골수에는 정상 조혈모세포가 존재하고 있다. 장기적 골수세포 배양이나 인터페론, 대량 화학요법 또는 자가골수이식술 후 환자의 골수에서 정상 유전자를 갖고 있는 세포가 나타난다.

4. 증상과 징후

최근에는 많은 CML 환자가 일반 건강검진이나 다른 질환의 진단 과정에서 우연히 발견된다. 이 환자들의 백혈구는 많이 증가되어 있지 않다. 비장의 크기로 대변되는 종양 진행 정도와 백혈구 수치는 비례한다. 비장의 크기가 크고 백혈구 수치가 높을수록 증상을 호소하는 환자가 많다. 허약감, 피로, 체중감소, 좌상복부의 팽만감 또는 불편감 등이 주증상이며, 빈혈, 비장 비대의 정도, 증가된 기초대사량에 의해 2차성으로 나타나고 비특이적이며 대부분은 없거나 아주 가볍다. 드물게 혈소판 감소나 기능이상에 의한 출혈 또는 혈소판 증가나 과도한 백혈구 증가에 의한 혈전증이 나타날 수 있다. 진단 시 혈청 요산이 증가되어 있으며 치료 중 통풍성 관절염이 나타날 수 있다. 호염기구 증가에 의한 혈중 히스타민의 증가로 상부 위장관의 궤양과 출혈이 발생할 수 있다. 중성구의 기능은 정상이거나 약간 저하되어 있으나 숫자는 현저하게 증가한다. 따라서 진단 시에 감염증이 동반되는 경우는 드물다. 두통, 뼈와 관절의 통증, 비장색전증에 의한 좌상복부 통증과 발열 등은 초기에는 드물고 병이 진행해가면서 증가한다. 심한 백혈구 증가나 혈소판 증가가 있는 환자에서는 때때로 음경강직증이 나타난다. 백혈구응혈증에 의한 폐와 뇌혈관의 혈류저하로 호흡곤란, 어지럼증, 운동조화의 소실, 혼란 등이 병의 후기, 특히 미성숙 백혈구가 증가하는 가속기나 급성기에 흔히 나타난다. 효과적인 치료에 의해 백혈구가 감소하고 비장이 작아지면 이 모든 증상들은 호전된다.

가장 특징적인 비장 비대는 60% 이상의 환자에서 존재하며, 일부 환자에서는 극심한 비장 비대로 골반 내나 복부 중심선을 넘어서도 비장이 촉진될 수 있다. 간 비대는 비장 비대보다 적게 관찰되며 그 정도도 심하지 않다. 림프절 비대는 매우 드물며, 피부 또는 다른 장기의 침윤도 드물다. 드물게는 처음부터 급성기로 발현하는 환자들이 있는데, 이 환자들은 급성 백혈병과 증상이 같다.

5. 검사실 소견

치료받지 않은 CML 환자의 말초혈액 백혈구는 10,000～1,000,000/μL 이상까지 증가되어 있다. 주요 세포는 중성구로 모세포에서부터 성숙된 세포까지 모두 관찰할 수 있다. 호산구와 호염기구도 증가하고 일부 환자에서는 단핵구의 증가도 관찰된다. 골수의 세포충실도가 증가하고 골수세포계의 증식이 현저하여 골수세포계 대 적혈구계 비율이 15:1～20:1로 증가한다. 때로는 골수 내 레티큘린과 콜라겐이 증가한다. 진단 시 약 15%의 환자에서는 말초혈액과 골수의 모세포가 5% 이상이다. T림프구가 증가하나 B림프구는 증가하지 않는다. 환자의 1/3에서는 혈색소가 11g/dL 이하이며 말초혈액 적혈구의 형태는 정색소성, 정구성이나 유핵적혈구가 1/4의 환자에서 발견된다. 자가면역성 용혈성 빈혈이나 혈소판 감소는 드물며 환자의 반수에서는 혈소판 증가가 있다.

90% 이상의 환자에서 중성구의 백혈구 알칼리성 인산분해효소(LAP)가 감소되어 있으며, 5～10%의 환자에서는 전혀 염색되지 않는다. 1차성 골수섬유화증에서도 LAP가 감소하므로 감별 진단이 어려울 수 있다. 중성구에서 합성되는 코발라민 결합 당단백질인 트랜스코발라민 I형과 III형의 혈청 수치가 증가하고 혈청 비타민 B_{12}가 정상의 10배 이상으로 증가할 수 있다. 때로 혈청 LDH, 요산 및 라이소자임이 증가한다. 만성 골수단핵구성백혈병(CMMoL)에서는 혈청과 소변의 라이소자임이 CML보다 현저하게 증가한다.

6. 진단

전형적인 CML의 진단은 어렵지 않다. 원인 불명의 골수계 백혈구의 증가와 비장 비대, LAP의 감소, 골수에서 증가된 골수계 세포와 세포충실도 등의 소견을 가지면 쉽게 임상적으로 진단할 수 있으나, 확진에는 세포유전학적 검사가 필요하다. 앞에서 열거한 소견에 Ph염색체가 확인되면 확실한 CML이다. CML이 의심되나 Ph염색체가 없는 경우에는 BCR-ABL 융합유전자를 확인해야 한다. Ph염색체가 없는 CML 환자의 40～50%에서 *BCR-ABL* 유전자가 존재한다. 일반적으로 Ph염색체는 분열 중기 세포의 100%에서 유일한 이상 염색체로 발견된다. 그러나 10～15%의 환자에서는 Y염색체의 소실, 8번의 삼염색체, 22q의 추가 소실 또는 비전형적인 전위 등을 발견할 수 있다. 대부분의 비전형적인 복합염색체 변화를 동반하는 환자에서는 *BCR-ABL* 유전자를 발견할 수 있다. Ph염색체와 *BCR-ABL*이 음성인 경우는 CMMoL일 가능성이 높다. CMMoL은 Ph염색체가 아닌 다른 이상 염색체나 8번의 삼염색체를 갖고 있는 경우가 많으며, 50～60%의 환자에서 *ras* 돌연변이가 있다. 드물게 골수세포성 증식이 있으며 중성구, 호산구 또는 호염기성 세포계만 단독으로 증가되는 경우도 있다. 이 질환들은 만성 호중구성, 호산구성 또는 호염기성 백혈병이라 부르며, Ph염색체는 음성이다. 거핵세포와 혈소판만의 증식은 원발성 고혈소판증이라고 부르며, 극심한 혈소판 증가와 비장 비대를 보인다. 이 질환의 예후는 CML보다 좋다.

CML과 감별 진단해야 하는 백혈병 모양 반응은 일반적으로 백혈구 수가 50,000/μL 이하이며, 과립구에 Döhle 소체*body*, 독성 과립공포 형성이 있고 호염기성 백혈구의 증가가 없다. LAP는 정상이거나 증가하고 병력이나 신체 소견으로 백혈구 증가의 원인을 찾을 수 있다. 코르티코스테로이드가 중성구의 증가와 좌방 이동을 일으킬 수 있으나 대체로 그 기간이 짧고 자기제어성이어서 감별 진단은 어렵지 않다. 반면 CML 외의 다른 골수증식성 질환이나 골수이형성 질환은 감별하기 어려울 수 있다. 예를 들면 1차성 골수섬유화증이 비장 비대와 중성구 증가 또는 혈소판 증가를 동반할 수 있으며, 철분결핍증이 있는 진성 적혈구증가증은 혈색소와 헤마토크리트가 정상이면서 중성구 증가와 혈소판 증가를 동반할 수 있다. 그러나 LAP는 정상이거나 증가하고 백혈구 수는 25,000/μL 이하이며 Ph염색체는 존재하지 않는다.

7. 질병의 자연사

진단 당시 CML 환자의 90% 이상은 만성기에 있으며, 치료에 의해 용이하게 증상, 징후 및 혈액학적 소견이 정상화된다. 그러나 이 시기는 한시적이며 대부분의 환자들은 급성 백혈병과 유사한 급성기로 넘어간다. 골수나 말초혈액에서 모세포 수가 20% 이상일 때를 급성기라고 한다. 급성기는 급격히 발생할 수도 있으나 대부분은 서서히 진행되는 가속기를 거친다. 가속기에는 백혈구 수치가 20,000/μL 이하로 유지되기 힘들고 비장 비대, 간 비대, 피부나 림프절 또는 기타 조직에 백혈병세포의 침윤이 발생하며 말초혈액에 모세포, 호염기구가 증가하고 빈혈, 혈소판 감소, 발열, 피로 및 체중감소가 나타난다. 골수에는 골수세포의 이형성이 나타나며 호염기구와 골수모세포(10~19%)가 증가한다. 골수섬유화가 동반되는 경우에는 골수천자가 어려워진다.

가속기의 판정 기준은 골수 또는 말초혈액에서 10~19%의 모세포 또는 20% 이상의 호염기구, 100,000/μL 이하의 혈소판 감소나, 치료에도 불구하고 지속되는 1,000,000/μL 이상의 혈소판 증가, Ph염색체 외의 새로운 이상 염색체의 발현 등이다.

진단 후 처음 2년간은 가속기 또는 급성기로 전환하는 확률이 연간 10%로 높지 않으나, 이후에는 증가하여 골수이식과 같은 치료를 하지 않는 한 연간 15~20%의 빈도로 전환한다.

만성기에 사망하는 환자는 드무나, 시간이 지남에 따라 임상양상이 변한다. 환자의 1/3은 급격히 급성기로 넘어가며 나머지 2/3는 서서히 진행하는 가속기를 거친다. 급성기 환자의 중앙 생존기간은 3개월이고, 골수와 말초혈액의 모세포와 전 골수세포의 합이 30% 이상이거나 호염기세포가 20% 이상 또는 혈소판이 100,000/μL 이하인 가속기의 환자는 12~18개월이다. 가속기나 급성기에는 두 개의 Ph염색체, 8삼염색체, 17등완염색체 같은 이상 염색체가 추가로 나타난다. 이런 이상 염색체가 나타나면 가속기나 급성기를 예상할 수 있다. 급성기의 모세포는 일반적으로 골수모세포이나 때로는 적혈구모세포, 단핵구모세포, 거핵모세포로 전환될 수도 있다. 1/4의 환자에서는 림프모세포로 전환하여 나타나며, 10%에서는 미분화모세포가 나타난다. 만성기에 진단되지 않고 급성기에 진단된 CML 환자는 Ph염색체 양성 급성 백혈병으로 진단된다. 이 환자들의 백혈병 세포는 P210 단백질과 8.5kb 융합전령 RNA를 갖고 있다. Ph염색체 양성 ALL은 일반적으로 림프구에 국한하여 P190 단백질과 7.0kb 융합전령 RNA를 갖고 있다. 골수외 크롬친화종은 비장, 림프절, 피부, 수막, 뼈 등에 발생할 수 있으며, 곧 골수의 급성기 전환으로 이어진다.

CMMoL은 전형적인 CML보다는 골수이형성증후군과 유사한 치료 반응을 보인다. 남성에서 호발하며 비장 비대가 흔하고(60~70%), 백혈구 수는 대개 25,000~100,000/μL 정도이며 빈혈과 혈소판감소증이 CML보다 더 흔하나, 호산구나 호염기구 증가는 드물다. 중앙 생존기간은 18~24개월이며 감염, 출혈 및 급성기 전환으로 사망한다.

8. 치료

(1) 1차 치료제 이마티닙

새로 진단된 CML 만성기 환자에서 초치료는 이마티닙 메실레이트(이하 이마티닙)으로 시작한다. 이마티닙은 첫 번째로 개발된 티로신 키나아제의 길항제이다. 인터페론을 사용하던 시기의 환자는 10~15%에서 완전 세포유전학적 관해(〈표 18-9〉)에 도달했고 중앙 생존기간은 10년을 상회했다. 이마티닙은 이보다 더 향상된 결과를 가져올 수 있으므로 1차 치료제로 권장된다. 고용량 이마티닙은 표준 용량인 400mg/일의 2배 용량으로 새로 진단된 환자에서 시도되었고, 완전 세포유전학적 관해에 도달할 확률이 90%였다. 그러나 골수억제 부작용이 표준 용량보다 흔히 관찰되었고, 이에 따른 감량도 빈번했다. 따라서 일부 고위험군 환자에서 고용량을 사용하는 것이 좋을지에 대한 답은 후속 연구 결과를 기다려야 한다. 15~25%의 환자에서는 18개월까지 완전 세포유전학적 관해에 도달하지 못하는 1차 약제 내성을 관찰할 수 있다. 일부 연구 결과에서는 1차 내성의 원인이 부적절한 혈장 이마티닙 농도 때문이라고 보고했다. 혈장 α1-당단백에 이마티닙이 과도하게 결합하는 경우 약물 농도를 감소시켜 약효가 떨어진다. 그러나 다른 연구에서는 약물 농도와 반응 간의 상관 관계가 없음을 보고했다. 다제내성유전자(MDR1)의 과발현이 세포 내 이마티닙 농도 감소의 원인이 될 수

| 표 18-9 | 만성 골수성백혈병의 관해 기준

Complete hematologic response
Complete normalization of peripheral blood counts with leukocyte count <10×10^9/L
Platelet count <450×10^9/L
No immature cells, such as myelocytes, promyelocytes, or blasts in peripheral blood
No signs and symptoms fo disease with disappearance of palpable splenomegaly

Partial hematologic response
Same as complete hematologic response, except for:
Presence of immature cells
Platelet count >50% of the pretreatment count, but >450×10^9/L
Persistent splenomegaly, but <50% of the pretreatment extent

Cytogenetic response*
Complete-No Ph-positive metaphases
Major-0~35% Ph-positive metaphases(complete+partial)
Partial-1~34% Ph-positive metaphases
Minor-35~90% Ph-positive metaphases

Molecular response
Complete Molecular response
BCR-ABL mRNA undetectable by RT-PCR
Major molecular response
≥3-log reduction of *BCR-ABL* mRNA

* A minimum of 20 metaphases should be examined

있다. *BCR-ABL* 유전자의 재활성화는 2차 내성을 초래한다. 주로는 ABL 키나아제 영역에서 변이가 발생하며, 이는 이마티닙 결합 부위의 구조 변화로 이어진다. 드물게는 *BCR-ABL* 유전자의 증폭이나 과발현으로 2차 내성이 생긴다. 새로 발생하는 변이 중 T315I 변이는 이마티닙뿐 아니라 2차 치료제인 다사티닙과 닐로티닙 세 가지 약제 모두에 대한 내성으로 이어진다. ATP 결합 부위인 P-고리에서 발생하는 변이 역시 나쁜 예후를 시사하며 가속기 혹은 급성기로의 진행 위험도를 높인다. t(9;22) 변이 외의 다른 염색체 이상이 추가로 발생하는 클론성 진화도 예후에 좋지 않은 영향을 미친다.

약제 내성이 확인된 후 이마티닙을 800mg/일로 증량하는 방법이 일부 1차 내성을 극복할 수 있다고 밝혀졌다. 주로 완전 혹은 주요 세포유전학적 관해에 한 번이라도 도달했던 경우에서 이마티닙 증량의 효과가 좀 더 오래 유지되었다. 다사티닙과 닐로티닙은 이마티닙에 실패하였거나 부작용으로 사용이 어려운 환자에서 시도해볼 수 있다. 고용량 이마티닙과 다사티닙을 비교한 연구에서는 다사티닙군이 유의하게 높은 주요 세포유전학적 및 분자유전학적 관해에 도달하였고 관해 유지 기간도 길었다. T315I 변이 환자를 대상으로 한 신약들이 후속으로 개발되어 임상시험 중이며, 오마세탁신이 대표적인 약물이다.

(2) 반응 평가 및 결과에 따른 대응 전략

〈표 18-9〉에 혈액학적, 세포유전학적 및 분자유전학적 관해의 기준을 요약했다. 시기별로 시행할 검사와 결과에 따른 대응 방법을 살펴보면, 3개월째에는 혈액학적 관해가 유지되는가를 살펴야 하고, 그렇지 않은 경우는 다사티닙이나 닐로티닙을 고려한다. 6개월째에는 Ph 염색체가 36~90%까지 잔존하는 최소 세포유전학적 관해에 도달하면 이마티닙 사용을 지속한다. 최소 세포유전학적 관해에 도달한 환자에서는 이마티닙 증량을 검토할 수도 있다. 어느 수준에서도 세포유전학적 관해가 오지 않은 환자는 2차 약제 혹은 임상 시험 참여를 검토한다. 12개월째 추적에서 부분 세포유전학적 관해 이상에 도달하면 이마티닙을 지속 사용한다. 부분 세포유전학 관해인 환자에서는 이마티닙 증량을 검토할 수 있다. 최소 세포유전학적 관해이거나 전혀 세포유전학적 반응이 없는 환자는 2차 약제 혹은 임상시험을 검토한다. 세포유전학적 재발이 확인된 환자는 이마티닙 증량 혹은 2차 약제를 검토한다. 18개월째 검사에서 완전 세포유전학적 관해가 확인된 환자는 이마티닙을 지속한다. 부분 세포유전학적 관해이거나 세포유전학적 재발을 보이는 경우에는 이마티닙 증량, 2차 약제 혹은 임상시험 참여를 검토한다. 최소 세포유전학적 관해이거나 세포유전학적 관해가 되지 않은 환자는 2차 약제 혹은 임상시험 참여를 검토한다.

한 임상시험에서 완전 분자유전학적 관해에 도달한 환자를 대상으로 약제 중단을 시도하였으나 적은 환자(18명)를 대상으로 한 연구였으므로 약제 중단은 임상 시험의 범주가 아니면 추천되지 않는다.

(3) 동종조혈모세포이식

동종조혈모세포이식(이하 이식)은 이마티닙의 탁월한 효과로 인해 1차 치료 방법의 자리를 내주었다. 이식은 공여자 선정의 어려움 및 치료 독성으로 인해 광범위한 적용도 어렵다. 최근 비혈연 혹은 탯줄 조혈모세포이식으로 공여자 범위가 확대되고 저강도 전처치로 인한 치료 독성의 감소 등으로 인해 이식의 적용 범위가 확대되고는 있으나, 이식 후 5년 생존율은 만성기, 가속기, 급성기에서 각각 75%, 40%, 10% 정도이다. 따라서 만성기의 CML 환자에서는 다음과 같은 조건에서 이식을 고려해볼 수 있다. ① 3개월째 혈액학적 관해에 도달하지 못하거나 혈액학적 재발을 보이는 경우, ② 6개월째 세포유전학적 관해가 확인되지 않는 경우, ③ 12개월째 세포유전학적 관해가 없거나 최소 세포유전학적 관해에 도달한 경우 혹은 세포유전학적 재발이 온 경우, ④ 18개월째 세포유전학적 관해가 없거나 최소 혹은 부분 세포유전학적 관해에 도달한 경우, 세포유전학적 재발이 온 경우 등이다. 이외에도 가속기나 급성기로 진행한 경우에는 2차 약제로 임시 치료 후 이식을 검토할 수 있다.

(4) 방사선치료

비장 비대는 만성 백혈병에서 흔히 관찰되는 소견이다. 화학요법으로 조절되지 않는 비장의 백혈병 침윤의 경우 상대적으로 적은 양의 방사선으로 고식적 치료의 효과를 보인다. 방사선치료를 결정할 때는 비장 비대가 백혈병의 침윤에 의한 것인지, 아니면 골수 외 조혈로 인한 결과인지를 파악하는 것이 중요한데, 이는 후자의 경우 방사선치료가 오래 지속되는 혈구감소증을 야기할 수 있기 때문이다.

Ⅱ. 만성 림프구성백혈병

1. 정의

만성 림프구성백혈병*chronic lymphocytic leukemia; CLL*은 단클론 림프구 증식질환으로, 95% 이상에서 면역표현형이 B세포이다. 이 악성 림프구는 골수, 림프절, 간, 비장에 주로 축적되고 때로는 다른 장기에도 축적된다. 한국, 일본, 중국에서는 드물게 발생하나 서양에서는 가장 흔한 백혈병이다. 30세 이전에는 드물며 60세 이상에서 호발하고 나이가 많아질수록 증가한다. 미국의 80세 이상의 노인에서는 발생률이 연간 10만 명당 20명 정도이다.

2. 원인

CLL의 원인은 아직 규명되어 있지 않으며 바이러스나 방사선 조사는 관련이 없다. 가족력은 다른 백혈병보다는 유관한 것으로 나타나 있어 직계가족에 환자가 있는 경우 발병률이 2~4배 높다. 농업에 종사하는 사람이 다른 직업을 가진 사람보다 발병률이 높아 제초제나 살충제가 원인일 가능성이 있다. 벤젠과 같은 백혈병과 유관한 화학물질은 CLL과는 관계가 없다.

3. CLL세포의 특징

CLL세포는 대체적으로 균일하다. 세포 표면에 소량의 단클론 면역글로불린(SmIg; IgM 또는 IgD)이 존재한다. 일부 환자의 SmIg은 IgM 류마티스인자와 교차 반응한다. CLL세포는 초기 B세포로 TdT(terminal deoxynucleotidyl transferase)는 소실되어 있고 범B세포 항원인 CD19, CD20, CD24가 거의 모든 예에서, CD21과 CD23은 75% 이상의 예에서 나타난다. 20%에서는 C3b 보체 수용체가 표현된다. 또한 대부분의 세포에서 Ia 항원과 IgG의 Fc 수용체를 갖고 있고 마우스 적혈구와 자연적으로 로제트 형성을 한다. 95%의 환자에서 범B세포 항원과 범T세포 항원인 CD5가 표현되나 다른 T세포 항원이나 CD10은 없다. CD25는 환자의 20%에서 표현된다.

CLL은 증식성이 아니라 축적성 질환이다. 대부분의 CLL세포는 G0기에 있으며 정상세포보다 수명이 길다. B세포 성장인자나 미토겐에 대한 반응이 미약하며 세포질 내의 IgM은 풍부하나 세포 표면에는 미약하게 표현되는 분화 정지 상태이다. 대부분 면역글로불린을 분비하지 않으나 5%의 환자에서는 혈청과 요에서 세포에 표현되는 것과 동일한 IgM을 발견할 수 있다. 혈액, 골수 및 림프절의 T세포는 증가되어 있으나 다클론성이며, CD4/CD8비는 감소되어 있고 기능이 저하되어 지연형 과민반응이 미약하다. 질병이 진행될수록 기능 저하가 심해진다.

4. 임상 소견

대부분의 환자는 증상이 없으며, 일반 건강검진이나 다른 질환에 관한 검사 도중에 말초혈액의 림프구 수가 증가되어 있는 것을 발견하여 진단되는 경우가 많다. 피로, 기면, 식욕감퇴, 체중 감소 또는 운동내성의 감소와 같은 비특이적 증상이 있을 수 있으며 이 증상들은 빈혈 정도보다 심해 보일 수 있다. 다수의 환자에서 림프절 비대가 발견되며 특히 경부가 가장 흔하다. 초기에는 발열, 야간 발한, 감염증 등의 증상은 드무나(5% 미만) 질병이 진행되면 점점 심해진다. 초기에는 부비동과 호흡기의 감염이 흔하고 병이 진행되어 중성구, T세포, 면역글로불린의 감소가 심해지면 그람 음성세균, 진균 또는 바이러스에 의한 감염이 증가한다. 대상포진, 단순포진, 거대세포 바이러스 감염은 병의 말기에 흔하다. 한 가지 특이한 증상으로 곤충자상에 대한 반응이 심하게 발생한다.

진단 당시 환자의 1/3에서 분리형 림프절 비대가 발견되며 나중에는 융합성 림프절 비대로 발전한다. 림프 비대는 한 개에서부터 전신의 모든 림프절까지 일어날 수 있으며, 병의 말기에는 심한 비대로 폐쇄성 황달, 폐쇄성 요로병증, 연하곤란, 부분 장폐색 등이 발생할 수 있고 림프관이나 혈관의 폐쇄로 하지부종이 발생할 수 있다. 흉막유출과 복수가 발생할 수 있으며 이때는 예후가 나쁘다. 40%에서 비장 비대가, 10%에서는 간 비대가 발견된다. 병이 진행되면 피부, 안검, 심장, 폐, 흉막 또는 위장관에도 CLL세포의 침윤이 나타난다. 세포 침윤에 의한 증상은 호흡기를 제외하고는 크게 문제되지 않는다. 중추신경계의 침윤은 드물고 중추신경계 증상은 세포 침윤보다는 효모균증*cryptococcosis*이나 리스테리아증*listeriosis*과 같은 기회감염에 의해 나타날 가능성이 높다.

5. 진단

CLL의 특징은 림프구 증가로, 최소 5,000/μL 이상이며 보통 40,000~150,000/μL이다. 백혈구 수가 500,000/μL 이상이면 고점도*hyperviscosity* 증상이 발생할 수 있다. 림프구가 15,000/μL 이하이면 이 림프구가 단클론이라는 증거를 찾아야 하며 골수에서 30% 이상의 림프구 증가를 확인해야 한다. 진단 당시 15~20%에서 빈혈이, 10%에서는 혈소판 감소가 발견된다. 대부분의 원인은 골수의 림프구 증가와 비기능항진증이다. 8~10%의 환자에서 IgG 온난항체에 의해 자가면역성 용혈성 빈혈이 발생한다. 한랭응집소에 의한 용혈은 드물다. 일부 환자에서는 자가면역성 혈소판감소증이 발견된다. 이런 자가면역성 질환의 발생 기전은 아직 밝혀져 있지 않다. T억제세포에 의한 순수적혈구계 무형성증이 보고되어 있다.

CLL세포는 광학 또는 전자현미경으로는 정상 소B림프구와 감별할 수 없다. 림프구의 골수 침윤 양상은 ① 결절형, ② 침윤형, ③ 혼합형, ④ 미만형의 4가지 형태로 분류할 수 있으며 미만형이 가장 흔하다. 미만형은 병기가 높을수록 더 많이 발견되며 병기에 관계없이 예후가 나쁘다. 저감마글로불린혈증이 흔하고 피포성 세균감염이 잘 일어난다.

세포유전학적 소견으로는 12삼염색체(40%), 14q+(25%), 6번과 11번 염색체 장완의 이상 등이 있고, 초기에는 단일 이상 염색체가 주로 나타나나 진행되면 이상염색체가 추가로 발생하는 클론성 진화가 일어난다. 14번 염색체의 절단 부위(q32)는 면역글로불린 중쇄유전자와 가깝다.

6. 병기 결정 체계

병기 결정 체계는 두 가지가 주로 사용되고 있다. 5기로 분류하는 라이 체계는 주로 미국에서 쓰이고 있고, 3기로 분류하는 비넷 체계는 주로 유럽에서 사용되고 있다(〈표 18-10〉). 두 방법 모두 단순하며 비용이 저렴하고 재현성이 있다. 동일한 병기 내에서는 골수조직학적 소견에 따라

표 18-10 만성 림프구성백혈병의 라이*Rai*와 비넷*Binet* 병기 결정 체계

		림프구 증가	림프절 비대	비장 비대 또는 간 비대	혈색소(g/dL)	혈소판 수(×10³μL)
라이 체계	0	+	−	−	≥11	≥100
	I	+	+	−	≥11	≥100
	II	+	±	+	≥11	≥100
	III	+	±	±	<11	≥100
	IV	+	±	±	관계없음	<100
비넷 체계	A	+	±*	±*	≥10	≥100
	B	+	±†	±†	≥10	≥100
	C	+	±	±	<10	<100

* 림프절 비대 3부위 미만(경부, 액와부, 서혜부, 비장, 간 중에서)
† 림프절 비대 3부위 이상

예후가 다르다. 빈혈과 혈소판 감소가 있는 경우 예후가 나쁘며, 림프구 증가만 있는 경우는 예후가 매우 좋다. 림프구 수가 30,000/μL 이하이고 혈색소가 11g/dL 이상, 혈소판이 100,000/μL 이상, 림프절 비대가 3곳 이하, 림프구의 배가 시간이 12개월 이상인 환자는 'smoldering' CLL이라 하며 생존기간이 일반인과 같다. 시간이 지남에 따라 병기가 진행되며 이환 장기가 늘어나고 결국에는 골수기능부전이 발생한다. 때로는 항체에 의한 파괴나 백혈병세포의 증가 없이 갑자기 빈혈과 혈소판 감소가 발생한다.

7. 예후인자

라이 또는 비넷 병기 결정 체계에서 중요하게 이용되는 총종양 분량과 골수기능 외에 미만형, 이상염색체(예: 12 삼염색체, 복합이상염색체), 노령, 남성, 혈청 내 티미딘 키나아제, β2 마이크로글로불린, 요산, 알칼리성 인산분해효소 혹은 LDH의 증가, 빠른 림프구 배가 속도, 말초혈액의 대형 또는 비전형적 림프구의 증가 등이 나쁜 예후를 의미한다. 새로이 발견된 예후인자로는 변이가 되지 않은 면역글로불린 중쇄가변부 유전자(IgVH), 제타 연관성 단백-70(ZAP-70)의 과발현, 그리고 CD38 표면 항원의 고발현 등이다.

8. 치료

(1) 치료 적응증

알킬화제를 초기부터 사용해도 생존기간이 연장된다는 것이 불확실하고 오히려 2차성 악성 종양 발생률이 증가할 수 있으므로 라이 0기 또는 비넷 A기의 환자는 질병이 진행되지 않는 한 치료하지 않는 것이 원칙이다. 라이 III, IV기(비넷 C기)는 진단 시부터 치료를 시작한다. 중간기에 해당하는 환자는 발열, 발한, 체중감소, 심한 피로 등의 증상이 있거나 심한 림프절 비대, 비장 또는 간의 비대가 있으면 치료를 시작한다. 비자가면역성 빈혈, 혈소판 감소는 항백혈병 치료의 적응증이다. 자가면역성에는 우선 코르티코스테로이드를 사용한다. 백혈구 배가 시간이 12개월 미만인 경우도 치료의 적응증이 된다.

(2) 치료 약제

최근까지 알킬화제제인 클로람부실이 표준치료제로 사용되어왔으며 스테로이드 병용 혹은 단독 사용으로 38~75%의 반응률을 보이나 완전관해는 드물었다. 플루다라빈과 같은 퓨린 유사체들이 클로람부실의 영역을 대체하고 있으며, 신환의 경우 63%의 반응률과 20%의 완전관해를 보인다. 용량 제한 독성은 골수기능 저하이며 T세포 면역기능 저하와 관련된 감염증이 잘 발생한다. 최근 1차 제제로 미국 식품의약국(FDA)의 공인을 받은 벤다무스틴은 3상 연구에서 68%의 반응률과 21개월의 반응 유지 기간을 보였다. 역시 골수억제 독성이 주요 부작용이었다. 효과가 입증된 약제들의 조합은 단독요법보다 효과가 좋았고, 주로 연구된 조합은 플루다라빈과 사이클로포스파마이드로 반응률 74~94%, 완전관해율 23~24%를 관찰할 수 있었다.

리툭시맙은 림프구의 표면항원인 CD20을 표적으로 하는 단클론성 항체로 CLL에서의 단독 사용은 효과가 미미하지만 플루다라빈, 사이클로포스파마이드와 2, 3제 병용요법을 시행하면 상승 작용으로 인한 반응률과 완전관해율 상승을 관찰할 수 있다. 알렘투주맙은 림프구 표면항원 CD52에 결합하는 단클론성 항체로 5cm 이상의 림프절 비대를 제외하고 골수나 비장에 효과가 탁월하여 1차 제제로 클로람부실과 비교하는 3상 연구를 시행하였을 때 반응률과 완전관해율이 각각 83%, 22%에 이르는 효과를 관찰할 수 있었다. 면역저하에 따른 감염이 주요 합병증이며 사람폐포자충*Pneumocystis jiroveci* 폐렴, 대상포진 바이러스나 거대핵세포 바이러스 감염 등이 흔하다. 이외에도 레날리도마이드, 오파투무맙, 루밀릭시맙, 플라보피리돌 등의 신약들이 임상연구 중이다.

III. T세포 만성 림프구성백혈병

5% 미만의 CLL은 면양적혈구와 로제트를 형성하는 T세포이며 CD4 또는 CD8의 표현형을 보인다. CD4 양성 CLL 환자의 특징은 림프절 비대, 피부 침윤, 과림프구 증가, 미만성 골수침윤 및 젊은 나이이며 중앙 생존기간은 2년 미만이다.

CD8 양성 CLL(LGL)의 림프구는 풍부한 세포질과 아주르 친화성 과립을 갖고 있으며 자연살해세포에서 유래한다. 과립구 감소가 흔하며 때로는 진성 적혈구계 무형성을 동반한다. 대부분은 비교적 양성 경과를 갖는다.

Ⅳ. 전림프구성백혈병

전림프구성백혈병*prolymphocytic leukemia; PLL*의 특징은 심한 비장 비대와 B 또는 T세포 표현형을 갖는 림프구 증가증이다. 림프절 비대가 흔하고 중앙 생존기간은 3년 미만이다. PLL의 B세포는 세포 표면에 풍부한 면역글로불린을 갖고 있으며 혈청 단클론 단백질이 30%의 환자에서 발견된다. FMC-7과 반응하는 것으로 보아 CLL세포보다는 덜 분화된 세포로 생각된다. CD5는 음성이며 세포유전학적으로는 14번 염색체의 이상이 흔하다. 이 외에 특징적인 t(6;12)(q15; p13)과 1번 또는 12번 염색체의 이상이 발견된다. 20%의 PLL 환자에서는 T세포 표현형이 나타나며, α-나프틸 아세트산염 에스테르분해효소에 양성 반응을 보인다. 비장절제술과 CHOP 복합화학요법이 효과가 있으나 반응기간이 짧다. 최근 플루다라빈, 클라드리빈, 혹은 펜토스타틴에 50%의 환자가 완전 또는 부분관해를 보인다는 보고가 있으며, 이런 약제를 포함한 병용요법이나 리툭시맙이나 알렘투주맙과 같은 단클론성 항체 사용도 시도되고 있다. 동종조혈모세포이식은 젊은 환자에서 상기 치료의 효과가 없을 때 고려해볼 수 있다.

Ⅴ. 털세포백혈병

털세포백혈병*hairy cell leukemia; HCL*은 1958년 보론드*Bouronde* 등이 처음 기술한 드문 질환이다. 서구에서 전체 백혈병의 1∼2% 정도의 빈도를 보이고 있으며, 국내에서는 극히 적은 예가 보고되었다. 범혈구 감소, 비장 비대가 임상적인 특징이며 표재성 림프절 비대는 극히 드물다. 병의 경과 도중 과립구 감소와 단핵구 감소로 반복적인 감염증이 잘 발병한다. HCL세포는 면역글로불린 유전자가 재배열되어 있는 B세포이며, 가장 특징적인 털세포 모양은 전자현미경으로 가장 잘 확인할 수 있고 항주석산염 산성 인산분해효소*tartrate resistant acid phosphatase* 양성이다. 시험관 내에서 CLL세포를 포볼 에스테르로 처리하면 털세포 모양을 보인다.

5%의 환자는 치료가 필요 없다. 과거에는 비장절제술이 선호되었으나 현재의 최우선 치료법은 인터페론, 펜토스타틴, 클라드리빈 등의 투여이다. 클라드리빈은 대부분의 환자에서 완전관해를 유도하며 장기 생존이 흔하다고 보고되었다. 현재 비장절제술은 경색증이나 심한 비장 비대가 있을 때만 적용된다.

참고문헌

1. 대한혈액학회(한지숙, 고윤웅, 이삼열, 김길영, 김병수, 강득용 등). 한국에 있어서의 백혈병의 통계적 관찰. 대한혈액학회지 1978;13:1-34.
2. Ahuja H, Bar-Eli M, Arlin Z, Advani S, Allen SL, Goldman J, et al. The spectrum of molecular alterations in the evolution of chronic myelocytic leukemia. J Clin Invest 1991;87:2042-7.
3. Bouroncle BA. Thirty-five years in the progress of hairy cell leukemia. Leuk Lymphoma 1994;14:1-12.
4. Druker BJ, Sawyers CL, Kantarjian H, Resta DJ, Reese SF, Ford JM, et al. Activity of a specific inhibitor of the BCR-ABL tyrosine kinase in the blast crisis of chronic myeloid leukemia and acute lymphoblastic leukemia with the Philadelphia chromosome. N Engl J Med 2001;344:1038-42.
5. Druker BJ, Talpaz M, Resta DJ, Peng B, Buchdunger E, Ford JM, et al. Efficacy and safety of a specific inhibitor of the BCR-ABL tyrosine kinase in chronic myeloid leukemia. N Engl J Med 2001;344:1031-7.
6. Fava C, Cortés JE, Kantarjian H, Jabbour E. Standard management of patients with chronic myeloid leukemia. Clin Lymphoma Myeloma 2009;9:S382-90.
7. Kaufman M, Rubin J, Rai K. Diagnosing and treating chronic lymphocytic leukemia in 2009. Oncology (Williston Park) 2009;23:1030-7.

18-3

백혈병

조혈모세포이식

김병국

조혈모세포이식*hemopoietic stem cell transplantation*은 최근 40년 동안 급속히 발전하고 있는 분야로, 현대의 방법으로는 불치 또는 난치성인 혈액질환 환자의 골수를 정상인의 골수로 대치하려는 시도이다.

이와 같은 시도는 1950년대 실험 쥐에서 방사선 조사*irradiation*로 조혈계를 파괴시킨 후 동계*syngeneic* 또는 동종*allogeneic*의 골수를 주입하여 조혈계를 회복시킬 수 있음이 밝혀지고 주요 조직 적합 복합체*major histocompatibility complex; MHC*의 중요성을 알게 된 결과이다. 이후 조혈모세포이식의 임상 적용 가능성이 대두되었고, 1970년 토머스*Thomas*에 의해 중증 재생불량성빈혈 환자에서 동종조혈모세포이식이 성공하면서부터 조혈모세포이식의 장이 열렸다. 1970년대 전반까지는 당시의 모든 치료 방법에 반응이 없고 말기 상태인 중증 재생불량성빈혈 환자 및 급성 백혈병 환자에 국한하여 조혈모세포이식이 시행되었으나, 조혈모세포이식의 합병증에 대한 경험이 축적됨에 따라 1970년대 후반부터는 좀더 조기에 시행함으로써 치료 성적이 향상되었으며 적용 대상도 확대되었다.

이식에 필요한 조혈모세포*hemopoietic stem cell*는 골수뿐만 아니라 말초혈액, 제대혈*cord blood*, 태아 간*fetal liver* 등에서도 얻을 수 있으므로 골수이식*bone marrow transplantation*이란 용어는 점차 조혈모세포이식이라는 용어로 대체되고 있다.

Ⅰ. 조혈모세포이식의 적응증

조혈모세포이식을 시행할 수 있는 질환은 통상의 치료 방법에 반응이 없는 조혈계의 질환 모두가 해당되지만, 초기에는 중증 재생불량성빈혈, 중증 복합면역결핍증후군*severe combined immune deficiency syndrome* 및 급성 백혈병에서 시도되었다. 그 후 차츰 임상 성적이 향상됨에 따라 만성 골수성백혈병, 선천성 조혈계 질환, 림프종 등에서도 조혈모세포이식이 시행되고 있으며, 적응증이 확대되는 추세이다(〈표 18-11〉 참조).

Ⅱ. 조혈모세포이식의 과정

1. 환자의 선택

조혈모세포이식은 60~65세 이전의 환자로 조혈모세포이식의 적응증에 해당되는 경우를 대상으로 한다. 40세 이전의 환자군에 비해 50세 이후의 환자군에서는 각종 합병증, 특히 이식편대숙주병*graft versus host disease; GVHD*의 빈도가 높다. 자가조혈모세포이식의 경우 이식편대숙주병의 위험이 없으므로 70세까지도 시행한다.

표 18-11 조혈모세포이식의 적응증

악성질환
혈액학적 악성질환
급성 백혈병, 만성 골수성백혈병, 비호지킨림프종, 호지킨 림프종, 골수종 및 다른 형질세포질환, 만성 림프구백혈병
고형 종양
악성 기형종, 유잉육종, 신장세포암종
골수결핍증후군
척수형성이상증, 골수증식 질환, 재생불량빈혈, 발작성 야간혈색소뇨증
선천성 질환
혈액학적
판코니빈혈, 다이아몬드-블랙판증후군*Diamond Blackfan anaemia*, 코스트만씨증후군*Kostmann's syndrome*
면역학적
중증복합면역결핍증후군, 악성골화석증
대사
리소좀 질환

2. 공여자의 선택

골수 공여자에 따라 자가*autologous*조혈모세포이식, 동계*syngeneic*조혈모세포이식, 동종*allogeneic*조혈모세포이식으로 나눌 수 있다. 통상의 동종조혈모세포이식에서는 HLA가 일치하는 형제자매가 골수 공여자가 된다.

형제간의 HLA가 일치할 확률은 1:4이므로 골수 공여자를 혈연관계가 아닌 경우에도 구해야 하는 필요성이 점증하고 있다. 이와 같은 비혈연 간 조혈모세포이식을 촉진하기 위해 각국에서는 골수 공여자 등록사업을 전개하고 있으며, 우리나라에서도 1994년 한국골수은행협회 등이 발족되었다.

조혈모세포이식에서는 HLA의 적합성이 가장 중요하며, 성별 차이나 ABO 혈액형의 차이는 장애가 아니다.

3. 환자의 조건화

조건화*conditioning*(전처치요법)는 환자의 암세포 등 병든 골수를 제거하고 이식거부*graft rejection* 반응이 발생하지 않도록 면역계를 파괴시켜 조혈모세포를 받아들일 수 있도록 하는 과정이다. 중증 재생불량성빈혈이나 중증 복합면역결핍증후군의 경우에는 강력한 면역억제가 요구되어 고용량의 사이클로포스파마이드*cyclophosphamide*를 투여하고 필요에 따라 전신 방사선치료*total body irradiation* 또는 고용량의 부설판*busulfan*과 사이톡산을 투여하는 방법이 흔히 이용된다.

전신 방사선치료는 종양세포를 없애고 이식 대상의 면역을 억제하기 위해 시행된다. 전신 방사선치료 시 방사선에 의한 폐독성을 줄이기 위하여 회당 1.5~2 Gy의 방사선을 1일 2회 조사하여 총 12 Gy의 방사선량을 조사하는 방법이 많이 채택되고 있다. 최근 들어 비골수제거성 조혈모세포이식*nonmyeloablative stem cell transplantation* 사용이 늘어남에 따라 전신 방사선치료의 선량도 감소하여 2~4 Gy를 1회 조사하는 경우가 시도되고 있다.

전신 방사선치료 시 나타날 수 있는 부작용으로는 오심, 구토, 이하선염, 탈모 등이 있으며 간 비대, 복수를 동반하는 간정맥 막힘 질환*venoocclussive disease of liver*, 간질성 폐렴*interstitial pneumonitis* 등도 나타날 수 있다. 이런 부작용들은 분할치료 유무, 총방사선량에 영향을 받는다. 폐독성의 경우 선량률에 영향을 받기 때문에 전신 방사선치료 시 선량률을 낮추어 치료하는 것이 추천된다.

4. 골수 채취 및 투여

전신 또는 척추 마취하에 공여자의 장골능*iliac crest* 부위에서 골수를 채취한다. 수십 회의 골수천자로 보통 500~1,000mL의 골수를 채취하며, 채취한 골수는 헤파린*heparin*과 조직배양액에 섞어서 여과한 후 환자의 정맥으로 투여*infusion*한다.

ABO 혈액형이 일치하지 않는 경우에는 공여자의 골수에서 성숙적혈구 및 혈장에서 불필요한 ABO 항체를 제거한 후 투여한다. 동종조혈모세포이식에서 이식편대숙주병을 경감하기 위해 T세포를 제거하기도 하나, 이 경우에는 이식거부 및 종양의 재발 위험이 증가하므로 장기 생존율은 비슷하다.

5. 지지요법

공여자의 조혈모세포가 증식, 분화하여 말초혈액에 출현할 때까지 3~4주간 심한 범혈구감소증이 수반된다. 따라서 세균감염 예방을 위한 세심한 주의가 필요하며, 일단 감염이 있게 되면 적극적인 대응이 필요하다. 혈소판 수혈(20,000/mm^3 이상 유지)로 중증 출혈을 예방해야 하며, 적혈구 수혈도 필요하다. 모든 혈액 성분은 사전에 방사선 조사로 림프구를 파괴한 후 수혈한다.

급성 이식편대숙주병에 대한 예방도 필수적이어서 메토트렉세이트*methotrexate*, 사이클로스포린*cyclosporine*, 프

레드니솔론*prednisolone*, FK-506 등을 투여해야 한다.

Ⅲ. 조혈모세포이식의 합병증

조혈모세포이식의 합병증에 대한 지식이 축적되면서 이를 극복하기 위해 많은 연구가 진행되었지만 아직도 문제점이 많다(〈표 18-12〉 참조).

동종조혈모세포이식에서 가장 큰 면역학적 문제는 이식거부 반응과 이식편대숙주병이다. 그 외에 골수부전에 의한 감염, 출혈 등이 있고, 골수 제거를 위해 투여한 약제나 전신 방사선 조사로 인한 독성이 있으며, 백혈병의 재발 위험, 면역계의 재구성이 지연되어 발생하는 각종 감염 등이 있다.

1. 이식거부

기능을 유지하고 있는 환자의 림프구에 의해, 주입한 공여자의 조혈모세포가 파괴되는 경우가 있다. 재생불량성빈혈의 골수이식에서 특히 흔하며, 수혈 과거력, 숙주의 면역계를 충분히 파괴시키지 못한 조건화, T세포 제거 등의 소인이 있다.

2. 급성 이식편대숙주병

HLA가 일치하는 공여자의 조혈모세포를 주입했더라도 보통 부조직적합복합체*minor histocompatibility*에 차이가 있다. 따라서 공여자의 림프구(CD4+, CD8+, NKcells)가 환자의 세포에 대한 항원을 인지하여 면역반응이 초래되는 것이 급성 GVHD이다. 조혈모세포이식 후 2개월 이내에 흔하고 피부발진, 간기능 이상 및 설사가 주증상이며, 흔히 감염이 합병되어 사망에 이를 수도 있다. 치명적인 합병증이긴 하나 경도의 급성 GVHD는 이식편대종양반응*graft vs tumor reaction*으로 종양의 재발을 억제하므로 도움이 되기도 한다.

| 표 18-12 | 동종조혈모세포이식 후 시기별 주요 합병증

즉시 나타나는 부작용
골수생착 실패의 영향
출혈, 감염
약물의 유독성
발진, 방광염(사이클로포스파마이드 사용 시), 심근증(사이클로포스파마이드 사용 시), 이하선염(전신 방사선 조사 시), 췌장염(전신 방사선 조사 시), 점막염, 위장의 증상(사이클로포스파마이드, 전신 방사선 조사 시)
초기 부작용
생착 실패, 이식거부, 감염(세균, 균, 바이러스), 급성 이식편대숙주병(GVHD), 간의 정맥폐쇄병(VOD), 간질성 폐렴, 백혈병 재발
수 개월 후의 부작용
만성 이식편대숙주병, 백혈병 재발, 감염(특히 헤르페스 바이러스와 폐렴)
장기적 부작용
백내장, 불임과 성장 지연, 새로운 종양 생성

3. 만성 이식편대숙주병

만성 이식편대숙주병*chronic GVHD*은 공여자의 T세포가 활성화되어 IL-4를 위시한 수종의 세포질 분열*cytokines*을 분발하여 야기되는 질환이다.

조혈모세포이식 후 100일 이후에 주로 나타나며, 피부발진, 피부경화증*scleroderma*, 간기능 이상*hepatic dysfunction*, oral lichenoid lesion, 건조증후군*sicca syndrome* 등 자가면역 질환과 비슷한 증상을 보인다.

4. 감염

조혈모세포이식 과정에 필수적인 세포독성요법*cytotoxic regimen* 및 강한 면역억제로 감염*infection* 합병증이 흔하다. 골수이식 후에도 과립구 등은 2~3주에 회복되나 면역계의 재구성은 수 개월 내지 1년이 필요하고, 체액면역*humoral immunity*과는 달리 세포매개면역*cell mediated immunity*은 완전 회복이 어렵다. 따라서 세균(G^+, *Pseudomonas*, *Enterbacter*), 진균(*Candida*, *Aspergillus*), 원충류(*Toxoplasma*, *Pneumocystis*), 바이러스(herpes, CMV, varicella-zoster) 감염이 흔하므로 예방적인 항생제 투여가 필요하다.

Ⅳ. 임상성적

조혈모세포이식의 임상성적은 대상 환자와 실시 기관에 따라 다소 차이가 있으나 다음과 같이 요약할 수 있다.

중증 복합면역결핍증후군에서는 조혈모세포이식이 유일한 치료법이라고 할 수 있으며, 동종조혈모세포이식의 완치율은 90%로 보고되고 있다.

중증 재생불량성빈혈의 경우 일란성 쌍생아 간의 동계

조혈모세포이식은 90%의 완치율이, 수혈 과거력이 없는 환자에 대한 동종조혈모세포이식의 경우 80%의 완치율이 보고되었으나, 수혈 과거력이 있는 환자에서는 60~70%의 완치율이 보고되고 있다. 중증도의 재생불량성빈혈이거나 중증이라도 50세 이상의 환자에게는 골수이식을 시행하기 전에 면역억제요법을 시도하는 게 좋다는 보고가 많다. 급성 골수성백혈병의 관해 상태에서 시행한 동종골수이식 성적은 45~70%의 완치율이, 급성 림프구성백혈병의 관해기에는 35~55%의 완치율이 보고되고 있다.

만성 골수성백혈병의 만성기에 시행된 동종골수이식의 성적은 50~80%의 완치율이 보고되고 있다.

참고문헌

1. 김병국. 골수이식. 대한내과학회 춘계학술대회 초록집. 1993.
2. 김병국. 만성 골수성백혈병에서의 골수이식. 대한의학협회지 1996;39:566.
3. 김병국, 안진석. 골수저장기술과 자가골수이식, Med Postgrad 1995;23:187.
4. 김인호, 정주영, 방수미, 변재호, 박선양, 김병국 등. 급성 골수성 백혈병의 동종 골수이식-단일 병원 치료경험. 대한혈액학회지 1999;34(4):573-583.
5. 안진석, 박선양, 김병국, 민우성, 김춘추, 서철원 등. 한국에서의 자가골수이식 및 말초 조혈모세포이식 현황. 대한혈액학회지 1996;31:133.
6. 황동희, 김양현, 박선양, 김병국, 안효섭, 한규섭. 혈액 성분채집기를 이용한 골수 조혈모세포 채집. 대한수혈학회지 1998;9(2):243-251.
7. Appelbaum FR, Forman SJ, Negrin RS, Blume KG, eds. Thomas' Hemopoietic Cell, Transplantation. 4th ed. West Sussex, Wiley-Blackwell, 2008.
8. Kasper DL. Braunwald E, Hausser S, Longo D, Jameson JL, Fauci AS, eds. Harrison's Principle of Internal Medicine. 16th ed. New York, McGraw-Hill, 2005.
9. Kim DJ, Kim CC, Kim BK, Kim DW, Lee JW, Jin JY, et al. Allogeneic Bone Marrow Transplantation in Korea 1983~1992. Bone Marrow Transplant 1994;13(6):717-9.
10. Weatherall DJ, Leadingham JG, Warrell DA, eds. Oxford Textbook of Medicine. 4th ed., Oxford, Oxford University Press. 2004.

19

다발골수종

윤성수 / 이재훈 / 김보경

다발골수종*multiple myeloma*은 종양형질세포에 의해 발생하는 형질세포질환*plasma cell dyscrasia* 중 MGUS(monoclonal gammopathy of undetermined significance)를 제외하고 가장 흔히 발생하는 질환으로서 정식 명칭은 형질세포골수종*plasma cell myeloma*이나, 다발골수종, 혹은 골수종으로 부른다. 2008년 WHO의 분류에 따르면 성숙 B세포 종양의 하나로서 여기에는 다발골수종 외에도 골외형질세포종, 골형질세포종, 면역글로불린 축적 질환, 발덴스트롬 마크로글로불린혈증, 뼈경화증골수종*osteosclerotic myeloma*(POEMS 증후군) 등이 속한다. 혈액 질환임에도 불구하고 골 병변이 주증상의 하나인 매우 특이한 임상상을 보이며 M 단백이라는 일종의 종양표지자를 이용하여 질병의 진행 정도를 가늠할 수 있는 등의 특징이 있다. 인종별 및 국가별 발생률의 차이가 크며, 과거 우리나라를 비롯한 아시아 지역의 발생 빈도가 매우 낮았으나 최근 발생이 빠르게 증가하고 있으며, 새로운 약제들의 등장으로 치료 성적이 지속적으로 향상되고 매우 활발한 연구가 진행 중인 질환이다. 국제다발골수종그룹*International Myeloma Working Group; IMWG*에서 질환의 정의, 진단 기준, 예후인자, 치료 반응 기준 등을 표준화하고 있다.

Ⅰ. 이상혈청단백

정상 혈청 내의 단백질은 알부민과 알파1, 알파2, 베타, 감마글로불린으로 이루어져 있다. 이상혈청단백증이란 정상 단백이 아닌 이상혈청단백*paraprotein*에 의한 증상을 일컬으며, 이는 형질세포의 종양성 증식에 의한 단클론성과 비종양성인 다클론성으로 구분된다. 단클론 이상혈청단백은 다발골수종 등을 포함한 형질세포 질환들에서 주로 관찰되고, 다클론 이상혈청단백은 자가면역질환에서 흔히 관찰되며 간혹 정상인에서도 나타난다. 혈청 혹은 소변의 단클론성 글로불린은 골수종 혹은 악성이라는 의미에서 M 단백으로 부르며, 단클론의 의미로도 사용된다. M 단백을 찾기 위한 검사 방법으로 염산화 셀룰로오스막을 이용한 단백전기영동법이 사용되며, 매우 적은 양의 M 단백을 찾는 데는 면역전기이동법이나 면역고정법을 시행한다(그림 19-1, 19-2). 단클론 경쇄의 존재는 소변에서 벤스-존스*Bence-Jones* 단백의 형태로 확인할 수

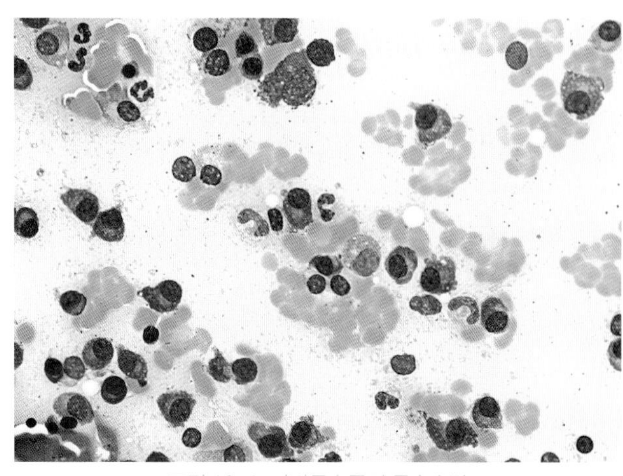

그림 19-1. 다발골수종의 골수소견

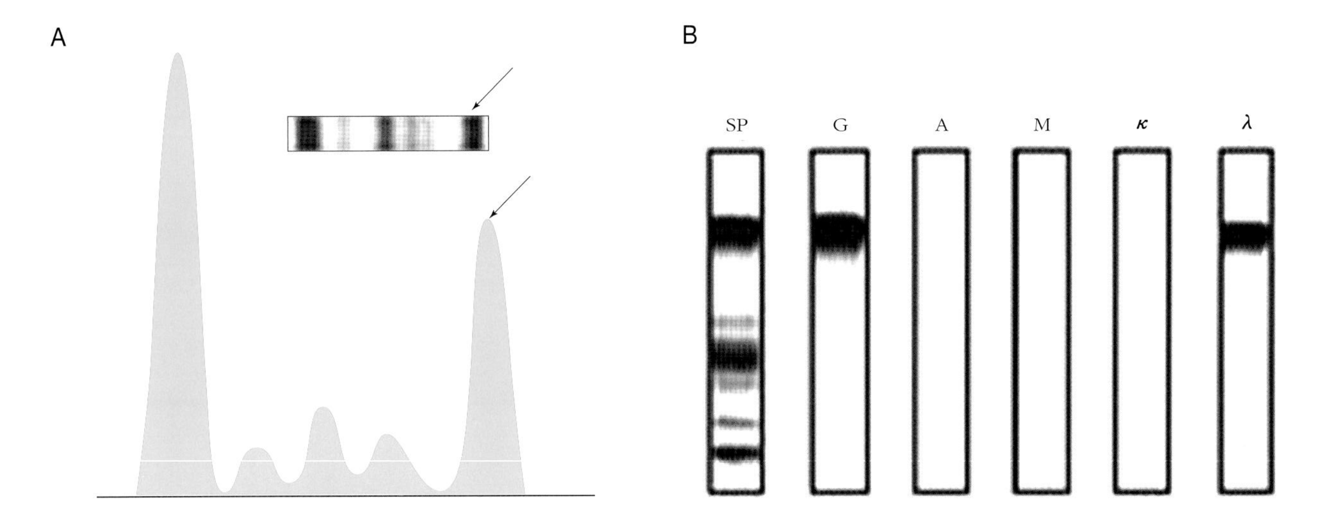

그림 19-2. 단클론 단백의 전기영동

있다. 최근 혈청유리경쇄측정법*serum free light chain assay*이 개발되어 진단과 반응 평가의 기준으로 사용되고 있다. 저감마글로불린혈증은 면역감마글로불린을 정량함으로써 증명된다.

Ⅱ. 의미불명 단클론감마병증

의미불명 단클론감마병증*monoclonal gammopathy of undetermined significance; MGUS*은 M 단백이 혈청 혹은 소변에서 검출되나 증상이 없고 자가면역질환이나 감염과 연관되지 않은 경우이다. 서양에서는 50세 이상의 1~2%, 70세 이상의 3%에서 발생하고 흑인에서 많다. 국내의 빈도는 잘 알려져 있지 않지만 최근 발생이 증가하는 경향을 보이고 있다. 발병 기전은 알려져 있지 않으며 검출되는 면역글로불린의 종류 및 빈도는 IgG, IgM, IgA, 경쇄, 이클론성의 순이다. 매년 1%에서 다발골수종 등의 형질세포질환으로 진행하며, IgG형, M 단백 수치 1.5g/dL 이하, 정상 유리경쇄 카파κ/람다λ 비율 등을 보이는 환자들이 저위험군으로 알려져 있다. 예후는 극히 양호하며 정상인의 수명보다 불과 2년 정도 짧음이 보고되었다. MGUS는 치료 대상이 되지 않으며 보통 6개월 간격의 추적 관찰이 권고된다.

| 표 9-1 | 의미불명 단클론 감마병증의 진단 기준(IMWG 2003)*

혈청 M 단백 <3g/dL
골수 내 형질세포<10%,
그리고 조직검사에서 낮은 형질세포 침윤
다른 B세포 종양의 증거가 없음
장기부전의 증거가 없음

* 이상 모두를 만족시켜야 함

Ⅲ. 다발골수종과 그 변형들

1. 역학 및 병인론

다발골수종은 서양의 통계에 따르면 전체 종양의 1%, 악성 혈액종양의 13%를 차지하며 악성림프종에 이어 두 번째로 흔한 혈액암이다. 인종 및 지역별 발병률이 차이를 보이며, 서양의 발생률은 평균 10만 명당 5.6명으로 추산된다. 미국에서는 흑인의 발병률이 10만 명당 10.6명으로 흑인의 혈액암 중 가장 흔한 질환이며, 백인과 히스패닉은 5.2명, 미국 인디언과 알래스카 거주민은 4명, 태평양 섬들의 주민들은 3~4명이다. 동양계에서는 발생률이 낮으며 WHO 통계상 아시아 국가의 발생률도 1~3명 정도로 낮다. 그중 동남아, 중동은 0.1~2.4명, 중국은 0.5명이며 일본은 3명으로 차이를 나타낸다. 남자에서 약간 더 많이 발생하며, 고령일수록 발병 빈도가 높아져 평균 연령이 65~70세로 혈액암 중 평균 발생 연령이 가장 높다. 국내의 경우 과거에는 증례 보고를 할 정도로 드물었으며(1959년 첫 증례 보고), 1980년 초반 매년 10명 정도

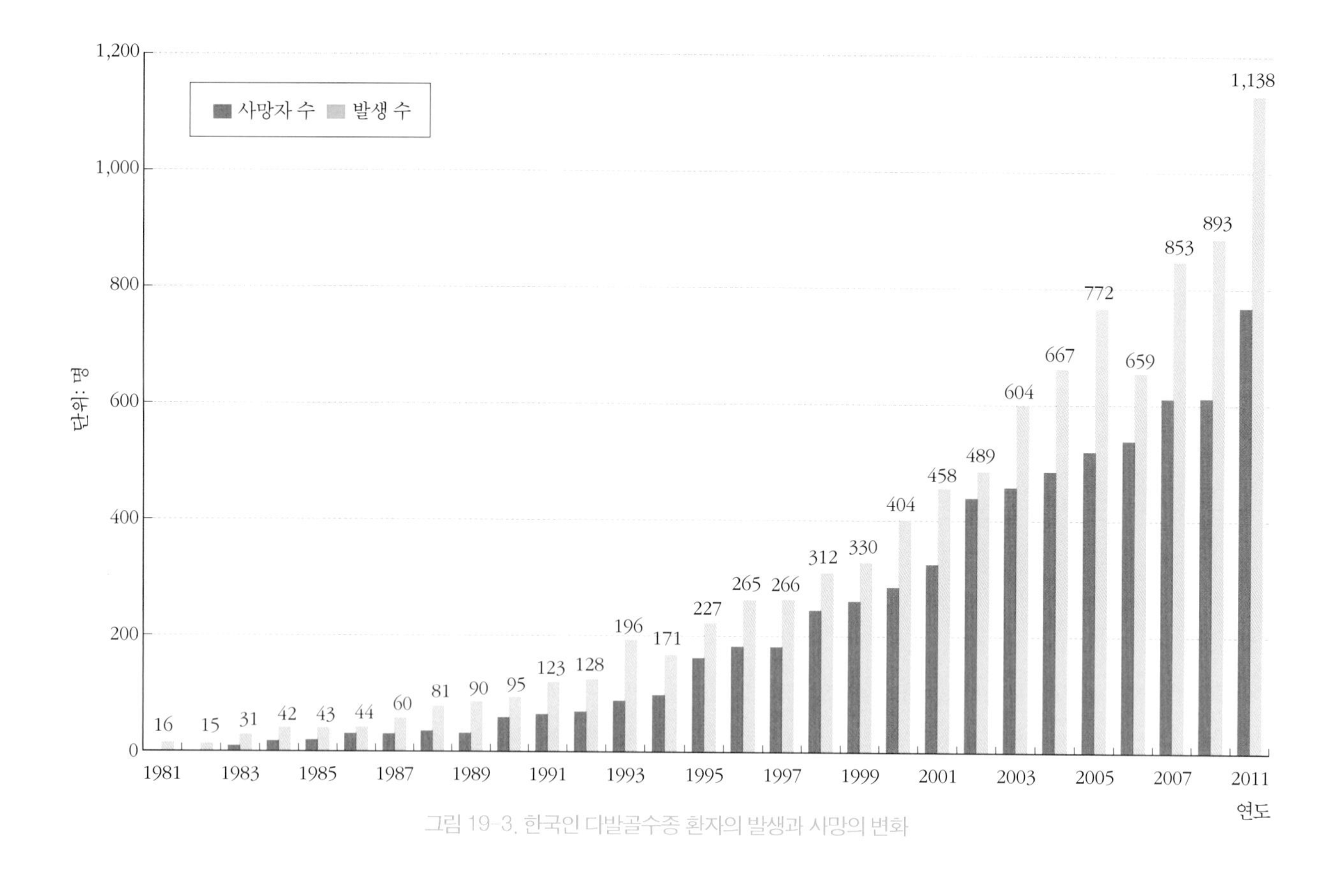

그림 19-3. 한국인 다발골수종 환자의 발생과 사망의 변화

발생한다고 집계되었으나, 이후 점차 증가하여 1990년에 100명 정도가 발생하였고 이후 지속적으로 증가하여 2011년 예상 환자 수는 1,138명으로 추정된다. 발생률은 인구 10만 명당 1.5명으로 사망자 수도 비례하여 증가하고 있고, 유병률은 4,000~5,000여 명에 달한다(그림 19-3).

발생률 증가는 일부 진단율의 증가에서 기인하지만, 최근 30년간의 급격한 증가는 이것만으로 설명할 수 없다. 발생률 증가의 주된 원인은 급격한 산업화에 따라 각종 발암물질에 대한 노출이 증가하고 국민의 평균수명이 지난 30년간 14년이나 증가하는 등 고령화가 진행됐기 때문으로 추정된다. 한국의 고령화 속도는 전 세계 1위로서 이미 2000년도에 65세를 넘은 인구가 7.2%에 달해 노령화 진입사회*aging society*에 들어갔으며, 2020년에는 14%를 넘어 15.7%를 기록하며 노령사회*aged society*로 진입할 것으로 예상된다. 이에 상응하여 환자들의 평균 발생 연령도 20년 전 58세에서 최근 66세로 높아졌다.

발병의 위험인자로는 고령과 방사선 조사 외에 아플라톡신, 납 등 농공업과 관계된 여러 물질들과의 연관성도 알려져 있으며 유전적 요소도 거론되고 있다. 만성적인 면역계 자극에 의한 발병은 실험 동물에서 증명되었으나 인간에서는 직접적 연관성이 증명된 바 없다. 다발골수종의 특유한 염색체 이상은 발견되지 않았으나 환자의 80%에서 DNA의 홀배수체*aneuploidy* 양상을 보이며 20~30%에서 매우 복잡한 복수염색체 이상을 보인다고 알려져 있다. 이들의 발현 빈도는 국내 연구에서도 비슷하게 보고되고 있다. 발병 기전에는 *c-myc*, *N-ras*, *bcl-2*, *p53*, *Rb* 등 다양한 발암유전자 및 암억제유전자가 관여한다고 알려져 있으나, 상세한 기전은 아직 규명되지 않았다. 2009년 국제골수종워크숍*International Myeloma Workshop; IMW*에서 보고된 골수종의 위험 요인 산정은 치료 방침 결정을 위한 것이 아니라 예후를 예측하기 위함이다.

2. 병태생리

골수종은 후종자중심*post-germinal-center* B세포에서 유래한 형질세포의 전암성*premalignant* 단클론성 증식으로 발생한다. 여러 단계의 유전 및 미세 장기 환경의 변화로 이 세포들이 악성종양으로 변한다. 골수종은 가장 흔하게 MGUS 및 무증상골수종*smoldering multiple myeloma; SMM*을 거쳐 증상이 나타나는 최종 단계인 골수종으로 변화한다고 여겨진다. 초기의 주된 염색체전이*translocation*는 S 염색체 14번 (q32.33)의 면역글로불린 교체*switch* 지역에서 일어난다. 2차적으로 발생하며 질병 진행에 관여하는 염색체 전이 및 유전자 돌연변이는 *MYC*의 복잡한 핵형 이상, *NRAS*, *KRAS*의 활성화, *FGFR3*, *TP53*의 돌연변이, 사이클린 의존 키나아제*cyclin-dependent kinase* 억제제인 CDKN2A와 CDKN2C의 비활성화 등을 포함하며 micro RNA 발현과 유전자 메틸화 수정*modification* 등의 후생유전학적 조절 곤란*epigenetic dysregulation*을 포함하는 다른 유전자 이상이 나타난다. 이들은 유전자 발현*profiling*을 통해 서로 다른 유전자군으로 분류된다.

면역글로불린은 두 개의 중쇄와 경쇄가 대칭을 이루고 있는 이합체 상태이며 이황화*disulfide* 결합 상태이다. 다양한 항원에 대한 각 항체의 다양성을 유지하기 위해 B림프구의 발생 과정에서 중쇄 및 경쇄유전자의 재배열 현상이 일어나며, 이때 VDJ 결합체의 VD 및 DJ 경계에서 염기의 첨가 및 삭제를 통해 각 형질세포의 고유한 염기서열을 가지게 된다. 이러한 부위를 상보 결정 부위*complementarity determining region; CDR*라 하며 이중 CDR III의 염기서열을 이용하여 환사마나 고유한 골수종세포의 존재를 확인하고 추적할 수 있다. 형질세포의 증식은 골수 내 형질세포의 증가나 형질세포종으로 나타난다. 골수종세포는 질환이 매우 진행된 경우에만 말초혈액에서 관찰된다. 다발골수종은 과거 골수 내에서 발병하는 것으로 생각되었으나 최근 세포 표면에 CD11a, CD19, CD10, CD9, CD5, PCA-1 등 림프구와 형질세포의 표식자를 공유한 혈중 림프구가 존재함이 알려지고 그중 일부에서 항체의 인자형*idiotype* 및 유전자 재배열 양상이 골수종 세포와 일치함이 알려짐에 따라 림프절에서 발생하여 골수로 이동하는 것으로 이해되고 있다. 골수종 줄기세포의 존재가 강력히 시사되고 있는데, 이는 분화된 골수종 세포가 CD138 양성인 것에 비해서 CD 138 음성이고 증식능은 증가된 것으로 알려졌다. 골수종 줄기세포는 VDJ 재조합이 일어난 후인 기억 B 세포 수준에서 발생하는 것으로 이해되고 있다. 실제로 골수 내의 골수종세포는 증식능이 거의 없으며 일부 골수종세포의 표면에서는 적혈구, 백혈구 혹은 거대핵세포, 자연살해세포 등의 표면항원이 발현되기도 한다. CD11b, 라미나/아교질 수용체, CD44, CD54, RHAMM 귀소*homing*, motility receptor 등이 골수로의 이동에 관여하며 골수 내에서는 인터루킨-6, 인터루킨-1β, 대식세포

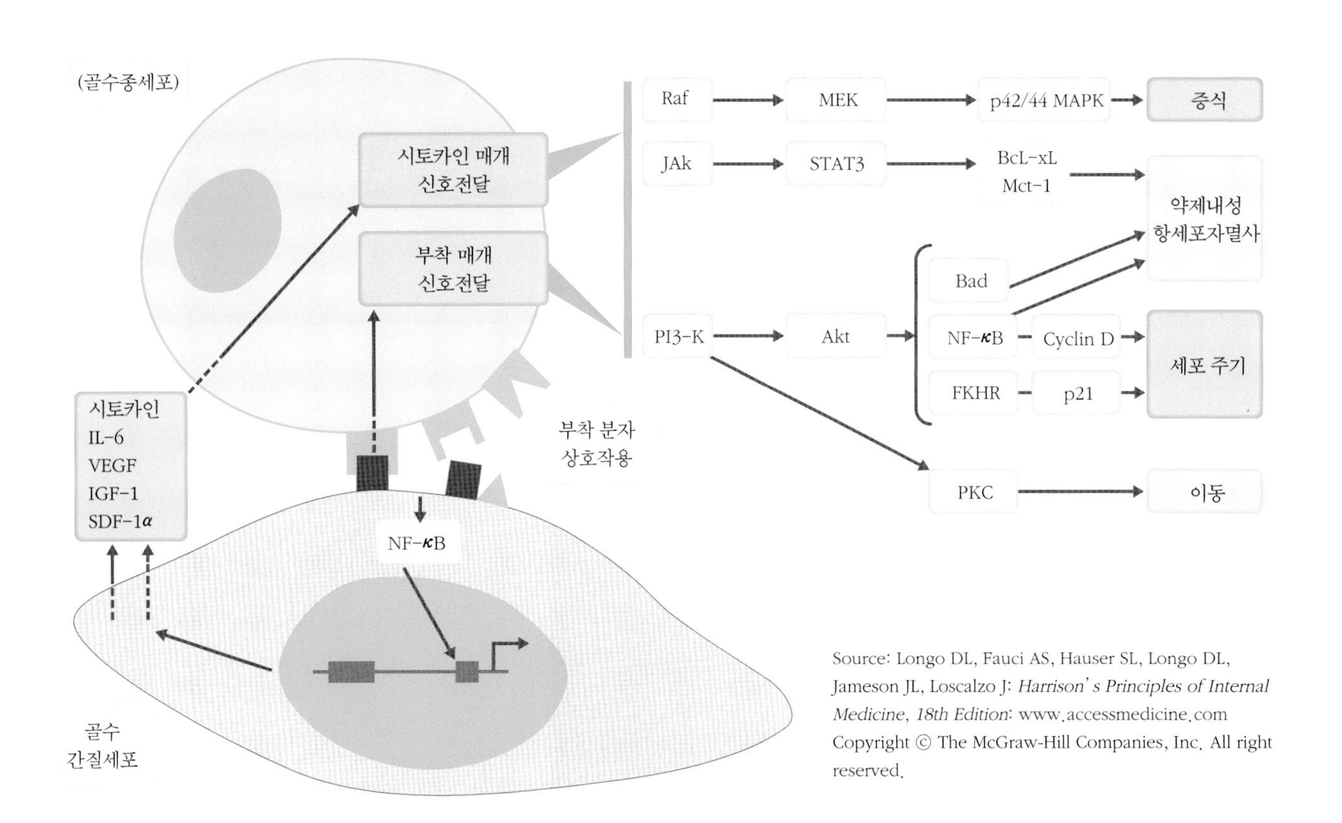

Source: Longo DL, Fauci AS, Hauser SL, Longo DL, Jameson JL, Loscalzo J: *Harrison's Principles of Internal Medicine, 18th Edition*: www.accessmedicine.com

그림 19-4. 다발골수종세포와 골수 내 지지 세포의 상호작용

집락자극인자, 과립구 대식세포 집락자극인자 등에 의해 증식 및 분화가 일어난다. 특히 인터루킨-6는 가장 중요한 요소이며 다발골수종 환자의 40%에서 진단 시 증가되어 있다. 골수종세포는 인터루킨-6에 의해 분화 혹은 증식하는데 골수 내 보조 세포 혹은 골수종세포 자체에 의해 분비된다. 이와 같이 골수종세포와 골수 내 지지 세포의 상호 관계는 자가 분비 순환 고리를 이루어 병태생리학적으로도 중요하며 표적치료제의 목표가 되기도 한다(그림 19-4).

인터루킨-6는 중요한 예후인자이며 C-반응성 단백의 정량에 의해 간접적으로도 측정된다. 다발골수종에서 발견되는 면역글로불린의 종류는 IgG가 60%로 가장 많고 IgA, 경쇄 단독형도 각각 20% 정도이며, 드물게는 IgD, IgE, IgM, 이클론성 등도 발생한다. 경쇄의 종류는 λ가 κ보다 많으며 국내 보고도 동일하다.

3. 임상상

다발골수종의 증상은 크게 골수종세포의 증식, M 단백에 의한 증상, 신부전, 면역부전 증상 등에 의해 나타난다.

(1) 골 병변으로 인한 통증, 병적 골절 및 고칼슘혈증

골 병변은 가장 흔한 증상으로, 환자의 60%에서 첫 증상으로 나타난다. 골절 및 골다공증이 동시에 나타나는 경우가 대부분이고 20%에서는 골다공증으로만 나타난다. 주로 척추, 늑골, 골반 등 하중을 받는 중심축의 통증이나 압박골절을 보인다. 경계가 분명하고 찍어낸 듯한 병변을 보이며 병적 골절도 흔하다. 두개골 측면 촬영에서 가장 특징적으로 나타난다(그림 19-5).

인터루킨-1β, 림포톡신, 혈관내피 성장인자, RANK 리간드, 대식세포 억제인자-1, 종양 괴사 인자 등에 의한 소위 파골세포 활성화 요소들의 발현으로 파골세포의 수

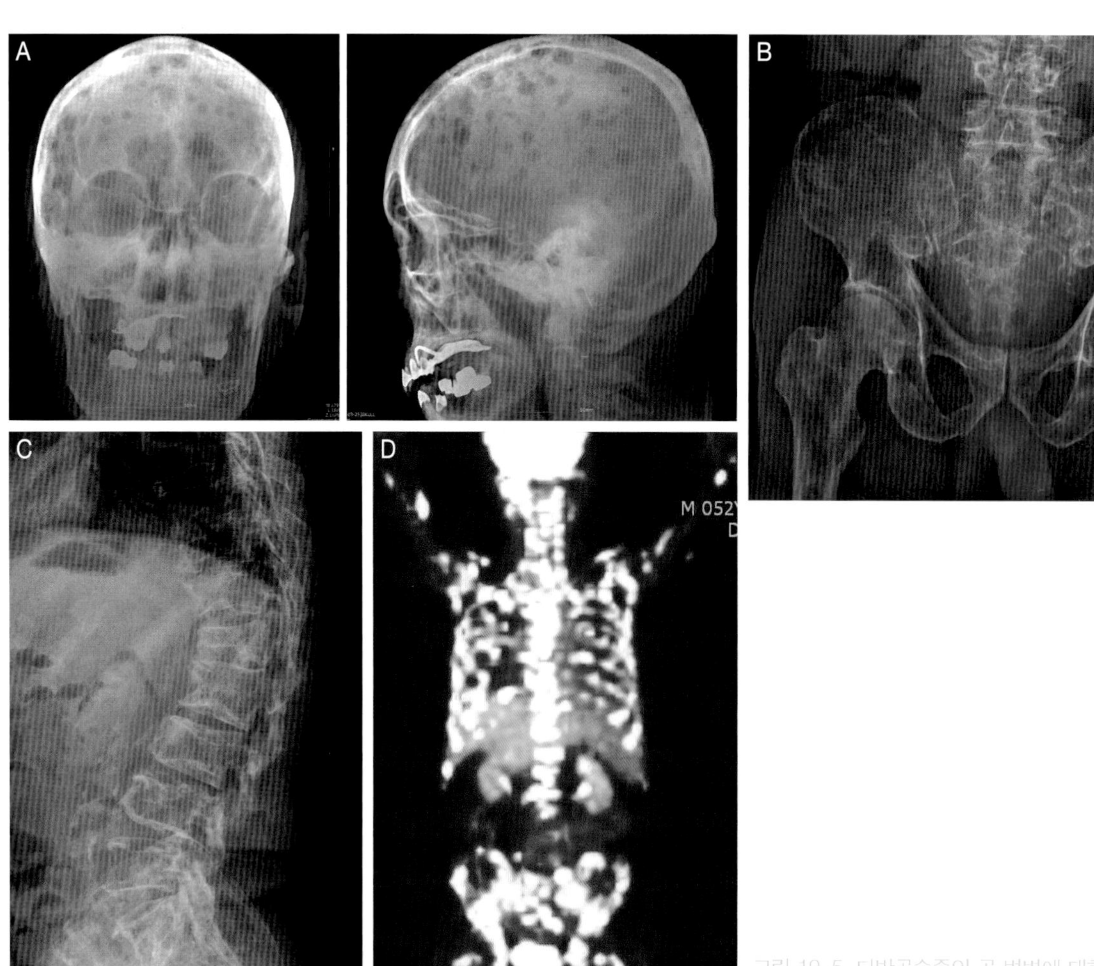

그림 19-5. 다발골수종의 골 병변에 대한 방사선 소견 A. 두개골 단순 촬영 B. 전신 뼈의 심한 골다공증 C. 전신 양전자단층촬영 소견 D. 척추 압박골절

와 활동도가 증가하여 골이 흡수되는 동시에 조골세포의 활동이 저하되어 질병이 진행될수록 골 파괴와 형성의 균형이 이루어지지 않는 것이 특징이다. 조골세포의 활동 저하로 동위원소를 이용한 핵의학 촬영의 예민도는 단순 방사선촬영보다도 오히려 낮은 것이 특징이며, 가장 예민한 검사는 자기공명영상(MRI)이다. 양성자단층촬영(PET) 역시 매우 유용한 검사 방법이며 이를 이용한 병기의 분류까지 제시되어 있다. 혈청 알칼리 인산분해효소는 대개 증가하지 않는다. 고칼슘혈증은 25%의 환자에서 나타나며 오심, 구토, 다뇨, 변비, 무력감, 의식장애 및 혼수 등이 있을 때 반드시 의심해야 하며 내과적인 응급상황이다. 이온화 칼슘의 양이 전체 칼슘의 양보다 중요하며, 특히 다발골수종에서는 혈청 알부민이 낮은 경우가 많으므로 반드시 이온화 칼슘의 양을 확인해야 한다. 반대로 M 단백이 칼슘과 결합하여 칼슘치는 높으나 이온화 칼슘은 정상인 경우도 있다.

(2) 빈혈 및 출혈 성향

빈혈은 진단 당시 30~60%의 환자에서 관찰되며 치료 과정 중에는 환자의 90%까지 동반되는데, 그 원인은 골수종세포의 골수 침윤, 신부전 등 다양하다. 혈소판 감소도 관찰되나 인터루킨-6가 혈소판 생성을 촉진하므로 혈소판 감소의 빈도나 정도는 빈혈에 비해 심하지 않은 것이 보통이다. M 단백의 응고인자 억제, 항응고인자의 출현 등도 출혈의 원인이다. 말초혈액펴바른표본 소견에서 적혈구 염주*rouleaux* 현상이 흔하게 관찰된다.

(3) 신장 장애

25% 이상의 환자에서 신장기능의 이상이 나타나며 환자의 예후에 영향을 미친다. 원인으로는 고칼슘혈증이 가장 흔하며 그 외에 콩판요세관의 경쇄 침윤, 요로 감염, 아밀로이드 신장증, 비스테로이드성 소염제 등의 약제 등 다양한 원인이 있다.

(4) 감염

정상 면역글로불린이 20% 이하로 감소하고 항체 반응도 비정상이며 과립구도 기능은 정상이나 수적 감소를 보여 폐렴, 요로감염 등이 자주 발생하며 이 질환의 초기에 가장 중요한 사망 원인이 된다. 폐렴사슬알균*streptococcus pneumonia*, 포도알균 등과 그람양성균에 의한 감염이 주로 발생하나, 최근에는 그람음성간균들이 요로감염 형태로 증가하고 있으며 그 외에도 대상포진, 쥐폐포자충 폐렴, 결핵 등의 기회 감염도 흔히 발생한다.

(5) 과다점성증후군

이상 단백에 의해 혈액 점도가 증가하여 나타나는 증상으로, 주로 분자량이 큰 IgM 형태에서 자주 발생하며 IgG에서는 M 단백의 양이 많을 때 발생한다. 상대점도 4 이하에서는 잘 발생하지 않으며 6 이상에서 잘 발생하고 점도측정계로 측정할 수 있다. 정상 혈액의 점성은 1.8이며, 과다점성증후군은 IgM은 4g/dL, IgG3는 5g/dL, IgA는 7g/dL 이상일 때 주로 관찰된다. 주로 안증상, 혈액응고, 신경증상으로 나타난다. 피로, 쇠약감, 체중 감소, 시력장애 등이 나타나며 망막정맥에 특이한 소시지 묶음 같은 줄 현상이 나타나고 출혈, 부종 혹은 중심정맥 혈전증이 올 수 있다. 혈액응고장애는 혈소판 표면이나 혈액응고인자에 이상 단백이 침착되어 초래되는데, 잇몸이나 상부 호흡기 혹은 위장에 출혈 등이 나타나고 출혈 시간의 연장과 혈소판 기능장애를 보인다. 신경증상으로는 두통, 의식장애, 어지러움, 경련, 혼수 등이 나타난다. 그 외에도 심부정맥 혈전증과 폐색전증 등도 나타난다.

4. 진단 기준 및 병기의 분류

다발골수종의 진단은 과거에는 미국 SWOG(Southwest Oncology Group)의 진단 기준이 사용되었으나 현재는 IMWG 진단 기준을 사용한다. 혈청 M 단백이 3g/dL 이상이거나 골수 내 클론성 형질세포가 10% 이상이면 골수종의 최소 진단 기준을 만족시킨다. 그렇지만 장기 손상이 없는 경우를 무증상골수종(SMM)으로 분류한다. 무증상골수종은 증상이 있는 다발골수종으로 매년 10% 정도에서 진행하지만, 많은 환자들의 경우 치료 없이 수 년간 관찰만 할 수도 있다. 다발골수종의 진단에서 골수종에 의한 장기 부전이 있는 경우에는 M 단백의 양의 기준이 중요하지 않다. 특히 골 병변이 조직 검사 결과 형질세포종으로 판명되고 단독이 아니면 골수종으로 진단한다. 클론성 형질세포가 있는 뼈나 연조직의 단독형질세포종이 조직검사로 증명되었어도 골수 내 클론성 형질세포가 10% 미만이면 MGUS를 동반한 단독형질세포종이라고 하며 골수 내 클론성 형질세포가 없으면 단독형질세포종이라고 하나 두 가지는 치료가 동일하다. 클론성에 대한

표 19-2 무증상골수종의 진단 기준(IMWG, 2003)

혈청 M 단백 3g/dL 이상 그리고/혹은
골수 내 클론성 형질세포 10% 이상
다발골수종 관련 장기 손상 없음

표 19-3 다발골수종의 진단 기준(IMWG, 2011)

혈청 혹은 소변의 M 단백 존재*(a)+
골수 내 클론성 형질세포†,‡ ≥10%
다발골수종 관련 장기 손상 있음(아래 증상 중 하나 이상)§
 고칼슘혈증(혈청 칼슘 11.5mg/dL 이상)(>2.65mmol/L)
 신부전(혈청크레아티닌 >2mg/dl)(177mmol/L 이상)
 빈혈(헤모글로빈 <10g/dL 혹은 정상값보다 2g/dL 이상 감소)
 골 병변(용해성 골 병변 혹은 골감소증)

* 혈청, 소변에 M 단백이 없는 경우 혈청유리경쇄를 사용할 수도 있음
† 혈청, 소변의 혈청 유리경쇄도 정상인 경우는 골수 내 형질세포가 10% 이상이어야 하고 비분비골수종으로 정의함
‡ 조직검사로 확인된 아밀로이드증이나 경쇄침착증*light chain deposition disease; LCDD*의 경우는 골수 내 형질세포가 30% 이상이거나 장기부전의 증거가 있을 때만 다발골수종과 연관된 아밀로이드증, 다발골수종과 연관된 경쇄침착증으로 칭한다.
§ 반드시 형질세포 질환에 의한 것이어야 함

증명은 κ/λ 면역염색이나 유세포분석으로 가능하다(〈표 19-2〉, 〈표 19-3〉).

다발골수종 진단을 내리기 위해서는 단백(혈청, 요, 유리경쇄), 골수 내 형질세포, 골수종 연관 질환의 3가지 조건을 만족해야 한다. 골수종의 진단에 필요한 혈청 M 단백 수치의 하한치는 없으나 면역글로불린의 종류와 상관 없이 3gm/dL의 단클론 단백 수치는 MGUS와 SMM을 감별하는 기준이 된다. 혈청 면역글로불린의 종류(IgG, IgA, IgM)에 따라 골수종으로 진행하는 정도에 차이가 있다. 만성 림프구성백혈병(CLL)이나 악성 림프종에서도 클론성 파라단백*paraprotein*이 나올 수 있으나 다발골수종의 진단에 필요한 다른 요건이 없으므로 진단에서 제외된다. 요단백도 혈청 단백과 마찬가지로 특정 수치 이상이 골수종 진단을 위해 필요한 것은 아니며 MGUS와 SMM을 구별하기 위한 수치 기준이 필요하나 아직 정해지지는 않았다. 혈청에 경쇄가 없어도 다발골수종의 다른 요건을 만족하면 소변 단클론 경쇄만으로 골수종 진단을 내릴 수 있다. 경쇄 MGUS 진단은 혈청 면역고착검사*immunofixation*에서 면역글로불린 중쇄가 없어야 한다. 유리경쇄만으로 클론성 형질세포질환을 진단하려면, 첫째, 비정상적인 유리경쇄 비율(<0.26 혹은 >1.65), 둘째, 혈청유리 경쇄 농도*concentration* 증가(비율 >1.65일 때 κ 유리경쇄 증가, 비율 <0.26일 때 λ 유리경쇄 증가), 셋째, 면역고착 검사로 중쇄가 없을 것의 3가지인데 다발골수종을 의미하는 말단 장기 손상이 없는 경우, 골수에 형질세포가 10% 미만이면 경쇄 MGUS로 진단할 수 있으며 만일 10% 이상인 경우는 SMM으로 진단한다.

정상 면역글로불린의 감소도 MGUS나 SMM에서 발견된다. 즉, MGUS 환자의 25%(18%에서 한 종류, 7%에서 2종류의 면역글로불린), SMM 환자의 52%(22%에서 한 종류, 30%에서 2종류의 면역글로불린)에서 정상 면역글로불린의 감소가 발견되었다. 면역결핍*immunoparesis*이 있으면 MGUS와 SMM에서 무진행 생존에 중요한 영향을 끼쳤다 ($P<0.001$). 하지만 다른 말단 장기 손상이 없이 정상 면역글로불린 감소만 있는 경우는 골수종의 증상으로 볼 수 없다.

골수천자나 생검 중 하나라도 클론성 형질세포가 10% 이상이면 골수종 진단을 내릴 수 있으며 이는 MGUS를 SMM 및 MM와 구별하는 기준이기도 하다. 면역염색이나 유세포분석으로 클론성*clonality*을 확인하는 것이 진단에 필수적이다. 골수검사에서는 적어도 200개 이상의 세포가 있어야 골수 내 형질세포의 비율을 측정할 수 있다. 만일 골수 천자와 생검 둘 다 세포 수 측정과 유세포 분석을 시행했다면 높은 수를 기준으로 한다. 조직검사로 증명된 뼈나 연조직 형질세포종에서 클론성 형질세포가 보인다면 골수 침범이 없어도 조직 침범이 있다고 판정한다. 3개 이상의 뼈 용해 병변이 있고 클론성 파라단백이 보이면 골수 내 형질세포 10% 이상이라는 기준은 필요하지 않다. 다만 다발골수종 확정 진단 전, 전이성 병변에 의한 뼈 용해병변이 아닌지 감별이 필요하며 병변 하나를 골라 조직검사를 해서 전이성 병변이 아님을 증명해야 할 수도 있다. 세포유전학적 검사나 FISH 검사가 예후 판정에는 중요하나 골수종 진단에 반드시 필요한 것은 아니다.

장기부전의 증거란 다음과 같은데, 이 중 한 가지 이상이거나, 혹은 증상이 있는 과다점성 증후군으로서 혈청 단클론단백과 연관되어 치료를 요하는 경우, 아밀로이드증, 1년에 2회 이상 반복되는 박테리아 감염증도 포함시켜왔다. 다만 2011년 5월 파리에서 열린 IMW에서는 다른 골수종 연관 증상이 없으면 단클론 면역글로불린 침착질환*monoclonal Ig deposition disease; MIDD*이나 AL 유전분증은 원인 클론성 형질세포가 진행이 빠르지 않고 진단과 지지요법에서 많은 주의를 기울여야 하므로 골수종 연관

증상*myeloma defining event; MDE*으로 간주하지 않고 다른 질환군으로 보아야 한다고 하였으며 12개월간 2번보다 많이 반복되는 세균 감염도 골수종 연관 증상으로 볼 수 없다고 하였으나, 여기에 대해서는 이견도 있다. 다만 이 경우에도 다발골수종과 치료 방법은 동일하다. 신경증상은 MGUS 관련 신경병증, 유전분증 혹은 POEMS 증후군을 감별해야 한다.

① 고칼슘혈증(혈청 칼슘이 정상보다 0.25mmol/L 이상, 혹은 혈중 알부민과 가능하면 pH로 보정한 절대 수치가 2.75mmol/L 이상인 경우)(11.0mg/dL)이 기저 클론성 형질세포 질환과 연관된 경우.

② 신부전: 전통적으로는 혈청 크레아티닌 173mmol/L 이상인 경우 신부전으로 여겨져왔으나 최근에는 실제 신장기능을 더 잘 반영할 수 있는 사구체여과율을 기준으로 하는 경향이 있다. 과거 추정 사구체여과율*estimated glomerular filtration rate; eGFR*이 있는 경우 1년에 걸쳐 35% 이상 특별한 이유가 없이 eGFR이 감소하거나 다른 원인 없이 eGFR이 50ml/min 이하인 경우, 혹은 신장조직 생검에서 경쇄*cast* 신장질환*nephropathy*이 있는 경우의 3가지 중 하나가 있으면 된다. 신장기능 장애와 형질세포 질환의 연관성을 증명하기 위해서는 벤스-존스 단백이 있어야 하며 만약 없다면 확진을 위해 신장조직 생검이 필요할 수도 있다.

③ 진단 시 클론성 형질세포 질환과 연관되었다고 판단되며 빈혈을 초래하는 다른 원인이 배제된 빈혈(헤모글로빈 10g/dL 미만 혹은 정상보다 2g/dL 이상 감소).

④ 뼈 전신 검사*skeletal survey*에서 발견된 용해성 골병변(만일 뼈 전신 검사에서 용해성 골병변이 없으면 MRI에서 3군데 이상의 조영증강*hyperintense* 병변이 있거나 하나의 큰 *macrofocal* 병변이 있는 경우, PET/CT를 시행한 경우, CT에서 1cm 이상의 골용해성 병변이 있거나 3개 이상의 작은 병변이 있을 경우 PET 소견과 상관없이 골 병변으로 인정). CT, MRI, PET에서 보이는 병변이 반드시 골수종 진단을 의미하는 것은 아니며 다른 악성종양이 의심되면 이를 검사해야 한다. 심한 골감소증*osteopenia* 자체만으로는 골수종 연관 증상*myeloma defining event; MDE*으로 보기에는 불충분하며 압박골절과 연관된다면 골수종 연관 뼈질환 확진을 위해 추가적인 검사가 필요하다. 뼈 표지자는 뼈의 교체*turnover*를 시사하나, 뼈 표지자 변화만으로 MDE라고 할 수는 없다.

여기서 볼 수 있는 것처럼 2011년의 IMW 제안안은 기존의 진단 기준과 크지는 않으나 몇 가지 차이가 있어 이에 대해서는 추후 논의가 필요할 것이다.

진단에서 특별한 경우는 다음과 같다.

① 비분비골수종
i) 혈청 혹은 소변에서 면역고착법으로 M 단백이 발견되지 않는 경우
ii) 정상 FLC 비율
iii) 골수 내 클론성 형질세포 증가 10% 이상이거나 형질세포종이 있는 경우
iv) 골수종 연관 증상이 하나 이상 있는 경우(조직검사가 필요할 수도 있다)

② 유리경쇄*MGUS*
i) 비정상적인 유리경쇄 비율(<0.26 혹은 >1.65)
ii) 소변 내 클론성 경쇄가 있으면서 면역 고착으로 IgH가 발견되지 않을 때

③ 뼈의 단독형질세포종
i) 혈청이나 소변에 소량의 M 단백이 있거나 전혀 없을 것
ii) 클론성 형질세포에 의한 단일 뼈 파괴 병변
iii) 골수에서 다발골수종 소견이 없을 것
iv) MRI나 PET/CT에서 정상적인 전신 뼈 소견
v) 단일 골 병변 외에 다른 골수종 연관 증상이 없을 것

④ 골수외형질세포종
i) 혈청이나 소변에 소량의 M 단백이 있거나 전혀 없을 것
ii) 클론성 형질세포에 의한 골수 외 종양
iii) 골수에서 다발골수종 소견이 없을 것
iv) 골수종 연관 증상이 없을 것

⑤ 다발 혹은 재발성 골수종
i) 혈청이나 소변에 소량의 M 단백이 있거나 전혀 없을 것
ii) 클론성 형질세포에 의한 1개보다 많은 국한된 뼈 파괴 병변이나 골수외형질세포종이 있으면서 재발하기도 할 것
iii) 골수에서 다발골수종 소견이 없을 것
iv) MRI나 PET/CT에서 정상적인 전신 뼈 소견
v) 국한된 형질세포종 외에 다른 골수종 연관 증상이 없을 것

⑥ POEMS 증후군
i) 필수적인 주요 진단 기준: 다발신경병증, 단클론형질세포증식질환
ii) 주요 진단 기준: 경화성 골 병변, 캐슬만씨병, 혈관내

피 성장인자-α 상승

iii) 기타 진단 기준: 기관 비대(비장, 간, 림프절), 혈관 외 체액 증가(부종, 흉막삼출, 복수), 내분비장애(부신, 갑상샘, 뇌하수체, 성선, 부갑상샘, 췌장), 피부 변화(색소침착, 피부 체모 증가, 사구체모양 혈관종증, 다혈증*plethora*, 말단청색증, 홍조, 백색 손톱), 시신경유두부종, 혈소판증다증/적혈구증가증

POEMS 증후군의 진단은 필수 주요 진단 기준 2가지를 만족하면서 주요 진단 기준 3가지 중 1가지와 기타 진단 기준 6가지 중 1가지가 있어야 한다. AL 유전분증을 항상 감별 진단에 넣어야 한다.

병기의 분류는 듀리*Durie*와 새먼*Salmon*이 제시한 분류법(〈표 19-4〉)이 골수종의 양을 대변하는 지수들로서 지난 30년간 사용돼왔으나, 3기가 대부분이고 고용량 화학요법 및 자가조혈모세포이식술의 치료 효과를 반영하지 못하는 등의 몇 가지 단점으로 인해 최근에는 국제 병기 분류*International staging system; ISS*(〈표 19-5〉)가 표준으로 사용되고 있다. 국제 병기 분류는 자가이식이 도입된 이후에도 예후인자로서 기능을 하고 병기 분류에 따라 예후가 확연히 차이를 보이는 등의 장점이 있다.

표 19-4 다발골수종의 듀리-새먼 병기(Durie-Salmon, DSS)

I 기(골수종세포의 양: $<0.6\times10^{12}/m^2$)
아래의 모든 것을 만족시키는 경우:
헤모글로빈 >10g/dL
혈청칼슘 정상(<12mg/dL)
골병변이 없거나(0도) 고립성골수종만 있는 경우
M 단백의 양이 낮음
IgG<5g/dL
IgA<3g/dL
24시간 소변 경쇄분비 <4g

II기(I기와 III기의 중간)

III기(골수종세포의 양>$1.2\times10^{12}/m^2$)
아래의 어느 것이라도 만족시키는 경우:
헤모글로빈 <8.5g/dL,
혈청칼슘 >12mg/dL
진행된 골병변(3도)
M 단백의 양이 높음
IgG>7g/dL
IgA>5g/dL
24시간 소변 경쇄분비>12g

아형의 분류
A = 신장기능 정상(혈청크레아티닌 <2mg/dL)
B = 신장기능 이상(혈청크레아티닌 ≥2mg/dL)

표 19-5 국제 병기 분류(ISS, 2003)

병기	중앙 생존기간(개월)
1기: β2마이크로글로불린 <3.5mg/L, 알부민 ≥3.5g/dL	62
2기: β2마이크로글로불린 <3.5mg/L, 알부민 <3.5g/dL 혹은 β2마이크로글로불린 3.5～5.5	44
3기: β2마이크로글로불린 ≥5.5mg/L	29

5. 치료

(1) 치료 목표 및 판정 기준

치료 목표는 증상 완화와 생존 연장에 있으며, 치료 과정에서 합병증에 대한 치료와 항암치료가 병행되어야 한다. 치료 효과의 판정에는 유럽조혈모세포이식그룹*European Group for Blood and Marrow Transplantation; EBMT*의 판정 기준과 IMWG의 판정 기준이 흔히 사용된다. EBMT 판정 기준은 면역고정법으로 혈청과 소변에서 M 단백의 완전 소실, 골수 내 형질세포가 5% 이하, 용해성 병변이 진행되지 않고, 연조직의 골수종이 모두 소실되는 것이 6주 이상 유지되는 경우를 완전관해*complete response; CR*, 혈청 M 단백이 50% 이상 감소, 24시간 소변 M 단백은 90% 이상 소실되거나 혹은 200mg 이하, 골수 내 형질세포는 50% 이하로 감소, 연조직 골수종이 50% 감소되어 6주 이상 유지된 경우를 부분 관해*partial response; PR*, 혈청 M 단백 25～49% 감소, 24시간 소변 단백뇨가 50～89% 감소되고 200mg 이상인 경우, 비분비골수종의 경우 골수 내 형질세포 25～49% 감소, 연조직 골수종의 25～49% 감소, 용해성 골병변의 무진행 등이 6주 이상 유지된 경우를 최소 관해*minimal response; MR*, 혈청 M 단백이 25% 이상 증가하거나 24시간 소견 M 단백이 25% 이상 증가되고 절대치가 200mg 이상 증가된 경우, 골수 내 형질세포가 25% 이상 증가하고 절대값으로 최소한 10% 이상 증가된 경우, 뼈나 골 외 골수종이 크기가 증가한 경우나 새로운 병변이 생긴 경우 등을 진행*progression; PD*, 그 외의 경우는 불변*no change; NC*으로 정의한다. IMWG 판정 기준은 6주 지속 기간을 삭제하고 엄격한 완전관해*stringent complete response; sCR*와 매우 좋은 부분 관해*very good*

| 표 19-6 | 다발골수종 치료의 판정 기준 비교

EBMT 판정 기준(1998)	Modified EBMT	IMWG 판정 기준(2006)	updated IMWG(2009)
NC	SD	SD	SD
MR	MR	–	MR
PR	PR	PR	PR
	nCR	VGPR	VGPR
CR	CR	CR	CR
		sCR	sCR
			mCR

*partial response; VGPR*를 추가하였는데 엄격한 완전관해란 기존의 완전관해의 기준을 만족시키고 혈청유리경쇄 비율의 정상화, 면역화학 혹은 면역형광법으로 골수조직검사에서 클론성 골수종 세포가 없는 경우로 정의하며 매우 좋은 부분 관해란 혈청 M 단백이 전기영동법으로는 검출되지 않으나 면역고정법은 양성인 경우이거나 혹은 90% 이상 감소한 경우, 그리고 24시간 M 단백은 100mg 이하로 감소한 경우이다. 최근에는 4색 유세포분석기로 100만 개의 세포를 분석하여 클론성 형질세포가 발견되지 않는 면역표현형 완전관해*immunophenotypic CR*와 ASO-PCR이 음성으로 전환된 분자생물학적 완전관해*molecular CR; mCR*가 추가되었다. 각 기준의 상호 비교는 〈표 19-6〉과 같다. 골병변은 골수종세포가 완전히 사라져도 일부에서만 정상화되므로 관해 판정 기준으로는 사용되지 않는다.

(2) 대증요법

골병변으로 인한 통증의 조절에는 아세트아미노펜이 다른 비스테로이드성 항소염제보다 신장기능장애가 적어 선호되며, 마약성 진통제가 흔히 사용된다. 척추의 압박골절이나 대퇴골 골절 등으로 인한 외과적 처치나 방사선요법이 필요한 경우도 있다. 고칼슘혈증은 내과적 응급상황으로 충분한 수액 공급이 가장 중요하다. 소변량을 하루 3L 이상으로 유지하고 푸로세미드*furosemide* 등 이뇨제를 사용함과 동시에 프레드니손 0.75~1mg/kg를 사용하면 대개 충분하다. 파골세포를 억제하는 치료로 가장 효과가 빠른 것은 칼시토닌으로서 4unit/kg를 12시간마다 피하나 근육에 주사한다. 최근에는 파미드로네이트, 에티드로네이트, 클로드로네이트, 졸레드로네이트 등의 비스포스포네이트 제제가 고칼슘혈증은 물론 골병변 및 골수종 자체의 치료에 유효한 약제로 등장하였다. 특히 졸레드로네이트는 최근 진행된 3상 연구에서 골병변 발현의 시간을 늦추는 것은 물론 환자의 생존기간의 증가도 관찰되었다. 그 외에 갈륨나이트레이트, 미트라마이신 등도 사용된다. MGUS나 SMM에서 비스포스포네이트 제제를 추천할 만한 근거는 없으며, 치료를 요하는 다발골수종에서는 뼈감소증과 뼈병변이 있으면 비스포스포네이트 제제 사용이 적극 추천된다. 뼈병변이 없는 다발골수종 환자의 비스포스포네이트 제제 사용은 논란이 있으나 최근 영국의 연구에서 졸레드로네이트가 효과적임이 보고되었다. 비스포스포네이트 제제의 부작용 중 하나인 턱뼈의 골괴사를 줄이기 위해서는 치아 건강 상태를 잘 유지하는 것이 중요하다. 치아 치료를 한다면 전후의 일정한 기간 동안 비스포스포네이트 제제 사용을 중지한다. 비스포스포네이트 제제 사용 중 칼슘과 비타민 D가 필요할 수도 있다. 적절한 수술적 요법인 척추성형술*kyphoplasty*은 통증을 줄이고 기능을 향상시킨다. 뼈병변에 대한 국소 방사선치료는 가급적 골수기능을 덜 손상시키도록 적절하게 시행해야 한다. 방사선치료는 효과적인 신약 개발에 따라 적응증이 줄어들고 있다.

빈혈은 비타민 B_{12}, 엽산, 철 등의 부족이 동반되었는지와 심한 감염, 용혈, 실혈, 골수부전, 파종혈관내응고 증후군이나 골수형성이상 증후군이 동반되었는지를 알아야 한다. 빈혈이 심한 경우, 빨리 이를 교정하려면 수혈을 하는 경우도 있으나 철 축적과 같은 적혈구 수혈에 따른 위험도 고려해야 하며 남성호르몬 제제가 효과가 있을 수도 있다. 혈청 적혈구 생성인자가 낮은 경우는 재조합 적혈구 생성인자도 효과적이며, 사용 환자의 60~80%에서 효과가 나타난다. 철분이 모자란 경우(트랜스페린 포화도

<20%, 페리틴<30ng/mL), 철분 제제를 동시 투여하면 빈혈 교정이 빨라진다. 적혈구 생성인자의 부작용 중 정맥 혈전증이 증가하는 현상이 서구에서 보고되고 있는데, 특히 탈리도마이드, 독소루비신, 레날리도마이드 등이 같이 사용되는 경우에 두드러진다. 국내의 후향적 연구에 의하면 탈리도마이드를 쓴 환자 360명에서 14명이 발생하여 3.9%의 혈전증 발생 빈도를 보였는데, 이는 서구 환자의 10~58%에 비해 낮은 수치로서 서구에서 권하는 혈전 예방 치료를 같이 적용하기에는 무리가 있으며 혈전증 예방 치료를 필요로 하는 대상군에 대한 연구가 필요하다. 출혈 성향은 혈소판이나 응고인자 수혈로 교정한다. 감염에는 적절한 항생제 투여가 필요하며, 신장장애는 하루 3L의 소변량을 유지하기 위한 충분한 수액 공급, 고요산혈증을 방지하기 위한 알로퓨리놀 투여, 요로 감염에 대한 적절한 항생제가 필요하다. 투석요법이나 혈장반출술이 필요한 경우도 있다. 10%에서 골수 외 골수종에 의한 척수압박이 나타나며 스테로이드요법과 방사선치료 혹은 외과적 치료의 대상이 된다. 기타 신경 합병증이나 과다점성 증후군 등에서 혈장교환술 등의 대증요법이 필요하다.

(3) 화학요법

다발골수종의 항암화학요법은 증상이 있거나 검사 소견 혹은 방사선 소견에서 합병증이 곧 나타날 것으로 판단될 때 치료를 시작하는 것이 원칙이다.

1) 멜팔란과 프레드니손 병용요법(MP요법)

멜팔란은 1958년부터 치료에 사용되었으며, 현재에도 단일 약제로는 가장 중요한 약제이다. 멜팔란과 프레드니손의 병용요법은 1970년 이후 매우 오랫동안 표준요법으로 사용되었다. 다양한 용량으로 투여할 수 있는데, 그 중 한 예로 하루 멜팔란 8mg/m^{2}과 프레드니손 25~60mg/m^{2}을 4일간 투여하고 이를 4주마다 반복 투여하며, 이 밖에도 많은 변형이 있다. 투여 중간에 과립구의 감소 정도를 확인하며 용량을 조절한다. 관해율은 약 50~60%이고 완전관해는 5% 이하로 매우 드물다. 관해 지속 기간 및 생존기간은 각각 18개월, 30~36개월로서 치료받지 않은 환자의 생존기간인 7~10개월에 비해 유의하게 증가한다. 대개 치료 후 약제 내성이 출현하여 6~12회 투여 후에는 M 단백이 더 이상 감소하지 않게 된다. 이 경우 유지요법을 시행하여도 생존기간이 늘어나지 않을 뿐 아니라 치료제로 인한 급성 백혈병 및 골수형성이상 증후군의 발생 위험이 있다. 따라서 관해 유도 후 6개월 이상 M 단백의 변화가 없는 경우 치료를 중단하고 관찰하기도 한다. MP요법의 5년 생존율은 30% 이하이고 10년 이상 장기 생존할 가능성은 5% 이하로 매우 낮다. 국내 연구에서는 관해율 및 생존기간이 외국의 보고와 비슷하거나 다소 낮은데, 이는 치료 대상 환자의 병기, 활동도 등에서 예후인자가 불량한 환자의 수가 상대적으로 많았던 데서 기인하는 것으로 해석된다.

2) 복합화학요법

MP요법의 효과를 향상시키기 위해 다른 항암제를 추가하는 연구가 많이 시행되었다. 미국 SWOG에서 MP요법에 사이클로포스파마이드, 독소루비신, 니트로소우레아 등을 추가한 5건의 연속적인 연구를 시행하였으나 생존율의 향상을 전혀 관찰하지 못하였다. 1977년에 소개된 M-2요법(빈크리스틴, BCNU, 멜팔란, 사이클로포스파마이드, 프레드니손) 등 효과가 우수한 복합화학요법들이 일부 보고되기도 하였으나, 여러 복합화학요법과 MP요법의 제3상 비교연구들에서는 대부분 생존율의 유의한 차이가 관찰되지 않았고 메타분석에서도 차이가 없었다.

3) 빈크리스틴, 독소루비신, 덱사메타손 요법(VAD요법) 및 고용량 덱사메타손 단독요법

불응성 및 재발성골수종에서 효과가 검증된 VAD 요법(빈크리스틴 하루 0.4mg 4일 정주, 독소루비신 하루 체표면적당 9mg 4일 정주, 덱사메타손 하루 40mg 4일 정주 3회 반복)이 첫 치료로서 시도되었는데 관해율은 65~80%, 완전관해 20~25%로 MP요법보다 15% 정도 높으나 p-당단백, 인터루킨-6이 관여된 약제 내성이 출현하여 관해 지속기간 및 생존기간에서 MP요법과 비교하여 크게 향상된 결과를 보이지 않았다. 종양의 반감기가 3주로 매우 짧으므로 단기간 내 증상의 완화가 필요할 때 효과적이며 신장기능장애가 있는 경우에 선호된다. 심한 골수저하가 있는 경우는 고용량 덱사메타손 치료가 선호된다. 고용량 화학요법 및 자가이식술의 발전으로 조혈모세포에 손상을 많이 초래하지 않는다는 점에서 VAD요법이 자가이식술에 앞선 유도요법으로서 주로 사용되어왔다.

4) 면역요법

화학요법제와는 독립적으로 α-인터페론의 항암효과는 단독요법으로 20%의 관해율을 보인다. 화학요법과의 병용이나 교대요법으로 관해율이 증가된다는 보고는 있으나 생존기간이 증가하지는 않는다. 그러나 다른 생물학적 제제와 마찬가지로 인터페론은 종양의 양이 적을 때, 즉 관해유도 후 유지요법으로 사용 시 관해 지속 기간이 연장됨은 3상 연구들에서 확인되었으나 생존기간의 연장은 확인되지 않아서 현재로서는 권고되지 않는다. γ-인터페론도 다발골수종에 대한 항암효과가 알려졌으나 충분한 연구 결과가 축적되지 않은 상태이다. 기타 항IL-6 항체, 항CD38 항체, 개체형 종양백신 등에 대한 연구가 진행 중이다.

5) 고용량 화학요법 및 조혈모세포이식

1983년 매켈웨인*McElwain*과 파울스*Powles*가 불응성골수종 환자에게 고용량 멜팔란을 투여하여 약제 내성을 극복할 수 있었다고 보고한 이후 많은 연구가 진행되었다. 용량을 100～140mg/m^2로 증량함으로써 치료 효과를 향상시키려는 노력이 초기에는 불응성골수종을 대상으로 시작되었고 이후 새로이 진단된 환자에 대한 초기 치료로 연구되었다. 관해율 80%, 완전관해 30%의 성적을 보였으며, 관해 지속 기간 및 생존기간의 중앙치는 각각 18개월, 4년이었고, 3분의 1의 환자에서는 9년 이상의 장기 생존 가능성이 시사되었으나 평균 한 달간의 중증 과립구감소 등에 의한 조기 사망률이 15%로 높았다. 이후 자가골수나 말초혈액의 조혈모세포를 이용하여 혈구 회복기간을 단축시킴으로써 약제의 용량이 200mg/m^2 이상으로 증가하게 되었다. 이런 치료법은 초기에는 주로 불응성 및 재발성 골수종에서 연구되었는데, 75%에서 반응을 보이며 완전관해율이 10～20%에 달하고 관해 지속 기간 및 생존기간의 중앙치는 각각 1.5년, 3～4년이었다. 이후 진단 후 첫 치료로 연구되어 프랑스골수종그룹(IFM)의 3상 연구 등 6개의 비교 연구가 시행되었는데 그 결과 무진행 생존기간은 4개의 연구에서, 전체 생존기간은 3개의 연구에서 유의하게 증가되는 것이 관찰되었다(〈표 19-7〉). 최근의 중간분석에서 고용량 화학요법 및 자가조혈모세포이식술은 무진행 생존기간을 유의하게 증가시키고(P＝0.02) 전체 생존기간은 연장되는 추세만을 보인다고 분석되었으나 자가이식이 무진행 생존기간만 증가시켜도 현재 다발골수종의 구제요법에서 큰 진전이 있으므로 첫 치료로서 가치가 있다는 결론이 나왔다. 이 결과를 바탕으로 미국의 NCCN 기준에서도 65세 이하에서 표준요법의 범주 1로서 필수적인 치료로 권고하고 있다. 이와 같은 결과를 토대로 현재 65세 이하의 환자에서는 고용량 화학요법 및 자가조혈모세포이식술이 표준 요법으로 광범위하게 인정받고 있다. 다만 그 시기에 대해서는 진단 후 첫 치료 시 시행하는 것과 재발 후에 시행하는 것을 비교했을 때 차이가 없었다는 비교 연구 결과가 발표된 바 있어 논란이 있다. 다만 화학요법을 먼저 시행한 군에서는 항암제에 노출되는 기간이나 치료가 필요한 증상이 있는 기간이 짧고 무진행 생존기간이 연장된 추세(p＝0.07)를 보여 진단 후 첫 치료로서 자가이식을 시행하는 것을 대부분 선호하고 있다. 국내의 다기관 연구에서도 우수한 성적이 보고되었다.

표 19-7 고용량 화학요법과 화학요법의 비교 연구

연구	무진행 생존기간(월)			전체 생존기간(월)		
	화학요법	고용량	p	화학요법	고용량	p
IFM90	18	28	0.01	44	57	0.03
MRC7	19	31	<0.001	42	54	<0.01
IMMSG	16	28	0.0036	43	58＋	0.0008
MAG91	19	25	0.05	45	42	NS
PETHEMA 93	34	42	NS	67	65	NS
USIG	14(7Y)	17(7Y)	NS	53	58	NS

이후 3상 비교 연구 등의 많은 연구 결과들이 확인되었는데 말초혈 조혈모세포가 골수보다 우수했고 전 처치요법은 Mel 200이 Mel 140＋전신 방사선 조사보다 우수했으며 CD34 양성 조혈모세포만을 선별하여 이식한 연구는 성적 향상 효과가 없었다. 2회 연속 자가이식과 관련하여 5개의 많은 3상 비교 연구들이 발표되었는데 무진행 생존기간은 4개에서 연장이 확인되었고 생존기간의 연장은 2개의 연구에서만 확인되었다(〈표 19-8〉). 2회 연속 자가이식은 1차 이식 후 M 단백이 10% 이하로 줄어드는 매우 좋은 부분관해에 도달하지 못한 환자에서만 도움이 된다.

65세 이상에서도 자가이식이 도움이 되는지 여부는 3상 연구로 검증된 바가 없다. 초기 연구들에서 높은 치사율이 보고된 이후 자주 시행되지 않고 있다. 최근의 두 연구에서도 상반된 결과가 보고된 바 있다. 일반적으로 65세 이상은 자가이식의 대상으로 간주되지 않지만 산술적인 나이 외에 환자의 활동도 등이 중요하므로 의사의 판단에 따라 65세 이상의 환자에게 자가이식술이 시행되기도 한다. 일반적으로 자가이식은 완치를 목표로 하기는

표 19-8 | 1회 자가이식과 2회 자가이식의 비교 연구

연구	무진행 생존기간(월)			전체 생존기간(월)		
	1회	2회	p	1회	2회	p
IFM94(04)	25	30	0.03	48	58	0.01
MAG95(05)	31	33	NS	49	73	0.04
Bologna96(04)	31	43	0.02	59	73	NS
GMMG(04)	23	NR	0.03	56	60	NS
HOVON22(04)	20	22	0.01	55	50	NS

어려운 것으로 인정되고 있으며 생존곡선에서 평탄역이 관찰되지 않는다. 그러나 자가이식 후에도 분자생물학적 관해가 7%에서 관찰되고 아칸소주립대의 2회 연속이식이 포함된 강력한 치료 연구에서는 2회 자가이식 후 완치, 혹은 M 단백이 있어도 진행이 없는 소위 인정 완치가 10~15%에서 관찰되는데, 이들은 주로 LDH가 낮고 $\beta 2$ 마이크로글로불린이 낮으며 불량 염색체가 없는 좋은 예후를 보이는 군으로 확인되었다.

6) 동종 조혈모세포이식

다발골수종은 고령에서 주로 발생하므로 55세 이하이며 조직항원이 맞는 형제가 있는 환자는 10% 미만으로 매우 적다. 동종이식은 초기부터 시도되었는데 이식편대골수종 효과는 증명되었으나 만성 골수성백혈병처럼 강력하지는 않다. 초기에는 불응성 및 진행성 환자들을 대상으로 연구되어 완전관해 44%, 완전관해 후 6년 무재발 생존율 34%가 보고되는 등 일부 완치의 가능성을 시사했으나 치료 관련 사망률이 48%로 너무 높아서 EBMT의 한 후향 연구는 자가이식보다도 오히려 성적이 열등한 것으로 보고하였다. 미국에서 신환을 대상으로 시행한 대규모 전향 비교연구도 동종이식군에서 53%라는 높은 치사율 때문에 조기 중단된 바 있다. 그러나 최근의 장기추적 결과 자가이식군과 동종이식군의 7년 생존율은 39%로 같았으나 오직 동종이식군에서만 생존곡선의 평탄역이 관찰되어 골수종을 완치시키는 역할을 하는 것으로 인정되고 있다. NCCN 권고안은 전통적 동종이식은 젊은 환자에게 첫 치료 혹은 구제요법으로서 시행할 수 있는 치료 방법이지만 반드시 임상연구의 틀 안에서 진행할 것을 권고하고 있다. 최근에는 보존적 치료의 향상으로 치료 관련 사망률이 감소하여 전통적 동종이식술이 재조명되고 있으며 동종이식의 가장 큰 단점인 높은 치사율을 극복하기 위한 연구인 미니이식이 주로 연구되었다. 즉, 전 처치 요법으로 강력한 항암효과를 보이는 약제인 멜팔란, 부설판, 사이톡산 등을 대신하여 골수억제가 상대적으로 덜하면서 면역을 억제하는 정도의 용량 강도를 지닌 약제들인 플루다라빈, 저강도 방사선 조사 등을 투여하여 전 처치의 부작용을 최대한 줄이며 이식편대골수종 효과는 보전하려는 전략이다. 미니이식은 최근 활발히 연구되어 초기 연구들에서 독성이 줄고 골수종은 억제하는 효과가 확인되었다. 그러나 EBMT 후향 연구에서는 1년 치사율은 22%로 비교적 낮았지만 그 대신 3년 재발률이 50%로 매우 높아서 3년 무진행 생존율 21%, 3년 생존율 41%로 기대보다는 우수하지 않았다. 타인 이식은 성적이 더욱 불량하다는 연구도 있고 비슷하다는 연구도 있다. 전통적 동종이식과 미니이식을 비교한 전향 연구는 없다. EBMT의 후향 분석에 따르면 미니이식이 치료 연관 사망률은 전통적 동종이식보다 낮았으나 그 대신 재발률이 높아서 생존율은 차이가 없었고, 무진행 생존율은 오히려 전통이식보다 유의하게 낮았다. NCCN 권고안은 전통적 동종이식과 미니이식을 모두 범주 2A로 분류하고 있으며, 국제골수종재단의 가이드라인에서도 동종이식을 오직 임상시험으로서만 진행할 것을 권고하고 있다. 최근에는 1차 자가이식 후 연속으로 동종 미니이식을 시행하는 연구들이 주로 진행되었는데, 이론적 근거는 이식편대골수종 효과는 잔류 종양의 양이 가장 적을 때 효과적이라는 것과 자가이식 후에는 면역억제 상태가 지속되어 주입된 조혈모세포가 쉽사리 생착된다는 점이다. 국제골수이식은행 *International Bone Marrow Transplantation Registry; IBMTR*의 후향 연구에서는 자가이식 후 동종이식으로 완전관해 52%, 1년 생존율 59%, 2년 생존율은 40%를 나타냈고 첫 치료로 미니이식만을 시행한 것과 차이가 없었다. 2회 연속 자가이식과, 자가이식 후 미니이식에 대한 3상 비교연구는 최근까지 6개가 발표되었는데 3개의 연구에서만 무진행 생존기간 및 전체 생존율의 증가가 보고되었고 3개의 연구에서는 무병 생존율 및 전체 생존율의 증가가 관찰되지 않았다. 이와 같이 자가이식 후 연속 시행한 동종 미니이식은 치료 연관 사망률은 낮으나 높은 재발률 때문에 치료 결과가 우수하지 못한 경우도 있어 그 역할에 대해서는 계속 논란이 있다. 따라서 자가이식 후 동종 미니이식은 현재로서는 유도항암제에 잘 반응하는 젊은 환자에서, 병의 초기에, 엄격하게 감시되는 임상연구의 형태

로서만 진행할 것이 권고되고 있다.

7) 표적치료제 시대에서 조혈모세포이식의 역할

이와 같이 자가이식 및 동종이식은 한계가 있다. 특히 염색체 이상 중 13번 염색체 결손을 보이는 경우는 조혈모세포이식 후의 예후가 현저하게 나쁘다는 보고가 1회 자가이식, 2회 연속 자가이식 혹은 동종이식 후에 각각 보고되었으며 4번과 14번 염색체 전위나 17번 염색체 결손 혹은 저두배수체도 자가이식 후 불량한 성적을 보인다. 이와 같은 불량 염색체를 보이는 환자에서 표적치료제인 보르테조밉*bortezomib* 등의 신약을 사용한 경우 염색체 이상이 없는 환자들과 별다른 차이가 없는 치료 성적이 계속 보고되었다. 현재 임상에서 주로 사용 중인 표적치료제는 보르테조밉, 탈리도마이드, 레날리도마이드 등이고 초기 임상연구 중인 표적치료제들은 10여 종에 이른다. 이런 표적치료제들은 초기에는 재발한 골수종에서 연구되었는데 매우 우수한 성적을 보이는 결과가 계속 보고되었고, 이후 첫 치료로서 조혈모세포이식 전에 시행되는 유도요법으로 연구가 진행되었다. 과거 유도요법의 표준요법이었던 VAD요법은 이미 3상 연구를 통해 탈리도마이드와 덱사메타손(TD요법), 보르테조밉 + 덱사메타손(VelD 요법)보다 열등한 것으로 알려졌다. 뿐만 아니라 표적치료제는 전 처치요법으로서도 사용되고 이식 후 공고요법 혹은 유지요법으로도 연구되었다. 탈리도마이드를 유지요법으로 사용하는 3상 비교연구들이 5개 진행되었는데 무진행 생존기간은 5개 연구 모두에서 증가하였고 전체 생존기간은 3개에서 증가한 것으로 보고되어 유지요법으로서의 역할이 인정되고 있다. 최근에는 레날리도마이드와 보르테조밉도 유지요법에서 중요한 약제로 연구되고 있다. 이에 따라 NCCN은 과거 이식 후 유지요법으로 권고되었던 고용량 덱사메타손이나 인터페론은 범주 2B로서 더 이상 권고하지 않고 있다. 이와 같이 조혈모세포이식은 임상에 도입된 후 20여 년이 지났지만 아직도 매우 중요한 위치를 차지하고 있는데, 특히 최근에는 표적치료제 등의 신약들이 조혈모세포이식을 대신하기보다는 위와 같이 기존 약제와 함께 사용됨으로써 다발골수종의 치료 성적 향상에 기여할 것으로 전망된다.

8) 표적치료제

21세기에 들어서면서 다발골수종 치료법은 표적치료제의 등장으로 인해 크게 발전하였다. 자가이식의 발전으로 인해 젊은 환자들에서 생존율이 약간 증가하긴 했으나 이를 제외하면 다발골수종에서 생존율의 의미 있는 향상은 표적치료제가 등장함으로써 가능해졌으며 국내 연구 결과도 동일하다. 처음 소개된 것은 탈리도마이드이다. 이 약은 1958년 수면제와 임신 구토증의 약제로 개발된 후 태아 기형을 초래하는 것이 확인되어 버려졌으나 혈관형성 억제 효과를 기대하며 사용한 연구 중 불응성 골수종에서 30%의 관해가 관찰되어 다시 관심의 대상이 되었다. 이후 골수종 억제 효과가 단순한 혈관형성 억제가 아닌 골수종세포와 골수 내 기저세포의 상호 반응을 억제하는 효과라는 것이 알려졌으며, 곧이어 유도체인 레날리도마이드 개발이 이어졌다. 그 후 프로테아좀이라는 새로운 표적을 공격하는 보르테조밉이 개발되었는데, 이는 현재까지 재발한 골수종에서 단일 약제로는 가장 높은 관해율을 보인다. 보르테조밉, 탈리도마이드, 레날리도마이드 등의 표적치료제들은 단독 혹은 스테로이드나 항암제 혹은 표적치료제 간의 복합 요법을 통해, 재발된 골수종에서 매우 우수한 치료 효과를 발휘하는 현상이 비교연구에서 확인된 후 첫 치료로서도 우수함이 확인되어 이미 1차 치료제로 사용되고 있다. 예를 들면 비이식 대상자군에서 MP요법이 오랫동안 표준요법으로 인정되었으나, 이 요법에 탈리도마이드를 추가(MPT요법)한 3상 연구들에서 MP요법보다 우수함이 증명되었고 보르테조밉을 추가(VMP요법)한 것도 3상 연구를 통해 우월함이 증명되었다. 이식 대상자에서도 탈리도마이드와 덱사메타손 요법(TD요법)이나 보르테조밉과 덱사메타손 요법(VD요법)이 오랫동안 유도요법의 표준요법이었던 VAD요법보다 성적이 우수함이 3상 비교 연구에서 보고되어 VAD요법을 대치하였다. 표적치료제들은 전통적인 항암화학요법이나 조혈모세포 이식으로는 치료 성적이 불량한 것으로 알려진 불량 염색체군들, 예를 들면, 염색체 13번 결손, 4번과 14번 염색체 전위, 14번과 16번 염색체 전위, 저두배수체 등에서도 효과적이고 고령이나 신장기능 이상 등의 고위험군 환자에서도 안전하고 우수한 성적이 보고되었다.

주된 부작용을 살펴보면, 탈리도마이드는 최기형성과 신경독성, 보르테조밉은 신경독성, 레날리도마이드는 백혈구감소증 등을 나타낸다.

그 외의 표적치료제로는 히스톤 탈알킬화효소 억제제들, 새로운 프로테아좀 억제제인 카필조밉, 새로운 면역억제제인 포말리도마이드 등이 유망한 약제로 등장하고 있으며, 타네스피마이신 등의 열쇼크 단백 억제제, 라파마이신 등의 mTOR 억제제, 페리포신 등의 Akt 억제제, 튜바신 등의 아그리좀 억제제, 티피파닙 등의 파르네실 전이효소 억제제 등의 새로운 약제들이 임상 시험 중이다. 이와 같은 새로운 표적치료제를 복합적으로 사용함으로써 조혈모세포이식 대상자는 물론 이식 대상자가 아닌 고령 환자에서도 약 50%에 해당하는 환자들이 엄격하게 정의된 완전관해를 보이는 것이 이미 확인되고 있다. 이러한 완전관해가 계속 유지될 수 있는지는 관찰이 필요하며 효과적인 유지요법에 대한 연구도 필요하다.

9) 예후인자

고식적 항암치료 시대에 개발된 듀리-새먼 병기에 포함된 전통적 예후인자 외에도 종양의 양과 신장기능을 모두 대변하며 가장 중요한 예후인자로 대두된 혈청 β2마이크로글로불린을 사용하여 국제 예후인자가 개발되었다. 고위험군은 전통적 염색체 검사에서 13q 결실, t(4; 14), 17p 결실을 보이거나, 형광동소교잡법 검사*fluorescent in situ hybridization; FISH*에서 t(4; 14), t(14; 16), 17p 결실을 보이는 경우이다. 이외에 1p 결실, 11 획득 등을 고위험군으로 간주하는 보고도 있으나 공통적으로 인정되지는 않는 변화들이다. 고위험군 평가는 골수종 진단을 받는 초진 시에도 적용하여야 하며, 재발 시에도 역시 재평가하여 고위험군 여부를 다시 결정해야 한다. 전통적 염색체검사와 형광동소교잡법 모두 위험 요인 산정에 중요한 역할을 하며, 검체는 골수 흡인으로 얻은 시료를 써야 한다. 한편 형광동소교잡법의 결과는 반드시 형질세포 중 클론성 변화를 보인 골수종 세포의 %로 보고되어야 한다. 이들 유전자 이상과 국제골수종 병기의 조합을 사용한 새로운 병기 모델도 최근 제시되었다. 한편 최근에는 새로운 검사 방법인 유전자 발현 프로필이 새로운 예후인자로 소개되고 있는데, 아칸소주립대는 17개의 유전자 발현을 기준으로 5개의 아형(CD-1, CD-2, MS, MF, HY)으로 분류했고, IFM에서도 15개의 유전자 발현을 통해 고위험군을 정의했다. 메이요 클리닉에서는 이들 유전자 이상에 따른 위험군을 분류하고 맞춤형 치료를 제안한 mSMART 2.0을 소개하고 있는데, 20%의 고위험군은 FISH검사에서 17p-, t(14; 16), t(14; 20) 및 고위험 유전자 발현 프로필 결과를 고위험군으로 정의하고 20%인 중간 위험군은 FISH 검사에서 t(4; 14), 전통 염색체 검사로 13q-, 저두배수체, 형질세포 라벨링 지수 3% 이상으로 정의하고 나머지를 60%인 표준위험군으로 정의하였다. 이와 같은 예후인자를 통한 맞춤형 치료의 필요성도 주장되고 있다. 그 외 예후인자로 거론되는 것은 LDH, IgA, 골수 외 병변, 신부전, 혈청유리경쇄 상승 및 비율 증가, 형질모세포형*plasmablastic*, 형질세포 백혈병 등이 있는데, 경우에 따라 예후인자로서 역할도 인정되고는 있으나 일반적으로 사용될 수 있는지는 불분명하다.

10) 치료의 발전 전망

조혈모세포이식의 발전과 재발 후 구제요법으로서 적절한 표적치료제 사용, 표적치료제를 첫 치료로 사용하는 방법 등으로 인해 최근 치료 성적이 크게 향상되어 평균 수명이 약 2배 정도 증가한 6~7년이 되었다. 이 성적은 효과적인 유지요법 등으로 더욱 나아질 전망이며, 이미 일부 환자에서는 10년 혹은 15년 장기 무병 생존 사례가 증가하고 있다. 현재로서는 다발골수종을 조절이 가능한 만성 질환으로 분류하고자 하는 견해와, 젊은 환자의 경우 강력한 치료로 완치를 목표로 치료해야 한다는 견해가 공존하고 있다. 조절이란 대체적으로 치료 후 4년 이상의 무진행 생존기간이 유지되고 10년 이상 주요 합병증 없이 생존하는 것으로 제안되었다. 여기에 최근 다양한 기전을 가진 신약들이 속속 임상에 소개됨으로써 다발골수종도 향후에는 완치가 가능한 질환으로 분류될 것으로 기대된다. 최근 개발되고 있는 표적치료제들은 그 기전이 매우 다양하므로 이들을 적절히 조합하거나, 기존의 치료와 가장 효과적으로 조합하는 방법을 찾는다면 다발골수종도 소아 급성 림프모구백혈병 혹은 악성림프종처럼 완치를 목표로 치료할 수 있을 것으로 전망된다.

11) 재치료

다발골수종은 완치가 힘든 질환이므로 초기 치료 후 다시 병이 악화되는 경우 치료를 재개해야 한다. 그 시기는 재발이 임상적으로 관찰되거나 파라단백이 의미 있게 증가할 때이다. 이는 새로운 연조직골수종이나 골 병변이 생기거나 기존의 병변에서 교차 직경의 곱의 합이 50% 이상 증가하거나 최소 1cm 이상 증가한 경우, 다발골수종 연관 증상의 기준을 만족하는 고칼슘혈증, 빈혈, 신장기능 장애 및 치료를 요하는 과다점성 증후군이 있을 때이다. 뼈 통증이 재발 증상일 수도 있으나 재발을 확진하기 위해서는 영상검사를 통한 확인이 필요하다.

임상적인 재발 증거가 없는 경우, 파라단백 증가에 의한 재발은 2개월 이내 2번 연속으로 측정한 M 단백이 2배로 증가하거나, M 단백이 1gm/dL 이상 증가, 24시간 소변 M

단백이 500mg 이상 증가, 종양 유리경쇄가 20mg/dL(+비정상 유리경쇄 비율) 이상, 혹은 25% 이상 증가한 경우를 말한다.

12) 감염 예방을 위한 예방접종

다발골수종 환자는 체액 면역성의 결핍 때문에 피막화 세균, 특히 폐렴사슬알균 감염에 취약하다. 가급적 병의 초기에 23가 백신을 예방접종하는 것이 좋으며 3년마다 반복하도록 한다. 생백신은 면역억제제 치료를 받는 환자에서는 금기이나 MGUS나 SMM에서는 고려할 수 있다. 또한 항암화학요법 종결 후 관해 상태에서 3~6개월 경과한 환자에게도 접종할 수 있다.

(4) 방사선치료

방사선치료는 고립골형질세포종 및 골수외형질세포종의 주된 치료법이며, 다발골수종에서는 증상 완화를 위한 고식적 치료법으로 사용되고 있다.

1) 고립형질세포종*solitary plasmacytoma*

방사선치료가 대표적인 치료법이며, 구조적 불안정 또는 신경증상의 빠른 진행을 동반한 척수압박증후군의 경우 수술을 고려한다. 수술로 종양을 제거했더라도 미세 잔류 병변의 가능성이 높으므로 수술 후 방사선치료를 시행해야 한다. 수술만을 시행하면 높은 국소재발률을 보이나, 방사선치료를 병행하면 79~95%의 높은 국소제어율을 보인다. 그러나 10년 생존율은 약 50%로 좋지 않은데, 이는 골형질세포종의 약 60% 이상이 2~3년 후 다발골수종으로 진행하기 때문이다.

고립골형질세포종은 다발골수종의 조기 발현으로 생각되며, 약 29~50%의 환자에서 MRI상 척추의 무증상 병변을 동반한다. 이러한 경우라도, 고립형질세포종의 타진단 기준에 부합한다면 증상 부위에 대한 국소 방사선치료가 적절하다. 이러한 환자들은 단기간 내에 증상을 동반한 골수종으로 진단될 가능성이 높으며, 화학요법은 증상의 진행 시 시작할 수 있다. 방사선치료 전 낮은 M 단백 수치를 보이는 경우가 흔하며, 이 경우 다발골수종으로 진행되는 예가 많지 않다. 그러나 방사선치료 후 지속되는 M 단백은 다발골수종 진행의 예측인자로, 치료 후 추적조사 시 중요한 검사이다.

추가적인 보조 화학요법은 이론적으로, 국소제어를 증가시키고 전 임상 단계 질병의 근절을 통해 골수종으로 진행하는 것을 방지한다는 점에서 관심을 받고 있다. 한 연구에서 방사선치료 후 3년간 MP 보조화학요법을 시행한 경우 골수종으로의 진행이 12%로 나타나 방사선치료 단독군의 54%보다 현저히 낮아 보조 화학요법의 유용성에 대해 긍정적인 결과를 보였다. 그러나 이 연구는 대상 환자의 수가 적다는 제한이 있으며, 장기적인 알킬화제 사용은 심각한 골수 부작용인 줄기세포 비축의 고갈 및 백혈병 위험을 증가시키므로 보조 화학요법의 일반적인 사용은 권장되지 않는다. 일부 환자에서는 전반적인 골수 침범 없이 골 또는 연조직형질세포종이 재발하기도 한다. 이러한 경우 대개 곧 다발골수종으로 진단되며, 그 빈도는 75%에 달한다.

골수외형질세포종의 경우 크기가 작은 병변은 완전절제로 근치될 가능성이 있다. 그러나 크기가 크거나 근치수술이 어려운 위치에 있는 종양에는 근치 방사선치료를 시행하며, 불완전 절제의 경우 수술 후 방사선치료를 시행한다. 골수외형질세포종은 대개 방사선치료 단독으로 국소제어가 가능하며, 다발골수종으로의 진행도 8~44% 정도로 낮고, 상당수의 환자가 완치 가능하다. 10년 생존율은 31~90%로 다양하게 보고되나, 대상 환자 수가 많은 두 연구에서는 72~78%의 높은 생존율을 보였다.

방사선치료는 정확한 종양 부위 확인이 필수적이다. MRI는 골내외 환부의 범위 확인에 유용하며, 특히 염증과 구분하기 어려운 부비동종양에서는 CT보다 유용하다. ^{18m}FDG-PET는 유용성이 아직 불명확하다.

방사선 조사야에 대한 연구는 매우 드물다. 척추의 경우, 일반적으로 병소의 위아래 2개 정도의 척추를 추가해 방사선 조사를 시행한다. 이는 고형종에 대한 방사선 조사 후의 재발 양상에 근거한 것으로, 고립형질세포종에서의 적용 및 타당성에 대한 명확한 근거는 부족하다. 긴 뼈 *long bone*의 경우 일부 연구는 뼈 전체에 방사선 조사를 시행할 것을 주장하나, 다발골수종 환자의 증상 부위에 고식적 국소 방사선치료를 시행한 경우 병변 부위에서 일정한 경계를 두고 치료한 긴 뼈의 조사야 외 재발은 매우 드물었다. 또한 종양 부위에 여유를 두고 국소 방사선 조사를 시행한 고립형질세포종에서도 가장자리 재발은 관찰되지 않았다. 고립골성골수종의 경우 일반적으로 조사야에 부위 림프절을 포함하지 않으며, 이러한 경우의 림프절 재발 위험도는 0~4%로 매우 낮다. 그러나 골수외형질세포종 환자는 진단 시 10~20%에서 부위 림프절전이가 관찰되며, 일부 연구에서 조사야에 포함하지 않은 경우 부위 림프절 재발이 보고되고 있다. 따라서, 일반적으로 방사선 조사야에 부위 림프절을 포함하나 상반된 결과들이 혼재하여 대개 림프절 예방 조사는 각 기관의 기준에 따라 시행되고 있다.

방사선 조사 시에는 치료 자세 등의 일간 변화를 고려해 임상 종양 부피*clinical target volume; CTV*에 0.5~1cm를 추가하여 계획 종양 부피*planning target volume; PTV*를 정하며, 이는 대개 종양 부피*gross tumor volume; GTV*에 2~3cm를 추가한 것에 해당한다. 대향문 조사가 흔히 사용되며, 필요 시 CT를 이용한 치료 계획을 시행한다. 이는 골수외성 병변 중 특히 부비동의 경우 시신경 및 침샘에 대한 방사선량을 줄이는 데 효과적이다.

방사선량과 형질세포종의 반응에 대해서는 상반된 결과들이 보고되고 있다. 대부분의 연구에서는 35 Gy 이하의 방사선량과 85% 이상의 높은 반응률이 보고된다. 그러나 멘덴홀*Mendenhall* 등의 연구에 따르면 40 Gy 이상의 방사선 조사 시 국소재발이 6%로서 40 Gy 미만의 31%보다 현저히 낮아 골성 또는 골수외형질세포종의 경우 최소 40 Gy의 방사선 조사가 추천되었다. 일반적으로 5cm 미만의 종양에서는 35~45 Gy, 5cm 이상의 종양에서는 45~50 Gy의 방사선을 조사한다.

2) 다발골수종

① 전신 조사 또는 온몸 조사

고용량 화학요법의 일부는 다발골수종 치료 시 조건화의 일부로 온몸 조사*total body irradiation; TBI*를 포함한다. 그러나 전신 조사와 관련된 점막 및 골수 독성에 대한 우려 때문에 많은 프로그램이 화학요법 단독으로 시행되며, 약제로는 멜팔란*melphalan*이 가장 많이 사용된다. 현재 전신 조사는 각 기관의 경험 및 사용 화학요법에 기초하여 사용되며, 아칸소대학과 메모리얼 슬로언-케터링 암센터 등의 일부 병원에서 자가조혈모세포이식에 이용되고 있다.

② 반신 조사

광범위한 골격 침범에 의한 통증의 경우, 최근에는 널리 이용되지 않으나 5~8 Gy의 1회 반신 조사*hemibody irradiation*를 시행하면 효과적으로 조절된다. 방사선 조사야에서 제외된 부위의 골수가 줄기세포 저장소로 작용하여 서서히 조사 부위의 골수 재생을 유발한다. 상반신 조사의 경우 폐의 견딤선량*tolerance dose*을 고려해 조사량이 8 Gy를 넘지 않도록 한다. 반신 조사의 주요 부작용은 골수억제이며, 화학요법을 많이 시행받은 환자는 사용 시 좀 더 주의해야 한다. 조혈성장인자를 사용하면 도움이 될 수 있으며, 필요 시 혈액 제제의 수혈도 고려한다. 전신 치료로서의 순차적 반신 조사는 화학요법과 비교 시 열등한 결과를 보여, 최근 임상시험 외에는 시행되지 않는다. 그러나 진행 병변으로 화학요법에 실패한 환자의 경우, 통증 조절을 위한 고식적 치료로 반신 조사를 고려해 볼 수 있으리라 생각된다.

③ 고식적 국소 외부 방사선치료

방사선치료는 형질세포종 치료 시 골 병변, 척수압박 및 뇌신경과 말초신경압박의 고식적 치료로 가장 널리 사용된다. 대개 다발골수종 환자의 약 40%가 질병 경과 중 고식적 방사선치료를 필요로 하나, 실제로 시행받는 환자는 약 24~34%로 비스포스포네이트*bisphosphonates* 등의 역할을 고려하더라도 적은 상황이다.

척추에 대한 고식적 방사선치료는 향후 발생 가능한 척추골절 및 새로운 병변의 발현 빈도를 줄일 수 있다. 그러나 절박병적골절 예방의 역할은 분명하지 않으며, 병적골절의 위험성이 높은 경우는 대개 수술적 고정 시행 후 미세 잔류 병변 조절을 위해 방사선치료를 추가한다. 긴 뼈의 경우, 통증 제어를 위한 고식요법으로 국소 방사선치료 시 조사를 시행하며, 대개 골 전체를 포함하지 않는다. 통증 제어는 종종 부분적이나, 10~20 Gy(5~10회)의 조사도 효과적이다. 평균 25 Gy를 조사한 경우, 97%의 환자에서 증상 호전이 보고되었으며, 완전관해가 26%, 부분관해가 71%에서 관찰되었다. 10 Gy 이상의 방사선량에서 선량반응관계가 관찰되지 않았으며, 추가 치료를 요하는 증상 재발은 중앙값 16개월 이후 6%의 환자에서 관찰되었다.

통증 제어가 방사선치료와 화학요법 병용 시 더욱 효과적인지의 여부는 불분명하다. 화학요법과 병용 시 80%의 환자에서 통증 완전관해를 보여 방사선치료 단독 시의 40%보다 우월하다는 보고도 있으나, 상반된 결과도 혼재한다. 척수압박증후군 및 운동능력 향상은 약 50%의 환자에서 관찰되며, 다기관 임상시험에서 다분할 조사(30 Gy/10회)가 저분할 조사(20 Gy/5회 또는 8 Gy/1회)보다 신경학적 회복이 우수했다. 새로운 약제 사용이 증가함에 따라 병합요법 시 발생 가능한 방사선 감작 효과에 의한 국소 제어 증가 및 부작용 증가에 대한 연구도 요구되고 있다. 특히 보르테조밉을 척추 방사선 조사와 병용하면 심각한 장염의 빈도가 증가한다는 보고가 있으므로 병합요법 시 주의를 요한다.

다발골수종에서 사용되는 방사선량은 대개 심각한 만성 부작용을 유발하지 않는다. 침샘을 조사야에 포함하면 지속적인 구강건조증을 유발할 수 있으므로 귀밑샘 및 턱밑샘 등 주요 침샘을 피하여 조사를 시행한다. 방사선 조사야에 신장이 포함되면 시행 전에 신장기능 검사를 하며, 골수 포함 부위가 넓은 척추 및 골반 조사 시에는 먼저 일반혈액검사를 한다. 척추에 대한 방사선 재조사는 가능하나, 이전의 방사선치료 기록을 자세히 확인하여 척수의 견딤선량을 초과하지 않도록 주의한다.

④ **방사선면역치료** *radioimmunotherapy*

골조직에 섭취되는 방사선 약제는 전신 조사를 대치하는 치료법으로 연구되어왔다. β 방출 방사성핵종과 인화합물이 결합된 ^{153}Samarium-ethylene diamine tetramethylene phosphonate(^{153}Sm-EDTMP)는 섭취 부위에서 β선을 방출하여 골전이의 고식적 치료에 이용되며, 소규모 환자 대상의 자가조혈모세포이식 및 동종세포이식에서도 시도되었다. 또 다른 방사성동위원소 화합물인 ^{166}Holmium-DOTMP(1, 4, 7, 10-tetraazacyclo-dodecane-1, 4, 7, 10-tetramethylene-phosphonic acid)는 ^{153}Sm보다 에너지가 높은 β선을 방출하며, 반감기가 26.8시간으로 짧고, γ선을 방출해 영상을 얻을 수 있다는 장점도 있다. 이식 시의 사용에 관하여 MD 앤더슨 암센터의 1, 2상 연구에서 좋은 결과를 보였으며, 폐, 점막 및 신장 등의 정상조직을 제외하고 골수에 30~60 Gy의 높은 방사선량을 조사할 수 있다는 장점이 있다. 그러나 불균등한 골 섭취 및 β선의 제한된 조사 범위 등 선량 분포의 한계를 지닌다. 따라서 골수이식에서 사용되는 방사성동위원소는 대규모의 2상 및 3상 연구의 결과에 따라 유용성이 확인될 것으로 생각된다.

6. 다발골수종의 변형들

(1) 형질세포백혈병

원발성으로 나타나거나 2차성으로 다발골수종이 진행되어 나타나기도 한다. 진단 기준은 말초혈 형질세포의 비율이 20% 이상이거나 혹은 그 수치가 2,000/mm^3 이상인 경우이다. 원발성이 60%이며 비교적 젊은 연령에서 자주 발생한다. 간 비대, 림프절 비대가 흔히 나타나고 혈소판이 비교적 높다. 골 질환이 적고 M 단백의 수치가 비교적 낮으며 수명이 비교적 길다. 치료 효과는 만족스럽지 못하다. MP 요법으로 관해를 얻기도 하지만 대부분 유지 기간이 짧다. 2차성의 경우는 이미 다발골수종의 치료에서 내성을 보이므로 치료 성적은 불량하다.

표 19-9	비분비골수종의 진단 기준(IMWG, 2006)
면역고정법으로 혈청 혹은 소변의 M 단백 없음
골수 내 클론성 형질세포 10% 이상
다발골수종 관련 장기부전 있음

(2) 비분비골수종

다발골수종 환자의 1~3%에서는 M 단백이 발견되지 않는다. 이와 같은 비분비골수종을 진단하려면 면역과산화효소검사 혹은 면역형광법을 사용하여 형질세포 내에서 M 단백의 존재를 확인해야 한다(〈표 19-9〉). 최근 혈청유리경쇄의 측정이 일반화된 후 진정한 비분비골수종은 과거에 알려진 것보다 훨씬 낮은 것으로 알려지고 있다.

참고문헌

1. Avilés A, Huerta-Guzmán J, Delgado S, Fernández A, Díaz-Maqueo JC. Improved outcome in solitary bone plasmacytomata with combined therapy. Hematol Oncol 1996;14:111-117.
2. Bang SM, Cho EK, Suh C, Yoon SS, Seong CM, Cho KS, et al. High dose therapy followed by autologous peripheral blood stem cell transplantation as a first line treatment for multiple myeloma. Journal of Korean Medical Science 2003;18:673-8.
3. Bang SM, Kim YR, Cho HI, Chi HS, Seo EJ, Park CJ, et al. Identification of 13q deletion, trisomy 1q, and IgH rearrangement as the most frequent chromosomal changes found in Korean patients with multiple myeloma. Cancer Genetics and Cytogenetics 2006;168:124-32.
4. Durie BGM, Harousseau JL, Miguel JS, Blade J, Barlogie B, Anderson K, et al. International uniform response criteria for multiple myeloma. Leukemia 2006;20:1467-73.
5. Fonseca R, Bergsagel PL, Drach I, Shaughnessy J, Gutierrez N, Stewart K, et al; International Myeloma Working Group. International Myeloma Working Group molecular classification of multiple myeloma: spotlight review. Leukemia 2009;23:3-9.
6. Jyothirmayi R, Gangadharan VP, Nair MK, Rajan B. Radiotherapy in the treatment of solitary plasmacytoma. Br J Radiol 1997;70:511-516.
7. Kim SJ, Kim K, Kim BS, Jo DY, Kang HJ, Kim JS, et al. Clinical Features and Survival Outcomes in Patients with Multiple Myeloma: Analysis of Web-Based Data from the

Korean Myeloma Registry. Acta Hematologica 2009;122:200-10.
8. Kumar SK, Rajkumar SV, Dispenzieri A, Lacy MQ, Hayman SR, Buadiet FK, et al. Improved survival in multiple myeloma and the impact of novel therapies. Blood 2008;111:2516-20.
9. Kyle RA, Durie BG, Rajkumar SV, Landgren O, Blade J, Merlini G, et al. Monoclonal gammopathy of undetermined significance (MGUS) and smoldering (asymptomatic) multiple myeloma: IMWG consensus perspectives risk factors for progression and guidelines for monitoring and management. Leukemia 2010;24:1121-7.
10. Kyle RA, Remstein ED, Therneau TM, Dispenzieri A, Kurtin PJ, Hodnefield JM, et al. Clinical course and prognosis of smoldering (asymptomatic) multiple myeloma. N Engl J Med 2007;356:2582-90.
11. Lee JH, Lee DS, Lee JJ, Chang YH, Jin JY, Jo DY, et al. Multiple myeloma in Korea: past, present, and future perspectives. Experience of the Korean Multiple Myeloma Working Party. Int J Hematol 2010;92:52-7.
12. Mendenhall CM, Thar TL, Million RR. Solitary plasmacytoma of bone and soft tissue. Int J Radiat Oncol Biol Phys 1980;6:1497-1501.
13. Munshi N, Longo DL, Anderson KC. Multiple Myeloma, Harrison's Principles of Internal Medicine 17th ed. New York:McGraw-Hill;pp.700-707.
14. Ozsahin M, Tsang RW, Poortmans P, Belkacémi Y, Bolla M, Dinçbas FO, et al. Outcomes and patterns of failure in solitary plasmacytoma: a multicenter Rare Cancer Network study of 258 patients. Int J Radiat Oncol Biol Phys 2006;64:210-217.
15. Palumbo A, Anderson K. Medical Progress: Multiple Myeloma. N Engl J Med 2011;364:1046-1060.
16. Palumbo A, Sezer O, Kyle R, Miguel JS, Orlowski RZ, Moreau P, et al. International Myeloma Working Group guidelines for the management of multiple myeloma patients ineligible for standard high-dose chemotherapy with autologous stem cell transplantation. Leukemia 2009;23:1716-30.
17. Swerdlow SH, Campo E, Harris NL, Jaffe ES, Pileri SA, Stein H, et al. WHO classification of Tumors of haematopoietic and lymphoid tissues. 4th ed. Lyon: France. International Agency for Research on Cancer:2008;pp.200-213.
18. The international myeloma working group. Criteria for the classification of monoclonal gammopathies, multiple myeloma and related disorders: a report of the International Myeloma Working Group. Br J Haematol 2003;121:749-57.

20

원발 병소 불명암

김지현

Ⅰ. 서론

원발 병소 불명암은 전체 암의 약 3~5%를 차지하는 임상증후군으로, 철저한 병력 청취, 진찰, 검사실 검사, 영상검사 및 조직 생검을 통해도 원발 병소를 알 수 없이 전이된 장소에서 암의 병리학적 진단이 이루어진 경우를 지칭한다. 원발 병소 불명암의 범위에는 매우 다양한 생물학적 특성을 지닌 다양한 원발 병소로부터 기원한 암들이 모두 포함되므로, 그 이질성으로 인하여 기초 및 임상적 연구의 발전이 더디게 진행되었고 새롭고 효과적인 치료법 발견이 어려웠던 것이 현실이다. 그러나 최근 분자종양학적 지식이 축적되고 진단병리학이 발전하는 데 힘입어 좀더 정확한 진단에 접근하게 되었고, 복합화학요법 및 방사선요법, 새로운 표적치료 등이 개발되면서 원발 병소 불명암의 치료 영역에서도 많은 발전이 기대된다. 따라서 원발 병소 불명암에 대한 접근에 있어 체계적인 진단적 접근 및 분류, 특히 치료 가능한 임상증후군 감별이 필수적이며, 이에 근거하여 맞춤 치료 전략을 수립하는 것이 매우 중요하다.

Ⅱ. 진단

1. 초기 임상적 접근

원발 병소 불명암 환자에 대하여 할 수 있는 모든 검사를 무차별적으로 시행하는 것은 권장되지 않는다. 원발 병소를 찾는 것은 특정한 치료로 환자의 임상 경과를 좋게 할 수 있는 종양군을 선별하는 데 목적을 두어야 한다.

초기 진단 과정에 최소한 포함되어야 하는 항목은 철저한 진찰과 병력 청취, 온혈구계산*complete blood count*, 소변검사, 혈청 화학검사, 흉부 X선, 복부와 골반의 CT 혹은 MRI검사가 있다. 여성에 대해서는 골반검진과 유방촬영이 필수적이며, 남성에 대해서는 전립선검진과 혈청 PSA 측정을 시행해야 한다.

위의 범위를 벗어나는 검사를 더 시행할 것인가의 여부는 초기 조직검사 결과를 해석한 후에 결정하는 것이 추천된다. 조직검사를 시행하지 않은 채 그 이상의 관혈적 검사를 무차별적으로 시행하면 환자를 불편하게 하고 때로는 위험에 빠뜨릴 수 있으며, 의료자원을 낭비하는 한편 매우 짧은 환자의 여명을 낭비하여 치료 시작 시기를 놓칠 수 있다. 초기 조직검사는 가급적 많은 양을 가장 안전하게 얻을 수 있는 곳에서 실시해야 하며, 조직을 얻기 전에 미리 임상의사와 영상의학 및 병리학 전문가가 가장 적절한 조직검사 방법과 부위를 의논하는 것이 추천된다. 임상의사와 병리의사가 충분한 정보와 의견을 교환하는 것도 필수적이다.

생검 조직에 대한 광학현미경검사 결과에 근거하여 분류한 원발 병소 불명암과, 각각이 전체 원발 병소 불명암에서 차지하는 비율은 다음과 같다.

① 저분화 악성종양*poorly differentiated malignant neoplasm*: 5%
② 저분화 암종*poorly differentiated carcinoma*, 저분화 선암*poorly differentiated adenocarcinoma*: 30%

③ 선암*adenocarcinoma*: 60%
④ 편평세포암*squamous cell carcinoma*: 5%
⑤ 신경내분비암종*neuroendocrine carcinoma*: 1%

2. 병리학적 접근

(1) 병리학적 진단의 흐름

위의 다섯 가지 분류 외에 특수 병리검사(면역 과산화효소 종양 염색, 전자현미경검사, 유전자 분석 등)를 통하여 원발 병소 불명암의 진단에 접근한다. 원발 병소 불명암 환자의 조직이 의뢰되었을 때 병리학적 진단의 흐름은 다음과 같다.

① 악성종양인가?
② 일반적 분류에 따르면 암종, 흑색종, 림프종, 육종 중 어디에 속하는가?
   만약 광학현미경검사로 위의 4가지로 분류할 수 없다면 저분화 악성종양에 속하게 되며, 이때는 백혈구 공통 항원*common leukocyte antigen; CLA*, S100, 범세포케라틴*pancytokeratin* AE1/3 등의 면역화학염색을 시행한다(〈표 20-1〉).
③ 암종이라면, 어떤 아형인가?(생식세포종, 편평상피세포암, 신경내분비 암종, 고형암-간세포암 혹은 선암)
④ 선암이라면, 원발 병소를 예측할 수 있는가?

위의 단계적 접근으로도 원발 병소를 밝히지 못하는 경우, 추가적인 면역조직 화학염색과 아래의 특수 검사들이 동원된다.

표 20-1 원발 병소 불명암의 병리학적 진단을 위한 초기 흐름표

CLA	S100	AE1/3	진단	다음 단계의 검사
+	−	−	림프종	림프종 전문 병리의사의 아형 및 예후 판정
−	+	−	악성흑색종(가능)	진단 가능, 필요 시 확진을 위한 추가 면역화학염색
−	−	+	암종(거의 확실)	〈표 20-2〉 참조
−	−	−	육종 혹은 드문 종양	육종 전문 병리의사의 아형 및 예후 판정
다발성 양성			드문 종양	추가 면역화학염색

표 20-2 암종의 감별 진단에 유용한 면역화학염색 표지자

감별진단	양성 면역화학염색 표지자
생식세포종	PLAP, OCT4, AFP, HCG(아형 감별에 유용)
편평상피세포암	CK5/6, p63(이행세포암종에서 CK7/20)
신경내분비암종	크로모그라닌*chromogranin*, 시냅토파이신*synaptophysin*, PGP9.5, CD56, TTF1, CDX2
간세포암	Hepar1, 소관*canalicular* pCEA/CD10/CD13
신세포암	RCC, CD10
갑상샘암	TTF1, 티로글로불린
부신피질세포암	Melan-A, 인히빈*inhibin*
선암	위에 열거된 표지자들 대부분이 음성인 점과 형태학적 측면을 감안하여 진단하고, 〈표 20-3〉에 기술된 표지자들의 염색 결과를 참조한다(CK7/20 혹은 PSA).

표 20-3 선암의 경우 원발 병소 예측에 도움을 줄 수 있는 표지자

유용한 표지자	감별 진단
PSA+, PAP+	전립선암
TTF1+	폐암
GCDFP-15+, mammaglobin+	유방암
CDX2+ and/or CK20+, but CK7−	대장암, 덜 흔하게 위암
CDX2+ and/or CK20+, and CK7+	췌장암, 담도암, 위암, 덜 흔하게 대장암
ER+ but CA125−/mesothelin-	유방암
ER+ and CA125+/mesothelin+	난소암
WT1	(흉막종이 배제되었다면)난소암

(2) 특수 병리검사

1) 전자현미경검사

분화가 나쁜 종양에 전자현미경검사를 시행하면 저분화 육종과 암종의 감별 진단에 도움이 되며, 또한 림프종과 암종 감별에도 도움이 될 수 있다. 신경분비과립 *neurosecretory granule*이 발견되면 신경내분비종양*neuroendocrine tumor*을, 전멜라닌소체*premelanosome*가 발견되면 악성 흑색종을 진단하는 데 도움이 된다. 때로는 선암 혹은 편평상피암을 감별하는 데도 도움이 된다.

2) 유전자 분석

종양의 특이한 유전자 변형을 진단하는 데는 아직 제한이 많으나, 혈액종양에서 염색체 이상에 관한 연구가 가장 많이 시행되고 있다. 대부분의 B세포림프종에서 면역글로불린 유전자 재배열이 발견된다. B세포 및 T세포 림프종과 호지킨병에서 특정 염색체 변화가 발견된다. 면역 과산화효소 염색이나 전자현미경으로 림프종을 정확히 진단하기 어려울 때 면역글로불린 유전자의 재배열이나 t(14:18); t(8:14); t(11:14) 염색체 전위가 있으면 진단적 정보를 줄 수 있다. 림프종 외에도 t(11:22) 염색체 재배열은 말초신경상피종*peripheral neuroepithelioma* 및 유잉종양과 관계 있으며, 12번 염색체 단완의 같은팔염색체*isochromosome* 변형(i12p)을 비롯한 염색체 12번의 변형은 남자의 고환암 혹은 생식선외 생식세포종양*extragonadal germ cell tumor*에서 발견된다. 그 외에 세포유전학적 검사가 진단에 도움을 줄 수 있는 종양은 다음과 같다.

① t(2:13): 폐포횡문근육종*alveolar rhabdomyosarcoma*
② 3p 결손: 소세포폐암
③ 1p 결손: 신경모세포종
④ t(X:18): 윤활막육종*synovial sarcoma*
⑤ 11p 결손: 윌름스종양*Wilm's tumor*

Ⅲ. 조직학적 분류

1. 저분화 종양

병리학적으로 암은 확실하나 병리학적 분화가 매우 나빠 일반적인 분류법(암종, 림프종, 흑색종, 육종)으로 분류하기 어려운 경우 원발 병소 불명의 저분화 종양이라고 진단한다. 이 중에는 치료에 잘 반응하는 종양군이 있으므로 이에 대한 감별 진단이 무엇보다 중요하다. 치료에 반응을 잘하는 암 중 가장 빈도가 높은 종양은 비호지킨림프종으로, 저분화 종양으로 진단된 후 그중 35~65%가 특수 병리검사를 통하여 림프종으로 확진되었다는 보고도 있다. 그러나 대부분은 암종으로 진단되며, 악성 흑색종 및 육종도 드물지 않게 발견된다.

저분화 종양 진단에는 면역화학염색, 전자현미경검사, 유전자 분석 등의 특수 병리검사가 이용된다. 광학현미경으로 진단을 내리지 못하는 경우는 분화가 매우 나빠 감별하기 어려운 경우 외에 조직 검체가 충분하지 않은 경우도 흔하다. 특히 원발 병소 불명암 환자의 경우 세침흡인생검은 적정한 조직을 얻기 어려우므로 수술에 의한 조직생검이 진단에 도움을 줄 수 있다.

2. 저분화 암종 및 미분화 선암

저분화 암종 및 저분화 선암은 임상양상에 따라 특정 치료를 요하는 치료군으로 분류할 수 있다. 이들은 원발 병소 불명암의 30%를 차지하는데, 이 중 20%는 저분화 암종이고 10%는 저분화 선암이다. 일부 환자에서 시스플라틴을 포함한 항암제에 좋은 반응을 보일 수 있으므로 임상적 및 병리학적 평가가 매우 중요하다.

(1) 임상적 특징

이들의 임상양상은 다양하고, 중앙 연령은 다소 젊은 편이다. 임상 증상의 발현이 30일 이내로 병의 진행이 빠른 경우가 많으며, 전이 병소도 매우 다르다. 림프절, 종격동, 후복막 등이 주된 전이 병소로 분화된 선암과는 다른 소견이다.

(2) 병리학적 평가

광학현미경 진단만으로는 항암제 반응 여부를 알기가 매우 어렵다. 면역 과산화효소 염색, 전자현미경검사 그리고 유전자 분석을 시행해도 림프종과 같은 특정한 진단이 내려지는 비율은 매우 낮다. 암종은 저분화 암보다 비교적 특정한 진단이라 할 수 있기 때문이다.

전자현미경검사는 면역 과산화효소 염색으로 진단이 어려울 경우 시행해야 하며, 이 경우 림프종, 육종, 흑색종, 중피종, 신경내분비세포종양과 감별하는 데 도움을 줄 수 있다. 최근 염색체검사가 진단에 도움이 되는 경우가 증가하고 있으며, 염색체의 특정한 이상 소견이 백혈병, 림프종, 생식세포종양, 육종, 말초신경세포종 등과의 감별에 도움을 줄 수 있다.

(3) 진단

진단은 다른 원발 병소 불명의 암들과 유사하며, 종격동과 후복막을 잘 침범하므로 흉부 및 복부 CT 검사가 필요하다. 혈청 HCG와 AFP를 측정하여 생식세포종을 진단할 수 있으므로 이 검사들의 시행이 중요하다.

(4) 치료

특수 병리검사 등을 통해 림프종과 육종으로 진단되면 적절한 치료를 시행할 수 있다. 혈청 AFP 또는 HCG 수치가 증가된 경우 생식선외 생식세포종양으로 진단하고 생식세포종양에 준한 약물요법을 시행해야 한다. 최근 원발 병소 불명의 저분화 암종에서도 높은 반응률이 보고되고 있다.

3. 고분화 및 중등도 분화 선암*well-and moderately-differentiated adenocarcinoma*

(1) 여성의 1차성 복막암

1) 임상상 및 진단

위장관, 폐 혹은 유방의 암도 이러한 임상양상을 보일 수는 있으나 복강 내에서 복막을 광범위하게 침범하는 선암은 난소암의 특징적인 소견이다. 때로는 난소나 복강 내의 어느 장기에서도 1차적 암종이 발견되지 않으면서 복막에서만 암종이 발견되는 경우도 있다. 전형적인 난소암의 임상양상을 보이고, 종양은 복강 내의 복막에만 국한되며, CA125의 혈청 수치가 증가되어 있다. 이러한 환자들은 조직학적 소견이 대부분 난소암과 유사하며, 유두모양의 형상*papillary configuration* 혹은 사종체*psamomma body*가 흔히 관찰된다

2) 치료

3기 난소암 환자에 준하여 수술적 세포감소술*cytoreduction* 후에 복합 항암화학요법을 시행한다. 과거에는 사이클로포스파마이드*cyclophosphamide* + 백금*platinum* 제제를 사용하였으나 최근에는 파클리탁셀*paclitaxel* + 백금제제로 대치되었다. 보고에 따라 성적이 다양하나, 약 10~40%의 완전관해율, 18개월의 중앙 생존기간, 6~26%의 장기(2년 이상) 생존율을 보인다. 복막 상피는 현재 이 환자들의 일부에서 원발 병소로 간주되고 있다. 복막과 난소의 상피 표면이 연결되어 있어 유사한 생물학적 특성과 치료 반응을 보이는 것으로 생각된다. 현재 대부분의 1차성 복막암(유두모양장액성암종*papillary serous carcinoma*) 환자는 3기 난소암 환자의 임상시험에 포함되고 있다. 현재로서는 복막 암종을 보이는 여성에 대한 치료는 난소암 치료 권고안과 동일하다. 초기에 최대한의 종양축소수술*debulking surgery*을 시행하고 탁산*taxane* + 백금 치료를 시행하는 것이다. 난소암과 마찬가지로 수술적 세포감소술 이후 복막에 최소한도의 잔여 종양을 가진 환자들의 예후가 좋다. 이 같은 CA125 상승을 동반한 유두모양장액성암종의 조직형을 가지는 복막 암종의 임상상은 남자에서도 발견되는데, 치료는 역시 동일하다.

(2) 여성의 액와 림프절전이

1) 진단

액와 림프절선암을 보이는 여성 환자에서는 원발 병소로 유방암을 의심해야 한다. 이 환자들은 상당수가 완치를 기대할 수 있기 때문에 이러한 환자군을 선별하는 것이 매우 중요하다. 단순 유방촬영이 정상이면 유방 MRI를 시행해야 하고, PET도 사용될 수 있다.

에스트로겐 수용체*estrogen receptor; ER*와 프로게스테론 수용체*progesterone receptor; PR*에 대한 면역조직 화학염색을 시행하고, 사람 표피 성장인자 수용체-2*human epidermal growth factor receptor-2; HER-2*에 대한 검사도 면역조직화학염색과 FISH 방법으로 시행해야 한다. ER, PR 수용체 발현이나 HER2의 과발현은 유방암 진단의 강력한 증거가 된다.

2) 치료

액와 림프절에 국한된 선암을 가진 여성에서 완전한 병기결정을 위한 검사를 시행해도 유방에서 종양이 발견되지 않는다면, 2기 유방암에 준하여 표준치료를 시행해야 한다. 이러한 환자군에 어떤 국소 치료 방법이 가장 적합한지에 대하여 대규모 임상시험에서 연구된 바는 없으나, 변형된 근치적 유방절제술*modified radical mastectomy*과 액와 림프절절제술*axillary lymph node dissection* 후에 방사선요법을 시행하는 것이 일반적이다. 액와 림프절절제술만 시행하고 유방을 남겨두는 것은 추천하기 어려운데, 이러한 환자들의 약 50%에서 결국 유방암이 발생하기 때문이다. 유방절제술 시행 후에는 처음의 유방 촬영과 진찰 소견이 정상이었더라도 44~82%의 환자에서 잠재된 유방암이 발견된다. 1차 병소는 대개 2cm 미만이며, 일부 환

자에서는 상피내암*carcinoma in situ*만 발견되기도 한다.

액와 림프절에 국한된 전이를 가지고 있는 여성들은 림프절 양성 유방암 환자와 동일하게 수술 후 보조요법을 받아야 한다. 유방암 환자와 마찬가지로 보조요법을 선택할 때에는 ER, PR, HER2 상태와 림프절 침범 수 등을 고려해야 한다.

(3) 남성의 골전이

남성에서 주로 뼈를 침범하는 선암이 발견된 경우, 특히 골전이 양상이 골형성성*osteoblastic*이라면 전이성 전립선암을 의심해야 한다. 전립선 특이항원*prostate specific antigen; PSA* 혈청 농도가 증가되어 있거나 종양조직 PSA 염색이 양성인 경우 확진의 증거가 될 수 있으며, 치료는 전이성 전립선암에 준하여 실시한다.

간혹 비전형적인 임상상을 보이는 환자에서 PSA 혈청 농도가 상승되어 있거나 종양조직에서 PSA가 염색되기도 한다. 이 환자들은 뼈나 골반부의 림프절전이를 동반하지 않고 폐, 종격동 림프절, 상복부 림프절에 전이를 보이는데, 이 환자들도 남성호르몬 제거 치료*androgen ablation*에 반응을 보인 증거들이 있으므로, 역시 전립선암과 동일한 치료 방침을 적용해야 한다.

원발 병소 불명의 선암과 골전이를 가진 환자들은 대부분 PSA 혈청 농도가 정상이고, 골전이도 골용해성*osteolytic*이다. 이 환자들은 남성호르몬 제거 치료에 반응을 보일 가능성이 적고 원발 병소 불명의 선암에 대한 경험적 항암치료의 대상이 된다.

4. 편평상피세포암

(1) 경부 림프절의 편평상피세포암

원발 병소 불명의 편평상피세포암은 상대적으로 흔치 않아서 전체 원발 병소 불명암의 약 5%를 차지한다. 원발 병소 불명의 편평상피세포암이 가장 흔히 침범하는 장소는 경부 림프절이며, 환자들의 대부분은 중년 이상이거나 노년의 환자로서 두경부암의 위험인자인 흡연, 음주 등의 습관을 가지고 있다. 대부분의 환자가 일측성으로 중간부~상부의 경부 림프절 종대를 가지고 있다.

두경부 검진을 통하여 환자들의 원발 병소를 두경부에서 발견하는 경우가 많다. 적절한 검진은 구인두, 하인두, 비인두, 후두와 상부 식도를 내시경으로 직접 관찰하고, 의심되는 부위를 조직 생검하는 것이다. 경부 CT 검사를 시행하는 것이 병변의 진행 정도를 파악하는 데 도움이 되며, 간혹 원발 병소를 찾을 수 있다. 다른 검사를 모두 시행하고도 원발 병소를 찾지 못한 환자의 약 25%에서 PET 스캔을 통해 추가적으로 원발 병소를 발견할 수 있기 때문에 표준 검진에 포함시켜야 한다. 하부 경부 림프절이나 쇄골 상부 림프절이 침범된 경우, 1차성 폐암을 의심해야 한다. 흉부 CT나 위에서 기술한 두경부 검진에서 원발 병소가 발견되지 않은 경우에는 기관지내시경 시행이 추천된다.

일부에서 경험적 편도절제술이 추천되는데, 약 25%에서 편도암이 발견된다. 두힘살근밑*subdigastric* 림프절, 턱밑*submandibular* 림프절, 중간목*midjugular* 림프절 부위의 림프절이 침범된 환자는 원발 병소가 편도일 가능성이 높다.

두경부암 원발 병소를 진단하는 데 도움을 주는 몇 가지 분자종양학적 진단 검사들이 있다. 특히 젊은 환자에서 발생한 경부 림프절의 미분화 암종 혹은 미분화 편평상피세포암의 종양조직에서 EBV 유전자*genome*가 검출되는 경우 비인두암에 특이적인 소견으로 알려져 있다. 림프절 조직에 사람유두종바이러스 16*human papilloma virus 16*이 존재하는 경우 원발 병소가 구인두임을 시사한다. 상기 검사들은 세침 생검으로 얻어낸 조직에서도 시행할 수 있다.

치료는 국소진행성 두경부 편평상피세포암에 준하여 시행하며, 근치적 목적의 국소 방사선치료를 인두와 양측 목에 시행하거나 근치 목절제술*radical neck dissection*을 시행하거나 이들 모두를 복합하는 것이 추천된다. 약 30~60%의 환자에서 장기 무병생존이 가능하다. 최근 국소진행성 두경부암의 표준치료로 동시 항암화학방사선요법이 자리잡고 있는 바, 원발 병소 불명인 환자에서의 성적이 많이 보고되지는 않았지만 시도할 수 있다.

(2) 서혜 림프절의 편평상피세포암

서혜 림프절을 침범한 편평상피세포암을 가지고 있는 대부분의 환자는 생식기관 혹은 직장-항문부에 원발 병소를 가지고 있다. 음문, 질, 자궁경부, 음경, 고환에 대한 신체검진을 시행하고, 의심되는 부위에 대한 조직생검을 시행한다. 직장수지검사와 항문경검사도 반드시 시행해야 한다. 이 부위의 원발 병소를 찾아내는 것이 중요한 이유는 항문암, 질암, 음문암, 자궁경부암의 경우 국소 림프절로 전이된 후에도 완치 목적의 치료가 가능하기 때문이다.

위와 같은 검사에도 불구하고 원발 병소를 찾지 못한 경우, 방사선치료나 서혜 림프절절제술 등의 국소 치료를 통하여 장기 생존을 꾀할 수 있다. 최근 항문, 자궁경부, 방광 등에서 발생하는 암들에 대한 동시 항암화학방사선요법이 예후를 좋게 만든 결과가 축적됨에 따라, 원발 병소 불명암에 대하여도 이와 유사한 치료를 고려할 수 있겠다.

5. 신경내분비암종

신경내분비암종*neuroendocrine carcinoma*에 대한 병리학적 이해가 증가함에 따라, 이 암종이 광범위한 스펙트럼을 보인다는 것이 알려지고 있다. 고분화된 신경내분비암종(유암종 유형)과 저분화 신경내분비암종 모두 원발 병소 불명암으로 발현할 수 있다.

신경내분비암종은 전자현미경 소견에서 관찰되는 세포질내 신경분비과립과, 광학현미경과 면역조직 화학염색에서 관찰되는 측정 세포질 단백(크로모그라닌*chromogranin*, 시냅토파이신*synaptophysin*)의 발현이 특징이다.

WHO의 2000년 분류에 의하면, 신경내분비세포종양은 크게 고분화, 저등급과 저분화, 고등급으로 나뉜다(〈표 20-4〉).

(1) 저등급 신경내분비암종

대부분의 저등급 신경내분비암종*low grade neuroendocrine carcinomas*은 결장, 직장, 췌장, 기도 등 알려진 원발 병소로부터 발생한다. 이들은 산발적으로 혹은 다른 내분비 종양과 함께(MEN type 1 혹은 2) 발생하는데, 드물게 원발 병소 불명암의 형태로 간, 뼈, 림프절에 전이된 형태로 진단될 수 있다. 환자는 대부분 증상이 없으나 일부 기능성 종양에서 호르몬 과다 분비에 의한 증상을 유발할 수 있다. 초기 검사로 병력, 가족력이 중요하며, 원발 병소를 찾기 위한 내시경 검사, 기관지경 검사, CT 검사가 필요하다. 위의 방법으로도 원발 병소를 찾기 어려운 경우 옥트레오타이드 스캔*octreotide scan*이나 PET, MRI가 동원될 수 있다.

저등급 암종은 전체 원발 병소 불명 신경내분비암종의 10%에 불과하며 비교적 천천히 진행하는 편으로, 전이성 유암종*metastatic carcinoid*에 준하여 치료한다. 원발 병소에 대한 국소 치료나 증상 완화를 위해 옥트레오타이드를 사용할 수 있다. 증상이 없는 환자들에서는 치료 없이 관찰하는 것이 추천될 수 있다. 항암치료에는 상대적으로 반응이 좋지 않으므로 백금 근간의 항암화학요법은 추천되지 않는다. 최근 페메트렉세드*pemetrexed*, 탈리도마이드*thalidomide*, 테모졸로마이드*temozolomide* 등 새로운 항암제와 수니티닙*sunitinib*, 소라페닙*sorafenib*, mTOR 억제제, 베바시주맙*bevacizumab* 등의 표적치료제의 효과를 검증하기 위한 임상시험이 활발히 진행되고 있다.

| 표 20-4 | 원발 병소 불명의 신경내분비암종

고분화, 저등급 신경내분비암종
여러 부위의 전형적 유암종
섬세포종(췌장)
부신경절종(신경세포)
크롬친화세포종(부신)
수질암종(갑상샘)
미분화, 고등급 신경내분비암종
소세포암(폐)
메르켈세포종(피부)
여러 부위의 비전형적 유암종
폐외소세포암종
말초신경상피종
신경모세포종(부신)

(2) 저분화 신경내분비암종

저분화 신경내분비암종*poorly differentiated neuroendocrine carcinomas*에는 소세포암*small cell carcinoma*과 대세포암*large cell carcinoma*이 포함된다. 이들은 진행이 빠르고 약 10개월의 짧은 중앙 생존기간을 가진 만큼 신속한 검사와 치료를 요한다.

(3) 소세포암

소세포암은 폐가 가장 흔한 원발 병소지만 부비동, 침샘, 인두, 후두, 식도, 결장, 방광, 전립선, 난소, 자궁경부 등 폐 외의 병소에서도 발생할 수 있다. 부종양성증후군*paraneoplastic syndrome*과 과다한 호르몬 생성에 의한 증상이 나타날 수 있으나 드물다. 비슷한 세포 모양을 보일 수 있는 생식세포종, PNET, 유잉육종, 결합조직형성 소원형종양*desmoplastic small round cell tumor* 등과 감별하기 위하여 i(12)p 혹은 12p 결손(생식세포종), t(11:22)(PNET, 유잉육종, 결합조직형성 소원형종양) 등의 유전자 검사를 시행할 수 있다. 원발 병소 불명의 소세포암 환자들은 소세포폐암 환자에 준하여 치료하는 것이 추천되며, 백금 근간의 복합화학요법(에토포시드*etoposide*와 시스플라틴*cisplatin* 혹은 카보플라틴*carboplatin* 복합요법)이 추천된다. 종양이 단독 병소에 국한된 경우 수술이나 방사선요법 등이 추천되며, 드물게 완치가 가능하기도 하다.

(4) 저분화 대세포신경내분비암종

저분화 대세포신경내분비암종*poorly differentiated large cell neuroendocrine carcinoma*은 원발 병소 불명의 신경내분비암종의 75%를 차지하며, 원발 병소 불명의 미분화암종의 약 10%를 차지한다. 다양한 장기를 침범할 수 있어 후복막, 종격동, 림프절, 간, 뼈 등의 전이로 발현하며, 보통 진단 당시 여러 곳의 전이를 동반하고 있다. 다양한 임상상을 보이는 것과 대조적으로 진행 속도가 공통적으로 매우 빠르기 때문에 빠른 검사와 치료를 요한다. 저분화 신경내분비암종 환자(대세포 80%, 소세포 20%) 99명에 대한 치료 성적을 정리한 하인스워스*Hainsworth* 등의 보고에 의하면, 시스플라틴 근간의 항암치료에 좋은 반응(15개월의 중앙 생존기간, 13%의 2년 생존율, 60% 이상의 반응률)을 보였다. 에토포시드+시스플라틴 복합요법에 파클리탁셀*paclitaxel*을 더한 3제 요법은 유사한 반응률과 생존율을 보고했고, 파클리탁셀을 추가하는 경우 독성을 증가시킬 뿐 효과를 더 높이지는 못했다. 이 환자군에게는 시스플라틴 근간의 복합화학요법이 강력히 추천된다.

Ⅳ. 특수한 임상 증후군

1. 젊은 남성 환자의 생식선외 생식세포종

생식선외 생식세포종*extragonadal germ cell tumor*은 젊은 남자(40세 미만)에서 종격동이나 후복막 림프절을 침범하는 미분화 암종이 있을 때 의심할 수 있다. 이들에서는 폐 전이가 흔히 동반되고, AFP나 HCG의 상승은 생식선외 생식세포종의 진단을 지지한다.

이 환자들에서 조직학적 소견은 거의 항상 미분화암종이다. 생식선외 생식세포종에 특이적인 면역화학염색은 없지만 HCG, AFP, OCT4(Octomer 4)가 도움이 된다.

생식선외 생식세포종 환자 중 일부는 표준적인 병리학적 검진에도 비특이적 소견을 보여 진단이 어려운 경우가 많은데, 이때 일부 환자에서 i(12p) 염색체의 존재를 밝히면 진단에 도움이 된다. 모처*Motzer* 등의 보고에 의하면, 종격동 혹은 후복막 림프절에 발생한 미분화 암종을 가진 젊은 남자 환자의 종양에 i(12p) 염색체 검사를 시행한 결과, 모든 검사로도 원발 병소를 밝히지 못했던 20명 중 12명에서 i(12p)가 발견되었다. 이 12명 중 9명은 고환암에 준한 항암치료에 탁월한 반응을 보였고, 상당수가 장기 생존하였다.

세포유전학 검사가 가능하지 않은 임상 현실에서 젊은 남자 환자가 생식선외 생식세포종의 임상상을 보일 때는 불량 예후군의 생식세포종에 준한 항암치료를 시도하는 것이 추천된다. 초기 치료는 시스플라틴과 에토포시드, 블레오마이신*bleomycin* 복합화학요법 혹은 그에 준하는 치료가 되어야 한다. 4주기의 항암치료 이후, 좋은 반응을 보이지만 방사선 검사에서 잔존 병소가 있는 경우 생식세포종 진료 지침에 따라 수술적 절제를 시도해야 한다. 매우 드물지만 이러한 임상 증후군은 여성에서도 나타난다.

2. 단독 전이 병소의 선암

어떤 경우에는 완전한 병기 결정을 위한 검사를 시행한 후에도 단독 전이 병소만이 발견된다. 단독 병소는 림프절, 뇌, 폐, 부신, 간, 뼈 및 피부 등 여러 장기에 발생할 수 있는데, 생소한 원발 병소(예: 1차성 피부 아포크린, 에크린, 혹은 피지암종)가 전이성 병변과 혼동되는 것을 감별해야 한다. 전이 병소가 단독인 환자의 대부분에서 다른 전이 병소가 짧은 시일 내에 드러나게 되지만, 전이 병소에 대한 국소적 치료가 장기 무병생존을 가져오기도 한다. 국소 치료를 적용하기 전에 PET 스캔을 시행하여 다른 장소에 전이 병소가 없음을 확인하는 것이 도움이 된다. 다른 전이 병소가 없으면, 기술적으로 가능하다면 단독 전이 병소를 절제해야 한다. 어떤 경우에는 절제술 후에 방사선요법을 시행하면 국소 제어 확률을 극대화할 수 있다(예: 단독 뇌전이 병소의 절제 후 방사선요법).

이러한 환자군에 국소 치료를 시행한 후 추가적으로 항암화학요법을 시행하는 것이 도움이 되는지는 알려져 있지 않다. 그러나 원발 병소 불명암에 대해 항암제를 이용한 짧은 경과의 경험적 보조 항암화학요법을 적용하는 것은 특히 미분화 암종 환자에서 정당한 방침이다. 이러한 환자군에서 근치적 국소요법 이후 1차 부위나 다른 병소에 전이가 발생하지 않고 장기 생존하는 환자들이 보고되는데, 한 예로 단독 뇌전이 병소를 가진 환자들 중 약 15%가 뇌전이에 대한 치료 후 5년 이상 무병 생존한 사례가 보고된 바 있다.

3. 고립성 흉막삼출

암종에 의한 고립성 흉막삼출의 경우, 여자에서는 난소암에 의한 복막 내 암종증의 가능성을 생각해야 한다. 증상이 없고 복부 골반 CT상 정상 소견이라 해도 복부 혹은 골반에 원발 병소가 있을 가능성이 높다. 이 경우 난소나 복막 표면에 있는 종양이 진행되어 특징적으로 우측에 흉막삼출을 일으킨다. CA-125가 혈청 내에 증가되어 있으면 진단에 도움을 줄 수 있다. 임상 증상이 없을 경우 복강경검사 혹은 시험적 개복술을 통한 진단이 가능할 수 있다. 시스플라티닌을 포함한 약물요법에 잘 반응한다.

또한 고립성 흉막삼출은 말초성 폐암(대개 선암) 혹은 중피종*mesothelioma*의 경우 흔히 발견된다. 흉관을 통해 삼출액을 모두 뽑은 후 재검사를 시행해도 원발 병소를 발견하기 어려운 경우가 흔하다. 흉막삼출액의 세포 진단은 대개 선암이나, 전자현미경 소견에 의해 중피종으로 진단되기도 한다. 이런 환자의 예후는 특히 불량하다. 이미 환자의 전신 상태가 나쁘고 대부분 고령이기 때문이다. 비교적 상태가 좋은 환자라면 시스플라틴을 포함한 약물요법을 고려할 수 있으나, 상태가 좋지 않은 경우 고식적 요법을 시행한다.

4. 의심하지 못한 임신융모막암종*unsuspected gestational choriocarcinoma*

젊은 여성에서 미분화 암종 혹은 역형성 종양*anaplastic neoplasm*이 특히 폐결절 형태로 발현하였을 때 전이성 임신융모막암종의 가능성을 생각해야 한다. 최근 임신, 자연유산 혹은 무월경의 병력이 있을 때 더욱 이와 같은 임상 증후군을 의심해야 한다. 이러한 환자군에서는 혈청 HCG 농도가 반드시 증가되어 있으며, 조직검사에서 간혹 융모막암종의 전형적인 소견을 보이지 않고 미분화성 암종의 형태를 보일 수 있다. 복부초음파 혹은 CT 검사에서 자궁이 커져 있는 경우 자궁소파술*dilatation and curettage*이 필요할 수 있다. 이 환자들의 대부분은 메토트렉세이트 *methotrexate* 단독 요법으로 완치가 가능하다.

5. 의심하지 못한 위장관기질종양*unsuspected gastrointestinal stromal tumor*

현저한 복부 종괴가 있고 원발 병소 불명의 암종 혹은 육종으로 진단된 경우 조직에서 반드시 c-kit(CD117)를 염색해봐야 한다. 조직검사를 반복해서라도 환자가 위장관기질종양이 아님을 감별해야 한다. 위장관기질종양 환자들은 이마티닙*imatinib* 치료에 반응이 좋기 때문에 원발 병소의 모든 육종에서 CD117을 검사하는 것이 타당하다.

V. 예후

편평상피세포암, 미분화 종양, 신경내분비암종, 단독 전이 병소를 가지는 암종 등은 예후가 상대적으로 좋은 편이다. 이 외에도 항암제에 반응이 좋은 미분화 암종에서 완전관해와 일부 환자의 장기 생존이 보고되고 있다. 이와 반대로 더 많은 수를 차지하는 고분화 선암은 과거에 치료에 저항성이 있고 항암치료에 완전관해를 보이는 일이 거의 없으며 장기 생존자가 없다고 여겨져왔다. 그러나 지난 수 년간 좀더 양호한 예후를 보이는 환자군—소위 '양호한 예후군*favorable subset*'—이 존재함이 알려지게 되었다. 이들을 가려내어 적절한 치료를 시행하는 것이 매우 중요하다(〈표 20-5〉).

위의 양호한 예후군에 속하지 못하는 환자들의 대부분은 불량한 예후를 보인다. 보고된 불량한 예후인자로 남성, 선암, 전이 병소의 개수, 간전이, 불량한 수행능력, LDH 상승, 알부민*albumin* 감소, 고령 등이 알려져 있다.

VI. 경험적 항암요법

1. 복합 화학요법

앞에서 언급된 소위 '양호한 예후군'에 속하는 환자들은 전체 원발 병소 불명암 환자들 중 15~20%에 불과하고 그 밖의 환자들은 불량 예후군에 속하며, 아직도 그 생물학적 특성이나 치료법 등에 대한 이해가 불완전하다. 최근 항암요법이 발전하면서 이 환자들에게 적용할 수 있는 경험적 항암화학요법도 많이 발전했는데, 전향적 임상시험 결과를 중심으로 이 경험적 항암화학요법의 역사를 정리하면 다음과 같다.

표 20-5 원발 병소 불명암의 양호한 예후인자

명확하고 양호한 예후인자

저분화 암종(다른 방법으로 분류되지 않으며 60%가 악성 림프종)

생식선외 생식세포종(PDA 혹은 PDC)

후복막, 종격동, 그리고/혹은 말초 림프절 침범(PDA, PDC, WDA)

편평상피세포암(두경부 혹은 서혜부)

고립성 액와 림프절 비대-여성, 드물게 남성(WDA, PDC, PDA)

복막 암종-여성, 드물게 남성(WDA, PDC, PDA)

골형성성 골전이, 혈청 혹은 종양에서 PSA 상승-남성(WDA, PDA, PDC)

신경내분비암종-고등급 혹은 저분화 암종(소세포 및 기타)

신경내분비암종-저등급 혹은 고분화(유암종/섬세포 유형)

단독 전이 병소(WDA, PDC, PDA)

간전이의 부재

수행능력 0, 1(다른 양호한 특징 동반)

정상 혈청 LDH(다른 양호한 특징 동반)

유력하고 양호한 예후인자

여성

비흡연자

정상 혈청 알부민(다른 양호한 특징 동반)

에스트로겐 혹은 프로게스테론 수용체 양성 종양

정상 림프구 수(다른 양호한 특징 동반)

정상 혈청 CEA

PDA: 저분화 선암, PDC: 저분화 암종, WDA: 고분화 선암, PSA: 전립선 특이항원, LDH: lactate dehydrogenase, CEA: carcinoembryonic antigen

1960~1970년대의 항암화학요법 임상시험은 독소루비신*doxorubicin*, 메토트렉세이트, 마이토마이신 C*mitomycin C*, 빈크리스틴*vincristine*, 세무스틴*semustine* 단독요법이 주를 이루었는데, 6~16%의 반응률을 보였으며 완전관해가 오는 경우가 드물었고 장기 생존자는 더더욱 드물었다. 소화기 암종을 겨냥한 FAM(5-FU, 독소루비신, 마이토마이신 C)과 그 변형 요법이 시도되었으나 이들의 성적도 위와 유사하였다. 이 1세대 항암화학요법들의 반응률은 8~39%(평균 20%), 완전관해율 1% 미만, 중앙 생존기간 4~15개월(중앙값 6개월)에 그쳤으며, 2년 이상의 장기 생존자나 3년 이상의 무병 생존자는 거의 전무했다.

1980년대 이후에는 시스플라틴 근간의 요법이 주로 시행되었다. 1964년부터 1996년까지 1,200명의 환자를 대상으로 시행된 38개의 2상 임상시험 결과를 분석한 결과 반응률은 약 20%, 중앙 생존기간은 6개월 내외였으며 2년 이상의 장기 생존자는 거의 보고되지 않았다. 1997년부터 2002년까지 시행된 과거 항암요법의 성적도 이와 유사하다. 일부 좋은 성적을 보고한 결과들도 다시 분석해보면 양호 예후군에 속하는 환자들이 포함되어 있었던 것으로 밝혀졌다. 이 시기의 임상시험은 대부분 소규모였고 무작위 배정 비교 연구는 드물었으며, 선암 외에 미분화 암종도 섞여 있는 이질적 환자군을 대상으로 하였고 추적 기간이 짧아 장기 생존자의 비율은 발표되지 않았다. 또한 전이 병소, 나이, 성별 및 기타 예후인자에 따라 층화되거나 비교되지 못하였다는 점을 감안하여 그 결과를 해석할 때 주의해야 한다. 이 시기의 항암화학요법으로 양호 예후군이 아닌 원발 병소 불명암 환자의 생존율을 증가시킬 수 있다는 증거는 확보되지 못하였다.

1996년 이후 새로운 항암제들이 개발됨에 따라 원발 병소 불명암에 대한 복합 화학요법도 새로운 전기를 맞게 되었다. MPCRN(Minnie Pearl Cancer Research Network)은 1997년 이후 파클리탁셀, 도세탁셀*docetaxel*, 젬시타빈*gemcitabine*, 이리노테칸*irinotecan*, 카페시타빈*capecitabine*, 옥살리플라틴*oxaliplatin*, 베바시주맙/얼로티닙*erlotinib* 등을 1차요법, 2차요법, 3차요법에 사용하는 9개의 전향적 2상 임상시험을 시행하였다(〈표 20-6〉). 이들 임상시험에 '치료 가능한*treatable*' 환자들의 참여는 제외되었고, 원발 병소를 찾기 위한 표준적 검사들이 시행되었다. 이 중 처음 시행된 다섯 개의 임상시험 결과는 표에 정리된 바와 같았는데, 반응률은 30%, 완전관해율은 6%였고, 2.5~9.5년의 추적기간 동안 보고된 중앙 생존기간은 9.1개월이었다. 1년, 2년, 3년, 5년, 8년 그리고 10년 생존율은 각각 38%, 19%, 12%, 10%, 8%, 8%로 보고되었다. 독성은 대개 중등도였는데 골수독성이 대부분이었으며, 2%의 환자에서 치료와 연관된 사망이 발생하였다.

2차 항암치료로 젬시타빈, 젬시타빈+이리노테칸을 투여하는 2개의 임상시험이 시행되었는데, 2차로 투여되었음에도 불구하고 약 4개월의 중앙 생존기간과 30%의 반응률을 보였고, 1년 및 2년 생존율이 20%와 12%로 보고되어 3상 임상시험(파클리탁셀+카보플라틴+경구 에토포시드 대 젬시타빈+이리노테칸)이 진행되었으나, 환자 모집의 어려움 때문에 원래의 목표인 320명을 모으지 못하고 198명에서 종료되었다. 이 임상시험에서 양 군 사이의 2년 생존율(15% 대 18%), 중앙 생존기간(7.4개월 대 8.5개

| 표 20-6 | MPCRN에서 원발 병소 불명암 환자를 대상으로 시행한 전향적 2상 임상시험 성적

	파클리탁셀, 카보플라틴, 에토포시드	도세탁셀, 시스플라틴	도세탁셀, 카보플라틴	파클리탁셀, 카보플라틴, 젬시타빈	파클리탁셀, 카보플라틴, 에토포시드-젬시타빈, 이리노테칸	Total
환자 수	71	26	47	120	132	396
남/여	35/36	13/13	25/22	64/56	67/65	204/192
나이(중앙값)	72	60	56	58	59	62
범위	31~82	34~74	23~76	21~85	29~83	21~85
ECOG 수행능력						
0	9	10	9	27	24	79(20%)
1	50	10	26	77	97	260(66%)
2	12	6	12	16	11	57(14%)
조직형						
선암	34(48%)	13(50%)	18(38%)	63(53%)	59(44%)	187(47%)
PDC or PDA	30(42%)	11(43%)	28(60%)	56(46%)	72(55%)	197(50%)
신경내분비암(poorly diff)	6(9%)	2(7%)	0(0%)	0(0%)	0(0%)	8(2%)
편평상피세포암	1(1%)	0(0%)	1(2%)	1(1%)	1(1%)	4(1%)

월), 무진행 생존기간(3.3개월 대 5.3개월)은 통계적으로 유의한 차이를 보이지 못하였고, 3, 4도의 독성은 호중구감소증, 혈소판감소증, 열성 호중구감소증, 빈혈 등이 PCE군에서 더 빈번하였으며, 설사가 젬시타빈+이리노테칸군에서 더 많이 보고되었다. 그 외에 위장관 원발 병소를 가지는 원발 병소 불명암을 겨냥한 카페시타빈+옥살리플라틴 복합요법이 과거에 치료받았던 환자를 대상으로 시험되어 3.7개월의 무진행 생존기간과 9.7개월의 중앙 생존기간을 보인 바 있다.

2. 원발 병소 불명암 환자에 대한 표적치료

최근 여러 고형암을 대상으로 한 표적치료제들이 임상에서 쓰이고 있다. 이 중 혈관생성 억제제(VEGF 억제제)인 베바시주맙이 여러 고형암(유방암, 폐암, 대장암)에서 미국 FDA의 공인을 받았다. 베바시주맙과 얼로티닙을 사용한 2상 임상시험이 51명의 원발 병소 불명암 환자를 대상으로 시행되었는데, 이들 중 37명은 항암치료를 받았던 환자였고, 14명은 항암치료를 받은 적이 없지만 광범위한 간전이, 골전이 등 불량 예후인자를 가진 환자였다. 베바시주맙 10mg/kg을 2주마다 정맥 주입하고 얼로티닙 150mg을 매일 복용하는 일정으로 치료한 결과, 10%의 환자가 부분관해, 61%의 환자가 안정병변의 반응을 보였고, 중앙 생존기간은 7.4개월, 1년 생존율은 33%였다. 이 성적은 2차 항암요법의 결과보다 우월하고 1차 항암요법의 결과와 유사하여, 이후 MPCRN에서는 파클리탁셀+카보플라틴에 베바시주맙+얼로티닙을 복합한 4제 요법을, 치료받은 적이 없는 원발 병소 불명암 환자를 대상으로 투여하는 2상 임상시험을 시행하였다. 4주기의 4제 요법 후에는 파클리탁셀+카보플라틴 투여는 종료하고 베바시주맙+얼로티닙 유지요법을 시행하는 전략을 취하였는데, 53%의 반응률, 12.6개월의 중앙 생존기간과 27%의 1년 생존율을 보여 고무적인 성적을 나타냈다. 새로운 표적치료제와 기존 항암화학요법을 적절히 조합한 복합요법의 발전이 기대를 모으고 있다.

과거에 치료받지 않고 위의 MPCRN 임상시험들에 참여한 환자들의 예후를 분석해보면 선암과 미분화 암종 사이에 생존기간의 차이가 없었다. 여성이 남성에 비하여 오래 생존했고, ECOG 수행능력이 0 혹은 1인 환자들이 2인 환자들보다 오래 생존했다.

현재까지 최선의 지지요법과 새로운 세대의 복합 화학요법의 성적을 비교한 무작위 배정 3상 임상시험 결과가 없기 때문에 과연 이 항암화학요법들로 인하여 생존율이 개선된 것인지 이의를 제기할 수 있다. 과거의 연구들이 매우 이질적인 환자들로 구성되었고, 후향적 연구이며, 치료가 단일하지 않았고, 양호 예후군의 환자들이 섞여 있었다는 점에서 해석에 많은 문제가 있으나, 이 31,419명의 환자를 대상으로 한 분석에서 중앙 생존기간은 5개월, 1년 생존율은 22%, 5년 생존율은 4%에 불과하였다. 이들 중 장기 생존자는, 국소 치료를 받았고 양호 예후군(고분화 신경내분비암종 및 편평세포암)에 속한 일부 환자들이나 경과가 매우 느린 암종(예: 유암종)을 가진 환자들일 가능성이 높다.

위의 결과를 종합할 때, 새로운 항암제의 복합 화학요법이 환자들의 생존율을 의미 있게 연장했음을 짐작할 수 있다. 원발 병소 불명암 환자의 생존율은 이제 다른 진행된 암종(진행기의 소세포폐암, 비소세포 폐암)과 거의 동등하다고 볼 수 있다. 그러나 원발 병소 불명암 환자의 치료에 있어 아직도 개선되어야 할 점이 많으며, 이를 위하여 기초 및 임상연구의 발전이 선행되어야 할 것이다.

Ⅶ. 결론

원발 병소 불명암 치료를 위해서는 서로 다른 암 종류 중에서 치료반응 가능성이 높은 암환자군을 식별하는 것이 매우 중요하다. 이러한 양호한 예후군의 환자들은 임상 증상 및 병리 소견을 적절히 평가함으로써 분류가 가능하다. 특히 시험적 치료가 치료반응 유무 결정에 중요하며, 양호한 예후군에 속하지 못하더라도 극적으로 치료에 반응하는 경우가 있다. 환자들의 병리 결과, 임상 결과 및 추적관찰 기록을 계속 분석하고, 새로운 분자종양학적 진단법 및 치료법의 개발과 더불어 새로운 표적치료의 대상이 될 수 있는지를 점검하는 것이 중요한 전략이 되겠다.

참고문헌

1. Allhof EP, Proppe KH, Chapman CM, Lin CW, Prout GR Jr. Evaluation of prostate-specific acid phosphatase and prostate-specific antigen. J Urol 1983;129:316-319.
2. Anderson H, Thatcher N, Rankin E, Wagstaff J, Scarffe JH, Crowther D. VAC(vincristine, adriamycin and cyclophosphamide) chemotherapy for metas-tatic carcinoma from an unknown primary site. Eur J Cancer Clin Oncol 1983;19:49-52.
3. Barrie JR, Knapper WH, Strong EW. Cervical nodal metastases of unknown origin. Am J Surg 1970;120:466-470.
4. Bataini JP, Rodriguez J, Jaulerry C, Brugere J, Ghossein NA. Treatment of metastatic neck nodes secondary to an occult epidermoid carcinoma of the head and neck. Laryngoscope 1987;97:1080-1084.
5. Battifora H, Trowbridge IS. A monoclonal antibody useful for the differential diagnosis between malignant lymphoma and nonhematopoietic neoplasms. Cancer 1983;51:816-821.
6. Bhatia SK, Saclarides TJ, Witt TR, Bonomi PD, Anderson KM, Economou SG. Hormone receptor studies in axillary metastases from occult breast cancers. Cancer 1987;59:1170-1172.
7. Bosman FT, Giard RWM, Nieuwenhuijen Kruseman AC, KNIJNENBURG G, SPAANDER PJ. Human chorionic gonadotrophin and alpha fetoprotein in testicular germ cell tumors: A retrospective immunohistochemical study. Histopathology 1980;4:673:684.
8. Carlson LS, Fletcher GH, Oswald MJ. Guidelines for the radiotherapeutic techniques for cervical metastases from an unknown primary. Int J Radiat Oncol Biol Phys 1986;12:2101-2110.
9. Coker DD, Casterline PF, Chambers RG, Jacques DA. Metastases to lymph nodes of the head and neck from an unknown primary site. Am J Surg 1977;134:517-522.
10. Dalrymple JC, Bannatyne P, Russell P, Solomon HJ, Tattersall MH, Atkinson K. Extraovarian peritoneal serous papillary carcinoma: A clinicopathologic study of 31 cases. Cancer 1989;64:110-115.
11. De Braud F, Heilbrun LK, Ahmed K, Sakr W, Ensley JF, Kish JA. Metastatic squamous cell carcinoma of an unknown primary localized to the neck: Advantages of an aggressive treatment. Cancer 1989;64:510-515.
12. Eagan RT, Thernean TM, Rubin J, Long HJ, Schutt AJ. Lack of value for cisplatin added to mitomycin-doxorubicin combination chemotherapy for carcinoma of unknown primary site. Am J Clin Oncol 1987;10:82-85.
13. Fermont AC. Malignant cervical lymphadenopathy due to an unknown primary. Clin Radiol 1980;31:355-358.
14. Gatter KC, Alcock C, Heryet A, Mason DY. Clinical importance of analysing malignant tumours of uncertain origin with immunohistochemical techniques. Lancet 1985;2:1302-1305.
15. Goldberg RM, Smith FP, Ueno W, Ahlgren JD, Schein PS. 5-Fluorouracil, adriamycin and mitomycin in the treatment of adenocarcinoma of unknown primary. J Clin Oncol 1986;4:395-399.
16. Greco FA, Pavlidis N. Treatment for patients with unknown primary carcinoma and unfavorable prognostic factors. Semin Oncol 2009;36:65-74.
17. Guarischi A, Keane TJ, Elhakim T. Metastatic inguinal nodes from an unknown primary neoplasm: A review of 56

cases. Cancer 1987;59:572-577.
18. Hainsworth JD, Spigel DR, Burris HA 3rd, Shipley D, Farley C, Macias-Perez IM, et al. Oxaliplatin and capecitabine in the treatment of patients with recurrent or refractory carcinoma of unknown primary site: a phase 2 trial of the Sarah Cannon Oncology Research Consortium. Cancer 2010;116(10):2448-54. (Epub ahead of print)
19. Hainsworth JD, Spigel DR, Clark BL, Shipley D, Thompson DS, Farley C, et al. Paclitaxel/carboplatin/etoposide versus gemcitabine/irinotecan in the first-line treatment of patients with carcinoma of unknown primary site: a randomized, phase III Sarah Cannon Oncology Research Consortium Trial. Cancer J 2010;16(1):70-5.
20. Hainsworth JD, Spigel DR, Litchy S, Greco FA. Phase 2 trial of paclitaxel, carboplatin, and etoposide in advanced poorly differentiated neuroendocrine carcinoma: a Minnie Pearl Cancer Research Network Study. J Clin Oncol 2006;24:3548-54.
21. Hainsworth JD, Spigel DR, Thompson DS, Murphy PB, Lane CM, Waterhouse DM, et al. Paclitaxel/carboplatin plus bevacizumab/erlotinib in the first-line treatment of patients with carcinoma of unknown primary site. Oncologist 2009;14(12):1189-97.
22. Hainsworth JD, Wright EP, Gray GF Jr, Greco FA. Poorly differentiated carcinoma of unknown primary site: Correlation of light microscopic findings with response to cisplatinbased combination chemotherapy. J Clin Oncol 1987;5:1275-1280.
23. Hainsworth JD. Cancer of unknown primary site. In: DeVita VT Jr, Lawrence TS, Rosenberg SA, eds. Cancer: principles and practice oncology. 8th ed. Philadelphia: Lippincott; 2008. pp.2363-87.
24. Horning SJ, Carrier EK, Rouse RV, Warnke RA, Michie SA. Lymphomas presenting as histologically unclassified neoplasms: Characteristics and response to treatment. J Clin Oncol 1989;7:1281-1287.
25. Leipzig B, Winter ML, Hokanson JA. Cervical nodal metastases of unknown origin. Laryngoscope 1981;91:593-598.
26. McCunniff AJ, Raber M. Metastatic carcinoma of the neck from an unknown primary. Int J Radiat Oncol Biol Phys 1986;12:1849-1852.
27. Milliken ST, Tattersall MHN, Woods RL, Coates AS, Levi JA, Fox RM, et al. Metastatic adenocarcinoma of unknown primary site: A randomized study of two combination chemotherapy regimens. Eur J Cancer Clin Oncol 1987;23:1645-1648.
28. Moertel CG, Reitemeier RJ, Schutt AJ, Hahn RG. Treatment of the patient with adenocarcinoma of unknown origin. Cancer 1972;30:1469-1472.
29. Nystrom JS, Weiner JM. Metastatic and histologic presentations in unknown primary cancer. Semin Oncol 1977;4:53-58.
30. Oien KA. Pathologic evaluation of unknown primary cancer. Semin Oncol 2009;36:8-37.
31. Pasterz R, Savoraj N, Burgess M. Prognostic factors in metastatic carcinoma of unknown primary. J Clin Oncol 1986;4:1652-1657.
32. Raber MN, Faintuch J, Abbruzzese JL, Sumrall C, Frost P. Continuous infusion 5-fluorouracil, etoposide and cis-diamminedichloroplatinum in patients with metastatic carcinoma of un-known primary site. Ann Oncol 1991;2:519-520.
33. Ransom DT, Patel SR, Keeney GL, Malkasian GD, Edmonson JH. Papillary serous carcinoma of the peritoneum: A review of 33 cases treated with cisplatin-based chemotherapy. Cancer 1990;66:1091-1094.
34. Shildt RA, Kennedy PS, Chen TT, Athens JW, O' Bryan RM, Balcerzak SP. Management of patients with metastatic adenocarcinoma of unknown origin: A Southwest Oncology Group study. Cancer Treat Rep 1983;67(1):77-9.
35. Spigel DR, Hainsworth JD, Greco FA. Neuroendocrine carcinoma of unknown primary site. Semin Oncol 2009;36(1):52-9.
36. Spiro RH, DeRose G, Strong EW. Cervical node metastasis of occult origin. Am J Surg 1983;146:441-446.
37. Stone RM. Cancer of unknown primary. In: Furie B, Cassileth PA, Atkins MB, Mayer RJ, eds. Clinical hematology and oncology: presentation, diagnosis, and treatment. 1st ed. Philadelphia: Churchill Livingstone; 2003. pp.313-7.
38. Strnand CM, Grosh WW, Baxter J, Burnett LS, Jones HW 3rd, Greco FA. Peritoneal carcinomatosis of unknown primary site in women. A distinctive subset of adenocarcinoma. Ann Intern Med 1989;111:213-217.
39. Vander Gaast A, Verweij J, Henzen-Logmans SC, Rodenburg CJ, Stoter G. Carcinoma of unknown primary: Identification of a treatable subset. Ann Oncol 1990;1:119-123.
40. Woods RL, Fox RM, Tattersall MH, Levi JA, Brodie GN. Metastatic adenocarcinomas of unknown primary: A randomized study of two combination-chemotherapy regimens. N Engl J Med 1980;303(2):87-89.
41. Yang ZY, Hu YH, Yan JH, Cai WM, Qin DX, Xu GZ. Lymph node metastases in the neck from an unknown primary: Report on 113 pa-tients. Acta Radiol Oncol 1983;22:17-22.

21

종양학 분야의 응급상황

김동완 / 김규보

암환자의 응급상황은, 적절한 치료가 신속하게 이루어지지 않을 경우 환자에게 영구적 장애나 사망을 초래할 수 있는 의학적 상황으로 정의할 수 있다. 이를 크게 분류하면 종양 자체가 정상 구조에 일으키는 압박이나 폐색에 의한 것, 종양에서 분비되는 물질이 일으키는 부종양증후군에 의한 것, 그리고 암의 치료에 의한 것으로 나눌 수 있다(〈표 21-1〉). 이 장에서는 정상 구조의 압박이나 폐색으로 인한 응급상황 중 대표적인 상대정맥증후군과 척수압박에 대한 진단과 치료를 다루겠다.

| 표 21-1 | 종양학 분야의 응급상황

종양의 정상 구조 압박이나 폐색에 의한 응급상황
상대정맥증후군
심낭삼출 및 심낭압전
장폐색
요로폐색
담관폐색
기도폐색
척수압박
두개내압 상승: 뇌전이, 뇌연수막전이
부종양증후군에 의한 응급상황
고칼슘혈증
SIADH
저혈당
부신기능 저하
치료에 의한 응급상황
종양융해증후군
약제 과민반응
백혈구감소성 발열

I. 상대정맥증후군

상대정맥증후군*superior vena cava syndrome*은 상대정맥을 통하는 혈류가 차단되어 발생한다. 과거에는 결핵 및 매독과 같은 양성질환이 원인인 경우도 많았으나, 최근에는 악성종양이 가장 흔한 원인이다. 기도폐색이나 뇌부종이 없다면 응급상황이 아니라는 주장도 있으나, 치료하지 않았을 때의 중앙 생존기간이 6주라는 보고도 있어 신속한 치료가 필요하다.

1. 병태생리

상대정맥은 두경부와 상지, 가슴 윗부분의 정맥혈이 모여 우심방으로 들어가는 6~8cm 정도의 혈관으로, 벽이 얇고 혈류의 압력이 낮아 주위의 림프절이나 종양에 쉽게 눌릴 수 있고 완전 폐색도 가능하다. 홀정맥*azygos vein*, 피하정맥 등에 곁순환*collateral circulation*이 생성되는 정도에 따라 증상의 심각도가 달라지며, 이는 폐색되는 속도와 위치에 의해 영향을 받는다. 즉, 폐색이 빨리 시작될수록 곁순환이 생성될 시간이 부족하여 증상이 심하고, 홀정맥이 상대정맥으로 합류하는 지점 아래에서 폐색이 발생하면 홀정맥이 곁순환에서 기능을 하지 못하여 증상이 심하다.

2. 임상양상

가장 흔한 원인은 폐암으로 전체의 약 70%를 차지하며, 조직학적으로는 소세포성폐암이 선암이나 편평세포암보다 흔하다. 폐암 환자 중 약 3%에서 상대정맥증후군이 발생하는 것으로 보고되고 있다. 림프종이 약 10%를 차지하고 드물게 가슴샘종, 생식세포종, 전이성 종양도 상대정맥증후군을 유발하는 것으로 알려져 있다. 악성종양이 아닌 경우로는 도관*catheter*과 관련된 혈전증에서 관찰될 수 있다.

증상은 호흡곤란, 안면부종이 흔하고 기침, 상지부종 등도 호소할 수 있다. 신체검진상 경부정맥 및 흉벽정맥 팽창, 안면부종이 흔하고 드물게 성대부종이 관찰되기도 한다.

3. 진단

진단 절차는 증상의 심각도에 따라 달라진다. 조기에 발견되고 호흡곤란이 심하지 않은 경우에는 단순 흉부촬영, 전산화단층촬영(CT), 기관지내시경, 조직검사 등을 시행할 수 있다. 반면 호흡곤란이 심할 경우에는 조직검사 없이 응급치료를 진행할 수 있다.

단순 흉부촬영에서는 종격동 상부의 확장 소견을 관찰할 수 있고, CT에서는 폐색의 위치와 정도를 파악할 수 있다. 조직검사는 객담세포 진단, 흉강천자, 림프절생검, 기관지내시경생검, 경피적 세침생검, 종격동내시경술, 개흉술 등을 접근 가능한 방법으로 시행한다.

4. 치료

(1) 일반적인 처치

침상 안정을 취하도록 하며 머리를 올려주고 산소를 공급한다. 상지의 정맥주사를 피한다. 이뇨제 투여나 염분을 제한한 식이요법이 부종을 완화시킨다. 부신피질호르몬제제는 종양이나 방사선치료로 인한 염증 반응을 줄여 폐색을 완화시킬 목적으로 사용할 수 있다.

(2) 방사선치료

방사선치료는 악성종양이 원인인 상대정맥증후군에서 효과적이며, 비소세포폐암에서는 1차 치료로 이용되고 있다. 대개 2주 내에 증상 호전을 보이며, 림프종, 소세포폐암, 비소세포폐암의 순으로 반응이 좋다. 암스트롱*Armstrong* 등은 125명의 상대정맥증후군 환자를 대상으로 방사선치료를 시행한 결과, 80%에서 증상의 호전을 보였고, 1년 생존율은 림프종이 41%, 소세포폐암이 24%, 비소세포폐암이 17%임을 보고한 바 있다. 항암화학요법과의 병용이 증상 호전이나 생존율 향상을 보이지는 않았고, 30일 이내에 증상 호전을 보인 환자의 생존율이 그렇지 못한 환자보다 좋았다.

최적의 방사선량 및 분할 방법에 대한 일치된 의견은 아직 수립되지 않았으며, 30 Gy 10회 분할조사에서부터 50 Gy 25회 분할조사에 이르기까지 다양한 방사선량 및 분할 방법이 사용되고 있다. 치료 초기에 3～4 Gy의 큰 분할선량으로 2～3번 치료한 다음 1.8～2 Gy의 통상적 분할선량으로 치료하기도 하나, 큰 분할선량의 필요성에 대해서는 논란이 있다. 일반적으로 상대정맥증후군이 동반된 비소세포폐암 환자의 예후는 불량하지만 10～20%는 2년 이상 생존하기도 하므로 원격전이가 없는 비소세포폐암에서는 60 Gy 이상의 적극적인 치료가 추천되기도 한다.

(3) 항암화학요법

조직학적으로 확진된 소세포폐암이나 림프종의 치료에 효과적이며, 증상 완화 효과가 방사선치료와 비슷하다. 항암화학요법으로 증상이 호전된 뒤에도 방사선치료를 추가하면 국소제어율을 향상시킬 수 있다. 항암화학요법 후 재발하거나 치료되지 않은 경우에는 방사선치료로 효과적인 재치료가 가능하다.

(4) 혈관 내 확장형 스텐트

혈관 내 확장형 스텐트 삽입에 대한 보고들이 점차 증가하고 있으며, 반응률은 90% 정도로 보고되고 있다. 증상의 악화 속도가 빠를 때, 혹은 원발 종양에 대한 치료 전에 증상의 완화만이 목표일 때 선택할 수 있다.

(5) 수술

악성종양이 원인일 때의 우회로이식술과 같은 수술적 치료는 증상의 악화 속도가 빠르거나, 방사선치료나 항암화학요법 및 스텐트 삽입에 대한 반응이 제한적일 때 고려해볼 수 있다.

Ⅱ. 척수압박

전이성 경막외 척수압박*metastatic epidural spinal cord compression*은 악성종양 환자의 약 5%에서 관찰되며, 신경학적 문제를 초래하는 전이성 악성종양 중 뇌전이 다음의 빈도를 보인다. 즉각적인 진단 및 치료가 시행되지 않으면 수 일 내에 운동, 감각 또는 자율신경의 비가역적인 기능상실을 일으켜 환자의 삶의 질을 저하시킬 수 있는 종양학적 응급상황이다. 치료 후의 신경학적 상태에 가장 큰 영향을 미치는 인자는 치료 시작 당시의 신경학적 상태임이 잘 알려져 있으므로, 암환자가 요통 등의 증상을 호소할 때에는 척추골의 전이 혹은 이와 동반된 척수압박을 반드시 의심해야 한다.

1. 병태생리

척수압박은 대부분 척추전이가 진행하며 경막 외 공간을 침범하거나 척추체가 병적골절에 의해 허탈되어 나타난다. 림프종이나 신경모세포종에서는 척추전이 없이 척추간공*intervertebral foremen*을 통해 종양이 직접 척수를 압박할 수도 있다. 경막 외 정맥총 압박에 의한 혈관성 부종이 신경손상의 주된 기전이며, 이는 소동맥에 대한 압력증가 및 모세혈관의 혈류 감소를 거쳐 백질*white matter*의 허혈과 경색으로 이어지고, 궁극적으로는 척수 신경세포 단절로 운동, 감각, 자율신경 등의 비가역적 기능상실을 일으킨다.

2. 임상양상

서양에서는 척수압박을 일으키는 원발암의 약 50%가 유방암, 폐암, 전립선암 등이며, 그 외에 림프종, 신장암, 다발성골수종 등에서도 비교적 흔히 발생하는 것으로 알려져 있다. 국내의 보고는 많지 않으나, 서울대학교병원의 분석 결과에 의하면 위장관암의 비율이 31%로 가장 많아 서양과는 다소 차이를 보였다. 한편 소아에서는 육종, 신경모세포종, 호지킨림프종 등이 척수압박의 흔한 원인이다.

발생 위치는 흉추 부위가 70% 정도로 가장 흔하고, 요추천골이 20%, 경추가 10% 정도를 차지하며, 많게는 1/3의 환자가 다발성의 척수압박 소견을 보이기도 한다.

가장 흔한 증상은 통증으로, 대부분의 환자에서 관찰된다. 그 외에도 근력 약화, 감각 이상, 자율신경 이상 등이 통증에 이어서 발생하거나, 첫 증상으로 발현될 수도 있다. 일반적으로 소변 정체나 변비 등의 자율신경 이상은 척수압박이 진행된 다음에 관찰된다.

3. 진단

조기 진단은 척수압박의 조기 치료에 필수적이다. 따라서 암환자에 대한 추적관찰 시 요통 등의 증상을 호소할 때에는 척수압박을 의심해야 한다. 진단을 위한 영상기법으로 과거에는 척추강조영상*myelography*이 주로 이용되었으나 근래에는 자기공명영상(MRI)이 많이 이용되고 있다. MRI는 척수압박의 진단과 위치 확인뿐만 아니라 척추 주위 공간으로의 침범 여부를 알 수 있어 방사선치료 계획에도 유용하다는 장점이 있다. 금속 이식물질*metallic implant* 등으로 인해 MRI 촬영을 할 수 없는 경우에는 척추강조영상을 CT와 함께 또는 단독으로 시행할 수 있다.

4. 치료

(1) 부신피질호르몬 제제

부신피질호르몬 제제는 척수의 부종을 감소시켜 신경증상을 조기에 호전시키기 위해 방사선치료 혹은 수술 전부터 사용된다. 대개 덱사메타손*dexamethasone*을 사용하며, 최적의 투여 용량 및 기간에 대해서는 확립된 바가 없으나 보통 10mg 1회 부하량 투여 후 하루에 4mg씩 4회 투여한다. 방사선치료나 수술 후 임상적 상황이 허용되면 용량을 점차 감소시키도록 한다.

(2) 방사선치료

방사선치료는 척수압박의 표준치료법으로 널리 이용되고 있다. 조직학적 유형에 따라 림프종, 다발성골수종, 유방암, 전립선암 등은 반응이 우수하고, 흑색종, 폐암 등에서는 상대적으로 좋지 않다. 치료 후 주관적 및 객관적 신경증상의 호전 효과는 통증 완화는 70%, 운동기능 호전은 45~60%로 보고되고 있다. 특히 치료 시작 당시의 신경학적 상태가 치료 후 신경학적 상태를 예측하는 가장 중요한 인자이며, 보행이 가능한 상태에서 치료를 받으면 약 90%는 보행기능이 유지되나, 보행이 불가능했던 경우는 약 10%만 보행이 가능할 정도로 회복되는 것으로 알려져 있다. 척수압박 자체가 생명에 직접적인 위협을 주지는 않으므로 생존율의 의미는 중요하지 않지만, 마란자니*Maranzano*와 라티니*Latini*가 시행한 전향적 연구는 방사선치료 전에 보행이 가능했던 환자의 1년 생존율이 33%인 데 반해, 방사선치료 전에 보행이 불가능했던 환자의 1년 생존율은 24%이고 방사선치료 후에도 보행이 불가능한 환자의 1년 생존율이 4%임을 보고하여 척수압박에서의 보행기능 상실 여부가 생존율과 상관관계가 있음을 시사하였다.

최적의 방사선량 및 분할 방법에 관한 일치된 의견은 아직까지 수립되지 않았다. 일반적으로는 30~40 Gy를 10~20번에 나누어 조사하는 방법이 널리 이용되고 있다. 유럽에서는 8 Gy를 1회에 조사하거나 20 Gy를 5회에 걸쳐 분할 조사하기도 한다. 이와 관련하여 라데스 *Rades* 등은 후향적 연구를 통해 8 Gy 1회 조사, 20 Gy 5회 분할 조사, 30 Gy 10회 분할 조사, 37.5 Gy 15회 분할 조사, 40 Gy 20회 분할 조사를 받은 환자들의 치료 결과를 분석했다. 그 결과, 치료 후 보행기능은 분할 방법에 따라 차이가 없으나, 방사선치료 범위 내에서의 2년 재발률은 1회 조사군이 24%, 5회 분할 조사군이 26%, 10회 분할 조사군이 14%, 15회 분할 조사군이 9%, 20회 분할 조사군이 7%로, 분할 조사 횟수가 많을수록 재발률이 낮았다.

(3) 수술

척수압박에 대한 치료로 부신피질호르몬 제제 투여와 방사선치료 외에도 감압수술이 시행되고 있다. 일반적으로 조직학적 진단이 이루어지지 않은 경우, 방사선치료 중에도 신경학적 증상이 악화되거나 이전에 방사선치료를 받은 부위에 재발한 경우, 병적골절이 있어 척추가 불안정한 경우에는 수술 시행을 고려한다. 과거에는 수술 방법으로 척추궁절제술*laminectomy*이 주로 시행되었으나 결과가 만족스럽지 못하고, 수술 및 수술 후 방사선치료와 방사선 단독치료 사이에 치료 효과의 차이가 없음이 알려져 있다. 이에 비해 척추체절제술*corpectomy*은 척추궁절제술에 비해 좋은 결과를 보고하고 있다. 최근에는 파첼 *Patchell* 등이 원발암의 방사선 감수성이 낮고 단일성인 척수압박 환자를 대상으로 직접적인 감압수술 후 방사선치료와 방사선 단독치료를 무작위 배정하여 시행한 결과를 비교했고, 병용치료군에서 보행 가능률(84% 대 57%)과 생존기간(126일 대 100일)이 높음을 보고했다.

(4) 항암화학요법

항암화학요법은 방사선치료 후 재발하여 재치료가 어렵고 수술의 대상이 되지 않으면서, 종양이 항암화학요법에 민감한 경우 시행한다. 신경모세포종이나 유잉육종과 같이 항암화학요법에 민감한 종양을 가진 소아암 환자에서는 좋은 효과를 나타낸다는 보고도 있다.

참고문헌

1. 김일한, 박석원, 지의규, 하성환, 박찬일. 전이성 경막외 척수압박증에 대한 방사선 요법의 효과. 대한암학회지 1999;31:1074-80.
2. Armstrong BA, Perez CA, Simpson JR, Hederman MA. Role of irradiation in the management of superior vena cava syndrome. Int J Radiat Oncol Biol Phys 1987;13:531-39.
3. Chan RH, Dar AR, Yu E, Stitt LW, Whiston F, Truong P, et al. Superior vena cava obstruction in small-cell lung cancer. Int J Radiat Oncol Biol Phys 1997;38:513-20.
4. Cole JS, Patchell RA. Metastatic epidural spinal cord compression. Lancet Neurol 2008;7:459-66.
5. Kwok Y, DeYoung C, Garofalo M, Dhople A, Regine W. Radiation oncology emergencies. Hematol Oncol Clin N Am 2006;20:505-22.
6. Kwok Y, DeYoung C, Garofalo M, Dhople A, Regine W. Radiation oncology emergencies. Hematol Oncol Clin N Am 2006;20:505-22.
7. Maranzano E, Latini P. Effectiveness of radiation therapy without surgery in metastatic spinal cord compression: final results from a prospective trial. Int J Radiat Oncol Biol Phys 1995;32:959-67.
8. Patchell RA, Tibbs PA, Regine WF, Payne R, Saris S, Kryscio RJ, et al. Direct decompressive surgical resection in the treatment of spinal cord compression caused by metastatic cancer: a randomized trial. Lancet 2005;366:643-8.
9. Rades D, Stalpers LJ, Veninga T, Schulte R, Hoskin PJ, Obralic N, et al. Evaluation of five radiation schedules and prognostic factors for metastatic spinal cord compression. J Clin Oncol 2005;23:3366-75.
10. Wudel Jr LJ, Nesbitt JC. Superior vena cava syndrome. Current Treat Option Oncol 2001;2:77-91.

22

완화의료

김유정

I. 완화의료의 정의

세계보건기구*World Health Organization; WHO*에서는 완화의료*palliative care*란, 생명을 위협하는 질환으로 인해 통증과 여러 가지 신체적, 심리사회적, 영적인 문제들에 직면한 환자와 가족들의 문제를 조기에 알아내고 적절한 평가와 치료를 통해 그로 인한 고통을 예방하고 해소하여 삶의 질을 향상시키기 위한 의학의 한 분야라고 정의하고 있다. 초창기의 완화의료는 임종을 앞둔 말기 환자의 고통을 덜어주는 호스피스*hospice*와 비슷한 의미로 사용되었지만, 현재는 그 개념이 확대되어, 생명을 위협하는 질환을 가진 환자가 처음 진단을 받은 시점부터 임종을 맞이하기까지 어느 단계에서든지 적용이 가능하며 수명을 연장하기 위한 치료와 병행이 가능한 것으로 간주되고 있다. 따라서 호스피스는 완화의료와 같은 뜻이 아니라 완화의료의 일부로서 임종 환자 돌봄*end-of-life care*에 해당한다고 볼 수 있다. 완화의료는 암환자뿐 아니라 심부전, 신부전, 만성 폐쇄성폐질환, 만성 간질환 등 내과 영역의 많은 질환과 관련 있지만, 본문에서는 암환자와 관련된 부분에 초점을 맞추고자 한다.

II. 역학

2009년 우리나라의 사망자 수는 246,942명이었으며, 이 중 암에 의한 사망자 수는 69,780명으로 전체 사망의

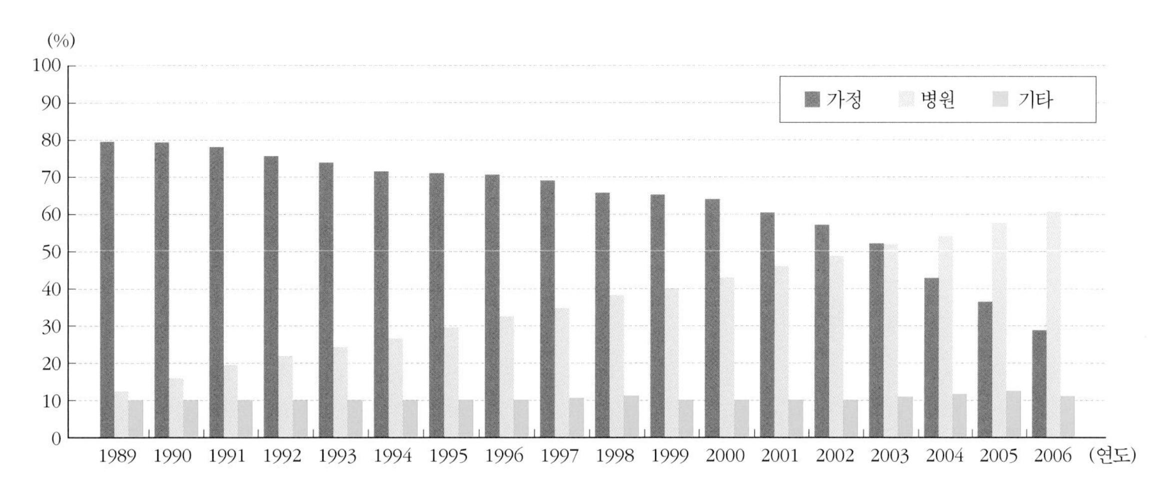

그림 22-1. 연도별 사망 장소 추이

| 표 22-1 | 사망 원인 순위 추이(1999~2009)

(사망률 단위: 인구 10만 명당)

순위	1999		2008		2009			
	사망 원인	사망률	사망 원인	사망률	사망 원인	사망자 수	구성비	사망률
1	악성 신생물(암)	114.2	악성 신생물(암)	139.5	악성 신생물(암)	69,780	28.3	140.5
2	뇌혈관질환	72.9	뇌혈관질환	56.5	뇌혈관질환	25,838	10.5	52.0
3	심장질환*	38.9	심장질환*	43.4	심장질환*	22,347	9.0	45.0
4	운수사고	26.2	고의적 자해(자살)	26.0	고의적 자해(자살)	15,413	6.2	31.0
5	간질환	23.4	당뇨병	20.7	당뇨병	9,757	4.0	19.6
6	당뇨병	21.8	만성 하기도질환	14.9	운수사고	7,147	2.9	14.4
7	고의적 자해(자살)	15.0	운수사고	14.7	만성 하기도질환	6,914	2.8	13.9
8	만성 하기도질환	13.7	간질환	14.5	간질환	6,868	2.8	13.8
9	고혈압성 질환	7.5	폐렴	11.1	폐렴	6,324	2.6	12.7
10	폐렴	6.7	고혈압성 질환	9.6	고혈압성 질환	4,749	1.9	9.6

* 심장질환에는 허혈성 심장질환 및 기타 심장질환 포함

28.3%에 해당했다(〈표 22-1〉). 우리나라의 경우 1983년 이후 줄곧 암이 사망 원인의 1위를 차지하고 있다.

말기 암환자에게는 사망하는 장소도 중요한데, 가정에서 임종을 맞이하는 것이 환자의 삶의 질이나 유가족의 정신 건강에 좋은 것으로 보고된 바 있다. 미국의 경우 1980년대에는 병원에서 임종을 맞이하는 환자가 60%에 달했지만, 현재는 점차 감소하는 추세다. 한편 호스피스 돌봄을 받는 환자는 꾸준히 증가하여 말기 암환자의 경우 약 60%가 호스피스 돌봄을 받고 있으며, 이들 대부분이 병원 밖, 특히 가정에서 임종을 맞이한다. 우리나라의 경우는 반대로 병원에서 임종하는 경우가 점차 증가하는 추세여서 최근에는 60%에 가까운 환자들이 병원에서 임종을 맞이하고 있다(그림 22-1). 암환자의 경우는 그 빈도가 더 높아 전체 환자의 77%가 병원에서 임종을 맞이하는 것으로 알려져 있다. 그러나 2010년 현재 임종 전 호스피스 돌봄을 받는 암환자는 약 9%에 불과한 것으로 추정되고 있다.

Ⅲ. 완화의료의 역할과 시기

진행된 암을 가진 환자들이 전반적인 완화의료는 물론 임종에 임박하여 호스피스 돌봄마저 제대로 받지 못하는 이유는 여러 가지가 있지만, 완치 및 수명의 연장을 목표로 하는 치료가 더 이상 효과가 없는 것이 분명하고 임종이 임박한 후에야 고통을 완화하는 치료로 전환하는 이분법적인 의학관에 근거하는 경우가 많다. 이러한 이분법적 의학관하에서는 중환자실 집중치료 등의 무의미한 고가의 연명치료에 집중하는 환자의 수가 증가할 수 있으며, 반대로 충분히 완화 가능한 고통을 가진 환자가 고통 속에 방치되는 경우도 증가할 수 있다. 근래에는 수명 연장을 목표로 하는 치료와, 고통을 완화하고 삶의 질을 향상시키기 위한 완화의료를 처음부터 함께 제공하는 패러다임으로 전환되고 있다. 전이성 비소세포폐암 환자에게 진단 초기부터 적극적인 항암화학요법과 완화의료를 함께 제공할 경우 삶의 질이 향상되고 우울 증상이 감소할 뿐 아니라 생존기간도 2.7개월 연장됨을 보고한 최근 테멜 *Temel* 등의 연구는 이러한 움직임을 뒷받침한다. 미국의 NCCN(National Comprehensive Cancer Network) 가이드라인에서는, 모든 환자가 첫 방문 시부터 완화의료를 제공받을 수 있는 경로가 열려 있고, 모든 암 진료진이 적절한 완화의료 지식을 보유하며, 완화의료가 암 진료의 중요한 일부분임을 환자에게 설명하는 것을 표준적인 진료로 제시하고 있다. 특히 수명 연장을 위한 치료가 제한적인 환자, 통증 및 다른 증상 조절이 잘 안 되는 환자, 정신질환 병력이 있는 환자, 병발 질환이 많은 환자, 보호자가 없는 환자, 가족 간 불화가 있는 환자 등의 경우 조기에 완화의료 전문가의 개입이 필요함을 강조하고 있다.

Ⅳ. 환자와의 의사소통

의사와 환자 간의 의사소통은 완화의료의 핵심적 기술이다. 많은 의사들이 환자가 걱정하는 바나 환자의 가치관, 환자가 생각하는 치료의 목표와 선호도를 모르는 채 진료하는 것으로 알려져 있다. 그러나 치료의 목표와 관련된 대화나 나쁜 소식 전하기*breaking bad news*(병의 예후, 재발이나 진행, 더 이상 적극적인 항암화학요법이 어려움을 알리는 일 등)를 수행하고 환자의 생각을 이해하며 함께 다음 계획을 수립하는 일은 적절한 완화의료를 제공하는 데 가장 기본이 된다고 할 수 있다. 암환자와 적절히 의사소통을 하면 환자의 불안을 감소시키고 환자와 가족의 만족도를 높일 수 있다. 효과적인 의사소통을 위한 가이드라인들이 많이 나와 있는데, 중요한 의사소통 기술에는 환자와 눈을 맞추는 것, 일방적인 통보가 아닌 열린 질문*open-ended questions*과 대화를 하는 것, 환자의 감정에 반응하는 것과 공감과 지지를 표시하는 것 등이 포함된다.

환자가 생각하는 치료의 목표는 완치나 수명 연장을 비롯하여 증상의 완화, 병의 진행을 늦추는 것, 가정을 붕괴시키지 않으면서 투병하는 것, 마음의 평화나 개인적 의미를 찾는 것, 사랑하는 사람들에게 좋은 기억을 남기고 죽는 것에 이르기까지 매우 다양하다. 치료의 목표를 확인하고 세우기 위해서는 환자와 가족에게 현재 상태에 대한 정확한 의학적 정보와 선택 가능한 방법을 제공하고 그들이 희망하는 바가 무엇인지 확인해야 하며, 이를 바탕으로 적절하고 현실적인 치료 목표를 함께 세워나가야 한다. 비현실적인 목표에 집착하는 환자나 환자 가족과의 대화는 특히 힘들 수 있는데, 이들에게는 보다 현실적인 목표를 제시하고, 최선을 희망하면서도 최선이 아닌 경우에 대비하는 것이 신중한 행동임을 알릴 필요가 있다.

Ⅴ. 환자 평가 및 완화의료 돌봄의 제공

1. 포괄적 환자 평가

완화의료적 환자 평가는 전인적 평가이므로 환자의 신체적, 정신적, 영적, 사회경제적 영역을 포함해야 한다. 전문가들은 ① 통증과 다른 신체적 증상, ② 정신적 고통 또는 증상, ③ 의사결정과 관련된 문제, ④ 의사소통 및 치료 목표 수립과 관련된 문제, ⑤ 경제적 문제, ⑥ 영적 문제 등을 포함한 포괄적 평가가 중요한 것으로 보고 있다. PEACE 도구는 이러한 여섯 가지 영역을 모두 포함하는 유용한 도구이다.

2. 신체적 증상의 평가와 치료

질병의 종류나 환자의 상태에 따라 차이가 있지만 진행 및 말기 암환자가 가장 흔히 경험하는 신체적 증상에는 통증, 피로, 쇠약감, 불면, 호흡곤란, 식욕부진, 오심, 구토, 변비, 부종, 구강 건조감, 가려움증, 연하곤란, 어지럼증, 장폐쇄, 요실금 및 변실금 등이 있다. 이러한 증상의 원인에 대한 평가는 침습적인 검사보다는 병력 청취와 신체검진으로 이루어진다.

(1) 통증

진행된 암환자가 실제 통증을 느끼는 정도는 36~90%로 보고되고 있다. 우리나라의 경우 2006년 암성 통증 유병률 조사에서 통증을 느끼는 환자가 45%로 보고되었으며, 이 중 1/3의 환자에게 진통제가 처방되지 않은 것으로 확인되었다.

통증은 주관적인 경험이므로 환자의 상황이나 시각, 생리적 상태에 따라 똑같은 자극에 대해서도 정도가 다른 통증이 초래될 수 있고, 통증 경감이 필요한 정도도 달라질 수 있다. 통증에 대한 체계적인 평가에는 다음의 사항을 이끌어내는 것이 포함된다. ① 주기성, 즉 연속적인지 돌발적인지, ② 위치, ③ 강도, ④ 완화 인자, ⑤ 치료에 대한 반응, ⑥ 기능에 미치는 영향, ⑦ 환자에 미치는 영향. 이때 NRS(Numerical Rating Scale), VAS(Visual Analogue Scale), BPI(Brief Pain Inventory)와 같은 통증 평가 척도들이 유용하게 쓰일 수 있다. 통증을 치료하는 데는 통증에 대한 재평가를 자주 하는 것이 필수적이다.

통증에 대한 치료의 목적은 만성적으로 지속되는 통증을 없애고 돌발성 통증*breakthrough pain*을 조절하는 것이며, 이때 치료는 환자에 따라 개별화되어야 한다. 암이 진행된 환자가 통증을 호소할 경우, 그 환자는 통증이 있는 것이며 정말 통증이 심한지 의심할 필요가 전혀 없다. 암성 통증 조절의 기본은 진통제지만, 진통제로 통증 조절이 잘 되지 않을 경우 방사선종양학과나 마취통증의학과에 전문적인 협진을 의뢰하면 도움이 될 수 있다.

통증의 약물 치료는 WHO에서 정한 3단계 접근법에 따라 비마약성 진통제, 약한 마약성 진통제, 강한 마약성

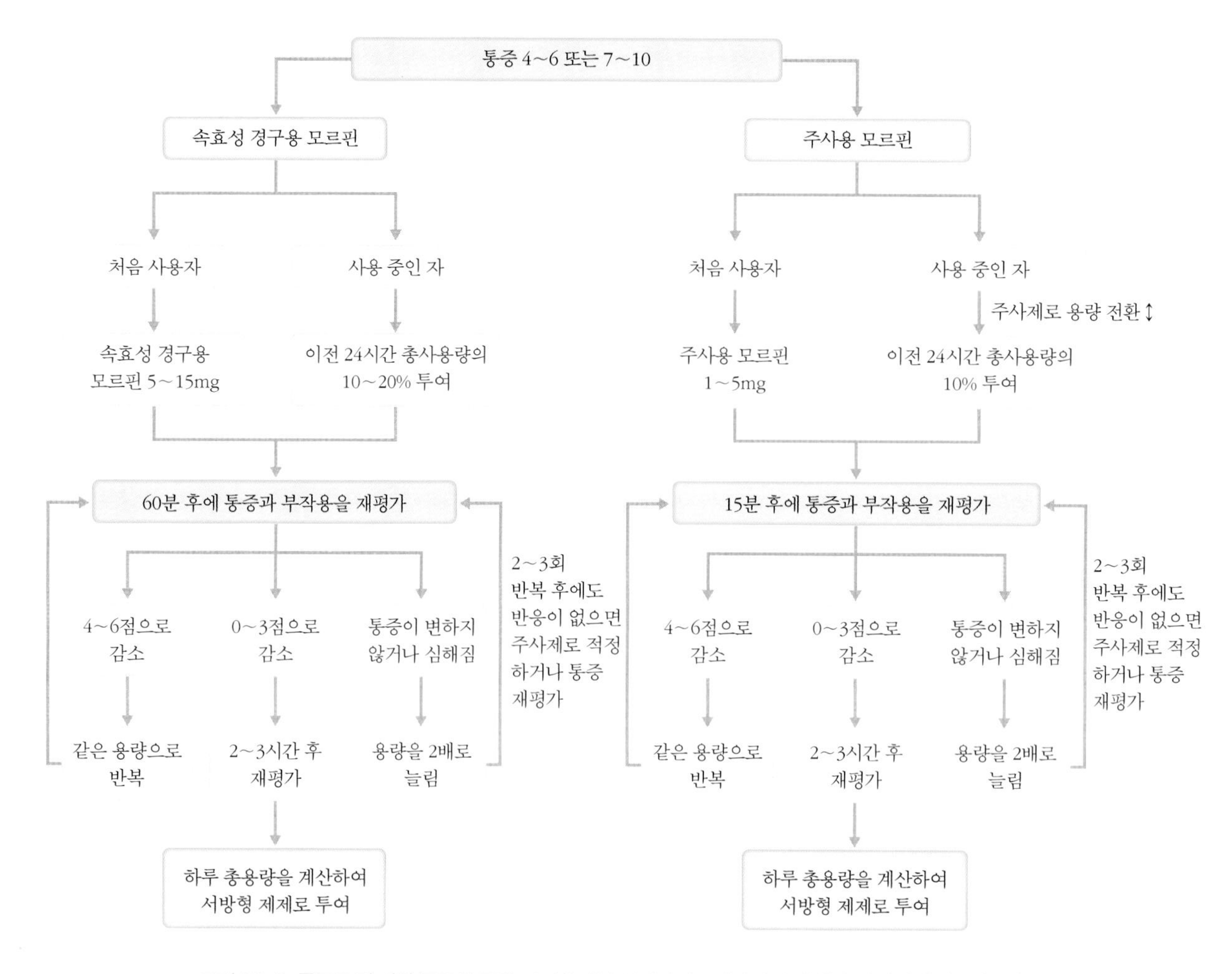

그림 22-2. 중등도 및 심한 통증의 조절(보건복지부 국가암정보센터의 암성 통증 관리지침 권고안 4판)

진통제 순으로 사용할 수도 있지만, 최근에는 NRS에 따라 중등도(4~6점) 또는 심한 통증(7~10점)의 경우 처음부터 강한 마약성 진통제로 필요량을 적정하고, 약한 통증(1~3)의 경우 비마약성 진통제를 사용하되 필요 시 마약성 진통제를 함께 사용하는 경우가 많다(그림 22-2).

비마약성 진통제, 특히 비스테로이드성 소염제는 약한 통증의 초기 치료에 쓰인다. 이 약물들은 주로 말초에서 프로스타글란딘*prostaglandin* 합성을 저해하여 염증을 감소시키는 작용을 하지만, 중추신경계에도 작용한다. 이 약물들은 최고효과*ceiling effect*가 있다. 이부프로펜 *ibuprofen*은 출혈의 위험이 적고 신장 부작용이 적어 초기 치료에 적합하며, 하루 1,600mg 이상까지 사용할 수 있다.

마약성 진통제는 중추신경계의 뮤μ 수용체에 작용하여 통증 억제 뉴런을 활성화시키며 대부분 수용체 길항제이다. 급성 통증에서 유용한 작용제/길항제 작용이 혼합된 마약성 진통제는 말기 환자의 만성 통증에 사용해서는 안 된다. 비마약성 진통제는 마약성 진통제의 효과를 강화시킬 수 있기 때문에 병용하면 도움이 된다. 지속적인 통증에 대해서는 NRS에 따라 속효성 경구용 모르핀 또는 주사용 모르핀 등으로 통증을 조절한 후에 필요한 양만큼의 서방형 진통제를 약효 지속 시간에 맞추어 규칙적으로 투여*around-the-clock*해야 한다. 진통제를 투여하는 목적은 환자가 통증을 느끼지 않도록 하는 것이므로, 환자가 통증을 느낄 때에만 진통제를 투여해서는 안 된다. 돌발성 통증 시에는 속효성 진통제를 처방하며, 정규 복용 중인 서방형 진통제의 10~20%를 투여한다. 24시간이 지난 후에도 통증이 조절되지 않고 정규 진통제를 복용하기 전에 통증이 재발하여 속효성 진통제가 필요할 경우, 중간에 복용한 속효성 진통제의 양만큼 정규 진통제의 양을 늘린다. 또는 중등도 통증의 경우 정규 진통제 양의 50%, 심한 통증의 경우 100%까지 증량한다.

진통제에 따라 수용체에 차이가 있기 때문에 마약성 진

통제들 간의 교차내성은 완전하지 않으며 진통제마다 부작용이 다를 수 있다. 따라서 통증 조절이 되지 않거나 부작용이 너무 심한 경우에는 다른 마약성 진통제로 바꿔볼 수*opioid switching* 있다. 진통제를 바꿀 때에는 동등 진통 용량의 50~75%로 시작해야 한다. 마약성 진통제는 최고 효과가 없기 때문에 정해진 최대 용량이 없으며, 환자가 얼마나 많은 용량을 처방받든 관계가 없다. 적절한 용량은 통증을 느끼지 않는 용량이다. 중독이나 심한 호흡부전은 말기 환자에서 지극히 드물다. 이러한 부작용을 걱정해서 환자의 통증 조절이 충분하지 않은데도 마약성 진통제를 증량하지 않거나 날록손*naloxone*과 같은 모르핀 길항제를 쓰는 것은 피해야 한다. 마약성 진통제의 부작용은 미리 예측하여 예방하는 것이 좋다. 거의 모든 환자가 변비를 경험하며, 그로 인해 상당히 힘들 수 있다. 변비 예방에 실패할 경우 진통제에 대한 순응도가 낮아지는 경우가 많다. 환자들의 약 1/3이 오심과 구토를 겪지만, 보통 1주일 내에 내성*tolerance*이 생긴다. 따라서 마약성 진통제를 처음 시작할 때는 메토클로프라미드*metoclopramide*나 세로토닌 길항제*serotonin antagonist*를 예방적 목적으로 1주 정도 처방해야 한다. 졸음도 흔한 부작용이지만, 1주일 내에 감소한다. 모르핀과 대부분의 마약성 진통제의 대사산물은 신장으로 배설되므로 신부전이 있는 경우 용량 조절이 필요하다.

환자 혹은 가족이 마약 중독 혹은 의존성에 대한 두려움 때문에 처방된 마약성 진통제를 복용하지 않는 경우도 있다. 의료진은 진통 목적으로 처방된 대로 복용한다면 중독이나 의존성이 생기지 않는다고 환자와 가족들을 안심시켜주고 진통제를 꾸준히 복용하도록 해야 한다.

질병 상태에 변화가 없더라도 내성으로 인해 같은 용량으로는 통증 조절이 되지 않아 진통제 용량을 늘려야 하는 경우가 생길 수 있지만, 진행된 암환자에서는 마약성 진통제의 증량이 필요한 경우 내성보다는 질병의 진행 자체로 인한 경우가 대부분이다. 신체적 의존성은 마약성 진통제를 갑자기 끊는 경우 신체적으로 나타나는 증상이므로 중독과 혼동해서는 안 된다.

보조적 진통제는 마약성 진통제의 효과를 증진시키는 비마약성 진통제이다. 신경병증성 통증을 조절하는 데 있어서 데시프라민*desipramine*과 같은 삼환계 항우울제는 다른 삼환계 항우울제에 비해 부작용이 적고 취침 전 10~25mg의 용량 복용으로 수 일 내에 작용을 나타낸다. 이와 유사하게 가바펜틴*gabapentin*(하루 100mg tid로 시작하여 경감될 때까지 100mg tid씩 늘리며 보통 하루 300~1,200mg tid로 사용)이나 카바마제핀*carbamazepine*과 같은 항경련제도 신경병증성 통증 조절에 효과를 보인다. 스테로이드 제제는 통증을 일으키는 염증을 감소시키는 데 유용하며 기분, 기력, 식욕 등을 향상시키는 효과가 있다. 이러한 약물들은 보조적인 약물이며, 마약성 진통제를 대체하는 것이 아니라 마약성 진통제와 함께 사용되어야 한다.

전이성 골 병변에 의한 통증은 방사선치료로 경감될 수 있다. 비스포스포네이트 제제나 칼시토닌 투여도 골 통증의 경감에 도움이 될 수 있다.

(2) 피로

90% 이상의 말기 암환자들이 피로 또는 쇠약감을 겪게 된다. 피로는 다양한 원인에 의해 발생하며, 암 자체에 의한 1차적 피로와 탈수, 빈혈, 감염, 갑상샘저하증 및 약물 부작용 등에 의한 2차적 피로로 구분할 수 있다. 암으로 인한 영양 섭취 부족, 근 질량의 감소가 피로에 중요한 역할을 하며, 우울증이나 만성 통증, 전뇌방사선 치료를 받는 환자에서 나타나는 망상활성계*reticular activating system*의 변화도 피로와 관련이 높은 것으로 생각된다. 또한 우울을 비롯한 여러 심리적 요인이 피로를 가중시킬 수 있다.

피로는 주관적인 증상이므로 피로에 대한 평가는 환자의 증상 호소에 의존하게 된다. 임상적으로는 카르노프스키 활동도*Karnofsky performance status*나 '하루 중 침대에서 보내는 시간이 얼마나 되십니까?'와 같은 내용의 ECOG (Eastern Cooperative Oncology Group) 활동도 등 단순한 활동도 평가 도구가 유용하다.

진행된 암환자의 피로는 완치될 수 있는 것이 아니다. 치료의 목표는 피로를 개선하고 기대치를 조정하는 것이다. 피로는 정신적인 문제가 아니라 생리적인 문제라는 점을 이해하게 되면 환자의 신체 활동 수준에 맞게 그들의 기대치를 조정하는 데 도움이 된다. 피로와 쇠약감을 줄일 수 있는 약제는 많지 않다. 스테로이드 제제는 기운을 내게 하고 기분을 좋게 할 수 있다. 덱사메타손은 하루 한 번만 주어도 되고 미네랄로코르티코이드 작용이 최소이기 때문에 선호되지만 1개월 이상 사용하면 긍정적인 효과가 감소하는 경향이 있다. 정신자극제인 덱스트로암페타민*dextroamphetamine*을 5~10mg 정도 경구로 주는 것이나 메틸페니데이트*methylphenidate* 2.5~5mg을 경구로 주는 것도 기력을 증가시킬 수 있다. 이 경우 아침이나 낮에 약을 주어야 하며, 그렇지 않을 경우 오히려 밤에 불면증을 초래할 수 있다.

(3) 호흡곤란

호흡곤란이란 숨이 찬 것을 느끼는 주관적인 경험으로, 임종을 앞둔 환자의 75%가 호흡곤란을 경험하는 것으로 알려져 있다. 호흡곤란은 가장 괴로운 증상 중 하나로 통증보다 괴로울 수 있다.

통증과 마찬가지로 호흡곤란은 주관적 증상이므로 객관적으로 측정되는 산소 분압, 이산화탄소 분압, 호흡 수와 비례하지 않을 수 있다. 호흡곤란의 원인에는 폐암이나 폐전이, 흉막삼출, 심막삼출, 폐색전증, 심부전, 빈혈, 폐렴, 만성 폐쇄성폐질환, 복부팽만, 변비 등이 있다. 가역적이고 치료 가능한 원인이 발견된 경우에는 치료의 득과 실을 잘 따져 치료로 인한 부작용이 호흡곤란 자체보다 더 괴롭지 않을 경우에 치료를 시행해야 한다. 일반적으로 치료는 대증적이다. 저용량의 마약성 진통제는 중추신경계 호흡중추의 감수성을 감소시키고 호흡곤란을 덜 느끼게 해준다. 만일 환자가 마약성 진통제를 복용한 적이 없다면 약한 마약성 진통제로 시작할 수 있고, 이미 마약성 진통제를 복용했던 환자라면 모르핀을 사용한다. 불안이 동반된 경우 벤조디아제핀 계열의 약이 도움이 된다. 호흡곤란으로 인해 질식할 것 같은 느낌은 불안감을 조장하여 호흡곤란을 더욱 악화시킬 수 있기 때문이다. 만일 만성 폐쇄성폐질환이 있는 환자라면 스테로이드와 함께 기관지 확장제가 도움이 될 수 있다. 스코폴아민*scopoamine*은 객담 분비를 줄여주며 저농도의 산소도 도움이 될 수 있다. 의료진은 환자를 똑바로 앉게 하고, 연기나 향수 같은 자극제를 피하게 하며, 적절한 습도의 신선한 공기를 공급해주고, 불안감을 증가시킬 수 있는 요인들을 최소화해야 한다.

(4) 변비

거의 대부분의 말기 암환자에서 변비가 동반된다. 고칼슘혈증 및 다른 인자들이 원인이 될 수도 있지만 많은 경우 활동과 식사량의 감소, 마약성 진통제 및 삼환계 항우울제의 사용에 기인한다. 치료하지 않을 경우 변비는 심한 통증, 구토, 분변매복, 의식 혼란 상태까지 초래할 수 있다. 마약성 진통제나 삼환계 항우울제 및 그밖에 변비를 초래하는 것으로 알려진 약물을 사용할 때에는 변비약을 예방적으로 사용해야 한다.

변비를 호소하는 환자가 있을 경우 환자의 평소 배변 횟수, 변의 굳기, 배변량 등 배변 습관을 파악하고 분변매복 및 급성 복증을 배제하기 위해 복부검진 및 직장수지검사를 시행해야 한다. 치료로는 신체적 활동의 증가와 충분한 수분 섭취, 섬유소를 이용한 식사요법이 도움이 될 수 있지만 말기 암환자에서는 각각의 효과가 제한적이다. 자극성 하제, 삼투성 하제, 배변 완화제, 수액, 관장이 변비 치료의 근간이 된다. 마약성 진통제 및 다른 약물 복용 시 변비 예방 목적으로 하제와 배변 완화제를 같이 복용한다. 만일 수 일간의 치료에도 불구하고 장 운동이 호전되지 않는다면, 직장수지검사를 하여 분변을 제거하거나 좌약을 넣을 필요가 있다. 장폐쇄가 곧 일어날 환자나 위정체*gastric stasis*가 있는 환자의 경우 장액 분비를 줄이기 위하여 옥트레오타이드*octreotide*를 쓰면 도움이 될 수 있다.

3. 정신적 증상의 평가와 치료

환자들이 흔히 경험하는 정신적 증상에는 슬픔, 우울, 불안, 섬망 등이 있다.

(1) 우울증

슬픔, 불안 및 분노 등의 우울한 감정은 심각한 질환을 가진 환자가 당연히 느낄 수 있는 정상적인 반응으로, 일반적으로 지나치게 심하지는 않고 일시적이라는 특징이 있다. 지속적인 슬픔과 불안은 비정상적인 것이며 주요 우울증*major depression*을 시사한다. 주요 우울증은 암환자라면 누구나 겪게 마련인 상황이 아니다. 75%의 말기 환자가 우울 증상을 느끼지만, 25% 정도의 환자가 주요 우울증을 겪는 것으로 알려져 있다.

과거력상 우울증 병력이 있거나 우울증 또는 조울증의 가족력이 있는 경우, 이전에 자살을 시도한 적이 있는 경우에 우울증의 위험도가 높아진다. 통증과 피로 등의 증상이 동반된 경우 우울증의 빈도가 높아지고, 조절되지 않는 통증이 우울증을 악화시킬 수 있으며, 우울증이 있을 경우 통증을 더 고통스럽게 느낄 수 있다. 암환자에서 많이 사용되는 약물들인 스테로이드 제제 및 타목시펜*tamoxifen*, 인터루킨-2*interleukin-2*, 인터페론-α*interferon-alpha*, 빈크리스틴*vincristine* 등의 항암제도 우울증과 관련이 있다. 또한 우울증은 역할 및 기능의 상실에 대한 슬픔, 사회적 고립, 고독감 등에 기인할 수 있다.

암환자의 우울증 진단은 간단하지 않은데, 이는 불면증, 식욕 감퇴, 체중감소, 피로, 성욕 감퇴, 집중력 장애 등 DSM-IV 진단 기준에 포함되는 많은 증상들이 암이 진행하면서 일어나는 증상들이기도 하기 때문이다. 심각한 질병을 앓고 있는 환자에 대해서는 기분 나쁨, 무력감, 절망감, 흥미와 즐거움의 상실에 초점을 맞추어 우울증을 평가해야 한다. '얼마나 자주 기분이 처지고 우울하다고 느낍니까?', '거의 항상 우울하다고 느끼십니까?' 등이 적절한 선별 질문이다. 갑상샘저하증이나 쿠싱증후군과 같은 내분비질환, 고칼슘혈증 등의 전해질 불균형, 메토클로프라미드와 같은 도파민 길항제에 의한 정좌불능증 *akathisia* 등이 우울증과 유사하게 나타날 수 있으므로 우울증 진단 시 감별해야 한다.

의사는 통증과 같이 우울증을 유발시키거나 악화시킬 수 있는 신체적 증상을 치료해야 한다. 집단 혹은 개별 정신 상담, 이완과 상상을 통한 행동요법과 같은 비약물적 치료가 도움이 될 수 있으며, 약물치료와 병행 시 특히 도움이 되지만 우울증 치료의 핵심은 약물인 경우가 많다. 암환자의 우울증에 대한 약물치료는 일반 환자들과 같다. 예후가 나쁘거나 피로, 마약성 진통제로 인한 졸음이 있는 경우 정신자극제*psychostimulant*가 사용될 수 있다. 정신자극제는 비교적 빨리 효과를 나타내어 수 일 내에 작용하기 때문에 말기 암환자에게 도움이 되는 경우가 많으며, 기존의 항우울제와 병용하여 항우울제의 효과가 나타날 때까지 사용하다가 필요 시 몇 주 후에 서서히 중단할 수 있다. 정신자극제는 불안, 불면이나 드물게 편집증과 같은 부작용을 초래할 수 있어 용량을 줄이거나 약을 중단해야 하는 경우가 발생할 수 있다. 미르타자핀*mirtazapine*은 취침 전 7.5mg으로 시작한다. 미르타자핀은 진정 작용과 항구토 작용, 항불안 작용이 있고 다른 약물과의 상호 작용이 적다. 부작용으로 나타날 수 있는 체중 증가는 말기 환자에게는 오히려 이득이 될 수 있다.

수 개월 이상의 여명이 기대되는 경우, 플루옥세틴 *fluoxetine*, 서트랄린*sertraline*, 파록세틴*paroxetine*, 시탈로프람*citalopram*과 같은 세로토닌 재흡수 억제제, 또는 벤라팍신*venlafaxine* 같은 세로토닌-노르아드레날린 재흡수 억제제가 효과적이고 비교적 부작용이 적어 선호된다. 암환자들에서는 낮은 용량으로도 효과적일 수 있기 때문에 건강한 성인이 쓰는 용량의 절반으로 시작한다. 플루옥세틴의 시작 용량은 10mg 하루 한 번이며 대부분의 경우 하루 1회 요법이 가능하다.

비특이적 항우울제는 보통 신경정신과 의사에게 의뢰한 후 사용하며 일부 특정한 상황에서만 추천된다. 트라조돈*trazodone*은 효과적인 항우울제이지만, 진정 작용이 있고 기립성 저혈압을 유발할 수 있다. 따라서 이 약은 진정 작용을 기대하는 경우에만 사용해야 한다. 부프로피온*bupropion*은 항우울 작용과 함께 활력을 증진시킬 수 있으므로 피로로 고통받는 우울증 환자에게 유용하다. 하지만 경련을 유발할 수 있기 때문에 뇌전이가 있거나 말기 섬망이 있는 경우에는 사용이 제한된다. 마지막으로 벤조디아제핀 계열의 약물인 알프라졸람*alprazolam*은 0.25~1.0mg 하루 세 번으로 시작하며 불안과 우울이 함께 있는 말기 암환자들에서 효과적일 수 있다. 그러나 강력하고 신속하게 작용하는 한편 약물 상호작용이 많고, 상태가 매우 좋지 않은 환자에서는 섬망을 일으킬 수 있어 유의해야 한다. 진통에 대한 보조요법으로 사용되는 것이 아니라면, 삼환계 항우울제와 모노아민 산화효소 억제제*monoamine oxidase inhibitor*는 부작용과 위험한 약물 상호 작용 때문에 추천되지 않는다.

(2) 섬망

섬망은 암환자에서 흔하지만 진단이 안 되는 경우가 많다. 특히 임종을 수 일 앞둔 말기 암환자에서 매우 흔하여 임종 과정에 있는 암환자의 85%가 말기 섬망*terminal delirium*을 경험할 수 있다. 섬망은 인지 능력과 의식의 변화가 특징인 대뇌의 전반적인 기능장애이며 치매와 달리 급성으로 발병하고 가역적인 경우가 많다. 섬망의 원인에는 간부전, 대사성 뇌증, 고칼슘혈증과 같은 전해질 불균형, 비타민 B_{12} 결핍과 같은 영양결핍, 부종양성증후군, 뇌종양이나 뇌전이 등이 포함된다. 또한 치료의 부작용에 의해서도 섬망이 흔히 초래되며, 여기에는 뇌전이에 대한 방사선치료 및 마약성 진통제, 스테로이드 제제, 항콜린성 약제, 항히스타민, 항구토제 그리고 여러 항암제 등이 포함된다. 많은 경우 복합적인 원인에 의해 섬망이 발생하게 된다.

암환자에서 지남력장애, 인지장애, 기면*somnolence*, 의식 수준의 변화, 망상 등이 새로 발생할 경우 섬망을 의심해야 한다. 섬망은 급성 불안, 우울증, 치매와 구별되어야 한다. 환자에게 처방된 약물들도 주의 깊게 살펴보아야 한다. 말기 환자의 섬망에서 가역적인 원인이 발견되는 경우는 절반 미만이다.

말기 암환자 돌봄에서 가장 중요한 목표 중 하나는 환자가 정신이 맑은 상태에서 사랑하는 사람들에게 이별을 고할 수 있게 해주는 것이다. 임종 직전 여러 날 지속되는 섬망은, 특히 안절부절 못함을 동반하는 경우 가족 및 보호자들에게 괴로움을 준다. 힘든 임종 과정은 사별 후 유가족의 적응 장애의 큰 원인이 되기 때문에 말기 섬망의 경우 적극적인 치료가 중요하다.

밤낮이 뒤바뀌거나 정신이 약간 오락가락하는 등 섬망의 첫 증후가 보일 경우 가족들에게 환자와 나누어야 할 이야기를 모두 해야 할 때가 왔음을 알려주어야 한다. 가족들에게는 임종 직전에 섬망이 흔히 나타남을 설명해야 한다. 만약 마약성 진통제 등의 약물이 섬망의 원인으로 의심될 경우 필요하지 않은 약제는 중단한다. 변비, 요폐 *urinary retention*, 대사성 장애 등 다른 가역적인 원인들도 치료하도록 한다. 또한 가까운 사람들만 방문이 가능하도록 하고 새로운 경험을 제한하며 시계와 달력을 제공하여 만약 가능하다면 환자의 환각이나 인지능력 장애를 부드럽게 바로잡아주는 등 친숙한 환경을 만들기 위한 지지 요법을 시작할 필요가 있다. 약물 치료는 신경이완제 *neuroleptics* 사용에 중심을 두며 심한 경우 마취제까지 사용할 수 있다. 할로페리돌*haloperidol*은 1차적으로 사용되는 약제이다. 일반적으로 1～3mg/day의 낮은 용량으로 조절될 수 있지만 일부 환자에서는 20mg/day까지 필요할 수 있다. 이 약은 경구, 피하 또는 정맥 투여가 가능하다. 도저히 통제할 수 없는 경우를 제외하고는 근육 내 투여는 피한다. 만약 1차 약제에 반응이 없을 경우 신경정신과에 의뢰하여 치료 약제를 변경해야 한다. 2차적인 신경이완제에 의해서도 호전되지 않을 경우 프로포폴 *propofol* 또는 미다졸람*midazolam* 지속 주입이 필요할 수 있다. 임종 직전의 환자 중 25%가 섬망, 특히 간대성근경련 또는 경련을 동반하는 지속적인 섬망을 경험하여 진정이 필요하다는 보고가 있다. 신체적 결박은 가능한 한 피해야 하며, 환자의 폭력성이 환자 자신과 다른 사람에게 위협이 될 경우에만 고려한다. 만약 결박을 시행하더라도 자주 환자를 재평가하여야 한다.

4. 영적 돌봄

임종을 앞둔 환자들에게는 신앙이나 영성이 중요한 경우가 많다. 70%에 가까운 환자들이 말기 상태가 되면서 더 종교적이고 영적인 상태가 되었다고 이야기하며, 많은 환자들이 기도문을 비롯한 다양한 종교적 방법에서 편안함을 얻는다. 그러나 20% 정도의 환자들은 신앙심이 감소하며, 말기 상태가 되면서 기만당하거나 배신당했다고 느낀다. 또 다른 환자들은 종교적 영성과는 다른 실존적 의미와 목적에 대한 요구를 느낀다. 환자와 가족들은 의료진이 종교와 영성에 더 주의를 기울여줄 것을 원하는 경우가 많지만 의료진은 환자의 종교적, 영적, 실존적 영역에 개입하는 것을 주저하는 경우가 많은데, 이는 그러한 문제들이 개인의 사생활이고 의학적 상태와는 직접적인 관계가 없다고 느끼기 때문이다. 그러나 의료진은 적어도 환자의 영적 또는 실존적 필요를 파악이라도 할 수 있어야 한다. 영적인 고통은 다른 종류의 고통들을 악화시킬 수 있으며, 조절되지 않는 신체적 통증, 불안 또는 우울 등으로 나타날 수 있다. 의사에게 있어서는 보통 앞에서 언급된 전인적 평가 단계에서 선별 질문을 하는 정도가 충분하다. 의사가 직접 보다 깊이 평가하고 개입하는 것은 부적절한 경우가 많으며, 병원 또는 환자가 속한 지역사회의 성직자들이 도움이 될 수 있다.

5. 사회경제적 돌봄

(1) 재정적 부담

미국의 말기 암환자 중 40% 정도가 자신의 질병에 대한 비용이 자신의 가족에게 큰 경제적 어려움을 초래한다고 말하고 있다. 우리나라의 경우 정확한 통계는 없지만 임종 전 한두 달 사이에 막대한 의료비용이 지출되는 것으로 보고된 바 있다. 환자뿐 아니라 환자의 가족도 환자를 보살피기 위해 직장을 그만두게 되는 경우가 발생한다. 상태가 더 쇠약하거나 더 가난한 환자일수록 경제적 부담이 커진다.

경제적인 문제를 사적인 문제로 간과해서는 안 된다. 경제적 부담은 생명 연장 치료를 포기하고 보존적 치료를 택하는 등의 많은 부작용을 초래하며 환자와 가족의 고통을 증가시킨다. 가능한 한 조기에 사회복지사에게 의뢰하여 도움을 받을 수 있는 모든 경로를 알아보는 것이 필요하다.

(2) 환자의 가족과 친지

병으로 사망하게 되더라도 개인적인 문제를 정리하고 가

족 및 친지와 작별을 고하는 과정을 거치는 것은 매우 중요한 문제이다. 작별의 기회를 갖지 못한 유족들은 종종 더 힘든 사별 과정을 겪는다. 말기 암환자에 대한 돌봄에는 이러한 필요를 충족시키기 위해 가족 및 친구와의 만남을 돕고 그들과 함께 시간을 보내게 하도록 노력하는 것이 요구된다. 가족 및 가까운 친구들에게는 면회시간을 제한하지 않을 필요가 있다. 또한 의료진은 환자와 가족 구성원 간의 갈등 관계가 해소되도록 도울 필요가 있다. 추억을 보존할 수 있는 방법을 잘 모르는 환자나 가족들을 위해서는 스크랩북이나 추억 상자 등을 제공하거나 제안을 해줄 수 있다. 어린 자식이나 손자가 있는 말기 환자들은 사진과 비디오를 찍는 것이 특히 도움이 된다.

말기 암환자를 돌보는 것은 가족들에게 무거운 짐을 지운다. 가족들은 흔히 환자의 이송, 가사 및 환자를 돌보는 일 등을 맡게 된다. 많은 경우 환자를 돌보는 일은 부인, 딸, 여자 형제 등 여성이 차지한다. 여성들은 가족의 보살핌을 받기보다는 직업적인 보살핌을 받게 될 가능성이 많다. 20% 이상의 말기 암환자들이 가족 또는 전문 간병인의 적절한 간호를 받지 못하는데, 의료진에서 관심을 가지고 한두 통의 전화만 해도 교회나 다른 지역사회 집단을 통한 도움이 가능해진다.

Ⅵ. 임종 직전의 돌봄

대부분의 일반인은 실제의 임종 과정과 임종에 대한 경험이 부족하다. 의료진은 가족과 다른 보호자들에게 이를 교육하고 임종을 준비할 수 있도록 도와야 한다.

임종을 앞둔 환자들은 극도의 허약감과 피로를 느끼게 되며, 침상에 누워 지내는 상태가 되고 욕창이 생길 수 있다. 이들은 음식 섭취를 중단하여 점막이 건조해지며 삼키는 것이 어렵게 된다. 입 안을 청소하고, 입술에 윤활제를 바르고, 인공 눈물을 사용하는 등의 돌봄이 환자에게 음식을 주려고 노력하는 것보다 도움이 된다. 삼키는 것이 힘들어져 입 안에 분비물이 고일 수 있고, 호흡 시에 'death rattle'이라고 불리기도 하는 그르렁거리는 소리가 나게 된다. 스코폴아민 또는 아트로핀*atropine*을 투여함으로써 분비물을 감소시킬 수 있다. 환자의 호흡도 변하여 주기적으로 무호흡이 나타나거나 체인 스톡 호흡*Cheyne-Stokes breathing*이 발생할 수 있다. 혈관 내 용적과 심장박출량이 감소하여 빈맥, 저혈압이 발생하며, 손발이 차가워지고, 피부에 얼룩이 생긴다. 많은 경우 잠자는 시간이 점점 늘어나면서 혼수 상태로 진행하여 사망하지만, 일부 환자에서는 심한 섬망과 경련 등이 동반되어 환자 가족의 고통이 더욱 클 수 있다.

의료진은 환자에게 일어날 수 있는 각각의 상태 변화에 따라 의학적 조언이나 치료를 하여 환자와 가족의 고통을 최소화하기 위해 노력해야 한다. 음식을 섭취하지 못해서 죽는 것이 아니라, 임종 과정에 들어섰기 때문에 음식을 섭취하지 못하게 된다는 것을 설명함으로써 환자의 가족 및 보호자들의 불안을 경감시킬 수 있다. 마찬가지로 가족과 보호자들에게, 그르렁거리는 거친 호흡이 생길 수 있고, 이것이 질식이나 숨막힘을 뜻하는 것이 아니라고 알리는 것도 중요하다. 가족과 보호자들은 환자가 죽도록 내버려둔다는 두려움 때문에 죄책감을 느낄 수 있으며, 이로 인해 무의미한 치료를 요구할 수 있다. 이러한 경우에 의사는 가족과 보호자들에게 현재 일어나는 상황들이 피할 수 없는 것이라는 점과 증상을 완화시키는 것이 목표라는 점을 상기시켜야 하며, 의학적 개입이 죽음의 과정을 연장하여 불필요한 고통을 초래할 수 있음을 설명해야 한다. 경우에 따라서는 수 차례 반복하여 설명해야 할 수 있다. 청각과 촉각은 가장 마지막으로 소실되는 감각으로 알려져 있다. 따라서 의료진은 가족과 보호자들이 임종 환자와 마지막까지 대화하고 접촉할 수 있도록 격려해야 한다. 가족과 보호자들에게 환자가 자거나 임종한 후에도 눈을 완전히 감지 못할 수 있다는 것을 알려주어야 하며, 이는 안와 후방의 지방층이 고갈되어 안와가 후방으로 전위되면서 눈꺼풀이 안구 전체를 덮기 어려워지기 때문임을 설명해야 한다.

환자가 사망한 직후에는 마음의 준비가 된 가족이더라도 충격과 슬픔을 겪게 된다. 이들이 상황을 받아들이고 안정을 취하는 데에는 시간이 필요하다. 의료진은 조의를 표하는 카드나 편지를 쓰는 것이 좋다. 환자에 관해 이야기를 나누고 환자의 미덕을 상기하며 환자를 치료한 것이 좋은 기억이었음을 알리고 가족의 고통에 관심을 표할 수 있기 때문이다.

Ⅶ. 사전 의사결정

사전 돌봄 계획*advance care planning*은 환자가 스스로 의학적 의사결정을 내리지 못하게 되는 상황에 대비하여 미리 향후의 의학적인 돌봄을 계획하는 과정이다. 이상적으로 이러한 계획은 생명이 위험한 상태가 되거나 말기 상태가 되기 전에 이루어지는 것이 바람직하다. 하지만 불행히도 여러 가지 장벽이 이를 가로막는다. 미국의 경우 80%의 사람들이 사전 의사결정서*advance directive*나 사망 선택 유언*living will*에 대해 찬성하지만 약 30%의 환자만이 실제로 작성하는 것으로 알려져 있다. 우리나라의 경우 최근 일부 병원에서 사전 의사결정서를 작성하고 있지만 아직까지는 전반적으로 거의 이루어지지 못하고 있는 실정이다.

효율적인 사전 돌봄 계획은 다음과 같은 단계를 중심으로 이루어진다. ① 사전 돌봄 계획에 대한 화제를 꺼내기, ② 논의를 통해 내용을 구조화하기, ③ 환자 및 환자의 가족과 함께 논의된 계획들을 검토하기, ④ 사전 의사결정서 작성하기, ⑤ 주기적으로 수정하기, ⑥ 사전 의사결정서 적용하기. 사전 돌봄 계획을 세우는 데 있어 주요 걸림돌은, 화제를 꺼내는 것과 간결하게 논의를 진행하고 구조화하는 것이다. 많은 환자들은 의사가 먼저 화제를 제기하기 바라며 기다린다. 화제를 제기할 때는 마치 보험에 가입하듯이 모든 환자가 일상적으로 시행해야 하는 것이라는 점을 말하면서 시작하는 것이 좋다. 의사가 자신의 사전 의사결정서를 이미 작성한 경우 환자가 보다 안심할 수 있고 효과적이다. 초점을 맞추어 논의를 구조화하는 일은 핵심적인 기술이다. 환자의 대리인도 논의에 함께 참여하는 것이 좋다. 지속적으로 식물인간 상태가 되는 것 같은 시나리오로 시작하는 것이 도움이 될 수 있다. 시나리오 내에서 치료적 개입들에 대한 환자의 선호도가 결정되면, 환자 및 대리인에게 토론을 통해 다른 상황들에 대해서도 환자의 선호도를 완성하도록 한다. 환자와 대리인이 문서에 서명하면, 의무기록지에 첨부하고 복사본을 환자에게 제공한다. 환자의 선호도는 계속 변할 수 있으므로 이러한 문서들은 주기적으로 재검토할 필요가 있다.

Ⅷ. 결론

완화의료의 목표는 생명을 위협하는 질환을 가진 환자와 그 가족의 고통을 완화하고 삶의 질을 향상시키는 것이다. 완화의료는 완화의료 전문의, 종양내과 전문의, 정신종양학 전문의 등의 의사들을 비롯하여 간호사, 사회복지사, 영양사, 자원봉사자, 성직자 등이 포함된 다학제적 팀 접근이 중요한 분야로, 수명 연장을 위한 치료와 병행하여 동시에 제공되는 것이 이상적이다. 또한 완화의료에서는 적절한 의사소통을 통해 환자의 치료 목표를 주기적으로 수립하고 신체적, 정신적, 영적, 사회경제적 영역을 모두 포함하는 돌봄을 제공하는 것이 중요하다.

참고문헌

1. 사망원인통계 2007(Homepage on the Internet). Seoul: 통계청. 국가통계포털(Korean Statistical Information Service, KOSIS)(cited 2011 Aug 8). Available from: http://www.kosis.kr.
2. 사망원인통계 2010(Homepage on the Internet). Seoul: 통계청. 국가통계포털(Korean Statistical Information Service, KOSIS)(cited 2011 Aug 8). Available from: http://www.kosis.kr.
3. 암성 통증 관리지침 권고안. 4판.(Homepage on the Internet) Seoul: 보건복지부. 국가암정보센터(cited 2011 Aug 8). Available from: www.cancer.go.kr.
4. NCCN Guidelines for Treatment of Cancer by Site: Palliative Care Version 2.2011. Available from: http://www.nccn.org/profressionals/physician_gls/pdf/palliative.pdf.
5. Okon TR, Evans JM, Gomez CF, Blackhall LJ. Palliative educational outcome with implementation of PEACE tool integrated pathway. J Palliat Med 2004;7(2):279-95.
6. Temel JS, Greer JA, Muzikansky A, Gallagher ER, Admane S, Jackson VA, et al. Early palliative care for patients with metastatic non-small-cell lung cancer. N Engl J Med 2010;363(8):733-42.
7. World Health Organization (WHO) definition of palliative care (Homepage on the Internet). Geneva: WHO; 2011 (cited 2011 Aug 8). Available from: http://www. who.int/cancer/palliative/definition/en.

치료 부작용의 관리

박숙련

I. 구역과 구토

항암화학요법에 의한 구역 및 구토는 항암치료를 받는 환자들이 가장 두려워하는 부작용 중 하나이며, 치료를 받는 동안 환자의 삶의 질과 일상 수행 능력을 떨어뜨리는 중요한 요인 중 하나이다. 최근에 효과적인 항구토제가 개발되어 항암화학요법에 의한 구역·구토의 예방 및 치료가 상당히 발전하였으나, 구역·구토는 여전히 가장 중요한 항암치료의 부작용이므로 암환자를 돌보는 모든 의료진이 이에 대한 최신 지견과 관심을 가지고 실제 임상에 적절히 적용하는 것이 중요하다.

1. 항암화학요법에 의한 구역·구토의 종류

항암제가 일으키는 구역·구토는 크게 급성 구토와 지연 구토, 예기 구토로 나눌 수 있다. 급성 구토는 항암제 투여 후 첫 24시간 내에 발생하는 구토이며, 흔히 투여 1~2시간 이내부터 시작해서 대개 4~6시간에 최고조에 이른다. 지연 구토는 항암제 투여 후 24시간 이후에 발생하며, 시스플라틴*cisplatin*의 경우 치료 후 약 48~72시간 후에 최고조에 이르고 이후 2~3일에 걸쳐 서서히 호전된다. 시스플라틴 외에도 사이클로포스파마이드*cyclophosphamide*, 카보플라틴*carboplatin*, 안트라사이클린*anthracycline* 등이 지연 구토를 일으킬 수 있다. 예기 구토는 이전 항암제 주기 동안 심한 구역과 구토를 경험한 환자에서 항암제와 관련된 자극이나 인지에 의해 발생하는 일종의 조건 반응이다.

2. 항암화학요법에 의한 구역·구토의 병태 생리

구역·구토의 조절을 관장하는 기전은 매우 복잡하며 아직도 완전히 밝혀지지 않았으나 중추신경계와 말초신경계 그리고 위장관의 여러 부위가 관련된다고 이해되고 있다. 뇌줄기*brain stem*의 구토 중추*vomiting center*와 맨아래구역*area postrema*이 구토 반사*vomiting reflex*에 중요한 역할을 한다. 구토 중추는 해부학적으로 확연히 구별되게 존재한다기보다는 연수*medulla*에 위치한 여러 엉성하게 조직된 신경원성 지역들의 집합체로서 구역·구토와 관련된 호흡기, 위장관, 자율신경계 원심*efferent* 활동 등을 조율하고 여러 구심*afferent* 자극들이 결국 구토를 일으키도록 하는 최종 효과기*effector* 경로로서 작용한다. 구토 중추로 가는 구심 자극의 가장 중요한 근원은 복부 미주신경 구심 자극이다. 항암제 자체 또는 그 대사물질이 위장관의 장내 분비 세포*enteroendocrine cell*를 자극하여 세로토닌(5-HT), P 물질*substance P*, 콜레시스토키닌*cholecystokinin* 등의 신경전달물질을 분비하게 되면 이들은 인접 미주신경 섬유에 있는 각각의 수용체에 붙어 구심 자극을 일으키는데, 이는 맨아래구역 또는 그 근처에 위치한 뇌줄기 등쪽 면의 고립로핵*nucleus tractus solitarius*을 거쳐 결국 구토 중추를 활성화시킨다. 여러 전달물질 가운데 창자크롬친화세포*enterochromaffin cell*에 존재하는 세로토닌이 가장 중요한 역할을 한다고 알려져 있다. 이러한 미주신경 경로는 대부분의 항암제가 일으키는 급성 구토의 주요 기전으로 이해되고 있다. 또 다른 구심 자극의 중요 근원은 제4뇌실*fourth ventricle*의 꼬리 끝에 위치한 뇌실 주위 구조물인 맨아래구역인데, 흔히 화학수용체 방아쇠 영역 *chemoreceptor trigger zone*이라고 불린다. 맨아래구역에는 무스카린*muscarin*(M1), 도파민(D2), 세로토닌(5-HT3), 뉴로키닌-1*neurokinin-1; NK1*, 히스타민(H1) 등의 수용체들이 있고, 이들이 항암제나 신경전달물질의 자극을 받으면 구토 중추로 구심 자극을 보내게 된다. 그 외에도 편도 *amygdala*와 같이 가장자리 앞뇌*limbic forebrain*에 위치한 상위 중추신경계 센터도 항암제에 의한 구역·구토 자극을 발생시킬 수 있다.

항암제에 의한 구역·구토와 관련된 30여 개 이상의 신경전달물질 가운데 도파민, 세로토닌, P 물질이 가장 중요한데, 초기에는 도파민 수용체가 많이 연구되었으나 지난 20년간 세로토닌의 중요성이 밝혀졌고 여러 세로토닌 수용체 중 제3 세로토닌 수용체가 항암제에 의한 급성 구토에서 가장 중요한 역할을 한다는 것이 알려졌다. 세로토닌 수용체는 상위(맨아래구역, 고립로핵)와 하위(미주신경섬유) 모두에 위치하는데, 미주신경 구심에 있는 세로토닌 수용체의 억제가 세로토닌 수용체 길항제가 나타내는 항구토 효과의 주기전으로 생각된다. P 물질은 뉴로키닌-1 수용체에 결합하는데, 이는 중추신경계와 위장관에 널리 분포되어 있으나 뉴로키닌-1 수용체 길항제의 항구토 효과는 주로 중추신경계에 존재하는 수용체 억제를 통해 나타난다고 보고되었다.

3. 항암화학요법에 의한 구역·구토의 발생 예측인자

(1) 항암제 요인

특정 항암제의 자체 구토 유발 위험도가 가장 중요한데, 현재 효과적인 항구토 예방을 하지 않았을 때 예상되는 구토 발생 횟수에 따라 4단계(최소 위험, 저위험, 중등도 위험, 고위험)로 분류하고 있다(〈표 23-1〉). 구토 위험도는 같은 항암제라도 투여 용량과 경로, 속도 등에 따라 달라진다. 복합 항암화학요법의 경우에는 구토 위험도가 가장 높은 항암제를 먼저 확인한 후 다른 항암제의 상대적 기여도를 고려하여 결정한다. 예를 들면, 사이클로포스

표 23-1 정맥 항암제의 구토 유발 위험도

최소 위험(<10%)	저위험(10~30%)	중등도 위험(31~90%)	고위험(>90%)
클라드리빈	파클리탁셀	시스플라틴<50mg/m^2	시스플라틴≥50mg/m^2
플루다라빈	도세탁셀	칼무스틴≤250mg/m^2	칼무스틴>250mg/m^2
인터페론-α≤5백만IU/m^2	인터페론-α>5백만<1천만IU/m^2	인터페론-α≥1천만IU/m^2	메클로르에타민
메토트렉세이트≤50mg/m^2	메토트렉세이트>50mg/m2<250mg/m^2	메토트렉세이트250~1,000mg/m^2	스트렙토조토신
데시타빈	페메트렉세드	사이클로포스파마이드≤1,500mg/m^2	사이클로포스파마이드 >1,500mg/m^2
시타라빈<100mg/m^2	시타라빈 100~200mg/m^2	시타라빈>200mg/m^2	
블레오마이신	미톡산트론	카보플라틴	다카바진
빈블라스틴	에토포시드	옥살리플라틴	안트라사이클린+ 사이클로포스파마이드
빈크리스틴	토포테칸	이포스파마이드	
블레오마이신	5-플루오로우라실	독소루비신	
비노렐빈	젬시타빈	도노루비신	
템실로리무스	마이토마이신	에피루비신	
세툭시맙	익사베필론	이다루비신	
베바시주맙		이리노테칸	
보르테조밉		테모졸로마이드	
트라스주맙		부설판	
리툭시맙		삼산화비소	

파마이드와 독소루비신은 각각 중등도 위험을 가지고 있지만 함께 사용될 때에는 고위험군 치료법으로 간주된다.

(2) 환자 요인

이전 항암제 치료 동안의 구토 경험, 항암제 치료 전 심한 구토에 대한 불안감, 여자, 젊은 연령 등은 항암제 관련 구역·구토의 위험을 증가시킨다. 반면 상당량의 음주력이 있는 환자는 그렇지 않은 환자에 비해 구역·구토의 빈도가 덜한 것으로 알려져 있다.

4. 항구토제

항구토제는 유용성의 치료 지수*therapeutic index*에 따라 고치료 지수와 저치료 지수로 분류할 수 있다. 고치료 지수 항구토제는 항구토 효과가 우수하며 부작용이 적은 것이 특징이고, 저치료 지수 항구토제는 일반적으로 고치료 지수 약제에 비해 항구토 효과가 낮으면서 부작용의 위험이 높다.

(1) 고치료 지수의 항구토제

1) 제3 세로토닌 수용체 길항제

현재 5개의 제3 세로토닌 수용체 선택적 길항제가 널리 사용되고 있는데, 온단세트론, 그라니세트론, 돌라세트론, 트로피세트론은 1세대로 분류되며 팔로노세트론은 2세대로 분류된다. 1세대 약제들은 권장 용량(〈표 23-2〉)에서 서로 비슷한 효과와 안전성을 갖는데, 정해진 용량 이상을 투여한다고 해서 효과가 향상되는 것은 아니며 항암제 투여 전 하루 1번 투여와 여러 번 투여, 경구 투여와 정맥 투여는 서로 같은 효과를 보인다. 연하곤란 등이 있는 환자에서는 혀에 위치 시 빠르게 분해되어 삼킬 필요가 없는 구강 내 분해형 온단세트론 제제가 특히 유용하다. 가장 흔한 부작용은 두통, 변비, 일시적인 간 효소 수치 증가 등이 있다. 1세대 약제들은 항암제에 의한 급성 구토에 주로 효과를 보이는데, 시스플라틴에 의한 지연 구토에 대해서는 거의 예방 효과가 없으며 중등도 위험 항암제에 의한 지연 구토에 대해서는 약간의 예방 효과를 가진다. 무작위 비교 연구를 통해 선택적 제3 세로토닌 수

표 23-2 항구토제 권장 용량

약제	용량	
	항암제 투여 전(제1일)	항암제 투여 후
온단세트론	8~12mg 혹은 0.15mg/kg(최대 32mg) 정주 혹은 16~24mg 경구 복용	8mg 하루 2회 경구 복용(제2~3일) -지연 구토 위험이 있는 중등도 구토 위험도 항암제
그라니세트론	0.01mg/kg(최대 1mg) 정주 혹은 2mg 경구 복용	1mg 하루 2회 경구 복용(제2~3일) -지연 구토 위험이 있는 중등도 구토 위험도 항암제
돌라세트론	100mg 혹은 1.8mg/kg 정주 혹은 100mg 경구 복용	100mg 하루 1회 경구 복용(제2~3일) -지연 구토 위험이 있는 중등도 구토 위험도 항암제
트로피세트론	5mg 정주 혹은 5mg 경구 복용	5mg 하루 1회 경구 복용(제2~3일) -지연 구토 위험이 있는 중등도 구토 위험도 항암제
팔로노세트론	0.25mg 정주 혹은 0.5mg 경구 복용	
덱사메타손 (뉴로키닌-1 길항제 병용 시 용량)	고위험 항암제: 20mg(12mg) 정주 혹은 경구 복용 중등도 위험 항암제: 8mg 정주 혹은 경구 복용	고위험 항암제: 8mg 하루 2회(하루 8mg)(제2~4일) 경구 복용 지연 구토 위험이 있는 중등도 위험 항암제: 8mg(8mg)(제2~3일) 경구 복용
아프레피탄트	125mg 1회 경구 복용	80mg 경구 복용(제2~3일)
포사프레피탄트	115mg 1회 정주	80mg 아프레피탄트 경구 복용(제2~3일)
메토클로프라미드	1~2mg/kg 정주	2시간마다 1~2mg/kg 정주 또는 6시간마다 0.5mg/kg 경구 복용(제2~4일) -지연 구토 위험이 있는 중등도 구토 위험도 항암제
프로클로페라진	5~10mg 정주 혹은 경구 복용	필요 시 6시간마다 5~10mg 정주 혹은 경구 복용
로라제팜	0.5~2mg 정주 혹은 경구 복용	필요 시 4~6시간마다 0.5~2mg 정주 혹은 경구 복용

용체 길항제가 고용량의 메토클로프라미드*metoclopramide* 보다 효과적이며 고용량 메토클로프라미드와 덱사메타손의 병용요법과 효과가 비슷함이 증명되었다. 선택적 제3 세로토닌 수용체 길항제를 덱사메타손과 병용하였을 때는 고용량 메토클로프라미드와 덱사메타손 병용요법보다 우월한 효과를 보인다.

2세대인 팔로노세트론은 1세대 약제들에 비해 제3 세로토닌 수용체에 대한 결합 친화력이 30~100배 높으며 반감기가 매우 길다(약 40시간). 단독 투여 시 팔로노세트론은 온단세트론이나 돌라세트론에 비해 중등도 위험 항암제가 유발하는 급성·지연 구토에 대한 예방 효과가 우월하고 고위험 항암제에 대해서는 비슷한 효과를 보이나, 덱사메타손과 병용하였을 때에는 팔로노세트론과 온단세트론 간에 고위험 항암제의 급성·지연 구토 예방 효과에 차이가 없다는 연구 결과와 팔로노세트론이 더 우월한 지연 구토 예방 효과를 보인다는 상충된 연구 결과가 존재한다. 그러나 현재 항구토 표준 지침에 따라 아프레피탄트*aprepitant*와 병용하는 경우 1세대 약제와 팔로노세트론 간에 어떤 효능 차이가 있을지는 밝혀지지 않은 상태이다.

2) 뉴로키닌-1 수용체 길항제

뉴로키닌-1 수용체 길항제인 아프레피탄트의 도입으로 고위험 또는 중등도 위험 항암제에 의한 급성·지연 구역과 구토의 예방이 크게 향상되었다. 여러 3상 임상연구를 통해 시스플라틴 등의 고위험 항암제나 안트라사이클린+사이클로포스파마이드와 같은 중등도 위험 항암제 투여 시 아프레피탄트+온단세트론+덱사메타손의 3제 요법이 온단세트론+덱사메타손보다 전체 구토와 급성 구토 그리고 지연 구토 모두에서 예방 효과가 우월하다고 증명되었다. 아프레피탄트의 정맥 제제인 포사프레피탄트는 정맥 투여 후 30분 이내에 체내에서 아프레피탄트로 전환된다.

3) 코르티코스테로이드

코르티코스테로이드의 항구토 기전은 불명확하나 급성 구토과 지연 구토 모두에 효과적이다. 구토 저위험군의 항암제 사용 시에는 코르티코스테로이드 단독으로 주로 사용되며, 중등도 이상 위험군의 항암제 사용 시에는 흔히 제3 세로토닌 수용체 길항제±아프레피탄트와 병용하여 사용된다. 적정 용량에서는 여러 코르티코스테로이드가 거의 동일한 효과를 갖는다고 생각되지만 특히 덱사메타손이 널리 사용되고 있다. 아프레피탄트는 시토크롬 P450 효소 CYP3A4의 중등도 억제제이므로 CYP3A5에 의해 대사되는 코르티코스테로이드를 아프레피탄트와 병용할 때에는 덱사메타손의 용량을 1일째 기존의 20mg에서 12mg으로, 2~3일째 8mg에서 4mg으로 감량해야 한다.

(2) 저치료 지수의 항구토제

저치료 지수의 항구토제에는 메토클로프라미드, 부티로페논*butyrophenone*, 페노티아진*phenothiazine*, 대마초제제*cannabinoid* 등이 속한다. 이들은 저위험도 항암제에 대한 1차 치료나 고치료 지수 항구토제에 불응하거나 돌발 구토*breakthrough emesis* 발생 시 구제요법으로 사용될 수 있다. 표준 용량의 메토클로프라미드, 부티로페논, 페노티아진은 도파민 수용체 길항제로서 항구토 효과가 있는데, 고용량의 메토클로프라미드는 제3 세로토닌 수용체 길항 작용이 있으므로 항구토 효과가 증가한다. 메토클로프라미드의 흔한 부작용으로는 경한 진정, 근육긴장 이상*dystonic* 반응, 좌불안석증*akathisia*, 설사가 있으며, 좌불안석증은 벤조디아제핀으로, 근육긴장 이상 반응은 디페닐히드라민이나 벤조디아제핀으로 치료된다.

벤조디아제핀은 비교적 약한 항구토 효과를 가지나 진정 효과가 있어 로라제팜, 알프라졸람 등이 예기 구토의 예방과 치료에 도움이 되기도 한다. 또한 1차 항구토제가 실패하였을 때 다른 항구토제의 보조요법으로서 도움이 된다.

5. 항암화학요법에 의한 구역·구토의 예방과 치료

(1) 고위험군 항암제

고위험군 항암제 투여 전 제3 세로토닌 수용체 길항제+덱사메타손+아프레피탄트의 3제 요법을 쓰고, 항암제 투여 후 2~3일째에는 아프레피탄트를, 2~4일째에는 덱사메타손을 추가로 사용하는 것이 권장된다.

(2) 중등도 위험군 항암제

안트라사이클린과 사이클로포스파마이드 병용 항암요법은 중등도의 지연 구토 위험이 있으므로 항암제 투여 전 제3 세로토닌 수용체 길항제+덱사메타손+아프레피탄트의 3제 요법을 쓰고, 항암제 투여 후 2~3일째 아프레피탄트±덱사메타손을 투여하는 것이 권장된다. 그 외 다른 중등도 위험군 항암제 사용 시에는 항암제 투여 전 제3 세로토닌 수용체 길항제+덱사메타손, 그리고 항암제 투여 후 2~3일째에 제3 세로토닌 수용체 길항제 또는 덱사메타손을 투여하는 것이 권장된다.

(3) 저위험군 항암제

저위험군 항암제 투여 전에는 1회의 덱사메타손 투여가 권장되며, 메토클로프라미드, 프로클로페라진 등의 도파민 수용체 길항제를 1회 투여하는 것도 대안이 될 수 있다. 일반적으로 지연 구토에 대한 예방은 필요 없다.

(4) 최소 위험군 항암제

최소 위험군 항암제에 대해서는 급성 혹은 지연 구토에 대한 일상적인 예방 조치가 필요하지 않다.

(5) 예기 구토

예기 구토는 이전 치료 동안 경험한 심한 구역 및 구토에 대한 일종의 조건 반응이므로 매 치료 주기 동안 급성 및 지연 구역, 구토를 잘 조절하는 것이 가장 효과적인 예방 방법이다. 예기 구토가 발생하면 알프라졸람 혹은 로라제팜(0.5~2mg, 항암 치료 전날 밤이나 치료 당일 아침) 또는 이완요법, 체계적 탈감작 등의 행동요법과 침술 등의 비약물적 요법이 도움이 되기도 한다.

(6) 돌발 구토

적절한 예방에도 불구하고 구역·구토가 잘 조절되지 않을 때는 아편성 진통제 또는 특정 항생제의 사용, 중추신경계 전이, 위장관 폐색, 고칼슘혈증, 저나트륨혈증 등의 전해질 이상, 복부 방사선 조사 등 구토를 유발할 수 있는 다른 원인을 배제하는 것이 중요하다. 만약 환자가 저위험군 항암제를 투여받고 있는데 구토 조절이 잘 되지 않는다면 한 단계 더 높은 위험군에 준한 항구토제 처방이 필요할 것이다. 원칙적으로 다른 계열의 항구토제를 추가적으로 사용하는 것이 원칙이나, 세로토닌 수용체 길항제 간에는 불완전 교차내성이 있으므로 한 종류의 약제(예를 들면 온단세트론)에 듣지 않는 경우에는 다른 종류(예를 들면 그라니세트론)로 변경하는 것이 도움이 되는 경우도 있다. 도파민 수용체 길항제, 벤조디아제핀, 코르티코스테로이드 등의 여러 약제가 동시에 필요한 경우도 있다.

(7) 기타 고려 사항

1) 연속적 항암제 투여

여러 날 연속적으로 항암제가 투여되더라도 첫 날에만 고위험군 항암제가 투여되는 경우에는 이를 기준으로 항구토제를 처방해도 충분하다. 그러나 고위험군 항암제를 여러 날 연속해서 투여할 때에는 급성 구토와 지연 구토가 혼합된 형태로 나타날 수 있으므로 예방이 더욱 어렵다. 아프레피탄트 도입 전의 연구 결과들에 의하면 제3 세로토닌 수용체 길항제와 덱사메타손을 매일 반복적으로 투여하는 것이 가장 좋은 방법이었다. 비록 여러 날 투여되는 항암제 요법 시 아프레피탄트의 효과를 평가한 연구 결과는 없으나 아프레피탄트를 추가하는 것이(제1일 125mg, 제2~3일 80mg) 한 방법이 될 수 있을 것이다.

2) 고용량 항암제 투여

골수이식 혹은 조혈모세포이식 시 사용되는 고용량 항암제는 흔히 중등도 이상의 구토 위험성을 갖는데, 여러 날 연속적인 항암제 투여, 이전의 항암제 투여 병력, 방사선 치료의 병용(특히 전신 방사선 조사), 구토를 야기할 수 있는 다른 의학적 상태나 약물의 병용 등으로 인해 위험성이 더욱 증가된다. 현재까지 이에 관한 무작위 배정 연구 결과는 거의 없으나, 마찬가지로 제3 세로토닌 수용체 길항제와 덱사메타손에 아프레피탄트를 추가하는 것이 한 방법이 될 수 있을 것이다.

3) 경구 항암제

최근 경구 항암제 사용이 증가하고 있는데, 대부분 복수일로 투여된다. 부설판(≥4mg/일), 사이클로포스파마이드(≥100mg/m²/일), 에토포시드, 프로칼바진, 테모졸로마이드(>75mg/m²/일) 등의 경우에는 항구토제 예방이 추천되는데, 항암제 투여 이전과 이후에 제3 세로토닌 수용체 길항제가 권장된다. 부설판(<4mg/일), 사이클로포스파마이드(<100mg/m²/일), 테모졸로마이드(≤75mg/m²/일), 카페시타빈, 클로람부실, 다사티닙, 얼로티닙, 제피티닙, 이마티닙, 라파티닙, 레날리도마이드, 멜팔란, 메토트렉세이트, 소라페닙, 수니티닙, 탈리도마이드, 토포테칸 등은 구역 및 구토가 발생하면 메토클로프라미드, 프로클로페라진 등의 도파민 수용체 길항제를 먼저 사용하고, 구역, 구토가 그치지 않으면 제3 세로토닌 수용체 길항제가 권장된다.

6. 방사선치료에 의한 구역·구토의 예방과 치료

항암제 치료 시보다는 덜하지만 방사선치료 또한 구역 및 구토를 야기하며 적절한 예방적 치료를 요하는 경우가 있다. 현재 여러 방사선 조사 기법과 용량에 따른 구토 위험도 평가가 확립되어 있지 않아 효과적인 예방 및 치료 권고안을 정하는 데 어려움이 있다. 미국임상암학회 치료 지침에 의하면 방사선 조사 부위에 따라 고위험(>90%, 전신 방사선 조사), 중등도 위험(60~90%, 골반을 제외한 복부 방사선 조사), 저위험(30~60%, 골반, 하부 흉부 혹은 뇌척수 방사선 조사), 최소 위험(<30%, 유방, 두개골, 두경부, 사지 등을 포함한 기타 부위) 등으로 분류되고 있다. 방사선 조사 부위뿐 아니라 조사 범위와 방사선 분할선량*fractional dose* 또한 중요하다. 고위험도의 방사선치료를 하는 경우에는 매 방사선 분할 조사 전과 마지막 치료 후 24시간 동안 예방적 항구토제 투여가 권장되는데, 1차적으로 제3 세로토닌 수용체 길항제를 사용하며 코르티코스테로이드가 추가될 수 있다. 중등도 혹은 저위험도의 방사선치료 시에는 매 방사선 분할 조사 전에 예방적으로 제3 세로토닌 수용체 길항제를 사용할 수 있고, 구토 위험도가 상대적으로 낮으면 도파민 수용체 길항제가 대안이 될 수 있다. 최소 위험도의 경우에는 예방적 조치 없이 증상 발생 시 항구토제 투여를 고려한다.

7. 결론

지난 20여 년간 더욱 효과적이고 부작용이 적은 항구토제가 개발됨으로써 항암화학요법 또는 방사선치료에 의한 구역 및 구토의 조절에 많은 발전이 있었다. 현재 선택적 제3 세로토닌 수용체 길항제, 뉴로키닌-1 수용체 길항제, 코르티코스테로이드가 가장 효과적인 약제이다. 그러나 이러한 발전에도 불구하고 일부 환자는 여전히 구역 및 구토를 경험하게 된다. 의료진은 항암화학요법을 받는 모든 환자에서 이를 완전히 예방하는 것을 실현 가능한 목표로 설정하여 적극적으로 대처해야 할 것이다.

Ⅱ. 설사와 변비

항암화학요법에 의한 설사와 변비 등의 위장관 독성은 암 환자가 흔히 겪는 부작용으로 삶의 질을 저하시키고 효과적인 항암치료를 저해할 수 있으므로 의료진은 그 원인과 치료 방법을 잘 알고 있어야 한다.

1. 항암화학요법에 의한 설사

(1) 병태 생리

항암화학요법에 의한 설사는 플루오로피리미딘 계열 약제(특히 5-플루오로우라실과 카페시타빈)와 이리노테칸 등에서 잘 알려져 있는데, 설사는 이 약제들을 포함하는 항암화학요법의 용량 제한 독성이며 주요 독성이다. 5-플루오로우라실과 이리노테칸은 장점막에 급성 손상을 줄 수 있고 이는 상피세포 손실을 초래한다. 5-플루오로우라실은 창자샘세포*crypt cell*의 유사분열을 정지시키고 결과적으로 미성숙한 분비 창자샘세포 수가 증가한다. 이리노테칸의 경우 약물 투여 동안 혹은 투여 후 수 시간 내에 발생하는 초기 발현 설사가 약 45~50%의 환자에서 일어나는데, 이는 아세틸콜린과 유사한 약물 구조에 기인한다. 반면 이후 발생하는 후기 발현 설사는 이리노테칸의 직접적인 장점막 손상, 운동 장애, 분비성 요인 등 복합적 요인에 기인한다. 이리노테칸은 장점막 상피세포의 공포형성*vacuolization*, 술잔세포*goblet cell* 증식 등 세포자멸사를 일으켜 점막 파괴를 초래하고, 결과적으로 수액과 전해질의 흡수 불량으로 인해 임상적으로 설사가 일어난다. 이는 이리노테칸의 활성 대사물인 7-에틸-10-히드록시캄토테신*5-ethyl-10-hydroxycamptothecin*(SN-38) 축적과 관련 있다고 생각되는데, SN-38는 간에서 우리딘 이인산 글루쿠로노실 전이효소-1A1*uridine diphosphate glucuronosyl transferase-1A1; UGT 1A1*에 의해 글루쿠론산화되고 SN-38G로 변환되어 담즙으로 배설되고 SN-38G는 설사를 일으키지 않는다. 그러나 장내 세균의 β-글루쿠론산분해효소*β-glucuronidase*에 의해 장에서 다시 SN-38로 전환되기도 한다. SN-38의 장내 농도가 장점막 손상에 의한 분비성 설사의 주요 결정 변수로 보고되고 있는데, SN-38의 글루쿠론산화가 저하되었을 때 혹은 장내 β-글루쿠론산 분해효소의 활성이 증가되었을 때 장 상피세포의 손상 정도가 심함이 잘 알려져 있다. 간의 글루쿠론산화에 결손이 있는 길버트증후군*Gilbert's syndrome* 환자는 이리노테칸의 심한 독성을 경험할 수 있으며, 항생제로 장내 β-글루쿠론산 분해효소의 활성을 저하시키면 장점막 손상을 줄이고 설사를 경감시킬 수 있음이 보고되었다.

(2) 원인 항암제

1) 플루오로피리미딘

5-플루오로우라실과 류코보린을 함께 투여하면 치료 효과뿐 아니라 설사의 빈도도 증가한다. 지속 정주보다는 일시 주사*bolus injection* 시, 특히 매주 투여 시 설사가 더 잘 발생한다. 5-플루오로우라실의 대사 효소 중 하나인 디히드로피리미딘 탈수소효소*dihydropyrimidine dehydrogenase* 결핍 시 5-플루오로우라실의 심한 독성으로 인해 심한 설사, 점막염, 범혈구감소증 등이 발생할 수 있다. 엽산의 식이 섭취 정도에 따라 플루오로피리미딘의 내인성이 다를 수도 있는데, 이는 류코보린과 같은 환원 엽산이 5-플루오로우라실의 대사물인 플루오로데옥시우리딘 모노포스페이트*fluorodeoxyuridine monophosphate*가 티미딜레이트 합성효소*thymidylate synthase*에 결합하는 것을 안정화시켜 플루오로피리미딘의 치료 반응을 증가시킴과 동시에 독성을 증가시키기 때문이다.

경구 플루오로피리미딘인 카페시타빈은 체내에서 5-플루오로우라실로 전환되는데, 용량 제한 독성 중 하나가 설사이다. 5-플루오로우라실 전구 약물인 테가푸르*tegafur*의 두 가지 경구 제제로 UFT와 S-1이 있는데, 특히 S-1은 장에서 5-플루오로우라실의 인산화를 억제시켜 설사를 감소시킬 목적으로 오로테이트 포스포라이보실 전이효소*orotate phosphoribosyl transferase* 억제제인 칼륨 옥소네이트*potassium oxonate*를 포함하고 있다.

2) 이리노테칸

초기 발현 이리노테칸 관련 설사는 복부 경련, 콧물, 눈물, 타액 분비 등의 과다 콜린성 증상을 흔히 동반한다. 평균 증상 지속 기간은 약 30분이며 대개 아트로핀으로 조절된다. 이리노테칸에 의한 후기 발현 설사는 예측이 불가능하고 전 용량에서 발생할 수 있는데, 3주 요법보다는 매주 요법에서 더 흔하다. 고령, 활동도 저하, 이전 골반부 방사선 치료력 등이 설사의 선행 요인으로 알려져 있다. SN38을 SN38G로 변환시키는 UGT1A1의 효소 활성도가 이리노테칸에 의한 설사와 골수 억제 빈도와 관련 있는데, 효소 활성도를 감소시키는 유전적 다형태*polymorphism* 중 길버트증후군의 원인인 UGT1A1*28 대립유전자*allele*를 가진 환자에서는 특히 이러한 독성의 빈도가 증가한다. 서구 백인에서는 UGT1A1*28의 빈도가 30~40%로 높고 아시아인에서는 UGT1A1*28의 빈도가 0.7~14%에 불과하지만 역시 효소 활성도를 감소시키는 UGT1A1*6의 빈도가 13~24%로 높으며 이것이 이리노테칸 독성과 유의한 관련성을 보인다.

3) 도세탁셀

도세탁셀은 15~25%의 환자에서 설사를 일으키나, 대개 경미하다.

4) 분자 표적치료제

① 표피성장인자 수용체 소분자 억제제

얼로티닙, 제피티닙 등의 표피성장인자 수용체*epidermal growth factor receptor* 티로신 키나아제 억제제는 약 60%의 환자에서 설사를 일으키나, 대개 심하지 않으며 로페라마이드로 쉽게 조절된다. 그러나 때로 심한 설사로 용량 감량이나 치료 중단이 필요한 경우가 있으며, 특히 이들 약제를 다른 항암제나 방사선치료와 병용할 때에는 설사가 상당한 용량 제한 독성이 될 수 있다. Raf와 혈관내피 성장인자*vascular endothelial growth factor* 등의 수용체 티로신 키나아제 억제제인 소라페닙, 혈관내피 성장인자와 혈소판유래 성장인자*platelet derived growth factor* 등의 수용체 티로신 키나아제 억제제인 수니티닙, bcr-abl 단백질 티로신 키나아제 억제제인 이마티닙, 상피성장인자 수용체와 인간표피성장인자*human epidermal growth factor* 수용체2의 이중 억제제인 라파티닙, 프로테오솜*proteasome* 억제제인 보르테조밉 등은 30~60%의 환자에서 설사를 일으킬 수 있으나 심한 설사는 드물다.

② 표피성장인자 수용체의 단클론 항체

세툭시맙, 파니투무맙 등은 표피성장인자 수용체의 세포외 영역에 결합하는 단클론 항체로서 10~20%의 환자에서 설사를 일으키지만, 대개 경미하다.

(3) 평가 및 치료

설사의 정도는 하루 설사 횟수, 정맥 수액 공급이나 입원 치료 필요성 유무 등에 따라 흔히 미국 국립암센터*National Cancer Institute*의 흔한 독성 기준*common toxicity criteria*에 의해 평가한다. 그 외 설사의 발생 시기, 기간, 성상 등을 평가하고 패혈증, 장폐색 혹은 탈수 등의 동반 여부를 평가하기 위해 발열, 어지럼증, 복부 통증 혹은 경련, 허약감 동반 여부를 확인해야 한다. 또한 투여 약제, 음식 등에 대한 병력 청취를 통해 기여 요인이 있는지 파악한다. 그 외 클로스트리듐디피실레*clostridium difficile* 등의 장 감염, 방사선 조사, 이전 장절제 등의 과거력 등 항암제 외의 다른 원인을 배제해야 한다.

(4) 치료

항암화학요법에 의한 설사는 심한 경우 탈수, 신부전, 저칼륨혈증, 대사성 산증 등의 전해질 이상을 일으키고 때로는 생명을 위협하기도 한다.

비특이적인 처치법으로서 설사를 악화시킬 수 있는 우유와 유제품(장점막 손상 시 일시적으로 젖당분해효소*lactase* 결핍이 발생할 수 있음), 매운 음식, 알코올 음료, 카페인 포함 음료, 고섬유질·고지방 음식 등을 피하고 설사제, 대변연화제*stool softner*, 메토클로프라미드 등의 장 운동 촉진제 등을 중단하며 경구 수분 섭취를 증가시킨다. 지사제로는 아편유사제가 주로 사용되는데 로페라마이드가 가장 흔히 사용된다. 로페라마이드는 첫 용량으로 4mg 투여 후 4시간마다 혹은 매 설사 후 2mg씩 투여한다. 이리노테칸에 의한 설사 시에는 첫 4mg 후 2시간마다 2mg씩 혹은 4시간마다 4mg씩, 설사 소실 후 12시간까지 이리노테칸을 투여하도록 권장된다. 그 외 모르핀, 코데인 등의 다른 아편유사제가 사용될 수 있다. 심한 설사가 지속되는 경우에는 소마토스타틴 유사체인 옥트레오타이드를 고려해야 하는데, 이는 혈관작용성 장펩티드*vasoactive intestinal peptide* 등의 호르몬을 억제하고 장 운동성 감소, 수분과 전해질의 분비 감소와 흡수 증가를 일으킨다. 권장 초기 용량은 피하·정맥 주사로 100~150㎍ 하루 3번 투여이며 500㎍ 하루 3번까지 증가될 수 있다.

1~2도 정도의 경미한 설사이면서 복부 통증, 경련, 구역, 구토, 활동도 감소, 발열, 패혈증, 호중구감소, 출혈, 혹은 탈수 등의 동반 증상, 징후가 없는 경우에는 초치료로서 상기 식이 조절과 경구 수분 섭취가 권장되며 로페라마이드를 복용하도록 한다. 2도의 설사인 경우에는 설사가 호전될 때까지 항암제 투여를 중단해야 한다. 3~4도의 설사이거나 1~2도의 설사이면서 복부 경련, 2도 이상의 구역·구토, 활동도 감소, 발열, 패혈증, 호중구감소, 출혈, 혹은 탈수 등의 동반 증상, 징후가 있는 경우에는 적극적인 치료를 위해 대개 입원을 요하는데, 수액 정맥주사를 투여하고 심한 탈수 시 옥트레오타이드를 투여하며, 필요 시에는 플루오로퀴놀론*fluoroquinolone* 계열의 항생제도 투여한다. 이 환자들에서는 일반 혈액검사, 전해질 검사, 분변 출혈, 백혈구 여부, 클로스트리듐디피실레, 대장균*E. coli.* 살모넬라*salmonella* 등에 대한 대변 검사를 시행해야 한다.

2. 방사선치료에 의한 설사

복부 및 골반에 방사선을 조사하면 치료 도중 혹은 종료 직후 소장 및 대장 점막에 급성 손상을 일으킬 수 있다. 대개 수 주 내에 호전되지만 치료 후 수 개월 혹은 수 년 후에 장벽의 비후, 허혈성 변화, 점막 위축, 섬유화 등 만성 변화를 일으킬 수도 있다. 급성 방사선장염은 설사, 복부 통증, 구역, 구토, 식욕부진 등의 증상을 일으킨다. 설사는 치료 3주째 동안 흔히 발생하며 20~70%의 환자가 경험하나, 치료 종료 후 2~6주가 지나면 대개 소실된다. 만성 합병증은 대개 방사선치료 종료 후 8~12개월 후에 발생하며 흡수 불량과 설사가 흔하다. 항문, 직장, 자궁경부, 자궁, 전립선, 방광, 고환 등에서 발생한 암에 방사선치료를 시행한 경우 방사선직장염이 발생할 수 있는데, 급성 증상으로는 설사 및 대변못참음*rectal urgency*, 뒤무직*tenesmus* 등이 있으며 만성 증상으로는 설사, 폐쇄배변, 출혈, 직장 통증, 대변못참음 등이 있다. 경미한 폐쇄 증상이 있는 경우 대변연화제가 도움이 되며, 짧은 부위에 심한 협착이 있는 경우에는 풍선확장술이 도움이 되기도 한다. 지속되거나 심한 출혈에는 수크랄페이트*sucralfate* 관장이나 아르곤 플라즈마 응고법*argon plasma coagulation*, 레이저 등의 내시경적 치료가 도움이 되기도 한다.

3. 변비

변비는 대장에서 수분 흡수가 많이 되거나 대장 근육 수축이 느려 대변이 대장을 매우 느리게 통과하여 발생하는 배변 횟수의 감소(대개 일주일에 3번 미만) 및 딱딱한 대변으로 정의된다. 경구 섭취의 감소, 아편성 진통제 혹은 세로토닌 수용체 길항제의 항구토제 복용 등으로 인해 암 환자에서 변비가 흔히 발생한다.

(1) 변비의 원인

1) 치료 관련 원인

암환자에서 변비의 가장 흔한 원인은 약물, 특히 아편유사 진통제와 항구토제(세로토닌 수용체 길항제)이다. 모든 아편유사제는 변비를 일으키며, 시간이 지나도 변비에 대한 내성은 생기지 않는다. 변비의 심한 정도와 아편유사제의 용량 간에는 강한 상관관계는 없으며, 펜타닐 경피*transdermal* 투여에서 변비가 덜하다는 보고가 있다. 항암제로는 빈크리스틴, 빈블라스틴, 비노렐빈 등의 빈카 알칼로이드 계열의 약제가 흔히 변비를 일으킬 수 있는데

(빈크리스틴이 가장 흔함) 이는 신경병성 효과와 위장관 통과 시간의 감소에 기인한다. 대개 첫 투여 후에 약 20~30%의 환자에서 발생하는데, 항암제 투여 3~10일 후에 가장 심하고 대부분의 경우는 며칠 후 호전된다. 탈리도마이드 역시 용량 의존적으로 변비를 일으킨다. 그 외 항우울제, 알루미늄 혹은 칼슘 포함 제산제, 철분 보충제, 이뇨제 등이 흔히 변비를 일으킬 수 있다.

2) 암 관련 원인

암에 의한 장폐색, 장유착, 협착 등의 초기 증상으로서 변비가 발생할 수 있다. 뇌종양, 척수압박, 진행된 암환자의 자율신경계 손상, 아밀로이드증 등도 변비를 일으킬 수 있다.

3) 기타

과민성대장증후군, 당뇨, 갑상샘저하증, 고칼슘혈증, 저나트륨혈증, 저칼륨혈증, 요독증 등의 대사성 질환, 저섬유 식이, 탈수, 운동 부족 등이 변비를 일으킬 수 있다.

(2) 변비의 치료

고식이 섬유, 충분한 수분 섭취, 육체 활동의 증가 등이 흔히 권장되지만 이들만으로는 변비 치료에 충분치 않은 경우가 많아 설사제가 흔히 사용된다. 설사제는 크게 팽창*bulk* 설사제, 삼투성*osmotic* 설사제, 자극성*stimulant* 설사제, 대변연화제로 분류하는데(〈표 23-3〉), 팽창 설사제는 충분한 양의 액체를 마실 수 있으면서 변비가 심하지 않은 환자에서 유용하다. 아편유사 진통제에 의한 변비의 경우 팽창 설사제는 일반적으로 권장되지 않는다. 메틸날트렉손*methylnaltrexone*은 순수 아편 수용체 길항제로서 아편유사 진통제의 진통 효과를 차단하거나 금단 현상을 촉진하지 않으면서 아편유사 진통제에 의한 변비의 치료에 효과적이다. 경구용 설사제에 반응하지 않는 경우 관장이나 좌약을 사용할 수 있는데, 직장 팽창에 의해 수축을 자극하거나 딱딱한 대변을 부드럽게 할 수 있다. 이들은 단기간 치료에 흔히 사용되며 효과적이다. 일부 환자에서는 대장 통과 시간을 촉진시키는 위장운동 촉진제가 도움이 되는데 미조프로스톨*misoprostol*(프로스타글란딘 유사체)과 콜히친*colchicine*이 대표적이다.

때로 만성적인 변비로 인해 딱딱한 변이 직장에 큰 덩어리를 형성하여 대변이 배출되지 못하는 대변막힘*fecal impaction* 현상이 나타날 수 있는데, 장기간 동안 장 운동이 없는 경우나 범람대변실금*overflow incontinence*에 의해 설사로 나타날 수도 있다. 손가락을 직장으로 넣고 변을 부수어 박힌 변을 빼내는 것을 시도할 수 있고 미네랄 오일로 관장을 해도 도움이 된다. 때로는 손가락이 닿는 범위 이상 부위의 대변막힘을 제거하기 위해 에스결장경 시술이 필요한 경우도 있다. 대변막힘이 해소되면 재발을 방지하기 위해 며칠 동안 매일 관장을 하거나 삼투성 설사제 등을 복용하여 대장을 비우고 이후 소르비톨, 락툴로오스 등을 복용하여 최소 이틀에 한 번씩 배변을 하도록 한다.

4. 결론

설사와 변비는 암환자의 치료에서 매우 흔한 문제이므로 의료진은 원인과 평가, 치료법을 잘 알고 있어야 한다. 임상 및 기초 연구를 통해 밝혀내야 할 부분이 아직은 많이 남아 있는 영역이다.

표 23-3 설사제의 분류 및 작용 기전

분류	기전	종류
팽창 설사제	장에서 액체를 흡수하여 부풀면서 부드럽고 부피가 큰 대변을 형성	실리윰*psyllium*, 메틸셀룰로스*methylcellulose*, 칼슘 폴리카보필*calcium polycarbophil*
삼투성 설사제	대장에서 삼투성 압력을 일으켜 수분 흡수를 방해하여 대변을 부드럽게 하고 부피를 증가시켜 장 운동을 촉진	폴리에틸렌 글리콜*polyethylene glycol*, 락툴로오스*lactulose*, 황산 마그네슘, 구연산 마그네슘, 소르비톨*sorbitol*, 글리세린
자극성 설사제	장점막에 의한 전해질 및 수분 운반 변경, 장 운동성 촉진	비사코딜, 센나*senna*, 피마자 오일*caster oil*
대변연화제	지방과 수분을 섞고 대변의 표면 장력을 낮춤으로써 수분이 대변에 더 쉽게 들어오도록 함	도큐세이트 나트륨*docusate sodium*

Ⅲ. 구강 합병증

항암화학요법 혹은 방사선치료를 받는 환자에서 흔히 발생하는 구강 합병증은 구강점막염, 구강건조증, 치아우식, 미각 변화 등을 포함한다.

1. 구강점막염

구강점막염은 세포독성 항암화학요법을 받는 환자의 35~50%에서 발생하며, 조혈모세포이식 전 고용량의 항암제를 받는 환자에서는 더욱 흔히 발생한다(75~80%). 두경부 방사선치료의 경우 보통 매일 약 200 cGy의 방사선량이 일주일에 5일, 총 5~7주 동안 투여되는데, 거의 모든 환자가 구강점막염을 경험하게 되며 약 30~70%의 환자는 정도가 심하다.

(1) 발병 기전

항암제와 방사선치료에 의한 구강점막염의 발병 기전은 서로 유사한데, 상피세포에 대한 직접적이고 단순한 손상보다 훨씬 복잡하다. 항암제 혹은 방사선은 직접적인 세포 손상을 유도하여 기저 상피세포를 사멸시키는데, 항암제 혹은 방사선에 의해 형성된 활성 산소종*reactive oxygen species*(자유라디칼*free radical*)이 초기 점막 손상에 중요한 역할을 한다. 이러한 초기 손상은 2차 전령물질*second messenger*을 활성화시켜 종양괴사인자-α(TNF-α) 같은 염증성 시토카인*proinflammatory cytokine*의 생성을 증가시키며, 이는 주위 조직 손상을 일으킨다. 이러한 효과는 되먹임 고리*feedback loop*를 통해 확대 재생산되며 임상적으로 점막염을 일으킨다. 염증세포가 침윤하고 점막의 통합성이 상실되면서 임상적으로 통증성 궤양 병변이 형성되고 2차적으로 세균 집락이 형성될 수 있다. 조직 손상 원인이 제거되면 치유 과정이 시작되는데, 상피세포의 증식, 세포 및 조직의 분화가 일어나고 결국 상피 통합성이 회복된다.

(2) 원인 및 발병 위험 요인

특정 약제, 용량, 투여 경로, 투여 횟수 등 여러 요인이 점막염의 범위와 심한 정도에 영향을 미칠 수 있다. 블레오마이신, 5-플루오로우라실(특히 일시 주사 스케줄), 메토트렉세이트(특히 저용량), 시타라빈 등 DNA 주기 특이적인 항암제들이 구강점막염을 잘 일으키며, 불량한 구강 위생, 치아우식증, 치주질환 등 치료 전 치아 질환이 있는 경우 위험이 증가된다. 또한 두경부 주위 방사선치료를 항암제와 같이 시행하는 경우도 위험이 증가된다.

(3) 임상양상

처음에는 구강 점막에 홍반성 변화가 생기면서 화끈감이 동반되고 이후 미란 및 궤양으로 진행되면서 통증이 심해져 연하곤란으로 식이섭취가 어려울 수도 있다. 궤양은 전형적으로 하얀 섬유소 거짓막으로 덮여 있는데, 거짓막 혹은 미란성 점막염이 심한 경우, 특히 호중구감소 등의 면역 억제 상태인 경우, 세균, 칸디다알비칸스 같은 진균 감염이나 단순 헤르페스 바이러스 등의 바이러스 감염에 의한 2차 감염이나 패혈증이 발생할 수 있다. 항암제 치료 후 점막 수포가 발생하거나 매우 심한 통증을 동반하는 구강 궤양이 생기고 오랫동안 구내염이 지속되는 경우 단순 헤르페스 바이러스 감염을 의심해봐야 한다. 혈소판감소증이 있는 경우에는 구강 혹은 잇몸 출혈이 동반될 수 있다. 점막 병변은 며칠 내에 호전되기 시작하는데 대개 항암제나 방사선치료 종료 후 약 2~4주 이내에 병변이 완전히 치유된다.

(4) 예방 및 치료

1) 예방법

① 예방적 구강 관리

항암 치료를 시작하기 전에 구강 상태를 철저히 점검하는 것이 바람직하다. 향후 치아탓 감염의 발생을 감소시키기 위해 필요 시 치근평활*root planing*과 치석 제거, 충치 치료, 근관 치료*endodontic therapy* 등을 시행한다. 만성적인 치아 주위 병변에는 세균이 많으므로 특히 발열성 호중구감소증 환자에서는 중요한 감염 병소가 될 수 있다. 따라서 병변이 심한 경우에는 발치를 고려해야 하며, 항암제 투여 시작 최소 10일 전에 발치를 시행할 것을 권유하고 있다.

② 구강점막염 예방

항암제 투여 동안 얼음 조각을 입에 물고 있는 경구 냉동요법*cryotherapy*은 국소 혈관 수축을 일으켜 혈류량을 감소시킴으로써 구강 점막의 항암제 노출을 줄여 구내염의 빈도와 경중도를 감소시키기 위한 것이다. 냉동요법은 5-플루오로우라실의 일시 주사 시와 고용량 멜팔란 투여 시 구내염 예방에 효과적이며, 치료 10분 전에 시작해서 약 30분간 지속하도록 권장된다.

팔리퍼민*palifermin*은 위장관 상피세포의 증식과 분화를 촉진시키는 재조합 각질세포*keratinocyte* 성장인자인데, 팔리퍼민 정맥 주사가 자가조혈모세포이식 전 고용량 항암제와 전신 방사선 조사를 받는 혈액암 환자에서 심한 구내염 빈도와 지속 기간을 감소시킨다고 보고되어 이 환자들에서 예방적 사용이 권장된다. 그러나 고형암 등에 대해서는 임상연구가 부족하여 현재 일상적인 사용이 권장되지는 않는다.

글루타민은 뉴클레오티드 합성의 전구물질로서 위장관의 상피세포처럼 빠르게 분열하는 세포의 중요한 연료가 되므로 항암제 혹은 방사선치료에 의한 위장관 점막 손상의 회복을 촉진할 것이라는 가설이 제시되었다. 구강 점막의 생체이용률을 증가시킨 L-글루타민의 구강 현탁액 제형인 사포리스*Saforis*가 안트라사이클린이 포함된 항암제 치료 시 위약에 비해 구내염의 빈도를 감소시켜 준다는 보고가 있으나 향후 더 많은 연구가 필요한 실정이다.

과립구 집락자극인자*granulocyte colony-stimulating factor*나 과립구 대식세포 집락자극인자*granulocyte-macrophage colony-stimulating factor*가 호중구감소증의 빈도를 감소시킬 뿐 아니라 구내염의 빈도와 경중도 또한 감소시킨다는 연구 결과가 있으나 고가의 비용으로 인해 널리 사용되지는 못하고 있다. 이 약제들을 구강 헹굼 제제로 사용하는 경우의 효과가 상충되는 연구 결과들이 보고되었다. 클로르헥시딘*chlorhexidine* 구강 헹굼 역시 항암제에 의한 구내염 감소 효과에 있어 상충되는 연구 결과가 보고되었다. 벤지다민 염산염*benzydamine hydrochloride*은 종양 괴사인자-α 등 염증성 시토카인을 억제하는 비스테로이드성 항염증 약제인데 방사선치료에 의한 구내염 감소 효과에 있어 상충되는 연구 결과가 보고되었다. 아미포스틴*amifostine*은 점막염을 악화시키는 활성산소종에 대한 청소제로 작용하는데, 비소세포성 폐암에 대한 항암방사선 동시 치료 시 식도염을 예방하는 데 도움이 된다는 보고가 있으나 아직까지 구내염 예방 효과는 자세히 정립되지 않았다.

저에너지 레이저치료가 조혈모세포이식 전 고용량 항암제나 항암방사선 동시 치료에 의한 구내염의 경중도를 낮출 수 있다는 여러 연구 결과가 보고되었으므로 충분한 기술력과 경험을 갖춘 병원에서는 이러한 시술이 구내염 예방에 도움이 될 수 있다.

2) 치료

① 구강 관리

틀니를 제거하고 비외상 세척을 하며 소금과 중조*baking soda* 혼합액으로 4시간마다 구강 헹굼 등을 시행한다. 식사 후 구강을 헹구고 닦아내며 치태 제거를 위해 틀니를 세척하고 솔질을 한다. 시거나 짜거나 많이 씹어야 하는 마른 음식은 피하는 것이 좋다.

② 통증 조절

구강점막염의 주증상인 통증이 영양 섭취, 구강 청결, 삶의 질 등에 영향을 줄 수 있으므로 적극적으로 통증을 조절해야 한다. 생리식염수나 점성의 2% 리도카인 등으로 구강을 헹구고, 통증이 심한 경우 아편유사 진통제를 투여한다.

③ 영양 지원

심한 구강점막염으로 인한 통증과 항암제 혹은 방사선치료에 의한 미각 변화 등으로 영양 섭취가 불충분할 수 있으므로 의료진은 영양 섭취와 체중 변화를 주의 깊게 관찰해야 한다. 정상 식이보다는 부드러운 액체성 식이가 좋으며, 심한 점막염 발생이 예측되는 환자에서는 미리 영양위창냄술*feeding gastrostomy*(급양위조루술)을 시행하기도 한다. 조혈모세포이식의 경우 대개 완전 비경구 영양법*total parenteral nutrition*을 시행한다.

④ 2차 감염 치료

칸디다에 의한 2차 감염으로 표재*superficial* 구인두 칸디다증이 생기면 클로트리마졸*clotrimazole* 정제나 니스타틴*nystatin* 현탁액으로 치료하고, 이에 듣지 않거나 환자가 이러한 국소성 치료를 사용할 수 없는 경우에는 경구 혹은 정맥 플루코나졸*fluconazole*이나 정맥 암포테리신 B로 치료한다. 단순 헤르페스 바이러스-1 혈청 양성 환자에서 중등도 이상의 구내염이 발생한 경우 바이러스 배양 결과를 기다리는 동안 경험적으로 아시클로버*acyclovir*, 발라시클로버*valacyclovir* 등의 항바이러스 치료를 시작할 수 있다. 바이러스 재활성화율이 높으므로 급성 백혈병에 대한 관해 유도 항암요법이나 조혈모세포이식 전 고용량 항암제 치료 시 단순 헤르페스 바이러스 혈청 양성인 환자는 아시클로버로 예방적 치료를 받아야 한다.

2. 구강건조증

구강건조증은 주로 방사선치료 후 많이 발생하지만 항암제가 침샘 기능을 손상시켰을 때에도 발생할 수 있다. 항콜린성 약제 투여 시에도 침 분비 감소가 발생할 수 있다. 주요 증상은 구강 점막이 말라 불편하거나 끈적끈적하고 된 침으로 인해 말하거나 삼키기가 불편한 것 등이다. 때로는 미각 이상을 호소하기도 한다. 항암제에 의한 구강건조증은 가역적이므로 치료가 끝나면 저절로 호전된다. 치료로는 물을 조금씩 자주 마시고 무당 껌을 씹거나 생리식염수로 입 안을 헹구거나 인공 침 제품 등을 사용한다.

3. 잇몸 출혈

항암제에 의한 혈소판감소증이 있는 경우, 특히 15,000~20,000/μL 미만인 경우 자발성 잇몸 출혈이 생길 수 있다. 구강 위생이 불결하거나 사소한 상처가 있으면 국소 염증을 일으켜 출혈을 악화시킬 수 있다. 칫솔질로 인해 조직 손상이 생기거나 통증이 동반된다면 클로르헥시딘 구강 헹굼으로 대체하는 것이 좋다. 출혈 시 트롬빈에 적신 거즈나 젤라틴갯솜 등의 국소적 지혈제를 사용할 수 있다.

4. 결론

항암치료에 의한 구강 합병증, 특히 구내염은 많은 환자가 경험하므로 임상적으로 중요하며, 때로는 항암치료의 용량 제한 독성이 되기도 한다. 구내염은 통증을 일으키고 영양 섭취를 떨어뜨리며 삶의 질을 감소시키고 치료에 따른 경제적 손실을 초래할 수 있으므로 의료진은 일반적인 예방 및 치료 방법을 잘 알고 있어야 하고, 환자에게 적절하게 교육해야 한다. 구강 합병증의 예방 및 치료에 있어 근거 중심의 진료를 위해서는 향후 많은 임상연구가 필요한 실정이다.

Ⅳ. 신장 및 방광 합병증

많은 항암제와 그 대사물들의 주요 제거 경로 중 하나가 신장이므로 항암화학요법은 신독성을 야기할 수 있으며, 무증상의 혈청 크레아티닌 상승에서부터 투석을 요하는 급성 신부전까지 다양한 임상 발현을 보일 수 있다. 또한 신장기능 감소는 항암제의 배출과 대사에 영향을 주고 항암제의 전신적 독성을 증가시킬 수 있다.

1. 원인 항암제

(1) 세포독성 항암제

시스플라틴은 신독성을 가장 잘 일으키는 항암제 중 하나로서 신장요세관 기능장애와 사구체여과율 감소로 나타나는 신장기능의 축적 손상이 용량 제한 독성이다. 시스플라틴의 신독성은 복잡한 기전에 의해 나타난다. 시스플라틴 자체가 강력한 세포 독소로서 주로 근위세관의 S3 분절에 손상을 줘서 사구체여과율을 감소시키는데, 근위세관 상피세포의 시스플라틴 농도는 혈장 농도의 약 5배에 이른다. 이외에도 시스플라틴 투여 후 신장 미세혈관 수축에 의한 신장 혈류 감소와 종양 괴사인자-α, 인터루킨-6, 인터페론-γ 등의 염증성 시토카인의 증가 등이 신독성 기전에 관여한다. 시스플라틴에 의한 신독성의 가장 중요한 임상양상은 신장기능장애인데, 시스플라틴 투여 용량과 횟수가 증가할수록 심해져 비가역적이 될 수도 있다. 시스플라틴이 요세관고리*loop of Henle*와 집합세관*collecting tubule*을 손상시키면 요농축 장애가 생기므로 신부전이 심하게 진행되지 않는 한 소변량은 하루 1L 이상 유지된다. 시스플라틴을 블레오마이신이나 젬시타빈과 함께 투여하였을 때 혈전미세혈관병증*thrombotic microangiopathy*을 일으킬 수 있는데, 이는 미세혈관병용혈빈혈*microangiopathic hemolytic anemia*과 혈소판감소증이 함께 있을 때 의심해볼 수 있다. 신장의 마그네슘 재흡수 장애로 인해 절반 이상의 환자에서 저마그네슘혈증이 생길 수 있고 2차적으로 저칼슘혈증과 저칼륨혈증이 동반될 수 있다. 시스플라틴에 의한 신독성을 예방하기 위해 시간당 100mL 이상의 소변량을 유지하도록 시스플라틴 투여 전후에 생리식염수를 정맥 투여한다. 이뇨를 유발하기 위해 만니톨이나 푸로세미드를 사용하는 것은 근거가 충분치 않다. 시스플라틴에 의한 신독성에 대해 보호 효과가 있는 아미포스틴을 난소암 혹은 비소세포성 폐암에서 고용량의 시스플라틴을 사용할 때 고려할 수 있다. 시스플라틴의 유사체인 카보플라틴은 신독성이 덜하므로 치료 효과 면에서 가능한 경우라면 시스플라틴 대신 사용할 수 있다. 3세대 백금 제제인 옥살리플라틴은 신독성이 드물며, 치료 전 경미한 신장기능장애가 있는 환자에서 사용되더라도 신장기능을 더 악화시키지는 않는 것으로 보고되었다.

신장 및 방광 독성과 관련 있는 알킬화제로 사이클로포스파마이드, 이포스파마이드, 니트로소우레아 등이 있는

데, 사이클로포스파마이드와 이포스파마이드의 주요 독성은 출혈 방광염으로 방광 자극 증상이나 혈뇨가 주증상이다. 예방법으로는 지속 방광 세척, 충분한 수분 공급(시간당 150mL 이상의 소변량을 목표로 시간당 250mL 이상의 생리식염수 투여), 정맥이나 피하 혹은 경구 메스나*mesna* 투여 등이다. 사이클로포스파마이드는 또한 항이뇨 호르몬 항진으로 인한 저나트륨혈증을 일으킬 수 있다. 칼무스틴, 로무스틴, 세무스틴, 스트렙토조토신 등의 니트로소우레아 계열 약제를 장기간 투여 시 만성 간질성신장염이 생길 수 있으며 대개 비가역적이다. 마이토마이신은 신부전과 미세혈관병용혈빈혈을 특징으로 하는 혈전저혈소판혈증자색반병*thrombotic thrombocytopenic purpura*, 용혈요독증후군*hemolytic uremic syndrome*을 일으킬 수 있는데, 신부전에는 혈장분리교환술*plasmapheresis*이 효과적이다. 고용량(1~15g/m^2)의 메토트렉세이트는 신장 세관에 침착되어 손상을 입힐 수 있는데, 체액 결핍 상태나 산뇨를 배출하는 경우 위험성이 높다. 충분한 수분 공급을 통한 소변량 증가와 소변 알칼리화(pH>7)를 통해 발생을 줄일 수 있다.

(2) 분자표적치료제

혈관내피 성장인자에 결합하는 단클론 항체인 베바시주맙(약 20~60%)과 혈관내피 성장인자의 세포 내 영역을 차단하는 소분자 티로신 키나아제 억제제인 수니티닙, 소라페닙 등은 10~25%의 환자에서 단백뇨를 일으킬 수 있는데, 정확한 기전은 밝혀지지 않았으나 내피 형성과 창문 내피*fenestrated endothelium* 유지에 주요 역할을 하는 혈관내피 성장인자 억제가 한 원인으로 여겨지고 있다. 임상적으로 중요한 단백뇨의 경우 약물 용량 감량이나 투여 중단을 고려해야 한다. 베바시주맙과 수니티닙 투여와 관련해서 혈전미세혈관병증이 보고된 바 있다.

상피 성장인자 수용체에 대한 단클론 항체인 세툭시맙, 파니투무맙 등은 소변으로 인한 마그네슘 소모 때문에 저마그네슘혈증을 일으킬 수 있는데, 치료 기간이 길어질수록 빈도가 증가하며 치료 중단 시 호전된다. 세툭시맙은 저칼륨혈증 또한 일으킬 수 있으므로 치료 기간 동안 정기적인 전해질 검사가 권장된다.

(3) 기타 생물학적 제제

재조합 인간 인터루킨-2는 모세혈관누출증후군*capillary leak syndrome*을 일으켜 부종, 혈장 체액 감소, 사구체여과율 감소를 초래할 수 있다. 신부전 발생 시 혈관 내 체액 유지와 혈압 유지 등을 위한 보존적 치료를 시행해야 하며, 인터루킨-2 중단 후 대부분 1주 이내에 회복된다. 인터페론은 단백뇨, 혈전성미세혈관병, 급성 세뇨관괴사 등을 드물게 일으킬 수 있다.

2. 항암제에 의한 신독성 발생의 위험 및 악화 요인

혈관 내 체액 감소, 항암제 외에 신독성을 나타내는 약물(비스테로이드성 항염제, 아미노글리코사이드 항생제 등)의 병용, 방사선 조영제, 기저 암에 의한 요로 폐색, 내인성 신장 질환 등이 항암제의 신독성 가능성을 더욱 증가시킬 수 있다. 그 외에도 당뇨, 혈압 등의 동반 질환과 이전 신장절제 병력 유무, 과거 신독성과 관련된 항암제 사용 여부 등이 영향을 미칠 수 있다.

3. 결론

암환자들은 신장 배출 기능이 저하되어 있는 경우가 흔하므로 항암제에 의한 신독성이 발생할 가능성이 더욱 높아 주의를 요한다. 항암치료 전 철저한 병력 청취와 신체 검진 및 실험 실적 검사를 통해 신독성의 위험 요인과 신장 기능을 평가하는 것이 중요하며 항암치료 동안에도 정기적인 혈액 및 소변 검사를 통한 모니터링이 권장된다.

V. 신경계 합병증

말초신경독성은 항암제의 흔한 부작용 중 하나이며, 여러 항암제의 용량 제한 독성이다. 최근 보존적 치료의 발달에 따라 항암제 치료 용량이 증가하고 암환자의 생존기간이 향상되면서 치료 기간이 증가함에 따라 항암제의 신경계 합병증이 증가하는 추세이다. 항암제에 의한 신경독성은 비가역적인 경우도 있으므로 의료진은 이를 인지하고 그 정도에 따라 즉시 원인 항암제 투여를 중단해서 비가역적인 손상을 피해야 한다.

1. 백금 제제

시스플라틴의 가장 흔한 신경독성은 말초신경병증과 귀독성이다. 시스플라틴은 말이집감각신경섬유*myelinated sensory fiber*를 주로 침범하는 축삭신경병증*axonal neuro-*

*pathy*을 일으키는데, 후근신경절*dorsal root ganglion*이 주로 손상된다. 저린 감, 감각 이상, 때로는 통증이 서서히 발생하며 손가락이나 발가락에서 시작해서 차츰 팔, 다리 쪽으로 진행한다. 고유감각*proprioception*과 반사기능이 손상되지만 바늘통각, 온도각, 운동 근력은 보존된다. 대개 시스플라틴의 누적 용량이 400mg/m^2 이상인 경우 신경병증이 발생하지만 개인차가 존재한다. 효과적인 치료 방법이 없으므로 기능장애를 동반하는 신경병증이 발생하면 시스플라틴의 용량을 감량하거나 투여를 중단해야 한다. 치료 중단 후 대부분의 환자에서 호전되나 완전히 소실되지 않을 수도 있다. 또한 시스플라틴은 코르티기관*organ of Corti*의 외이 모세포*outer hair cell*와 달팽이 측벽의 상피세포에 손상을 입혀 귀독성을 일으킬 수 있는데, 용량 의존성 고주파 감각신경난청으로 이명을 동반한다.

옥살리플라틴의 신경병증은 항암제 투여 동안 혹은 직후 나타나는 급성 신경병증과 반복적인 항암제 투여로 인한 누적 신경병증으로 구분할 수 있다. 급성 신경병증은 손, 발, 입 주위, 인두후두 등 부위의 이상 감각으로서 추위에 노출되었을 때 발생하거나 악화되는 특징이 있으며, 말초신경의 세포 이온 채널 손상에 의한 과흥분성과 관련 있다. 때로는 경련, 턱 긴장감, 목소리 변화, 눈꺼풀 처짐, 시야 장애 등이 동반되기도 한다. 옥살리플라틴 주입 시간을 2시간에서 6시간으로 증가시키면 증상을 줄일 수 있다. 누적 신경병증은 옥살리플라틴의 누적 용량에 따라 발생하는 용량 제한 독성으로서 운동신경 침범 없이 감각신경장애만 나타나는 대칭적 말초축삭 신경병증이다. 통증 또는 기능장애를 동반하면서 일정 기간 이상 지속되면 옥살리플라틴 용량을 감량하거나 투여를 중단해야 한다. 치료 중단 시 신경병증은 수 개월 또는 수 년에 걸쳐 서서히 호전되나 완전히 정상화되지 않는 경우도 있다.

2. 비백금 제제

메토트렉세이트의 신경독성으로는 무균수막염, 가로방향척수병증*transverse myelopathy*, 급성 및 아급성 뇌병증, 백색질뇌증*leukoencephalopathy* 등이 있다. 무균수막염은 메토트렉세이트의 경막 내 투여 시 가장 흔한 신경독성으로서 두통, 목 경직, 구역 및 구토, 발열 등의 증상을 동반하며, 대개 약물 주입 후 2~4시간 지나 시작하여 12~72시간 동안 지속될 수 있다. 대개 증상은 저절로 호전되며 히드로코르티손을 메토트렉세이트와 함께 경막 내 투여하면 어느 정도 예방할 수 있다. 가로방향척수병증 역시 메토트렉세이트의 경막 내 투여 시 드물게 발생할 수 있으며 등쪽 혹은 다리 통증 후 양측 하지마비, 감각 소실, 항문 및 요도 괄약근 기능장애를 일으킬 수 있다. 뇌병증은 고용량 메토트렉세이트 투여 24시간 이내에 졸음증, 착란, 발작 등으로 나타나며, 대개 저절로 호전된다. 백색질뇌증은 메토트렉세이트 투여 후 수 개월 혹은 수 년 후에 발생하는 인지장애가 특징이며, 경미한 학습력 장애에서부터 심한 진행성 치매까지 다양한 임상양상을 보일 수 있다.

파클리탁셀과 도세탁셀은 손발의 타는 듯한 이상 감각, 반사 소실 등의 감각신경병증과 주로 근위부 근육을 침범하는 운동신경병증을 일으킬 수 있다. 이들은 누적 용량, 1회 투여 용량, 치료 스케줄에 의존적이며 증상 발생 시 치료 지연 혹은 용량 감량을 통해 대부분 호전된다.

빈카 알칼로이드 중 빈크리스틴이 가장 흔히 신경독성을 일으키는데, 감각 및 운동 신경을 모두 침범하는 축삭신경병증 형태를 띤다. 손이나 발끝의 이상 감각이 초기 증상이며 때로 양측 발 처짐, 손목 처짐 등을 동반하기도 한다. 증상이 진행하거나 신경기능을 떨어뜨리는 경우 용량 감량 혹은 치료 중단이 필요하고, 중단 후 서서히 호전된다. 빈크리스틴은 자율신경계 신경병증을 일으키기도 하는데, 약 50%의 환자에서 급경련복통과 변비가 발생하고 드물게 무력 장폐색증이 생기기도 한다.

그 외 익사베필론*ixabepilone*, 탈리도마이드, 보르테조밉 등이 말초신경병증을 일으킬 수 있고 고용량 시타라빈은 급성 소뇌증후군을, 5-플루오로우라실은 급성 소뇌증후군과 뇌병증을, 이포스파마이드와 고용량 칼무스틴은 드물게 뇌병증을 일으킬 수 있다.

3. 결론

항암치료의 발전으로 암환자의 생명이 연장되고 삶의 질 또한 향상되었지만 많은 효과적인 항암제가 신경독성으로 인해 용량 감소나 치료 중단을 초래하는 경우가 흔하다. 비가역적인 신경 손상을 막기 위해서는 이러한 신경독성을 일찍 인지하고 적절한 조치를 취하는 것이 가장 중요하다. 이를 위해 신경독성이 있는 항암제로 치료를 하는 동안 정기적인 신경학적 평가 수행이 필요하다.

VI. 폐 합병증

항암치료와 관련된 폐 합병증의 가장 흔한 원인은 방사선 조사다. 항암제에 의한 폐 합병증은 흔하지는 않으나 조기 발견과 치료가 이루어지지 않으면 생명이 위험할 수 있다. 많은 항암제가 폐독성을 일으킬 수 있는데, 가장 흔한 항암제는 블레오마이신, 메토트렉세이트, 사이토신 아라비노시드, 마이토마이신, 니트로소우레아(특히 칼무스틴) 등이다. 최근 새로운 항암치료제의 개발과 함께 이들의 폐독성 가능성이 보고되고 있어 항암치료로 인한 폐 합병증에 대한 관심이 증가하고 있다.

1. 방사선치료에 의한 폐독성

(1) 발병 기전

방사선에 의한 폐 손상은 정상 폐 상피세포의 DNA 손상을 통해 세포사멸을 일으키는 직접적인 세포독성 효과와, 방사선에 의해 유도된 세포 경로 전달에 의해 유발된 섬유화를 통해 일어난다. 전환성장인자-β*transforming growth factor-β*, 종양괴사인자-α, 인터루킨-1α, 인터루킨-6, 혈소판유래 성장인자, 염기성 섬유모세포 성장인자*basic fibroblast growth factor* 등이 관여한다고 알려져 있다.

병리 소견은 크게 5단계로 나눌 수 있는데, 첫 번째 단계에서 방사선 노출 몇 시간 후부터 며칠 내 백혈구 침윤, 모세혈관 투과성 증가, 점막 충혈 등의 폐부종, 삼출성 폐포염 등을 보이고, 두 번째 단계(잠복기)에서는 섬모기능장애, 술잔세포의 증가로 진한 분비물이 증가하며, 세 번째 단계(급성 삼출기)에서는 내피세포와 상피세포의 탈피, 폐모세혈관 협착, 미세혈관 혈전, 유리질막*hyaline membrane* 형성 등을 보이는데, 대개 방사선 조사 후 3~12주가 지나 나타나며 임상적으로 방사선폐렴으로 불리는 시기이다. 네 번째 단계에서는 폐포 삼출과 유리질막이 소실되고 섬유모세포에 의해 콜라겐 침착이 생겨 간질 비후가 생기며, 다섯 번째 단계에서는 섬유화가 특징으로 간질과 폐포 내 근육섬유모세포가 증가하며 콜라겐이 더욱 증가하고 폐포 공간이 좁아지면서 폐 용적의 감소, 혈관 섬유화와 변형이 나타나 모세혈관 소실을 야기한다. 이 단계는 방사선 조사 이후 6개월 이상 경과한 상태에서 생겨 여러 해에 걸쳐 진행할 수도 있다.

(2) 위험 요인

정상 폐조직을 가능한 한 제외하고 암이 있는 부위에만 방사선을 조사하는 것이 중요한데, 이를 위해 최근 입체조형 방사선요법*conformal radiation therapy*, 세기조절 방사선요법*intensity modulated radiation therapy* 등이 도입되었다. 방사선이 조사되는 범위, 총방사선량, 분할 선량, 과거 흉부 방사선 기왕력, 폐 허탈로 인한 폐 용적 감소, 흡연력, 치료 전 활동도, 치료 전 폐기능, 만성 폐쇄성폐질환 유무 등이 방사선폐렴의 위험에 영향을 미칠 수 있다. 또한 방사선 민감제로 알려져 있는 독소루비신, 파클리탁셀, 도세탁셀, 닥티노마이신, 블레오마이신, 사이클로포스파마이드, 빈크리스틴, 마이토마이신, 젬시타빈, 재조합 인터페론-α 등을 병용할 경우 방사선폐렴의 위험이 증가한다. 또한 방사선과 항암제의 동시 투여가 순차적 투여에 비해 방사선폐렴의 위험을 증가시킨다. 방사선 조사 전 유도항암화학요법을 시행한 경우 또한 방사선폐렴의 위험이 증가될 수 있다.

(3) 임상양상 및 진단

방사선 조사 부위와 사용 방법 등에 따라 방사선폐렴의 빈도가 다양하게 나타난다. 임상적으로 명백한 방사선폐렴은 5~15%의 환자에서 발생하는 반면, 방사선학적 폐 이상 소견은 30~60%의 환자에서 보고되고 있다.

방사선폐렴의 증상은 대개 잠행성으로 시작되며 초기의 마른기침, 운동 시 호흡곤란, 발열, 흉막성 혹은 흉골하 흉통, 권태감, 체중감소 등을 포함한다. 신체 검진상 수포음, 흉막마찰음이 들릴 수 있고 흉수가 동반된 경우 타진상 둔탁음이 들리기도 한다. 감염, 암의 폐 침범 진행, 약물에 의한 폐렴, 출혈, 폐부종 등 다른 질환과 감별하기 위해 흉부 방사선촬영을 시행한다. 단순 흉부촬영상 초기 소견은 젖빛유리 혼탁화*ground glass opacification*, 미만성 음영 증가, 혹은 방사선 조사 부위의 정상 폐음영의 불명료 등이며, 이후 만성기에는 그물 음영과 함께 용적 감소 등이 나타난다. 가장 특징적인 소견 중 하나는 이러한 방사선학적 소견이 해부학적 단위와 상관없이 방사선 조사 범위에 국한되어 직선의 윤곽선을 그린다는 것이며, 드물게 방사선에 의한 과민반응, 방사선 산란 등에 의해 조사 범위 밖에서 관찰되기도 한다.

(4) 치료

증상이 있는 경우 프레드니손(대개 1mg/kg)을 2～3주간 투여하고 이후 3～12주에 걸쳐 서서히 감량한다. 펜톡시필린*pentoxifylline*, 아미포스틴 등이 방사선폐렴의 빈도와 경중도를 감소시킨다는 보고가 있으나 향후 더 많은 연구 결과가 필요한 상황이다.

2. 항암제에 의한 폐독성

(1) 블레오마이신

블레오마이신은 생명을 위협하는 간질성 폐섬유화(섬유화 폐포염이라고도 함)를 일으킬 수 있으며 약 10%의 환자에서까지 발생할 수 있다. 그 외 과민성 폐렴과 결절성 폐음영 등이 발생할 수 있다.

1) 발생 기전

블레오마이신에 의한 급성 폐독성은 DNA 절단에 따른 염색체 손상에 기인한다. 블레오마이신 가수분해효소*hydrolase*는 폐와 피부를 제외한 전 기관에서 활성화되어 있는데 이것이 블레오마이신에 의한 폐독성에 일부 기여하는 것으로 생각된다. 블레오마이신에 의한 만성 섬유화 반응은 블레오마이신 가수분해효소 활성의 후천적 소실과 연관되어 있고 면역 기전에 의해 매개되는데, 활성화된 효과기 세포의 폐 이동, 염증 매개체 분비 등이 결국 폐 섬유화를 일으킨다. 폐포 대식세포가 시토카인, 산소라디칼 등을 분비하여 블레오마이신에 의한 폐 손상 발생에 중요한 역할을 한다.

2) 임상 발현 및 진단

고령, 고용량의 블레오마이신 투여, 병용 투여하는 시스플라틴의 누적 용량이 높은 경우, 고농도의 산소 흡입, 흉부 방사선 조사, 신장기능부전 등은 블레오마이신의 폐독성을 증가시키는 위험 요인들이다. 블레오마이신에 의한 폐섬유증 증상은 대개 투여 후 1～6개월 사이에 서서히 발생하며 마른기침, 호흡곤란, 흉막 통증 혹은 흉골하 통증, 발열 등이 있고 빈맥, 수포음, 저산소혈증 등의 소견을 보일 수 있다. 블레오마이신으로 인한 과민성 폐렴의 경우에는 더 급격히 진행하는 증상을 보이는데, 약 1%의 환자에서 블레오마이신 주입 중 급성 흉통증후군이 발생한다. 블레오마이신에 의한 폐섬유증의 특징적인 방사선학적 소견은 폐 양측 기저부 흉막하 음영과 폐 용적 감소, 늑골횡격막각 둔화 등이며 이후 진행성 경화와 벌집 모양 폐로 진행할 수 있다. 폐기능검사상 제한성 기능장애 소견을 보이며 이산화탄소 폐 확산능의 감소 소견을 보인다. 이는 블레오마이신에 의한 폐기능 이상을 발견하는데 민감한 방법으로서 블레오마이신 투여 전과 투여 동안 주기적으로 검사하는 것이 도움이 된다.

감별 진단으로는 폐 감염, 방사선에 의한 폐 섬유화, 폐 전이, 다른 약제에 의한 폐 이상 반응 등이 있으며, 감염의 가능성을 배제하기 위해 객담 검사나 기관지 폐포 세척 검사(객담을 배출하지 못하는 경우)를 시행해야 한다. 감염이나 암 전이가 아닌 경우 확진을 위해 폐조직검사가 필요한 경우도 있는데 조직학적 소견은 미만성 폐포 손상의 반점형 분포, 내피세포와 제1형 상피세포 괴사, 제2형 상피세포 증식과 유리질막 형성 등이며 비특이적이다. 병변이 더욱 진행함에 따라 섬유성 증식 병변과 과도한 아교질 침착이 보인다. 과민성 폐렴의 경우에는 국소 경화성 병변을 보이는 호산구성 폐렴 소견을 보인다.

3) 치료

블레오마이신으로 인한 폐 손상이 확진되거나 강력히 의심되는 경우 블레오마이신 투여를 중단해야 한다. 폐 섬유화 소견이 있는 경우 블레오마이신 재투여는 권장되지 않으나, 과민성 폐렴의 경우에는 재투여가 가능하다. 대부분의 환자는 블레오마이신으로 인한 폐렴에서 완전히 회복되지만, 매우 드물게는 치명적이다. 폐섬유증 발생 시 코르티코스테로이드의 효과는 아직 확실히 증명되지는 않았으나 50～70%의 환자에서 스테로이드 투여 후 일시적인 호전을 보이며 스테로이드 용량 감량 시 증상이 다시 재발될 수 있음이 보고되었다. 반면 과민성 폐렴의 경우에는 코르티코스테로이드에 대한 치료 반응이 좋다.

(2) 파클리탁셀과 도세탁셀

파클리탁셀에 의한 폐독성은 급성 혹은 아급성 미만성 간질폐렴, 호산구 폐침윤, 급성 비심장성 폐부종 등의 형태를 띠며, 도세탁셀은 급성 혹은 아급성 미만성 간질폐렴과 모세혈관 누출 현상에 의한 급성 투과성부종, 흉수 등의 폐독성을 일으킬 수 있다.

1) 간질폐렴

파클리탁셀 혹은 도세탁셀 투여 수 시간 혹은 수 주 내에 급성 혹은 아급성 미만성 간질폐렴이 발생할 수 있으며 운동 시 호흡곤란, 마른기침, 미열 등의 증상이 나타난다. 드물게 파클리탁셀 혹은 도세탁셀을 장기간 투여한 후 간질성 폐렴이 발생하면서 폐섬유증으로 진행하는 경우도 있다. 고식적인 용량의 파클리탁셀 혹은 도세탁셀을 3주마다 투여하는 경우 약 1~4%의 환자에서 3도 이상의 폐렴이 발생하는데, 3주 투여에 비해 1주마다 도세탁셀을 투여하는 경우 폐렴의 빈도가 더욱 증가한다고 보고되었다. 또한 젬시타빈 혹은 흉부 방사선 동시 투여 시 폐렴의 빈도가 증가할 수 있다. 방사선학적 소견은 그물 음영의 미만성 혹은 반점형 증가이며 젖빛유리 혼탁화, 국소 침윤, 치밀 결절 혹은 경화 소견을 동반할 수 있다. 감별 진단은 감염, 폐전이 등이며 방사선학적 소견만으로는 이들을 감별하기 어렵다. 따라서 이들을 감별하기 위해 기관지 폐포 세척 검사를 시행하기도 하며, 원인을 알 수 없는 심한 폐렴이 빠르게 진행하는 경우 폐 생검이 필요한 경우도 있다. 파클리탁셀 혹은 도세탁셀에 의한 폐렴은 대개 글루코코르티코이드에 좋은 치료 반응을 보이는데, 일반적으로 안정 시 호흡곤란이 나타날 때, 산소포화도가 90% 이하로 감소하거나 항암제 투여 전보다 4% 이상 감소하는 등 심한 폐렴 소견을 보일 때 투여가 권장된다. 글루코코르티코이드를 투여하기 전 감염을 배제하기 위해 세균 배양 검사 등을 시행하는 것이 중요하다.

2) 모세혈관 누출

도세탁셀은 모세혈관 누출에 의한 체액 잔류 현상을 일으키는데, 임상적으로 말초부종, 비심장성 폐부종, 흉수 등을 초래한다. 투여된 도세탁셀의 총누적 용량과 관계가 있으며 글루코코르티코이드 전 처치가 없는 경우 평균 누적 용량이 400mg/m^{2}에 도달 시 발생한다. 도세탁셀 투여 전후에 글루코코르티코이드 전 처치를 시행하면 심한 체액 잔류 현상을 줄일 수 있으며, 증상 발생 시에는 이뇨제 투여가 도움이 된다.

(3) 젬시타빈

젬시타빈에 의한 폐독성은 1~4%의 빈도로 발생하며 흔히 아급성의 임상 발현을 보인다. 마지막 젬시타빈 투여 수 주일 후에 점점 악화되는 호흡곤란, 발열, 오한, 야간 발한 등의 증상이 발생할 수 있다. 대부분의 경우 젬시타빈 투여를 중단하고 이뇨제와 코르티코스테로이드를 투여하면 호전된다. 드물게 간질성 폐섬유증, 흉수, 폐포 출혈, 기관지연축 등이 발생할 수 있다. 도세탁셀과 병용 시 폐렴의 빈도가 증가하며 미만성 폐포 손상 혹은 성인호흡곤란증후군 등의 치명적인 폐독성이 발생할 수 있으므로 주의를 요한다.

(4) 기타 세포독성 항암제

메토트렉세이트는 약 2~8%의 빈도로 폐독성을 일으킬 수 있는데, 과민성 폐렴이 가장 흔하다. 메토트렉세이트에 의한 폐독성은 급성, 아급성 혹은 만성의 3가지 형태로 나타나며 아급성 발현이 가장 흔하다. 급성 폐렴은 메토트렉세이트 투여 수 주 후 발열, 오한, 권태감, 기침, 호흡곤란, 흉통 등의 증상으로 발현하며, 빠르게 진행하면서 호흡부전으로 진행하기도 한다. 아급성 폐렴은 호흡곤란, 마른기침, 발열, 수포음, 청색증 등의 소견을 보이며 약 10% 환자에서 폐섬유증으로 진행한다. 초기 방사선적 소견은 광범위한 간질성 음영이며 고해상도 전산화단층촬영(CT)상 반점상 혹은 미만성 젖빛유리 음영, 경계가 불명확한 중심소엽 결절 등의 소견을 보인다. 치료 방법은 메토트렉세이트 투여 중단이 가장 중요한데, 대부분 중단 후 며칠에서 수 주 내에 임상적, 방사선학적으로 호전된다. 메토트렉세이트 투여를 중단해도 증상이나 방사선학적 이상 소견이 지속된다면 글루코코르티코이드 투여를 시도할 수 있으나 아직 그 효과가 확실히 규명되지는 않았다.

사이클로포스파마이드에 의한 폐 손상은 드물지만 방사선, 산소요법, 폐독성을 가진 다른 약제와 병용 시 위험이 증가할 수 있다. 사이클로포스파마이드에 의한 초기 발현 폐렴은 투여 후 1~6개월 이내에 기침, 호흡곤란 등으로 나타나는데, 방사선학적 소견상 간질성 염증 혹은 젖빛유리 모양을 보인다. 대개 약물 중단과 코르티코스테로이드 투여로 완전히 회복된다. 반면 사이클로포스파마이드에 의한 후기 발현 폐렴은 저용량의 사이클로포스파마이드 투여 수 개월 혹은 수 년 후에 발생하며 비가역적 폐섬유증으로 나타난다. 대개 코르티코스테로이드와 약제 중단으로 호전되지 않고 대부분 말기 호흡부전으로 진행한다.

칼무스틴, 로무스틴, 세무스틴 등의 니트로소우레아 계열 항암제 역시 폐독성을 일으킬 수 있는데, 칼무스틴의 경우 20~30%의 빈도가 보고되었고 용량 제한 독성이다. 주로 폐섬유증을 일으키며 투여 용량과 관련 있는데, 대개 스테로이드는 효과가 없다. 그 외에 마이토마이신-C, 부설판, 플루다라빈, 클로람부실 등이 폐독성을 일으킬 수 있다.

3. 분자표적치료제와 생물학적 제제의 폐독성

표피성장인자 수용체 티로신 키나아제 억제제인 제피티닙과 얼로티닙은 0.8~1%의 빈도로 간질성 폐렴을 일으킬 수 있으며 호흡곤란, 기침, 미열 등의 증상을 동반한다. 혈관내피 성장인자를 억제하는 단클론 항체인 베바시주맙은 비소세포성폐암에서 치명적인 객혈을 일으킬 수 있는데 편평상피암 조직형, 중심부 위치, 큰 혈관 근처 위치 등이 위험 요인들이다. 인터루킨-2 등의 면역조절 항암제 역시 비심장성 폐부종, 폐렴, 흉수 등의 폐독성을 일으킬 수 있다.

4. 결론

암의 치료에서 방사선치료는 매우 중요한 역할을 담당하고 있으나, 방사선에 의한 폐독성은 생존율이나 삶의 질 측면에서 매우 중요하다. 또한 최근 사용되고 있는 여러 항암제들도 폐독성을 일으킬 수 있고 방사선치료와 병용 시 독성이 더욱 증가될 수 있다. 항암치료에 의한 폐독성의 발생 기전과 치료법, 예방법 등에 대해 더욱 많은 연구가 필요한 실정이다.

Ⅶ. 심장 합병증

항암치료는 흔히 심장독성을 일으킬 수 있는데, 이는 환자의 임상 경과에 상당한 영향을 줄 수 있으므로 심장독성을 발견하여 진단하고 적절한 치료를 성공적으로 시행하는 것이 매우 중요하다.

1. 안트라사이클린

독소루비신, 다우노루비신, 이다루비신, 에피루비신 등의 안트라사이클린 계열 항암제는 가장 흔히 심장독성을 일으킬 수 있는 약제들로서, 비가역적이고 때로는 치명적인 심근병증을 초래할 수 있다.

(1) 발생 기전

안트라사이클린에 의한 심근 손상은 산소라디칼 증가와 산화 스트레스에서 기인한다. 심근 손상은 세포막의 지질 과산화와 세포자멸사를 일으키며, 결국 비가역적 손상을 입은 심근세포는 섬유 조직으로 대체된다.

(2) 위험 요인

안트라사이클린에 의한 심장독성의 위험 요인으로는 총 투여 누적 용량, 연령(특히 70세 이상), 종격동 방사선 조사에 대한 기왕력, 심장독성을 가진 다른 항암제(특히 파클리탁셀과 트라스투주맙) 혹은 동시 흉부방사선치료 병용, 기저 관상동맥질환 혹은 심장판막 혹은 심근의 질환, 고혈압 등이 있다. 독소루비신의 경우 누적 용량이 550mg/m^2 이상일 때 심부전의 빈도가 크게 증가하므로(7~26% 이상) 독소루비신의 권장 최대 누적 용량은 550mg/m^2 이하이며, 에피루비신의 경우는 900mg/m^2 이하이다. 그러나 이러한 절대적 수치보다는 정기적인 심장기능 검사를 통해 허용 누적 용량에 이르지 않았더라도 심장독성의 유무에 따라 안트라사이클린 투여를 중단하거나 허용 누적 용량을 초과하더라도 암 치료에 꼭 필요하다면 추가적으로 투여할 수 있을 것이다.

(3) 임상 발현 및 진단

안트라사이클린에 의한 심장독성은 크게 급성, 만성 혹은 후기 독성으로 나눌 수 있다. 급성 독성은 안트라사이클린 투여 동안 혹은 직후 발생하는 심전도 이상, 부정맥, 심실기능 이상, 심막염, 심근염 등이며 대개 일시적이고 1주일 이내에 소실된다. 만성 혹은 후기 독성은 안트라사이클린 누적 용량과 관련 있으며, 투여 후 수 개월 혹은 수 년이 경과한 후 발생하는 확장성 심근병증이다. 이는 무증상의 좌심실 박출률 감소에서부터 비가역적이며 생명을 위협하는 심부전까지 다양하게 나타날 수 있다.

심내막심근 생검은 안트라사이클린에 의한 심장독성 진단에서 가장 민감하고 특이적인 검사법이지만, 침습적이므로 임상적으로 쉽게 사용되기는 어렵다. 임상적으로 가장 흔히 쓰이는 진단 방법은 안트라사이클린 투여 전과 투여 후 심장기능 검사(방사선핵종 심장스캔 혹은 심초음파가 주로 쓰이는데, 투여 전과 후에 서로 동일한 방법을 사용해야 한다)를 연속적으로 시행하여 좌심실 박출률 감소를 확인하는 것이다. 임상적으로 의미 있는 심근 수축 기능의 감소를 나타내는 좌심실 박출률 감소 정도에 대해서는 현재 분명한 정의가 내려져 있지 않지만, 10포인트 이상의 좌심실 박출률 감소나 각 병원의 정상 하한치 이하로의 감소를 심장독성의 기준으로 삼는 연구 결과들이 많다. 그 외 심초음파 소견으로는 좌심실 이완 장애(초기), 전반적인 심장벽 운동 저하와 심근벽 얇아짐(후기) 등이 있다.

심전도 소견으로는 빈맥, 저전압, R파 진행 장애, 비특이적 T파 변화 등이 있다. 좌심실 박출률 감소 전 심근 손상을 조기에 발견하기 위한 방법으로서 혈청 심장 트로포닌 T와 뇌 나트륨이뇨펩티드*brain natriuretic* 농도를 연속적으로 측정하는 방법이 연구되었으나 유용성에 대해서는 향후 연구가 더욱 필요하다.

(4) 예방 혹은 위험 감소 방법

각 안트라사이클린 항암제들의 총누적 용량을 권장 용량 이하로 제한함으로써 심장독성을 최소화할 수 있으나 무엇보다 가장 좋은 방법은 정기적으로 심장기능 검사를 시행함으로써 심장기능 이상을 조기에 발견하고 안트라사이클린 투여를 중단하여 현성적인 심근병증으로의 진행을 줄이는 것이다. 그 외 안트라사이클린의 지속 정주가 일시 주사보다 심장독성을 감소시킨다는 연구 결과가 있으나, 이에 대해서는 논란이 있다. 또한 에피루비신과 미톡산트론 등 독소루비신의 구조적 유사체들은 항암 효과의 감소 없이 심장독성을 감소시켰고, 독소루비신과 다우노루비신의 리포솜 제형은 동일한 효과를 유지하면서 심부전 빈도를 감소시켜 누적 용량의 증가가 가능해졌다. 덱스라족산*dexrazoxane*은 지질 과산화 시 세포 내 저장고에서 분리되는 철에 결합함으로써 안트라사이클린에 의한 심장독성을 막는 역할을 하는데, 여러 임상연구에서 심부전의 빈도를 낮춤이 보고되었다. 2008년 미국 임상암학회의 치료 지침에 따르면 독소루비신 누적 용량이 300mg/m^2 이상인 전이성 암의 경우 덱스라족산 사용을 고려해볼 수 있다.

(5) 치료 및 예후

처음 진단 당시 심장독성 증상의 경중도에 따라 예후가 달라지는데, 무증상이며 좌심실 박출률 감소만 있는 환자는 심부전 증상을 동반한 환자에 비해 예후가 좋다. 치료는 다른 원인에 의한 확장성 심근병증의 경우와 동일하며 안지오텐신 전환효소 억제제, β차단제, 이뇨제 등이 흔히 사용된다.

2. 안트라사이클린 이외의 항암제

(1) 플루오로피리미딘

5-플루오로우라실은 안트라사이클린에 이어 두 번째로 흔히 심장독성을 일으키는 항암제로서 1~19%의 빈도를 보인다. 주요 기전은 관상동맥 혈관 경련 수축이며 가장 흔한 증상은 비특이적 혹은 협심증성의 흉통으로서 심전도 변화를 동반할 수 있다. 그 외에 심근경색, 부정맥, 심부전, 심인성 쇼크, 급사 등이 드물게 보고되었다. 일시 주사보다 지속 주입 시, 기저 관상동맥 질환의 존재, 과거 종격동 방사선 조사의 기왕력 등이 위험 요인으로 보고되었다. 심장 증상은 5-플루오로우라실 투여 중단 시 대개 소실되며, 항협심증 치료에 좋은 반응을 보인다. 심장독성 후 5-플루오로우라실을 재투여하는 것에 대해서는 논란이 있으나 만약 재투여를 시도한다면 세심한 관찰이 요구된다. 카페시타빈의 심장독성은 5-플루오로우라실의 경우와 유사하며, 가장 흔한 임상 발현은 협심증이다.

(2) 파클리탁셀과 도세탁셀

파클리탁셀에 의한 심장독성 중 가장 흔한 것은 서맥과 심장 차단이며(약 30%의 빈도), 대개는 무증상이다. 그 외에 방실전도 차단, 심실 빈맥, 심허혈 등의 심각한 심장독성이 약 5%에서 보고되었다. 파클리탁셀과 독소루비신을 병용하면 심장독성 위험이 유의하게 증가되는데, 약 20%까지 심부전의 빈도가 보고되었다. 파클리탁셀과 달리 도세탁셀은 심장독성이 흔치 않으며 안트라사이클린의 심장독성을 유의하게 증가시키지도 않는다.

(3) 기타 세포독성 항암제

고용량의 사이클로포스파마이드는 급성 심근병증을 일으킬 수 있으며, 고용량의 항암제 투여 이후 자가조혈모세포이식의 상황에서 특히 위험이 높다. 그 외에 출혈성 심근심막염을 일으킬 수 있다. 이포스파마이드는 부정맥, ST-T파 변화, 심부전 등을 일으킬 수 있는데, 심부전 발생은 용량에 비례하며 대개 일시적이고 가역적이다. 시스플라틴은 심실위빈맥, 서맥, ST-T맥 변화, 왼방실다발갈래 차단*left bundle branch block*, 급성 허혈성 변화, 심근경색, 허혈성 심근병증 등을 일으킬 수 있다. 시타라빈은 심장막염에 의한 심낭삼출, 심장눌림증*cardiac tamponade* 등을 일으킬 수 있는데 대개 코르티코스테로이드가 도움이 된다. 또한 마이토마이신-C는 누적 용량에 비례하여 심부전을 일으킬 수 있고, 블레오마이신은 관상동맥 질환, 심근허혈, 심근경색, 심장막염 등을 일으킬 수 있다.

(4) 분자표적치료제

트라스투주맙은 인간표피성장인자 수용체2를 억제하는 단클론 항체로서 심근병증을 일으킬 수 있는데, 대부분 무증상의 좌심실 박출률 감소의 형태로 나타나며 임상적인 심부전은 드물다. 발생 기전은 명확히 규명되지 않았으나 정상 심장기능에 중요한 심근의 인간표피성장인자 수용체2 신호전달 경로가 차단됨으로써 심장독성이 야기된다고 생각된다. 트라스투주맙 단독 시에는 3～7%의 빈도로 발생하고, 독소루비신과 사이클로포스파마이드 혹은 파클리탁셀과 병용 시에는 13～27%로 빈도가 증가한다. 또한 뉴욕심장협회 분류 3～4도 심부전의 빈도는 트라스투주맙 단독 시 2～4%, 독소루비신과 사이클로포스파마이드 병용 시에는 16% 정도로 보고되었다. 그 외에 심장독성을 증가시키는 위험 요인들은 이전의 안트라사이클린 치료력, 종격동 방사선치료력, 당뇨, 심장판막 질환, 관상동맥 질환 등이 있다. 트라스투주맙 투여 전과 투여 동안에는 정기적으로 심장기능 검사를 시행해야 하며, 좌심실 박출률의 감소 정도와 심부전 증상 발생 여부에 따라 트라스투주맙 투여 중단 여부와 심장기능 검사 관찰 간격이 결정된다. 심장독성 발생은 안트라사이클린과 달리 누적 투여 용량과는 관련이 없으며, 투여 중단과 내과적 치료로 대개 회복되고 이후 재투여가 가능한 경우가 흔하다.

표피성장인자 수용체와 인간표피성장인자 수용체2 모두를 억제하는 티로신 키나아제 억제제인 라파티닙은 트라스투주맙과 달리 심장독성의 빈도가 높지 않으며(약 1～2%), 증상이 있는 경우는 0.2%에 불과하였다. 베바시주맙은 조절되지 않는 고혈압과 혈관내피 성장인자 수용체 신호전달 경로를 억제함으로써 심부전을 일으킬 수 있다. 그 외에 협심증, 심근경색, 뇌졸중, 동맥혈전색전증을 일으킬 수 있다. 대표적인 티로신 키나아제 억제제인 수니티닙은 20～30%의 환자에서 좌심실 박출률 감소를 일으킬 수 있으나 증상을 동반하는 경우는 약 10% 정도였다. 소라페닙은 약 3%의 환자에서 심근허혈 혹은 심근경색을 일으킬 수 있다. 수니티닙과 소라페닙은 심장 효소 증가, 부정맥, 심전도 이상(심율동이나 전도 장애, ST 혹은 T파 변화, QT 연장 등) 등을 일으킬 수 있다. Bcr/Abl 억제제인 이마티닙은 약 1～2% 미만의 환자에서 심부전이 보고되었다.

(5) 생물학적 치료제

인터페론-α는 주로 관상동맥질환 병력이 있는 환자에서 심근허혈과 심근경색을 일으킬 수 있고, 심방 혹은 심실 부정맥을 일으키기도 한다. 장기간 투여 시에는 심근병증을 일으킬 수도 있다. 인터루킨-2는 고용량 투여 시 모세혈관누출증후군에 의해 저혈압, 빈맥 등을 일으킬 수 있는데, 투여한 지 약 4시간 후에 가장 흔히 증상이 발생한다. 그 외에 심근허혈, 심근경색, 부정맥 등이 발생할 수 있다.

3. 결론

항암제와 방사선치료와 관련된 심장독성의 위험을 최소화하기 위해서는 의료진의 경각심과 위험 요인 등에 대한 지식 및 주기적인 심장기능 모니터링, 발견 시 대처 방법 등이 매우 중요하다. 특히 최근 개발된 수많은 항암제들의 심장독성 가능성이 보고되고 있으므로 치료의 위험과 효과의 양 측면을 잘 따질 필요가 있다. 실제 임상에서 최근 활발해진 심장전문의와 종양전문의의 협진 진료 체계를 통해 더욱 효과적인 심장독성 관리가 이루어질 것으로 기대된다.

Ⅷ. 탈모 및 피부 합병증

1. 탈모

탈모는 골수억제, 위장장애와 더불어 매우 흔한 암 치료의 부작용 중 하나로서, 환자에게는 극히 충격적인 경험이며 특히 여성 환자에서 두드러진다. 현재 새로운 표적치료제들이 개발되고 있으나, 흔히 세포독성이 있는 항암제들과의 병합요법이 시행되기 때문에 탈모가 문제가 되고 있다. 최근에는 항암치료에 의한 탈모를 치료하기 위한 실험적 연구들이 진행되고 있다.

(1) 항암화학요법이 유발하는 탈모의 병태생리

모발의 성장 주기는 성장기*anagen*, 퇴행기*catagen*, 그리고 휴지기*telogen*로 나뉘어 반복된다. 성장기는 체세포 분열을 하며 빠르게 세포성장을 하는 시기이며, 85～90%의 모낭이 이 시기에 속한다. 휴지기에는 모든 세포분열이 멈추며, 퇴행기에는 세포자멸에 의한 퇴행 과정이 일어난다. 항암치료 시행 시에는 모기질*hair matrix* 세포가 영향

| 표 23-4 | 항암제와 탈모

대개 탈모를 유발하는 세포증식 억제제*cytostatic agent*		
독소루비신	도세탁셀	다우노루비신
파클리탁셀	에토포시드	이포스파마이드
이리노테칸	비노렐빈	사이클로포스파마이드
토포테칸	에피루비신	
종종 탈모를 유발하는 세포독성 제제*cytotoxic agent*		
시타라빈	빈크리스틴	블레오마이신
빈블라스틴	부설판	로무스틴
5-플루오로우라실	티오테파	젬시타빈
드물게 탈모를 유발하는 세포독성 제제		
메토트렉세이트	프로칼바진	칼무스틴
6-메르캅토푸린	미톡산트론	스트렙토조토신
마이토마이신-C	플루다라빈	카보플라틴
카페시타빈	시스플라틴	

을 받으며, 모간*hair shaft*이 얇아져서 끊어지게 되거나 모기질 성장에 대한 저해가 심한 경우 모발이 모구로부터 분리되어 성장기 탈모*anagen effluvium*가 발생한다. 항암화학요법이 유발하는 탈모*chemotherapy-induced alopecia*는 대개 가역적이며, 치료를 중단하면 수 주일 후에 모낭이 정상 성장 주기를 시작하고 3~6개월 내에 모발의 성장을 확인할 수 있다.

항암화학요법이 유발하는 탈모의 정도는 항암제 종류에 따라 차이를 보인다(〈표 23-4〉).

(2) 진단

탈모가 발생한 시점에 대한 병력 청취와 신체검진이 진단에 중요하며 펀치 생검이 원인의 감별 진단에 도움이 될 수도 있다.

(3) 예방

항암화학요법에 의해 유발되는 탈모를 줄이기 위한 방법은 크게 세 가지로 나뉜다. 두피로 향하는 혈액을 감소시키는 방법, 모구를 항암제로부터 보호하기 위해 약제를 사용하는 방법, 그리고 항암제를 국소적으로 비활성화시키는 방법이다.

두피로 가는 혈액을 감소시켜 이에 도달하는 항암제를 감소시키려는 방법으로는 두피에 압박 띠를 사용하거나 저온요법을 사용하여 두피의 얕은 혈관을 수축시키는 방법이 있다. 몇몇 연구에서 이 방법들이 항암제 유발 탈모에 효과적이라는 결과를 보고하였으나, 연구들이 각기 다른 방법을 적용했고, 연구 대상 환자 수가 적으며, 탈모를 평가하는 방법 등이 다르다는 한계가 있다.

모구를 항암제로부터 보호하기 위해 연구되는 약제로는 국소 미녹시딜, α-토코페롤, AS101〔ammonium trichloro (dioxoethlyene-O,O' -) tellurate〕 및 기타 면역조절제 등이 있다. 국소 미녹시딜 도포는 안드로겐성 탈모증 치료에 사용되어왔다. 암환자가 대상이었던 두 개의 무작위 연구에서는 미녹시딜 사용이 탈모를 예방하는 것을 입증하지 못했고, 그중 한 연구는 탈모에서 회복되는 기간이 통계적으로 유의하게 짧아짐을 보고했다. α-토코페롤은 동물실험에서는 독소루비신에 의한 탈모를 예방하는 효과를 보였으나, 독소루비신을 사용하는 암환자를 대상으로 한 두 개의 연구에서는 탈모를 예방하지 못했다. AS101은 합성화합물로 IL-1의 생성을 자극하는 등 면역조절제로 작용하는데, IL-1과 탈모는 서로 반비례하는 것으로 알려져 있다. 실제 AS101은 에토포시드와 카보플라틴으로 치료받은 44명의 비소세포폐암 환자들에서 탈모를 감소시키는 효과를 보였다고 보고되었으나 이후 추가적인 연구가 없었고 현재 상용화되지도 않았다. 그 외에도 사이클린-의존 키나아제 억제제, 이뮤버트*ImuVert*, 국소 칼시트리올 및 사이클로스포린 등의 제제가 연구되고 있으나, 아직 사람을 대상으로 한 연구 결과는 보고되지 않았다.

(4) 결론

항암화학요법에 의해 유발되는 탈모는 항암제 투여를 중단하면 대부분 가역적이기는 하나 환자들에게 큰 정신적 충격을 주는 독성이다. 하지만 이에 대한 이해 및 예방법은 부족한 실정이므로 앞으로 활발한 연구가 필요하다.

2. 피부독성

항암제는 약제에 따라 다양한 양상의 피부독성을 일으킨다.

(1) 과다색소침착

과다색소침착*hyperpigmentation*은 항암제의 흔한 부작용이다. 피부, 손발톱 및 점막까지 모두 영향을 받을 수 있고 전신 또는 국소적으로 발생하기도 한다. 대개 투약을 중지하면 회복되며, 발생 기전은 명확하지 않다. 5-플루오로우라실 및 그 유도체, 부설판, 독소루비신, 메토트렉세이트, 프로칼바진, 시스플라틴 등을 비롯한 많은 약제에서 발생할 수 있다.

(2) 손발톱 변화

항암제는 종류 및 투약 일정에 따라 특정한 형태의 손발톱 변화*nail change*를 일으킬 수 있다. 손발톱박리증*oncholysis*은 손발톱 기저부의 염증에 의해 나타나는데, 파클리탁셀 및 도세탁셀을 사용할 때 빈번히 발생하고 사이클로포스파마이드, 독소루비신, 에토포시드, 플루오로우라실, 카페시타빈 등을 사용해도 발생할 수 있다. 손톱발톱주위염*paronychia*은 감염이 동반되어 발생할 수 있으며, 도세탁셀, 파클리탁셀, 에토포시드와 카페시타빈, 그리고 표피성장인자 수용체 티로신 키나아제 억제제인 제피티닙 및 세툭시맙 등에서도 발생할 수 있다.

(3) 수족증후군(말단홍반)

수족증후군*hand-foot syndrome*은 시타라빈, 독소루비신, 카페시타빈, 5-플루오로우라실을 비롯하여 최근 개발된 표적치료제인 소라페닙과 수니티닙 등으로 치료받은 환자들에서 흔히 발생한다. 그러나 표적치료제에서 발생하는 수족증후군은 기존의 세포독성 항암제와 다른 임상양상을 보인다. 기존 세포독성 항암제를 사용하는 환자의 경우 처음에는 양측 손바닥과 발바닥에서 저린 감을 느끼며 이후 부종과 압통 및 홍반이 나타나고 수포를 형성하거나 상피가 벗겨지기도 한다. 발생 기전은 약제에 따라 차이가 있을 것으로 생각되나 명확하지 않다. 표적치료제에 의한 수족증후군은 감각이상, 저린 감, 통증 및 열을 견디지 못하는 등의 증상을 나타낸다. 병변은 국소의 압통을 동반한 수포 또는 과각화증이 좀더 특징적이며, 손가락의 측면이나 손발톱 주위에 발생하기도 한다. 이러한 증상은 치료 시작 후 대개 2~4주에 시작되며, 수니티닙보다 소라페닙에서 더 높은 빈도로 발생한다. 일반적인 세포독성 항암제의 수족증후군을 예방하는 방법으로는 크림을 사용하거나 피부에 과도한 압력이나 마찰을 주지 않는 방법이 있다. 그 밖에 치료 기간 동안 손발에 저온요법을 시행하여 혈류를 감소시키는 것이 효과적이라는 한 연구 결과가 있었으나 추가적인 연구가 필요하다. 수족증후군이 발생한 경우 가장 효과적인 치료 방법은 원인 약제의 투약을 중단하거나 투약 간격을 늘리거나 용량을 줄이는 것이다. 약제 투약을 중단하면 대개 2~4주 내에 회복된다. 통증을 조절하고 감염이 동반되지 않도록 예방하는 것이 필요하다. 표적치료제에 의한 수족증후군의 경우, 약제를 사용하기 전에 기존에 과각화증이 있었던 곳은 이를 제거하고, 손발을 따뜻한 물에 노출시키는 것을 피하며, 조이는 신발은 피하고, 피부에 과도한 마찰을 일으키는 행동이나 운동을 피하는 한편, 발바닥에 가해지는 압력을 감소시키는 것이 도움이 된다.

(4) 여드름모양 발진

여드름모양 발진*acneiform rash*은 표피성장인자 수용체 티로신 키나아제 억제제를 사용하는 환자들에서 가장 흔히 발생하는 피부독성으로, 제피티닙 사용 환자의 24~62%, 얼로티닙 사용 환자의 48~67%, 그리고 세툭시맙 사용 환자의 75~91%에서 발생한다. 전형적인 증상은 광선면포가 없이 발진을 동반한 구진과 농포가 나타나는 것이며, 치료 시작 후 1주일 이내에 시작되어 2주째에 증상이 가장 악화된다. 두피, 얼굴, 목과 가슴, 귀 뒤에 잘 나타나며, 복부와 사지에는 드물게 나타난다. 대개 원인 약제 투약을 중단하면 완전히 회복된다. 병리 소견은 초기에는 모낭 누두*follicular infundibulum* 주위로 T세포들이 침윤하고, 심한 경우에는 화농성 모낭염이 생기며 이후 모낭이 파괴되고 육아종이 형성된다.

여드름모양 발진의 예방 및 치료에는 아직 표준요법이 없으나 미노사이클린, 테트라사이클린, 그리고 독시사이클린을 복용하면 발생이 감소한다는 보고가 있다. 제피티닙으로 인한 모낭염에 대해서는 미노사이클린을 복용하거나 트레티노인 크림을 도포하는 방법이 있으며, 세툭시맙으로 인한 모낭염은 독시사이클린 또는 국소 메트로니다졸과 이소트레티노인의 병합요법을 고려할 수 있다. 일부 연구에서는 표피성장인자 수용체 티로신 키나아제 억제제 사용 시 발진이 발생하는 환자들은 발생하지 않은 환자들보다 반응률과 전체 생존율이 더 높다고 보고하였으나, 이 결과들을 증명하기 위한 전향적 연구는 아직 시행되지 않았다.

(5) 약물 발진

보르테조밉, 리툭시맙, 젬시타빈, 페메트렉세드 등 다양한 항암제가 약물 발진*drug eruption*을 발생시킬 수 있다. 그러나 항암제에 의한 약물 발진으로 결론 짓기 이전에 다른 이유에 대한 철저한 평가가 필요하다. 약물 발진에 대한 예방적인 코르티코스테로이드 사용은 추천되지 않는다. 그러나 페메트렉세드가 66%의 환자에서 발진을 일으키고 부종 및 박리를 유발할 수 있는데, 예외적으로 코르티코스테로이드를 예방적으로 사용하면 효과적으로 조절되므로 이를 예방적으로 투약한다. 약물 발진에 대한 치료는 임상양상의 정도에 따라 다르다. 경미한 경우 국소 스테로이드 제제를 사용할 수 있으며, 중증의 경우 항암제 변경을 고려해야 한다.

(6) 결론

항암화학요법 후에 발생하는 피부독성은 임상양상이 매우 다양하며, 치료 및 예방법도 각기 다르다. 또한 중증도에 따라 환자의 삶의 질에 큰 영향을 주므로 의료진의 올바른 이해와 대처가 필요하다.

Ⅸ. 성선기능저하

고환 및 난소암, 전립선암, 자궁내막암, 자궁경부암 자체가 생식기관을 침범하여 생식기능의 저하를 가져올 수 있지만 수술이나 항암제 사용, 방사선치료가 생식샘저하증 *hypogonadism*을 일으킬 수도 있다. 이는 특히 젊은 환자들의 경우 암이 완치된 후 삶의 질 측면에서 중요한 문제가 될 수 있다.

1. 성인 남성

(1) 생식샘독성의 특징

고환의 생식세포들 가운데 정조세포*spermatogonia*가 가장 활발하게 증식하기 때문에 세포독성 항암치료로 인한 손상에 매우 민감하다. 반면 성인에서는 증식하지 않는 라이디히세포*Leydig cell*와 세르톨리세포*Sertoli cell*는 대부분의 항암치료에 노출되어도 생존할 수 있으며 다만 기능적 손상을 입는다. 따라서 테스토스테론 생성보다는 정자 발생이 훨씬 손상을 받기 쉽다. 또한 생식세포의 손상 정도는 고환의 성 성숙의 단계와 관련 있는데, 사춘기 후 고환은 사춘기 전 고환에 비해 훨씬 손상에 민감하다. 성숙 후기 단계의 생식세포는 손상에 덜 민감하므로 세포독성 치료에 노출된 후에도 정자 발생 과정으로 진행할 수 있어 정자 수가 즉시 줄어들지는 않는다. 생식샘(성선) 손상의 위험이 큰 항암제에 노출된 이후 첫 2개월 동안에는 정자 수가 정상이거나 약간 감소하며 분화하는 정조세포가 정자가 되는데, 소요되는 시간인 약 3개월이 경과하면 무정자증이 나타나게 된다. 세포독성 항암치료 노출 후 정자 생성의 회복 여부는 정조 줄기세포의 생존과 분화능력 여부에 달려 있다. 만약 줄기세포가 손상을 받지 않았다면 항암치료 종료 후 약 12주 후 정자 발생이 회복될 수 있다. 그러나 항암치료가 줄기세포에 손상을 주었다면 영구적 불임이 초래될 가능성이 높다.

(2) 항암제

알킬화제(사이클로포스파마이드, 시스플라틴, 클로람부실, 이포스파마이드, 부설판, 멜팔란, 칼무스틴, 로무스틴 등)는 남성의 생식능력을 가장 크게 손상시킬 수 있는 항암제인데, 향후 정자 생성의 회복 여부는 누적 용량과 관련이 있다. 클로람부실(누적 용량 400mg 이상)과 사이클로포스파마이드(누적 용량 6~10g 이상)는 단독으로 사용되어도 비가역적인 무정자증을 일으킬 수 있으나, 다른 항암제들의 생식샘독성은 대부분 복합 항암화학요법하에서 평가되어왔다. 프로카바진과 고용량의 시스플라틴(누적 용량 400mg/m^2 이상) 역시 매우 흔히 불임을 유발할 수 있으며, 카보플라틴은 시스플라틴에 비해 그 정도가 덜하다. 메토트렉세이트, 독소루비신, 5-플루오로우라실, 플루다라빈, 파클리탁셀, 도세탁셀 등의 비알킬화 세포독성 항암제는 정자 생성에 약간의 영향을 미치지만 가역적이다. 복합 항암화학요법의 불임 유발 위험은 사용된 각 항암제의 부가 효과에 의해 결정되는데, 호지킨림프종 환자에 대한 메클로르에타민*mechlorethamine*+빈크리스틴*vincristine*+프로카바진*procarvazine*+프레드니손*prednisone*(MOPP) 요법 혹은 메클로르에타민+빈블라스틴+프로카바진+프레드니손(MVPP) 요법은 6주기 이상 투여되었을 때 90% 이상의 환자에서 지속적인 무정자증을 일으킬 수 있다. 프로카바진에 의한 고환의 정자 발생 장애는 비가역적인 경우가 흔하다. 프로카바진을 포함하지 않는 사이클로포스파마이드+빈크리스틴+프레드니손(CVP) 등의 요법은 대개 일시적인 난포자극호르몬*follicle stimulating hormone*의 상승과 정자부족증*oligospermia*을 일으킨다. 개별적인 항암제 종류나 용량뿐 아니라 환자의 연령 또한 항암제에 의한 불임 발생 위험에서 매우 중요한 인자이다.

(3) 방사선

고환에 대한 방사능의 영향은 분할방사선요법과 관련이

있다. 대부분의 기관은 분할요법으로 손상이 감소되나, 고환은 3~7주의 분할요법 시 1회 방사선 조사보다 생식샘 손상을 더 잘 일으킨다. 보통의 분할방사선요법 시 고환에 0.15 Gy 이상의 방사선 용량이 조사되면 정자 수가 감소하며, 0.15~0.5 Gy의 용량은 정자부족증을 일으킨다. 방사선치료 종료 후 4~6개월이 되면 정자 수가 최하로 감소하며, 완전히 회복되려면 10~18개월이 경과해야 한다. 0.6 Gy 이상에서는 무정자증이 발생하며 지속 기간은 방사선 용량에 비례하는데, 1 Gy 이하의 용량에서는 1년 이내에 회복이 시작되지만 2 Gy가 투여되었을 때는 2년 이상이 지나도 회복되지 않을 수도 있다. 분할방사선의 누적 용량이 2.5 Gy 이상인 경우에는 일반적으로 장기간의(대부분 영구적인) 무정자증이 초래된다.

(4) 생식능력 보전 방법

생식능력의 보존을 위한 가장 간단한 방법은 생식샘 손상의 위험이 있는 항암치료를 시작하기 전에 정액을 채취하여 냉동보존하는 것이다. 그러나 암 자체로 인하여 정자의 수와 운동성 등이 비정상적인 경우가 흔하고, 얼림 녹임 과정 자체가 정자의 운동성 저하를 가져올 수 있으며, 사춘기 전 환자에게는 해당되지 않는다는 제한점이 있다. 최근 체외수정과 세포질내 정자 주입법 등 보조 생식기술이 발전하여 과거보다 운동성이 활발한 정자의 수가 적더라도 임신 성공률이 높아졌기 때문에 사정액에 정자가 있기만 하면 정액 냉동보존을 고려해야 한다.

또한 암 치료의 일환으로 생식샘이 방사선 조사 범위에 포함되어야 하는 경우를 제외하고는 생식샘에 대한 방사선 조사를 피하기 위해 적절히 차폐해야 한다.

2. 성인 여성

(1) 생식샘독성의 특징

여성의 생식세포는 출생 후 증식하지 않고 난모세포*oocyte* 단계에서 멈춘다. 출생 시 약 1백만 개의 난모세포가 존재하며, 이후 배란 등을 통해 점차 감소하여 폐경 시에는 약 1,000개 미만이 남게 된다. 난모세포 파괴는 난포 소실을 초래하므로 생식세포 소실은 직접적으로 에스트로겐 부족을 일으킨다. 세포독성 항암치료에 의해 성숙 난포가 파괴되었을 때 희발월경 혹은 일시적인 무월경이 발생하며 원시난포*primordial follicle*의 수가 월경 변동에 필요한 최소한의 수 이하로 감소하면 비가역적인 난소부전과 폐경이 발생하게 된다. 환자가 보유하고 있는 생식세포의 수를 알 수는 없으므로 세포독성 항암치료가 난소기능에 미치는 영향을 평가하기 위해서는 월경과 생식력에 관한 병력 청취가 중요하다. 치료 전 난소기능과 무월경이 세포독성 치료와 관련된 것인지 결정하기 위해서는 초경, 임신, 치료 전과 치료 동안의 월경 주기, 경구 피임약 사용 등에 대한 정보가 필요하다. 또한 안면홍조, 야간 발한, 불면증, 감정 기복, 과민성, 질 건조, 성교통증, 성욕 감소 등의 1차 난소부전의 증상 여부도 기록해야 한다. 1차 난소부전에 대한 가장 확실한 진단은 난포자극호르몬과 황체형성호르몬*luteinizing hormone*의 농도를 측정하는 것이다. 그러나 경구 피임약이나 호르몬 대체치료가 증상이나 이 호르몬들의 농도 변화를 둔화시킬 수 있으므로 주의를 요한다.

세포독성 치료는 흔히 일시적으로 무월경을 일으킬 수 있는데, 이는 대개 직접적인 난소 손상으로 인해 성숙한 난포가 소실되거나 난포 모집이 실패하기 때문이다. 그 외에 스트레스, 영양 결핍, 체중 감소 등이 일시적인 생식샘기능저하를 일으킬 수 있다. 치료 동안의 일시적인 무월경이 연령과는 무관한 데 비해, 영구적인 치료 관련 무월경(난소부전)은 치료 당시 연령이 증가할수록 빈도도 증가한다.

영구적인 무월경은 항암치료 동안 혹은 그 이후 수 년간의 희발월경 후 시작될 수 있다.

(2) 항암제

남성에서와 마찬가지로 사이클로포스파마이드와 같은 알킬화제가 난소부전을 가장 잘 일으키며 누적 용량에 비례한다. 고용량의 시스플라틴(>600mg/m^2)과 프로카바진 역시 영구적인 난소부전을 잘 일으킨다. 이러한 효과는 연령과 관련 있으며, 젊은 여성보다는 나이 든 여성이 더 흔히 영향을 받는다. 반면 비알킬화제는 영구적인 난소부전을 잘 일으키지 않는다. MOPP, MVPP 등의 프로카바진과 다른 알킬화제를 포함하는 복합 항암화학요법은 거의 모든 35~40세 이상의 여성에서 난소부전을 초래하였고 젊은 환자에서도 흔히 발생했다.

(3) 방사선

방사선치료는 항암제보다 더 심한 난소 손상을 입히는데, 이는 용량과 연령에 비례한다. 특히 젊은 여성에서는 방사선이 일시적인 무월경을 일으킬 수 있으며, 대개 6~18개월 후에 호전된다. 6 Gy 이상의 방사선 용량은 40세 이상의 여성에서 영구적인 1차 생식샘기능저하증을 일으킬 수 있다.

(4) 생식능력 보전 방법과 생식샘독성 예방

현재 배아 냉동보존법이 가장 흔히 시행되고 있으며, 그 외에 난포 냉동보존법과 난소조직의 냉동보존법 등이 최근 시험적으로 시행되고 있다. 항암제 치료 없이 골반부에 방사선치료만 하는 경우 생식기능을 보존하기 위해 난소의 위치를 방사선 조사 범위 밖으로 수술적으로 옮기는 난소고정술*oophoropexy*을 시행하기도 한다.

3. 결론

지난 수십 년간 암 치료가 더욱 성공적으로 이루어지면서 암 생존자들의 삶의 질 향상에 대한 관심이 더욱 증대되고 있다. 그중 성기능과 생식능력은 환자들의 주요 관심사 중 하나이나. 따라서 생식능력을 보존하기 원하는 환자에서는 가능한 한 영구적인 생식샘기능저하를 일으키는 항암제를 피하고 비슷한 치료 효과를 가지면서 생식샘기능저하를 덜 일으키는 약제를 선택해야 하며, 치료 전에 정자은행과 배아 냉동보존법 등에 대해 적극적으로 상담해야 한다.

참고문헌

1. 김원동, 박우윤. 복부 분할 방사선 치료에 의한 오심 및 구토. 대한암학회지 2000;32:757-64.
2. 김호중, 최형석, 심태선, 이혁표, 김영환, 허대석 등. Bleomycin 폐독성에 관한 임상연구. 대한내과학회잡지 1991;41:263-270.
3. 김홍기, 강윤구, 김병수, 김시영, 김열홍, 김준석 등. 항암화학요법과 연관되어 악성종양 환자에게 발생한 구강 점막염에 대한 과립구-대식세포 콜로니 자극인자 함수제의 유효성 및 안전성에 대한 예비연구. 한국BRM학회지 1999;9:147-159.
4. 서주태, 김태홍. 암과 남성불임. 대한남성과학회지 2008;26:165-169.
5. Ahn MJ, Lee JS, Lee KH, Suh C, Choi SS, Kim SH. A randomized double-blind trial of ondansetron alone versus in combination with dexamethasone versus in combination with dexamethasone and lorazepam in the prevention of emesis due to cisplatin-based chemotherapy. Am J Clin Oncol 1994;17:150-6.
6. Albini A, Pennesi G, Donatelli F, Cammarota R, De Flora S, Noonan DM. Cardiotoxicity of anticancer drugs: the need for cardio-oncology and cardio-oncological prevention. J Natl Cancer Inst 2010;102:14-25.
7. Altena R, Perik PJ, van Veldhuisen DJ, de Vries EG, Gietema JA. Cardiovascular toxicity caused by cancer treatment: strategies for early detection. Lancet Oncol 2009;10:391-9.
8. Alterio D, Jereczek-Fossa BA, Fiore MR, Piperno G, Ansarin M, Orecchia R. Cancer treatment-induced oral mucositis. Anticancer Res 2007;27:1105-25.
9. Barrett-Lee PJ, Dixon JM, Farrell C, Jones A, Leonard R, Murray N, et al. Expert opinion on the use of anthracyclines in patients with advanced breast cancer at cardiac risk. Ann Oncol 2009;20:816-27.
10. Behin A, Psimaras D, Hoang-Xuan K, Leger JM. Neuropathies in the context of malignancies. Curr Opin Neurol 2008;21:534-9
11. Benson AB 3rd, Ajani JA, Catalano RB, Engelking C, Kornblau SM, Martenson JA Jr, et al. Recommended guidelines for the treatment of cancer treatment-induced diarrhea. J Clin Oncol 2004;22:2918-26.
12. Benson AB 3rd, Ajani JA, Catalano RB, Engelking C, Kornblau SM, Martenson JA Jr, et al. Recommended guidelines for the treatment of cancer treatment-induced diarrhea. J Clin Oncol 2004; 22:2918.
13. Carles J, Morales R, Perez JM, Suárez C, Rodón J, Valverde C. Management and interpretation of novel toxicities of molecular targeted therapies: renal toxicities. Eur J Cancer 2009;45 Suppl 1:309-17.
14. Charpidou AG, Gkiozos I, Tsimpoukis S, Apostolaki D, Dilana KD, Karapanagiotou EM, Syrigos KN. Therapy-induced toxicity of the lungs: an overview. Anticancer 2009;29:631-9.
15. Chu D, Lacouture ME, Fillos T, Wu S. Risk of hand-foot skin reaction with sorafenib: a systematic review and meta-analysis. Acta Oncol 2008;47:176-86.
16. Davis ST, Benson BG, Bramson HN, Chapman DE, Dickerson SH, Dold KM, et al. Prevention of chemotherapy-induced alopecia in rats by CDK inhibitors. Science 2001;291:134-7.
17. Dimopoulou I, Bamias A, Lyberopoulos1 P, Dimopoulos M A. Pulmonary toxicity from novel antineoplastic agents. Ann Oncol 2006;17:372-379.
18. Dorr VJ. A practitioner's guide to cancer-related alopecia. Semin Oncol 1998;25:562-70.
19. Fallat ME, Hutter J. Preservation of fertility in pediatric and adolescent patients with cancer. Pediatrics 2008;121:e1461-9.
20. Gerbrecht BM. Current Canadian experience with capecitabine: partnering with patients to optimize therapy. Cancer Nurs 2003:26(2):161-7.
21. Han JY, Lim HS, Shin ES, Yoo YK, Park YH, Lee JE, et al. Comprehensive analysis of UGT1A polymorphisms predictive for pharmacokinetics and treatment outcome in

patients with non-small-cell lung cancer treated with irinotecan and cisplatin. J Clin Oncol 2006;24(15):2237-44.
22. Hanna N, Shepherd FA, Fossella FV, Pereira JR, De Marinis F, von Pawel J, et al. Randomized phase III trial of pemetrexed versus docetaxel in patients with non-small-cell lung cancer previously treated with chemotherapy. J Clin Oncol 2004;22(9):1589-97.
23. Heidary N, Naik H, Burgin S. Chemotherapeutic agents and the skin: An update. J Am Acad Dermatol 2008;58:545-70.
24. Herrstedt J, Roila F; ESMO Guidelines Working Group. Chemotherapy-induced nausea and vomiting: ESMO clinical recommendations for prophylaxis. Ann Oncol 2009;20 suppl 4:156-8.
25. Hesketh PJ. Chemotherapy-induced nausea and vomiting. N Eng J Med 2008;358:2482-94.
26. Hong JP, Lee SW, Song SY, Ahn SD, Shin SS, Choi EK, et al. Recombinant human epidermal growth factor treatment of radiation-induced severe oral mucositis in patients with head and neck malignancies. Eur J Cancer Care (Engl) 2009;18:636-41.
27. Hussein AM, Stuart A, Peters WP. Protection against chemotherapy-induced alopecia by cyclosporin A in the newborn rat animal model. Dermatology 1995;190:192-6.
28. Hussein AM. Chemotherapy-induced alopecia: New developments. South Med J 1993;86(5):489-96.
29. Jada SR, Lim R, Wong CI, Shu X, Lee SC, Zhou Q, et al. Role of UGT1A1*6, UGT1A1*28 and ABCG2 c.421C>A polymorphisms in irinotecan-induced neutropenia in Asian cancer patients. Cancer Sci 2007;98(9):1461-7.
30. Jimenez JJ, Alvarez E, Bustamante CD, Yunis AA. Pretreatment with 1,25(OH)2D3 protects from Cytoxan-induced alopecia without protecting the leukemic cells from Cytoxan. Am J Med Sci 1995;310(2):43-7.
31. Jiménez JJ, Huang HS, Yunis AA. Treatment with ImuVert/N-acetylcysteine protects rats from cyclophosphamide/cytarabine-induced alopecia. Cancer Invest 1992;10(4):271-6.
32. Kang YK, Park YH, Ryoo BY, Bang YJ, Cho KS, et al. Ramosetron for the prevention of cisplatin-induced acute emesis: a prospective randomized comparison with granisetron. J Int Med Res 2002;30:220-9.
33. Kelly RJ, Billemont B, Rixe O. Renal toxicity of targeted therapies. Targ Oncol 2009;4(2):121-33.
34. Kim HJ, Jang WI, Kim TJ, Kim JH, Kim SW, Moon SH, et al. Radiation-induced pulmonary toxicity and related risk factors in breast cancer. J Breast Cancer 2009;12:67-72.
35. Kim JG, Sohn SK, Kim DH, Baek JH, Chae YS, Bae NY, et al. Effectiveness of transdermal fentanyl patch for treatment of acute pain due to oral mucositis in patients receiving stem cell transplantation. Transplant Proc 2005;37:4488-91.
36. Kimyai-Asadi A, Jih MH. Follicular toxic effects of chimeric anti-epidermal growth factor receptor antibody cetuximab used to treat human solid tumors. Arch Dermatol 2002;138(1):129-31.
37. Lacouture ME, Reilly LM, Gerami P, Guitart J. Hand foot skin reaction in cancer patients treated with the multikinase inhibitors sorafenib and sunitinib. Ann Oncol 2008;19:1955-61.
38. Lacouture ME, Wu S, Robert C, Atkins MB, Kong HH, Guitart J, et al. Evolving strategies for the management of hand-foot skin reaction associated with the multitargeted kinase inhibitors sorafenib and sunitinib. Oncologist 2008;13(9):1001-11.
39. Lalla RV, Sonis ST, Peterson DE. Management of oral mucositis in patients who have cancer. Dent Clin North Am 2008;52:61-77.
40. Launay-Vacher V, Rey JB, Isnard-Bagnis C, Deray G, Daouphars M. Prevention of cisplatin nephrotoxicity: state of the art and recommendations from the European Society of Clinical Pharmacy Special Interest Group on Cancer Care. Cancer Chemother Pharmacol 2008;903-909.
41. Lee CW, Suh CW, Lee JS, Lee KH, Cho GY, Kim SW, et al. Ondansetron compared with ondansetron plus metoclopramide in the prevention of cisplatin-induced emesis. J Korean Med Sci 1994;9:369-75.
42. Lee JR, Kim SH. Fertility preservation in female cancer survivors. Korean J Obstet Gynecol 2008;51:820-34.
43. Ludwig H, Zojer N. Supportive care. Ann Oncol 2007;18suppl 1:i37-i44.
44. Martin-Jimenez M, Diaz-Rubio E, Gonzalez Larriba JL, Sangro B. Failure of high-dose tocopherol to prevent alopecia induced by doxorubicin. N Engl J Med 1986;315:894-5.
45. Martín M, Esteva FJ, Alba E, Khandheria B, Pérez-Isla L, García-Sáenz JA, et al. Minimizing cardiotoxicity while optimizing treatment efficacy with trastuzumab: review and expert recommendations. Oncologist 2009;14:1-11.
46. Mattle V, Behringer K, Engert A, Wildt L. Female fertility after cytotoxic therapy-protection of ovarian function during chemotherapy of malignant and non-malignant diseases. Eur J Haematol Suppl 2005;66:77-82.
47. Meistrich ML. Male gonadal toxicity. Pediatr Blood Cancer 2009;53:261-6.
48. Micantonio T, Fargnoli MC, Ricevuto E, Ficorella C, Marchetti P, Peris K. Efficacy of treatment with tetracyclines to prevent acneiform eruption secondary to cetuximab therapy. Arch Dermatol 2005;141:1173-4.
49. Minami H, Sai K, Saeki M, Saito Y, Ozawa S, Suzuki K, et al. Irinotecan pharmacokinetics/pharmacodynamics and UGT1A genetic polymorphisms in Japanese: roles of UGT1A1*6 and *28. Pharmacogenet Genomics 2007;17(7):497-504.
50. Molpus KL, Anderson LB, Craig CL, Puleo JG. The effect of regional cooling on toxicity associated with intravenous infusion of pegylated liposomal doxorubicin in recurrent ovarian carcinoma. Gynecol Oncol 2004;93(2):513-6.
51. Naeim A, Dy SM, Lorenz KA, Sanati H, Walling A, Asch

SM. Evidence-based recommendations for cancer nausea and vomiting. J Clin Oncol 2008;26(23):3903-10.
52. Navari RM. Pharmacological management of chemotherapy-induced nausea and vomiting: focus on recent developments. Drugs 2009;69(5):515-33.
53. Oh YT. Radiation induced lung damage: mechanisms and clinical implications. J Lung Cancer 2008;7(1):9-18.
54. Park JO, Rha SY, Yoo NC, Kim JH, Roh JK, Min JS, et al. A comparative study of intravenous granisetron versus intravenous and oral ondansetron in the prevention of nausea and vomiting associated with moderately emetogenic chemotherapy. Am J Clin Oncol 1997;20(6): 569-72.
55. Payne AS, James WD, Weiss RB. Dermatologic toxicity of chemotherapeutic agents. Semin Oncol 2006:33(1):86-97.
56. Pérez-Soler R, Chachoua A, Hammond LA, Rowinsky EK, Huberman M, Karp D, et al. Determinants of tumor response and survival with erlotinib in patients with non-small-cell lung cancer. J Clin Oncol 2004;22:3238-47.
57. Quinn B, Potting CM, Stone R, Blijlevens NM, Fliedner M, Margulies A, et al. Guidelines for the assessment of oral mucositis in adult chemotherapy, radiotherapy and haematopoietic stem cell transplant patients. Eur J Cancer 2008;44:61-72.
58. Revel A, Laufer N. Protecting female fertility from cancer therapy. Mol Cell Endocrinol 2002;187(1-2):83-91.
59. Roberts JE, Oktay K. Fertility preservation: a comprehensive approach to the young woman with cancer. J Natl Cancer Inst Monogr 2005;34:57-9.
60. Rodriguez R, Machiavelli M, Leone B, Romero A, Cuevas MA, Langhi M, et al. Minoxidil (Mx) as a prophylaxis of doxorubicin-induced alopecia. Ann Oncol 1994;5(8):769-70.
61. Sahni V, Choudhury D, Ahmed Z. Chemotherapy-associated renal dysfunction. Nat Rev Nephrol 2009;5(8): 450-62.
62. Schiff D, Wen PY, van den Bent MJ. Neurological adverse effects caused by cytotoxic and targeted therapies. Nat Rev Clin Oncol 2009;6(10):596-603.
63. Sioka C, Kyritsis AP. Central and peripheral nervous system toxicity of common chemotherapeutic agents. Cancer Chemother Pharmacol 2009;63(5):761-7.
64. Solomon R, Cherny NI. Constipation and diarrhea in patients with cancer. Cancer J 2006;12(5):355-64.
65. Soulieres D, Senzer NN, Vokes EE, Hidalgo M, Agarwala SS, Siu LL. Multicenter phase II study of erlotinib, an oral epidermal growth factor receptor tyrosine kinase inhibitor, in patients with recurrent or metastatic squamous cell cancer of the head and neck J Clin Oncol 2004;22(1):77-85.
66. Sredni B, Albeck M, Tichler T, Shani A, Shapira J, Bruderman I, et al. Bone marrow-sparing and prevention of alopecia by AS101 in non-small-cell lung cancer patients treated with carboplatin and etoposide J Clin Oncol 1995;13(9):2342-53.
67. Susser WS, Whitaker-Worth DL, Grant-Kels JM. Mucocutaneous reactions to chemotherapy. J Am Acad Dermatol 1999;40(3):367-98.
68. Thödtmann R, Sauter T, Weinknecht S, Weissbach L, Blatter J, Ohnmacht U, et al. A phase II trial of pemetrexed in patients with metastatic renal cancer. Invest New Drugs 2003;21(3):353-8.
69. Trüeb RM. Chemotherapy-Induced Alopecia. Semin Cutan Med Surg 2009;28:11-4.
70. Wang J, Lu Z, Au JL. Protection against chemotherapy-induced alopecia. Pharm Res 2006;23:2505-14.
71. Windebank AJ, Grisold W. Chemotherapy-induced neuropathy. J Peripher Nerv Syst 2008;13:27-46.
72. Wu HG, Song SY, Kim YS, Oh YT, Lee CG, Keum KC, et al. Therapeutic effect of recombinant human epidermal growth factor (RhEGF) on mucositis in patients undergoing radiotherapy, with or without chemotherapy, for head and neck cancer: a double-blind placebo-controlled prospective phase 2 multi-institutional clinical trial. Cancer 2009;115(16):3699-708.
73. Yeh ET, Bickford CL. Cardiovascular complications of cancer therapy: incidence, pathogenesis, diagnosis, and management. J Am Coll Cardiol 2009;53(24):2231-47.

24

암환자의 보존적 치료와 삶의 질

최인실

Ⅰ. 암성 통증

국제통증연구학회는 통증이란 "실제적인 또는 잠재적인 조직손상과 관련되어 나타나는 감각적, 정서적인 불유쾌한 경험"이라고 정의하였다. 그러나 통증을 한마디로 표현하기는 어려우며, 또한 극히 주관적이기 때문에 개개인의 차가 심하고 조직손상에 의한 통증과 조직손상 없이 발생한 통증을 감별하기도 어렵다. 일반적으로 암환자에서 발생한 통증을 암성 통증이라고 말하는데, 대개의 경우 통증의 존재는 병의 진행을 의미한다. 신체적 망상이나 내재된 우울증에 기인한 통증은 암환자에서는 드문 편이다.

암성 통증은 적극적인 치료 도중인 암환자의 30～50%, 진행된 암환자의 60～90%에서 나타난다. 2001년에 시행된 우리나라 암환자의 통증 빈도 조사에 따르면 전체 암환자의 52%가 통증을 호소했는데, 중등도의 통증이 있는 환자의 75%, 심한 통증이 있는 환자의 66%에서 통증 조절이 충분하지 못했다. 암환자에 대한 통증 치료의 목표는 우선 암 진단과 치료를 편안하게 받도록 도와주는 것이며, 일상생활을 영위할 수 있을 정도로 통증을 경감시켜주고, 통증 없이 임종을 맞을 수 있도록 하는 것이다.

1. 암성 통증의 종류

통증은 통증 전달경로의 신경해부학, 신경생리학에 근거하여 체성*somatic*, 내장성*visceral*, 신경병증성*neuropathic* 통증으로 분류할 수 있고, 통증이 동반되는 기간에 따라 급성 통증과 만성 통증으로 구별할 수 있다.

통증은 일반적으로 종양에 의한 압박이나 침윤이 존재하는 말초 부위에서 여러 가지 통증 전달물질에 의해 매개된 화학적 자극에 통각수용기*nociceptor*와 기계 수용체*mechanoreceptor*가 자극받아 발생한다. 피부나 심부에서 통각수용기가 자극을 받으면 특징적으로 둔하거나 쑤시는 듯한 양상의 비교적 부위가 명확한 체성 통증이 생긴다. 암의 전이로 인한 뼈의 통증, 수술 후 절개 부위의 통증, 근막이나 근골격계의 통증이 체성 통증의 대표적인 예이다. 내장성 통증은 흉부·복부·골반 내 장기 등의 침윤, 압박, 신장 등에 의해 통각수용기가 자극을 받아 발생하며, 복강 내 전이가 있는 환자나 췌장암 환자에서 흔하다. 이 통증은 부위가 명확하지 않으며 짜는 듯한, 혹은 압박하는 듯한 심부의 통증을 호소하는 것이 특징이다. 급성일 경우 오심, 구토, 발한 등 자율신경계의 이상을 보이는 경우가 많다. 내장성 통증은 흔히 원발 부위와 떨어진 부위에 연관통을 유발하기 쉬운데, 일례로 횡격막에 자극이 있을 때 어깨 통증을 호소하는 경우를 들 수 있다. 신경병증성 통증은 척수나 말초신경에 대한 종양의 압박이나 침윤, 또는 수술, 방사선 조사, 항암요법 등의 화학적 자극으로 인한 손상으로 발생한다. 신경 손상에 의한 통증은 종종 정도가 매우 심하며, 화끈거리는 작열*burning* 또는 이상감각*dysesthetic*으로 표현된다.

급성 통증은 통증의 시작이 명확하고 주관적이며 객관적인 신체적 징후가 보이고 자율신경 증상의 과항진에 따른 증상이 나타난다. 급성 통증은 대개 병변의 치유와 함께 저절로 호전되며, 진통제나 원인 치료에 반응을 잘 나타내므로 증상으로 분류한다. 반면 만성 통증은 병변의 치유 후에도 지속적인 통증을 보이는 경우를 말하며, 증상이라기보다는 질환으로 분류할 수 있다. 대개 3개월 이상 지속된 통증으로, 발현 시간이 명확하지 않고 급성 통증에서 보이는 자율신경계의 증상이 보이지 않는다. 또한 성격, 일상 생활양식 등에 변화를 유발하므로 통증의 원인 치료와 함께 환자의 기능상태, 대인관계, 성격 등에 영향을 주는 인자도 동시에 치료해야 좋은 효과를 기대할 수 있다.

그 외에 급성 혹은 만성 통증이 있는 암환자에서 특징적으로 발생하는 통증으로 돌발성 통증*breakthrough pain*이 있다. 돌발성 통증이란 평상시의 통증을 넘어서 일시적으로 악화된 통증을 말하며, 암환자의 23~90%에서 발생한다. 급속히 발생하고 짧게 지속된다.

2. 암성 통증의 원인 및 관여 인자

암환자에서 통증의 원인은 흔히 복합적이다. 암성 통증은 종양 자체로 인한 직접적인 통증이 가장 흔하며(60~80%), 그 원인으로는 ① 신경근이나 신경총에 대한 압박, ② 암세포의 신경, 혈관 침윤, ③ 공동장기*hollow viscus*나 혈관의 폐색, ④ 침범된 조직의 염증, 부종, 괴사, ⑤ 두개내압의 증가 등이 있다. 그중 환자가 통증을 가장 빈번하게 호소하는 장소는 골이고, 그 다음은 신경, 공동장기 순이다. 두 번째 통증의 원인은 암의 치료와 관련된 통증으로서 치료적 시술이나 약물요법, 수술, 방사선요법 등으로 인해 발생한다. 약 3~10%의 환자에서 암과 관련이 없는 통증이 있으며, 그 원인 중에는 골관절염, 압박된 척추체와 골다공증, 말초성 신경병증 등이 있다.

암성 통증을 일으키는 데 관여하는 인자 중 첫째는 원발성 종양의 형태이다. 즉, 뼈로 잘 전이되는 유방암, 전립선암을 가진 환자가 통증을 호소하는 빈도가 60~80%로 림프종 환자나 백혈병 환자보다 훨씬 높다. 둘째는 암의 병기이다. 예를 들면 전이가 되지 않은 경우는 15%만이 통증을 호소한다. 그 외에 종양이 신경조직에 인접하여 발생하는 경우 통증의 빈도가 높고, 환자 자체의 특성으로 불안감이나 우울증이 있는 경우 통증의 빈도가 높다.

3. 통증에 대한 평가

통증의 정도를 객관성 있게 평가하는 것은 상당히 어렵다. 그러나 어떤 치료나 투약을 시행하였을 때 그에 따른 통증의 변화를 평가하여 불필요한 투약이나 시술의 빈도를 줄이고, 통증의 양상을 관찰하여 그 원인이 되는 기질적 질환과 비교함으로써 이에 따른 치료 방침을 세워야 하기 때문에 통증의 정도를 평가하는 것은 매우 중요하다.

(1) 통증에 대한 평가 항목

1) 통증 부위

통증 부위를 환자가 그림으로 표시하도록 하는 방법을 사용한다.

2) 통증의 성격

환자가 표현하는 통증의 성격은 통증의 원인을 찾는 데 중요한 단서가 될 수 있으므로 환자가 말로 자신의 통증을 표현하도록 한다. 특히 마약성 진통제의 효과가 제한적인 신경병증성 통증을 구분해내는 것이 약물 선택에서 중요하다.

3) 통증에 영향을 미치는 요인

악화 요인과 완화 요인을 확인한다.

4) 통증의 강도 평가

① 언어통증 등급*verbal rating scale; VRS*

환자가 통증의 정도를 약하게, 중간 정도로, 심하게, 또는 참을 수 없이 아프다 등의 몇 가지 정해진 범주의 언어로 직접 표현하는 방법으로, 가장 간단하고 흔하게 시행되는 방법 중 하나이다. 그러나 통증 해석에 대한 일반화가 결여되어 있으며, 대부분 과다하게 표현되는 경향이 있다.

② 시각통증 등급*visual analog scale; VAS*

환자가, 통증이 없는 시작 점과 가장 심한 통증을 뜻하는 끝 점 외에 특별한 표시가 없는 일정한 선 위에 자신의 통증 정도를 표시하도록 한 것이다. 자료 수집이 편리하고 단기간의 변화를 관찰할 때에는 비교적 신뢰성이 좋지만, 만성 통증에서와 같은 장기간 표현에는 적합하지 못한 면이 있다.

③ 숫자통증 등급*numeric rating scale; NRS*

흔히 사용되는 방법으로, 통증이 없는 것을 1점, 상상할 수 있는 가장 큰 통증을 10으로 하고 통증의 정도를 숫자로 표시하도록 한 것이다.

5) 통증의 시작 및 시간적 양상

급성 통증과 만성 통증, 돌발성 통증으로 구분하여 평가한다.

(2) 암성 통증 환자에 대한 임상적 평가 시의 일반적 원칙

① 환자가 통증을 호소할 때 이를 믿어야 한다. 즉, 환자와 의사 간의 신뢰감을 형성하는 것이 암환자의 관리에 가장 중요하다.

② 세심하게 병력 청취를 해야 한다. 병력 청취 시에는 부위, 정도, 악화인자와 완화인자, 시간에 따른 양상, 정확한 발현 시기, 동반된 증상과 증후, 환자의 정신적 상태에 영향을 주는 것, 이전에 복용한 진통제와 현재 복용하는 진통제 및 이에 대한 반응 등이 포함되어야 한다.

③ 환자의 정신상태를 평가해야 한다. 환자의 우울증, 불안감의 정도를 평가하고 이와 관련된 과거 병력과 약물중독의 가족력이나 과거력, 마약성 진통제의 복용 여부와 이에 대한 거부감 등도 살펴야 한다.

④ 내과적, 신경학적 검진을 세심하게 시행해야 한다.

⑤ 적절한 진단적 검사를 시행하고, 환자 개개인의 상태에 맞추어 결과를 해석해야 한다.

⑥ 적절한 진단적 검사를 시행할 수 있도록 통증을 치료해주어야 한다.

⑦ 치료에 대한 반응을 지속적으로 재평가해야 한다. 통증 치료의 효과와 부작용을 평가하고 효과적으로 통증을 관리하기 위해서는 통증이 완화될 때까지 주기적으로 평가해야 한다. 통증의 양상이 변화하거나 새로운 통증이 발생할 때에는 통증에 대해 재평가하고 통증 치료 방법을 변화시켜야 한다.

⑧ 진단을 위한 검사나 치료적 접근을 환자의 상태에 따라 적절하게 시행해야 한다.

⑨ 환자 및 보호자와 함께 향후 치료 방향 및 예후에 대해 논의해야 한다.

4. 암성 통증의 치료 방법

암성 통증의 75~85%는 약물로 치료가 가능하므로 약물치료를 우선적으로 고려한다. 약물치료로 잘 조절되지 않는 경우 신경 차단*nerve block* 등의 침습적 방법을 고려한다.

(1) 약물치료

1) 진통제 사용 원칙

진통제를 사용할 경우 환자 개개인에 적합한 약물의 종류, 용량, 투여 방법의 선택이 중요하다. 진통제는 규칙적으로 투여하여 혈중 농도를 일정하게 유지해야 암성 통증의 재발을 예방할 수 있다. 가능하면 주사보다는 경구 또는 피부 접착처럼 편한 방법으로 투여하는 것이 좋다. 세계보건기구(WHO)에서 발표한 3단계 진통제 사용 지침은 국제적으로 가장 광범위하게 받아들여지고 있는 지침이다. 이 방법에 의하면 진통제 중 마약성 진통제와 비마약성 진통제를 통증의 강도에 따라, 보조 약제를 통증의 병리 기전에 따라 조합하는데, 처음 나타나는 통증의 정도에 따라 다음과 같이 시작 단계를 결정한다. 첫 번째 단계는 경증 내지 중등도의 통증이 있는 환자에게 비마약성 진통제를 투여하는 것으로, 진통 효과를 관찰하면서 증량하고, 통증이 완화되지 않으면 다음 단계로 넘어간다. 두 번째 단계는 비마약성 진통제에 실패한 중등도의 통증이 있는 환자를 대상으로 비마약성 진통제와 약한 마약성 진통제를 조합하는 것이다. 세 번째 단계는 두 번째 단계에서 실패하였거나 처음부터 심한 통증이 있는 환자를 대상으로 강한 마약성 진통제를 투여하는 단계이다. 통증의 종류에 따라 통증 정도와 상관없이 보조 약제를 병용하여 진통 효과를 증대시키도록 한다. 진통제 투여 후 통증 조절이 잘 되고 있는지 자주 관찰하여 효과를 평가하고, 통증 조절이 부족하면 진통제 처방을 변경해야 한다.

2) 진통제의 종류

① 비마약성 진통제

비마약성 진통제는 크게 아세트아미노펜*acetaminophen*과 비스테로이드성 소염제(NSAIDs)로 구분된다. 아세트아미노펜은 비스테로이드성 소염제와 비교했을 때 소염 작용 및 혈소판 억제 작용이 없다. 비스테로이드성 소염제의 흔한 부작용으로는 위장장애, 신장장애, 혈소판 억제, 천식 유발 또는 악화가 있다. 비마약성 진통제에는 많은 종류가 있지만 진통 효과에는 많은 차이가 없고 부작용에서만 차이가 날 뿐이므로, 환자의 상태를 고려하여 문제가 될 만한 부작용이 적은 약제를 선택하여야 한다. 또한 최대 투여량 이상으로 증량하는 경우 진통 작용은 증가하지 않고 부작용만 증가하므로(최고효과*ceiling effect*) WHO의 3단계 진통제 사용 지침의 다음 단계로 넘어가야 한다.

② 마약성 진통제

아편유사제 수용체*opioid receptor*에 결합하고 또한 중추신경계에서 내인성 통증 억제계를 활성화시켜 진통 효과를 나타낸다. 수용체 작용과 역가에 따라 국내에서 사용할 수 있는 마약성 진통제는 〈표 24-1〉과 같다. 마약성 진통제를 장기간 사용할 경우 내성*tolerance*과 신체적 의존성*physical dependence*이 발생할 수 있다. 그러나 통증이 있는 암환자에서 마약 중독*addiction*은 매우 드물다. 마약성 진통제는 최고효과가 없기 때문에 통증 조절을 위해 용량 제한 없이 증량할 수 있다. 혼합형 작용-길항제는 작용제와 함께 사용하는 경우 작용제의 작용을 차단하여 진통효과를 감소시키고 금단현상을 초래할 수 있으며, 장기적으로 사용하는 경우 심각한 환청, 편집증 등의 정신증 유사 증상이 나타날 수 있어 암환자의 통증 조절에는 적절하지 않다. 메페리딘*meperidine*을 자주 투여하면 대사산물인 노르메페리딘*normeperidine*이 축적되어 중추신경계 부작용이 나타날 수 있기 때문에 암성 통증 같은 만성 통증에는 사용하지 않는다. 마약성 진통제는 또한 작용 시간에 따라 '서방형' 제형과 '속효성' 제형으로 구분할 수 있는데, 속효성 제형은 용량 적정 및 돌발성 통증의 조절 목적으로 사용되며, 유지 용량은 서방형 제형으로 투여한다. 각 마약성 진통제 간의 동등 진통 용량표는 〈표 24-2〉와 같다. 펜타닐*fentanyl*은 한 번 붙이면 피부를 통해 서서히 방출되어 약효가 3일간 지속되는 경피 부착 패치*transdermal patch*가 개발되어 암성 통증 치료에서 유용성을 인증받고 있다. 경구 투여가 불가능한 환자에 사용할 수 있다는 장점이 있다.

마약성 진통제의 대표적인 부작용으로는 변비, 진정·졸림, 오심·구토, 배뇨 장애, 호흡 억제가 있다. 변비는 모르핀이 장관의 연동 운동을 억제하고 항문 괄약근의 긴장을 증가시켜 나타나는 증상이며, 예방적으로 완하제를 사용한다. 내성이 생기기 쉬운 오심·구토는 통상 1~2주 정도 지나면 소실되나, 심한 경우에는 약제를 바꾸거나 항구토제를 사용한다. 호흡 억제는 가장 심각한 부작용으로서, 마약성 진통제를 단기간에 다량 투여한 경우 잘 나타난다. 통증 자체가 호흡 억제를 길항하고 있기 때문에 통증이 있는 환자에서 호흡 억제가 오는 경우는 드물고, 통증이 소실되면서 발생할 수 있다. 호흡 억제가 발생하면 모르핀을 중지하고 길항제인 날록손을 투여하여 마약성 진통제의 작용을 차단하여야 한다. 장기간 마약성 진통제를 사용하고 있는 환자에게 날록손을 투여하면 금단현상이 나타날 수 있다. 그 외에 입마름, 발한, 가려움

표 24-1 마약성 진통제의 분류

	완전 작용제	부분 작용제	혼합형 작용-길항제	길항제
강한 마약성 진통제	모르핀*morphine*	부프레노르핀*buprenorphine*	펜타조신*pentazocin*	
	펜타닐*fentanyl*		날부핀*nalbuphine*	
	옥시코돈*oxycodone*			
	메페리딘*meperidine*			
약한 마약성 진통제	코데인*codeine*	트라마돌*tramadol*		
	디히드로코데인*dihydrocodeine*			
기타				날록손*naloxone*

표 24-2 동등 진통 용량표

약제	10mg 모르핀 근주/피하 주사에 해당하는 동등 진통 용량		근주/피하 주사 용량: 경구 용량	반감기(시간)	작용 시간(시간)
	IV/SC	PO			
모르핀	10	30	3:1	2~3.5	3~6
코데인	130	200	1.5:1	2~3	2~4
옥시코돈	15	30	2:1	3~4	2~4
트라마돌	100	120	1.2:1		4~6

경피 부착 펜타닐 패치 100㎍/hr = 2~4mg/hr 정맥 지속 주입 모르핀

증, 현기증, 수면 장애 등의 부작용이 나타날 수 있다.

③ 보조 약제

마약성 진통제의 효과를 증가시키거나 부작용을 치료하기 위해서 사용되는 약제를 보조 약제라고 한다. 신경병증성 통증이나 뼈통증*bone pain* 등 진통제의 효과가 낮은 특정 통증에서는 진통을 위한 치료제로도 효과가 있다. WHO 3단계 진통제 사용 지침의 어느 단계에서도 사용 가능하다. 신경병증성 통증의 보조 약제로는 항경련제, 항우울제, 스테로이드 등이 있으며 환자의 증상에 따라 선택, 사용될 수 있다. 비스포스포네이트*bisphosphonate*는 골전이로 인한 통증 조절과 골절 예방에 효과가 있다.

(2) 신경 차단

1) 신경 차단의 특징

신경 차단은 비교적 경계가 명확한 암성 통증을 호소하는 환자에게 효과적이다. 암성 통증이 진행성으로 결국은 강한 마약성 진통제를 사용하게 되고 그에 따른 부작용으로 고통이 가중될 것으로 예상되며 통증이 국한된 경우에는 신경 차단을 일찍 고려하는 것이 좋다. 신경 차단은 초기 국소마취제나 스테로이드 등의 단독 또는 혼합 사용으로 신경을 파괴하지 않으면서 통증을 감소시키는 방법이 있고, 알코올, 페놀 또는 고주파 등을 이용하여 신경을 파괴하여 통증 전달을 차단시키는 방법이 있다. 약제나 방법에 따라 차이가 있지만 신경 파괴 시 지속 시간은 3~6개월 정도이다. 신경 파괴를 통한 신경 차단을 시술하기 전에는 국소마취제 등으로 진단적 차단술을 시행하여 신경이 파괴된 후의 통증 감소 정도 및 부작용을 미리 확인해보는 작업이 필요하다. 신경 차단의 장점은 장기간 통증 제어가 가능하고 반복 시술도 가능하며, 효과가 빠르고 진통제 사용량을 줄이거나 사용을 중지할 수 있어 그로 인한 부작용을 줄일 수 있다는 점이다. 단점은 국부 마비 같은 합병증이 생길 수 있고 차단 후 1~2일간 입원이 필요할 수 있다는 것이다.

2) 신경 차단의 종류

① 체성신경 차단

암과 관련되어 국소적 통증이 있는 경우 통증을 전달하는 말초 체성신경을 찾아 시행하는 방법이다. 안면부의 3차 신경, 안면신경, 몸통의 늑간신경 등 접근이 가능한 대부분의 신경에 적용이 가능하다. 체성신경 차단은 지각신경과 운동신경을 포함하므로 상 · 하지 및 하복부 신경을 지배하는 신경을 차단하면 근력 저하나 운동 마비, 배뇨 장애 등을 초래할 수 있으므로 신경 파괴제에 의한 차단은 그 적용 여부를 신중히 결정해야 한다.

② 교감신경 차단

복부 내장의 통증은 교감신경을 통해 전달되므로 내장성 통증에서 교감신경에 대한 차단은 효과적인 제통 방법이 될 수 있다. 교감신경의 경우 신경 파괴제를 적용하여도 지각 탈실이나 운동기능의 상실이 없으므로 적극적으로 시행하는 것이 바람직하고, 적절한 시기에 시행된다면 매우 유효하다. 복강 신경총 차단*celiac plexus block*, 하장간막 신경총 차단*inferior mesenteric plexus block*, 상하복 신경총 차단*superior hypogastric plexus block*, 요부 교감 신경총 차단*lumbar sympathetic plexus block*, 홀신경절 차단*ganglion impar block*이 있다.

(3) 척수 진통법

척수 진통법*spinal analgesia*은 경막외강이나 지주막하강 내로 약물을 투여하는 방법으로, 경부에서 요천추부까지 광범위하게 통증 조절이 가능하다. 투여되고 있는 마약제의 용량이 너무 많아 부작용이 심하면서 신경 차단도 적용되지 않는 환자에게 적용할 수 있다. 경막외강 진통법은 매우 얇은 지속적 약물 투여용 카테터를 척수의 경막외강에 삽입하여 지속적으로 약물이 투여되도록 하는 방법이다. 척수 후각의 아편 유사물질 수용체에 직접 작용하기 때문에 경구로 사용하는 모르핀의 1/10, 정맥 투여에 비해서는 1/3의 마약성 진통제 투여 용량만으로 같은 정도의 진통 효과를 나타낸다. 환자에 따라 저농도의 국소마취제나 보조제 등을 첨가하면 더 강력한 진통 효과와 부작용의 감소를 유도할 수 있다. 단점으로는 시술 시의 위험성 외에 간혹 카테터를 통해 또는 카테터 주위로 감염이 발생한다는 것이다. 잘 관리한다면 수 개월간 사용이 가능하며, 전신적인 통증이나 마약제의 다량 투여가 필요한 환자에게 가장 많이 사용되는 시술법이다. 지주막하 진통법은 지주막 하강에 약물을 투여하는 방법으로, 진통 효과가 대단히 강력하여 난치성 암성 통증에도 유효한 진통 방법으로 보고되고 있다.

(4) 기타

1) 척추체성형술*vertebroplasty*

암의 척추 내 전이 또는 다발성 골수종 등에 의해 발생하는 척추체의 압박 골절에 사용될 수 있는 방법이다. 골절된 척추 내로 시멘트 폴리메틸메타크릴레이트*polymethylmethacrylate*를 주입하여 척추체의 모양을 어느 정도 회복시키고 통증을 감소시키는 방법이다.

2) 척수신경 자극술

암에 의한 신경병증성 통증이 약물로 조절되지 않는 경우에 고려된다.

Ⅱ. 암환자에 대한 정신의학적 이해와 접근

1. 암에 대한 심리적 반응

종양학의 급속한 발전에 힘입어 암의 치료율이 급격히 증가하였음에도 불구하고 아직도 일반인들에게 암은 죽음을 의미하는 공포의 대상으로 받아들여지고 있다. 홀랜드*Holland*는 암이 주는 공포를 다음과 같은 6D로 정리한 바 있다. ① 죽음*death*, ② 가족이나 치료진에 대한 의존*dependency*, ③ 신체 및 자신의 모습의 변형*disfigurement*, ④ 사회적 기능의 상실*disability*, ⑤ 대인관계의 파괴*disruption*, ⑥ 불편함이나 통증*discomfort*.

환자는 자신의 병이 암이라는 사실을 알게 되면 초기에는 심한 충격을 받고 우울과 불안을 심하게 느끼며, 당혹감, 짜증, 분노 등 복잡한 정서반응과 함께 불면, 식욕부진 등의 급성 반응을 보인다. 진단과 치료 과정, 죽음에 관한 생각들이 한꺼번에 떠오르면서 일에 집중하지 못하고 일상생활도 제대로 처리하지 못하게 된다. 이러한 급성 반응은 가족 등 주변의 도움을 받고 또한 치료진으로부터 구체적인 치료 계획을 듣게 되면서 다소 진정되어 대개 7~10일 정도면 어느 정도 정신적 안정을 회복하게 된다. 과거에는 급성 반응 후에도 암환자들 대부분이 우울하고 정신과 치료를 필요로 한다는 관점이 지배적이었지만, 암에 대한 치료가 발전하고 암환자들에 대한 정신의학적 연구들이 체계적으로 이루어지면서, 최근에는 대부분의 환자들이 잘 적응하며 일부만 정신과적 치료가 필요하다고 한다. 가장 널리 인용되는 데로가티스*Derogatis* 등의 연구에 의하면, 전체 암환자의 약 50%는 급성 반응 후에는 비교적 잘 적응하며, 나머지 50% 환자들 중 2/3는 경도의 우울 혹은 불안 반응이 수 주일 내지 수 개월 정도 지속되는 적응장애를 나타내지만 정신치료만으로 잘 호전된다고 하였고, 나머지 1/3 정도, 즉 전체 환자의 약 15~20% 정도만이 주요 우울증이나 불안장애의 진단 기준에 부합되어 집중적인 정신과 치료가 필요하다고 하였다.

정서적 불안정의 정도는 암과 관련된 요인(부위, 단계, 치료, 경과, 통증), 정신의학적 요인(이전 적응 정도, 대처 능력, 정서적 성숙 정도, 발달 단계 및 암으로 인하여 이룰 수 없는 목표의 정도, 인생 설계의 변형), 그리고 사회적 요인(가족 혹은 다른 사회적 지지, 치료진과의 관계, 사회문화적 배경, 종교적 배경, 경제적 여건 등)에 의하여 결정되는데, 미성숙한 사람, 정신과 병력이 있는 경우, 최근에 가까운 주변 인물을 상실한 경우, 낮은 사회경제적 상태 등이 심한 정서적 불안정과 관련 있는 요인이다.

최근에는 '정신장애를 지니고 있는가, 아닌가'라는 이분법적인 시각보다는 삶의 질이라는 관점에서 환자의 정서적 안정을 도모할 필요가 있다는 주장들이 설득력을 얻고 있다. 암환자의 삶의 질은 ① 신체적 요소, ② 심리적 요소, ③ 사회적 요소, 그리고 ④ 영적인 요소 등 4가지 요소에 의하여 결정되는데, 신체적 불편감이나 기능의 정도가 심리적 안정에 직접적으로 영향을 미친다. 또한 동반되는 불안이나 우울 등이 통증의 정도, 항암치료 부작용의 정도에 직접적으로 영향을 미치는 등 이러한 4 요소는 밀접하게 연관되어 있다. 따라서 환자의 전체적인 삶의 질 향상이라는 측면에서 정신건강이 고려되어야 할 것이다.

2. 암환자의 주요 정신장애와 치료

(1) 적응장애

급성 반응이 수 주 내지 수 개월간 지속되는 형태라고 할 수 있다. 이러한 적응장애 환자들에게는 위기 중재 모델에 입각한 단기 정신치료가 도움이 된다. 일주일에 1~2회의 면담을 통하여 정서적 지지를 해주고, 이전의 성공적인 극복 방법을 지지해주며, 필요한 지식이나 정보도 제공해준다. 심하게 초조해하거나 불면이 심한 경우에는 벤조디아제핀*benzodiazepine*이나 트라조돈*trazodone* 등의 약물을 단기간 사용하다가 호전되면 바로 감량하여 중단한다. 암과 관련된 정서적 어려움을 잘 극복한 경험 있는 환자와 만나게 해주거나 자조집단*self-help group*, 다른 지지 집단의 도움을 받도록 하는 것도 하나의 방법이다.

(2) 주요 우울증

암환자의 정신과 자문의 약 60%가 우울증 혹은 이와 동반되는 자살 위험에 대한 평가에 관한 것이다. 일시적인 적응장애를 제외하면 전문적인 정신과 치료를 필요로 하는 가장 흔한 질환이며, 유병률은 13%(5~60%) 정도이다. 우울증에 동반되는 신체증상인 피로, 식욕부진, 수면장애, 성욕 저하 등은 암 치료 과정에서 흔히 나타날 수 있는 부작용이므로 감별에 주의해야 한다. 만약 신체 증상만으로 우울증으로 오인하게 되면, 신체적 불편을 초래하는 실제 원인을 찾는 기회를 놓칠 수도 있다.

유발인자 및 악화인자로는 우울증 병력, 알코올 중독증 병력, 신체적 장애 및 불편(통증 포함), 진행된 병기, 대사장애(고칼슘혈증, 나트륨·칼륨 이상, 비타민 B_{12} 결핍, 엽산 결핍), 내분비적 장애(갑상선기능항진증, 갑상선기능저하증, 부신기능저하증), 약물 등이 있다. 암으로 인한 통증이 심한 경우에는 일시적으로 우울증이 심화될 수 있으므로, 주요 우울증이 의심되는 모든 암환자는 통증을 충분히 조절한 후 재평가해야 한다. 거의 모든 약물이 우울증을 일으킬 수 있으며 항고혈압제, 항콜레스테롤제, 항부정맥제가 흔히 우울증을 일으키는 것으로 알려져 있다. 암환자에게 자주 우울증을 일으킬 수 있는 약물로는 코르티코스테로이드*corticosteroid*, 사이프로테론*cyproterone*, L-아스파라기나아제*asparaginase*, 프로카바진*procarbazine*, 타목시펜*tamoxifen*, 빈크리스틴*vincristine*, 빈블라스틴*vinblastine*, 인터페론*interferone*, 암포테리신*amphotericin* B 등이 있다. 이 외에도 우울증을 일으킬 수 있는 약물들이 많으므로, 우울증으로 진단되면 약물에 관한 면밀한 검토도 필요하다. 진단 과정에서는 앞에서 언급한 우울증을 일으킬 수 있는 의학적 조건, 약물이 있는지 파악하는 것이 중요하다. 또한 우울증 환자의 자살 충동을 파악하여 예방하는 것이 중요한데, 말기 암환자는 우울증이 있고 자신의 병에 대해 희망이 없음을 느끼는 경우 자살 위험도가 높아진다는 사실이 알려져 있다. 우울증 환자에 대한 치료는 우울증의 여러 증상을 호전시키는 것인데, 감정 상태를 호전시키고, 활력과 식욕을 증가시키며, 수면 시간을 연장하고 질을 향상시키는 것이다. 우울증 치료에서 가장 효과적인 방법은 약물치료지만 심리치료를 병행함으로써 치료 효과를 향상시킬 수 있다. 약물 선택 시에는 환자의 임상적 상태(예상 생존 기간 등), 약물의 부작용, 약물 상호작용, 과거에 효과가 있었던 약물 등을 고려해야 하고, 드물게 양극성으로 나타나는 경우 기분안정제(리튬*lithium*, 발프로에이트*valproate*, 카르바마제핀*carbamazepine* 등)를 사용해야 한다. 약물로는 선택적 세로토닌 재흡수 억제제*selective serotonin reuptake inhibitor; SSRI*(플루옥세틴*fluoxetine*, 파록세틴*paroxetine*, 서트랄린*sertraline*, 시탈로프람*citalopram*), 삼환계 항우울제*tricyclic antidepressant; TCA*(데시프라민*desipramine*, 이미프라민*imipramine*, 노르트리프틸린*nortriptyline*, 독세핀*doxepin*), 세로토닌 길항제 재흡수 억제제*serotonin antagonist and reuptake inhibitor; SARI*(네파조돈*nefazodone*, 트라조돈*trazodone*), 정신자극제*psychostimulant*(덱스트로암페타민*dextroamphetamine*, 메틸페니데이트*methylphenidate*, 페몰린*pemoline*), 기타 부프로피온*bupropion*, 미르타자핀*mirtazapine*, 벤라팍신*venlafaxine* 등이 있다. 이 중 선택적 세로토닌 재흡수 억제제가 부작용이 적고 효과적이어서 가장 많이 사용된다. 용량 의존성 부작용이 있으므로 적은 용량으로 시작하여 점차 용량을 증가시켜나가야 한다. 효과가 나타나는 데 4~6주의 시간이 필요하며, 증상 소멸 후에도 6개월 정도 유지한 후 약물의 중단을 고려할 수 있다. 불면이 동반되는 경우에는 트라조돈을 사용할 수 있다. 약물치료와 함께 심리치료를 병행하면 더 빠른 호전을 기대할 수 있다.

(3) 불안장애

암환자에서 불안은 정상적인 반응에서부터 병적인 경우까지 다양한 정도로 나타난다. 심한 불안장애는 많지 않으나, 일시적인 불안 증상은 거의 대부분의 환자들이 자주 경험한다. 특정한 대상에 대한 공포인 경우도 있지만, 공포의 대상이 모호하고 일반적일 수도 있다. 암환자에게 불안의 원인이 될 수 있는 공포의 대상은 ① 죽음 자체 또는 그 과정에 대한 공포, ② 암의 재발이나 전이에 대한 공포, ③ 통증에 대한 공포, ④ 치료에 따르는 부작용이나 신체 손상에 대한 공포, ⑤ 다른 사람에게 의지하는 생활 또는 다른 사람들로부터 소외당하는 데 대한 공포 등이 있다. 증상은 간헐적일 수도 지속적일 수도 있으며, 1차 증상이 심리적일 수도 신체적일 수도 있다. 빈도는 대상 환자, 진단 기준에 따라서 다르나 18~31% 정도로 추정한다. 급성 불안의 증상으로는 두근거림, 빈맥, 숨가쁨, 가슴통증, 과다호흡, 질식감, 발한, 홍조, 떨림, 두통, 구역, 복통, 가슴 쓰림*heartburn*, 공포감 등이 있고, 만성 불안의 증상으로 과도하거나 쓸데없는 걱정, 안절부절증

restlessness, 불면증, 과민성, 집중력 장애, 판단력 장애 등의 증상이 있다. 대부분의 불안은 정서적 지지와 치료진이 주는 안심과 적절한 설명 등으로 호전된다. 수면 부족, 불충분한 통증 조절, 많은 양의 카페인 섭취 등 불안을 악화시키는 요인들을 제거해야 한다. 약물치료에서는 벤조디아제핀이 가볍거나 중간 정도의 불안에 가장 먼저 선택되는 약이다. 짧은 시간 작용 약제(로라제팜*lorazepam*, 알프라졸람*alprazolam*, 옥사제팜*oxazepam*)는 급성 불안 시 우선 선택하고, 중간 시간 작용 약제(클로나제팜*clonazepam*)는 계속 투여가 필요할 때 선택한다. 긴 시간 작용 약제(디아제팜*diazepam*)는 특히 고령 환자에서는 과도한 진정, 혼돈 등의 위험이 있으므로 피해야 한다. 불안감이나 초조감이 아주 심하여 벤조디아제핀만으로는 호전되지 않는 경우에는 항우울제나 항정신병 약물을 소량 사용할 수도 있다.

(4) 섬망

섬망*delirium*은 광범위한 뇌기능 저하에 의해 급성으로 발생하는 인지기능장애와 정신병증, 사고장애, 지각장애, 기분의 불안정성 등의 다양한 증상을 동반하는 기질성 정신장애 증후군이다. 의식의 혼탁으로 인해 여러 가지 증상이 발생하고, 짧은 시간 내에 발생하며, 하루 중에도 변동이 심한 특징이 있다. 인지능력의 장애(기억상실, 지남력 장애), 수면-각성 주기 붕괴(불면, 낮잠, 수면 주기 변화), 사고장애, 환각 및 착각, 주의 집중력 장애 등의 증상이 나타난다. 섬망은 우울증 다음으로 암환자에서 흔히 나타나는 정신장애로, 말기 암환자는 75% 정도가 섬망을 보이지만, 환자가 증상을 제대로 표현하지 못해 적절한 치료를 받지 못하기도 한다. 암환자에서 섬망의 원인은 다양하며 여러 원인들이 동시에 존재하는 경우가 많다. 구조적 원인으로 원발성·전이성 뇌종양, 뇌막 전이, 대사성 원인으로 전해질 불균형, 발열, 탈수, 저혈당, 요독증, 간성 혼수가 있고, 그 외 약물 등이 섬망을 초래하거나 악화시킬 수 있다. 상당수의 항암제가 섬망을 초래할 수 있으나, 대부분의 경우 여러 약제를 한꺼번에 사용하거나 방사선치료 등 다른 치료법을 병행하는 경우가 많으므로 인지장애를 초래하는 특정 약물 혹은 치료법을 찾아내기란 쉬운 일이 아니다. 메토트렉세이트*methotrexate*, 5-플루오로우라실*fluorouracil*, 빈크리스틴*vincristine*, 빈블라스틴*vinblastin*, 블레오마이신*bleomycin*, 시스플라틴*cisplatin*, L-아스파라기나아제, 스테로이드 등이 섬망을 잘 초래하는 항암제이다. 이 외에도 마약성 진통제, 진정수면제, 항불안제, 항히스타민제, 항구토제(메토클로프라미드*metoclopramide*), 항경련제, 항콜린 제제 등이 섬망을 초래하거나 악화시킬 수 있는 약물들이다. 섬망 진단을 위해서 정확한 병력 청취와 신체검진(신경학적 검사 포함), 신경인지검사, 혈액검사, 뇌영상검사 등의 선별검사가 필요하다. 섬망이 인지되면 즉시 적절한 치료를 시행해야 하며, 치료의 근간은 발생 원인을 찾아 제거하고 환자를 안정시키며 인지기능을 회복하는 데 있다. 비약물치료의 경우, 낯선 환경에서는 섬망이 유발되거나 악화되기 때문에 친숙한 환경을 제공하기 위해 편안하고 주위를 식별할 수 있을 정도로 조명이 켜진 방에 시계와 달력이 잘 보이도록 배치하고 가족과 대화하도록 한다. 비약물치료만으로는 증상을 조절하는 데 실패하는 경우가 흔하기 때문에 증상 완화를 위해 약물치료가 필요하다. 대부분의 섬망은 항정신병 약물을 소량 사용하면 단기간에 잘 호전되는데, 할로페리돌*haloperidol*이 우선적으로 선택되는 약제이다. 증상의 정도에 따라 용량을 증량하며, 1일 1.5~20mg으로 대부분 조절된다. 고용량을 사용할 때 대표적인 부작용으로 추체외로 증상이 나타날 수 있다. 리스페리돈*risperidone*은 저용량으로 뇌종양, 뇌기질 손상에 의한 섬망이나 노인의 섬망을 치료하는 데 효과적이다. 벤조디아제핀은 경련을 동반하거나 불면증이 있는 경우, 또는 할로페리돌에 반응이 없는 섬망의 치료에 유효한데, 소량의 로라제팜을 할로페리돌과 같이 사용하면 흥분성 섬망 환자를 빨리 안정시킬 수 있고 할로페리돌의 부작용으로 나타나는 추체외로 증상을 최소화할 수 있다.

3. 특수한 상황에서의 정신의학적 접근

(1) 암 진단의 통지 여부 및 치료적 관계 형성

암 진단을 환자에게 알릴 것인가 말 것인가 하는 것은 오랫동안 의학계의 논쟁 사항 중 하나였다. 현재 암에 대한 치료법이 발전하고, 암에 대한 일반인의 지식이 증가하고, 또한 환자의 알 권리에 대한 주장이 높아짐에 따라, 환자가 자신의 병 상태에 관하여 정확하게 아는 것은 선택의 문제가 아니라 당연한 권리라는 입장이 주류를 이루고 있다. 중요한 것은 언제 어떻게 환자에게 알리느냐의 문제이다. 일반적인 원칙은 환자가 알려고 하는 만큼, 즉 환자가 소화할 수 있는 정도만 대답해주되, 정직하게 그리고 가능한 한 희망을 남기면서 알려주는 것이다. 이왕이면 조용한 방에서 가족과 함께 있을 때 알려주는 것이 좋다. 환자는 치료 자체에 관한 두려움도 크므로, 가능한 치료법과 치료 과정에 대해 상세히 설명하고, 예상되는 부작용 및 기능 상실 등에 대해서도 설명해준다. 암 치료를 위해 치료진이 환자 편에서 최선을 다할 것이라는 점을 분명히 해주는 것도 중요하다.

치료 과정에서 환자와 이야기할 때는 솔직하고 실제적이며 구체적으로 설명해주는 것이 바람직하다. 엇비슷하거나 대충 설명하면 환자는 혼자만의 판단으로 불필요한 오해나 걱정을 하게 되는 경우가 많으므로 환자의 수준을 고려하여 명확하게 전달하는 것이 중요하다.

(2) 오심과 구토

불쾌한 신체 증상이나 기능 상실은 당연히 부정적인 정서 반응을 초래한다. 또한 정서적 불안정은 신체 증상을 심하게 할 수도 있고, 없던 신체 증상을 새롭게 만들 수도 있다. 항암치료를 받는 환자의 1/3 가량이 조건화 반응 혹은 학습효과에 의하여 오심이나 구토를 경험하게 된다. 이들은 항암제 주사를 맞기 전에 항암치료와 관련된 환경에 접하거나 생각하는 것만으로도 오심과 구토를 시작한다. 이러한 증상은 약물치료 중이나 후에도 지속될 수 있다. 조건화된 오심과 구토의 치료에는 정신치료보다는 인지행동치료가 더 효과적인 것으로 보고되고 있다. 가장 흔히 사용되는 방법은 점진적 근육이완요법이다.

(3) 통증

암환자의 통증은 조직 손상에 의한 직접적인 것 외에도, 생리적, 감각적, 정서적, 인지적, 행동적 요인들이 모두 작용하는 다차원적인 것이라고 볼 수 있다. 불안과 우울이 심한 환자들은 통증을 더 심하게 경험하며, 또한 통증은 불안과 우울을 악화시킨다. 따라서 통증을 충분히 치료해주는 것은 심리적 안정을 위해서도 꼭 필요하다.

(4) 자살

암환자의 자살은 일반인의 1.4~1.9배 정도로서 다소 높은 것으로 알려져 있다. 자살과 관련되는 요인들은 암 말기, 나쁜 예후, 경미한 섬망이 있어서 충동조절이 제대로 되지 않는 경우, 통증이 잘 해결되지 않는 경우, 우울증, 이전부터 정신장애가 있는 경우, 사회적 고립 등이다.

4. 말기 암환자에 대한 정신의학적 접근과 임종

암 치료가 괄목할 만큼 발전했음에도 불구하고 아직도 암은 결국 죽음으로 끝나는 경우가 많다. 또한 고식적 치료 기간이 길어지면서, 죽음을 앞둔 환자를 대해야 하는 경우도 그만큼 더 많아졌다.

임종을 앞둔 환자나 암 진단을 받은 환자들은 부정*denial*, 분노*anger*, 협상*bargaining*, 우울*depression*, 용납*acceptance* 등 다섯 단계의 심리적 과정을 거친다. 부정은 아주 흔하고 자기 보호적인 반응인데, 치료진은 환자의 이러한 의식적 혹은 무의식적인 반응을 단지 비현실적이며 건강하지 못한 것으로 치부해버릴 수도 있다. 그러나 부정도 경우에 따라서는 환자에게 필요할 수도 있는 것이므로, 환자에게 명확하게 해를 끼치는 상황이 아닌 경우에는 존중해줄 필요가 있다.

말기 환자에게 있어서 치료진의 역할은 죽음에 대한 공포를 경감시키고 신체적, 심리적, 사회적 고통을 완화해주면서 체면과 자존심을 지키며 품위 있게 죽음을 맞이할 수 있도록 도와주는 것이다. 이를 위해서는 보다 포괄적이고 유기적인 영역 간의 협조가 필요하다. 치료진은 환자가 죽음을 앞둔 시기야말로 진정으로 치료진을 필요로 하는 시기임을 이해하는 것이 가장 중요하다. 외롭게 혼자 죽어간다는 느낌이 들지 않도록 환자 옆에 있어주며, 환자의 뜻을 주의 깊게 받아들이고, 이야기를 경청하며, 질문에 답해주어야 한다. 치료자가 선뜻 위로의 말을 해주어야 한다는 부담감에 시달릴 필요는 없다. 대부분의 경우, 환자는 치료자가 말하지 않아도 자신의 상태를 눈치채고 있는 경우가 많고, 이미 자신이 어떻게 될 것이며, 또한 어떻게 해야 하는지 아는 경우가 많다. 말의 내용보다는 의료진의 태도나 자세가 환자에게 더 큰 영향을 미치며, 도움을 주는 경우가 많다.

환자가 자신이 죽음을 앞두고 있다는 사실을 모르는 경우에는 환자를 심리적으로 자극할 수 있는 말을 섣불리 하지 말고, 희망을 잃지 않도록 하면서, 환자가 받아들일 수 있는 정도만 이야기해주는 것이 좋다.

Ⅲ. 암환자의 영양요법

영양실조*malnutrition*는 암환자들이 흔히 경험하는 문제로, 삶의 질을 침해하고 생존기간의 감소도 가져온다. 암 환자의 영양실조는 식욕부진과 음식 섭취의 감소, 신체 대사장애와 이로 인한 체중감소로 인해 나타난다. 이는 대부분의 암환자에서 나타나고, 흔히 사망원인이 된다. 또한 영양실조 환자들은 영양 상태가 양호한 환자와 비교해 항암화학요법, 방사선치료, 수술 등의 치료에 반응을 잘 하지 못하고, 치료로 인한 이환율 및 사망률도 높다. 암환자에 대한 영양 공급의 목표는 첫째, 적극적인 암 치료가 가능하도록 영양 상태를 유지하고 향상시키는 것이고, 둘째, 암환자의 신체기능과 삶의 질을 높이는 것이다.

1. 암환자의 영양실조

(1) 식욕부진

식욕부진*anorexia*은 암의 가장 흔한 증상으로서 음식 섭취에 대한 자발적 욕구가 없는 것을 가리킨다. 암환자의 식욕부진의 기전에는 암의 국소효과, 미각이나 입맛의 변화, 시상하부 기능이상, 포만감을 느끼는 기전의 변화와 음식에 대한 거부감 등이 있다. 항암화학요법 및 방사선치료 등의 암에 대한 치료와 연관되어 발생하기도 한다.

(2) 체중감소와 암악액질

암환자의 체중감소는 진단 시 15~40%에서 존재하며, 진행 암인 경우 80% 이상에서 동반된다. 체중감소는 6개월간 발병 전 몸무게의 10% 이상 감소된 경우를 기준으로 삼는다. 체중감소가 있는 환자들은 암 치료에 대해 반응감소와 내성을 보이며, 수술 후 합병증 증가, 전신 증상(피로감, 동통, 오심, 무력감)의 악화 등 임상적으로 좋지 않은 경과를 보이므로 적절한 평가와 관리가 필요하다. 암환자의 체중감소는 식욕부진에 의한 음식 섭취 감소 외에도 암 자체에 의한 신체의 대사이상이 주요 원인이 된다. 즉 암환자에서 증가하는 다양한 시토카인*cytokine*, 염증매개체, 지질분해-단백질 분해인자*lipolytic-proteolytic factor*에 의해 단백질, 지방 등의 합성이 감소하고 분해가 증가하는 현상이 체중감소를 발생시킨다. 이러한 암환자에서 나타나는 여러 대사이상에 의한 영양실조 증후군을 암악액질*cancer cachexia*이라고 한다. 암악액질은 종양 생성물질, 호르몬, 염증매개체 등 다양한 요인들의 상호작용에 의한 신체의 전반적인 대사이상 때문에 발생한다. 암에 대한 숙주반응으로 생성되는 시토카인은 암환자에서 일어나는 여러 가지 영양 및 대사이상을 조절하는 물질이다. 종양괴사인자-α*tumor necrosis factor-*α*; TNF-*α, 인터루킨-1*interleukin-1*, 인터루킨-6*interleukin-6*, 인터페론-γ*interferon-*γ 등이 암악액질의 발병 기전에 중요한 역할을 한다. 식욕을 감퇴시키고 기초대사율을 자극하며 포도당 이용을 자극하는 한편, 저장된 지방 및 단백질 동원*mobilization*을 증가시키고, 지방세포에서 지질단백리파아제*lipoprotein lipase* 활성을 감소시킨다. 근육에서 아미노산 방출을 증가시키고, 간내 아미노산의 운반 활성도를 증가시킨다. 종양에서 생성되어 단백질과 지방의 대사에 영향을 미치는 2가지 펩티드로 단백질분해 유도인자*proteolysis-inducing factor*와 지질 동원인자*lipid-mobilizing factor*가 있다. 단백질분해 유도인자는 유비퀴틴 단백질분해*ubiquitin proteolytic* 경로를 활성화하고, 지질 동원인자는 지방조직으로부터 지방산*fatty acid*의 생성을 촉진한다. 이러한 암에 대한 숙주반응으로 생성되는 물질과 종양에서 생성되는 물질의 상승작용으로 근육 내 유비퀴틴-프로테아솜*proteasome*계가 활성화되고, 이로 인해 점진적인 근육소모*muscle wasting*가 일어난다.

(3) 암환자의 대사이상

암환자에서 나타나는 탄수화물 대사이상에는 포도당불내성*glucose intolerance*과 인슐린 저항성이 있다. 또한 암환자에서는 간에서의 포도당신합성*gluconeogenesis*이 증가한다. 또한 단백질 대사의 변화도 보이는데, 암환자의 50~70%에서 체내 조직의 단백질 회전*turnover*이 증가하여 체내 질소의 감소를 가져오고, 이로 인해 근육위축이 진행된다.

지방대사 또한 변화를 보인다. 지방분해*lipolysis*가 일어나 자유지방산*free fatty acid*이 증가하고 글리세롤의 회전이 증가한다. 정상인에서는 포도당을 주사했을 때 지방분해가 억제되나 암환자에서는 이러한 작용이 감소되어 있다.

글루타민 대사는 암환자에서 중요하게 여겨지는데, 이는 글루타민이 대부분의 암이 사용하는 기본적인 연료이고, 체내에 가장 많이 존재하는 아미노산이며, 조건부*conditional* 필수 아미노산이기 때문이다. 글루타민은 암세포 미토콘드리아의 산화작용을 위한 기질*substrate*이며, 암세포가 순환 글루타민의 50% 이상을 흡수한다. 즉 암세포에 의해 글루타민이 많이 사용되며, 암이 자랄수록 글루타민이 고갈되고 이는 단백분해*proteolysis*를 유도하는 신호로 작용한다.

2. 영양상태 평가

영양상태 평가*nutritional assessment*로 암환자 중 영양실조의 위험성이 있는 환자를 선별하고, 이미 영양실조가 있는 환자는 그 정도를 측정한다. 먼저 환자의 병력 청취와 진찰을 시행하고 이후 검사를 통해 임상 진단을 확정한다. 병력 청취 시에는 식욕, 입맛의 변화, 연하와 소화와 관련된 문제점, 체중감소 등을 포함하여 질문한다. 암환자에게는 마른 체중*lean body mass*의 유지가 중요하므로 마른체중에 대한 평가가 영양상태 평가의 주목표이다. Bioimpedance 분석은 근육량*muscle mass*을 측정하는 데 쉽게 사용 가능한 도구로 제안되었으나 물 보유량*water retention*의 영향을 많이 받는 것이 믿을 만하지 못한 점으로 여겨진다. 또한 이중 에너지 X선 흡수계측법*dual energy x-ray absorptiometry*이 마른체중을 측정하는 데 매우 예민한 방법이지만, 고가의 검사여서 기본적으로 사용되지는 않는다. 영양결핍 환자를 선별하는 보다 쉬운 전략은 암악액질의 특성(음식 섭취 감소, 체중 감소, C-반응성 단백의 증가로 나타나는 전신 염증 반응)을 평가하는 것이다.

3. 치료

(1) 영양 공급

암환자에 대한 영양 공급*nutritional support*의 목적은 체중, 특히 마른 체중을 유지함으로써 신체 기능과 삶의 질을 향상시키는 데 있다. 영양 공급의 방법에는 장관영양법*enteral nutrition*과 비경구영양법*parenteral nutrition*이 있다.

1) 장관영양법

장관영양법은 위장관 내 관이나 카테터를 이용하여 영양을 공급하는 방법과 경구영양법을 포함하며, 위장관의 기능이 보전된 암환자들에게 유리한 방법이다. 비경구영양법과 비교하여 비용이 저렴하고 합병증이 적다. 그 외의 장점으로는 ① 장점막의 유지, ② 장점막 내 효소 활성의 유지, ③ 장내 면역기능의 유지, ④ 장점막 장벽의 기능 보전, ⑤ 장내 세균 환경의 유지, ⑥ 항암화학요법이나 방사선치료 효과의 증진 등이 있다. 음식 섭취가 어려운 두경부암이나 식도암 환자, 위장관 내 협착이나 폐쇄가 있는 환자에도 투여가 가능하고 흡수장애가 있는 환자에게는 장시간 동안 서서히 투여하여 흡수를 돕는다. 흡인성 폐렴, 설사, 변비, 오심, 복부 통증 등의 부작용을 수반할 수 있다. 코위영양관*nasogastric tube*, 위조루술*gastrostomy*, 빈창자창냄술*jejunostomy*을 통한 영양 공급 방법이 있다.

2) 비경구영양법

경구나 장내로의 영양 공급이 불가능한 경우 선택할 수 있는 방법으로, 직접 혈액 내로 영양소를 주입하는 방법이다. 중심정맥(주로 빗장밑정맥*subclavian vein* 또는 속목정맥*internal jugular vein*)에 도관을 통해 투여하는 방법과 말초정맥을 통해 투여하는 방법이 있다. 완전 비경구영양법*total parenteral nutrition; TPN*은 고삼투압성 칼로리(1kcal/mL) 용액으로 1일 2~2.5L 투여하여 2,000~2,500kcal를 공급할 수 있다. 일반적인 치료 적응증은 ① 장피누공*enterocutaneous fistula*, ② 방사선 또는 항암화학요법에 반응하는 종양으로 치료 후 부작용으로 심한 영양실조가 있으면서 장관 영양 공급이 어려울 때, ③ 수술 후 심한 영양실조가 있는 경우, ④ 짧은창자증후군*short bowel syndrome* 등이다. 치료에 반응하지 않는 급속히 진행하는 암환자나, 항암화학요법 등의 치료 후 경도의 영양실조가 있는 경우는 도움이 되지 못한다. 일반적으로 무분별한 TPN 사용은 암환자에게는 효과가 없으며 오히려 합병증이 더욱 많이 발생할 수 있으므로 주의해야 한다. TPN을 투여받는 환자는 규칙적으로 혈당, 전해질, 간기능을 측정해야 한다. TPN 용액에 포함되는 여러 전해질의 양은 환자의 영양 및 수분 상태 등 여러 요인에 따라 개별화해야 하며, 과잉 공급을 한 환자에서는 심한 저칼륨혈증이나 저인산혈증이 발생할 수 있으므로 주의 깊게 전해질을 보충해야 한다. TPN의 합병증은 ① 정맥 카테터에 의한 기흉과 혈전증, ② 전해질 불균형, 고혈당증, 간효소의 이상, ③ 감염 등이 있다.

(2) 약물치료

1) 프로게스테론 제제

메게스트롤 아세테이트*megestrol acetate*는 암으로 인한 식욕부진에 가장 많이 사용되는 약제로서 식욕을 증진시키고 칼로리 섭취량을 늘린다. 체중의 증가는 대부분 지방 증가에 의한 것으로 삶의 질을 향상시키는 효과가 있다. 하루 160~800mg의 용량에서 효과를 나타내며 부유액*suspension* 제제가 상대적으로 부작용이 적고 체내 흡수율이 좋다는 장점이 있다. 부작용의 빈도는 낮으며 일반적으로 용량과 관계된다. 혈전증, 하지부종, 질출혈, 혈당 증가, 부신기능 저하를 가져올 수 있다. 동일한 프로게스테론 제제로서 메드록시프로게스테론 아세테이트*medroxyprogesterone acetate*는 식욕 증진의 효과는 보이나 체중 증가의 효과는 뚜렷하지 않다. 부작용은 비슷하나 혈전증의 빈도가 상대적으로 낮다.

2) 장운동 촉진제

암환자에서 위장관 운동의 장애는 식욕부진의 한 원인이 될 수 있으며, 위장관 운동의 장애로 인한 포만감은 암환자의 약 40%에서 나타나는 증상이다. 장운동 촉진제 *prokinetics*인 메토클로프라미드*metoclopramide*는 포만감이나 위저류*gastric stasis*로 인한 오심, 식욕부진에 효과가 있다. 모사프라이드*mosapride*, 이토프라이드*itopride*는 위배출을 촉진시킨다. 이들 약제는 마약성 진통제에 의한 오심, 구토, 식욕부진의 치료에도 효과적이다.

3) 스테로이드

식욕 증진과 활력 증진의 효과가 있으나 그 효과는 일시적(4주 이내)이고, 체중 증가를 나타내지는 못한다. 그러나 오심, 무력감, 통증 완화의 효과를 보이는 장점이 있다. 일반적으로 일주일간 사용한 후 임상적 반응이 있으면 지속(4주까지) 투여한다. 스테로이드 사용에 의한 불면증과 부신기능 억제를 방지하기 위해 하루 1회(아침) 또는 2회(아침, 점심) 투여하도록 한다.

참고문헌

1. 대한마취과학회. 마취과학. 3판. 서울: 여문각; 1994. p.469.
2. 대한통증학회. 통증의학. 서울: 군자출판사; 1995. p.148, 372.
3. 보건복지부. 암성 통증관리지침 권고안. 개정판. 2007.
4. Bozzetti F. Effects of artificial nutrition on the nutritional status of cancer patients. JPEN J Parenter Enteral Nutr 1989;13(4):406-20.
5. Derogatis LR, Morrow GR, Feting J, Penman D, Peasetsky S, Schmale AM, et al. The prevalence of psychiatric disorder among cancer patient. JAMA 1983;249:751-7.
6. Foley KM. Management of Cancer Pain. In: Devita Jr. VT, Lawrence TS, Rosenberg SA, eds. Cancer: Principles and Practice of Oncology. 8th edition. Philadelphia: PA, Lippincott Williams & Wilkins; 2008. p. 2757-90.
7. Forrell BR, Rhiner M, Cohen MZ, Grant M. Pain as a metaphor for illness. Pact of cancer pain on family caregivers. Oncol Nurs Forum 1991;18(8):1303-9.
8. Holland JC, Rowland JH. Handbook of psychooncology: Psychological care of the patient with cancer. New York: Oxford University Press; 1989.
9. Hunter AM. Nutrition management of patients with neoplastic disease of the head and neck treated with radiation therapy. Nutr Clin Pract 1996;11:157-69.
10. Bonica JJ. Loeser JD, Chapman CR, Fordyce WE, eds. The management of pain. 2nd ed. Pennsylvania: Lea & Febiger; 1990. p.400.
11. Kubler-Ross E. On death and dying. New York: Macmillan; 1969.
12. Laviano A, Meguid RA, Meguid MM. Nutritional Support. In : Devita Jr. VT, Lawrence TS, Rosenberg SA, eds. Cancer: Principles and Practice of Oncology. 8th ed. Philadelphia: PA, Lippincott Williams & Wilkins; 2008. p.2791-804.
13. Massie MJ, Gagnon P, Holland JC. Depression and suicide in patients with cancer. J Pain Symptom Manage 1994;9(5):325-40.
14. Patt RB. Cancer Pain. Philadelphia: JB Lippincott; 1993. p.417.
15. Spiegel D, Riba MB. Psycological Issues in Cancer. In : Devita Jr. VT, Lawrence TS, Rosenberg SA, eds. Cancer: Principles and Practice of Oncology. 8th ed. Philadelphia: PA, Lippincott Williams & Wilkins; 2008. p.2817-26.
16. Tope DM, Ahles TA, Silberfarb PM. Psycho-oncology: Psychological well-being as one component of quality of life. Psychother Psychosom 1993;60(3-4):129-47.
17. Torosian MH, Daly JM. Cancer. In: Zaloga GP, editors. Nutrition in Critical Care. St. Louis: Mosby; 1994. p.707-15.

25

암 재활 개론 및 응용

서관식 / 김기원

종양을 연구하거나 치료하는 의료진은 종양의 제거와 환자의 최후 생존에 관심을 두는 경우가 많다. 반면에 환자는 자신의 기능과 삶의 질, 독립적인 생활 유지가 가능한지에 더 관심이 많다. 환자의 기능에 영향을 미치는 인자로는 종양의 위치, 시기, 종류, 성장 속도 등과 함께 치료의 종류, 나이, 우울증과 같은 정신적인 면을 들 수 있다. 환자에게 영향을 미치는 이러한 여러 인자 때문에 환자는 자신의 독립성을 상실하고 다른 사람의 도움을 필요로 한다. 하지만 이렇게 유발되는 장기적 장애 중에는 종양 혹은 그에 대한 치료 때문에 발생한 합병증으로 인한 것으로서 암 재활 팀이 조기에 치료하면 예방할 수 있는 경우가 많다.

암이 발생시키는 장애의 원인은 첫째, 종양과 전이된 병변의 직접적인 영향에 의한 연조직 침범으로 발생하는 동통, 골격계 침범으로 인한 골 파괴 등을 들 수 있다. 둘째, 종양에 의한 전신적인 효과로 나타나는 것으로 부종양성 증후군으로 인한 근병증, 신경병증, 소뇌기능장애 등을 들 수 있다. 셋째, 종양 치료에 의한 것으로서 항암제로 인한 신경병증과 방사선치료로 인한 신경총병증, 신경병증, 신경근병증, 척수병증 등이다. 암 치료법이 극적으로 발전함에 따라, 치료와 관련하여 장애를 지닌 환자의 수도 크게 늘고 있다. 따라서 암이나 암 치료에 따른 장애에 대한 평가 및 기능의 회복과 증진을 위한 노력이 더욱 중요해지고 있다. 암 재활*cancer rehabilitation*은 '암과 관련한 기능적 문제를 동반한 개인의 기능을 평가하고 증진시켜 삶의 질을 향상시키는 노력, 과정'으로 정의할 수 있다.

I. 암 재활의 대상

암 재활은 환자가 암 진단을 받고 장애가 발생할 것으로 예상되는 시점부터 시작되어야 하며, 환자가 최대의 기능을 얻을 수 있을 때까지 지속적으로 각 시기에 맞게 진행되어야 한다. 따라서 모든 암 재활은 재활 대상에 대한 '치료 전 평가'로 시작한다. 치료 시작 전에 환자를 평가하는 것은 치료 후 상실될 기능의 유지 혹은 재건에 중요한 기능을 한다. 예를 들어 수술을 시행할 경우 암 재활 팀은 수술 전에 기능 상실을 보조해줄 보조 도구나 독립 보행을 도와줄 지팡이를 미리 준비하며, 의지 및 보조기가 필요할 때 어떤 경우에는 수술실에서 착용하게 하기도 한다. 방사선치료의 경우 환자는 방사선에 의한 조직의 섬유화를 방지하기 위한 운동 프로그램을 교육받는다.

암환자가 암의 치료 가능성 또는 기대 여명에 따라 배제되어서는 안 된다. 치료자는 암과 관련된 장애를 지닌 모든 사람을 대상으로 삶의 질을 향상시킬 수 있도록 노력을 기울여야 한다. 본문에서는 암 재활 과정에 대한 개념적 이해를 돕기 위해, 암 재활의 대상을 다음과 같이 세 가지로 구분하여 설명하고자 한다.

1. 암 치료 중인 환자

치료를 시작하는 시점부터 지속적인 침상 안정으로 인한 합병증을 방지하기 위하여 운동을 해야 한다. 동통을 감소시키기 위하여 온열, 냉요법, 경피적 신경자극요법 등을 시행하여 환자의 동통이 만성화되는 것을 방지한다.

치료를 시행하는 도중에는 환자의 보행 훈련 및 기능 훈련을 게을리하지 않아야 하며, 말초 신경병변, 근병증, 척수병증, 병적 골절 등은 즉시 진단하고 치료할 수 있어야 한다.

2. 암 치료가 종료되어 충분한 기대 여명이 기대되는 환자*cancer survivor*

치료가 끝난 후에도 환자의 근력과 관절운동 범위*range of motion*를 유지하기 위한 치료, 동통의 감소 및 정상적인 생활을 유지하기 위한 기능 훈련 등을 꾸준히 시행해야 한다. 치료의 결과로 장애가 발생한 경우 이를 보상해주는 치료뿐만 아니라 장애로 인한 환자의 정신적인 문제에도 관심을 가져야 한다. 그 외에 직업에 대한 상담 및 재활 훈련, 성기능 장애에 대한 재활 등도 중요하다.

3. 말기 암환자

환자의 생존 가능성이 희박하다 할지라도 재활치료는 불필요한 유병률을 감소시키는 데 중요한 역할을 담당한다. 말기 암은 동통의 관리가 중요하며, 욕창, 관절 구축, 전신적인 쇠약을 예방하면 삶의 질을 증진시킬 수 있다. 운동치료와 적절한 보조 기구 사용으로 지속적인 보행을 유지해주는 것이 환자의 독립성을 최대로 유지하면서 주위 사람들에게 지워지는 부담을 최소화할 수 있는 방법이다.

Ⅱ. 암 재활 팀

암 재활은 각 분야의 전문가로 구성된 팀의 상호 연계에 의하여 이루어지는 복합적 치료*comprehensive treatment*이다. 암 재활 팀*cancer rehabilitation team*은 재활의학 의사, 작업치료사, 물리치료사, 언어치료사, 직업보도사 등과 그 외 환자 각각의 필요에 따른 여러 분야의 전문가들로 구성된다. 이러한 팀의 지도자는 재활의학을 전공한 재활의학 의사가 맡는다. 재활의학 의사는 물리의학과 재활의학 분야의 전문적인 훈련을 받아 기능적 장애의 원인과 효과, 인간의 동작에 대한 기본적인 생역학, 기능 평가의 방법과 적응의 방법 등에 대한 전문적인 지식을 갖추고 있으므로 환자에게 필요한 물리치료, 작업치료, 보조기, 의지 및 보조 기구의 처방과 그들을 이용하여 환자를 훈련시키는 데 유리하며 팀을 총괄할 수 있기 때문이다.

Ⅲ. 흔히 발생하는 기능장애

1. 부동증후군 및 탈조건화

장기적인 침상 생활은 골조직의 손실로 인한 고칼슘혈증, 골다공증, 병적 골절을 유발하며, 그 밖에 욕창, 관절구축, 신경병증, 심부정맥혈전증, 폐색전증 등을 유발한다.

(1) 탈조건화

일반적으로 1주간의 침상 생활로 인한 기능의 소실은 1개월의 재활치료를 필요로 한다. 병적 골절과 욕창 등의 합병증은 재원 기간을 늘리며 기능 손실을 가중시킨다. 항암치료나 수술을 받은 환자를 바로 걷게 할 수는 없더라도 적절한 운동요법으로 유병률의 감소를 기대할 수는 있다. 침상에서 벗어날 수 없는 환자에게 중력이나 탄력밴드를 이용한 낮은 강도의 저항 운동을 시킴으로써 장애를 최소화할 수 있다. 기립할 수 없는 환자의 경우에는 경사대*tilting table*를 이용하여 기립 자세를 유지시켜줌으로써 심혈관계의 조건화를 유지하고 회복할 수 있다. 또한 경사대를 이용하여 기립하면 비복근의 굴곡 구축을 방지할 수 있다. 쇠약한 환자의 경우는 상지 및 하지의 관절운동 범위의 유지와 보행, 이동 동작 및 자신을 돌볼 수 있을 정도의 근력과 근지구력을 유지하기 위한 운동을 처방해야 한다.

(2) 기타 부동증후군의 결과

환자가 탈조건화*deconditioning*되고 침상 부동이 장기화되면 흔히 발생하는 문제가 욕창이다. 욕창의 예방을 위해 공기 침대*air-cushioned bed* 등을 이용할 수 있으나 더 효과적인 것은 적절한 자세 변화이다. 전단력이 가해지지 않도록 주의하고 모이스처 크림으로 피부 상태를 관리하며 감염에 주의해야 한다. 일단 욕창이 생기면 삼출액의 양이나 상처의 형태에 따라 수성콜로이드 겔*hydrocolloid gel*, 폼*foam*, 알지네이트*alginate* 등을 이용한 드레싱을 시행하고, 적절한 영양 상태를 유지해야 한다. 필요한 경우 근-피막 이식을 시행한다.

발목관절, 고관절, 견관절 등의 관절구축에 대해서도 예방을 위해 관절 가동 운동을 시행하며 수부와 족부에 부목 또는 보조기를 착용시킬 수 있다. 관절구축이 발생하면 물리치료사가 신장운동을 실시하는 것이 효과적이고, 초음파 등의 온열 치료는 암의 전이, 성장의 우려가 있으므로 주의해야 한다.

2. 근육 병변

종양과 관련된 근육 병변*myopathy*은 일상생활 동작을 포함한 기능의 장애를 유발한다. 근육 병변으로는 종양의 직접적인 침범, 종양성 근병증, 스테로이드 근병증, 종양성 신경근병증이 있다.

(1) 직접적인 침범에 의한 근병증

직접적으로 근육을 침범하여 근병증을 유발하는 종양으로는 조직육종, 횡문근육종, 림프종, 골육종 및 전이암 등이 있다. 이 경우 암 치료로 근력 호전이 관찰되기도 하지만 대부분 근치적 절제를 시행하므로 잃어버린 기능을 재활치료로 보상하거나 남아 있는 근육을 강화하는 데 역점을 두어야 한다. 경우에 따라서는 건이행술이나 보조기 착용이 필요하다.

(2) 부종양증후군

비전이성 종양성 병증은 다발근육염*polymyositis* 및 피부근염*dermomyositis*을 들 수 있는데, 악성종양인 경우 주로 다발근육염보다는 피부근염이 동반된다. 이러한 근염은 50세 이상의 남자 환자에서 호발하고, 유병률은 7~8%이며, 폐암(18%) 및 유방암(16%)에서 잘 동반된다. 지구력 감소, 근위약, 근육통, 관절 범위 감소 등의 증상이 유발되며, 신장 운동 및 등장성 운동을 시켜주어 치료해야 한다. 필요한 경우 보조기나 보조 기구, 보행 기구 등을 처방해야 하며 환자에게 에너지 보존 방법이나 관절 보호 방법 등을 교육한다.

(3) 종양성 근병증

종양성 근병증은 전이암이 있는 경우 발생할 수 있는데, 염증 반응 없이 광범위한 근육 괴사가 일어나는 것이 특징이다. 임상적으로는 근위부의 근력 약화가 특징이다. 근육의 괴사로 인하여 운동 치료는 효과가 없지만 가능한 한 기능을 유지해야 한다. 적절한 동통 완화와 보조 기구를 이용한 일상생활 동작의 수행과 안전한 보행을 위한 보행 보조 기구*ambulatory aids* 처방이 필요하다.

(4) 종양성 신경근병증

종양의 독성 혹은 면역병리학적 효과로 말초신경과 근육을 동시에 침범하며, 주로 전이성 암에서 발생한다. 근위부 위약이나 건 반사의 소실, 원위부의 운동 및 감각기능 소실 등 근병증과 신경병증의 증상이 겹쳐서 나타난다. 재활치료는 종양성 근병증의 경우와 유사하지만, 근위부 근력 소실 이외에도 원위부의 근력 소실이 생기므로 족관절의 배굴을 도와주는 보조기 처방 등이 필수적이다.

(5) 스테로이드 근병증

스테로이드 사용으로 인해 근육 약화가 발생하며 근위부 근육의 제2형 근섬유*type II fibers*만이 선택적으로 침범되고, 경추부의 굴곡근은 침범되지 않는다. 다발근육염 및 피부근염 치료를 위해 스테로이드를 사용한 경우 근력의 약화가 초래되었을 때 그것이 다발근육염 자체의 악화인지, 스테로이드에 의한 근육 병변이 발생한 것인지를 감별하기는 매우 힘들다. 이때에는 몇 개월간의 임상적 경과와 검사실 소견을 검토하는 것이 도움이 된다. 그 동안 스테로이드의 용량을 증량하였거나 같은 용량을 쓴 경우에서 고혈압, 체중 증가, 쿠싱증후군 등의 스테로이드 중독 징후가 관찰되며 혈청 크레아틴 키나아제 수치가 변함이 없는 경우 스테로이드에 의한 근육 병변을 의심할 수 있다. 반대로 스테로이드의 용량을 감량하였거나 같은 용량을 쓴 경우에서 스테로이드 중독의 징후가 없으나 혈청 크레아틴 키나아제 수치가 올라간 경우는 다발근육염의 악화를 시사한다. 또한 전기 진단검사도 어느 정도 도움을 줄 수 있는데, 세포막의 불안정성이 감소하여 비정상 자발 전위의 양이 감소하고 운동 단위 활동 전위의 지표가 향상된 경우에는 스테로이드에 의한 근육 병변을 시사한다. 치료로는 등장성 운동을 시행함으로써 근육의 대사를 촉진시켜 회복을 앞당길 수 있으나, 완전히 회복될 때까지는 1년 정도가 소요된다.

3. 골격계 침범

유방암, 폐암, 신장암, 대장암, 전립선암, 방광암, 난소암, 자궁암 등이 골격계로 잘 전이되며, 특히 구간 골격*axial skeleton*과 사지의 근위부에 잘 전이된다. 골수에 1차적으로 발생하는 백혈병, 림프종, 골수종 등도 골격계를 직접 침범할 수 있다.

종양이 골에 침범하는 경우, 동통이나 병적 골절을 나타낼 수 있다. 뼈스캔*bone scan*, 전산화단층촬영(CT), 자기공명영상(MRI) 등의 검사를 시행하여 진단한다. 병적 골절이 염려되는 전이성 병변에서는 체중 부하를 줄이기 위해 지팡이, 목발, 휠체어 등의 보조기를 처방할 수 있다. 병변의 위치나 크기에 따라 방사선치료나 수술적 치료가 필요하거나 도움이 될 수 있다. 장골익*iliac wing* 골절이 있는 경우는, 이곳이 장근*iliacus muscle*과 둔근*gluteal muscle*의 접착 부위이므로 고관절의 굴곡과 외전 시 통증이 있다. 이 경우에는 보행 보조 기구를 이용하여 골반을 안정시켜줌으로써 통증을 최소화할 수 있다. 늑골의 침범은 흔히 관찰되는데, 대부분 늑골대*rib belt*만으로도 충분하며, 체중 부하가 가해지지 않는 구조물의 침범 시에는 부목이나 슬링으로 치료할 수 있다. 우성상지*dominant upper extremity*가 침범되었을 때에는 한 손으로 일상생활 동작을 수행할 수 있도록 훈련시켜야 하는데 이때 보조 기구를 이용하면 많은 도움이 된다. 또한 옷을 입을 때나 신발을 신을 때에도 보조 기구를 사용하여 척추와 대퇴골의 회전력*torque*을 줄여줌으로써 골절의 위험도를 낮출 수 있다.

4. 척주 침범*spinal column involvement*

암 재활 팀은 척추나 척수에 대한 침범을 예견하고 예상함으로써 재활치료에 도움을 줄 수 있다. 척추 허탈*vertebral collapse*이나 경막 외 병변이 있는 상태에서 척수 침범의 징후가 관찰되는 경우는 방사선치료와 수술적 고정을 통해 척수를 감압해야 하는 응급 상황이므로, 예방을 위해서는 항상 발생 가능성을 염두에 두고 악성종양이 발견되거나 의심되는 환자를 자세히 관찰해야 한다. 주로 골격계에 많이 전이하는 종양, 예를 들어 유방암, 폐암, 전립선암 등에서 흔하다.

(1) 척수 침범 여부의 평가

가장 초기 소견은 동통이다. 특히 활동이나 자세와는 무관하며, 낮보다는 밤에 악화되거나 누우면 심해지는 경우, 좌골 신경통, 감각 저하, 근력 약화와 같은 신경 증상이 있거나 방광이나 장관의 조절 기능이 없어지는 경우 의심해야 한다. 진단은 뼈스캔 소견이 도움이 되며, 그 외에 척수조영술, MRI로도 할 수 있다.

(2) 불안정성

종양에 의하여 척추뼈가 손상된 환자의 경우에는 척수 손상을 예방하는 것이 가장 중요하다. 암환자의 척추 안정성에 대한 평가도 외상 환자와 마찬가지로 삼주 접근법*three column approach*을 이용하는데, 즉 척추의 전방, 중간, 후방에 위치하는 3가지의 구조물이 척추의 안정성을 유지하는 데 중요한 역할을 한다. 그중 두 개 이상의 척주가 침범되었을 경우는 불안전성이 초래된다. 척추의 안전성을 평가할 때에는 회전력이 가장 많이 발생하는 고리중쇠 관절*atlantoaxial joint*과 흉요추 접합부*thoracolumbar junction*를 유심히 관찰해야 한다.

불안정성이 초래된 척추는 가능한 한 수술적 고정을 해야 하나, 내과적 합병증이나 침범되지 않은 골 부분이 부족

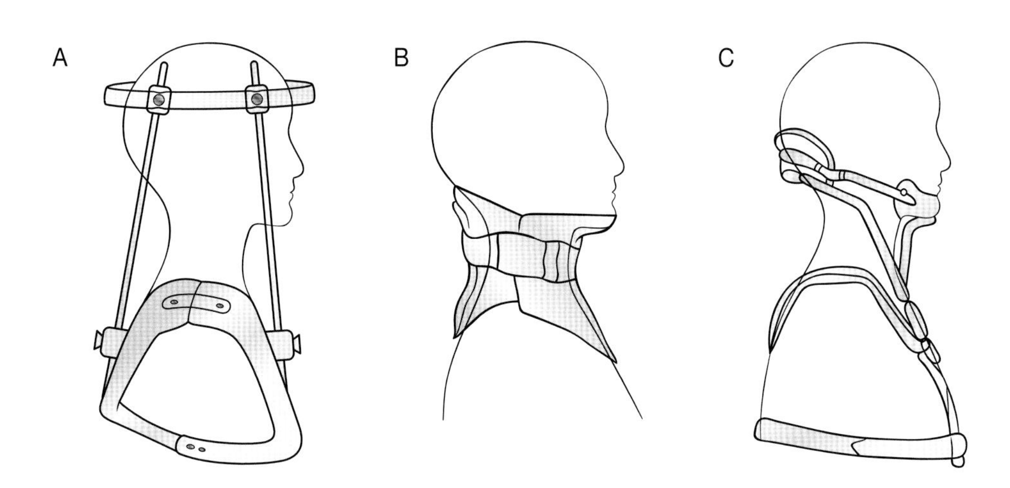

그림 25-1. 경추부 보조기 A. 할로 보조기: 가장 완전한 고정을 제공하지만 환자가 흉부의 압박감을 잘 견디지 못한다. B. 필라델피아 칼라: 환축추 관절을 침범하지 않은 경추부 상위 병변에 사용하는 보조기이다. C. SOMI(Sterno-occipital-mandibular immobilization) 보조기: 경추부 하위 병변의 경우 사용하는 보조기이다.

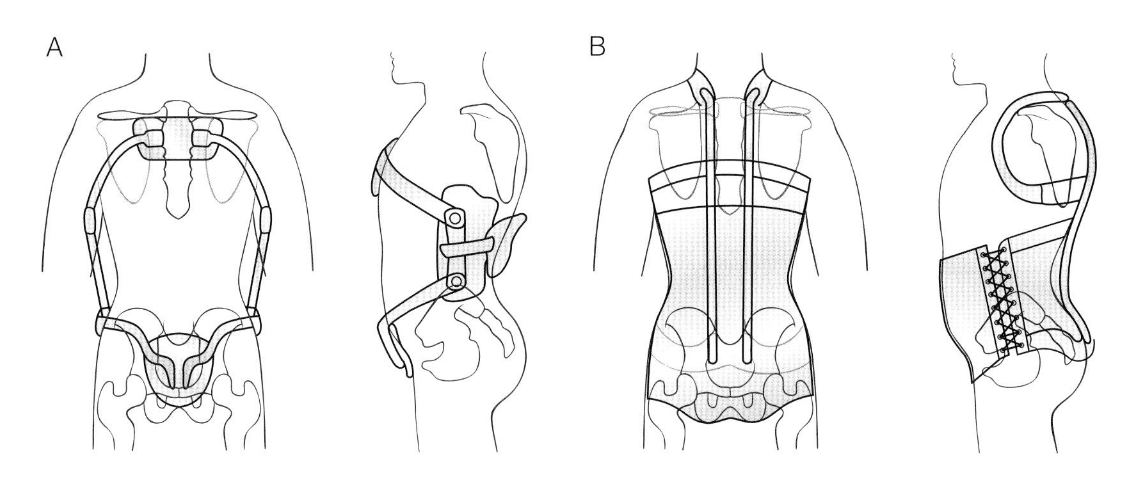

그림 25-2. 흉요추부를 침범한 경우 사용하는 보조기 A. 주잇*Jewett* 보조기 B. 나이트-테일러*Knight-Taylor* 보조기

하여 금속물을 고정하기가 곤란한 경우에는 일시적이지만 보조기만을 착용시킬 수도 있다. 그러나 연성 경부 칼라와 같이 흔히 처방하는 보조기로는 척추 고정 효과를 기대할 수 없으므로 이용할 수 없다. 할로*halo* 보조기(그림 25-1A)를 제외한 모든 보조기는 실제로 완전하게 고정시키지 못하며, 할로 보조기는 대부분의 환자가 흉부의 압박감 때문에 잘 견뎌내지 못한다. 그러므로 보조기는 불안정성의 정도와 방향에 따라 선택해야 하는데, 환축추 관절을 침범하지 않은 경추부 상위 병변에는 필라델피아*Philadelphia* 칼라(그림 25-1B)가 적당하며, 경추부 하위 병변에는 SOMI(ster-no-occipital-mandibular immobilization) 보조기(그림 25-1C)나 필라델피아 칼라를 흉부까지 연장한 예일*Yale* 보조기가 적당하다. 또한 흉요추부를 침범한 경우는 주잇*Jewett* 보조기(그림 25-2A) 혹은 나이트 테일러*Knight-Taylor* 보조기(그림 25-2B)를 사용하며, 회전력을 제한하고 보다 견고한 고정이 필요한 경우에는 체간 재킷을 사용하는데, 피부 위축이 있거나 쇠약한 환자는 대개 견디기 힘들다. 이 경우에는 하는 수 없이 견고한 코르셋*rigid corset*을 착용시키기도 하지만, 코르셋의 고정력은 매우 미미하며 이때에도 탄력 코르셋*elastic corset*은 사용하지 말아야 한다. 보조기는 보통 누운 자세에서 통나무를 굴리듯이 하여 착용시킨다.

상위 흉추부 침범이나 여러 수준의 침범이 동시에 있을 때에는 체간 재킷에 SOMI 보조기를 연결한 형태 등 척추 전체의 고정이 가능하도록 보조기를 처방한다. 흉요추 보조기는 30분 이상의 기립 자세에서는 항상 착용하도록 해야 하며, 똑바로 누운 자세에서는 체간 재킷의 앞부분을 제거해줄 수도 있다. 보조기 착용 시에도 될 수 있는 대로 회전운동을 삼가야 하며 일상생활 동작에서도 물건 집게*reacher*나 착탈의 보조 기구*dressing aids* 등을 사용하여 불필요한 회전운동을 제한하도록 한다.

(3) 척수손상증후군

암환자에서 척수 손상의 원인으로는 종양의 직접적인 침범, 척추뼈의 압박 및 외상, 척수공동증이나 혈종, 방사선치료로 인한 척수염 등이 있다. 방사선치료에 의한 경우 방사선의 양과 직접 관련이 있으며, 치료 후 많게는 수 년 후에 발생하는 경우도 있다. 손상 척수의 위치, 척수 내의 손상 부위에 따라 다양한 병변을 유발하므로 각각에 맞는 치료가 필요하다.

(4) 척수 손상 시의 암 재활

척수 손상 시의 암 재활은 척수손상증후군의 임상양상이 다양하므로 전문가에게 의뢰하는 것이 좋다. 각 증후군의 양상 및 침범 정도에 따라 그에 알맞은 보행 보조기 혹은 휠체어 등의 처방이 필요하다. 방광과 장관의 기능 장애는 특히 주의를 요하는데, 정상적인 배뇨 기능을 보이는 환자라 하더라도 요도 괄약근의 경직성으로 인하여 염증과 역류 및 물콩팥증 등으로 생명의 위협을 받는 경우가 있다.

척수 손상 환자에서 나타날 수 있는 응급 상황으로는 자율신경부전증을 들 수 있다. 이는 척수 손상이 흉추 6번 혹은 그 이상에 있는데 조절이 불가능한 혈관 수축과 그로 인한 고혈압이 나타나는 것이다. 미주신경의 지배적 효과로 심장 박동은 느려진다. 치료 시 가장 먼저 해야 할 일은 혈압을 가능한 한 빨리 낮추는 것이다. 환자의 자세를 누운 자세에서 앉은 자세로 바꾸고 설하로 니페디핀, 니트로푸루시드 복용을 시도한다. 혈압이 안정되면 유발 원인을 제거해야 한다. 대개의 경우 통증 자극이 유발되는데, 가장 흔한 유발 원인으로는 방광의 과팽창이고 그 외에 장관의 팽창, 피부의 손상, 감염 등이 있다.

5. 말초신경계 침범과 관련된 문제

암환자에서 말초신경계 침범은 흔히 관찰되는 장애지만, 암의 전이에 의한 말초신경계 장애와 치료와 관련되어 발생하는 말초신경계 장애를 감별하는 것은 쉽지 않다.

(1) 항암제에 의한 신경 병변

말초신경 병변을 잘 유발하는 대표적인 항암제는 빈크리스틴과 시스플라틴이다. 말초신경 병변의 초기 증상은 편측성인 경우가 있어 단일신경염*mononeuritis*이나 전이 병변과 혼동되기도 하지만 시간이 경과함에 따라 대부분 원위 대칭성*distal symmetrical* 병변을 보인다. 또한 이들 약제는 자율신경 병변*autonomic neuropathy*을 초래할 수도 있으며 심하면 척수의 침범 증상과 혼동되는 경우도 있다.

화학요법이 끝난 후 신경 병변이 발생하거나 신경 병변의 호전이 느린 경우는 대개 지용성이거나 반감기가 긴 대사물을 생성하는 약제를 사용하는 경우이다. 빈크리스틴은 원위성 축삭 변성*distal axonal degeneration*을 일으키는 대표적인 약물로 알려져 있으며, 사용 시 신경 병변의 회복에 오랜 시간이 걸린다.

빈크리스틴을 사용하는 환자의 경우 작열감이나 감각 이상 등의 증상이 흔하며 일부에서는 심한 신경병증성 동통을 유발하기도 한다. 또한 운동신경을 침범한 경우에는 사지마비 등의 심한 증상을 나타내는 경우도 더러 있지만, 약제를 끊으면 대부분 완전히 회복된다.

시스플라틴으로 인한 신경 병변은 빈크리스틴에 의한 병변보다 드물고 증상도 가볍다. 그러나 일부에서는 심한 병변이 관찰되는 경우도 있어 이들의 예후를 예측하는 것은 쉽지 않다.

(2) 팔신경총 병변

방사선치료를 받는 환자들 중 팔신경총 병변*brachial plexopathy*이 발생하는 경우가 종종 있는데, 그 경우 예후가 양호하여 치료가 끝난 후 1년 이내에 자연 회복되는 경우가 대부분이나, 증상이 1년 후에 나타나는 경우는 예후가 불량하다. 방사선 조사에 의한 팔신경총 병변은 항상 종양이 직접 침범하여 일으키는 병변과 감별해야 하는데, 이때 감별점은 다음 네 가지로 요약된다. 첫째, 방사선 신경총 병변의 경우는 통증이 환자의 20% 정도에서 동반되는 데 반해, 전이암에 의한 신경총 병변의 경우는 통증이 80% 정도의 환자에서 관찰된다. 둘째, 방사선 신경총 병변의 경우 주로 상부 신경줄기*upper trunk*가 침범되는 반면, 전이암에 의한 경우는 3/4 정도에서 하부 신경줄기*lower trunk*가 침범된다. 셋째, 방사선 신경총 병변의 경우는 림프부종이 자주 동반되지만, 전이암의 경우에는 호너증후군*Horner syndrome*이 동반된다. 넷째, 근전도 검사상 관찰되는 근파동 전위*myokymic discharge*는 방사선 신경총 병변의 특이 증상이다. 마찬가지로 요천추부 신경총 병변*lumbosacral plexopathy*도 방사선 조사나 암의 전이, 동맥 내 화학요법, 암의 골반부 침범으로 발생할 수 있다. 이때에는 치료 방법 및 예후가 다르므로 신경총 병변과 척수 병변의 감별이 중요하다.

(3) 치료

감각의 장애로 피부 손상을 입기 쉬우므로 화상, 날카로운 물체 등으로 인한 외상 가능성을 환자에게 주지시켜야 한다. 또한 2차 감염을 방지하기 위하여 매일 피부를 살펴보도록 한다. 시력이 떨어진 환자의 경우 위치 감각 등이 떨어지면 보행 시 위험하므로 위치 감각이 감소되면 하지에만 지팡이를 처방해줄 수 있다. 근력이 약화되면 적절한 보조기를 처방함으로써 보행에 도움을 줄 수 있다.

6. 동통의 조절

동통은 암환자에서 가장 흔한 장애이다. 동통은 통증의 형태에 따라 선택적으로 치료해야 하며 재평가를 자주 시행하여 환자의 불필요한 고통을 덜어주어야 한다. 암환자에게 있어서 마약중독은 크게 염려하지 않아도 된다.

동통은 통각수용기*nociceptor*의 직접 자극, 신경 다발의 침범 및 압박, 방사선치료 혹은 화학치료에 의한 독성 반응 등으로 인해 발생하는 신경병증 동통이 대부분이나, 오랜 침상 생활로 인한 기계적 근-골격계 동통도 동반될 수 있다.

모든 환자는 시각 통증 등급*visual analogue scale* 등을 이

용하여 동통의 정도를 정량적으로 평가할 필요가 있으며, 동통이 존재하는 한 지속적으로 약물치료를 하는 것이 원칙이다.

암환자의 동통 치료의 근간은 약물치료이다. 약물은 비아편유사제 및 아편유사 진통제, 진통 보조제 등으로 분류할 수 있다. 그 밖에 물리치료, 신경 차단, 이완요법, 바이오피드백, 심리요법 등이 보조 수단으로 쓰일 수 있다.

동통을 조절하기 위한 비약물치료로는 온열치료, 전기치료 등의 물리치료와 신경 차단, 신경근절제술, 교감신경절 차단, 근막통 주사 등을 들 수 있다. 온열치료 시에는 암의 전이를 항상 염두에 두어야 하며, 초음파치료는 암이 있는 부위에서는 원칙적으로 금기이다. 전기치료는 환상사지통증*phantom limb pain*, 신경근 병변 및 절개통 등에 효과적이며 아편유사 진통제의 용량을 줄여줄 수 있다. 이때에는 고주파 경피적 전기 신경자극치료가 효과적이다.

7. 림프부종

암환자에서 사지의 부종이 동반된 경우에는 종양에 의한 압박, 종양의 림프계 혹은 정맥배류계 침범, 심부정맥혈전증, 림프부종 등을 감별하는 것이 필요하다. 종양의 존재는 MRI, CT, 림프관조영술 등으로 알 수 있으며, 심부정맥혈전증은 임피던스 혈량 측정법, 초음파, 정맥조영술 등으로 알 수 있다. 심부정맥혈전증은 종양의 정맥부 압박에 의해 2차적으로 발생할 수 있으므로 심부정맥혈전증이 발생한 경우에는 종양의 존재 유무를 검사해야 한다. 또한 폐색전증이 의심될 경우에는 환기-관류 스캔, 혈관조영술 등을 시행한다. 일반적으로 혈전증이 근위부에 발생할수록 색전증이 발생할 가능성이 높아진다고 한다.

다른 감별 진단이 배제된 후, 림프부종은 이학적 검진 및 림프 섬광조영술 등의 검사를 시행하여 확인할 수 있다(그림 25-3). 림프부종에 대한 이학적 검진은 환측과 건측의 둘레 및 부피를 측정하여 비교해야 한다. 림프 섬광조영술은 남아 있는 기능적 림프계를 객관적으로 평가할 수 있게 한다.

림프부종은 임상적 소견과 발생 시기에 따라 보통 다섯 가지로 분류한다. 급성 림프부종은 림프절 제거 혹은 유방 절제 후 며칠 내에 발생하나 일주일 내로 소실되는 가벼운 형태이며, 4～6주 정도 후에 통증과 동반되어 발생하는 형태는 림프관염이나 정맥염과 관련이 있고 항염증 치료에 반응한다. 단독 모양 형태*erysipeloid form*는 만성 부종이 있는 상태에서 화상, 외상, 곤충 물림*insect bite*이 있는 경우 발생하며, 가장 빈도가 높은 지연형은 수술 후 1～2년에 서서히 발생하는 형태로 통증은 없다. 방사선 치료에 의해 발생하는 림프부종도 지연형에 포함된다. 마지막으로 체위의존 부종*dependent edema*은 심혈관계 이상이나 체액 과부하 시 발생한다.

의료진과 환자는 암환자라면 누구에게나 림프부종이 발생할 수 있다는 사실을 간과하지 말고 평상시에도 환측 상지 관리에 신경을 써야 한다. 피부를 항상 청결하게 유지하고 보습에 신경을 쓰며 외상이나 감염 방지에도 유의해야 한다.

림프부종 발생 시에는 부종 부위를 심장보다 높게 거상하는 것이 가장 손쉬운 치료법이다. 상지에서는 팔걸이 등을 이용할 수 있으며, 등척성 운동을 동시에 시행하면 더욱 효과적이다. 적절한 자가 마사지법을 시행하는 것도 초기 림프부종 치료에 큰 도움이 된다. 부종 치료를 위한 자가 마사지는 여타 마사지법과는 달리 림프의 흐름을 고려해야 하므로 정확하고 반복적인 교육이 필요하다. 치료사가 시행하는 복합 부종 감소 물리치료*complex decongestive physiotherapy*도 림프부종을 완화시킬 수 있다.

부종이 만성화할 경우에는 압박 의복*compressive garment*이나 장갑을 이용하는데, 이때에는 질식*strangulation*을 피하기 위하여 부종 부위를 모두 감싸고 압력 경사가 있는 것이 바람직하다(그림 25-3C). 압박 의복을 사용하기 전에 자가 마사지를 시행해야 하며, 운동과 같은 활동 시에는 압박 의복을 착용한 상태에서 시행해야 림프부종의 악화를 막을 수 있다. 적절한 붕대법은 림프부종 해소에 효과적이나, 환자 혼자서는 시행하기 어려우므로 반드시 보호자와 함께 교육받도록 한다.

적절한 운동은 근육 강화에 도움을 주고, 근육의 수축은 림프액의 흐름에 영향을 미친다. 운동은 스타킹이나 붕대를 착용한 상태에서 시행하는 것이 바람직하다.

8. 연하곤란

암환자에서 연하곤란은 암이 직접적으로 두경부를 침범하는 경우, 암이 뇌신경계를 침범한 경우, 전신적인 신경병증 또는 신경근병증의 발생이 동반된 경우, 방사선치료로 연조직의 강직도가 증가한 경우 등 다양한 원인으로 인해 발생할 수 있다. 특히 침상에 누워 있거나 인지기능

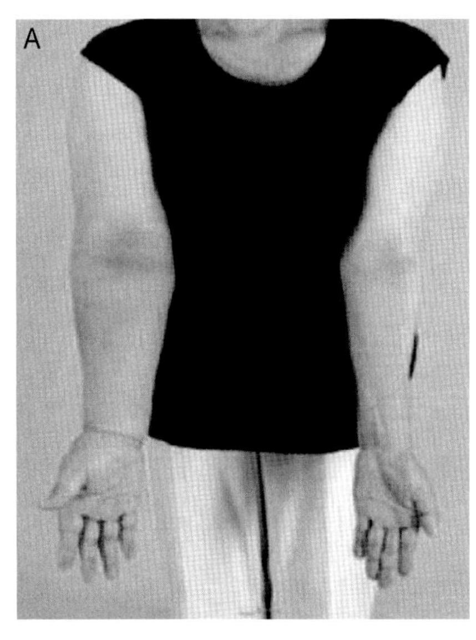

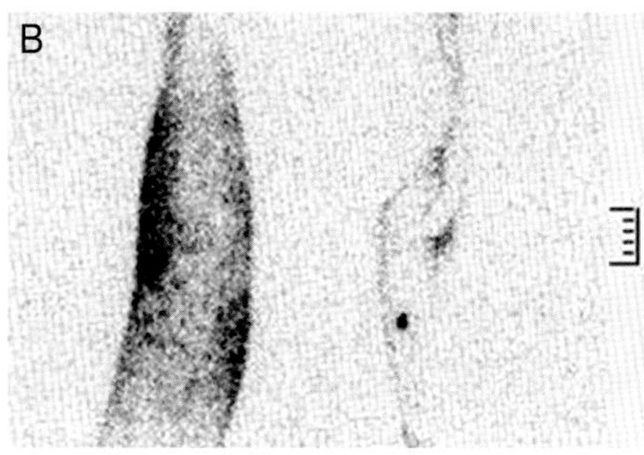

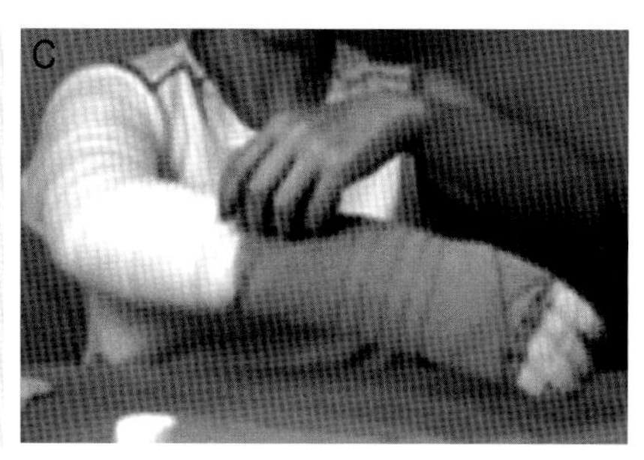

그림 25-3. 림프부종의 진단과 치료 A. 유방암 치료 후의 상지 림프부종 B. 림프 섬광조영술 C. 림프부종 붕대법

이 저하된 환자에서 흔히 관찰되므로 항상 연하곤란으로 인한 흡인성 폐렴의 가능성을 유념해야 한다. 연하곤란이 의심될 때에는 철저한 이학적 검사와 비디오 투시검사 등을 통하여 이를 확인하고 적절한 조치를 취해주어야 한다. 연하곤란의 정도에 따라 음식물의 점성 및 성상을 제한하거나 보상 기법을 통해 충분한 수분과 영양을 공급할 수도 있지만, 경구 영양이 불충분할 것으로 예상되는 경우 튜브영양법을 고려해야 한다. 단기적으로는 비영양관을 삽입할 수 있겠지만, 장기적으로는 위조루술 *gastrostomy*을 시행하는 것이 바람직하다. 최근에는 경피적 내시경 위조루술*percutaneous endoscopic gastrostomy*을 시행함으로써 수술에 대한 부담이 많이 줄어들었다.

Ⅳ. 암의 종류에 따른 재활치료

1. 유방암

유방암은 국내에서도 유병률이 지속적으로 증가하고 있으며, 2002년 현재 우리나라 여성에서 발생한 암의 16.8%를 차지해 가장 높은 발생률을 보이고 있다. 유방암의 치료는 진단 당시의 크기 및 분류에 따라 근치적 전절제술 혹은 유방 보존적 수술 등을 시행하며 항암치료 및 방사선 치료를 병행하기도 한다. 근래에 감시림프절 생검*sentinel node biopsy* 적용이 확대되면서 액와림프절 제거*axillary node dissection*의 빈도가 감소하고 있으며, 수술 후의 상지 기능저하 및 림프부종의 위험도 낮아지게 되었다.

유방암 환자의 암 재활을 위해서는 가능한 한 빨리 수술 전 평가부터 시작하여 재활치료에 참여할수록 환자의 삶의 질이 좋아진다. 수술 후에는 일반적으로 관절운동 범위의 회복을 위한 교육 및 운동치료가 필요하다. 액와망증후군*axillary web syndrome* 또는 끈 형성*cording*은 표재 림프액 또는 혈액 순환의 교란에 의해 생기는 것으로 짐작되며, 관절운동 범위의 회복을 방해한다. 그러나 일반적인 상지 운동 및 특수 운동치료를 통해 운동 능력을 회복시키고 기능을 향상시킬 수 있다. 수술 후 통증은 대개 약물로 조절할 수 있으나 만성 통증으로 발전할 가능성이 있으며, 이때 운동치료 및 경피 전기 신경자극치료 *transcutaneous electrical nerve stimulation; TENS* 등의 물리치료가 도움이 될 수 있다. 방사선치료에 의한 팔신경총 손상이나 항암 약물치료에 의한 말초신경병증에 대해서도 평가하고 치료해야 한다. 특히 전술한 바와 같이 림프부종은 상지의 기능을 제한하고 미용상의 문제를 일으키게 되므로 유방암 생존자를 진료하는 의료진은 평가 및 치료에 각별한 주의를 기울여야 한다. 호르몬치료는 폐경 증상을 동반하여 전신적인 증상을 유발하므로 이에 대해서도 최선의 방법을 제시해야 한다. 식이 상담, 이완요법 등이 도움이 된다고 알려져 있으며, 최근에는 교감신경차단술이 폐경 증상으로 인한 불편을 완화시켜줄 수 있다고 보고되었다. 또한 유방 절제에 따른 여성성의 손상 및 성생활의 장애에 대해서도 의료진은 적극적으로 접근해야 한다.

2. 폐암

폐암은 한국인에서 위암 다음으로 빈번하게 발생하는 암이다. 또한 폐암은 다른 종류의 암보다 심각한 고통을 일으킨다고 알려져 있다. 따라서 암 재활을 위해 폐암 치료의 전 과정에 걸쳐 환자를 전인적으로 평가하고 지지해줄 수 있는 방법을 제시해주어야 한다. 폐암으로 진단받은 환자의 절반 이상이 체중감소를 경험하게 되고, 위약 및 피로, 근력 약화, 우울 등의 증상을 보일 수 있다. 따라서 폐암 환자의 재활치료에서 영양 평가 및 보충이 매우 중요하다고 할 수 있다. 폐암 재활에서는 환자의 상태 및 치료에 따라 호흡 재활을 통해 자세 변화, 호흡 운동, 폐 청소*lung clearance* 기술 및 기침 보조*cough assist* 등을 교육하고 시행할 수 있으며, 작업치료를 통해 일상 동작에 대한 기능 평가 후 기능적 독립성을 최대화하도록 도와주어야 한다.

3. 뇌신경계 암

뇌신경계 암의 대부분은 전이암이다. 암환자 증가로 인해 뇌전이와 암 병변의 척수 압박 발생률도 증가하고 있다.

뇌종양 환자는 다양한 증상과 징후를 겪게 되고 이로 인하여 다방면에 걸친—육체, 정신, 기능, 인지, 사회—문제에 부딪히게 된다. 이러한 변화는 질병이 진행함에 따라 짧은 시간 내에 급격하게 발생할 수 있다. 뇌종양 치료는 다른 암 치료와 마찬가지로 수술, 방사선치료, 그리고 항암치료가 주된 방법이며, 스테로이드, 항응고제, 항경련제가 보조요법으로 이용된다.

뇌종양 환자는 질병과 치료로 인해 육체적, 정신적 문제를 경험하게 된다. 재활치료를 담당하는 의료진은 뇌종양 환자의 재활이 단순한 신경계 질환의 재활이 아니라 끊임없이 변화하며 장기적으로는 기능이 저하되는 환자의 신체적, 정신적 그리고 인지적 측면에 대한 고려가 필요한 영역임을 인지하고 있어야 한다. 이러한 점 때문에 뇌종양 환자에 대한 재활치료가 효과적이라는 연구에도 불구하고, 재활치료에 대한 접근과 치료법에 대한 표준화가 확립되지 못했다.

뇌종양 환자에 대한 재활치료는 환자 개개인의 상태와 요구에 맞춰 진행되어야 한다. 환자의 기능적 감소에 대한 재활치료와 함께 정신적 지지를 유지하는 한편 피로, 우울증, 불확실성에 대한 접근도 필요하다. 악성도가 높은 뇌종양 환자는 불량한 예후가 예상되므로 재활치료도 이런 점을 고려하여 삶의 질을 최대화하는 데 초점을 맞추어야 한다. 악성도가 낮은 뇌종양 환자의 경우, 재활치료에 대한 접근이 빠를수록 좋다는 점은 악성도가 높은 뇌종양 환자의 재활치료 방침과 동일하다. 그러나 악성도가 낮은 뇌종양 환자의 경우, 보다 장기적인 관점에서 재활치료 계획이 필요하다.

효과적인 재활치료 프로그램을 구성하려면 팀 중심의 접근이 필수적이다. 재활치료 팀은 현실적이고 가능한 목표에 대해 환자, 보호자와 함께 상의해야 한다. 운동치료의 주된 목표는 환자가 이동할 수 있는 능력, 관절 가동과 근력 강화의 향상과 유지이다. 작업치료에는 직업 재활, 인지 재활 등이 포함된다. 작업치료를 받은 환자는 스스로 의사결정을 하고 수행할 수 있어야 한다. 말하기와 삼키기에 대한 적절한 재활치료는 환자의 삶의 질에 중요한 영향을 미칠 수 있다. 언어 재활치료의 주된 내용은 손상된 언어 기능에 대한 정확한 평가와 이를 보조할 수 있는 방법 및 교육이다. 삼키기에 대한 재활치료도 식사 시 적절한 자세와 기법, 그리고 안전한 삼키기에 대한 지속적인 확인으로 뇌종양 환자의 삶의 질을 높이는 데 중요한 역할을 담당할 것이다.

척수암도 뇌종양과 마찬가지로 원발성으로는 드물게 발생하는 암 중 하나이다. 통증과 신경학적 증상 발생이 가장 흔한 증상이며, 악성도가 높은 척수암의 경우 기대 여명이 6~12개월로 짧다.

악성도가 낮은 척수암 환자에 대한 재활치료는 척수 손상 환자의 재활치료와 유사하다. 악성도가 낮은 척수암 환자는 기능적 제한에도 불구하고 기대 여명이 길기 때문에 재활치료 목표를 세울 때 장기적인 면에 대한 고려가 필요하다.

종양으로 인한 척수 압박은 응급 상황이므로 즉각적인 조치가 필요하다. 수술이나 방사선치료 후에는 가능한 한 빨리 재활치료를 시작해야 한다. 재활치료를 시작하기 전에, 전반적인 의학적 평가와는 별도로 기능적인 면을 포함한 환자의 상태에 대한 평가가 필요하다. 추가적인 척수신경 손상이 우려될 경우 침상 안정이 필요하며, 기본적인 재활치료로 적절한 자세 교정 및 교육을 시행할 수 있다. 특히 호흡기 관리 및 혈전 방지를 위한 재활치료는 침상 안정 시에도 지속적으로 시행되어야 한다.

적극적인 재활치료는 추가적인 신경 손상의 가능성이 완전히 배제된 후에 시작한다. 척추의 안정성이 확인되어 신경 손상 가능성이 없다면, 천천히 머리부터 일으켜 세우는 과정을 시작으로, 침대에서 혼자서 일어나 걸을 수 있을 때까지 단계적으로 적극적인 재활치료를 시행한다. 작업치료 또한 운동치료처럼 침상에 누워 있을 때부터 시행해야 한다. 작업치료를 통해 환자 자신과 물건의 적절한 위치 선정을 습득함으로써 과도한 동작으로 인한 추가적인 손상을 방지할 수 있다. 이와 같이 종양으로 인한 척수 압박을 경험한 환자의 효과적인 기능 회복을 위해서는 척수 재활 전문의에게 의뢰하는 것이 필요하다.

4. 두경부암

대부분의 두경부암은 호흡기계 혹은 소화기계의 상피세포에서 유래하는 편평세포암종이며, 호발 부위는 구강, 인두, 후두 및 타액선이다.

수술적 치료 전에 환자를 평가하는 것은 수술 후의 재활에 커다란 도움을 준다. 수술 전 언어 기능 및 연하 기능에 대하여 평가를 실시하고, 필요한 경우 상악-안면 보철기구*maxillofacial prosthesis* 사용에 대해 전문가와 의논해야 하며, 청력 및 전정 기능도 동시에 평가해야 한다.

환자에게는 치료로 인하여 감각 기능의 이상이 초래되며 연하곤란 및 언어 장애 등이 올 수 있음을 미리 알려주어야 한다. 또한 환자의 영양 상태를 파악하며, 치료 후에는 구강 위생에 곤란함이 초래될 수 있으므로 술, 담배 등은 끊도록 해야 한다. 수술 후에는 각 환자의 장애 유형에 따라 적절한 재활치료를 시행한다.

대부분의 환자에게 기관절개술을 시행하게 되는데, 이때는 다른 의사소통 기술을 교육해야 하며, 연하곤란이 있는 경우에는 비디오 투시검사 등으로 평가를 하고 감각자극, 마사지, 구강운동 등을 교육한다. 예를 들어, 혀 절제*glossectomy*를 시행받은 환자에게는 남은 구강 구조물을 이용하여 발음하는 방법을 교육시켜야 하며, 후두를 적출한 환자에게는 보조 기구를 이용하여 의사소통하는 방법을 교육하거나 식도 혹은 기관-식도 누공을 통해 발성하는 방법을 가르쳐야 한다. 또한 구개를 제거한 환자의 경우는 인공기관을 삽입하고 훈련을 시켜야 한다.

한편, 방사선치료와 항암치료의 영향으로 타액의 양이 줄거나 분비물의 점도가 증가할 수 있으며, 미각과 감각이 변하고 점막염, 충치 등이 동반될 수 있다. 이런 경우에는 보습제를 사용하고 다양한 맛과 재질을 가진 음식을 섭취하도록 하면 타액의 양을 늘리는 데 도움이 된다. 필요에 따라서는 음식의 종류를 제한해야 하는 경우도 있다.

5. 골 및 연조직의 암

골이나 연조직의 종양은 모든 연령층에서 발생할 수 있으나 대부분 적극적으로 활동하는 10대에서 30대 사이의 연령층에서 호발하므로 그로 인한 장애의 정도가 상대적으로 크며 장애의 기간도 길다. 종양의 치료는 진단 당시 종양의 위치, 종류 및 침범 정도에 따라 달라지는데, 과거에는 사지에 발생한 대부분의 악성종양의 경우 병적 골절을 제외하고는 거의 모두 절단의 대상이 되었으나, 근래 조기진단 및 치료가 가능해짐에 따라 이러한 종양들을 아전절제, 방사선요법, 화학요법 등으로 치료할 수 있게 되었다.

이에 따라 환자의 장애를 최소화할 목적으로 재활의학의 도움이 필요한 경우가 점차 증가하고 있다. 환자가 겪는 장애는 수술 직후 고정, 동통, 두려움, 혼란 등으로 야기되는 급성 장애와 신체 일부의 절단, 근골격계 기능 저하 등의 만성 장애로 구별되는데, 이에 따라 적절한 시기에 재활치료를 시행함으로써 장애의 정도를 줄이고 회복기간을 앞당길 수 있다.

(1) 절단 환자의 재활

절단의 적응증은 악성종양이 있는 경우, 또는 제거 후 지체에 심한 기능장애를 초래할 가능성이 있는 양성종양이 있는 경우, 그리고 고식적 치료를 위한 경우 등이다. 골종양에서 절단은 대체로 혈관질환이나 외상으로 인한 절단보다 높은 수준(근위부)에서 이루어지는 경우가 대부분이다. 상지의 경우(그림 25-4A)는 상완부 절단, 견관절 이단, 견갑-흉갑 간 절단이 많으며, 하지의 경우(그림 25-4B)는 대퇴(슬상부) 절단, 고관절 이단, 천장골 하지 절단이 대부분이다.

젊은 환자일수록 의지*prosthesis*를 빨리 장착시켜야 하며, 신체상을 유지하기 위해 수술장에서 임시 의지를 장착시킬 수도 있다. 그러나 나이가 많거나 쇠약한 환자들은 대퇴 절단 등을 했을 때 심한 에너지 소모 때문에 의지를 장착하지 못하는 경우도 있다. 또한 상지의 기능적 견갑-흉곽 간 절단 의지 등은 무게가 무겁고 복잡하기 때문에 실질적으로 작동시키기 어렵다는 점도 염두에 두어야 한다. 그러므로 성공적인 의지 사용을 위해서는 적합한 환자를 선택하는 것이 필수적이다. 수술 전에 환자에게

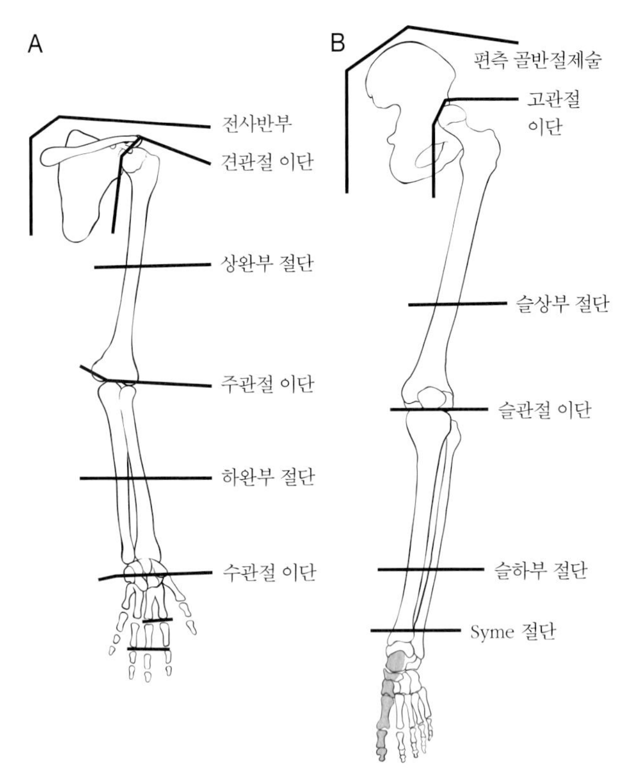

그림 25-4. 사지 절단의 예 A.상지 절단의 경우 B.하지 절단의 경우

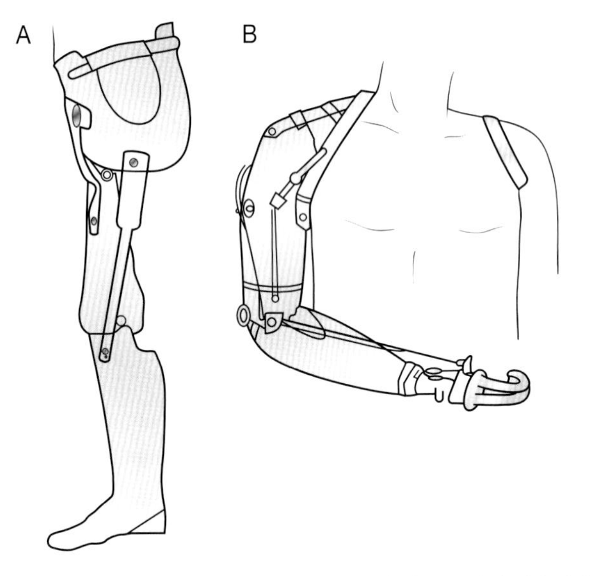

그림 25-5. 사지 절단 환자가 착용하는 의지의 예 A. 고관절 이단 의지: 고관절 이단 시 착용하는 의지 B. 상완골 절단 의지: 상완골 절단 환자가 착용하는 의지

미리 재활 과정을 소개하여 공포를 줄이고, 수술에 대해 설명함으로써 환자의 이해와 자신감을 부양할 수 있다. 발병 전의 기능 상태에 대한 평가도 물론 중요한 수술 전 처치에 포함된다. 수술 전에 목발 보행을 연습시키면 근력 및 기능에 도움이 되어 결국 재활 훈련 기간을 단축할 수 있다.

종양으로 인한 절단의 경우에는 절단단을 남기지 않는 경우가 대부분이다. 절단단이 남은 경우에는 절단단을 의지에 쉽게 착용시킬 수 있도록 성숙시켜야 하며, 남아 있는 관절 범위를 유지시키고 변형이 올 수 있는 자세를 피하며 남아 있는 근력을 강화시켜야 한다.

절단 환자의 재활에 가장 중요한 시기는 수술 후 일주일이 지났을 때다. 이때의 환자의 마음가짐에 따라 재활의 성공 여부 및 직업 복귀가 결정된다고 한다. 이때는 환자의 근력, 정서 상태, 직업, 사회적 활동 정도를 고려하여 의지를 결정해야 하는데, 심한 심폐질환, 반대측의 편마비, 기왕의 신체적 결함 등이 있을 때에는 의지를 처방하지 않는 경우도 있다.

한편 골종양 환자의 의지 장착 및 훈련은 항암치료의 효과 때문에 어려운 경우가 종종 있는데, 절단지에 부종이 동반된 경우에는 절단지를 잘 감아주어 원추형으로 유지하는 것이 중요하다. 또한 방사선치료를 할 때 절단지의 피부가 약해지고 통증이 동반되는 경우가 있으므로 여러 번에 걸쳐 의지를 장착시키는 과정이 필요한 경우도 있다. 이때 최종 의지는 환자가 안정된 후에 맞추어주는 것이 좋으며, 그 사이 여러 차례에 걸쳐 의지의 소켓 내면을 환자에 맞게 손질할 필요가 있다.

하지 절단 환자의 경우(그림 25-5A) 관절운동 범위를 유지하는 데 있어 슬관절의 굴곡 구축과 고관절의 굴곡 및 외전 구축을 유념해야 하며, 대퇴사두근, 대둔근 및 고관절 외전근 등의 근력 강화가 중요하다. 종종 환자가 보조 기구의 도움 없이 보행할 수 있는 경우도 있지만 대부분의 경우는 지팡이나 목발에 의지하여 보행하게 된다. 또한 수술 후에는 절단지뿐 아니라 건측 하지 및 상지의 근육도 점진적 저항 운동을 통해 근력을 강화시켜야 하는데, 목발 보행에 특히 중요한 상지의 근육은 광배근*latissimus dorsi muscle*, 상완삼두근*triceps brachii muscle*, 대흉근*pectoralis major muscle* 등이다.

상지 절단 환자(그림 25-5B), 특히 우성수*dominant hand* 절단 환자의 경우에는 작업치료를 통하여 '한 손 일상생활 동작 훈련*one-handed activities of daily living training*'을 받아야 하고, 글씨 쓰기와 손의 섬세 운동 훈련도 동시에 받아야 한다. 또한 남은 절단단의 근력 강화운동도 시행해야 하는데, 이러한 운동은 의지가 처방된 후에도 의지를 착용한 상태에서 계속되어야 한다. 흉곽-견갑 간 절단의 경우 초기에 유용한 의지는 미용 의지인데, 상의를 착용할 때 모양과 외관상 대칭성을 유지시켜주는 것이 중요하다. 절단자의 의복 착용은 정상인과 차이가 나지 않도록 해야 하나 조금 헐거운 것이 좋다

의지에 대한 환자의 심리적 적응은, 의지가 어떤 특별한 기능을 수행할 수 있는 수단이 된다는 것을 인식할 때 가능해진다. 그러나 상지 의지는 머리 위의 동작이나 등 뒤의 동작을 수행할 수 없는 단점이 있으며 촉각도 없으므로 시각이 없는 경우에는 사용이 불가능하다.

또한 하지 의지도 계단을 오르내리거나 경사가 있는 길을 걸을 때 제한이 생길 수 있으므로, 이를 환자에게 미리 주지시켜야 환자가 필요 이상의 기대를 가짐으로써 생길 수 있는 실망을 최소화할 수 있다.

환자의 직업이 사무직인 경우 절단 수술 후에 커다란 제한을 받지는 않으나 노동직인 경우는 직업 전환을 고려해야 하는 경우가 있으므로 미리 이에 대처해야 한다.

(2) 사지구제술의 재활

대부분의 경우 연조직의 육종은 상·하지를 절단할 필요 없이 부분적인 절제, 즉 종양 자체의 국소적 절제와 침범된 근육군의 근치적 절제만으로도 치료할 수가 있다. 상지 육종의 경우, 장애의 정도는 우성수 및 수부의 침범 여부에 좌우되며 기능적 보조기*functional orthosis*나 기구 등을 사용하여 상실한 기능을 대치할 수 있다. 수부가 직접 침범된 경우에는 관절 범위를 유지하는 것이 필수적이다. 하지 육종의 경우에는 둔부의 근육이나 사두근, 넙다리뒤근육, 고관절 내전근을 절제하며, 하퇴에서는 전후 구획에 따라 근육의 전체 또는 일부를 절제하는 경우가 대부분이다. 하퇴 부분만 절제한 경우에는 하지의 기능을 보조기 등이 대신할 수 있는데, 하퇴 전 구획의 근육이 절제되면 일반적인 단하지 보조기로 보완할 수 있으며, 후 구획인 장딴지근 절제로 인하여 보행 중 적절한 진출*push off*이 이뤄지지 않는 경우에는 안락의자 모양의 둥근 발바닥 신발*rocker bottom shoe*을 사용하면 도움이 된다. 둔부를 절제할 때에는 미용적인 면과 앉는 기능 향상을 위하여 의지를 장착시키는 것이 좋으며, 보행을 위해서는 역시 목발이나 지팡이 등의 보조 기구가 필요한 경우가 많다. 고관절의 내전근이나 넙다리뒤근육을 절제하면 실질적으로 보행에 미치는 영향이 적으므로 보조기나 의지 등이 필요 없는 경우가 대부분인데, 좌골 신경이 절제된 경우에는 슬관절 이하의 운동 및 감각 손실이 동반되므로 보조기가 필요하다. 사두근 절제의 경우에는 보행 훈련 초기에 근력을 보충하기 위하여 슬관절 고정기*knee stabilizer*를 사용하며 점차 후방 굽힘 제한*dorsiflexion stop* 단하지 보조기로 대치해준다. 이러한 후방 굽힘 제한 단하지 보조기는 슬관절에 신전 모멘트를 주어 슬관절을 안정시키는 역할을 한다. 대퇴 신경이 절제되면 슬관절 이하의 전방부에 감각 손실이 동반되므로 이를 고려해야 한다.

6. 혈액암

혈액암 환자에 대한 재활치료는 다양한 방면의 고려가 필요하다. 환자는 질병 자체와 치료, 특히 이식 치료 과정에서 인지 저하를 경험할 수 있다. 인지 저하를 보이는 혈액암 환자에게는 작업치료와 언어치료 등의 재활치료가 도움이 될 것이다. 또한 질병 경과 중 발생한 병적 골절에 대해서 1차적으로 수술과 방사선치료를 시행한 후, 관절 운동과 근력 강화를 중점으로 하는 재활치료를 시행하여 병변 부위에 대한 추가적인 골절 발생을 예방할 수 있다. 항암치료로 인한 운동 능력 감소와 피로 증대 역시 혈액암 환자의 삶의 질을 저하시키는 중요한 요인이다. 이 시기에 개별화된 재활치료는 환자들의 신체 기능 호전, 피로 해소 및 삶의 질 개선에 도움이 된다. 개별화된 재활치료를 위해서는 몇 가지 혈액검사 결과와 생체 징후에 대한 정보가 필요하다. 적절한 평가 후에 근력 향상과 관절운동 범위 확보, 유연성 및 균형감각을 위한 훈련을 시행한다. 피로 해소를 위해서는 에너지를 보존하면서 참여를 극대화할 수 있는 방법에 대한 교육과 훈련이 필요하다.

V. 암환자의 운동

육체활동을 증가시킴으로써 비만을 줄이고 몇몇 암의 위험을 감소시킬 수 있다. 운동량 부족이 암의 발생과 직접적 관련이 있다는 증거가 점차 쌓여가고 있다. 특히 대장암은 체중과는 독립적으로 운동량 부족이 발병에 기여한다고 밝혀져 있다. 그러나 암환자가 암 치료와 동반되어 운동기능이 저하되고 격리나 입원 때문에 활동도가 저하되며 항암요법 등에 의해 근력이 더욱 저하되어 치료가 종료된 후에도 일상 생활에 복귀하기 어려워진다는 보고는 역설적이다. 따라서 운동 프로그램이 암 생존자의 피

로를 줄이고, 기능을 회복시키며, 삶의 질을 향상시킨다는 연구는 주목할 필요가 있다.

암환자는 개별화된 운동을 통해 심리적으로 '정상'이라는 느낌을 가지며 자율성을 확인할 수 있다. 이때 운동 강도는 환자의 의학적 상태 및 현재 운동 능력과 기능 수준을 고려하여 결정되어야 한다. 운동치료는 근력과 관절운동 범위, 유연성, 균형 등의 향상을 위해 디자인되어야 한다. 환자에게 구체적인 운동 처방을 기술하여 제공하면 환자의 순응도를 높일 수 있다. 입원 치료 기간에는 적절한 모니터링을 통해 안전한 범위의 운동을 지속적으로 확인해야 하고, 퇴원 후 지역 활동 및 여가 활동을 위해 필요한 평가와 준비를 도와주어야 한다. 퇴원 후에도 환자가 이전 수준의 운동을 어렵게 느낄 수 있으므로 꾸준히 관찰하고 도와야 한다.

암 연관 피로*cancer related fatigue*는 암환자가 공통적으로 호소하는 증상으로, 일반적으로 말하는 피로와는 다르다. 암 연관 피로는 암 자체에 의한 요소도 포함하며, 치료의 부작용, 동반된 내과적 질환, 심리적 요인 등에 의해 발생하는 것으로 알려져 있으며, 치료 과정은 물론 삶의 질에 중대한 영향을 미친다고 알려져 있다. 암 연관 피로는 원인과 증상의 다면적 측면에 대응한 다면적 치료가 필요하며, 특히 운동치료가 가장 중요한 요소 중 하나다. 운동은 암 연관 피로의 감소에 있어서 비약물적 치료 중 가장 효과적인 것으로 알려져 있으며, 보통 이하 강도의 유산소 운동을 심혈관 조건화*cardiovascular conditioning*에 적합한 스케줄로 암 치료와 병행하여 시행하는 것이 추천되고 있다. 치료가 종료된 뒤에도 암 연관 피로는 증가할 수 있으며, 특히 치료 기간 동안 운동을 하지 않은 경우 그러할 수 있다. 따라서 암 재활 팀은 치료 후에도 적절히 평가하여 환자에게 운동을 처방하고 일상 생활 및 사회 활동에 복귀할 수 있도록 도와야 한다.

참고문헌

1. 한태륜, 방문석. 재활의학. 3판, 서울: 군자출판사, 2008.
2. Braddom RL. Physical Medicine & Rehabilitation. 3rd ed., Philadelphia: Elsevier Inc., 2007.
3. DeLisa JA, Gans BM, Bockenek WL, Frontera WR, Gerber LH, Geiringer SR, et al. Physical Medicine & Rehabilitation, principles and practice. 4th ed., Philadelphia: Lippincott Williams & Wilkins, 2005.
4. Rankin J. Rehabilitation in Cancer Care. 1st ed., Oxford: Blackwell Publishing Ltd., 2008.

26 정신종양학

함봉진

I. 정신종양학의 정의 및 영역

1. 정신종양학의 정의

암이 환자의 신체적 건강뿐 아니라 정신건강에도 심각한 영향을 미친다는 것을 인식하고 암의 심리적, 사회적, 행동적 측면에 대해 연구하는 종양학의 다학제적 하위 전문 분야를 '정신종양학*psychooncology*'이라고 정의한다. 종양정신의학*oncopsychiatry*이 아닌 정신종양학으로 명명되는 것은, 정신종양학이 종양학의 세부 분야로, 즉 암환자 치료의 일부분으로 통합되는 것의 중요성을 시사한다. 또한 그 기저에는 정신질환 혹은 정신건강에 대한 오랜 사회적 낙인이 작용하고 있다. 정신종양학자가 종양의료팀의 일원으로 정신종양학 관련 평가나 임상 서비스를 시행할 수 있도록 권고하는 것도 이러한 정신건강 서비스에 대한 낙인을 줄이고자 하는 의도 때문이다.

2. 정신종양학의 영역

정신종양학의 연구 모델은 암과 그 치료를 독립변수로 두고 삶의 질과 생존을 종속변수로 하여 심리사회적 요인을 포함하는 중개변수들과의 관계를 규명하고 중재 요인에 대한 개입을 통해 암 관리의 성과 향상을 도모하는 것이다.

정신종양학은 크게 두 가지 관점에서 암의 심리, 사회, 행동적 측면에 접근한다. 첫째, 심리사회적 관점에서 암의 모든 단계에 걸쳐 암환자와 그 가족의 심리적 반응과 적응을 연구한다. 둘째, 정신생물학적 관점에서 암 발병과 진행에 영향을 미칠 수 있는 심리적, 사회적, 행동적 요인들을 탐색한다. 생활 사건, 성격, 대처*coping*, 사회적 지지, 정서적 디스트레스, 심리사회적 중재가 그들의 면역체계나 내분비체계에 끼친 영향을 통해 암 진행이나 생존에 영향을 미칠 수 있다는 가설을 바탕으로 한 정신신경면역학, 정신신경내분비학적 연구들이 이 관점에 속한다. 정신종양학은 '암 치료의 연속선상'에서 예방과 조기 발견부터 호스피스/완화의료에 이르기까지 활발한 연구와 임상 서비스를 수행한다.

(1) 예방과 조기 발견

행동과학적 접근을 통하여 생활방식과 습관을 변화시킴으로써 암 발생 위험을 줄이거나 조기 발견을 늘리고자 하는 차원이다. 예들 들어, 행동과학적 지식을 응용하여 금연, 다이어트, 운동, 태양광선 노출, 성性 행동 등에 관해 연구하고 건강한 생활 방식을 촉진하는 것이다. 암 관련 유전자 연구가 발전하면서 유전자 검사와 유전 상담도 주요한 관심의 대상이 되고 있다. 또한 암의 조기 발견이 중요해짐에 따라 암 검진 행동을 방해하거나 촉진할 수 있는 심리사회적 요인들도 연구 대상이 되고 있다.

(2) 암 진단과 치료

암 진단과 치료에 대한 암환자의 심리적 반응, 불면, 불안, 우울, 인지장애, 섬망, 통증, 피로, 식욕부진 등 다양한 증상에 관해 연구하고 관리하는 것은 정신종양학의 핵심적 차원이다. 암환자의 증상을 감소시키고 적응을 향상시키고자 하는 다양한 심리사회적 중재 프로그램이 개발되어 시행되고 있다. 더불어 대처와 사회적 지지, 정신병리, 심리사회적 중재 등 심리사회적 변인이 암환자의 적응에 미치는 영향, 나아가 암 자체의 진행 및 생존에 미치는 영향도 주요한 관심을 받아왔다.

(3) 암 생존자

암의 조기 발견과 치료 기술의 발전으로 생존율이 향상됨에 따라 생존기간뿐 아니라 암 치료의 장기적 영향과 생존자의 삶의 질에 대한 관심이 높아지고 있다. 대부분 환자들은 암 치료 후 정상적으로 생활에 복귀하나, 일부는 이후 어려움들을 겪는 것으로 나타난다. 예를 들어, 불임이나 신경인지 기능 손상, 만성 피로, 변화된 외모 등 암 치료의 장기적인 부정적 영향은 암 생존자*survivorship*의 사회적 기능이나 대인 관계에 부정적인 영향을 미칠 수 있다. 암 생존자들은 집중적 치료가 끝나고 회복기로 접어들면서 의료진이나 가족으로부터 받는 지지가 점진적으로 감소하면서 갖가지 문제들을 혼자 당면해야 하는 경우가 많다. 암 생존자들이 늘어남에 따라 암 치료의 장기적 후유증을 예방하거나 회복시킬 수 있는 포괄적 재활 프로그램들이 실시되고 있다.

(4) 호스피스 및 완화의료

호스피스 및 완화의료*hospice and palliative medicine*에서 환자의 심리적 반응과 정신 및 신체증상에 대한 관리는 정신종양학의 주요 역할로서 매우 중요한 부분이다. 말기 암환자의 통증, 우울, 섬망 등의 증상 관리와 안락사*euthanasia*, 의사 조력 자살*physician-assisted suicide* 등에 관한 윤리적 논쟁에서 심리사회적 요인들에 대한 고려가 관심을 끌고 있다. 정신종양학과 호스피스/완화의료는 암환자 치료의 여러 부분에서, 특히 삶의 마지막 부분에 있어 주요 관심사가 중첩되므로 서로 협력적인 관계 설정이 필요하다.

Ⅱ. 암환자의 디스트레스와 삶의 질

1. 디스트레스의 정의와 종류

암 진단은 환자와 가족에게 충격과 우울, 공포와 불안 등 심각한 정신적 문제를 포함하여 상당한 고통을 야기한다. 그럼에도 불구하고 '정신과적 장애'에 대한 사회적 낙인으로 인해 이러한 문제를 인정하지 않는 경향이 있어서 미국의 암 센터들의 네트워크인 NCCN(National Comprehensive Cancer Network)은 발행한 지침서에서 암환자의 정신적 고통을 '디스트레스*distress*'라는 용어로 사용할 것을 제안하고 있다.

표 26-1 암환자의 디스트레스(NCCN, 2011)

신체적 문제	외모*appearance*, 호흡*breathing*, 식사*eating*, 피로*fatigue*, 구역*nausea*, 통증*pain*, 수면*sleep*, 기타
정서적 문제	우울증*depression*, 공포*fears*, 신경과민*nervousness*, 슬픔*sadness*, 근심*worry*, 흥미부족*loss of interest*
가족 문제	자녀들과 배우자 대하기*dealing with children and partner*, 임신 능력*ability to have children*, 가족 건강*family health issues*
실제적 문제	육아*child care*, 주택*housing*, 재정*financial*, 이동*transportation*, 직업/학교*work/school*, 치료에 대한 결정*treatment decisions*
영적·종교적 관련	

디스트레스는 환자로 하여금 암, 그리고 암이 일으키는 신체증상과 암 치료에 효과적으로 대응하는 데 지장을 초래할 수 있는 심리적, 사회적, 영적 측면에서 불쾌한 정서적 체험을 의미한다. 디스트레스는 슬픔, 두려움 같은 흔한 정상적 감정에서부터 우울, 공황, 영적 위기까지 다양한 범위를 포함한 연속적 개념이다(〈표 26-1〉).

NCCN의 디스트레스 관리 지침에서는 특히 임상적으로 중요한 정신장애인 치매, 섬망, 기분장애, 적응장애, 불안장애, 물질관련장애, 성격장애에 대해 따로 지침을 제공하고 있다. 정신장애 병력이나 인지장애가 있는 등 디스트레스 발생 위험이 높은 환자와 암 진단, 치료 대기, 치료 실패, 재발, 전이 등 디스트레스 발생에 취약한 시기에 대해 언급하고, 이 경우에 디스트레스 선별이 특별히 중요함을 강조하고 있다. 심*Shim* 등의 연구에서도 재발 암환자군이 그렇지 않은 암환자군에 비해 암 진행에 대한 두려움과 우울이 높고 불안, 치료 만족도, 의사소통, 지지에 대한 요구 등과 관련이 높은 것으로 나타나, 특정 시기에 디스트레스 취약성이 높아지는 것을 확인할 수 있다.

암환자의 35.1%가 진단 이후 치료를 받는 과정에서 임상적으로 도움이 필요한 정도의 디스트레스를 겪는 것으로 알려져 있다. 암환자의 우울증*depression* 유병률은 일반인의 4배 정도인 58%에 이른다는 보고도 있으며, 불안장애의 유병률은 10～30% 정도로 알려져 있다. 국내 연구에서도 암환자들 중 임상적으로 유의한 수준의 디스트레스를 경험하는 비율이 42.1%, 주요 우울장애 진단에 해당되는 비율이 20.6%, 자살 위험이 있는 비율이 20.6%로 나타났다. 유방암 환자에서는 우울증 26.3%, 불안 26.3%, 불면 13.7%, 외상후스트레스장애 증상 24.3%이며, 이 중 한 가지 이상의 디스트레스를 겪고 있는 환자는 47.4%로 상당히 높은 수준을 보이고 있다.

암환자의 생존율과 생존기간이 증가하면서 암 또는 암치료에 의한 인지장애, 일명 'chemobrain'이 갖는 임상적 중요성이 증가하고 있다. 암 생존자의 2/3 정도가 인지장애를 호소하고 있고, 이러한 인지장애가 일상 생활에 상당한 영향을 주는 것으로 보고되고 있다. 암환자의 인지장애에 대한 연구는 비교적 새로운 분야로, 혈액암 또는 뇌종양을 가진 어린이나 진행기 유방암 환자들을 대상으로 연구들이 이루어졌지만 방법론상의 한계 때문에 해석에 주의가 필요하다.

2. 디스트레스의 영향

디스트레스는 암환자의 삶의 질을 저하시킬 뿐 아니라 통증 역치의 저하, 자살 위험의 증가, 재활 및 정상적 사회생활 복귀의 지연, 치료 순응도의 저하, 치료 거부 행위의 증가 등과 관련이 있어 의료진의 관리 부담을 증가시키고 암 재발 및 생존율에 직간접적으로 부정적인 영향을 미치는 것으로 알려져 있다. 우울증이 동반된 환자들이 그렇지 않은 환자들에 비해 의학적 치료 지침을 따르지 않을 위험이 3배 이상 높은 것으로 알려져 있는데, 이는 암 치료 성과로 연결된다.

국내 연구에서도 디스트레스가 암환자들의 '빠른 죽음에 대한 요구*desire for hastened death*'와 관련이 있고, 전반적 건강과 신체적 기능, 신체적 역할, 신체적 통증, 활력, 사회적 기능, 정신건강, 정서적 역할, 신체적 삶의 질, 정신적 삶의 질 등 삶의 질의 세부 항목에 부정적 영향을 미치는 것으로 나타났다. 항암치료를 받기 위해 낮병원에 다니는 환자들을 대상으로 한 연구에서 환자 스스로 평가한 ECOG 점수가 우울증과 관련이 있고 암의 병기와는 관련이 없는 것으로 나타났다. 낮병원을 다닐 수 있을 정도의 환자가 체험하는 주관적인 활동 능력은 객관적인 암 지표보다 디스트레스의 영향을 더 많이 받을 수 있다는 것을 알 수 있다.

암환자가 호소하는 기능저하나 증상이 의료진이 객관적으로 평가하는 수준보다 더욱 저하되어 있거나 더 심할 경우 우울증과 같은 디스트레스가 동반되어 나타나는 현상일 가능성을 고려할 필요가 있다.

3. 디스트레스의 발생 기전

암환자의 행동 변화, 즉 디스트레스 발생은 암 또는 암 치료와 관련된 생물학적, 그리고 심리사회적 요인에 의한 신경계, 내분비계, 면역계의 변화와 상호작용으로 설명되고 있다.

암, 전이, 항암치료, 수술, 방사선치료, 호르몬치료, 면역치료, 통증, 스테로이드 사용 등 생물학적 요인들과 암 진단의 충격, 치료에 대한 불안, 그리고 암으로 인한 환경 변화 등의 심리사회적 스트레스들이 우울증, 피로, 수면장애, 인지장애 등과 같은 디스트레스를 유발하는 원인이 된다. 암의 진단 및 치료와 관련된 여러 요인들이 시토카인*cytokine*의 증가로 대표되는 염증반응을 활성화시키며, 이는 뇌에서 CRH 증가, 모노아민 감소, 성장인자 감소, NFκ-B 증가로 이어지고 신경정신증상으로 표현된다. 이 과정에서 수면각성 주기의 변화와 코르티솔 일중 리듬의 상실 및 스트레스에 대한 코르티솔 반응 저하 등이 중요한 역할을 하는 것으로 알려져 있다.

4. 디스트레스 관리

(1) 인지도 향상

암 관련 전문가들 사이에서 디스트레스가 암환자에게 미치는 영향, 디스트레스 관리의 중요성 등에 대한 인지도 향상이 필요하다. 특히 디스트레스에 대한 종양의료진의 인지는 디스트레스 관리로의 연결에 결정적인 역할을 한다. 암환자의 높은 디스트레스 빈도와 그로 인한 영향을 고려하여 디스트레스를 암환자의 여섯 번째 활력 징후*6th vital sign*로 간주해야 할 필요성이 제기되고 있다. 중요한 의학적 변화를 반영하는 네 가지 활력징후를 주기적으로 확인하여 변화가 생겼을 때 적절히 대처하듯이, 다섯 번째 활력징후인 통증과 함께 디스트레스도 주기적으로 확인하여 어느 수준 이상의 증상이 나타나면 적절한 대처를 해야 함을 강조하고 있다. 종양 관련 전문가 집단뿐 아니라 병원 전체와 사회 전반에서 암환자의 삶의 질 향상을 위한 디스트레스 관리가 필요하다는 인식이 높아져야 제도적인 지원이 가능해질 수 있다. 암 전문 의료기관 평가에 증상 관리와 심리사회적 지지 항목을 추가함으로써 전문 의료기관의 디스트레스 관리에 대한 인식을 높이는 것도 효과적일 것이다.

(2) 디스트레스 관리 체계

디스트레스를 효과적으로 관리하기 위해서는 암 진료 현장에서 디스트레스를 효율적으로 선별하고, 필요한 경우 정신종양학 전문가에게 의뢰할 수 있는 관리 체계가 구축되어야 한다. 디스트레스 선별검사 및 의뢰 방법 개발, 관리 지침 개발, 정신종양클리닉 개설, 전문가 교육 등이 각 의료기관의 상황에 맞게 개발되고 적용되며 지속적으로 개선되어야 한다.

NCCN은 암 진단 초기부터 디스트레스 선별 검사를 정기적으로 시행하여 조기에 발견하고 개입할 것을 권장하고 있으며, 암환자의 디스트레스 임상 관리 지침과 디스트레스 선별검사 도구를 제공하고 있다. 국내에서도 최근 NCCN 디스트레스 선별검사 도구가 표준화되고 암환자의 삶의 질 향상을 위한 디스트레스 관리 권고안이 개발되었지만, 아직 암 의료기관에서 정착되는 단계에 이르지는 못하고 있다. 국내 의료기관의 실정과 사회문화적 배경을 고려한 디스트레스 관리 시스템 개발과 정착이 필요하다.

(3) 정신사회적 치료

정신사회적 치료가 암환자의 디스트레스를 줄여주고 삶의 질을 향상시키는 데 효과적인 것으로 알려져 있다. IOM(Institute of Medicine)보고서는 정신사회적 치료에 대한 근거를 바탕으로 일반 암 진료에 정신사회적 측면이 통합되어야 함을 강조하고 있다. IOM 보고서에서는 인지행동치료*cognitive-behavioral therapy*, 지지적 정신치료*supportive psychotherapy*, 가족 및 부부 치료*family and couples therapy* 등 세 가지를 주요 정신치료로 다루고 있다. 인지행동치료는 왜곡된 생각을 인지해서 교정하게 해주고, 이완을 하게 해주며, 문제 해결 능력을 향상시켜 주는 방법이다. 인지행동치료는 암환자의 불안, 우울, 불면, 통증, 피로에 효과적이라는 무작위 임상시험 연구 결과들을 근거로 하여 주요 치료법으로 권장되고 있다. 항암치료와 관련된 인지장애에도 인지행동치료의 가능성이 제기되고 있으며 그 효과에 대한 연구가 진행 중이다.

지지적-표현적 집단치료*supportive-expressive group therapy*는 전이성 유방암 환자의 삶의 질을 개선하고 심리증상, 특히 기분과 통증에 효과적인 것으로 알려져 있으며, 인지적-실존적 집단치료*cognitive-existential group therapy*, 의미 중심 집단정신치료*meaning-centered group psychotherapy* 등의 새로운 치료법도 삶의 질 향상과 디스트레스 감소에 효과적이라고 보고되고 있다.

가족 및 부부 치료에 대한 대조군 연구는 많지 않지만, 말기 암환자 가족들의 슬픔을 줄여주고 부부간의 상호 건설적인 의사소통을 통해 환자와 배우자 모두 디스트레스를 적게 받고 보다 만족스러운 관계를 형성하는 데 도움을 줄 수 있는 것으로 알려져 있다.

명상도 암환자의 불면, 불안, 우울, 통증, 피로 등에 효과적이라는 근거를 바탕으로 하여 치료법의 하나로 권장되고 있다. 국내에서 유방암 환자들을 위해 개발된 명상치료 프로그램을 적용한 대조군 연구에서 불안과 우울이 개선되고 삶의 질이 향상됨을 관찰하였다.

정신사회적 치료는 디스트레스의 종류 및 정도가 심각한 경우에는 효과가 떨어지기 때문에 정신약물치료의 대상 여부를 감별하는 과정이 중요하다.

(4) 정신약물치료

암환자에서 정신약물치료는 암 또는 암 치료와 관련된 정신증상과 신체증상을 조절하기 위하여 사용한다. 불면, 불안, 우울, 인지장애, 섬망 같은 정신증상과 통증, 피로, 식욕부진, 구역, 구토 등 다양한 신체증상에 효과적이다. 암환자에게 정신약물치료를 할 때는 환자의 신체적 상태와 사용하고 있는 약물들과의 상호작용을 고려해야 한다. 암환자는 부작용에 취약하기 때문에 소량으로 시작하여 천천히 증량하면서 효과와 부작용을 세심하게 살펴야 한다. 또한 정신과적 진단과 임상양상 그리고 그 원인에 따라 사용하는 약물의 종류 및 용법이 달라지기 때문에 감별 진단과 원인에 대한 추론이 매우 중요하다.

정신약물치료는 항우울제, 항불안제, 수면제, 항정신병 약물 및 정신자극제 등을 적응증에 따라 단독으로 또는 병용하여 사용한다(〈표 26-2〉).

정신약물치료는 불면, 불안, 우울, 섬망 등 임상적으로 중요한 디스트레스 조절에 효과적이고 삶의 질 향상에 큰 도움이 되는데도 불구하고 적절하게 활용되지 못하고 있다. 환자와 의사 모두 암에 집중하느라 디스트레스에 대한 관심이 부족하고, 암으로 인한 디스트레스가 정신약물치료로 호전될 수 없을 것이라고 생각하는 경향이 있으

[표 26-2] 암환자에 사용하는 항정신병약물 분류와 적응증

분류		약명	주요 적응증	2차 적응증
항우울제 *antidepressants*	SSRI	플루옥세틴*fluoxetine*	우울증	불안, 안면홍조
		서트랄린*sertraline*		
		파록세틴*paroxetine*		
		에스시탈로프람*escitalopram*		
		플루오복사민*fluovoxamine*		
	SNRI	벤라팍신*venlafaxine*	우울증	신경병성 통증, 안면홍조
		밀나시프란*milnacipran*		
		둘록세틴*duloxetine*		
	TCA	아미트리프틸린*amitriptyline*	우울증	신경병성 통증
		이미프라민*imipramine*		
		노르트리프틸린*nortriptyline*		
	기타	미르타자핀*mirtazapine*	우울증	불면증, 구토, 식욕부진, 구역
		트라조돈*trazodone*	우울증	불면증
		부프로피온*bupropion*	우울증	금연, 피로
항불안제 *anxiolytics*	벤조디아제핀 *benzodiazepines*	알프로졸람*alprazolam*	불안	불면증, 우울증, 호흡곤란, 구역
		로라제팜*lorazepam*		
		디아제팜*diazepam*		
		클로나제팜*clonazepam*		
수면제 *hypnotics*	벤조디아제핀	트리아졸람*triazolam*	불면증	완화적 진정
		로라제팜*lorazepam*		
		미다졸람*midazolam*		
		플루라제팜*flurazepam*		
	비벤조디아제핀 *nonbenzodiazepines*	졸피뎀*zolpidem*	불면증	
항정신병약물 *antipsychotics*		할로페리돌*haloperidol*	섬망	정신병적 우울증, 불안, 항구토, 완화적 진정, 딸꾹질
		리스페리돈*risperidone*		
		쿠에티아핀*quetiapine*		
		올란자핀*olanzapine*		
		클로로프로마진*chloropromazine*		
자극제 *stimulants*		메틸페니데이트*methylpenidate*	우울	피로, 인지장애
		모다피닐*modafinil*		

SSRI: selective serotonin reuptake inhibitor; SNRI: serotonin norepinephrine reuptake inhibitor; TCA: tricyclic antidepressant
김종훈, 유은승, 2010.

며, 정신과 약물은 의존이 되므로 끊을 수 없다는 잘못된 상식과 편견이 있기 때문이다. 정신과 약물들이 비교적 안전하고 중독이나 의존의 위험이 없다는 것을 잘 설명하여 약물에 대한 불안을 줄여주고 약물에 대한 순응도를 높이는 것이 중요하다.

암환자를 대상으로 시행된 정신약물치료 연구가 많지 않기 때문에 정신약물치료의 안정성과 효과에 대해서는 무작위 대조군 연구를 포함한 체계적인 연구가 필요하다.

암환자의 삶의 질 향상을 위한 디스트레스 관리 권고안 개발단에서는 암환자에게 흔한 증상인 불안, 섬망, 수면장애, 우울증에 대한 체계적 문헌 고찰을 통해 약물치료 권고안을 제시하였다.

1) 우울

우울은 암환자에서 흔히 관찰되는 정신과적 문제이다. 주요 우울장애, 우울감을 동반한 적응장애, 약물 또는 의학적 상태에 의한 기분장애와 같은 진단 기준에 맞는 경우뿐 아니라 가벼운 우울장애까지 포함하면 유병률이 매우 높고 임상적 의미도 크다고 할 수 있다. 일반적으로 우울증은 식욕부진, 피로 같은 신체증상을 포함하는 경우가 많기 때문에 암이나 암 치료로 인한 신체증상과의 구별에 대해 논란이 있지만, 최근 새로운 항우울제의 신체증상에 대한 효과와 안정성을 고려할 때 신체증상이 우울증에 의한 것이든 암에 의한 것이든 항우울제 치료를 하는 방향이 권장되고 있다.

암환자의 우울증상을 치료하기 위해 약물을 선택할 때는 환자의 신장기능, 간기능 또는 소화기계 기능을 고려하고 기존의 의학적 상태를 악화시킬 수 있는 부작용에 대한 평가와 관리에 세심한 주의를 기울여야 한다.

또한 복용 중인 다른 약물과의 상호작용을 고려하고 통증, 피로감, 오심, 구토, 안면홍조 등 암 또는 암 치료와 관련되어 나타날 수 있는 증상에도 함께 효과가 있는 약물을 선택하는 것이 좋다.

① 삼환계 항우울제(TCAs): 부작용에 대한 부담 때문에 암환자에서는 신경병성 통증의 조절 목적으로 소량 사용하는 정도로 제한적이다.

② 선택적 세로토닌 재흡수 억제제(SSRIs): 진정작용, 자율신경계 부작용 및 심혈관계 부작용이 적어 암환자에게도 1차 약물로 처방되고 있다. 우울감, 불안, 불면 등의 우울증상뿐 아니라 통증, 피로감, 위장증상, 안면홍조 등의 신체증상에도 효과가 있다. 같은 계열의 약물들 중에서도 효과와 부작용에 차이가 있기 때문에 신중하게 선택해야 한다. 파록세틴*paroxetine*, 서트랄린*sertraline*, 플루옥세틴*fluoxetine* 등 CYP 2D6를 억제시키는 약물은 유방암 환자에게 사용하는 타목시펜*tamoxifen*의 대사를 저해하여 항암효과를 감소시켜 유방암 재발률을 높인다는 보고가 있으므로 주의가 필요하며, 시탈로프람*citalopram*, 에스시탈로프람*escitalopram*이나 벤라팍신*venlafaxine* 등을 사용하는 것이 바람직하다.

③ 벤라팍신: 세로토닌과 노르아드레날린의 재흡수를 억제하는 항우울제로 부작용 측면에서 안전하고 항우울 효과가 빠르며 신경병성 통증이나 말초 신경증에 효과가 있다는 것이 장점이다. 부작용으로는 변비, 오심이 흔하고 고용량에서 고혈압이 발생할 수 있다. 둘록세틴*duloxetine*과 밀나시프란*milnacipran*도 같은 작용기전을 가진 약물들이다.

④ 부프로피온*bupropion*: 노르아드레날린과 도파민 재흡수를 억제하는 항우울제이다. 도파민계의 활성을 증가시킴으로 인해 피로감 개선에 효과적이고 식욕 및 체중을 낮추는 효과가 있어 체중증가가 문제가 되는 환자에게 유용할 수 있다. 금연에도 효과적이고 성기능장애가 없는 장점이 있다. CYP 2D6 억제 효과가 있기 때문에 타목시펜 복용 환자에게는 사용하지 않는 것이 좋다. 도파민을 활성화시키는 특성으로 인해 섬망 환자의 정신증상을 악화시킬 가능성이 있다.

⑤ 미르타자핀*mirtazapine*: H1 히스타민 수용체에 친화도가 있고 5HT1 수용체를 통해 세로토닌 분비를 증가시키는 작용이 있기 때문에 항우울 효과와 더불어 진정작용, 항불안 효과, 식욕 증진 및 항구토 작용을 보인다. 이러한 특성으로 인해 식욕부진이 심한 환자를 위한 완화치료에 유용하다.

⑥ 트라조돈*trazodone*: 진정작용으로 인해 불면증이 있는 우울증 치료에 사용된다. 진정, 현기증, 기립성 저혈압, 두통, 오심 등의 부작용이 나타날 수 있다.

⑦ 정신자극제*psychostimulants*: 정신자극제는 주관적 안녕감, 집중력, 주의력을 증가시키고 피로감을 줄여주는 효과가 있다. 효과가 빠르기 때문에 말기 암환자에게는 항우울제보다 유용할 수 있고 마약성 진통제로 인한 진정작용을 해소하는 데도 사용할 수 있다. 간혹 수전증, 좌불안석, 불면증, 악몽, 정신증상 악화 등의 부작용이 나타날 수 있다. 국내에서는 메틸페니데이트*methylphenidate*와 모다피닐*modafinil*이 사용되고 있다.

⑧ 항정신병약물*antipsychotics*: 정신병적 증상을 동반한 우울증, 불안과 초조 증상이 심한 우울증, 양극성 장애의 병력을 가진 경우, 섬망의 우려가 있는 경우, 항우울제에 반응이 없는 경우 등에 사용할 수 있다.

2) 불안

암환자들은 죽음, 외모 변화, 의존, 퇴행 등에 대한 불안을 흔히 겪게 된다. 반복되는 항암치료에 대한 예기 불안으로 오심, 구토 등을 경험할 수도 있다. 암환자들은 재발에 대한 두려움이 크기 때문에 사소한 신체증상을 암 재발의 징조로 여겨 불안해하는 경우가 많고 정기적인 진료 직전이나 검사 결과를 기다리는 과정에서도 불안 증상을 흔히 경험한다. 불안을 효과적으로 치료하기 위해서는 불안이 단독으로 존재하는지 우울증이나 섬망에 동반되는 증상의 하나인지를 평가해야 한다. 즉, 불안의 원인을 정확히 평가하는 것이 중요하다.

① 항불안제: 불안, 불면, 통증, 시술 전 처치, 오심, 예기불안 등의 증상 조절 목적으로 사용할 수 있으며, 로라제팜*lorazepam*과 알프라졸람*alprazolam*이 주로 사용된다. 신체적 문제가 있는 환자에게는 반감기가 짧고 대사물질이 없는 약이 이점이 있다. 부작용으로 수면과다 또는 주간 졸림 증상이 나타날 수 있으며 혼란 상태를 초래할 수 있기 때문에 섬망의 위험이 있는 환자에서는 주의해야 한다. 또한 호흡을 억제하는 효과가 있기 때문에 호흡곤란 증상이 있거나 호흡기능이 떨어진 환자에서는 특별히 주의해야 한다. 미다졸람*midazolam*은 시술 전 불안을 낮추거나 말기 환자의 완화치료 목적으로 사용된다. 부스피론*buspirone*은 의존성이 없고 인지기능을 저하시키지 않으며 호흡 억제 부작용이 없다는 장점이 있지만 항불안 효과가 2주 정도 지나서 나타난다는 단점이 있기 때문에 만성 불안에 사용할 수 있다.

② 항우울제: 항우울제는 항우울 효과 외에도 불안, 안면홍조, 통증 등에 효과가 있기 때문에 불안 조절을 위해서도 흔히 사용된다. 불안이 만성적으로 지속되거나 항불안제에 반응이 없는 경우, 특히 불안이 우울증에 동반된 증상의 하나인 경우 항우울제 사용을 고려해야 한다.

③ 항정신병 약물: 호흡부전이나 섬망의 위험이 있는 환자 또는 항불안제에 반응이 없는 경우 소량의 항정신병약물이 효과적일 수 있다. 리스페리돈*risperidone*, 쿠에티아핀*quetiapine*, 올란자핀*olanzapine* 등의 비전형성 항정신병약물이 추체외로 증후군 부작용이 적어서 사용이 늘고 있다.

3) 수면장애

불면증이 흔하지만 주간 졸림증이나 수면-각성 주기장애도 많은 환자들이 겪는 문제이다. 수면장애는 통증이나 호흡곤란 같은 신체적인 문제, 약물, 환경적 요인 등 다양한 요인에 의해 발생한다. 수면장애는 우울증이나 섬망에서 흔히 나타나는 증상이기 때문에 감별이 필요하고, 수면 무호흡 증후군, 하지불안 증후군, 주기성 사지운동장애, 기면증 같은 수면장애도 배제해야 한다.

수면장애 치료는 우선 가능한 원인을 교정하고 수면 위생을 지키도록 해야 한다. 약물치료는 로라제팜 같은 벤조다이아제핀계 약물과 졸피뎀이 많이 사용된다. 주간 졸림 등 부작용을 줄이기 위해서는 반감기가 짧은 약물이 좋다. 특히 노인이나 간기능이 저하된 환자의 경우 반감기가 길어질 수 있기 때문에 약물 축적에 의한 부작용에 주의해야 한다. 이러한 약물에 반응이 없거나 불안, 우울 등의 증상이 있는 경우에는 트라조돈, 미르타자핀 등과 같은 진정효과가 있는 항우울제를 사용한다. 호흡곤란, 섬망 등의 위험이 있는 경우에는 소량의 항정신병약물을 사용하는 것이 안전하다.

주간 졸림증과 그로 인한 수면-각성 주기장애에는 메틸페니데이트가 효과적이다. 심장질환, 섬망의 악화 등과 같은 부작용만 주의하면 안전하게 사용할 수 있다.

4) 섬망

암환자는 고령에 전신 상태가 좋지 못하고 여러 약물들을 사용하고 있는 경우가 많기 때문에 섬망 발생의 위험이 높다. 섬망 치료의 첫 단계는 원인에 대한 평가와 가능한 원인을 교정하는 것이지만 현실적으로 불가능한 경우도 많다. 섬망의 치료에 효과적인 것으로 알려진 약물은 항정신병약물이다. 특히 할로페리돌*haloperidol*은 진정작용이 적고 혈압강하 효과도 거의 없어서 암을 비롯한 신체질환을 가진 환자의 섬망 치료에 적합하다. 최근에는 리스페리돈, 쿠에티아핀, 올란자핀 같은 비전형 항정신병약물의 사용이 증가하고 있다. 항정신병약물들은 심전도 이상을 초래할 수 있기 때문에 QT 간격이 450ms 이상이거나 25% 이상 증가하면 주의를 기울여야 한다.

항정신병약물의 추체외로 부작용이나 심전도 이상으로 필요한 용량으로 사용하기 어려운 경우 로라제팜 같은 벤조다이아제핀 약물을 병용하면 도움이 될 수 있다. 벤조다이아제핀 단독 투여는 섬망에 효과가 없거나 오히려 악화시킬 수 있기 때문에 주의해야 한다.

암의 말기에는 섬망의 발생 빈도가 증가하고 그중 일부는 일반적인 섬망 치료에 반응하지 않는다. 항정신병약물 단독에 반응이 좋지 않은 경우 로라제팜 또는 미다졸람을 같이 사용하거나 미다졸람 단독 또는 프로포폴*propofol*을 사용할 수도 있다.

5) 신체증상

통증, 피로, 식욕부진 등 암환자에서 흔하고 고통스러운 신체증상들은 불면, 불안, 우울 등과 같은 정신증상과 밀접하게 연관되어 있다.

통증은 수면장애를 흔히 초래하고 불안과 우울이 발생할 위험을 높인다. 한편 불안하거나 우울한 환자는 통증에 대한 역치가 낮아져서 통증을 심하게 경험하고 진통제에 대한 반응도 떨어지게 된다. 진통제에 대한 반응이 기대에 미치지 못하거나 불면, 불안, 우울 등의 증상이 동반된 경우에는 두 가지 문제를 같이 고려해야 만족스러운 결과를 얻을 수가 있다. TCA 및 벤라팍신, 둘록세틴 같은 SNRI 계열의 항우울제가 통증에 효과적인 것으로 알려져 있지만, 불안이나 우울 등이 심한 경우에는 어떠한 항우울제를 사용하더라도 불안과 우울을 조절해주면 통증이 감소하는 것이 일반적이다.

피로와 식욕부진은 환자가 암과 그 치료 과정에서 흔히 경험하는 증상이면서 동시에 우울증의 주요 증상이기도 하다. 우울증이 동반된 피로와 식욕부진은 우울증에 대한 평가와 치료만으로도 상당한 효과를 거둘 수 있다. 항우울제의 특성을 잘 이용하면 우울증이 동반되지 않은 피로나 식욕부진에도 도움을 줄 수 있다. 미르타자핀 같은 항우울제는 식욕항진과 구역 같은 위장증상에 효과가 있어서 식욕부진 및 위장증상이 심한 환자에게 유용하게 사용할 수 있고, 피로에는 메틸페니데이트 또는 부프로피온이 효과적이다.

Ⅲ. 정신종양생물학

정신종양학의 또 다른 관심은 만성 스트레스나 우울증 같은 정신사회적 요인들이 암의 발생, 진행, 또는 생존기간에 미치는 영향이다.

새커*Thaker* 등은 난소암 마우스 모델에서 만성적인 스트레스가 종양의 증식과 혈관생성을 촉진한다고 보고하였다. 스트레스를 받은 동물에서 VEGF, MMP2, MMP9의 발현과 그로 인한 혈관 형성의 증가가 관찰되었고, 스트레스에 의한 카테콜아민의 증가가 주요 기전인 것으로 설명되었다.

새커 등의 연구에서는 스트레스를 통제할 수 있었지만 인간에서는 그런 방법이 불가능하기 때문에 역학적인 방법을 이용하여 정신사회적 요인들이 암의 위험 요인으로 작용할 수 있는지에 대한 연구들이 이루어졌다. 세 가지 정신사회적 요인들, 즉 주요 생활 사건*major life events*이나 스트레스, 우울증 또는 우울한 기분, 성격 또는 성격 경향에 대해 많은 연구들이 진행되었다.

1. 주요 생활 사건 또는 스트레스

일부 잘 설계된 연구에서 주요 생활사건이 암의 위험을 높이는 것으로 나타났지만, 일반적으로 스트레스 사건과 암 발병의 연관을 조사하는 것은 선택오차, 교란변수 등으로 인해 방법론상 많은 한계를 가지고 있다.

다위츠*Duijts* 등이 1966년부터 2002년까지 발표된 스트레스 사건과 유방암 발생의 관계에 대한 역학연구들을 메타 분석한 결과, 배우자의 사망과 유방암 발생 사이에 통계적으로 유의한 관련이 있는 것으로 나타났고(교차비 1.35, 95% CI 1.09~1.68), 스트레스 사건, 친척이나 친구의 사망, 건강 문제, 결혼 상태의 변화, 경제적 상태의 변화, 환경 변화 등은 유의한 영향을 미치지 않는 것으로 나타났다.

2. 우울증 또는 우울한 기분*depressed mood*

우울증과 암의 관계에 대해서 여러 전향적인 연구들이 진행되었으나, 우울증이 암의 발생과 진행, 암 사망률을 증가시킨다는 보고들과, 의미 있는 결과를 관찰하지 못한 보고들이 혼재해 있다. 이처럼 결과가 일관되지 못한 이유는 우울증의 진단 방법, 우울증 유병 기간, 연령과 성별 등의 차이 때문으로 추정된다. 새틴*Satin* 등은 암환자에서 우울증이 병의 진행과 사망률과 관련이 있다고 결론을 내리고 있다. 만성적이고 심한 우울증이 암의 위험과 관련이 있을 것이라는 의견과 함께 우울증 자체보다도 우울한 사람의 생활양식이 관련되었을 것이라는 주장도 있다.

3. 성격 특성*personality traits*

일반적으로 성격과 암 사이에 연관이 있다고 보지는 않지만, 가슨*Garssen* 등은 70편의 전향적 연구들을 분석한 결과, 무력감*helplessness*과 억압*repression*이 좋지 않은 예후와 관련이 있고, 부정*denial*과 최소화*minimizing*는 좋은 예후와 관련이 있음을 관찰하였다.

한편 스트레스인자*stressor* 단독으로는 암에 영향을 미치지 않지만, 사회적 지지와 상호작용이 있다는 증거도 제기되었다. 스트레스인자 유무 또는 사회적 지지 정도가 각각으로는 암의 위험을 높이지 않지만, 스트레스인자가 있으면서 동시에 사회적 지지가 없는 군에서 암 위험이 높아져서, 스트레스인자가 있지만 사회적 지지가 있는 군에 비해 교차비*odds ratio*가 9.39(95% CI 1.90~46.42)에 달했다는 보고도 있다.

기존의 연구 결과들을 보면 우울증과 스트레스 같은 정신사회적 요인이 암에 미치는 영향에 대해 결론을 내리기는 어려운 것 같다. 만성 우울증과 배우자의 사망 같은 만성적이고 광범위한 영향을 미칠 수 있는 요인이 되어야 암의 발생 또는 진행에 영향을 줄 정도의 생물학적 반응을 유발할 가능성이 시사된다. 또한 유전적 취약성 같은 생물학적 조건 또는 사회적 지지와 대처 방식 같은 정신사회적 조건에 의해서 그러한 영향이 달라질 가능성도 있다.

4. 정신사회적 중재 프로그램의 효과

정신사회적 중재 프로그램이 암의 예후에 미치는 영향에 대한 연구들도 진행되었다. 스피겔*Spiegel* 등은 1년 동안 매주 1회씩 지지적 집단치료를 받은 전이성 유방암 환자군이 일반적인 진료만 받은 대조군에 비해 평균 생존기간이 두 배 정도 길었다는 보고를 하였다. 이후 정신사회적 중재가 삶의 질을 향상시키는 효과는 있지만 생존기간에는 영향을 미치지 못했다는 보고들이 이어졌다. 스피겔 연구진은 유방암 환자의 생존에 대한 지지적 치료의 효과가 에스트로겐 수용체 유무에 따라 차이를 나타낸다는 보고를 했고, 시작 시점과 12개월 뒤 시점 사이에 우울증상이 감소한 집단과 증가한 집단의 생존기간이 각각 54.6개월과 25.1개월로 상당한 차이를 나타냈다고 보고하였다(HR=1.68, 95% CI 1.16~2.45).

레이놀즈*Reynolds* 등은 847명의 유방암 환자들을 9년간 추적하여 정서적 표현을 잘하고 정서적 지지가 높은 집단이 그렇지 못한 집단에 비해 생존율이 더 높음을 관찰하였다(HR=2.5, 95% CI 1.7~3.7).

이상의 연구들을 검토해보면, 정신사회적 중재의 효과를 평가하기 위해서는 정신사회적 중재의 질적인 측면, 암환자의 우울증 정도 및 지속 기간, 그리고 생물학적 특성 등 여러 요인들에 대한 고려가 필요함을 알 수 있다.

5. 정신종양생물학*psychooncobiology*의 기전

우울증과 스트레스는 자율신경계, 면역계, 내분비계에 영향을 미치게 되고 이러한 변화가 암의 발생 및 진행에 영향을 미칠 수 있는 것으로 알려져 있다. 스트레스인자는 자율신경계와 HPA축을 활성화시켜 카테콜아민과 코르티솔의 분비를 촉진시킨다. 이러한 변화는 종양 주변의 미세 환경에서 여러 가지 변화로 이어진다. 세포독성 T-세포와 자연살해세포 활성 등 면역기능의 저하, 종양발생 바이러스*oncogenic virus* 활성화, DNA 복구*repair* 기능저하, 혈관 생성, 염증반응 등 암세포의 증식과 전이에 유리한 조건이 형성된다. 이러한 과정에 IL-6, VEGF 등과 같은 시토카인의 역할이 중요함이 밝혀지고 있다.

또한 심리적 스트레스가 말단소체*telomere* 길이를 단축시킨다는 결과들이 보고되고 있어 말단소체 길이 조절이 중요한 기전이 될 가능성이 제기되고 있다.

참고문헌

1. 강지인, 김종흔. 암환자의 불안과 약물치료: 근거중심적 고찰. 신경정신의학 2010;49:11-9.
2. 김정현, 함봉진, 유은승. 암환자 우울증의 약물중재. 신경정신의학 2010;49:37-49.
3. 김종흔, 유은승. 암환자를 위한 정신약물요법의 개요. 신경정신의학 2010;49:7-10.
4. 김하경, 김종흔. 암환자 수면 장애의 약물요법: 체계적 문헌고찰. 신경정신의학 2010;49:26-36.
5. 보건복지부, 국립암센터, 한국보건산업진흥원. 2008 암 전문의료기관 평가 지침서. 2008.
6. 보건복지부. 암환자 삶의 질 향상을 위한 디스트레스 관리 권고안 개발. 2009.
7. 이병조, 함봉진. 암환자 섬망의 약물치료. 신경정신의학 2010;49:20-5.
8. 장선주. 명상프로그램이 유방암 환자의 파워, 불안, 우울 및 삶의 질에 미치는 효과. 서울대학교대학원 간호학박사 학위논문. 2010.
9. 전수연, 심은정, 황준원, 함봉진. 유방암 환자에서 디스트레스의 유병률 및 디스트레스가 삶의 질에 미치는 영향. 정신신체의학 2010;18(2):95-104.
10. 함봉진, 심은정, 김하경, 김종흔. 정신종양학의 역사와 현황. 신경정신의학 2007;46(5):413-20.
11. 함봉진, 장선주, 신용욱, 조수철. 명상치료프로그램의 개발. 신경정신의학 2010;49(6):623-7.
12. Adler NE, Page NEK. Institute of Medicine (IOM). 2008. Cancer Care for the Whole Patient: Meeting Psychosocial Health Needs. Washington, D.C.: The National Academics Press. 2008.
13. Antoni MH, Lutgendorf SK, Cole SW, Dhabhar FS,

Sephton SE, McDonald PG, et al. The influence of bio-behavioural factors on tumour biology: pathways and mechanisms. Nat Rev Cancer 2006;6:240-8.
14. Boykoff N, Moieni M, Subramanian SK. Confronting chemobrain: an in-depth look at survivors' reports of impact on work, social networks, and health care response. J Cancer Surviv 2009;3:223-32.
15. Breitbart W, Rosenfeld B, Gibson C, Pessin H, Poppito S, Nelson C, et al. Meaning-centered group psychotherapy for patients with advanced cancer: a pilot randomized controlled trial. Psychooncology 2010;19(1):21-8.
16. Breitbart W, Rosenfeld B, Pessin H, Kaim M, Funesti-Esch J, Galietta M, et al. Depression, hopelessness, and desire for hastened death in terminally ill patients with cancer. JAMA 2000;284(22):2907-11.
17. Breitbart W. Psycho-oncology and palliative care: opportunity for integration. Palliat Support Care 2004;2:113-4.
18. Chochinov HM, Tataryn D, Clinch JJ, Dudgeon D. Will to live in the terminally ill. Lancet 1999;354:816-9.
19. DiMatteo MR, Lepper HS, Croghan TW. Depression is a risk factor for noncompliance with medical treatment. Arch Intern Med 2000;160:2101-7.
20. Duijts SF, Zeegers MP, Borne BV. The association between stressful life events and breast cancer risk: A meta-analysis. Int J Cancer 2003;107(6):1023-9.
21. Epel ES, Blackburn EH, Lin J, Dhabhar FS, Adler NE, Morrow JD, et al. Accelerated telomere shortening in response to life stress. Proc Natl Acad Sci USA 2004;101(49): 17312-5.
22. Faller H, Bülzebruck H, Drings P, Lang H. Coping, distress, and survival among patients with lung cancer. Arch Gen Psychiatry 1999;56(8):756-62.
23. Ferguson RJ, Ahles TA, Saykin AJ, McDonald BC, Furstenberg CT, Cole BF, et al. Cognitive-behavioral management of chemotherapy-related cognitive change. Psychooncology 2007;16(8):772-7.
24. Garssen B. Psychological factors and cancer development: Evidence after 30 years of research. Clin Psychol Rev 2004;24:315-38.
25. Gielissen MF, Verhagen CA, Bleijenberg G. Cognitive behavior therapy for fatigued cancer survivors: long-term follow-up. Br J Cancer 2007;97(5):612-8.
26. Giese-Davis J, Collie K, Rancourt KM, Neri E, Kraemer HC, Spiegel D. Decrease in Depression Symptoms Is Associated With Longer Survival in Patients With Metastatic Breast Cancer: A Secondary Analysis. J Clin Oncol 2010;29:413-20.
27. Goodwin PJ, Leszcz M, Ennis M, Koopmans J, Vincent L, Guther H, et al. The effect of group psychosocial support on survival in metastatic breast cancer. N Engl J Med 2001;345(24):1719-26.
28. Holland JC. IPOS Sutherland memorial lecture: an international perspective on the development of psycho-social oncology: overcoming cultural and attitudinal barriers to improve psychosocial care. Psychooncology 2004;13:445-59.
29. Holland JC. Societal views of cancer and the emergence of psychooncology. In: Holland JC. ed. Psycho-oncology, New York: Oxford University Press; 1998. p.1049-54.
30. Hollland JC. History of psycho-oncology: overcoming attitudinal and conceptual barriers. Psychosom Med 2002;64:206-21.
31. Jeon HJ, Shim EJ, Shin YW, Oh DY, Im SA, Heo DS, et al. Discrepancies in performance status scores as determined by cancer patients and oncologists: are they influenced by depression? Gen Hosp Psychiatry 2007;29(6):555-61.
32. Johansen C. Psychosocial factors. In: Holland JC. ed. Psycho-oncology, 2nd ed, New York: Oxford University Press; 2010. p.57-61.
33. Joly F, Rigal O, Noal S, Giffard B. Cognitive dysfunction and cancer: which consequences in terms of disease management? Psychooncology. 2011;20(12):1251-8. doi:10.1002/pon.1903. (Epub ahead of print)
34. Kim HF, Fisch MJ. Antidepressant use in ambulatory cancer patients. Curr Oncol Rep 2006;8:275-81.
35. Kim SW, Kim SY, Kim JM, Park MH, Yoon JH, Shin IS, et al. Use of antidepressants in patients with breast cancer. Korean J Psychopharmacol 2009;20(2):63-77.
36. Kim SW, Lee SY, Kim JM. Depression in cancer patients. J Korean Soc Biol Psychiatry 2006;13:59-69.
37. Kissane DW, Bloch S, Smith GC, Miach P, Clarke DM, Ikin J, et al. Cognitive-existential group psychotherapy for women with primary breast cancer: a randomised controlled trial. Psychooncology 2003;12(6):532-46.
38. Kissane DW, Grabsch B, Clarke DM, Smith GC, Love AW, Bloch S, et al. Supportive-expressive group therapy for women with metastatic breast cancer: survival and psycho-social outcome from a randomized controlled trial. Psychooncology 2007;16(4):277-86.
39. Kissane DW, McKenzie M, Bloch S, Moskowitz C, McKenzie DP, O'Neill I. Family focused grief therapy: a randomized, controlled trial in palliative care and bereavement. Am J Psychiatry 2006;163(7):1208-18.
40. Manne SL, Ostroff JS, Norton TR, Fox K, Goldstein L, Grana G. Cancer-related relationship communication in couples coping with early stage breast cancer. Psycho-oncology 2006;15(3):234-47.
41. Massie MJ. Prevalence of depression in patient with cancer. J Natl Cancer Inst Monogr 2004;32:57-71.
42. Miller AH, Ancoli-Israel S, Bower JE, Capuron L, Irwin MR. Neuroendocrine-Immune Mechanisms of Behavioral Comorbidities in Patients with Cancer. J Clin Oncol 2008;26(6):971-82.
43. Miller K, Massie MJ. Depression and anxiety. Cancer J 2006;12:388-97.
44. Moorey S, Greer S, Bliss J, Law M. A comparison of adjuvant psychological therapy and supportive counseling in patients with cancer. Psychooncology 1998;7:218-28.
45. National Comprehensive Cancer Network. Clinical practice

guidelines in oncology-v.1.2011. Distress management: version1. 2011.
46. O'Donovan A, Lin J, Dhabhar FS, Wolkowitz O, Tillie JM, Blackburn E, et al. Pessimism correlates with leukocyte telomere shortness and elevated interleukin-6 in post-menopausal women. Brain Behav Immun 2009;23(4):446-9.
47. Pandharipande P, Jackson J, Ely EW. Delirium: acute congnitive dysfunction in the critically ill. Curr Opin Crit Care 2005;11:360-8.
48. Park HY, Lee BJ, Kim JH, Bae JN, Hahm BJ. Rapid improvement of depression and quality of life with escitalopram treatment in outpatients with breast cancer: a 12-week, open-label prospective trial. Prog Neuropsychopharmacol Biol Psychiatry. 2012;36(2):318-23.
49. Park JE, Kim KI, Yoon SS, Hahm BJ, Lee SM, Yoon JH, et al. Psychological distress as a negative survival factor for patients with hematologic malignancies who underwent allogeneic hematopoietic stem cell transplantation. Pharmacotherapy 2010;30(12):1239-46.
50. Price MA, Tennant CC, Butow PN, Smith RC, Kennedy SJ, Kossoff MB, et al. The Role of Psychosocial Factors in the Development of Breast Carcinoma: Part II-Life Event Stressors, Social Support, Defense Style, and Emotional Control and Their Interactions. Cancer 2001;91:686-97.
51. Rebalancing Focus Action Group. A position paper: Screening key indicators in cancer patients-Pain as a 5th vital sign and emotional distress as a 6th vital sign. Canadian Strategy for Cancer Control Bulletin 2005;7:4.
52. Reynolds P, Hurley S, Torres M, Jackson J, Boyd P, Chen VW. Use of Coping Strategies and Breast Cancer Survival: Results from the Black/White Cancer Survival Study. J Epidemiol 2000;152:940-9.
53. Sandler ES, Weyman C, Conner K, Reilly K, Dickson N, Luzins J, et al. Midazolam versus fentanyl as premedication for painful procedures in children with cancer. Pediatrics 1992;89:631-4.
54. Shim EJ, Hahm BJ. Anxiety, helplessness/hopelessness and 'desire for hastened death' in Korean cancer patients. Eur J Cancer Care 2011;20:395-402.
55. Shim EJ, Shin YW, Oh DY, Hahm BJ. Increased fear of progression in cancer patients with recurrence. Gen Hosp Psychiatry 2010;32(2):169-75.
56. Shim EJ, Shin YW, Jeon HJ, Hahm BJ. Distress and its correlates in Korean cancer patients: pilot use of the distress thermometer and the problem list. Psychooncology 2008;17:548-55.
57. Smith I, White PF, Nathanson M, Gouldson R. Propofol. An update on its clinical use. Anesthesiology 1994;81:1005-43.
58. Spiegel D, Bloom JR, Kraemer HC, Gottheil E. Effect of psychosocial treatment on survival of patients with metastatic breast cancer. Lancet 1989:2(8668):888-91.
59. Spiegel D, Butler LD, Giese-Davis J, Koopman C, Miller E, DiMiceli S, et al. Effects of Supportive-Expressive Group Therapy on Survival of Patients With Metastatic Breast Cancer. Cancer 2007;110:1130-7.
60. Spiegel D, Giese-Davis J. Depression and cancer: mechanisms and disease progression. Biol Psychiatry 2003;54(3):269-82.
61. Stark DP, House A. Anxiety in cancer patients. Br J Cancer 2000;83:1261-7.
62. Thaker PH, Han LY, Kamat AA, Arevalo JM, Takahashi R, Lu C, et al. Chronic stress promotes tumor growth and angiogenesis in a mouse model of ovarian carcinoma. Nat Med 2006;12(8):939-44.
63. Torta R, Siri I, Caldera P. Sertraline effectiveness and safety in depressed oncological patients. Support Care Cancer 2008;16:83-91.
64. Triozzi PL, Goldstein D, Laszlo J. Contributions of benzodiazepines to cancer therapy. Cancer Invest 1988;6(1);103-11.
65. Watson M, Haviland JS, Greer S, Davidson J, Bliss JM. Influence of psychological response on survival in breast cancer: a population-bassed cohort study. Lancet 1999;354(9187):1331-6.
66. Yirmiya R, Weidenfeld J, Pollak Y, Morag M, Morag A, Avitsur R, et al. Cytokines, "depression due to a general medical condition", and antidepressant drugs. Adv Exp Med Biol 1999;461:283-316.
67. Yu ES, Shim EJ, Kim HK, Hahm BJ, Park JH, Kim JH. Development of guidelines for distress management in Korean cancer patients. Psychooncology 2012;21(5):541-9.
68. Zabora J, Brintzenhofeszoc K, Curbow B, Hooker C, Piantadosi S. The prevalence of psychological distress by cancer site. Psychooncology 2001;10(1):19-28.

국문 찾아보기

ㄱ

ㄴ

ㄷ

ㄹ

ㅁ

ㅂ

ㅅ

ㅇ

ㅈ

ㅊ

영문 찾아보기

D

E

F

G

H

I

J

K

L

M

N

O

T

U

V

W

X

Y

Z

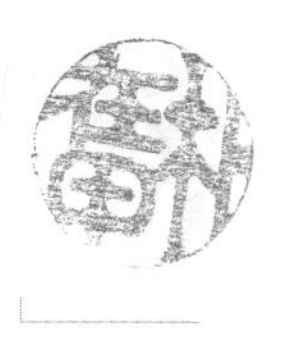

개정판 종양학
ONCOLOGY

초 판 1쇄 펴낸날 2003년 8월 25일
개정판 1쇄 펴낸날 2012년 9월 5일

편저자 | 박재갑Jae-Gahb Park
방영주Yung-Jue Bang
하성환Sung Whan Ha
펴낸이 | 김시연

펴낸곳 | (주) 일조각
등록 | 1953년 9월 3일 제300-1953-1호(구 : 제1-298호)
주소 | 110-062 서울시 종로구 신문로 2가 1-335
전화 | 734-3545 / 733-8811(편집부)
733-5430 / 733-5431(영업부)
팩스 | 735-9994(편집부) / 738-5857(영업부)
이메일 | ilchokak@hanmail.net
홈페이지 | www.ilchokak.co.kr

ISBN 978-89-337-0632-9 93510
값 150,000원

* 이 도서의 국립중앙도서관 출판시도서목록(CIP)은 e-CIP 홈페이지
(http://www.nl.go.kr/ecip)에서 이용하실 수 있습니다.
(CIP제어번호 : CIP2012003557)